国家出版基金项目
NATIONAL PUBLICATION FOUNDATION

"十三五"國家重點出版物出版規劃項目

本草綱目研究集成

總主編 張志斌 鄭金生

本草綱目引文溯源

二

草部

鄭金生 張志斌 主編

科学出版社
龍門書局
北京

内 容 简 介

本書是"本草綱目研究集成"叢書的子書之一。書中正文充分汲取《本草綱目影校對照》的校勘成果，盡力存《本草綱目》原貌之真。注文（隨文見注）則全面追溯《本草綱目》引文來源（注明原書名、卷次、篇目），并摘録相對應的原文，以存原文之真。"溯源"之舉旨在映襯李時珍"翦繁去複"的深厚功力，彌補《本草綱目》引據欠明的某些不足，從而使本書能輔翼《本草綱目》，方便讀者參閱。從這個意義上來説，本書是當今《本草綱目》家族後續著作中唯一能同時展示引文與原文之真的新作，可供读者直接窺知李時珍所引資料的原貌。

本書適合中醫藥研究與臨床人員、文獻研究者參閱使用。

圖書在版編目（CIP）數據

本草綱目引文溯源. 二，草部 / 鄭金生，張志斌主編. — 北京：龍門書局，2019.4

（本草綱目研究集成）

國家出版基金項目 "十三五"國家重點出版物出版規劃項目

ISBN 978-7-5088-5573-8

Ⅰ. ①本… Ⅱ. ①鄭… ②張… Ⅲ. ①《本草綱目》– 研究

Ⅳ. ①R281.3

中國版本圖書館CIP數據核字（2019）第088186號

責任編輯：鮑 燕 曹麗英 / 責任校對：張鳳琴

責任印製：肖 興 / 封面設計：黄華斌

科学出版社
龍門書局 出版

北京东黄城根北街 16 号

邮政编码：100717

http://www.sciencep.com

北京匯瑞嘉合文化發展有限公司 印刷

科學出版社發行 各地新華書店經銷

*

2019年4月第 一 版 開本：787×1092 1/16

2019年4月第一次印刷 印張：61

字數：1 553 000

定價：360.00圓

（如有印裝質量問題，我社負責調换）

本草綱目研究集成

學術指導委員會

本草綱目研究集成

編輯委員會

本草綱目引文溯源

編輯委員會

主　　編　鄭金生　張志斌

副 主 編　汪惟剛　侯酉娟

助　　理　李　科　甄　艷　劉　悦

總序

進入21世紀，面向高概念時代，科學、人文互補互動，整體論、還原論朝向融通共進。中醫學人更應重視傳承，并在傳承基礎上創新。對享譽全球的重大古醫籍做認真系統的梳理、完善、發掘、升華，而正本清源，以提高學術影響力。晚近，雖有運用多基因網絡開展證候、方劑組學研究，其成果用現代科技語言表述，對醫療保健具有一定意義。然而積學以啓真，述學以爲道，系統化、規範化，多方位、高層次的文獻研究，當是一切中醫藥研究項目的本底，確是基礎的基礎，必須有清醒的認識，至關重要。

中醫千年古籍，貴爲今用。然古籍之所以能爲今用，端賴世代傳承，多方詮釋，始能溝通古今，勵行繼承創新。深思中醫學的發展史，實乃歷代醫家與時俱進，結合實踐，對前輩賢哲大家之醫籍、理論、概念、學説進行詮釋的歷史。而詮釋的任務在於傳達、翻譯、解釋、闡明與創新。詮釋就是要在客體（即被詮釋的文本）框架上，賦予時代的精神，增添時代的價值。無疑，詮釋也是創新。

明代李時珍好學敏思，勤於實踐，治學沉潛敦厚。博求百家而不倦，確係聞名古今之偉大醫藥科學家，備受中外各界人士景仰。明代著名學者王世貞稱其爲“真北斗以南一人”，莫斯科大學將其敬列爲世界史上最偉大的六十名科學家之一（其中僅有兩位中國科學家）。其巨著《本草綱目》博而不繁，詳而知要，求性理之精微，乃格物之通典。英國著名生物學家達爾文稱之爲“中國古代百科全書”。2011年《本草綱目》被聯合國教科文組織列入“世界記憶名録”（同時被列入僅兩部中醫藥古籍），實爲中國傳統文化之優秀代表。欲使這樣一部不朽的寶典惠澤醫林，流傳後世，廣播世界，更當努力詮釋，整理發揚。此乃“本草綱目研究集成”叢書之所由作也。

中國中醫科學院成立60年以來，前輩學者名醫於坎坷中篳路藍縷，負重前行，啓迪後學，篤志薪火傳承。志斌張教授、金生鄭教授，出自前輩經緯李教授、繼興馬教授之門下，致力醫史文獻研究數十年，勤勉精進，研究成果纍累。2008年歲末，志斌、金生二位學長，聯袂應邀赴德國洪堡大學，參與《本草綱目》研究國際合作課題。歷時三

年餘，所獲甚豐。2012 年兩位教授歸國後，向我提出開展《本草綱目》系列研究的建議，令我敬佩。這是具有現實意義的大事，旋即與二位共議籌謀，欲編纂成就一部大型叢書，命其名曰“本草綱目研究集成”。課題開始之初，得到中醫臨床基礎醫學研究所領導的支持，立項開展前期準備工作。2015 年《本草綱目研究集成》項目獲得國家出版基金資助，此爲課題順利開展的良好機遇與條件。

中醫藥學是將科學技術與人文精神融合得最好的學科，而《本草綱目》則是最能體現科學百科精神的古代本草學著作，除了豐富的醫藥學知識之外，也飽含語言文字學、古代哲學、儒釋道學、地理學、歷史學等社會科學内容與生物學、礦物學、博物學等自然科學内容，真可謂是“博大精深”。要做好、做深、做精《本草綱目》的詮釋研究，實非易事。在志斌、金生二教授具體組織下，聯合國内中醫、中藥、植物、歷史地理、語言文字、出版規範等方面專家，組成研究團隊。該團隊成員曾完成《中華大典》下屬之《藥學分典》《衛生學分典》《醫學分典・婦科總部》，以及《海外中醫珍善本古籍叢刊》《温病大成》《中醫養生大成》等多項大型課題與巨著編纂。如此多學科整合之團隊，不惟多領域知識兼備，且組織及編纂經驗豐富，已然積累衆多海内外珍稀古醫籍資料，是爲“本草綱目研究集成”編纂之堅實基礎。

李時珍生於明正德十三年（1518）。他窮畢生之智慧財力，殫精竭慮，嘔心瀝血，經三次大修，終於明萬曆六年（1578）編成《本草綱目》。至公元 2018 年，乃時珍誕辰 500 週年，亦恰逢《本草綱目》成書 440 週年。志斌、金生兩位教授及其團隊各位學者能團結一心，與科學出版社精誠合作，潛心數年，將我國古代名著《本草綱目》研究推向一個高峰！此志當勉，此誠可嘉，此舉堪贊！我國中醫事業有這樣一批不受浮躁世風之影響，矢志不渝於“自由之思想，獨立之精神”的學者，令我備受鼓舞。冀望書成之時培育一輩新知，壯大團隊。感慨之餘，聊撰數語，樂觀厥成。

中央文史研究館館員
中國工程院院士 王永炎

丙申年元月初六

總前言

"本草綱目研究集成"是本着重視傳承,并在傳承基礎上創新之目的,圍繞明代李時珍《本草綱目》(此下簡稱《綱目》)進行系統化、規範化,多方位、高層次整理研究而撰著的一套學術叢書。

《綱目》不僅是中華民族傳統文化的寶典,也是進入"世界記憶名録"、符合世界意義的文獻遺産。欲使這樣一部寶典惠澤當代,流芳後世,廣播世界,更當努力詮注闡釋,整理發揚。本叢書針對《綱目》之形制與内涵,以"存真、便用、完善、提高、發揚"爲宗旨,多方位進行系統深入研究,撰成多種專著,總稱爲"本草綱目研究集成"。

我國偉大的醫藥學家李時珍,深明天地品物生滅無窮,古今用藥隱顯有异;亦熟諳本草不可輕言,名不核則誤取,性不核則誤施,動關人命。故其奮編摩之志,窮畢生精力,編成《綱目》巨著。至公元 2018 年,乃李時珍誕辰 500 週年,亦恰逢《綱目》成書 440 週年。當此之際,我們選擇《綱目》系列研究作爲一項重點研究課題,希望能通過這樣一項純學術性的研究,來紀念偉大的醫藥學家李時珍。

爲集思廣益,本課題成員曾反復討論應從何處着手進行具有創新意義的研究。《綱目》問世 400 餘年間,以其爲資料淵藪,經節編、類纂、增删、續補、闡釋之後續本草多至數百。中、外基於《綱目》而形成的研究專著、簡體標點、注釋語譯、外文譯註等書,亦不下數百。至於相關研究文章則數以千計。盡管如此,至今《綱目》研究仍存在巨大的空間。諸如《綱目》文本之失真,嚴格意義現代標點本之缺如,系統追溯《綱目》所引原始文獻之空白,《綱目》藥物及藥圖全面研究之未備,書中涉及各種術語源流含義研究之貧乏,乃至《綱目》未收及後出本草資料尚未得到拾遺匯編等,都有待完善與彌補。

在明確了《綱目》研究尚存在的差距與空間之後,我們決定以"存真、便用、完善、提高、發揚"爲宗旨,編撰下列 10 種學術研究著作。

1.《本草綱目導讀》:此爲整個叢書之"序曲"。該書重點任務是引導讀者進入

《綱目》這座宏偉的“金谷園”。

2.《本草綱目影校對照》：將珍貴的《綱目》金陵本原刻影印，並結合校點文字及校記脚注，采用單雙頁對照形式，以繁體字竪排的版式配以現代標點，並首次標注書名綫、專名綫。這樣的影印與校點相結合方式，在《綱目》研究中尚屬首創。此舉旨在最大程度地保存《本草綱目》原刻及文本之真，且又便於現代讀者閲讀。

3.《本草綱目詳注》：全面注釋書中疑難詞彙術語，尤注重藥、病、書、人、地等名稱。此書名爲“詳注”，力求選詞全面，切忌避難就易。注釋簡明有據，體現中外現代相關研究成果與中醫特色，以求便於現代運用，兼補《綱目》語焉不詳之憾。

4.《本草綱目引文溯源》：《綱目》“引文溯源”方式亦爲該叢書首創。《綱目》引文宏富，且經李時珍删繁汰蕪，萃取精華，故文多精簡，更切實用。然明人好改前人書，李時珍亦未能免俗，其删改之引文利弊兼存。此外，《綱目》雖能標注引文出處，却多有引而不確、注而不明之弊。本書追溯時珍引文之原文，旨在既顯現李時珍錘煉引文之功力，又保存《綱目》所引原文之真、落實文獻出處，提高該書的可信度，以便讀者更爲準確地理解《綱目》文義。

5.《本草綱目圖考》：書名“圖考”，乃“考圖”之意。該書將《本草綱目》“一祖三系”之金陵本、江西本、錢（蔚起）本、張（紹棠）本這四大版本藥圖（各千餘幅）逐一進行比較，考其異同及與其前後諸藥圖之繼承關係，盡可能分析其異同之原委，以利考證藥物品種之本真，彌補《綱目》初始藥圖簡陋之不足。

6.《本草綱目藥物古今圖鑒》：以《綱目》所載藥物爲單元，彙聚古代傳統本草遺存之兩萬餘幅藥圖（含刻本墨綫圖及手繪彩圖），配以現代藥物基原精良攝影，并結合現代研究成果，逐一考察諸圖所示藥物基原。該書藥物雖基於《綱目》，然所鑒之圖涉及古今，其便用、提高之益，又非局促於《綱目》一書。

7.《本草綱目辭典》：此書之名雖非首創，然編纂三原則却係獨有：不避難藏拙、不鈔襲敷衍、立足時珍本意。堅持此三原則，旨在體現專書辭典特色，以別於此前之同名書。所收詞目涉及藥、病、書、人、地、方劑、炮製等術語，以及冷僻字詞典故。每一詞條將遵循史源學原則，追溯詞源，展示詞证，保证釋義之原創性。此書不惟有益於閲讀《綱目》，亦可有裨於閲讀其他中醫古籍。

8.《本草綱目續編》：該書雖非詮釋《綱目》，却屬繼承時珍遺志，發揚《綱目》傳統之新書。該書從時珍未見之本草古籍及時珍身後涌現之古代傳統醫藥書（截止於1911年）中遴選資料，擷粹删重，釋疑辨誤，仿《綱目》體例，編纂成書。該書是繼《綱目》之後，對傳統本草知識又一次彙編總結。

9.《本草綱目研究札記》：這是一部體裁靈活、文風多樣、内容廣泛的著作。目的在於展示上述諸書在校勘、注釋、溯源、考釋圖文等研究中之思路與依據。《綱目》被

譽爲“中國古代的百科全書”，凡屬上述諸書尚未能窮盡之《綱目》相關研究，例如《綱目》相關的文化思考與文字研究等，都可以“研究札記”形式進入本書。因此，該書既可爲本叢書上述子書研究之總“後臺”，亦可爲《綱目》其他研究之新“舞臺”，庶幾可免遺珠之憾。

10. 全標原版本草綱目：屬本草綱目校點本，此分册是應讀者需求、經編委會討論增加的，目的是為適應讀者購閲需求。將本草綱目影校對照的影印頁予以删除，再次重訂全部校勘内容，保留“全標”（即全式標點，在現代標點符號之外，標注書名線、專名線）、“原版”（以多種金陵本原刻為校勘底本、繁體豎排）的特色，而成此書。故在本草綱目書名前冠以“全標原版”以明此本特點。

最後需要説明的是，由於項目設計的高度、難度及廣度，需要更多的研究時間。而且，在研究過程中，我們為了適應廣大讀者的强烈要求，在原計劃八種書的基礎上又增加了两種。為了保證按時結項，我們對研究計畫進行再次調整，决定還是按完成八種書來結項，而將《本草綱目辭典》《本草綱目詳注》兩書移到稍後期再行完成。

本叢書學術指導委員會主任王永炎院士對詮釋學有一個引人入勝的理解，他認爲，詮釋學的任務在於傳達、解釋、闡明和創新，需要獨立之精神，自由之思想。本書的設計，正是基於這樣的一種精神。我們希望通過這樣可以單獨存在的各種子書，相互緊密關聯形成一個有機的整體，以期更好地存《綱目》真，使詮釋更爲合理，闡明更爲清晰，寓創新於其中。通過這樣的研究，使《綱目》這一不朽之作在我們這一代的手中，注入時代的血肉，體現學術的靈魂，插上創新的翅膀。

當然，我們也深知，《綱目》研究的諸多空白與短板，并非本叢書能一次全部解决。在《綱目》整理研究方面，我們不敢説能做到完美，但希望我們的努力，能使《綱目》研究朝着更爲完美的方向邁進一大步。

張志斌　鄭金生

2018 年 12 月 12 日

前言

《本草綱目引文溯源》(以下簡稱《溯源》)是“本草綱目研究集成”所含子書之一。該書與《本草綱目影校對照》(以下簡稱《影校對照》)爲掎角之勢,共同發揮“存真”“便用”的作用。《影校對照》重在保存符合李時珍本意的《本草綱目》真面。《溯源》重在保存《本草綱目》引文之原貌。二者合力,發揮方便現代讀者閱讀理解及使用《本草綱目》(以下簡稱《綱目》)的作用。

對《綱目》的引文“溯源”,是爲該書量身而设的一種整理方式。此法既能映襯體察李時珍“博極群書”“翦繁去複”之偉績,又能彌補《綱目》某些引而不確、注而不明的缺憾。《綱目》問世已 400 餘年,時珍當年所見的部分古籍已流散海外,或深藏民間,難以得見;又有若干時珍當年未能得見的珍善醫書版本或罕見書種也在近現代出土或浮現。因此,收集遺佚,追本溯源,就是编纂本書的全部工作。

溯源與校勘有何不同?這關係到《溯源》與《影校對照》兩書的差異,也涉及整理古籍的兩種不同方法。

校勘要解決原著中文字“訛、脱、衍、倒”,以保證原著文字準確。但《綱目》有其特殊之處,影響到校勘的施行。《綱目》不像宋代唐慎微的《證類本草》,只引録補遺而不加評述。《綱目》引文雖極爲廣博,但却是一部引證、評説俱備的論著。該書主要致力于遴選精論、驗方,以符實用,因此其引文多須“翦繁去複,繩謬訂訛”。對這樣的引文,如何去判定删改後的引文哪些屬於“訛脱”?哪些是作者有意而爲?若逢異必正,以還引文之原,豈非有悖李時珍編纂《綱目》之初衷?正是爲了存時珍《綱目》之真,《影校對照·凡例》規定:“《綱目》引文或有化裁、增減,只要不悖原意、文理通順者,一般不改不注。”

但僅有爲存《綱目》之真的校勘,也會留下遺憾。讀者若想深究或轉引《綱目》所引的原書文字,無法依靠傳統的校勘。那麼,有無兩全之策呢?現有的《綱目》校點本中,確實有過某些局部的嘗試。例如對某方的症狀、劑量、製法、服法等,不厭其煩在校語中指示引文與原文的差異之處,甚至予以校改。這樣的校勘,已超出了校勘“訛、

脱、衍、倒”的職責範圍，又無益于讀者深究、引用原方之需求。更重要的是，《綱目》所引的古籍，出處欠明的非常之多。例如《綱目》所引的部分“好古”之言，在今存的王好古多種書中很難直接找到。更遑論《綱目》還引有二手材料、佚書等，查找起來更加困難。面對這樣的引文，若避而不言，忽而不校，則難免有避難藏拙之嫌。

直面這樣的兩難局面，我們只有另闢蹊徑。在古代，《本草綱目》的學術創新與藥物考辯等方面已臻登峰造極，其資料的宏富也遠勝宋代唐慎微的《證類本草》。但《綱目》對原文的剪裁訂正，以及文獻標示欠嚴謹等原因，使《綱目》的引文無法像《證類》那樣可供讀者直接引用，這是一大遺憾。既要存《綱目》之真，又要提高《綱目》的文獻價值，我們能想到的辦法就是將文字校勘與引文溯源剥離開來，另纂《溯源》一書，從而輔翼《綱目》，使之也能方便讀者直接參引《綱目》的原始文獻。

《溯源》是在《影校對照》的基礎上，全面追溯引文所在的原書，并展示相關的未經删改的原文。從版式来看，《溯源》同樣分正文与脚注兩部分。但《溯源》的脚注并非校正一字一詞，而是展示所引某家的原文。引文和原文比較，才能讓讀者深切了解李時珍引證之廣博，爬梳抉剔之深入，才能確切展示李時珍“翦繁去複”的深厚功力與標示出處的不足之處，還能讓讀者了解《綱目》引文的確切來源與原文全貌。引文的確切真實來源即其所在原書（含轉引之書）及位置（卷篇等）。明確引文之源是縷清相關學術源流的基本條件。這就是《溯源》與一般校勘書的不同之處。

毋庸諱言的是，世易時移，後人實際上已不可能將《綱目》引文全部還原。但設立此書，却能促使我們盡力追根窮源。即便有的引文未能溯到源頭，我們也將如實註明，以俟來者。也許熟知《綱目》的讀者會説：《綱目》“書考八百餘種”，卷一又列舉了引據的各類書目，據此溯源，何難之有？不錯，《綱目》卷一的引據書目確實是我們溯源的起點。但沿此書目逐一考察，就會發現種種問題。

《綱目》“引據古今醫家書目”“引據古今經史百家書目”兩節中，均區分“舊本”與“時珍所引”兩部分。所謂“舊本”，指唐宋諸家本草。“舊本”所載醫書 84 家，引用經史百家書 151 家，共 235 家。在《綱目》之前，《政和證類本草》書前的《證類本草所引經史方書》對此有初步總結。這份書目是元代刻書家晦明軒主人張存惠所爲，不過是將《證類本草》引文標題摘録匯編而已。其中遺漏甚多，且部分名目并非書名。例如“崔魏公傳”，見《證類本草・生薑》附方，内容是“唐崔魏公”夜暴亡的故事。爲醒目起見，《證類本草》將“唐崔魏公”四字用大字作標題，實則并無此書名。查找此故事的來源，實出五代末孫光憲的《北夢瑣言》。此類問題在“舊本”書目中多達數十處，可見這份書目很不嚴謹，無法單憑它來找書溯源。

李時珍自己所引醫書 276 家，經史百家書 440 家，共計 716 家。論質量，時珍所出書目比《證類本草所引經史方書》高出一截，没有將引文標題當作書名之類的錯誤，

且多數著録書目是比較完整準確的。但囿於時代條件等限制，其新增書目里仍存在較多的不規範問題。所謂不規範，是指其所引"書目"無一定之規。例如無一手、二手資料之分，書名、篇名、方名、詩名等混雜而列，諸書著録項目（作者、書名）或有不全等。

在李時珍新引用的700多家書中，明顯可考屬轉引的二手醫書最少有36種，經史百家書則至少有84種。某些唐宋及其以前的佚散醫書大多屬於轉引（如《三十六黄方》《神醫普救方》《海上名方》《梁氏總要》《究原方》等）。經史書中的宋代及其以前的緯書（如《春秋題辭》《春秋元命包》《春秋考異郵》《禮斗威儀》《周易通卦驗》等）、地誌（如《蜀地志》《荆南志》《齊地記》《鄴中記》《臨川記》等）也大多屬於轉引。這些早已佚散的書目或篇目，只有通過李時珍曾引用過的類書（如《初學記》《藝文類聚》《太平御覽》等），或文獻價值較高的某些著作（如《水經注》《齊民要術》《外臺秘要》《證類本草》《婦人良方》《幼幼新書》《普濟方》等），才有可能搜索到其佚文。

書目著録不規範，甚或錯誤，會嚴重影響引文的溯源。其中同名異書、異名同書，在《綱目》引據書目多次出現。例如所引的"某氏方"，多數都不是來自《某氏方》爲名的書，而是轉引他書中記載的某某人所傳方。例如胡氏方、葉氏方等，最後溯源所得，居然是來自不同的幾種書。而那些名爲《經驗方》《經驗良方》的書，同樣皆非特指。著名的《御藥院方》，實際上包括宋、元時的兩種書。對這樣的問題，必須一條一條引文去搜索其來源。《綱目》書名中的漏字、錯字、隨意簡稱、以篇名作書名等問題，也給溯源帶來很大的困難。例如《綱目》所出的《宣政録》一書，若查史志書目，可知是明代張錦所撰。但如果追溯《綱目》所引《宣政録》的文字，則發現其源頭是南宋江萬里的《宣政雜録》。又如《綱目》引據書目有《治聞説》，不載作者名。遍查古代書志無此書。《綱目》正文未再引此書名，但却轉引了《本草圖經》中的《洽聞記》。《洽聞記》是唐代鄭遂（一作鄭常）撰，未入時珍的引據書目。"洽""治"形似，故書目的《治聞説》實爲《洽聞記》之筆誤。時珍標記引文時，或用書名，或用人名，無一定之規。例如金元醫家多標其名（杲、元素、好古、丹溪等），不言出何書。要查找這些醫家的言論所出，則必須搜尋他們的所有著作，甚至包括託名之書。有時一名之下，糅合此人幾種書籍之論，以致引文出處似是而非。追溯此類引文之難，有時難過尋找罕見之書。由此可見，《綱目》雖然列出了引據書目，但這僅僅是最初級的綫索。真正要溯到每條引文之源，必須依據《綱目》所引之文，逐一坐實它們的出處。

在這方面，劉衡如、劉山永父子已經做了大量的工作。人衛校點本《本草綱目》、華夏校注本《本草綱目》已經指出了很多《綱目》引用書目及引文出書標記的錯誤，這給我們溯源提供了很多便利。但劉氏父子這些工作，是爲校勘而做，故未展示引文原貌，也無須提示哪些是尚未尋得源頭的引文。他們能憑藉私家之力，廣校深勘，艱苦卓絶，不能奢望他們能親自滿世界去尋找可供溯源的原書。因此，劉氏父子校勘後所

遺的溯源空間還很大,有待我們在前賢工作的基礎上進一步廣搜博集。

《綱目》所引的古籍,多數還留存到今,這是我們敢於溯源的基礎。但也有少數古籍散佚在外,或深藏未露,是爲溯源的難點之一。慶幸的是,我國的前輩學者對散佚在國外的古漢籍一貫十分關注。清末民初有識之士從日本已經回歸了大批散佚古醫籍。近二十年來,我們又開展了搶救回歸海外散佚古醫籍的課題,東渡日本,西赴歐美,複製回歸了 400 多種珍善本中醫古籍,編纂出版了《海外中醫珍善本古籍叢刊》。其中有《綱目》引用過的《日用本草》《儒醫精要》《醫宗三法》《黎居士簡易方論》《方氏編類家藏集要方》《選奇方後集》等數十種醫藥書,爲本書溯源發揮了巨大的作用,解決了很多疑難問題。例如元代吴瑞的《日用本草》,今國内所藏同名古籍實際上是一僞書。《綱目》所引的該書原本今國内早已佚散,殘存在日本龍谷大學圖書館。又如《綱目》引用的"禹講師經驗方",遍查古今書目均無所得,後在複製回歸的明代胡文焕校《華佗内照圖》之末,找到了題爲"新添長葛禹講師益之"等人的醫方(見《海外中醫珍善本古籍叢刊》,北京:中華書局,2016),最終確定了此書的源頭。可見海外所藏珍稀中醫古籍在本次溯源中發揮了巨大的作用。

此外,我們還通過各種途徑,關注網絡或民間新浮現的有關古籍。例如《綱目》著録的《太和山志》,史志著録了兩種同名的《大嶽太和山志》,一是明代洪熙、宣德間道士任自垣撰,一爲嘉靖間太監王佐始創,萬曆癸未(1583)宦官田玉增廣。後者成書太晚,前者未見《中國地方志聯合目録》等書記載,存佚不明。藉助網絡,我們尋得該書的明宣德六年(1431)序刊本(存《道藏補》),并購得其 PDF 档,又爲溯源增添一種原書。

《綱目》中引文所注出處,即便找到原書,也不等於成功,還必須在原書中找到所引的文字才算了結。因爲《綱目》的引文出處也有很多筆誤或張冠李戴等錯誤,必須一條一條加以核實。因此,《綱目》的引書雖不到千種,但需要落實的引文却數以萬計。尤其是轉引的條文,要根據其引文的時代、性質,鎖定最可能被引用的古籍,再耐心地一書一書反復搜查、核定。例如《綱目》卷 23"蜀黍"附方,有治小便不通的"紅秫散"一方,注出"張文叔方"。此名没有進入引據書目,綫索全無。鑒於劉氏父子校勘時已經提供了此方見《普濟方》引用的信息,且云《普濟方》注明該方"出朱氏集驗方"。《朱氏集驗方》即宋代朱佐的《類編朱氏集驗醫方》,此書尚存。我們反復搜索該書而不得此方。是《普濟方》誤載? 抑或今存朱氏書遺漏? 對此必須進一步查實。又經搜索方名有關工具書、文獻價值較高的其他醫書,終於在元代羅天益《衛生寶鑒》搜到"紅秫散"。該方下亦注明"張文叔传。大妙"。但此張文叔是否是元代人,必須有佐證。經查《衛生寶鑒》引張文叔方 5 次,且在"續命丹"之下,載有"張文叔傳此二方。戊辰春,中書左丞張仲謙患半身不遂麻木,太醫劉子益與服之,汗大出,一服而愈。故録之"。再查張仲謙,確實爲元大臣,《元史》有名。又《衛生寶鑒》卷 23 記載

羅天益曾治張仲謙風證。有了這些旁證,方可確定張文叔確是元初人,其名不可能見於宋代的《朱氏集驗方》,《普濟方》誤載也。查到這裡,此方才算找到了真實的源頭。《綱目》中類似這樣注而不明、引而不確的問題很多。又因《綱目》名氣很大,流傳甚廣,後世諸家往往不加核定即轉引其中引文,於是以訛傳訛、積重難返,不可避免地影響到學術源流的考鏡。

必須坦承的是,時光已過去了400多年,要全部還原《綱目》的引文原貌是不可能的,總會有些難以溯源的引文。這類引文主要有李時珍及其父親的未刊著作,還有幾十種來源不明或原著已佚、唯《綱目》存其佚文者。李時珍未刊著作主要有《瀕湖集簡方》《瀕湖醫案》。其父李言聞未刊醫書有《人參傳》《艾葉傳》(一名《蘄艾傳》)《痘疹證治》,這些書雖然見於《綱目》引用,但難窺全豹。李時珍引用、但今已佚散的書籍約有60餘種,其中包括明代汪機《本草會編》、鄧筆峰《衛生雜興》、董炳《集驗方》、《戴古渝經驗方》、王英《杏林摘要》、談野翁《試驗方》、張氏《灊江切要》、李知先《活人書括》、陸氏《積德堂經驗方》、葉夢得《水雲録》、《奚囊備急方》《孫一松試效方》《唐瑶經驗方》《試效録驗方》《藺氏經驗方》《阮氏經驗方》等。這類書籍目前還無法尋得其原著,難以溯源。對此,我們只能在《綱目》所引出處後加註予以説明。《素問》有云:"有者求之,無者求之。"本書溯源亦本此原則,凡能溯源者展示之,無法溯源者注明之,以便讀者了解引文所涉諸書的存佚狀況,且便於日後不斷尋覓,日臻完善。

將《綱目》一書的引文全面系統溯源的過程,宛如再走一次李時珍走過的編書之路,加深了我們對李時珍所歷艱辛的認識。如何將溯源結果與《綱目》引文對照,我們也曾設計過多種方案。最終我們確立在《影校對照》正文的基礎上,對每一出處加注,展示溯源結果。此舉既不傷《綱目》之真,又展示引文原貌。其中的技術處理細節,詳見本書凡例。由於我們的知識範圍有限,許多醫藥之外的文獻不很熟悉,故溯源所得文史資料可能缺陷更多。《溯源》所用之法,在《綱目》研究中尚屬首次。篳路藍縷,經驗不足,難免會在本書中留下種種不足之處,敬請海内外各界友人、廣大讀者予以批評指正。

鄭金生　張志斌

2018年4月7日

凡例

一、本書“溯源”，系追溯《本草綱目》引文之源。通過在引文出處之後加脚注，將引文與溯源所得相應文字對照。

二、《本草綱目》引文有直接引文與間接引文之分。間接引文即所引諸家書中的二級引文，一般不再追溯其源。“時珍曰”之下亦常引文，但引文常夾敘夾議，不如其他直接引文規範。此類引文一般視同《本草綱目》直接引文，盡量予以溯源。若僅屬時珍敘事中提及的人名、書名，且引文易查易得者，則不再溯源。凡未注出處的醫方，若能溯及其源則加注説明。暫時無法溯及其源者則不加注。凡本書加注説明未能溯及其源者，乃初步意見，非定論也，有待今後再加考索。

三、若溯源所得之文過於冗長，則節取能覆蓋《本草綱目》引文或有助於理解原文的部分，其餘則省略之。省略部分加省略號“……”。若時珍引文已糅合多種書，或予提要概括者，則加注説明。

四、若一條引文有多個源頭，一般僅選取李時珍最有可能引用之文。其餘則酌情在文後括注本書編者意見。若有必要，亦可同時列舉多個源頭。

五、爲盡量不割裂所引原著文字，一般在某藥正名的最早出典之後，展示原著全文。其後若多次引用此書之文，則注以參前某注。藥物正名以後按引文順序，羅列溯源之文。若原書條文被《本草綱目》割裂、多處引用者，一般在首次出現該書時列舉其全文，後之再引處則注出参見前注序号，不再重复列舉。若原書條文甚長（如《圖經》之文），不在此例，可按實際溯源之文分别出注。

六、本書溯源結果采用脚注方式展現。注文角碼標在引文出處之後。注文則于原出處之後，依次列舉溯源所得之書名或簡稱、卷次、篇目（以上字體加粗）、原文。若屬轉引，則首列原書名，次列轉引書名、卷次、篇目。如：“《集注》見《證類》卷4‘石膏’。”對溯源之文的校勘或其他説明，則在其末加“**按**”表述。

七、無須溯源之引文（如李時珍《瀕湖易簡方》、李言聞《人參傳》等），不加注説。

無法溯源之引文，加注説明原因。

八、《本草綱目》引文全同原書者，注文僅列原書相關信息（書名、卷次、篇目），不重複列舉原文。

九、脚注溯源文字中的小字，其前後加圓括號“（）”。其中《證類本草》中的《本經》《别録》文字，依原著分别采用陰文（黑底白字）、陽文（即無括號宋體字）表示。其後的古《藥對》七情文字原爲小字，則其前後照上例加圓括號。

十、本書溯源系用《本草綱目影校對照》正文爲工作本，故文本標點、用字取捨法、業經校改的文字皆從此本。但對工作本爲存李時珍《本草綱目》原意之真，僅加注指誤的某些誤字、衍字，或依據所引原書校改的某些重要文字，仍酌情保留或恢復金陵本原字，加圓括號爲標記。相對應的正字、補字則用六角括號“〔〕”爲標記。如“周（憲）〔定〕王”等。由於以上原因，《本草綱目》正文的圓括號用法與注文不同，正文僅標示誤字與衍文，注文主要用以標示小字。

十一、本書帶有頁碼的目録爲新編目録，與《本草綱目》正文保持一致。但《本草綱目》各卷前的分目録，其標題或與正文不一致。今將卷前分目録視爲專篇，可以改誤，却不求分目録与正文标题保持一致。

十二、本書文末附有“參考文獻”，列舉注文所引全部原書及轉引之書的簡稱、全稱、朝代、作者、版本等有關信息。“藥物正名索引”，爲本書藥物正名索引。

總目録

本草綱目引文溯源

一　圖例百病主治水火土金石部

二　草部

三　穀菜果木服器部

四　蟲鱗介禽獸人部

參考文獻

藥物正名索引

二　草　部

二

草部

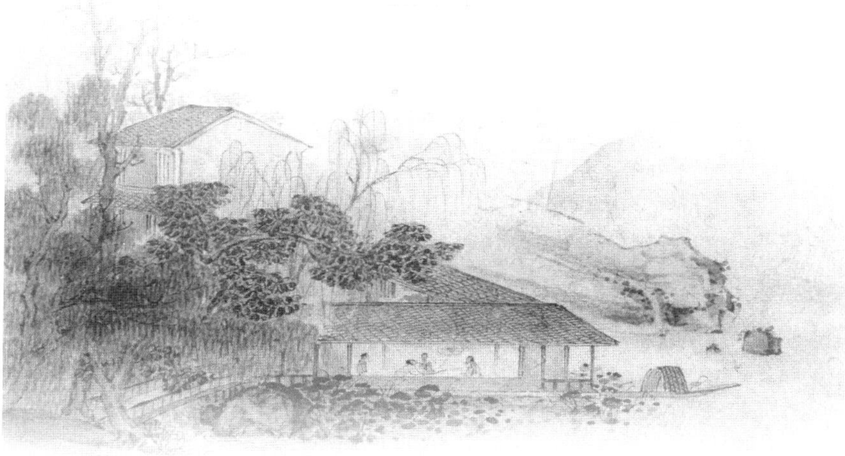

本草綱目草部目録第十二卷

李時珍曰：天造地化而草木生焉。剛交于柔而成根荄，柔交于剛而成枝幹。葉萼屬陽，華實屬陰。由是草中有木，木中有草。得氣之粹者爲良，得氣之戾者爲毒。故有五形焉，金、木、水、火、土。五氣焉，香、臭、臊、腥、羶。五色焉，青、赤、黄、白、黑。五味焉，酸、苦、甘、辛、鹹。五性焉，寒、熱、温、凉、平。五用焉。升、降、浮、沈、中。炎 農嘗而辨之，軒岐述而著之，漢、魏、唐、宋明賢良醫代有增益。但三品雖存，淄澠交混，諸條重出，涇渭不分。苟不察其精微，審其善惡，其何以權七方、衡十劑而寄死生耶？于是翦繁去複，繩繆補遺，（折）〔析〕族區類，振綱分目。除穀、菜外，凡得草屬之可供醫藥者六百一十種。分爲十類：曰山，曰芳，曰隰，曰毒，曰蔓，曰水，曰石，曰苔，曰雜，曰有名未用。舊本草部上中下三品，共四百四十七種。今併入三十一種，移二十三種入菜部，三種入穀部，四種入果部，二種入木部，自木部移併一十四種。蔓草二十九種，菜部移併一十三種，果部移併四種，外類有名未用共二百四十七種。

《神農本草經》一百六十四種梁 陶弘景註

《名醫别録》一百三十種陶弘景註〇七十八種有名未用

《李氏藥録》一種魏·李當之

《吴氏本草》一種魏·吴普

《唐本草》三十四種唐·蘇恭

《藥性本草》一種唐·甄權

《本草拾遺》六十八種唐·陳藏器

《食療本草》二種唐·孟詵

《海藥本草》四種唐·李珣

《四聲本草》一種唐·蕭炳

《開寶本草》三十七種宋·馬志

《嘉祐本草》一十七種宋·掌禹錫

《圖經本草》五十四種宋·蘇頌

《日華本草》七種宋人大明

《用藥法象》一種元·李杲

《本草補遺》一種元·朱震亨

《本草會編》一種明·汪機

《本草綱目》八十六種明·李時珍

【附註】

宋·雷斆《炮炙論》

北齊·徐之才《藥對》

唐·楊損之《删繁》

唐·孫思邈《千金》

蜀·韓保昇《重註》

南唐·陳士良《食性》

宋·寇宗奭《衍義》

唐慎微《證類》

陳承《别説》

金・張元素《珍珠囊》　元・王好古《湯液》　吴瑞《日用》
明・汪穎《食物》　王綸《集要》　陳嘉謨《蒙筌》
(憲)〔定〕王《救荒》　寧原《食鑒》

草之一　山草類上三十一種

甘草《本經》　黄耆《本經》　人參《本經》　沙參《本經》
薺苨《别録》　桔梗《本經》　長松《拾遺》　黄精《别録》
萎蕤《本經》○鹿藥、委蛇附　知母《本經》　肉蓯蓉《本經》
列當《開寶》　瑣陽《補遺》　赤箭天麻[1]《本經》　术《本經》
狗脊《本經》　貫衆《本經》　巴戟天《本經》○巴棘附　遠志《本經》
百脉根《唐本》　淫羊藿《本經》　仙茅《開寶》　玄參《本經》
地榆《本經》　丹參《本經》　紫參《本經》　王孫《本經》
紫草《本經》　白頭翁《本經》　白及《本經》　三七《綱目》

右附方舊八十六,新二百六十。

① 赤箭天麻:據本卷正條,赤箭首出《本經》,天麻首出宋《開寶》。

本草綱目草部第十二卷

草之一　山草類三十一種

甘草《本經》①上品

【釋名】蜜甘《别録》②、蜜草《别録》、美草《别録》、蕗草《别録》、靈通《記事珠》③、國老《别録》。【弘景④曰】此草最爲衆藥之主,經方少有不用者,猶如香中有沈香也。"國老"即帝師之稱,雖非君而爲君所宗,是以能安和草石而解諸毒也。【甄權⑤曰】諸藥中甘草爲君,治七十二種乳石毒,解一千二百般草木毒,調和衆藥有功,故有國老之號。

【集解】【《别録》⑥曰】甘草生河西川谷積沙山及上郡。二月、八月除日采根,暴乾,十日成。【陶弘景⑦曰】河西上郡今不復通市。今出蜀漢中,悉從汶山諸夷中來。赤皮斷理,看之堅實者,是(抱)〔枹〕罕草,最佳。枹罕乃西羌地名。亦有火炙乾者,理多虚疏。又有如鯉魚腸者,被刀破,不

---

① 本經:《本經》《别録》(《藥對》)見《證類》卷6"甘草"　(國老)味甘,平,無毒。主五藏六腑寒熱邪氣,堅筋骨,長肌肉,倍力,金瘡尰(時勇切)解毒,温中下氣,煩滿短氣,傷藏欬嗽,止渴,通經脉,利血氣,解百藥毒。爲九土之精,安和七十二種石,一千二百種草。久服輕身延年。一名蜜甘,一名美草,一名蜜草,一名蕗草。生河西川谷積沙山及上郡。二月、八月除日採根暴乾,十日成。(术、乾漆、苦参爲之使,惡遠志、反大戟、芫花、甘遂、海藻四物。)

② 别録:見上注。(**按**:"釋名"項下"别録"同此。)

③ 記事珠:《記事珠》卷3"花木門·藥草"　甘草……〔靈〕通。

④ 弘景:《集注》見《證類》卷6"甘草"　陶隱居云……此草最爲衆藥之主,經方少不用者,猶如香中有沈香也。國老,即帝師之稱,雖非君,爲君所宗,是以能安和草石而解諸毒也。

⑤ 甄權:《藥性論》見《證類》卷6"甘草"　《藥性論》云:甘草,君。忌猪肉,諸藥衆中爲君。治七十二種乳石毒,解一千二百般草木毒,調和使諸藥有功,故號國老之名矣。主腹中冷痛,治驚癇,除腹脹滿,補益五藏,制諸藥毒,養腎氣内傷,令人陰痿。主婦人血瀝,腰痛,虚而多熱,加而用之。

⑥ 别録:見本頁注①。

⑦ 陶弘景:《集注》見《證類》卷6"甘草"　陶隱居云:河西、上郡不復通市,今出蜀漢中,悉從汶山諸夷中來。赤皮斷理,看之堅實者,是抱罕草,最佳。抱罕,羌地名。亦有火炙乾者,理多虚疏。又有如鯉魚腸者,被刀破,不復好。青州間亦有,不如。又有紫甘草,細而實,乏時可用……

復好。青州間有而不如。又有紫甘草，細而實，乏時亦可用。【蘇頌①曰】今陝西、河東州郡皆有之。春生青苗，高一二尺，葉如槐葉，七月開紫花似柰冬，結實作角子如畢豆。根長者三四尺，粗細不定，皮赤色，上有横梁，梁下皆細根也。采得去蘆頭及赤皮，陰乾用。今甘草有數種，以堅實斷理者爲佳。其輕虚縱理及細韌者不堪，惟貨湯家用之。謹按《爾雅》云：蘦，大苦。郭璞：蘦似地黄。又《詩》《唐風》云"采苓采苓，首陽之巔"是也。"蘦"與"苓"通用。首陽之山在河東蒲坂縣，乃今甘草所生處相近，而先儒所説苗葉與今全别，豈種類有不同者乎？【李時珍曰】按沈括《筆談》②云："《本草》註引《爾雅》'蘦，大苦'之註爲甘草者，非矣。郭璞之注，乃黄藥也。其味極苦，故謂之大苦，非甘草也。甘草枝葉悉如槐，高五六尺，但葉端微尖而糙澀，似有白毛，結角如相思角，作一本生，至熟時角拆，子扁如小豆，極堅，齒嚙不破。"今出河東西界。寇氏《衍義》③亦取此説，而不言大苦非甘草也。以理度之，郭説形狀殊不相類，沈説近之。今人惟以大徑寸而結緊斷紋者爲佳，謂之粉草。其輕虚細小者，皆不及之。(鎦)〔劉〕績《霏雪録④》言："安南甘草大者如柱，土人以架屋。"不識果然否也。

根。【修治】【雷斆⑤曰】凡使須去頭尾尖處，其頭尾吐人。每用切長三寸，擘作六七片，入瓷器中盛，用酒浸蒸，從巳至午，取出暴乾剉細用。一法：每斤用酥七兩塗炙，酥盡爲度。又法：先炮令内外赤黄用。【時珍曰】方書炙甘草皆用長流水蘸濕炙之，至熟刮去赤皮，或用漿水炙熟，未有酥炙、酒蒸者。大底補中宜炙用，瀉火宜生用。

【氣味】甘，平，無毒。【寇宗奭⑥曰】生則微凉，味不佳。炙則温。【王好古⑦曰】氣薄味厚，升而浮，陽也。入足太陰厥陰經。【時珍曰】通入手足十二經。○【徐之才⑧曰】术、苦參、乾

---

① 蘇頌：**《圖經》見《證類》卷6"甘草"**　甘草，生河西川谷積沙山及上郡，今陝西河東州郡皆有之。春生青苗，高一二尺，葉如槐葉，七月開紫花似柰，冬結實作角子如畢豆。根長者三四尺，麤細不定，皮赤，上有横梁，梁下皆細根也。二月、八月除日採根，暴乾十日成，去蘆頭及赤皮，今云陰乾用。今甘草有數種，以堅實斷理者爲佳。其輕虚縱理及細韌者不堪，惟貨湯家用之。謹按：《爾雅》云：蘦，大苦。釋曰：蘦，一名大苦。郭璞云：甘草也，蔓延生，葉似荷，青黄，莖赤有節，節有枝相當。或云：蘦似地黄。《詩・唐風》云：采苓采苓，首陽之巔是也。蘦與苓通用。首陽之山在河東蒲板縣，乃今甘草所生處相近，而先儒所説苗葉，與今全别，豈種類有不同者乎……

② 筆談：**《夢溪筆談》卷26"藥議"**　《本草》注引《爾雅》云：蘦，大苦。注：甘草也。蔓延，生葉似荷，莖青赤。此乃黄藥也，其味極苦，謂之大苦，非甘草也。甘草枝葉悉如槐，高五六尺，但葉端微尖而糙澀，似有白毛，實作角生，如相思角，作一本生。熟則角折，子如小匾豆，極堅，齒嚙不破。

③ 衍義：**《衍義》卷7"甘草"**　枝葉悉如槐，高五六尺，但葉端微尖而糙澀，似有白毛。實作角生，如相思角，作一本生，子如小扁豆，齒齧不破。今出河東西界……

④ 霏雪録：**《霏雪録》**　甘草大者如柱，土人以架屋。吾友唐愚士西遊親見之。

⑤ 雷斆：**《炮炙論》見《證類》卷6"甘草"**　雷公云：凡使，須去頭尾尖處，其頭尾吐人。每斤皆長三寸剉，劈破作六七片，使瓷器中盛，用酒浸蒸，從巳至午，出，暴乾細剉。使一斤，用酥七兩塗上，炙酥盡爲度。又，先炮令内外赤黄用，良。

⑥ 寇宗奭：**《衍義》卷7"甘草"**　……入藥須微炙。不爾，亦微凉。生則味不佳。

⑦ 王好古：**《湯液本草》卷3"甘草"**　甘草：氣平，味甘，陽也。（**按**：遍查王好古諸書，未見有"氣薄味厚，升而浮"之説。）

⑧ 徐之才：古本《藥對》見739頁注①括號中七情文。

漆爲之使，惡遠志，反大戟、芫花、甘遂、海藻。【權[①]曰】忌猪肉。【時珍曰】甘草與藻、戟、遂、芫四物相反，而胡洽居士治痰澼，以十棗湯加甘草、大黄，乃是痰在膈上，欲令通泄，以拔去病根也。東垣李杲治項下結核，消腫潰堅湯加海藻。丹溪朱震亨治勞瘵，蓮心飲用芫花。二方俱有甘草，皆本胡居士之意也。故陶弘景言古（万）〔方〕亦有相惡相反，並乃不爲害。非妙達精微者，不知此理。

【主治】五臟六腑寒熱邪氣，堅筋骨，長肌肉，倍氣力，金瘡尰，解毒。久服輕身延年。《本經》[②]。尰，音時勇切，腫也。温中下氣，煩滿短氣，傷臟欬嗽，止渴，通經脉，利血氣，解百藥毒，爲九土之精，安和七十二種石，一千二百種草。《别録[③]》。主腹中冷痛，治驚癇，除腹脹滿，補益五臟，腎氣内傷，令人陰不痿。主婦人血瀝腰痛，凡虚而多熱者加用之。甄權[④]。安魂定魄，補五勞七傷，一切虚損，驚悸煩悶健忘，通九竅，利百脉，益精養氣，壯筋骨。大明[⑤]。生用瀉火熱，熟用散表寒，去咽痛，除邪熱，緩正氣，養陰血，補脾胃，潤肺。李杲[⑥]。吐肺痿之膿血，消五發之瘡疽。好古[⑦]。解小兒胎毒驚癇，降火止痛。時珍。

稍。【主治】生用治胸中積熱，去莖中痛，加酒煮玄胡索、苦楝子尤妙。元素[⑧]。

頭。【主治】生用能行足厥陰、陽明二經污濁之血，消腫導毒。震亨[⑨]。主癰腫，宜入吐藥。時珍。

【發明】【震亨[⑩]曰】甘草味甘，大緩諸火，黄中通理，厚德載物之君子也。欲達下焦，須用稍

---

① 權：見 739 頁注⑤。

② 本經：見 739 頁注①白字。

③ 别録：見 739 頁注①。

④ 甄權：見 739 頁注⑤。

⑤ 大明：**《日華子》見《證類》卷 6“甘草”** 《日華子》云：安魂定魄，補五勞七傷，一切虚損，驚悸，煩悶，健忘，通九竅，利百脉，益精養氣，壯筋骨，解冷熱，入藥炙用。

⑥ 李杲：**《湯液本草》卷 3“甘草”** 《心》云……炙之以散表寒，除邪熱，去咽痛，除熱，緩正氣，緩陰血，潤肺。（**按**：《心》即李東垣《用藥心法》。此文亦見《本草發揮》卷 1“甘草”引“東垣云”。此外尚引“生甘草補脾胃不足，大瀉心火”一句。疑時珍糅合二書所引，冠以“李杲”。）

⑦ 好古：**《湯液本草》卷 3“甘草”** ……能治肺痿之膿血而作吐劑，能消五發之瘡疽……

⑧ 元素：**《湯液本草》卷 3“甘草”** 《象》云……去莖中痛，或加苦楝、酒煮玄胡索爲主，尤妙。/《珍》云：養血補胃，梢子去腎中之痛。胸中積熱，非梢子不能除。（**按**：《象》爲東垣先生《藥類法象》簡稱，非張元素之作。《本草發揮》卷一“甘草”引“潔古云”之《主治秘訣》，亦僅言“生甘草梢子去腎莖之痛，胸中積熱，非梢子不能除”。故“去莖中痛”之方非出元素。）

⑨ 震亨：**《格致餘論·乳硬論》** ……治法：疏厥陰之滯以青皮，清陽明之熱細研石膏，行污濁之血以生甘草之節，消腫導毒以瓜蔞子……（**按**：朱震亨之書，惟此段涉及厥陰、陽明、污濁之血、消腫導毒，然非甘草一藥之功。録之備參。）

⑩ 震亨：**《衍義補遺·甘草》** 味甘，大緩諸火。黄中通理，厚德載物之君子也。下焦藥少用，恐大緩不能直達……（**按**：“欲達下焦，須用梢子”一句，恐系時珍所添。）

子。【杲①曰】甘草氣薄味厚,可升可降,陰中陽也。陽不足者,補之以甘。甘温能除大熱,故生用則氣平,補脾胃不足而大瀉心火;炙之則氣温,補三焦元氣而散表寒,除邪熱,去咽痛,緩正氣,養陰血。凡心火乘脾,腹中急痛,腹皮急縮者,宜倍用之。其性能緩急,而又協和諸藥,使之不争。故熱藥得之緩其熱,寒藥得之緩其寒,寒熱相雜者用之得其平。【好古②曰】五味之用,苦泄辛散,酸收鹹軟,甘上行而發,而本草言甘草下氣何也?蓋甘味主中,有升降浮沉,可上可下,可外可内,有和有緩,有補有泄,居中之道盡矣。張仲景附子理中湯用甘草,恐其僭上也;調胃承氣湯用甘草,恐其速下也,皆緩之之意。小柴胡湯有柴胡、黄芩之寒,人參、半夏之温,而用甘草者,則有調和之意。建中湯用甘草,以補中而緩脾急也;鳳髓丹用甘草,以緩腎急而生元氣也,乃甘補之意。又曰:甘者令人中滿,中滿者勿食甘,甘緩而壅氣,非中滿所宜也。凡不滿而用炙甘草爲之補,若中滿而用生甘草爲之瀉,能引諸藥直至滿所,甘味入脾,歸其所喜,此升降浮沉之理也。《經》云"以甘補之,以甘瀉之,以甘緩之"是矣。【時珍曰】甘草外赤中黄,色兼坤離;味濃氣薄,資全土德。協和群品,有元老之功;普治百邪,得王道之化。贊帝力而人不知,斂神功而己不與,可謂藥中之良相也。然中滿、嘔吐、酒客之病不喜其甘;而大戟、芫花、甘遂、海藻與之相反。是亦迂緩不可以救昏昧,而君子嘗見嫉於宵人之意與?【頌③曰】按孫思邈《千金方》論云:甘草解百藥毒,如湯沃雪。有中烏頭、巴豆毒,甘草入腹即定,驗如反掌。方稱大豆解百藥毒,予每試之不效,加入甘草爲甘豆湯,其驗乃奇也。又葛洪《肘後備急方》云:席辯刺史嘗言,嶺南俚人解蠱毒藥,並是常用之物,畏人得其法,乃言三百頭牛藥,或言

---

① 杲:**《本草發揮》卷1"甘草"** 東垣云:生甘草補脾胃不足,大瀉心火。又云:甘草味甘,生寒炙温。純陽。陽不足者,補之以甘。又云:炙之以散表寒,除邪熱,去咽痛,除熱,緩正氣,緩陰血,潤肺。/**《脾胃論》卷中"長夏濕熱胃困尤甚用清暑益氣湯論"** 脾虚緣心火亢甚而乘其土也……甘草最少,恐資滿也。若脾胃之急痛,并脾胃大虚,腹中急縮,腹皮急縮者,却宜多用之。/**《湯液本草》卷3"甘草"** 《象》云……和諸藥,相協而不爭,性緩,善解諸急…… 《心》云:熱藥用之緩其熱,寒藥用之緩其寒……(**按**:時珍糅合多種書中之東垣論甘草而成此條。其中"甘温除大熱"之言,可見李杲《脾胃論》卷中、《内外傷辨惑論》卷中。)

② 好古:**《湯液本草》卷3"甘草"** 《内經》曰:脾欲緩,急食甘以緩之。甘以補脾,能緩之也,故湯液用此以建中。又曰:甘者令人中滿。又曰:中滿者勿食甘。即知非中滿藥也。甘入脾,歸其所喜攻也。/或問:附子理中、調胃承氣皆用甘草者,如何是調和之意?答曰:附子理中用甘草,恐其僭上也;調胃承氣用甘草,恐其速下也。二藥用之非和也,皆緩也。小柴胡有柴胡、黄芩之寒,人參、半夏之温,其中用甘草者,則有調和之意。中不滿而用甘,爲之補,中滿者用甘,爲之泄,此升降浮沉也。鳳髓丹之甘,緩腎濕而生元氣,亦甘補之意也。《經》云:以甘補之,以甘瀉之,以甘緩之……夫五味之用,苦直行而泄,辛横行而散,酸束而收斂,鹹止而軟堅,甘上行而發,如何《本草》言下氣?蓋甘之味,有升降浮沉,可上可下,可内可外,有和有緩,有補有瀉,居中之道盡矣……(**按**:此處時珍所引多調整語序,或加串解,故與原文相差甚大。)

③ 頌:**《圖經》見《證類》卷6"甘草"** 《圖經》曰……孫思邈論云:有人中烏頭、巴豆毒,甘草入腹即定。方稱大豆解百藥毒,嘗試之不效,乃加甘草爲甘豆湯,其驗更速。又《備急方》云:席辯刺史嘗言嶺南俚人解毒藥,並是嘗用物,畏人得其法,乃言三百頭牛藥,或言三百兩銀藥。辯久住彼,與之親狎,乃得其實。凡欲食,先取甘草一寸炙熟,嚼咽汁,若中毒,隨即吐出。乃用都惏藤、黄藤二物,酒煎令温,常服,毒隨大小溲出。都惏藤者,出嶺南,高三尺餘,甚細長。所謂三百兩銀藥也。又常帶甘草十數寸隨身,以備緩急。若經含甘草而食物不吐者,非毒也……(**按**:"三百頭牛藥,即土常山也。三百兩銀藥,即馬兜鈴藤也"二句乃時珍所加。)

三百兩銀藥。久與親狎,乃得其詳。凡飲食時,先取炙熟甘草一寸,嚼之嚥汁。若中毒隨即吐出。仍以炙甘草三兩,生薑四兩,水六升,煮二升,日三服。或用都淋藤、黄藤二物,酒煎温常服,則毒隨大小溲出。又常帶甘草數寸,隨身備急。若經含甘草而食物不吐者,非毒物也。三百頭牛藥,即土常山也。三百兩銀藥,即馬兜鈴藤也。詳見各條。

【附方】舊十五,新二十。**傷寒心悸**脉結代者。甘草二兩,水三升,煮一半,服七合,日一服。《傷寒類要》①。**傷寒咽痛**少陰證。甘草湯主之。用甘草二兩蜜水炙,水二升,煮一升半,服五合,日二服。張仲景《傷寒論》②。**肺熱喉痛**有痰熱者。甘草炒二兩,桔梗米泔浸一夜一兩,每服五錢,水一鍾半,入阿膠半片,煎服。錢乙《直訣》③。**肺痿多涎**。肺痿吐涎沫,頭眩,小便數而不欬者,肺中冷也,甘草乾薑湯温之。甘草炙四兩,乾薑炮二兩,水三升,煮一升五合,分服。張仲景《金匱要略》④。**肺痿久嗽**。涕唾多,骨節煩悶,寒熱。以甘草三兩炙,搗爲末。每日取小便三合,調甘草末一錢,服之。《廣利方》⑤。**小兒熱嗽**。甘草二兩,豬膽汁浸五宿,炙研末,蜜丸緑豆大,食後薄荷湯下十丸。名凉膈丸。《聖惠方》⑥。**初生解毒**。小兒初生,未可便與朱砂蜜,只以甘草一指節長,炙碎,以水二合,煮取一合,以綿染點兒口中,可爲一蜆殼,當吐出胸中惡汁。此後待兒飢渴更與之。令兒智慧無病,出痘稀少。王璆《選方》⑦。**初生便閉**。甘草、枳殼煨各一錢,水

---

① 傷寒類要:**《證類》卷6"甘草"** 《傷寒類要》……又方,傷寒脉結代者,心悸動方:甘草二兩,水三升,煮取一半,服七合,日二。

② 傷寒論:**《傷寒論·辨少陰病脉證并治》** 少陰病,二三日咽痛者,可與甘草湯。不差,與桔梗湯。甘草湯方:甘草二兩,右一味以水三升,煮取一升半,去滓,温服七合,日二服。

③ 直訣:**《錢氏小兒直訣》卷4** 甘桔散:治咳吐熱涎,咽喉不利。甘草(炒,二兩)、桔梗(一兩,米泔浸,焙),右爲末,每服二錢,入(泡)〔炮〕阿膠半片,水煎服。(**按**:時珍所據爲薛己校注本。宋版《小兒藥證直訣》卷下作:"甘桔湯:治小兒肺熱,手掐眉目鼻面。桔梗(貳兩)、甘草(壹兩),右爲粗末,每服貳錢,水壹盞,煎至柒分,去滓,食後温服。")

④ 金匱要略:**《金匱·肺痿肺癰咳嗽上氣病脉證治》**肺痿吐涎沫而不咳者,其人不渴,必遺尿,小便數,所以然者,以上虚不能制下故也。此爲肺中冷,必眩,多涎唾,甘草乾薑湯以温之。若服湯已渴者,屬消渴。甘草乾薑湯方:甘草(四兩,炙) 乾薑(二兩,炮),右㕮咀,以水三升,煮取一升五合,去滓,分温再服。

⑤ 廣利方:**《證類》卷6"甘草"** 《廣利方》:治肺痿久咳嗽,涕唾多,骨節煩悶,寒熱。甘草十二分炙,擣爲末,每日取小便三合,甘草末一錢匕,攪令散服。

⑥ 聖惠方:**《聖濟總録》卷65"熱嗽"** 治熱嗽,凉膈丸方:甘草二兩,右一味豬膽汁浸五宿,漉出炙香,搗羅爲末,煉蜜和丸如緑豆大,食後薄荷湯下十五丸。(**按**:《聖惠方》無此方,《綱目》誤注出處。)

⑦ 選方:**《聖惠方》卷82"小兒初生將護法"** 凡小兒洗浴,斷臍訖,〔襁〕抱畢,宜取甘草可中指一節許,打碎,以水二合,煎取一合,以綿纏沾取,與兒吮之,可得一蜆殼入腹止。兒當快吐,吐去心胸中惡汁也。如得吐,餘藥更不須與吃。若不得吐,可消息計,如饑渴須復與之。若前服及更與並不得吐者,但稍稍與之,令盡一合止。如得吐去惡汁,令兒心神智惠無病。一合盡都不吐者,是兒不合惡血爾,勿復與之,乃與朱蜜,以鎮心神,定魂魄也。(**按**:王璆《百一選方》無此方,《綱目》錯標出處。)

半盞煎服。《全幼心鑑》①。**小兒撮口**發噤。用生甘草二錢半,水一盞,煎六分,温服,令吐痰涎,後以乳汁點兒口中。《金匱玉函》②。**嬰兒目澀**。月内目閉不開,或腫羞明,或出血者,名慢肝風。用甘草一截,以猪膽汁炙爲末,每用米泔調少許灌之。《幼幼新書》③。**小兒遺尿**。大甘草頭煎湯,夜夜服之。《危氏得效方》④。**小兒尿血**。甘草一兩二錢,水六合,煎二合,一歲兒一日服盡。姚和衆《至寶方》⑤。**小兒羸瘦**。甘草三兩,炙焦爲末,蜜丸緑豆大。每温水下五丸,日二服。《金匱玉函》⑥。**大人羸瘦**。甘草三兩炙,每旦以小便煮三四沸,頓服之,良。《外臺秘要》⑦。**赤白痢下**⑧。崔宣州衍所傳方,用甘草一尺,炙,劈破,以淡漿水蘸,水一升半,煎取八合,服之立效。○《梅師方》⑨用甘草一兩炙,肉豆蔻七個煨剉,以水三升,煎一升,分服。**舌腫塞口**,不治殺人。甘草煎濃湯,熱漱頻吐。《聖濟總録⑩》。**太陰口瘡**。甘草二寸,白礬一粟大,同嚼嚥汁。《保命集》⑪。**發背癰疽**。崔元亮《海上集驗方》云:李北海言,此方乃神授,極奇秘。用甘草三大兩,生擣篩末,大麥麪九兩,和匀,取好酥少許入内,下沸水搜如餅狀,方圓大於瘡一分,熱傅腫上,以紬片及故紙隔,令通風,冷則换之。已成者膿水自出,未成者腫便内消,仍當喫黄芪粥爲妙。○又一法:甘草一大兩,(水)〔微〕炙擣碎,水一大升浸之,器上横一小刀子,露一宿,平明以

---

① 全幼心鑑:**《全幼心鑑》卷 2“大便秘澀”** 甘枳湯:甘草、枳殼煨,去穰,各一錢,右剉散,水煎,食前服。

② 金匱玉函:**《證類》卷 6“甘草”** 《金匱玉函》:又方治小兒撮口及發噤方:用生甘草一分細剉,以水一盞,煎至六分去滓,温與兒服,令吐痰涎後,以乳汁點兒口中差。(**按**:《金匱玉函經・附遺》引此方,與《綱目》全同。此下引甘草治小兒羸瘦方亦同。此明“附遺”乃引自《綱目》,不取。下同。)

③ 幼幼新書:**《幼幼新書》卷 10“慢肝風第三”** 慢肝風,羞日,目腫出血,宜甘膽湯方:甘草(一截,以豬膽塗炙),上爲末,每服半錢,米泔調下。

④ 危氏得效方:**《得效方》卷 12“遺尿”** 又方:大甘草頭,煎湯服。

⑤ 至寶方:**《證類》卷 6“甘草”** 姚和衆:治小兒尿血。甘草五分,以水六合,煎取二合去滓,一歲兒一日服令盡。

⑥ 金匮玉函:**《證類》卷 6“甘草”** 《金匱玉函》:又方,治小兒羸瘦惙惙方:甘草二兩,炙焦,杵爲末,蜜丸如緑豆大。每温水下五丸,日二服。

⑦ 外臺秘要:**《外臺》卷 13“瘦病方五首”** 《救急》療瘦疾方:甘草三兩,炙。右每旦以小便煮甘草三數沸,頓服甚良。忌海藻、菘菜。

⑧ 赤白痢下:**《證類》卷 6“甘草”** 《經驗方》:崔宣州衍傳赤白痢方:甘草一尺,炙,擘破,以淡漿水蘸三二度,又以慢火炙之,後用生薑去皮半兩,二味以漿水一升半,煎取八合,服之立效。

⑨ 梅師方:**《證類》卷 6“甘草”** 《梅師方》:治初得痢,冷熱赤白及霍亂:甘草一兩,炙,豆蔻七箇,剉,以水三升,煎取一升,分服。

⑩ 聖濟總録:**《聖濟總録》卷 119“舌腫强”** 治舌卒腫起,滿口塞喉,氣息不通,頃刻殺人。以針決舌下兩邊第一大脉出血,以銅箸燒令赤,熨瘡數遍,令血絶,仍以甘草湯治之方:甘草不拘多少,右一味濃煎湯,熱含冷吐。未差,更以釜底炲煤,和苦酒調塗舌上下,脱去更塗,須臾即消。

⑪ 保命集:**《保命集》卷下“瘡瘍論”** 甘礬散:治太陰口瘡。生甘草一寸 白礬一栗子大,右噙化咽津。

物攪令沫出，去沫服之，但是瘡腫發背皆甚效。蘇頌《圖經》①。**諸般癰疽**。甘草三兩，微炙切，以酒一斗同浸瓶中，用黑鉛一片溶成汁，投酒中取出，如此九度。令病者飲酒至醉，寢後即愈也。《經驗方》②。**一切癰疽**諸發。預期服之，能消腫逐毒，使毒不内攻，功效不可具述。用大横文粉草二斤搥碎，河水浸一宿，揉取濃汁，再以密絹過，銀石器内慢火熬成膏，以瓷罐收之。每服一二匙，無灰酒或白湯下。曾服丹藥者亦解之，或微利無妨，名國老膏。《外科精要方》③。**癰疽秘塞**。生甘草二錢半，井水煎服，能疏導下惡物。《直指方》④。**乳癰初起**。炙甘草二錢，新水煎服，仍令人咂之。《直指方》⑤。**些小癰癤**。發熱時，即用粉草節，晒乾爲末，熱酒服一二錢，連進數服，痛熱皆止。《外科精要方》⑥。**痘瘡煩渴**。粉甘草炙，栝樓根等分，水煎服之。甘草能通血脉，發瘡痘也。《直指方》⑦。**陰下懸癰**。生於穀道前後，初發如松子大，漸如蓮子。數十日後，赤腫如桃李，成膿即破，破則難愈也。用横文甘草一兩，四寸截斷，以溪澗長流水一盌，河水、井水不用，以文武火慢慢蘸水炙之。自早至午，令水盡爲度，劈開視之，中心水潤乃止。細剉，用無灰好酒二小盌，煎至一盌，温服，次日再服，便可保無虞。此藥不能急消，過二十日，方得消盡。興化守康朝病已破，衆醫拱手，服此兩劑即合口，乃韶州劉從周方也。李迅《癰疽方》⑧。**陰頭生瘡**。蜜煎甘草

---

① 圖經：**《證類》卷6“甘草”** 《圖經》曰……崔元亮《海上方》治發背秘法。李北海云：此方神授，極奇秘。以甘草三大兩，生擣，别篩末，大麥麪九兩，於一大盤中相和攪令匀，取上好酥少許，别捻入藥，令匀，百沸水溲如餅劑，方圓大於瘡一分，熱傅腫上，以油片及故紙隔，令通風，冷則换之。已成膿水自出，未成腫便内消。當患腫著藥時，常須喫黄耆粥，甚妙。又一法：甘草一大兩，微炙，搗碎，水一大升浸之，器上横一小刀子，置露中經宿，平明以物攪令沫出，吹沫服之。但是瘡腫發背皆可服，甚效。

② 經驗方：**《證類》卷10“大黄”** 《經驗方》：治發背及諸般癰毒瘡。黑鉛一斤，甘草三兩，微炙，剉，用酒一斗，著空瓶在傍，先以甘草置在酒瓶内，然後熔鉛投在酒瓶中，却出酒，在空瓶内取出鉛，依前熔後投，如此者九度，并甘草去之，只留酒，令病者飲，醉寢即愈。

③ 外科精要方：**《外科精要》卷上“初發癰疽既灸之後首宜服藥以護臟腑論”** 國老膏：治一切癰疽諸發，預服之能消腫逐毒，使毒氣不内攻，功效不可具述。大横紋粉草貳斤，右槌令碎，河水浸一宿，揉令漿汁濃，去盡筋滓，再用密絹濾過，銀石器内慢火熬成膏，以磁罐收之。每服一二匙，無灰酒侵起，或白湯亦可。曾服燥藥丹劑亦解之。或微利無妨。

④ 直指方：**《直指方》卷22“癰疽證治”** 諸癰疽大便秘方：甘草（生，一兩），右剉碎，井水濃煎，入温酒服，能疏導惡物。

⑤ 直指方：**《直指方》卷22“乳癰證治”** 乳初腫方：甘草（生二錢，炙二錢），粗末，分兩次，新水煎服，即令人吮乳。

⑥ 外科精要方：**《集驗背疽方·癰癤不可用膏藥貼合論》** ……每覺有些小癰癤疼痛發熱時，便用生甘草節，不炙不焙，用日曬乾……碾爲細末，以熱酒調二三錢，連進數服，疼痛與熱皆止。（**按**：《外科精要》卷下“癰疽經驗雜方”有甘草單方治癰疽，然用生甘草，行文亦異，非時珍所引。）

⑦ 直指方：**《仁齋小兒方論》卷5“瘡疹證治”** 甘草散：瘡痘略出，煩渴不止。粉甘草微炙 栝蔞根等分，右爲末，煎服一錢。甘草通血脉，發瘡痘。

⑧ 癰疽方：**《百一選方》卷16“第二十四門”** 治穀道前後所生癰，謂之懸癰。韶州醫人劉從周方。林謙之祭酒云：用好粉甘草一兩，四寸，截斷，以溪澗長流水一盌，井河水不可用，文武火慢慢蘸水炙，約自早炙至午後，炙水令盡，不可急性。擘甘草心，覺水潤，然後爲透，細剉，却（轉下頁注）

末，頻頻塗之，神效。《千金方》①。陰下濕癢。甘草煎湯，日洗三五度。○《古今録驗》②。代指腫痛。甘草煎湯漬之。《千金方》③。凍瘡發裂。甘草煎湯洗之。次以黄連、黄蘗、黄芩末，入輕粉、麻油調傅。《談埜翁方》④。湯火瘡灼。甘草煎蜜塗。《李樓奇方》⑤。蠱毒藥毒。甘草節以真麻油浸之，年久愈妙。每用嚼嚥，或水煎服，神妙。《直指方》⑥。小兒中蠱欲死者。甘草半兩，水一盞，煎五分服，當吐出。《金匱玉函》⑦。牛馬肉毒。甘草煮濃汁，飲一二升，或煎酒服，取吐或下。如渴，不可飲水，飲之即死。《千金方》⑧。飲饌中毒，未審何物，卒急無藥，只煎甘草薺苨湯，入口便活。《金匱玉函方》⑨。水莨菪毒。菜中有水莨菪，葉圓而光，有毒，誤食令人狂亂，狀若中風，或作吐。以甘草煮汁服之，即解。《金匱玉函妙方》⑩。

黄耆《本經》⑪上品

【釋名】黄芪《綱目》、戴糝《本經》⑫、戴椹《別録》⑬，又名獨椹、芰草《別録》，又名蜀

(接上頁注)用無灰酒二小青盌，入上件甘草，煎至一盌，温服之，一二服便可保無虞。此病初發如松子大，漸如蓮子，數十日後始覺赤腫如桃李，即破。若破則難治。服此藥雖不能急消，過二十餘日必消盡矣。投兩服亦無害。林判院康朝嘗患此，癰已破，服此藥兩服，瘡即合，甚妙。(**按**：查《外科精要》及《集驗背疽方》輯本，未見此方。疑時珍轉録自《百一選方》。)

① 千金方：**《千金方》卷 24“陰癩第八”** 治陰痛方：甘草、石蜜，右二味等分，爲末，和乳塗之。

② 古今録驗：**《證類》卷 6“甘草”** 《古今録驗》治陰下濕痒。甘草一尺並切，以水五升，煮取三升，漬洗之，日三五度，差。

③ 千金方：**《千金方》卷 22“瘭疽第六”** 治代指方：甘草二兩，㕮咀，水五升，煮取一升半，漬之。若無，用芒硝代之。

④ 談埜翁方：(**按**：未見原書，待考。)

⑤ 李樓奇方：**《怪證奇方》卷下** 陰頭生瘡，蜜煎甘草，塗之神效。又治湯火瘡。

⑥ 直指方：**《直指方》卷 25“中諸毒證治”** 獨勝散：解藥毒、蠱毒、蟲蛇諸毒。大甘草節以真麻油浸，年歲愈多愈妙。上取甘草嚼，或水煎服，神效。

⑦ 金匱玉函：**《證類》卷 6“甘草”** 《金匱玉函》：又方，治小兒中蠱欲死。甘草半兩剉，以水一盞，煎五分去滓，作二服，當吐蠱出。

⑧ 千金方：**《千金方》卷 24“解食毒第一”** 治食牛肉中毒方，又方：水煮甘草汁飲之。(**按**：此條時珍多有增補。)

⑨ 金匱玉函方：**《證類》卷 6“甘草”** 《金匱玉函》：又方，治誤飲饌中毒者。未審中何毒，卒急無藥可解。只煎甘草、薺苨湯服之，入口便活。

⑩ 金匱玉函妙方：**《證類》卷 6“甘草”** 《金匱玉函》：菜中有水莨菪，葉圓而光，有毒，誤食之令人狂亂，狀若中風，或吐。甘草煮汁，服之即解。

⑪ 本經：**《本經》《別録》，《藥對》，見《證類》卷七“黄耆”**：味甘，微温。無毒。主癰疽久敗瘡，排膿止痛，大風癩疾，五痔鼠瘻，補虚，小兒百病，婦人子藏風邪氣，逐五藏間惡血，補丈夫虚損，五勞羸瘦，止渴，腹痛，洩痢，益氣，利陰氣。生白水者冷補。其莖葉療渴及筋攣，癰腫疽瘡。一名戴糝，一名戴椹，一名獨椹，一名芰草，一名蜀脂，一名百本。生蜀郡山谷、白水、漢中，二月、十月採，陰乾。(惡龜甲。)(**按**：“山谷”二字《集注》作《本經》文。)

⑫ 本經：見上注。

⑬ 別録：見上注。(**按**：“釋名”項下之“別録”均同此。)

脂、百本《别録》、王孫《藥性論》①。○【時珍曰】耆,長也。黄耆色黄,爲補藥之長,故名。今俗通作黄芪。或作"蓍"者,非矣。"蓍"乃"蓍龜"之"蓍",音尸。王孫,與牡蒙同名異物。

【集解】【《别録》②曰】黄耆生蜀郡山谷、白水、漢中。二月、十月采,陰乾。【弘景③曰】第一出隴西洮陽,色黄白甜美,今亦難得。次用黑水宕昌者,色白肌理粗,新者亦甘而温補。又有蠶陵白水者,色理勝蜀中者而冷補。又有赤色者,可作膏貼。俗方多用,道家不須。【恭④曰】今出原州及〔華〕原者最良,蜀漢不復采用。宜州、寧州者亦佳。【頌⑤曰】今河東、陜西州郡多有之。根長二三尺以來。獨莖,或作叢生,枝幹去地二三寸。其葉扶疏作羊齒狀,又如蒺藜苗。七月中開黄紫花。其實作莢子,長寸許。八月中采根用。其皮折之如綿,謂之綿黄耆。然有數種,有白水耆、赤水耆。木耆功用並同,而力不及白水(者)〔耆〕。木耆短而理横。今人多以苜蓿根假作黄耆,折皮亦似綿,頗能亂真。但苜蓿根堅而脆,黄耆至柔韌,皮微黄褐色,肉中白色,此爲異耳。【承⑥曰】黄耆本出綿上者爲良,故名綿黄耆,非謂其柔韌如綿也。今《圖經》所繪憲州者,地與綿上相鄰也。【好古⑦曰】綿上即山西沁州,白水在陜西同州。黄耆味甘,柔軟如綿,能令人肥。苜蓿根味苦而堅脆,俗呼爲土黄耆,能令人瘦。用者宜審。【嘉謨⑧曰】綿上,沁州鄉名,今有巡檢司,白水、赤水二鄉,俱屬隴西。【時珍曰】黄耆葉似槐葉而微尖小,又似蒺藜葉而微闊(人)〔大〕,青白色。開黄紫花,大如槐花。結

---

① 藥性論:**《藥性論》見《證類》卷7"黄耆"** 黄耆,一名王孫。治發背,内補,主虚喘,腎衰,耳聾,療寒熱。生隴西者下,補五藏。蜀白水赤皮者,微寒,此治客熱用之。

② 别録:見746頁注⑪。

③ 弘景:**《集注》見《證類》卷7"黄耆"** 陶隱居云:第一出隴西叨陽,色黄白,甜美,今亦難得。次用黑水宕昌者,色白,肌膚麤,新者亦甘,温補。又有蠶陵白水者,色理勝蜀中者而冷補。又有赤色者,可作膏貼用,消癰腫,俗方多用,道家不須。(**按**:"洮",《政和》原作"叨"。時珍改作"洮",與《集注》《大觀》合。)

④ 恭:**《唐本草》見《證類》卷7"黄耆"** 《唐本》注:此物葉似羊齒,或如蒺藜。獨莖,或作叢生。今出原州及華原者最良,蜀漢不復採用之。(**按**:"宜州、寧州者亦佳"一句,見《蜀本》引唐《圖經》。)

⑤ 頌:**《圖經》見《證類》卷7"黄耆"** 黄耆……今河東、陜西州郡多有之。根長二三尺已來。獨莖,作叢生,枝簳去地二三寸。其葉扶疏作羊齒狀,又如蒺藜苗。七月中開黄紫花,其實作莢子,長寸許。八月中採根用。其皮折之如綿,謂之綿黄耆。然有數種:有白水耆、有赤水耆、有木耆,功用並同,而力不及白水耆。木耆短而理横。今人多以苜蓿根假作黄耆,折皮亦似綿,頗能亂真。但苜蓿根堅而脆,黄耆至柔韌,皮微黄褐色,肉中白色,此爲異耳……

⑥ 承:**陳承"别説"見《證類》卷7"黄耆"** 别説云:謹按,黄耆本出綿上爲良,故名綿黄耆。今《圖經》所繪憲水者即綿上,地相鄰爾。若以謂柔韌如綿,即謂之綿黄耆,然黄耆本皆柔韌,若僞者,但以乾脆爲别爾。

⑦ 好古:**《湯液本草》卷3"黄芪"** ……折之如綿,皮黄褐色,肉中白色,謂之綿黄芪。其堅脆而味苦者,乃苜蓿根也……世人以苜蓿根代之,呼爲土黄芪,但味苦,能令人瘦,特味甘者能令人肥也。頗能亂真,用者宜審……/今《本草》《圖經》只言河東者,沁州綿上是也,故謂之綿芪。味甘如蜜,兼體骨如綿……(**按**:時珍節録《湯液本草》王好古之論,且補"白水在陜西同州"一句。)

⑧ 嘉謨:**《蒙筌》卷1"黄耆"** ……水耆生白水、赤水二鄉(俱屬隴西)……綿耆出山西沁州綿上(鄉名,有巡檢司)……

小尖角，長寸許。根長二三尺，以緊實如箭簳者爲良。嫩苗亦可煠淘茹食。其子收之，十月下種，如種菜法亦可。

【修治】【斅①曰】凡使勿用木耆草，真相似，只是生時葉短并根横也。須去頭上皺皮，蒸半日，擘細，於槐砧上剉用。【時珍曰】今人但搥扁，以蜜水塗炙數次，以熟爲度。亦有以鹽湯潤透，器盛，於湯瓶蒸熟切用者。

根。【氣味】甘，微温，無毒。《本經》②。白水者冷補。《别録》③。【元素④曰】味甘，氣温，平。氣薄味厚，可升可降，陰中陽也。入手足太陰氣分，又入手少陽、足少陰命門。【之才⑤曰】伏苓爲之使，惡龜甲、白鮮皮。【主治】癰疽久敗瘡，排膿止痛，大風癩疾，五痔鼠瘻，補虚，小兒百病。《本經》⑥。婦人子臟風邪氣，逐五臟間惡血，補丈夫虚損，五勞羸瘦，止渴，腹痛洩痢，益氣，利陰氣。《别録》⑦。主虚喘，腎衰耳聾，療寒熱，治發背，内補。甄權⑧。助氣壯筋骨，長肉補血，破癥癖，瘰癧癭贅，腸風血崩，帶下赤白痢，産前後一切病，月候不匀，痰嗽，頭風熱毒赤目。《日華》⑨。治虚勞自汗，補肺氣，瀉肺火心火，實皮毛，益胃氣，去肌熱及諸經之痛。元素⑩。主太陰瘧疾，陽維爲病苦寒熱，督脉爲病逆氣裏急。好古⑪。

【發明】【弘景⑫曰】出隴西者温補，出白水者冷補。又有赤色者，可作膏，用消癰腫。【藏

---

① 斅：**《炮炙論》見《證類》卷7“黄耆”** 雷公云：凡使，勿用木耆，草真相似，只是生時葉短并根横。先須去頭上皺皮了，蒸半日，出後，用手擘令細，於槐砧上剉用。

② 本經：見746頁注⑪白字。

③ 别録：同上。

④ 元素：**《醫學啓源》卷下“用藥備旨·黄耆”** 《主治秘要》云：气温味甘，气薄味厚，可升可降，阴中阳也……/**《湯液本草》卷3“黄芪”** 入手少陽經、足太陰經。足少陰、命門之劑。/（**按**：《湯液本草》所載，在《本草發揮》卷1“黄芪”作“東垣云”。時珍糅合諸家之説，獨冠“元素”之名。）

⑤ 之才：古本《藥對》見746頁注⑪括號中七情文。（**按**：其中惡“白鮮皮”見《日華子》（本頁注⑨）。“伏苓爲之使”來源不明。）

⑥ 本經：見746頁注⑪白字。

⑦ 别録：見746頁注⑪。

⑧ 甄權：見747頁注①。

⑨ 日華：**《日華子》見《證類》卷7“黄耆”** 黄耆，惡白鮮皮。助氣壯筋骨，長肉，補血破癥癖，瘰癧癭贅，腸風，血崩，帶下，赤白痢，産前後一切病，月候不匀，消渴，痰嗽，并治頭風，熱毒赤目等……

⑩ 元素：**《醫學啓源》卷下“用藥備旨·黄耆”** 氣温，味甘平，治虚勞自〔汗〕，補肺氣，實皮毛，瀉肺中火……/**《湯液本草》卷3“黄芪”** 《珍》云：益胃氣，去肌熱，諸痛必用之。（**按**：《珍》云與《濟生拔萃》之《潔古珍珠囊》所載黄耆功效同。）

⑪ 好古：**《湯液大法》卷3“奇經八脉”** 陽維起與諸陽之會/爲病苦寒熱（桂枝、黄芪、芍藥）/督脉……此生疾從小腹上衝心而痛，不得前後，爲衝疝。（**按**：“主太陰瘧疾”一句未溯得其源。）

⑫ 弘景：見747頁注③。

器①曰】虚而客熱，用白水黄耆；虚而客冷，用隴西黄耆。【大明②曰】黄耆藥中補益，呼爲羊肉。白水耆凉，無毒，排膿，治血及煩悶熱毒、骨蒸勞。赤水耆凉，無毒，治血，〔退〕熱毒，餘功並同。木耆凉，無毒，治煩排膿之力微於黄耆，遇闕即倍用之。【元素③曰】黄耆甘温純陽，其用有五：補諸虚不足，一也；益元氣，二也；壯脾胃，三也；去肌熱，四也；排膿止痛，活血生血，内托陰疽，爲瘡家聖藥，五也。又曰：補五臟諸虚，治脉弦自汗，瀉陰火，去虚熱，無汗則發之，有汗則止之。【好古④曰】黄耆治氣虚盗汗，并自汗及膚痛，是皮表之藥；治咯血，柔脾胃，是中州之藥；治傷寒尺脉不至，補腎臟元氣，是裏藥，乃上中下内外三焦之藥也。【杲⑤曰】《靈樞》云："衛氣者，所以温分肉而充皮膚，肥腠理而司開闔。"黄耆既補三焦，實衛氣，與桂同功。特比桂甘平、不辛熱爲異耳。但桂則通血脉，能破血而實衛氣，耆則益氣也。又黄耆與人參、甘草三味，爲除躁熱肌熱之聖藥。脾胃一虚，肺氣先絶。必用黄耆温分肉，益皮毛，實腠理，不令汗出，以益元氣而補三焦。【震亨⑥曰】黄耆補元氣，肥白而多汗者爲宜；若面黑形實而瘦者服之，令人胸滿，宜以三拗湯瀉之。○【宗奭⑦曰】防風、黄耆，世多相須而用。唐 許胤宗初仕陳，爲新蔡王外兵參軍，時柳太后病風不能言，脉沈而口噤。胤宗曰：既不能下藥，宜湯氣蒸之，藥入腠理，周時可瘥。乃造黄耆防風湯數斛，置於牀下，氣如煙霧，其夕便得語

---

① 藏器：**徐之才《藥對》見《證類》卷 1"序例上"** ……虚而客熱，加地骨皮、白水黄耆（白水地名。虚而冷，用隴西黄耆）……（**按**：據《嘉祐》所引三家序例，此出徐之才《藥對》。《綱目》誤注出處。）

② 大明：**《日華子》見《證類》卷 7"黄耆"** 黄耆……藥中補益，呼爲羊肉。又云，白水耆，凉，無毒，排膿治血，及煩悶熱毒，骨蒸勞。功次黄耆。赤水耆，凉，無毒。治血，退熱毒，餘功用並同上。木耆，凉，無毒。治煩，排膿。力微於黄耆，遇闕，即倍用之。

③ 元素：**《醫學啓源》卷下"用藥備旨·黄耆"** 氣温，味甘平，治虚勞自〔汗〕，補肺氣，實皮毛，瀉肺中火，脉弦、自汗。善治脾胃虚弱，瘡瘍血脉不行，内托陰證，瘡瘍必用之藥也。《主治秘要》云……其用有五：補諸虚不足一也，益元氣二也，去肌熱三也，瘡瘍排膿止痛四也，壯脾胃五也。又云：甘，純陽，益胃氣，去諸經之痛……（**按**：以上與《本草發揮》卷 1"黄芪"所載"潔古云"多同。另時珍所引"瘡家聖藥"、"無汗則發之，有汗則止之"等語，則見於《本草發揮》此下"東垣云"。亦見于《湯液本草》卷 3"黄芪"引"《心》云"。時珍糅合諸書而成此條。）

④ 好古：**《湯液本草》卷 3"黄芪"** ……治氣虚盗汗並自汗，即皮表之藥。又治膚痛，則表藥可知。又治咯血，柔脾胃，是爲中州之藥也。又治傷寒尺脉不至，又補腎臟元氣，爲裏藥，是上、中、下、内、外三焦之藥。

⑤ 杲：**《湯液本草》卷 3"黄芪"** 東垣云：黄芪、人參、甘草三味，退熱之聖藥也。《靈樞》曰：衛氣者，所以温分肉而充皮膚，肥腠理而司開闔。黄芪既補三焦，實衛氣，與桂同，特益氣異耳，亦在佐使。桂則通血也，能破血而實衛氣，通内而實外者歟。桂以血言，一作色求，則芪爲實氣也。（**按**：以上亦見《本草發揮》卷 1"黄芪"引"東垣云"。"脾胃一虚"以下文恐系時珍發揮之語。）

⑥ 震亨：**《丹溪心法》卷 5"拾遺雜論九十九"** 凡面黑人不可多服黄耆，以其氣實而補之也。面白人不可多發散，以其氣虚而又虧之也。面白人不可飲酒，以酒耗血故也。氣實人因服黄耆過多喘者，用三拗湯以泄其氣。

⑦ 宗奭：**《衍義》卷 8"防風·黄耆"** 防風、黄耆，世多相須而用。唐許嗣（嗣本羊晉切，犯廟諱，今改爲嗣）宗爲新蔡王外兵參軍，王太后病風，不能言，脉沉難對，醫告術窮。嗣宗曰：餌液不可進，即以黄耆、防風煮湯數十斛，置床下，氣如霧，重薄之，是夕語。

也。【杲①曰】防風能制黄耆，黄耆得防風其功愈大，乃相畏而相使也。【震亨②曰】人之口通乎地，鼻通乎天。口以養陰，鼻以養陽。天主清，故鼻不受有形而受無形；地主濁，故口受有形而兼乎無形。柳太后之病不言，若以有形之湯，緩不及事。今投以二物，湯氣滿室，則口鼻俱受。非智者通神，不可回生也。○【杲③曰】小兒外物驚，宜用黄連安神丸鎮心藥。若脾胃寒濕，〔嘔〕吐腹痛，瀉痢青白，宜用益黄散藥。如脾胃伏火，勞役不足之證，及服巴豆之類，胃虚而成慢驚者，用益黄、理中之藥，必傷人命。當於心經中，以甘温補土之源，更於脾土中，以甘寒瀉火，以酸凉補金，使金旺火衰，風木自平矣。今立黄耆湯瀉火補金益土，爲神治之法。用炙黄耆二錢，人參一錢，炙甘草五分，白芍藥五分，水一大盞，煎半盞，温服。○【機④曰】蕭山 魏直著《博愛心鑑》三卷，言小兒痘瘡，惟有順、逆、險三證。順者爲吉，不用藥。逆者爲凶，不必用藥。惟險乃悔吝之象，當以藥轉危爲安，宜用保元湯加減主之。此方原出東垣治慢驚土衰火旺之法。今借而治痘，以其内固營血，外護衛氣，滋助陰陽，作爲膿血。其證雖異，其理則同。去白芍藥，加生薑，改名曰保元湯。炙黄耆三錢，人參二錢，炙甘草一錢，生薑一片，水煎服之。險證者，初出圓暈乾紅少潤也，將長光澤，頂陷不起也，既出雖起慘色不明也，漿行色灰不榮也，漿定光潤不消也，漿老濕潤不斂也，結痂而胃弱内虚也，痂落而口渴不食也，痂後生癰腫也，癰腫潰而斂遲也。凡有諸證，並宜此湯。或加芎藭，加官桂，加糯米以助之。詳見本書。【嘉謨⑤曰】人參補中，黄耆實表。凡内傷脾胃，發熱惡寒，吐泄怠卧，脹滿痞塞，

---

① 杲：**《湯液本草》卷3“防風”**　東垣云：防風能制黄芪，黄芪得防風，其功愈大。又云：防風乃卒伍卑賤之職，隨所引而至，乃風藥末潤劑也。雖與黄芪相制，乃相畏而相使者也。

② 震亨：**《衍義補遺·防風、黄芪》**　人之口通乎地，鼻通乎天，口以養陰，鼻以養陽。天主清，故鼻不受有形而受無形爲多。地主濁，故口受有形而兼乎無形。王太后病風不言而脉沉。其事急，若以有形之湯藥，緩不及事。令投以二物，湯氣熏蒸如霧滿室，則口鼻俱受，非智者通神，不可回也。

③ 杲：**《蘭室秘藏》卷下“小兒門·治驚論”**　外物驚宜鎮心，以黄連安神丸……如寒水來乘脾土，其病嘔吐腹痛，瀉痢青白，益黄散聖藥也。今立一方，先瀉火補金，大補其土，是爲神治之法。黄芪湯：黄芪二錢、人參一錢、炙甘草五分，上㕮咀，作一服，水一大盞，煎至半盞，去渣，食遠服。加白芍藥尤妙……若得脾胃中伏熱火，勞役不足之證，及服熱藥巴豆之類，胃虚而成慢驚之證，用之必傷人命……當於心經中以甘温補土之源，更於脾土中瀉火以甘寒，更於脾土中補金以酸凉，致脾土中金旺火衰，風木自虚矣……（**按**：時珍引時文序或有調整。）

④ 機：**《痘治理辨·順逆險三痘》**　夫痘有順逆險三者，古無有也。愚意妄立之名，何則？順者，吉之象也；逆者，兇之象也；險者，悔吝之象也。治痘而執此三者，于以觀形色、驗吉凶，將無施而不當矣……/**《痘治理辨·加減藥味品性制法》**　保元湯……即東垣所製黄芪湯，見《蘭室秘藏》。小兒方不越參、芪、草而已。此藥性味甘温，專補中氣而能泄火，故虚火非此不去也。借之治痘，以人參爲君，黄芪爲臣，甘草爲佐，上下相濟，治雖異而道則同……今用以治痘，令其内固外護，扶陽助氣，則氣于焉而旺，血于焉而附。氣血無恙，斯一身之真元可以保合而無壞亂矣……（**按**：查汪機現存諸書，除《痘治理辨》有少量近似言論外，尚未見如時珍所引之文。待考。）

⑤ 嘉謨：**《蒙筌》卷1“黄耆”**　謨按：參耆甘温，俱能補益。證屬虚損，堪並建功。但人參惟補元氣調中，黄耆兼補衛氣實表……如患内傷，脾胃衰弱，飲食怕進，怠惰嗜眠，發熱惡寒，嘔吐泄瀉，及夫脹滿痞塞，力乏形羸，脉息虚微，精神短少等證，治之悉宜補中益氣，當以人參加重爲君，黄耆減輕爲臣。若系表虚，腠理不固，自汗盗汗，漸致亡陽，並諸潰瘍，多耗膿血，嬰兒痘疹，未灌全漿，一切陰毒不起之疾，治之又宜實衛護榮，須讓黄耆倍用爲主，人參少入爲輔焉。是故治病在藥，用藥由人。切勿索驥按圖，務須活潑潑地。先正嘗曰：醫無定體，應變而施。藥不執方，合宜而用……

神短脉微者,當以人参爲君,黄耆爲臣;若表虚自汗亡陽,潰瘍痘疹陰瘡者,當以黄耆爲君,人参爲臣,不可執一也。

【附方】舊五,新九。小便不通。綿黄耆二錢,水二盞,煎一盞,温服。小兒減半。《總微論》①。酒疸黄疾。心下懊痛,足脛滿,小便黄,飲酒發赤黑黄斑,由大醉當風,入水所致。黄耆二兩,木蘭一兩,爲末。酒服方寸匕,日三服。○《肘後方》②。氣虚白濁。黄芪鹽炒半兩,伏苓一兩,爲末。每服一錢,白湯下。○《經驗良方》③。治渴補虚。男子婦人諸虚不足,煩悸焦渴,面色萎黄,不能飲食,或先渴而後發瘡癤,或先癰疽而後發渴,並宜常服此藥,平補氣血,安和臟腑,終身可免癰疽之疾。用綿黄耆箭簳者去蘆六兩,一半生焙,一半以鹽水潤濕,飯上蒸三次,焙剉,粉甘草一兩,一半生用,一半炙黄爲末。每服二錢,白湯點服,早晨、日午各一服,亦可煎服,名黄芪六一湯。《外科精要》④。老人閟塞。綿黄耆、陳皮去白各半兩,爲末。每服三錢,用大麻仁一合,研爛,以水濾漿,煎至乳起,入白蜜一匙,再煎沸,調藥空心服,甚者不過二服。此藥不冷不熱,常服無秘塞之患,其效如神。《和劑局方》⑤。腸風瀉血。黄耆、黄連等分,爲末,麪糊丸緑豆大。每服三十丸,米飲下。孫用和《秘寶方》⑥。尿血沙淋,痛不可忍。黄耆、人參等分,爲末。以大蘿蔔一個,切一指厚大四五片,蜜二兩,淹炙令盡,不令焦,點末,食無時,以鹽湯下。《永類方》⑦。吐血不止。黄耆二錢半,紫背浮萍五錢,爲末。每服一錢,薑蜜水下。《聖濟總録》⑧。欬嗽膿

---

① 總微論:**《小兒衛生總微論》卷16"大小便論"** 治小便不通……又方,治如前。以綿黄芪爲末,每服一錢,水一盞,煎至五分,温服無時。

② 肘後方:**《肘後方》卷4"治卒發黄膽諸黄病第三十一"** 酒疸者,心懊痛,足脛滿,小便黄,飲酒發赤斑黄黑,由大醉當風入水所致,治之方:黄耆(二兩)、木蘭(一兩),末之,酒服方寸匕,日三服。

③ 經驗良方:**《普濟方》卷33"腎虚漏濁遺精"** 黄芪散(《經驗良方》):治白濁。黄芪(鹽炒,半兩)、茯苓(一兩),右爲末,每服一二錢,空心白湯送下。

④ 外科精要:**《外科精要》卷下"論疽疾向安忽然發渴第四十八"** 黄耆六乙湯:常服此藥,終身可免癰疽之疾。(仍大治渴疾,補虚乏)。綿黄耆(去叉蘆,用箭簳者六兩,一半生焙細剉,一半用鹽水濕潤,器乘,飯上蒸三次,焙乾,剉細)、粉草(一兩,一半生,細剉,一半炙黄,剉細),右爲細末,每服二錢,早晨日午以白湯點,當湯水服。

⑤ 和劑局方:**《局方》卷6"治瀉痢"** 黄芪湯:治年高老人大便秘澀。綿黄芪、陳皮(去白,各半兩),右爲細末,每服三錢,用大麻仁一合,爛研,以水投取漿一盞,濾去滓,於銀石器内煎,候有乳起,即入白蜜一大匙,再煎令沸,調藥末,空心食前服。秘甚者不過兩服愈,常服即無秘澀之患。此藥不冷不燥,其效如神。

⑥ 秘寶方:**《證類》卷7"黄耆"** 孫用和:治腸風瀉血。黄耆、黄連等分,右爲末。麵糊丸如緑豆大。每服三十丸,米飲下。

⑦ 永類方:**《永類鈐方》卷13"淋閉"** 經驗:治尿血,并五淋砂石,疼痛不可忍。黄芪、人參(等分)。右爲末,以大蘿蔔乙個,切一指厚大四五片,蜜二兩,淹炙令盡不令焦,點參、芪末與,無時,鹽湯下。

⑧ 聖濟總録:**《聖濟總録》卷68"吐血不止"** 治吐血不止,調胃散方:紫背荷葉(焙,半兩)、黄耆(剉,一分),右二味搗羅爲細散,每服一錢匕,生薑蜜水調下,不拘時候。

血，咽乾。乃虚中有熱，不可服凉藥。以好黄耆四兩，甘草一兩，爲末。每服二錢，點湯服。席延賞方①。肺癰得吐。黄耆二兩，爲末。每服二錢，水一中盞，煎至六分，温服，日三四服。○《聖惠方》②。甲疽瘡膿。生足趾甲邊，赤肉突出，時常舉發者。黄耆二兩，藺茹一兩，醋浸一宿，以猪脂五合，微火上煎取二合，絞去滓，以封瘡口上，日三度，其（内）〔肉〕自消。《外臺秘要》③。胎動不安，腹痛，下黄汁。黄耆、川芎藭各一兩，糯米一合，水一升，煎半升，分服。《婦人良方》④。陰汗濕痒。綿黄耆，酒炒爲末，以熟猪心點喫，妙。趙真人《濟急方》⑤。（痒）〔癰〕疽内固。黄耆、人參各一兩，爲末，入真龍腦一錢，用生藕汁和丸緑豆大。每服二十丸，温水下，日（日）〔三〕服。《本事方》⑥。

莖葉。【主治】療渴及筋攣，癰腫疽瘡。《别録》⑦。

人參《本經》⑧上品

【釋名】人蓡音參，或省作蓡、黄參《吴普⑨》、血參《别録》⑩、人銜《本經》⑪、鬼盖

① 席延賞方：**《證類》卷7“黄耆”** 席延賞：治虚中有熱，咳嗽膿血，口舌咽乾，又不可服凉藥。好黄耆四兩，甘草一兩，爲末。每服三錢，如茶點、羹、粥中亦可服。

② 聖惠方：**《聖惠方》卷61“治肺癰諸方”** 治肺癰，得吐後，宜服補肺排膿散方：黄耆（二兩，剉），右擣篩爲散，每服四錢，以水一中盞煎至六分，去滓温服，日三四服。

③ 外臺秘要：**《外臺》卷29“甲疽方五首”** 療甲疽瘡，腫爛，生脚指甲邊，赤肉出，時差時發者方：黄耆（二兩）、藺茹（三兩），右二味切，以苦酒浸一宿，以豬脂五合，微火上煎取二合，絞去滓，以塗瘡上，日三兩度，其息肉即消散。

④ 婦人良方：**《婦人良方》卷18“胞衣不出方論第四”** 黄芪湯：治胎不安，腹痛，下黄汁。糯米（一合）、黄芪、川芎（各一兩），右細剉，水一大盞，煎至一盞三分，温服。

⑤ 濟急方：**《仙傳外科集驗方》卷11“治諸雜證品”** 治陰汗，綿黄芪净洗，横切細，入銚中，滴酒炒乾，爲末，以豬心煮熟點吃之妙。

⑥ 本事方：**《本事方》卷6“金瘡癰疽打撲諸瘡破傷風”** 清心内固，黄芪丸：綿黄芪（蜜炙）、人參（去蘆，各半兩），右細末，入真生龍腦一錢，研細，用生藕汁和圓菉豆大，每服三十圓，温熟水下。加至四十圓，日三服。

⑦ 别録：見746頁注⑪。

⑧ 本經：**《本經》《别録》（《藥對》）見《證類》卷6“人參”** 味甘，微寒、微温，無毒。主補五藏，安精神，定魂魄，止驚悸，除邪氣，明目，開心，益智，療腸胃中冷，心腹鼓痛，胸脇逆滿，霍亂吐逆，調中，止消渴，通血脉，破堅積，令人不忘。久服輕身延年。一名人銜，一名鬼蓋，一名神草，一名人微，一名土精，一名血參。如人形者有神。生上黨山谷及遼東。二月、四月、八月上旬採根，竹刀刮，暴乾，無令見風。（茯苓爲之使，惡溲疏，反藜蘆。）

⑨ 吴普：**《吴普本草》見《御覽》卷991“人參”** 《吴氏本草》曰：人參一名土精，一名神草，一名黄參，一名血參，一名久微，一名玉精……

⑩ 别録：見本頁注⑧。（本項下“别録”均同此。）

⑪ 本經：見本頁注⑧白字。（本項下“本經”均同此。）

《本經》、神草《别録》、土精《别録》、地精《廣雅》①、海腴、皺面還丹《廣雅》②。○【時珍曰】人蓡年深，浸漸長成者，根如人形，有神，故謂之人蓡、神草。蓡字從㬰，亦浸漸之義。㬰即浸字，後世因字文繁，遂以參星之字代之，從簡便爾。然承誤日久，亦不能變矣，惟張仲景《傷寒論》尚作"蓡"字。《别録》一名人微，"微"乃蓡字之訛也。其成有階級，故曰人銜。其草背陽向陰，故曰鬼盖。其在五參，色黄屬土，而補脾胃，生陰血，故有黄參、血參之名。得地之精靈，故有土精、地精之名。《廣五行記》③云：隋文帝時，上黨有人宅後每夜聞人呼聲，求之不得。去宅一里許，見人參枝葉異常，掘之入地五尺，得人蓡，一如人體，四肢畢備，呼聲遂絶。觀此，則土精之名尤可證也。《禮斗威儀》④云：下有人參，上有紫氣。《春秋運斗樞》⑤云：摇光星散而爲人參。人君廢山瀆之利，則摇光不明，人參不生。觀此，則神草之名又可證矣。

【集解】【《别録》⑥曰】人參生上黨山谷及遼東，二月、四月、八月上旬采根，竹刀刮，暴乾，無令見風。根如人形者有神。【普⑦曰】或生邯鄲，三月生葉小鋭，枝黑莖有毛，三月、九月采根，根有手足，面目如人者神。【弘景⑧曰】上黨在冀州西南，今來者形長而黄，狀如防風，多潤實而甘。俗乃重百濟者，形細而堅白，氣味薄於上黨者。次用高麗者，高麗即是遼東，形大而虚軟，不及百濟，并不及上黨者。其草一莖直上，四五〔葉〕相對生，花紫色。高麗人作《人參讚》云：三椏五葉，背陽向陰。欲來求我，椵樹相尋。椵，音賈，樹似桐，甚大。陰廣則多生，采作甚有法。今近山亦有，但作之不好。【恭⑨曰】人參見用多是高麗、百濟者。潞州 太行 紫團山所出者，謂之紫團參。【保昇⑩曰】今心州、遼州、

---

① 廣雅：**《廣雅》卷 10"釋草"**　葠，地精，人蔘(所今)也。

② 廣雅：**《韻府群玉》卷 3"七"**　海腴(玄泉顧海腴。坡。人參。)(**按**：此句見《東坡全集》卷 22"小圃五詠·人參"："上黨天下脊，遼東真井底。玄泉傾海腴，白露灑天醴"。)/**《説郛》弓 106《藥譜》**　皺面還丹(人參)。(**按**：《清異録》亦抄此《藥譜》。時珍云此二名出《廣雅》，誤注也。)

③ 廣五行記：**《御覽》卷 991"人參"**　《廣五行記》曰：隋文帝時，上黨有人宅後每夜有人呼聲，求之不得。去宅一里，但一人參枝苗，掘之入地五尺，得人參，一如人體狀。去之後，呼聲遂絶。

④ 禮斗威儀：**《御覽》卷 991"人參"**　《禮斗威儀》曰：君乘木而王，有人參生。(**按**：未見時珍以前諸書載"下有人參，上有紫氣"語。明末孫瑴《古微書》卷 19"禮斗威儀"載此八字，不知摘自何處。)

⑤ 春秋運斗樞：**《爾雅翼》卷 7"參"**　《春秋運斗樞》曰：摇光星散爲人參。廢江淮川瀆之利，則摇光不明，人參不生……

⑥ 别録：見 752 頁注⑧。

⑦ 普：**《御覽》卷 991"人參"**　《吴氏本草》曰……或生邯鄲，三月生葉小兑，核黑，莖有毛，三月九月採根，根有頭、足、手，面目如人。

⑧ 弘景：**《集注》見《證類》卷 6"人參"**　陶隱居云：上黨郡在冀州西南。今魏國所獻即是，形長而黄，狀如防風，多潤實而甘。俗用不入服乃重百濟者，形細而堅白，氣味薄於上黨。次用高麗，高麗即是遼東。形大而虚軟，不及百濟。百濟今臣屬高麗，高麗所獻，兼有兩種，止應擇取之爾。實用並不及上黨者，其爲藥切要，亦與甘草同功而易蛀(音注)蚛(音仲)。唯内器中密封頭，可經年不壞。人參生一莖直上，四五葉相對生，花紫色。高麗人作《人參讚》曰："三椏五葉，背陽向陰。欲來求我，猳(音賈)樹相尋。椵樹葉似桐甚大，陰廣則多生陰地，採作甚有法。今近山亦有，但作之不好。

⑨ 恭：**《開寶》見《證類》卷 6"人參"**　今注：人參，見用多高麗、百濟者。潞州太行山所出，謂之紫團參，亦用焉。陶云俗用不入服，非也。(**按**：非《唐本》注。誤注出處，。)

⑩ 保昇：**《唐本草》見《證類》卷 6"人參"**　《唐本》注云：陶説人參苗乃是薺苨、桔梗，不(轉下頁注)

澤州、箕州、平州、易州、檀州、幽州、嬀州、并州並出人參,蓋其山皆與太行連亘相接故也。【珣①曰】新羅國所貢者,有手足,狀如人形,長尺餘,以杉木夾定,紅絲纏飾之。又沙州參,短小不堪用。【頌②曰】今河東諸州及泰山皆有之,又有河北 榷場及閩中來者名新羅人參,俱不及上黨者佳。春生苗,多於深山背陰,近椵、漆下濕潤處。初生小者三四寸許,一椏五葉。四五年後生兩椏五葉,未有花莖。至十年後生三椏,年深者生四椏,各五葉。中心生一莖,俗名百尺杵。三月、四月有花,細小如粟,蕊如絲,紫白色。秋後結子,或七八枚,如大豆,生青熟紅,自落。根如人形者神。泰山出者,葉幹青,根白,殊别。江 淮間出一種土人參,苗長一二尺,葉如匙而小,與桔梗相似,相對生,生五七節。根亦如桔(便)〔梗〕而柔,味極甘美。秋生紫花,又帶青色。春秋采根,土人或用之。相傳欲試上黨參,但使二人同走,一含人參,一空口,度走三五里許,其不含人參者必大喘,含者氣息自如,其人參乃真也。【宗奭③曰】上黨者根頗纖長,根下垂,有及一尺餘者,或十岐者,其價與銀等,稍爲難得。土人得一窠,則置板上,以新綵絨飾之。【嘉謨④曰】紫團參,紫大稍扁。百濟參,白堅且圓,名白條參,俗名羊角參。遼東參,黄潤纖長有鬚,俗名黄參,獨勝。高麗參,近紫體虚。新羅參,亞黄味薄。肖人形者神,其類鷄腿者力洪。【時珍曰】上黨,今潞州也。民以人參爲地方害,不復采取。今所用者皆是遼參。其高麗、百濟、新羅三國,今皆屬於朝鮮矣。其參猶來中國互市。亦可收子,於十月下種,如種菜法。秋冬采者堅實,春夏采者虚軟,非地産有虚實也。遼參連皮者黄潤,色如防風,去皮者堅白如粉。(爲)〔僞〕者皆以沙參、薺苨、桔梗采根造作亂之。沙參體虚無心而味

(接上頁注)悟《高麗讃》也。今潞州、平州、澤州、易州、檀州、箕州、幽州、嬀州并出。蓋以其山連亘相接,故皆有之也。(**按**:時珍誤注"保昇",實非《蜀本草》注。又,時珍所引缺"潞州",增"心州、遼州"。)

① 珣:**《海藥》**見**《證類》**卷 6**"人參"** 出新羅國所貢。又有手脚狀如人形,長尺餘,以杉木夾定,紅線纏飾之。味甘,微温。主腹腰,消食,補養藏腑,益氣安神,止嘔逆,平脉,下痰,止煩躁,變酸水。又有沙州參,短小不堪,採根用時,去其頭蘆,不去者吐人,慎之。

② 頌:**《圖經》**見**《證類》**卷 6**"人參"** 人參生上黨山谷及遼東,今河東諸州及泰山皆有之。又有河北榷場及閩中來者,名新羅人參,然俱不及上黨者佳。其根形狀如防風而潤實,春生苗,多於深山中背陰近椵(音賈)漆下濕潤處,初生小者三四寸許,一椏五葉;四五年後生兩椏五葉,末有花莖;至十年後生三椏;年深者生四椏,各五葉,中心生一莖,俗名百尺杵。三月、四月有花,細小如粟,蘂如絲,紫白色,秋後結子,或七八枚,如大豆,生青熟紅,自落。根如人形者神。二月、四月、八月上旬採根,竹刮去土,暴乾,無令見風。泰山出者,葉簳青,根白,殊别。江淮出一種土人參,葉如匙而小,與桔梗相似,苗長一二尺,葉相對生,生五、七節,根亦如桔梗而柔,味極甘美,秋生紫花,又帶青色,春秋採根,不入藥,本處人或用之。相傳欲試上黨人參者,當使二人同走,一與人參含之,一不與,度走三五裏許,其不含人參者必大喘,含者氣息自如者,其人參乃真也……

③ 宗奭:**《衍義》**卷 7**"人參"** 今之用者,皆河北擢場博易到,儘是高麗所出,率虚軟味薄,不若潞州上黨者味厚體實,用之有據。土人得一窠,則置於版上,以色茸纏系,根頗纖長,不與擢場者相類。根下垂有及一尺餘者,或十歧者,其價與銀等,稍爲難得。

④ 嘉謨:**《蒙筌》**卷 1**"人參"** 紫團參紫大稍扁,出潞州紫團山(屬山西)。白條參(俗呼羊角參),白堅且圓,出邊外百濟國。(今臣屬高麗)。黄參生遼東(邊戍地名)、上党(古郡名,在冀州西南),黄潤有須梢纖長。高麗參(俗呼韃參),近紫體虚,新羅(國名)參亞黄味薄……肖人形神具,(如人形雙手足者,神力具全,最爲難得。而人參之名,亦因相類著也。)類雞腿力洪……

淡，薺苨體虚無心，桔梗體堅有心而味苦。人參體實有心而味甘，微帶苦，自有餘味，俗名金井玉闌也。其似人形者，謂之孩兒參，尤多贋僞。宋 蘇頌《圖經本草》所繪潞州者，三椏五葉，真人參也。其滁州者，乃沙參之苗葉。心州、兖州者，皆薺苨之苗葉。其所云江 淮土人參者，亦薺苨也。並失之詳審。今(路)〔潞〕州者尚不可得，則他處者尤不足信矣。近又有薄夫以人參完浸取汁自啜，乃晒乾復售，謂之湯參，全不任用，不可不察。考月池翁諱言聞，字子郁，銜太醫吏目，嘗著《人參傳》上下卷，甚詳，不能備録，亦略節要語於下條云耳。

【修治】【弘景①曰】人參易蛀蚛，唯納新器中密封，可經年不壞。【炳②曰】人參頻見風日則易蛀。惟用盛過麻油瓦罐，泡净焙乾，入華陰細辛與參相間收之，密封，可留經年。一法：用淋過竈灰晒乾罐收亦可。【李言聞曰】人參生時背陽，故不喜見風日，凡生用宜㕮咀，(熱)〔熟〕用宜隔紙焙之，或醇酒潤透，㕮咀，焙熟用。並忌鐵器。

根。【氣味】甘，微寒，無毒。【《别録》③曰】微温。【普④曰】神農：小寒。桐君、雷公：苦。黄帝、岐伯：甘，無毒。【元素⑤曰】性温，味甘、微苦，氣味俱薄，浮而升，陽中之陽也。又曰：陽中微陰。○【之才⑥曰】伏苓、馬藺爲之使，惡溲疏、鹵鹹，反藜蘆。一云：畏五靈脂，惡皂莢、黑豆，動紫石英。【元素⑦曰】人參得升麻引用，補上焦之元氣，瀉肺中之火；得伏苓引用，補下焦之元氣，瀉腎中之火。得麥門冬則生脉，得乾薑則補氣。【杲⑧曰】得黄耆、甘草，乃甘温除大熱，瀉陰火，補元氣，又爲瘡家聖藥。【震亨⑨曰】人參入手太陰。與藜蘆相反，服參一兩，入藜蘆一錢，其功盡廢也。【言聞曰】東垣 李氏理脾胃，瀉陰火，交泰丸内用人參、皂莢，是惡而不惡也。古方療月閉四物

---

① 弘景：見753頁注⑧。

② 炳：**《四聲本草》見《證類》卷6"人參"** 蕭炳云：人參和細辛密封，經年不壞。(**按**：此條雖云出"蕭炳"，然前後兩法皆非蕭炳《四聲本草》文。)

③ 别録：見752頁注⑧。

④ 普：**《吴普本草》見《御覽》卷991"人參"** 《吴氏本草》曰……神農：甘，小寒。桐君、雷公：苦。岐伯、黄帝：甘，無毒。扁鵲：有毒……

⑤ 元素：**《珍珠囊》(《拔粹》本)** 人參：甘苦，陽中微陰……/**《醫學啓源》卷下"用藥備旨·人參"** ……《主治秘要》云：性温味甘，氣味俱薄，浮而升，陽也……又云：甘苦，陽中之陽也……

⑥ 之才：**古本《藥對》**見752頁注⑧括號中七情文。/又，**《藥性論》見《證類》卷6"人參"** 《藥性論》云：人參，惡鹵鹹……又云，馬藺爲之使……(**按**：此"之才"下乃糅合古本《藥對》及《藥性論》之文，又補入來源不明之"一云"而成。)

⑦ 元素：**《醫學啓源》卷下"用藥備旨·人參"** ……瀉肺脾胃中火邪，善治短氣。非升麻爲引用，不能補上升之氣，升麻一分，人參三分，可爲相得也。若補下焦元氣，瀉腎中之火邪，茯苓爲之使……/**"藥類法象"** 麥門冬……加五味子、人參二味，爲生脉散，補肺中元氣不足須用之……(**按**：《湯液本草》卷1"人參"引"《心》云：益脾與乾薑同用，補氣"。《本草發揮》卷1"人參"引"東垣云……益脾氣，與乾薑同用補氣"。此皆李東垣之言。時珍移作"元素"。)

⑧ 杲：**《本草發揮》卷1"黄芪"** 東垣云：補五藏諸虚不足，瀉陰火……又云：護周身皮毛間腠理虚，及活血脉生血，乃瘡家聖藥也。又能補表之元氣虚弱，通和陽氣，泄火邪也。(**按**："甘温除大熱"可見李杲《脾胃論》卷中、《内外傷辨惑論》卷中。)

⑨ 震亨：**《衍義補遺·人參》** 入手太陰，而能補陰火。與梨蘆相反，若服一兩參，入蘆一錢，其一兩參虚費矣，戒之。

湯加人參、五靈脂，是畏而不畏也。又療痰在胸膈，以人參、藜蘆同用而取涌越，是激其怒性也。此皆精微妙奥，非達權衡者不能知。【主治】補五臟，安精神，定魂魄，止驚悸，除邪氣，明目開心益智。久服輕身延年。《本經》①。療腸胃中冷，心腹鼓痛，胸脅逆滿，霍亂吐逆，調中，止消渴，通血脉，(補)〔破〕堅積，令人不忘。《别録》②。主五勞七傷，虚損痰弱，止嘔噦，補五臟六腑，保中守神。消胸中痰，治肺痿及癇疾，冷氣逆上，傷寒不下食，凡虚而多夢紛紜者加之。甄權③。止煩躁，變酸水。李珣④。消食開胃，調中治氣，殺金石藥毒。大明⑤。治肺胃陽氣不足，肺氣虚促，短氣少氣，補中緩中，瀉心肺脾胃中火邪，止渴生津液。元素⑥。治男婦一切虚證，發熱自汗，眩運頭痛，反胃吐食，痎瘧，滑瀉久痢，小便頻數淋瀝，勞倦内傷，中風中暑，痿痺，吐血嗽血、下血血淋血崩，胎前産後諸病。時珍。

【發明】【弘景⑦曰】人參爲藥切要，與甘草同功。【杲⑧曰】人參甘温，能補肺中元氣，肺氣旺則四臟之氣皆旺，精自生而形自盛，肺主諸氣故也。張仲景云：病人汗後身熱、亡血脉沉遲者，下痢身凉脉微血虚者，並加人參。古人血脱者益氣，盖血不自生，須得生陽氣之藥乃生，陽生則陰長，血乃旺也。若單用補血藥，血無由而生矣。《素問》言：無陽則陰無以生，無陰則陽無以化。故補氣須用人參，血虚者亦須用之。《本草十劑》云：補可去弱，人參、羊肉之屬是也。盖人參補氣，羊肉補形。形氣者，有無之象也。【好古⑨曰】潔古老人言，以沙參代人參，取其味甘也。然人參補五臟之

① 本經：見752頁注⑧白字。

② 别録：見752頁注⑧。

③ 甄權：**《藥性論》見《證類》卷6"人參"** 《藥性論》云……主五藏氣不足，五勞七傷，虚損(痰)〔瘦〕弱，吐逆不下食，止霍亂煩悶、嘔噦，補五藏六腑，保中守神。又云馬藺爲之使。消胸中痰，主肺萎吐膿及癇疾，冷氣逆上，傷寒不下食，患人虚而多夢紛紜，加而用之。

④ 李珣：見754頁注①。

⑤ 大明：**《日華子》見《證類》卷6"人參"** 《日華子》云：殺金石藥毒，調中治氣，消食開胃，食之無忌。

⑥ 元素：**《醫學啓源》卷下"用藥備旨·人參"** 氣温味甘。治脾肺陽氣不足，及肺氣喘促，短氣少氣，補中緩中，瀉肺脾胃中火邪，善治短氣……《主治秘要》云……其用有三：補元氣一也，止渴二也，生津液三也……

⑦ 弘景：見753頁注⑧。

⑧ 杲：**《本草發揮》卷1"人參"** 東垣云：人參甘温，能補肺中之氣，肺氣旺，則四藏之氣皆旺。肺主諸氣故也。仲景以人參爲補血者，蓋血不自生，須得生陽氣之藥乃生，陽生則陰長，血乃旺矣。若陰虚，單補血，血無由而生，無陽故也。又云：補氣須用人參。/**卷3"羊肉"** 東垣云……補可去弱，人參羊肉之屬是也。人參補氣，羊肉補形也。(**按**：此段"時珍曰"，夾敘夾議，主體爲東垣之言，間或闡發之。)

⑨ 好古：**《湯液本草》卷4"人參"** 《液》云……人參補五臟之陽也。沙參苦，微寒，補五臟之陰也。安得不異？/易老云：用沙參代人參，取其味甘可也。/海藏云：今易老取沙參代人參，取其甘也。若微苦則補陰，甘者則補陽，雖云補五臟，亦須各用本臟藥相佐使，隨所引而相輔一臟也，不可不知。

陽,沙參補五臟之陰,安得無異? 雖云補五臟,亦須各用本臟藥相佐使引之。【言聞曰】人參生用氣凉,熟用氣温。味甘補陽,微苦補陰。氣主生物,本乎天;味主成物,本乎地。氣味生成,陰陽之造化也。凉者,高秋清肅之氣,天之陰也,其性降;温者,陽春生發之氣,天之(陰)〔陽〕也,其性升。(存)〔甘〕者,濕土化成之味,地之陽也,其性浮;微苦者,火土相生之味,地之陰也,其性沈。人參氣味俱薄。氣之薄者,生降熟升;味之薄者,生升熟降。如土虚火旺之病,則宜生參,凉薄之氣,以瀉火而補土,是純用其氣也。脾虚肺怯之病,則宜熟參,甘温之(木)〔味〕,以補土而生金,是純用其味也。東垣以相火乘脾,身熱而煩,氣高而喘,頭痛而渴,脉洪而大者,用黄蘗佐人參。孫真人治夏月熱傷元氣,人汗大泄,欲成痿厥,用生脉散以瀉熱火而救金水。君以人參之甘寒,瀉火而補元氣;臣以麥門冬之苦甘寒,清金而滋水源;佐以五味子之酸温,生腎津而收耗氣。此皆補天元之真氣,非補熱火也。白飛霞云:人參煉膏服,回元氣於無何有之鄉。凡病後氣虚及肺虚嗽者,並宜之。若氣虚有火者,合天門冬膏對服之。

【正誤】【斅①曰】夏月少使人參,發心痃之患。【好古②曰】人參甘温,補肺之陽,泄肺之陰。肺受寒邪,宜此補之。肺受火邪,則反傷肺,宜以沙參代之。【王綸③曰】凡酒色過度,損傷肺腎真陰,陰虚火動,勞嗽吐血欬血等證,勿用之。盖人參入手太陰能補火,故肺受火邪者忌之。若誤服參、耆甘温之劑,則病日增。服之過多,則死不可治。盖甘温助氣,氣屬陽,陽旺則陰愈消。惟宜苦甘寒之藥,生血降火。世人不識,往往服參、耆爲補而死者多矣。〇【言聞曰】孫真人云:夏月服生脉散、腎瀝湯三劑,則百病不生。李東垣亦言生脉散、清暑益氣湯,乃三伏瀉火益金之聖藥。而雷斅反謂發心痃(久)〔之〕患,非矣。痃乃臍旁積氣,非心病也。人參能養正破堅積,豈有發痃之理? 觀張仲景治腹中寒氣上衝,有頭足,上下痛,不可觸近,嘔不能食者,用大建中湯,可知矣。又海藏 王好古言人參補陽泄陰,肺寒宜用,肺熱不宜用。節齋 王綸因而和之,謂參、耆能補肺火,陰虚火動失血諸病,多服必死。二家之説皆偏矣。夫人參能補元陽,生陰血而瀉陰火,東垣 李氏之説也明矣。仲景 張氏言:亡血、血虚者,並加人參。又言:肺寒者,去人參加乾薑,無令氣壅。丹溪 朱氏亦言:虚火可補,參、耆之屬;實火可瀉,芩、連之屬。二家不察三氏之精微,而謂人參補火,謬哉。夫火與元氣不兩立,元氣勝則邪火退。人參既補元氣而又補邪火,是反復之小人矣,何以與甘草、苓、术謂之四君子耶? 雖然,三家之言不可盡廢也。惟其語有滯,故守之者泥而執一,遂視人參如蛇蝎則不可也。凡人面白、面黄、面青黧悴者,皆脾肺腎氣不足,可用也;面赤、面黑者,氣壯神强,不可用也。脉

---

① 斅:**《炮炙論》見《證類》卷6"人參"** 雷公云……夏中少使,發心痃之患也。

② 好古:**《湯液本草》卷4"人參"** 《液》云:味既甘温,調中益氣,即補肺之陽、瀉肺之陰也。若便言補肺,而不論陰陽寒熱何氣不足,則誤矣。若肺受寒邪,宜此補之。肺受火邪,不宜用也。肺爲天之地,即手太陰也,爲清肅之臟,貴凉而不貴熱,其象可知。若傷熱則宜沙參……

③ 王綸:**《本草集要》卷2"人參"** ……肺受寒邪,及短氣虚喘宜用。肺受火邪喘嗽,及陰虚火動,勞嗽吐血勿用。蓋人參入手太陰而能補火,故肺受火邪者忌之。/**《明醫雜著》卷1"發熱論"** ……凡酒色過度,損傷脾腎真陰,咳嗽吐痰,衄血吐血,咳血咯血等症,誤服參芪等甘温之藥,則病日增,服之過多,則不可治。蓋甘温助氣,氣屬陽,陽旺則陰愈消。前項病症乃陰血虚,而陽火旺,宜服苦甘寒之藥,以生血降火。世人不識,往往服參芪以爲補,予見服此而死者多矣。(**按**:此段引文糅合王綸二書爲一體。)

之浮而芤濡虚大遲緩無力、沉而遲濇弱細結代無力者，皆虚而不足，可用也。若弦長緊實滑數有力者，皆火鬱内實，不可用也。潔古謂“喘嗽勿用”者，痰實氣壅之喘也。若腎虚氣短喘促者，必用也。仲景謂“肺寒而欬勿用”者，寒束熱邪壅鬱在肺之欬也。若自汗惡寒而欬者，必用也。東垣謂“久病鬱熱在肺勿用”者，乃火鬱于内宜發不宜補也。若肺虚火旺氣短自汗者，必用也。丹溪言“諸痛不可驟用”者，乃邪氣方鋭，宜散不宜補也。若裏虚吐利及久病胃弱虚痛喜按者，必用也。節(斉)〔齋〕謂“陰虚火旺勿用”者，乃血虚火亢能食，脉弦而數，凉之則傷胃，温之則傷肺，不受補者也。若自汗氣短肢寒脉虚者，必用也。如此詳審，則人參之可用不可用，思過半矣。【機①曰】節齋王綸之説，本於海藏王好古，但綸又過於矯激。丹溪言：虚火可補，須用參、芪。又云：陰虚潮熱，喘嗽吐血，盗汗等證，四物加人參、黄蘗、知母。又云：好色之人，肺腎受傷，欬嗽不愈，瓊玉膏主之。又云：肺腎虚極者，獨參膏主之。是知陰虚勞瘵之證，未嘗不用人參也。節齋，私淑丹溪者也，而乃相反如此。斯言一出，印定後人眼目。凡遇前證，不問病之宜用不宜，輒舉以藉口。致使良工掣肘，惟求免夫病家之怨。病家亦以此説横之胸中，甘受苦寒，雖至上嘔下泄，去死不遠，亦不悟也。古今治勞，莫過於葛可久，其獨參湯、保真湯，何嘗廢人參而不用耶？節齋之説，誠未之深思也。【楊起②曰】人參功載本草，人所共知。近因病者吝財薄醫，醫復算本惜費，不肯用參療病，以致輕者至重，重者至危。然有肺寒、肺熱、中滿、血虚四證，只宜散寒、消熱、消脹、補營，不用人參，其説近是。殊不知各加人參在内，護持元氣，力助群藥，其功更捷。若曰氣無補法則謬矣。古方治肺寒以温肺湯，肺熱以清肺湯，中滿以分消湯，血虚以養營湯，皆有人參在焉。所謂邪之所輳，其氣必虚。又曰養正邪自除，陽

① 機：**《辨明醫雜著忌用參耆論》** 按汝言王公撰次《明醫雜著》……予嘗考其所序，因皆本之丹溪……殊不知丹溪立法立言，活潑潑地，何嘗滞于一隅？于此固曰血病忌用參、耆，于他章則又曰虚火可補，參、朮、生甘草之類……丹溪又曰：陰虚喘嗽，或吐紅者，四物加人參、黄柏、知母、五味、麥門冬。又曰：好色之人，元氣虚，欬嗽不愈，瓊玉膏。肺虚甚者，人參膏。凡此皆酒色過傷肺腎，欬嗽吐血症也。丹溪亦每用人參治之而無疑。王氏何獨畏人參如虎邪？叮嚀告戒，筆不絶書，宜乎後人印定耳目，確守不移。一遇欬嗽血症，不問人之勇怯，症之所兼，動以王氏藉口，更執其書以證，致使良工爲之掣肘，病雖宜用亦不敢用，惟求免夫病家之怨尤耳。病者亦甘心忍受苦寒之藥，縱至上吐下瀉，去死不遠，亦莫知其爲藥所害……且古今治勞，莫過于葛可久。其保真湯、獨參湯，何嘗廢人參而不用……肺受火邪，忌用人參，其原又出於海藏《本草・液》之所云，而丹溪實繹其義，不意流弊至于如此……(**按**：此文在明・陳桷撰《石山醫案附録》中，末署“正德庚辰二月朔旦新安祁門省之撰”，即汪機所撰。其中引“海藏《本草・液》”，即王好古《湯液本草》卷4“人參”下引“《液》云”，好古之論也。)

② 楊起：**《奇效單方》卷下“廿四勸善”** 論人參功載《本草》，人皆知識。因其貴重，病家少用。蓋爲病者吝財，不行重禮謝醫，醫亦算本，不肯輕用，以致病實者至虚，虚者至危矣。予嘗告誡病者曰，某感風邪，其患粑脹；某爲血虚，某因肺熱，四病俱不當用參，只宜祛邪消脹，補陰降火等劑治之。此法固是，殊不知各加人參在内，護持元氣，又能力助群(次)〔藥〕，以復其功也。若曰氣無補法則誤矣。且如東垣治傷寒與中滿、血虚，嘗以補中益氣湯加減，必有人參在焉。所謂邪之所凑，其氣必虚。又曰養正自除，陽旺自能生陰血等説。其肺熱症自有黄芩、門冬等降火之劑爲主，貴在配合，君臣佐使得宜耳。又丹溪云：予治病多以補虚取效。以此論之，决無不用之理。因都下有一出名醫士曰：人參多害人，絶不可用。予聞之，驚怪可笑……凡好生君子，不可輕命而薄醫，醫亦不可計利而不用。書此奉勸，幸勿爲迂。

旺則生陰血，貴在配合得宜爾。庸醫每謂人參不可輕用，誠哉庸也。好生君子，不可輕命薄醫，醫亦不可計利不用。書此奉勉，幸勿曰迂。

【附方】舊九，新六十八。人參膏①。用人參十兩細切，以活水二十盞浸透，入銀石器内，桑柴火緩緩煎取十盞，濾汁，再以水十盞，煎取五盞，與前汁合煎成膏，瓶收，隨病作湯使。丹溪云：多慾之人，腎氣衰憊，欬嗽不止，用生薑、橘皮煎湯化膏服之。浦江 鄭兄，五月患痢，又犯房室，忽發昏運，不知人事，手撒目暗，自汗如雨，喉中痰鳴如拽鋸聲，小便遺失，脉大無倫，此陰虧陽絶之證也。予令急煎大料人參膏，仍與灸氣海十八壯，右手能動，再三壯，唇口微動，遂與膏服一盞，半夜後服三盞，眼能動。盡三斤，方能言而索粥。盡五斤而痢止，至十斤而全安。若作風治則誤矣。一人背疽，服内托十宣藥，已多膿出，作嘔發熱，六脉沉數有力，此潰瘍所忌也。遂與大料人參膏，入竹瀝飲之。參盡一十六斤，竹伐百餘竿而安。後經旬餘，值大風拔木，瘡起有膿，中有紅線一道，過肩胛，抵右肋。予曰：急作參膏，以芎、歸、橘皮作湯，入竹瀝、薑汁飲之。盡三斤而瘡潰，調理乃安。若癰疽潰後，氣血俱虚，嘔逆不食，變證不一者，以參、耆、歸、术等分，煎膏服之，最妙。治中湯。頌②曰：張仲景治胸痺，心中痞堅，留氣結胸，胸滿，脇下逆氣搶心，治中湯主之。即理中湯，人參、术、乾薑、甘草各三兩，四味以水八升，煮三升，每服一升，日三服，隨證加減。此方自晉 宋以後至唐名醫，治心腹病者，無不用之。或作湯，或蜜丸，或爲散，皆有奇效。胡洽居士治霍亂，謂之温中湯。陶隱居《百一方》云：霍亂，餘藥乃或難求，而治中方、四順湯、厚朴湯不可暫缺，常須預合自隨也。唐石泉公王方慶云：數方不惟霍亂可醫，諸病皆療也。四順湯，用人參、甘草、乾薑、附子炮各二兩，水六升，煎二升半，分四服。四君子湯。治脾胃氣虚，不思飲食，諸病氣虚者，以此爲主。人參一錢，白术二錢，白伏苓一錢，炙甘草五分，薑三片，棗一枚，水二鍾，煎一鍾，食前温服，隨證加減。《和濟局方》③。開胃

---

① 人參膏：**《局方發揮》** ……若陰先虧而陽暴絶者，嘗治一人矣。浦江鄭兄，年近六十，奉養受用之人也。仲夏久患滯下，而又犯房勞。忽一晚正走厠間，兩手舒撒，兩眼開而無光，尿自出，汗如雨，喉如拽鋸，呼吸甚微，其脉大而無倫次，無部位，可畏之甚。余適在彼，急令煎人參膏，且與灸氣海穴，艾炷如小指大，至十八壯，右手能動，又三壯，脣微動，參膏亦成，遂與一盞，至半夜後盡三盞，眼能動，盡二斤方能言而索粥，盡五斤而利止，十斤而安。（**按**：此方無出處。未能查到人參膏方有早於《綱目》之記載。膏方後之救治浦江鄭氏醫案見《局方發揮》，然此後"背疽"案亦未能溯得其源。待考。）

② 頌：**《圖經》見《證類》卷6"人參"** ……張仲景治胸痹，心中痞堅，留氣結胸，胸滿脅下，逆氣搶心，治中湯主之：人參、术、乾薑、甘草各三兩，四味以水八升，煮取三升，每服一升，日三。如臍上築者……此方晉宋以後至唐，名醫治心腹病者，無不用之，或作湯，或蜜丸，或加減，皆奇效。胡洽治霍亂，謂之温中湯。陶隱居《百一方》云：霍亂餘藥乃可難求，而治中丸、四順、厚朴諸湯，不可暫缺，常須預合，每至秋月常齎自隨。唐石泉公王方慶云：治中丸以下四方，不惟霍亂可醫，至於諸病皆療，並須預排比也。其三方者；治中湯、四順湯、厚朴湯也。四順湯，用人參、附子、炮乾薑、甘草各二兩，切，以水六升，煎取二升半，分四服……

③ 和劑局方：**《局方》卷3"治一切氣"** 四君子湯：治榮衛氣虚，藏腑怯弱，心腹脹滿，全不思食，腸鳴泄瀉，嘔噦吐逆，大宜服之。人參（去蘆）、甘草（炙）、茯苓（去皮）、白术（各等分）。右爲細末，每服二錢，水一盞，煎至七分，通口服，不拘時。入鹽少許，白湯點亦得。常服温和脾胃，進益飲食，辟寒邪瘴霧氣。

化痰。不思飲食，不拘大人小兒，人參焙二兩，半夏薑汁浸焙五錢，爲末，飛羅麪作糊，丸緑豆大。食後薑湯下三五十丸，日三服。《聖惠方》①。加陳橘皮五錢。《經驗方》②。胃寒氣滿，不能傳化，易飢不能食。人參末二錢，生附子末半錢，生薑二錢，水七合，煎二合，雞子清一枚，打轉空心服之。《聖濟總録》③。脾胃虛弱，不思飲食。生薑半斤取汁，白蜜十兩，人參末四兩，銀鍋煎成膏，每米飲調服一匙。《普濟方》④。胃虛惡心，或嘔吐有痰。人參一兩，水二盞，煎一盞，入竹瀝一盃，薑汁三匙，食遠温服，以知爲度，老人尤宜。《簡便方》⑤。胃寒嘔惡，不能腐熟水穀，食即嘔吐。人參、丁香、藿香各二錢半，橘皮五錢，生薑三片，水二盞，煎一盞，温服。《拔萃方》⑥。反胃嘔吐，飲食入口即吐，困弱無力，垂死者。上黨人參三大兩拍破，水一大升，煮取四合，熱服，日再。兼以人參汁，入粟米、雞子白、薤白，煮粥與噉。李直方司勳於漢南患此，兩月餘，諸方不瘥。遂與此方，當時便定。後十餘日，遂入京師。絳每與名醫論此藥，難可爲儔也。李絳《兵部手集》⑦。食入即吐。人參半夏湯：用人參一兩，半夏一（年）〔兩〕五錢，生薑十片，水一斗，以杓揚二百四十遍，取三升，入白蜜三合，煮一升半，分服。張仲景《金匱方》⑧。霍亂嘔惡。人參二兩，水一盞

---

① 聖惠方：**《證類》卷6“人參”** 《經驗後方》：治大人、小兒不進乳食，和氣去痰。人參四兩，半夏一兩，生薑汁熬一宿，曝乾爲末，麪糊丸，如緑豆大。每服十丸，食後生薑湯吞下。（**按**：此方出處錯誤。今據《證類》卷六《人參》，此方當出《經驗後方》。）

② 經驗方：（**按**：據其文，似在上方基礎上“加陳橘皮五錢”，然未溯得此《經驗方》之源。有橘皮則不屬《經驗後方》。待考）

③ 聖濟總録：**《聖濟總録》卷47“胃虛冷”** 治胃虛冷，中脘氣滿，不能傳化，善飢不能食，温胃煮散方：人參末（二錢）、生附子末（半錢）、生薑（一分，切碎），右三味和勻，用水七合，煎至二合，以雞子一枚，取清打轉，空心頓服。

④ 普濟方：**《普濟方》卷25“脾胃氣虛弱不能飲食”** 生薑煎：治脾胃氣虛弱，不能飲食。生薑（半斤，研取汁）、白蜜（十兩）、人參末（四兩）。右件藥用銀鍋子内都攪令勻，以慢火熬成煎，每服不計時候，以熱粥飲調下一茶匙。

⑤ 簡便方：**《奇效單方》卷下“十三痰飲”** 治痰盛虛極：人參（一兩）、竹瀝（一酒杯）。右㕮咀，水二鐘，煎八分，不拘時入竹瀝，温服。起常患此證，不免用消導藥治之，痰雖減可，反加惡心嘔噦，不下飲食，乃知胃氣空虛之甚，加以滋補藥食，噁心乃止……（**按**：此方較原書多“薑汁三匙”，疑爲時珍所加。）

⑥ 拔萃方：**《醫學發明·藿香安胃散》（《濟生拔萃》本）** 治胃虛弱不能飲食，嘔吐，不待腐熟。藿香、丁香、人參（各二錢半），橘皮（半兩），右件四味，爲細末，每服二錢，水二盞，生薑三片，同煎至七分，和滓冷服食前。（**按**：此書爲叢書《濟生拔粹》卷六，故注出“拔萃方”。）

⑦ 兵部手集：**《兵部手集方》見《證類》卷6“人參”** 《圖經》曰……李絳《兵部手集方》：療反胃嘔吐無常，粥飲入口即吐，困弱無力垂死者，以上黨人參二大兩拍破，水一大升，煮取四合，熱頓服，日再。兼以人參汁煮粥與啖。李直方司勳（徐）郎中于漢南患反胃兩月餘，諸方不差，遂與此方，當時便定。差後十餘日發入京絳，每與名醫持論此藥，難可爲儔也……

⑧ 金匱方：**《金匱·嘔吐噦下利病脉主治》** 胃反嘔吐者，大半夏湯主之。大半夏湯方：半夏二升，洗，完用　人參三兩　白蜜一升，右三味以水一斗二升，和蜜揚之二百四十遍，煮藥取二升半，温服一升，餘分再服。（**按**：《金匱》無“人參半夏湯”，唯大半夏湯與時珍所引相近，然少生薑一味。疑時珍後補生薑）

半，煎汁一盞，入雞子白一枚，再煎温服。一加丁香。《衛生家寶方》①。**霍亂煩悶**。人參五錢，桂心半錢，水二（錢）〔盞〕，煎服。《聖惠方》②。**霍亂吐瀉**，煩躁不止。人參二兩，橘皮三兩，生薑一兩，水六升，煮三升，分三服。《聖濟總録》③。**妊娠吐水**，酸心腹痛，不能飲食。人參、乾薑炮等分，爲末，以生地黄汁和丸梧子大。每服五十丸，米湯下。《和劑局方》④。**陽虚氣喘**，自汗盗汗，氣短頭運。人參五錢，熟附子一兩，分作四帖。每帖以生薑十片，流水二盞，煎一盞，食遠温服。《濟生方》⑤。**喘急欲絶**，上氣鳴息者。人參末，湯服方寸（色）〔匕〕，日五六服效。《肘後方》⑥。**産後發喘**。乃血入肺竅，危症也。人參末一兩，蘇木二兩，水二盌，煮汁一盌，調參末服，神效。《聖惠方》⑦。**産後血運**。人參一兩，紫蘇半兩，以童尿、酒、水三合，煎服。《醫方摘要》⑧。**産後不語**。人參、石菖蒲、石蓮肉等分，每服五錢，水煎服。《婦人良方》⑨。**産後諸虚**，發熱自汗。人參、當歸等分，爲末，用猪腰子一個，去膜切小片，以水三升，糯米半合，葱白二莖，煮米熟，取汁一盞，入藥煎至八分，食前温服。《永類方》⑩。**産後秘塞**，出血多。以人參、麻子

---

① 衛生家寶方：**《聖濟總録》卷38“霍亂嘔吐不止”** 治嘔吐煩悶，及霍亂，雞子湯方：人參一兩，右一味粗搗篩，用水三盞，煎至一盞半，去滓，重煎令沸，投入雞子白一枚，打轉，掠去沫，頓服。（**按**：今本《衛生家寶方》未見此方。兹録此方備參。）

② 聖惠方：**《聖惠方》卷47“治霍亂心煩諸方”** 治霍亂心煩躁方：又方：桂心（一分，末） 人參（半兩，去蘆頭）。右以水一大盞煎至七分，去滓，分温二服。

③ 聖濟總録：**《聖濟總録》卷40“霍亂後煩躁卧不安”** 治霍亂煩躁卧不安，橘皮湯方：陳橘皮（湯浸去白，焙）、人參（各三兩）。右二味粗搗篩，每服四錢匕，水一盞半，入生薑三片，煎至八分，去滓温服，日三。

④ 和劑局方：**《局方》卷9“續添諸局經驗秘方”** 小地黄圓：治妊娠酸心，吐清水，腹痛，不能飲食。人參（去蘆）、乾薑（炮，各等分），右爲末，用生地黄汁圓如梧子大，每五十圓，米湯下，食前服。

⑤ 濟生方：**《濟生方》“諸虚門·虚損論治”** 參附湯（續方）：治真陽不足，上氣喘急，自汗盗汗，氣虚頭暈，但是陽虚氣弱之證，並宜服之。人參（半兩）、附子（炮，去臍，一兩），上㕮咀，分作三服，水二盞，生薑十片，煎至八分，去滓，食前温服。

⑥ 肘後方：**《肘後方》卷3“治卒上氣咳嗽方第二十三”** 治卒上氣，鳴息便欲絶方，又方：末人參，服方寸匕，日五六。

⑦ 聖惠方：**《普濟方》卷355“喘促”** 參蘇飲，治婦人産後血入於肺，面黑發喘欲死，此爲孤陽絶陰不治者：人參（一兩，爲末）、蘇木（二兩，捶碎），右爲水兩碗，煮取一碗以下，去滓，調參末，隨時加減。（**按**：查《聖惠方》無此方，誤注出處。）

⑧ 醫方摘要：**《醫方摘要》卷10“産後”** 一方，治血運：人參（一兩）、紫蘇（半兩），右細切，童便、酒、水三物同煎服。

⑨ 婦人良方：**《校注婦人良方》卷18“産後不語方論”** 治産後不語：人參、石蓮肉（不去心）、石菖蒲（等分），右每服五錢，水煎。

⑩ 永類方：**《永類鈐方》卷19“産後中風諸證”** 人參湯：産後諸虚不足，發熱盗汗。人參、當歸（等分），爲末，以豬腰子一隻，去脂膜，切小片，以水三升，糯米半合，葱白二條，煮米熟，取清汁，入藥二錢煎，温服無時。

仁、枳殼麩炒,爲末,煉蜜丸梧子大。每服五十丸,米飲下。《濟生方》①。**横生倒産**。人參末、乳香末各一錢,丹砂末五分,研勻,雞子白一枚,入生薑自然(汗)〔汁〕三匙,攪勻,冷服,即母子俱安。神效,此施漢卿方也。《婦人良方》②。**開心益智**。人參末一兩,鍊成豶猪肥肪十兩,以淳酒和勻。每服一盃,日再服。服至百日,耳目聰明,骨髓充盈,肌膚潤澤,日記千言,兼去風熱痰病。《千金方》③。**聞雷即昏**。一小兒七歲,聞雷即昏倒,不知人事,此氣怯也。以人參、當歸、麥門冬各二兩,五味子五錢,水一斗,煎汁五升,再以(分)〔水〕五升,煎滓取汁二升,合煎成膏。每服三匙,白湯化下。服盡一斤,自後聞雷自若矣。楊起《簡便方》④。**忽喘悶絶**。方見"大黄"下。**離魂異疾**。有人卧則覺身外有身,一樣無别,但不語。蓋人卧則魂歸于肝,此由肝虚邪襲,魂不歸舍,病名曰離魂。用人參、龍齒、赤伏苓各一錢,水一盞,煎半盞,調飛過朱砂末一錢,睡時服。一夜一服,三夜後,真者氣爽,假者即化矣。夏子益《怪證奇疾方》⑤。**怔忡自汗**。心氣不足也。人參半兩,當歸半兩,用豶猪腰子二個,以水二盌,煮至一盌半,取(細)〔腰〕子細切,人參、歸同煎至八分,空心喫腰子,以汁送下。其滓焙乾爲末,以山藥末作糊,丸緑豆大,每服五十丸,食遠棗湯下,不過兩服即愈。此昆山 神濟大師方也。一加乳香二錢。王璆《百一選方》⑥。**心下結氣**。凡心下硬,按之則無,常覺膨滿,多食則吐,氣引前後,噫呃不除,由思慮過多,氣不以時而行則結滯,謂之結氣。人參一兩,橘皮去白四兩,爲末,煉蜜丸梧子大,每米飲下五六十丸。《聖惠方》⑦。**房後困倦**。

---

① 濟生方:**《濟生方》"婦人門·校正郭稽中産後二十一論治"** 第十二論曰:産後大便秘澀者何?答曰:津液者,血之餘,因産傷耗血氣,津液暴竭,氣少不能運掉,是以大便秘澀不通也……麻仁丸:麻子仁(别研)、枳殼(去瓤,麩炒)、人參、大黄(各半兩),上爲細末,煉蜜爲丸如梧桐子大,每服五十丸,温湯米飲任下。未通加丸數。(**按**:時珍引方,缺大黄一藥,疑删。)

② 婦人良方:**《婦人良方》卷 17"催生方論第三"** 催生如意散:臨産腰疼,方可服之。人參(爲末)、乳香(各一錢)、辰砂(半錢),右三味一處研,臨産之時急用雞子清一個調藥末,再用生薑自然汁調開冷服,如横生倒生,即時端順,子母平善。傳于鄂倅施漢卿,屢見功效。

③ 千金方:**《證類》卷六"人參"** 《千金方》:開心,肥健人。人參一分,豬肪十分,酒拌和,服一百日。百日滿,體髓溢,日誦千言,肌膚潤澤,去熱風痰。(**按**:今本《千金方》未見此方。)

④ 簡便方:(**按**:楊起《經驗奇效單方》即《綱目》所稱《簡便方》,該書未見此聞雷即昏方,待考。)

⑤ 怪証奇疾方:**《傳信適用方》卷下"夏子益治奇疾方三十八道"** 人自覺自形,作兩人並卧,不别真假,不語,問亦無對,乃是離魂。治用辰砂、人參、茯苓濃煎湯服之,真者氣爽,假者化矣。(**按**:另核危亦林《危氏得效方》、江瓘《名醫類案》、李樓《怪證奇方》等書,所引此"離魂"怪證均同上,未有如時珍所引之詳者。原因不明,待考。)

⑥ 百一選方:**《百一選方》卷 1"第二門"** 治心氣虚損:昆山神濟大師方,獻張魏公丞相,韓子常知府閣中服之有效。豬腰子一隻,用水兩椀,煮至一盞半,將腰子細切,人人參半兩,當歸上去蘆、下去細者,取中段半兩,並切,同煎至八分,喫腰子,以汁送下。有喫不盡腰子,同上二味藥滓焙乾,爲細末,山藥糊元如梧桐子大,每服三五十元。此藥多服爲佳。平江醫者丁御幹爲葛樞密云:此藥本治心氣怔忡而自汗者,不過一二服即愈,蓋奇藥也。

⑦ 聖惠方:**《普濟方》卷 184"厥逆氣"** 參橘丸(出《聖惠方》):心下似硬,按之則無,常覺澎滿,多食則吐,氣引前後,噫氣不除。由思慮過當,氣不以時而行則氣結,又日思則心有所存,神有所傷,正氣留而不行,其脉澀滯,謂之結氣。橘皮(去白,四兩)、人參,右爲末,煉蜜爲丸(轉下頁注)

人參七錢，陳皮一錢，水一盞半，煎八分，食前温服，日再服，千金不傳。趙永菴方①。**虚勞發熱**。愚魯湯：用上黨人參、銀州柴胡各三錢，大棗一枚，生薑三（兩）〔片〕，水一鍾半，煎七分，食遠温服，日再服，以愈爲度。《奇效良方》②。**肺熱聲啞**。人參二兩，訶子一兩，爲末噙嚥。《丹溪摘玄》③。**肺虚久欬**。人參末二兩，鹿角膠炙研一兩。每服三錢，用薄荷、豉湯一盞，葱少許，入銚子煎一二沸，傾入盞内。遇欬時，温呷三五口，甚加。《食療本草》④。**止嗽化痰**。人參末一兩，明礬二兩，以釅醋二升，熬礬成膏，人參末煉蜜和收。每以豌豆大一丸放舌下，其嗽即止，痰自消。○《簡便方》⑤。**小兒喘欬**，發熱自汗，吐紅，脉虚無力者。人參、天花粉等分，每服半錢，蜜水調下，以瘥爲度。《經濟方》⑥。**喘欬嗽血**。欬喘上氣，喘急，嗽血吐血，脉無力者。人參末每服三錢，雞子清調之，五更初服便睡，去枕仰卧，只一服愈。年深者，再服。咯血者，服盡一兩甚好。一方以烏雞子水磨千遍，自然化作水，調藥尤妙。忌醋鹹腥醬、麪鮓醉飽，將息乃佳。○沈存中《靈苑方》⑦。**欬嗽吐血**⑧。人參、黄耆、飛羅麪各一兩，百合五錢，爲末，水丸梧子大。每服五十丸，食前茅根湯下。○《朱氏集驗方》⑨用人參、乳香、辰砂等分，爲末，烏梅肉和丸彈子大。每白湯化下一丸，日一服。**虚勞吐血**甚者。先以十（洓）〔灰〕散止之，其人必（因）〔困〕倦，法當補陽生陰，

（接上頁注）如梧桐子大，米飲下三十丸，食前服。（**按**：《聖惠方》未見此方。該方"人參"原缺劑量，時珍補之。）

① 趙永菴方：（**按**：未能溯得其源。）

② 奇效良方：**《奇效良方》卷22"勞熱通治方"** 愚魯湯：治勞熱。柴胡去苗 人參，右各等分，㕮咀，每服三錢，水一中盞，生薑三片，棗一枚，煎至六分，去滓，不拘時服。

③ 丹溪摘玄：**《丹溪摘玄》卷7"咳嗽門"** 治熱證聲啞，末藥：人參二兩 訶子一兩，右末之，白湯調下。

④ 食療本草：**《食療》見《證類》卷16"白膠"** ……治咳嗽不差者，黄明膠炙令半焦爲末，每服一錢匕，人參末二錢匕，用薄豉湯一盞八分，葱少許，入銚子煎一兩沸後，傾入盞，遇咳嗽時呷三五口後，依前温暖，却準前咳嗽時喫之也。

⑤ 简便方：**《奇效單方》卷下"十四咳嗽"** 止嗽化痰：明礬（二兩）、人參（一兩，爲末）、釅醋（二升），右用沙鍋熬醋、礬成膏，入人參，煉蜜和爲膏子，以油紙包，旋丸如豌豆大，每用一丸，放舌下，其嗽立止，痰亦消。

⑥ 經濟方：**《名方類證醫書大全》卷23"嗽喘諸瘧"** 人參散：治咳嗽發熱，氣喘面紅。人參、天花粉（各等分），右爲末，每服半錢，蜜水調下。（**按**：《普濟方》卷387"咳嗽"引此方時，注出《醫方集成》。此書爲元·孫允賢撰，其内容辗转存于今《名方類證醫書大全》。時珍注出"經濟方"，誤書名也。）

⑦ 靈苑方：**《證類》卷6"人參"** 《靈苑方》：治咳嗽上氣，喘急，嗽血吐血。人參好者擣爲末，每服三錢匕，雞子清調之。五更初服便睡，去枕仰卧，只一服愈，年深者再服。忌腥、鹹、鮓、醬、麵等，並勿過醉飽，將息佳。（**按**：時珍引"咯血者……調藥尤妙"，未能溯得其源。待考。）

⑧ 欬嗽吐血：**《濟生續方》卷五"吐血嘔血唾血評治"** 團參散：治唾血咳嗽，服凉藥不得者。人參（一兩）、黄耆（一兩，蜜水炙）、百合（蒸，半兩）、飛羅麪（一兩），右爲細末，每服二錢，食後用白茅根煎湯調服。茅花煎湯亦可。（**按**：原無出處，今補。）

⑨ 朱氏集驗方：**《朱氏集驗方》卷7"失血"** 參香丸：治咳嗽，吐紅。辰砂、人參、乳香，右三味等分，用烏梅肉爲圓，麥門冬湯下。（京口朱醫方）

獨参湯主之。好人參一兩，肥棗五枚，水二鍾，煎一鍾服，熟睡一覺，即減五六，繼服調理藥。葛可久《十藥神書》①。**吐血下血**。因七情所感，酒色内傷，氣血妄行，口鼻俱出，心肺脉破，血如涌泉，須臾不救。用人參焙，側柏葉蒸焙，荆芥穗燒存性，各五錢，爲末。用二錢入飛羅麪二錢，以新汲水調如稀糊服，少傾再啜，一服立止。華佗《中藏經》②。**衄血不止**。人參、柳枝寒食采者，等分爲末。每服一錢，東流水服，日三服。無柳枝，用蓮子心。《聖濟總録》③。**齒縫出血**。人參、赤伏苓、麥門冬各二錢，水一鍾，煎七分，食前温服，日再。蘇東坡得此，自謂神奇。後生小子多患此病，予累試之，累如所言。談埜翁《試效方》④。**陰虚尿血**。人參焙，黄耆鹽水炙，等分，爲末。用紅皮(人)〔大〕蘿蔔一枚，切作四片，以蜜二兩，將蘿蔔逐片蘸炙令乾，再炙，勿令焦，以蜜盡爲度。每用一片，蘸藥食之，仍以鹽湯送下，以瘥爲度。《三因方》⑤。**沙淋石淋**。方同上。**消渴引飲**⑥。人參爲末，雞子清調服一錢，日三四服。○《集驗》⑦用人參、栝樓根等分，生研爲末，煉蜜丸梧子大。每服百丸，食前麥門冬湯下。日二服，以愈爲度，名玉壺丸。忌酒麪炙煿。○《鄭氏家傳消渴方》⑧：人參一兩，粉草二兩，以雄豬膽汁浸炙，腦子半錢，爲末，蜜丸芡子大。每嚼一丸，冷水下。○《聖濟總録》⑨用人參一兩，葛粉二兩，爲末。發時以燖猪湯一升，入藥三錢，蜜二兩，慢火熬至三合，狀如黑餳，以瓶收之，每夜以一匙含嚥，不過三服取效也。**虚瘧寒熱**。人參二錢二分，

---

① 十藥神書：**《十藥神書》** ……如嘔吐嗽血者，先以十灰散劫住……/丙字號獨參湯：止血後，虚弱無動作者，此藥補之。大揀人參(十兩)，右㕮咀，水二盞，棗五枚，煎一盞，不拘時細細服之，服後宜熟睡一覺，服後藥除根。

② 中藏经：**《直指方》卷 26“諸血·諸血方論”** 側柏散：治内損吐血下血。因酒太過，勞傷於内，血氣妄行，其血如湧泉，口鼻皆流，須臾不救，服此即安。又治男子婦人九竅出血。人參(去蘆)、荆芥穗(燒灰，各一兩)、側柏葉(蒸乾，一兩五錢)，右爲末，每服三錢，入飛羅麵三錢拌和，汲水調粘相似啜服。(**按**：誤注出《中藏經》。此同名近似方亦見《普濟方》卷 188、卷 190。)

③ 聖濟總録：**《聖濟總録》卷 70“衄不止”** 治鼻衄不止，柳枝散方：寒食楊柳枝(門傍插者，一兩)、人參(一分)，右二味搗羅爲散，每服一錢匕，新水調下，並二服。/治鼻衄不止，參蓮散方：人參(一錢)、蓮子心(一分)，右二味搗羅爲散，每服一錢匕，新水調下。

④ 試效方：(**按**：未得見原書，待考。)

⑤ 三因方：**《三因方》卷 9“尿血證治”** 玉屑膏：治尿血，並五淋砂石，疼痛不可忍受者。黄芪、人參(各等分)，右爲末，用蘿蔔大者，切一指厚、三指大四五片，蜜淹少時，蘸蜜炙乾，復蘸，盡蜜二兩爲度，勿令焦，炙熟，點黄芪、人參末吃，不以時，仍以鹽湯送下。

⑥ 消渴引飲：**《普濟方》卷 179“痟渴飲水過度”** 治痟渴飲水過多不瘥方……又方，人參(一兩，去蘆頭，搗細，羅爲散)，右用雞子清調下一錢，日四五服。(**按**：原無出處，今溯得其源。)

⑦ 集驗：**《直指方》卷 17“消渴証治”** 玉壺丸：治消渴引飲無度。人參、瓜蔞根(等分)，右末，煉蜜丸桐子大，每三十丸，麥門冬煎湯下。(**按**：《朱氏集驗方》玉壺丸藥味不同，此方源出《仁齋直指方》。)

⑧ 鄭氏家傳渴濁方：**《普濟方》卷 177“痟渴”(《四庫》本)** 龍膽丸(以上十方并係《鄭氏家傳渴濁方》)：人參(一兩)、粉草(二兩，用獖豬膽一枚，取汁浸，炙盡爲度)，右爲末，入腦子半錢，煉蜜丸如梧桐子大，每服二丸，空心，細嚼，冷白水下。噙之亦可。

⑨ 聖濟總録：**《聖濟總録》卷 58“消渴”** 治消渴疾，人參煎方：人參(一兩)、葛根(剉，二兩)，右二味搗羅爲末，每發時，須得燖豬湯一升已來，入藥末三錢匕，又入蜜二兩，都一處於鐺子内，慢火熬之至三合已來，似稠黑餳便取出，貯於新瓷器内，每夜飯後，取一匙頭，含化咽津，重者不過三服。

雄黄五錢，爲末，端午日用糉尖搗丸梧子大。發日侵辰，井華水吞下七丸，發前再服，忌諸般熱物，立效。一方加神麯等分。《丹溪纂要》①。**冷痢厥逆**，六脉沉細。人参、大附子各一兩半。每服半兩，生薑十片，丁香十五粒，粳米一撮，水二盞，煎七分，空心温服。《經驗方》②。**下痢禁口**。人參、蓮肉各三錢，以井華水二盞，煎一盞，細細呷之。或加薑汁炒黄連三錢。《經驗良選方》③。**老人虚痢**不止，不能飲食。上黨人參一兩，鹿角去皮炒研五錢，爲末。每服方寸匕，米湯調下，日三服。《十便良方》④。**傷寒壞證**。凡傷寒時疫，不問陰陽，老幼妊婦，誤服藥餌，困重垂死，脉沉伏，不省人事，七日以後，皆可服之，百不失一，此名奪命散，又名復脉湯。人參一兩，水二鍾，緊火煎一鍾，以井水浸冷服之，少頃鼻梁有汗出，脉復立瘥。蘇韜光侍郎云：用此救數十人。予作清流宰，縣倅申屠行輔之子婦患時疫三十餘日，已成壞病，令服此藥而安。王璆《百一選方》⑤。**傷寒厥逆**，身有微熱，煩燥，六脉沉細微弱，此陰極發躁也。無憂散：用人參半兩，水一鍾，煎七分，調牛膽南星末二錢，熱服立甦。《三因方》⑥。**夾陰傷寒**。先因慾事，後感寒邪，陽衰陰盛，六脉沉伏，小腹絞痛，四肢逆冷，嘔吐清水，不假此藥，無以回陽。人參、乾薑炮各一兩，生附子一枚，破作八片，水四升半，煎一升，頓服，脉出身温即愈。吴綬《傷寒藴要》⑦。**筋骨風痛**。人參四兩，酒浸三日，晒

---

① 丹溪纂要：**《丹溪纂要》卷2"第十三瘧"**　截瘧丹：雄黄（一兩）、人参（五錢），右末，端午日用粽子尖丸梧子大，每服一丸，發日早面東井花水吞之。忌諸熱味。

② 經驗方：未能溯得其源。

③ 經驗良選方：**《經驗濟世良方》卷5"痢疾門"**　治禁口痢。男婦湯飲米穀不下者，極驗。蓮子去殼留紅皮及心，右爲紅末，用井水調下。每服二錢或三錢，日進二服見效。又方：累試累效，絶勝諸方。黄連三錢，人参一錢伍分，右水一鍾半，煎至七分，温服。藥入口即甦。

④ 十便良方：**《十便良方》卷16"痢"**　鹿角散：治七八十老人患積痢不斷，兼不能飲食方（《張文仲方》）：上黨人参（四分）、鹿角（去上皮，取白處作末，炒令黄，秤二分），右二味搗篩爲散，平旦以粥清服方寸匕，日再。

⑤ 百一選方：**《百一選方》卷7"第九門"**　破證奪命丹：治傷寒陰陽二證不明，或投藥錯誤，致患人困重垂死，七日以後皆可服。傳者云千不失一。好人參一兩，去蘆，薄切，水一大升，銀石器内煎至一盞，新水沉之取冷，一服而盡，汗不自它出，只在鼻梁尖上涓涓如水，是其應也，甚妙。蘇韜光云：侍郎方丈嘗以救數十人，余宰清流日，倅車申屠行父之子婦，産後病時疫二十餘日，已成壞證，偶見聞，因勸其一味只服人参，遂安。是時未知有此方，偶然暗合耳。

⑥ 三因方：**《三因方》卷5"壞傷寒證治"**　無憂散：治傷寒調理失序，毒氣内結，胸腹脹滿，坐卧不安，日久不瘥，狂躁妄語，大小便不通，或復吐逆。臘月黄牛膽以天南星爲末，入膽内，縛令緊，當風避日懸之，候乾取用，右爲末，以人参半兩，煎湯七分盞，調末二錢，乘熱服。遲頃，更以熱人参湯投之，或睡，便溺下黄黑惡物是效。

⑦ 傷寒藴要：**《傷寒藴要》卷4"陰毒傷寒治例"**　夫陰毒者，其人腎虚，素有積寒在下，或又因先傷欲事，而後著寒，或誤服寒凉之藥，或食生冷之物，内既伏陰，後加外寒，内外皆寒，遂成陰毒也……其候目睛疼，頭重身重，或身如被杖痛，背强，小腹裹急，或臍下絞痛，或咽喉不利，或心下堅鞕，或氣促，嘔悶，或咳逆不止，甚則脣青面黑，舌卷囊縮，下肢厥冷，胗其六脉沉細而遲，或伏而不出，此皆陰寒爲毒也。總以後藥救之，不可緩矣……加味四逆湯：附子一個　乾薑三錢　人參二錢　甘〔草〕一錢，右煎服。如煩躁嘔逆作渴者，水中浸冷與之，此熱因寒用之。面赤者加葱白九莖。

乾，土伏苓一斤，山慈姑一兩，爲末，煉蜜丸梧子大。每服一百丸，食前米湯下。○《經驗方》①。小兒風癇瘛瘲。用人參、蛤粉、辰砂等分，爲末，以猳猪心（和）血〔和〕丸緑豆大。每服五十丸，金銀湯下，一日二服，大有神效。《衛生寶鑑》②。脾虚慢驚。黄耆湯，見"黄耆·發明"下。痘疹險證。保元湯，見"黄耆·發明"下。驚後瞳斜。小兒驚後瞳人不正者。人參、阿膠糯米炒成珠，各一錢，水一盞，煎七分，温服，日再服，愈乃止，效。○《直指方》③。小兒脾風，多（因）〔困〕。人參、冬瓜仁各半兩，南星一兩，漿水煮過，爲末。每用一錢，水半（錢）〔盞，煎二〕三分，温服。《本事方》④。酒毒目盲。一人形實，好飲熱酒，忽病目盲而脉濇，此熱酒所傷，胃氣污濁，血宛其中而然。以蘇木煎湯，調人參末一錢服，次日鼻及兩掌皆紫黑，此滯血行矣。再以四物湯，加蘇木、桃仁、紅花、陳皮，調人參末服，數日而愈。《丹溪纂要》⑤。酒毒生疽。一婦嗜酒，（胸）〔腦〕生一疽，脉緊而濇。用酒炒人參、酒炒大黄，等分爲末，薑湯服一錢，得（唾）〔睡〕，汗出而愈，效。○《丹溪醫案》⑥。狗咬風傷腫痛。人參置桑柴炭上燒存性，以盌覆定，少頃爲末，摻之立瘥。《經驗〔後〕方》⑦。蜈蚣咬傷。嚼人參塗之。《醫學集成》⑧。蜂蠆螫傷。人參末傅之。《證治要訣》⑨。脇破腸出。急以油抹入，煎人參、枸杞汁淋之，内喫羊腎粥，十日愈。《危氏得效方》⑩。氣奔（恠）〔怪〕疾。方見"虎杖"。

蘆。【氣味】苦，温，無毒。【主治】吐虚勞痰飲。時珍。

---

① 經驗方：（**按**：未能溯得其源）。

② 衛生寶鑑：**《衛生寶鑒》卷9"風癇"**　參朱丸：治風癇大有神效。人參、蛤粉、朱砂（等分），右三味爲末，豬心血爲丸如桐子大，每服三十丸，煎金銀湯下，食遠。

③ 直指方：**《仁齋小兒方論》卷2"中風證治"**　阿膠散：專不小兒肺風，喘促涎潮，竄視斜視……阿膠育神。凡驚風後，眼中瞳人不正，可以阿膠一倍，人參半倍，煎與之。（**按**：此方不見於《直指方》，乃出楊士瀛《仁齋小兒方論》。其方不及時珍所引詳細，然用藥全同。又《普濟方》卷374"一切驚風"亦引此方，未言出處，更接近時珍所引。）

④ 本事方：**《本事方》卷10"小兒病方"**　治脾風多困，人參散：人參（去蘆）、冬瓜仁（各半兩）、天南星（一兩，切片，用漿水、薑汁煮，略存性），右細末，每服一錢，水半盞，煎二三分，温服。

⑤ 丹溪纂要：**《丹溪纂要·目病》**　一人形實，好熱酒，忽目盲，脉澀。此熱酒所傷胃氣，汗濁血死其中而然也。以蘇木作湯，調人參末，服二日，鼻及兩掌皆紫黑。予曰：滯血行矣，以四物加蘇木、桃仁、紅花、陳皮，煎，調入人參末，服數日而愈。

⑥ 丹溪醫案：**《丹溪心法》卷5"癰疽"**　一婦年七十，形實性急而好，腦生疽，纔五日，脉緊急且濇。急用大黄酒煨細切，酒拌炒爲末。又酒拌人參炒，入薑煎，調一錢重。又兩時再與，得睡而上半身汗，睡覺病已失。此内托之意。（**按**：今本《丹溪醫案》未見，然《丹溪心法》載此案，故録之。）

⑦ 經驗〔後〕方：**《證類》卷6"人參"**　《經驗後方》……又方，治狗咬破傷風。以人參不計多少，桑柴火上燒令煙絶，用盞子合研爲末，摻在瘡上，立效。

⑧ 醫學集成：**《醫學集成》卷9"蜈蚣咬"**　治法……或人參嚼付。

⑨ 證治要訣：**《證治要訣》卷11"瘡毒門·惡蟲蛇傷"**　蜂蠆傷，用人參嚼而傅之。

⑩ 危氏得效方：**《得效方》卷10"怪疾"**　脅破，腸出臭穢，急以香油摸腸，用手送入。煎人參、枸杞淋之，皮自合矣。吃羊腎粥，十日即愈。

【發明】【吴綬①曰】人弱者,以人參蘆代瓜蒂。【震亨②曰】人參入手太陰,補陽中之陰,蘆則反能瀉太陰之陽。亦如麻黄,苗能發汗,根則止汗。穀屬金而糠之性熱,麥屬陽而麩之性涼。先儒謂物物具一太極,學者可不觸類而長之乎。一女子性躁味厚,暑月因怒而病呃,每作則舉身跳動,昏冒不知人。其形氣俱實,乃痰因怒鬱,氣不得降,非吐不可。遂以人參蘆半兩,逆流水一盞半,煎一大盌飲之,大吐頑痰數盌,大汗,昏睡一日而安。又一人作勞發瘧,服瘧藥變爲熱病,舌短痰嗽,六脉洪數而滑,此痰蓄胸中,非吐不愈。以參蘆湯加竹瀝,二服,涌出膠痰三塊,次與人參、黄耆、當歸煎服,半月乃安。

沙參《本經》③上品【校正】併入《别録④·有名未用部·羊乳》。

【釋名】白參《吴普》⑤、知母《别録》⑥、羊乳《别録》⑦、羊婆奶《綱目》、鈴兒草《别録》⑧、虎鬚《别録》⑨、苦心《别録》,又名文希,一名識美,一名志取。【弘景⑩曰】此與人參、玄參、丹參、苦參,是爲五參,其形不盡相類而主療頗同,故皆有參名。又有紫參,乃牡蒙也。【時珍曰】沙參白色,宜於沙地,故名。其根多白汁,俚人呼爲羊婆奶,《别録·有名未用·羊乳》即此也。

---

① 吴綬:**《傷寒藴要》卷2"傷寒可吐不可吐例"** ……凡吐用瓜蒂散,或淡鹽湯,或温茶湯與之。如人弱者,以人參蘆湯吐之亦可。

② 震亨:**《格致餘論·呃逆論》** ……又一女子年逾笄,性躁味厚,暑月因大怒而呃作,每作則舉身跳動,神昏不知人,問之乃知暴病。視其形氣俱實,遂以人參蘆煎湯,飲一碗,大吐頑痰數碗,大汗,昏睡一日而安。人參入手太陰,補陽中陰者也。蘆則反爾,大瀉太陰之陽……麻黄發汗,節能止汗。穀屬金,糠之性熱。麥屬陽,麩之性涼。先儒謂物物具太極,學者其可不觸類而長,引而伸之乎!(**按**:時珍引"又一人作勞發瘧"以下文字,未能溯得其源。)

③ 本經:**《本經》《别録》(《藥對》)見《證類》卷七"沙參"** 味苦,微寒,無毒。主血積驚氣,除寒熱,補中,益肺氣,療胃痹心腹痛,結熱邪氣,頭痛,皮間邪熱,安五藏,補中。久服利人。一名知母,一名苦心,一名志取,一名虎鬚,一名白參,一名識美,一名文希。生河内川谷及冤句、般陽續山,二月、八月採根,暴乾。(惡防己,反藜蘆。)

④ 别録:**《别録》見《證類》卷30"有名未用·羊乳"** 味甘,温,無毒。主頭眩痛,益氣,長肌肉。一名地黄。三月採,立夏後母死。

⑤ 吴普:**《吴普本草》見《御覽》卷991"沙參"** 《吴氏本草》白沙參:一名苦心,一名識美,一名虎須,一名白參,一名志取,一名文虎。神農、黄帝、扁鵲:无毒。岐伯:鹹。李氏:大寒。生河内川谷,或般陽瀆山。三月生,如葵,葉青,實白如芥。根大,白如蕪菁。三月採。(**按**:"白參"在《證類》亦爲《别録》之異名,非獨爲《吴普本草》别名。唯"白沙參"乃獨出《吴普本草》。)

⑥ 别録:見本頁注③白字。(**按**:據《證類》,此名當出《本經》。)

⑦ 别録:見本頁注④。

⑧ 别録:(**按**:鈴兒草,《别録》無此名。下文時珍曰"鈴兒草,象花形也",沙參"狀如鈴鐸",乃首次記載沙參花形,故此名當出《綱目》。)

⑨ 别録:(**按**:虎鬚、苦心,文希、識美、志取均出於《别録》。此5名亦見《吴普本草》,惟"虎鬚"作"虎須"、"文希"作"文虎"。)

⑩ 弘景:**《集注》見《證類》卷7"沙參"** 陶隱居云:今出近道。叢生,葉似枸杞,根白實者佳。此沙參并人參是爲五參,其形不盡相類,而主療頗同,故皆有參名。又有紫參,正名牡蒙,在中品。

此物無心味淡,而《别録》一名苦心,又與知母同名,不知所謂也。鈴兒草,象花形也。

【集解】【《别録》①曰】沙參生河内川谷及冤句 般陽 續山,二月、八月采根,暴乾。又曰:羊乳一名地黄,三月采,立夏後母死。【恭②曰】出華(州)〔山〕者爲善。【普③曰】二月生苗如葵,葉青色,根白,實如芥,根大如蕪菁,三月采。【弘景④曰】今出近道,叢生,葉似枸杞,根白實者佳。【保昇⑤曰】其根若葵根、其花白色。【頌⑥曰】今淄、齊、潞、隨、江、淮、荆、湖州郡皆有之。苗長一二尺以來,叢生厓壁間,葉似枸杞而有叉丫,七月開紫花,根如葵根,大如指許,赤黄色,中正白實者佳,二月、八月采根。(而)〔南〕土生者葉有細有大,花白,瓣上仍有白粘,此爲小異。【藏器⑦曰】羊乳根如薺苨而圓,大小如拳,上有角節,折之有白汁,人取根當薺苨。苗作蔓,折之有白汁。【時珍曰】沙參處處山原有之。二月生苗,葉如初生小葵葉而團扁不光。八九月抽莖,高一二尺。莖上之葉則尖長如枸杞葉而小,有細齒。秋月葉間開小紫花,長二三分,狀如鈴鐸,五出,白蕊,亦有白花者。並結實,大如冬青實,中有細子。霜後苗枯。其根生沙地者長尺餘,大一虎口,黄土地者則短而小。根莖皆有白汁。八九月采者白而實,春月采者微黄而虚。小人亦往往紥蒸壓實以亂人參,但體輕鬆,味淡而短耳。

根。【氣味】苦,微寒,無毒。【《别録》⑧曰】羊乳,温,無毒。【普⑨曰】沙參。岐伯:鹹。神農、黄帝、扁鵲:無毒。李當之:大寒。【好古⑩曰】甘、微苦。【之才⑪曰】惡防已,反藜蘆。

【主治】血結驚氣,除寒熱,補中益肺氣。《本經》⑫。療胸痺,心腹痛,結熱邪氣頭痛,皮間邪熱,安五臟。久服利人。又云:羊乳主頭腫痛,益氣,長肌肉。《别録》⑬。去皮肌浮風,疝氣下墜,治常欲眠,養肝氣,宣五臟風氣。甄權⑭。

---

① 别録:見767頁注③、注④、注⑤。

② 恭:**《唐本草》見《證類》卷7"沙參"** 唐本注……今沙參出華州爲善。

③ 普:見767頁注⑤。

④ 弘景:見767頁注⑩。

⑤ 保昇:**《蜀本草》見《證類》卷7"沙參"** 《蜀本》:《圖經》云:花白色,根若葵根。

⑥ 頌:**《圖經》見《證類》卷7"沙參"** 沙參……今出淄、齊、潞、隨州,而江、淮、荆、湖州郡或有之。苗長一二尺以來,叢生崖壁間,葉似枸杞而有叉牙。七月間紫花,根如葵根,筯許大,赤黄色,中正白實者佳,二月、八月採根,暴乾。南土生者,葉有細有大,花白,瓣上仍有白黏膠,此爲小異……

⑦ 藏器:**《拾遺》見《證類》卷30"有名未用·羊乳"** 陳藏器云:羊乳,根似薺苨而圓,大小如拳,上有角節,剖之有白汁,人取根當薺苨,三月採。苗作蔓,折有白汁。

⑧ 别録:見767頁注④。

⑨ 普:見767頁注⑤。(**按**:原文"李氏",時珍改作"李當之"。)

⑩ 好古:**《湯液本草》卷4"沙參"** 味苦、甘,微寒,無毒。

⑪ 之才:古本《藥對》見767頁注③括號中七情文。

⑫ 本經:見767頁注③白字。

⑬ 别録:見767頁注③、注④。

⑭ 甄權:**《藥性論》見《證類》卷7"沙參"** 沙參,臣。能去皮肌浮風,疝氣下墜,治常欲眠,養肝氣,宣五藏風氣。

補虚，止驚煩，益心肺，并一切惡瘡疥癬及身癢，排膿，消腫毒。大明①。清肺火，治久欬肺痿。時珍。

【發明】【元素②曰】肺寒者用人參，肺熱者用沙參代之，取其味甘也。【好古③曰】沙參味甘微苦，厥陰本經之藥，又爲脾經氣分藥。微苦補陰，甘則補陽，故潔古取沙參代人參。盖人參性温，補五臟之陽；沙參性寒，補五臟之陰。雖云補五臟，亦須各用本臟藥相佐使，隨所引而相輔之可也。【時珍曰】人參甘苦温，其體重實，專補脾胃元氣，因而益肺與腎，故内傷元氣者宜之。沙參甘淡而寒，其體輕虚，專補肺氣，因而益脾與腎，故金能受火剋者宜之。一補陽而生陰，一補陰而制陽，不可不辨之也。

【附方】舊一，新二。肺熱欬嗽。沙參半兩，水煎服之。《衛生易簡方》④。卒得疝氣，小腹及陰中相引痛如絞，自汗出，欲死者。沙參擣篩爲末，酒服方寸匕，立瘥。《肘後方》⑤。婦人白帶。多因七情内傷或下元虚冷所致。沙參爲末，每服二錢，米飲調下。《證治要訣》⑥。

薺苨音齊尼，並上聲○《别録》⑦中品【校正】併入《圖經⑧·杏參》。

【釋名】杏參《圖經》⑨、杏葉沙參《救荒》⑩、菧苨菧音底，《爾雅》⑪、甜桔梗《綱目》、白麪根《救荒》⑫。苗名隱忍。【時珍曰】薺苨多汁，有濟苨之狀，故以名之。濟苨，濃露也。其根如沙參而葉如杏，故河南人呼爲杏葉沙參。蘇頌《圖經》⑬杏參即此也。俗謂之甜桔梗。

---

① 大明：**《日華子》見《證類》卷7“沙參”** 補虚，止驚烦，益心肺，並一切惡瘡疥癬及身癢，排膿，消腫毒。

② 元素：**《湯液本草》卷4“人參”** 易老云：用沙參代人參，取其味甘可也。（**按**：未能查得張元素有“肺寒者用人參，肺熱者用沙參”之語。其近似之語可見《湯液本草》同條“《液》云”：“若肺受寒邪，宜此補之……若傷熱則宜沙參。”）

③ 好古：**《湯液本草》卷4“人參”** 《液》云……人參補五臟之陽也。沙參苦，微寒，補五臟之陰也。安得不異？海藏云：今易老取沙參代人參，取其甘也。若微苦則補陰，甘者則補陽，雖云補五臟，亦須各用本臟藥相佐使，隨所引而相輔一臟也，不可不知。（**按**：時珍引沙參爲“厥陰本經之藥，又爲脾經氣分藥”一句未能溯得其源。）

④ 衛生易簡方：**《衛生易簡方》卷2“咳嗽”** 治肺傷，又方：用沙參爲末，水煎服之。

⑤ 肘後方：**《肘後方》卷1“治卒腹痛方第九”** 治卒得諸疝，小腹及陰中相引痛如絞，自汗出欲死方：擣沙參末，篩，服方寸匕，立瘥。

⑥ 證治要訣：**《證治要訣》卷12“婦人門·赤白帶”** 赤白帶下，皆因七情内傷，或下元虚冷，感非一端。大率下白帶多，間有下赤者，並宜順氣散，吞震靈丹，仍佐艾附圓。或米飲調沙參末……

⑦ 别録：**《别録》見《證類》卷9“薺苨”** 味甘，寒。主解百藥毒。

⑧ 圖經：**《圖經》見《證類》卷30“外草類”** 杏參：生淄州田野。主腹藏風壅，上氣咳嗽。根似小菜根。五月内採苗、葉。彼土人多用之。

⑨ 圖經：見上注。

⑩ 救荒：見770頁注⑨。

⑪ 爾雅：**《證類》卷9“薺苨”** 《爾雅》云：苨，菧苨。釋曰：苨，一名菧苨。郭云：薺苨也。（**按**：此與今本郭璞注《爾雅》同。）

⑫ 救荒：見770頁注⑨。

⑬ 圖經：見本頁注⑧。

《爾雅》①云:(蓲)〔苨〕,莀苨也。郭璞云:即薺苨也。隱忍,説見下文。

【集解】【弘景②曰】薺苨根莖都似人參而葉小異,根味甜絶,能殺毒。以其與毒藥共處,毒皆自然歇,不正入方家用也。又曰:魏文帝言薺苨亂人參,即此也。薺苨葉甚似桔梗,但葉下光明滑澤無毛爲異,又不如人參相對耳。【恭③曰】人參苗似五加而闊短,莖圓有三四椏,椏頭有五葉。陶引薺苨亂人參,誤矣。且薺苨、桔梗又有葉差互者,亦有葉三四對者,皆一莖直上。葉既相亂,惟以根有心爲别爾。【頌④曰】今川 蜀、江 浙皆有之。春生苗莖,都似人參而〔葉〕小異,根似桔梗,但無心爲異。潤州、陝州尤多,人家收以爲果,或作脯啖,味甚甘美,兼可寄遠。二月、八月采根,暴乾。【承⑤曰】今人多以蒸過壓扁亂人參,但味淡爾。【宗奭⑥曰】陶以根言,故云薺苨亂人參。蘇以苗言,故以陶爲誤也。【機⑦曰】薺苨苗莖與桔梗(桐)〔相〕似,其根與人參相亂。今言苗莖都似人參,近於誤也。當以人參、薺苨、桔梗三註參看自明矣。【時珍曰】薺苨苗似桔梗,根似沙參,故姦商往往以沙參、薺苨通亂人參。蘇頌《圖經》所謂杏參,周(憲)〔定〕王《救荒本草》所謂杏葉沙參,皆此薺苨也。《圖經》⑧云:杏參生淄州田野,根如小菜根。土人五月采苗葉,治欬嗽上氣。《救荒本草》⑨云:杏葉沙參,一名白麪根,苗高一二尺,莖色(清)〔青〕白。葉似杏葉而小,微尖而背白,邊有叉牙。杪間開五瓣白盌子花。根形如野胡蘿蔔,頗肥,皮色灰黲,中間白(七)〔色〕。味甜微寒。亦有開碧花者。嫩苗煠熟水淘,油鹽拌食。根换水煮,亦可食,人以蜜煎充果。又陶弘景⑩註桔梗,言

---

① 爾雅:見 769 頁注⑪。(**按**:此下"郭璞云"同。)

② 弘景:**《集注》見《證類》卷 9"薺苨"** 陶隱居云:根、莖都似人參,而葉小異,根味甜絶,能殺毒。以其與毒藥共處,而毒皆自然歇,不正入方家用也。/**卷 10"桔梗"** 陶隱居云……今别有薺苨,能解藥毒,所謂亂人參者便是。非此桔梗而葉甚相似。但薺苨葉下光明滑澤、無毛爲異,葉生又不如人參相對者爾。(**按**:時珍引文有"魏文帝言",不見于陶隱居云。此出晋·張華《博物志》卷 4"諸類",時珍糅入此條。)

③ 恭:**《唐本草》見《證類》卷 10"桔梗"** 唐本注云:人參,苗似五加,闊短,莖圓,有三四椏,椏頭有五葉。陶引薺苨亂人參,謬矣。且薺苨、桔梗,又有葉差互者,亦有葉三四對者,皆一莖直上,葉既相亂,惟以根有心、無心爲别爾。

④ 頌:**《圖經》見《證類》卷 9"薺苨"** 薺苨,舊不載所出州土,今川蜀、江浙皆有之。春生苗莖,都似人參,而葉小異,根似桔梗根,但無心爲異。潤州尤多,人家收以爲果菜或作脯啖,味甚甘美。二月、八月採根暴乾……

⑤ 承:**陳承"别説"見《證類》卷 9"薺苨"** 《别説》云:今多以蒸壓褊亂人參,但味淡爾。

⑥ 宗奭:**《衍義》卷 11"桔梗"** 《唐本》注云:陶引薺苨亂人參,謬矣。今詳之,非也。陶隱居所言,其意止以根言之,所以言亂人參。《唐本》注却以苗難之,乃本注誤矣。

⑦ 機:(**按**:此出汪機《本草會編》。書佚,無可溯源。)

⑧ 圖經:見 769 頁注⑧。

⑨ 救荒本草:**《救荒》卷上之後"杏葉沙參"** 一名白麵根。生密縣山野中。苗高一二尺,莖色青白,葉似杏葉而小,邊有叉牙。又似山小菜葉,微尖而背白,稍間開五瓣白碗子花。根形如野胡蘿蔔,頗肥,皮色灰黲,中間白色。味甜,性微寒……其杏葉沙參,又有開碧色花者。救饑:採苗葉煠熟,水浸淘净,油鹽調食。掘根,换水煮食亦佳。

⑩ 陶弘景:**《集注》見《證類》卷 10"桔梗"** 陶隱居云:近道處處有,葉名隱忍。二、三月生,可煮食之。桔梗療蠱毒甚驗,俗方用此,乃名薺苨……

其葉名隱忍，可煮食之，治蠱毒。謹按《爾雅》[①]云：莠，隱（忍）〔荵〕也。郭璞註云：似蘇，有（色）〔毛〕。江東人藏以爲葅，亦可（龠）〔瀹〕食。葛洪《肘後方》[②]云："隱忍草，苗似桔梗，人皆食之。擣汁飲，治蠱毒。"據此則隱忍非桔梗，乃薺苨苗也。薺苨苗甘可食，桔梗苗苦不可食，尤爲可證。《神農本經》無薺苨，止有桔梗，一名薺苨。至《别録》始出薺苨。盖薺苨、桔梗乃一類，有甜、苦二種，則其苗亦可呼爲隱忍也。

根。【氣味】甘，寒，無毒。【主治】解百藥毒。《别録》[③]。殺蠱毒，治蛇蟲咬，熱狂温疾，罯毒箭。大明[④]。利肺氣，和中，明目止痛。蒸切作羹粥食，或作虀葅食。昝殷[⑤]。食之，壓丹石發動。孟詵[⑥]。主欬嗽消渴强中，瘡毒丁腫，辟沙蝨短狐毒。時珍。

【發明】【時珍曰】薺苨寒而利肺，甘而解毒，乃良品也，而世不知用，惜哉。按葛洪《肘後方》[⑦]云：一藥而兼解衆毒者，惟薺苨汁濃飲二升，或煮嚼之，亦可作散服。此藥在諸藥中，毒皆自解也。又張鷟《朝野僉載》[⑧]云：（各）〔名〕醫言"虎中藥箭，食清泥而解；野豬中藥箭，豗薺苨而食"，物猶知解毒，何况人乎？又孫思邈《千金方》治强中爲病，莖長興盛，不交精出。消渴之後，發爲癰疽，有薺苨丸、豬腎薺苨湯方，此皆本草所未及者。然亦取其解熱解毒之功爾，無他義。

【附方】舊四，新三。强中消渴。豬腎薺苨湯[⑨]，治强中之病，莖長興盛，不交精液自出，消渴之後，即發癰疽。皆由恣意色慾，或餌金石所致，宜此以制腎中熱也。用豬腎一具，薺苨、石膏各三兩，人參、伏苓、磁石、知母、葛根、黄芩、栝樓根、甘草各二兩，黑大豆一升，水一斗半，先煮豬腎、大豆取汁一斗，去滓下藥，再煮三升，分三服。後人名爲石子薺苨湯。○又薺苨丸：用薺苨、大豆、伏

---

① 爾雅：**《爾雅·釋草》** 莠，隱荵也。（似蘇，有毛。今江東呼爲隱荵，藏以爲葅，亦可瀹食。）

② 肘後方：**《肘後方》卷7"治中蠱毒方第六十"** 療飲中蠱毒，令人腹内堅痛，面目青黄，淋露骨立，病變無常方，又方：隱荵草汁，飲一二升。此草桔梗苗，人皆食之。

③ 别録：見769頁注⑦。

④ 大明：**《日華子》見《證類》卷9"薺苨"** 殺蠱毒，治蛇蟲咬，熱狂温疾，罯毒箭。

⑤ 昝殷：**《食醫心鏡》見《證類》卷9"薺苨"** 薺苨，主利肺氣，和中，明目，止痛。蒸切作羹粥食之，虀葅亦得。

⑥ 孟詵：**《食療》見《證類》卷9"薺苨"** 丹石發動，取根食之尤良。

⑦ 肘後方：**《肘後方》卷7"治卒中諸藥毒救解方第六十五"** 治諸藥中毒，各各有相解者，然難常儲，今取一種而兼解衆毒，求之易得者……又方：煮薺苨濃汁飲之，秘方。卒不及煮，便嚼食之。亦可散服。此藥在諸藥中，并解衆毒。

⑧ 朝野僉載：**《朝野僉載》卷1** 醫書言：虎中藥箭食清泥。野豬中藥箭，豗薺苨而食。（**按**："豗薺苨而食"，《證類》卷9"薺苨"引同書作"多食此物出"。）

⑨ 豬腎薺苨湯：**《千金方》卷21"消渴第一"** 論曰：强中之病者，莖長興盛，不交精液自出也。消渴之後，即作癰疽，皆由石熱。凡如此等，宜服豬腎薺苨湯，制腎中石熱也……豬腎薺湯方：豬腎（一具）、大豆（一升）、薺苨、石膏（各三兩）、人參、茯神（一作茯苓）、磁石（綿裹）、知母、葛根、黄芩、栝樓根、甘草（各二兩）。右十二味，㕮咀，以水一斗五升，先煮豬腎、大豆，取一斗，去滓下藥，煮取三升，分三服，渴乃飲之。下焦熱者，夜輒合一劑，病勢漸歇即止。

神、磁石、栝樓根、熟地黄、地骨皮、玄參、石斛、鹿茸各一兩,人參、沈香各半兩,爲末。以豬肚治净煮爛,杵和丸梧子大。每服七十丸,空心鹽湯下。並《千金方》①。**丁瘡腫毒**。生薺苨根搗汁,服一合,以滓傅之,不過三度。《千金翼》②。**面上皯皰**。薺苨、肉桂各一兩,爲末。每用方寸匕,酢漿服之,日一服。又滅瘢痣。《聖濟總録》③。**解諸蠱毒**。薺苨根搗末,飲服方寸匕,立瘥。陳延之《小品方》④。**解鉤吻毒**。鉤吻葉與芹葉相似,誤食之殺人。惟以薺苨八兩,水六升,煮取三升,每服五合,日五服。仲景《金匱玉函》⑤。**解五石毒**。薺苨生搗汁,多服之。立瘥。蘇頌《圖經》⑥。

隱忍葉。【氣味】甘、苦,寒,無毒。【主治】蠱毒腹痛,面目青黄,林露骨立,煮汁一二升飲。時珍。主腹臟風壅,欬嗽上氣。蘇頌⑦。

桔梗《本經》⑧下品

【釋名】白藥《别録》⑨、梗草《别録》、薺苨《本經》⑩。【時珍曰】此草之根結實而梗直,故名。《吴普本草》⑪一名利如,一名符扈,一名房圖。方書並無見,蓋亦(庾)〔廋〕詞爾。桔梗、

---

① 千金方:**《濟生方》“消渴門·消渴論治”** 薺苨丸……薺苨、大豆(去皮)、茯神(去木)、磁石(煅,研極細)、玄參、栝蔞根、石斛(去根)、地骨皮(去木)、熟地黄(酒浸)、鹿角(各一兩)、沉香(不見火)、人參(各半兩),右爲細末,用豬腎一具,煮如食法,令爛,杵和爲丸如梧桐子大,每服七十丸,空心,用鹽湯送下。如不可丸,入少酒糊亦可。(**按**:今本《千金方》未見此方。此方之源爲《濟生方》。)

② 千金翼:**《千金翼》卷 24“惡核第四”** 丁腫方,又方:取生薺苨根汁一合,去滓,塗,不過三度。

③ 聖濟總録:**《聖惠方》卷 40“治面皯〔䵟〕諸方”** 治面皯〔䵟〕,滅瘢去黑痣方:薺苨(二兩)、桂心(三分),右件藥搗細羅爲散,每服以醋漿水調下一錢,日三服。(**按**:誤注出處)

④ 小品方:**《外臺》卷 28“中蠱毒方”** 《小品》療蠱方……又方:取薺苨根擣爲末,以飲服方寸匕。(《古今録驗》同)

⑤ 金匱玉函:**《證類》卷 9“薺苨”** 《金匱玉函》:鉤吻葉與芹葉相似,誤食之殺人,薺苨八兩,水六升,煮取三升,爲兩服解之。(**按**:時珍所引“每服五合,日五服”,乃與《肘後方》卷 7“治食中諸毒方第六十六”該方同。)

⑥ 圖經:**《圖經》見《證類》卷 9“薺苨”** 圖經曰……古方解五石毒,多生服薺苨汁,良。

⑦ 蘇頌:(**按**:未見《圖經》提及隱忍此功效。疑爲時珍自加。)

⑧ 本經:**《本經》《别録》(《藥對》)見《證類》卷十“桔梗”** 味辛、苦,微温,有小毒。主胸脅痛如刀刺,腹滿腸鳴幽幽,驚恐悸氣,利五藏腸胃,補血氣,除寒熱風痹,温中消穀,療喉咽痛,下蠱毒。一名利如,一名房圖,一名白藥,一名梗草,一名薺苨。生嵩高山谷及冤句。二、八月採根,暴乾。(節皮爲之使。得牡蠣、遠志,療恚怒。得消石、石膏,療傷寒。畏白及、龍眼、龍膽。)

⑨ 别録:見上注。(**按**:下“梗草”出處同。)

⑩ 本經:(**按**:據本頁注⑧,當爲“别録”。《證類》卷 9“薺苨”亦出“别録”。然時珍認定此出《本經》,不知何據。)

⑪ 吴普本草:**《御覽》卷 993“桔梗”** 《吴氏本草經》曰:桔梗,一名符蔰,一名白藥,一名利如,一名梗草,一名盧茹……(**按**:時珍另載“房圖”,不見於《吴普本草》,乃從《别録》移植。)

薺苨乃一類，有甜、苦二種，故《本經》桔梗一名薺苨，而今俗呼薺苨爲甜桔梗也。至《别録》始出“薺苨”條，分爲二物，然其性味功用皆不同，當以《别録》爲是。

【集解】【《别録》①曰】桔梗生嵩高山谷及冤句，二月采根，暴乾。【普②曰】葉如薺苨，莖如筆管，紫赤色，二月生苗。【弘景③曰】近道處處有，二三月生苗，可煮食之。桔梗療蠱毒甚驗，俗方用此，乃名薺苨。今别有薺苨，能解藥毒，可亂人參，葉甚相似。但薺苨葉下光明滑澤無毛爲異，葉生又不如人參相對耳。【恭④曰】薺苨、桔梗，葉有差互者，亦有葉三四對者，皆一莖直上，葉既相亂，惟以根有心爲别耳。【頌⑤曰】今在處有之。根如指大，黄白色。春生苗，莖高尺餘。葉似杏葉而長(隋)〔橢〕，四葉相對而生，嫩時亦可煮食。夏開小花紫碧色，頗似牽牛花，秋後結子。八月采根，其根有心。若無心者爲薺苨。關中所出桔梗，根黄皮，似蜀葵根。莖細，青色。葉小，青色，似菊葉也。

根。【修治】【斅⑥曰】凡使勿用木梗，真似桔梗，只是咬之腥澀不堪。凡用桔梗，須去頭上尖硬二三分已來，并兩畔附枝。於(塊)〔槐〕砧上細剉，用生百合擣膏，投水中浸一伏時，濾出，緩火熬令乾用。每桔梗四兩，用百合二兩五錢。【時珍曰】今但刮去浮皮，米泔水浸一夜，切片，微炒用。

【氣味】辛，微温，有小毒。【普⑦曰】神農、醫和：苦，無毒。黄帝、扁鵲：辛、鹹。岐伯、雷公：甘，無毒。李當之：大寒。【權⑧曰】苦、辛。【時珍曰】當以苦、辛、平爲是。○【之才⑨曰】節皮爲之使。畏白及、龍膽草，忌猪肉。得牡蠣、遠志，療恚怒。得消石、石膏，療傷寒。白粥解其篏味。

---

① 别録：見772頁注⑧。

② 普：**《御覽》卷993“桔梗”** 《吴氏本草經》曰……葉如薺苨，莖如筆管，紫赤，二月生。

③ 弘景：**《證類》卷10“桔梗”** 陶隱居云：近道處處有，葉名隱忍。二、三月生，可煮食之。桔梗療蠱毒甚驗，俗方用此，乃名薺苨。今别有薺苨，能解藥毒，所謂亂人參者便是。非此桔梗，而葉甚相似。但薺苨葉下光明、滑澤、無毛爲異，葉生又不如人參相對者爾。

④ 恭：**《唐本草》見《證類》卷10“桔梗”** 《唐本》注……且薺苨、桔梗，又有葉差互者，亦有葉三四對者，皆一莖直上，葉既相亂，惟以根有心、無心爲别爾。

⑤ 頌：**《圖經》見《證類》卷10“桔梗”** 桔梗，生嵩高山谷及冤句，今在處有之。根如小指大，黄白色。春生苗，莖高尺餘。葉似杏葉而長橢，四葉相對而生，嫩時亦可煮食之。夏開花紫碧色，頗似牽牛子花，秋後結子。八月採根，細剉暴乾用。葉名隱忍。其根有心，無心者乃薺苨也。而薺苨亦能解毒，二物頗相亂。但薺苨葉下光澤無毛爲異。關中桔梗，根苗頗似蜀葵，根、莖細，青色。葉小，青色，似菊花葉……

⑥ 斅：**《炮炙論》見《證類》卷10“桔梗”** 雷公云：凡使，勿用木梗，真似桔梗，咬之只是腥澀不堪。凡使，去頭上尖硬二三分已來，并兩畔附枝子。於槐砧上細剉，用百合水浸一伏時，漉出，緩火熬令乾用。每修事四兩，用生百合五分擣作膏，投于水中浸。

⑦ 普：**《御覽》卷993“桔梗”** 《吴氏本草經》曰……神農、醫和：苦，無毒。扁鵲、黄帝：鹹。岐伯、(雲)〔雷〕公：甘，無毒。季氏：大寒……(**按**：時珍將原文“季氏”改作“李當之”。)

⑧ 權：**《藥性論》見《證類》卷10“桔梗”** 桔梗，臣，味苦，平，無毒。

⑨ 之才：**古本《藥對》** 見772頁注⑧括號中七情文。(**按**：原文畏“龍眼龍膽”，時珍僅取“龍膽”。“白粥解其癥毒”，乃取自同藥“日華子”下 。“忌豬肉”不知所據。)

【時珍曰】伏砒。徐之才①所云"節皮",不知何物也。【主治】胸脅痛如刀刺,腹滿腸鳴幽幽,驚恐悸氣。《本經》②。利五臟腸胃,補血氣,除寒熱風痺,温中消穀,療喉咽痛,下蠱毒。《别録》③。治下痢,破血積氣,消聚痰涎,去肺熱氣促嗽逆,除腹中冷痛,主中惡及小兒驚癇。甄權④。下一切氣,止霍亂轉筋,心腹脹痛,補五勞,養氣,除邪辟温,破癥瘕肺癰,養血排膿,補内漏及喉痺。大明⑤。利竅,除肺部風熱,清利頭目咽嗌,胸膈滯氣及痛,除鼻塞。元素⑥。治寒嘔。李杲⑦。主口舌生瘡,赤目腫痛。時珍。

【發明】【好古⑧曰】桔梗氣微温,味苦辛,味厚氣輕,陽中之陰,升也。入手太陰肺經氣分及足少陰經。【元素⑨曰】桔梗清肺氣,利咽喉,其色白,故爲肺部引經。與甘草同行,爲舟楫之劑。如大黄苦泄峻下之藥,欲引至胸中至高之分成功,須用辛甘之劑升之。譬如鐵石入江,非舟楫不載。所以諸藥有此一味,不能下沈也。【時珍曰】朱肱《活人書》⑩治胸中痞滿不痛,用桔梗、枳殼,取其通肺利膈下氣也。張仲景《傷寒論》⑪治寒實結胸,用桔梗、貝母、巴豆,取其温中消穀破積也。又治

---

① 徐之才:見前頁注⑨。

② 本經:見 772 頁注⑧白字。

③ 别録:見 772 頁注⑧。

④ 甄權:**《藥性論》見《證類》卷 10"桔梗"** ……能治下痢,破血,去積氣,消積聚痰涎,主肺氣,氣促嗽逆,除腹中冷痛,主中惡及小兒驚癇。

⑤ 大明:**《日華子》見《證類》卷 10"桔梗"** 下一切氣,止霍亂轉筋,心腹脹痛,補五勞,養氣,除邪辟温,補虚,消痰破癥瘕,養血排膿,補内漏及喉痹……

⑥ 元素:**《本草發揮》卷 2"桔梗"** 東垣云:桔梗……其用有五:利胸膈咽喉氣壅及痛,一也;破滯氣及積塊,二也;肺部風熱,三也;清利頭目,四也;利竅,五也。/**《醫學啓源》卷下"用藥備旨·桔梗"** ……治肺,利咽痛,利肺中氣。《主治秘要》云……肺經之藥也。利咽嗌胸膈,治氣……治鼻塞……(**按**:時珍所引,多與"東垣云"同,僅"除鼻塞"爲張元素獨有。疑將二家之論糅合。)

⑦ 李杲:**《湯液本草》卷 3"桔梗"** 《心》云:……辛甘微温,治寒嘔……(**按**:《心》即李東垣《用藥心法》。另《醫學啓源》《本草發揮》中均有張元素桔梗"散寒嘔"之説。)

⑧ 好古:**《湯液本草》卷 3"桔梗"** 氣微温,味辛、苦,陽中之陽。味厚氣輕,陽中之陰也。有小毒。/入足少陰經,入手太陰肺經藥。

⑨ 元素:**《醫學啓源》卷下"用藥備旨·桔梗"** ……治肺,利咽痛,利肺中氣……肺經之藥也。利咽嗌胸膈,治氣。以其色白,故屬於肺……又云:辛苦,陽中之陽,謂之舟楫,諸藥中有此一味,不能下沉……/**《湯液本草》卷 3"桔梗"** 易老云:與國老並行,同爲舟楫之劑。如將軍苦泄峻下之藥,欲引至興中至高之分成功,非此辛甘不居。譬如鐵石入江,非舟楫不載,故用辛甘之劑以升之也。(**按**:此處乃時珍糅合二書之言而成。)

⑩ 活人書:**《類證活人書》卷 10"問心下滿而不痛"** ……審知是痞,先用桔梗、枳殼湯尤妙。緣桔梗、枳殼行氣下膈,先用之,無不驗也……

⑪ 傷寒論:(**按**:時珍提及"治寒實結胸"方,見《傷寒論·辨太陽病脉證并治下第七》之白散。治少陰病咽痛之方即同書"辨少陰病脉證并治第十一"之桔梗湯。)

肺癰唾膿，用桔梗、甘草，取其苦辛清肺，甘温瀉火，又能排膿血、補内漏也。其治少陰證，二三日咽痛，亦用桔梗、甘草，取其苦辛散寒，甘平除熱。合而用之，能調寒熱也。後人易名甘桔湯，通治咽喉口舌諸病。宋仁宗加荆芥、防風、連翹，遂名如聖湯，極言其驗也。按王好古《醫壘元戎》[①]載之頗詳，云失音加訶子，聲不出加半夏，上氣加陳皮，涎嗽加知母、貝母，欬渴加五味子，酒毒加葛根，少氣加人參，嘔加半夏、生薑，唾膿血加紫菀，肺痿加阿膠，胸膈不利加枳殼，心胸痞滿加枳實，目赤加巵子、大黄，面腫加伏苓，膚痛加黄耆，發斑加防風、荆芥，疫毒加鼠粘子、大黄，不得眠加巵子。【震亨[②]曰】乾欬嗽乃痰火之邪鬱在肺中，宜苦梗以開之。痢疾腹痛乃肺金之氣鬱在大腸，亦宜苦梗開之，後用痢藥。此藥能開提氣血，故氣藥中宜用之。

【附方】舊十，新七。**胸滿不痛**。桔梗、枳殼等分，水二鍾，煎一鍾，温服。《南陽活人書》[③]。**傷寒腹脹**。陰陽不和也，桔梗半夏湯主之。桔梗、半夏、陳皮各三錢，薑五片，水二鍾，煎一鍾服。《南陽活人書》[④]。**痰嗽喘急**。桔梗一兩半，爲末，用童子小便半升，煎四合，去滓温服。《簡要濟衆方》[⑤]。**肺癰欬嗽**。胸滿振寒，脉數咽乾，不渴，時出濁唾腥臭，久久吐膿如粳米粥者，桔梗湯主之。桔梗一兩，甘草二兩，水三升，煮一升，分温再服。朝暮吐膿血則瘥。張仲景《金匱玉函方》[⑥]。**喉痺毒氣**。桔梗二兩，水三升，煎一升，頓服。《千金方》[⑦]。**少陰咽痛**。少陰證二三日咽痛者，可與甘草湯。不瘥者，與桔梗湯主之。桔梗一兩，甘草二兩，水三升，煮一升，分服。

---

① 醫壘元戎：**《醫壘元戎》卷9“少陰證・仲景甘桔湯例”** 仁宗御名如聖湯：治少陰咽痛。炙甘草（一兩）、桔梗（三兩），右粗末，水煎，加生薑煎亦可。一法：加訶子皮二錢煎，去租飲清，名訶子散，治失音無聲。如咳逆上氣者，加陳皮。如涎嗽者，加知母、貝母。如酒毒者，加葛根。如少氣者，加人參、麥門冬。如唾膿血者，加紫菀。如疫毒腫者，加鼠粘子、大黄。如咳渴者，加五味子。如嘔者，加生薑、半夏。如目赤者，加梔子、大黄。如胸滿、膈不利者，加枳殼。如不得眠者，加梔子。如心胸痞者，加枳實。如膚痛者，加黄芪。如面目腫者，加茯苓。如咽痛者，加鼠粘子、竹茹。如肺痿者，加阿膠能續氣。如發癍者，加防風、荆芥。如聲不出者，加半夏。

② 震亨：**《丹溪治法心要》卷1“咳嗽”** ……乾咳嗽者，難治。此系火鬱之證，乃痰鬱火邪在肺中。用苦梗以開之，下用補陰降火藥……/**卷2“痢”**……腹痛者，是肺金之氣鬱在大腸之間，以苦梗發之，然後用治痢藥……/**《本草發揮》卷2“桔梗”** 丹溪云：桔梗能開提氣血，氣藥中宜兼用之。（**按**：此條乃時珍綜合二書之論而成。）

③ 南陽活人書：**《類證活人書》卷18** 桔梗枳殼湯：治傷寒痞氣，胸滿欲絶。桔梗、枳殼（麩炒去穣，各一兩），右剉如麻豆大，以水二盞，煎至一盞，去滓，分二服。

④ 南陽活人書：**《類證活人書》卷18** 桔梗半夏湯：治傷寒冷熱不和，心腹痞滿，時發疼痛，順陰陽，消痞滿。桔梗（一兩，微炒，細切）、半夏（一兩，薑汁製）、枳實（半兩，麩炒赤用）、陳橘皮湯（浸去穣，焙乾，已上各一兩），爲末，每服四錢，水一鍾，薑三片，煎七分，去滓，熱服。

⑤ 簡要濟衆方：**《證類》卷10“桔梗”** 《簡要濟衆》：治痰嗽喘急不定：桔梗一兩半，搗羅爲末，用童子小便半升，煎取四合，去滓温服。

⑥ 金匱玉函方：**《金匱・肺痿肺癰咳嗽上氣病脉證治》** 咳而胸滿，振寒脉數，咽乾不渴，時出濁唾腥臭，久久吐膿如米粥者，爲肺癰，桔梗湯主之。桔梗湯方（亦治血痺）：桔梗（一两）、甘草（二两），右二味，以水三升，煮取一升，分温再服，則吐膿血也。

⑦ 千金方：**《千金方》卷6“喉病”** 治喉痹及毒氣方：桔梗二兩，水三升，煮取一升，頓服之。

張仲景《傷寒論》①。口舌生瘡。方同上。**齒(慝)〔䘌〕腫痛**。桔梗、薏苡仁等分,爲末服。《永類方》②。**骨槽風痛**,牙根腫痛。桔梗爲末,棗瓤和丸皂子大,綿裹咬之。仍以荆芥湯漱之。《經驗〔後〕方》③。**牙疳臭爛**。桔梗、茴香等分,燒研傅之。《衛生易簡方》④。**肝風眼黑**。目睛痛,肝風盛也,桔梗丸主之。桔梗一斤,黑牽牛頭末三兩,爲末,蜜丸梧子大。每服四十丸,温水下,日二服。《保命集》⑤。**鼻出衄血**。桔梗爲末,水服方寸匕,日四服。一加生犀角屑。《普濟方》⑥。**吐血下血**。方同上。**打擊瘀血**在腸内,久不消,時發動者。桔梗爲末,米飲下一刀圭。《肘後要方》⑦。**中蠱下血**如雞肝,晝夜出血石餘,四臟皆損,惟心未毁,或鼻破將死者。苦桔梗爲末,以酒服方寸匕,日三服。不能下藥,以物拗口灌之。心中當煩,須臾自定,七日止。當食豬肝肺以補之,神良。一方加犀角等分。初虞《古今録驗》⑧。**妊娠中惡**,心腹疼痛。桔梗一兩剉,水一鍾,生薑三片,煎六分,温服。《聖惠方》⑨。**小兒客忤**,死不能言。桔梗燒研三錢,米湯服之。仍吞麝香豆許。張文仲《備急方》⑩。

蘆頭。【主治】吐上膈風熱痰實,生研末,白湯調服一二錢,探吐。時珍。

---

① 傷寒論:**《傷寒論·辨少陰病脉證并治》** 少陰病,二三日咽痛者,可與甘草湯。不差,與桔梗湯。桔梗湯方:桔梗(一兩)、甘草(二兩),右二味以水三升,煮取一升,去滓,温分再服。

② 永類方:**《普濟方》卷 67"齒"** 治䘌齒(出《永類鈐方》):桔梗、薏苡仁,上等分,爲末,點服。(**按**:《永類鈐方》無此方。時珍或從《普濟方》轉引。)

③ 經驗後方:**《證類》卷 10"桔梗"**《經驗後方》 治骨膭風,牙疼腫。桔梗爲末,棗穰和丸如皂子大,綿裹咬之。腫則荆芥湯漱之。

④ 衛生易簡方:**《衛生易簡方》卷 12"五疳五軟"** 治牙疳:用茴香、(橘)〔桔〕梗燒灰存性,爲末敷。乾則油調搽。

⑤ 保命集:**《保命集》卷下"眼目論"** 桔梗丸:治太陽經衛虚血實,腫人瞼,重頭,中濕淫膚脉,睛痛,肝風盛,眼黑腎虚。桔梗(一斤)、牽牛(頭末,三兩)。右二味爲末,煉蜜爲丸如桐子大,每服四五十丸,加至百丸,食前温水下,日二服。

⑥ 普濟方:**《證類》卷 10"桔梗"** 《千金方》……又方,鼻衄方:桔梗爲末,水服方寸匕,日四五,亦止吐下血。(**按**:《普濟方》卷 189"鼻衄"此方云出"本草",即上方。今本《千金方》未見此方。)

⑦ 肘後要方:**《證類》卷 10"桔梗"** 《百一方》:若被打擊,瘀血在腸内,久不消,時發動者,取桔梗末,熟水下刀圭。(**按**:出處有誤,今另溯其源。)

⑧ 古今録驗:**《圖經》見《證類》卷 10"桔梗"** 《古今録驗》:療卒中蠱,下血如雞肝者,晝夜出血石餘,四藏皆損,惟心未毁,或鼻破待死者。取桔梗擣屑,以酒服方寸匕,日三。不能下藥,以物拗口開灌之。心中當煩,須臾自定,服七日止。當食豬肝臛以補之,神良。(**按**:"一方"未能溯得其源。另時珍誤將《古今録驗》作初虞世撰。故《綱目》此書名前誤載"初虞"二字。)

⑨ 聖惠方:**《聖惠方》卷 77"治妊娠中惡諸方"** 治妊娠中惡,心腹疞痛,又方:右以桔梗一兩,細剉,以水一中盞,入生薑半分,煎至六分,去滓,不計時候温服。

⑩ 備急方:**《外臺》卷 28"客忤方"** 文仲扁鵲療客忤……又療卒忤停尸不能言者,方:燒桔梗二枚,末,飲服之……(《備急》《肘後》同。)……《千金》療客忤惡氣方:吞麝香如大豆,立驗。(**按**:此條第二方乃出《千金方》,時珍糅爲一方,并僅注出張文仲《備急方》。)

長松《拾遺》①

【釋名】仙茆。【時珍曰】其葉如松,服之長年,功如松脂及仙茆,故有二名。

【集解】【藏器②曰】長松生關内山谷中,草似松,葉上有脂,山人服之。【時珍曰】長松生古松下,根色如薺苨,長三五寸,味甘微苦,類人參,清香可愛。按《張天覺文集》云:僧普明居五臺山,患大風,眉髮俱墮,哀苦不堪。忽遇異人,教服長松,示其形狀。明采服之,旬餘毛髮俱生,顔色如故。今并、代間土人多以長松雜甘草、山藥爲湯煎,甚佳。然本草及方書皆不載,獨釋慧祥《清凉傳》③始敘其詳如此。韓悉《醫通》④云:長松産太行西北諸山,根似獨活而香。

根。【氣味】甘,温,無毒。【主治】風血冷氣宿疾,温中去風。藏器⑤。治大風惡疾,眉髮墮落,百骸腐潰。每以一兩,入甘草少許,水煎服,旬日即愈。又解諸蠱毒。補益長年。時珍。

【附方】新一。長松酒。滋補一切風虚,乃廬山 休休子所傳。長松一兩五錢,狀似獨活而香,乃酒中聖藥也。熟地黄八錢,生地黄、黄芪蜜炙、陳皮各七錢,當歸、厚朴、黄蘗各五錢,白芍藥煨、人參、枳殼各四錢,蒼术米泔制、半夏制、天門冬、麥門冬、砂仁、黄連各三錢,木香、蜀椒、胡桃仁各二錢,小紅棗肉八個,老米一撮,燈心五寸長一百二十根,一料分十劑,絹袋盛之。凡米五升,造酒一尊,煮一袋,窨久乃飲。《韓氏醫通》⑥。

---

① 拾遺:**《證類》卷7“一十種陳藏器餘·長松”** 味甘,温,無毒。主風血冷氣宿疾,温中去風。草似松,葉上有脂。山人服之。生關内山谷中。

② 藏器:見上注。

③ 清凉傳:**《澠水燕談》卷8** 釋(晉)〔普〕明,齊州人,久止靈嵒。晚遊五臺,得風疾,眉髮俱墮,百骸腐潰,哀號苦楚,人不忍聞。忽有異人教服長松。明不知識,復告之云:長松長古松下,取根餌之。皮色〔如〕薺苨,〔長〕三五寸,味微苦,類人參,清香可愛,無毒,服之益人,兼解諸蠱毒。明採服,不旬日,毛髮俱生,顔貌如故。今并、代間士人以長松參甘草、山藥爲湯殊佳。然本草及諸方書並不載,獨釋慧祥作《清凉傳》始敘之,然失於怪誕。(**按**:時珍據《張天覺文集》轉録,今未見此文集。又《醫説》亦從《澠水燕談》轉引此事。此外,唐·沙門慧祥《古清凉傳》今亦存,卷中録此事,冗长怪誕。時珍所録與《澠水燕談》多同,故以此爲源。)

④ 醫通:**《韓氏醫通》卷下“方訣無隱章第八”** 長松酒方(此方廬山休休子傳):長松(此酒中之聖藥,産太行西北坡諸山,似獨活而香,用一兩五錢)、黄芪(蜜製)、生地黄(各七錢)、熟地黄(與生地黄皆酒浸,用八錢)、蒼术(三錢,米泔浸)陳皮(七錢,去白)、枳殻(四錢)、當歸身(五錢)、白芍藥(四錢,煨)、半夏(三錢,薑製)、厚朴(五錢)、菊花(五錢)、天門冬(三錢)、麥門冬(三錢)、砂仁(二錢)、木香(二錢)、人參(四錢)、點椒(二錢)、酥(七錢)、黄柏(五錢)、黄連(三錢)、胡桃仁(去皮,二錢)、小紅棗(八個,去核)、老米(一撮)、燈芯(五寸長,一百二十根)。一料分十劑,絹袋盛之。凡米五升,造酒一樽,煮一袋,窨久乃飲。

⑤ 藏器:見本頁注①。

⑥ 韓氏醫通:見本頁注④。

黄精《别録》①上品【校正】併入《拾遺②·救(荒)〔窮〕草》。

【釋名】黄芝《瑞草經》③、戊己芝《五符經》④、菟竹《别録》⑤、鹿竹《别録》、仙人餘粮弘景⑥、救窮草《别録》、米餔《蒙筌》⑦、野生薑《蒙筌》、重樓《别録》、雞格《别録》、龍銜《廣雅》⑧、垂珠⑨。【頌⑩曰】隋時羊公服黄精法云:黄精是芝草之精也,一名葳蕤,一名白及,一名仙人餘粮,一名苟格,一名馬箭,一名垂珠,一名菟竹。【時珍曰】黄精爲服食要藥,故《别録》列于草部之首,仙家以爲芝草之類,以其得坤土之精粹,故謂之黄精。《五符經》⑪云"黄精獲天地之淳精",故名爲戊己芝,是此義也。餘粮、救窮,以功名也。鹿竹、菟竹,因葉似竹,而鹿、兔食之也。垂珠,以子形也。陳氏《拾遺》⑫救(荒)〔窮〕草即此也,今併爲一。【嘉謨⑬曰】根如嫩薑,俗名野生薑。九蒸九曝,可以代粮,又名米餔。

【集解】【《别録》⑭曰】黄精生山谷,二月采根,陰乾。【弘景⑮曰】今處處有之。二月始生,一枝多葉,葉狀似竹而短,根似萎蕤。萎蕤根如荻根及菖蒲,概節而平直;黄精根如鬼臼、黄連,大節而不平。雖燥,並柔有脂潤。俗方無用此,而爲仙經所貴。根、葉、花、實皆可餌服,酒散隨宜,具在斷穀方中。其葉乃與鉤吻相似,惟莖不紫、花不黄爲異,而人多惑之。其類乃殊,遂致死生之反,亦

---

① 别録:**《别録》見《證類》卷六"黄精"** 味甘,平無毒。主補中益氣,除風濕,安五藏。久服輕身延年,不飢。一名重樓,一名菟竹,一名雞格,一名救窮,一名鹿竹。生山谷。二月採根,陰乾。

② 拾遺:**《證類》卷6"四十六種陳藏器餘·救窮草"** 食之可絶穀長生。生地肺山大松樹下,如竹。出《新道書》。地肺山高六千丈,其下有之,應可求也。

③ 瑞草經:**《證類》卷6"黄精"** 《靈芝瑞草經》:黄芝即黄精也。

④ 五符經:**《太上靈寶五符序》(《道藏》)卷中** 黄精……天官名此草爲戊己芝。

⑤ 别録:見本頁注5别録。(**按**:"釋名"項下"别録"皆同此。

⑥ 弘景:(**按**:此别名未見出陶弘景之書。可見於蘇頌《圖經》引隋羊公服黄精法。)

⑦ 蒙筌:見本頁注⑬。(本項下一"蒙筌"同此。)

⑧ 廣雅:**《廣雅》卷10"釋草"** 黄精,龍銜也。

⑨ 垂珠:(**按**:原無出處。今溯其源。見下注。)

⑩ 頌:**《圖經》見《證類》卷6"黄精"** ……隋羊公服黄精法云:黄精是芝草之精也,一名萎蕤,一名仙人餘糧,一名苟格,一名菟竹,一名垂珠,一名馬箭,一名白及……(**按**:《聖惠方》卷94"神仙服黄精法"首載此論,其中"隋羊公"作"隨羊公"。"一名菟竹"作"一名勉竹,一名免子",另有"一名重樓"。)

⑪ 五符經:**《太上靈寶五符序》(《道藏》)卷中** 黄精……此草獲天地之淳精也。

⑫ 拾遺:見本頁注②。

⑬ 嘉謨:**《蒙筌》卷1"黄精"** ……冬月挖根,嫩薑仿佛。仙家稱名黄精,俗呼爲野生薑也。洗浄,九蒸九曝,代糧可過凶年。因味甘甜,又名米餔。

⑭ 别録:見本頁注①。

⑮ 弘景:**《集注》見《證類》卷6"黄精"** 陶隱居云:今處處有。二月始生,一枝多葉,葉狀似竹而短,根似萎蕤。萎蕤根如荻根及昌蒲,概(音既)節而平直;黄精根如鬼臼、黄連,大節而不平。雖燥,並柔軟有脂潤。俗方無用此,而爲仙經所貴。根、葉、華、實皆可餌服,酒散隨宜,具在斷穀方中。黄精葉乃與鈎吻相似,惟莖不紫、花不黄爲異,而人多惑之。其類乃殊,遂致死生之反,亦爲奇事。

爲奇事。【斅①曰】鉤吻真似黄精，只是葉頭尖有毛鉤子二箇，若誤服之害人。黄精葉似竹也。【恭②曰】黄精肥地生者即大如拳，薄地生者猶如拇指。萎蕤肥根頗〔類〕其小者，肌理形色大都相似。今以鬼臼、黄連爲比，殊無仿佛。黄精葉似柳及龍膽、徐長卿輩而堅。其鉤吻蔓生，葉如柿葉，殊非比類。【藏器③曰】黄精葉偏生不對者名偏精，功用不如正精。正精葉對生。鉤吻乃野葛之别名，二物殊不相似，不知陶公憑何説此。【保昇④曰】鉤吻一名野葛，陶説葉似黄精者當是。蘇説葉似柿者，當别是一物。【頌⑤曰】黄精南北皆有，以嵩山、茅山者爲佳。三月生苗，高一二尺以來。葉如竹葉而短，兩兩相對。莖梗柔脆，頗似桃枝，本黄末赤。四月開青白花，狀如小豆花。結子白如黍粒，亦有無子者。根如嫩生薑而黄色，二月采根，蒸過暴乾用。今(遇)〔通〕八月采，山中人九蒸九暴作果賣，黄黑色而甚甘美。其苗初生時，人多采爲菜茹，謂之畢菜，味極美。江南人説黄精苗葉稍類鉤吻，但鉤吻葉頭極尖而根細。而蘇恭言鉤吻蔓生，恐南北所産之異耳。【時珍曰】黄精野生山中，亦可劈根長二寸，稀種之，一年後極稠，子亦可種。其葉似竹而不尖，或兩葉、三葉、四五葉，俱對節而生。其根横行，狀如葳蕤。俗采其苗煠熟，淘去苦味食之，名筆管菜。《陳藏器本草》言青黏是萎蕤，見"萎蕤・發明"下。又黄精、鉤吻之説，陶弘景、雷斅、韓保昇皆言二物相似。蘇恭、陳藏器皆言不相似。蘇頌復設兩可之辭。今考《神農本草》、《吴普本草》，並言鉤吻是野葛，蔓生，其莖如箭，與蘇恭之説相合。張華《博物志》⑥云：昔黄帝問天老曰：天地所生，有食之令人不死者乎？天老曰：太陽之草名黄精，食之可以長生。太陰之草名鉤吻，不可食之，入口立死。人信鉤吻殺人，不信黄精之益壽，不亦惑乎。按此，但以黄精、鉤吻相對待而言，不言其相似也。陶氏因此遂謂二物相(似)〔對〕，與神農所説鉤吻不合，恐當以蘇恭所説爲是。而陶、雷所説别一毒物，非鉤吻也。歷代本草惟陳藏器辨物最精審，尤當信之。餘見"鉤吻"條。

---

① 斅：**《炮炙論》見《證類》卷 6"黄精"**　雷公云：凡使，勿用鈎吻，真似黄精，只是葉有毛鈎子二個，是别認處，若誤服害人。黄精葉似竹葉……

② 恭：**《唐本草》見《證類》卷 6"黄精"**　《唐本》注：黄精肥地生者，即大如拳；薄地生者，猶如拇指。萎蕤肥根頗類其小者，肌理形色都大相似。今以鬼臼、黄連爲比，殊無髣髴。又黄精葉似柳及龍膽、徐長卿輩而堅。其鈎吻蔓生，殊非比類。

③ 藏器：**《拾遺》見《證類》卷 6"黄精"**　陳藏器云：黄精，陶云將鈎吻相似，但一善一惡耳。**按**：鈎吻即野葛之别名。若將野葛比黄精，則二物殊不相似，不知陶公憑何此説。其葉偏生，不對者爲偏精，功用不如正精。

④ 保昇：**《蜀本草》見《證類》卷 10"鈎吻"**　《蜀本》：秦鈎吻……據陶注云：鈎吻葉似黄精而莖紫，當心抽花，黄色者是。蘇云：野葛出桂州，葉似柿葉，人食之即死者，當别是一物爾。

⑤ 頌：**《圖經》見《證類》卷 6"黄精"**　黄精舊不載所出州郡，但云生山谷，今南北皆有之，以嵩山、茅山者爲佳。三月生，苗高一二尺以來，葉如竹葉而短，兩兩相對。莖梗柔脆，頗似桃枝，本黄末赤。四月開細青白花，如小豆花狀。子白如黍，亦有無子者。根如嫩生薑，黄色。二月採根。蒸過，暴乾用。今通八月採，山中人九蒸九暴，作果賣，甚甘美而黄黑色。江南人説黄精苗葉稍類鈎吻，但鈎吻葉頭極尖而根細。蘇恭注云：鈎吻蔓生。殊非比類，恐南北所産之異耳。初生苗時，人多採爲菜茹，謂之筆菜，味極美，採取尤宜辨之……

⑥ 博物志：**《博物志》卷 7**　黄帝問天老曰：天地所生，豈有食之令人不死者乎？天老曰：太陽之草，名曰黄精，餌而食之，可以長生。太陰之草，名曰鈎吻，不可食，入口立死。人信鈎吻之殺人，不信黄精之益壽，不亦惑乎？

根。【修治】【斅①曰】凡采得，以溪水洗净蒸之，從巳至子，薄切暴乾用。【頌②曰】羊公服黄精法：二月、三月采根，入地八九寸爲上。細切一石，以水二石五斗，煮去苦味，漉出，囊中壓取汁，澄清再煎，如膏乃止。以炒黑黄豆末相和得所，捏作餅子如錢大，初服二枚，日益之。亦可焙乾篩末，水服。【詵③曰】餌黄精法：取甕子去底，釜内安置得所，入黄精令滿，密蓋，蒸至氣溜即暴之。如此九蒸九暴，若生則刺人咽喉。若服生者，初時只可一寸半，漸漸增之。十日不食，服止三尺五寸。三百日後，盡見鬼神，久必昇天。根、葉、花、實皆可食之，但以相對者是正，不對者名偏精也。

【氣味】甘，平，無毒。【權④曰】寒。【時珍曰】忌梅實，花、葉、子並同。【主治】補中益氣，除風濕，安五臟。久服輕身延年不飢。《别録》⑤。補五勞七傷，助筋骨，耐寒暑，益脾胃，潤心肺。單服九蒸九暴食之，駐顔斷穀。大明⑥。補諸虚，止寒熱，填精髓，下三尸蟲。時珍。

【發明】【時珍曰】黄精受戊己之淳氣，故爲補黄宫之勝品。土者萬物之母，母得其養，則水火既濟，木金交合，而諸邪自去，百病不生矣。《神仙芝草經》⑦云：黄精寬中益氣，使五臟調良，肌肉充盛，骨髓堅强，其力增倍，多年不老，顔色鮮明，髮白更黑，齒落更生。又能先下三尸蟲。上尸名彭質，好寶貨，百十日下；中尸名彭矯，好五味，六十日下；下尸名彭居，好五色，三十日下，皆爛出也。根爲精氣，花實爲飛英，皆可服食。又按雷氏《炮炙論·序》⑧云：駐色延年，精(煎)〔蒸〕神錦。註

---

① 斅：**《炮炙論》見《證類》卷6"黄精"**　雷公云……凡採得，以溪水洗净後蒸，從巳至子，刀薄切，曝乾用。

② 頌：**《圖經》見《證類》卷6"黄精"**　……隋羊公服黄精法云……二月、三月採根，入地八九寸爲上。細切一石，以水二石五斗煮去苦味，漉出，囊中壓取汁，澄清，再煎如膏乃止。以炒黑豆黄末相和令得所，捏作餅子如錢許大，初服二枚，日益之，百日知。亦焙乾篩末，水服，功與上等。

③ 詵：**《食療》見《證類》卷6"黄精"**　餌黄精，能老不飢。其法：可取甕子去底，釜上安置令得所，盛黄精令滿。密蓋蒸之，令氣溜，即暴之。第二遍蒸之亦如此。九蒸九暴。凡生時有一碩，熟有三四斗。蒸之若生，則刺人咽喉；暴使乾，不爾朽壞。其生者，若初服，只可一寸半，漸漸增之。十日不食，能長服之，止三尺五(升)〔寸〕。服三百日後，盡見鬼神，餌必升天。根、葉、花、實皆可食之。但相對者是，不對者名偏精。

④ 權：(**按**：甄權《藥性論》僅云"黄精：君"。唯蕭炳《四聲本草》云"黄精：寒"。時珍誤注。)

⑤ 别録：見778頁注①。

⑥ 大明：**《日華子》見《證類》卷6"黄精"**　補五勞七傷，助筋骨，止飢，耐寒暑，益脾胃，潤心肺。單服九蒸九暴，食之駐顔，入藥生用。

⑦ 神仙芝草經：**《證類》卷6"黄精"**　《道藏·神仙芝草經》：黄精寬中益氣，五藏調良，肌肉充盛，骨體堅强，其力倍，多年不老，顔色鮮明，髮白更黑，齒落更生。先下三尸蟲：上尸，好寶貨，百日下；中尸，好五味，六十日下；下尸，好五色，三十日下，爛出。花、實、根三等，花爲飛英，根爲氣精。

⑧ 炮炙論序：**《雷公炮炙論·序》見《證類》卷1**　駐色延年，精蒸神錦(出顔色，服黄精自然汁拌細研神錦，于柳木甑中蒸七日了，以木蜜丸服，顔貌可如幼女之容色也。)

云：以黄精自然汁拌研細神錦，于柳木甑中蒸七日，以木蜜丸服之。木蜜，枳椇也。神錦不知是何物，或云朱砂也。【禹錫[①]曰】按《抱朴子》云：黄精服其花，勝其實；服其實，勝其根。但花難得，得其生花十斛，乾之纔可得五六斗爾，非大有力者不能辦也。日服三合，服之十年，乃得其益。其斷穀不及术。术餌令人肥健，可以負重涉險，但不及黄精甘美易食。凶年可與老少代粮，謂之米脯也。【慎微[②]曰】徐鉉《稽神録》云：臨川士家一婢，逃入深山中，久之見野草枝葉可愛，取根食之，久久不飢。夜息大樹下，聞草中動，以爲虎，(攫)〔懼而〕上樹避之。及曉下地，其身欻然凌空而去，若飛鳥焉。數歲家人采薪見之，捕之不得，臨絶壁下網圍之，俄而騰上山頂。或云此婢安有仙骨，不過靈藥服食爾。遂以酒餌置往來之路。果來，食訖，遂不能去。擒之，具述其故。指所食之草，即是黄精也。

【附方】舊一，新四。服食法。《聖惠方》[③]用黄精根莖不限多少，細剉陰乾擣末。每日水調末服，任多少。一年内變老爲少，久久成地仙。○《臞仙神隱書》[④]以黄精細切一石，用水二石五斗煮之，自旦至夕，候冷，以手挼碎，布袋榨取汁煎之。渣(乾)〔晒〕乾，爲末，同入釜中，煎至可丸，丸如雞子大。每服一丸，日三服。絶粮輕身，除百病。渴則飲水。補(汗)〔肝〕明目。黄精二斤，蔓菁〔子〕一升淘，同和，九蒸九晒，爲末。空心每米飲下二錢，日二服，延年益壽。《聖惠方》[⑤]。大風癩瘡。營氣不清，久風入脉，因而成癩，鼻壞色敗。用黄精根去皮，(潔浄共以洗)〔洗浄〕，二斤，暴，納粟米飯中，蒸至米熟，時時食之。《聖濟總録》[⑥]。補虚精氣。黄精、枸杞子

---

① 禹錫：**《嘉祐》見《證類》卷6“黄精”** 《抱朴子》云：一名垂珠。服其花，勝其實，其實勝其根。但花難得，得其生花十斛，乾之纔可得五六斗耳。而服之日可三合，非大有役力者，不能辦也。服黄精僅十年，乃可得其益耳，且以斷穀不及术，术餌令人肥健，可以負重涉險，但不及黄精甘美易食。凶年之時，可以與老小休糧，人食之謂爲米脯也。

② 慎微：**《證類》卷6“黄精”** 《稽神録》：臨川有士人虐所使婢，婢乃逃入山中，久之見野草枝葉可愛，即拔取根食之甚美，自是常食，久而遂不飢，輕健。夜息大樹下，聞草中動，以爲虎，懼而上樹避之。及曉下平地，其身欻然凌空而去，或自一峰之頂，若飛鳥焉。數歲，其家人採薪見之，告其主，使捕之不得，一日遇絶壁下，以網三面圍之，俄而騰上山頂。其主異之，或曰此婢安有仙骨，不過靈藥服食。遂以酒饌五味香美，置往來之路，觀其食否，果來食，食訖遂不能遠去，擒之，具述其故。指所食之草，即黄精也。

③ 聖惠方：**《聖惠方》卷94“神仙服黄精法”** 服黄精成地仙方……一年内即變老爲少，氣力倍增。/又方：右取黄精根莖，不限多少，細剉陰乾，擣羅爲末，每用浄水調服，任意多少，效亦如前。

④ 臞仙神隱書：**《神隱》卷上“仙家服食”** 服食黄精法：黄精細切，一石，用水二石五升煮，旦至夕熟，候冷，以手挼碎，布囊搾取汁，煎之，相晒乾，擣爲末，同入釜中煎熬，爲丸如雞子大。每服一丸，日三服，絶穀，除百病，身輕捷，不老。渴則飲水。

⑤ 聖惠方：**《聖惠方》卷33“治眼昏暗諸方”** 治眼，補肝氣，明目，延年益壽，蔓菁子散方：蔓菁子一斤，以水淘浄，黄精二斤，和蔓菁子九蒸九曝乾，右件藥擣細羅爲散，每服空心以粥飲調下二錢，日午晚食後以温水再調服。

⑥ 聖濟總録：**《聖濟總録》卷18“大風癩病”** 治榮氣不清，久風入脉，因而成癩，鼻壞色敗，皮膚瘡潰。服黄精法：黄精根去皮，洗浄，二斤，右一味日中暴令軟，内粟米飯甑中同蒸之，二斗米熟爲度，不拘時服。

等分，搗作餅，日乾爲末，煉蜜丸梧子大。每湯下五十丸。《奇效良方》①。

萎蕤音威緌○《本經》②上品

【釋名】女萎《本經》③、葳蕤吴普④、萎薚⑤音威移、委萎《爾雅》⑥、萎香《綱目》、熒《爾雅》⑦音行、玉竹《别録》⑧、地節《别録》。【時珍曰】按黄公紹《古今韻會》⑨云：葳蕤，草木葉垂之貌。此草根長多鬚，如冠纓下垂之緌而有威儀，故以名之。凡羽盖旌旗之纓緌，皆象葳蕤是矣。(張)〔孫〕氏《瑞應圖》⑩云：王者禮備，則葳蕤生于殿前，一名萎香。則威儀之義，於此可見。《别録》⑪作萎蕤，(有)〔省〕文也。《説文》⑫作萎薚，音相近也。《爾雅》⑬作委萎，字相近也。其葉光瑩而象竹，其根多節，故有熒及玉竹、地節諸名。《吴普本草》⑭又有烏(女)〔萎〕、蟲蟬之名。宋本⑮一名馬薰，即烏萎之訛者也。

【正誤】【弘景⑯曰】《本經》有女萎無萎蕤，《别録》無女萎有萎蕤，而功用正同，疑女萎即萎

---

① 奇效良方：**《奇效良方》卷21"諸虚通治方"**　二精丸：助氣固精，保鎮丹田。黄精(去皮)、枸杞子(各二斤)。右各於八九月開採取，先用清水浸黄精令浄，控乾細剉，與枸杞子相和杵碎拌勻，陰乾，再搗羅爲細末，煉蜜爲丸如梧桐子大，每服三五十丸，空心温酒下。常服助氣固精，補鎮丹田，活血駐顔，長生不老。

② 本經：**《本經》《别録》(《藥對》)見《證類》卷6"女萎萎蕤"**　味甘，平，無毒。主中風暴熱，不能動搖，跌筋結肉，諸不足，心腹結氣，虚熱濕毒，腰痛，莖中寒及目痛眥爛淚出。久服去面黑䵟，好顔色，潤澤，輕身不老。一名熒，一名地節，一名玉竹，一名馬薰。生太山山谷及丘陵。立春後採，陰乾。(畏鹵鹹。)

③ 本經：見上注。

④ 吴普：**《吴普》見《御覽》991"委萎"**　《吴氏本草經》曰：委萎一名葳蕤，一名王馬，一名節地，一名蟲蟬，一名烏萎，一名熒，一名玉竹。

⑤ 萎薚：**《説文・屮部》**　薚：艸萎薚。(**按**：原無出處。今溯其源。)

⑥ 爾雅：**《爾雅・釋草》(郭注)**　熒，委萎。(藥草也。葉似竹，大者如箭竿，有節，葉狹而長，表白裏青，根大如指，長可三尺，可啖。)

⑦ 爾雅：同上注。

⑧ 别録：見本頁注②。(**按**：本項下一"别録"同此。)

⑨ 古今韻會：**《古今韻會舉要》卷2**　葳(葳蕤，草木盛貌)……蕤(《説文》草木華垂貌。从艸甤聲。)

⑩ 瑞應圖：**《御覽》卷873"威蕤"**　孫氏《瑞應圖》曰：王者禮備，則威蕤生……又曰：王者愛人倫，則葳蕤生於殿前。(**按**："孫氏"，時珍作"張氏"。《御覽》此前"福并"條引"張氏"，當爲筆誤。)

⑪ 别録：見本頁注②。

⑫ 説文：**《説文・屮部》**薚：艸萎。从艸，移聲。

⑬ 爾雅：見本頁注⑥爾雅。

⑭ 吴普本草：見本頁注④吴普。

⑮ 宋本：**《别録》見《證類》卷6"女萎萎蕤"**　……一名馬熏。

⑯ 弘景：**《集注》見《證類》卷6"女萎、萎蕤"**　陶隱居云：按《本經》有女萎，無萎蕤，《别録》無女萎，有萎蕤，而爲用正同，疑女萎即萎蕤也，惟名異爾……

蕤，惟名異爾。【恭①曰】女萎功用及苗蔓與萎蕤全别。今《本經》朱書是女萎功效，故《别録》墨書乃萎蕤功效也。【藏器②曰】本草女萎、委蕤同傳。陶云是一物。蘇云二物不同，於"中品"别出"女萎"一條。然其主霍亂洩痢腸鳴，正與上品女蕤相合，則是更非二物矣。【頌③曰】觀古方書所用，胡也。洽洽時氣洞下有女萎丸，治傷寒冷下結腸丸中用女萎，治虚勞下痢小黄耆酒中加女萎，詳此數方所用，乃似"中品女萎"。緣其性温、主霍亂洩痢故也。又治賊風，手足枯痺，四肢拘攣，茵蕷酒中用女萎。初虞世治身體瘯瘍斑駁有女萎膏，乃似上品《本經》朱書女萎，緣其主中風不能動摇及去皯好色故也。又治傷寒七八日不解續命鼈（中）〔甲〕湯，及治脚弱鼈甲湯，並用萎蕤，及《延年方》治風熱項急痛、四肢骨肉煩熱有萎蕤飲，又主虚風熱發即頭痛，有萎蕤〔丸〕，乃似上品《别録》墨書萎蕤，緣其主虚熱（温）〔濕〕毒腰痛故也。三者既白，則非一物明矣，且萎蕤甘平，女萎甘温，安得爲一物？○【時珍曰】《本經》女萎，乃《爾雅》委萎二字，即《别録》萎蕤也，上古鈔寫訛爲女萎爾。古方治傷寒風虚用女萎者，即萎蕤也，皆承本草之訛而稱之。諸家不察，因中品有女萎名字相同，遂致費辯如此。今正其誤，只依《别録》書萎蕤爲綱，以便尋檢。其治泄痢女萎，乃蔓草也，見本條。

【集解】【《别録》④曰】萎蕤生太山山谷及丘陵，立春後采，陰乾。【普⑤曰】葉青黄色，相值如薑葉，二月、七月采。【弘景⑥曰】今處處有之。根似黄精，小異。服食家亦用之。【頌⑦曰】今滁州、舒州及漢中、均州皆有之。莖幹强直，似竹箭簳，有節。葉狹而長，表白裏青，亦類黄精。〔根黄〕而多鬚，大如指，長一二尺，或云可啖。三月開青花，結圓實。【時珍曰】處處山中有之。其根横生似黄精差小，黄白色，性柔多鬚，最難燥。其葉如竹，兩兩相值。亦可采根種之，極易繁也。嫩葉

---

① 恭：**《唐本草》見《證類》卷6"女萎、萎蕤"** 《唐本》注：女萎功用及苗、蔓與萎蕤全别，列在中品。今《本經》朱書是女萎能效，墨字乃萎蕤之效。今以朱書爲白字。

② 藏器：**《拾遺》見《證類》卷6"女萎、萎蕤"** 陳藏器云：女委、萎蕤，二物同傳，陶云同是一物，但名異耳。下痢方多用女萎，而此都無止洩之説，疑必非也。按女萎，蘇又於中品之中出之。云主霍亂，洩痢，腸鳴，正與陶注上品女萎相會，如此即二萎功用同矣，更非二物……

③ 頌：**《圖經》見《證類》卷6"女萎、萎蕤"** ……觀古方書所用，則似差别。胡洽治時氣洞下〔璽〕下有女萎丸，治傷寒冷下結腸丸中用女萎，治虚勞小黄耆酒云：下痢者加女萎。詳此數方所用，乃似中品女萎，緣其性温，主霍亂洩痢故也。又主賊風，手足枯痹，四肢拘攣，茵芋酒中用女萎。及《古今録驗》治身體瘯瘍斑剥女萎膏，乃似朱字女萎，緣其主中風不能動摇及去皯好色故也。又治傷寒七八日不解續命鼈甲湯，治脚弱鼈甲湯，並用萎蕤；及延年方：主風熱項急痛，四肢骨肉煩熱，萎蕤飲；又主虚風熱，發即頭熱萎蕤丸。乃似此黑字女萎，緣其主虚熱濕毒，腰痛故三者主治既别，則非一物明矣。然陳藏器以爲更非二物，是不然矣。此女萎性平，味甘；中品女萎味辛，性温。性味既殊，安得爲一物？……

④ 别録：見782頁注②。

⑤ 普：**《御覽》卷991"委萎"** 《吴氏本草經》曰：委萎……生太山山谷。葉青黄，相值如薑，二月七月採……

⑥ 弘景：**《集注》見《證類》卷6"女萎、萎蕤"** 陶隱居云……今處處有，其根似黄精而小異，服食家亦用之……

⑦ 頌：**《圖經》見《證類》卷6"女萎、萎蕤"** 萎蕤，生泰山山谷丘陵，今滁州、舒州及漢中皆有之。葉狹而長，表白裏青，亦類黄精。莖簳强直，似竹箭簳有節。根黄多鬚，大如指，長一二尺。或云可啖。三月開青花，結圓實……

及根並可煮淘食茹。

根。【修治】【斅①曰】凡使勿用黄精并鉤吻,二物相似。萎蕤節上有鬚毛,莖斑,葉尖處有小黄點,爲不同。采得以竹刀刮去節皮,洗浄,以蜜水浸一宿,蒸了,焙(用)乾〔用〕。

【氣味】甘,平,無毒。【普②曰】神農:苦。桐君、雷公、扁鵲:甘,無毒。黄帝:辛。【之才③曰】畏鹵鹹。【主治】女萎:主中風暴熱,不能動揺,跌筋結肉,諸不足。久服去面黑䵟,好顔色潤澤,輕身不老。《本經》④。萎蕤:主心腹結氣,虚熱濕毒腰痛,莖中寒及目痛,眦爛淚出。《别録》⑤。時疾寒熱,内補不足,去虚勞客熱。頭痛不安,加而用之良。甄權⑥。補中益氣。蕭炳⑦。除煩悶,止消渴,潤心肺,補五勞七傷虚損,腰脚疼痛。天行熱狂,服食無忌。大明⑧。服諸石人不調和者,煮汁飲之。弘景⑨。主風温自汗灼熱及勞瘧寒熱,(痺)〔脾〕胃虚乏,男子小便頻數,失精,一切虚損。時珍。

【發明】【杲⑩曰】萎蕤能升能降,陽中陰也。其用有四:主風淫四末,兩目淚爛,男子濕注腰痛,女子面生黑䵟。【時珍曰】萎蕤性平味甘,柔潤可食。故朱肱《南陽活人書》治風温自汗身重,語言難出,用萎蕤湯,以之爲君藥。予每用治虚勞寒熱痁瘧及一切不足之證,用代參、耆,不寒不燥,大有殊功,不止于去風熱濕毒而已,此昔人所未闡者也。○【藏器⑪曰】陳壽《魏志》《樊阿傳》云:青黏,一名黄芝,一名地節。此即萎蕤,極似偏精。本功外,主聰明,調血氣,令人强壯。和漆葉爲散

---

① 斅:**《炮炙論》見《證類》卷6"女萎、萎蕤"** 雷公云:凡使,勿用鉤吻並黄精,其二物相似。萎蕤只是不同,有誤疾人。萎蕤節上有毛,莖斑葉尖處有小黄點。採得先用竹刀刮上節皮了,洗浄,却以蜜水浸一宿,蒸了焙乾用。

② 普:**《御覽》卷991"委萎"** 《吴氏本草經》曰……神農:苦。一經:甘。桐君、雷公、扁鵲:甘,无毒。黄帝:辛。

③ 之才:**古本《藥對》**見782頁注②括號中七情文。

④ 本經:見782頁注②白字。

⑤ 别録:見782頁注②。

⑥ 甄權:**《藥性論》見《證類》卷6"女萎、萎蕤"** 萎蕤,君。主時疾寒熱,内補不足,去虚勞客熱,頭痛不安,加而用之,良。

⑦ 蕭炳:**《四聲本草》見《證類》卷6"女萎、萎蕤"** 蕭炳云:萎蕤,補中益氣,出均州。

⑧ 大明:**《日華子》見《證類》卷6"女萎、萎蕤"** 除煩悶,止渴,潤心肺,補五勞七傷虚損,腰脚疼痛,天行熱狂,服食無忌。

⑨ 弘景:**《集注》見《證類》卷6"女萎、萎蕤"** 陶隱居云……萎蕤又主理諸石,人服石不調和者,煮汁飲之。

⑩ 杲:**《珍珠囊・諸品藥性主治指掌》(《醫要集覽》本)** 萎蕤:味甘,平,性温。無毒。降也,陽中之陰也。其用有四:風淫四末不用;淚出兩目眥爛;男子濕注腰疼;女子面斑黑䵟。

⑪ 藏器:**《拾遺》見《證類》卷6"女萎、萎蕤"** 陳藏器云……《魏志・樊阿傳》青粘一名黄芝,一名地節,此即萎蕤,極似偏精。本功外,主聰明,調血氣,令人强壯。和漆葉爲散,主五藏,益精,去三蟲,輕身不老,變白,潤肌膚,暖腰脚。惟有熱不可服。晉嵇紹有胸中寒疹,每酒後苦唾,服之得愈。草似竹,取根、花、葉陰乾。昔華佗入山,見仙人所服。以告樊阿,服之壽百歲也。

服，主五臟益精，去三蟲，輕身不老，變白，潤肌膚，暖腰脚，惟有熱不可服。晉·嵇紹有胸中寒疾，每酒後苦唾，服之得愈。草似竹，取根、花、葉陰乾用。昔華佗入山見仙人所服，以告樊阿，服之壽百歲也。【頌①曰】陳藏器以青黏即葳蕤。世無識者，未敢以爲信然。【時珍曰】蘇頌註黄精，疑青黏是黄精，與此説不同。今攷黄精、萎蕤性味功用大抵相近，而萎蕤之功更勝。故青黏一名黄芝，與黄精同名；一名地節，與萎蕤同名。則二物雖通用亦可。

【附方】舊一，新六。**服食法**。二月、九月采萎蕤根，切碎一石，以水二石煮之，從旦至夕，以手挼爛，布囊榨取汁，熬稠。其渣晒，爲末，同熬至可丸，丸如雞頭子大。每服一丸，白湯下，日三服。導氣脉，强筋骨，治中風濕毒，去面皺顔色，久服延年。《臞仙神隱書》②。**赤眼濇痛**。萎蕤、赤芍藥、當歸、黄連等分，煎湯熏洗。《衛生家寶方》③。**眼見黑花**，赤痛昏暗。甘露湯：用萎蕤焙四兩，每服二錢，水一盞，入薄荷二葉，生薑一片，蜜少許，同煎七分，卧時温服，日一服。《聖濟總録》④。**小便卒淋**。萎蕤一兩，芭蕉根四兩，水二大盌，煎一盌半，入滑石二錢，分三服。《太平聖惠方》⑤。**發熱口乾**，小便濇。用萎蕤五兩，煎汁飲之。《外臺秘要》⑥。**乳石發熱**。萎蕤三兩，炙甘草二兩，生犀角一兩，水四升，煮一升半，分三服。《聖惠方》⑦。**癇後虚腫**。小兒癇病瘥後，血氣上虚，熱在皮膚，身面俱腫。萎蕤、葵子、龍膽、伏苓、前胡等分，爲末。每服一錢，水煎服。《聖濟總録》⑧。

---

① 頌：**《圖經》見《證類》卷6"女萎、萎蕤"** ……然陳藏器……又云：萎蕤一名地節，極似偏精，疑即青粘，華佗所服漆葉青粘散是此也。然世無復能辨者，非敢以爲信然耳。

② 臞仙神隱書：**《神隱》卷上"仙家服食"** 服食黄精法：黄精細切，一石，用水二石五升煮，旦至夕熟，候冷，以手挼碎，布囊搾取汁，煎之，相晒乾，搗爲末，同入釜中煎熬，爲丸如雞子大。每服一丸，日三服，絶穀，除百病，身輕捷，不老。渴則飲水。/服食萎蕤法：二月、九月採根，切，乾，依黄精作餌法。服之導氣脉，强筋骨，治中風，跌筋結肉，去面皺，好顔色，久服延年。（**按**：時珍糅合黄精、萎蕤服食法於一條，取黄精製法、萎蕤功效。）

③ 衛生家寶方：**《衛生家寶方》卷5"治一切眼疾"** 洗眼方：當歸、黄連、赤芍藥、萎蕤。右四味等分，並爲㕮咀，每次四錢，以水一大碗，於銀銚内煎及六七分，貯于金或銀銅石器，以紙幕之，於紙上開一竅，以眼就竅薰之，俟藥稍温淋洗，冷即止。如欲洗即煎熱，一服可使三五次。

④ 聖濟總録：**《聖濟總録》卷109"目見黑花飛蠅"** 治眼見黑花，赤痛昏暗，甘露湯方：萎蕤（焙，四兩）。右一味爲粗末，每服二錢匕，水一盞，入薄荷二葉，生薑一片，蜜少許，同煎至七分，去滓，食後、臨卧服。

⑤ 太平聖惠方：**《聖惠方》卷58"治卒淋澀痛諸方"** 治卒小便淋澀痛，又方：芭蕉根（四兩，切）、葳蕤（一兩，剉）。右件藥以水二大盞，煎至一盞三分，去滓，入滑石末二錢攪令匀，食前分爲三服服之。

⑥ 外臺秘要：**《外臺》卷38"石發大小便澀不通兼小便淋方一十六首"** 若發熱口乾，小便澀方，又方：取萎蕤五兩，煮汁飲之差。

⑦ 聖惠方：**《外臺》卷38"乳石發動熱氣上衝諸形候解壓方五十二首"** 又療乳石發……甘草（二兩，炙）、生犀角（一兩半，屑）、萎蕤（三兩）。右三味切，以水四升，煮取一升半，分服，甚效。（**按**：《聖惠方》未見此方。時珍誤注。）

⑧ 聖濟總録：**《普濟方》卷378"癇瘥身面腫"** 治小兒癇瘥後，血氣尚虚，而熱在皮膚，與氣相搏，通身頭面皆腫，又方：龍腦、葵子、萎蕤、茯苓、前胡（以上各一分）。右爲粗末，每服方寸許，水一大盞，煎至五分。……（**按**：《聖濟總録》未見此方。）

【附録】**鹿藥**《開寶》①。【志②曰】鹿藥:甘,温,無毒。主風血,去諸冷,益老起陽,浸酒服之。生姑臧已西,苗根並似黄精,鹿好食其根。【時珍曰】胡洽居士言鹿食九種解毒之草,此其一也。或云即是萎蕤,理亦近之。姑附以俟。

【附録】**委蛇**音威貽。○【《别録》③曰】味甘,平,無毒。主消渴少氣,令人耐寒。生人家園中,大枝長鬚,多葉而兩兩相值,子如芥子。【時珍曰】此亦似是萎蕤,併俟考訪。

知母《本經》④中品

【釋名】(蚳)〔蚔〕母《本經》⑤、音遲,《説文》作(芪)〔芪〕。連母《本經》、蝭母、蝭音匙,又音提,或作莐。貨母《本經》、地參《本經》、水參、又名水須、水浚⑥。蕁《爾雅》⑦音覃、莐藩音沈煩、苦心《别録》⑧、兒草《别録》。又名兒踵草、女雷、女理、鹿列、韭逢、東根、野蓼、昌支。【時珍曰】宿根之旁,初生子根,狀如蚔蝱之狀,故謂之蚔母。訛爲知母、蝭母也。餘多未詳。

【集解】【《别録》⑨曰】知母生河内川谷,二月、八月采根,暴乾。【弘景⑩曰】今出彭城。形似菖蒲而柔潤,葉至難死,掘出隨生,須枯燥乃止。【禹錫⑪曰】按《范子》云:提母出三輔,黄白者善。郭璞釋《爾雅》云:蕁,蝭母也。生山上,葉如韭。【頌⑫曰】今瀕河 懷、衛、彰德諸郡及解州、滁州亦有之。四月開青花如韭花,八月結實。

---

① 開寶:**《開寶》見《證類》卷11"鹿藥"** 味甘,温,無毒。主風血,去諸冷,益老起陽。浸酒服之。生姑臧已西。苗、根並似黄精。根,鹿好食。

② 志:見上注。

③ 别録:**《别録》見《證類》卷30"有名未用·威蛇"** 味甘,平,無毒。主消渴少氣,令人耐寒。生人家園中,大枝長鬚,多葉而两两相植,子如芥子。

④ 本經:**《本經》《别録》見《證類》卷8"知母"** 味苦,寒,無毒。主消渴熱中,除邪氣,肢體浮腫,下水,補不足,益氣,療傷寒,久瘧,煩熱,脅下邪氣,膈中惡及風汗、内疸。多服令人洩。一名蚔(音歧)母,一名連母,一名野蓼,一名地參,一名水參,一名水浚,一名貨母,一名蝭(音匙,又音提)母,一名女雷,一名女理,一名兒草,一名鹿列,一名韭逢,一名兒踵草,一名東根,一名水須,一名沉燔,一名蕁(杜含切)。生河内川谷。二月、八月採根,曝乾。

⑤ 本經:見上注。(**按**:"釋名"項下之"本經"皆同此。)

⑥ 水浚:(**按**:此名及前水須、水參均見《本經》。)

⑦ 爾雅:**《爾雅·釋草》(郭注)** 蕁,莐藩(生山上,葉如韭,一曰提母)。

⑧ 别録:見本頁注④。(**按**:"釋名"项下"别録"同此。)

⑨ 别録:見本頁注④。

⑩ 弘景:**《集注》見《證類》卷8"知母"** 陶隱居云:今出彭城。形似菖蒲而柔潤,葉至難死,掘出隨生,須枯燥乃止……

⑪ 禹錫:**《嘉祐》見《證類》卷8"知母"** 臣禹錫等謹按《爾雅》云:蕁,莐藩。釋曰:知母也,一名蕁,一名莐藩。郭云:生山上,葉如韭。范子云:提母出三輔,黄白者善。

⑫ 頌:**《圖經》見《證類》卷8"知母"** 知母,生河内川谷,今瀕河諸郡及解州、滁州亦有之。根黄色,似菖蒲而柔潤。葉至難死,掘出隨生,須燥乃止。四月開青花如韭花,八月結實……

根。【修治】【斅①曰】凡使，先於槐砧上剉細。（燒）〔焙〕乾，木臼杵擣，勿犯鐵器。【時珍曰】凡用，揀肥潤裏白者，去毛切。引經上行則用酒浸焙乾，下行則用鹽水潤焙。

【氣味】苦，寒，無毒。【大明②曰】苦、甘。【權③曰】平。【元素④曰】氣寒，味大辛、苦。氣味俱厚，沉而降，陰也。又云：陰中微陽，腎經本藥，入足陽明、手太陰經氣分。【時珍曰】得黄蘗及酒良，能伏鹽及蓬砂。【主治】消渴熱中，除邪氣，肢體浮腫，下水，補不足，益氣。《本經》⑤。療傷寒久瘧煩熱，脇下邪氣，膈中惡及風汗，内疸。多服令人洩。《别録》⑥。心煩躁悶，骨熱勞往來，産後蓐勞，腎氣勞，憎寒虚煩。甄權⑦。熱勞傳尸疰痛，通小腸，消痰止嗽，潤心肺，安心，止驚悸。大明⑧。凉心去熱，治陽明火熱，瀉膀胱、腎經火，熱厥頭痛，下痢腰痛，喉中腥臭。元素⑨。瀉肺火，滋腎水，治命門相火有餘。好古⑩。安胎，止子煩，辟射工、溪毒。時珍。

【發明】【權⑪曰】知母治諸熱勞患，人虚而口乾者，加用之。【杲⑫曰】知母入足陽明、手太

---

① 斅：**《炮炙論》見《證類》卷8"知母"**　雷公云：凡使，先於槐砧上細剉，焙乾，木臼杵擣，勿令犯鐵器。

② 大明：**《日華子》見《證類》卷8"知母"**　味苦、甘。

③ 權：**《藥性論》見《證類》卷8"知母"**　知母，君，性平。

④ 元素：**《醫學啓源》卷下"用藥備旨·知母"**　氣寒，味大辛。治足陽明火熱，大補益腎水、膀胱之寒。《主治秘要》云：性寒味苦，氣味俱厚，沉而降，陰也……又云：苦，陰中微陽。腎經本藥。

⑤ 本經：見786頁注④白字。

⑥ 别録：見786頁注④。

⑦ 甄權：**《藥性論》見《證類》卷8"知母"**　知母……主治心煩躁悶，骨熱勞往來，生産後蓐勞，腎氣勞，憎寒虚損……

⑧ 大明：**《日華子》見《證類》卷8"知母"**　……治熱勞，傳屍疰病，通小腸，消痰止嗽，潤心肺，補虚乏，安心，止驚悸。

⑨ 元素：**《湯液本草》卷4"知母"**　……《心》云：瀉腎中火，苦寒，凉心去熱。/**《醫學啓源》卷下"用藥備旨·知母"**　……治足陽明火熱，大補益腎水、膀胱之寒……（**按**：未能溯得盡合時珍所引之源。上出《心》云，乃李東垣之言。又時珍所引"熱厥頭痛，下痢腰痛，喉中腥臭"均不明來源。）

⑩ 好古：（**按**：此句多方查核，均未能溯得其源。）

⑪ 權：**《藥性論》見《證類》卷8"知母"**　知母……患人虚而口乾，加而用之。

⑫ 杲：**《珍珠囊·諸品藥性主治指掌》（《醫要集覽》本）**知母……其用有四：瀉無根之腎火；療有汗之骨蒸；止虚勞之陽勝；滋化源之陰生。/**《湯液本草》卷4"知母"**　東垣云：入足陽明、手太陰……仲景用此爲白虎湯，治不得眠者，煩躁也。煩者，肺也；躁者，腎也。以石膏爲君主，佐以知母之苦寒，以清腎之源。緩以甘草、粳米之甘，而使不速下也。/**《蘭室秘藏》卷下"小便淋闭门"**　……關，無出之謂，皆邪熱爲病也，分在氣在血而治之，以渴與不渴而辨之。如渴而小便不利者，是熱在上焦肺之分，故渴而小便不利也……肺合生水。若肺中有熱，不能生水，是絶其水之源。《經》云"虚則補其母"，宜清肺而滋其化源也……如不渴而小便不通者，熱在下焦血分，故不渴而大燥，小便不通也。熱閉于下焦者腎也，膀胱也，乃陰中之陰……《内經》云："無陽則陰無以生，無陰則陽無以化。"（**按**：《蘭室秘藏》此论之後，首列"治不渴而小便閉熱在下焦血分"之方，用黄柏、知母、肉桂，可知時珍所引小便閉塞之文，乃剪裁自《蘭室秘藏》也。）

陰,其用有四:瀉無根之腎火,療有(干)〔汗〕之骨蒸,止虚勞之熱,滋化源之陰。仲景用此入白虎湯治不得眠者,煩躁也。煩出於肺,躁出於腎,君以石膏,佐以知母之苦寒,以清腎之源,緩以甘草、粳米,使不速下也。又凡病小便閟塞而渴者,熱在上焦氣分,肺中伏熱不能生水,膀胱絶其化源,宜用氣薄味薄淡滲之藥,以瀉肺火、清肺金而滋水之化源。若熱在下焦血分而不渴者,乃真水不足,膀胱乾涸,乃無陰則陽無以化,法當用黄蘗、知母大苦寒之藥,以補腎與膀胱,使陰氣行而陽自化,小便自通。方法詳載"木部黄蘗"下。【時珍曰】腎苦燥,宜食辛以潤之。肺苦逆,宜食辛以瀉之。知母之辛苦寒涼,下則潤腎燥而滋陰,上則清肺金而瀉火,乃二經氣分藥也。黄蘗則是腎經血分藥。故二藥必相須而行,昔人譬之蝦與水母,必相依附。補陰之説,詳"黄蘗"條。

【附方】舊二,新五。久近痰嗽。自胸膈下塞停飲,至於臟腑。用知母、貝母各一兩,爲末,巴豆三十枚去油,研勻。每服一字,用薑三片,二面蘸藥,細嚼嚥下便睡,次早必瀉一行,其嗽立止。壯人乃用之。一方不用巴豆。《醫學集成》①。久嗽氣急。知母去毛切五錢,隔紙炒,杏仁薑水泡去皮尖焙五錢,以水一鍾半,煎一鍾,食遠温服。次以蘿蔔子、杏仁等分,爲末,米糊丸,服五十丸,薑湯下,以絶病根。鄧筆峰《雜興方》②。妊娠子煩。因服藥致胎氣不安,煩不得卧者。知母一兩,洗焙爲末,棗肉丸彈子大。每服一丸,人參湯下。醫者不識此病,作虚煩治,反損胎氣。產科鄭宗文得此方於陳藏器《本草拾遺》中,用之良驗。楊歸厚《産乳集驗方》③。妊娠腹痛。月未足,如欲産之狀。用知母二兩爲末,蜜丸梧子大,每粥飲下二十丸。陳延之《小品方》④。溪毒射工。凡中溪毒,知母連根葉擣作散服,亦可投水擣絞汁飲一二升。夏月出行,多取其屑自隨。欲入水,先取少許投水上流,便無畏。兼辟射工。亦可煮湯浴之,甚佳。《肘後良方》⑤。紫癜風疾。醋磨知母擦之,日三次。《衛生易簡方》⑥。嵌甲腫痛。知母燒存性,研,摻之。《多能方》⑦。

---

① 醫學集成:**《醫學集成》卷 3"咳逆嗽十五"** 一捻金:治遠年近日諸般痰嗽,自胸膈下塞,停飲至於臟腑,次早必利一次。即温補之。若小兒減藥末。知母、貝母(各一兩),爲末,巴豆三十箇,去油存性,另研,次入二味合勻。每服一字,用薑三片,二面蘸藥末,細嚼咽下,便睡,其嗽立止。

② 雜興方:(**按**:未見原書,待考。)

③ 産乳集驗方:**《婦人良方》卷 13"妊娠子煩方論"** 益母丸:治妊娠因服藥致胎氣不安,有似虚煩不得卧者,巢氏謂之子煩也。知母(一兩,洗,焙),右爲細末,以棗肉爲丸如彈子大。每服一丸,細嚼,煎人參湯送下。次見醫者,不識此證,作虚煩治之,損動胎氣宜矣。有識者,亦見有藥方。産科鄭宗文得于陳藏器《本草拾遺》中也。用之良驗。(方出《産乳》)

④ 小品方:**《婦人良方》卷 13"妊娠日月未足欲産方"** 《集驗》知母圓:治日月未足而痛,如欲産者。兼治産難及子煩。知母一味,爲細末,煉蜜圓如雞頭大,温酒嚼下,日三服。《千金》、崔氏、《小品》同。一方圓如梧桐子大,粥飲下二十圓。(**按**:此方亦見《千金方》卷 3"産難第五",然未注出"小品",劑量亦不盡合。)

⑤ 肘後良方:**《普濟方》卷 251"中毒門評"** 治溪毒中毒,以知母連根葉,擣作散服之。亦可擣取汁,飲二升。夏月出行,多取此屑自隨。欲入水,先取少許投水上流,便無畏。兼辟射工。亦可和水作湯浴之,甚佳。(**按**:《肘後方》未見此方。誤注出處。)

⑥ 衛生易簡方:**《衛生易簡方》卷 6"紫白癜風"** 治紫癜風:用知母以好醋濃磨,擦之。

⑦ 多能方:**《多能鄙事》卷 6"百藥類・經效方"** 治嵌甲,以知母燒灰爲末,乾糝之。

肉蓯蓉《本經》①上品

【釋名】肉松容吴普②、黑司命吴普③。○【時珍曰】此物補而不峻，故有從容之號。從容，和緩之貌。

【集解】【《別録》④曰】肉蓯蓉生河西山谷及代郡 雁門，五月五日采，陰乾。【普⑤曰】生河西山陰地，叢生，二月至八月采。【弘景⑥曰】代郡 雁門屬并州，多馬處便有之，言是野馬精落地所生。生時似肉，以作羊肉羹補虚乏極佳，亦可生噉，河南間至多。今第一出隴西，形扁(黄)〔廣〕，柔潤多花而味甘。次出北國者，形短而少花。巴東 建平間亦有而不嘉也。【恭⑦曰】此乃論草蓯蓉也，陶未見肉者。今人所用亦草蓯蓉刮去花，代肉蓯蓉，功力稍劣。【保昇⑧曰】出肅州 福禄縣沙中。三月、四月掘根，長尺餘，切取中央好者三四寸，繩穿陰乾，八月始好，皮有松子鱗甲。其草蓯蓉四月中旬采，長五六寸至一尺以來，莖圓紫色。【大明⑨曰】生教落樹下，并土塹上，此即非馬交之處，陶説誤爾。又有花蓯蓉，即暮春抽苗者，力較微爾。【頌⑩曰】今陜西州郡多有之，然不及西羌界中來者，肉厚而力緊。舊説是野馬遺瀝所生，今西人云大木間及土塹垣中多生，乃知自有種類爾。

---

① 本經：《本經》《別録》見《證類》卷7"肉蓯蓉" 味甘、酸、鹹，微温，無毒。主五勞七傷，補中。除莖中寒熱痛，養五藏，强陰，益精氣，多子，婦人癥瘕，除膀胱邪氣，腰痛，止痢。久服輕身。生河西山谷及代郡雁門。五月五日採，陰乾。

② 吴普：**《吴普本草》見《御覽》卷989"肉蓯蓉"**《吴氏本草》曰：肉蓯蓉，一名肉蓯蓉。神農、黄帝：鹹。雷公：酸。李氏：小温。生河東山陰地，長三四寸，藂生。或代郡雁門，二月八月採，陰乾用之。/**《吴普本草》見《證類》卷7"肉蓯蓉"** 《吴氏》云：肉蓯蓉，一名肉松蓉。神農、黄帝：鹹。雷公：酸。季氏：小温。生河西山陰地，長三四寸，叢生。或代郡，二月至八月採。(**按**：二者所引大同小異，然均無"黑司命"一名。)

③ 吴普：**《説郛》弓106《藥譜》** 黑司命(從容)。(**按**：《藥譜》即唐・侯寧極撰。時珍誤注出處。)

④ 別録：見本頁注①。

⑤ 普：見本頁注②。

⑥ 弘景：**《集注》見《證類》卷7"肉蓯蓉"** 陶隱居云：代郡雁門屬并州，多馬處便有，言是野馬精落地所生。生時似肉，以作羊肉羹，補虚乏極佳，亦可生啖。芮芮河南間至多。今第一出隴西，形扁廣，柔潤，多花而味甘。次出北國者，形短而少花。巴東建平間亦有，而不如也。

⑦ 恭：**《唐本草》見《證類》卷7"肉蓯蓉"** 《唐本》注：此注論草蓯蓉，陶未見肉者。今人所用亦草蓯蓉，刮去花用代肉爾。《本經》有肉蓯蓉，功力殊勝。比來醫人，時有用者。

⑧ 保昇：**《蜀本草》見《證類》卷7"肉蓯蓉"** 《蜀本》：《圖經》云，出肅州禄福縣沙中，三月、四月掘根，切取中央好者三四寸，繩穿陰乾。八月始好，皮如松子鱗甲，根長尺餘。其草蓯蓉，四月中旬採，長五六寸至一尺已來，莖圓紫色，採取壓令扁，日乾。原州、秦州、靈州皆有之。

⑨ 大明：**《日華子》見《證類》卷7"肉蓯蓉"** ……據《本草》云即是野馬精餘瀝結成。採訪人方知教落樹下並土塹上，此即非馬交之處，陶説誤耳。又有花蓯蓉，即是春抽苗者，力較微耳。

⑩ 頌：**《圖經》見《證類》卷7"肉蓯蓉"** 肉蓯蓉，生河西山谷及代郡雁門，今陜西州郡多有之，然不及西羌界中來者，肉厚而力緊。舊説是野馬遺瀝落地所生。今西人云大木間及土塹垣中多生此，非遊牝之所而乃有，則知自有種類耳。或疑其初生於馬瀝，後乃滋殖，如茜根生於人血之類是也……本經云五月五日採。五月恐已老不堪，故多三月採之……

或疑其初生於馬瀝，後乃滋殖，如茜根生於人血之類是也。五月采取，恐老不堪，故多三月采之。【震亨①曰】河西混一之後，今方識其真形，何嘗有所謂鱗甲者？盖蓯蓉罕得，人多以金蓮根用鹽盆制而爲之，又以草蓯蓉充之，用者宜審。【嘉謨②曰】今人以嫩松梢鹽潤僞之。

【修治】【斆③曰】（見）〔凡〕使先須清酒浸一宿，至明以椶刷去沙土浮甲，劈破中心，去白膜一重，如竹絲草樣。有此能隔人心前氣不散，令人上氣也。以甑蒸之，從午至酉取出，又用酥炙得所。

【氣味】甘，微温，無毒。【《别録》④曰】酸、鹹。【普⑤曰】神農、黄帝：鹹。雷公：酸。李當之：小温。【主治】五勞七傷，補中，除莖中寒熱痛，養五臟，强陰，益精氣，多子，婦人癥瘕。久服輕身。《本經》⑥。除膀胱邪氣腰痛，止痢。《别録》⑦。益髓，悦顔色，延年，大補壯陽，日御過倍，治女人血崩。甄權⑧。男子絶陽不興，女子絶陰不産，潤五臟，長肌肉，暖腰膝，男子洩精，〔尿〕血遺瀝，女子帶下陰痛。大明⑨。

【發明】【好古⑩曰】命門相火不足者，以此補之，乃腎經血分藥也。凡服蓯蓉以治腎，必妨心。【震亨⑪曰】峻補精血。驟用反動大便滑也。【斆⑫曰】强筋健髓，以蓯蓉、鱓魚二味爲末，黄精汁丸服之，力可十倍。此説出《乾寧記》。【頌⑬曰】西人多用作食。只刮去鱗甲，以酒浸洗去黑汁，

---

① 震亨：**《本草衍義補遺》"肉蓯蓉"** ……河西自從混一之後，人方知其真形，何曾有所謂鱗甲者……（（**按**：時珍所引"震亨"，僅此一句。其下言金蓮根、草蓯蓉事，乃陳嘉謨之論，見下條。）

② 嘉謨：**《蒙筌》總論"貿易辨真假"** 嫩松梢鹽潤爲肉蓯蓉。（金蓮草根鹽潤亦能假充。）/**卷1"肉蓯蓉"** 草蓯蓉（肉蓯蓉罕得真者，市多以此壓扁假充。又以金蓮草根鹽潤充賣，誤服之反有損也。）

③ 斆：**《炮炙論》見《證類》卷7"肉蓯蓉"** 雷公云：凡使，先須用清酒浸一宿，至明，以椶刷刷去沙土浮甲盡，劈破中心，去白膜一重，如竹絲草樣。是此偏隔人心前氣不散，令人上氣不出。凡使用，先須酒浸，并刷草了，却蒸，從午至酉，出，又用酥炙得所。

④ 别録：見789頁注①。

⑤ 普：見789頁注②。（**按**：原文"李氏"，一作"季氏"，時珍改作"李當之"。）

⑥ 本經：見789頁注①白字。

⑦ 别録：見789頁注①。

⑧ 甄權：**《藥性論》見《證類》卷7"肉蓯蓉"** 肉蓯蓉，臣。益髓，悦顔色，延年，治女人血崩，壯陽，日御過倍，大補益……

⑨ 大明：**《日華子》見《證類》卷7"肉蓯蓉"** 治男絶陽不興，女絶陰不産，潤五藏，長肌肉，暖腰膝，男子洩精，尿血，遺瀝，帶下，陰痛……

⑩ 好古：**《湯液本草》卷4"蓯蓉"** 《液》云：命門相火不足，以此補之。/**《湯液大法》卷2"治上必妨下，治下必妨上"** ……用蓯蓉以治腎必妨心……（**按**：此條乃綜合二書而成。"乃腎經血分藥也"一句尚不知其源。）

⑪ 震亨：**《衍義補遺·肉蓯蓉》** ……峻補精血，驟用反致動大便滑……

⑫ 斆：**《炮炙論·序》見《證類》卷1"序例上"** 强筋健骨，須是蓯鱔（蓯蓉並鱔魚二味，作末，以黄精汁丸服之，可力倍常十也。出《乾寧記》）/**《證類》卷7"肉蓯蓉"** 《陳藏器序》云：强筋健髓，蓯蓉、鱓魚爲末，黄精酒丸服之，力可十倍。此説出《乾寧記》。（**按**：《乾寧記》之説，見於《雷公炮炙論》之注，故時珍注出"斆"。此説宋·唐慎微收載於《證類》"肉蓯蓉"下，冠以"陳藏器序"。然出《乾寧記》則一。）

⑬ 頌：**《圖經》見《證類》卷7"肉蓯蓉"** ……西人多用作食品啖之，刮去鱗甲，以酒净洗，去黑汁，薄切，合山芋、羊肉作羹，極美好益人，食之勝服補藥……

薄切，合山芋、羊肉作羹，極美好，益人，勝服補藥。【宗奭[①]曰】洗去黑汁，氣味皆盡矣。然嫩者方可作羹，〔老者〕味苦。入藥少則不效。

【附方】舊一，新四。**補益勞傷**。精敗面黑，用蓯蓉四兩，水煮令爛，薄（細）切〔細〕研，精羊肉分爲四度，下五味，以米煮粥，空心食。《藥性論》[②]。**腎虚白濁**。肉蓯蓉、鹿茸、山藥、白伏苓等分，爲末，米糊丸梧子大，每棗湯下三十丸。《聖濟總録》[③]。**汗多便閟**。老人虚人皆可用。肉蓯蓉酒浸焙二兩，研，沈香末一兩，爲末，麻子仁汁打糊丸梧子大。每服七（分）〔十〕丸，白湯下。《濟生方》[④]。**消中易飢**。肉蓯蓉、山茱萸、五味子爲末，蜜丸梧子大，每鹽酒下二十丸。《醫學指南》[⑤]。**破傷風病**。口禁身强。肉蓯蓉切片晒乾，用一小盞，底上穿定，燒烟于瘡上熏之，累效。《衛生總微》[⑥]。

列當宋《開寶》[⑦]

【釋名】（粟）〔栗〕當《開寶》[⑧]、草蓯蓉《開寶》、花蓯蓉《日華》[⑨]。

【集解】【志[⑩]曰】列當生山南巖石上，如藕根，初生掘取，陰乾。【保昇[⑪]曰】原州、秦州、渭州、靈州皆有之。暮春抽苗，四月中旬采取，長五六寸至一尺以來，莖（园白）〔圓紫〕色，采取壓扁日乾。【頌[⑫]曰】草蓯蓉根與肉蓯蓉極相類，刮去花壓扁以代肉者，功力殊劣。即列當也。

---

① 宗奭：**《衍義》卷 8“肉蓯蓉”**　《圖經》……又曰：以酒浄洗，去黑汁作羹。黑汁既去，氣味皆盡。然嫩者方可作羹，老者苦。入藥少則不效。

② 藥性論：**《藥性論》見《證類》卷 7“肉蓯蓉”**　……主赤白下，補精敗，面黑，勞傷。用蓯蓉四兩，水煮令爛，薄切細研，精羊肉分爲四度，五味，以米煮粥，空心服之。

③ 聖濟總録：**《得效方》卷 7“漩濁”**　四精圓：治濁渴。鹿茸、蓯蓉、山藥、茯苓（各等分）。右爲末，米糊和圓如梧桐子大，每服三十圓，棗湯下。（**按**：《聖濟總録》未見此方。誤注出處。）

④ 濟生方：**《濟生方》“大便門·秘結論治”**　潤腸丸：治發汗、利小便亡津液，大腑秘，老人虚人皆可服。肉蓯蓉（酒浸，焙，二兩）、沉香（别研，一兩）。右爲細末，用麻子仁汁打糊爲丸，如梧桐子大，每服七十丸，空心，用米飲送下。

⑤ 醫學指南：**《普濟方》卷 178“痟渴·痟中”**　蓯蓉丸（出《指南方》）：治痟渴。蓯蓉、五味子、山茱萸（各等分）。右爲細末，煉蜜丸如梧桐子大，每服三十丸，用鹽酒飲下。

⑥ 衛生總微：**《小兒衛生總微論》卷 19“金瘡論”**　又方，治如前（治破傷風口噤身强）：右以肉蓯蓉切作片子，曬乾，用一小盞子底上穿一孔，合著，火燒藥，如香烟從孔中出，熏瘡口，累驗。

⑦ 開寶：**《開寶》見《證類》卷 11“列當”**　味甘，温，無毒。主男子五勞七傷，補腰腎，令人有子，去風血。煮及浸酒服之。生山南巖石上，如藕根。初生掘取陰乾。亦名栗當。一名草蓯蓉。

⑧ 開寶：見上注。（**按**：“釋名”項下“開寶”同此。）

⑨ 日華：**《日華子》見《證類》卷 7“肉蓯蓉”**　……又有花蓯蓉，即是春抽苗者，力較微耳。

⑩ 志：見本頁注⑦。

⑪ 保昇：**《蜀本草》見《證類》卷 7“肉蓯蓉”**　《蜀本》：《圖經》云……其草蓯蓉，四月中旬採，長五六寸至一尺已來，莖圓紫色，採取壓令扁，日乾。原州、秦州、靈州皆有之。

⑫ 頌：**《圖經》見《證類》卷 7“肉蓯蓉”**　肉蓯蓉……又有一種草蓯蓉，極相類，但根短，莖圓，紫色，比來人多取，刮去花，壓令扁，以代肉者，功力殊劣耳。又下品有列當……疑即是此物……

根。【氣味】甘，温，無毒。【主治】男子五勞七傷，補腰腎，令人有子，去風血，煮酒浸酒服之。《開寶》①。

【附方】舊一。陽事不興。栗當好者二斤，即列當，擣篩畢，以好酒一斗浸之經宿，隨性日飲之。昝殷《食醫心鏡》②。

鎖陽《補遺》③

【集解】【時珍曰】鎖陽出肅州。按陶九成《輟耕録》④云：鎖陽生韃靼田地，野馬或與蛟龍遺精入地，久之發起如笋，上豐下儉，鱗甲櫛比，筋脉連絡，絶類男陽，即肉蓯蓉之類。或謂里之淫婦，就而合之，一得陰氣，勃然怒長。土人掘取洗滌，去皮薄切，晒乾，以充藥貨，功力百倍於蓯蓉（此）〔也〕。時珍疑此自有種類，如肉蓯蓉、列當，亦未必盡是遺精所生也。

【氣味】甘，温，無毒。【主治】大補陰氣，益精血，利大便。虚人大便燥結者，啖之可代蓯蓉，煮粥彌佳。不燥結者勿用。震亨⑤。潤燥養筋，治痿弱。時珍。

赤箭《本經》⑥上品 天麻宋《開寶》⑦【校正】天麻係宋本重出，今併爲一。

【釋名】赤箭芝《藥性》⑧、獨摇芝《抱朴子》⑨、定風草《藥性》⑩、離母《本經》⑪、

---

① 開寶：見前頁注⑦。

② 食醫心鏡：**《證類》卷 11"列當"** 《食醫心鏡》：主興陽事。栗當二斤，一名列當。擣篩畢，以酒一㪷，浸經宿，遂性飲之。

③ 補遺：**《衍義補遺·鎖陽》** 味甘，可啖，煮粥彌佳。補陰氣，治虚而大便燥結者用，虚而大便不燥結者勿用。亦可代蓯蓉也。

④ 輟耕録：**《輟耕録》卷 10"鎖陽"** 韃靼田地，野馬或與蛟龍交，遺精入地，久之發起如笋，上豐下儉，鱗甲櫛比，筋脉連絡，其形絶類男陰，名曰鎖陽。即肉從容之類。或謂里婦之淫者就合之，一得陰氣，勃然怒長。土人掘取，洗滌去皮，薄切曬乾，以充藥貨，功力百倍於從容也。

⑤ 震亨：見本頁注③。

⑥ 本經：**《本經》《别録》見《證類》卷 6"赤箭"** 味辛，温。主殺鬼精物，蠱毒惡氣，消癰腫，下支滿，疝（音山），下血。久服益氣力，長陰，肥健，輕身增年。一名離母，一名鬼督郵。生陳倉川谷、雍州及太山、少室。三月、四月、八月採根，暴乾。

⑦ 開寶：**《開寶》見《證類》卷 9"天麻"** 味辛，平，無毒。主諸風濕痹，四肢拘攣，小兒風癇驚氣，利腰膝，强筋力。久服益氣，輕身，長年。生鄆州、利州、太山、嶗山諸山。五月採根，暴乾。（葉如芍藥而小，當中抽一莖，直上如箭簳，莖端結實，狀若續隨子。至葉枯時，子黄熟。其根連一二十枚，猶如天門冬之類。形如黄瓜，亦如蘆菔，大小不定。彼人多生啖，或蒸煮食之。今多用鄆州者佳。）

⑧ 藥性：**《藥性論》見《證類》卷 9"天麻"** 赤箭脂，一名天麻，又名定風草……

⑨ 抱朴子：**《抱朴子内篇》卷 11"仙藥"** ……草芝，有獨摇芝，無風自動……（**按**：《圖經》引《抱朴子》所載别名尤多，見 793 頁注①。）

⑩ 藥性：見本頁注⑧。

⑪ 本經：見本頁注⑥白字。

合離草《抱朴子》①、神草吴普②、鬼督郵《本經》③。【弘景④曰】赤箭亦是芝類。其莖如箭簳,赤色,葉生其端。根如大魁,又云如芋,有十二子爲衛。有風不動,無風自摇。如此,亦非俗所見。而徐長卿亦名鬼督郵。又有鬼箭,莖有羽,其主療並相似,而益(大)〔人〕乖異,並非此赤箭也。【頌⑤曰】按《抱朴子》云:仙方有合離草,一名獨摇芝,一名離母。所以謂之合離、離母者,此草下根如芋魁,有游子十二枚周環之,以倣十二辰也。去大魁數尺,皆有細根如白髮,雖相須而實不相連,但以氣相屬爾。如兔絲之草,下有伏(苓)〔菟〕之根。無此則絲不得上,亦不相屬也。然則赤箭之異,陶隱居已云非俗所見。兔絲之下有伏菟,亦不聞有見者。殆其種類時有神異者而如此爾。【時珍曰】赤箭以狀而名,獨摇、定風以性異而名,離母、合離以根異而名,神草、鬼督郵以功而名。天麻即赤箭之根,《開寶本草》重出一條,詳後"集解"下。

【集解】【《别録》⑥曰】赤箭生陳倉川谷、雍州及太山、少室,三月、四月、八月采根,暴乾。【弘景⑦曰】陳倉今屬雍州 扶風郡。【志⑧曰】天麻生鄆州、利州、太山、勞山諸處,五月采根暴乾。葉如芍藥而小,當中抽一莖,直上如箭簳。莖端結實,狀若續隨子。至葉枯時,子黄熟。其根連一十二枚,猶如天門冬之類。形如黄瓜,亦如蘆菔,大小不定。彼人多生噉,或蒸煮食之。今多用鄆州者佳。【恭⑨曰】赤箭是芝類。莖似箭簳,赤色。端有花,葉赤色,遠看如箭有羽。四月開花,結實似枯苦楝子,核作五六稜,中有肉如麪,日暴則枯萎。其根皮肉汁,大類天門冬,惟無心脉爾。去根五六寸,有十餘子衛之,似芋,可生噉之,無乾服之法。【頌⑩曰】赤箭今江 湖間亦有之,然不中藥用。其苗

---

① 抱朴子:**《圖經》見《證類》卷 6"赤箭"** 《抱朴子》云:按仙方中,有合離草,一名獨摇,一名離母,所以謂之合離、離母者……

② 吴普:**《御覽》卷 991"鬼督郵"** 《吴氏本草》曰:鬼督邮,一名神草,一名閻狗……

③ 本經:見 792 頁注⑥白字。

④ 弘景:**《集注》見《證類》卷 6"赤箭"** 陶隱居云:陳倉屬雍州扶風郡。**按**:此草亦是芝類。云莖赤如箭杆,葉生其端。根如人足,又云如芋,有十二子爲衛。有風不動,無風自摇。如此亦非俗所見,而徐長卿亦名鬼督郵。又復有鬼箭,莖有羽,其療並相似,而益人乖異,恐並非此赤箭。

⑤ 頌:**《圖經》見《證類》卷 6"赤箭"** ……《抱朴子》云:按仙方中,有合離草,一名獨摇,一名離母,所以謂之合離、離母者,此草爲物,下根如芋魁,有遊子十二枚周環之,去大魁數尺,雖相須,而實不連,但以氣相屬耳。如菟絲之草下有伏菟之根,無此菟,則絲不得上,亦不相屬也。然則赤箭之異,陶隱居已云,此亦非俗所見。菟絲之下有伏菟,亦不復聞有見者,殆其種類中時有神異者,乃如此耳……

⑥ 别録:見 792 頁注⑥。

⑦ 弘景:見本頁注④。

⑧ 志:見 792 頁注⑦。

⑨ 恭:**《唐本草》見《證類》卷 6"赤箭"** 《唐本》注:此芝類,莖似箭杆。赤色,端有花、葉,遠看如箭有羽。根、皮、肉汁與天門冬同,惟無心脉。去根五六寸,有十餘子衛,似芋。其實似苦楝子,核作五六稜,中肉如麵,日暴則枯萎也。得根即生啖(音澹)之,無乾服法也。

⑩ 頌:**《圖經》見《證類》卷 6"赤箭"** 赤箭,生陳倉川谷、雍州及泰山、少室,今江湖間亦有之,然不中藥用……三月、四月、八月採根,暴乾。今三月、四月採苗,七月、八月、九月採根。……與《本經》参差不同,難以兼著,故但從今法……/**卷 9"天麻"《圖經》**天麻,生鄆州、利州、泰山、嶗山諸山,今京東、京西、湖南、淮南州郡亦有之。春生苗,初出若芍藥,獨抽一莖直上,高三二(轉下頁注)

如蘇恭所説，但本經云三月、四月、八月采根，不言用苗。而今方家乃三月、四月采苗，七月、八月、九月采根，與本經參差不同，難以兼著，故但從今法。又曰：天麻今汴京東西、湖南、淮南州郡皆有之。春生苗，初出若芍藥，獨抽一莖直上，高三四尺，如箭簳狀，青赤色，故名赤箭芝。莖中空，依半以上，貼莖微有尖小葉。稍頭生成穗，開花結子，如豆粒大。其子至夏不落，却透虚入莖中，潛生土内。其根形如黄瓜，連生一二十枚，大者至重半斤，或五六兩。其皮黄白色，名曰龍皮。肉名天麻，二月、三月、五月、八月内采。初得乘潤刮去皮，沸湯略煮過，暴乾收之。嵩山、衡山人，或取生者蜜煎作果食，甚珍之。【宗奭[①]曰】赤箭，天麻苗也。與天麻治療不同，故後人分爲二條。【承[②]曰】今醫家見用天麻，即是赤箭根。《開寶本草》又於中品出"天麻"一條，云出鄆州。今之赤箭根苗，皆自齊 鄆而來者爲上。蘇頌《圖經》所載天麻之狀，即赤箭苗之未長大者也。赤箭用苗，有自表入裏之功；天麻用根，有自内達外之理。根則抽苗徑直而上，苗則結子成熟而落，返從簳中而下，至土而生，此粗可識其外内主治之理。今翰林沈括最爲博識，(常)〔嘗〕云：古方用天麻不用赤箭，用赤箭不用天麻，則天麻、赤箭本爲一物明矣。【機[③]曰】赤箭、天麻一物也，經分爲二，以根與苗主治不同也。産不同地者，各有所宜也。【時珍曰】《本經》止有赤箭，後人稱爲天麻。甄權《藥性論》云"赤箭芝一名天麻"，本自明白。宋人馬志重修本草，重出天麻，遂致分辯如此。沈括《筆談》[④]云：《神農本草》明言赤箭采根。後人謂其莖如箭，疑當用莖，蓋不然也。譬如鳶尾、牛膝，皆因莖葉相似，其用則根，何足疑哉？上品五芝之外，補益上藥，赤箭爲第一。世人惑於天麻之説，遂止用之治風，良可惜哉。沈公此説雖是，但根莖並皆可用。天麻子從莖中落下，俗名還筒子。其根暴乾，肉色堅白，如羊角色，呼羊角天麻。蒸過黄皺如乾瓜者，俗呼醬瓜天麻，皆可用者。一種形尖而空，薄如玄參狀者，不

(接上頁注)尺，如箭簳狀，青赤色，故名赤箭脂。莖中空，依半以上，貼莖微有尖小葉。梢頭生成穗，開花，結子如豆粒大。其子至夏不落，却透虚入莖中，潛生土内。其根形如黄瓜，連生一二十枚，大者有重半斤或五六兩。其皮黄白色，名白龍皮，肉名天麻。二月、三月、五月、八月内採。初取得，乘潤刮去皮，沸湯略煮過，暴乾收之。嵩山、衡山人或取生者蜜煎作果食之，甚珍。

① 宗奭：**《衍義》卷7"赤箭"** 赤箭，天麻苗也。然與天麻治療不同，故後人分之爲二……

② 承：**陳承"别説"見《證類》卷6"赤箭"** 謹按：今醫家見用天麻，即是此赤箭根。今《補注》與《圖經》所載，乃别是一物，中品之下又出天麻一目，注云出鄆州。考今之所出，赤箭根苗，乃自齊鄆而來者爲上。今翰林沈公括最爲博識，嘗解此一説云：古方用天麻者不用赤箭，用赤箭者即無天麻，方中諸藥皆同，而唯此名或别，即是天麻、赤箭本爲一物，並合用根也。今中品之下，所别出天麻一目，乃與此赤箭所説，都不相干，即明别是一物爾。然中品之下所爲天麻者，世所未嘗見用，今就此赤箭根爲天麻，則與今所用不相違。然赤箭則言苗，用之有自表入裏之功；天麻則言根，用之有自内達外之理。根則抽苗徑直而上，苗則結子成熟而落，返從杆中而下，至土而生，似此麤可識其外内主治之理。/**陳承"别説"見《證類》卷9"天麻"** 謹按：赤箭條下所説甚詳，今就此考之，尤爲分明。詳此，《圖經》之狀，即赤箭苗之未長大者。二説前後自不同，則所爲紫花者，又不知是何物也。若依赤箭條後用之爲是。(**按**：時珍糅合"赤箭"、"天麻"兩藥下之"别説"，且有删節。)

③ 機：(**按**：或出《本草會編》。書佚，無可溯源。)

④ 筆談：**《夢溪筆談》卷26"藥議"** 赤箭……《本草》明稱採根陰乾，安得以苗爲之？草藥上品，除五芝之外，赤箭爲第一，此神仙補理養生上藥。世人惑於天麻之説，遂止用之治風，良可惜哉。以謂其莖如箭，既言赤箭，疑當用莖，此尤不然。至如鳶尾、牛膝之類，皆謂莖葉有所似，用則用根耳，何足疑哉？

堪用。《抱朴子》①云：獨摇芝生高山深谷之處，所生左右無草。其莖大如手指，赤如丹素。葉似小莧。根有大魁如斗，細者如雞子十二枚繞之。人得大者，服之延年。按此乃天麻中一種神異者，如人參中之神參也。【斆②曰】凡使天麻勿用御風草，二物相似，只是葉莖不同。御風草根莖斑，葉背白有青點。使御風草即勿使天麻。若同用，令人有腸結之患。

【正誤】【藏器③曰】天麻生平澤，似馬鞭草，節節生紫花。花中有子，如(箱)〔青葙〕子，子性寒，作飲去熱氣。莖葉搗傅癰腫。○【承④曰】藏器所説，與赤箭不相干，乃别一物也。【時珍曰】陳氏所説，乃一種天麻草，是益母草之類是也。《嘉祐本草》誤引入"天麻"下耳。今正其誤。

【修治】【斆⑤曰】修事天麻，十兩剉，安于瓶中。用蒺藜子一鎰，緩火熬焦，盖于天麻上，以三重紙封繫，從巳至未，取出蒺藜炒過，盖繫如前，凡七遍。用布拭上氣汗，刀劈焙乾，單搗用。若用御風草，亦同此法。【時珍曰】此乃治風痺藥，故如此修事也。若治肝經風虚，惟洗净，以濕紙包，於煻火中煨熟，取出切片，酒浸一宿，焙乾用。

赤箭。【氣味】辛，温，無毒。【志⑥曰】天麻，辛、平，無毒。【大明⑦曰】甘，暖。【權⑧曰】赤箭芝一名天麻。味甘，平，無毒。【好古⑨曰】苦，平，陰中之陽也。【主治】殺鬼精物，蠱毒惡氣。久服益氣力，長陰肥健。《本經》⑩。輕身增年，消癰腫，下支滿，寒疝下血。《别録》⑪。天麻：主諸風濕痺，四肢拘攣，小兒風癇驚氣，利腰膝，

---

① 抱朴子：**《抱朴子内篇》卷11"仙藥"** ……草芝，有獨摇芝，無風自動，其莖大如手指，赤如丹素，葉似莧，其根有大魁如斗，有細者如雞子，十二枚周繞大根之四方，如十二辰也。相去丈許，皆有細根如白髮以相連。生高山深谷之上，其所生左右無草。得其大魁，末服之盡，則得千歲……

② 斆：**《炮炙論》見《證類》卷9"天麻"** 雷公云：凡使，勿用御風草，緣與天麻相似，只是葉、莖不同。其禦風草根、莖斑，葉皆白有青點。使御風草根，勿使天麻。二件若同用，即令人有腸結之患……

③ 藏器：**《拾遺》見《證類》卷9"天麻"** 陳藏器云：天麻，寒。主熱毒癰腫。擣莖、葉傅之。亦取子作飲，去熱氣。生平澤。似馬鞭草，節節生紫花，花中有子，如青葙子。

④ 承：**陳承"别説"見《證類》卷6"天麻"** 謹按：赤箭條下所説甚詳，今就此考之，尤爲分明……則所爲紫花者，又不知是何物也。若依赤箭條後用之爲是。/**陳承"别説"見《證類》卷6"赤箭"** 謹按……今中品之下，所别出天麻一目，乃與此赤箭所説，都不相干，即明别是一物爾。(**按**：陳承并無直接評論"藏器所説"之語，時珍臆度而改寫之。)

⑤ 斆：**《炮炙論》見《證類》卷9"天麻"** 雷公云……修事天麻十兩，用蒺蔾子一鎰，緩火熬焦熟後，便先安置天麻十兩於瓶中，上用火熬過蒺蔾子，蓋内，外便用三重紙蓋並繫，從巳至未時，又出蒺蔾子，再入熬炒，準前安天麻瓶内，用炒了蒺蔾子於中，依前蓋。又隔一伏時後出，如此七遍，瓶盛出後，用布拭上氣汗，用刀劈，焙之，細剉，單擣。然用御風草，修事法亦同天麻。

⑥ 志：見792頁注⑦。

⑦ 大明：**《日華子》見《證類》卷9"天麻"** 味甘，暖……

⑧ 權：**《藥性論》見《證類》卷9"天麻"** 赤箭脂，一名天麻，又名定風草。味甘、平……/**卷6"赤箭"** 赤箭：無毒。

⑨ 好古：**《湯液本草》卷3"天麻"** 氣平，味苦，無毒。(**按**："陰中之陽"一句未能溯得其源。)

⑩ 本經：見792頁注⑥白字。

⑪ 别録：見792頁注⑥。

强筋力。久服益氣,輕身長年。《開寶》①。治冷氣㿏痹,攤緩不隨,語多恍惚,善驚失志。甄權②。助陽氣,補五勞七傷,鬼疰,通血脉,開竅。服食無忌。大明③。治風虚眩運頭痛。元素④。

【發明】【杲⑤曰】肝虚不足者,宜天麻、芎藭以補之。其用有四:療大人風熱頭痛,小兒風癇驚悸,諸風麻痺不仁,風熱語言不遂。【時珍曰】天麻乃肝經氣分之藥。《素問》云:諸風掉眩,皆屬于木。故天麻入厥陰之經而治諸病。按羅天益⑥云:眼黑頭旋,風虚内作,非天麻不能治。天麻乃定風草,故爲治風之神藥。今有久服天麻藥,遍身發出紅丹者,是其祛風之驗也。【宗奭⑦曰】天麻須别藥相佐使,然後見其功,仍須加而用之。人或蜜漬爲果,或蒸煮食,當深思則得矣。

【附方】新二。天麻丸。消風化痰,清利頭目,寬胸利膈。治心忪煩悶,頭運欲倒,項急,肩背拘倦,神昏多睡,肢節煩痛,皮膚瘙痒,偏正頭痛,鼻齆,面目虚浮,並宜服之。天麻半兩,芎藭二兩,爲末,煉蜜丸如芡子大。每食後嚼一丸,茶酒任下。《普濟方》⑧。腰脚疼痛。天麻、半夏、細辛各二兩,絹袋二箇,各盛藥令匀,蒸熱交互熨痛處,汗出則愈。數日再熨。《衛生易簡方》⑨。

還筒子。【主治】定風補虚,功同天麻。時珍。

【附方】新一。益氣固精,補血黑髮益壽,有奇效。還同子半兩,芡實半兩,金銀花二兩,破故紙酒浸春三、夏一、秋二、冬五日,焙,研末二兩,各研末,蜜(梧)〔糊〕丸梧子大。每服五十丸,空心鹽湯、温酒任下。鄭西泉所傳方。鄧才《雜興方》⑩。

---

① 開寶:見 792 頁注⑦。

② 甄權:**《藥性論》見《證類》卷 9"天麻"** ……能治冷氣㿏痹,攤緩不遂,語多恍惚,多驚失志。

③ 大明:**《日華子》見《證類》卷 9"天麻"** ……助陽氣,補五勞七傷,鬼疰,蠱毒,通血脉,開竅,服無忌。

④ 元素:**《醫學啓源》卷下"用經備旨・法象餘品"** 天麻半夏湯……云眼黑頭眩,虚風内作,非天麻不能治。/**《本草發揮》卷 2"天麻"** 潔古云:治風痰眩運頭痛。

⑤ 杲:**《珍珠囊・諸品藥性主治指掌》(《醫要集覽》本)** 天麻……其用有四:療大人風熱頭眩;治小兒風癇驚悸;祛風麻痺不仁;主癱瘓語言不遂。(**按**:"肝虚不足"句,尚未溯得其源。)

⑥ 羅天益:**《衛生寶鑒》卷 9"諸風門"** 半夏茯苓天麻湯……眼黑頭旋,風虚内作,非天麻不能除。天麻苗謂之定風草,獨不爲風所摇,以治内風之神藥。(**按**:此説亦見於同書卷 22"風痰治驗"、張元素《醫學啓源》卷下"天麻半夏湯"等處。)

⑦ 宗奭:**《衍義》卷 10"天麻"** 天麻用根,須别藥相佐使,然後見其功,仍須加而用之。人或蜜漬爲果,或蒸煮食。用天麻者,深思之則得矣。苗則赤箭也。

⑧ 普濟方:**《御藥院方》卷 1"治風藥門"** 芎藭天麻丸:清利頭目,消風化痰,寬胃利膈。心忪煩悶,旋運欲倒,頸項緊急,肩背拘倦,神昏多睡,肢體煩痛,皮膚瘙痒,偏正頭痛,鼻塞聲重,面目浮腫,並宜服之。芎藭(二兩)、天麻(半兩),右二味爲細末,煉蜜爲丸,每一兩半作二十丸,每服一丸,食後細嚼,茶酒任下。(**按**:本方雖見於《普濟方》,然《普濟方》又註明出《御藥院方》。故今溯源至元代《御藥院方》。)

⑨ 衛生易簡方:**《衛生易簡方》卷 3"腰脅痛"** 治腰脚疼痛,又方:用天麻、細辛、半夏各二兩,絹袋二個,各盛藥三兩,煮熟,交互熨痛處,汗出則愈。

⑩ 雜興方:(**按**:書佚,無可溯源。)

术直律切○《本經》[1]上品

【釋名】山薊《本經》[2]、**楊枹**音孚、**枹薊**《爾雅》[3]、**馬薊**《綱目》、**山薑**《别録》[4]、**山連**《别録》、**吃力伽**《日華》[5]。○【時珍曰】按《六書本義》[6]，术字篆文，象其根幹枝葉之形。《吴普本草》[7]一名山芥，一名天薊。因其葉似薊而味似薑、芥也。西域謂之吃力伽，故《外臺秘要》有吃力伽散。楊州之域多種白术，其狀如枹，故有楊枹及枹薊之名，今人謂之吴术是也。枹乃鼓槌之名。古方二术通用，後人始有蒼、白之分，詳見下。

【集解】【《别録》[8]曰】术生鄭山山谷、漢中、南鄭，二月、三月、八月、九月采根，暴乾。【弘景[9]曰】鄭山，即南鄭也。今處處有，以蔣山、白山、茅山者爲勝。十一月、十二月采者好，多脂膏而甘。其苗可作飲，甚香美。术有兩種：白术葉大有毛而作椏，根甜而少膏，可作丸散用；赤术葉細無椏，根小苦而多膏，可作煎用。東境术大而無氣烈，不任用。今市人賣者，皆以米粉塗令白，非自然矣，用時宜刮去之。【頌[10]曰】术，今處處有之，以茅山、嵩山者爲佳。春生苗，青色無椏。莖作蒿幹

---

① 本經：**《本經》《别録》(《藥對》)見《證類》卷6"术"**　味苦、甘，温，無毒。主風寒濕痹，死肌，痙(巨井切)疸，止汗，除熱，消食。主大風在身面，風眩頭痛，目淚出，消痰水，逐皮間風水結腫，除心下急滿及霍亂吐下不止，利腰臍間血，益津液，暖胃，消穀，嗜食。作煎餌，久服輕身，延年，不飢。一名山薊，一名山薑，一名山連。生鄭山山谷、漢中、南鄭。二月、三月、八月、九月採根，暴乾。(防風、地榆爲之使。)

② 本經：見上注白字。

③ 爾雅：**《爾雅·釋草》(郭注)**　楊桴薊(注：似薊而肥大，今呼之馬薊。)(**按**：金陵本原闕出處。今補。《爾雅》"楊桴薊"，時珍分成"楊桴、桴薊"二名。)

④ 别録：見本頁注①。(**按**：下一"别録"同此。)

⑤ 日華：**《日華子》見《證類》卷6"术"**　……又名吃力伽。

⑥ 六書本義：(**按**：此書雖然介紹某些草木原字與其象根幹枝葉形狀之關聯，但未列舉"术"爲例。)

⑦ 吴氏本草：**《吴普本草》見《證類》卷6"术"**　《吴氏本草》云：术，一名山芥，一名天蘇。/**《藝文類聚》卷81"术"**《吴氏本草》曰：术，一名山連，一名山芥，一名天蘇，一名山薑。(**按**：時珍引"天蘇"作"天薊"，乃據葉形改字。)

⑧ 别録：見本頁注①。

⑨ 弘景：**《集注》見《證類》卷6"术"**　陶隱居云：鄭山即南鄭也，今處處有，以蔣山、白山、茅山者爲勝。十一月、十二月、正月、二月採好，多脂膏而甘。《仙經》云：亦能除惡氣，弭災疹。丸散煎餌並有法。其苗又可作飲，甚香美，去水。术乃有兩種：白术，葉大有毛而作椏，根甜而少膏，可作丸散用；赤术，葉細無椏，根小苦而多膏，可作煎用……東境术大而無氣烈，不任用。今市人賣者，皆以米粉塗令白，非自然，用時宜刮去之。

⑩ 頌：**《圖經》見《證類》卷6"术"**　术生鄭山山谷、漢中、南鄭，今處處有之，以嵩山、茅山者爲佳。春生苗，青色無椏。一名山薊，以其葉似薊也。莖作蒿幹狀，青赤色，長三二尺以來。夏開花，紫碧色，亦似刺薊花，或有黄白花者。入伏後結子，至秋而苗枯。根似薑而傍有細根，皮黑，心黄白色，中有膏液紫色……乾濕並通用……陶注《本草》云：白术葉大而有毛，甜而少膏，赤术細苦而多膏是也。其生平地而肥大於衆者，名楊枹薊，今呼之馬薊，然則楊枹即白术也。今白术生杭、越、舒、宣州高山崗上，葉葉相對，上有毛，方莖，莖端生花，淡紫碧紅數色，根作椏生。二月、三月、八月、九月採根，暴乾。以大塊紫花者爲勝，又名乞力伽。凡古方云术者，乃白术也。非謂今之术矣。

狀，青赤色，長三二尺以來。夏開花，紫碧色，亦似刺薊花，或有黄白色者。入伏後結子，至秋而苗枯。根似薑而旁有細根，皮黑，心黄白色，中有膏液紫色。其根乾濕並通用。陶隱居言术有二種，則《爾雅》所謂枹薊，即白术也。今白术生杭、越、舒、宣州高山崗上，葉葉相對，上有毛，方莖，莖端生花，淡紫碧紅數色，根作椏生。二月、三月、八月、九月采，暴乾用，以大塊紫花爲勝。古方所用术者，皆白术也。【宗奭①曰】蒼术長如大小指，肥實，皮色褐，其氣味辛烈，須米泔浸洗去皮用。白术粗促，色微褐，其氣亦微辛苦而不烈。古方及《本經》止言术，不分蒼、白二種，亦宜兩審。【時珍曰】蒼术，山薊也，處處山中有之。苗高二三尺，其葉抱莖而生，稍間葉似棠梨葉，其脚下葉有三五叉，皆有鋸齒小刺。根如老薑之狀，蒼黑色，肉白有油膏。白术，枹薊也，吴 越有之。人多取根栽蒔，一年即稠。嫩苗可茹，葉稍大而有毛。根如指大，狀如鼓槌，亦有大如拳者。彼人剖開暴乾，謂之削术，亦曰片术。陳自(良)〔明〕言白而肥者，是浙术；瘦而黄者，是幕阜山所出，其力劣。昔人用术不分赤白。自宋以來，始言蒼术苦辛氣烈，白术苦甘氣和，各自施用，亦頗有理。並以秋采者佳，春采者虚軟易壞。嵇含《南方草木狀》②云：藥有乞力伽，即术也。瀕海所産，一根有至數斤者，采餌尤良。【嘉謨③曰】浙术俗名雲頭术，種平壤，頗肥大，由糞力也，易潤油。歙术俗名狗頭术，雖瘦小，得土氣充也，甚燥白，勝于浙术，寧國、昌化、池州者，並同歙术，境相鄰也。

术。白术也。**【氣味】甘，温，無毒。**【《别録》④曰】甘。【權⑤曰】甘、辛。【杲⑥曰】味苦而甘，性温，味厚氣薄，陽中陰也，可升可降。【好古⑦曰】入手太陽、少陰，足太陰、陽明、少陰、厥陰六經。【之才⑧曰】防風、地榆爲之使。【權⑨曰】忌桃、李、菘菜、雀肉、青魚。【嘉謨⑩曰】咀後人乳汁潤之，制其性也。脾病以陳壁土炒過，竊土氣以助脾也。**【主治】風寒濕痺，死肌痙疸，止汗，除熱，消食。作煎餌久服，輕身延年不飢。**《本經》⑪。**主大風在身**

---

① 宗奭：**《衍義》卷7“蒼术”** 其長如大小指，肥實，皮色褐，氣味辛烈，須米泔浸洗，再换泔，浸二日，去上粗皮。白术粗促，色微褐，氣味亦微辛苦而不烈。古方及《本經》止言术，未見分其蒼、白二種也……殊不詳本草元無白术之名，近世多用，亦宜兩審……

② 南方草木狀：**《南方草木狀》卷上** 藥有乞力伽，术也。瀕海所産，一根有至數斤者。劉涓子取以作煎，令可丸，餌之長生。

③ 嘉謨：**《蒙筌》卷1“白术”** 浙术(俗呼雲頭术)種平壤，頗肥大，由糞力滋溉。歙术(俗呼狗頭术)，産深谷，雖瘦小，得土氣充盈。(甯國、池州、昌化産者，並與歙類，境界相鄰故也。)

④ 别録：見797頁注①。

⑤ 權：**《藥性論》見《證類》卷6“术”** ……味甘、辛，無毒……

⑥ 杲：**《本草發揮》卷1“白术”** 東垣云：白术味苦而甘，性温，味厚氣薄，陽中陰也。/**《珍珠囊·諸品藥性主治指掌》(《醫要集覽》本)白术** ……可升可降……

⑦ 好古：**《湯液本草》卷3“白术”** ……入手太陽、少陰經，足陽明、太陰、少陰、厥陰四經。

⑧ 之才：**古本《藥對》**見797頁注①括號中七情文。

⑨ 權：**《藥性論》見《證類》卷6“术”** ……忌桃、李、雀肉、菘菜、青魚……

⑩ 嘉謨：**《蒙筌》卷1“白术”** 咀後人乳汁潤之，制其性也。潤過陳壁土和炒，竊彼氣焉。(取向東陳年壁土研細，和炒褐色，篩去土用之。此因脾土受傷，故竊真土氣以補助爾。若非脾病，不必拘此制。)

⑪ 本經：見797頁注①白字。

面,風眩頭痛,目淚出,消痰水,逐皮間風水結腫,除心下急滿,霍亂吐下不止,利腰臍間血,益津液,暖胃消穀嗜食。《别録》①。治心腹脹滿,腹中冷痛,胃虚下利,多年氣痢,除寒熱,止嘔逆。甄權②。〔止〕反胃,利小便,主五勞七傷,補腰膝,長肌肉,治冷氣,痃癖氣塊,婦人冷癥瘕。大明③。除濕益氣,和中補陽,消痰逐水,生津止渴,止瀉痢,消足脛濕腫,除胃中熱、肌熱。得枳實,消痞滿氣分。佐黄芩,安胎清熱。元素④。理胃益脾,補肝風虚。主舌本强,食則嘔,胃脘痛,身體重,心下急痛,心下水痞,衝脉爲病,逆氣裏急,臍腹痛。好古⑤。

【發明】【好古⑥曰】本草無蒼、白术之名。近世多用白术治皮間風,(出)〔止〕汗消痰,補胃和中,利腰臍間血,通水道。上而皮毛,中而心胃,下而腰臍,在氣主氣,在血主血,無汗則發,有汗則止,與黄耆同功。【元素⑦曰】白术除濕益燥,和中補氣。其用有九:温中,一也;去脾胃中濕,二也;除胃中熱,三也;强脾胃,進飲食,四也;和胃生津液,五也;止肌熱,六也;〔治〕四肢困倦,嗜卧,目不能開,不思飲食,七也;止渴,八也;安胎,九也。凡中焦不受,濕不能下利,必須白术以逐水

---

① 别録:見 797 頁注①。

② 甄權:**《藥性論》見《證類》卷 6“术”** ……多年氣痢,心腹脹痛,破消宿食,開胃,去痰涎,除寒熱,止下洩,主面光悦,駐顔去皯,治水腫脹滿,止嘔逆,腹内冷痛,吐瀉不住及胃氣虚,冷痢。(**按**:時珍所引改動太大,但尚留原意。)

③ 大明:**《日華子》見《證類》卷 6“术”** 术,治一切風疾,五勞七傷,冷氣腹脹,補腰膝,消痰,治水氣,利小便,止反胃嘔逆及筋骨弱軟,痃癖氣塊,婦人冷,癥瘕,温疾,山嵐瘴氣,除煩長肌……

④ 元素:**《醫學啓源》卷下“用藥備旨・白术”** ……能除濕益燥,和中益氣,利腰臍間血,除胃中熱。《主治秘要》云……其用有九:温中一也。去脾胃中〔濕〕二也。除〔脾〕胃熱三也。强脾胃,進飲食四也。和〔脾〕胃,生津液五也。主肌熱六也。〔治〕四肢困倦,目不欲開,怠惰嗜卧,不思飲食七也。止渴八也。安胎九也。/**卷上“主治心法・婦人”**産婦臨月未誕者,凡有病,先以黄芩、白术安胎,然後用治病藥。/**《汤液本草》卷 3“白术”** 潔古又云:非白术不能去濕,非枳實不能消痞。(**按**:此條時珍糅合諸書,化裁之文,已面目全非。)

⑤ 好古:**《湯液大法》卷 3“奇經八脉”** 衝脉……爲病氣逆而裏急(……白术……)(**按**:除此一句,其餘均未溯得其源。待考)

⑥ 好古:**《湯液本草》卷 3“白术”** 本草在“术”條下,無蒼、白之名。近多用白术治皮間風,止汗消痞,補胃和中,利腰臍間血,通水道。上而皮毛,中而心胃,下而腰臍,在氣主氣,在血主血。/**《衍義補遺・二术》** 白术……又有汗則止,無汗則發,與黄芪同功。(**按**:末句乃朱丹溪之言,不當誤作好古之論。)

⑦ 元素:**《醫學啓源》卷下“用藥備旨・白术”** ……能除濕益燥,和中益氣……其用有九:温中,一也。去脾胃中〔濕〕,二也。除〔脾〕胃熱,三也。强脾胃,進飲食,四也。和〔脾〕胃,生津液,五也。主肌熱,六也。〔治〕四肢困倦,目不欲開,怠惰嗜卧,不思飲食,七也。止渴,八也。安胎,九也。/**《汤液本草》卷 3“白术”** 潔古又云:非白术不能去濕,非枳實不能消痞。(**按**:時珍所引“凡中焦不受濕不能下利,必須白术以逐水益脾”,商未能溯得其源。)

益脾。非白术不能去濕,非枳實不能消痞,故枳术丸以之爲君。【機[1]曰】脾惡濕,濕勝則氣不得施化,津何由生？故曰"膀胱者,津液之府,氣化則能出焉"。用白术以除其濕,則氣得周流而津液生矣。

【附方】舊七,新二十四。**枳术丸**。消痞强胃,久服令人食自不停也。白术一兩,黄壁土(妙)〔炒〕過,去土,枳實麸炒去麸一兩,爲末,荷葉包飯燒熟,搗和丸梧子大。每服五十丸,白湯下。氣滯加橘皮一兩。有火加黄連一兩。有痰加半夏一兩。有寒加乾薑五錢,木香三錢。有食加神麴、麥糵各五錢。《潔古家珍》[2]。**枳术湯**。心下堅,大如盤,邊如旋盃,水飲所作。寒氣不足,則手足厥逆,腹滿脅鳴相逐。陽氣不通即(水)〔身〕冷,陰氣不通即骨疼。陽前通則惡寒,陰前通則痺不仁。陰陽相得,其氣乃行。大氣一轉,其氣乃散。實則失氣,虚則遺尿,名曰氣分,宜此主之。白术一兩,枳實七個,水五升,煮三升,分三服。(胸)〔腹〕中軟即散。仲景《金匱玉函》[3]。**白术膏**。服食滋補,止久泄痢。上好白术十斤,切片,入瓦鍋内,水淹過二寸,文武火煎至一半,傾汁入器内,以渣再煎,如此三次。乃取前後汁同熬成膏,入器中一夜,傾去上面清水,收之。每服二三匙,蜜(易)〔湯〕調下。《千金良方》[4]。**參术膏**。治一切脾胃虚損,益元氣。白术一斤,人參四兩,切片,以流水十五(丸)〔碗〕浸一夜,桑柴文武火煎取濃汁熬膏,入煉蜜收之,每以白湯點服。《集簡方》。**胸膈煩悶**。白术末,水服方寸匕。《千金方》[5]。**心下有水**。白术三兩,澤瀉五兩,水三升,煎一升半,分三服。《梅師方》[6]。**五飲酒癖**。一留飲,水停心下;二癖飲,水在兩脅下;三痰飲,水在胃

---

① 機:(**按**:或出《本草會編》。書佚,無可溯源。)

② 潔古家珍:**《内外傷辨惑論》卷下"辨内傷飲食用藥所宜所禁"** 易水張先生枳术丸:治痞,消食,强胃。白术(二兩) 枳實(麸炒黄色,去穰,一兩)右同爲極細末,荷葉裹燒飯,爲丸如梧桐子大,每服五十丸,多用白湯下,無時。白术者,本意不取其食速化,但令人胃氣强實,不復傷也。(**按**:已查今本《潔古家珍》,無枳术丸。今通行皆以李杲《内外傷辨惑論》所載爲正。時珍所引較原方更詳。其加味法或萃取枳术丸衍生方之意編成。)

③ 金匱玉函:**《金匱・水氣病脉證并治》** ……寒氣不足,則手足逆冷。手足逆冷,則榮衛不利。榮衛不利,則腹滿脇鳴相逐,氣轉膀胱,榮衛俱勞。陽氣不通即身冷,陰氣不通即骨疼。陽前通則惡寒,陰前通則痺不仁。陰陽相得,其氣乃行。大氣一轉,其氣乃散。實則失氣,虚則遺尿,名曰氣分……心下堅大如盤,邊如旋盤,水飲所作,枳术湯主之。枳术湯方:枳實七枚、白术二两,右二味,以水五升,煮取三升,分温三服。腹中耎,即當散也。

④ 千金良方:**《攝生衆妙方》卷2"補養門"** 人參膏:治傷寒汗吐下後及行倒倉法吐下後,用此補之,以回元氣……用好人參去芦,或一斤、二斤,隨意切片入砂锅,水浮于药一手指,皆文武火煎乾一半,倾置一瓶盛之,又将渣煎,又如前併之於瓶。凡煎三次。驗參渣嚼無味乃止。却將三次所煎之汁去渣,仍入砂锅内,文武火慢慢熬成膏。如一斤參,只好熬得一飯碗足矣。及成膏入碗,隔宿必有清水浮上,亦宜去之,只留稠膏。/白术膏:用上好片术,切開全無一些蒼色者,煎法同前。(**按**:《綱目》引書目中無"千金良方"一名。《千金方》亦無此方。其方或源於《攝生衆妙方》,取白术膏之主藥,用人參膏之煎法。)

⑤ 千金方:**《證類》卷6"术"** 《千金方》……又方療煩悶。白术末,水調服方寸匕。

⑥ 梅師方:**《證類》卷6"术"** 《梅師方》:治心下有水:白术三兩,澤瀉五兩剉,以水三升,煎取一升半,分服。

中;四溢飲,水在五臟間;五流飲,水在腸間。皆由飲食冒寒,或飲茶過多致此。倍术丸:用白术一斤,乾薑炮、桂心各半斤,爲末,蜜丸梧子大,每温水服二三十丸。《惠民和劑局方》①。**四肢腫滿**。白术三兩,㕮咀,每服半兩,水一琖半,大棗三枚,煎九分,温服,日三四服,不拘時候。《本事方》②。**中風口噤**,不知人事。白术四兩,酒三升,煮取一升,頓服。《千金方》③。**産後中寒**。遍身冷直,口噤,不識人。白术一兩,澤瀉一兩,生薑五錢,水一升,煎服。○《産寶》④。**頭忽眩運**,經(夕)〔久〕不瘥,四體漸羸,飲食無味,好食黄土。用术三斤,麴三斤,搗篩,酒和丸梧子大。每飲服二十丸,日三服。忌菘菜、桃、李、青魚。《外臺秘要》⑤。**濕氣作痛**。白术切片,煎汁熬膏,白湯點服。《集簡方》。**中濕骨痛**。术一兩,酒叁盞,煎一盞,頓服。不飲酒,以水煎之。《三因良方》⑥。**婦人肌熱**血虚者。吃力伽散:用白术、白伏苓、白芍藥各一兩,甘草半兩,爲散,薑、棗煎服。王燾《外臺秘要》⑦。**小兒蒸熱**,脾虚羸瘦,不能飲食。方同上。**風瘙癮疹**。白术爲末,酒服方寸匕,日二服。《千金方》⑧。**面多䵟黷**,雀卵色。苦酒漬术,日日拭之,極效。《肘後方》⑨。**自汗不止**。白术末,飲服方寸匕,日二服。《千金方》⑩。**脾虚盗汗**。白术四兩,切片,以〔一兩同黄耆炒〕,一兩同牡蠣炒,一兩同石斛炒,一兩同麥麩〔炒〕,揀术爲末。每服三錢,食

---

① 惠民和劑局方:**《局方》卷4"治痰飲"** 倍术圓:治五飲酒癖:一曰留飲,停水在心下;二曰癖飲,水澼在兩脅下;三曰痰飲,水在胃中;四曰溢飲,水溢在膈上五臟間;五曰流飲,水在腸間,動摇有聲。皆因飲酒冒寒,或飲水過多所致。並皆治之。白术(一斤)、肉桂(去粗皮)、乾薑(炮,各半斤)。右爲末,蜜圓如梧桐子大。每服貳拾圓,温米飲下,加至三拾圓,食前日貳服。

② 本事方:**《本事方》卷4"腫滿水氣蠱脹"** 治四肢腫滿,大棗湯:白术(三兩),㕮咀,每服半兩,水一盞半,大棗三枚,拍破,同煎至九分,去滓温服,日三四服,不拘時候。

③ 千金方:**《千金方》卷8"風懿第六"** 治中風口噤,不知人方:白术四兩,以酒升,煮取一升,頓服之。

④ 産寶:**《證類》卷6"术"** 《産寶》:産後中風寒,遍身冷直,口噤不識人方:白术四兩,以酒三升,煎取一升,頓服。(**按**:時珍所引多出"澤瀉"、"生薑"二藥。查《婦人良方》卷19、《醫方類聚》卷231引《産寶》,均同《證類》。)

⑤ 外臺秘要:**《外臺》卷15"風頭眩方九首"** 崔氏療忽頭眩運,經久不差,四體漸羸,食無味,好食黄土方:白术、麴(三斤),右二味擣篩酒和,併手捻丸如梧子,暴乾,飲服二十枚,日三。忌桃、李、雀肉等。

⑥ 三因良方:**《三因方》卷2"中濕治法"** 白术酒:治中濕,口噤,不知人。白术半兩,上酒三盞,煎一盞,頓服。不能飲酒,以水代之。日三夜一。

⑦ 外臺秘要:**《婦人良方》卷5"婦人血風勞氣方論第三"** 乞力伽散,治血虚肌熱。又治小兒脾虚蒸熱,羸瘦,不能飲食:白术、白茯苓、白芍藥(各一兩)、甘草(半兩),右爲細末,薑、棗煎二錢服。(**按**:《外臺》無此方。誤注出處。)

⑧ 千金方:**《千金方》卷22"隱疹第五"** 治風瘙隱疹方,又方:白术末,酒服方寸匕,日三。

⑨ 肘後方:**《肘後方》卷6"治面皰髮禿身臭心昏鄙醜方第四十九"** 面多䵟黷,或似雀卵色者,苦酒煮术,常以拭面,稍稍自去。

⑩ 千金方:**《千金方》卷10"傷寒雜治"** 治汗不止方……又方:白术方寸匕,以飲服之。

遠粟米湯下，日三服。丹溪方①。**老小虚汗**。白术五錢，小麥一撮，水煮乾，去麥爲末，用黄耆湯下一錢。《全幼心鑑》②。**産後嘔逆**，别無他疾者。白术一兩二錢，生薑一兩五錢，酒水各二升，煎一升，分三服。《婦人良方》③。**脾虚脹滿**。脾氣不和，冷氣客于中，壅遏不通，是爲脹滿。寬中丸：用白术二兩，橘皮四兩，爲末，酒糊丸梧子大，每食前木香湯送下三十丸，效。《指迷方》④。**脾虚洩瀉**。白术五錢，白芍藥一兩，冬月用肉豆蔻煨，爲末，米飯丸梧子大。每米飲下五十丸，日二。《丹溪心法》⑤。**濕瀉暑瀉**。白术、車前子等分，炒，爲末，白湯下二三錢。《簡便方》⑥。**久瀉滑腸**。白术炒、伏苓各一兩，糯米炒二兩，爲末，棗肉拌食，或丸服之。《簡便方》⑦。**老小滑瀉**。白术半斤黄土炒過，山藥四兩炒，爲末，飯丸。量人大小，米湯服。或加人参三錢。○《瀕湖集簡方》。**老人常瀉**。白术二兩，黄土拌蒸，焙乾去土，蒼术五錢，泔浸炒，伏苓一兩，爲末，米糊丸梧子大，每米湯下七八十丸。《簡便方》⑧。**小兒久瀉**。脾虚，米穀不化，不進飲食。温白丸：用白术炒二錢半，半夏麴二錢半，丁香半錢，爲末，薑汁麪糊丸黍米大，每米飲隨大小服之。《全幼心鑑》⑨。**瀉血萎黄**。腸風痔漏，脱肛瀉血，面色萎黄，積年不瘥者。白术一斤，黄土炒過，研末，乾地黄半斤，飯上蒸熟，搗和，乾則入少酒，丸梧子大。每服十五丸，米飲下，日三服。《普濟方》⑩。

---

① 丹溪方：**《金匱鉤玄》卷1"盜汗"**　盜汗方：白术（四兩，一兩用黄芪同炒，一兩用石斛同炒，一兩用牡蠣末同炒，一兩用麩皮同炒，各微黄色，餘藥不用，只用白术）。右爲細末，每服三錢，用粟米湯調下，盡四兩效。

② 全幼心鑑：**《全幼心鑑》卷4"虚熱盜汗"**　止汗散，又方：白术（五錢）、小麥一撮，水煮乾，去麥，白术杵極細末，用黄耆煎湯，食前服。

③ 婦人良方：**《婦人良方》卷21"産後嘔逆不食方論"**　治産後更無他疾，但多嘔逆不能食：白术（五分）、生薑（六分）。右細切，酒、水各二升，煎取一升，分三服。

④ 指迷方：**《黎居士簡易方論》卷8"集中門"**　（《指迷方》）寬中丸：治脾胃不調，冷氣客於中，則氣收聚，而壅遏不通，此爲脹滿。橘皮（四兩）、白术（二兩）。右細末，酒糊丸梧桐子大，食前木香湯下三十丸。

⑤ 丹溪心法：**《丹溪心法》卷5"秘方一百"**　白术丸：白术（一兩）、芍藥（半兩），冬月不用芍藥，加肉豆蔻，泄者炒丸服。右爲末，粥丸。

⑥ 簡便方：**《奇效單方》卷上"十痢疾"**　治泄瀉，一用：車前子、白术（等4分，炒）。爲末，白湯調下。

⑦ 簡便方：**《奇效單方》卷上"十痢疾"**　治久瀉養脾胃實腸：白术（炒）、白茯苓（炒，各一兩）、糯米（炒，二兩）。右爲細末，大棗不拘多少，拌食之。或餅俱可。

⑧ 簡便方：（**按**：《奇效單方》無此方，未能溯得其源，待考。）

⑨ 全幼心鑑：**《全幼心鑑》卷4"吐瀉"**　温白圓：治嬰孩小兒久瀉，脾虚不進，飲食訖，仍前瀉下米穀不化。白术（米泔浸，二錢半）、半夏麯（一錢半）、丁香（炒，半錢）。右爲極細末，生薑汁煮麪糊圓如黍米大，用淡生薑湯，食前服。

⑩ 普濟方：**《普濟方》卷38"臟毒下血"**　香术丸：治腸風痔漏，脱肛瀉血，面色萎黄，積年久不瘥。白术（一斤，糯米泔浸三日，細研剉，炒焦，爲末）、乾地黄（半斤，净洗，用盌盛於甑上蒸爛，細研）。右相和，如硬，滴好酒少許，衆手丸梧桐子大，焙乾，每服十五丸，空心粥飲下，加至二十丸。

孕婦束胎。白术、枳殼麸炒等分，爲末，燒飯丸梧子大。入月一日，每食前温水三十丸，胎瘦則易産也。《保命集》①。牙齒日長，漸至難食，名髓溢病。白术煎湯，漱服取效，即愈也。張鋭《雞峰備急良方》②。

蒼术。【釋名】赤术《别録》③、山精《抱朴》④、仙术《綱目》、山薊〔《本經》⑤〕。【時珍曰】《異術》⑥言"术者，山之精也，服之令人長生辟穀，致神仙"，故有山精、仙术之號。术有赤、白二種，主治雖近，而性味止發不同。本草不分蒼、白，亦未可據。今將《本經》并《别録》、甄權、大明四家所説功用，參攷分别，各自附方，庶使用者有所依憑。

【修治】【大明⑦曰】用术以米泔浸一宿，入藥。【宗奭⑧曰】蒼术辛烈，須米泔浸洗，再换泔浸二日，去上粗皮用。【時珍曰】蒼术性燥，故以糯米泔浸去其油，切片焙乾用。亦有用脂麻同炒，以制其燥者。

【氣味】苦、温，無毒。【《别録》⑨曰】甘。【權⑩曰】甘、辛。【時珍曰】白术甘而微苦，性温而和。赤术甘而辛烈，性温而燥，陰中陽也，可升可降，入足太陰、陽明、手太陰、陽明、太陽之經。○忌同白术。

【主治】風寒濕痺，死肌痙疸。作煎餌，久服輕身延年不飢。《本經》⑪。主頭痛，消痰水，逐皮間風水結腫，除心下急滿及霍亂吐下不止，暖胃消穀嗜食。《别録》⑫。除惡氣，弭灾沴。弘景⑬。主大風㾓痺，心腹脹痛，水腫脹滿，除寒熱，止嘔逆，下泄冷痢。甄權⑭。治筋骨軟弱，痃癖氣塊，婦人冷氣癥瘕，

---

① 保命集：**《保命集》卷下"婦人胎産論"** 束胎丸：白术、枳殼（去穰炒，等分）。右爲末，燒飯爲丸如桐子大，每月一日食前服三五十丸，温熟水下。胎瘦易生也，服至産則已。

② 雞峰備急良方：**《雞峰普濟方》卷22"奇疾"** 牙齒逐日微長，漸漸脹開口，難爲飲食，蓋髓溢所致。治只吃白术，漸漸自除耳。

③ 别録：見797頁注⑨。（**按**：時珍誤認陶弘景撰《别録》，故常將陶氏《集注》之説注出《别録》）

④ 抱朴：**《嘉祐》見《證類》卷6"术"** 《抱朴子》云：术一名山精，《神農藥經》曰：必欲長生，常服山精。

⑤ 本經：見797頁注①白字。（**按**：原無出處，今補。）

⑥ 異術：**《藝文類聚》卷81"术"** 《異術》曰：术，草者，山之精也。結陰陽之精氣，服之令人長生絶穀，致神仙。

⑦ 大明：**《日華子》見《證類》卷6"术"** 术……用米泔一宿，入藥如常用，又名喫力伽，蒼者去皮。

⑧ 宗奭：**《衍義》卷7"蒼术"** ……氣味辛烈，須米泔浸洗，再换泔，浸二日，去上粗皮。

⑨ 别録：見797頁注①。

⑩ 權：**《藥性論》見《證類》卷6"术"** ……味甘、辛，無毒……

⑪ 本經：見797頁注①白字。

⑫ 别録：見797頁注①。

⑬ 弘景：見797頁注⑨。

⑭ 權：**《藥性論》見《證類》卷6"术"** ……能主大風㾓痹……心腹脹痛……除寒熱，止下洩……治水腫脹滿，止嘔逆……冷痢。（**按**：原書功效不分白、蒼术，時珍據一己之見分别摘録。）

山嵐瘴氣温疾。大明①。明目,暖水臟。劉完素②。除濕發汗,建胃安脾,治痿要藥。李杲③。散風益氣,總解諸鬱。震亨④。治濕痰留飲,或挾瘀血成窠囊,及脾濕下流,濁瀝帶下,滑瀉腸風。時珍。

【發明】【宗奭⑤曰】蒼术氣味辛烈,白术微辛苦而不烈。古方及《本經》止言术,未分蒼、白。只緣陶隱居言术有兩種,自此人多貴白者,往往將蒼术置而不用。如古方平胃散之類,蒼术爲最要藥,功效尤速。殊不詳本草原無白术之名。嵇康曰:聞道人遺言,餌术、黄精,令人久壽。亦無白字,用宜兩審。【杲⑥曰】本草但言术,不分蒼、白。而蒼术别有雄壯上行之氣,能除濕,下安太陰,使邪氣不傳入脾也。以其經泔浸火炒,故能出汗,與白术止汗特異,用者不可以此代彼。蓋有止發之殊,其餘主治則同。【元素⑦曰】蒼术與白术主治同,但比白术氣重而體沈,若除上濕發汗,功最大。若補中焦,除脾胃濕,力少不如白术。腹中窄狹者,須用之。【震亨⑧曰】蒼术治濕,上中下皆有可用。又能總解諸鬱。痰、火、濕、食、氣、血六鬱,皆因傳化失常,不得升降。病在中焦,故藥必兼升降。將

---

① 大明:**《日華子》見《證類》卷6"术"**　术,治……筋骨弱軟,痃癖氣塊,婦人冷,癥瘕,温疾,山嵐瘴氣……(**按**:時珍此條處理法同上條。)

② 劉完素:(**按**:未能溯得其源。待考。)

③ 李杲:(**按**:未能溯得其源。待考。)

④ 震亨:**《丹溪治法》卷1"中濕"**　《本草》云:苍术治湿,上下部皆可用。二陈汤中加酒芩、羌活、苍术,散风行湿。/**卷3"六鬱"**　故人身諸病,多生於鬱。蒼术、撫芎,總解諸鬱,隨證加入諸藥。凡鬱皆在中焦,以蒼术、撫芎開提其氣以升之。(**按**:時珍所引原句未能溯得其源,然其旨意散見與丹溪相關之書。)

⑤ 宗奭:**《衍義》卷7"蒼术"**　其長如大拇指,肥實,皮色褐,氣味辛烈……白术粗促,色微褐,氣味亦微辛、苦而不烈。古方及《本經》止言术,未見分其蒼、白二種也。只緣陶隱居言术有兩種,自此人多貴白者。今人但貴其難得,惟用白者,往往將蒼术置而不用。如古方平胃散之類,蒼术爲最要藥,功尤速。殊不詳本草元無白术之名,近世多用,亦宜兩審。嵇康曰:聞道人遺言,餌术、黄精,令人久壽,亦無白字。

⑥ 杲:**《本草發揮》卷1"蒼术"**　東垣云:入手陽明、太陰。能健胃安脾。本草但言术,不言蒼、白。其蒼术别有雄壯上行之氣,能除濕,下安太陰,使邪氣不内傳於太陰也。以其經泔浸火炒,故能發汗,與白术止汗特異,用者不可以此代彼,蓋蒼、白有止發之異也。

⑦ 元素:**《本草發揮》卷1"蒼术"**　潔古云:蒼术氣温味甘,主治與白术同。若除上濕,發汗功最大。若補中焦,除中濕,力少如白术。腹中窄狹者,須用之。

⑧ 震亨:**《衍義補遺·蒼术》**　治上中下濕疾,皆可用之。/**《丹溪心法》卷3"六鬱五十二"**　故人身諸病,多生於鬱。蒼术、撫芎,總解諸鬱,隨證加入諸藥。/凡鬱皆在中焦,以蒼术、撫芎開提其氣以升之。假如食在氣上,提其氣則食自降矣。餘皆仿此。/戴云:鬱者,結聚而不得發越也。當升者不得升,當降者不得降,當變化者不得變化也。傳化失常。六鬱之病見矣……(**按**:原文此下解釋氣鬱、濕鬱、痰鬱、熱鬱、血鬱、食鬱症狀。原文"戴云",乃丹溪弟子戴元禮之論。時珍所引,已綜合化裁以上原文。其引文"故藥必兼升降"以下,今雖未能從丹溪相關書溯得其源,然可見與明·孫一奎《赤水玄珠》卷11"鬱證門"引丹溪之言相似。孫書之文原作:"按蒼术,氣味雄壯辛烈,開發水穀之氣,乃足陽明、太陰之藥,香附子下氣最速,乃陰血中快氣之藥,一升一降,足以解散其鬱。"孫一奎與李時珍乃同時之人,《綱目》未載引孫氏之書。今録之備參。孫、李所見是否出自同一丹溪論六鬱之論,尚待考證。)

欲升之，必先降之；將欲降之，必先升之。故蒼术爲足陽明經藥，氣味辛烈，强胃强脾，發穀之氣，能徑入諸經，疏洩陽明之濕，通行斂濇。香附乃陰中快氣之藥，下氣最速。一升一降，故鬱散而平。【楊士瀛[①]曰】脾精不禁，小便漏，濁淋不止，腰背酸疼，宜用蒼术以斂脾精，精生于穀故也。○【弘景[②]曰】白术少膏，可作丸散；赤术多膏，可作煎用。昔劉涓子挼取其精而丸之，名守中金丸，可以長生。【頌[③]曰】服食多單餌术，或合白伏苓，或合石菖蒲，並擣末，旦日水服，晚再進，久久彌佳。斸取生术，去土水浸，再三煎如飴糖，酒調飲之，更善。今茅山所造术煎，是此法也。陶隱居言取其精丸之，今乃是膏煎，恐非真也。【慎微[④]曰】梁 庚肩吾《荅陶隱居賚术煎啓》[⑤]云：緑葉抽條，紫花標色。百邪外禦，六府内充。山精見書，華神在録。木榮火謝，盡采擷之難。啓旦移申，窮淋漉之劑。又《謝术蒸啓》云：味重金漿，芳踰玉液。足使坐致延生，伏深銘感。又葛洪《抱朴子・内篇》[⑥]云：南陽 文氏，漢末逃難壺山中，飢困欲死。有人教之食术，遂不飢。數十年乃還鄉里，顔色更少，氣力轉勝。故术一名山精，《神農藥經》所謂"欲長生，常服山精"是也。【時珍曰】按《吐納經》[⑦]云：紫微夫人《术序》云：吾察草木之勝速益于己者，並不及术之多驗也。可以長生久視，遠而更靈。山林隱逸得服术者，五嶽比肩。又《神仙傳》[⑧]云：陳子皇得餌术要方，其妻姜氏得疲病，服之自愈，顔色氣力如二十時也。時珍謹案：上諸説，皆似蒼术，不獨白术。今服食家亦呼蒼术爲仙术，故皆列於蒼术之後。又張仲景辟一切惡氣，用赤术同猪蹄甲燒烟。陶隱居亦言术能除惡氣，弭灾沴。故今病疫及歲

---

① 楊士瀛：**《直指方》卷 10"漏濁方論"** ……又有脾精不禁，小便漏濁，淋瀝不止，手足力乏，腰背酸疼。蓋用蒼术等劑以斂脾精。斂脾謂何？精生於穀也。

② 弘景：**《集注》見《證類》卷 6"术"** 陶隱居云……昔劉涓子挼取其精而丸之，名守中金丸，可以長生。

③ 頌：**《圖經》見《證類》卷 6"术"** ……服食家多單餌之，或合白茯苓，或合石昌蒲，並搗末，旦日水調服，晚再進，久久彌佳。又斸取生术，去土，水浸再三，煎如飴糖，酒調飲之更善，今茅山所制术煎，是此法也。陶隱居云：昔者劉涓子挼取其精而丸之，名守中金丸。今傳其法乃是膏煎，恐非真耳。……

④ 慎微：（**按**：即《證類》。見下注。）

⑤ 荅陶隱居賚术煎啓：**《藝文類聚》卷 81"术"** 梁・庾肩吾《答陶隱居賚术煎啓》曰：竊以緑葉抽條，生於首峰之側。紫花標色，出自鄭岩之下。百邪外禦，六府内充。山精見書，華神在籙。术榮火謝，盡採擷之難。啓旦移申，窮淋漉之劑……又《答陶隱居賚术蒸啓》曰：味重金漿，芳踰玉液，足使芝慙明〔麗〕。丹愧芙蓉，坐致延生，伏深銘載。/**《證類》卷 6"术"** 梁・庚肩吾答陶隱居赍术啓曰：味重金漿，芳踰玉液，足使坐致延生，伏深銘戴。

⑥ 抱朴子・内篇：**《證類》卷 6"术"** 《抱朴子・内篇》曰：南陽文氏，值亂逃壺山中，飢困欲死。有一人教之食术，遂不飢。數十年乃還鄉里，顔色更少，氣力轉勝。故术一名山精。《神藥經》曰：必欲長生，當服山精。（**按**：此條亦見於今本《抱朴子》及《御覽》等書轉引。其末句《嘉祐》引作："《抱朴子》云：术，一名山精。《神農藥經》曰：必欲長生，當服山精。"其中"農"字僅見《嘉祐》引。又"當"字通"常"。）

⑦ 吐納經：**《御覽》卷 669"服餌上"** 《吐納經》曰……又曰：紫微夫人撰术序，其略曰：吾俱察草木之勝負，若速益於己者，並己不及术之多驗乎？所以長生久視，遠而更靈……我見山林隱逸得服术者，千年八百年，比肩五岳矣……

⑧ 神仙傳：**《藝文類聚》卷 81"术"** 《神仙傳》曰：陳子皇得餌术要方，服之得仙，入霍山去。其妻姜疲病，念其婿採术之法，服之病自愈，至三百七歲。登山取术，檐而歸，不息不極，顔色氣力如二十時。

旦,人家往往燒蒼术以辟邪氣。《類編》①載越民高氏妻病恍惚譫語,亡夫之鬼憑之。其家燒蒼术烟,鬼遽求去。《夷堅志》②載江西一士人,爲女妖所染。其鬼將别曰:君爲陰氣所浸,必當暴泄,但多服平胃散爲良,中有蒼术能去邪也。許叔微《本事方》③云:微患飲癖三十年。始因少年夜坐寫文,左向伏几,是以飲食多墜左邊。中夜必飲酒數盃,又向左卧。壯時不覺,三五年後,覺酒止從左下有聲,脅痛食減嘈雜,飲酒半盃即止。十數日,必嘔酸水數升。暑月止右邊有汗,左邊絶無。遍訪名醫及海上方,間或中病,止得月餘復作。其補如天雄、附子、礬石輩,利如牽牛、甘遂、大戟,備嘗之矣。自揣必有澼囊,如水之有科臼,不盈科不行。但清者可行,而濁者停滯,無路以决之,故積至五七日必嘔而去。脾土惡濕,而水則流濕,莫若燥脾以去濕,崇土以填科臼。乃悉屏諸藥,只以蒼术一斤,去皮切片爲末,油麻半兩,水二盞,研濾汁,大棗五十枚,煮去皮核,搗和丸梧子大。每日空腹温服五十丸,增至一二百丸。忌桃、李、雀肉。服三月而疾除。自此常服,不嘔不痛,胸膈寬利,飲啖如故,暑月汗亦周身,燈下能書細字,皆术之力也。初服時必覺微燥,以山巵子末沸湯點服解之,久服亦自不燥矣。

【附方】舊三,新三十。服术法。烏髭髮,駐顔色,壯筋骨,明耳目,除風氣,潤肌膚,久服令人輕健。蒼术不計多少,米泔水浸三日,逐日换水,取出刮去黑皮,切片暴乾,慢火炒黄,細擣爲末。每一斤,用蒸過白伏苓末半斤,煉蜜和丸梧子大,空心卧時熱水下十五丸。别用术末六兩,甘草末一兩,拌和作湯點之,吞丸尤妙。忌桃、李、雀、蛤及三白、諸血。《經驗方》④。蒼术膏。鄧才

---

① 類編:**《醫説》卷8"蒼术辟邪"** 越民高十二,歉歲無食,挈妻兒至德清,雇妻於秀州倉官李深家爲乳媪……媪患恍惚譫語,作厥夫聲,責駡故妻……李命巫逐,未至,謾燒蒼术烟薰燎,鬼遽云:我怕烟氣,不敢更留。遂無語……(《類編》)

② 夷堅志:**《夷堅志》甲卷1"孫九鼎"** 孫九鼎……公今已爲陰氣所侵,來日當暴下。宜毋喫他藥,服平胃散足矣……明日,大瀉三十餘行,服平胃散而愈……(**按**:原文云士人孫九鼎遇已故姊夫張兟之鬼魂,與之敘談。其文冗長,時珍簡作"江西一士人爲女妖所染"一句。臨别鬼告以"公今已爲陰氣所侵",宜服平胃散事。)

③ 本事方:**《本事方》卷3"風痰停飲痰澼〔咳〕嗽"** 予患飲澼三十年……始因年少時夜坐爲文,左向伏几案,是以飲食多墜向左邊,中夜以後稍困乏,必飲兩三盃。既卧就枕,又向左邊側睡。氣壯盛時殊不覺。三五年後,覺酒止從左邊下,漉漉有聲,脇痛,飲食殊減,十數日必嘔數升酸吐水。暑月止是右邊身有汗,漐漐常潤,左邊病處絶燥。遍訪名醫及海上方,服之少有驗。間或中病,止得月餘復作。其補則如天雄、附子、礬石,其利則如牽牛、甘遂、大戟,備嘗之矣。予後揣度之,已成澼囊,如潦水之有科臼,不盈科不行。水盈科而行也,清者可行,濁者依前渚滀,蓋下無路以决之也。是以積之五七日必嘔而去,稍寬數日復作。脾,土也,惡濕,而水則流濕,莫若燥脾以勝濕,崇土以填科臼,則疾當去矣。於是悉屏諸藥,一味服蒼术,三月而疾除。自此一向服數年,不吐不嘔,胸膈寬,飲啖如故,暑月汗周身而身凉……燈下能書細字,皆蒼术之力也。其法:蒼术一斤,去皮切,末之,用生油麻半兩,水二盞,研濾取汁,大棗十五枚,爛煮去皮核,研以麻汁,匀研成稀膏,搜和入臼,熟杵圓梧子大,乾之。每日空腹用温湯吞下五十丸,加至一百元、二百元。忌桃、李、雀、鴿。初服時必鬲微燥,且以茅术製之,覺燥甚,進山梔散一服,久之不燥矣……

④ 經驗方:**《證類》卷6"术"** 《經驗方》:烏髭鬢,駐顔色,壯筋骨,明耳目,除風氣,潤肌膚。久服令人輕健。蒼术不計多少,用米泔水浸三兩日,逐日换水,候滿日取出,刮去黑皮,切作片子,暴乾,用慢火炒令黄色,細搗末,每一斤末,用蒸過茯苓半斤,煉蜜爲丸,如梧桐子大。空心卧時温熟水下十五丸。别用术末六兩,甘草末一兩,拌和匀,作湯點之,下术丸妙。忌桃、李、雀、蛤及三白。

《筆峰雜興方》[①]:除風濕,健脾胃,變白駐顔,補虚損,大有功效。蒼术新者,刮去皮,薄切,米泔水浸二日,一日一换,取出,以井華水浸過二寸,春、秋五日,夏三日,冬七日,漉出,以生絹袋盛之,放在一半原水中,揉洗津液出,紐乾。將渣又搗爛,袋盛于一半原水中,揉至汁盡爲度。將汁入大砂鍋中,慢火熬成膏。每一斤,入白蜜四兩,熬二炷香。每膏一斤,入水澄白伏苓末半斤,攪匀瓶收。每服三匙,侵早、臨卧各一服,以温酒送下。忌醋及酸物、桃、李、雀、蛤、菘菜、青魚等物。○吴球《活人心統》[②]蒼术膏:治脾經濕氣,少食,足腫無力,傷食,酒色過度,勞逸有傷,骨熱。用鮮白蒼术二十斤,浸刮去粗皮,晒切,以米泔浸一宿,取出,同溪水一石,大砂鍋慢火煎半乾,去渣。再入石南葉三斤,刷去紅衣,楮實子一斤,川當歸半斤,甘草四兩,切,同煎黄色,濾去滓,再煎如稀粥,乃入白蜜三斤,熬成膏。每服三五錢,空心好酒調服。**蒼术丸**。薩謙齋《瑞竹堂方》[③]云:清上實下,兼治内外障眼。茅山蒼术洗刮净一斤,分作四分,用酒、醋、糯泔、童尿各浸三日,一日一换,取出,洗搗晒焙,以黑脂麻同炒香,共爲末,酒煮麪糊丸梧子大,每空心白湯下五十丸。○李仲南《永類方》[④]八制蒼术丸:疏風順氣養腎,治腰脚濕氣痺痛。蒼术一斤,洗刮净,分作四分,用酒、醋、米泔、鹽水各浸三日,晒乾。又分作四分,用川椒紅、茴香、補骨脂、黑牽牛各一兩,同炒香,揀去不用,只取术研末,醋糊丸梧子大。每服五十丸,空心鹽酒送下。五十歲後,加沉香末一兩。**蒼术散**[⑤]。治風濕,常服壯筋骨,明目。蒼术一斤,粟米泔浸過,竹刀刮去皮。半斤以無灰酒浸,半斤以童子小便浸,春五、夏三、秋七、冬十日,取出。净地上掘一坑,炭火煅赤,去炭,將浸藥酒傾入坑内,却放术在中,以瓦器盖定,泥封一宿,取出爲末。每服一錢,空心温酒或鹽湯下。○萬表《積善堂方》[⑥]六制蒼术散:治下元虚損,偏墜莖痛。茅山蒼术净刮六斤,分作六分。一斤,倉米泔浸二日,炒;一斤,酒浸二日,炒;一斤,青鹽半斤炒黄,去鹽;一斤,小茴香四兩炒黄,去茴;一斤,大茴香四兩炒黄,去茴;一斤,用桑椹子汁

---

① 筆峰雜興方:(**按**:書佚,無可溯源。)

② 活人心統:**《活人心統》卷3"脾胃門"** 蒼术膏:治脾經濕氣,少食濕腫,四肢無力,傷食酒色,過度勞逸,有傷骨熱。製法:用鮮白蒼术二十斤,浸去粗皮,洗净,曬乾,剉碎,用米泔浸一宿,洗净。用溪水一擔,大鍋一,入藥,以慢火煎半乾,去渣,再入石楠葉三斤,用靴刷刷去紅衣。用楮實子一斤,川歸半斤,甘草四兩,切,研,同煎黄色。用麻布濾去渣,再煎如稀粥,方入好白蜜三斤,同煎成膏,每用好酒,空心食遠,調三五錢服。不飲酒,用米湯。有腫氣,用白湯。嘔吐,用薑湯。

③ 瑞竹堂方:(**按**:《瑞竹堂方》卷7有"蒼术丸""四製蒼术丸",非同此方。似此方四製之"蒼术丸"尚未溯得其源。)

④ 永類方:**《永類鈐方》卷14"脚氣"** 蒼术丸:治脚腰濕痛,養腎水,順氣疏風。蒼术(一斤,用四兩酒浸,四兩米泔浸,四兩醋浸,四兩青鹽水浸,冬五日,夏三日,依前分作四處,一分椒,一兩,炒,一分黑牽牛,一兩,炒,一分茴香,一兩,炒,一分破故紙同炒,炒訖去伴藥,止存蒼术),爲末,醋糊丸,空心酒鹽湯下。年五十以上加沉香一兩,木香二兩,巴戟二兩。

⑤ 蒼术散:**《瑞竹堂方》卷7"羨補門"** 蒼术散:治風濕,常服壯筋骨,健步。蒼术(一斤,用粟米泔浸過,用竹刀刮去觔皮),半斤童子小便浸,半斤無灰好酒浸,右件春五日,夏三日,秋七日,冬十日,取出蒼术,於净地上撅一坑,以炭火煅紅,去炭,將浸蒼术酒、小便,傾於坑内,却放蒼术於坑内,用瓦器蓋覆,用泥固封,經一宿,取出蒼术,爲細末,每服二錢,空心鹽湯或酒調服。常服除濕,壯筋骨,明目。(**按**:原無出處,今溯得其源。)

⑥ 積善堂方:(**按**:未見原書,待考。)

浸二日，炒。取术爲末，每服三錢，空心温酒下。固真丹。《瑞竹堂方》①固真丹：燥濕養脾，助胃固真。茅山蒼术刮净一斤，分作四分。一分青鹽一兩炒，一分川椒一兩炒，一分川楝子一兩炒，一分小茴香、破故紙各一兩炒。並揀术研末，酒煮麪糊丸梧子大，每空心米飲下五十丸。○《乾坤生意》②平補固真丹：治元臟久虚，遺精白濁，婦人赤白帶下，崩漏。金州蒼术刮净一斤，分作四分。一分川椒一兩炒，一分破故紙一兩炒，一分茴香、食鹽各一兩炒，一分川楝肉一兩炒。取净术爲末，入白伏苓末二兩，酒洗當歸末二兩，酒煮麪糊丸梧子大，每空心鹽酒下五十丸。固元丹。治元臟久虚，遺精白濁，五淋及小腸膀胱疝氣，婦人赤白帶下，血崩，便血等疾，以小便頻數爲效。好蒼术刮净一斤，分作四分。一分小茴香、食鹽各一兩同炒，一分川椒、補骨脂各一兩同炒，一分川烏頭、川楝子肉各一兩同炒，一分用醇醋、老酒各半升，同煮乾，焙，連同炒藥通爲末，用酒煮糊丸梧子大。每服五十丸，男以温酒，女以醋湯，空心下。此高司法方也。王璆《百一選方》③。少陽丹。蒼术米泔浸半日，刮皮晒乾爲末一斤，地骨皮温水洗净，去心晒研一斤，熟桑椹二十斤，入瓷盆揉爛，絹袋壓汁，和末如糊，傾入盤内，日晒夜露，采日精月華，待乾研末，煉蜜和丸赤小豆大。每服二十丸，無灰酒下，日三服。一年變髮返黑，三年面如童子。劉松石《保壽堂方》④。交感丹。補虚損，固精氣，烏髭髮，此鐵甕城 申先生方也，久服令人有子。茅山蒼术刮净一斤，分作四分，用酒、醋、米泔、鹽湯各浸七日，晒研，川椒紅、小茴香各四兩，炒研，陳米糊和丸梧子大。每服四十丸，空心温酒下。《聖

---

① 瑞竹堂方：**《瑞竹堂方》卷7"羡補門"**　四製蒼术丸：燥脾土，固真養胃。蒼术（一斤，分作四份制，一份四兩，用破故紙、小茴香同炒；一份四兩，用川練子同炒；一份四兩，用川椒同炒；一份四兩，用青鹽同炒），右件同炒畢，餘藥不用，止用蒼术爲末，酒糊爲丸如梧桐子大，每服五十丸，空心米飲湯送下。

② 乾坤生意：**《乾坤生意》卷上"諸虚"**　平補固真丹：治元臟久虚，小便白濁，及婦人赤白崩漏。此藥常服，滋補元氣。蒼术（一斤，分作四分，四兩用茴香、鹽各一兩同炒，四兩用破故紙一兩同炒，四兩用川楝子同炒，虚冷之人加川烏一兩炒，四兩用川椒同炒）　白茯苓、好當歸各二兩，右爲細末，酒煮麵糊丸如梧桐子大，每服四五十丸，空心温酒送下。鹽湯亦可。

③ 百一選方：**《百一選方》卷15"第二十三門"**　固真丹：治元臟久虚，及小腸腎餘膀胱疝氣，五般淋病，精滑精漏，小便白濁，及婦人赤白帶下，漏下血崩，子宫血海虚冷等疾。高司法方同。用蒼术（洗去土，曝乾，（末）〔米〕泔浸，逐日换，春五日，夏三日，秋七日，冬十日，切作片子，焙乾稱，取一斤，分作四處）。蒼术（四兩，用茴香一兩，鹽一兩，同炒，令术黄爲度）；蒼术（四兩，用川烏一兩，炮裂，去皮尖，切作片子，并川練子一兩，和皮核劈開，同炒，令术黄爲度）；蒼术（四兩，用紅椒一两，去目，並合口者，破故紙一兩同炒，令术黄爲度；蒼术四兩，用好醋好酒各半升，一處同煮二三十沸，取术焙乾），右一處同爲末，用煮藥酒醋打麪糊爲元如梧桐子大，每服二十元。男子温酒或鹽湯下，空心食前。婦人醋湯下。此藥不忌，性温無毒，小便頻數爲效。

④ 保壽堂方：**《保壽堂方》卷1"小兒門"**　少陽丹：蒼术乃天之精也。用米泔水浸半日，刮去黑粗皮，曬乾搗羅爲末一斤。地骨皮乃地之精也。即枸杞子根，掘出去苗，以温水洗净，用槌打扁，去心取嫩皮曬乾，搗羅爲細末一斤。桑椹乃人之精也。用黑熟者二十斤，入磁盆以手搓揉揣爛，入絹袋内壓汁去滓不用，將前二味藥末投入椹汁内，調爲稀糊，傾入磁罐内，封口，閣放在净棚上晝採日精，夜採月華，專待日月自然煎乾爲度。再搗羅爲細末，煉蜜爲丸如赤小豆大。每服一十九丸，用無灰好酒送下，日進三服。一年髮白返黑，三年面如童子，壽與天齊。

濟總録》①。**交加丸**。升水降火，除百病。蒼术刮净一斤，分作四分，一分米泔浸炒，一分鹽水浸炒，一分川椒炒，一分破故紙炒。黄蘗皮刮净一斤，分作四分，一分酒炒，一分童尿浸炒，一分小茴香炒，一分生用。揀去各藥，只取术、蘗爲末，煉蜜丸梧子大。每服六十丸，空心鹽湯下。鄧才《筆峰雜興方》②。**坎離丸**。滋陰降火，開胃進食，强筋骨，去濕熱。白蒼术刮净一斤，分作四分，一分川椒一兩炒，一分破故紙一兩炒，一分五味子一兩炒，一分川芎藭一兩炒，只取术研末。川蘗皮四斤，分作四分，一斤酥炙，一斤人乳汁炙，一斤童尿炙，一斤米泔炙，各十二次，研末。和匀，煉蜜丸梧子大。每服三十丸，早用酒，午用茶，晚用白湯下。《積善堂方》③。**不老丹**。補脾益腎，服之七十亦無白髮。茅山蒼术刮净，米泔浸軟，切片四斤，一斤酒浸焙，一斤醋浸焙，一斤鹽四兩炒，一斤椒四兩炒。赤、白何首烏各二斤，泔浸，竹刀刮切，以黑豆、紅棗各五升，同蒸至豆爛，曝乾。地骨皮去骨一斤。各取净末，以桑椹汁和成劑，鋪盆内，汁高三指，日晒夜露，取日月精華，待乾，以石臼擣末，煉蜜和丸梧子大。每空心酒服一百丸。此皇甫敬之方也。王海藏《醫壘元戎》④。**靈芝丸**。治脾腎氣虚，添補精髓，通利耳目。蒼术一斤，米泔水浸，春、夏五日，秋、冬七日，逐日换水，竹刀刮皮切晒，石臼爲末，棗肉蒸，和丸梧子大。每服三五十丸，棗湯空心服。《奇效良方》⑤。**補脾滋腎**。生精强骨，真仙方也。蒼术去皮五斤，爲末，米泔水漂，澄取底用。脂麻二升半，去殼研爛，絹袋濾去渣，澄漿拌术，暴乾。每服三錢，米湯或酒空心調服。孫氏《集效方》⑥。**面黄食少**。男婦面無血色，食少嗜卧。蒼术一斤，熟地黄半斤，乾薑炮，冬一兩，春、秋七錢，夏五錢，爲末，糊丸梧子大，每温

---

① 聖濟總録：(**按**：《聖濟總録》無此方。考"交感丸"云出"鐵甕城申先生方"者，見於《洪氏集驗方》《瑞竹堂經驗方》《御藥院方》《普濟方》等書，均以香附子(或白附子)、茯神爲主藥。以蒼术爲主之交感丸僅此一處，且誤注出處。此方來源不明。)

② 筆峰雜興方：(**按**：書佚，無可溯源。)

③ 積善堂方：(**按**：《積善堂秘驗滋補諸方》"坎離丸"與時珍所引同名方不同。待考。)

④ 醫壘元戎：**《醫壘元戎》卷5"少陽證"**　不老丹：何首烏、蒼术、桑椹煎如法，並見《活法》。/不老丹歌：皇甫敬之作，爲德甫服此七十而無白髮。蒼术四斤泔浸軟，竹刀刮皮切作片。一斤炒以四兩鹽，一斤椒炒黄色變。一斤各用酒醋浸，三味出之以日見。何首赤白各二斤，泔浸竹刮切來匀。棗豆五升同一甑，棗豆爛時曝乾成。地骨二升通擣細，椹汁和之如面劑。置在盆中手按平，仍澆椹汁高三指。夜取月精晝日華，汲盡椹汁藥乃佳。其藥精乾靡作塊，亦用石臼擣無害。擣之細熟須細羅，煉蜜爲丸桐子大。空心酒服一百丸，此是人間不老丹。(**按**：《儒門事親》卷15及《普濟方》卷116所出"不老丹"方同，但劑量等略異，且均未提及皇甫敬之方，故不屬時珍所引。)

⑤ 奇效良方：**《奇效良方》卷21"諸虚通治方"**　靈芝丸：治脾腎氣虚，添補骨髓，通利耳目。蒼术(一斤，用米泔水浸，春夏五日，秋冬七日，逐日换水，候日足，用竹刀刮去黑皮，曬乾)，右於木臼内擣爲細末，棗肉和丸如梧桐子大，每服三十丸，加至五十丸，食前用棗湯送下。

⑥ 孫氏集效方：**《萬應方》卷1"續附補養延壽諸方"**　補脾養胃散：此藥能和脾胃，生精，滋腎水，和筋骨。其方乃仙也，大有應驗。蒼术去皮净，五斤，碾細，米泔水漂沉底，可用芝麻二升半，去殼，以水漂，如磨豆腐一般，用絹袋榨去渣，澄去漿，取出二味，共和一處，候乾，每日早或酒或米湯調服三錢爲妙。

水下五十丸。《濟生拔萃方》①。小兒癖疾。蒼术四兩,爲末,羊肝一具,竹刀批開,撒术末線縛,入砂鍋煮熟,搗作丸服。《生生編》②。好食生米。男子、婦人因食生熟物留滯腸胃,遂至生蟲,久則好食生米,否則終日不樂,至憔悴萎黄,不思飲食,以害其生。用蒼术米泔水浸一夜,剉焙爲末,蒸餅丸梧子大。每服五十丸,食前米飲下,日三服。益昌伶人劉清嘯,一娼名曰花翠,年逾笄病此。惠民局監趙尹以此治之,兩旬而愈。盖生米留滯,腸胃受濕,則穀不磨而成此疾,蒼术能去濕暖胃消穀也。《楊氏家藏經驗方》③。腹中虚冷,不能飲食,食輒不消,羸弱生病。术二斤,麴一斤,炒爲末,蜜丸梧子大。每服三十丸,米湯下,日三服。大冷加乾薑三兩,腹痛加當歸三兩,羸弱加甘草二兩。《肘後方》④。脾濕水瀉注下,困弱無力,水穀不化,腹痛甚者。蒼术二兩,白芍藥一兩,黄芩半兩,淡桂二錢,每服一兩,水一盞半,煎一盞,温服。脉弦頭微痛,去芍藥,加防風二兩。《保命集》⑤。暑月暴瀉。壯脾温胃,飲食所傷。麴术丸:用神麴炒,蒼术米泔浸一夜,焙,等分爲末,糊丸梧子大。每服三五十丸,米飲下。《和劑局方》⑥。飧瀉久痢。椒术丸:用蒼术二兩,川椒一兩,爲末,醋糊丸梧子大。每服二十丸,食前温水下。惡痢久者,加桂。《保命集》⑦。脾濕下血。

---

① 濟生拔萃方:**《潔古家珍・雜方》** 黑地黄丸:治男子婦人面無血色,食少嗜卧,肢體困倦。蒼术(壹斤)、熟地黄(半斤)、乾薑(炮,夏月五钱,冬月壹两,春秋柒钱),右为末,水煎麵糊爲丸桐子大。每服五十丸,温水下,食遠。

② 生生編:(**按**:僅見《綱目》引録。)

③ 楊氏家藏經驗方:**《普濟方》卷174"米症"** 治食生米方(《家藏經驗方》):男子婦人因食生熟物,留滯於脾胃,遂至生蟲,久則好食生米。否則終日不樂,至於肌膚憔悴,面色萎黄,不思飲食,以害其生。右用蒼术(不拘多少,米泔水浸一宿,取出剉碎,焙乾),碾爲細末,煮稀麵糊爲丸如梧桐子大,每服五十粒,空心食前,米飲下,日三服。益昌伶人劉清嘯家一婢,曰花翠,年踰笄,病此三月餘。監惠民局趙尹能醫,以此治之,兩旬而愈。蓋生米留滯於脾胃,受濕則穀不磨,致成此疾。蒼术能去濕,暖胃,消穀故也。尹先云曾用此藥療綿州常振省幹,兩旬而痊,因筆於册。(**按**:今本《楊氏家藏方》未見此方。《普濟方》所引僅注"家藏經驗方"。録之備參。)

④ 肘後方:**《肘後方》卷4"治脾胃虚弱不能飲食方第三十四"** 腹中虚冷,不能飲食,食輒不消,羸瘦致之,四肢尫弱,百疾因此互生……又方:术(二斤)、麴(一斤),熬令黄,搗蜜丸如梧子大,服三十丸,日三。若大冷,可加乾薑三兩。若患腹痛,加當歸三兩。羸弱加甘草二兩。并長將息,徐以麴术法,療産後心下停水,仍須利之。

⑤ 保命集:**《保命集》卷中"瀉痢論第十九"** 治太陰脾經受濕,水泄注下,體微重微滿,困弱無力,不欲飲食,暴泄無數,水穀不化,先宜白术芍藥湯和之,身重暴下,是大勢來,亦宜和之……如痛甚者,宜蒼术芍藥湯:蒼术(二兩)、芍藥(一兩)、黄芩(半兩),右剉,每服一兩,加淡味桂半錢,水一盞半,煎至一盞,温服清。如脉弦,頭微痛者,宜蒼术防風湯:蒼术、防風各二兩,右使。右剉,同前煎服。

⑥ 和劑局方:**《局方》卷6"治瀉痢"** 麯术圓治時暑暴瀉,壯脾温胃,進美飲食,及療飲食所傷,胸膈痞悶。神麯(炒)、蒼术(米泔浸一宿,焙乾,各等分,爲末),右末,麵糊爲圓如梧桐子大。每服三拾圓,不拘時,米飲吞下。

⑦ 保命集:**《保命集》卷中"瀉痢論第十九"** 又法曰……此一證,不飲水而穀完出,名曰飧泄……泄止後服椒术丸。椒术丸:蒼术(二兩)、蜀椒(一兩,去目炒)。右爲極細末,醋糊爲丸如桐子大,每服二十丸,或三十丸,食前温水下。一法:惡痢久不愈者,加桂。如小兒病,丸如黍米大。

蒼术二兩，地榆一兩，分作二服，水二盞，煎一盞，食前温服。久痢虚滑，以此下桃花丸。《保命集》①。**腸風下血**。蒼术不拘多少，以皂角挼濃汁浸一宿，煮乾，焙，研爲末，麪糊丸如梧子大。每服五十丸，空心米飲下，日三服。《婦人良方》②。**濕氣身痛**。蒼术泔浸切，水煎，取濃汁熬膏，白湯點服。《簡便方》③。**補虚明目**，健骨和血。蒼术泔浸四兩，熟地黄焙二兩，爲末，酒糊丸梧子大。每温酒下三五十丸，日三服。《普濟方》④。**青盲雀目**。《聖惠方》⑤用蒼术四兩，泔浸一夜，切焙研末。每服三錢，猪肝二兩，批開摻藥在内，扎定，入粟米一合，水一碗，砂鍋煮熟，熏眼，臨卧食肝飲汁，不拘大人、小兒皆治。○又方：不計時月久近。用蒼术二兩，泔浸，焙，擣爲末，每服一錢，以好羊子肝一斤，竹刀切破，摻藥在内，麻扎，以粟米泔煮熟，待冷食之，以愈爲度。**眼目昏澀**。蒼术半斤，泔浸七日，去皮切焙，蛤粉、木賊各二兩，爲末。每服一錢，茶酒任下。《聖惠方》⑥。**嬰兒目澀**不開，或出血。蒼术二錢，入猪膽中扎煮。將藥氣熏眼後，更嚼取汁與服，妙。《幼幼新書》⑦。**風牙腫痛**。蒼术鹽水浸過，燒存性，研末揩牙，去風熱。《普濟方》⑧。**臍蟲怪病**。腹中如鐵石，臍中水出，旋變作蟲行，遶身匝痒難忍，撥掃不盡。用蒼术濃煎湯浴之。仍以蒼术末，

---

① 保命集：**《保命集》卷中“瀉痢論第十九”**　治久病腸風，痛癢不任，大便下血，宜服地榆湯：蒼术（去皮，四兩）、地榆（二兩），右㕮咀，每服一兩，水一盞，煎至七分，食前。多服除根。/治瀉痢久，臟腑不止，虚滑，穀不化，用蒼术湯下桃花丸。蒼术（二兩）、防風（一兩），右剉爲細末，用水一碗，煎至一大盞，絞清汁，下桃花丸八十丸，立愈。

② 婦人良方：**《婦人良方》卷6“婦人大便下血方論第十二”**　治腸風下血：蒼术（不以多少，以皂角濃挼汁，浸一夕，次日煮，令水乾，焙燥）。右一味爲細末，麵糊丸如梧桐子大，米飲空心下五十丸，日三。

③ 簡便方：**《奇效單方》卷上“四濕門”**　治濕氣作痛，以蒼术好者，去皮切，以水熬膏，白湯調服。

④ 普濟方：**《普濟方》卷81“目昏暗”**　合德丸：補虚活血，健骨輕身，聰耳明目，除昏。蒼术（去皮，米泔浸二日，薄切曬乾，四兩）、地黄（熟者，細切焙乾，二兩）。右爲細末，酒糊爲丸如梧子大，每服三五十丸，温酒或米泔下，食前日進三服。

⑤ 聖惠方：**《聖惠方》卷33“治眼雀目諸方”**　治雀目不計日月，抵聖散方：蒼术（二兩）。右件擣細羅爲散，每服一錢，不計豬羊子肝一個，用竹刀子批破，摻藥在内，却用麻線纏定，用粟米泔一大盞煮熟爲度，令患人先熏過眼後，藥氣絶即吃之，每日未發前服。（**按**：《聖惠方》原僅一方，除蒼术外，另用“不計豬羊子肝一個”。時珍將此方拆爲二方，前方用豬肝，後方用羊子肝，製法、服法相近。）

⑥ 聖惠方：**《聖濟總録》卷106“目澀痛”**　治眼目澀痛諸疾，大效光明散方：蒼术（一斤，米泔浸七日，去皮，切，焙乾）、蛤粉（四兩，膩者）、木賊（四兩），右三味擣羅爲末，每服一錢匕，茶酒調下。（**按**：《聖惠方》無此方，出《聖濟總録》。）

⑦ 幼幼新書：**《幼幼新書》卷10“慢肝風第三”**　……又欲去血，目澀不開方：蒼术不以多少，入在膽中，線縛定，煮熟，將藥氣冲眼後，更嚼藥，以汁咽，吐滓，尤妙。

⑧ 普濟方：**《普濟方》卷69“齒風腫痛”**　大蒼散：治牙床風腫。每用大蒼术，切作兩片，於中穴一孔，入鹽實之，濕紙裹，燒存性，取出研細，以此揩之，去風涎，即愈。以鹽湯漱口。

入麝香少許，水調服。夏子益《奇疾方》①。

苗。【主治】作飲甚香，去水。弘景②。亦止自汗。

狗脊《本經》③中品

【釋名】强膂《别録》④、扶筋《别録》、百枝《本經》⑤、狗青吴普⑥。【恭⑦曰】此藥苗似貫衆，根長多歧，狀如狗之脊骨，而肉作青緑色，故以名之。【時珍曰】强膂、扶筋，以功名也。《别録》又名扶盖，乃扶筋之誤。《本經》狗脊一名百枝，《别録》萆薢一名赤節，而《吴普本草》⑧謂百枝爲萆薢，赤節爲狗脊，皆似誤也。

【集解】【《别録》⑨曰】狗脊生常山川谷，二月、八月采根，暴乾。【普⑩曰】狗脊如萆薢，莖節如竹有刺，葉圓赤，根黄白，亦如竹根，毛有刺。《岐伯經》云：莖無節，葉端圓、青赤，皮白有赤脉。【弘景⑪曰】今山野處處有之，與菝葜相似而小異。其莖葉小肥，其節疏，其莖大直，上有刺，葉圓有赤脉，根凸凹巃嵸如羊角强細者是。【頌⑫曰】今太行山、淄、温、眉州亦有之。苗尖細碎青色，高一尺以來，無花，其莖葉似貫衆而細。其根黑色，長三四寸，多歧，似狗之脊骨，大有兩指許。其肉青緑

---

① 奇疾方：**《傳信適用方》卷下“夏子益治奇疾方”**　腹脹如鐵石，臍中水出，旋變作步缺蟲之狀，繞身匝啄，癢痛難忍，撥掃不盡。治用濃煎蒼术湯浴之，别用麝香以水調服，痊。

② 弘景：**《集注》見《證類》卷6“术”**　陶隱居云……其苗又可作飲，甚香美，去水。

③ 本經：**《本經》《别録》(《藥對》)見《證類》卷八“狗脊”**　**味苦、**甘，**平，**微温，無毒。**主腰背强，關機緩急，周痹，寒濕膝痛，頗利老人，**療失溺不節，男子脚弱腰痛，風邪淋露，少氣，目闇，堅脊利俛仰，女子傷中，關節重。**一名百枝，**一名强膂，一名扶蓋，一名扶筋。生常山川谷，二月、八月採根，暴乾。(萆薢爲之使，惡敗醬。)

④ 别録：見上注。(**按**：“釋名”項下之“别録”皆同此。)

⑤ 本經：見上注白字。

⑥ 吴普：**《吴普本草》見《證類》卷8“狗脊”**　吴氏云：狗脊，一名狗青，一名赤節……/**《御覽》卷990“狗脊”**《吴氏本草》曰：狗脊，一名狗青，一名萆薢，一名赤節，一名强膂……

⑦ 恭：**《唐本草》見《證類》卷8“狗脊”**　《唐本》注云：此藥苗似貫衆，根長多歧，狀如狗脊骨，其肉作青緑色。今京下用者是。陶所説乃有刺萆薢，非狗脊也，今江左俗猶用之。

⑧ 吴普本草：**《御覽》卷990“萆薢”**　《吴氏本草》曰：萆薢，一名百枝。

⑨ 别録：見本頁注③。

⑩ 普：**《吴普本草》見《證類》卷8“狗脊”**　吴氏云：狗脊……如萆薢，莖節如竹，有刺，葉圓赤，根黄白，亦如竹根，毛有刺。《岐伯經》云莖無節，葉端員青赤，皮白，有赤脉。/**《御览》卷990“狗脊”**《吴氏本草》曰：狗脊……如萆薢，節如竹，有刺，葉圓青，赤根黄白，亦如根毛，有刺。《岐伯一經》：莖無節，根黄白，如竹根，有刺，根葉端圓，赤皮白，有赤脉。二月採。

⑪ 弘景：**《集注》見《證類》卷8“狗脊”**　陶隱居云：今山野處處有，與菝葜相似而小異。其莖、葉小肥，其節疏，其莖大直，上有刺，葉圓有赤脉。根凹凸巃嵸如羊角，細强者是。

⑫ 頌：**《圖經》見《證類》卷8“狗脊”**　狗脊，生常山川谷，今太行山、淄、温、眉州亦有。根黑色，長三四寸，兩指許大，苗尖細碎，青色，高一尺已來，無花。其莖、葉似貫衆而細，其根長而多歧，似狗脊骨，故以名之。其肉青緑，春秋採根，暴乾用。今方亦用金毛者。(**按**：此下時珍尚引評述陶氏説之語，乃糅合《唐本草》注，非蘇頌之言。)

色。春秋采根暴乾。今方亦有用金毛者。陶氏所説乃有刺萆薢，非狗脊也，今江左俗猶用之。【斅[①]曰】凡使狗脊，勿用透山藤根，形狀一般，只是入頂苦，不可餌也。【時珍曰】狗脊有二種：一種根黑色如狗脊骨，一種有金黄毛如狗形，皆可入藥。其莖細而葉花兩兩對生，正似大葉蕨，比貫衆葉有齒，面背皆光。其根大如拇指，有硬黑鬚簇之。吴普、陶弘景所説根苗皆是菝葜；蘇恭、蘇頌所説即真狗脊也。按張揖《廣雅》[②]云：菝葜，狗脊也。張華《博物志》[③]云：菝葜與萆薢相亂，一名狗脊。觀此則昔人以菝葜爲狗脊，相承之誤久矣。然菝葜、萆薢、狗脊三者，形狀雖殊，而功用亦不甚相遠。

根。【修治】【斅[④]曰】凡修事，火燎去鬚，細剉了，酒浸一夜，蒸之，從巳至申，取出晒乾用。【時珍曰】今人惟剉炒去毛鬚用。

【氣味】苦，平，無毒。【《别録》曰】甘，微温。【普[⑤]曰】神農：苦。桐君、黄帝、岐伯、雷公、扁鵲：甘，無毒。李當之：小温。【權[⑥]曰】苦、辛，微熱。【之才[⑦]曰】萆薢爲之使，惡敗醬、莎草。

【主治】腰背强，關機緩急，周痺，寒濕膝痛。頗利老人。《本經》[⑧]。療失溺不節，男女脚弱腰痛，風邪淋露，少氣目闇，堅脊，利俛仰，女子傷中，關節重。《别録》[⑨]。男子女人毒風軟脚，腎氣虚弱，續筋骨，補益男子。甄權。强肝腎，健骨，治風虚。時珍。

【附方】新四。男子諸風。四寶丹：用金毛狗脊，鹽泥固濟，煅紅去毛，蘇木、萆薢、川烏頭生用等分，爲末，米醋和丸梧子大。每服二十丸，温酒、鹽湯下。《普濟方》[⑩]。室女白帶，衝任虚寒。鹿茸丸：用金毛狗脊燎去毛、白斂各一兩，鹿茸酒蒸焙二兩，爲末，用艾煎醋汁打糯米糊，丸梧子大。每服五十丸，空心温酒下。《濟生方》[⑪]。固精强骨。金毛狗脊、遠志肉、白伏神、當歸身

---

① 斅：**《炮炙論》見《證類》卷 8“狗脊”** 雷公云：凡使，勿用透山藤，其大腡根與透山藤一般，只是入頂苦，不可餌之……

② 廣雅：**《廣雅》卷 10“釋草”** ……茇(拔)挈，狗脊也。

③ 博物志：**《博物志》卷 7** 魏文帝所記諸物相似亂真者……拔揳與萆薢相似，一名狗脊。

④ 斅：**《炮炙論》見《證類》卷 8“狗脊”** 雷公云……凡修事，細剉了，酒拌，蒸，從巳至申，出，曬乾用。

⑤ 普：**《證類》卷 8“狗脊”** 臣禹錫等謹按吴氏云：狗脊，一名狗青，一名赤節。神農：苦。桐君、黄帝、岐伯、雷公、扁鵲：甘，無毒。季氏：小温……

⑥ 權：**《藥性論》見《證類》卷 8“狗脊”** 狗脊，味苦、辛，微熱。能治男子、女人毒風軟脚，邪氣濕痹，腎氣虚弱，補益男子，續筋骨。

⑦ 之才：**古本《藥對》**見 812 頁注③括號中七情文。

⑧ 本經：見 812 頁注③白字。

⑨ 别録：見 812 頁注③。

⑩ 普濟方：**《普濟方》卷 116“諸風雜治”** 四寶丹：治男女一切風疾。金毛狗脊(鹽泥固濟，火煅紅，去毛用肉，出火氣，剉)、萆薢、蘇木節、川烏頭(生用)。右各等分，爲細末，米醋糊爲丸如梧桐子大，每服二十丸，温酒或鹽湯下。病在上食後服，病在下空心服。

⑪ 濟生方：**《濟生方》“婦人門·帶下論治”** 白斂丸：治室女冲任虚寒，帶下純白。鹿茸(醋蒸，焙，二兩)、白斂、金毛狗脊(燎去毛，各一兩)。右爲細末，用艾煎醋汁，打糯米糊爲丸，如梧桐子大，每服五十丸，空心温酒下。

等分,爲末,煉蜜丸梧子大。每酒服五十丸。《集簡方》。**病後足腫**。但節食以養胃氣,外用狗脊煎湯漬洗。吴綬《藴要》①。

貫衆《本經》②下品

【釋名】貫節《本經》③、**貫渠**《本經》、**百頭**《本經》、又名虎卷、扁府。**草鴟頭**《别録》④、**黑狗脊**《綱目》、**鳳尾草**《圖經》⑤。【時珍曰】此草葉莖如鳳尾,其根一本而衆枝貫之。故草名鳳尾,根名貫衆、貫節、貫渠。渠者,魁也。《吴普本草》⑥作貫中,俗作貫仲、管仲者,皆謬稱也。《爾雅》⑦云:濼,音灼。貫衆,即此也。《别録》⑧一名伯萍,一名藥藻,皆字訛也。金星草,一名鳳尾草,與此同名,宜互考之。【弘景⑨曰】近道皆有之。葉如大蕨。其根形色毛芒,全似老鴟頭,故呼爲草鴟頭。

【集解】【《别録》⑩曰】貫衆生玄山山谷及冤句 少室山,二月、八月采根,陰乾。【普⑪曰】葉青黄色,兩兩相對。莖有黑毛叢生,冬夏不死。四月花白,七月實黑,聚相連卷旁生。三月、八月采根,五月采葉。【保昇⑫曰】苗似狗脊,狀如雉尾,根直多枝,皮黑肉赤,曲者名草鴟頭,所在山谷陰處則有之。【頌⑬曰】今陝西、河東州郡及荆、襄間多有之,而少有花者。春生苗,赤。葉大如蕨。莖幹

---

① 藴要:**《傷寒藴要》卷4"傷寒水腫例"** 凡病瘥後足腫者,但節飲食,胃氣强,自消也。一方用金毛狗脊煎湯洗之,亦效。

② 本經:**《本經》《别録》(《藥對》)見《證類》卷10"貫衆"** 味苦,微寒,有毒。主腹中邪熱氣,諸毒,殺三蟲,去寸白,破症瘕,除頭風,止金瘡。/花:療惡瘡,令人洩。一名貫節,一名貫渠,一名百頭,一名虎卷,一名扁苻,一名伯萍,一名樂藻。此謂草鴟頭。生玄山山谷及冤句少室山。二月、八月採根,陰乾。(藋菌爲之使。)

③ 本經:見上注白字。(**按**:"釋名"項下"本經"同此。)

④ 别録:見上注。

⑤ 圖經:**《圖經》見《證類》卷10"貫衆"** 貫衆……又名鳳尾草……

⑥ 吴普本草:**《御覽》卷990"貫衆"** 《吴氏本草》曰:貫衆,一名貫來,一名貫中,一名渠母,一名貫鐘,一名伯芹,一名藥藻,一名扁符,一名黄鐘……

⑦ 爾雅:**《爾雅·釋草》(郭注)** 濼,貫衆(注:葉員鋭,莖毛黑,布地,冬不死。一名貫渠。《廣雅》云:貫節。)

⑧ 别録:見本頁注②。

⑨ 弘景:**《集注》見《證類》卷10"貫衆"** 陶隱居云:近道亦有。葉如大蕨,其根形色毛芒,全似老鴟頭,故呼爲草鴟頭。

⑩ 别録:見本頁注②。

⑪ 普:**《吴普本草》見《御覽》卷990"貫衆"** 《吴氏本草》曰:貫衆……葉青黄,兩兩相對,莖黑,毛聚生,冬夏不死,四月華白,七月實黑,聚相連卷旁行,生三月、八月採根,五月採葉。

⑫ 保昇:**《蜀本草》見《證類》卷10"貫衆"** 《蜀本》云:一名樂(音洛)藻。又《圖經》云:苗似狗脊,狀如雉尾,根直多枝,皮黑肉赤,曲者名草鴟頭,療頭風用之。今所在山谷陰處有之。

⑬ 頌:**《圖經》見《證類》卷10"貫衆"** 貫衆,生玄山山谷及冤句少室山,今陝西、河東州郡及荆、襄間多有之,而少有花者。春生苗,赤。葉大如蕨。莖稈三棱。葉緑色似小雞翎,又名鳳尾草。根紫黑色,形如大瓜,下有黑須毛,又似老鴟。《爾雅》云:濼舒若切,貫衆。郭璞注云:葉圓鋭,莖毛黑,布地,冬不死。《廣雅》謂之貫節是也……

三稜，葉緑色似雞翎，又名鳳尾草。其根紫黑色，形如大瓜，下有黑鬚毛，又似老鴟。郭璞注《爾雅》云：葉員鋭，莖毛黑，布地，冬不死。《廣雅》謂之"貫節"是矣。【時珍曰】多生山陰近水處。數根叢生，一根數莖，莖大如筯，其涎滑。其葉兩兩對生，如狗脊之葉而無鋸齒，青黄色，面深背淺。其根曲而有尖觜，黑鬚叢族，亦似狗脊根而大，狀如伏鴟。

根。【氣味】苦，微寒，有毒。【之才①曰】藿菌、赤小豆爲之使，伏石鍾乳。【主治】腹中邪熱氣，諸毒，殺三蟲。《本經》②。去寸白，破癥瘕，除頭風，止金瘡。《别録》③。爲末，水服一錢，止鼻血有效。蘇頌④。治下血崩中滯下，産後血氣脹痛，斑疹毒，漆毒，骨哽。解豬病。時珍。

【發明】【時珍曰】貫衆大治婦人血氣，根汁能制三黄，化五金，伏鍾乳，結砂制汞，且能解毒軟堅。王海藏⑤治夏月豆出不快，快斑散用之。云貫衆有毒，而能解腹中邪熱之毒，病因内感而發之於外者多效，非古法之分經也。又黄山谷《煮豆帖》⑥言，荒年以黑豆一升挼净，入貫衆一斤，剉如骰子大，同以水煮，文火斟酌至豆熟，取出日乾，覆令展盡餘汁，簸去貫衆，每日空心啗豆五七粒，能食百草木枝葉，有味可飽。又王璆《百一選方》⑦言，滁州蔣教授因食鯉魚玉蟬羹，爲肋肉所哽，凡藥皆不效。或令以貫衆濃煎汁一盞，分三服，連進至夜，一咯而出。亦可爲末，水服一錢。觀此可知其軟堅之功，不但治血治瘡而已也。

【附方】新一十五。鼻衄不止。貫衆根末，水服一錢。《普濟方》⑧。諸般下血。腸風、酒痢、血痔、鼠痔下血。黑狗脊，黄者不用，須内肉赤色者，即本草貫衆也。去皮毛，剉焙爲末。每服二錢，空心米飲下。或醋糊丸梧子大，每米飲下三四十丸。或燒存性，出火毒爲末，入麝香少

---

① 之才：**古本《藥對》**見814頁注②括號中七情文。（**按**：時珍所引"赤小豆爲之使"見本藥《藥性論》。"伏石鍾乳"未溯得其源。）

② 本經：見814頁注②白字。

③ 别録：見814頁注②。

④ 蘇頌：**《圖經》見《證類》卷10"貫衆"** ……三月采根，曬乾。荆南人取根爲末，水調服一錢匕，止鼻血有效。

⑤ 王海藏：**《奇效良方》卷65"調平瘡疹用之第五"** 三十、快斑散，調瘡疹……此藥内貫眾主腹中諸熱邪毒，其味微寒故也……。/**《醫壘元戎》卷2"單黄連加減例"** 無名丸……止是貫衆治頭風，有毒解毒。大抵解疫癘毒氣則效，非右古法之分經也。（**按**：好古書未能溯得其源。）

⑥ 煮豆帖：**《輟耕録》卷15"煮豆帖"** 黄山谷《煮豆帖》云……煮黑豆法：碓豆一升，挼莎極净，用貫衆一斤，細剉如骰子，同豆斟酌水多少，慢火煮豆香熟，日乾之，翻覆令展盡餘汁，簸取黑豆，去貫衆，空心日啗五七粒。食百草、木枝葉，皆有味，可飽也……

⑦ 百一選方：**《百一選方》卷10"第十三門"** 治骨鯁：滁州蔣教授名南金，頃歲因食鯉魚玉蟬羹，爲肋骨所鯁，凡治鯁藥如象牙屑之屬，用之皆不效。或者令服此藥，連進三劑，至夜一咯而出。戲云管仲之力也。貫衆不以多少，煎濃汁一盞半，分三服併進……

⑧ 普濟方：**《普濟方》卷189"鼻衄"** 治鼻大衄有效。右用貫衆根爲末，調服一錢匕，止鼻血有效。

許,米飲服二錢。《普濟方》①。**女人血崩**。貫衆半兩,煎酒服之,立止。《集簡方》。**産後亡血**過多,心腹徹痛者。用貫衆狀如刺猬者一個,全用不剉,只揉去毛及花萼,以好醋蘸濕,慢火炙令香熟,候冷爲末,米飲空心每服二錢,甚效。《婦人良方》②。**赤白帶下**,年深,諸藥不能疗者。用上方治之亦驗,名獨聖湯。方同上。**年深欬嗽**,出膿血。貫衆、蘇方木等分,每服三錢,水一盞,生薑三片,煎服,日二服。○久欬,漸成勞瘵。鳳尾草爲末,用魚鮓蘸食之。《聖惠方》③。**豆瘡不快**。快斑散:用貫衆、赤芍藥各一錢,升麻、甘草各五分,入淡竹葉三片,水一盞半,煎七分,温服。王海藏④方。**頭瘡白秃**。貫衆、白芷爲末,油調塗之。○又方:貫衆燒末,油調塗。《聖惠方》⑤。**漆瘡作癢**。油調貫衆末塗之。《千金方》⑥。**雞魚骨哽**。貫衆、縮砂、甘草等分,爲粗末,綿包少許,含之嚥汁,久則隨痰自出。《普濟方》⑦。**解輕粉毒**。齒縫出血,臭腫。貫衆、黄連各半兩,煎水,入冰片少許,時時漱之。○陸氏《積德堂方》⑧。**血痢不止**。鳳尾草根,即貫衆,五錢,煎酒服。陳解元 吉言所傳。《集(間)〔簡〕方》。**便毒腫痛**。貫衆,酒服二錢,良。《多能鄙事》⑨。

---

① 普濟方:**《普濟方》卷38"臟毒下血"** 經效散:治腸風酒痢下血,又治鼠子痔出血,亦治血痔。用黑狗脊不拘多少,黄者不好,須是黑者,内肉赤色,去皮毛,剉,焙乾爲末,每服二錢,空心米飲調下。難吃,將醋糊爲丸梧桐子大,每服三四十丸,空心米飲下。一方貫仲二兩,去蘆頭,燒灰存性,用瓦合地上去火毒,爲末,入麝香一字,研勻,米飲調服二錢。《本草》名貫仲。《圖經》云苗似狗脊,皮黑肉赤,又名作草雞頭是也。

② 婦人良方:**《婦人良方》卷20"産後惡露不絶方論第三"** 獨聖湯:療産後亡血過多,心腹徹痛,然後血下,久而不止,亦治赤白帶下,年深諸藥不能療者,良驗。此京師祝景助教方。貫衆(狀如刺猬者一個,全用不剉斷,只揉去毛及花萼用之)。右用好醋蘸濕,慢火炙令香熟,候冷,爲細末,用米飲調下二錢,空心食前服。(**按**:其下"赤白帶下"同在此條。時珍引時折爲兩條。)

③ 聖惠方:**《聖濟總録》卷66"咳嗽唾膿血"** 治年深咳嗽唾膿血,貫衆湯方:貫衆(剉)、蘇枋木(剉,各一兩)。右二味粗搗篩,每服三錢匕,水一盞,入生薑二片,同煎至七分,去滓,温服,日三。/**《世醫得效方》卷5"咳嗽"**:治久嗽,漸成癆瘵,鳳尾草爲末,用魚鮓蘸服即效。(**按**:查《聖惠方》無此兩方,誤注出處。)

④ 王海藏:**《小兒衛生總微論》卷8"瘡疹論"** 安斑散:治瘡疹,出快紅潤,平調之……快斑散,此方治病同前。貫衆(一兩,揀洗淨,焙乾)、赤芍藥(一兩)、甘草(半兩)、川升麻(半兩)、枳殼(麩炒去穰,半兩)。右爲末,每服一錢,水一小盞,入竹葉七片,煎至五分,去滓温服,無時,其效如神。(**按**:遍查好古諸書未能溯得其源,今録《衛生總微》備參。)

⑤ 聖惠方:**《普濟方》卷48"白秃"** 決效散:治風痒頭瘡。貫衆(三兩)、白芷(一兩),右爲細末,油調塗之。/**《聖惠方》卷89"治小兒髮不生諸方"** 治小兒頭秃不生髮,苦癢……又方:右用貫衆燒灰細研,以油調傅之。(**按**:《聖惠方》無"決效散"方,《綱目》誤注。)

⑥ 千金方:**《千金方》卷25"被打第三"** 治漆瘡方:貫衆治末以塗上,乾以油和之,即愈。

⑦ 普濟方:**《普濟方》卷64"骨鯁"** 縮砂散:治骨鯁。縮砂仁、甘草、貫衆(等分)。右搗爲粗末,如一切鯁,以綿裹少許含之,旋旋咽津,久則隨痰出。

⑧ 積德堂方:(**按**:僅見《綱目》引此書。)

⑨ 多能鄙事:**《多能鄙事》卷6"百藥類·經效方"** 治便毒,貫衆爲細末,每服二錢,酒調,食前服。

花。【主治】惡瘡，令人洩。《别録》①。

巴戟天《本經》②上品

【釋名】不凋草《日華》③、三蔓草。【時珍曰】名義殊不可曉。

【集解】【《别録》④曰】巴戟天生巴郡及下邳山谷，二月、八月采根，陰乾。【弘景⑤曰】今亦用建平、宜都者，根狀如牡丹而細，外赤内黑，用之打去心。【恭⑥曰】其苗俗名三蔓草。葉似茗，經冬不枯。根如連珠，宿根青色，嫩根白紫，用之亦同，以連珠多、肉厚者爲勝。【大明⑦曰】紫色如小念珠，有小孔子，堅硬難擣。【宗奭⑧曰】巴戟天本有心，乾縮時偶自落，或抽去，故中心或空，非自有小孔也。今人欲要中間紫色，則多僞以大豆汁沃之，不可不察。【頌⑨曰】今江、淮、河東州郡亦有，但不及蜀州者佳，多生山林内。内地生者，葉似麥門冬而厚大，至秋結實。今方家多以紫色爲良。蜀人云：都無紫色者。采時或用黑豆同煮，欲其色紫，殊失氣味，尤宜辨之。又有一種山籟根，正似巴戟，但色白。土人采得，以醋水煮之，乃以雜巴戟，莫能辨也。但擊破視之，中紫而鮮潔者，僞也。其中雖紫，又有微白，糝有粉色而理小暗者，真也。真巴戟嫩時亦白，乾時亦煮治使紫，力劣弱耳。

根。【修治】【斆⑩曰】凡使須用枸杞子湯浸一宿，待稍軟漉出，再酒浸一伏時，漉出，同菊花熬焦黄，去菊花，以布拭乾用。【時珍曰】今法：惟以酒浸一宿，剉焙入藥。若急用，只以温水浸軟去心也。

---

① 别録：見814頁注②。

② 本經：《本經》《别録》（《藥對》）見《證類》卷6"巴戟天" 味辛、甘，微温，無毒。主大風邪氣，陰痿不起，強筋骨，安五藏，補中，增志，益氣，療頭面遊風，小腹及陰中相引痛，下氣，補五勞，益精，利男子。生巴郡及下邳山谷。二月、八月採根，陰乾。（覆盆子爲之使。惡朝生、雷丸、丹參。）

③ 日華：《日華子》見《證類》卷6"巴戟天" ……又名不凋草，色紫如小念珠。有小孔子，堅硬難擣。

④ 别録：見本頁注②。

⑤ 弘景：《集注》見《證類》卷6"巴戟天" 陶隱居云：今亦用建平、宜都者，狀如牡丹而細，外赤内黑，用之打去心。

⑥ 恭：《唐本草》見《證類》卷6"巴戟天" 《唐本》注云：巴戟天苗，俗方名三蔓草。葉似茗，經冬不枯，根如連珠，多者良，宿根青色，嫩根白紫，用之亦同。連珠肉厚者爲勝。

⑦ 大明：《日華子》見《證類》卷6"巴戟天" 味苦。安五藏，定心氣，除一切風，治邪氣，療水腫……

⑧ 宗奭：《衍義》卷7"巴戟天" 巴戟天本有心，乾縮時偶自落，或可以抽摘，故中心或空，非自有小孔也。今人欲要中間紫色，則多僞以大豆汁沃之，不可不察。外堅難染，故先從中間紫色。

⑨ 頌：《圖經》見《證類》卷6"巴戟天" 巴戟天，生巴郡及下邳山谷，今江淮、河東州郡亦有之，皆不及蜀州者佳。葉似茗，經冬不枯，俗名三蔓草，又名不凋草。多生竹林内。内地生者，葉似麥門冬而厚大，至秋結實。二月、八月採根，陰乾，今多焙之。有宿根者青色，嫩根者白色，用之皆同，以連珠肉厚者勝。今方家多以紫色爲良。蜀人云：都無紫色者，彼方人採得，或用黑豆同煮，欲其色紫。此殊失氣味，尤宜辨之。一説蜀中又有一種山律根，正似巴戟，但色白。土人採得，以醋水煮之乃紫，以雜巴戟，莫能辨也。真巴戟嫩者亦白，乾時亦煮治使紫，力劣弱，不可用。今兩種，市中皆是。但擊破視之，其中紫而鮮潔者，僞也。真者擊破，其中雖紫，又有微白慘如粉色，理小暗也。

⑩ 斆：《炮炙論》見《證類》卷6"巴戟天" 雷公曰：凡使，須用枸杞子湯浸一宿，待稍軟漉出，却用酒浸一伏時，又漉出，用菊花同熬令燋黄，去菊花，用布拭令乾用。

【氣味】辛、甘、微温，無毒。【大明①曰】苦。【之才②曰】覆盆子爲之使，惡雷丸、丹參、朝生。【主治】大風邪氣，陰痿不起，强筋骨，安五臟，補中增志益氣。《本經》③。療頭面遊風，小腹及陰中相引痛，補五勞，益精，利男子。《别録》④。治男子夜夢鬼交精洩，强陰下氣，治風癩。甄權⑤。治一切風，療水脹。《日華⑥》。治脚氣，去風疾，補血海。時珍。出仙經。

【發明】【好古⑦曰】巴戟天，腎經血分藥也。【權⑧曰】病人虚損，加而用之。【宗奭⑨曰】有人嗜酒，日須五七盃。後患脚氣甚危，或教以巴戟半兩，糯米同炒，米微轉色，去米不用，大黄一兩，剉炒，同爲末，熟蜜丸，温水服五七十丸，仍禁酒，遂愈。

【附録】巴棘。【《别録》⑩曰】味苦，有毒。主惡疥瘡出蟲。生高地，葉白有刺，根連數十枚。一名女木。

遠志《本經》⑪上品

【釋名】苗名小草《本經》⑫、細草《本經》、棘菀《本經》、葽繞《本經》。【時珍曰】此草服之能益智强志，故有遠志之稱。《世説》⑬載謝安云："處則爲遠志，出則爲小草。"《記事珠》⑭

---

① 大明：見817頁注⑦。
② 之才：**古本《藥對》**見817頁注②括號中七情文。
③ 本經：見817頁注②白字。
④ 别録：見817頁注②。
⑤ 甄權：**《藥性論》見《證類》卷6"巴戟天"**　巴戟天，使。能治男子夜夢，鬼交泄精，强陰，除頭面中風，主下氣，大風血癩。病人虚損，加而用之。
⑥ 日華：見817頁注⑦。
⑦ 好古：（**按**：查今存王好古諸書，未能溯得其源。）
⑧ 權：見本頁注⑤。
⑨ 宗奭：**《衍義》卷7"巴戟天"**　有人嗜酒，日須五七杯，後患脚氣甚危。或教以巴戟半兩，糯米同炒，米微轉色，不用米，大黄一兩，剉炒，同爲末，熟蜜爲丸，温水服五七十丸，仍禁酒，遂愈。
⑩ 别録：**《别録》見《證類》卷30"巴棘"**　味苦，有毒。主惡疥，瘡出蟲。一名女木。生高地，葉白有刺，根連數十枚。
⑪ 本經：**《本經》《别録》（《藥對》）見《證類》卷6"遠志"**　味苦，温，無毒。主欬逆傷中，補不足，除邪氣，利九竅，益智慧，耳目聰明，不忘，强志，倍力，利丈夫，定心氣，止驚悸，益精，去心下膈氣，皮膚中熱，面目黄。久服輕身不老，好顔色，延年。葉名小草，主益精，補陰氣，止虚損，夢洩。一名棘菀，一名葽繞，一名細草。生太山及冤句川谷。四月採根、葉，陰乾。（得茯苓、冬葵子、龍骨良。殺天雄、附子毒。畏真珠、藜蘆、蜚蠊、齊蛤。）
⑫ 本經：見上注白字。（**按**："釋名"項下"本經"同此。）
⑬ 世説：**《世説新語》卷6"排調第二十五"**　……桓公藥草，中有遠志，公取以問謝：此藥又名小草，何一物而有二稱？曰：遠志，一名棘宛，其葉名小草。）謝未即答。時郝隆在坐，應聲答曰：此甚易解，處則爲遠志，出則爲小草。
⑭ 記事珠：**《記事珠》卷3"花木門・藥草"**　遠志……醒心杖。

謂之醒心杖。

【集解】【《别録》①曰】遠志生太山及冤句川谷，四月采根、葉，陰乾。【弘景②曰】冤句屬兖州濟陰郡，今此藥猶從彭城北蘭陵來。用之去心取皮，一斤止得三兩爾。亦入仙方用。小草狀似麻黄而青。【志③曰】莖葉似大青而小。比之麻黄，陶不識也。【禹錫④曰】按《爾雅》云：葽繞，棘蒬。郭璞注云：今遠志也。似麻黄，赤華，葉鋭而黄。其上謂之小草。【頌⑤曰】今河、陜、洛西州郡亦有之。根形如蒿根，黄色。苗似麻黄而青，又如畢豆。葉亦有似大青而小者。三月開白花。根長及一尺。泗州出者花紅，根葉俱大於他處。商州出者根又黑色。俗傳夷門出者最佳。四月采根，晒乾。古方通用遠志、小草。今醫但用遠志，稀用小草。【時珍曰】遠志有大葉、小葉二種。陶弘景所説者小葉也，馬志所説者大葉也，大葉者花紅。

根。【修治】【斅⑥曰】凡使須去心，否則令人煩悶。仍用甘草湯浸一宿，暴乾或焙乾用。

【氣味】苦，温，無毒。【之才⑦曰】遠志、小草，得伏苓、冬葵子、龍骨良。畏珍珠、藜蘆、蜚蠊、齊蛤。【弘景⑧曰】藥無齊蛤，恐是百合也。【權⑨曰】是螬蠐也。【恭⑩曰】《藥録》下卷有齊蛤，陶説非也。【主治】欬逆傷中，補不足，除邪氣，利九竅，益智慧，耳目聰明，不忘，强志倍力。久服輕身不老。《本經》⑪。利丈夫，定心氣，止驚悸，益精，去心下膈氣，皮膚中熱，面目黄。《别録》⑫。殺天雄、附子、烏頭毒，煎汁飲

---

① 别録：見 818 頁注⑪。

② 弘景：**《集注》見《證類》卷 6"遠志"** 陶隱居云：……冤句縣屬兖州濟陰郡，今猶從彭城北蘭陵來。用之打去心，取皮，今用一斤，正得三兩皮爾，市者加量之。小草狀似麻黄而青。遠志亦入仙方藥用。

③ 志：**《開寶》見《證類》卷 6"遠志"** 今注：遠志莖葉似大青而小，比之麻黄，陶不識爾。

④ 禹錫：**《嘉祐》見《證類》卷 6"遠志"** 禹錫等謹按《爾雅》云：葽繞，棘蒬。注：今遠志也，似麻黄，赤華，葉鋭而黄，其上謂之小草。

⑤ 頌：**《圖經》見《證類》卷 6"遠志"** 遠志，生泰山及冤句川谷，今河、陜、京西州郡亦有之。根黄色形如蒿根。苗名小草，似麻黄而青，又如蓽豆。葉亦有似大青而小者。三月開花白色，根長及一尺。四月採根、葉，陰乾，今云曬乾用。泗州出者花紅，根、葉俱大於它處。商州者根又黑色。俗傳夷門遠志最佳。古方通用遠志、小草。今醫但用遠志，稀用小草……

⑥ 斅：**《炮炙論》見《證類》卷 6"遠志"** 雷公曰：遠志，凡使先須去心，若不去心，服之令人悶。去心了，用熟甘草湯浸宿，漉出，曝乾用之也。

⑦ 之才：**古本《藥對》**見 84 頁注②括號中七情文。

⑧ 弘景：**《集注》見《證類》卷 6"遠志"** 陶隱居云：**按**：藥名無齊蛤，恐是百合……

⑨ 權：**《藥性論》見《證類》卷 6"遠志"** 遠志畏螬蠐……

⑩ 恭：**《唐本草》見《證類》卷 6"遠志"** 《唐本》注云：《藥録》下卷有齊蛤，即齊蛤元有，不得言無，今陶云恐是百合，非也。

⑪ 本經：見 818 頁注⑪白字。

⑫ 别録：見 818 頁注⑪。

之。之才①。治健忘,安魂魄,令人不迷,堅壯陽道。甄權②。長肌肉,助筋骨,婦人血噤失音,小兒客忤。《日華》③。腎積奔豚。好古④。治一切癰疽。時珍。

葉。【主治】益精補陰氣,止虚損夢洩。《别録》⑤。

【發明】【好古⑥曰】遠志,腎經氣分藥也。【時珍曰】遠志入足少陰腎經,非心經藥也。其功專於强志益精,治善忘。蓋精與志皆腎經之所藏也。腎精不足則志氣衰,不能上通于心,故迷惑善忘。《靈樞經》⑦云:腎藏精,精舍志。腎盛怒而不止則傷志,志傷則喜忘其前言,腰脊不可以俛仰屈伸,毛悴色夭。又云:人之善忘者,上氣不足,下氣有餘,腸胃實而心肺虚,虚則營衛留於下,久之不以時上,故善忘也。陳言《三因方》⑧遠志酒治癰疽,云有奇功,蓋亦補腎之力爾。葛洪《抱朴子》⑨云:陵陽 子仲服遠志二十年,有子三十七人,能坐在立亡也。

【附方】舊三,新四。心孔惛塞,多忘善誤。丁酉日密自至市買遠志,着巾角中,還,爲末服之,勿令人知。《肘後方》⑩。胸痺心痛。逆氣膈中,飲食不下。小草丸:用小草、桂心、乾薑、細辛、蜀椒出汗各三分,附子二分炮,六物擣下篩,蜜和丸梧子大。先食米汁下三丸,日三服,不知稍增,以知爲度。忌猪肉、冷水、生葱菜。范汪《東陽方》⑪。喉痺作痛。遠志肉爲末,吹之,涎出爲

① 之才:**古本《藥對》**見 818 頁注⑪括號中七情文。

② 甄權:**《藥性論》見《證類》卷 6“遠志”** ……治心神健忘,安魂魄,令人不迷,堅壯陽道,主夢邪。

③ 日華:**《日華子》見《證類》卷 6“遠志”** 主膈氣,驚魘,長肌肉,助筋骨,婦人血噤失音,小兒客忤。服無忌。

④ 好古:**《湯液大法》卷 4“五積”** 賁豚 腎(丁香、茯苓、遠志)。

⑤ 别録:見 818 頁注⑪。

⑥ 好古:(**按**:未能溯得其源。上注《湯液大法》以遠志治腎積。《醫壘元戎》卷 2“太陽證・振悸酸棗仁例”提及“定志丸隨證加料……腎氣不足,加熟地黄、遠志、牡丹皮”。疑時珍據此定遠志爲“腎經氣分藥”。)

⑦ 靈樞經:**《靈樞・本神》** 腎盛怒而不止則傷志,志傷則喜忘其前言,腰脊不可以俛仰屈伸,毛悴色夭,死於季夏……腎藏精,精舍志……。/**《靈樞・大惑》** 黄帝曰:人之善忘者,何氣使然? 岐伯曰:上氣不足,下氣有餘。腸胃實而心肺虚,虚則營衛留於下,久之不以時上,故善忘也。

⑧ 三因方:見 821 頁注④。

⑨ 抱朴子:**《抱朴子・内篇》卷 11“仙藥”** ……陵陽子仲服遠志二十年,有子三十七人。開書所視不忘,坐在立亡……

⑩ 肘後方:**《肘後方》見《證類》卷 6“遠志”** 治人心孔滑塞,多忘喜誤。丁酉日密自至市買遠志,著巾角中,還爲末,服之,勿令人知。

⑪ 東陽方:**《外臺》卷 12“胸痹心痛方四首”** 《古今録驗》小草丸:療胸痺心痛逆氣,膈中飲不下方。小草三分、桂心三分、蜀椒三分(汗)、乾薑二分、細辛三分、附子二分(炮)。右六味擣合下篩,和以蜜丸如梧子大,先食米汁,服三丸,日三,不知稍增,以知爲度。忌豬肉、冷水、生葱、生菜。(范汪同,出第八卷中。)

度。《直指方》①。腦風頭痛不可忍。遠志末𠯗鼻。《宣明方》②。吹乳腫痛。遠志焙,研,酒服二錢,以滓傅之。《袖珍方》③。一切癰疽。遠志酒:治一切癰疽發背癤毒,惡候侵大。有死血陰毒在中則不痛,傅之即痛。有憂怒等氣積怒攻則痛不可忍,傅之即不痛。或藴熱在内,熱逼人手不可近,傅之即清凉。或氣虚冷,潰而不斂,傅之即斂。此本韓大夫宅用以救人方,極驗。若七情内鬱,不問虚實寒熱,治之皆愈。用遠志不以多少,米泔浸洗,搥去心,爲末。每服三錢,温酒一盞調,澄少頃,飲其清,以滓傅患處。《三因方》④。小便赤濁。遠志,甘草水煮半斤,伏神、益智仁各二兩,爲末,酒糊丸梧子大,每空心棗湯下五十丸。《普濟》⑤。

百脉根《唐本草》⑥

【集解】【恭⑦曰】出肅州、巴西。葉似苜蓿,花黄,根如遠志。二月、八月采根,日乾。【時珍曰】按《唐書》⑧作柏脉根,肅州歲貢之。《千金》、《外臺》大方中亦時用之。今不復聞此,或者名稱又不同也。

根。【氣味】苦,微寒,無毒。【主治】下氣,止渴去熱,除虚勞,補不足。酒浸或水煮,丸散兼用。《唐本》。

① 直指方:**《直指方》卷21"咽喉證治"** 遠志散:治喉閉。遠志(去心,取肉)。右爲細末,以管子擀開口,吹藥入喉,策令頭低,涎出而愈。

② 宣明方:**《宣明論方》卷2"腦風證"** 治腦風,邪氣留飲,頭痛不可忍者,用遠志末,不以多少,於鼻中𠯗,與痛處揉之。相兼前藥可用也。

③ 袖珍方:**《袖珍方大全》卷3"癰疽瘡癤"** 遠志酒三因方:用遠志一味,洗净,去心,焙乾,爲末,酒調二錢,澄清服之。以滓傅患處。治一切癰疽發背瘰毒候。

④ 三因方:**《三因方》卷14"癰疽證治"** 遠志酒:治一切癰疽發背,癤毒惡候浸大,有死血陰毒在中則不痛,傅之即痛。有憂怒等氣積而内攻,則痛不可忍,傅之即不痛。或藴熱在内,熱逼人,手不可近,傅之即清凉。或氣虚血冷,潰而不斂,傅之即斂。此本韓大夫宅用以救人,極驗。若七情内鬱,不問虚實寒熱,治之必愈。遠志(不以多少,湯洗去泥,搥去心),右一味爲末,酒一盞,調末三錢,遲頃澄清,飲之,以滓傅病處。

⑤ 普濟:**《普濟方》卷33"腎虚漏濁遺精"** 遠志丸:治小便赤濁。遠志(去心,甘草水煮,半斤)、茯神、益智仁(各二兩)。右爲末,酒糊爲丸,每服五十丸,臨卧棗湯送下。

⑥ 唐本草:**《唐本草》見《證類》卷9"百脉根"** 味甘、苦,微寒,無毒。主下氣,止渴去熱,除虚勞,補不足。酒浸。若水煮,丸散兼用之。出肅州、巴西。

⑦ 恭:**《唐本草》見《證類》卷9"百脉根"** 《唐本》注云:葉似苜蓿,花黄,根如遠志。二月、八月採根,日乾。唐本先附。

⑧ 唐書:**《新唐书》卷40"地理志"** 肅州酒泉郡……土貢……柏脉根……

淫羊藿《本經》①中品

【釋名】仙靈脾《唐本》②、放杖草《日華》③、棄杖草《日華》、千兩金《日華》、乾雞筋《日華》、黄連祖《日華》、三枝九葉草《圖經》④、剛前《本經》⑤。【弘景⑥曰】服之使人好爲陰陽。西川北部有淫羊,一日百遍合,盖食此藿所致,故名淫羊藿。【時珍曰】豆葉曰藿,此葉似之,故亦名藿。仙靈脾、千兩金、放杖、剛前,皆言其功力也。雞筋、黄連祖,皆因其根形也。《柳子厚文》⑦作仙靈毗,人臍曰毗,此物補下,於理尤通。

【集解】【《别録》⑧曰】淫羊藿生上郡 陽山山谷。【恭⑨曰】所在皆有。葉形似小豆而圓薄,莖細亦堅,俗名仙靈脾是也。【頌⑩曰】江東、陝西、泰山、漢中、湖、湘間皆有之。莖如粟稈,葉青似杏,葉上有刺,根紫色有鬚。四月開白花,亦有紫花者,碎小獨頭子。五月采葉,晒乾。湖、湘出者,葉如小豆,枝莖緊細,經冬不凋,根似黄連。關中呼爲三枝九葉草。苗高一二尺許,根葉俱堪用。《蜀本草》⑪言:生處不聞水聲者良。【時珍曰】生大山中。一根數莖,莖粗如線,高一二尺。一莖二椏,一椏三葉。葉長二三寸,如杏葉及豆藿,面光背淡,甚薄而細齒,有微刺。

根葉。【修治】【斅⑫曰】凡使時呼仙靈脾,以夾刀夾去葉四畔花枝,每一斤用羊脂四兩拌炒。待脂盡爲度。

---

① 本經:《本經》《别録》(《藥對》)見《證類》卷8"淫羊藿" 味辛,寒,無毒。主陰痿,絶傷,莖中痛,利小便,益氣力,强志,堅筋骨,消瘰癧赤癰,下部有瘡,洗,出蟲。丈夫久服,令人無子。一名剛前。生上郡陽山山谷。(署預爲之使。)

② 唐本:**《唐本草》見《證類》卷8"淫羊藿"** 《唐本》注云……俗名仙靈脾者是也。

③ 日華:**《日華子》見《證類》卷8"淫羊藿"** ……又名黄連祖、千兩金、乾雞筋、放杖草、棄杖草。(**按**:"釋名"項下"日華"同此。)

④ 圖經:**《圖經》見《證類》卷8"淫羊藿"** ……關中俗呼三枝九葉草,苗高一二尺許,根葉俱堪使。

⑤ 本經:見本頁注①白字。

⑥ 弘景:**《集注》見《證類》卷8"淫羊藿"** 陶隱居云:服此使人好爲陰陽。西川北部有淫羊,一日百遍合,蓋食藿所致,故名淫羊藿。

⑦ 柳子厚文:**《柳河東集》卷43"種仙靈毗"** (《本草》淫羊藿,即仙靈毗也……)

⑧ 别録:見本頁注①。

⑨ 恭:**《唐本草》見《證類》卷8"淫羊藿"** 《唐本》注云:此草葉形似小豆而圓薄,莖細亦堅,所在皆有。俗名仙靈脾者是也。

⑩ 頌:**《圖經》見《證類》卷8"淫羊藿"** 淫羊藿,俗名仙靈脾。生上郡陽山山谷,今江東、陝西、泰山、漢中,湖湘間皆有之。葉青似杏葉,上有刺,莖如粟稈,根紫色有鬚,四月開花白色,亦有紫色碎小獨頭子,五月採葉,曬乾用,湖湘出者葉如小豆,枝莖緊細,經冬不凋,根似黄連。關中俗呼三枝九葉草,苗高一二尺許,根葉俱堪使。

⑪ 蜀本草:**《蜀本草》見《證類》卷8"淫羊藿"** 《蜀本》云:淫羊藿,温。注云:生處不聞水聲者良。

⑫ 斅:**《炮炙論》見《證類》卷8"淫羊藿"** 雷公云:凡使時呼仙靈脾,須用夾刀夾去葉四畔花杴盡後,細剉,用羊脂相對拌炒過,待羊脂盡爲度。每修事一斤,用羊脂四兩爲度也。

【氣味】辛，寒，無毒。【普①曰】神農、雷公：辛。李當之：小寒。【權②曰】甘，平。可單用。【保昇③曰】性温。【時珍曰】甘、香、微辛，温。【之才④曰】薯蕷、紫芝爲之使，得酒良。【主治】陰痿絶傷，莖中痛，利小便，益氣力，强志。《本經》⑤。堅筋骨，消瘰癧赤癰，下部有瘡，洗出蟲。丈夫久服，令人無子。《别録》⑥。【機⑦曰】“無子”字誤，當作“有子”。丈夫絶陽無子，女人絶陰無子，老人昏耄，中年健忘，一切冷風勞氣，筋骨攣急，四肢不仁，補腰膝，强心力。大明⑧。

【發明】【時珍曰】淫羊藿味甘氣香，性温不寒，能益精氣，乃手足陽明、三焦、命門藥也，真陽不足者宜之。

【附方】舊三，新五。仙靈脾酒。益丈夫，興陽，理腰膝冷。用淫羊藿一斤，酒一斗，浸三日，逐時飲之。《食醫心鏡》⑨。偏風不遂，皮膚不仁，宜服仙靈脾酒。仙靈脾一斤，細剉，生絹袋盛，于不津器中，用無灰酒二斗浸之，重封，春夏三日、秋冬五日後，每日暖飲，常令醺然，不得大醉，酒盡再合，無不效驗。合時切忌雞犬婦人見。《聖惠方》⑩。三焦欬嗽，腹滿，不飲食，氣不順。仙靈脾、覆盆子、五味子炒各一兩，爲末，煉蜜丸梧子大，每薑茶下二十丸。《聖濟録》⑪。目昏生翳。仙靈脾，生王瓜即小栝樓紅色者，等分，爲末。每服一錢，茶下，日二服。《聖濟總録》⑫。病

---

① 普：**《御覽》卷993“淫羊霍”** 《吴氏本草經》曰：淫羊霍，神農、雷公：辛。季氏：小寒，堅骨。

② 權：**《藥性論》見《證類》卷8“淫羊藿”** 淫羊藿亦可單用。味甘，平。主堅筋益骨。

③ 保昇：見822頁注⑪。

④ 之才：**古本《藥對》**見822頁注①括號中七情文。

⑤ 本經：見822頁注①白字。

⑥ 别録：見822頁注①。

⑦ 機：（**按**：或出《本草會編》。書佚，無可溯源。）

⑧ 大明：**《日華子》見《證類》卷8“淫羊藿”** 仙靈脾，紫芝爲使，得酒良。治一切冷風勞氣，補腰膝，强心力，丈夫絶陽不起，女人絶陰無子，筋骨攣急，四肢不任，老人昏耄，中年健忘……

⑨ 食醫心鏡：**《證類》卷8“淫羊藿”** 《食醫心鏡》：益丈夫，興陽，理脚膝冷。淫羊藿一斤，酒一斗，浸經二日，飲之佳。

⑩ 聖惠方：**《聖惠方》卷21“治偏風諸方”** 治偏風手足不遂，皮膚不仁，宜服仙靈脾浸酒方：仙靈脾（一斤，好者）。右細剉，以生絹袋盛於不津器中，用無灰酒二斗浸之，以厚紙重重密封，不得通氣，春夏三日，秋冬五日後旋開取，每日隨性暖飲之，常令醺醺，不得大醉。若酒盡，再合服之，無不效驗。合時切忌雞犬見。

⑪ 聖濟録：**《聖濟總録》卷54“三焦咳”** 治三焦咳，腹滿不欲食，順氣五味子丸方：五味子（炒）、覆盆子（去蒂）、仙靈脾（各一兩）。右三味擣羅爲末，煉蜜丸如梧桐子大，每服二十丸，生薑臘茶下，加至三十丸，空心、食前服。

⑫ 聖濟總録：**《衛生家寶方》卷5“治一切眼疾”** 治眼雙仙散：仙靈脾、小瓜蔞（紅色者又名王瓜）等分。右爲末，每服一錢，食後茶清調下。（**按**：《聖濟總録》未見此方。誤注出處。）

後青盲。日近者可治。仙靈脾一兩,淡豆豉一百粒,水一盌半,煎一盌,頓服即瘳。《百一選方》①。小兒雀目。仙靈脾根、晚蠶蛾各半兩,炙甘草、射干各二錢半,爲末。用羊子肝一枚,切開摻藥二錢,紮定,以黑豆一合,米泔一盞,煮熟,分二次食,以汁送之。《普濟方》②。痘疹入目。仙靈脾、威靈仙等分,爲末。每服五分,米湯下。《痘疹便覽》③。牙齒虚痛。仙靈脾爲粗末,煎湯頻漱,大效。《奇效方》④。

仙茅宋《開寶》⑤

【釋名】獨茅《開寶》⑥、茅爪子《開寶》、婆羅門參。【珣⑦曰】其葉似茅,久服輕身,故名仙茅。梵音呼爲阿輸乹陁。【頌⑧曰】其根獨生。始因西域婆罗门僧獻方於唐玄宗,故今江南呼爲婆羅門參,言其功補如人參也。

【集解】【珣⑨曰】仙茅生西域,葉似茅,其根粗細有筋,或如筆管,有節文理,黄色多涎。自武城來,蜀中諸州亦皆有之。【頌⑩曰】今大庾嶺、蜀川、江湖、兩浙諸州亦有之。葉青如茅而軟,且

---

① 百一選方:**《百一選方》卷9“第十二門”** 傷寒後青盲,日近者可治:仙靈脾(一兩)、淡豆豉(四十九粒)。右二味水一椀半,煎至一椀,露冷,令病患頓飲之,即瘥。

② 普濟方:**《普濟方》卷363“雀目”** 仙靈脾散:治小兒雀目,至暮無所見。仙靈脾根(半兩)、晚蠶砂(半兩)、射干(一分)、甘草(一分,炙微赤,剉)。右羅爲散,用羊子肝一枚,切開摻藥二錢在内,以綿系定,用黑豆一合,米泔一大盞,煮熟取出,分爲二服,以汁下之。

③ 痘疹便覽:**《小兒衛生總微論》卷8“瘡疹論”** 仙靈脾散。治瘡疹入眼:仙靈脾、威靈仙(去蘆,等分)。右爲細末,每服半錢,米湯調下,食後。(**按**:未見原書。然此方可見於《小兒衛生總微論》。)

④ 奇效方:**《奇效良方》卷62“牙齒通治方”** 固牙散:治牙疼。右用仙靈脾,不拘多少,爲粗末,煎湯漱牙齒,大效。

⑤ 開寶:**《開寶》見《證類》卷11“仙茅”** 味辛,温,有毒。主心腹冷氣不能食,腰脚風冷攣痹不能行,丈夫虚勞,老人失溺,無子,益陽道。久服通神强記,助筋骨,益肌膚,長精神,明目。一名獨茅根,一名茅瓜子,一名婆羅門參。《仙茅傳》云:十斤乳石,不及一斤仙茅,表其功力爾。生西域,又大庾嶺。亦云:忌鐵及牛乳。二月、八月採根。

⑥ 開寶:見上注。(**按**:“釋名”項下“開寶”同此。)

⑦ 珣:**《海藥》見《證類》卷11“仙茅”** 生西域。麤細有筋,或如筆管,有節文理。其黄色多涎。梵云呼爲輸乹陁。味甘,微温,有小毒。主風,補暖腰脚,清安五藏,强筋骨,消食。久服輕身,益顔色。自武城來,蜀中諸州皆有。葉似茅,故名曰仙茅。味辛,平。宣而復補,無大毒,有小熱,有小毒。主丈夫七傷,明耳目,益筋力,填骨髓,益陽不倦。用時竹刀切,糯米泔浸。

⑧ 頌:**《圖經》見《證類》卷11“仙茅”** 仙茅,生西域及大庾嶺,今蜀川,江湖、兩浙諸州亦有之。葉青如茅而軟,復稍闊,而有縱理,又似椶櫚。至冬盡枯,春初乃生。三月有花如梔子黄,不結實。根獨莖而直,傍有短細根相附,肉黄白,外皮稍麤,褐色。二月、八月採根,暴乾用。衡山出者花碧,五月結黑子。謹按《續傳信方》敘仙茅云……本西域道人所傳。開元元年,婆羅門僧進此藥,明皇服之有效……《續傳信方》僞唐筠州刺史王顔所著,皆因國書編録,其方當時盛行。故今江南但呼此藥爲婆羅門參。

⑨ 珣:見本頁注⑦。(**按**:原文“武城”,王家葵考爲年號“武成”之誤。)

⑩ 頌:見本頁注⑧。

略闊，面有縱文。又似初生椶櫚秧，高尺許。至冬盡枯，春初乃生。三月有花如梔子花，黄色，不結實。其根獨莖而直，大如小指，下有短細肉根相附，外皮稍粗褐色，内肉黄白色。二月、八月采根，暴乾用。衡山出者花碧，五月結黑子。【時珍曰】蘇頌所説詳盡得之。但四五月中抽莖四五寸，開小花深黄色六出，不似巵子。處處大山中有之，人惟取梅嶺者用，而《會典》①成都歲貢仙茅二十一斤。

根。**【修治】**【斅②曰】采得以清水洗，刮去皮，於槐砧上用銅刀切豆許大，以生稀布袋盛，於烏豆水中浸一宿，取出用酒拌濕蒸之，從巳至亥，取出暴乾。勿犯鐵器及牛乳，斑人鬢鬚。【大明③曰】彭祖單服法：以竹刀刮切，糯米泔浸去赤汁，出毒後無妨損。

【氣味】辛，温，有毒。【珣④曰】甘，微温，有小毒。又曰：辛，平，宣而復補，無大毒，有小熱、小毒。**【主治】心腹冷氣不能食，腰脚風冷攣痺不能行，丈夫虚勞，老人失溺，無子，益陽道。久服通神强記，助筋骨，益肌膚，長精神，明目。**《開寶》⑤。**治一切風氣，補暖腰脚，清安五臟。久服輕身，益顔色。丈夫五勞七傷，明耳目，填骨髓。**李珣⑥。**開胃，消食下氣，益房事，不倦。**大明⑦。

【發明】【頌⑧曰】五代唐筠州刺史 王顔著《續傳信方》，因國書編録西域婆羅門僧服仙茅方，當時盛行。云五勞七傷，明目益筋力，宣而復補。云十斤乳石不及一斤仙茅，表其功力也。本西域道人所傳。開元元年婆羅門僧進此藥，明皇服之有效，當時禁方不傳。天寶之亂，方書流散，上都僧不空 三藏始得此方，傳與司徒李勉、尚書路嗣恭、給事齊杭、僕射張建封服之，皆得力。路公久服金石無效，得此藥，其益百倍。齊給事守縉雲日，少氣力，風疹繼作，服之遂愈。八九月采得，竹刀刮去黑皮，切如豆粒，米泔浸兩宿，陰乾擣篩，熟蜜丸梧子大，每旦空心酒飲任便下二十丸。忌鐵器，禁

---

① 會典：**《明會典》卷102“事例”** 計四川成都府歲進藥材七味……仙茅二十一斤。

② 斅：**《炮炙論》見《證類》卷11“仙茅”** 雷公云：凡採得後，用清水洗令浄，刮上皮，於槐砧上用銅刀切豆許大，却用生稀布袋盛，于烏豆水中浸一宿，取出用酒濕拌了蒸，從巳至亥，取出暴乾。勿犯鐵，斑人鬚鬢。

③ 大明：**《日華子》見《證類》卷11“仙茅”** ……彭祖單服法：以米泔浸去赤汁出毒後，無妨損。

④ 珣：見824頁注⑦。

⑤ 開寶：見824頁注⑤。

⑥ 李珣：見824頁注⑦。

⑦ 大明：**《日華子》見《證類》卷11“仙茅”** 治一切風氣，延年益壽，補五勞七傷，開胃下氣……

⑧ 頌：**《圖經》見《證類》卷11“仙茅”** ……謹按《續傳信方》敘仙茅云：主五勞七傷，明目，益筋力，宣而復補，本西域道人所傳。開元元年，婆羅門僧進此藥，明皇服之有效，當時禁方不傳。天寶之亂，方書流散，上都不空三藏始得此方，傳與李勉司徒、路嗣恭尚書、齊杭給事、張建封僕射服之，皆得力。路公久服金石無效，及得此藥，其益百倍。齊給事守縉云，日少氣力，風疹繼作，服之遂愈。八、九月時採得，竹刀子刮去黑皮，切如豆粒，米泔浸兩宿，陰乾擣篩，熟蜜丸如梧子，每旦空肚酒飲任使下二十丸。禁食牛乳及黑牛肉，大減藥力也。《續傳信方》僞唐筠州刺史王顔所著，皆因國書編録，其方當時盛行。故今江南但呼此藥爲婆羅門參。

食牛乳及黑牛肉，大減藥力。【機①曰】五臺山有仙茅，患大風者，服之多瘥。【時珍曰】按《許真君書》②云：仙茅久服長生。其味甘能養肉，辛能養節，苦能養氣，鹹能養骨，滑能養膚，酸能養筋，宜和苦酒服之，必效也。又范成大《虞衡志》③云：廣西 英州多仙茅，其羊食之，舉體悉化爲筋，不復有血肉，食之補人，名乳羊。沈括《筆談》④云：夏文莊公禀賦異於人，但睡則身冷如逝者，既覺須令人温之，良久乃能動。常服仙茅、鍾乳、硫黄，莫知紀極。觀此則仙茅盖亦性熱，補三焦命門之藥也，惟陽弱精寒、禀賦素怯者宜之。若體壯相火熾盛者服之，反能動火。按張杲《醫説》⑤云：一人中仙茅毒，舌脹出口，漸大與肩齊。因以小刀剺之，隨破隨合，剺至百數，始有血一點出，曰可救矣。煮大黄、朴硝與服，以藥摻之，應時消縮。此皆火盛性淫之人過服之害也。弘治間，東海張弼《梅嶺仙茅詩》⑥有"使君昨日纔持去，今日人來乞墓銘"之句。皆不知服食之理，惟藉藥縱恣以速其生者，於仙茅何尤。

【附方】新二。**仙茅丸**。壯筋骨，益精神，明目，黑髭鬚。仙茅二斤，糯米泔浸五日，去赤水，夏月浸三日，銅刀刮剉陰乾，取一斤；蒼术二斤，米泔浸五日，刮皮焙乾，取一斤；枸杞子一斤；車前子十二兩；白伏苓去皮，茴香炒，柏子仁去殼，各八兩；生地黄焙，熟地黄焙，各四兩；爲末，酒煮糊丸如梧子大。每服五十丸，食前温酒下，日二服。《聖濟總録》⑦。**定喘下氣**，補心腎。神秘散：用白仙茅半兩，米泔浸三宿，晒炒；團參二錢半；阿膠一兩半，炒；雞膍胵一兩，燒；爲末。每服二錢，糯米飲空心下，日二。《三因方》⑧。

---

① 機：(**按**：或出《本草會編》。書佚，無可溯源。)

② 許真君書：**《西山许真君八十五化录》卷中"棲梧化"** ……祖師俯告曰："子輩仙骨未充，但可延年。"乃飛仙茅一根，授朔曰："此茅味異，植於兹地。久服長生。甘能養肉，辛能養節，苦能養炁，鹹能養骨，滑能養膚，酸能養(舠)〔筋〕，宜和苦酒服之，必效。"言訖而别。

③ 虞衡志：**《桂海虞衡志·志獸》** 乳羊，本出英州，其地出仙茅。羊食茅，舉體悉化爲肪，不復有血肉，食之宜人。

④ 筆談：**《夢溪筆談》卷9"人事一"** 夏文莊性豪侈，稟賦異於人。纔睡即身冷而僵，一如逝者。既覺，須令人温之，良久方能動。人有見其陸行，兩車相連，載一物巍然。問之：乃綿帳也，以數千兩綿爲之。常服仙茅、鍾乳、硫黄，莫知紀極，晨朝每食鍾乳粥。有小吏竊食之，遂發疽，幾不可救。

⑤ 醫説：**《醫説》卷6"中毒·中仙茅附子毒"** 鄭長卿資政説，少時隨父太宰官懷州，一將官服仙茅遇毒，舌脹出口，漸大與肩齊。善醫環視，不能治。一醫獨曰尚可救，少緩無及矣。取小刀剺其舌，隨破隨合，剺至百數，始有血一點許。醫喜曰：無害也。應時消縮小。即命煮大黄、朴硝數椀，連服之，并以藥末摻舌上，遂愈。

⑥ 梅嶺仙茅詩：(**按**：或出《張東海集》。未見原書，待考。)

⑦ 聖濟總録：**《御藥院方》卷6"補虚損門"** 加減仙茅丸：常服强筋骨，益精神，明目，黑鬚鬢，神驗不可具述。仙茅(二斤，米泔浸五日，浸去赤水，用銅刀子去皮，用銅刀剉碎，夏月只浸三日，陰乾不見日，乾秤一斤)、蒼术(二斤，米泔浸五日，或二日亦得，去皮焙乾，秤一斤)、白茯苓(去皮，秤八兩)、車前子(一十二兩)、茴香(炒香，八兩)、枸杞子(一斤)、生乾地黄(焙乾，秤四兩)、熟乾地黄(焙乾，秤四兩)、柏子仁(微炒黄，搗八兩)。右件爲細末，酒煮麵糊爲丸如梧桐子大，每服五六十丸，空心食前温酒下，日二服，漸加至七八十丸。(**按**：《聖濟總録》未見此方。誤注出處。)

⑧ 三因方：**《三因方》卷13"喘脉證治"** 神秘散：定喘，補心腎，下氣。阿膠(一兩三分，炒)、雞膍胵(一兩半)、白仙茆(半兩，米泔浸三宿，曬乾，炒)、團參(一分)。右爲末，每服二錢，糯米飲調，空腹服。

玄參《本經》①中品

【釋名】黑參《綱目》、玄臺吴普②、重臺《本經》③、鹿腸吴普、正馬《别録》④、逐馬《藥性》⑤、馥草《開寶》⑥、野脂麻《綱目》、鬼藏吴普。【時珍曰】玄，黑色也。《别録》一名端，一名咸，多未詳。【弘景⑦曰】其莖微似人參，故得參名。【志⑧曰】合香家用之，故俗呼馥草。

【集解】【《别録》⑨曰】玄參生河間川谷及冤句，三月、四月采根，暴乾。【普⑩曰】生冤句山陽。二月生苗，其葉有毛，四四相值，似芍藥。黑莖，莖方，高四五尺。葉亦生枝間。四月實黑。【弘景⑪曰】今出近道，處處有之。莖似人參而長大，根甚黑，亦微香。道家時用，亦以合香。【恭⑫曰】玄參根苗並臭，莖亦不似人參，未見合香。【志⑬曰】其莖方大，高四五尺，紫赤色而有細毛。葉如掌大而尖長。根生青白，乾即紫黑，新者潤膩。陶云莖似人參，蘇言根苗並臭，似未深識。【頌⑭曰】二

---

① 本經：**《本經》**《别録》（《藥對》）見《證類》卷 8“玄參”　**味苦**、鹹，**微寒**，無毒。**主腹中寒熱積聚，女子産乳餘疾，補腎氣，令人目明。**主暴中風，傷寒身熱，支滿狂邪，忽忽不知人，温瘧洒洒，血瘕，下寒血，除胸中氣，下水，止煩渴，散頸下核，癰腫，心腹痛，堅癥，定五藏。久服補虚，明目，强陰益精。**一名重臺**，一名玄臺，一名鹿腸，一名正馬，一名咸，一名端。生河間川谷及冤句。三月、四月採根，暴乾。（惡黄耆、乾薑、大棗、山茱萸，反藜蘆。）

② 吴普：**《御覽》卷 991“玄參”**　《吴氏本草》曰：玄參，一名鬼藏，一名正馬，一名重臺，一名鹿腸，一名端，一名玄臺。神農、桐君、黄帝、雷公、扁鵲：苦，无毒。岐伯：鹹。李氏：寒……（**按**：“釋名”項下“吴普”同此。）

③ 本經：見本頁注①白字。

④ 别録：見本頁注①。（**按**：“釋名”項下“别録”同此。）

⑤ 藥性：**《藥性論》見《證類》卷 8“玄參”**　玄參，使，一名逐馬，味苦……

⑥ 開寶：**《開寶》見《證類》卷 8“玄參”**　今注……俗呼爲馥草，酒漬飲之，療諸毒鼠瘻。陶云似人參莖，唐本注言根苗並臭，蓋未深識爾。

⑦ 弘景：**《集注》見《證類》卷 8“玄參”**　陶隱居云：今出近道，處處有。莖似人參而長大。根甚黑，亦微香，道家時用，亦以合香。

⑧ 開寶：見本頁注⑥。

⑨ 别録：見本頁注①。

⑩ 普：**《御覽》卷 991“玄參”**　《吴氏本草》曰……或生冤句山陽。二月生，葉如梅，〔有〕毛，四四相值，（以）〔似〕芍藥，黑莖，莖方，高四五尺，華赤，生枝間，四月實黑。

⑪ 弘景：見本頁注⑦弘景。

⑫ 恭：**《唐本草》見《證類》卷 8“玄參”**　《唐本》注云：玄參根苗並臭，莖亦不似人參，陶云道家亦以合香，未見其理也。

⑬ 志：**《開寶》見《證類》卷 8“玄參”**　今注：詳此藥，莖方大，高四五尺，紫赤色而有細毛。葉如掌大而尖長。根生青白，乾即紫黑，新者潤膩，合香用之……陶云似人參莖，唐本注言根苗并臭，蓋未深識爾。

⑭ 頌：**《圖經》見《證類》卷 8“玄參”**　玄參，生河間及冤句，今處處有之。二月生苗。葉似脂麻，又如槐柳。細莖青紫色。七月開花青碧色。八月結子黑色。亦有白花，莖方大，紫赤色而有細毛，有節若竹者，高五六尺，葉如掌大而尖長如鋸齒。其根尖長，生青白，乾即紫黑，新者潤膩，一根可生五、七枚，三月、八月、九月採，暴乾。或云蒸過日乾……

月生苗。葉似脂麻對生，又如槐柳而尖長有鋸齒，細莖青紫色，七月開花青碧色，八月結子黑色。又有白花者，莖方大，紫赤色而有細毛，有節若竹者，高五六尺。其根一根五七枚，三月、八月采，暴乾。或云蒸過日乾。【時珍曰】今用玄參，正如蘇頌所説。其根有腥氣，故蘇恭以爲臭也。宿根多地蠶食之，故其中空。花有紫白二種。

根。【修治】【斅①曰】凡采得後，須用蒲草重重相隔，入甑蒸兩伏時，晒乾用。勿犯銅器，餌之噎人喉，喪人目。

【氣味】苦，微寒，無毒。【《别録》②曰】鹹。【普③曰】神農、桐君、黄帝、雷公：苦，無毒。岐伯：寒。【元素④曰】足少陰腎經君藥也，治本經須用。【之才⑤曰】惡黄耆、乾薑、大棗、山茱萸，反藜蘆。【主治】腹中寒熱積聚，女子産乳餘疾，補腎氣，令人明目。《本經》⑥。主暴中風傷寒，身熱支滿，狂邪忽忽不知人，温瘧洒洒，血瘕，下寒血，除胸中氣，下水，止煩渴，散頸下核，癰腫，心腹痛，堅癥。定五臟，久服補虚明目，强陰益精。《别録》⑦。熱風頭痛，傷寒勞復。治暴結熱，散瘤瘻瘰癧。甄權⑧。治遊風，補勞損，心驚煩躁，骨蒸傳尸邪氣。止健忘，消腫毒。大明⑨。滋陰降火，解斑毒，利咽喉，通小便血滯。時珍。

【發明】【元素⑩曰】玄參乃樞機之劑，管領諸氣上下，清肅而不濁，風藥中多用之。故《活人書》治傷寒陽毒，汗下後毒不散，及心下懊憹，煩不得眠，心神顛倒欲絶者，俱用玄參。以此論之，治胸中氤氲之氣，無根之火，當以玄參爲聖劑也。【時珍曰】腎水受傷，真陰失守，孤陽無根，發爲火病，法宜壯水以制火，故玄參與地黄同功。其消瘰癧亦是散火，劉守真言結核是火病。

---

① 斅：**《炮炙論》見《證類》卷 8“玄參”**　雷公云：凡採得後，須用蒲草重重相隔，入甑蒸兩伏時後，出，乾曬。使用時勿令犯銅，餌之後噎人喉，喪人目。揀去蒲草盡了，用之。

② 别録：見 827 頁注①。

③ 普：見 827 頁注②。

④ 元素：**《醫學啓源》卷下“用藥備旨・苦參”**　足少陰腎經之君藥也，治本經須用。/**《湯液本草》卷 3“玄參”**《象》云：足少陰腎經之君藥也，治本經須用。(**按**：時珍所引此句，在今本《醫學啓源》與《湯液本草》中分屬苦參與玄參。考《本草發揮》卷 2“玄參”作“東垣云：足少陰腎經君藥也，治本經須用”，與《湯液本草》同，然不屬張元素之論。)

⑤ 之才：**古本《藥對》**見 827 頁注①本經括號中七情文。

⑥ 本經：見 827 頁注①白字。

⑦ 别録：見 827 頁注①。

⑧ 甄權：**《藥性論》見《證類》卷 8“玄參”**　……能治暴結熱，主熱風頭痛，傷寒勞復，散瘤瘻瘰癧。

⑨ 大明：**《日華子》見《證類》卷 8“玄參”**　治頭風，熱毒遊風，補虚勞損，心驚煩躁劣乏，骨蒸傳尸邪氣，止健忘，消腫毒。

⑩ 元素：**《醫學啓源》卷下“用藥備旨・玄參”**　……治心〔中〕懊憹，煩而不能眠，心神顛倒欲絶，血滯，小便不利。/**《湯液本草》卷 3“玄參”**易老云：玄參乃樞機之劑，管領諸氣，上下肅清而不濁，風藥中多用之。故《活人書》治傷寒陽毒，玄參升麻湯，治汗下吐後毒不散，則知爲肅清樞機之劑。以此論之，治空中氤氲之氣，無根之火，以玄參爲聖藥。(**按**：時珍糅合二書之張元素論説爲一條。)

【附方】舊二,新七。**諸毒鼠瘻**。玄參漬酒,日日飲之。《開寶本草》①。**年久瘰癧**。生玄參搗傅之,日二易之。○《廣利方》②。**赤脉貫瞳**。玄參爲末,以米泔煮猪肝,日日蘸食之。《濟急仙方》③。**發斑咽痛**。玄參升麻湯:用玄參、升麻、甘草各半兩,水三盞,煎一盞半,温服。《南陽活人書》④。**急喉痺風**。不拘大人小兒。玄參、鼠粘子半生半炒,各一兩,爲末,新水服一盞,立瘥。《聖惠方》⑤。**鼻中生瘡**。玄參末塗之。或以水浸軟塞之。《衛生易簡方》⑥。**三焦積熱**。玄參、黄連、大黄各一兩,爲末,煉蜜丸梧子大。每服三四十丸,白湯下。小兒丸粟米大。丹溪⑦方。**小腸疝氣**。黑參㕮咀,炒,爲丸。每服一錢半,空心酒服,出汗即效。孫天仁《集效方》⑧。**燒香治痨**。《經驗方》⑨用玄參一斤,甘松六兩,爲末,煉蜜一斤和匀,入瓶中封閉,地中埋罯十日取出。更用灰末六兩,煉蜜六兩,同和入瓶,更罯五日取出。燒之,常令聞香,疾自愈。○頌⑩曰:初入瓶中封固,煮一伏時,破瓶取搗入蜜,别以瓶盛,埋地中罯過用。亦可熏衣。

地榆《本經》⑪中品【校正】併入《别録⑫·有名未用·酸赭》。

【釋名】玉豉、酸赭。【弘景⑬曰】其葉似榆而長,初生布地,故名。其花子紫黑色如豉,

---

① 開寶本草:見 827 頁注⑥。

② 廣利方:**《證類》卷 8“玄參”** 《廣利方》主治瘰癧,經年,久不差。生玄參擣碎傅上,日二易之。

③ 濟急仙方:**《仙傳外科》卷 11“眼疾諸方”** 治心間積熱,眼有赤筋下灌瞳人:右用玄參不拘多少,爲末,以米泔煮豬肝,點藥末,細嚼,用汁咽吟下。

④ 南陽活人書:**《類證活人書》卷 18“玄參升麻湯”** 治傷寒發汗吐下後,毒氣不散,表虚裏實,熱發於外,故身斑如錦文,甚則煩躁譫語。兼治喉閉腫痛。玄參、升麻、甘草炙,各半兩。右剉如麻豆大,每服抄五錢匕,以水一盞半,煎至七分,去滓服。

⑤ 聖惠方:**《普濟方》卷 366“中風口噤”** 治小兒急喉閉及纏喉風。玄參、鼠黏子(半生半熟,炒爲末,各一兩)。右爲末,新汲水調下,立瘥。(**按**:查《聖惠方》無此方,時珍誤注。)

⑥ 衛生易簡方:**《衛生易簡方》卷 7“鼻疾”** 治鼻中生瘡:用玄參水漬軟,塞鼻中。或爲末塗之。

⑦ 丹溪方:(**按**:查丹溪今存相關書,未能溯得其源。)

⑧ 集效方:**《萬應方》卷 3“内科·諸氣湯藥”** 治小腸疝氣:用黑玄參,㕮咀,炒,爲末,每服一錢或錢半,空心酒送下,出汗有效。

⑨ 經驗方:**《證類》卷 8“玄參”** 《經驗方》治患勞人燒香法:用玄參一斤,甘松六兩,爲末,煉蜜一斤,和匀,入瓷瓶内封閉,地中埋窨十日取出。更用灰末六兩,更煉蜜六兩,和令匀,入瓶内封,更窨五日取出。燒令其鼻中常聞其香,疾自愈。

⑩ 頌:**《圖經》見《證類》卷 8“玄參”** ……陶隱居云道家時用合香。今人有傳其法:以玄參、甘松香各杵末,均秤分兩,盛以大酒瓶中,投白蜜漬,令瓶七八分,緊封繫頭,安釜中,煮不住火,一伏時止火,候冷破瓶取出,再擣熟,如乾,更用熟蜜和,瓷器盛,廕埋地中,旋取使入龍腦捜。亦可以熏衣。

⑪ 本經:**《本經》《别録》(《藥對》)見《證類》卷 9“地榆”** 味苦、甘、酸,微寒,無毒。主婦人乳痓痛,七傷,帶下病,止痛,除惡肉,止汗,療金瘡,止膿血,諸瘻惡瘡、熱瘡,消酒,除消渴,補絶傷,産後内塞,可作金瘡膏。生桐柏及冤句山谷。二月、八月採根,暴乾。(得髪良,惡麥門冬。)

⑫ 别録:**《證類》卷 30“有名未用·酸赭”** 味酸。主内漏,止血不足。生昌陽山。採無時。

⑬ 弘景:**《集注》見《證類》卷 9“地榆”** 陶隱居云:今近道處處有,葉似榆而長,初生布地,而花、子紫黑色如豉,故名玉豉。一莖長直上,根亦入釀酒。道方燒作灰,能爛石也。乏茗時用葉作飲亦好。

故又名玉豉。【時珍曰】按外丹方言地榆一名酸赭,其味酸、其色赭故也。今蘄州俚人呼地榆爲酸赭,又訛赭爲棗,則地榆、酸赭爲一物甚明,其主治之功亦同,因併《别録・有名未用・酸赭》爲一云。

【集解】【《别録》①曰】地榆生桐柏及冤句山谷,二月、八月采根,暴乾。又曰:酸赭生昌陽山,采無時。【頌②曰】今處處平原川澤皆有之。宿根三月内生苗,初生布地,獨莖直上,高三四尺,對分出葉。葉似榆葉而稍狹,細長似鋸齒狀,青色。七月開花如椹子,紫黑色。根外黑裹紅,似柳根。【弘景③曰】其根亦入釀酒。道方燒作灰,能爛石,故煮石方用之。其葉山人乏茗時,采作飲亦好,又可煠茹。

根。【氣味】苦,微寒,無毒。【《别録》④曰】甘、酸。【權⑤曰】苦,平。【元素⑥曰】氣微寒,味微苦,氣味俱薄,其體沉而降,陰中陽也,專主下焦血。【杲⑦曰】味苦、酸,性微寒,沉也,陰也。【之才⑧曰】得髮良,惡麥門冬,伏丹砂、雄黄、硫黄。【主治】婦人乳産痓痛,七傷,帶下五漏,止痛止汗,除惡肉,療金瘡。《本經》⑨。止膿血,諸瘻惡瘡熱瘡,補絶傷,産後内塞,可作金瘡膏,消酒,除渴,明目。《别録》⑩。止冷熱痢、疳痢,極效。《開寶》⑪。止吐血鼻衄腸風,月經不止,血崩,産前後諸血疾,并水瀉。大明⑫。治膽氣不足。李杲⑬。汁釀酒治風痺,補腦。擣汁塗虎犬蛇蟲傷。時珍。酸赭:味酸。主内漏,止血不足。《别録》⑭。

---

① 别録:見 829 頁注⑪。/見 829 頁注⑫。

② 頌:**《圖經》見《證類》卷 9“地榆”** 地榆,生桐柏及冤句山谷,今處處有之。宿根,三月内生苗,初生布地,莖直,高三四尺,對分出葉。葉似榆少狹細長,作鋸齒狀,青色。七月開花如椹子,紫黑色。根外黑裹紅,似柳根。二月、八月採,暴乾。葉不用,山人乏茗時,採此葉作飲亦好……

③ 弘景:見 829 頁注⑬。

④ 别録:見 829 頁注⑪。

⑤ 權:**《藥性論》見《證類》卷 9“地榆”** 地榆,味苦,平……

⑥ 元素:**《醫學啓源》卷下“用藥備旨・苦參”** ……《主治秘〔要〕》云:性微寒,味微〔苦〕,氣味俱薄,其體沉而降,陰中陽也,專治下焦血……(**按**:《本草發揮》《湯液本草》所引皆同。)

⑦ 杲:**《珍珠囊・諸品藥性主治指掌》(《醫要集覽》本)“地榆”** 味苦甘酸,性微寒。無毒。沉也,陰也。

⑧ 之才:**古本《藥對》**見 829 頁注⑪括號中七情文。(**按**:“伏丹砂、雄黄、硫黄”未能溯得其源。)

⑨ 本經:見 829 頁注⑪白字。

⑩ 别録:見 829 頁注⑪。

⑪ 開寶:**《開寶》見《證類》卷 9“地榆”** 今按《别本》注云:今人止冷熱痢及疳痢熱極,效。

⑫ 大明:**《日華子》見《證類》卷 9“地榆”** 排膿,止吐血,鼻洪,月經不止,血崩,産前後諸血疾,赤白痢并水瀉,濃煎止腸風……

⑬ 李杲:(**按**:查李杲相關書,未能溯得其源。《醫壘元戎》卷 9“振悸酸棗例・定志丸”有“膽氣不足,加細辛、酸棗仁、地榆”一説,録之備參。)

⑭ 别録:見 829 頁注⑫。

【發明】【頌①曰】古者斷下多用之。【炳②曰】同樗皮治赤白痢。【宗奭③曰】其性沉寒，入下焦。若熱血痢則可用。若虚寒人及水瀉白痢，即未可輕使。【時珍曰】地榆除下焦熱，治大小便血證。止血取上截切片炒用。其稍則能行血，不可不知。楊士瀛④云：諸瘡，痛者加地榆，癢者加黄芩。

【附方】舊八，新六。男女吐血。地榆三兩，米醋一升，煮十餘沸，去滓，食前稍熱服一合。《聖惠方》⑤。婦人漏下，赤白不止，令人黄瘦。方同上。血痢不止。地榆晒研，每服二錢，摻在羊血上，炙熟食之，以捻頭煎湯送下。一方：以地榆煮汁似飲，每服三合。《聖濟》⑥。赤白下痢骨立者。地榆一斤，水三升，煮一升半，去滓，再煎如稠餳，絞濾，空腹服三合，日再服。崔元亮《海上方》⑦。久病腸風，痛痒不止。地榆五錢，蒼术一兩，水二鍾，煎一鍾，空心服，日一服。○《活法機要》⑧。下血不止二十年者。取地榆、鼠尾草各二兩，水二升，煮一升，頓服。若不斷，以水漬屋塵，飲一小盃投之。《肘後方》⑨。結陰下血，腹痛不已。地榆四兩，炙甘草三兩，每服五錢，水一盞，入縮砂四七枚，煎一盞半，分二服。《宣明方》⑩。小兒疳痢。地榆煮汁，熬如飴糖，與服便已。《肘後方》⑪。毒蛇螫人。新地榆根擣汁飲，兼以漬瘡。《肘後方》⑫。虎犬

---

① 頌：《圖經》見《證類》卷9"地榆"　……古斷下方多用之……

② 炳：《四聲本草》見《證類》卷9"地榆"　蕭炳云：今方用，共樗皮同療赤白痢。

③ 宗奭：《衍義》卷10"地榆"　性沉寒，入下焦，熱血痢則可用。若虚寒人及水瀉白痢，即未可輕使。

④ 楊士瀛：《直指方》卷24"諸瘡"　又惡瘡方……又方：白礬（煅）、五倍子、厚黄柏、黄連（浄）、黄丹（煅）、海螵蛸、貝母（等分）。右爲末，入麝少許，摻。痛則加地榆，癢則加苦參。

⑤ 聖惠方：《聖惠方》卷73"治婦人漏下五色諸方"　治婦人漏下赤色不止，令人黄瘦虚竭……又方：地榆（三兩）。右細剉，以醋一升煮十餘沸，去滓，食前稍熱服一合。亦治嘔血。（**按**：下"婦人漏下"同此。）

⑥ 聖濟：《普濟方》卷212"血痢"　治血痢不止：右用地榆浄洗，曝乾，爲細末，每服二錢，摻在羊血上，火炙熟，爛嚼，米飲下。如不换葷，即以撚頭煎湯調下。一方用根，切，煮令似飴糖，一服三合。（**按**：《聖濟總録》未見此方，誤注出處。）

⑦ 海上方：《圖經》見《證類》卷9"地榆"　……崔元亮《海上方》：赤白下，骨立者，地榆一斤，水三升煮取一升半，去滓，再煎如稠餳，絞濾，空腹服三合，日再。

⑧ 活法機要：《保命集》卷中"瀉痢論第十九"　治久病腸風，痛癢不任，大便下血，宜服地榆湯。蒼术（去皮，四兩）、地榆（二兩）。右㕮咀，每服一兩，水一盞，煎至七分，食前。多服除根。

⑨ 肘後方：《圖經》見《證類》卷9"地榆"　……葛氏載徐平療下血二十年者，取：地榆、鼠尾草各三兩，水二升，煮半，頓服。不斷，水漬屋塵，飲一小盃。投之不過重作，乃愈……

⑩ 宣明方：《宣明論方》卷1"結陰證"　結陰便血一升，再結二升，三結三升，以陰氣内結，故不得通行，氣血無宗，滲入腸下，致使漸多，地榆湯主之。治結陰，下血不止，漸漸極多，腹痛不已。地榆（四兩）、甘草（三兩，半炙半生）、縮砂仁（七枚，每服可加爲妙）。右爲末，每服五錢，水三盞，縮砂仁同煎至一半，去滓温服。

⑪ 肘後方：《圖經》見《證類》卷9"地榆"　葛氏載……小兒疳痢，亦單煮汁如飴糖，與服便已……

⑫ 肘後方：《證類本草》卷9"地榆"　葛氏：毒蛇螫人，搗地榆根，絞取汁飲。兼以漬瘡良……

咬傷。地榆煮汁飲，并爲末傅之。亦可爲末，白湯服，日三。忌酒。《梅師方》①。代指腫痛。地榆煮汁漬之，半日愈。《千金翼》②。小兒濕瘡。地榆煮濃汁，日洗二次。《千金方》③。小兒面瘡，焮赤腫痛。地榆八兩，水一斗，煎五升，温洗之。《衛生總微方》④。煮白石法。七月七日取地榆根，不拘多少，陰乾，百日燒爲灰。復取生者，與灰合擣萬下。灰三分，生末一分，合之。若石二三斗，以水浸過三寸，以藥入水攪之，煮至石爛可食乃已。《臞仙神隱書》⑤。

葉。【主治】作飲代茶，甚解熱。蘇恭⑥。

丹參《本經》⑦上品

【釋名】赤參《别録》⑧、山參《日華》⑨、郄蟬草《本經》⑩、木羊乳吴普⑪、逐馬弘景⑫、奔馬草。【時珍曰】五參五色配五臟。故人參入脾曰黄參，沙參入肺曰白參，玄參入腎曰黑參，牡蒙入肝曰紫參，丹參入心曰赤參，其苦參則右腎命門之藥也。古人捨紫參而稱苦參，未達此義爾。【炳⑬曰】丹參治風軟脚，可逐奔馬，故名奔馬草，曾用實有效。

【集解】【《别録》⑭曰】丹參生桐柏川谷及太山，五月采根，暴乾。【弘景⑮曰】此桐柏在義

---

① 梅師方：**《證類》卷9“地榆”**　《梅師方》：治猘犬咬人，煮地榆飲之。兼末傅瘡上。服方寸匕，日三服。忌酒……

② 千金翼：**《千金方》卷22“瘭疽第六”**　治代指方……又方：單煮地榆作湯，漬之半日。（**按**：《千金翼》未見此方。）

③ 千金方：**《千金方》卷5“小兒雜病第九”**　治濕瘡方：濃煎地榆汁洗浴，每日二度。

④ 衛生總微方：**《小兒衛生總微論》卷18“面上瘡論”**　又方：治面上瘡赤腫焮痛。以地榆八兩，剉，水一斗，煮至五升，去滓，適寒温洗之。

⑤ 臞仙神隱書：**《神隱》卷上“仙家服食”**　山中煮白石法：七月七日取地榆根不拘多少，陰乾百日，燒爲灰，復取生者，與灰合擣萬下，灰三分，擣生灰一分合之，若石二三斗，以水浸過三寸，所用藥粉水中攪之，煮數沸而爛如餌，可食取飽。亦可與葱及鹽、豉煮如肉，謂仙人石羹是也。

⑥ 蘇恭：**《唐本草》見《證類》卷9“地榆”**　《唐本》注云……用葉作飲代茶，甚解熱。

⑦ 本經：**《本經》《别録》（《藥對》）見《證類》卷7“丹參”**　味苦，微寒，無毒。主心腹邪氣，腸鳴幽幽如走水，寒熱積聚，破癥除瘕，止煩滿，益氣，養血，去心腹痼疾，結氣，腰脊强，脚痹，除風邪留熱。久服利人。一名郄蟬草，一名赤參，一名木羊乳。生桐柏山川谷及太山。五月採根，暴乾。（畏鹹水，反藜蘆。）

⑧ 别録：見上注。

⑨ 日華：**《日華子》見《證類》卷7“丹參”**　……又名山參。

⑩ 本經：見本頁注⑦白字。

⑪ 吴普：**《御覽》卷991“丹參”**　《吴氏本草》曰：丹參，一名赤參，一名木羊乳，一名郄蟬草……

⑫ 弘景：**《集注》見《證類》卷7“丹參”**　陶隱居云……時人呼爲逐馬……

⑬ 炳：**《四聲本草》見《證類》卷7“丹參”**　蕭炳云：酒浸服之，治風軟脚，可逐奔馬，故名奔馬草，曾用有效。

⑭ 别録：見本頁注⑦。

⑮ 弘景：**《集注》見《證類》卷7“丹參”**　陶隱居云：此桐柏山，是淮水源所出之山，在義陽，非江東臨海之桐柏也。今近道處處有。莖方有毛，紫花，時人呼爲逐馬……

陽，是淮水發源之山，非江東 臨海之桐柏也。今近道處處有之。莖方有毛，紫花，時人呼爲逐馬。【普①曰】莖葉小房如荏有毛，根赤色，四月開紫花，二月、五月采根，陰乾。【頌②曰】今陝西、河東州郡及隨州皆有之。二月生苗，高一尺許。莖方有稜，青色。葉相對，如薄荷而有毛。三月至九月開花成穗，紅紫色，似蘇花。根赤色，大者如指，長尺餘，一苗數根。【恭③曰】冬采者良，夏采者虚惡。【時珍曰】處處山中有之。一枝五葉，葉如野蘇而尖，青色皺毛。小花成穗如蛾形，中有細子。其根皮丹而肉紫。

根。【氣味】苦，微寒，無毒。【普④曰】神農、桐君、黄帝、雷公：苦，無毒。岐伯：鹹。李當之：大寒。【弘景⑤曰】久服多眼赤，故應性熱，今云微寒，恐謬也。【權⑥曰】平。【之才⑦曰】畏鹹水，反藜蘆。【主治】心腹邪氣，腸鳴幽幽如走水，寒熱積聚，破癥除瘕，止煩滿，益氣。《本經》⑧。養血，去心腹痛疾結氣，腰脊强，脚痺，除風邪留熱。久服利人。《别録》⑨。漬酒飲，療風痺足軟。弘景⑩。主中惡及百邪鬼魅，腹痛氣作聲音鳴吼，能定精。甄權⑪。養神定志，通利關脉，治冷熱勞，骨節疼痛，四肢不遂，頭痛赤眼，熱温狂悶，破宿血，生新血，安生胎，落死胎，止血崩帶下，調婦人經脉不匀，血邪心煩，惡瘡疥癬，癭贅腫毒丹毒，排膿止痛，生肌長肉。大明⑫。活血，通心包絡，治疝痛。時珍。

【發明】【時珍曰】丹參色赤味苦，氣平而降，陰中之陽也。入手少陰、厥陰之經，心與包絡血

---

① 普：**《御覽》卷991“丹參”** 《吴氏本草》曰……生桐柏，或生太山山陵陰。莖華，小方如荏，〔有〕毛。根赤，四月華紫，三月、五月採根，陰乾……

② 頌：**《圖經》見《證類》卷7“丹參”** 丹參，生桐柏山川谷及泰山，今陝西、河東州郡及隨州亦有之。二月生苗，高一尺許。莖幹方稜，青色。葉生相對，如薄荷而有毛。三月開花，紅紫色，似蘇花。根赤大如指，長亦尺餘，一苗數根。五月採，暴乾。又云：冬月採者良，夏月採者虚惡。

③ 恭：**《唐本草》見《證類》卷7“丹參”** 《唐本》注：此藥冬採良，夏採虚惡。

④ 普：**《御覽》卷991“丹參”** 《吴氏本草》曰……神農、桐君、黄帝、雷公、扁鵲：苦，無毒。季氏：大寒。岐伯：鹹……

⑤ 弘景：**《集注》見《證類》卷7“丹參”** ……時人服多眼赤，故應性熱；今云微寒，恐爲謬矣。

⑥ 權：**《藥性論》見《證類》卷7“丹參”** 丹參，臣，平……

⑦ 之才：**古本《藥對》**見832頁注⑦括號中七情文。

⑧ 本經：見832頁注⑦白字。

⑨ 别録：見832頁注⑦。

⑩ 弘景：**《集注》見《證類》卷7“丹參”** ……酒漬飲之，療風痹……

⑪ 甄權：**《藥性論》見《證類》卷7“丹參”** 丹參……能治脚弱疼痹，主中惡，治百邪鬼魅，腹痛，氣作聲音鳴吼，能定精。

⑫ 大明：**《日華子》見《證類》卷7“丹參”** 養神定志，通利關脉，治冷熱勞，骨節疼痛，四肢不遂，排膿止痛，生肌長肉，破宿血，補新生血，安生胎，落死胎，止血崩帶下，調婦人經脉不匀，血邪心煩，惡瘡疥癬，癭贅腫毒，丹毒，頭痛赤眼，熱温狂悶……

分藥也。按《婦人明理論》①云：四物湯治婦人病，不問産前産後，經水多少，皆可通用。惟一味丹參散，主治與之相同。蓋丹參能破宿血，補新血，安生胎，落死胎，止崩中帶下，調經脉，其功大類當歸、地黄、芎藭、芍藥故也。

【附方】舊三，新四。丹參散。治婦人經脉不調，或前或後，或多或少，産前胎不安，産後惡血不下，兼治冷熱勞，腰脊痛，骨節煩疼。用丹參洗净，切晒爲末。每服二錢，温酒調下。《婦人明理方》②。落胎下血。丹參十二兩，酒五升，煮取三升，温服一升，一日三服。亦可水煮。《千金方》③。寒疝腹痛。小腹陰中相引痛，白汗出，欲死。以丹參一兩爲末。每服二錢，熱酒調下。《聖惠方》④。小兒身熱，汗出拘急，因中風起。丹參半兩，鼠屎炒三十枚，爲末。每服三錢，漿水下。《聖濟總録》⑤。驚癇發熱。丹參摩膏：用丹參、雷丸各半兩，猪膏二兩，同煎七上七下，濾去滓盛之。每以摩兒身上，日三次。《千金方》⑥。婦人乳癰。丹參、白芷、芍藥各二兩，㕮咀，以醋淹一夜，猪脂半斤，微火煎成膏，去滓傅之。孟詵《必效方》⑦。熱油火灼。除痛生肌。丹參八兩剉，以水微調，取羊脂二斤，煎三上三下，以塗瘡上。《肘後方》⑧。

---

① 婦人明理論：**《婦人良方》卷 2“通用方序論第五”**　論丹參散主治：出《明理方論》。四物湯，婦人多用者，以其不問産前産後，經水多少皆可通用，惟丹參散一味，其主治頗相類，何者？以其能破宿血，補新血，安生胎，落死胎，止崩中帶下，調經脉，大類當歸、地黄、芍藥、川芎也。

② 婦人明理方：**《婦人良方》卷 2“通用方序論第五”**　丹參散：治婦人經脉不調，或前或後，或多或少，産前胎不安，産後惡血不下，並治之。兼治冷熱勞，暖脊痛，骨節煩疼。丹參（不以多少，去土，切）。右爲細末，每服二錢，温酒調下。經脉不調，食前服。冷熱勞，無時候服。

③ 千金方：**《千金方》卷 2“妊娠諸病第四”**　治妊娠胎墮，下血不止方：丹參十二兩，㕮咀，以清酒五升，煮取三升，温服一升，日三。

④ 聖惠方：**《聖惠方》卷 48“治寒疝諸方”**　治寒疝小腹及陰中相引痛，白汗出，欲死，方：丹參（半兩，剉）。右搗細羅爲散，每服以熱酒調下二錢。

⑤ 聖濟總録：**《普濟方》卷 367“中風”**　丹參散，治小兒汗出中風，身體拘急，壯熱苦啼：丹參（半兩）、鼠糞（三十枚，微炒）。右爲散，每服以漿水調下半錢，量兒大小加減服之。（**按**：《聖濟總録》未見此方。《綱目》誤注。）

⑥ 千金方：**《千金方》卷 5“驚癇第三”**　治少小心腹熱，除熱，丹參赤膏方：丹參、雷丸、芒硝、戎鹽、大黄（各二兩）。右五味㕮咀，以苦酒半升，浸四種一宿，以成煉豬肪一斤，煎三上三下，去滓，乃納芒硝。膏成，以摩心下，冬夏可用。一方但用丹參、雷丸，亦佳。

⑦ 必效方：**《外臺》卷 34“乳癰腫方一十八首”**　《必效》……又療婦人乳癰丹參膏方：丹參、白芷、芍藥（各二兩）。右三味㕮咀，以苦酒淹經宿，又取豬脂半斤，微火上煎之，白芷黄膏成，去滓，以膏塗上，甚良。

⑧ 肘後方：**《證類》卷 7“丹參”**　《梅師方》：治中熱油及火燒，除外痛。丹參八兩，細剉，以水微調，取羊脂二斤，煎三上三下，以傅瘡上。《肘後方》同。

紫參《本經》①中品

【釋名】牡蒙《本經》②、童腸《别録》、馬行《别録》③、衆戎《别録》、五鳥花綱目。【時珍曰】紫參、王孫，並有牡蒙之名。古方所用牡蒙多是紫參也。按《錢起詩集》④云：紫參，幽芳也。五葩連萼，狀如飛禽羽舉，故俗名五鳥花。

【集解】【《别録》曰】紫參生河西及冤句山谷，三月采根，火炙使紫色。【普⑤曰】紫參一名牡蒙，生河西或商山。圓聚生根，黄赤有文，皮黑中紫，五月花紫赤，實黑大如豆。【弘景⑥曰】今方家皆呼爲牡蒙，用之亦少。【恭⑦曰】紫參葉似羊蹄，紫花青穗。其根皮紫黑，肉紅白，肉淺皮深。所在有之。長安見用者，出蒲州。牡蒙乃王孫也，葉似及己而大，根長尺餘，皮肉亦紫色，根苗不相似。【頌⑧曰】今河中、晉、解、齊及淮、蜀州郡皆有之。苗長一二尺，莖青而細。其葉青似槐葉，亦有似羊蹄者。五月開花白色，似葱花，亦有紅紫而似水荭者。根淡紫黑色，如地黄狀，肉紅白色，肉淺而皮深。三月采根，火炙紫色。又云：六月采，晒乾用。【時珍曰】紫參根乾紫黑色，肉帶紅白，狀如小紫草。《范子計然》⑨云：紫參出三輔，有三色，以青赤色爲善。

根。【氣味】苦，寒，無毒。【《别録》曰】微寒。【普⑩曰】牡蒙：神農、黄帝：苦。李當之：小寒。【之才⑪曰】畏辛夷。【主治】心腹積聚，寒熱邪氣，通九竅，利大小便。《本經》。療腸胃大熱，唾血衄血，腸中聚血，癰腫諸瘡，止渴益精。《别録》。治

---

① 本經：《本經》《别録》(《藥對》)見《證類》卷8“紫參” 味苦、辛，寒、微寒，無毒。主心腹積聚，寒熱邪氣，通九竅，利大小便，療腸胃大熱，唾血，衄血，腸中聚血，癰腫，諸瘡，止渴，益精。一名牡蒙，一名衆戎，一名童腸，一名馬行。生河西及冤句山谷。三月採根，火炙使紫色。(畏辛夷。)

② 本經：見上注白字。本條下“本經”皆同此。

③ 别録：見上注。本條下“别録”皆同此。

④ 錢起詩集：《錢考功集》卷3“紫參歌(并序)” 紫參，幽芳也。五葯連萼，狀飛禽羽舉，俗名之五鳥花……(按：“葯”，此據《四部叢刊》本。《四庫全書》本作“葩”，與《綱目》同，義長。)

⑤ 普：《證類》卷8“紫參” 吴氏云……生河西或商山。圓聚生，根黄赤有文，皮黑中紫。五月華紫赤，實黑大如豆。《御覽》卷990“牡蒙” ……生河西山谷，或宛句商山。圓聚生，根黄赤有文，皮黑中紫。五月華紫赤，實黑，大如豆。三月採根。

⑥ 弘景：《集注》見《證類》卷8“紫參” 陶隱居云：今方家皆呼爲牡蒙，用之亦少。

⑦ 恭：《唐本草》見《證類》卷8“紫參” 《唐本》注云：紫參，葉似羊蹄，紫花青穗，皮紫黑，肉紅白，肉淺皮深，所在有之。牡蒙，葉似及己而大，根長尺餘，皮肉亦紫色，根苗並不相似。雖一名牡蒙，乃王孫也。紫參，京下見用者是，出蒲州也。

⑧ 頌：《圖經》見《證類》卷8“紫參” 紫參，生河西及冤句山谷，今河中解、晉、齊及淮、蜀州郡皆有之。苗長一二尺，根淡紫色如地黄狀，莖青而細，葉亦青似槐葉，亦有似羊蹄者。五月開花，白色，似葱花，亦有紅紫而似水荭者。根皮紫黑，肉紅白色，肉淺而皮深。三月採根，火炙令紫色。又云：六月採，曬乾用……

⑨ 范子計然：《御覽》卷991“紫參” 《范子計然》曰：紫參出三輔，赤青色者善。

⑩ 普：《證類》卷8“紫參” 吴氏云：牡蒙，神農、黄帝：苦。季氏：小寒……

⑪ 之才：古本《藥對》見本頁注①括號中七情文。

心腹堅脹，散瘀血，治婦人血閉不通。甄權①。主狂瘧瘟瘧，鼽血汗出。好古②。治血痢。好古③。**牡蒙：**治金瘡，破血，生肌肉，止痛，赤白痢，補虚益氣，除脚腫，發陰陽。蘇恭④。

【發明】【時珍曰】紫參色紫黑，氣味俱厚，陰也，沉也。入足厥陰之經，肝臟血分藥也。故治諸血病及寒熱瘧痢、癰腫積塊之屬厥陰者。古方治婦人腸覃病烏啄丸所用牡蒙，即此物也。唐蘇恭註王孫引陳延之《小品方》⑤牡蒙所主之證，正是紫參。若王孫則止治風濕痺證，不治血病。故今移附于此。

【附方】舊一，新二。紫參湯。治痢下。紫參半斤，水五升，煎二升，入甘草二兩，煎取半升，分三服。張仲景《金匱玉函》⑥。吐血不止。紫參、人參、阿膠炒，等分爲末，烏梅湯服一錢。一方去人參，加甘草，以糯米湯服。《聖惠方》⑦。面上酒刺。五參丸：用紫參、丹參、人參、苦參、沙參各一兩，爲末，胡桃仁杵和丸梧子大。每服三十丸，茶下。《普濟》⑧。

王孫《本經》⑨中品【校正】併入《拾遺⑩·旱藕》。

【釋名】牡蒙弘景⑪、黄孫《别録》⑫、黄昏《别録》、旱藕。【普⑬曰】楚名王孫。齊名

---

① 甄權：**《藥性論》見《證類》卷8“紫參”** 紫參，使，味苦。能散瘀血，主心腹堅脹，治婦人血閉不通。

② 好古：（**按**：紫參罕見於金元醫家書中。《湯液本草》卷4有“紫參”條，載《本草》主治“主心腹積聚，寒熱邪氣，通九竅，利大小便。療腸胃大熱，唾血衄血，腸中聚血，癰腫諸瘡，止渴益精。”另引“仲景治痢，紫參湯主之”一方。無時珍所引之論。待考。）

③ 好古：參上注。

④ 蘇恭：**《唐本草》見《證類》卷9“王孫”** 《唐本》注云：《小品》述本草牡蒙，一名王孫。《藥對》有牡蒙無王孫。此則一物明矣。又主金瘡，破血，生肌肉，止痛，赤白痢，補虚益氣，除脚腫，發陰陽也。

⑤ 小品方：參上注。

⑥ 金匱玉函：**《證類》卷8“紫參”** 張仲景治痢，紫參湯主之。紫參半斤，甘草二兩，以水五升，煎紫參，取二升，内甘草，煎取半升，分温三服。（**按**：今本《金匱玉函經》未見此方。）

⑦ 聖惠方：**《是齋百一選方》卷6** 治吐血不止：紫參、人參、阿膠（蛤粉炒成珠）。右三味等分，爲細末，烏梅湯調下。（**按**：查《聖惠方》無此方，誤注出處。）

⑧ 普濟：**《普濟方》卷51“麵粉渣”** 五參圓：治去酒刺，面瘡。人參、丹參（各一錢）、苦參、沙參、玄參（各一兩）。右爲末，用胡桃仁五錢，重杵碎，爲丸如梧桐子大，每服三十丸，茶湯送下，日進三服，食後服。

⑨ 本經：**《本經》《别録》見《證類》卷9“王孫”** 味苦，平，無毒。主五藏邪氣，寒濕痹，四肢疼酸，膝冷痛，療百病，益氣。吴名白功草，楚名王孫，齊名長孫，一名黄孫，一名黄昏，一名海孫，一名蔓延。生海西川谷及汝南城郭垣下。

⑩ 拾遺：**《證類》卷6“四十六種陳藏器餘·旱藕”** 味甘，平，無毒。主長生不飢，黑毛髮。生太行，如藕。

⑪ 弘景：**《集注》見《證類》卷9“王孫”** 陶隱居云：今方家皆呼名黄昏，又云牡蒙，市人亦少識者。

⑫ 别録：見本頁注⑨。（**按**：“釋名”項下之“别録”同此。）

⑬ 普：**《御覽》卷993“王孫”** 《吴氏本草經》曰：黄孫，一名王孫，一名蔓延，一名公草，一名海孫……

長孫，又名海孫。吴名白功草，又名蔓延。【時珍曰】紫參一名牡蒙，木部合歡一名黄昏，皆與此名同物異。

【集解】【《别録》①曰】王孫生海西川谷，及汝南城郭垣下。【普②曰】蔓延赤文，莖葉相當。【弘景③曰】今方家皆呼爲黄昏，云牡蒙，市人少識者。【恭④曰】按陳延之《小品方》，述本草牡蒙一名王孫。徐之才《藥對》有牡蒙無王孫。此則一物明矣。牡蒙葉似及己而大，根長尺餘，皮肉皆紫色。【藏器⑤曰】旱藕生太行山中，狀如藕。【時珍曰】王孫葉生顛頂，似紫河車葉。按《神農》及《吴普本草》，紫參一名牡蒙。陶弘景亦曰，今方家呼紫參爲牡蒙。其王孫並無牡蒙之名，而陶氏于王孫下乃云，又名牡蒙，且無形狀。唐 蘇恭始以紫參、牡蒙爲二物，謂紫參葉似羊蹄，王孫葉似及己。但古方所用牡蒙皆爲紫參，後人所用牡蒙乃王孫，非紫參也。不可不辨。唐玄宗⑥時，隱民姜撫上言：終南山有旱藕，餌之延年，狀類葛粉。帝取作湯餅，賜大臣。右驍騎將軍甘守誠曰：旱藕者，牡蒙也，方家久不用，撫易名以神之爾。據此牡蒙乃王孫也。蓋紫參止治血證積聚瘧痢，而王孫主五臟邪氣痺痛療百病之文，自可推也。蘇恭引《小品方》牡蒙所主之證，乃紫參，非王孫，故今移附"紫參"之下。

根。【氣味】**苦，平，無毒**。【普⑦曰】神農、雷公：苦，無毒。黄帝：甘。【藏器⑧曰】旱藕：甘，平，無毒。【主治】**五臟邪氣，寒濕痺，四肢疼酸，膝冷痛**。《本經》⑨。**療百病，益氣**。《别録》⑩。**旱藕：主長生不飢，黑毛髮**。藏器⑪。

---

① 别録：見836頁注⑨。

② 普：**《御覽》卷993"王孫"** 《吴氏本草經》曰……神農、雷公：苦，無毒。黄帝：甘，無毒。生西海山谷及汝南城郭垣下。蔓延，赤文，莖葉相當。

③ 弘景：見836頁注⑪。

④ 恭：**《唐本草》見《證類》卷9"王孫"** **《唐本》注云**：《小品》述本草牡蒙，一名王孫。《藥對》有牡蒙無王孫。此則一物明矣……/**卷8"紫參"** 《唐本》注云：牡蒙，葉似及己而大，根長尺餘，皮肉亦紫色。（**按**：時珍揉合上引兩條。另"王孫"條《嘉祐》引"蜀本云"亦有相同之形態條文，當原出《蜀本》所引唐《圖經》。）

⑤ 藏器：見836頁注⑩。

⑥ 唐玄宗：**《新唐書》卷204"方技"** 姜撫，宋州人。自言通僊人不死術，隱居不出。開元末，太常卿韋縚祭名山，因訪隱民，還白撫已數百歲……撫又言：終南山有旱藕，餌之延年。狀類葛粉，帝作湯餅賜大臣。右驍衛將軍甘守誠能銘藥石，曰：常春者，千歲藟也。旱藕，(杜)〔牡〕蒙也。方家久不用，撫易名以神之。民間以酒漬藤，飲者多暴死，乃止。撫内慚悸，請求藥牢山，遂逃去。

⑦ 普：見本頁注②。

⑧ 藏器：見836頁注⑩。

⑨ 本經：見836頁注⑨白字。

⑩ 别録：見836頁注⑨。

⑪ 藏器：見836頁注⑩。

紫草《本經》①中品

【釋名】紫丹《别録》②、紫芙音襖、茈莀《廣雅》③音紫戾、藐《爾雅》④音邈、地血吴普⑤、鴉銜草。【時珍曰】此草花紫根紫,可以染紫,故名。《爾雅》作茈草。徭獞人呼爲鴉銜草。

【集解】【《别録》⑥曰】紫草生碭山山谷及楚地,三月采根,陰乾。【弘景⑦曰】今出襄陽,多從南陽 新野來,彼人種之,即是今染紫者,方藥都不復用。《博物志⑧》云:平氏 陽山紫草特好,魏國者染色殊黑。比年東山亦種之,色小淺於北者。【恭⑨曰】所在皆有,人家或種之。苗似蘭香,莖赤節青,二月開花紫白色,結實白色,秋月熟。【時珍曰】種紫草,三月逐壟下子,九月子熟時刈草,春社前後采根陰乾,其根頭有白毛如茸。未花時采則根色鮮明,花過時采則根色黯惡。采時以石壓扁曝乾。收時忌人溺及驢馬糞并烟氣,皆令草黄色。

根。【修治】【斅⑩曰】凡使,每一斤用蠟二兩溶水拌蒸之,待水乾,取去頭并兩畔髭,細剉用。

【氣味】苦,寒,無毒。【權⑪曰】甘,平。【元素⑫曰】苦,温。【時珍曰】甘、鹹,寒。入手、足厥陰經。【主治】心腹邪氣,五疸,補中益氣,利九竅。《本經》⑬。通水道,療腹腫脹滿痛。以合膏,療小兒瘡及面皻。《别録》⑭。治惡瘡瘑癬。甄權。治

---

① 本經:《本經》《别録》見《證類》卷8"紫草" 味苦,寒,無毒。主心腹邪氣,五疸,補中益氣,利九竅,通水道,療腹腫脹滿痛。以合膏,療小兒瘡及面皻(側加切),一名紫丹,一名紫芙(哀老反)。生碭山山谷及楚地。三月採根,陰乾。

② 别録:見上注。

③ 廣雅:《廣雅》卷10"釋草" 茈莀,茈草也。

④ 爾雅:《爾雅·釋草》(郭注) 藐,茈草。(郭璞曰:可以染紫也。)

⑤ 吴普:《御覽》卷996"紫草" 《本草》曰:紫草,一名地血。(按:原文未言出"吴普",此注欠妥。)

⑥ 别録:見本頁注①。

⑦ 弘景:《集注》見《證類》卷8"紫草" 陶隱居云:今出襄陽,多從南陽、新野來,彼人種之,即是今染紫者,方藥家都不復用。《博物志》云:平氏陽山紫草特好。魏國以染色,殊黑。比年東山亦種,色小淺於北者。

⑧ 博物志:(按:今本《博物志》未見此文。《御覽》卷996"紫草"引"《博物志》曰:平氏陽山紫草特好,其他色淺。")

⑨ 恭:《唐本草》見《證類》卷8"紫草" 《唐本》注云:紫草,所在皆有。《爾雅》云:一名藐。苗似蘭香,莖赤節青,花紫白色,而實白。

⑩ 斅:《炮炙論》見《證類》卷8"紫草" 雷公云:凡使,須用蠟水蒸之,待水乾,取去頭並兩畔髭,細剉用。每修事紫草一斤,用蠟三兩,於鐺中鎔,鎔盡,便投蠟水作湯用。

⑪ 權:《藥性論》見《證類》卷8"紫草" 紫草,亦可單用。味甘,平……

⑫ 元素:《醫學啓源》卷下"用藥備旨·紫草" 氣温,味苦。

⑬ 本經:見本頁注①白字。

⑭ 别録:見本頁注①。

斑疹痘毒，活血凉血，利大腸。時珍。

【發明】【頌①曰】紫草古方稀用。今醫家多用治傷寒時疾，發瘡疹不出者，以此作藥，使其發出。韋宙《獨行方》治豌豆瘡，煮紫草湯飲，後人相承用之，其效尤速。【時珍曰】紫草味甘鹹而氣寒，入心包絡及肝經血分。其功長於凉血活血，利大小腸。故痘疹欲出未出，血熱毒盛，大便閉濇者，宜用之。已出而紫黑便閉者，亦可用。若已出而紅活，及白陷大便利者，切宜忌之。故楊士瀛《直指方》②云：紫草治痘，能導大便，使發出亦輕。得木香、白术佐之，尤爲有益。又曾世榮《活幼心書》③云：紫草性寒，小兒脾氣實者猶可用，脾氣虚者反能作瀉。古方惟用茸，取其初得陽氣，以類觸類，所以用發痘瘡。今人不達此理，一概用之，非矣。

【附方】舊三，新六。消解痘毒。紫草一錢，陳皮五分，葱白三寸，新汲水煎服。《直指方》④。嬰童疹痘三四日，隱隱將出未出，色赤便閉者。紫草二兩剉，以百沸湯一盞泡，封勿泄氣，待温時服半合，則瘡雖出亦輕。大便利者勿用。煎服亦可。《經驗後方》⑤。痘毒黑疔。紫草三錢，雄黄一錢，爲末，以胭肢汁調，銀簪挑破，點之極妙。《集簡方》。癰疽便閉。紫草、瓜蔞實等分，新水煎服。《直指方》⑥。小兒白秃。紫草煎汁塗之。《聖惠方》⑦。小便卒淋。紫草一兩，爲散，每食前用井華水服二錢。《千金翼》⑧。産後淋瀝。方同上。《産寶》⑨。惡蟲

---

① 頌：**《圖經》見《證類》卷8“紫草”** ……古方稀見使。今醫家多用治傷寒時疾，發瘡疹不出者，以此作藥，使其發出。韋宙《獨行方》：治豌豆瘡，煮紫草湯飲。後人相承用之，其效尤速。

② 直指方：**《仁齋小兒方論》卷5“瘡疹證治”** 紫草飲子 紫草（一兩）。右剉細，百沸湯大碗沃之，蓋定勿令氣出，逐旋温服。紫草能導大便，發出亦輕。紫草木香湯：柴草、木香、白术（等分）、甘草（炒，少許）。右剉，糯米煎。蓋紫草能能大便，木香、白术所以佐之也。

③ 活幼心書：**《活幼心書》卷中“瘡疹”** ……按《本草》云：紫草性寒，小兒脾氣實者，或爾偶中。脾氣虚者，反以爲害。如戴氏方名紫草茸飲，後人訛傳此方缺其茸字。蓋茸者，春月才生之芽，色澤而紅嫩，得陽氣之使然。以類觸類，所以用發豆瘡故效……今人不達其理，遽全用之。有脾虚者，服之瀉作，瘡陷不救者多。予嘗目擊其事，深爲可傷……

④ 直指方：**《仁齋小兒方論》卷5“瘡疹證治”** 治瘡痘出不快及變陷者。又方：紫草茸（一分）、陳皮（半分）。右粗末，新汲水煎服。（**按**：《普濟方》卷403“瘡疹出不快”下之“如聖紫草湯”與此方同，但后又言“一方爲末，每服一錢，水一盞，入葱白三寸，煎至六分，去滓温服。量兒大小加減。”時珍或揉合之。）

⑤ 經驗後方：**《證類》卷8“紫草”** 《經驗後方》：治嬰兒童子患疹豆疾。用紫草二兩，細剉，以百沸湯一大盞泡，便以物合定，勿令氣漏，放如人體温，量兒大小，服半合至一合。服此，瘡雖出，亦當輕減。

⑥ 直指方：**《直指方》卷22“癰疽證治”** 癰疽大便秘導毒方：紫草、栝蔞（連皮）。右剉，新水煎服……

⑦ 聖惠方：**《普濟方》卷363“頭瘡”** 治頭瘡白秃，風密皮膚癢方：用紫草煎汁，浸並傅。（**按**：查《聖惠方》無此方，誤注出處。）

⑧ 千金翼：**《聖惠方》卷58“治卒淋澀痛諸方”** 治卒小便淋澀痛，又方：紫草一兩，剉，右搗細羅爲散，每於食前以井華水調下二錢。（**按**：《千金翼》無此方。誤注出處。）

⑨ 産寶：（**按**：原書佚。查《證類》《婦人大全良方》，未能溯得其源。）

咬人。紫草煎油塗之。《聖惠方》①。**火黄身熱**,午後却凉,身有赤點或黑點者,不可治。宜烙手足心、背心、百會、下廉,内服紫草湯。紫草、吴藍各一兩,木香、黄連各一兩,水煎服。《三十六黄方》②。

白頭翁《本經》③下品

【釋名】野丈人《本經》④、胡王使者《本經》、奈何草《别録》⑤。【弘景⑥曰】處處有之。近根處有白茸,狀似白頭老翁,故以爲名。【時珍曰】丈人、胡使、奈何,皆狀老翁之意。

【集解】【《别録》⑦曰】白頭翁生高山山谷及田野,四月采。【恭⑧曰】其葉似芍藥而大,抽一莖。莖頭一花,紫色,似木槿花。實大者如雞子,白毛寸餘,皆披下似纛頭,正似白頭老翁,故名焉。陶言近根有白茸,似不識也。太常所貯蔓生者,乃是女萎。其白頭翁根似續斷而扁。【保昇⑨曰】所在有之。有細毛,,不滑澤,花蕊黄。二月采花,四月采實,八月采根,皆日乾。【頌⑩曰】處處有之。正月生苗,作叢生,狀似白薇而柔細稍長。葉生莖頭,如杏葉,上有細白毛而不滑澤,近根有白茸。根紫色,深如蔓菁。其苗有風則静,無風而摇,與赤箭、獨活同也。陶註未述莖葉,蘇註言葉似芍藥,

---

① 聖惠方:**《聖惠方》卷57"治諸蟲咬人諸方"** 治惡蟲咬……又方:右以油浸紫草塗之。

② 三十六黄方:**《聖濟總録》卷61"三十六黄"** 火黄二十四:病人先體熱身赤,午後却凉,遍身有赤點起,宜烙脚心、背心、手心、百會、下廉,即差。如生黑點,不可療也。如無黑點,宜服紫草湯方:紫草(去苗)、吴藍(各一兩)、木香、黄連(去須,各半兩)。右四味粗擣篩,每服五錢匕,水一盞半,煎至七分,去滓,食後温服。

③ 本經:**《本經》《别録》見《證類》卷11"白頭翁"** 味苦,温,無毒、有毒。主温瘧狂易(音羊)寒熱,癥瘕積聚,癭氣,逐血止痛,療金瘡。鼻衄。一名野丈人,一名胡王使者,一名奈何草。生高山山谷及田野,四月採。

④ 本經:見上注白字。(**按**:"釋名"項下"本經"同此。)

⑤ 别録:見上注。

⑥ 弘景:**《集注》見《證類》卷11"白頭翁"** 陶隱居云:處處有。近根處有白茸,狀似人白頭,故以爲名……

⑦ 别録:見本頁注③。

⑧ 恭:**《唐本草》見《證類》卷11"白頭翁"** 《唐本》注云:其葉似芍藥而大,抽一莖,莖頭一花,紫色,似木堇花,實大者如雞子,白毛汁餘皆披下以纛頭,正似白頭老翁,故名焉。今言近根有白茸,陶似不識。太常所貯蔓生者,乃是女萎。其白頭翁根,甚療毒痢,似續斷而扁。

⑨ 保昇:**《蜀本草》見《證類》卷11"白頭翁"** 《蜀本》:《圖經》云:有細毛,不滑澤,花蘂黄。今所在有之,二月採花,四月採實,八月採根,皆日乾。

⑩ 頌:**《開寶》見《證類》卷11"白頭翁"** **今按**:《别本》注云:今處處有。其苗有風則静,無風而摇。與赤箭、獨活同也。**又今驗此草叢生**,狀如白薇,而柔細稍長。葉生莖頭如杏葉,上有細白毛。近根者有白茸,舊經陶注則未述其莖、葉,唐注又云葉似芍藥,實大如雞子,白毛寸餘,此皆誤矣。/**《圖經》(見《證類》同上)** ……今近京州郡皆有之。正月生苗作叢,狀如白薇而柔細稍長。葉生莖端,上有細白毛而不滑澤。近根有白茸,正似白頭老翁,故名焉。根紫色,深如蔓菁。二月、三月開紫花,黄蘂,五月、六月結實。其苗有風則静,無風而摇。與赤箭、獨活同……(**按**:宋《圖經》多抄《開寶》之文。故時珍所引"頌曰",其源在《開寶》所注。)

實如雞子，白毛寸餘者，皆誤矣。【宗奭①曰】白頭翁生河南 洛陽界，其新安山野中屢嘗見之，正如蘇恭所説。至今本處山中人賣白頭翁丸，言服之壽考，又失古人命名之義。陶氏所説，失於不審，宜其排叱也。【機②曰】寇宗奭以蘇恭爲是，蘇頌以陶説爲是。大抵此物用根，命名取象，當准蘇頌《圖經》，而恭説恐别是一物也。

根。【氣味】苦，温，無毒。【《别録》③曰】有毒。【吴綬④曰】苦、辛，寒。【權⑤曰】甘、苦，有小毒。豚實爲之使。【大明⑥曰】得酒良。花、子、莖、葉同。【主治】温瘧，狂易寒熱，癥瘕積聚，癭氣，逐血，止腹痛，療金瘡。《本經》⑦。鼻衄。《别録》⑧。止毒痢。弘景⑨。赤痢腹痛，齒痛，百節骨痛，項下瘤癧。甄權⑩。一切風氣，暖腰膝，明目消贅。大明⑪。

【發明】【頌⑫曰】俗醫合補下藥甚驗，亦衝人。【杲⑬曰】氣厚味薄，可升可降，陰中陽也。張仲景治熱痢下重，用白頭翁湯主之。蓋腎欲堅，急食苦以堅之。痢則下焦虚，故以純苦之劑堅之。男子陰疝偏墜，小兒頭秃膻腥，鼻衄，無此不效，毒痢有此獲功。【吴綬⑭曰】熱毒下痢、紫血鮮血者宜之。

【附方】舊二，新三。白頭翁湯。治熱痢下重。用白頭翁二兩。黄連、黄蘗、秦皮各三兩，水七升，煮二升，每服一升，不愈更服。婦人産後痢虚極者，加甘草、阿膠各二兩。仲景《金匱玉

---

① 宗奭：**《衍義》卷12"白頭翁"** 生河南洛陽界及新安土山中……《唐本》注及《藥性論》甚詳，陶隱居失於不審，宜其排叱也。新安縣界兼山野中，屢嘗見之，正如《唐本》注所説。至今本處山中人賣白頭翁丸，言服之壽考，又失古人命名之意。

② 機：（**按**：或出《本草會編》。書佚，無可溯源。）

③ 别録：見840頁注③。

④ 吴綬：**《傷寒藴要》卷1"傷寒藥性主製要略"** 白頭翁，味苦、辛，寒……

⑤ 權：**《藥性論》見《證類》卷11"白頭翁"** 白頭翁，使，味甘、苦，有小毒……豚實爲使。

⑥ 大明：**《日華子》見《證類》卷11"白頭翁"** 得酒良。治一切風氣，及暖腰膝，明目，消贅。子功用同上，莖、葉同用。

⑦ 本經：見840頁注③白字。

⑧ 别録：見840頁注③。

⑨ 弘景：**《集注》見《證類》卷11"白頭翁"** ……方用亦療毒痢。

⑩ 甄權：**《藥性論》見《證類》卷11"白頭翁"** ……止腹痛及赤毒痢，治齒痛，主項下瘤癧。又云：胡王使者，味苦，有毒。主百骨節痛……

⑪ 大明：見本頁注⑥。

⑫ 頌：**《圖經》見《證類》卷11"白頭翁"** ……今俗醫用合補下藥，服之大驗，亦衝人。

⑬ 杲：**《珍珠囊·諸品藥性主治指掌》（《醫要集覽》本）"白頭翁"** 味苦，性温。無毒。可升可降，陰中之陽也。其用有四：傅男子陰疝偏腫；治小兒頭秃羶腥；鼻衄血無此不效；痢赤毒有此獲功。（**按**：時珍所引張仲景用白頭翁湯之文，未能溯得其源。待考。）

⑭ 吴綬：**《傷寒藴要》卷1"傷寒藥性主製要略"** ……治熱毒下利，解熱血紫血之藥也。

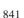

函方》①。下痢咽腫。春夏病此，宜用白頭翁、黄連各一兩，青木香二兩，水五升，煎一升半，分三服。《聖惠方》②。陰㿗偏腫。白頭翁根生者，不限多少，擣傅腫處。一宿當作瘡，二十日愈。《外臺秘要》③。外痔腫痛。白頭翁草，一名野丈人，以根擣塗之，逐血止痛。《衛生易簡方》④。小兒禿瘡。白頭翁根擣傅，一宿作瘡，半月愈。《肘後方》⑤。

花。【主治】瘧疾寒熱，白禿頭瘡。時珍。

白及《本經》⑥下品【校正】併入《别録⑦·白給》。

【釋名】連及草《本經》⑧、甘根《本經》、白給。【時珍曰】其根白色，連及而生，故曰白及。其味苦，而曰甘根，反言也。吴普作白根，其根有白，亦通。《金光明經》⑨謂之罔達羅喝悉多。又《别録⑩·有名未用》"白給"即白及也，性味功用皆同，係重出，今併爲一。

【集解】【《别録》⑪曰】白及生北山川谷及冤句及越山。又曰：白給生山谷，葉如藜蘆，根白相連，九月采。【普⑫曰】莖葉如生薑、藜蘆，十月花，直上，紫赤色，根白連，二月、八月、九月采。【弘

---

① 金匱玉函方：**《金匱·嘔吐噦下利病脉證治》** 熱利下重者，白頭翁湯主之。白頭翁湯方：白頭翁（二两）、黄連、黄柏、秦皮（各三两）。右四味，以水七升，煮取二升，去滓，温服一升。不愈更服。/**《金匱·婦人産後病脉證治》** 産後下利虚極，白頭翁加甘草阿膠湯主之。白頭翁加甘草阿膠湯方：白頭翁（二两）、黄連、蘗皮、秦皮（各三两）、甘草（二两）、阿膠（二两）。右六味，以水七升　煮取二升半，内膠令消盡，分温三服。

② 聖惠方：**《普濟方》卷149"時氣熱毒攻咽喉"** 青木香湯，治春夏忽咽喉痛而唾。兼下痢：青木香（二兩）、白頭翁（二兩）、黄連（去毛，一兩，上切），以水五升，煮取一升半，分温三服。小兒若病，此服一合。忌豬肉、冷水。（**按**：《聖惠方》無此方，誤注出處。）

③ 外臺秘要：**《外臺》卷36"小兒疝氣陰㿗方八首"** 《小品》療少小陰㿗，白頭翁敷之神效方：生白頭翁根，不問多少，擣之，隨病處以敷之，一宿當作瘡，二十日愈。

④ 衛生易簡方：**《衛生易簡方》卷4"痔漏"** 治外痔：用白頭翁草，一名野丈人，以根擣細，貼之，逐血止痛……

⑤ 肘後方：**《肘後方》卷5"治卒陰腫痛㿗卵方第四十二"** 小兒禿方：取白頭翁根，擣敷一宿。或作瘡，二十日愈。

⑥ 本經：《本經》《别録》（《藥對》）見《證類》卷10"白及"　味苦、辛，平、微寒，無毒。主癰腫惡瘡敗疽，傷陰死肌，胃中邪氣，賊風鬼擊，痱（音肥）緩不收，除白癬疥蟲。一名甘根，一名連及草。生北山川谷，又冤句及越山。（紫石英爲之使，惡理石，畏李核、杏人。）

⑦ 别録：**《證類》卷30"白給"** 味辛，平，無毒。主伏蟲，白癬（音癬）腫痛。生山谷，如藜蘆，根白相連。九月採。

⑧ 本經：見上注白字。（**按**："釋名"項下"本經"同此。）

⑨ 金光明經：**《金光明經》卷7"大辯才天女品第十五"** "白及（因達囉喝悉哆）"。

⑩ 别録：見本頁注⑦。

⑪ 别録：見本頁注⑥。

⑫ 普：**《證類》卷10"白及"** ……莖葉如生薑、藜蘆，十月華，直上，紫赤，根白連，二月、八月、九月採。（**按**：《御覽》卷990"白及"所引多同。）

景①曰】近道處處有之。葉似杜若,根形似菱米,節間有毛。方用亦稀,可以作糊。【保昇②曰】今出申州。葉似初生椶苗葉及藜蘆。三四月抽出一薹,開紫花。七月實熟,黄黑色。冬凋。根似菱,有三角,白色,角頭生芽。八月采根用。【頌③曰】今江、淮、河、陝、漢、黔諸州皆有之,生石山上。春生苗,長一尺許。葉似栟櫚,兩指大,青色。夏開紫花。二月、七月采根。【時珍曰】韓保昇所説形狀正是,但一科止抽一莖。開花長寸許,紅紫色,中心如舌。其根如菱米,有臍,如鳧茈之臍,又如扁扁螺旋紋。性難乾。

根。【**氣味**】**苦,平,無毒**。【《别録》④曰】辛,微寒。白給:辛,平,無毒。【普⑤曰】神農:苦。黄帝:辛。李當之:大寒。雷公:辛,無毒。【大明⑥曰】甘、辛。【杲⑦曰】苦、甘,微寒,性濇,陽中之陰也。【之才⑧曰】紫石英爲之使,惡理石,畏李核、杏仁,反烏頭。【**主治**】**癰腫,惡瘡敗疽,傷陰死肌,胃中邪氣,賊風鬼擊,痱緩不收**。《本經》⑨。**除白癬疥蟲。結熱不消,陰下痿,面上皯皰,令人肌滑**。甄權⑩。**止驚邪血邪,血痢,癇疾,風痺,赤眼,癥結,温熱瘧疾,發背瘰癧,腸風痔瘻,撲損,刀箭瘡,湯火瘡,生肌止痛**。大明⑪。**止肺血**。李杲⑫。

---

① 弘景:**《集注》見《證類》卷 10"白及"** 陶隱居云:近道處處有之。葉似杜若,根形似菱米,節間有毛。方用亦稀,可以作糊。

② 保昇:**《蜀本草》見《證類》卷 10"白及"** 《蜀本》云:反烏頭。又《圖經》云:葉似初生栟(音并)櫚(音閭,椶也)及藜蘆。莖端生一臺,四月開生紫花。七月實熟,黄黑色,冬凋。根似菱,三角,白色,角頭生芽。今出申州。二月、八月採根用。

③ 頌:**《圖經》見《證類》卷 10"白及"** 白及,生北山川谷,又冤句及越山,今江淮、河、陝、漢、黔諸州皆有之。生石山上。春生苗,長一尺許。似栟櫚及藜蘆,莖端生一臺,葉兩指大,青色。夏開花紫。七月結實,至熟黄黑色。至冬葉凋。根似菱米,有三角,白色,角端生芽。二月、七月採根……

④ 别録:見 842 頁注⑥、注⑦。

⑤ 普:**《證類》卷 10"白及"** 吴氏云:神農:苦。黄帝:辛。季氏:大寒。雷公:辛,無毒……

⑥ 大明:**《日華子》見《證類》卷 10"白及"** 味甘,癊……

⑦ 杲:**《本草發揮》卷 2"白及"** 潔古云:白及,苦、甘,陽中陰也……澀,與白斂同。/東垣云:白及味苦辛甘,陽中陰也。(**按**:時珍所引白及性味陰陽,潔古與東垣之見皆同。唯"性澀"則屬潔古之言。《醫學啓源》卷下"用藥備旨·法象餘品"載白及"澀,白斂同"。此與《本草發揮》所引同,可證此説出潔古。)

⑧ 之才:**古本《藥對》**見 842 頁注⑥括號中七情文。

⑨ 本經:見 842 頁注⑥白字。

⑩ 甄權:**《藥性論》見《證類》卷 10"白及"** 白及,使。能治結熱不消,主陰下痿,治面上鼾皰,令人肌滑。

⑪ 大明:**《日華子》見《證類》卷 10"白及"** ……止驚邪血邪,癇疾,赤眼癥結,發背瘰癧,腸風痔瘻,刀箭瘡,撲損,温熱瘧疾,血痢,湯火瘡,生肌止痛,風痹。

⑫ 李杲:**《本草發揮》卷 2"白及"** 潔古云:白及……止肺血……(**按**:《醫學啓源》卷下"用藥備旨·法象餘品" 白及只有"止肺"二字,任應秋輯本據《本草發揮》補"血"字。據此,時珍誤注出處。)

白給。主伏蟲，白癬腫痛。《别録》①。

【發明】【恭②曰】山野人患手足皸拆者，嚼以塗之有效。爲其性粘也。【頌③曰】今醫家治金瘡不瘥及癰疽方多用之。【震亨④曰】凡吐血不止，宜加白及。【時珍曰】白及性濇而收，得秋金之令，故能入肺止血，生肌治瘡也。按洪邁《夷堅志》⑤云：台州獄吏憫一大囚，囚感之。因言：吾七次犯死罪，遭訊拷，肺皆損傷，至于嘔血。人傳一方，只用白及爲末，米飲日服，其效如神。後其囚凌遲，劊者剖其胸，見肺間竅穴數十處，皆白及填補，色猶不變也。洪貫之聞其説，赴任洋州，一卒忽苦咯血甚危，用此救之，一日即止也。《摘玄》⑥云：試血法，吐在水盌内，浮者肺血也，沉者肝血也，半浮半沉者心血也。各隨所見，以羊肺、羊肝、羊心煮熟，蘸白及末，日日食之。

【附方】舊一，新八。鼻衄不止。津調白及末，塗山根上，仍以水服一錢，立止。《經驗方》⑦。心氣疼痛。白及、石榴皮各二錢，爲末，煉蜜丸黄豆大。每服三丸，艾醋湯下。《生生編》⑧。重舌鵝口。白及末，乳汁調塗足心。《聖惠方》⑨。婦人陰脱。白及、川烏頭等分，爲末，絹裹一錢納陰中，入三寸，腹内熱即止，日用一次。《廣濟方》⑩。疔瘡腫毒。白及末半錢，以水澄之，去水，攤於厚紙上貼之。《袖珍方》⑪。打跌骨折。酒調白及末二錢服，其功不減自然銅、古銖錢也。《永類方》⑫。刀斧傷損。白及、石膏煅，等分爲末。摻之，亦可收口。《濟急

---

① 别録：見842頁注⑦。

② 恭：**《唐本草》見《證類》卷10"白及"** 《唐本》注云：此物，山野人患手足皸音軍拆，嚼以塗之，有效。

③ 頌：**《圖經》見《證類》卷10"白及"** ……今醫治金瘡不差，及癰疽方中多用之。

④ 震亨：**《丹溪治法心要》卷5"吐血第五十九"** 吐血，用童便調香附末，要服之。或白及末服之。

⑤ 夷堅志：**《醫説》卷4"毆血咯血"** 台州獄吏，憫一大囚將死，頗照顧之。囚感語之：吾七次犯死罪，盡力抗諱，苦遭訊考，坐是肺皆㨫損，至於毆血。適得一藥，每用其效如神。荷君庇拊之恩，特此以報，只白及一味，米飲調爾。其後凌遲，儈者剖其胸，見肺間竅穴數十處，皆白及補填之，色猶不變也。洪貫之聞其説，爲郢州長壽宰，規之赴洋州任，一卒忽苦咯血，勢絶危。貫之用此救之，一日即止。（癸志。）

⑥ 摘玄：**《丹溪摘玄》卷5"吐血門"** 試血法 肺血則浮，肝血則沉，心血則半浮半沉，以吐在水碗識之。見久未飲，調服後者，傷於何經，以羊肺、羊心、羊肝三物取之。浮者，以羊肺蘸白及末食之。沉者，以羊肝蘸白及末食之。半沉半浮者，以羊心蘸白及末食之。

⑦ 經驗方：**《證類》卷10"白及"** 《經驗方》治鼻衄不止甚者。白及爲末，津調塗山根上，立止。

⑧ 生生編：（**按**：僅見《綱目》引録。）

⑨ 聖惠方：**《普濟方》卷365"舌腫等疾"** 治小兒生重舌：用白及末，以乳汁調傅小兒脚心。（**按**：《聖惠方》無此方。誤注出處。）

⑩ 廣濟方：**《婦人良方》卷8"婦人陰挺出下脱方論第十八"** 《廣濟方》……又方：川烏 白及（等分）。右爲細末，綿褁一錢，内陰中，令入三寸，腹内熱即止。來辰再用。一方：有生椒一兩。

⑪ 袖珍方：**《袖珍方大全》卷3"癰疽瘡癤"** 治一切疔瘡發熱增寒，昏悶不語，腫遍皮膚，並小鮮肉治之。水沉膏（《經驗方》）：用白及末半錢，水（錢）〔盞〕内澄去水脚，於皮紙上攤開，貼瘡上。

⑫ 永類方：**《永類鈐方》卷22"風損藥"** 《本草》打傷，只以骨碎補末，和黄米粥裹傷處。打跌骨折，只白及一味爲末，酒調服，神效，其功不減自然銅與古五錢銖。

方》[1]。手足皸裂。白及末水調塞之，勿犯水。《濟急方》[2]。湯火傷灼。白及末油調傅之。赵真人[3]方。

三七《綱目》

【釋名】山漆《綱目》、金不換。【時珍曰】彼人言其葉左三右四，故名三七，盖恐不然。或云本名山漆，謂其能合金瘡，如漆粘物也，此説近之。金不換，貴重之稱也。

【集解】【時珍曰】生廣西 南丹諸州番峒深山中，采根暴乾，黄黑色、團結者，狀略似白及，長者如老乾地黄，有節。味微甘而苦，頗似人参之味。或云：試法，以末摻猪血中，血化爲水者乃真。近傳一種草，春生苗，夏高三四尺。葉似菊艾而勁厚，有歧尖。莖有赤稜。夏秋開黄花，蕊如金絲，盤紐可愛，而氣不香，花乾則吐絮如苦蕒絮。根葉味甘，治金瘡折傷出血及上下血病甚效。云是三七，而根大如牛蒡根，與南中來者不類，恐是劉寄奴之屬，甚易繁衍。

根。【氣味】甘，微苦，温，無毒。【主治】止血散血定痛，金刃箭傷、跌撲杖瘡血出不止者，嚼爛塗，或爲末摻之，其血即止。亦主吐血衄血，下血血痢，崩中，經水不止，産後惡血不下，血運血痛，赤目癰腫，虎咬蛇傷諸病。時珍。

【發明】【時珍曰】此藥近時始出，南人軍中用爲金瘡要藥，云有奇功。又云：凡杖撲傷損淤血淋漓者，隨即嚼爛，罨之即止，青腫者即消散。若受杖時，先服一二錢，則血不衝心。杖後尤宜服之，産後服亦良。大抵此藥氣温、味甘微苦，乃陽明、厥陰血分之藥，故能治一切血病，與騏驎竭、紫鉚相同。

【附方】新八。吐血衄血。山漆一錢，自嚼，米湯送下。或以五分，加入八核湯。《瀕湖集簡方》。赤痢血痢。三七三錢，研末，米泔水調服，即愈。同上。大腸下血。三七研末，同淡白酒調一二錢服，三服可愈。加五分入四物湯亦可。同上。婦人血崩。方同上。産後血多。山漆研末，米湯服一錢。同上。男婦赤眼十分重者。以山漆根磨汁塗四圍，甚妙。同上。無名癰腫。疼痛不止，山漆磨米醋調塗即散。已破者，研末乾塗。虎咬蛇傷。山漆研末，米飲服三錢，仍嚼塗之。並同上。

葉。【主治】折傷跌撲出血，傅之即止，青腫經夜即散，餘功同根。時珍。

① 濟急方：**《仙傳外科》卷 10“救解諸毒傷寒雜病一切等證”** 刀斧傷損，血不止，痛難忍者，……又白及、石膏炒，同爲末，糝瘡上，亦可收口。

② 濟急方：**《仙傳外科》卷 10“救解諸毒傷寒雜病一切等證”** 冬月手足皸裂，白及末水調塞之。忌三五日不犯水。

③ 趙真人：（**按**：未能溯得其源，待考。）

本草綱目草部目録第十三卷

草之二　山草類下三十九種

黄連《本經》	胡黄連《開寶》	黄芩《本經》	秦艽《本經》
柴胡《本經》	前胡《本經》	防風《本經》	獨活羌活《本經》
土當歸《綱目》	都管草《圖經》	升麻《本經》	苦參《本經》
白鮮《本經》	延胡索《開寶》	貝母《本經》	山慈姑《嘉祐》
石蒜《圖經》	水仙《會編》	白茅《本經》	地筋《别録》○即菅茅
芒《拾遺》	龍膽《本經》	細辛《本經》	杜衡《本經》○木細辛附
及己《别録》	鬼督郵《唐本》	徐長卿《本經》	白微《本經》
白前《别録》	草犀《拾遺》	釵子股《海藥》	吉利草《綱目》
朱砂根《綱目》	辟虺雷《拾遺》	錦地羅《綱目》	紫金牛《圖經》
拳參《圖經》	鐵線草《圖經》	金絲草《綱目》	

右附方舊七十一,新二百一十四。

本草綱目草部第十三卷

草之二　山草類下三十九種

黄連《本經》①上品

【釋名】王連《本經》②、支連《藥性》③。○【時珍曰】其根連珠而色黄，故名。

【集解】【《别録》④曰】黄連生巫陽川谷及蜀郡 太山之陽，二月、八月采根。【弘景⑤曰】巫陽在建平。今西間者色淺而虚，不及東陽、新安諸縣最勝。臨海諸縣者不佳。用之當布裹挼去毛，令如連珠。【保昇⑥曰】苗似茶，叢生，一莖生三葉，高尺許，凌冬不凋，花黄色。江左者，節高若連珠。蜀都者，節下不連珠。今秦地及杭州、柳州者佳。【頌⑦曰】今江、湖、荆、夔州郡亦有，而以宣城九節堅重、相擊有聲者爲勝，施、黔者次之，東陽、歙州、處州者又次之。苗高一尺以來，葉似甘菊，四月開花黄色，六月結實似芹子，色亦黄。江左者根若連珠，其苗經冬不凋，葉如小雉尾草，正月開花作細穗，淡白微黄色。六七月根緊，始堪采。【恭⑧曰】蜀道者粗大，味極濃苦，療渴爲最。江東者節如連珠，療痢大善。澧州者更勝。【時珍曰】黄連，漢末《李當之本草》惟取蜀郡黄肥而堅者爲善，唐

---

① 本經：**《本經》《别録》(《藥對》)見《證類》卷 7"黄連"**　味苦，寒，微寒，無毒。主熱氣，目痛眥傷泣出，明目，腸澼腹痛，下痢，婦人陰中腫痛，五藏冷熱，久下洩澼膿血。止消渴、大驚，除水利骨，調胃厚腸，益膽，療口瘡。久服令人不忘。一名王連。生巫陽川谷及蜀郡、太山，二月、八月採。(黄芩、龍骨、理石爲之使，惡菊花、芫花、玄參、白鮮，畏款冬，勝烏頭，解巴豆毒。)

② 本經：見上注白字。

③ 藥性：**《藥性論》見《證類》卷 7"黄連"**　黄連，臣。一名支連……

④ 别録：見本頁注①。

⑤ 弘景：**《集注》見《證類》卷 7"黄連"**　陶隱居云：巫陽在建平。今西間者，色淺而虚，不及東陽、新安諸縣最勝。臨海諸縣者不佳。用之當布裹挼去毛，令如連珠……

⑥ 保昇：**《蜀本草》見《證類》卷 7"黄連"**　《蜀本》：《圖經》云：苗似茶，花黄叢生，一莖生三葉，高尺許，冬不凋。江左者節高若連珠。蜀都者，節下不連珠。今秦地及杭州、柳州者佳。

⑦ 頌：**《圖經》見《證類》卷 7"黄連"**　黄連，生巫陽川谷及蜀郡、泰山，今江、湖、荆、夔州郡亦有，而以宣城者爲勝，施、黔者次之。苗高一尺已來，葉似甘菊，四月開花，黄色。六月結實似芹子，色亦黄。二月、八月採根用。生江左者，根若連珠，其苗經冬不凋，葉如小雉尾草，正月開花作細穗，淡白微黄色，六、七月根緊始堪採……

⑧ 恭：**《唐本草》見《證類》卷 7"黄連"**　《唐本》注云：蜀道者麤大節平，味極濃苦，療渴爲最。江東者節如連珠，療痢大善。今澧州者更勝。

時以澧州者爲勝。今雖吴、蜀皆有,惟以雅州、眉州者爲良。藥物之興廢不同如此。大抵有二種:一種根粗無毛有珠,如鷹雞爪形而堅實,色深黄;一種無珠多毛而中虚,黄色稍淡。各有所宜。

根 【修治】【斅①曰】凡使以布拭去肉毛,用漿水浸二伏時,漉出,于柳木火上焙乾用。【時珍曰】五臟六腑皆有火,平則治,動則病,故有君火相火之説,其實一氣而已。黄連入手少陰心經,爲治火之主藥。治本臟之火則生用之。治肝膽之實火則以豬膽汁浸炒,治肝膽之虚火則以醋浸炒。治上焦之火則以酒炒,治中焦之火則以薑汁炒,治下焦之火則以鹽水或朴硝炒。治氣分濕熱之火則以茱萸湯浸炒。治血分塊中伏火則以乾漆水炒。治食積之火則以黄土炒。諸法不獨爲之引導,蓋辛熱能制其苦寒,鹹寒能制其燥性,在用者詳酌之。

【氣味】苦,寒,無毒。【《别録》②曰】微寒。【普③曰】神農、岐伯、黄帝、雷公:苦,無毒。李當之:小寒。【之才④曰】黄芩、龍骨、理石爲之使,惡菊花、玄參、白鮮皮、芫花、白殭蠶,畏款冬、牛膝,勝烏頭,解巴豆毒。【權⑤曰】忌豬肉,惡冷水。【斅⑥曰】服此藥至十兩,不得食豬肉。若服至三年,一生不得食也。【時珍曰】道書言服黄連犯豬肉令人泄瀉,而方家有豬肚黄連丸、豬臟黄連丸,豈只忌肉而不忌臟腑乎?【主治】熱氣目痛,眥傷泣出。明目,腸澼、腹痛下痢,婦人陰中腫痛。久服令人不忘。《本經》⑦。主五臟冷熱,久下洩澼膿血,止消渴大驚,除水,利骨,調胃,厚腸,益膽,療口瘡。《别録》⑧。治五勞七傷,益氣,止心腹痛,驚悸煩躁,潤心肺,長肉止血,天行熱疾,止盜汗并瘡疥。豬肚蒸爲丸,治小兒疳氣,殺蟲。大明⑨。羸瘦氣急。藏器⑩。治鬱熱在中,煩躁惡心,兀兀欲吐,心下痞滿。元素⑪。主心病逆而盛,心積伏梁。好古⑫。去心

---

① 斅:**《炮炙論》見《證類》卷7"黄連"** 雷公云:凡使,以布拭上肉毛,然後用漿水浸二伏時,漉出,于柳木火中焙乾用……

② 别録:見847頁注①。

③ 普:**《御覽》卷991"黄連"** 《吴氏本草》曰:黄連,神農、岐伯、黄帝、雷公:苦,无毒。李氏:小寒。或生蜀郡太山之陽。

④ 之才:**古本《藥對》**見847頁注①括號中七情文。

⑤ 權:**《藥性論》見《證類》卷7"黄連"** ……惡白殭蠶,忌豬肉,惡冷水……

⑥ 斅:**《炮炙論》見《證類》卷7"黄連"** ……若服此藥得十兩,不得食豬肉;若服至三年,不得食豬肉一生也。

⑦ 本經:見847頁注①白字。

⑧ 别録:見847頁注①。

⑨ 大明:**《日華子》見《證類》卷7"黄連"** 治五勞七傷,益氣,止心腹痛,驚悸煩(燥)〔躁〕,潤心肺,長肉止血,并瘡疥,盜汗,天行熱疾。豬肚蒸爲丸,治小兒疳氣。

⑩ 藏器:**《拾遺》見《證類》卷7"黄連"** 陳藏器云:主羸瘦氣急。

⑪ 元素:**《醫學啓源》卷下"用藥備旨·黄連"** ……治煩躁惡心,鬱熱在中焦,兀兀欲吐,心下痞滿,必用藥也……

⑫ 好古:**《湯液大法》卷2"心"** 心病則生熱,逆則盛(大黄、黄連)。/**卷4"五積"** 伏梁 心(菖蒲、黄連、桃仁)

竅惡血，解服藥過劑煩悶及巴豆、輕粉毒。時珍。

【發明】【元素①曰】黄連性寒味苦，氣味俱厚，可升可降，陰中陽也，入手少陰經。其用有六：瀉心臟火一也，去中焦濕熱二也，諸瘡必用三也，去風濕四也，赤眼暴發五也，止中部見血六也。張仲景治九種心下痞，五等瀉心湯，皆用之。【成無己②曰】苦入心，寒勝熱，黄連、大黄之苦寒，以導心下之虚熱。蚘得甘則動，得苦則安，黄連、黄蘗之苦，以安蚘也。【好古③曰】黄連苦燥，苦入心，火就燥。瀉心者其實瀉脾也，實則瀉其子也。【震亨④曰】黄連去中焦濕熱而瀉心火，若脾胃氣虚，不能轉運者，則以伏苓、黄芩代之。以豬膽汁拌炒，佐以龍膽草，則大瀉肝膽之火。下痢胃口熱禁口者，用黄連、人參煎湯，終日呷之。如吐再强飲，但得一呷下咽便好。【劉完素⑤曰】古方以黄連爲治痢之最。蓋治痢惟宜辛苦寒藥，辛能發散，開通鬱結。苦能燥濕，寒能勝熱，使氣宣平而已。諸苦寒藥多泄，惟黄連、黄蘗性冷而燥，能降火去濕而止瀉痢，故治痢以之爲君。【宗奭⑥曰】今人多用黄連治痢，蓋執以苦燥之義。下俚但見腸虚滲泄，微似有血，便即用之，又不顧寒熱多少，惟欲盡劑，由是多致危困。若氣實初病，熱多血痢，服之便止，不必盡劑。虚而冷者，慎勿輕用。【杲⑦曰】諸痛痒瘡瘍，皆屬心火。凡諸瘡宜以黄連、當歸爲君，甘草、黄芩爲佐。凡眼暴發赤腫，痛不可忍者，宜黄連、

---

① 元素：**《醫學啓源》卷下“用藥備旨・黄連”** 氣寒味苦，瀉心火……仲景治九種心下痞，五等瀉心湯皆用之。《主治秘要》云：性寒味苦，氣味俱厚，可升可降，陰中陽也。其用有五：瀉心熱，一也；去（上）〔中〕焦火，二也；諸瘡必用，三也；去風濕，四也；赤眼暴發，五也。去鬚用。

② 成無已：**《註解傷寒論》卷4“辨太陽病脉證并治法下第七”** 大黄黄連瀉心湯方 ……《内經》曰：火熱受邪，心病生焉。苦入心，寒除熱。大黄、黄連之苦寒，以導瀉心下之虚熱。但以麻沸漬服者，取其氣薄而泄虚熱。/**《註解傷寒論》卷6“辨厥陰病脉證并治法第十二”** 烏梅方 ……蛔得甘則動，得苦則安。黄連、黄柏之苦以安蛔。

③ 好古：**《湯液本草》卷4“黄連”** 《液》云：入手少陰，苦燥，故入心，火就燥也。然瀉心其實瀉脾也，爲子能令母實，實則瀉其子。治血，防風爲上使，黄連爲中使，地榆爲下使。

④ 震亨：**《丹溪心法》卷1“中濕四”** ……去中焦濕與痛，熱用黄連，瀉心故也。如中焦有實熱，亦宜黄連。若脾胃虚弱，不能運轉而鬱悶，宜黄芩、白术、乾葛。若中焦濕熱積久而痛，乃熱勢甚盛，宜黄連用薑汁炒。去下焦濕腫及痛，膀胱有火邪者，必須酒洗防已、黄柏、知母、草龍膽……/**《金匱鉤玄》卷1“噤口痢”** 胃口熱甚故也。黄連，多加人參煮湯，終日呷之。如吐了，再吃，開以降之……（**按**：時珍引文或揉合丹溪之意。）

⑤ 劉完素：**《原病式・熱類・吐下霍亂》** 夫治諸痢者，莫若以辛苦寒藥治之，或微加辛熱佐之則可。蓋辛熱能發散開通鬱結，苦能燥濕，寒能勝熱，使氣宣平而已。如錢氏香連丸之類是也。故治諸痢者，黄連、黄柏爲君，以其至苦大寒，正主濕熱之病。/**《湯液本草》卷4“黄連”**……古方以黄連爲治痢之最。（**按**：時珍引文糅合劉完素、王好古二家之論。）

⑥ 宗奭：**《衍義》卷8“黄連”** 今人多用治痢，蓋熱以苦燥之義。下俚但見腸虚滲泄，微似有血便，即用之，更不知止。又不顧寒熱多少，但以盡劑爲度，由是多致危困。若氣實初病，熱多血利，服之便止，仍不必盡劑也。或虚而冷，則不須服。餘如《經》。

⑦ 杲：**《湯液本草》卷2“東垣先生用藥心法・隨證治病藥品”** ……如心下痞，須用枳實、黄連……如宿食不消，須用黄連、枳實……如眼痛不可忍者，用黄連、當歸身，以酒浸煎……凡諸瘡，以黄連、當歸爲君，甘草、黄芩爲佐。/**卷4“黄連”** 《心》云：瀉心經之火，眼暴赤腫，及諸瘡，須用之。

當歸以酒浸煎之。宿食不消，心下痞滿者，須用黄連、枳實。【頌①曰】黄連治目方多，而羊肝丸尤奇異。今醫家洗眼，以黄連、當歸、芍藥等分，用雪水或甜水煎湯熱洗之，冷即再温，甚益眼目。但是風毒赤目花翳，用之無不神效。蓋眼目之病。皆是血脉凝滯使然，故以行血藥合黄連治之。血得熱則行，故乘熱洗也。【韓懋②曰】火分之病，黄連爲主，不但瀉心火，而與芩、蘗諸苦藥例稱者比也。目疾人，以人乳浸蒸，或點或服之。生用爲君，佐以官桂少許，煎百沸，入蜜空心服之，能使心腎交於頃刻。入五苓、滑石，大治夢遺。以黄土、薑汁、酒、蜜四炒爲君，以使君子爲臣，白芍藥酒煮爲佐，廣木香爲使，治小兒五疳。以茱萸炒者，加木香等分，生大黄倍之，水丸，治五痢。此皆得制方之法也。【時珍曰】黄連治目及痢爲要藥。古方治痢，香連丸用黄連、木香，薑連散用乾薑、黄連，變通丸用黄連、茱萸，薑黄散用黄連、生薑。治消渴，用酒蒸黄連。治伏暑，用酒煮黄連。治下血，用黄連、大蒜。治肝火，用黄連、茱萸。治口瘡，用黄連、細辛。皆是一冷一熱，一陰一陽，寒因熱用，熱因寒用，君臣相佐，陰陽相濟，最得制方之妙，所以有成功而無偏勝之害也。○【弘景③曰】俗方多用黄連治痢及渴，道方服食長生。【慎微④曰】劉宋 王微《黄連讚》云：黄連味苦，左右相因。斷凉滌暑，闡命輕身。縉雲昔御，飛蹕上旻。不行而至，吾聞其人。又梁 江淹《黄連頌》云：黄連上草，丹砂之次。禦孽辟妖，長靈久視。驂龍行天，馴馬匝地。鴻飛以儀，順道則利。【時珍曰】《本經》、《别録》並無黄連久服長生之説，惟陶弘景言道方久服長生。《神仙傳》⑤載封君達、黑穴公，並服黄連五十年得仙。竊謂黄連大苦大寒之藥，用之降火燥濕，中病即當止。豈可久服，使肅殺之令常行，而伐其生發冲和之氣乎？《素問》⑥載岐伯言：五味入胃，各歸所喜攻。久而增氣，物化之常也。氣增而久，夭之由

---

① 頌：**《圖經》見《證類》卷7"黄連"** ……又治目方用黄連多矣，而羊肝丸尤奇異……又今醫家洗眼湯，以當歸、芍藥、黄連等分停，細切，以雪水或甜水煎濃汁，乘熱洗，冷即再温洗，甚益眼目。但是風毒赤目、花翳等，皆可用之。其説云：凡眼目之病，皆以血脉凝滯使然，故以行血藥合黄連治之，血得熱即行，故乘熱洗之，用者無不神效。

② 韓懋：**《韓氏醫通》卷下"藥性裁成章第七"** 火分之病，黄連爲主。五臟皆有火，平則治，病則亂。……目疾以人乳浸蒸，或點或服。生用爲君，佐官桂少許，煎百沸，入蜜，空心服，能使心腎交於頃刻。入五苓、滑石，大治夢遺。以土、薑、酒、蜜四炒者爲君，使君子爲臣，白芍藥酒煮爲佐，廣木香爲使，治小兒五疳。以茱萸炒者，加木香等分，生大黄倍之，水丸，治五痢。以薑汁酒煮者爲末，和霞天膏，治癲癇、諸風、眩暈、瘡瘍，皆神效。非彼但云瀉心火，而與芩、柏諸苦藥例稱者比也。

③ 弘景：**《集注》見《證類》卷7"黄連"** ……俗方多療下痢及渴，道方服食長生。

④ 慎微：**《證類》卷7"黄連"** 宋王微《黄連贊》：黄連味苦，左右相因。斷凉滌暑，闡命輕身。縉云昔禦，飛蹕上旻。不行而至，吾聞其人。梁江淹《黄連頌》：黄連上草，丹砂之次。禦孽辟妖，長靈久視。驂龍行天，馴馬匝地。鴻飛以儀，順道則利。

⑤ 神仙傳：**《神仙傳》卷10"封君達"** 封君達者，隴西人也。服黄精五十餘年，又入鳥鼠山，服鍊水銀，百餘歲往来鄉里，視之年如三十許人。常騎青牛，聞人有疾病時死者，便過與藥治之，應手皆愈。不以姓字語人，世人識其乘青牛，故號爲青牛道士。後二百餘年，入玄丘山仙去也。

⑥ 素問：**《素問·至真要大論》** ……夫五味入胃，各歸所喜攻。酸先入肝，苦先入心，甘先入脾，辛先入肺，鹹先入腎。……。久而增氣，物化之常也。氣增而久，夭之由也。（夫入肝爲温，入心爲熱，入肺爲清，入腎爲寒，入脾爲至陰，而四氣兼之，皆爲增其味，而益其氣，故各從本藏之氣用爾。故久服黄連、苦參而反熱者，此其類也。餘味皆然。但人疎忽，不能精候矣。故（轉下頁注）

也。王冰註云：酸入肝爲温，苦入心爲熱，辛入肺爲清，鹹入腎爲寒，甘入脾爲至陰而四氣兼之，皆增其味而益其氣，故各從本臟之氣爲用。所以久服黄連、苦參反熱，從火化也。餘味皆然。久則臟氣偏勝，即有偏絶，則有暴夭之道。是以絶粒服餌之人不暴亡者，無五味偏助也。又秦觀《與喬希聖論黄連書》①云："聞公以眼疾餌黄連，至十數兩猶不已，殆不可也。醫經有久服黄連、苦參反熱之説。此雖大寒，其味至苦，入胃則先歸於心，久而不已，心火偏勝則熱，乃其理也。况眼疾本於肝熱，肝與心爲子母。心火也，肝亦火也，腎孤臟也，人患一水不勝二火。豈可久服苦藥，使心有所偏勝，是以火救火，其可乎？"秦公此書，蓋因王公之説而推詳之也。我明 荆端王素多火病，醫令服金花丸，乃芩、連、梔、蘗四味，餌至數年，其火愈熾，遂至内障喪明。觀此則寒苦之藥，不但使人不能長生，久則氣增偏勝，速夭之由矣。當以《素問》之言爲法，陶氏道書之説，皆謬談也。楊士瀛②云：黄連能去心竅惡血。

【附方】舊二十二，新四十。**心經實熱**。瀉心湯：用黄連七錢，水一琖半，煎一琖，食遠温服。小兒減之。《和劑局方》③。**卒熱心痛**。黄連八錢，㕮咀，水煎熱服。《外臺秘要》④。**肝火爲痛**。黄連薑汁炒，爲末，粥糊梧子大。每服三十丸，白湯下。○左金丸：用黄連六兩，茱萸一兩，同炒，爲末，神麴糊丸梧子大。每服三四十丸，白湯下。丹溪⑤方。**伏暑發熱**，作渴嘔惡，及赤白痢，消渴，腸風酒毒，泄瀉諸病，並宜酒煮黄龍丸主之。川黄連一斤切，以好酒二升半，煮乾焙研，糊丸梧子大。每服五十丸，熟水下，日三服。《和劑局方》⑥。**陽毒發狂**，奔走不定。宣黄連、

（接上頁注）曰久而增氣，物化之常也。氣增不已，益歲年則藏氣偏勝，氣有偏勝，則有偏絶，藏有偏絶，則有暴夭者，故曰氣增而久，夭之由也。是以正理觀，化藥集商，較服餌曰：藥不具五味，不備四氣而久服之，雖且獲勝，益久必致暴夭。此之謂也。絶粒服餌則不暴夭，斯何由哉。無五穀味資助故也。復令食穀，其亦夭焉。）

① 與喬希聖論黄連書：**《淮海集》卷37"與喬希聖論黄連書"** 某比聞公以眼疾餌黄連，至數十兩猶不已，不知果然否？審如所聞，殆不可也。某頃年血氣未定，頗好方術之説，讀醫經數年，嘗記釋者云服黄連、苦參，久而反熱，甚以爲不然，後乃信之……黄連、苦參性雖大寒，然其味至苦，入胃則先歸於心，久而不已，則心火之氣勝，火勝則熱，乃其理也。眼疾之生，本於肝之熱，肝與心爲子母，夫心爲子，肝爲母，心火也，肝亦火也。腎孤臟也，人嘗患一水不勝二火，今病本于肝，而久餌苦藥，使心有所偏勝，是所謂以火救火，命之曰益多其不可亦明矣……

② 楊士瀛：**《仁齋小兒方論》卷2"中風證治"** 肥兒丸……蓋黄連能去心竅惡血故爾。

③ 和劑局方：**《普濟方》卷362"心臟附論"** 瀉心湯：瀉丁火。右用黄連一兩，去須，研極細末，每服一字，至半錢、一錢，臨卧温水調下……（**按**：《局方》無此方，誤注出處。）

④ 外臺秘要：**《外臺》卷7"心痛方八首"** 《古今録驗》療心痛，黄連湯方：黄連八兩，右一物㕮咀，以水七升，煮取一升五合，絞去滓，適寒温飲五合，日三。忌豬肉、冷水。

⑤ 丹溪：**《丹溪心法》卷4"脅痛七十一"** 抑青丸：瀉肝火。黄連（半斤），右爲末，蒸餅糊丸服。/**《金匱鉤玄》卷1"火"** 又方：左金丸，治肝火。黄連（六兩）、茱萸（一兩或半兩），水爲丸，白湯下五十丸。

⑥ 和劑局方：**《局方》卷2"吴直閣增諸家名方"** 黄龍圓：治丈夫婦人伏暑，發熱作渴，嘔吐惡心，及年深暑毒不瘥者。黄連（去須，三十二兩）、好酒（五升）。右黄連以酒煮乾爲度，研爲細末，用麵水煮糊搜和爲圓如梧桐子大。每服三十圓，熱水吞下。又療傷酒過多，藏毒下血，大便泄瀉，用温米飲吞下，食前進，一日兩服。

寒水石等分，爲末。每服三錢，濃煎甘草湯下。《易簡方》①。**骨節積熱**，漸漸黄瘦。黄連四分切，以童子小便五大合浸經宿，微煎三四沸，去滓，分作二服。《廣利方》②。**小兒疳熱**。流注遍身瘡蝕，或潮熱，肚脹作渴，豬肚黄連丸。用豬肚一箇洗净，宣黄連五兩，切碎水和，納入肚中縫定，放在五升粳米上蒸爛，石臼搗千杵，或入少飯同杵，丸緑豆大。每服二十丸，米飲下。仍服調血清心之藥佐之。蓋小兒之病，不出于疳，則出于熱，常須識此。《直指方》③。**三消骨蒸**。黄連末，以冬瓜自然汁浸一夜，晒乾又浸，如此七次，爲末，以冬瓜汁和丸梧子大。每服三四十丸，大麥湯下。尋常渴，只一服見效。《易簡方》④。**消渴尿多**。《肘後方》⑤用黄連末，蜜丸梧子大。每服三十丸，白湯下。○《寶鑑》⑥用黄連半斤，酒一升浸，重湯内煮一伏時，取晒，爲末，水丸梧子大。每服五十丸，温水下。○崔氏⑦治消渴，小便滑數如油。黄連五兩，栝樓根五兩，爲末，生地黄汁丸梧子大。每牛乳下五十丸，日二服。忌冷水、豬肉。○《總録》⑧用黄連末，入豬肚内蒸爛，搗丸梧子大，飯飲

---

① 易簡方：**《衛生易簡方》卷1“傷寒”**　治傷寒發狂，逾牆上屋：用黄連、寒水石（等分），共二錢爲末，濃煎甘草湯，候冷調服。

② 廣利方：**《證類》卷7“黄連”**　《廣利方》：治骨節熱積漸黄瘦。黄連四分，碎切，以童子小便五大合，浸經宿，微煎三四沸，去滓，食上分兩服，如人行四五里再服。

③ 直指方：**《仁齋小兒方論》卷3“疳瘡證治”**　豬肚黄連丸：雄豬肚（一具，洗净）、鷹爪黄連（去須净，七兩）。右剉作小截，少水和濕，納豬肚中，用線縫密，頓在五升粳米上蒸十分爛，取放臼中，入些蒸飯，搗千餘杵，粘實得所，衆手捏丸如小桐子。每服二十丸，米飲下。童子倍之，冠者又倍之。仍以川芎、生地黄、茯苓、茯神與之調血清心。熱多者，間服和劑生犀散。二十歲以上潮熱發瘡，是爲虚勞，皆一種病也，用藥同前。凡兒童諸病，不出於疳，則出於熱，熱者生痰，常須識此矣。

④ 易簡方：**《普濟方》卷179“痟渴飲水過度”**　三痟丸：治渴疾飲水不止，骨蒸。黄連净剉，用冬瓜汁浸一宿，曬乾，凡七次，右爲末，用冬瓜自然汁搜成膏子，陰乾爲末，再用冬瓜汁作餅，如此七遍，爲末，用冬瓜汁爲丸如梧桐子大。每服三四十丸，冬瓜汁煎大麥湯吞下。尋常渴只一服。炒米飲亦可。（**按**：《衛生易簡方》無此方，誤注出處。）

⑤ 肘後方：**《證類》卷7“黄連”**　《肘後方》……又方：治卒消渴，小便多，擣黄連，絹篩，蜜和，服三十丸。治渴，延年。

⑥ 寶鑑：**《衛生寶鑒》卷12“消渴治法並方”**　酒蒸黄連丸：治消渴，用：黄連半斤，酒一升，湯内重蒸，伏時取出，曬乾爲末，滴水爲丸如梧子大，每服五十丸，温水下。

⑦ 崔氏：**《外臺》卷11“消渴不宜針灸方一十首”**　崔氏療患熱消渴，常服有驗方。……又方：黄連一升（去毛）、麥門冬五兩（去心），右二味搗篩，以生地黄汁、栝樓根汁、牛乳各三合和，頓爲丸如梧子，一服二十五丸，飲下，日再服，漸漸加至三十丸。若不頓爲丸，經宿即不相著也。消渴及小便多，並是虚熱，但冷將息即差。前件三方，（崔氏本方中此處更有一方，用栝樓、黄連者，故云前件三方。）並是冷補，空腹服，恐少腹下冷，常吃少許食服之大好。忌豬肉、蕪荑。（**按**：時珍所引，或據此化裁而得。）

⑧ 總録：**《聖濟總録》卷59“消中”**　治凡消渴變爲消中者，飲食到胃，即時消化，小便多而色白，所食多而不覺飽者，豬肚黄連丸方：豬肚一枚，洗去脂膜，不切破、黄連去須，搗羅爲末，五兩，右二味，以大麻子人二合爛研，以水四升調如杏酪汁，煮豬肚候爛，取出，入黄連末在内，密縫肚口，蒸令極爛，乘熱細切，和黄連末，以木臼搗之，候可丸，即丸如梧桐子大，暴乾，每服三十丸，温水下，不拘時。

下。**濕熱水病**。黄連末,蜜丸梧子大。每服二丸至四五丸,飲下,日三四服。《范汪方》①。**破傷風病**。黄連五錢,酒二盞,煎七分,入黄蠟三錢,溶化熱服之。高文虎《蓼花洲閑録》②。**小便白淫**。因心腎氣不足,思想無窮所致。黄連、白伏苓等分,爲末,酒糊丸梧子大。每服三十丸,煎補骨脂湯下,日三服。《普濟方》③。**熱毒血痢**。宣黄連一兩,水二升,煮取半升,露一宿,空腹熱服,少卧將息,一二日即止。《千金方》④。**赤痢久下**,累治不瘥。黄連一兩,雞子白和爲餅,炙紫爲末,以漿水三升,慢火煎成膏。每服半合,温米飲下。一方只以鷄子白和丸服。《勝金方》⑤。**熱毒赤痢**。黄連二兩切,瓦焙令焦,當歸一兩焙,爲末,入麝香少許。每服二錢,陳米飲下。佛智和尚在閩,以此濟人。《本事方》⑥。**赤白久痢**。並無寒熱,只日久不止。用黄連四十九箇,鹽梅七箇,入新瓶内燒烟盡,熱研。每服二錢,鹽米湯下。楊子建《護命方》⑦。**赤白暴痢**,如鵝鴨肝者,痛不可忍。用黄連、黄芩各一兩,水二升,煎一升,分三次熱服。《經驗方》⑧。**冷熱諸痢**,胡洽九盞湯:治下痢,不問冷熱赤白,穀滯休息久下,悉主之。黄連長三寸三十枚,重一兩半,龍骨如棋子大四枚,重一兩,大附子一枚,乾薑一兩半,膠一兩半,細切。以水五合着銅器中,去火三寸,煎沸便取下,坐土上,沸止,又上水五合,如此九上九下。納諸藥入水内,再煎沸,輒取下,沸止又上,九上九

---

① 范汪方:**《外臺》卷 20"水病方七首"** 范汪療水病方:黄連末,右一味以蜜和,搗萬杵,丸如梧子,飲服二丸,可至三四丸。禁飲水並冷物。

② 蓼花洲閑録:**《蓼花洲閒録》** 治破傷風,用黄連五錢,酒二盞,煎至七分,入黄蠟二錢同煎,和滓服。

③ 普濟方:**《普濟方》卷 33"白淫"** 黄連丸:治心腎氣不足,思想無窮,小便白淫。黄連(去須)、白茯苓(去黑皮)。右等分,爲末,酒糊和丸如梧桐子大,每服三十丸,煎補骨脂湯下,不拘時。

④ 千金方:**《千金方》卷 15 下"熱痢第七"** 治大熱毒純血痢,不可瘥者方:黄連六兩,㕮咀,以水七升,煮取二升半,夜露著星月下,旦起,空腹頓服之,卧將息即止。不瘥,加黄芩二兩,更作服之,仍不瘥者,以疳痢法治之。

⑤ 勝金方:**《證類》卷 7"黄連"** 《勝金方》……又方:治久痢,累醫不差。黄連一兩,爲末,以雞子白和爲餅,炙令如紫肝色,杵爲末,以漿水三升,慢火煎成膏。白痢加酒半盞同煎,每服半合,温米飲調下,食前服。

⑥ 本事方:**《本事方》卷 4"脏腑泄滑及諸痢"** 治鬲年痢不止,木香散:木香(用黄連半兩,各剉炒)、甘草(炙,一兩)、罌粟殼(剉,用生薑半兩同炒),右細末,入麝少許,研匀,陳米飲下二錢。佛智和尚傳云:在閩,人嘗合以濟人,治血痢尤奇。(**按**:《普濟本事方》無此方,時珍或以此方化裁而得。)

⑦ 護命方:**《普濟方》卷 211"冷熱痢"** ……患赤白痢經久未效,别無憎寒壯熱,宜喫此方。鹽梅(七個)、黄連(四十九枝)。右件藥用新沙瓶一箇,安藥在内,以新瓦片盖瓶口,火煅通赤,後煙絶取出,就熱研如飛塵,每服二錢,鹽調米湯下,和滓服。應是赤白痢,無問赤多白少,白多赤少,但身體無憎寒壯熱者,皆可喫此方。(**按**:《四庫》載《普濟方》,此方列"楊子建《萬金護命方》(通建一十四方)"中。)

⑧ 經驗方:**《證類》卷 7"黄連"** 《經驗方》:治暴赤白痢如鵝、鴨肝者,痛不忍。黄連、黄芩各一兩,以水二升,煎取一升,分三服,熱喫,冷即凝矣。

下,度可得一升,頓服即止。《圖經本草》①。**下痢腹痛**。赤白痢下,令人下部疼重,故名重下,日夜數十行,臍腹絞痛。以黄連一升,酒五升,煮取一升半,分再服,當止絞痛也。《肘後方》②。**治痢香連丸**。李絳《兵部手集》③治赤白諸痢,裹急後重,腹痛。用宣黄連、青木香等分,擣篩,白蜜丸梧子大。每服二三十丸,空腹飲下,日再服,其效如神。久冷者,以煨蒜擣和丸之。不拘大人嬰孺皆效。○《易簡方》④:黄連茱萸炒過四兩,木香麪煨一兩,粟米飯丸。○錢仲陽⑤香連丸:治小兒冷熱痢,加煨熟訶子肉。○又治小兒瀉痢,加煨熟肉豆蔻。○又治小兒氣虚瀉痢腹痛,加白附子尖。○劉河間⑥治久痢,加龍骨。○朱丹溪⑦治禁口痢,加石蓮肉。○王氏⑧治痢渴,加烏梅肉,以阿膠化和爲丸。**五疳八痢**。四治黄連丸:用連珠黄連一斤,分作四分,一分用酒浸炒,一分用自然薑汁炒,一分用吴茱萸湯浸炒,一分用益智仁同炒,去益智,研末。白芍藥酒煮切焙四兩,使君子仁焙四兩,廣木香二兩,爲末。蒸餅和丸緑豆大。每服三十丸,米飲食前下,日三服。忌豬肉冷水。《韓氏醫通》⑨。**傷寒下痢**不能食者。黄連一升,烏梅二十枚去核,炙燥爲末,蠟一棋子大,蜜一升、合煎,和丸梧子大。一服二十丸,日三服。○又方:黄連二兩,熟艾如鴨子大一團,水三升,煮取

---

① 圖經本草:**《圖經》見《證類》卷7"黄連"**　……古方以黄連爲治痢之最,《胡洽方》載九盞湯,主下痢,不問冷熱、赤白、穀滯、休息久下,悉主之。以黄連長三寸,三十枚,秤重一兩半,龍骨如棋子四枚,重四分,附子大者一枚,乾薑一兩半,膠一兩半,並切。先以水五合,著銅器中,去火三寸,煎沸便下,著生土上,沸止又上水五合,如此九上九下,内諸藥著火上,沸輒下,著土上,沸止又復,九上九下,度可得一升,頓服即止……

② 肘後方:**《證類》卷2"黄連"**　《肘後方》……又方:赤白痢下,令人下部疼重,故名重下,出膿血如雞子白,日夜數十行,絞臍痛,治之:黄連一升,酒五升,煮取一升半,分再服,當小絞痛。

③ 兵部手集:**《圖經》見《證類》卷7"黄連"**　……又香連丸亦主下痢,近世盛行。其法以宣連、青木香分兩停同擣篩,白蜜丸如梧子,空腹飲下二三十丸,日再,如神。其久冷人,即用煨熟大蒜作丸。此方本出李絳《兵部手集方》,嬰孺用之亦效……

④ 易簡方:**《易簡方》卷12"吐瀉痢瘧"**　治小兒冷熱不調,下痢赤白,裹急後重。用黄連二兩,以吴茱萸一兩同炒令赤,去茱萸不用,木香四錢,爲末,醋糊丸如粟米大。每服二十丸,空心米飲下。

⑤ 錢仲陽:**《小兒藥證直訣》卷下"小香連圓"**　治冷熱腹痛,水穀利,滑腸方。木香、訶子肉(各壹分)、黄連(半兩,炒)。右爲細末,飯和丸菉豆大。米飲下拾丸至叁五拾丸,頻服之,食前。(**按**:時珍引文指《小兒藥證直訣》三個香連丸衍生方。"加煨熟訶子肉"者,即上引小香連丸。加肉豆蔻者即"豆蔻香連丸"。加白附子尖者即"白附子香連丸"。)

⑥ 劉河間:(**按**:未能溯得其源。)

⑦ 朱丹溪:**《丹溪心法》卷2"痢九"**　……噤口痢者,胃口熱甚故也。大虚大熱,用香連丸、蓮肉各一半,共爲末,米湯調下……

⑧ 王氏:(**按**:"王氏"不知所指,未能溯得其源。)

⑨ 韓氏醫通:**《韓氏醫通》卷下"藥性裁成章第七"**　火分之病,黄連爲主……以土、薑、酒、蜜四炒者爲君,使君子爲臣,白芍藥酒煮爲佐,廣木香爲使,治小兒五疳。以茱萸炒者,加木香等分,生大黄倍之,水丸,治五痢。(**按**:時珍所引,或據此化裁重組而成。)

一升，頓服立止。並《肘後方》①。**氣痢後重**，裹急或下泄。《杜壬方》②薑連散：用宣連一兩，乾薑半兩，各爲末，收。每用連一錢，薑半錢，和勾，空心温酒下，或米飲下，神妙。○《濟生方》③秘傳香連丸：用黄連四兩，木香二兩，生薑四兩，以薑鋪砂鍋底，次鋪連，上鋪香，新汲水三盌，煮焙研，醋調倉米糊爲丸，如常，日服五次。**小兒下痢**，赤白多時，體弱不堪。以宣連用水濃煎，和蜜，日服五六次。《子母秘録》④。**諸痢脾泄**，臓毒下血。雅州黄連半斤，去毛切，裝肥豬大腸内，紥定，入砂鍋中，以水酒煮爛，取連焙，研末，搗腸和丸梧子大。每服百丸，米湯下，極效。《直指方》⑤。**濕痢腸風**。《百一選方》⑥變通丸：治赤白下痢，日夜無度，及腸風下血。用川黄連去毛，吴茱萸湯泡過，各二兩，同炒香，揀出各爲末，以粟米飯和丸梧子大，各收。每服三十丸，赤痢甘草湯下黄連丸，白痢薑湯下茱萸丸，赤白痢各用十五丸，米湯下。此乃浙西 何山純老方，救人甚效。○《局方》⑦戊己丸：治脾胃受濕，下痢腹痛，米穀不化。用二味加白芍藥，同炒研，蒸餅和丸服。**積熱下血**。聚金丸治腸胃積熱，或因酒毒下血，腹痛作渴，脉弦數。黄連四兩，分作四分。一分生用，一分切炒，一分炮切，一分水浸晒研末。條黄芩一兩，防風一兩，爲末，麪糊丸如梧子大。每服五十丸，米泔浸枳殼水，食前送下。冬月加酒蒸大黄一兩。《楊氏家藏方》⑧。**臓毒下血**。黄連爲末，獨頭蒜煨

---

① 肘後方：**《肘後方》卷2"治傷寒時氣温病方第十三"** 若下痢不能食者：黄連一升 烏梅二十枚，炙燥，並得搗末，蠟如棋子大，蜜一升，合於微火上令可丸，丸如梧子大，一服二丸，日三。/治熱病不解，而下痢困篤欲死者，服此。又方：黄連二兩 熟艾如鴨卵大，以水二斗，煮取一升，頓服立止。

② 杜壬方：**《證類》卷7"黄連"** 杜壬：治氣痢瀉，裹急後重，神妙方：宣連一兩，乾薑半兩，各爲末。每用連二錢，薑半錢，和勾，空心温酒下。

③ 濟生方：**《濟生續方》卷6"瀉痢評治"** 秘傳香連丸：治赤痢。木香切片，二兩、黄連去須，四兩、生薑切片，四兩，右三味，先鋪生薑在鍋底，次鋪黄連在薑上，次又鋪木香於黄連上，用新汲井水三碗，煎乾，不要攪動，候煎乾，取出三味焙乾，碾爲細末，以醋調陳倉米粉打糊爲丸，如小梧桐子大，每服七十丸，空心食前米飲湯送下。

④ 子母秘録：**《證類》卷7"黄連"** 《子母秘録》……又方：小兒赤白痢多時，體弱不堪。宣連濃煎，和蜜服。日六七服，量其大小，每煎三分水減二分，頻服。

⑤ 直指方：**《直指方》卷23"腸風證治"** 豬臓丸：治大人小兒大便下血日久，多食易饑，腹不痛，裹不急，名曰野雞。先用海螵蛸炙黄去皮，取白者爲末，以木賊草煎湯調下。服之三日後，用浄黄連（二兩，剉碎）、嫩豬臓（二尺，去肥），以黄連塞滿豬臓，系兩頭，煮十分爛，研細，添糕糊丸如桐子大。每服三五十丸，米飲下。

⑥ 百一選方：**《百一選方》卷6"第八門"** 治赤白痢：吴茱萸（揀浄）、黄連（去須並蘆，剉骰子大），右等分，一處以好酒浸透，取出，各自揀，焙或曬乾，爲細末，糊元如梧桐子大。赤痢，用黄連元三十粒，甘草湯下。白痢，用茱萸元三十粒，乾薑湯下。赤白痢，各用十五粒相合併，以甘草乾薑湯下。此方浙西何山純老以傳蘇韜光，云數十年救人無數……

⑦ 局方：**《局方》卷6"治瀉痢"** 戊己圓：治脾受濕氣，泄利不止，米穀遲化，臍腹刺痛。小兒有疳氣下痢亦能治之。黄連（去須）、吴茱萸（去梗，炒）、白芍藥（各五兩），右爲細末，麵糊爲圓如梧桐子大，每服二拾圓，濃煎米飲下，空心日三服。

⑧ 楊氏家藏方：**《楊氏家藏方》卷13"腸風痔漏方五十九道"** 聚金丸：治大便下血，發熱煩躁，腹中熱痛，作渴喜妄，舌澀目昏，脉來弦數。多因蓄熱，或有酒毒，即見此證。黄連（四兩，一兩水浸曬乾，一兩炒，一兩炭火炮，一兩生用）、黄芩、防風（去蘆頭，二味各一兩）。右件爲細末，（轉下頁注）

研,和丸梧子大,每空心陳米飲下四十丸。《濟生方》①。**酒痔下血**。黄連酒浸,煮熟爲末,酒糊丸梧子大。每服三四十丸,白湯下。一方用自然薑汁浸焙炒。《醫學集成》②。**雞冠痔疾**。黄連末傅之。加赤小豆末尤良。《斗門方》③。**痔病秘結**。用此寬腸。黄連、枳殼等分,爲末,糊丸梧子大。每服五十丸,空心米飲下。《醫方大成》④。**痢痔脱肛**。冷水調黄連末塗之,良。《經驗良方》⑤。**脾積食泄**。川黄連二兩,爲末,大蒜擣和丸梧子大。每服五十丸,白湯下。《活人心統》⑥。**水泄脾泄**。神聖香黄散:宣連一兩,生薑四兩,同以文火炒至薑脆,各自揀出爲末。水泄用薑末,脾泄用連末,每服二錢,空心白湯下。甚者不過二服。亦治痢疾。《博濟方》⑦。**吐血不止**。黄連一兩,擣散。每服一錢,水七分,入豉二十粒,煎至五分,去滓温服。大人、小兒皆治。《簡要濟衆方》⑧。**眼目諸病**。勝金黄連丸⑨:用宣連不限多少,槌碎,以新汲水一大盌,浸六十日,綿濾取汁,入原盌内,重湯上熬之,不住攪之,候乾。即穿地坑子可深一尺,以瓦鋪底,將熟艾四兩坐在瓦上,以火然之。以藥盌覆上,四畔泥封,開孔出烟盡,取刮下,丸小豆大,每甜竹葉湯下十丸。○劉禹錫《傳信方》⑩羊肝丸:治男女肝經不足,風熱上攻,頭目昏暗羞明,及障瞖青盲。用黄連末一

(接上頁注)煮糊爲丸如梧桐子大,每服五十丸,量意加減,以米泔浸枳殼水下,不拘時候。冬月入大黄一兩,三時不須。

① 濟生方:**《濟生方》"五痔腸風臟毒門・腸風臟毒論治"** 蒜連丸:治臟毒下血。鷹爪黄連去須,不拘多少,右爲細末,用獨蒜頭一顆,煨香熟,研和入臼杵熟,丸如梧桐子大,每服三四十丸,空心陳米飲送下。

② 醫學集成:**《醫學集成》卷8"痔漏七十八"** 酒痔:黄連酒浸酒煮,酒丸,米飲下。(**按**:時珍引"用自然薑汁浸焙炒"未能溯得其源。)

③ 斗門方:**《證類》卷7"黄連"** 《斗門方》:治痔疾有頭如雞冠者。用黄連末,傅之即差,更加赤小豆末尤良。

④ 醫方大成:**《醫方大成》卷7"痔漏"** 寬腸圓:五灰膏涂痔瘡之後,或臟腑秘結不通者,用此藥寬腸。黄連、枳殼各等分,右爲末,麫糊圓如梧桐子,每服五十圓,空心米飲下。

⑤ 經驗良方:**《普濟方》卷40"脱肛"** 治脱肛腸出(出《經驗良方》):用黄連研細末,冷水調,常塗腸頭。

⑥ 活人心統:**《活人心統》卷2"泄瀉門"** 連蒜丸:治脾積泄食。川連(二兩),爲末,大蒜擣膏,丸如梧桐子大,每服五十丸,白湯下。

⑦ 博濟方:**《證類》卷7"黄連"** 《博濟方》:治久患脾洩,神聖香黄散:宣連一兩,生薑四兩,一處以慢火炒,令薑乾脆,色深,去薑取連擣末,每服二錢匕,空心臈茶清下。甚者不過二服,差。

⑧ 簡要濟衆方:**《證類》卷7"黄連"** 《簡要濟衆》:小兒吐血不止。以一兩去鬚,擣爲散,每服一錢,水七分,入豉二十粒,同煎至五分,去滓,温服,量兒大小加減進。

⑨ 勝金黄連丸:**《證類》卷7"黄連"** 《勝金方》:治眼黄連丸:宣連不限多少,搥碎,用新汲水一大碗,浸至六十日後,用綿濾過取汁入元碗内,却於重湯上熬,不住以匙蕩攪,候乾爲度。即穿地坑子可深一尺,以瓦鋪底,將熟艾四兩,坐在瓦上,以火然如灸法。然後以藥碗覆上,四畔封泥,開孔令煙出盡即止,取出刮下,丸如小豆大,每服十丸,甜竹葉湯下。(**按**:原無出處,今補。)

⑩ 傳信方:**《圖經》見《證類》卷7"黄連"** ……又治目方用黄連多矣,而羊肝丸尤奇異,取黄連末一大兩,白羊子肝一具,去膜,同於砂盆内,研令極細,衆手撚爲丸如梧子。每食以暖漿(轉下頁注)

兩，羊子肝一具，去膜，擂爛和丸梧子大。每食後暖漿水吞十四丸，連作五劑瘥。昔崔承元活一死囚，囚後病死。一旦崔病内障逾年，半夜獨坐，聞堦除悉窣之聲，問之。答曰：是昔蒙活之囚，今故報恩。遂告以此方而没。崔服之，不數月，眼復明。因傳於世。**暴赤眼痛**①。宣黄連剉，以雞子清浸，置地下一夜，次早濾過，雞羽蘸滴目内。○又方：苦竹兩頭留節，一頭開小孔，入黄連片在内，油紙封，浸井中一夜。次早服竹節内水，加片腦少許，外洗之。○《海上方》②用黄連、冬青葉煎湯洗之。○《選奇方》③用黄連、乾薑、杏仁等分，爲末，綿包浸湯，閉目乘熱淋洗之。**小兒赤眼**。水調黄連末，貼足心，甚妙。《全幼心鑑》④。**爛弦風眼**。黄連十文，槐花、輕粉少許，爲末，男兒乳汁和之，飯上蒸過，帛裹，熨眼上，三四次即效，屢試有驗。《仁存方》⑤。**目卒痒痛**。乳汁浸黄連，頻點眥中。《抱朴子》云：治目中百病。《外臺秘要》⑥。**淚出不止**。黄連浸濃汁漬拭之。《肘後方》⑦。**牙痛惡熱**。黄連末摻之，立止。《李樓奇方》⑧。**口舌生瘡**。《肘後》⑨用黄連煎酒，時含呷之。○赴筵散⑩：用黄連、乾薑等分，爲末摻之。**小兒口疳**。黄連、蘆薈等分，爲末，每蜜

（接上頁注）水吞二七枚，連作五劑，差。但是諸眼目疾及障翳、青盲皆主之，禁食豬肉及冷水。劉禹錫云：有崔承元者，因官治一死罪囚出活之，囚後數年以病自致死。一旦，崔爲内障所苦，喪明逾年後，半夜歎息獨坐，時聞堦除閒悉窣之聲，崔問爲誰？曰：是昔所蒙活者囚，今故報恩至此，遂以此方告訖而没。崔依此合服，不數月，眼復明，因傳此方於世。（**按**：劉禹錫撰《傳信方》。）

① 暴赤眼痛：**《普濟方》卷74“暴赤眼”** 治暴赤眼（出《永類鈐方》）：以雞子清剉黄連浸，置地下一宿，次早濾過，雞毛蘸點眼。/又方：苦竹一段，兩頭留節，一頭開小孔，入剉宣連半兩，以紙塞孔，置井中浸一宿，次早出竹節中水洗。少加腦子尤效。（**按**：原無出處，今溯得其源。）

② 海上方：**《普濟方》卷73“目赤痛”** 治眼赤痛，（一名青黄湯，出《海上方》）：冬青葉、黄連，右各少許，煎濃湯，又入朴硝少許，洗眼甚妙。

③ 選奇方：**《選奇方後集》卷4“眼目”** 治暴赤眼，黄連湯：乾薑（半兩，洗浄）、黄連（半兩）、杏仁（半兩）。右同搗粗末，綿包之，沸湯泡，閉目承熱頻洗。

④ 全幼心鑑：**《世醫得效方》卷16“熱證”** 退赤膏：治赤眼……小兒赤眼：黄連爲末，水調，貼脚心，其赤自退。（**按**：《全幼心鑑》無此方，誤注出處。）

⑤ 仁存方：**《普濟方》卷73“目赤爛”** 洗輪散（出《仁存方》）：治爛瞼眼。黄連（十文）、槐花（少許）。右爲細末，入輕粉十文，拌匀，以生男兒乳汁和之，用小盞盛於甑上蒸，候飯蒸熟，取帛裹藥，於眼上拭三兩次即效。乾拭之，屢驗。

⑥ 外臺秘要：**《證類》卷7“黄連”** 《外臺秘要》……又方：治目卒癢，目痛：末黄連，乳汁浸，點眥中止。/**《抱朴子》**：乳汁煎之，治目中百病。

⑦ 肘後方：**《證類》卷7“黄連”** 《肘後方》治眼淚出不止，濃汁漬綿乾拭目。

⑧ 李樓奇方：**《怪證奇方》卷下** 治牙惡熱飲痛：黄連末擦之，立止。

⑨ 肘後：**《外臺》卷23“喉舌生瘡爛方八首”** 《肘後》療喉口中及舌生瘡爛方，又方：黄連一兩，右一味切，以水三升，煮取一升，稍稍含，冷吐。忌豬肉、冷水。

⑩ 赴筵散：**《普濟方》卷299“口瘡”** 换金散（出《海上方》）：治毒熱口瘡，或下虚，邪熱不可忍者。乾薑（二錢）、黄連（三錢）。右爲末，摻瘡上。初若不堪，應手而愈，應驗。數過即愈。（**按**：原無出處，今溯得其源。）

湯服五分。走馬疳,入蟾灰等分,青黛減半,麝香少許。《簡便方》[①]。**小兒鼻䘌**。鼻下兩道赤色,有疳。以米泔洗净,用黄連末傅之,日三四次。張傑《子母秘録》[②]。**小兒月蝕**[③]。生於耳後。黄連末傅之。同上。**小兒食土**。取好黄土,煎黄連汁搜之,晒乾與食。姚和衆《童子秘訣》[④]。**預解胎毒**。小兒初生,以黄連煎湯浴之,不生瘡及丹毒。○又方:未出聲時,以黄連煎汁灌一匙,令終身不出斑。已出聲者灌之,斑雖發亦輕。此祖方也。王海藏《湯液本草》[⑤]。**腹中兒哭**。黄連煎濃汁,母常呷之。《熊氏補遺》[⑥]。**因驚胎動**出血。取黄連末酒服方寸匕,日三服。《子母秘録》[⑦]。**妊娠子煩**,口乾不得卧。黄連末每服一錢,粥飲下。或酒蒸黄連丸亦妙。○《婦人良方》[⑧]。**癰疽腫毒**。已潰未潰皆可用。黄連、檳榔等分,爲末,以雞子清調搽之。王氏《簡易方》[⑨]。**中巴豆毒**,下利不止。黄連、乾薑等分,爲末,水服方寸匕。《肘後方》[⑩]。

胡黄連宋《開寶》[⑪]

【釋名】割孤露澤。【時珍曰】其性味功用似黄連。故名。割孤露澤,胡語也。

【集解】【恭[⑫]曰】胡黄連出波斯國,生海畔陸地。苗若夏枯草,根頭似烏嘴,折之内似鸜鵒

---

① 簡便方:**《奇效單方》卷下"廿二小兒"** 治小兒口疳,用:黄連、蘆〔薈〕,爲末,蜜水調服。(**按**:時珍所引"走馬疳……麝香少許",未能溯得其源。)

② 子母秘録:**《證類》卷7"黄連"** 《子母秘録》……又方:小兒鼻下兩道赤者名曰䘌,亦名赤鼻疳。鼻以米泔洗,傅黄連末,日三四度,佳。

③ 小兒月蝕:**《證類》卷7"黄連"** 《子母秘録》……又方:小兒耳後月蝕瘡,末黄連傅之。

④ 童子秘訣:**《證類》卷7"黄連"** 姚和衆小兒方:小兒食土。取好土濃煎黄連汁搜之,日乾與服。

⑤ 湯液本草:**《本草發揮》卷1"黄連"** 海藏云……一方:令小兒終身不發瘢瘡,煎黄連一口,兒初生未出聲時,灌之,大驗。已出聲時灌之者,瘢雖發亦輕。(**按**:"黄連煎湯浴"法未能溯得其源。)

⑥ 熊氏補遺:**《〈婦人良方〉校注補遺》卷15"妊娠腹内鐘鳴方第九"** 〔熊附〕治孕婦腹中兒哭,用川黄連濃煎汁,母常呷之。

⑦ 子母秘録:**《證類》卷7"黄連"** 《子母秘録》:因驚舉重,胎動出血,取黄連末,酒服方寸匕,日三服。孫尚藥同。

⑧ 婦人良方:**《婦人良方》卷13"妊娠子煩方論第九"** 黄連湯:妊娠子煩口乾不得卧。黄連(去須),右爲細末,每服一錢,粥飲調下。酒蒸黄連丸亦妙。

⑨ 簡易方:**《三因方》卷14"癰疽證治"** 檳連散:治癰疽瘡腫,未潰已潰皆可敷。檳榔、黄連(各半兩)、穿山甲(大者,十片,燒存性)。右爲末,先點好茶,以翎毛刷過瘡,仍以清茶調藥敷瘡上。如熱甚,則以雞子清調敷……(**按**:王碩《易簡方》無此方。此方與時珍所引多一味穿山甲。)

⑩ 肘後方:**《肘後方》卷7"治卒服藥過劑煩悶方第六十四"** 若藥中有巴豆,下痢不止方:末乾薑、黄連,服方寸匕,瘥。

⑪ 開寶:**《開寶》見《證類》卷9"胡黄連"** 味苦,平,無毒。主久痢成疳,傷寒欬嗽,温瘧骨熱,理腰腎,去陰汗,小兒驚癇,寒熱,不下食,霍亂下痢。生胡國,似乾楊柳,心黑外黄。一名割孤露澤。

⑫ 恭:**《證類》卷9"胡黄連"** 《唐本》云……出波斯國,生海畔陸地。八月上旬採。惡菊花、玄參、白蘚皮,解巴豆毒。服之忌豬肉,令人漏精。以人乳浸點目甚良。苗若夏枯草,根頭似烏觜,折之肉似鸜鵒眼者良。(**按**:此處《唐本》即宋・唐慎微所引"唐本餘"。)

眼者良。八月上旬采之。【頌[①]曰】今南海及秦隴間亦有之。初生似蘆，乾則似楊柳枯枝，心黑外黄，不拘時月收采。【承[②]曰】折之塵出如煙者乃爲真也。

根。【氣味】苦，平，無毒。【恭[③]曰】大寒。惡菊花、玄參、白鮮皮，解巴豆毒。忌豬肉，令人漏精。

【主治】補肝膽，明目，治骨蒸勞熱，三消，五心煩熱，婦人胎蒸，虚驚，冷熱洩痢，五痔。厚腸胃，益顏色。浸人乳汁，點目甚良。蘇恭[④]。治久痢成疳，小兒驚癇，寒熱不下食，霍亂下痢，傷寒欬嗽，温瘧，理腰腎，去陰汗。《開寶》[⑤]。去果子積。震亨[⑥]。

【附方】舊二，新一十三。傷寒勞復。身熱，大小便赤如血色。用胡黄連一兩，山巵子二兩，去殼，入蜜半兩，拌和，炒令微焦爲末，用豬膽汁和丸梧子大。每服十丸，用生薑二片，烏梅一箇，童子小便三合，浸半日去滓，食後暖小便令温吞之，卧時再服，甚效。蘇頌《圖經本草》[⑦]。小兒潮熱，往來盗汗。用南番胡黄連、柴胡等分，爲末。煉蜜丸芡子大。每服一丸至五丸，安器中，以酒少許化開，更入水五分，重湯煮二三十沸，和滓服。孫兆《秘寶方》[⑧]。小兒疳熱。肚脹潮熱髮焦，不可用大黄、黄芩傷胃之藥，恐生别證。以胡黄連五錢，靈脂一兩，爲末，雄豬膽汁和丸緑豆大。米飲服，每服一二十丸。《全幼心鑑》[⑨]。肥熱疳疾。胡黄連丸：用胡黄連、黄連各半兩，朱砂二錢半，爲末，入豬膽内扎定，以杖子釣懸於砂鍋内，漿水煮一炊久，取出研爛，入蘆薈、射香各一分，飯和

---

① 頌：《圖經》見《證類》卷9“胡黄連” 胡黄連，生胡國，今南海及秦隴間亦有之。初生似蘆，乾似楊柳枯枝，心黑外黄，不拘時月收採……

② 承：陳承“别説”見《證類》卷9“胡黄連” 謹按：胡黄連，折之塵出如煙者爲真。

③ 恭：見858頁注⑫。

④ 蘇恭：《證類》卷9“胡黄連” 《唐本》云：大寒。主骨蒸勞熱，補肝膽，明目，治冷熱洩痢，益顏色，厚腸胃，治婦人胎蒸虚驚，治三消五痔，大人五心煩熱……（按：此處《唐本》即宋・唐慎微所引“唐本餘”。）

⑤ 開寶：見858頁注⑪。

⑥ 震亨：《丹溪心法》卷5“小兒九十四” 胡黄連丸：治疳病腹大。胡黄連（五分，去果子積）、阿魏……

⑦ 圖經本草：《圖經》見《證類》卷9“胡黄連” ……今小兒藥中多用之。又治傷寒勞復，身熱，大小便赤如血色者。胡黄連一兩，山梔子二兩，去皮，入蜜半兩，拌和，炒令微焦，二味擣羅爲末，用豬膽汁和丸，如梧桐子大。每服用生薑二片，烏梅一箇，童子小便三合，浸半日，去滓，食後煖小便令温，下十丸，臨卧再服，甚效。

⑧ 秘寶方：《證類》卷13“胡黄連” 孫尚藥：治小兒盗汗，潮熱往來。南蕃胡黄連、柴胡等分，羅極細，煉蜜和丸如雞頭大。每服二丸至三丸，銀器中用酒少許化開，更入水五分，重湯煮三二十沸，放温，食後和滓服。

⑨ 全幼心鑑：《全幼心鑒》卷4“五疳潮熱” 小兒肚脹髮焦，切不可大黄、黄芩損傷胃氣，恐生别證難治。胡黄連（五錢）、五靈脂（水飛，一兩）。右爲極細末，雄豬膽汁圓如黍米大，用米飲食遠服。

丸麻子大。每服五七丸至一二十丸，米飲下。錢乙《小兒方訣》①。五心煩熱。胡黄連末，米飲服一錢。《易簡方》②。小兒疳瀉，冷熱不調。胡黄連半兩，綿薑一兩炮，爲末。每服半錢，甘草節湯下。《衛生總微論》③。小兒自汗盜汗，潮熱往來。胡黄連、柴胡等分，爲末，蜜丸芡子大。每用一二丸，水化開，入酒少許，重湯煮一二十沸，温服。《保幼大全》④。小兒黄疸。胡黄連、川黄連各一兩，爲末，用黄瓜一箇，去瓤留蓋，入藥在内合定，麪裹煨熟，去麪，搗丸緑豆大，每量大小温水下。《總微論》⑤。吐血衄血。胡黄連、生地黄等分，爲末，豬膽汁丸梧子大，卧時茅花湯下五十丸。《普濟方》⑥。血痢不止。胡黄連、烏梅肉、竈下土等分，爲末，臘茶清下。《普濟方》⑦。熱痢腹痛。胡黄連末，飯丸梧子大。每米湯下三十丸。鮮于枢《鉤玄》⑧。嬰兒赤目。茶調胡黄連末，塗手足心，即愈。《濟急仙方》⑨。癰疽瘡腫。已潰未潰皆可用之。胡黄連、穿山甲燒存性，等分爲末，以茶或雞子清調塗。《簡易方》⑩。痔瘡疼腫不可忍者。胡黄連末，鵝膽汁調搽之。孫氏《集效方》⑪。血餘怪病。方見《木部》“伏苓”下。

---

① 小兒方訣：**《小兒藥證直訣》卷下“胡黄連圓”** 治肥熱疳。川黄連（五錢）、胡黄連（五錢）、朱砂（一錢，另研）。右以上二物爲細末，入朱砂末，都填入豬膽内，用淡漿水煮，以杖於銚子上，用線釣之，勿著底，候一炊久取出，研入蘆薈、麝香各壹分，飯和丸如麻子大，每服五柒圓至貳叁拾圓，米飲下，食後。

② 易簡方：**《衛生易簡方》卷4“骨蒸”** 治五心煩熱，用胡黄連爲末，米飲調下。

③ 衛生總微論：**《小兒衛生總微論》卷10“治瀉方”** 草節湯：治冷熱不調，下瀉。胡黄連（半兩）、綿薑（壹兩，炮熟）。右爲細末，每服半錢，草節湯調下，食前。

④ 保幼大全：**《小兒衛生總微論》卷15“諸汗論”** 柴胡黄連膏：治盜汗潮熱往來。柴胡（去苗）、黄連（等分）。右爲末，煉蜜和膏，丸雞頭子大，每一二丸銀器中用酒少許化開，入水五分，重湯煮二三十沸，放温服，無時。（**按**：底本“汗”作“浫”。但查《康熙字典》無此字。據改。）

⑤ 總微論：**《小兒衛生總微論》卷15“黄疸論”** 雙連丸：治諸疸病。川黄連（去鬚，一兩）、胡黄連（一兩）。右爲細末，用黄瓜一枚，切蒂頭留作蓋子，去穰，入藥末在瓜中，却以蓋子蓋定，用麵裹，慢火煨令麵熟焦，去麵，杵爛成劑，丸菉豆大，每服五七丸至十丸，温米飲下。量大小加減，不拘時候。

⑥ 普濟方：**《普濟方》卷189“吐血衄血”** 胡黄連散：治吐血衄血。生地黄、胡黄連（各等分），右爲末，用豬膽汁爲丸如梧桐子大，每服五十丸，臨卧煎茅花湯送下。

⑦ 普濟方：**《普濟方》卷212“血痢”** 黄連散：治血痢。胡黄連、烏梅肉、竈下土，右等分爲末，臘茶清調下，空心温服。

⑧ 鉤玄：（**按**：未見原書，待考。）

⑨ 濟急仙方：**《仙傳外科》卷11“眼疾諸方”** 治小兒周歲未周歲患赤眼者：右用黄連爲末，以茶清調涂手心、足心，即愈。如腫痛難開，加薑黄、皂角、朴硝爲末，同敷太陽穴、手足心。加葱搗敷尤妙。

⑩ 簡易方：**《黎居士簡易方》卷11“癰疽瘡瘍”** 《三因方》檳連散：治癰疽瘡腫，未潰已潰皆可抹。檳榔、黄連（各半兩）、川山甲（大者，十片，燒存性）。右末，先點好茶，以翎毛刷過瘡，仍以茶清調藥，抹患處。如熱甚，則用雞子清調抹。

⑪ 集效方：**《萬應方》卷3“瘡科”** 治痔瘡，疼痛不可忍者：用胡黄連爲末，鵝膽調搽。

黄芩《本經》①中品

【釋名】腐腸《本經》②、空腸《别録》③、内虚《别録》、妒婦吴普④、經芩《别録》、黄文《别録》、印頭吴普、苦督郵《記事》⑤。内實者名子芩弘景⑥、條芩《綱目》、㹠尾芩《唐本》⑦、鼠尾芩。【弘景⑧曰】圓者名子芩，破者名宿芩，其腹中皆爛，故名腐腸。【時珍曰】芩，《説文》⑨作"莶"，謂其色黄也。或云芩者黔也，黔乃黄黑之色也。宿芩乃舊根，多中空，外黄内黑，即今所謂片芩，故又有腐腸、妒婦諸名。妒婦心黯，故以比之。子芩乃新根，多内實，即今所謂條芩。或云西芩多中空而色黔，北芩多内實而深黄。

【集解】【《别録》⑩曰】黄芩生秭歸川谷及冤句，三月三日采根，陰乾。【弘景⑪曰】秭歸屬建平郡。今第一出彭城，鬱州亦有之。惟深色堅實者好。俗方多用，道家不須。【恭⑫曰】今出宜州、鄜州、涇州者佳。兖州大實亦好，名㹠尾芩。【頌⑬曰】今川蜀、河東、陝西近郡皆有之。苗長尺餘，莖幹粗如筯，葉從地四面作叢生，類紫草，高一尺許，亦有獨莖者，葉細長青色，兩兩相對，六月開紫

---

① 本經：**《本經》《别録》(《藥對》)見《證類》卷8"黄芩"** 味苦，平、大寒，無毒。主諸熱黄疸，腸澼洩痢，逐水，下血閉，惡瘡疽蝕火瘍，療痰熱，胃中熱，小腹絞痛，消穀，利小腸，女子血閉，淋露下血，小兒腹痛。一名腐腸，一名空腸，一名内虚，一名黄文，一名經芩，一名妒婦。其子主腸澼膿血。生秭歸川谷及冤句。三月三日採根，陰乾。(得厚朴、黄連止腹痛。得五味子、牡蒙、牡蠣令人有子。得黄耆、白斂、赤小豆療鼠瘻。山茱萸、龍骨爲之使，惡葱實，畏丹砂、牡丹、藜蘆。)

② 本經：見上注白字。

③ 别録：見上注。(**按**："釋名"項下"别録"皆同此。)

④ 吴普：**《御覽》卷992"黄芩"** 《吴氏本草》曰：黄芩，一名黄文，一名妒婦，一名虹勝，一名經芩，一名印頭，一名内虚……(**按**："釋名"項下"吴普"同此。)

⑤ 記事：**《記事珠》卷3"花木門·藥草"** 黄芩……苦督郵。

⑥ 弘景：**《集注》見《證類》卷8"黄芩"** 陶隱居云：秭歸屬建平郡，今第一出彭城，鬱州亦有之。圓者名子芩爲勝，破者名宿芩，其腹中皆爛，故名腐腸，惟取深色堅實者爲好。俗方多用，道家不須。

⑦ 唐本：**《唐本草》見《證類》卷8"黄芩"** 《唐本》注云……今出宜州、鄜州、涇州者佳。兖州者大實亦好，名㹠尾芩也。

⑧ 弘景：見本頁注⑥。

⑨ 説文：**《御覽》卷992"黄芩"** 《説文》曰：莶，黄芩也。(**按**：今本《説文·艸部》作："莶，黄莶也。从草金聲。/芩，艸也。从草金聲。)

⑩ 别録：見本頁注①。

⑪ 弘景：見本頁注⑥。

⑫ 恭：見本頁注⑦。

⑬ 頌：**《圖經》見《證類》卷8"黄芩"** 黄芩，生秭歸山谷及冤句，今川蜀、河東、陝西近郡皆有之。苗長尺餘，莖葊麤如筯，葉從地四面作叢生，類紫草，高一尺許，亦有獨莖者，葉細長，青色，兩兩相對。六月開紫花，根黄如知母麤細，長四五寸，二月、八月採根，暴乾用之。《吴普本草》云：黄芩又名印頭，一名内虚。二月生赤黄葉，兩兩四四相值，其莖空中，或方圓，高三四尺。花紫紅赤，五月實黑，根黄。二月、九月採。與今所有小異……

花,根如知母粗細,長四五寸,二月、八月采根,暴乾。《吴普本草》云:二月生赤黄葉,兩兩四四相值。其莖空中,或方圓,高三四尺。四月花紫紅赤。五月實黑根黄。二月至九月采。與今所説有小異也。

根。【氣味】苦,平,無毒。【《别録》①曰】大寒。【普②曰】神農、桐君、雷公:苦,無毒。李當之:小温。【杲③曰】可升可降,陰也。【好古④曰】氣寒,味微苦而甘,陰中微陽,入手太陰血分。【元素⑤曰】氣凉,味苦、甘,氣厚味薄,浮而升,陽中陰也,入手少陽、陽明經。酒炒則上行。【之才⑥曰】山茱萸、龍骨爲之使,惡葱實,畏丹砂、牡丹、藜蘆。得厚朴、黄連,止腹痛。得五味子、牡蠣,令人有子。得黄耆、白斂、赤小豆,療鼠瘻。【時珍曰】得酒,上行。得豬膽汁,除肝膽火。得柴胡,退寒熱。得芍藥,治下痢。得桑白皮,瀉肺火。得白术,安胎。

【主治】諸熱黄疸,腸澼洩痢,逐水,下血閉,惡瘡疽蝕,火瘍。《本經》⑦。療痰熱,胃中熱,小腹絞痛,消穀,利小腸,女子血閉,淋露下血,小兒腹痛。《别録》⑧。治熱毒骨蒸,寒熱往來,腸胃不利,破擁氣,治五淋,令人宣暢,去關節煩悶,解熱渴。甄權⑨。下氣,主天行熱疾,丁瘡排膿,治乳癰發背。大明⑩。凉心,治肺中濕熱,瀉肺火上逆,療上熱,目中腫赤,瘀血壅盛,上部積血,補膀胱寒水,安胎,養陰退陽。元素⑪。治風熱濕熱頭痛,奔豚熱痛,火欬肺痿喉腥,諸失血。時珍。

---

① 别録:見 861 頁注①。

② 普:**《御覽》卷 992“黄芩”** 《吴氏本草》曰……神農、桐君、黄帝、雷公、扁鵲:苦,無毒。李氏:小温……

③ 杲:**《珍珠囊·諸品藥性主治指掌》(《醫要集覽》本)“黄芩”** ……可升可降,陰也。

④ 好古:**《湯液本草》卷 4“黄芩”** 氣寒,味微苦,苦而甘。微寒,味薄氣厚,陽中陰也。陰中微陽,大寒。無毒。入手太陰經之劑。

⑤ 元素:**《醫學啓源》卷下“用藥備旨·黄芩”** 《主治秘〔要〕》云:性凉,味苦甘,氣厚味薄,浮而〔降〕,陽中陰也……又云:苦,陰中微陽,酒炒上行……(**按**:《湯液本草》卷 4“黄芩”載本品入手太陰經。未能溯得“入手少陽、陽明經”一句之源。)

⑥ 之才:**古本《藥對》**見 861 頁注①括號中七情文。

⑦ 本經:見 861 頁注①白字。

⑧ 别録:見 861 頁注①。

⑨ 甄權:**《藥性論》見《證類》卷 8“黄芩”** 黄芩,臣,味苦、甘。能治熱毒,骨蒸,寒熱往來,腸胃不利,破擁氣,治五淋,令人宣暢,去關節煩悶,解熱渴,治熱,腹中㽲痛,心腹堅脹。

⑩ 大明:**《日華子》見《證類》卷 8“黄芩”**:下氣,主天行熱疾,丁瘡,排膿,治乳癰、發背。

⑪ 元素:**《醫學啓源》卷下“用藥備旨·黄芩”** ……治肺中濕熱,療上熱目中腫赤,瘀血壅盛,必用之藥,泄肺中火邪,上逆於膈上,補膀胱之寒水不足,乃滋其化源也。《主治秘〔要〕》云……養陰退陽五也……安胎九也……主上部積血,非此不能除……

【發明】【杲①曰】黄芩之中枯而飄者，瀉肺火，利氣消痰，除風熱，清肌表之熱；細實而堅者，瀉大腸火，養陰退陽，補膀胱寒水，滋其化源。高下之分與枳實、枳殼同例。【元素②曰】黄芩之用有九：瀉肺一也，上焦皮膚風熱風濕二也，去諸熱三也，利胸中氣四也，消痰膈五也，除脾經諸濕六也，夏月須用七也，婦人産後養陰退陽八也，安胎九也。酒炒上行，主上部積血，非此不能除。下痢膿血，腹痛後重，身熱久不能止者，與芍藥、甘草同用之。凡諸瘡痛不可忍者，宜芩、連苦寒之藥，詳上下分身稍及引經藥用之。【震亨③曰】黄芩降痰，假其降火也。凡去上焦濕熱，須以酒洗過用。片芩瀉肺火，須用桑白皮佐之。若肺虚者，多用則傷肺，必先以天門冬保定肺氣而後用之。黄芩、白术乃安胎聖藥，俗以黄芩爲寒而不敢用，蓋不知胎孕宜清熱凉血。血不妄行，乃能養胎。黄芩乃上中二焦藥，能降火下行，白术能補脾也。【羅天益④曰】肺主氣，熱傷氣，故身體麻木。又五臭入肺爲腥，故黄芩之苦寒，能瀉火補氣而利肺，治喉中腥臭。【頌⑤曰】張仲景治傷寒心下痞滿瀉心湯，凡四方皆用黄芩，以其主諸熱、利小腸故也。又太陽病下之利不止，喘而汗出者，有葛根黄芩黄連湯，及主妊娠安胎散，亦多用之。【時珍曰】潔古 張氏言黄芩瀉肺火，治脾濕；東垣 李氏言片芩治肺火，條芩治大腸火；丹溪 朱氏言黄芩治上中二焦火。而張仲景治少陽證小柴胡湯，太陽少陽合病下利黄芩湯，少陽證下後心下滿而不痛瀉心湯，並用之。成無己言黄芩苦而入心，泄痞熱。是黄芩能入手少陰陽明、手足太陰少陽六經矣。蓋黄芩氣寒味苦，色黄帶緑，苦入心，寒勝熱，瀉心火，治脾之濕熱，

---

① 杲：**《珍珠囊·諸品藥性主治指掌》（《醫要集覽》本）** 黄芩……其用有四：中枯而飄者，瀉肺火消痰利氣；細實而堅者，瀉大腸火，養陰退陽；中枯而飄者，除風濕留熱於肌表；細實而堅者，滋化源退熱於膀胱。/**《湯液本草》卷4"黄芩"**……飄與實，高下之分，與枳實、枳殼同例。（**按**：《湯液本草》所引之文，前有"陶隱居云"，然《集注》并無此説。故時珍視爲李杲之論。）

② 元素：**《醫學啓源》卷下"用藥備旨·黄芩"** 《主治秘〔要〕》……其用有九：瀉肺經熱，一也；夏月須用，二也；去諸熱，三也；上焦及皮膚風熱風濕，四也；婦人産後養陰退陽，五也；利胸中氣，六也；消膈〔上痰〕，七也；除上焦及脾諸濕，八也；安胎，九也……酒炒上行，主上部積血，非此不能除。/**《本草發揮》卷2"黄芩"** ……又治下痢膿血稠粘，腹痛後重，身熱久不可者，與芍藥、甘草同用。易老又云……瘡痛不可忍者，用苦寒藥，如黄芩、黄連，詳上下分梢，及引經藥用之。（**按**：以上二書均完整出示黄芩九用，然其文略有差異，時珍糅合之。另《湯液本草》卷4亦載若干相似文詞，今略。）

③ 震亨：**《丹溪心法》卷2"痰十三"** ……黄芩治熱痰，假其下火也……/**《丹溪心法》卷1"中濕四"** ……去上焦濕及熱，須用黄芩，瀉肺火故也。又如肺有濕，亦宜黄芩。如肺有虚熱，宜天門冬、麥門冬、知母，用黄芩多則損脾……/**《丹溪心法》卷5"産前九十一"** ……産前安胎，白术、黄芩爲妙藥也。條芩、安胎聖藥也。俗人不知，以爲害而不敢用，反謂温熱之藥可養胎，殊不知産前宜清熱，令血循經而不妄行，故能養胎……（**按**：時珍所引"凡云上焦……須用桑白皮佐之"一句，未能溯得其源。）

④ 羅天益：**《衛生寶鑒》卷11"肺熱喉腥治驗"** 梁濟民因膏粱而飲，因勞心過度，肺氣有傷，以致氣出腥臭，唾涕稠粘，口舌乾燥，以加減瀉白散主之。《難經》云：心主五臭，入肺爲腥臭……黄芩、知母苦寒，治氣息腥臭，清利肺氣，用以爲臣……（**按**：時珍或從此案化裁成文。）

⑤ 頌：**《圖經》見《證類》卷8"黄芩"** ……張仲景治傷寒心下痞滿，瀉心湯四方皆用黄芩，以其主諸熱，利小腸故也。又太陽病，下之利不止，有葛根黄芩黄連湯，及主妊娠安胎散亦多用黄芩。今醫家嘗用有效者，因著之……

一則金不受刑，一則胃火不流入肺，即所以救肺也。肺虚不宜者，苦寒傷脾胃，損其母也。少陽之證，寒熱，胸脇痞滿，默默不欲飲食，心煩嘔，或渴或否，或小便不利。雖曰病在半表半裏，而胸脇痞滿，實兼心肺上焦之邪。心煩喜嘔，默默不欲飲食，又兼脾胃中焦之證。故用黄芩以治手足少陽相火，黄芩亦少陽本經藥也。成無已注《傷寒論》，但云柴胡、黄芩之苦，以發傳邪之熱，芍藥、黄芩之苦，以堅斂腸胃之氣，殊昧其治火之妙。楊士瀛《直指方》①云：柴胡退熱，不及黄芩。蓋亦不知柴胡之退熱，乃苦以發之，散火之標也；黄芩之退熱，乃寒能勝熱，折火之本也。仲景又云：少陽證腹中痛者，去黄芩，加芍藥。心下悸，小便不利者，去黄芩，加伏苓。似與《别録》治"少腹絞痛"、"利小腸"之文不合。成氏言黄芩寒中，苦能堅腎，故去之，蓋亦不然。至此當以意逆之，辨以脉證可也。若因飲寒受寒，腹中痛，及飲水心下悸，小便不利，而脉不數者，是裏無熱證，則黄芩不可用也。若熱厥腹痛，肺熱而小便不利者，黄芩其可不用乎？故善觀書者，先求之理，毋徒泥其文。昔有人素多酒慾，病少腹絞痛不可忍，小便如淋，諸藥不效。偶用黄芩、木通、甘草三味煎服，遂止。王海藏言有人因虚服附子藥多，病小便閟，服芩、連藥而愈。此皆熱厥之痛也，學者其可拘乎？予年二十時，因感冒欬嗽既久，且犯戒，遂病骨蒸發熱，膚如火燎，每日吐痰盌許。暑月煩渴，寢食幾廢，六脉浮洪。遍服柴胡、麥門冬、荆瀝諸藥，月餘益劇，皆以爲必死矣。先君偶思李東垣治肺熱如火燎，煩躁引飲而晝盛者，氣分熱也。宜一味黄芩湯，以瀉肺經氣分之火。遂按方用片芩一兩，水二鍾，煎一鍾，頓服。次日身熱盡退，而痰嗽皆愈。藥中肯綮，如鼓應枹。醫中之妙，有如此哉。

【附方】舊三，新一十四。**三黄丸**。孫思邈《千金方》②云：巴郡太守奏，加減三黄丸療男子五癆七傷，消渴，不生肌肉，婦人帶下，手足寒熱，瀉五臟火。春三月，黄芩四兩，大黄三兩，黄連四兩；夏三月，黄芩六兩，大黄一兩，黄連七兩；秋三月，黄芩六兩，大黄三兩，黄連三兩；冬三月，黄芩三兩，大黄五兩，黄連二兩。三物隨時合擣下篩，蜜丸烏豆大。米飲每服五丸，日三。不知，增至七丸。服一月病愈，久服走及奔馬，人用有驗。禁食豬肉。《圖經本草》。**三補丸**。治上焦積熱，瀉五臟火。黄芩、黄連、黄蘗等分，爲末，蒸餅丸梧子大，每白湯下二三十丸。《丹溪纂要》③。**肺中有火**④。清金丸：用片芩炒爲末，水丸梧子大。每服二三十丸，白湯下。同上。**膚熱如燎**。方見"發明"下。**小兒驚啼**。黄芩、人參等分，爲末。每服一字，水飲下。《普濟方》⑤。**肝熱生**

---

① 直指方：（**按**：《仁齋直指方論》卷2"證治提綱"有"柴胡退熱不及黄芩"篇，故時珍引出此言。）

② 千金方：**《圖經》見《證類》卷8"黄芩"** ……又《千金方》：巴郡太守奏加減三黄丸，療男子五勞七傷，消渴，不生肌肉，婦人帶下，手足寒熱者。春三月，黄芩四兩，大黄三兩，黄連四兩；夏三月，黄芩六兩，大黄一兩，黄連七兩；秋三月，黄芩六兩，大黄二兩，黄連三兩；冬三月，黄芩三兩，大黄五兩，黄連二兩。三物隨時合搗下篩，蜜丸大如烏豆，米飲服五丸，日三。不知，稍增七丸，服一月病癒。久服，走及奔馬，近頻有驗。食禁豬肉……

③ 丹溪纂要：**《丹溪纂要》卷1"第七火熱"** 三補丸：黄芩、黄連、黄柏，右爲末，水丸。

④ 肺中有火：**《丹溪纂要》卷1"第七火熱"** 清金丸（一名與點丸）：治肺火。黄芩炒，爲末，水丸，温湯下。

⑤ 普濟方：**《普濟方》卷361"驚啼"** 黄芩散：治小兒心熱驚啼。黄芩（去黑心）、人參（各一分）。右爲散，每服一字匕，竹葉湯調下，不拘時候服之。

翳，不拘大人小兒。黄芩一兩，淡豉三兩，爲末。每服三錢，以熟豬肝裹喫，温湯送下，日二服。忌酒麪。《衛生家寶方》①。**少陽頭痛**。亦治太陽頭痛，不拘偏正。小清空膏：用片黄芩酒浸透，晒乾爲末。每服一錢，茶酒任下。東垣《蘭室秘藏》②。**眉眶作痛**，風熱有痰。黄芩酒浸、白芷等分，爲末。每服二錢，茶下。《潔古家珍》③。**吐血衄血**。或發或止，積熱所致。黄芩一兩，去中心黑朽者，爲末。每服三錢，水一盞，煎六分，和滓温服。《聖惠方》④。**吐衄下血**。黄芩三兩，水三升，煎一升半，每温服一琖。亦治婦人漏下血。龐安時《總病論》⑤。**血淋熱痛**。黄芩一兩，水煎熱服。《千金方》⑥。**經水不斷**。芩心丸：治婦人四十九歲已後，天癸當住，每月却行，或過多不止。用條芩心二兩，米醋浸七日，炙乾又浸，如此七次，爲末，醋糊丸梧子大。每服七十丸，空心温酒下，日二次。《瑞竹堂方》⑦。**崩中下血**。黄芩爲細末，每服一錢，霹靂酒下。以秤錘燒赤，淬酒中也。許學士云：崩中多用止血及補血藥。此方乃治陽乘於陰，所謂天暑地熱，經水沸溢者也。《本事方》⑧。**安胎清熱**。條芩、白术等分，炒爲末，米飲和丸梧子大。每服五十丸，白湯下。或加神麴。凡妊娠調理，以四物去地黄，加白术、黄芩爲末，常服甚良。《丹溪纂要》⑨。**産後血渴**，

---

① 衛生家寶方：**《衛生家寶》卷5"治一切眼疾"** 黄芩散：治大人小兒肝熱，眼生翳暈，不能視物。黄芩（一兩）、淡豆豉（三兩，研）。右爲末，每服二錢，用熟豬肝裹藥同吃，温湯送下，不拘時候，日二三服。忌酒面毒物。

② 蘭室秘藏：**《丹溪治法心要》卷3"頭痛第三十六"** 小清空膏：治少陽頭痛，并偏頭痛，或痛在太陽經者。片黄芩酒浸透，曬乾爲末，或酒或茶清下。（**按**：《蘭室秘藏》無此方，時珍誤注出處。《丹溪心法》卷4"頭痛"條下亦有"片芩酒浸透，曬乾清調"之單方，可證此方當出丹溪。）

③ 潔古家珍：**《直指方》卷19"眉眶痛"** 丹溪云：眉眶痛者，屬風熱與痰，作風痰，治類痛風。一方：黄芩（酒浸，炒）、白芷。右爲末，茶清調二錢。（**按**：《潔古家珍》無此方，誤注出處。）

④ 聖惠方：**《聖惠方》卷37"治吐血衄血諸方"** 治吐血衄血，或發或止，皆心臟積熱所致，宜服黄芩散方：黄芩（一兩，去心中黑腐），右搗細羅爲散，每服三錢，以水一中盞煎至六分，不計時候和滓温服。

⑤ 總病論：**《傷寒總病論》卷3"發汗吐下後雜病證"** 鼻衄或吐血下血，黄芩湯：黄芩四兩，㕮咀，水三升，煮一升半，温飲一盞。兼治婦人漏下血不止。（黄柏更佳。）

⑥ 千金方：**《千金翼方》卷19"淋病第二"** 治淋方，又方：黄芩肆兩，右壹味，㕮咀，以水伍升，煮取貳升，分三服。亦主下血。（**按**：《千金方》無此方，誤注出處。）

⑦ 瑞竹堂方：**《瑞竹堂方》卷14"婦人門"** 芩心丸：治婦人四十九歲以後，天癸當住，每月却行，或過多不止。黄芩心（枝條者，二兩重，用米醋浸七日，炙乾，又浸又炙，如此七次）。右爲細末，醋糊爲丸如梧桐子大，每服七十丸，空心温酒送下，日進二服。

⑧ 本事方：**《本事方》卷10"婦人諸疾"** 治崩中下血方：黄芩爲細末，每服一錢，燒秤鎚，酒調下。崩中多是用止血及補血藥，此治陽乘陰，前所謂天暑地熱，經水沸溢者。

⑨ 丹溪纂要：**《丹溪心法》卷5"産前九十一"** 安胎方：白术、黄芩、炒曲，右爲末，粥丸服。/**《丹溪纂要》卷4"第七十七婦人證"** 安胎飲……黄芩、白术乃安胎之聖藥……黄芩必取細挺沉實者用之……（**按**：時珍所引丸方，未能溯得其源，或據此自擬之。"凡妊娠調理……"一句，未能溯得其源。）

飲水不止。黄芩、麥門冬等分,水煎温服,無時。《楊氏家藏方》①。**灸瘡血出**。一人灸火至五壯,血出不止如尿,手冷欲絶。以酒炒黄芩二錢爲末,酒服即止。李樓《怪證奇方》②。**老小火丹**。黄芩末,水調塗之。《梅師方》③。

子。【主治】**腸澼膿血**。《别録》④。

秦艽音交○《本經》⑤中品

【釋名】**秦糺**《唐本》⑥、**秦爪**蕭炳⑦。○【恭⑧曰】秦艽俗作秦膠,本名秦糺,與糾同。【時珍曰】秦艽出秦中,以根作羅紋交糾者佳,故名秦艽、秦糺。

【集解】【《别録》⑨曰】秦艽生飛烏山谷,二月八月采根,暴乾。【弘景⑩曰】今出甘松、龍洞、蠶陵,以根作羅紋相交,長大黄白色者爲佳。中多銜土,用宜破去。【恭⑪曰】今出涇州、鄜州、岐州者良。【頌⑫曰】今河、陝州郡多有之。其根土黄色而相交糾,長一尺以來,粗細不等。枝幹高五六寸。葉婆娑,連莖梗俱青色,如萵苣葉。六月中開花紫色,似葛花,當月結子。每於春秋采根,陰乾。

根。【修治】【斅⑬曰】秦艽須於脚文處認取。左文列爲秦,治疾;右文列爲艽,即發脚氣。凡用秦,以布拭去黄白毛,乃用還元湯浸一宿,日乾用。【時珍曰】秦艽但以左文者爲良,分秦與艽爲二名,謬矣。

---

① 楊氏家藏方:**《家藏方》卷16"婦人方下五十四道"** 黄芩散:治産後血渴,飲水不止。黄芩(新瓦上焙乾)、麥門冬(去心,各半兩)。右件㕮咀,每服三錢,水一盞半,煎至八分,去滓温服,不拘時候。

② 怪證奇方:**《怪證奇方》卷上** 治灸火至五壯,血出一縷,急如溺,手冷欲絶,以酒炒黄芩一二錢,酒下則止。

③ 梅師方:**《證類》卷8"黄芩"** 梅師:治火丹。杵黄芩末,水調傅之。

④ 别録:見861頁注①。

⑤ 本經:**《本經》《别録》(《藥對》)見《證類》卷8"秦艽"** 味苦、辛,平、微温,無毒。主寒熱邪氣,寒濕風痹,肢節痛,下水,利小便,療風,無問久新,通身攣急。生飛烏山谷。二月、八月採根,暴乾。(昌蒲爲之使。)

⑥ 唐本:**《唐本草》見《證類》卷8"秦艽"** 《唐本》注云:今出涇州、鄜州、岐州者良。本作札,或作糾、作膠,正作艽也。

⑦ 蕭炳:**《四聲本草》見《證類》卷8"秦艽"** 《本經》名秦爪。世人以療酒黄、黄疸大效。

⑧ 恭:見本頁注⑥。

⑨ 别録:見本頁注⑤。

⑩ 弘景:**《集注》見《證類》卷8"秦艽"** 陶隱居云:飛烏或是地名,今出甘松、龍洞、蠶陵。長大黄白色爲佳。根皆作羅文相交,中多銜土,用之熟破除去。方家多作秦膠字,與獨活療風常用,道家不須爾。

⑪ 恭:見本頁注⑥。

⑫ 頌:**《圖經》見《證類》卷8"秦艽"** 秦艽,生飛烏山谷,今河、陝州軍多有之。根土黄色,而相交糾,長一尺已來,麤細不等。枝蘇高五六寸,葉婆娑連莖梗,俱青色,如萵苣葉。六月中開花,紫色,似葛花,當月結子。每於春秋採根,陰乾……

⑬ 斅:**《炮炙論》見《證類》卷8"秦艽"** 雷公云:凡使,秦并艽,須于脚文處認取:左文列爲秦,即治疾。艽,即發脚氣。凡用秦,先以布拭上黄肉毛盡,然後用還元湯浸一宿,至明出,日乾用。

【氣味】苦，平，無毒。【《别録》①曰】辛，微温。【大明②曰】苦，冷。【元素③曰】氣微温，味苦、辛，陰中微陽，可升可降，入手陽明經。【之才④曰】菖蒲爲之使，畏牛乳。【主治】寒熱邪氣，寒濕風痺，肢節痛，下水，利小便。《本經》⑤。療風，無問久新，通身攣急。《别録》⑥。傳尸骨蒸，治疳及時氣。大明⑦。牛乳點服，利大小便，療酒黄黄疸，解酒毒，去頭風。甄權⑧。除陽明風濕，及手足不遂，口噤，牙痛口瘡，腸風瀉血，養血榮筋。元素⑨。泄熱益膽氣。好古⑩。治胃熱，虚勞發熱。時珍。

【發明】【時珍曰】秦艽，手足陽明經藥也，兼入肝膽，故手足不遂，黄疸煩渴之病須之，取其去陽明之濕熱也。陽明有濕，則身體酸疼煩熱；有熱，則日晡潮熱骨蒸。所以《聖惠方》⑪治急勞煩熱，身體酸疼，用秦艽、柴胡各一兩，甘草五錢，爲末，每服三錢，白湯調下。治小兒骨蒸潮熱，減食瘦弱，用秦艽、炙甘草各一兩，每用一二錢，水煎服之。錢乙加薄荷葉五錢。

---

① 别録：見866頁注⑤。

② 大明：**《日華子》見《證類》卷8"秦艽"**　味苦，冷。主傳尸，骨蒸，治疳及時氣。又名秦爪，羅紋者佳。

③ 元素：**《醫學啓源》卷下"用藥備旨·秦艽"**　氣微寒，味苦……又云：陰〔中〕微陽，去手（足）陽明〔經〕下牙痛……/**《湯液本草》卷1"藥類法象·風升生"**　秦艽（氣微温，味苦辛平）。/**卷3"秦艽"**　氣微温，味苦、辛，陰中微陽。/手陽明經藥。（**按**：《湯液本草》均爲王好古之論，非關元素。）

④ 之才：**古本《藥對》**見866頁注⑤本經括號中七情文。/**《藥性論》見《證類》卷8"秦艽"**　……畏牛乳……

⑤ 本經：見866頁注⑤白字。

⑥ 别録：見866頁注⑤。

⑦ 大明：見本頁注②。

⑧ 甄權：**《藥性論》見《證類》卷8"秦艽"**　秦艽，解米脂，人食穀不充悦，畏牛乳。點服之，利大小便。差五種黄病，解酒毒，去頭風。

⑨ 元素：**《醫學啓源》卷下"用藥備旨·秦艽"**　……治口噤，及腸風瀉血。《主治秘要》云：性平味鹹，養血榮筋，中風手足不遂者用之。又云……去手（足）陽明〔經〕下牙痛、〔口〕瘡毒，〔及除〕本經風濕……/**《本草發揮》卷2"秦"艽**　潔古云：秦艽本功外又治口噤，腸風瀉血。《主治秘訣》云：性平，味鹹。養血榮筋，中風，手足不遂者用之。去手陽明下牙痛，及除本經風濕。

⑩ 好古：**《湯液大法》卷3"膽"**　實（柴胡、連翹、黄連、秦艽、草龍膽，氣味苦寒，能泄熱。）（**按**：秦艽此功效乃時珍據上文歸納。）

⑪ 聖惠方：**《普濟方》卷230"急勞"**　三安散：治急勞，骨節手足煩熱，身體疲疼，飲食不得。柴胡（去苗）、秦艽（去苗土，各二兩）、甘草（五錢）。右爲散，每服三錢，熟水調下，不拘時。/**《聖惠方》卷88"治小兒骨熱諸方"**　治小兒五歲至十歲已來骨熱，及手足心煩悶，不欲飲食，秦艽散方：秦艽（一兩，去苗）、甘草（一兩，炙微赤，剉）。右件藥擣粗羅爲散，每服一錢，以水一小盞，煎至五分，去滓，不計時候温服。更隨兒大小以意加減。/**《小兒藥證直訣》卷下"秦艽散"**　治潮熱減食，蒸瘦方。秦艽（去蘆頭，切焙）、甘草（炙。各壹兩）、乾薄荷（半兩，勿焙）。右爲纛末，每服壹貳錢，水壹中盞，煎至捌分，食後温服。（**按**：《時珍所引"治急勞煩熱……白湯調下"，《聖惠方》無此方》，誤注出處。）

【附方】舊五，新六。**五種黄疸**。崔元亮《海上方》①云：凡黄有數種。傷酒發黄，誤食鼠糞亦作黄。因勞發黄，多痰涕，目有赤脉，益憔悴，或面赤惡心者是也。用秦艽一大兩，剉作兩帖。每帖用酒半升，浸絞取汁，空腹服，或利便止。就中飲酒人易治，屢用得力。○《貞元廣利方》②治黄病内外皆黄，小便赤，心煩口乾者。以秦艽三兩，牛乳一大升，煮取七合，分温再服。此方出於許仁則。又《孫真人方》③加芒硝六錢。**暴瀉引飲**。秦艽二兩，甘草炙半兩。每服三錢，水煎服。《聖惠方》④。**傷寒煩渴**，心神躁熱。用秦艽一兩，牛乳一大盞，煎六分，分作二服。《太平聖惠方》⑤。**急勞煩熱**。方見"發明"下。**小兒骨蒸**。同上。**小便艱難**，或轉胞，腹滿悶，不急療，殺人。用秦艽一兩，水一盞，煎六分，分作二服。○又方：加冬葵子等分，爲末，酒服一匕。《聖惠方》⑥。**胎動不安**。秦艽、甘草炙、鹿角膠炒，各半兩，爲末。每服三錢，水一大盞，糯米五十粒，煎服。○又方：秦艽、阿膠炒、艾葉等分，如上煎服。《聖惠方》⑦。**發背初起**疑似者。便以秦艽、牛乳煎服，得快利三五行，即愈。崔元亮《海上集驗方》⑧。**瘡口不合**。一切皆治。秦艽爲末摻之。《直指方》⑨。

---

① 海上方：**《圖經》見《證類》卷 8"秦艽"** ……又崔元亮《集驗方》：凡發背疑似者，須便服秦艽牛乳煎，當得快利三五行，即差。法並同此。又治黄方，用秦艽一大兩細剉，作兩貼子，以上好酒一升，每貼半升，酒絞，取汁，去滓，空腹分兩服，或利便止。就中好酒人易治。凡黄有數種：傷酒曰酒黄；夜食誤飡鼠糞亦作黄；因勞發黄，多痰涕，目有赤脉，日益憔悴，或面赤，惡心者是。元亮用之，及治人皆得力極效。秦艽須用新好羅文者。

② 貞元廣利方：**《圖經》見《證類》卷 8"秦艽"** ……《正元廣利方》：療黄，心煩熱，口乾，皮肉皆黄。以秦艽十二分，牛乳一大升，同煮，取七合去滓，分温再服，差。此方出於許仁則……

③ 孫真人方：**《證類》卷 8"秦艽"** 孫真人：治黄疸，皮膚、眼睛如金色，小便赤：取秦艽五兩，牛乳三升，煮取一升，去滓，内芒硝一兩，服。

④ 聖惠方：**《聖惠方》卷 53"治痟渴煩躁諸方"** 治痟渴，除煩躁，方：秦艽（二兩，去苗）、甘草（三分，炙微赤，剉）。右件藥擣篩爲散，每服四錢，以水一中盞，入生薑半分，煎至六分，去滓，不計時候温服。

⑤ 太平聖惠方：**《聖惠方》卷 10"治傷寒煩躁諸方"** 治傷寒心神熱躁，口乾煩渴，宜服此方：秦艽（一兩，去苗），右件藥細剉，以牛乳一大盞，煎至六分，去滓，不計時候分温二服。

⑥ 聖惠方：**《聖惠方》卷 58"治小便難諸方"** 治小便難，脹滿悶，不急療之殺人……又方：秦艽（一兩，去苗），右以水一大盞，煎取七分，去滓，食前分爲二服。/**《聖惠方》卷 58"治小便不通諸方"** 治小便不通，立效方……又方：秦艽（一兩，去苗）、冬瓜子（二兩）。右件藥擣細羅爲散，每於食前以温酒調下二錢。

⑦ 聖惠方：**《聖惠方》卷 75"治妊娠胎動不安諸方"** 治妊娠胎動，煩熱不安，秦艽散方：秦艽（半兩，去苗）、甘草（半兩，炙微赤，剉）、鹿角膠（半兩，擣碎，炒令黄燥），右件藥擣篩爲散，每服三錢，以水一大盞，入糯米五十粒，煮米熟爲度，去滓，不計時候温服。/**《婦人良方》卷 12"胎動不安方論第四"** 秦艽湯（出《王氏指迷方》：治胎動不安。秦艽、阿膠（炒）、艾葉。右等分，爲粗末，每服五錢，水二盞，糯米百粒，煎至一盞，去滓温服。（**按**：時珍所引"又方"，《聖惠方》無此方，誤注出處。）

⑧ 海上集驗方：見本頁注①。

⑨ 直指方：**《直指方》卷 22"癰疽證治"** 秦艽摻方：治一切瘡口不合。秦艽細末，摻之。

茈胡《本經》①上品

【釋名】地薫《本經》②、**芸蒿**《别録》③、**山菜**吴普④、**茹草**吴普。○【恭⑤曰】此是古柴字。《上林賦》云"茈薑"及《爾雅》云"茈草",並作此"茈"字。此草根紫色,今太常用茈胡是也。又以木代,系相承呼爲柴胡。且檢諸本草無名此者。【時珍曰】茈字有柴、紫二音。茈薑、茈草之茈皆音紫,茈胡之茈音柴。茈胡生山中,嫩則可茹,老則采而爲柴,故苗有芸蒿、山菜、茹草之名,而根名柴胡也。蘇恭之説殊欠明。古本張仲景《傷寒論》尚作茈字也。

【集解】【《别録》⑥曰】茈胡葉名芸蒿,辛香可食,生弘農川谷及冤句,二月、八月采根,暴乾。【弘景⑦曰】今出近道,狀如前胡而强。《博物志》云:芸蒿葉似邪蒿,春秋有白蒻,長四五寸,香美可食,長安及河内並有之。【恭⑧曰】傷寒大小柴胡湯,爲痰氣之要。若以芸蒿根爲之,大謬矣。【頌⑨曰】今關陝、江湖間近道皆有之,以銀州者爲勝。二月生苗甚香。莖青紫堅硬,微有細線。葉似竹葉而稍緊小,亦有似斜蒿者,亦有似麥門冬葉而短者。七月開黄花。根淡赤色,似前胡而强。生丹州者結青子,與他處者不類。其根似蘆頭,有赤毛如鼠尾,獨窠長者好。【斅⑩曰】茈胡出在平州 平

---

① 本經:**《本經》《别録》(《藥對》)見《證類》卷6"茈胡"** 味苦,平、微寒,無毒,主心腹,去腸胃中結氣,飲食積聚,寒熱邪氣,推陳致新,除傷寒心下煩熱,諸痰熱結實,胸中邪逆,五藏間遊氣,大腸停積水脹及濕痹拘攣,亦可作浴湯。久服輕身,明目,益精。一名地熏,一名山菜,一名茹草,葉一名芸蒿,辛香可食。生洪農川谷及冤句。二月、八月採根,暴乾。(得茯苓、桔梗、大黄、石膏、麻子人、甘草、桂,以水一斗,煮取四升,入消石三方寸匕,療傷寒,寒熱頭痛,心下煩滿。半夏爲之使,惡皂莢,畏女苑、藜蘆。)

② 本經:見上注①白字。

③ 别録:見上注①。

④ 吴普:**《御覽》卷993"茈葫"** 《吴氏本草經》曰:茈葫,一名山來,一名如草……(**按**:"釋名"下一"吴普"同此。)

⑤ 恭:**《唐本草》見《證類》卷6"茈胡"** 《唐本》注云:此是古柴字。《上林賦》云:茈薑,及《爾雅》云藐(音邈)茈草,並作此字。且此草根紫色,今太常用茈胡是也。又以木代系,相承呼爲茈胡。且檢諸本草,無名此者……

⑥ 别録:見本頁注①。

⑦ 弘景:**《集注》見《證類》卷6"茈胡"** 陶隱居云:今出近道,狀如前胡而强。《博物志》云:芸蒿,葉似邪蒿,春秋有白蒻(音弱),長四五寸,香美可食,長安及河内並有之。此茈胡療傷寒第一用。

⑧ 恭:**《唐本草》見《證類》卷6"茈胡"** ……《傷寒》大、小茈胡湯,最爲痰氣之要,若以芸蒿根爲之,更作茨音,大謬矣。

⑨ 頌:**《圖經》見《證類》卷6"茈胡"** 柴胡,生洪農山谷及冤句,今關陝、江湖間近道皆有之,以銀州者爲勝。二月生苗,甚香。莖青紫,葉似竹葉,稍緊,亦有似斜蒿,亦有似麥門冬而短者。七月開黄花。生丹州,結青子,與他處者不類。根赤色,似前胡而强,蘆頭有赤毛如鼠尾,獨窠長者好。二月、八月採根,暴乾……

⑩ 斅:**《炮炙論》見《證類》卷6"茈胡"** 雷公曰:凡使,莖長軟,皮赤,黄髭鬚。出在平州平縣,即今銀州銀縣也。西畔生處,多有白鶴、緑鶴於此翔處,是茈胡香直上雲間,若有過往聞者皆氣爽……

縣，即今銀州 銀縣也。西畔生處，多有白鶴、緑鶴于此飛翔，是此胡香直上雲間，若有過往聞者，皆氣爽也。【承①曰】柴胡以銀、夏者最良，根如鼠尾，長一二尺，香味甚佳。今《圖經》所載，俗不識其真，市人以同、華者代之，然亦勝於他處者。蓋銀、夏地方多沙，同、華亦沙苑所出也。【機②曰】解散用北柴胡，虚熱用海陽軟柴胡爲良。【時珍曰】銀州即今延安府 神木縣，五原城是其廢蹟。所産柴胡長尺餘而微白且軟，不易得也。北地所産者，亦如前胡而軟，今人謂之北柴胡是也，入藥亦良。南土所産者，不似前胡，正如蒿根，强硬不堪使用。其苗有如韭葉者、竹葉者，以竹葉者爲勝。其如邪蒿者最下也。按《夏小正》《月令》③云：仲春芸始生。《倉頡解詁》④云：芸，蒿也。似邪蒿，可食。亦柴胡之類，入藥不甚良，故蘇恭以爲非柴胡云。近時有一種，根似桔梗、沙參，白色而大，市人以僞充銀柴胡，殊無氣味，不可不辨。

根。**【修治】**【斅⑤曰】凡采得銀州柴胡，去鬚及頭，用銀刀削去赤薄皮少許，以粗布拭净，剉用。勿令犯火，立便無效也。

【氣味】苦，平，無毒。【《别録》⑥曰】微寒。【普⑦曰】神農、岐伯、雷公：苦，無毒。【大明⑧曰】甘。【元素⑨曰】氣味俱輕，陽也，升也，少陽經藥，引胃氣上升。苦寒以發散表熱。【杲⑩曰】升也，陰中之陽，手足少陽、厥陰四經引經藥也。在臟主血，在經主氣。欲上升則用根，以酒浸。欲中及下降則用稍。【之才⑪曰】半夏爲之使，惡皂莢，畏女菀、藜蘆。【時珍曰】行手足少陽，以黄芩爲佐；行手足厥陰，以黄連爲佐。**【主治】心腹腸胃中結氣，飲食積聚，寒熱邪氣，推陳致新。久服輕身，明目益精**。《本經》⑫。**除傷寒心下煩熱，諸痰熱結實，**

---

① 承：**陳承"别説"見《證類》卷6"茈胡"**　《别説》云：謹按：柴胡，唯銀、夏者最良，根如鼠尾，長一二尺，香味甚佳。今雖不見於《圖經》，俗亦不識其真，故市人多以同、華者代之，然亦勝於他處者，蓋銀、夏地多沙，同、華亦沙苑所出也。

② 機：（**按**：或出《本草會編》。書佚，無可溯源。）

③ 月令：**《禮記·月令》**　仲冬之月……芸始生……

④ 倉頡解詁：**《齊民要術》卷10"五穀果蓏菜茹非中國物者九十二·芸"**　《倉頡解詁》曰：芸蒿，葉似斜蒿，可食……

⑤ 斅：**《炮炙論》見《證類》卷6"茈胡"**　雷公曰……凡採得後去髭并頭，用銀刀削上赤薄皮少許，却以麤布拭了，細剉用之。勿令犯火，立便無效也。

⑥ 别録：見869頁注①。

⑦ 普：**《御覽》卷993"茈葫"**　《吴氏本草經》曰……神農、岐伯、雷公：苦，無毒。生寃句。二月、八月採根。

⑧ 大明：**《日華子》見《證類》卷6"茈胡"**　味甘……

⑨ 元素：**《醫學啓源》卷下"用藥備旨·柴胡"**　……味微苦，性平微寒，氣味俱輕，陽也，升 也，少陽經分藥，〔能〕引胃氣上升，以發散表熱……

⑩ 杲：**《珍珠囊·諸品藥性主治指掌》（《醫要集覽》本）"柴胡"**　……升也，陰中之陽也……在藏調經内主血，在肌主氣上行經，手足少陽表裏四經藥也。/**《本草發揮》卷1"柴胡"**　東垣云……欲上升，則用根酒浸；欲中及下降，則生用稍……

⑪ 之才：**古本《藥對》**見869頁注①括號中七情文。

⑫ 本經：見869頁注①白字。

胸中邪氣，五臟間遊氣，大腸停積，水脹及濕痺拘攣，亦可作浴湯。《别録》①。治熱勞骨節煩疼，熱氣肩背疼痛，勞乏羸瘦，下氣消食，宣暢氣血，主時疾内外熱不解，單煮服之良。甄權②。補五勞七傷，除煩止驚，益氣力，消痰止嗽，潤心肺，添精髓，健忘。大明③。除虚勞，散肌熱，去早辰潮熱，寒熱往來，膽癉，婦人産前産後諸熱，心下痞，胸脇痛。元素④。治陽氣下陷，平肝膽三焦包絡相火，及頭痛眩運，目昏赤痛障翳，耳聾鳴，諸瘧，及肥氣寒熱，婦人熱入血室，經水不調，小兒痘疹餘熱，五疳羸熱。時珍。

【發明】【之才⑤曰】茈胡得桔梗、大黄、石膏、麻子仁、甘草、桂，以水一斗，煮取四升，入消石三方寸匕，療傷寒寒熱頭痛，心下煩滿。【頌⑥曰】張仲景治傷寒，有大小柴胡，及柴胡加龍骨、柴胡加芒消等湯，故後人治寒熱，此爲最要之藥。【杲⑦曰】能引清氣而行陽道，傷寒外，諸有熱則加之，無熱則不加也。又能引胃氣上行，升騰而行春令者宜加之。又凡諸瘧，以柴胡爲君，隨所發時所在經分，佐以引經之藥。十二經瘡疽中，須用柴胡以散諸經血結氣聚，功與連翹同也。【好古⑧曰】柴胡能去臟腑内外俱乏，既能引清氣上行而順陽道，又入足少陽。在經主氣，在臟主血。前行則惡熱，却退則惡寒，惟氣之微寒，味之薄者，故能行經。若佐以三稜、廣茂、巴豆之類，則能消堅積，是主血也。婦人經水適來適斷，傷寒雜病，易老俱用小柴胡湯，加以四物之類，并秦艽、牡丹皮輩，爲調經之

① 别録：見869頁注①。

② 甄權：**《藥性論》見《證類》卷6"茈胡"**　茈胡，能治熱勞，骨節煩疼，熱氣，肩背疼痛，宣暢血氣，勞乏羸瘦，主下氣消食，主時疾内外熱不解，單煮服良。

③ 大明：**《日華子》見《證類》卷6"茈胡"**　……補五勞七傷，除煩止驚，益氣力，消痰止嗽，潤心肺，添精補髓，天行温疾，熱狂乏絶，胸脅氣滿，健忘。

④ 元素：**《醫學啓源》卷下"用藥備旨·柴胡"**　……除虚勞煩熱，解散肌熱，去早辰潮熱，此少陽、厥陰引經藥也。婦人産前産後必用之藥〔也〕……治心下痞，胸膈中痛……去寒熱往來，膽痹非柴胡梢不能除……（**按**：《本草發揮》所引多同。其中"膽痹"諸本皆同，時珍改作"膽癉"，義長。）

⑤ 之才：**古本《藥對》**見869頁注①本經括號中七情文。

⑥ 頌：**《圖經》見《證類》卷6"茈胡"**　……張仲景治傷寒有大、小柴胡及紫胡加龍骨、柴胡加芒消等湯。故後人治寒熱，此爲最要之藥。

⑦ 杲：**《湯液本草》卷3"柴胡"**　東垣云：能引清氣而行陽道，傷寒外諸藥所加，有熱則加之，無熱則不加。又能引胃氣上行，升騰而行春令是也，欲其如此，又何加之。/**卷2"東垣先生用藥心法·用藥凡例"**　凡瘧，以柴胡爲君，隨所發時所屬經，分用引經藥佐之。/**《本草發揮》卷1"柴胡"**　東垣云……又云：十二經瘡藥中，須用以散諸經血結氣聚，功用與連翹同。

⑧ 好古：**《湯液本草》卷3"柴胡"**　《本草》云：……入足少陽，主東方分也。在經主氣，在臟主血。證前行則惡熱，却退則惡寒，雖氣之微寒，味之薄者，故能行經。若佐以三稜、廣茂、巴豆之類，故能消堅積，是主血也。婦人經水適來適斷，傷寒雜病，易老俱用小柴胡湯主之，加以四物之類，並秦艽、牡丹皮輩，同爲調經之劑。/海藏云：能去臟腑内外俱乏，既能引清氣上行而順陽道，又入足少陽。蓋以少陽之氣，初出地之皮爲嫩陽，故以少陽當之。

劑。又言婦人産後血熱必用之藥也。【宗奭[①]曰】柴胡,《本經》並無一字治勞,今人治勞方中鮮有不用者。嗚呼！凡此誤世甚多。嘗原病勞,有一種其臟虚損,復受邪熱,因虚而致勞,故曰勞者牢也,當須斟酌用之。如《經驗方》中治勞熱青蒿煎之用柴胡,正合宜爾,服之無不效,熱去即須急止。若或無熱,得此愈甚,雖至死,人亦不怨,目擊甚多。《日華子》又謂補五勞七傷,《藥性論》亦謂治勞乏羸瘦。若此等病,苟無實熱,醫者執而用之,不死何待？注釋本草,一字亦不可忽。蓋萬世之後,所誤無窮,可不謹哉？如張仲景治寒熱往來如瘧狀,用柴胡湯,正合其宜也。【時珍曰】勞有五勞,病在五臟。若勞在肝、膽、心及包絡有熱,或少陽經寒熱者,則柴胡乃手足厥陰、少陽必用之藥。勞在脾胃有熱,或陽氣下陷,則柴胡乃引清氣、退熱必用之藥。惟勞在肺、腎者,不用可爾。然東垣 李氏言諸有熱者宜加之,無熱則不加。又言諸經之瘧,皆以柴胡爲君。十二經瘡疽,須用柴胡以散結聚。則是肺瘧、腎瘧,十二經之瘡,有熱者皆可用之矣。但要用者精思病原,加減佐使可也。寇氏不分臟腑經絡有熱無熱,乃謂柴胡不治勞乏,一概擯斥,殊非通論。如《和劑局方》[②]治上下諸血,龍腦雞蘇丸,用銀柴胡浸汁熬膏之法,則世人知此意者鮮矣。按龐元英《談藪》[③]云:張知閣久病瘧,熱時如火,年餘骨立。醫用茸、附諸藥,熱益甚。召醫官孫琳胗之。琳投小柴胡湯一帖,熱減十之九,三服脱然。琳曰:此名勞瘧,熱從髓出,加以剛劑,氣血愈虧,安得不瘦？蓋熱有在皮膚、在臟腑、在骨髓,非柴胡不可。若得銀柴胡,只須一服;南方者力減,故三服乃效也。觀此則得用藥之妙的矣。寇氏之説,可盡憑乎。

【附方】舊一,新五。**傷寒餘熱**。傷寒之後,邪入經絡,體瘦肌熱,推陳致新,解利傷寒時氣伏暑,倉卒並治,不論長幼。柴胡四兩,甘草一兩,每服三錢,水一盞煎服。許學士《本事方》[④]。

---

① 宗奭:**《衍義》卷7“茈胡”**　《本經》並無一字治勞,今人治勞方中,鮮有不用者。嗚呼！凡此誤世甚多。嘗原病勞,有一種真藏虚損,復受邪熱,邪因虚而致勞,故曰勞者牢也。當須斟酌用之。如《經驗方》中治勞熱青蒿煎丸,用茈胡正合宜耳,服之無不效,熱去即須急已。若或無熱,得此愈者,雖至死,人亦不怨,目擊甚多。日華子又謂補五勞七傷,《藥性論》亦謂治勞乏羸瘦。若此等病,苟無實熱,醫者熱而用之,不死何待？注釋本草,一字亦不可忽。蓋萬世之後,所誤無窮耳。苟有明哲之士,自可處治。中下之學,不肯考究,枉致淪没,可不謹哉！可不戒哉！如張仲景治寒熱往來如瘧狀,用柴胡湯,正合其宜。

② 局方:**《局方》卷6“治積熱”**　龍腦雞蘇丸:除煩解勞,消穀下氣,散胸中鬱熱,主肺熱咳嗽,治鼻衄吐血,血崩下血,勞淋、氣淋,止消渴,除驚悸,凉上膈,解酒毒。又治胃熱口臭,肺熱喉腥疸口苦。常服聰耳明目,開心益智。柴胡(要真銀州者,二兩,剉,同木通以沸湯大半升浸一、二宿,絞汁後入膏……

③ 談藪:**《談藪》見《古今説海》卷100**　張知閣久病瘧,遇熱作時如火,年餘骨立。醫以爲虚,餌之茸附,熱愈甚。招孫診視,許謝五十萬。孫笑曰:但安樂時,湖上作一會足矣。命官局贖小柴胡湯三貼,服之熱減十九。又一服,病脱然。孫曰:是名勞瘧,熱從髓出。又加剛劑剥損氣血,安得不瘦？蓋熱藥不一,有去皮膚中熱者,有去臟腑中熱者。若髓熱,非柴胡不可,北方銀州柴胡只須一服,南方力減,於此故三服乃效。今却可進滋補藥矣。

④ 本事方:**《本事方》卷4“虚熱風壅喉閉清利頭目”**　治邪入經絡,體瘦肌熱,推陳致新,解利傷寒時疾,中暍伏暑。柴胡散:柴胡(四兩)、甘草(一兩)。右細末,每服二錢,水一盞,同煎至八分,食後熱服。此藥冬月可以潤心肺,止咳嗽,除壅熱。春夏可以禦傷寒時氣,解暑毒,居常不可缺,兼不以長幼皆可服之,倉卒可以便得。

小兒骨熱。十五歲以下，遍身如火，日漸黄瘦，盗汗欬嗽煩渴。柴胡四兩，丹砂三兩，爲末，豶豬膽汁拌和，飯上蒸熟，丸緑豆大。每服一丸，桃仁、烏梅湯下，日三服。《聖濟總録》①。虚勞發熱。柴胡、人參等分，每服三錢，薑、棗同水煎服。《澹寮方》②。濕熱黄疸。柴胡一兩，甘草二錢半，作一劑，以水一盌，白茅根一握，煎至七分，任意時時服，一日盡。孫尚藥《秘寶方》③。眼目昏暗。柴胡六銖，决明子十八銖，治篩，人乳汁和，傅目上，久久夜見五色。《千金方》④。積熱下痢。柴胡、黄芩等分，半酒半水煎七分，浸冷，空心服之。《濟急方》⑤。

苗。【主治】卒聾，擣汁頻滴之。《千金》⑥。

前胡《别録》⑦中品

【釋名】【時珍曰】按孫愐《唐韻》⑧作湔胡，名義未解。

【集解】【《别録》⑨曰】前胡二月、八月采根，暴乾。【弘景⑩曰】近道皆有，生下濕地，出吴興者爲勝。根似柴胡而柔軟，爲療殆微同之，《本經》上品有茈胡而無此，晚來醫乃用之。【大明⑪曰】

---

① 聖濟總録：**《聖濟總録》卷 177"小兒骨蒸"** 治小兒骨熱，十五歲已下骨蒸熱勞，遍身如火，日漸黄瘦，夜卧多汗，咳嗽煩渴，丹砂丸方：丹砂（二兩，飛，研）、茈胡（去苗，爲末，四兩）。右二味研勾，用豶豬膽汁拌和，飯甑上蒸一次，候冷丸如緑豆大，每服十丸，用桃人烏梅煎湯下，日三服。

② 澹寮方：**《普濟方》卷 229"熱勞"** 愚魯湯（出《澹療方》）：主勞熱。柴胡（去蘆）、人參，右等分，㕮咀，每服三錢，薑三片，棗一枚，煎，不拘時。

③ 秘寶方：**《證類》卷 6"茈胡"** 孫尚藥：治黄疸。柴胡一兩，去苗，甘草一分，右都細剉作一劑，以水一碗，白茅根一握，同煎至七分，絞去滓，任意時時服，一日盡。

④ 千金方：**《千金方》卷 6"目病第一"** 治眼暗方……又方：柴胡（六銖）、决明子（十八銖），右二味，治下篩，人乳汁和，敷目，可夜書，見五色。

⑤ 濟急方：**《仙傳外科》卷 10"救解諸毒傷寒雜病一切等證"** 又治熱痢：柴胡、黄芩等分，半酒半水煎七分，浸冷，空心或早服。若血痢，多加黄芩。

⑥ 千金：**《千金方》卷 6"耳疾第八"** 治耳聾方……又方：取柴胡苗汁灌耳中，再度瘥。

⑦ 别録：**《别録》（《藥對》）見《證類》卷 8"前胡"** 味苦，微寒，無毒。主療痰滿，胸脅中痞，心腹結氣，風頭痛，去痰實，下氣。治傷寒寒熱，推陳致新，明目，益精。二月、八月採根，暴乾。（半夏爲之使，惡皂莢，畏藜蘆。）

⑧ 唐韻：**《原本廣韻》卷 2"一先"** 湔（湔胡，藥名。）

⑨ 别録：見本頁注⑦。

⑩ 弘景：**《集注》見《證類》卷 8"前胡"** 陶隱居云：前胡，似茈胡而柔軟，爲療殆欲同，而《本經》上品有茈胡而無此，晚來醫乃用之。亦有畏惡，明畏惡非盡出《本經》也。此近道皆有，生下濕地，出吴興者爲勝。

⑪ 大明：**《日華子》見《證類》卷 8"前胡"** ……越、衢、婺、睦等處皆好。七、八月採。外黑裏白。

越、衢、婺、睦等處者皆好，七八月采之，外黑裏白。【頌①曰】今陝西、梁漢、江淮、荆襄州郡及相州、孟州皆有之。春生苗，青白色，似斜蒿。初出時有白茅，長三四寸，味甚香美，又似芸蒿。七月内開白花，與葱花相類。八月結實。根青紫色。今鄜、延將來者，大與柴胡相似。但柴胡赤色而脆，前胡黄而柔軟，爲不同爾。一説今諸方所用前胡皆不同。汴京北地者，色黄白枯脆，絶無氣味。江東乃有三四種：一種類當歸，皮斑黑，肌黄而脂潤，氣味濃烈。一種色理黄白，似人參而細短，香味都微。一種如草烏頭，膚赤而堅，有兩三歧爲一本，食之亦戟人咽喉，中破以薑汁漬，擣服之，甚下膈解痰實。然皆非真前胡也。今最上者出吴中。又壽春生者，皆類柴胡而大，氣芳烈，味亦濃苦，療痰下氣，最勝諸道者。【斅②曰】凡使勿用野蒿根，緣真似前胡，只是味粗酸。若誤用之，令人反胃不受食。若是前胡，味甘微苦也。【時珍曰】前胡有數種，惟以苗高一二尺，色似斜蒿，葉如野菊而細瘦，嫩時可食，秋月開黪白花，類蛇牀子花，其根皮黑肉白，有香氣爲真。大抵北地者爲勝，故方書稱北前胡云。

根。【**修治**】【斅③曰】修事先用刀刮去蒼黑皮并髭土了，細剉，以甜竹瀝浸令潤，日中曬乾用。

【**氣味**】苦，微寒，無毒。【權④曰】甘、辛、平。【之才⑤曰】半夏爲之使，惡皂莢，畏藜蘆。

【**主治**】痰滿，胸脇中痞，心腹結氣，風頭痛，去痰下氣，治傷寒寒熱，推陳致新，明目益精。《别録》⑥。能去熱實，及時氣内外俱熱，單煮服之。甄權⑦。治一切氣，破癥結，開胃下食，通五臟，主霍亂轉筋，骨節煩悶，反胃嘔逆，氣喘欬嗽，安胎，小兒一切疳氣。大明⑧。清肺熱，化痰熱，散風邪。時珍。

---

① 頌：**《圖經》見《證類》卷 8"前胡"** 前胡，舊不著所出州土，今陝西、梁、漢、江淮、荆襄州郡及相州、孟州皆有之。春生苗，青白色，似斜蒿。初出時有白芽，長三四寸，味甚香美，又似芸蒿。七月内開白花，與葱花相類。八月結實。根細，青紫色。二月、八月採，暴乾。今鄜延將來者，大與柴胡相似。但柴胡赤色而脆，前胡黄而軟不同耳。一説今諸方所用前胡皆不同。京師北地者，色黄白，枯脆，絶無氣味；江東乃有三四種，一種類當歸，皮斑黑，肌黄而脂潤，氣味濃烈，一種色理黄白，似人參而細短，香味都微。又有如草烏頭，膚黑而堅，有兩三歧爲一本者，食之亦戟人咽喉，中破以薑汁漬，搗服之，甚下膈，解痰實。然皆非前胡也。今最上者出吴中。又壽春生者，皆類柴胡而大，氣芳烈，味亦濃苦，療痰下氣最要，都勝諸道者。

② 斅：**《炮炙論》見《證類》卷 8"前胡"** 雷公云：凡使，勿用野蒿根，緣真似前胡，只是味麤酸。若誤用，令人胃反不受食。若是前胡，味甘、微苦。凡修事，先用刀刮上蒼黑皮并髭土了，細剉，用甜竹瀝浸令潤，于日中曬乾用之。

③ 斅：見本頁注②。

④ 權：**《藥性論》見《證類》卷 8"前胡"** 前胡，使，味甘、辛……

⑤ 之才：**古本《藥對》**見 873 頁注⑦括號中七情文。

⑥ 别録：見 873 頁注⑦。

⑦ 甄權：**《藥性論》見《證類》卷 8"前胡"** ……能去熱實，下氣，主時氣内外俱熱。單煮服佳。

⑧ 大明：**《日華子》見《證類》卷 8"前胡"** 治一切勞，下一切氣，止嗽，破癥結，開胃下食，通五藏，主霍亂轉筋，骨節煩悶，反胃嘔逆，氣喘，安胎，小兒一切疳氣……

【發明】【時珍曰】前胡味甘、辛，氣微平，陽中之陰，降也。乃手足太陰、陽明之藥，與柴胡純陽上升，入少陽、厥陰者不同也。其功長于下氣，故能治痰熱喘嗽、痞膈嘔逆諸疾，氣下則火降，痰亦降矣。所以有推陳致新之績，爲痰氣要藥。陶弘景言其與柴胡同功，非矣。治證雖同，而所入所主則異。

【附方】舊一。小兒夜啼。前胡擣篩，蜜丸小豆大。日服一丸，熟水下，至五六丸，以瘥爲度。《普濟方》①。

防風《本經》②上品

【釋名】銅芸《本經》③、回芸《吴普》④、回草《别録》⑤、屏風《别録》、蕳根《别録》、百枝《别録》、百蜚吴普。【時珍曰】防者，禦也。其功瘵風最要，故名。屏風者，防風隱語也。曰芸、曰茴、曰蕳者，其花如茴香，其氣如芸蒿、蕳蘭也。

【集解】【《别録》⑥曰】防風生沙苑川澤及邯鄲、琅琊、上蔡，二月、十月采根，暴乾。【普⑦曰】正月生葉細圓，青黑黄白。五月黄花。六月結實黑色。【弘景⑧曰】郡縣無名"沙苑"。今第一出彭城 蘭陵，即近琅琊者。鬱州 百市亦有之。次出襄陽、義陽縣界，亦可用。惟以實而脂潤，頭節堅如蚯蚓頭者爲好。【恭⑨曰】今出齊州 龍山最善，淄州、兖州、青州者亦佳。葉似牡蒿、附子苗等。

---

① 普濟方：**《普濟方》卷361"夜啼"** 一物前胡丸：治少小夜啼。右用前胡隨多少，擣末，以蜜和丸如大豆，每服一丸，日三，稍加至五、六丸，以瘥爲度。

② 本經：**《本經》《别録》(《藥對》)見《證類》卷7"防風"** 味甘、辛，温，無毒。主大風，頭眩痛，惡風，風邪，目盲無所見，風行周身，骨節疼痹，煩滿，脅痛脅風，頭面去來，四肢攣急，字乳，金瘡，内痙。久服輕身。葉，主中風熱汗出。一名銅芸，一名茴草，一名百枝，一名屏風，一名蕳根，一名百蜚。生沙苑川澤及邯鄲、琅邪、上蔡。二月、十月採根，暴乾。(得澤瀉、藁本瘵風，得當歸、芍藥、陽起石、禹餘糧瘵婦人子藏風，殺附子毒，惡乾薑、藜蘆、白斂、芫花。)

③ 本經：参上注白字。

④ 吴普：**《御覽》卷992"防風"** 《吴氏本草》曰：防風，一名廻雲，一名回草，一名百枝，一名蕳根，一名百(韭)〔蜚〕，一名百種……(**按**："釋名"項下"吴普"同此。)

⑤ 别録：見本頁注②。(**按**："釋名"項下"别録"同此。)

⑥ 别録：見本頁注②。

⑦ 普：**《御覽》卷992"防風"** 《吴氏本草》曰……神農、黄帝、岐伯、桐君、雷公、扁鵲：甘，無毒。季氏：小寒……

⑧ 弘景：**《集注》見《證類》卷7"防風"** 陶隐居云：郡縣無名沙苑。今第一出彭城、蘭陵，即近琅邪者。鬱州互市亦得之。次出襄陽、義陽縣界，亦可用，即近上蔡者。惟實而脂潤，頭節堅如蚯蚓頭者爲好。俗用瘵風最要，道方時用。

⑨ 恭：**《唐本草》見《證類》卷7"防風"** 《唐本》注云：今出齊州、龍山最善，淄州、兖州、青州者亦佳。葉似牡蒿、附子苗等……沙苑在同州南，亦出防風，輕虚不如東道者，陶云無沙苑，誤矣。襄陽、義陽、上蔡，元無防風，陶乃妄注爾。

沙苑在同州南，亦出防風，輕虚不如東道者。陶云"無沙苑"，誤矣。【頌[①]曰】今汴東、淮、浙州郡皆有之。莖葉俱青緑色，莖深而葉淡，似青蒿而短小。春初時嫩紫紅色，江東 宋、亳人采作菜茹，極爽口。五月開細白花，中心攢聚作大房，似蒔蘿花。實似胡荽子而大。根土黄色，與蜀葵根相類，二月、十月采之。關中生者，三月、六月采之，然輕虚不及齊州者良。又有石防風，出河中府，根如蒿根而黄，葉青花白，五月開花，六月采根暴乾，亦療頭風脹痛。【時珍曰】江淮所産多是石防風，生于山石之間。二月采嫩苗作菜，辛甘而香，呼爲珊瑚菜。其根粗醜，其子亦可種。吴綬[②]云：凡使以黄色而潤者爲佳，白者多沙條，不堪。

【氣味】甘，温，無毒。【《别録》[③]曰】辛，無毒。叉頭者令人發狂，叉尾者發人痼疾。【普[④]曰】神農、黄帝、岐伯、桐君、雷公、扁鵲：甘，無毒。李當之：小寒。【元素[⑤]曰】味辛而甘，氣温，氣味俱薄，浮而升，陽也。手足太陽經之本藥。【好古[⑥]曰】又行足陽明、太陰二經，爲肝經氣分藥。【杲[⑦]曰】防風能制黄耆，黄耆得防風其功愈大，乃相畏而相使者也。【之才[⑧]曰】得葱白能行周身，得澤瀉、藁本療風，得當歸、芍藥、陽起石、禹餘粮療婦人子臟風。畏萆薢，殺附子毒，惡藜蘆、白斂、乾薑、芫花。

【主治】大風，頭眩痛，惡風，風邪目盲無所見，風行周身，骨節疼痛。久服輕身。《本經》[⑨]。煩滿脇痛，風頭面去來，四肢攣急，字乳金瘡内痙。《别録》[⑩]。治三十六般風，男子一切勞劣，補中益神，風赤眼，止冷淚及癱瘓，通

---

① 頌：**《圖經》見《證類》卷 7"防風"** 防風，生沙苑川澤及邯鄲、上蔡，今京東、淮、浙州郡皆有之。根土黄色，與蜀葵根相類，莖、葉俱青緑色，莖深而葉淡，似青蒿而短小。初時嫩紫，作菜茹，極爽口。五月開細白花，中心攢聚作大房，似蒔蘿花。實似胡荽而大。二月、十月採根，暴乾。關中生者，三月、六月採，然輕虚不及齊州者良。又有石防風，出河中府，根如蒿根而黄，葉青花白，五月開花，六月採根，暴乾。亦療頭風眩痛。又宋、亳間及江東出一種防風，其苗初春便生，嫩時紅紫色，彼人以作菜茹，味甚佳，然云動風氣。《本經》云：葉主中風熱汗出，與此相反，恐别是一種耳。

② 吴綬：**《傷寒藴要》卷 1"傷寒藥性主製要略"** 防風……用金黄色潤者良。白者爲沙條，勿用。

③ 别録：見 875 頁注②。/**《救荒》卷上之前"防風"** ……又有叉頭者令人發狂，叉尾者發痼疾。

④ 普：**《御覽》卷 992"防風"** 《吴氏本草》曰……神農、黄帝、岐伯、桐君、雷公、扁鵲：甘，無毒。季氏：小寒……

⑤ 元素：**《醫學啓源》卷下"用藥備旨・防風"** 氣温味辛……味甘純陽，太陽經本藥也……氣味俱薄，浮而升，陽也……

⑥ 好古：**《湯液本草》卷 3"防風"** ……足陽明胃經、足太陰脾經，乃二經行經之藥。太陽經本經藥。

⑦ 杲：**《湯液本草》卷 3"防風"** 東垣云：防風能制黄芪，黄芪得防風，其功愈大……雖與黄芪相制，乃相畏而相使者也。

⑧ 之才：**古本《藥對》**見 875 頁注②本經括號中七情文。(**按**："得葱白能行周身"未能溯得其源。)

⑨ 本經：見 875 頁注②白字。

⑩ 别録：見 875 頁注②。

利五臟關脉，五勞七傷，羸損盗汗，心煩體重，能安神定志，匀氣脉。大明①。治上焦風邪，瀉肺實，散頭目中滯氣，經絡中留濕，主上部見血。元素②。搜肝氣。好古③。

葉。【主治】中風，熱汗出。《别録》④。【頌⑤曰】江東一種防風，茹其嫩苗，云動風，與此文相反，豈别是一物耶？

花。【主治】四肢拘急，行履不得，經脉虚羸，骨節間痛，心腹痛。甄權⑥。

子。【主治】療風更優，調食之。蘇恭⑦。

【發明】【元素⑧曰】防風，治風通用，身半已上風邪用身，身半已下風邪用稍，治風去濕之仙藥也，風能勝濕故爾。能瀉肺實，誤服瀉人上焦元氣。【杲⑨曰】防風治一身盡痛，乃卒伍卑賤之職，隨所引而至，乃風藥中潤劑也。若補脾胃，非此引用不能行。凡脊痛項强，不可回顧，腰似折，項似拔者，乃手足太陽證，正當用防風。凡瘡在胸膈已上，雖無手足太陽證，亦當用之，爲能散結，去上部風。病人身體拘倦者，風也，諸瘡見此證亦須用之。錢仲陽瀉黄散中倍用防風者，乃於土中瀉木也。

---

① 大明：**《日華子》見《證類》卷7"防風"**　治三十六般風，男子一切勞劣，補中，益神，風赤眼，止淚及癱緩，通利五藏、關脉，五勞七傷，羸損，盗汗，心煩體重，能安神定思，匀氣脉。

② 元素：**《醫學啓源》卷上"主治心法"**　……上部血，防風使……/**卷下"用藥備旨·防風"**　……療風通用，瀉肺實，散頭目〔中〕滯氣，除上焦風邪之仙藥也……/**《本草發揮》卷1"防風"**　潔古云……又云：防風甘辛，温散經絡中留濕。

③ 好古：**《湯液大法》卷3"肝"**　有餘則聚，聚則宜通：氣(……防風……)。

④ 别録：見875頁注②。

⑤ 頌：見876頁注①。

⑥ 甄權：**《藥性論》見《證類》卷7"防風"**　防風，臣。花主心腹痛，四肢拘急，行履不得，經脉虚羸，主骨節間疼痛。

⑦ 蘇恭：**《唐本草》見《證類》卷7"防風"**　《唐本》注云……子似胡荽而大，調食用之香，而療風更優也……

⑧ 元素：**《醫學啓源》卷下"用藥備旨·防風"**　……療風通用，瀉肺實……除上焦風邪之仙藥也，誤服瀉人上焦元氣……身去上風，梢去下風……/**《湯液本草》卷3"防風"**　《珍》云：身，去身半以上風邪；梢，去身半以下風邪。/《心》云：又去濕之仙藥也，風能勝濕爾。(**按**：《湯液本草》之"象云"、"心云"多與《醫學啓源》同，然皆李杲之言。)

⑨ 杲：**《本草發揮》卷1"防風"**　東垣云……凡瘡在胸膈已上，雖無手足太陽證，亦當用之，爲能散結，去上部風。病人身體拘急者，風也，諸瘡見此證者，亦須用之。若脊痛項强，不可回顧，腰似折，項似(撥)〔拔〕者，乃手足大陽證，正當用之……又云：防風盡治一身之痛，乃卒伍卑賤之職，聽令而行，隨所引而至，乃風藥中之潤劑也。/**卷2"牽牛"**　……近世錢氏瀉黄散中，獨用防風，比之餘藥，過於兩倍者，以防風辛温，令於土中以瀉金來助濕者也。(**按**：其中"若補脾胃，非此引用不能行"一句尚未能溯得其源。)

【附方】舊二,新九。自汗不止①。防風去蘆,爲末,每服二錢,浮麥煎湯服。《朱氏集驗方》②:防風用麩炒,豬皮煎湯下。睡中盜汗。防風二兩,芎藭一兩,人參半兩,爲末。每服三錢,臨卧飲下。《易簡方》③。消風順氣。老人大腸秘濇,防風、枳殼麩炒一兩,甘草半兩,爲末,每食前白湯服二錢。《簡便方》④。偏正頭風。防風、白芷等分,爲末,煉蜜丸彈子大。每嚼一丸,茶清下。《普濟方》⑤。破傷中風。牙關緊急,天南星、防風等分,爲末。每服二三匙,童子小便五升,煎至四升,分二服,即止也。《經驗後方》⑥。小兒解顱。防風、白及、柏子仁等分,爲末。以乳汁調塗,一日一换。《養生主論》⑦。婦人崩中。獨聖散:用防風去蘆頭,炙赤爲末。每服一錢,以麪糊酒調下,更以麪糊酒投之,此藥累經效驗。一方加炒黑蒲黄等分。《經驗後方》⑧。解烏頭毒,附子、天雄毒。並用防風煎汁飲之。《千金方》⑨。解芫花毒⑩。同上。解野菌毒⑪。同上。解諸藥毒。已死,只要心間温暖者,乃是熱物犯之,只用防風一味,擂冷水灌之。○《萬氏積善堂方》⑫。

① 自汗不止:**《普濟方》卷390"盜汗"** 治盜汗不止,用防風爲末,浮麥煎湯調服而愈。(**按**:原脱出處。《普濟方》有方同,然主治爲盜汗,録之備參。)

② 朱氏集驗方:**《朱氏集驗方》卷10"産後"** 單方:治産後虚汗。防風不以多少,麩炒赤色,爲末,煎豬皮湯下。

③ 易簡方:(**按**:已查王碩《易簡方》,兼及書名相關之《黎居士簡易方論》《衛生易簡方》等書,均未溯得其源。)

④ 簡便方:**《奇效單方》卷下"二十老人"** 治老人大腸秘澀,消風順氣:枳殼(麩炒)、防風(各一兩)、甘草(半兩)。右爲細末,每以二錢,食前沸湯點服。

⑤ 普濟方:**《普濟方》卷46"首風"** 治偏正頭風,痛不可忍者:防風、白芷(各四兩)。右爲細末,煉蜜和丸如彈子大。如牙風毒,只用茶清爲丸,每服一丸,茶湯下。如偏正頭風,空心服。如身上麻風,食後服。未愈連進三服。

⑥ 經驗後方:**《證類》卷7"防風"** 《经验後方》:治破傷風。防風、天南星等分,爲末。每服二、三匙,童小子便五升,煎至四升服,愈即止。

⑦ 養生主論:**《養生主論》卷10** 合顖散:治嬰幼顖門不合。防風(去蘆)、白(芨)〔及〕、柏子仁(各等分)。右爲散,以乳汁濃調少許,敷顖上,復時再换。

⑧ 經驗後方:**《證類》卷7"防風"** 《經驗後方》……又方:治崩中。防風去蘆頭,炙赤色,爲末。每服二錢,以麵糊酒調下,更以麵糊酒投之,此藥累經有效。

⑨ 千金方:**《千金方》卷24"解百藥毒第二"** 芫花毒……防風……/烏頭、天雄、附子毒……防風……

⑩ 解芫花毒:(**按**:參上注。)

⑪ 解野菌毒:**《普濟方》卷252"解食諸菜蕈蕈菌中毒"** 解野菌毒……中菌毒殺人者,以防風三十枝,剉碎,以水煎,候冷灌之,立愈。(**按**:《千金方》有此法而無此方。)

⑫ 萬氏積善堂方:(**按**:已查《積善堂方》,未能溯得其源。待考。)

獨活《本經》①上品

【釋名】羌活《本經②》、羌青《本經》、獨摇草《别録》③、護羌使者《本經》、胡王使者吴普④、長生草。【弘景⑤曰】一莖直上,不爲風摇,故曰獨活。【《别録》⑥曰】此草得風不摇,無風自動,故名獨摇草。【大明⑦曰】獨活,是羌活母也。【時珍曰】獨活以羌中來者爲良,故有羌活、胡王使者諸名,乃一物二種也。正如川芎、撫芎、白术、蒼术之義,入用微有不同,後人以爲二物者,非矣。

【集解】【《别録》⑧曰】獨活生雍州川谷,或隴西 南安,二月、八月采根,暴乾。【弘景⑨曰】此州郡縣並是羌地。羌活形細而多節軟潤,氣息極猛烈。出益州北都西川者爲獨活,色微白,形虚大,爲用亦相似而小不如。至易蛀,宜密器藏之。【頌⑩曰】獨活、羌活今出蜀漢者佳。春生苗葉如青麻。六月開花作叢,或黄或紫。結實時葉黄者,是夾石上所生;葉青者,是土脉中所生。本經云二物同一類。今人以紫色而節密者爲羌活,黄色而作塊者爲獨活。而陶隱居言獨活色微白,形虚大,用與羌活相似。今蜀中乃有大獨活,類桔梗而大,氣味亦不與羌活相類,用之微寒而少效。今又有獨活,亦自蜀中來,類羌活,微黄而極大,收時寸解乾之,氣味亦芳烈,小類羌活。又有槐葉氣者,今京下多用之,極效驗,意此爲真者。而市人或擇羌活之大者爲獨活,殊未爲當。大抵此物有兩種。

---

① 本經:**《本經》《别録》(《藥對》)見《證類》卷6"獨活"** 味苦、甘,平、微温,無毒。主風寒所擊,金瘡止痛,賁豚,癇痓(音熾),女子疝瘕。療諸賊風,百節痛風無久新者。久服輕身耐老。一名羌活,一名羌青,一名護羌使者,一名胡王使者,一名獨摇草。此草得風不摇,無風自動。生雍州川谷,或隴西南安。二月、八月採根,暴乾。(豚實爲之使。)

② 本經:見上注①白字。(**按**:"釋名"項下"本經"皆同此。)

③ 别録:見上注①。

④ 吴普:見上注①。(**按**:此乃出"别録",誤注出處)

⑤ 弘景:**《集注》見《證類》卷6"獨活"** 陶隐居云……其一莖直上,不爲風摇,故名獨活……

⑥ 别録:見本頁注①。

⑦ 大明:**《日華子》見《證類》卷6"獨活"** ……獨活,即是羌活母類也。

⑧ 别録:見本頁注①。

⑨ 弘景:**《集注》見《證類》卷6"獨活"** 陶隐居云:藥名無豚實,恐是蠡實。此州郡縣並是羌活,羌活形細而多節軟潤,氣息極猛烈。出益州北部西川爲獨活,色微白,形虚大,爲用亦相似而小不如……至易蛀,宜密器藏之。

⑩ 頌:**《圖經》見《證類》卷6"獨活"** 獨活、羌活,出雍州川谷,或隴西南安,今蜀漢出者佳。春生苗,葉如青麻。六月開花作叢,或黄或紫。結實時葉黄者是夾石上生,葉青者是土脉中生,此草得風不摇,無風自動,故一名獨摇草。二月、八月採根,暴乾用。《本經》云:二物同一類,今人以紫色而節密者爲羌活,黄色而作塊者爲獨活。一説:按陶隱居云:獨活生西川益州北部,色微白,形虚大,用與羌活相似。今蜀中乃有大獨活,類桔梗而大,氣味了不與羌活相類,用之微寒而少效。今又有獨活亦自蜀中來,形類羌活,微黄而極大,收時寸解乾之,氣味亦芳烈,小類羌活,又有槐葉氣者,今京下多用之,極效驗,意此爲真者,而市人或擇羌活之大者爲獨活,殊未爲當。大抵此物有兩種:西川者,黄色,香如蜜;隴西者,紫色,秦隴人呼爲山前獨活。古方但用獨活,今方既用獨活而又用羌活,兹爲謬矣……

西蜀者，黄色，香如蜜。隴西者，紫色，秦隴人呼爲山前獨活。古方但用獨活，今方既用獨活而又用羌活，兹爲謬矣。【機①曰】《本經》獨活一名羌活，本非二物。後人見其形色氣味不同，故爲異論。然物多不齊，一種之中自有不同。仲景治少陰所用獨活，必緊實者；東垣治太陽所用羌活，必輕虚者。正如黄芩取枯飄者名片芩治太陰，條實者名子芩治陽明之義同也。况古方但用獨活無羌活，今方俱用，不知病宜兩用耶？抑未之考耶？【時珍曰】獨活、羌活乃一類二種，以中國者爲獨活，西羌者爲羌活，蘇頌所説頗明。按王貺《易簡方》②云：羌活須用紫色有蠶頭鞭節者。獨活是極大羌活有臼如鬼眼者，尋常皆以老宿前胡爲獨活者，非矣。近時江淮山中出一種土當歸，長近尺許，白肉黑皮，氣亦芬香，如白芷氣，人亦謂之水白芷，用充獨活，解散亦或用之，不可不辨。

根。【修治】【斅③曰】采得細剉，以淫羊藿拌裛二日，暴乾去藿用，免煩人心。【時珍曰】此乃服食家治法，尋常去皮或焙用爾。

【氣味】苦、甘，平，無毒。【《别録》④曰】微温。【權⑤曰】苦、辛。【元素⑥曰】獨活微温，甘、苦、辛，氣味俱薄，浮而升，陽也，足少陰行經氣分之藥。羌活性温，辛、苦，氣味俱薄，浮而升，陽也，手足太陽行經風藥，並入足厥陰、少陰經氣分。【之才⑦曰】豚實爲之使。【弘景曰】藥無豚實，恐是蠡實也。【主治】風寒所擊，金瘡止痛，奔豚癇痓，女子疝瘕。久服輕身耐老。《本經》⑧。療諸賊風，百節痛風，無問久新。《别録》⑨。獨活：治諸中風濕冷，奔喘逆氣，皮膚苦痒，手足攣痛，勞損，風毒齒痛。羌活：治賊風失音不語，多痒，手足不遂，口面喎斜，遍身𤷼痺，血癩。甄權⑩。羌獨活：治

---

① 機：（**按**：或出《本草會編》。書佚，無可溯源。）

② 易簡方：**《全生指迷方》卷 2“風食”**　獨活湯……凡用獨活，紫色有成臼子者，蓋羌活極大而老者是。尋常所用白色者，乃老宿前胡也，慎不可用。（**按**：引文屬《全生指迷方》，撰者爲王貺。故書名系誤注。）

③ 斅：**《炮炙論》見《證類》卷 6“獨活”**　雷公云：採得後細剉，拌淫羊藿，裛二日後暴乾，去淫羊藿用，免煩人心。

④ 别録：見 879 頁注①。

⑤ 權：**《藥性論》見《證類》卷 6“獨活”**　獨活，君。味苦、辛……

⑥ 元素：**《醫學啓源》卷下“用藥備旨・獨活”**　氣微温，味甘、苦，平。足少陰腎引經藥也……性味薄而升……/**羌活**：氣微温，味甘、苦……手足太陽〔經〕風藥也……《主治秘要》云：性温味辛，氣味俱薄，浮而升，陽也……（**按**：《本草發揮》《湯液本草》均引上説，大同小異，然均無羌活“併入足厥陰少陰經氣分”之説。唯《湯液本草》有“羌活，足太陽、厥陰、少陰藥也”一句，乃出王好古，非張元素也。）

⑦ 之才：**古本《藥對》**見 879 頁注①括號中七情文。

⑧ 本經：見 879 頁注①白字。

⑨ 别録：見 879 頁注①。

⑩ 甄權：**《藥性論》見《證類》卷 6“獨活”**　獨活……能治中諸風濕冷，奔喘逆氣，皮肌苦癢，手足攣痛，勞損，主風毒齒痛。又云：羌活，君。味苦、辛，無毒。能治賊風，失音不語，多癢，血癩，手足不遂，口面喎邪，遍身𤷼痹。

一切風并氣，筋骨攣拳，骨節酸疼，頭旋目赤疼痛，五勞七傷，利五臟及伏梁水氣。大明①。治風寒濕痺，酸痛不仁，諸風掉眩，頸項難伸。李杲②。去腎間風邪，搜肝風，瀉肝氣，治項强腰脊痛。好古③。散癰疽敗血。元素④。

【發明】【恭⑤曰】療風宜用獨活，兼水宜用羌活。【劉完素⑥曰】獨活不摇風而治風，浮萍不沉水而利水，因其所勝而爲制也。【張元素⑦曰】風能勝濕，故羌活能治水濕。獨活與細辛同用，治少陰頭痛。頭運目眩，非此不能除。羌活與川芎同用，治太陽、少陰頭痛，透關利節，治督脉爲病，脊强而厥。【好古⑧曰】羌活乃足太陽、厥陰、少陰藥，與獨活不分二種。後人因羌活氣雄，獨活氣細。故雄者治足太陽風濕相搏，頭痛、肢節痛、一身盡痛者，非此不能除，乃却亂反正之主君藥也。細者治足少陰伏風，頭痛、兩足濕痺、不能動止者，非此不能治，而不治太陽之證。【時珍曰】羌活、獨活皆能逐風勝濕，透關利節，但氣有剛劣不同爾。《素問》⑨云：從下上者，引而去之。二味苦辛而温，味之薄者，陰中之陽，故能引氣上升，通達周身而散風勝濕。按《（文）〔史〕系》⑩曰：唐 劉師貞之兄病風，夢神人曰，但取胡王使者浸酒服便愈。師貞訪問皆不曉。復夢其母曰：胡王使者，即羌活也。求而用之，兄疾遂愈。【嘉謨⑪曰】羌活本手足太陽表裏引經之藥，又入足少陰、厥陰。名列君部之

---

① 大明：**《日華子》見《證類》卷6"獨活"** 羌活，治一切風并氣，筋骨拳攣，四肢羸劣，頭旋，明目，赤疼及伏梁水氣，五勞七傷，虚損冷氣，骨節痠疼，通利五藏……

② 李杲：**《珍珠囊·諸品藥性主治指掌》(《醫要集覽》本)"獨活"** ……諸風掉眩，頸項難伸；風寒濕痺，兩足不用……

③ 好古：**《湯液大法》卷3"膀胱"** 是動則病……項似拔，脊痛，腰似折（獨活）/**"肝"** 聚則宜通，氣（獨活）/風實則泄（獨活）。

④ 元素：**《本草發揮》卷1"羌活"** 潔古云：羌活……除癰疽敗血……

⑤ 恭：**《唐本草》見《證類》卷6"獨活"** 《唐本》注云：療風宜用獨活，兼水宜用羌活。

⑥ 劉完素：**《保命集》卷上"本草論第九"** ……萍不沉水，可以勝酒。獨活不摇風，可以治其風，所謂其因所勝而爲之用制也如此……

⑦ 張元素：**《醫學啓源》卷下"用藥備旨·獨活"** ……若與細辛同用，治少陰〔經〕頭痛……治風〔須〕用，及能燥濕。經云：風能勝濕。又云：苦頭眩目運，非此不能除……/"用藥備旨·羌活"加川芎治〔足〕太陽、少陰頭痛，透關利節。（**按**：時珍所引"治督脉爲病，脊强而厥"未能溯得其源。）

⑧ 好古：**《湯液本草》卷3"羌活"** 《液》云：君藥也，非無爲之主，乃却亂反正之主。太陽經頭痛，肢節痛，一身盡痛，非此不治。又云：羌治，足太陽、厥陰、少陰藥也。與獨活不分二種，後人用羌活，多用鞭節者；用獨活，多用鬼眼者。羌活則氣雄，獨活則氣細，故雄者入足太陽，細者入足少陰也……

⑨ 素問：**《素問·陰陽應象大論》** ……其高者，因而越之。（越，謂越揚也。）其下者，引而竭之。（引，謂泄引也。）

⑩ 史系：**《御覽》卷414"孝下"** 《史系》……又曰：劉師貞……兄有疾，經旬不差。師貞衣不解結，日一食，爲讀《道釋經》。夢神人曰：若兄苦風，取胡王使者酒漬，服愈。師貞自求之藥肆，皆不曉。因夢見其母曰：胡王使者，羌活也。覺而求之，兄疾遂愈……

⑪ 嘉謨：**《蒙筌》卷1"羌活"** ……是知羌活本手足太陽表裏引經之藥，而又入足少陰、厥陰二經，名列君部之中，非此柔懦之主。此誠撥亂反正，大有作爲者也。故小無不入，大無不通，能散肌表八風之邪，善利周身百節之痛。排巨陽肉腐之疽，除新舊風濕之證。

中，非比柔懦之主。小無不入，大無不通。故能散肌表八風之邪，利周身百節之痛。

【附方】舊七，新七。中風口噤，通身冷，不知人。獨活四兩，好酒一升，煎半升服。《千金方》①。中風不語。獨活一兩，酒二升，煎一升，大豆五合，炒有聲，以藥酒熱投，蓋之良久，温服三合，未瘥再服。陳延之《小品方》②。熱風癱瘓常舉發者。羌活二斤，構子一升，爲末。每酒服方寸匕，日三服。《廣濟方》③。産後中風，語澁，四肢拘急。羌活三兩，爲末。每服五錢，酒、水各一盞，煎減半服。《小品方》④。産後風虚。獨活、白鮮皮各三兩，水三升，煮取一升半，分三服。耐酒者入酒同煮。《小品方》⑤。産後腹痛。羌活二兩，煎酒服。《必效方》⑥。産腸脱出。方同上。《子母秘録》⑦。妊娠浮腫。羌活、蘿蔔子同炒香，只取羌活爲末。每服二錢，温酒調下，一日一服，二日二服，三日三服。乃嘉興主簿 張昌時所傳。許學士《本事方》⑧。風水浮腫。方同上。歷節風痛。獨活、羌活、松節等分，用酒煮過，每日空心飲一盃。《外臺秘要》⑨。風牙腫痛。《肘後方》⑩用獨活煮酒熱漱之。○文潞公《藥準》⑪用獨活、地黄各三兩，爲末。每服三錢，水一盞煎，和滓温服，卧時再服。喉閉口噤。羌活三兩，牛蒡子二兩，水煎一鍾，入白礬少許，灌之取效。《聖濟録》⑫。睛垂至鼻。人睛忽垂至鼻，如黑角色，痛不可忍，或時時大便血

---

① 千金方：**《證類》卷6"獨活"** 《千金方》：治中風通身冷，口噤不知人，獨活四兩，好酒一升，煎取半升，分温再服。（**按**：今本《千金方》無此方。）

② 小品方：**《證類》卷6"獨活"** 《經驗後方》：治中風不語。獨活一兩，剉，酒二升，煎一升，大豆五合炒有聲，將藥酒熱投，蓋良久，温服三合，未差再服。（**按**：誤注出處。）

③ 廣濟方：**《外臺》卷14"癱瘓風方四首"** 又療熱風癱瘓常發者方。羌活二斤、穀子一升五合，水中取沉者。右二味，搗篩爲散，酒服方寸匕，日三服，稍加之，無忌。

④ 小品方：**《證類》卷6"獨活"** 《小品方》……又方：治産後中風語澀，四肢拘急。羌活三兩，爲末。每服五錢，水、酒各半盞煎，去滓温服。《經驗方》同。

⑤ 小品方：**《證類》卷6"獨活"** 《小品方》：治産後風虚，獨活湯主之。又白鮮皮湯主之，亦可與獨活合白鮮皮各三兩，水三升，煮取一升半，分三服。耐酒者，可以酒水中煮之佳。用白鮮亦同法。

⑥ 必效方：**《證類》卷6"獨活"** 《必效方》：治産後腹中絞刺疼痛。羌活二兩，酒二升，煎取一升去滓，爲二服。

⑦ 子母秘録：**《證類》卷6"獨活"** 《子母秘録》：治中風腹痛，或子腸脱出：酒煎羌活取汁服。

⑧ 本事方：**《本事方》卷4"腫滿水氣蠱脹"** 治水氣，羌活散：羌活、蘿蔔子（各等分）。右同炒香熟，去蘿蔔子不用，末之，温酒調下二錢，一日一服，二日二服，三日三服，取效。嘉興主簿張昌時傳方。

⑨ 外臺秘要：（**按**：已查原書，未能溯得其源。）

⑩ 肘後方：**《證類》卷6"獨活"** 《肘後方》：治風齒疼，頰腫，獨活酒煮，熱含之。

⑪ 藥準：**《證類》卷6"獨活"** 文潞公：治牙齒，風上攻腫痛。獨活、地黄各三兩，末。每服三錢，水一盞煎，和滓温服。卧時再用。

⑫ 聖濟録：**《太平聖惠方》卷35"治咽喉閉塞口噤諸方"** 治咽喉閉塞，口噤……又方：羌活（三兩，細剉）、牛蒡子（二兩，杵羅爲末）。右件藥先以水三大盞，煎羌活取一大盞半，去滓，入白礬灰一分攪令匀，每取一小盞調下牛蒡末二錢，每服仍先以木尺格牙，撥開口灌之，得吐爲效。（**按**：《聖濟總録》無此方，誤注出處。）

出痛，名曰肝脹。用羌活煎汁，服數盞自愈。○夏子益《奇疾方》①。太陽頭痛。羌活、防風、紅豆等分，爲末，嗃鼻。《玉機微義》②。

土當歸《綱目》

【集解】

根。【氣味】辛，温，無毒。【主治】除風和血，煎酒服之。閃拗手足，同荆芥、葱白煎湯淋洗之。時珍。○出《衛生易簡方》③。

都管草宋《圖經》④

【集解】【頌⑤曰】都管草生宜州田野，根似羌活，頭歲長一節，苗高一尺許，葉似土當歸，有重臺，二月、八月采根，陰乾。施州生者作蔓，又名香毬。蔓長丈餘，赤色，秋結紅實，四時皆有，采其根枝，淋洗風毒瘡腫。【時珍曰】按范成大《桂海志》⑥云：廣西出之，一莖六葉。

根。【氣味】苦、辛，寒，無毒。

【主治】風腫癰毒赤疣，以醋摩塗之。亦治咽喉腫痛，切片含之，立愈。蘇頌⑦。解蜈蚣、蛇毒。時珍。

升麻《本經》⑧上品

【釋名】周麻。【時珍曰】其葉似麻，其性上升，故名。按張揖《廣雅》⑨及《吴普本草》⑩並云，升麻一名周升麻。則"周"或指周地，如今人呼川升麻之義。今《别録》作周麻，非省文，即脱

---

① 奇疾方：**《傳信適用方》卷下"夏子益治奇疾方三十八道"** 第十三：眼睛垂出至鼻，如黑角色，痛不可忍，或時時大便血出，名曰肝脹。治用煎羌活汁，服數盞，自愈。

② 玉機微義：**《玉機微義》卷34"搐藥"** 太陽經嚏藥：防風（二分）、羌活（三分）、紅豆（二箇）。右爲末，鼻内搐之。

③ 衛生易簡方：**《衛生易簡方》卷9"折傷"** 治閃拗手足疼痛……治傷重者，用生葱、荆芥、土當歸煎湯，温熱淋洗。

④ 圖經：**《圖經》見《證類》卷30"施州都管草"** 曰：都管草生施州及宜州田野。味苦、辣，性寒。主風癰腫毒，赤疣，以醋摩其根塗之。亦治喉咽腫痛，切片含之，立愈。其根似羌活頭，歲長一節，高一尺許。葉似土當歸，有重台生。二月、八月採根，陰乾。施州生者作蔓，又名香毬，蔓長丈餘，赤色，秋結紅實，四時皆有，採其根枝，煎湯淋洗，去風毒瘡腫。

⑤ 頌：見上注。

⑥ 桂海志：**《桂海虞衡志·志草木》** 都管草，一莖六葉。辟蜈蚣、蛇。

⑦ 蘇頌：見本頁注④。

⑧ 本經：（**按**：《證類》諸本作"别録"。《御覽》引作《本草經》"升麻"。疑時珍從《御覽》所引。）

⑨ 廣雅：**《御覽》卷990"升麻"** 《廣雅》曰：周升麻，升麻也。

⑩ 吴普本草：**《御覽》卷990"升麻"** 《本草經》曰：升麻，一名周升麻……

誤也。

【集解】【《别録》①曰】升麻生益州山谷，二月、八月采根，日乾。【弘景②曰】舊出寧州者第一，形細而黑，極堅實。今惟出益州，好者細削，皮青緑色，謂之雞骨升麻。北部亦有而形虚大，黄色。建平亦有而形大味薄，不堪用。人言是落新婦根，不然也。其形相似，氣色非也。落新婦亦解毒，取葉挼作小兒浴湯，主驚忤。【藏器③曰】落新婦今人多呼爲小升麻，功用同於升麻，亦大小有殊也。【志④曰】升麻，今嵩高出者色青，功用不如蜀者。【頌⑤曰】今蜀漢、陝西、淮南州郡皆有之，以蜀川者爲勝。春生苗，高三尺以來。葉似麻葉，並青色。四月、五月着花，似粟穗，白色。六月以後結實，黑色。根如蒿根，紫黑色，多鬚。

根。【修治】【斅⑥曰】采得刮去粗皮，用黄精自然汁浸一宿，暴乾，剉，蒸再暴用。【時珍曰】今人惟取裹白外黑而緊實者，謂之鬼臉升麻，去鬚及頭蘆，剉用。

【氣味】甘、苦，平、微寒，無毒。【元素⑦曰】性温，味辛微苦，氣味俱薄，浮而升，陽也，爲足陽明、太陰引經的藥。得葱白、白芷，亦入手陽明、太陰。【杲⑧曰】引葱白，散手陽明風邪。引石膏，止陽明齒痛。人參、黄耆，非此引之，不能上行。【時珍曰】升麻，同柴胡，引生發之氣上行；同葛根，能發陽明之汗。

【主治】解百毒，殺百精老物殃鬼，辟瘟疫瘴氣、邪氣蠱毒，入口皆吐

---

① 别録：**《别録》見《證類》卷6"升麻"**　味甘、苦，平、微寒，無毒。主解百毒，殺百精老物殃鬼，辟温疫，瘴氣，邪氣，蠱毒。入口皆吐出，中惡腹痛，時氣毒癘，頭痛寒熱，風腫諸毒，喉痛口瘡。久服不夭，輕身長年。一名周麻。生益州山谷。二月、八月採根，日乾。

② 弘景：**《集注》見《證類》卷6"升麻"**　陶隱居云：舊出寧州者第一，形細而黑，極堅實，頃無復有。今惟出益州，好者細削，皮青緑色，謂之雞骨升麻。北部間亦有，形又虚大，黄色。建平間亦有，形大味薄，不堪用。人言是落新婦根，不必爾。其形自相似，氣色非也。落新婦亦解毒，取葉挼作小兒浴湯，主驚忤。

③ 藏器：**《拾遺》見《證類》卷6"獨活"**　陳藏器云：陶云人言升麻是落新婦根，非也，相似耳。解毒取葉作小兒浴湯，主驚。按今人多呼小升麻爲落新婦，功用同于升麻，亦大小有殊。

④ 志：**《開寶》見《證類》卷6"獨活"**　今按《别本》注云：今嵩高出者色青，功用不如蜀者。

⑤ 頌：**《圖經》見《證類》卷6"獨活"**　升麻，生益州川谷，今蜀漢、陝西、淮南州郡皆有之，以蜀川者爲勝。春生苗，高三尺以來。葉似麻葉，並青色。四月、五月著花似粟穗，白色。六月以後結實，黑色。根紫如蒿根，多鬚。

⑥ 斅：**《炮炙論》見《證類》卷6"獨活"**　雷公曰：採得了，刀刮上麤皮一重了，用黄精自然汁浸一宿，出，暴乾，細剉，蒸了，暴乾用之。

⑦ 元素：**《醫學啓源》卷下"用藥備旨・升麻"**　氣平，味微苦，足陽明胃、足太陰脾引經藥……若得葱白、香芷之類，亦能走手陽明、太陽……《主治秘要》云：性温味辛，氣味俱薄，浮而升，陽也……

⑧ 杲：**《本草發揮》卷1"升麻"**　東垣云……又云：引葱白，散手陽明之風邪。引石膏，止足陽明之齒痛。/**《内外傷辨惑論》卷中"四時用藥加減法"**　升陽順氣湯……脾胃不足之證，須用升麻、柴胡……引黄芪、人參、甘草甘温之氣味上行，充實腠理，使陽氣得衛外而爲固也。/**《湯液本草》卷4"人參"**　《象》云……非升麻爲引用，不能補上升之氣，升麻一分、人參三分，爲相得也。(**按**："人參、黄芪，非此引之，不能上行"一句，乃時珍據東垣相關書中同類論説概括而成。)

出，中惡腹痛，時氣毒癘，頭痛寒熱，風腫諸毒，喉痛口瘡。久服不夭，輕身長年。《本經》①。安魂定魄，鬼附啼泣，疳䘌，遊風腫毒。大明②。小兒驚癇，熱壅不通。療癰腫，豌豆瘡，水煎綿沾拭瘡上。甄權③。治陽明頭痛，補脾胃，去皮膚風邪，解肌肉間風熱，療肺痿欬唾膿血，能發浮汗。元素④。牙根浮爛惡臭，太陽鼽衄，爲瘡家聖藥。好古⑤。消斑疹，行瘀血，治陽陷眩運，胸脇虚痛，久泄下痢，後重遺濁，帶下崩中，血淋下血，陰痿足寒。時珍。

【發明】【元素⑥曰】補脾胃藥非此爲引用不能取效，脾痺非此不能除。其用有四：手足陽明引經一也，升陽氣於至陰之下二也，去至高之上及皮膚風邪三也，治陽明頭痛四也。【杲⑦曰】升麻發散陽明風邪，升胃中清氣，又引甘温之藥上升，以補衛氣之散而實其表。故元氣不足者，用此於陰中升陽，又緩帶脉之縮急。此胃虚傷冷，鬱遏陽氣於脾土者，宜升麻、葛根以升散其火鬱。【好古⑧曰】升麻葛根湯乃陽明發散藥。若初病太陽證便服之，發動其汗，必傳陽明，反成其害也。朱肱《活人書》言瘀血入裏，吐血衄血者，犀角地黄湯乃陽明經聖藥。如無犀角，以升麻代之。二物性味相遠，何以代之？蓋以升麻能引地黄及餘藥同入陽明也。【時珍曰】升麻引陽明清氣上行，柴胡引少陽清氣上行。此乃禀賦素弱，元氣虚餒，及勞役饑飽生冷内傷，脾胃引經最要藥也。升麻葛根湯乃

---

① 本經：見 884 頁注①。（**按**：誤注出處，當出《别録》。）

② 大明：**《日華子》見《證類》卷 6“獨活”**　安魂定魄，并鬼附啼泣，遊風腫毒，口氣疳䘌。又名落新婦。

③ 甄權：**《藥性論》見《證類》卷 6“獨活”**　蜀升麻，主治小兒風，驚癇，時氣熱疾，能治口齒，風䘌腫疼，牙根浮爛惡臭，熱毒膿血，除心肺風毒熱，壅閉不通，口瘡，煩悶。療癰腫，豌豆瘡，水煎綿沾拭瘡上。主百邪鬼魅。

④ 元素：**《醫學啓源》卷下“用藥備旨・升麻”**　……若補其脾胃，非此爲引用不能補……能解肌肉間熱，此手足陽明〔經傷〕風之的藥也。《主治秘要》云……陽明〔經〕分頭痛，三也。去〔風邪在皮膚〕及至高之上，四也……/**《湯液本草》卷 3“升麻”**　《訣》云：主肺痿欬唾膿血，能發浮汗。（**按**：《湯液本草》所引“訣云”，時珍或認定即張元素《主治秘訣》，故糅合之。）

⑤ 好古：（**按**：查王好古相關書，未能溯得其源。升麻治“牙根浮爛惡臭”，可見於《本草發揮》卷 1“升麻”。《湯液本草》提到的“瘡家聖藥”是“連翹”。）

⑥ 元素：**《醫學啓源》卷下“用藥備旨・升麻”**　……若補其脾胃，非此爲引用不能補……《主治秘要》云……其用有四：手足陽明引經，一也；升陽於至陰之下，二也；陽明〔經〕分頭痛，三也；去〔風邪在皮膚〕及至高之上，四也。又云……脾痹非升麻不能除。

⑦ 杲：**《本草發揮》卷 1“升麻”**　東垣云：主發散陽明經風邪，元氣不足者用此於陰中，以升其陽氣上行也……/**《内外傷辨惑論》卷中“飲食勞倦論”**　補中益氣湯……胃中清氣在下，必加升麻、柴胡以引之，引黄芪、人參、甘草甘温之氣味上升，能補衛氣之散解而實其表也；又緩帶脈之縮急……/**卷中“暑傷胃氣論”**　升陽散火湯……又有胃虚過食冷物，鬱遏陽氣於脾土之中，并宜服之。（**按**：升陽散火湯中，升麻、葛根爲首藥。）

⑧ 好古：**《湯液本草》卷 3“升麻”**　……東垣云：升麻入足陽明，若初病太陽證便服升麻、葛根，發出陽明經汗，或失之過，陽明經燥，太陽經不可解，必傳陽明矣。投湯不當，非徒無益，而又害之也。朱氏云：瘀血入裏，若衄血吐血者，犀角地黄湯，乃陽明經聖藥也。如無犀角，以升麻代之。升麻、犀角，性味相遠，不同，何以代之？蓋以升麻止是引地黄及餘藥，同入陽明耳。

發散陽明風寒藥也。時珍用治陽氣鬱遏,及元氣下陷諸病,時行赤眼,每有殊效。神而明之,方可執泥乎?一人素飲酒,因寒月哭母受冷,遂病寒中,食無薑蒜,不能一啜。至夏酷暑,又多飲水,兼懷怫鬱。因病右腰一點脹痛,牽引右脇,上至胸口,則必欲卧。發則大便裹急後重,頻欲登圊,小便長而數,或吞酸,或吐水,或作瀉,或陽痿,或厥逆,或得酒少止,或得熱稍止。但受寒食寒,或勞役,或入房,或怒,或饑,即時舉發。一止則諸證泯然,如無病人,甚則日發數次。服温脾、勝濕、滋補、消導諸藥,皆微止隨發。時珍思之,此乃飢飽勞逸,内傷元氣,清陽陷遏,不能上升所致也。遂用升麻葛根湯合四君子湯,加柴胡、蒼术、黄耆煎服,服後仍飲酒一二盃助之。其藥入腹,則覺清氣上行,胸膈爽快,手足和煖,頭目精明,神采迅發,諸證如掃。每發一服即止,神驗無比。若減升麻、葛根,或不飲酒,則效便遲。大抵人年五十以後,其氣消者多,長者少;降者多,升者少;秋冬之令多,而春夏之令少。若禀受弱而有前諸證者,並宜此藥活法治之。《素問》①云:"陰精所奉其人壽,陽精所降其人夭。"千古之下,窺其奥而闡其微者,張潔古、李東垣二人而已。外此則著《參同契》、《悟真篇》者,旨與此同也。又升麻能解痘毒,惟初發熱時,可用解毒。痘已出後,氣弱或泄瀉者,亦可少用。其升麻葛根湯,則見斑後必不可用,爲其解散也。本草以升麻爲解毒、吐蠱毒要藥,蓋以其爲陽明本經藥。而性又上升故也。按《范石湖文集》②云:李燾爲雷州推官,鞠獄得治蠱方:毒在上用升麻吐之,在腹用鬱金下之,或合二物服之,不吐則下。此方活人甚多也。

【附方】舊五,新八。服食丹砂。石泉公 王方慶《嶺南方》云:南方養生治病,無過丹砂。其方用升麻末三兩,研鍊過,光明砂一兩,以蜜丸梧子大,每日食後服三丸。蘇頌《圖經本草》③。豌豆斑瘡。比歲有病天行發斑瘡,頭面及身須臾周匝,狀如火燒瘡,皆戴白漿,隨决隨生,不治數日必死。瘥後瘢黯,彌歲方减,此惡毒之氣所爲。云晉元帝時,此病自西北流起,名虜瘡。以蜜煎升麻,時時食之。并以水煮升麻,綿沾拭洗之。葛洪《肘後方》④。辟瘴明目。七物升麻丸:升麻、犀角、黄芩、朴硝、巵子、大黄各二兩,豉二升,微熬同搗末,蜜丸梧子大。覺四肢大熱,大便難,即服三十丸,取微利爲度。若四肢小熱,只食後服二十丸。非但辟瘴,甚能明目。王方慶《嶺南方》⑤。

---

① 素問:**《素問・五常政大論》** ……帝曰:其於壽夭何如?(言土地居人之壽夭。)岐伯曰:陰精所奉其人壽,陽精所降其人夭。

② 范石湖文集:**《升菴集》卷70"治蠱方"** 蠱毒在上,則服升麻吐之。在腹,則服鬱金下之。或合升麻、鬱金服之,不吐則下。宋李巽巖侍郎燾爲雷州推官,鞫獄得此方,活人甚多。見《范石湖集》。

③ 圖經本草:**《圖經》見《證類》卷6"升麻"** ……石泉公王方慶《嶺南方》:服乳石補壅法云:南方養生治病,無過丹砂。其方用升麻末三兩,研煉了。光明砂一兩,二物相合,蜜丸如梧子,每日食後服三丸……

④ 肘後方:**《肘後方》卷2"治傷寒時氣温病方第十三"** 比歲有病時行,仍發瘡,頭面及身須臾周匝,狀如火瘡,皆戴白漿,隨决隨生,不即治,劇者多死。治得瘥後,瘡瘢紫黑,彌歲方滅。此惡毒之氣。世人云:(永)〔元〕徽四年,此瘡從西東流,遍於海中,煮葵菜,以蒜齏啖之即止。初患急食之,少飯下菜亦得。以建武中於南陽擊虜所得,仍呼爲虜瘡。諸醫參詳作治,用之有效方:取好蜜通身上摩。亦可以蜜煎升麻,並數數食。

⑤ 嶺南方:**《圖經》見《證類》卷6"升麻"** ……石泉公王方慶《嶺南方》……又有七物升麻丸:升麻、犀角、黄芩、朴消、梔子、大黄各二兩,豉二升,微熬,同擣散,蜜丸。覺四肢大熱,大便難,即服三十丸,取微利爲知。若四肢小熱,於食上服二十丸,非但辟瘴,兼甚明目。

卒腫毒起。升麻磨醋頻塗之。《肘後方》①。**喉痺作痛**。升麻片含嚥。或以半兩煎服，取吐。《直指方》②。**胃熱齒痛**。升麻煎湯飲，熱漱嚥之，解毒。或加生地黄。《直指方》③。**口舌生瘡**。升麻乙兩，黄連三分，爲末，綿裹含嚥。《本事方》④。**熱疿瘙痒**。升麻煎湯飲，并洗之。《千金方》⑤。**小兒尿血**。蜀升麻五分，水五合，煎一合，服之。一歲兒一日一服。姚和衆《至寶方》⑥。**産後惡血**不盡，或經月半年。以升麻三兩，清酒五升，煮取二升，分半再服。當吐下惡物，極良。《千金翼方》⑦。**解莨菪毒**。升麻煮汁，多服之。《外臺秘要》⑧。**挑生蠱毒**，野葛毒，並以升麻多煎，頻飲之。《直指方》⑨。**射工溪毒**。升麻、烏翣煎水服，以滓塗之。《肘後方》⑩。

苦參《本經》⑪中品

【釋名】苦蘵《本經》⑫、苦骨《綱目》、地槐《别録》⑬、水槐《本經》、菟槐《别録》、驕槐《别録》、野槐《綱目》、白莖《别録》。又名岑莖、禄白、陵郎、虎麻。【時珍曰】苦以味名，參以功名，槐以葉形名也。苦蘵與菜部苦蘵同名異物。

---

① 肘後方：**《肘後方》卷5"治癰疽妒乳諸毒腫方第三十六"** 葛氏卒毒腫起，急痛方……又方：又苦酒磨升麻，若青木香或紫檀，以磨敷上，良。

② 直指方：**《直指方》卷21"咽喉證治"** 又熱閉方：川升麻半兩，上剉，井水濃煎服，少頃，吐出毒氣。

③ 直指方：**《直指方》卷21"齒病證治"** 又法：川升麻煎湯漱咽，解毒。

④ 本事方：**《本事方》卷5"眼目頭面口齒鼻舌唇耳"** 口瘡方：升麻一兩一分、黄連三分，右細末，綿裹含汁咽。

⑤ 千金方：**《普濟方》卷274"疿瘡"** 治暑月汗漬腋下赤腫及疿瘡……又方：用升麻煎湯洗。仍須先飲一盞，如神。（**按**：今本《千金方》未見此方。）

⑥ 至寶方：**《證類》卷6"升麻"** 姚和衆：小兒尿血。蜀升麻五分，水五合，煎取一合，去滓，一歲兒，一日服盡。

⑦ 千金翼方：**《千金翼》卷6"惡露第四"** 升麻湯：治産後惡物不盡，或經一月、半歲、一歲。升麻三兩，以酒五升，煮取二升，分再服，當吐下惡物莫怪之，極良。

⑧ 外臺秘要：**《外臺》卷31"解諸藥草中毒方二十九首"** 又中莨菪毒方：薺苨、甘草、升麻、犀角、蟹汁，並解之。

⑨ 直指方：**《直指方》卷25"中諸毒證治"** 治挑生毒、蠱毒、野葛毒方：川升麻多煎，頻服。

⑩ 肘後方：**《肘後方》卷7"治卒中射工水弩毒方第六十二"** 若見身中有此四種瘡處，便急療之……又方：升麻、烏翣（各二兩），水三升，煮取一升，盡服之。滓敷瘡上。不瘥更作。（姚同。）更加犀角二兩。

⑪ 本經：**《本經》《别録》（《藥對》）見《證類》卷8"苦參"** 味苦，寒，無毒。主心腹結氣，癥瘕積聚，黄疸，溺有餘瀝，逐水，除癰腫，補中，明目止淚，養肝膽氣，安五藏，定志益精，利九竅，除伏熱腸澼，止渴，醒酒，小便黄赤，療惡瘡、下部䘌，平胃氣，令人嗜食、輕身。一名水槐，一名苦蘵（音識），一名地槐，一名菟槐，一名驕槐，一名白莖，一名虎麻，一名岑莖，一名禄白，一名陵郎。生汝南山谷及田野。三月、八月、十月採根，暴乾。（玄參爲之使，惡貝母、漏蘆、菟絲，反藜蘆。）

⑫ 本經：見上注白字。（**按**："釋名"項下"本經"同此。）

⑬ 别録：見上注。（**按**："釋名"項下"别録"同此。）

【集解】【《别録》①曰】苦參生汝南山谷及田野，三月、八月、十月采根，暴乾。【弘景②曰】近道處處有之。葉極似槐葉，花黄色，子作莢，根味至苦惡。【頌③曰】其根黄色，長五七寸許，兩指粗細。三五莖並生，苗高三四尺以來。葉碎，青色，極似槐葉，春生冬凋。其花黄白色，七月結實如小豆子。河北生者無花子。五月、六月、十月采根，暴乾。【時珍曰】七八月結角如蘿蔔子，角内有子二三粒，如小豆而堅。

根。【修治】【斅④曰】采根，用糯米濃泔汁浸一宿，其腥穢氣並浮在水面上，須重重淘過，即蒸之，從巳至申，取晒切用。

【氣味】苦，寒，無毒。【之才⑤曰】玄參爲之使，惡貝母、兔絲、漏蘆，反藜蘆。【時珍曰】伏汞，制雌黄、焰硝。

【主治】心腹結氣，癥瘕積聚，黄疸，溺有餘瀝，逐水，除癰腫，補中，明目止淚。《本經》⑥。養肝膽氣，安五臟，平胃氣，令人嗜食。輕身，定志益精，利九竅，除伏熱腸澼，止渴醒酒，小便黄赤，療惡瘡、下部䘌。《别録》⑦。漬酒飲，治疥殺蟲。弘景⑧。治惡蟲、脛酸。蘇恭⑨。治熱毒風，皮肌煩躁生瘡，赤癩眉脱，除大熱嗜睡，治腹中冷痛，中惡腹痛。甄權⑩。殺疳蟲。炒存性，米飲服，治腸風瀉血并熱痢。大明⑪。

【發明】【元素⑫曰】苦參味苦，氣沉純陰，足少陰腎經君藥也。治本經須用，能逐濕。【頌⑬

---

① 别録：見887頁注⑪。

② 弘景：**《集注》見《證類》卷8"苦參"**　陶隱居云：今出近道，處處有。葉極似槐樹，故有槐名，花黄，子作莢，根味至苦惡……

③ 頌：**《圖經》見《證類》卷8"苦參"**　苦參，生汝南山谷及田野，今近道處處皆有之。其根黄色，長五、七寸許，兩指麤細。三五莖並生，苗高三二尺已來。葉碎青色，極似槐葉，故有水槐名，春生冬凋。其花黄白，七月結實如小豆子。河北生者無花子。五月、六月、八月、十月採根，暴乾用……

④ 斅：**《炮炙論》見《證類》卷8"苦參"**　雷公云：凡使，不計多少，先須用糯米濃泔汁浸一宿，上有腥穢氣，並在水面上浮，並須重重淘過，即蒸，從巳至申出，曬乾，細剉用之。

⑤ 之才：**古本《藥對》**見887頁注⑪本經括號中七情文。

⑥ 本經：見887頁注⑪白字。

⑦ 别録：見887頁注⑪。

⑧ 弘景：**《集注》見《證類》卷8"苦參"**　……病人酒漬飲之多差。患疥者，一兩服亦除，蓋能殺蟲。

⑨ 蘇恭：**《唐本草》見《證類》卷8"苦參"**　《唐本》云：治脛酸，療惡蟲。

⑩ 甄權：**《藥性論》見《證類》卷8"苦參"**　苦參能治熱毒風，皮肌煩燥生瘡，赤癩眉脱，主除大熱、嗜睡，治腹中冷痛，中惡腹痛，除體悶，治心腹積聚。不入湯用。

⑪ 大明：**《日華子》見《證類》卷8"苦參"**　殺疳蟲，炒帶煙出爲末，飯飲下，治腸風瀉血并熱痢。

⑫ 元素：**《本草發揮》卷2"苦參"**　潔古云：苦參，氣寒味苦，是少陰腎經之君藥也。治本經須用。《主治秘訣》云：苦，陰，氣沉。逐濕。

⑬ 頌：**《圖經》見《證類》卷8"苦參"**　……古今方用治瘡疹最多……

曰】古今方用治風熱瘡疹最多。【宗奭①曰】沈存中《筆談》載其苦腰重,久坐不能行。有一將佐曰:此乃病齒數年,用苦參揩齒,其氣味入齒傷腎所致也。後有太常少卿舒昭亮,亦用苦參揩齒,歲久亦病腰。自後悉不用之,腰疾皆愈。此皆方書不載者。【震亨②曰】苦參能峻補陰氣,或得之而致腰重者,因其氣降而不升也,非傷腎之謂也。其治大風有功,況風熱細疹乎?【時珍曰】子午乃少陰君火對化,故苦參、黄蘗之苦寒皆能補腎,蓋取其苦燥濕、寒除熱也。熱生風,濕生蟲,故又能治風殺蟲。惟腎水弱而相火勝者,用之相宜。若火衰精冷,真元不足,及年高之人,不可用也。《素問》③云:"五味入胃,各歸其所喜攻。久而增氣,物化之常也。氣增而久,夭之由也。"王冰註云:"入肝爲温,入心爲熱,入肺爲清,入腎爲寒,入脾爲至陰而兼四氣,皆爲增其味而益其氣,各從本臟之氣。故久服黄連、苦參而反熱者,此其類也。氣增不已,則臟氣有偏勝,偏勝則臟有偏絶,故有暴夭。是以藥不具五味,不備四氣,而久服之,雖且獲勝,久必暴夭。但人疏忽,不能精候爾。"張從正④亦云:"凡藥皆毒也。雖甘草、苦參,不可不謂之毒。久服則五味各歸其臟,必有偏勝氣增之患。"諸藥皆然,學者當觸類而長之可也。至於飲食亦然。又按《史記》⑤云:太倉公 淳于意醫齊大夫病齲齒,灸左手陽明脉,以苦參湯日漱三升,出入五六日,其風愈。此亦取其去風氣濕熱、殺蟲之義。

【附方】舊九,新一十九。**熱病狂邪**。不避水火,欲殺人。苦參末,蜜丸梧子大。每服十丸,薄荷湯下。亦可爲末,二錢,水煎服。《千金方》⑥。**傷寒結胸**。天行病四五日,結胸滿痛壯

---

① 宗奭:**《衍義》卷9"苦參"** 有朝士苦腰重,久坐,旅拒十余步,然後能行。有一將佐謂朝士曰:見公日逐以藥揩齒,得無用苦參否?曰:始以病齒,用苦參已數年。此病由苦參入齒,其氣味傷腎,故使人腰重。後有太常少卿舒昭亮,用苦參揩齒,歲久亦病腰。自後悉不用,腰疾皆愈。此皆方書舊不載者。/**《夢溪筆談》卷18"技艺"** ……又予嘗苦腰重,久坐則旅距十餘步,然後能行。有一將佐見予曰:得無用苦參潔齒否?予時以病齒,用苦參數年矣。曰:此病由也。苦參入齒,其氣傷腎,能使人腰重。後有太常少卿舒昭亮,用苦參揩齒,歲久亦病腰。自後悉不用苦參,腰疾皆愈。此皆方書舊不載者。

② 震亨:**《衍義補遺·苦參》** 屬水而有火。能峻補陰氣,或得之而致腰重者,以其氣降而不升也,非傷腎之謂。治大風有功,況風熱細疹乎?

③ 素問:**《素問·至真要大論》** ……夫五味入胃,各歸所喜攻。酸先入肝,苦先入心,甘先入脾,辛先入肺,鹹先入腎……久而增氣,物化之常也。氣增而久,夭之由也。(夫入肝爲温,入心爲熱,入肺爲清,入腎爲寒,入脾爲至陰,而四氣兼之,皆爲增其味,而益其氣,故各從本藏之氣用爾。故久服黄連、苦參而反熱者,此其類也。餘味皆然。但人疎忽,不能精候矣。故曰久而增氣,物化之常也。氣增不已,益歲年則藏氣偏勝,氣有偏勝,則有偏絶,藏有偏絶,則有暴夭者,故曰氣增而久,夭之由也。是以正理觀,化藥集商,較服餌曰:藥不具五味,不備四氣而久服之,雖且獲勝,益久必致暴夭,此之謂也……)

④ 張從正:**《儒門事親》卷2"推原補法利害非輕説十七"** 凡藥皆毒也。非止大毒,小毒謂之毒,雖甘草、苦參,不可不謂之毒。久服必有偏勝氣增,而久夭之由也。是以君子貴流不貴滯,貴平不貴强。

⑤ 史記:**《史記·扁鵲倉公列傳》** 齊中大夫病齲齒(《正義》齲,上丘羽反。《釋名》云:齲,朽也,蟲齧之,缺朽也。),臣意灸其左大陽明脉,即爲苦參湯,日嗽三升,出入五六日,病已。得之風,及卧開口,食而不嗽。

⑥ 千金方:**《千金方》卷14"風癲第五"** 主狂邪發無常,被頭大唤欲殺人,不避水火方……又方:單服苦參五斤,蜜和丸如酸棗,十丸。

熱。苦參一兩,以醋三升,煮取一升二合,飲之取吐即愈。天行毒病,非苦參、醋藥不解,及温覆取汗良。《外臺秘要》[①]。**穀疸食勞**。頭旋,心怫鬱不安而發黄,由失饑大食,胃氣冲薰所致。苦參三兩,龍膽一合,爲末,牛膽丸梧子大。生大麥苗汁服五丸,日三服。《肘後方》[②]。**小兒身熱**。苦參煎湯浴之良。《外臺秘要》[③]。**毒熱足腫**,作痛欲脱者。苦參煮酒漬之。姚僧垣《集驗方》[④]。**夢遺食減**。白色苦參三兩,白术五兩,牡蠣粉四兩,爲末。用雄豬肚一具,洗净,砂罐煮爛,石臼擣和藥,乾則入汁,丸小豆大。每服四十丸,米湯下,日三服。久服身肥食進而夢遺立止。劉松石《保壽堂方》[⑤]。**小腹熱痛**,青黑或赤色,不能喘者。苦參一兩,醋一升半,煎八合,分二服。張傑《子母秘録》[⑥]。**中惡心痛**。苦參三兩,苦酒一升半,煮取八合,分二服。《肘後方》[⑦]。**飲食中毒**。魚肉菜等毒,上方煎服,取吐即愈。《梅師方》[⑧]。**血痢不止**。苦參炒焦爲末,水丸梧子大。每服十五丸,米飲下。孫氏《仁存堂方》[⑨]。**大腸脱肛**。苦參、五倍子、陳壁土等分,煎湯洗之,以木賊末傅之。《醫方摘要》[⑩]。**妊娠尿難**。方見"貝母"下。**産後露風**[⑪],四肢苦煩熱。頭痛者,與小柴胡。頭不痛者,用苦參二兩,黄芩一兩,生地黄四兩,水八升,煎二升,分數服。**齒**

---

① 外臺秘要:**《證類》卷 8"苦參"** 《外臺秘要》:治天行病四五日,結胸滿痛,壯熱,身體熱。苦參一兩剉,以醋二升,煮取一升二合,盡飲之,當吐,即愈。天行毒病,非苦參醋藥不解,及温覆取汗愈。(**按**:今本《外臺》卷 3 之"破棺千金湯"方與此略異。)

② 肘後方:**《肘後方》卷 4"治卒發黄膽諸黄病第三十一"** 谷疸者,食畢頭旋,心怫鬱不安而發黄,由失饑大食,胃氣冲熏所致。治之方……又方:苦參(三兩)、龍膽(一合,末)。牛膽丸如梧子,以生麥汁服五丸,日三服。

③ 外臺秘要:**《外臺》卷 35"浴兒法一十一首"** 又療少小身熱……又方:苦參湯浴兒良。

④ 集驗方:**《證類》卷 8"苦參"** 《集驗方》:治毒熱,足腫疼欲脱:酒煮苦參以漬之。

⑤ 保壽堂方:**《保壽堂方》卷 3"遺精門"** 猪肚丸:止夢遺泄精,思飲食,健肢體,有甚效。白术(去蘆炒,五兩),苦參(色白者,三兩),牡蠣粉(左顧者煅用另研,四兩),三味爲末。用雄猪肚一具,洗净,盛罐内煮极爛,石臼或木臼搗如泥,和藥,再加肚汁搗半日,丸如小豆大。每服四十丸,日进三次或四次,米湯送下。久服自覺身肥而夢遺立止。

⑥ 子母秘録:**《證類》卷 8"苦參"** 《子母秘録》:治小腹疼,青黑或赤,不能喘:苦參一兩,醋一升半,煎八合,分二服。

⑦ 肘後方:**《肘後方》卷 1"治卒心痛方第八"** 治卒心痛……又方:苦參三兩,苦酒升半,煮取八合,分再服。亦可用水,無煮者生亦可用。

⑧ 梅師方:**《證類》卷 8"苦參"** 《梅師方》:治飲食中毒,魚、肉、菜等:苦參三兩,以苦酒一升,煎三五沸,去滓服,吐出即愈……

⑨ 仁存堂方:**《普濟方》卷 212"血痢"** 黑參丸(出《仁存方》) 治血痢。右用苦參不以多少,炒焦爲末,滴水丸如梧桐子大,每服五六十丸,米飲下。一方治熱痢有血,煎服。

⑩ 醫方摘要:**《醫方摘要》卷 4"脱肛"** 屬氣血虚與熱:氣虚:參、芪、升麻、川藭。血虚:四物。熱:加黄柏。外以五倍子爲末,托了。如未收,再以陳壁土泡湯薰洗。一方:用木賊燒灰存性,爲末,托上。(**按**:所引"苦參"或爲時珍自加。)

⑪ 産後露風:**《千金方》卷 10"傷寒雜治第一"** 苦參湯:治熱病五六日已上方。苦參(三兩)、黄芩(二兩)、生地黄(八兩)。右三味㕮咀,以水八升,煎取二升,適寒温,服一升,日再。(**按**:原無出處。今溯得其源。)

縫出血。苦參一兩，枯礬一錢，爲末，日三揩之，立驗。《普濟方》①。**齲齒風痛**。方見"發明"下。**鼻瘡膿臭**。有蟲也。苦參、枯礬一兩，生地黄汁三合，水二盞，煎三合，少少滴之。《普濟方》②。**肺熱生瘡**，遍身皆是。用苦參末，粟米飯丸梧子大。每服五十丸，空心米飲下。《御藥院方》③。**遍身風疹**，癢痛不可忍，胸頸臍腹及近隱皆然者，亦多涎痰，夜不得睡。用苦參末一兩，皂角二兩，水一升，揉濾取汁。石器熬成膏，和末丸梧子大。每服三十丸，食後温水服，次日便愈。寇宗奭《衍義》④。**大風癩疾**。頌⑤曰：用苦參五兩切，以好酒三斗漬三十日。每飲一合，日三服，常服不絶。若覺痺即瘥。〇張子和《儒門事親》⑥用苦參末二兩，以豬肚盛之，縫合煮熟，取出去藥。先餓一日，次早先飲新水一盞，將豬肚食之，如吐再食。待一二時，以肉湯調無憂散五七錢服，取出大小蟲一二萬爲效。後以不蛀皂角一斤，去皮子，煮汁，入苦參末調糊。下何首烏末二兩，防風末一兩半，當歸末一兩，芍藥末五錢，人參末三錢，丸梧子大。每服三五十丸，温酒或茶下，日三服。仍用麻黄、苦參、荆芥煎水洗之。〇《聖濟總録》⑦苦參丸：治大風癩及熱毒風瘡疥癬。苦參九月末掘取去皮暴乾，取粉一斤，枳殼麩炒六兩，爲末，蜜丸。每温酒下三十丸，日二夜一服。一方去枳殼。**腎臟風毒**，及心肺積熱，皮膚生疥癩，疼痒時出黄水，及大風手足壞爛，一切風疾。苦參三十一

---

① 普濟方：**《普濟方》卷 366"牙齒疼痛等疾"** 治小兒牙宣，齒縫血出：苦參（末，二兩）、白礬（灰，一錢）。右爲末，一日三次揩牙上，立驗也。

② 普濟方：**《普濟方》卷 57"鼻中生瘡"** 礬石煎：治鼻中熱氣生瘡，有膿臭，兼有蟲。滴鼻。礬石（一兩，熬枯）、苦參、生地黄（洗令，浄研絞取汁，三合）。右爲末，以地黄汁並水二盞，煎至三分，合綿濾去滓，少少滴鼻中，三五度瘥。

③ 御藥院方：**《御藥院方》卷 8"治雜病門"** 苦參丸：治肺毒邪熱，頭面生瘡，生疥癬，並宜服之。苦參，右爲細末，粟米飯和丸如梧桐子大，每服五十丸，空心温米飲送下。

④ 衍義：**《衍義》卷 9"苦參"** 有人病遍身風熱細疹，癢痛不可任，連胸、頸、臍、腹及近隱皆然，涎痰亦多，夜不得睡。以苦參末一兩，皂角二兩，水一升，揉濾取汁，銀石器熬成膏，和苦參末爲丸如梧桐子大，食後温水服二十至三十丸，次日便愈。

⑤ 頌：**《圖經》見《證類》卷 8"苦參"** ……亦可治癩疾。其法：用苦參五斤，切，以好酒三斗漬三十日。每飲一合，日三，常服不絶。若覺痹即差。取根皮，末服之亦良。

⑥ 儒門事親：**《儒門事親》卷 15"諸風疾症第十四"** 苦參散：治癘風。苦參（取頭末，秤，二兩）、豬肚（一個，去脂）。右以苦參末摻豬肚内，用線縫合，隔宿煮軟，取出，洗去元藥。先不吃飯五頓，至第二日，先飲新水一盞，後將豬肚食之。如吐了，再食之。食罷，待一二時，用肉湯調無憂散五七錢，取出小蟲一二萬，爲效。後用皂角一斤，不蛀者，去皮弦及子，捶碎，用水四碗，煮至一碗，用生絹濾去滓，再入苦參末攪，熟稀麵糊膏子相似，取出放冷，後入餘藥相和。藥附後：何首烏（二兩）、防風（一兩半）、芍藥（五錢）、人參（三錢）、當歸（一兩，焙）。右爲細末，入皂角膏子爲丸如桐子大。每服三五十丸，温酒或茶清送下，不拘時候，日進三服。後用苦參、荆芥、麻黄煎湯洗冷。

⑦ 聖濟總録：**《聖濟總録》卷 18"大風癩病"** 治大風癩，及熱毒風，瘑瘡疥癩，苦參丸方：苦參（於九月末旬掘出根，去黑皮，暴乾，用粉一斤）、枳殼（去瓤，麩炒，六兩），右二味擣羅爲末，煉蜜爲丸，如梧桐子大，每服三十丸，患冷者以温酒下。餘以粟米飲，或淡漿水下，食後服，日二夜一。若苦參根皮薄者，即連皮用，但細剉，擣取粉，棄滓不可用。

兩，荆芥穗一十六兩，爲末，水糊丸梧子大。每服三十丸，茶下。《和劑局方》①。**上下諸瘻**，或在項，或在下部。用苦參五升，苦酒一斗，漬三四日服之，以知爲度。《肘後方》②。**鼠瘻惡瘡**。苦參二斤，露蜂房二兩，麴二斤，水二斗，漬二宿，去滓，入黍米二升，釀熟，稍飲，日三次。《肘後方》③。**下部漏瘡**。苦參煎湯，日日洗之。《直指方》④。**瘰癧結核**。苦參四兩，牛膝汁丸緑豆大。每煖水下二十丸。張文仲《備急方》⑤。**湯火傷灼**。苦參末油調傅之。《衛生寶鑑》⑥。**赤白帶下**：苦參二兩，牡蠣粉一兩五錢，爲末。以雄猪肚一箇，水三盌煮爛，搗泥和丸梧子大。每服百丸，温酒下。陸氏《積德堂方》⑦。

實十月收采。【氣味】同根。【主治】久服輕身不老，明目。餌如槐子法，有驗。蘇恭⑧。

白鮮音仙。○《本經》⑨中品

【釋名】白羶弘景⑩、白羊鮮弘景、地羊鮮《圖經》⑪、金雀兒椒《日華》⑫。【弘景

① 和劑局方：**《局方》卷1"治諸風"**　苦參圓：治心肺積熱，腎臟風毒攻于皮膚，時生疥癩，瘙癢難忍，時出黄水，及大風手足爛壞，眉毛脱落。苦參（叁拾貳兩）、荆芥（去梗，拾陸兩），右爲細末，水糊爲圓如梧桐子大，每服叁拾圓，好茶吞下，或荆芥湯下，食後服。一切風疾並治之。

② 肘後方：**《外臺》卷23"諸瘻方一十五首"**　《肘後》論……又方：若先著下部邊，或上出耳後、頸項諸處者，苦參切，五升，以苦酒一斗漬三四日，宜服一升，亦加之，但多作，以知爲度，不過三四度必差。（**按**：今本《肘後方》無此方。）

③ 肘後方：**《肘後方》卷5"治卒得蟲鼠諸瘻方第四十一"**　亦療鼠瘻諸惡瘡：苦參（二斤）、露蜂房（二兩）、曲（二斤），水三斗，漬藥二宿，去滓，黍米二升，釀熟稍飲，日三。一方加猬皮，更佳。

④ 直指方：**《直指方》卷22"漏瘡證治"**　洗漏瘡方：漏瘡孔中多有惡穢，常須避風洗浄。露蜂房、白芷煎湯洗。或大腹皮、苦參煎湯洗。右洗畢，候水出，拭乾，先用東向石榴皮曬，爲末乾摻，以殺淫蟲，少頃敷藥。

⑤ 備急方：**《外臺》卷23"鼠瘻及瘰癧方一十一首"**　文仲療瘰癧方　苦參四大兩，擣末，生牛膝和丸如梧子，食後煖水下十丸，日三服。

⑥ 衛生寶鑑：**《衛生寶鑒》卷13"瘡腫門"**　緑白散：治湯熨火燒疼痛。苦參（不以多少），右細末，用香油調搽。

⑦ 積德堂方：（**按**：僅見《綱目》引録。）

⑧ 蘇恭：**《唐本草》見《證類》卷8"苦參"**　《唐本》注云：以十月收其實，餌如槐子法。久服輕身不老，明目，有驗。

⑨ 本經：**《本經》《別録》（《藥對》）見《證類》卷8"白鮮"**　味苦、鹹，寒，無毒。主頭風，黄疸，欬逆，淋瀝，女子陰中腫痛，濕痹死肌，不可屈伸、起止行步，療四肢不安，時行，腹中大熱，飲水，欲走大呼，小兒驚癇，婦人産後餘痛。生上谷川谷及冤句。四月、五月採根，陰乾。（惡螵蛸、桔梗、茯苓、萆薢。）

⑩ 弘景：**《集注》見《證類》卷8"白鮮"**　陶隱居云：近道處處有，以蜀中者爲良。俗呼爲白羊鮮（音仙），氣息正似羊羶，或名白羶。（**按**："釋名"項下"弘景"同此。）

⑪ 圖經：**《圖經》見《證類》卷8"苦參"**　……其氣息都似羊羶，故俗呼爲白羊鮮，又名地羊羶，又名金爵兒椒……

⑫ 日華：**《日華子》見《證類》卷8"苦參"**　……又名金雀兒椒。

曰】俗呼爲白羊鮮。氣息正似羊羶,故又名白羶。【時珍曰】鮮者,羊之氣也。此草根白色,作羊羶氣,其子纍纍如椒,故有諸名。

【集解】【《别録》①曰】白鮮皮生上谷川谷及冤句,四月、五月采根,陰乾。【弘景②曰】近道處處有,以蜀中者爲良。【恭③曰】其葉似茱萸,苗高尺餘,根皮白而心實,花紫白色。根宜二月采,若四月、五月采便虚惡矣。【頌④曰】今河中、江寧府、滁州、潤州皆有之。苗高尺餘,莖青,葉稍白,如槐,亦似茱萸。四月開花淡紫色,似小蜀葵花。根似小蔓菁,皮黄白而心實。山人采嫩苗爲菜茹。

根皮。【氣味】苦,寒,無毒。【《别録》⑤曰】鹹。【之才⑥曰】惡螵蛸、桔梗、伏苓、萆薢。【主治】頭風黄疸,欬逆淋瀝,女子陰中腫痛,濕痺死肌,不可屈伸起止行步。《本經》⑦。療四肢不安,時行腹中大熱飲水,欲走大呼,小兒驚癇,婦人産後餘痛。《别録》⑧。治一切熱毒風、惡風,風瘡疥癬赤爛,眉髮脱脆,皮肌急,壯熱惡寒,解熱黄、酒黄、急黄、穀黄、勞黄。甄權⑨。通關節,利九竅及血脉,通小腸水氣,天行時疾,頭痛眼疼。其花同功。大明⑩。治肺嗽。蘇頌⑪。

【發明】【時珍曰】白鮮皮氣寒善行,味苦性燥,足太陰、陽明經去濕熱藥也,兼入手太陰、陽明,爲諸黄風痺要藥。世醫止施之瘡科,淺矣。

【附方】舊一,新一。鼠瘻已破,出膿血者。白鮮皮煮汁,服一升,當吐若鼠子也。《肘

---

① 别録:見 892 頁注⑨。

② 弘景:見 892 頁注⑩。

③ 恭:**《唐本草》見《證類》卷 8“苦參”** 《唐本》注云:此藥葉似茱萸,苗高尺餘,根皮白而心實,花紫白色。根宜二月採。若四月、五月採便虚惡也。

④ 頌:**《圖經》見《證類》卷 8“苦參”** 白鮮,生上谷川谷及冤句,今河中、江寧府、滁州、潤州亦有之。苗高尺餘,莖青,葉稍白如槐,亦似茱萸。四月開花,淡紫色,似小蜀葵。根似蔓菁,皮黄白而心實……其氣息都似羊羶,故俗呼爲白羊鮮,又名地羊羶,又名金爵兒椒。其苗,山人以爲菜茹……

⑤ 别録:見 892 頁注⑨。

⑥ 之才:**古本《藥對》**見 892 頁注⑨括號中七情文。

⑦ 本經:見 892 頁注⑨白字。

⑧ 别録:見 892 頁注⑨。

⑨ 甄權:**《藥性論》見《證類》卷 8“苦參”** 白鮮皮,臣。治一切熱毒風,惡風,風瘡,疥癬赤爛,眉髮脱脆。皮肌急,壯熱惡寒,主解熱黄、酒黄、急黄、穀黄、勞黄等良。

⑩ 大明:**《日華子》見《證類》卷 8“苦參”** 通關節,利九竅及血脉,并一切風痹,筋骨弱乏,通小腸水氣,天行時疾,頭痛眼疼。根皮良,花功用同上。亦可作菜食……

⑪ 蘇頌:**《圖經》見《證類》卷 8“苦參”** ……《李兵部手集方》療肺嗽,有白鮮皮湯方,甚妙。

後方》①。產後中風,人虚不可服他藥者。一物白鮮皮湯,用新汲水三升,煮取一升,温服。陳延之《小品方》②。

延胡索宋《開寶》③

【釋名】玄胡索。【好古④曰】本名玄胡索,避宋真宗諱,改玄爲延也。【集解】【藏器⑤曰】延胡索生奚國,從安東來。根如半夏,色黄。【時珍曰】奚乃東北夷也。今□茅山西上龍洞種之。每年寒露後栽,立春後生苗,葉如竹葉樣,二月長三寸高,根叢生如芋卵樣,立夏掘起。

根。【氣味】辛,温,無毒。【珣⑥曰】苦、甘。【杲⑦曰】甘、辛,温,可升可降,陰中陽也。【好古⑧曰】苦、辛,温,純陽,浮也。入手、足太陰經。【主治】破血,婦人月經不調,腹中結塊,崩中淋露,產後諸血病,血運,暴血衝上,因損下血。煮酒或酒磨服。《開寶》⑨。除風治氣,暖腰膝,止暴腰痛,破癥癖,撲損瘀血,落胎。大明⑩。治心氣小腹痛,有神。好古⑪。散氣,治腎氣,通經絡。李珣⑫。活血利氣,止痛,通小便。時珍。

【發明】【珣⑬曰】主腎氣及破產後惡露或兒枕。與三稜、鼈甲、大黄爲散甚良,蟲蛀成末者尤良。【時珍曰】玄胡索味苦微辛,氣温,入手足太陰、厥陰四經,能行血中氣滯,氣中血滯,故專治

---

① 肘後方:**《肘後方》卷5"治卒得蟲鼠諸瘻方第四十一"** 治鼠瘻若已有核,膿血出者方……又方:取白鮮皮煮汁,服一升,當吐鼠子,乃愈。

② 小品方:**《外臺》卷34"產後風虚瘦損方四首"** 《小品》療產後中風,虚人不可服他藥者,一物獨活湯主之。及一物白鮮湯主之。亦可與獨活合煮之方。獨活三兩,以水三升,煮取一升,分服。奈酒者亦可酒水等煮之。用白鮮皮亦依此法。

③ 開寶:**《開寶》見《證類》卷9"延胡索"** 味辛,温,無毒。主破血,產後諸病因血所爲者,婦人月經不調,腹中結塊,崩中淋露,產後血運,暴血衝上,因損下血。或酒摩及煮服。生奚國。根如半夏,色黄。

④ 好古:**《本草發揮》卷2"玄胡索"** 海藏云:一名玄胡索,避宋諱也。(**按**:《本草發揮》引"海藏"原出何處,尚未溯得其源。)

⑤ 藏器:見本頁注③。/**《海藥》見《證類》卷9"延胡索"** 從安東道來。(**按**:此條糅合《開寶》《海藥》而成,誤注"藏器"。)

⑥ 珣:**《海藥》見《證類》卷9"延胡索"** 味苦、甘,無毒……

⑦ 杲:**《珍珠囊·諸品藥性主治指掌》(《醫要集覽》本)"玄胡索"** 味苦、辛,性温。無毒。可升可降,陰中之陽也。

⑧ 好古:**《湯液本草》卷3"延胡索"** 氣温,味辛。苦、辛,温。無毒。入手足太陰經。

⑨ 開寶:見本頁注③。

⑩ 大明:**《日華子》見《證類》卷9"延胡索"** 除風治氣,暖腰膝,破癥癖,撲損瘀血,落胎,及暴腰痛。

⑪ 好古:**《湯液本草》卷3"延胡索"** 《液》云:治心氣痛、小腹痛,有神……

⑫ 李珣:**《海藥》見《證類》卷9"延胡索"** ……主腎氣,破產後惡露及兒枕。與三稜、鼈甲、大黄爲散,能散氣,通經絡,蛀蚛成末者,使之惟良。偏主產後病也。

⑬ 珣:見上注。

一身上下諸痛，用之中的，妙不可言。荆穆王妃胡氏，因食蕎麥麪着怒，遂病胃脘當心痛，不可忍。醫用吐下行氣化滯諸藥，皆入口即吐，不能奏功，大便三日不通。因思《雷公炮炙論》①云：心痛欲死，速覓延胡。乃以玄胡索末三錢，温酒調下，即納入。少頃，大便行而痛遂止。又華老年五十餘，病下痢腹痛垂死，已備棺木。予用此藥三錢，米飲服之，痛即減十之五，調理而安。按方勺《泊宅編》②云：一人病遍體作痛，殆不可忍。都下醫或云中風，或云中濕，或云脚氣，藥悉不效。周離亨言：是氣血凝滯所致。用玄胡索、當歸、桂心等分，爲末，温酒服三四錢，隨量頻進，以止爲度，遂痛止。蓋玄胡索能活血化氣，第一品藥也。其後趙待制 霆因導引失節，肢體拘攣，亦用此數服而愈。

【附方】舊三，新一十二。**老小欬嗽**。玄胡索一兩，枯礬二錢半，爲末。每服二錢，軟餳一塊和含之。《仁存堂方》③。**鼻出衄血**。玄胡索末綿裹塞耳内，左衄塞右，右衄塞左。《普濟方》④。**小便尿血**。玄胡索一兩，朴硝七錢半，爲末。每服四錢，水煎服。《活人書》⑤。**小便不通**。捻頭散：治小兒小便不通。用延胡索、川苦楝子等分，爲末。每服半錢或一錢，白湯滴油數點調下。錢仲陽《小兒直訣》⑥。**膜外氣疼**及氣塊。延胡索不限多少，爲末，豬胰一具，切作塊子，炙熟蘸末，頻食之。《勝金方》⑦。**熱厥心痛**，或發或止，久不愈，身熱足寒者。用玄胡索去皮，金鈴子肉等分，爲末，每温酒或白湯下二錢。《聖惠方》⑧。**下痢腹痛**。方見"發明"下。**婦女血氣**，腹中刺痛，經候不調。用玄胡索去皮醋炒，當歸酒浸炒各一兩，橘紅二兩，爲末，酒煮米

---

① 炮炙論：**《證類》卷1"雷公炮炙論序"**　……心痛欲死，速覓延胡。以延胡索作散，酒服之，立愈也。

② 泊宅編：**《醫説》卷8"遍體盡疼"**　周離亨嘗言作館職時，一同舍得疾，遍體疼，每作殆不可忍。都下醫或云中氣，或云中濕，或云脚氣，用藥悉不效。疑氣血凝滯所致，爲製一散，飲之甚驗。予未及問所用藥，沉思久之，因曰：據此證非延胡索不可。周君大駭曰：何以知之？予曰：以意料之，恐當然爾。延胡索、當歸、桂，等分，依常法治之，爲末，疾作時温酒調三四錢，隨人酒量頻進之，以知爲度。盖延胡索活血化氣第一品也。其後趙待制霆導飲失節，肢體拘攣，數服而愈。(《泊宅編》)。(**按**：《名醫類案》卷7引有同文，亦出《泊宅編》。但查今《泊宅編》無此文。)

③ 仁存堂方：**《普濟方》卷157"諸咳嗽"**　寧肺散(出《仁存方》)：治大人小兒諸般咳嗽。玄胡索(一兩)、枯礬(二錢半)，右爲末，每服二錢，用軟餳糖一塊和藥含化。小兒一錢，用蜜調亦可。

④ 普濟方：**《普濟方》卷189"鼻衄"**　紮耳方：治鼻衄。用延胡索爲末，以綿裹紮耳内，左衄紮右，右衄紮左，左右俱衄則兩耳俱紮。

⑤ 活人書：**《普濟方》卷215"小便出血"**　玄胡索散(出《活人書》)：治尿血。玄胡索(一兩)、朴硝(三分)。右爲末，每服四錢，水二盞，煎至八分，温服。(**按**：今本《類證活人書》未見此方。)

⑥ 小兒直訣：**《小兒藥證直訣》卷下"撚頭散"**　治小便不通方。延胡索、川苦楝(各等分)。右同爲細末，每服伍分或壹錢，撚頭湯調下，量多少與之。如無撚頭湯，即湯中滴油數點，食前。

⑦ 勝金方：**《證類》卷9"延胡索"**　《勝金方》：治膜外氣及氣塊方：延胡索不限多少爲末，豬胰一具切作塊子，炙熟蘸藥末食之。

⑧ 聖惠方：**《保命集》卷中"心痛論第二十"**　治熱厥心痛，或發或止，久不愈者，當用金鈴子散：金鈴子、玄胡(各一兩)。右爲細末，每服三錢，酒調下。(**按**：《聖惠方》無此方，誤注出處。)

糊丸梧子大。每服一百丸,空心艾醋湯下。《濟生方》①。**產後諸病**。凡產後穢污不盡,腹滿,及產後血運,心頭硬,或寒熱不禁,或心悶、手足煩熱、氣力欲絶諸病。並用延胡索炒研,酒服二錢,甚效。《聖惠方》②。**小兒盤腸**氣痛。延胡索、茴香等分,炒研,空心米飲,量兒大小與服。《衛生易簡方》③。**疝氣危急**。玄胡索鹽炒,全蠍去毒生用,等分爲末。每服半錢,空心鹽酒下。《直指方》④。**冷氣腰痛**。玄胡索、當歸、桂心三味,方見"發明"下。**肢體拘痛**。方同上。**偏正頭痛**不可忍者。玄胡索七枚,青黛二錢,牙皂二箇去皮子,爲末,水和丸如杏仁大。每以水化一丸,灌入病人鼻内,隨左右,口咬銅錢一箇,當有涎出成盆而愈。《永類方》⑤。**墜落車馬**,筋骨痛不止。延胡索末,豆淋酒服二錢,日二服。《聖惠方》⑥。

貝母《本經》⑦中品

【釋名】**茵**《爾雅》⑧音萌、**勤母**《别録》⑨、**苦菜**《别録》、**苦花**《别録》、**空草**《别録》、**藥實**。【弘景⑩曰】形似聚貝子,故名貝母。【時珍曰】《詩》云"言采其茵",即此。一作蝱,謂根狀如蝱也。苦菜、藥實,與野苦蕒、黄藥子同名。

---

① 濟生方:**《濟生方》"婦人門·血氣論治"** 三神丸:治室女血氣相摶,腹中刺痛,痛引心端,經行澀少,或經事不調,以致疼痛。橘紅(二兩)、玄胡索(去皮,醋煮,一兩)、當歸(去蘆,酒浸剉,略炒,一兩)。右爲細末,酒煮米糊爲丸如梧桐子大,每服七十丸,加至一百丸,空心艾湯送下。米飲亦得。

② 聖惠方:**《聖惠方》卷80"治產後惡露不盡腹痛諸方"** 治產後惡露下不盡,腹内痛……又方:右取延胡索末,以温酒調下一錢。(**按**:時珍或據《聖惠方》以上内容補綴成文。)

③ 衛生易簡方:**《衛生易簡方》卷12"胎熱胎寒"** 治小兒盤腸氣痛……又方:用炒茴香、延胡索(等分),爲末,空心米飲調下,量兒大小服之。

④ 直指方:**《直指方》卷18"腎氣證治"** 全蠍延胡散:治小腸氣痛最良。延胡索(用鹽炒,一兩)、全蠍(曬乾,生用,一分)。右細末,每服一錢,食前温酒調下。亦治心痛不饑飽,醋湯調下。

⑤ 永類方:**《永類鈐方》卷11"頭痛"** 秘方:治頭痛不可忍者。玄胡索(七枚)、青黛(二錢)、肥牙皂(去皮子,二斤)。右爲末,水調元成餅子如杏仁大,令病者仰卧,以水化開,灌入男左女右鼻中,覺藥味到喉少酸,令病者坐,却咬定銅錢一個,於當門齒上,當見涎出成盆而愈。

⑥ 聖惠方:**《聖惠方》卷67"治墮落車馬傷折諸方"** 治墜落車馬,筋骨疼痛不止……又方:延胡索一兩,右件藥擣細羅爲散,不計時候以豆淋酒調下二錢。

⑦ 本經:**《本經》《别録》(《藥對》)見《證類》卷8"貝母"** 味辛、苦,平、微寒,無毒。主傷寒煩熱,淋瀝,邪氣,疝瘕,喉痹,乳難,金瘡風痙,療腹中結實,心下滿,洗洗惡風寒,目眩項直,欬嗽上氣,止煩熱渴,出汗,安五藏,利骨髓。一名空草,一名藥實,一名苦花,一名苦菜,一名商草,一名勤母。生晉地。十月採根,暴乾。(厚朴、白薇爲之使,惡桃花,畏秦艽、礜石、莽草,反烏頭。)

⑧ 爾雅:**《爾雅·釋草》(郭注)** 茵,貝母。(根如小貝,員而白,葉似韭。)

⑨ 别録:見本頁注⑦。(**按**:"釋名"項下"别録"皆同此。)

⑩ 弘景:**《集注》見《證類》卷8"貝母"** 陶隱居云:今出近道。形似聚貝子,故名貝母。斷穀,服之不飢。

【集解】【《别録》①曰】貝母生晉地，十月采根，暴乾。【恭②曰】其葉似大蒜。四月蒜熟時采之良。若十月苗枯，根亦不佳也。出潤州、荆州、襄州者最佳，江南諸州亦有。【頌③曰】今河中、江陵府、郢、壽、隨、鄭、蔡、潤、滁州皆有之。二月生苗，莖細，青色。葉亦青，似蕎麥葉，隨苗出。七月開花，碧緑色，形如鼓子花。八月采根，根有瓣子，黄白色，如聚貝子。此有數種。陸機《詩疏》云：莔，貝母也。葉如栝樓而細小。其子在根下，如芋子，正白，四方連累相着，有分解。今近道出者正類此。郭璞注《爾雅》言"白花，葉似韭"，此種罕復見之。【斅④曰】貝母中有獨顆團不作兩片無皺者，號曰丹龍精，不入藥用。誤服令人筋脉永不收，惟以黄精、小藍汁服之，立解。

根。【修治】【斅⑤曰】凡使，先於柳木灰中炮黄，擘去内口鼻中有米許大者心一顆，後拌糯米於鏊上同炒。待米黄，去米用。

【氣味】辛，平，無毒。【《别録》⑥曰】苦，微寒。【恭⑦曰】味甘、苦，不辛。【之才⑧曰】厚朴、白微爲之使，惡桃花，畏秦艽、莽草、礜石，反烏頭。【主治】傷寒煩熱，淋瀝邪氣，疝瘕，喉痺，乳難，金瘡風痙。《本經》⑨。療腹中結實，心下滿，洗洗惡風寒，目眩項直，欬嗽上氣，止煩熱渴，出汗，安五臟，利骨髓。《别録》⑩。服之不饑斷穀。弘景⑪。消痰，潤心肺。末和沙糖丸含，止嗽。燒灰油調，傅人畜惡瘡，歛瘡口。大明⑫。主胸脇逆氣，時疾黄疸。研末點目，去膚瞖。以七枚作末

---

① 别録：見896頁注⑦。

② 恭：**《唐本草》見《證類》卷8"貝母"**　《唐本》注云：此葉似大蒜。四月蒜熟時採良。若十月苗枯，根亦不佳也。出潤州、荆州、襄州者最佳，江南諸州亦有……

③ 頌：**《圖經》見《證類》卷8"貝母"**　貝母生晉地，今河中、江陵府、郢、壽、隨、鄭、蔡、潤、滁州皆有之。根有瓣子，黄白色，如聚貝子，故名貝母。二月生苗，莖細青色，葉亦青，似蕎麥，葉隨苗出。七月開花碧緑色，形如鼓子花。八月採根，曬乾。又云：四月蒜熟時採之良。此有數種。《鄘詩》言採其莔（音蝱）。陸機《疏》云：貝母也。其葉如栝樓而細小，其子在根下，如芋子，正白，四方連累相著，有分解。今近道出者正類此。郭璞注《爾雅》云：白花，葉似韭，此種罕復見之……

④ 斅：**《炮炙論》見《證類》卷8"貝母"**　雷公云：凡使，先于柳木灰中炮令黄，擘破，去内口鼻上有米許大者心一小顆，後拌糯米於鏊上同炒，待米黄熟，然後去米，取出。其中有獨顆團，不作兩片無皺者，號曰丹龍精，不入用。若誤服，令人筋脉永不收。用黄精、小藍汁合服，立愈。

⑤ 斅：見上注。

⑥ 别録：見896頁注⑦。

⑦ 恭：**《唐本草》見《證類》卷8"貝母"**　……味甘、苦、不辛……

⑧ 之才：**古本《藥對》**見896頁注⑦本經括號中七情文。

⑨ 本經：見896頁注⑦白字。

⑩ 别録：見896頁注⑦。

⑪ 弘景：見896頁注⑩。

⑫ 大明：**《日華子》見《證類》卷8"貝母"**　消痰，潤心肺。末和沙糖爲丸，含，止嗽。燒灰油調，傅人畜惡瘡。

酒服，治産難及胞衣不出。與連翹同服，主項下瘤癭疾。甄權①。

【發明】【承②曰】貝母能散心胸鬱結之氣，故《詩》云"言采其蝱"是也。作詩者本以不得志而言，今用治心中氣不快、多愁鬱者，殊有功，信矣。【好古③曰】貝母乃肺經氣分藥也。仲景治寒實結胸外無熱證者，三物小陷胸湯主之，白散亦可，以其内有貝母也。成無己云：辛散而苦泄，桔梗、貝母之苦辛，用以下氣。【機④曰】俗以半夏有毒，用貝母代之。夫貝母乃太陰肺經之藥，半夏乃太陰脾經、陽明胃經之藥，何可以代？若虚勞欬嗽、吐血咯血、肺痿肺癰、婦人乳癰、癰疽及諸鬱之證，半夏乃禁忌，皆貝母爲向導，猶可代也。至於脾胃濕熱，涎化爲痰，久則生火。痰火上攻，昏憒僵仆蹇澀諸證，生死旦夕，亦豈貝母可代乎？【頌⑤曰】貝母治惡瘡。唐人記其事云：江左嘗有商人，左膊上有瘡如人面，亦無他苦。商人戲以酒滴口中，其面赤色。以物食之，亦能食，多則膊内肉脹起。或不食，則一臂痺焉。有名醫教其歷試諸藥，金石草木之類，悉無所苦。至貝母，其瘡乃聚眉閉口。商人喜，因以小葦筒毀其口灌之，數日成痂遂愈，然不知何疾也。《本經》言主金瘡，此豈金瘡之類與？

【附方】新一十七。**憂鬱不伸**，胸膈不寬。貝母去心，薑汁炒研，薑汁麪糊丸。每服七十丸，征士鎖甲煎湯下。《集效方》⑥。**化痰降氣**，止欬解鬱，消食除脹，有奇效。用貝母去心一兩，薑制厚朴半兩，蜜丸梧子大，每白湯下五十丸。○《筆峰方》⑦。**小兒晬嗽**。百日内欬嗽痰壅，貝母五錢，甘草半生半炙二錢，爲末，沙糖丸芡子大，每米飲化下一丸。《全幼心鑑》⑧。**孕婦欬嗽**。貝母去心，麩炒黄爲末，沙糖拌丸芡子大。每含嚥一丸，神效。《救急易方》⑨。**妊娠尿難**，飲食

① 甄權：**《藥性論》見《證類》卷8"貝母"** 貝母，臣，微寒。治虚熱，主難産，作末服之。兼治胞衣不出，取七枚，末，酒下。末，點眼去膚瞖。主胸脅逆氣，療時疾、黄疸。與連翹同主項下瘤癭疾。

② 承：**陳承"別説"見《證類》卷8"貝母"** 謹按：貝母能散心胸鬱結之氣，殊有功，則《詩》所謂言採其蝱者是也。蓋作詩者，本以不得志而言之，今用以治心中氣不快，多愁鬱者殊有功，信矣！

③ 好古：**《湯液本草》卷4"貝母"** ……仲景：寒實結胸，外無熱證者，三物小陷胸湯主之，白散亦可。以其内有貝母也。《別説》：貝母能散胸中鬱結之氣，殊有功。/**《注解傷寒論》卷4"辨太陽病脉證並治法第七"** 白散方：……辛散而苦泄。桔梗、貝母之苦辛，用以下氣。（**按**：後半段爲成無己之説。）

④ 機：（**按**：或出《本草會編》。書佚，無可溯源。）

⑤ 頌：**《圖經》見《證類》卷8"貝母"** ……此藥亦治惡瘡。唐人記其事云：江左嘗有商人，左膊上有瘡，如人面，亦無它苦。商人戲滴酒口中，其面亦赤色。以物食之，亦能食，食多則覺膊内肉脹起。或不食之，則一臂痹。有善醫者，教其歷試諸藥，金石草木之類，悉試之無苦，至貝母，其瘡乃聚眉閉口，商人喜曰：此藥可治也。因以小葦筒毀其口灌之，數日成痂，遂愈，然不知何疾也。謹按：《本經》主金瘡，此豈金瘡之類歟！

⑥ 集效方：（**按**：已查《證類》《普濟方》《萬應方》等含有《集效方》之書，未能溯得此方之源。）

⑦ 筆峰方：（**按**：未見原書，待考。）

⑧ 全幼心鑑：**《全幼心鑑》卷2"咳嗽"** 百日内咳嗽痰壅：貝母（去心，五錢）、甘草（半生半炙，一錢）。右爲極細末，沙糖圓如皂子大，含化。或米飲不拘時候服。

⑨ 救急易方：**《新增救急易方》卷7"一百九十一"** 治孕婦咳嗽……又方：用貝母去心，麩皮炒食黄色，去麩皮，爲末，以砂糖丸如雞頭大，含化一丸，神效。

如故。用貝母、苦參、當歸各四兩，爲末，蜜丸小豆大，每飲服三丸至十丸。《金匱要略》①。乳汁不下。二母散：貝母、知母、牡蠣粉等分，爲細末，每豬蹄湯調服二錢，此祖傳方也。王海藏《湯液本草》②。冷淚目昏。貝母一枚，胡椒七粒，爲末點之。《儒門事親》③方。目生弩肉。《肘後》④用貝母、真丹等分爲末，日點。○《摘玄方》⑤用貝母、丁香等分爲末，乳汁調點。吐血不止。貝母炮，研，温漿水服二錢。《聖惠方》⑥。衄血不止。貝母炮，研末，漿水服二錢，良久再服。《普濟方》⑦。小兒鵝口，滿口白爛。貝母去心爲末，半錢，水五分，蜜少許，煎三沸，繳净抹之，日四五度。○《聖惠方》⑧。吹奶作痛。貝母末吹鼻中，大效。《危氏得效方》⑨。乳癰初腫。貝母末，酒服二錢，仍令人吮之，即通。《仁齋直指方》⑩。便癰腫痛。貝母、白芷等分爲末，酒調服或酒煎服，以滓貼之。《永類鈐方》⑪。紫白癜斑。貝母、南星等分爲末，生薑帶汁擦

① 金匱要略：**《金匱·婦人妊娠病脉證并治》** 妊娠小便難，飲食如故，歸母苦參丸主之。當歸貝母苦參丸方：當歸　貝母、苦參（各四兩）。右三味末之，煉蜜丸如小豆大，飲服三丸，加至十丸。

② 湯液本草：**《湯液本草》卷 4“貝母”** 海藏祖方，下乳三母散：牡蠣、知母、貝母三物爲細末，豬蹄湯調下。

③ 儒門事親：**《儒門事親》卷 4“風冲泣下四十一”** 夫風冲泣下者，俗呼風冷淚者是也……治之以貝母一枚，白膩者，胡椒七粒，不犯銅鐵，研細，臨卧點之，愈。

④ 肘後：**《普濟方》卷 84“眼眉骨及頭痛”** 目中生肉欲滿，及生珠管方（出《肘後方》）：搗貝母，絹篩，真丹等〔分〕，三攪和，以注目上，日三四度，數日愈。/**《外臺》卷 21“生膚息肉方”**《肘後》療目中生肉，稍長欲滿目，及生珠管方。貝齒、真珠分等。右二味，並研如粉，拌令和，以注肉上，日三、四度良。（**按**：今本《肘後方》無此方。《外臺》卷 21“眼疾”24 門，用貝齒者 5 方，無 1 方用貝母者。《千金方》卷 6、《醫心方》卷 5、《聖惠方》卷 33、《聖濟總録》卷 110 引此方者均作“貝齒”，故“貝母”當誤。時珍所引當出《普濟方》。其中“真丹”，《醫心方》所引同，《千金方》作“真珠”，《聖惠方》作“硃砂”、《聖濟總録》作“丹砂”。真丹、硃砂、丹砂皆一物，其與真珠均多用於治眼，故莫衷一是。）

⑤ 摘玄方：**《丹溪摘玄》卷 3“大風門”** 癩疾人眼中生瞖肉：白丁香、貝母。

⑥ 聖惠方：**《聖惠方》卷 37“治吐血衄血諸方”** 治吐血衄血，或發或止，皆心臟積熱所致……又方：貝母一兩，炮令黄，右搗細羅爲散，不計時候以温漿調下二錢。

⑦ 普濟方：**《普濟方》卷 189“鼻衄”** 治鼻衄出血，兩孔不止，謂之血汗……又方：用貝母（二兩，炮黄），搗羅爲末，以漿水調二錢服，良久再服。

⑧ 聖惠方：**《聖濟總録》卷 180“小兒口瘡”** 治小兒白口瘡，滿口如浸餅起者，貝母散方：貝母去心，二兩，右一味爲散，先煮面撥粥七個，抱孩兒門限内坐，將逐個撥粥，搌兒口内瘡了，棄門限外令犬吃，便以藥末半錢，水五分，蜜少許，煎三分，冷與服，仍以藥摻貼，每日用三四次，即差。（**按**：《聖惠方》無此方，誤注出處。）

⑨ 危氏得效方：（**按**：《世醫得效方》無此方，未能溯得其源。）

⑩ 仁齋直指方：**《直指方》卷 22“乳癰證治”** 乳癰方：乳癰初發。貝母（爲末），右每服二錢，温酒調下，即以兩手覆按於棹上，垂乳良久自通。

⑪ 永類鈐方：**《永類鈐方》卷 7“偏癰”** 又名瘡瘨，挾癧生兩胯間，結核掣痛，風毒與腎邪相搏，破爲癰漏，余月不得安。蜀方：用貝母、白芷，末，酒調，或用酒煎服。以滓貼瘡。

之。○《德生堂方》①用貝母、乾薑等分爲末，如澡豆，入密室中浴擦，得汗爲妙。○《談埜翁方》②以生薑擦動，醋磨貝母塗之。○《聖惠方》③用貝母、百部等分爲末，自然薑汁調搽。**蜘蛛咬毒**。縛定咬處，勿使毒行。以貝母末酒服半兩，至醉。良久酒化爲水，自瘡口出。水盡，仍塞瘡口，甚妙。《仁齋直指方》④。**蛇蠍咬傷**。方同上。

山慈姑宋《嘉祐》⑤

【釋名】金燈《拾遺》⑥、鬼燈檠《綱目》、朱姑《綱目》、鹿蹄草《綱目》、無義草。【時珍曰】根狀如水慈姑，花狀如燈籠而朱色，故有諸名。段成式《酉陽雜俎》⑦云：金燈之花與葉不相見，人惡種之，謂之無義草。又有試劍草，亦名鹿蹄草，與此同名，見後草之五。

【集解】【藏器⑧曰】山慈姑生山中濕地，葉似車前，根如慈姑。【大明⑨曰】零陵間有一種團慈姑，根如小蒜，所主略同。【時珍曰】山慈姑處處有之。冬月生葉，如水仙花之葉而狹。二月中抽一莖如箭簳，高尺許。莖端開花白色，亦有紅色、黄色者，上有黑點，其花乃衆花簇成一朵，如絲紐成，可愛。三月結子，有三稜，四月初苗枯，即掘取其根，狀如慈姑及小蒜，遲則苗腐難尋矣。根苗與老鴉蒜極相類，但老鴉根無毛，慈姑有毛殼包裹爲異爾。用之去毛殼。

根。【氣味】甘、微辛，有小毒。【主治】癰腫瘡瘻、瘰癧結核等，醋磨傅之。亦剥人面皮，除皯䵳。藏器⑩。主疔腫，攻毒破皮，解諸毒蠱毒，蛇蟲狂犬傷。時珍。

---

① 德生堂方：**《普濟方》卷 112“紫白癜風”** 治白癜風（出《德生堂方》）……又方：貝母、薑、天南星，右爲細末，用生薑搗汁出，擦之。/又方（出《德生堂方》）：貝母、乾薑，右等分，爲末，入浴堂内，如澡頭洗搽患處，甚妙。

② 談埜翁方：（**按**：書佚，無可溯源。）

③ 聖惠方：**《普濟方》卷 112“紫白癜風附論”** 治赤白癜風大有神效：貝母、百部（各等分），上爲極細末，用生薑自然汁調搽癜上。（**按**：《聖惠方》無此方，誤注出處。）

④ 仁齋直指方：**《直指方》卷 25“中諸毒證治”** 治蠱、蛇、蜂、蠍、蚖蛇、蜘蛛、沙蝨等傷毒……又方：貝母（爲末）。右每服半兩，令病人盡其酒量，劇飲，良久酒化爲水，從傷處出，俟出盡，又以貝母末塞瘡口，妙不可言。

⑤ 嘉祐：**《嘉祐》見《證類》卷 11“山慈菰根”** 有小毒。主癰腫，瘡瘻，瘰癧，結核等，醋摩傅之。亦剥人面皮，除皯䵳。生山中濕地。一名金燈花。葉似車前，根如慈菰。零陵間又有團慈菰，根似小蒜，所主與此略同。（新補，見陳藏器及日華子。）

⑥ 拾遺：見上注。

⑦ 酉陽雜俎：**《酉陽雜俎》卷 19“草篇”** 金燈，一曰九形，花葉不相見。俗惡人家種之，一名無義草。

⑧ 藏器：見本頁注⑤。

⑨ 大明：見本頁注⑤。

⑩ 藏器：見本頁注⑤。

【附方】新五。粉滓面䵟。山慈姑根夜塗旦洗。《普濟方》①。牙齦腫痛。紅燈籠枝根煎湯漱吐。孫天仁《集效方》②。癰疽疔腫，惡瘡及黄疸。慈姑連根同蒼耳草等分，擣爛，以好酒一鍾，濾汁温服。或乾之爲末，每酒服三錢。《乾坤生意》③。風痰癇疾。金燈花根似蒜者一箇，以茶清研如泥，日中時以茶調下，即卧日中，良久，吐出雞子大物，永不發。如不吐，以熱茶投之。《奇效良方》④。萬病解毒丸。一名太乙紫金丹，一名玉樞丹。解諸毒，療諸瘡，利關節，治百病，起死回生，不可盡述。凡居家遠出，行兵動衆，不可無此。山慈姑去皮洗極浄焙，二兩，川五倍子洗刮焙，二兩，千金子仁白者研，紙壓去油，一兩，紅芽大戟去蘆洗焙，一兩半，麝香三錢，以端午、七夕、重陽，或天德、月德黄道上吉日，預先齋戒盛服，精心治藥，爲末，陳設拜禱，乃重羅令匀，用糯米濃飲和之，木臼杵千下，作一錢一錠。病甚者連服，取利一二行，用温粥補之。凡一切飲食藥毒，蠱毒瘴氣，河豚、土菌、死牛馬等毒，並用凉水磨服一錠，或吐或利即愈。癰疽發背，疔腫楊梅等，一切惡瘡，風癉赤遊，痔瘡，並用凉水或酒磨塗，日數次，立消。陰陽二毒，傷寒狂亂，瘟疫，喉痺喉風，並用冷水入薄荷汁數匙化下。心氣痛并諸氣，用淡酒化下。泄瀉痢下，霍亂絞腸沙，用薄荷湯下。中風中氣，口緊眼歪，五癲五癇，鬼邪鬼胎，筋攣骨痛，並暖酒下。自縊、溺水、鬼迷，心頭温者，冷水磨灌之。傳尸癆瘵，凉水化服，取下惡物蟲積爲妙。久近瘧疾，將發時東流水煎桃枝湯化服。女人經閉，紅花酒化服。小兒驚風，五疳五痢，薄荷湯下。頭風頭痛，酒研貼兩太陽上。諸腹鼓脹，麥芽湯化下。風蟲牙痛，酒磨塗之。亦吞少許。打撲傷損，松節煎酒下。湯火傷，毒蛇惡犬，一切蟲傷，並冷水磨塗，仍服之。王璆《百一選方》⑤。

---

① 普濟方：**《普濟方》卷51"面䵟黯"** 去䵟黯(出《本草》)：以山慈菰根擣塗面上。(**按**：此方摘引《證類》卷11"山慈菰根"藥條正文而成此方。)

② 集效方：**《萬應方》卷4"咽喉口齒科"** 治牙疼立效方：莧菜取根，曬乾，燒灰存性，研末，少許擦牙。再用紅燈籠枝根煎湯，漱口。

③ 乾坤生意：**《乾坤生意》卷下"癰疽諸瘡"** 治癰疽疔腫惡瘡，及黄疸：用茨菇連根，同蒼耳草等分擣爛，以好酒一鍾，濾汁温服。若以乾末，每服三四錢，温酒調服。

④ 奇效良方：**《奇效良方》卷3"治癇疾"** 右用金燈花根似蒜者一個，以茶清研如泥，令患者日中卧，茶清調下，仍且卧日中良久，吐出雞子大物，永不發。如不吐，即以熱茶投之。

⑤ 百一選方：**《百一選方》卷17"第二十五門"** 神仙解毒萬病元：喻良能方，葛丞相傳。解一切藥毒，惡草、菰子、菌蕈、金石毒，喫自死馬肉、河豚發毒，時行疫氣，山嵐瘴瘧，急喉閉，纏喉風，脾病黄腫，赤眼，瘡癤，衝冒寒暑，熱毒上攻。或自縊死，落水、打折傷死，但心頭微煖，未隔宿者，並宜用生薑、蜜水磨一粒灌之，須臾復甦。癰疽發背未破，魚臍瘡，諸般惡瘡，腫毒，湯火所傷，百蟲、犬鼠、蛇傷，並東流水磨塗，並服一粒，良久覺癢，立消。打撲攧損，傷折，炒松節酒磨下半粒，仍以東流水磨塗……文蛤(三兩，淡紅黄色者，搥碎，洗浄，《本草》云五倍子一名文蛤)、紅芽大戟(一兩半，浄洗)、山茨菰(二兩，洗，即鬼燈檠，金燈花根也)、續隨子(一兩，去殻秤，研細，紙裹壓出油，再研如白霜)、麝香(三分，研)，右將前三味焙乾爲細末，入麝香、續隨子研令匀，以糯米粥爲元。每料分作四十粒，於端午、七夕、重陽日合……宋參議方湯使不同，今録於後：癰疽發背未破之時，用冰水磨塗痛處，並磨服，良久覺癢，立消。陰陽二毒，傷寒心悶，狂言亂語，胸膈壅滯，邪毒未發，及瘟疫，山嵐瘴氣，纏喉風，冷水入薄荷一小葉，同研下。急中及顛邪，喝叫亂走，鬼胎鬼氣，並用煖無灰酒下。自縊落水死，頭煖者，及驚死，鬼迷死，未隔宿者，並冷水磨灌(轉下頁注)

葉。【主治】瘡腫,入蜜擣塗瘡口,候清血出,效。慎微①。塗乳癰、便毒尤妙。時珍。

【附方】新一。中溪毒生瘡。朱姑葉搗爛塗之。生東間,葉如蒜葉。《外臺秘要》②。

花。【主治】小便血淋濇痛,同地蘗花陰乾,每用三錢,水煎服。《聖惠》③。

石蒜宋《圖經》④

【釋名】烏蒜《綱目》、老鴉蒜《救荒》⑤、蒜頭草《綱目》、婆婆酸《綱目》、一枝箭《綱目》、水麻《圖經》⑥。【時珍曰】蒜以根狀名,箭以莖狀名。

【集解】【頌⑦曰】水麻生鼎州、黔州,其根名石蒜,九月采之。或云金燈花根亦名石蒜,即此類也。【時珍曰】石蒜處處下濕地有之,古謂之烏蒜,俗謂之老鴉蒜、一枝箭是也。春初生葉,如蒜秧及山慈姑葉,背有劍脊,四散布地。七月苗枯,乃于平地抽出一莖如箭簳,長尺許。莖端開花四五朵,六出紅色,如山丹花狀而瓣長,黄蕊長鬚。其根狀如蒜,皮色紫赤,肉白色。此有小毒,而《救荒本草》⑧言其可煠熟水浸過食,蓋爲救荒爾。一種葉如大韭,四五月抽莖,開花如小萱花黄白色者,謂之鐵色箭,功與此同。二物並抽莖開花,後乃生葉,葉花不相見,與金燈同。

根。【氣味】辛,甘,温,有小毒。【主治】傅貼腫毒。蘇頌⑨。疔瘡惡核,可水煎服取汗及擣傅之。又中溪毒者,酒煎半升服。取吐良。時珍。

(接上頁注)下。蛇犬、蜈蚣傷,並冷水磨,塗傷處。諸般瘧疾,不問新久,臨發時煎桃柳湯磨下。小兒急慢驚風,五疳五痢,蜜水、薄荷小葉同磨下。牙關緊急,磨塗一元,分作三服,如元小,分作二服,量大小與之。牙痛,酒磨塗,及含藥少許吞下。湯火傷,東流水磨塗傷處。打撲傷損,炒松節無灰酒下。年深日近頭疼太陽疼,用酒入薄荷雜磨紙花,貼太陽穴上。諸般癱疾,口面喎斜,唇眼掣眨,夜多睡涎,言語蹇澀,卒中風口噤,牙關緊急,筋脉攣縮,骨節風腫,手脚疼痛,行止艱辛,應是風氣疼痛,並用酒磨下。有孕婦不可服其方。五倍子十五兩、大戟七兩半,山茨菰十一兩,續隨子十兩,炒,不去油,麝香半兩。(**按**:此方過於雜亂,時珍提取其精要。)

① 慎微:**《證類》卷11“山慈菰根”** 《經驗方》:貼瘡腫。以山慈菰,一名鹿蹄草,取莖、葉擣,爲膏,入蜜貼瘡口上,候清血出效。

② 外臺秘要:**《外臺》卷40“溪毒方二十一首”** 療中水毒方……又方:擣柒姑以塗之腰背諸處。柒姑生東間,細葉如蒜狀。

③ 聖惠:**《聖惠方》卷58“治血淋諸方”** 治血淋,臍腹及陰莖澀痛……又方:金燈花一兩、地蘗花一兩,右件藥陰乾,搗粗羅爲散,每服三錢,以水一中盞,煎至六分,去滓,每於食前温服之。

④ 圖經:**《圖經》見《證類》卷30“黔州石蒜”** 水麻生鼎州。味辛,温,有小毒。其根名石蒜。主傅貼腫毒。九月採。又,金燈花,其根亦名石蒜。或云即此類也。

⑤ 救荒:**《救荒》卷上之後“老鴉蒜”** 救饑:采根煠熟,水浸淘,油鹽調食。

⑥ 圖經:**《圖經》見《證類》卷30“鼎州水麻”** 文附石蒜條下。(**按**:見本頁注④。)

⑦ 頌:見本頁注④。

⑧ 救荒本草:見本頁注⑤。

⑨ 蘇頌:見本頁注④。

【附方】新三。便毒諸瘡。一枝箭，擣爛塗之即消。若毒太甚者，洗净，以生白酒煎服，得微汗即愈。王永輔《濟世方》①。産腸脱下。老鴉蒜即酸頭草一把，以水三盌，煎一盌半，去滓熏洗，神效。《危氏得效方》②。小兒驚風，大叫一聲就死者，名老鴉驚。以散麻纏住脇下及手心足心，以燈火爆之。用老鴉蒜晒乾、車前子等分，爲末，水調貼手足心。仍以燈心焠手足心及肩膊、眉心、鼻心，即醒也。王日新《小兒方》③。

水仙《會編》④

【釋名】金盞銀臺。【時珍曰】此物宜卑濕處，不可缺水，故名水仙。金盞銀臺，花之狀也。

【集解】【機⑤曰】水仙花葉似蒜，其花香甚清。九月初栽于肥壤則花茂盛，瘦地則無花。五月初收根，以童尿浸一宿，晒乾，懸火煖處。若不移宿根更旺。【時珍曰】水仙叢生下濕處。其根似蒜及薤而長，外有赤皮裹之。冬月生葉，似薤及蒜。春初抽莖如葱頭。莖頭開花數朶，大如簪頭，狀如酒盃，五尖上承，黄心，宛然盞樣，其花瑩韻，其香清幽。一種千葉者，花皺，下輕黄而上淡白，不作盃狀。人重之，指爲真水仙。蓋不然，乃一物二種爾。亦有紅花者。按段成式《酉陽雜俎》⑥云：捺祇出拂林國，根大如鷄卵，葉長三四尺，似蒜，中心抽條，莖端開花六出，紅白色，花心黄赤，不結子，冬生夏死。取花壓油，塗身去風氣。據此形狀，與水仙仿佛，豈外國名謂不同耶？

根。【氣味】苦、微辛，滑，寒，無毒。【土宿真君⑦曰】取汁伏汞，煮雄黄，拒火。【主治】癰腫及魚骨哽。時珍。

花。【氣味】缺。【主治】作香澤，塗身理髮，去風氣。又療婦人五心發熱，同乾荷葉、赤芍藥等分，爲末，白湯每服二錢，熱自退也。時珍。○出《衛生易簡方》⑧。

---

① 濟世方：**王永輔《袖珍方》卷5“瘡瘍”**　一味妙濟飲：如便毒等小瘡，只服此。將柤罨瘡上即消。一枝箭(洗去土。出貴州。考本草不載。)右用生白酒煎服，得微汗爲佳。(**按**：《濟世方》即《袖珍方》。)

② 危氏得效方：**《得效方》卷14“産後”**　治産後子腸下出，不能收者，年深者皆治之……又方：老鴉酸草壹握，煎湯，用草不開孔，才熏可收一半，稍温下手洗，並收入而安。

③ 小兒方：(**按**：書佚，無可溯源。)

④ 會編：(**按**：書佚，無可溯源。)

⑤ 機：(**按**：出《本草會編》。書佚，無可溯源。)

⑥ 酉陽雜俎：**《酉陽雜俎》卷18“木篇”**　榛祇出拂林國，苗長三四尺，根大如鴨卵，葉似蒜，葉中心抽條甚長，莖端有花六出，紅白色，花心黄赤，不結子，其草冬生夏死，與薺麥相類。取其花，壓以爲油，塗身除風氣。拂林國王及國内貴人皆用之。

⑦ 土宿真君：(**按**：《造化指南》書佚，無可溯源。)

⑧ 衛生易簡方：**《衛生易簡方》卷11“産後及雜證”**　治婦人五心煩熱：用赤芍藥、水仙、荷葉(等分)，爲末，每服二錢，白滚湯調下。

白茅《本經》①中品

【釋名】根名茹根《本經》②、蘭根《本經》、地筋《別録》③。【時珍曰】茅葉如矛，故謂之茅。其根牽連，故謂之茹，《易》④曰“拔茅連茹”是也。有數種：夏花者爲茅，秋花者爲菅。二物功用相近而名謂不同，《詩》⑤云“白華菅兮，白茅束兮”是也。《別録》⑥不分茅菅乃二種，謂茅根一名地菅，一名地筋，而“有名未用”又出地筋，一名菅根。蓋二物之根狀皆如筋，可通名地筋，不可並名菅也，正之。

【集解】【《別録》⑦曰】茅根生楚地山谷田野，六月采根。【弘景⑧曰】此即今白茅菅，《詩》云“露彼菅茅”是也。其根如渣芹甜美。【頌⑨曰】處處有之。春生芽，布地如針，俗謂之茅針，亦可噉，甚益小兒。夏生白花茸茸然，至秋而枯。其根至潔白，六月采之。又有菅，亦茅類也。陸機《草木疏》云：菅似茅而滑無毛，根下五寸中有白粉者，柔韌宜爲索，漚之尤善。其未漚者名野菅，入藥與茅功等。【時珍曰】茅有白茅、菅茅、黄茅、香茅、芭茅數種，葉皆相似。白茅短小，三四月開白花成穗，結細實。其根甚長，白軟如筋而有節，味甘，俗呼絲茅，可以苫蓋及供祭祀苞苴之用，《本經》所用茅根是也。其根乾之，夜視有光，故腐則變爲螢火。菅茅只生山上，似白茅而長，入秋抽莖，開花成穗如荻花，結實尖黑，長分許，粘衣刺人。其根短硬如細竹根，無節而微甘，亦可入藥，功不及白茅。《爾雅》⑩所謂“白華野菅”是也。黄茅似菅茅而莖上開葉，莖下有白粉，根頭有黄毛，根亦短而細硬無節，秋深開花重穗如菅，可爲索綯，古名黄菅，《別録》所用菅根是也。香茅一名菁茅，一名瓗茅，生湖南及江淮間，葉有三脊，其氣香芬，可以包藉及縮酒，《禹貢》⑪所謂荊州“苞匭菁茅”是也。芭茅叢生，葉大如蒲，長六七尺，有二種，即芒也。見後“芒”下。

---

① 本經：**《本經》**《別録》見《證類》卷8“**茅根**”**味甘，寒**，無毒。**主勞傷虛羸，補中益氣，除瘀血、血閉寒熱，利小便**，下五淋，除客熱在腸胃，止渴，堅筋，婦人崩中。久服利人。**其苗主下水。一名蘭根，一名茹根**，一名地菅，一名地筋，一名兼杜。生楚地山谷、田野。六月採根。

② 本經：見上注①白字。（**按**：“釋名”項下“本經”皆同此。）

③ 別録：見上注①。

④ 易：**《藝文類聚》卷82“茅”**　《易》曰：拔茅連茹，以其彙征吉。

⑤ 詩：**《詩·小雅·白華》**　白華菅兮，白茅束兮。

⑥ 別録：見本頁注①。

⑦ 別録：見本頁注①。

⑧ 弘景：**《集注》見《證類》卷8“茅根”**　陶隱居云：此即今白茅菅（音姦）。《詩》云：露彼菅茅。其根如渣芹，甜美……

⑨ 頌：**《圖經》見《證類》卷8“茅根”**　茅根，生楚地山谷、田野，今處處有之。春生苗，布地如針，俗間謂之茅針，亦可噉，甚益小兒。夏生白花茸茸然，至秋而枯。其根至潔白，亦甚甘美。六月採根用……又有菅，亦茅類也。陸機《草木疏》云：菅似茅而滑無毛，根下五寸中有白粉者，柔韌，宜爲索，漚之尤善。其未漚者名野菅。《詩》所謂“白茅菅兮”是此也。入藥與茅等。

⑩ 爾雅：**《爾雅·釋草》（郭注）**　白華，野菅。（菅，茅屬……）

⑪ 禹貢：**《尚書·禹貢》**　荊及衡陽惟荊州……苞匭菁茅。

茅根。【氣味】甘，寒，無毒。【主治】勞傷虛羸，補中益氣，除瘀血、血閉、寒熱，利小便。《本經》①。下五淋，除客熱在腸胃，止渴堅筋，婦人崩中。久服利人。《别録》②。主婦人月經不勾，通血脉淋瀝。大明③。止吐衄諸血，傷寒噦逆，肺熱喘急，水腫黄疸，解酒毒。時珍。

【發明】【弘景④曰】茅根服食斷穀甚良。俗方稀用，惟煎汁療淋及崩中爾。【時珍曰】白茅根甘，能除伏熱，利小便，故能止諸血噦逆，喘急消渴，治黄疸水腫，乃良物也。世人因微而忽之，惟事苦寒之劑，致傷冲和之氣，烏足知此哉。

【附方】舊二，新一十二。山中辟穀。凡辟難無人之境，取白茅根洗浄，咀嚼，或石上晒焦擣末，水服方寸匕，可辟穀不饑。《肘後方》⑤。温病冷啘，因熱甚飲水成暴冷啘者。茅根切，枇杷葉拭去毛炙香，各半斤，水四升，煎二升，去滓，稍熱飲之。龐安常《傷寒總病論》⑥。温病熱噦⑦。乃伏熱在胃，令人胸滿則氣逆，逆則噦，或大下，胃中虛冷，亦致噦也。茅根切，葛根切，各半斤，水三升，煎一升半。每温飲一盞，噦止即停。同上。反胃上氣，食入即吐。茅根、蘆根二兩，水四升，煮二升，頓服得下，良。《聖濟總録》⑧。肺熱氣喘。生茅根一握，㕮咀，水二盞，煎一盞，食後温服。甚者三服止，名如神湯。《聖惠方》⑨。虚後水腫。因飲水多，小便不利。用白茅根一大把，小豆三升，水三升，煮乾，去茅食豆，水隨小便下也。《肘後方》⑩。五種黄病。黄疸、穀疸、酒疸、女疸、勞疸也。黄汗者，乃大汗出入水所致，身體微腫，汗出如黄蘗汁。用生茅根一把，細

---

① 本經：見 904 頁注①白字。
② 别録：見 904 頁注①。
③ 大明：**《日華子》見《證類》卷 8“茅根”** 茅針……根主婦人月經不匀……
④ 弘景：**《集注》見《證類》卷 8“茅根”** ……服食此，斷穀甚良。俗方稀用，惟療淋及崩中爾。
⑤ 肘後方：**《肘後方》卷 4“治卒絶糧失食饑憊欲死方第三十五”** 若可得遊涉之地，周行山澤間者，但取松、柏葉，細切，水服二合，日中二三升，便佳。又掘取白茅根，洗浄，切，服之。此三物得行曝燥，石上擣碎服，服者食方寸匕，辟一日。
⑥ 傷寒總病論：**《傷寒總病論》卷 5“温病噦方論”** 温病有熱，飲水暴冷啘，枇杷茅根湯：枇杷葉、茅根（各半升），水四升，煮去半，去滓，稍熱飲之一二盞。
⑦ 温病熱噦：**《傷寒總病論》卷 5“温病噦方論”** 伏熱在内，令人胸滿氣逆則噦。若大下後，胃中虛冷，亦致噦也。温熱有熱，飲水暴冷啘，茅根葛根湯：茅根、乾葛根（各半升），水四升，煎二升，去滓，温飲一盞。
⑧ 聖濟總録：**《普濟方》卷 36“胃反”** 治胃反食即吐出，上氣：蘆根、茅根（各二兩），右以水四升，煮取二升，頓服之，得下良。（**按**：《聖濟總録》無此方，另溯其源。）
⑨ 聖惠方：**《普濟方》卷 163“喘門・總論”** 如神湯，治喘：茆根一握，生剉，臨時取生者炒、桑白皮，右等分，用水一碗，煎至八分，一服即止。甚者三服。（**按**：《聖惠方》無此方，誤注出處。）
⑩ 肘後方：**《肘後方》卷 4“治卒大腹水病方第二十五”** 此皆從虛損大病，或下痢後，婦人産後，飲水不即消，三焦受病，小便不利，乃相結漸漸生聚，遂流諸經絡故也。治之方……又方：白茅根一大把、小豆三升，水三升，煮取乾，去茅根，食豆，水隨小便下。

切，以豬肉一斤，合作羹食。《肘後方》①。解中酒毒。恐爛五臟。茅根汁，飲一升。《千金方》②。小便熱淋。白茅根四升，水一斗五升，煮取五升，適冷暖飲之。日三服。《肘後方》③。小便出血。茅根煎湯，頻飲爲佳。《談埜翁方》④。勞傷溺血。茅根、乾薑等分，入蜜一匙，水二鍾，煎一鍾，日一服。鼻衄不止。茅根爲末，米泔水服二錢。《聖惠方》⑤。吐血不止。《千金翼》⑥用白茅根一握，水煎服之。○《婦人良方》⑦用白茅根洗搗汁，日飲一合。竹木入肉。白茅根燒末，豬脂和塗之。風入成腫者亦良。《肘後方》⑧。

茅針即初生苗也○《拾遺》⑨。【氣味】甘，平，無毒。【大明⑩曰】涼。【主治】下水。《别録》⑪。治消渴，能破血。甄權⑫。通小腸，治鼻衄及暴下血，水煮服之。惡瘡癰腫、軟癤未潰者，以酒煮服，一針一孔，二針二孔。生挼，傅金瘡止血。藏器⑬。

花。【氣味】甘，温，無毒。【主治】煎飲，止吐血衄血，并塞鼻。又傅灸瘡不合⑭。罯刀箭金瘡，止血并痛。大明⑮。

---

① 肘後方：**《肘後方》卷4“治卒發黄疸諸黄病第三十一”** 疸病有五種，謂黄疸、穀疸、酒疸、女疸、勞疸也。黄汁者，身體四肢微腫，胸滿不得汗，汗出如黄檗（汗）〔汁〕，由大汗出，卒入水所致方……又方：生茅根一把，細切，以豬肉一斤，合作羹，盡啜食之。

② 千金方：**《千金方》卷25“卒死第一”** 治酒醉中酒恐爛五臟方……又方：搗茅根汁，飲一二升。

③ 肘後方：**《千金方》卷21“淋閉第二”** 治熱淋方……又方：白茅根切，四斤，以水一斗五升，煮取五升，服一升，日三夜二。（**按**：今本《肘後方》無此方。《醫心方》卷12引此方，云出“葛氏方”，且云“《千金方》”同之。）

④ 談埜翁方：（**按**：書佚，無可溯源。）

⑤ 聖惠方：**《聖惠方》卷70“治婦人鼻衄諸方”** 治婦人鼻衄，出血數升，不知人事……又方：右搗生茅根汁一合，飲之立止。

⑥ 千金翼：**《婦人良方》卷7“婦人吐血方論第六”** 《千金翼》治吐血百方不瘥，療十十瘥，神驗不傳方。詳此藥性，治熱毒吐血有效……又方：白茅根一握，長六寸，上以水一大盞，煎取七分，去滓温服。（**按**：今本《千金翼》無此方。）

⑦ 婦人良方：**《婦人良方》卷7“婦人鼻衄方論第五”** 治男子婦人五臟結熱，吐血衄血並皆治之……一方：搗生白茅根，取汁一合，飲之止。

⑧ 肘後方：**《千金方》卷25“被打第三”** 治刺在人肉中不出方……又方：白茅根燒末，以膏和塗之。亦治瘡因風致腫。（**按**：《外臺》卷29引有同方，出《千金》，并示《肘後》同。今本《肘後》無此方。）

⑨ 拾遺：**《拾遺》見《證類》卷8“茅根”** 陳藏器云：茅針，味甘，平，無毒……針即茅笋也……

⑩ 大明：**《日華子》見《證類》卷8“茅根”** 茅針，涼……

⑪ 别録：見904頁注①白字。（**按**：誤注出處。）

⑫ 甄權：**《藥性論》見《證類》卷8“茅根”** 白茅，臣，能破血，主消渴。根治五淋，煎汁服之。

⑬ 藏器：**《拾遺》見《證類》卷8“茅根”**……主惡瘡腫未潰者，煮服之。服一針一孔，二針二孔。生挼傅金瘡，止血。煮服之，主鼻衄及暴下血。成白花者，功用亦同……

⑭ 傅灸瘡不合：**《唐本草》見《證類》卷8“茅根”** 《唐本》注云：菅花，味甘，温，無毒。主衄血，吐血，灸瘡。（**按**：原漏標出處，今溯其源。）

⑮ 大明：**《日華子》見《證類》卷8“茅根”** ……花罯刀箭瘡，止血并痛……

屋上敗茅。【氣味】苦，平，無毒。【主治】卒吐血，剉三升，酒浸煮一升服。和醬汁研，傅斑瘡及蠶囓瘡。藏器[①]。屋四角茅，主鼻洪。大明[②]。

【發明】【時珍曰】按《陳文中小兒方》[③]治痘瘡潰爛，難黶不乾。多年墻屋上爛茅，擇洗焙乾，爲末摻之。此蓋取其性寒而解毒，又多受雨露霜雪之氣，兼能燥濕也。

【附方】新三。婦人陰痒。墻頭爛茅、荆芥、牙皂等分，煎水頻熏洗之。《摘玄方》[④]。大便閉塞，服藥不通者。滄鹽三錢，屋簷爛草節七箇，爲末。每用一錢，竹筒吹入肛内一寸即通，名提金散。《聖濟録》[⑤]。卒中五尸。其狀腹痛脹急，不得氣息，上冲心胸，旁攻兩脇，或磈礧涌起，或牽引腰脊，此乃身中尸鬼接引爲害。取屋上四角茅入銅器中，以三赤帛覆腹，着器布上，燒茅令熱，隨痛追逐，跖下痒即瘥也。《肘後方》[⑥]。

地筋《别録[⑦]·有名未用》

【釋名】菅根《别録》[⑧]、土筋同。

【集解】【《别録》[⑨]曰】地筋生澤中，根有毛，三月生，四月實白，三月三日采根。【弘景[⑩]曰】疑此即是白茅而小異也。【藏器[⑪]曰】地筋如地黄，根葉並相似而細，多毛，生平澤，功用亦同地黄，李邕方中用之。【時珍曰】此乃黄、菅茅之根也，功與白茅根相同，詳見"白茅"下。陳藏器所説别是一物，非菅根也。

---

① 藏器：**《拾遺》見《證類》卷 8"茅根"**　……又云屋茅，主卒吐血。細剉三升，酒浸，煮服一升。屋上爛茅，和醬汁研傅斑瘡，蠶齧瘡……

② 大明：**《日華子》見《證類》卷 8"茅根"**　……又云：屋四角茅，平無毒主鼻洪。

③ 陳文中小兒方：**《小兒痘疹方》"附方"**　敗草散：治痘瘡過搔成瘡，膿血淋漓，謂之斑爛。用屋爛草，或蓋牆爛草，多年者佳，如無，曠野生者尤佳，爲末摻之。

④ 摘玄方：（**按**：已查《摘玄方》相關書，未能溯得其源。）

⑤ 聖濟録：**《普濟方》卷 39"大便秘澀不通"**　提盆散，治大便秘澀，服藥轉致不通者：滄鹽（版塊，三錢）、屋簷爛草節（七個），右爲末，研勾，每用半錢至一錢，竹筒吹入肛門内寸深，立效。（**按**：《聖濟總録》無此方，誤注出處。）

⑥ 肘後方：**《肘後方》卷 1"治卒中五屍方第六"**　凡五尸，即身中屍鬼接引也，共爲病害。經術甚有消滅之方，而非世徒能用，今復撰其經要，以救其敝方……又方：取屋上四角茅，内銅器中，以三赤布覆腹，著器布上，燒茅令熱，隨痛追逐，蹠下癢即差。若瓦屋，削取四角柱燒之亦得，極大神良者也。

⑦ 别録：**《别録》見《證類》卷 30"地筋"**　味甘，平，無毒。主益氣，止渴，除熱在腹臍，利筋。一名菅根，一名土筋。生澤中，根有毛。三月生，四月實白，三月三日採根。

⑧ 别録：見上注。

⑨ 别録：見上注。

⑩ 弘景：**《集注》見《證類》卷 30"地筋"**　陶隱居云：疑此猶是白茅而小異也。

⑪ 藏器：**《拾遺》見《證類》卷 30"地筋"**　陳藏器云：地筋，如地黄，根、葉並相似而細，多毛。生平澤。功用亦同地黄，李邕方用之。

【氣味】甘,平,無毒。【主治】益氣止渴,除熱在腹臍,利筋。《别録》①。根、苗、花,功與白茅同。時珍。

芒《拾遺》②【校正】併入《拾遺》"石芒""敗芒箔"。

【釋名】杜榮《爾雅》③、芭芒《寰宇志》、芭茅。【時珍曰】芒,《爾雅》④作莣。今俗謂之芭茅,可以爲籬笆故也。

【集解】【藏器⑤曰】《爾雅》:莣,杜榮。郭璞注云:草似茅,皮可爲繩索履屩也。今東人多以爲箔。又曰:石芒生高山,如芒而節短,江西呼爲折草,六七月生穗如荻。【時珍曰】芒有二種,皆叢生,葉皆如茅而大,長四五尺,甚快利,傷人如鋒刃。七月抽長莖,開白花成穗,如蘆葦花者,芒也。五月抽短莖,開花如芒者,石芒也。並於花將放時剥其籜皮,可爲繩箔草履諸物,其莖穗可爲掃帚也。

莖。【氣味】甘,平,無毒。【主治】人畜爲虎狼等傷,恐毒入内,取莖雜葛根濃煮汁服,亦生取汁服。藏器⑥。煮汁服,散血。時珍。

敗芒箔。【主治】産婦血滿,腹脹血渴,惡露不盡,月閉,止好血,下惡血,去鬼氣疰痛癥結,酒煮服之。亦燒末,酒下。彌久着煙者佳。藏器⑦。

龍膽《本經》⑧中品

【釋名】陵游。【志⑨曰】葉如龍葵,味苦如膽,因以爲名。

---

① 别録:見907頁注⑦。

② 拾遺:見本頁注⑤、⑥、⑦。(**按**:"校正"下"拾遺"同此。)

③ 爾雅:**《爾雅·釋草》(郭注)**　莣,杜榮。(今芒草,似茅,皮可以爲繩索履屩也。)

④ 爾雅:見上。

⑤ 藏器:見上。/**《拾遺》見《證類》卷9"石芒"**　……生高山,如芒,節短。江西人呼爲折草。六月、七月生穗如荻也。

⑥ 藏器:**《拾遺》見《證類》卷9"石芒"**　味苦、平,無毒。主人畜爲虎狼等傷,恐毒入肉者,取莖雜葛根濃煮,服之。亦取汁……

⑦ 藏器:**《拾遺》見《證類》卷11"敗芒箔"**　無毒。主産婦血滿腹脹痛,血渴,惡露不盡,月閉,止好血,下惡血,去鬼氣疰痛癥結,酒煮服之。亦燒爲末酒下,彌久著煙者佳。今東人作箔,多草爲之。《爾雅》云:芒似茅,可以爲索。(新補,見陳藏器。)

⑧ 本經:**《本經》《别録》(《藥對》)見《證類》卷6"龍膽"**味苦,寒、大寒,無毒。主骨間寒熱,驚癇,邪氣,續絶傷,定五藏,殺蠱毒,除胃中伏熱,時氣温熱,熱洩下痢,去腸中小蟲,益肝膽氣,止驚惕。久服益智不忘,輕身耐老。一名陵遊。生齊朐山谷及冤句。二月、八月、十一月、十二月採根,陰乾。(貫衆爲之使,惡防葵、地黄。)

⑨ 志:**《開寶》見《證類》卷6"龍膽"**　今按《别本》注云:葉似龍葵,味苦如膽,因以爲名。

【集解】【《别録》①曰】龍膽生齊朐山谷及冤句，二月、八月、十一月、十二月采根，陰乾。【弘景②曰】今出近道，以吴興者爲勝。根狀似牛膝，其味甚苦。【頌③曰】宿根黄白色，下抽根十餘條，類牛膝而短。直上生苗，高尺餘。四月生葉如嫩蒜，細莖如小竹枝。七月開花，如牽牛花，作鈴鐸狀，青碧色。冬後結子，苗便枯。俗呼草龍膽。又有山龍膽，味苦濇，其葉經霜雪不凋。山人用治四肢疼痛，與此同類而别種也。采無時候。

根。【修治】【斅④曰】采得陰乾。用時，銅刀切去鬚上頭子，剉細，甘草湯浸一宿，漉出，暴乾用。

【氣味】苦、濇，大寒，無毒。【斅⑤曰】空腹餌之，令人溺不禁。【之才⑥曰】貫衆、小豆爲之使，惡地黄、防葵。

【主治】骨間寒熱，驚癇邪氣，續絶傷，定五臟，殺蠱毒。《本經》⑦。除胃中伏熱，時氣温熱，熱泄下痢，去腸中小蟲，益肝膽氣，止驚惕。久服益智不忘，輕身耐老。《别録》⑧。治小兒壯熱骨熱，驚癇入心，時疾熱黄，癰腫口瘡。甄權⑨。客忤疳氣，熱狂，明目止煩，治瘡疥。大明⑩。去目中黄及睛赤腫脹，瘀肉高起，痛不可忍。元素⑪。退肝經邪熱，除下焦濕熱之腫，瀉膀胱火。李杲⑫。療咽喉痛，風熱盜汗。時珍。

---

① 别録：見908頁注⑧。

② 弘景：**《集注》見《證類》卷6"龍膽"**　陶隱居云：今出近道，吴興爲勝。狀似牛膝，味甚苦，故以膽爲名。

③ 頌：**《圖經》見《證類》卷6"龍膽"**　龍膽，生齊朐山谷及冤句，今近道亦有之。宿根黄白色，下抽根十餘本，類牛膝。直上生苗，高尺餘。四月生葉，似柳葉而細，莖如小竹枝，七月開花如牽牛花，作鈴鐸形，青碧色。冬後結子，苗便枯。二月、八月、十一月、十二月採根，陰乾。俗呼爲草龍膽。浙中又有山龍膽草，味苦澀，取根細剉，用生薑自然汁浸一宿，去其性，焙乾擣，水煎一錢匕，温服之，治四肢疼痛。採無時候。葉經霜雪不凋，此同類而别種也。古方治疸多用之……

④ 斅：**《炮炙論》見《證類》卷6"龍膽"**　雷公云：採得後陰乾。欲使時，用銅刀切去髭、土、頭了，剉，於甘草湯中浸一宿，至明漉出，暴乾用。勿空腹餌之，令人溺不禁。

⑤ 斅：見上注。

⑥ 之才：**古本《藥對》**見908頁注⑧括號中七情文。

⑦ 本經：見908頁注⑧白字。

⑧ 别録：見908頁注⑧。

⑨ 甄權：**《藥性論》見《證類》卷6"龍膽"**　龍膽，君。能主小兒驚癇，入心，壯熱，骨熱，癰腫，治時疾熱黄，口瘡。

⑩ 大明：**《日華子》見《證類》卷6"龍膽"**　小豆爲使。治客忤疳氣，熱病狂語及瘡疥，明目，止煩，益智，治健忘。

⑪ 元素：**《醫學啓源》卷下"用藥備旨·草龍膽"**　治〔兩〕目赤腫睛脹，瘀肉高起，痛不可忍……（**按**：《湯液本草》《本草發揮》均引此，然無"目中黄"之説。）

⑫ 李杲：**《珍珠囊·諸品藥性主治指掌》（《醫要集覽》本）"草龍膽"**　……其用有二：退肝經之邪熱；除下焦之濕腫。/**《本草發揮》卷4"隨證治病藥品"**　去下焦濕腫及痛，並膀胱有火邪，必用酒洗漢防已、草龍膽、黄柏、知母。

【發明】【元素①曰】龍膽味苦性寒,氣味俱厚,沉而降,陰也,足厥陰、少陽經氣分藥也。其用有四:除下部風濕一也,及濕熱二也,臍下至足腫痛三也,寒濕脚氣四也。下行之功與防己同,酒浸則能上行,外行以柴胡爲主,龍膽爲使。治眼中疾必用之藥。【好古②曰】益肝膽之氣而泄火。【時珍曰】相火寄在肝膽,有瀉無補,故龍膽之益肝膽之氣,正以其能瀉肝膽之邪熱也。但大苦大寒,過服恐傷胃中生發之氣,反助火邪,亦久服黄連反從火化之義。《别録》久服輕身之説,恐不足信。

【附方】舊四,新六。傷寒發狂。草龍膽爲末,入雞子清、白蜜,化凉水服二錢。《傷寒藴要》③。四肢疼痛。山龍膽根細切,用生薑自然汁浸一宿,去其性,焙乾擣末,水煎一錢匕,温服之。此與龍膽同類别種,經霜不凋。蘇頌《圖經本草》④。穀疸勞疸。穀疸因食而得,勞疸因勞而得。用龍膽一兩,苦參三兩,爲末,牛膽汁和丸梧子大。先食以麥飲服五丸,日三服,不知稍增。勞疸加龍膽一兩,巵子仁三七枚,以豬膽和丸。《删繁方》⑤。一切盗汗。婦人、小兒一切盗汗,又治傷寒後盗汗不止。龍膽草研末,每服一錢,豬膽汁三兩點,入温酒少許調服。《楊氏家藏方》⑥。小兒盗汗,身熱。龍膽草、防風各等分,爲末。每服一錢,米飲調下。亦可丸服及水煎服。《嬰童百問》⑦。咽喉熱痛。龍膽擂水服之。《集簡方》。暑行目澀。生龍膽擣汁一合,黄連浸汁一匙,和點之。《危氏得效方》⑧。眼中漏膿。龍膽草、當歸等分,爲末。每服二錢,温水下。《鴻飛集》⑨。

① 元素:**《醫學啓源》卷下"用藥備旨·草龍膽"** 氣寒,味大苦……以柴胡爲主,〔龍膽〕爲使,治眼中疾必用藥也。《主治秘〔要〕》云:性寒,味苦、辛,氣味俱厚,沉而降,陰也。其用有四:除下部風濕,一也;〔除〕濕熱,二也;臍下以至足腫痛,三也;寒濕脚氣,四也。其用與防己同……酒浸上行。(**按**:《醫學啓源》有若干脱文,可據《本草發揮》所引補。又時珍引"足厥陰、少陽經氣分藥也"一句,未能溯得其源。)

② 好古:**《湯液大法》卷3"膽"** 實(草龍膽氣味苦寒,能泄熱)/**"膽"** 聚則宜通,氣(草龍膽)。

③ 傷寒藴要:**《傷寒藴要》卷2"治陽毒發斑發狂之劑** 一方:治發狂,用草龍膽一味,爲細末,入雞子清,同白凉水調下二錢。

④ 圖經本草:見153頁注④圖經。

⑤ 删繁方:**《圖經》見《證類》卷6"龍膽"** ……《集驗方》穀疸丸:苦參三兩、龍膽一兩,二物下篩,牛膽和丸,先食,以麥飲服之,如梧子五丸,日三,不知稍增。《删繁方》治勞疸,同用此龍膽,加至二兩,更增梔子人三七枚,三物同篩擣,丸以豬膽,服如前法,以飲下之。

⑥ 楊氏家藏方:**《楊氏家藏方》卷3"傷寒方一十一道"** 龍膽湯:治傷寒汗後盗汗不止,或婦人、小兒一切盗汗,並宜服之。龍膽(不以多少,焙乾),右件爲細末,每服一大錢,豬膽汁三兩點,入温酒少許調服,空心臨卧。

⑦ 嬰童百問:**《嬰童百問》卷9"盗汗骨蒸第八十七問"** 通神丸:治小兒白日精神歡悦,至夜卧通身多汗。龍膽草(不拘多少),右爲末,米醋煮糊丸如椒目大,每服五七丸,用飯飲下。一方加防風等分,水煮糊丸。

⑧ 危氏得效方:**《得效方》卷16"拾遺十六方"** 點藥:暑月行路眼昏澀者:生龍膽草汁(壹合)、黄連(叁寸,切爛),右用生絹捩出汁,點入目中。

⑨ 鴻飛集:(**按**:已核同名書,未能溯得其源。)

蛔蟲攻心。刺痛，吐清水。龍膽一兩，去頭剉，水二盞，煮一盞，隔宿勿食，平旦頓服之。《聖惠方》①。卒然尿血不止。龍膽一虎口，水五升，煮取二升半，分爲五服。姚僧坦《集驗方》②。

細辛《本經》③上品

【釋名】小辛《本經》④、少辛。【頌⑤曰】華州真細辛，根細而味極辛，故名之曰細辛。【時珍曰】小辛、少辛，皆此義也。按《山海經》⑥云"浮戲之山多少辛"。《管子》⑦云"五沃之土，群藥生少辛"是矣。

【集解】【《别録》⑧曰】細辛生華陰山谷，二月、八月采根，陰乾。【弘景⑨曰】今用東陽、臨海者，形段乃好，而辛烈不及華陰、高麗者。用之去其頭節。【當之⑩曰】細辛如葵赤黑，一根一葉相連。【頌⑪曰】今處處有之，皆不及華陰者爲真，其根細而極辛。今人多以杜衡爲之。杜衡根似飯帚密鬧，細長四五寸，微黄白色，江淮呼爲馬蹄香，不可誤用。【宗奭⑫曰】細辛葉如葵，赤黑色，非此則

---

① 聖惠方：**《聖惠方》卷 57"治蛔蟲諸方"**　治蛔蟲或攻心如刺，口中吐清水者，方：龍膽一兩，去蘆頭，剉，右以水二大盞煮取一盞，去滓，隔宿不食，平旦頓服之。

② 集驗方：**《外臺》卷 25"卒下血方"**　《集驗》療卒下血不止方。草龍膽一握。右一味切，以水五升，煮取二升半，分爲五服，如不差，更服。（**按**：《證類》卷 6"龍膽"引此方，云出《外臺》。）

③ 本經：**《本經》《别録》（《藥對》）見《證類》卷 6"細辛"**　**味辛，温**，無毒。**主咳逆，頭痛腦動，百節拘攣，風濕痹痛，死肌，**温中下氣，破痰，利水道，開胸中，除喉痹，齆（音甕）鼻，風癇癲疾，下乳結，汗不出，血不行，安五藏，益肝膽，通精氣。**久服明目，利九竅，輕身長年。一名小辛。**生華陰山谷。二月、八月採根，陰乾。（曾青、棗根爲之使，得當歸、芍藥、白芷、芎藭、牡丹、藁本、甘草共療婦人。得决明、鯉魚膽、青羊肝共療目痛。惡狼毒、山茱萸、黄耆。畏消石、滑石。反藜蘆。）

④ 本經：見上注白字。

⑤ 頌：**《圖經》見《證類》卷 6"細辛"**　細辛，生華山山谷，今處處有之，然它處所出者，不及華州者真。其根細而其味極辛，故名之曰細辛……

⑥ 山海經：**《山海經》卷 5"中山經"**　又東三十里曰浮戲之山……上多少辛。（細辛也。）

⑦ 管子：**《管子》卷 19"地員"**　……五沃之土……群藥安生，薑與桔梗，小辛大蒙……

⑧ 别録：見本頁注③。

⑨ 弘景：**《集注》見《證類》卷 6"細辛"**　陶隱居云：今用東陽臨海者，形段乃好，而辛烈不及華陰、高麗者。用之去其頭節……

⑩ 當之：**《嘉祐》（見《證類》卷 6"細辛"）**　吴氏云……季氏：小寒。如葵葉赤黑，一根一葉相連。

⑪ 頌：**《圖經》見《證類》卷 6"細辛"**　細辛，生華山山谷，今處處有之，然它處所出者，不及華州者真。其根細而其味極辛，故名之曰細辛……今人多以杜蘅當之。杜蘅吐人，用時須細辨耳……其根成窠，有似飯帚密鬧，細長四五寸，微黄白色，味辛。江淮欲呼爲馬蹄香，以人多誤用，故此詳述之。

⑫ 宗奭：**《衍義》卷 7"細辛"**　……葉如葵葉，赤黑，非此則杜蘅也。杜蘅葉，形如馬蹄，故俗云馬蹄香。蓋根似白前，又似細辛。襄、漢間一種細辛，極細而直，色黄白，乃是鬼督郵，不可用。/**《夢溪筆談》卷 26"藥議"**　東方南方所用細辛，皆杜衡也，又謂之馬蹄香也。黄白拳局而脆，乾則作團，非細辛也。細辛出華山，極細而直，深紫色，味極辛，嚼之習習如椒，其辛更甚於椒。故《本草》云：細辛水漬令直，是以杜衡僞爲之也。襄、漢間又有一種細辛，極細而直，色黄白，乃是鬼督郵，亦非細辛也。

杜衡也。杜衡葉如馬蹄之下，故俗名馬蹄香。蓋根似白前，又似細辛。按沈括《夢溪筆談》云：細辛出華山，極細而直，柔韌，深紫色，味極辛，嚼之習習如椒而更甚於椒。本草云，細辛水漬令直，是以杜衡僞爲之也。東南所用細辛皆杜衡也。杜衡黄白色，拳曲而脆，乾則作團，又謂之馬蹄。襄汉間又有一種細辛，極細而直，色黄白，乃是鬼督郵，亦非細辛也。【時珍曰】《博物志》①言杜衡亂細辛，自古已然矣。沈氏所説甚詳。大抵能亂細辛者，不止杜衡，皆當以根苗色味細辨之。葉似小葵，柔莖細根，直而色紫，味極辛者，細辛也。葉似馬蹄，莖微粗，根曲而黄色，味亦辛者，杜衡也。一莖直上，莖端生葉如繖，根似細辛，微粗直而黄白色，味辛微苦者，鬼督郵也。似鬼督郵而色黑者，及己也。葉似小桑，根似細辛，微粗長而黄色，味辛而有臊氣者，徐長卿也。葉似柳而根似細辛，粗長黄白色而味苦者，白微也。似白微而白直味甘者，白前也。

根。【修治】【斅②曰】凡使細辛，切去頭子，以瓜水浸一宿，暴乾用。須揀去雙葉者，服之害人。

【氣味】辛，温，無毒。【普③曰】神農、黄帝、雷公、桐君：小温。岐伯：無毒。李當之：小寒。【權④曰】苦、辛。【之才⑤曰】曾青、棗根爲之使。得當歸、芍藥、白芷、芎藭、牡丹、藁本、甘草，共療婦人。得决明、鯉魚膽、青羊肝，共療目痛。惡黄耆、狼毒、山茱萸。忌生菜、狸肉。畏消石、滑石。反藜蘆。【主治】欬逆上氣，頭痛腦動，百節拘攣，風濕痺痛死肌。久服明目，利九竅，輕身長年。《本經》⑥。温中下氣，破痰利水道，開胸中滯結，除喉痺，齆鼻不聞香臭，風癇癲疾，下乳結，汗不出，血不行。安五臟，益肝膽，通精氣。《别録》⑦。添膽氣，治嗽，去皮風濕痒，風眼淚下，除齒痛，血閉，婦人血瀝腰痛。甄權⑧。含之，去口臭。弘景⑨。潤肝燥，治督脉爲病，脊强而厥。好古⑩。治口舌生瘡，大便燥結，起目中倒睫。時珍。

---

① 博物志：**《博物志》卷 7**　魏文帝所記諸物相似亂真者……杜衡亂細辛。

② 斅：**《炮炙論》見《證類》卷 6"細辛"**　雷公云：凡使，一一揀去雙葉，服之害人，須去頭土了，用瓜水浸一宿，至明漉出，曝乾用之。

③ 普：**《證類》卷 6"細辛"**　吴氏云：細辛，一名細草，神農、黄帝、雷公、桐君：辛，小温。岐伯：無毒。季氏：小寒……

④ 權：**《藥性論》見《證類》卷 6"細辛"**　細辛，臣。忌生菜。味苦、辛……

⑤ 之才：**古本《藥對》**見 911 頁注③括號中七情文。

⑥ 本經：見 911 頁注③白字。

⑦ 别録：見 911 頁注③。

⑧ 甄權：**《藥性論》見《證類》卷 6"細辛"**　……治咳逆上氣，惡風風頭，手足拘急，安五藏六腑，添膽氣，去皮風濕癢，能止眼風淚下，明目，開胸中滯，除齒痛，主血閉，婦人血瀝腰痛。

⑨ 弘景：**《集注》見《證類》卷 6"細辛"**　……人患口臭者，含之多效。最能除痰，明目也。

⑩ 好古：**《湯液大法》卷 3"腎"**　細辛：味辛，温熱以潤肉寒……　/**卷 3"奇經八脉"**　督絡……爲病脊强而厥（……細辛……）（**按**：未能溯得"潤肝燥"之源。疑即"潤肉寒"之誤。）

【發明】【宗奭[①]曰】治頭面風痛，不可缺此。【元素[②]曰】細辛氣温，味大辛，氣厚于味，陽也，升也，入足厥陰、少陰血分，爲手少陰引經之藥。香味俱細，故入少陰，與獨活相類。以獨活爲使，治少陰頭痛如神。亦止諸陽頭痛，諸風通用之。味辛而熱，温少陰之經，散水氣以去内寒。【成無己[③]曰】水停心下不行，則腎氣燥，宜辛以潤之。細辛之辛，以行水氣而潤燥。【杲[④]曰】膽氣不足，細辛補之。又治邪氣自裏之表，故仲景少陰證用麻黄附子細辛湯。【時珍曰】氣之厚者能發熱，陽中之陽也。辛温能散，故諸風寒風濕、頭痛痰飲、胸中滯氣、驚癇者，宜用之。口瘡、喉痺、䘌齒諸病用之者，取其能散浮熱，亦火鬱則發之之義也。辛能泄肺，故風寒欬嗽上氣者，宜用之。辛能補肝，故膽氣不足，驚癇眼目諸病，宜用之。辛能潤燥，故通少陰及耳竅，便澁者宜用之。○【承[⑤]曰】細辛非華陰者不得爲真。若單用末，不可過一錢。多則氣悶塞，不通者死，雖死無傷。近年開平獄中嘗治此，不可不記。非本有毒，但不識多寡耳。

【附方】舊二，新六。**暗風卒倒**，不省人事。細辛末，吹入鼻中。《危氏得效方》[⑥]。**虚寒嘔噦**[⑦]，飲食不下。細辛去葉半兩，丁香二錢半，爲末。每服一錢，柿蒂湯下。**小兒客忤**，口不能言。細辛、桂心末等分，以少許内口中。《外臺秘要》[⑧]。**小兒口瘡**。細辛末醋調貼臍上。《衛生家寶方》[⑨]。**口舌生瘡**。細辛、黄連等分，爲末摻之，漱涎甚效，名兼金散。一方用細辛、黄

---

① 宗奭：**《衍義》卷7"細辛"** ……治頭面風痛不可闕也……

② 元素：**《醫學啓源》卷下"用藥備旨·細辛"** 氣温，味大辛，治少陰〔經〕頭痛如神，當〔少〕用之，獨活爲之使。《主治秘要》云：味辛性温，氣厚於味，陽也，止諸陽頭痛，諸風通用之。辛熱，温〔少〕陰〔之〕經，散水寒，治内寒……/**《湯液本草》卷2"隨證治病藥品"** 如頭痛，須用川芎。如不愈，各加引經藥……少陰，細辛。/**《湯液本草》卷3"細辛"** 易老云：治少陰頭痛……細辛香味俱緩，故入少陰，與獨活頗相類。

③ 成無己：**《註解傷寒論》卷3"辨太陽病脉證并治法第六"** 小青龍湯方……（水停心下而不行，則腎氣燥。《内經》曰：腎苦燥，急食辛以潤之。乾薑、細辛、半夏之辛，以行水氣而潤腎。）

④ 杲：**《湯液本草》卷3"細辛"** 東垣云：治邪在裏之表，故仲景少陰證，用麻黄附子細辛湯也。（**按**："膽氣不足，細辛補之"一句，未能溯得其源。）

⑤ 承：**陳承"别説"見《證類》卷6"細辛"** 謹按：細辛非華陰者，不得爲細辛用。若杜蘅之類，自應依本性於用爾。又細辛若單用末，不可過半錢匕。多即氣悶塞不通者死，雖死無傷。近年關中或用此毒人者，聞平凉獄中嘗治此，故不可不記。非本有毒，但以不識多寡之用，因以有此。

⑥ 危氏得效方：**《得效方》卷13"通治"** 又治暗風倒地：北細辛爲末，每挑一字，搐鼻中。

⑦ 虚寒嘔噦：**《聖濟總録》卷45"脾胃氣虚弱，嘔吐不下食"** 治脾胃虚弱，嘔噦寒痰，飲食不下，辛香散方：細辛（去苗葉，半兩）、丁香（一分），右二味擣羅爲細散，每服二錢匕，煎柿蒂湯調下，不拘時候服。（**按**：原無出處，今溯得其源。）

⑧ 外臺秘要：**《外臺》卷28"客忤方一十三首"** 又療卒忤停尸，不能言者方……又方：細辛、桂心（各等分），右二味内口中。

⑨ 衛生家寶方：**《普濟方》卷365"口瘡等疾"** 封臍散（出《衛生家寶方》）：治小兒口瘡。細辛不拘多少，爲末，以醋調，塗臍上。

虀。《三因方》①。**口臭䘌齒**腫痛。細辛煮濃汁,熱含冷吐,取瘥。《聖惠方》②。**鼻中息肉**。細辛末時時吹之。《聖惠方》③。**諸般耳聾**。細辛末,溶黄蠟丸鼠屎大,綿裹一丸塞之,一二次即愈。須戒怒氣,名聰耳丸。《龔氏經驗方》④。

杜衡《别録》⑤中品

【釋名】杜葵《綱目》、馬蹄香《唐本》⑥、土鹵《爾雅》⑦、土細辛《綱目》。【恭⑧曰】杜衡葉似葵,形似馬蹄,故俗名馬蹄香。【頌⑨曰】《爾雅》:杜,又名土鹵。然杜若亦名杜衡,或疑是杜若。而郭璞注云"似葵",當是杜衡也。

【集解】【《别録》⑩曰】杜衡生山谷,三月三日采根,熟洗暴乾。【弘景⑪曰】根葉都似細辛,惟氣小異爾。處處有之。方藥少用,惟道家服之。令人身衣香。【恭⑫曰】生山之陰,水澤下濕地。葉似葵,形如馬蹄。根似細辛、白前等。今俗以及己代之,謬矣。及己獨莖,莖端四葉,葉間白花,殊無芳氣。有毒,服之令人吐,惟療瘡疥,不可亂杜衡也。【頌⑬曰】今江淮間皆有之。春初於宿根上

---

① 三因方:**《三因方》卷16"口病證治"** 兼金散:治藴毒上攻,或下虚邪熱,病口生瘡。細辛、黄連(各等分)。右爲末,先以熟水揾帛揩浄,摻藥患處,良久涎出,吐之。/**《楊氏家藏方》卷11"口齒方二十一道"** 赴筵散:治口瘡。黄柏(去粗皮,蜜炙)、細辛(去葉、土)。右件等分,爲細末,摻瘡,涎出即瘥。(**按**:"一方"非指《三因方》,乃《楊氏家藏方》。)

② 聖惠方:**《聖惠方》卷36"治口臭諸方"** 治口臭及䘌齒腫痛……又方:右用細辛煮取濃汁,熱含冷吐,差。

③ 聖惠方:**《聖濟總録》卷116"鼻中生息肉"** 治鼻塞息肉不通方:右以細辛末少許,吹入鼻中自通。(**按**:《聖惠方》無此方,誤注出處。)

④ 龔氏經驗方:(**按**:書佚,無可溯源。)

⑤ 别録:**《别録》見《證類》卷8"杜蘅"** 味辛,温,無毒。主風寒欬逆。香人衣體。生山谷。三月三日採根,熟洗暴乾。

⑥ 唐本:**《唐本草》見《證類》卷8"杜蘅"** 《唐本》注云:杜蘅葉似葵,形如馬蹄,故俗云馬蹄香……

⑦ 爾雅:**《爾雅·釋草》(郭注)** 杜,土鹵。(杜衡也,似葵而香。)

⑧ 恭:見本頁注⑥。

⑨ 頌:**《圖經》見《證類》卷8"杜蘅"** ……《爾雅》謂之杜,又名土鹵。然杜若亦名杜蘅,或疑是杜若。據郭璞注云:似葵而香,故知是此杜蘅也。今人用作浴湯及衣香甚佳。

⑩ 别録:見本頁注⑤。

⑪ 弘景:**《集注》見《證類》卷8"杜蘅"** 陶隱居云:根、葉都似細辛,惟氣小異爾。處處有之。方藥少用,惟道家服之。令人身衣香……

⑫ 恭:**《唐本草》見《證類》卷8"杜蘅"** 《唐本》注云……生山之陰,水澤下濕地。根似細辛、白前等。今俗以及己代之,謬矣。及己獨莖,莖端四葉,葉間白花,殊無芳氣,有毒,服之令人吐,惟療瘡疥,不可亂杜蘅也。

⑬ 頌:**《圖經》見《證類》卷8"杜蘅"** 杜蘅,舊不著所出州土,今江淮間皆有之。苗、葉都似細辛,惟香氣小異,而根亦麤,黄白色,葉似馬蹄,故名馬蹄香。三月三日採根,熟洗,暴乾。謹按《山海經》云:天帝之山有草,狀如葵,其臭如蘼蕪,名曰杜蘅,可以走馬,食之已癭。郭璞注云:帶之可以走馬,或曰:馬得之而健走……/**《圖經》見《證類》卷6"細辛"** ……杜蘅春初於(轉下頁注)

生苗，葉似馬蹄下狀，高二三寸，莖如麥藁粗細，每窠上有五七葉，或八九葉，別無枝蔓。又於莖葉間罅内蘆頭上貼地生紫花，其花似見不見，暗結實如豆大，窠内有碎子，似天仙子。苗葉俱青，經霜即枯，其根成空，有似飯帚密闊，細長四五寸，粗於細辛，微黄白色，味辛，江淮俗呼爲馬蹄香。謹按《山海經》云：天帝之山有草焉。狀如葵，其臭如蘼蕪，名曰杜衡。可以走馬，食之已癭。郭璞注云：帶之可以走馬。或曰：馬得之而健走也。【宗奭①曰】杜衡用根似細辛，但根色白，葉如馬蹄之下。市人往往以亂細辛，將二物相對，便見真僞。況細辛惟出華州者良。杜衡色黄，拳局而脆，乾則作團。詳"細辛"下。【時珍曰】按《土宿本草》②云：杜細辛，葉圓如馬蹄，紫背者良。江南、荆、湖、川、陝、閩、廣俱有之。取自然汁，可伏硫、砒，制汞。

根。【氣味】辛，温，無毒。【主治】**風寒欬逆。作浴湯，香人衣體**。《別録》③。**止氣奔喘促，消痰飲，破留血，項間癭瘤之疾**。甄權④。**下氣殺蟲**。時珍。

【發明】【時珍曰】古方吐藥往往用杜衡者，非杜衡也，乃及己也。及己似細辛而有毒，吐人。昔人多以及己當杜衡，杜衡當細辛，故爾錯誤也。杜衡則無毒，不吐人，功雖不及細辛，而亦能散風寒，下氣消痰，行水破血也。

【附方】新六。**風寒頭痛**。傷風傷寒，頭痛發熱，初覺者。馬蹄香爲末，每服一錢，熱酒調下，少頃飲熱茶一盌，催之出汗即愈，名香汗散。王英《杏林摘要》⑤。**飲水停滯**。大熱行極及食熱餅後，飲冷水過多，不消，停滯在胸，不利呼吸喘息者。杜衡三分，瓜蒂二分，人参一分，爲末。湯服一錢，日二服，取吐爲度。《肘後方》⑥。**痰氣哮喘**。馬蹄香焙研，每服二三錢，正發時淡醋調下，少頃吐出痰涎爲驗。《普濟方》⑦。**噎食膈氣**。馬蹄香四兩，爲末，好酒三升，熬

(接上頁注)宿根上生苗，葉似馬蹄形狀，高三二寸，莖如麥藁麤細，每窠上有五、七葉，或八、九葉，別無枝蔓。又於葉莖間罅内，蘆頭上貼地生紫花，其花似見不見，暗結實如豆大，窠内有碎子，似天仙子。苗葉俱青，經霜即枯。其根成窠，有似飯帚密闊，細長四五寸，微黄白色，味辛。江淮欲呼爲馬蹄香，以人多誤用，故此詳述之。

① 宗奭：**《衍義》卷9"杜蘅"** 用根。似細辛，但根色白，葉如馬蹄之下。市者往往亂細辛，須如此別之。《爾雅》以謂似葵而香是也。將杜蘅與細辛相對，便見真偽。況細辛惟出華州者良。杜蘅其色黄白，拳局而脆，乾則作團。

② 土宿本草：(**按**：未見原書，待考。)

③ 别録：見914頁注⑤。

④ 甄權：**《藥性論》見《證類》卷8"杜蘅"** 杜蘅，使。能止氣奔喘促，消痰飲，破留血，主項間瘤癭之疾。

⑤ 杏林摘要：(**按**：書佚，無可溯源。)

⑥ 肘後方：**《肘後方》卷3"治卒上氣咳嗽方第二十三"** 治大熱行極，及食熱餅，竟飲冷水過多，冲咽不即消，仍以發氣，呼吸喘息，若猶覺停滯在心胸膈中不利者：瓜蒂(二分)、杜蘅(三分)、人參(一分)，擣篩，以湯服一錢匕，日二三服，效。

⑦ 普濟方：**《普濟方》卷163"哮呴"** 黑馬蹄香散：治哮呴。右用馬蹄香焙乾，研爲細末，每服二三錢。如正發時，用淡醋調下，少時刻吐出痰涎爲效。

膏。每服二匙,好酒調下,日三服。孫氏《集效方》①。**吐血瘀聚**。凡吐血後,心中不悶者必止。若煩躁悶亂刺脹者,尚有瘀血在胃,宜吐之。方同飲水停滯。**喉閉腫痛**。草藥金鎖匙,即馬蹄草,以根搗,井華水調下即效。《救急方》②。

【附録】**木細辛**。【藏器③曰】味苦,温,有毒。主腹内結聚癥瘕,大便不利,推陳去惡,破冷氣。未可輕服,令人利下至困。生終南山,冬月不凋,苗如大戟,根似細辛。

及己《别録》④下品

【釋名】**獐耳細辛**。【時珍曰】及己名義未詳。二月生苗,先開白花,後方生葉三片,狀如獐耳,根如細辛,故名獐耳細辛。

【集解】【恭⑤曰】及己生山谷陰虚軟地。其草一莖,莖頭四葉,隙着白花。根似細辛而黑,有毒。今人以當杜衡,非也。二月采根,日乾。

根。【氣味】**苦,平,有毒**。【恭⑥曰】入口使人吐血。【主治】**諸惡瘡疥痂瘻蝕,及牛馬諸瘡**。《唐本》⑦。**頭瘡白秃,風瘙皮膚蟲痒,可煎汁浸并傅之**。大明⑧。**殺蟲**。時珍。

【發明】【弘景⑨曰】今人以合瘡疥膏,甚驗。【時珍曰】今人不知及己,往往以當杜衡,却以杜衡當細辛,故杜衡諸方多是及己也。辯見"細辛"、"杜衡"二條。

【附方】新一。**頭瘡白秃**。獐耳細辛,其味香辣,爲末,以槿木煎油調搽。《活幼全書》⑩。

---

① 集效方:**《萬應方》卷3"諸氣湯藥"** 治噎食病:馬蹄香四兩,爲末,好酒三斤,熬膏,每服二匙,好酒調下,日服三次。

② 救急方:**《急救良方》卷1"咽喉第八"** 治喉閉……又方:用草藥,名唤金鎖匙,即馬蹄草,以根搗,井花水調下,立效。

③ 藏器:**《證類》卷14"二十六種陳藏器餘·木細辛"** 味苦,温,有毒。主腹内結積癥瘕,大便不利,推陳去惡,破冷氣。未可輕服,令人利下至困。生終南山,冬月不凋,苗如大戟,根似細辛。

④ 别録:**《别録》見《證類》卷10"及己"** 味苦,平,有毒。主諸惡瘡疥痂瘻蝕,及牛馬諸瘡。

⑤ 恭:**《唐本草》見《證類》卷10"及己"** 《唐本》注云:此草一莖,莖頭四葉,葉隙著白花。好生山谷陰虚軟地。根似細辛而黑,有毒。入口使人吐血。今以當杜蘅,非也。疥瘙必須用之。

⑥ 恭:見上注。

⑦ 唐本:見本頁注④。(**按**:誤注出處,當出《别録》。)

⑧ 大明:**《日華子》見《證類》卷10"及己"** 主頭瘡白秃,風瘙,皮膚癢蟲。可煎汁浸并傅。

⑨ 弘景:**《集注》見《證類》卷10"及己"** 陶隱居云:今人多用以合瘡疥膏,甚驗。

⑩ 活幼全書:**《活幼全書》卷8"瘡毒第五十一"** 治一切頭瘡及白秃瘡:土細辛(一名獐耳細辛,二月出土時先開白花,後方生葉,三□根如香辣者是也),不已多少,研細,用桎木煎清油,調傅之。惟白秃剃頭後方傅,立效。

鬼督郵《唐本草》①

【釋名】獨揺草《唐本》②。【時珍曰】此草獨莖而葉攢其端，無風自動，故曰鬼獨揺草，後人訛爲鬼督郵爾。因其專主鬼病，猶司鬼之督郵也。古者傳舍有督郵之官主之。徐長卿、赤箭皆治鬼病，故並有鬼督郵之名，名同而物異。

【集解】【恭③曰】鬼督郵所在有之。有必叢生，苗惟一莖，莖端生葉若繖狀，根如牛膝而細黑。今人以徐長卿代之，非也。【保昇④曰】莖似細箭簳，高二尺以下。葉生莖端，狀如傘。花生葉心，黄白色。根横生而無鬚，二月、八月采根。徐長卿、赤箭並有鬼督郵之名，而主治不同，宜審用之。【時珍曰】鬼督郵與及己同類，根苗皆相似。但以根如細辛而色黑者爲及己，根如細辛而色黄白者爲鬼督郵。

根。【修治】【斅⑤曰】凡采得細剉，用生甘草水煮一伏時，日乾用。

【氣味】辛、苦，平，無毒。【時珍曰】有小毒。【主治】鬼疰，卒忤中惡，心腹邪氣，百精毒，温瘧疫疾，强腰脚，益膂力。《唐本》⑥。

【發明】【時珍曰】按東晉《深師方》⑦，治上氣欬嗽，邪嗽、鱢嗽、冷嗽四滿丸，用鬼督郵同蜈蚣、芫花、躑躅諸毒藥爲丸，則其有毒可知矣。非毒藥不能治鬼疰邪惡之病，《唐本》云無毒，蓋不然。

徐長卿《本經》⑧上品【校正】今據《吴氏本草》⑨，併入“石下長卿”⑩。

【釋名】鬼督郵《本經》⑪、别仙蹤蘇頌⑫。【時珍曰】徐長卿，人名也，常以此藥治邪

---

① 唐本草：**《唐本草》見《證類》卷7“鬼督郵”** 味辛、苦，平，無毒。主鬼疰、卒忤中惡，心腹邪氣，百精毒，温瘧疫疾，强腰脚，益膂力。一名獨揺草。

② 唐本：見上注。

③ 恭：**《唐本草》見《證類》卷7“鬼督郵”** 《唐本》注云：苗惟一莖，葉生莖端若繖（音傘），根如牛膝而細黑。所在有之。有必叢生。今人以徐長卿代之，非也。

④ 保昇：**《蜀本草》見《證類》卷10“及己”** 《蜀本》云：徐長卿、赤箭之類，亦一名鬼督郵，但主治不同，宜審用也。又《圖經》云，莖似細箭簳，高二尺已下。葉生莖端，狀繖蓋。根横而不生鬚，花生葉心，黄白色。二月、八月採根，所在皆有。

⑤ 斅：**《炮炙論》見《證類》卷7“鬼督郵”** 雷公云：凡採並細剉了，擣，用生甘草水煮一伏時，漉出用也。

⑥ 唐本：見本頁注①。

⑦ 深師方：**《外臺》卷9“五嗽方”** 《深師》療五嗽，一曰上氣嗽，二曰飲嗽，三曰鱢嗽，四曰冷嗽，五曰邪嗽。四滿丸方：乾薑、桂心、躑躅花、芎藭、紫菀、芫花根皮（各二分）、人參、細辛、甘草（炙）、半夏（洗）、鬼督郵（各一分）、蜈蚣（一枚，去頭、足，炙）。右十二物擣篩，蜜和服如大豆，五丸，米飲下，日三。不知，加之至七八丸。服此丸無不差，方秘不傳。忌羊肉、餳、生葱、生菜、海藻、菘菜。

⑧ 本經：**《本經》《别録》見《證類》卷7“徐長卿”** 味辛，温，無毒。主鬼物百精，蠱毒疫疾，邪惡氣，温瘧。久服强悍輕身。益氣延年。一名鬼督郵。生太山山谷及隴西。三月採。

⑨ 吴氏本草：**《御覽》卷991“徐長卿”** 《吴氏本草》曰：徐長卿，一名石下長卿……

⑩ 石下长卿：**《本經》《别録》見《證類》卷30“石下長卿”** 味鹹，平，有毒。主鬼疰，精物，邪惡氣，殺百精蠱毒，老魅注易，亡走啼哭，悲傷恍惚。一名徐長卿。生隴西池澤山谷。

⑪ 本經：見本頁注⑧白字。

⑫ 蘇頌：**《圖經》見《證類》卷7“徐長卿”** ……一名别仙蹤。

病,人遂以名之。《名醫别録》於"有名未用"復出"石下長卿"條,云一名徐長卿。陶弘景注云:此是誤爾。方家無用,亦不復識。今攷二條功療相似。按《吴普本草》云:徐長卿一名石下長卿。其爲一物甚明,但石間生者爲良。前人欠審,故爾差舛。【弘景①曰】鬼督郵之名甚多。今俗用徐長卿者,其根正如細辛,小短扁扁爾,氣亦相似。今狗脊散用鬼督郵者,取其强悍宜腰脚,故知是徐長卿,而非鬼箭、赤箭。

【集解】【《别録》②曰】徐長卿生泰山山谷及隴西,三月采。又曰:石下長卿生隴西山谷池澤,三月采。【恭③曰】所在川澤有之。葉似柳,兩葉相當,有光澤。根如細辛,微粗長,黄色而有臊氣。今俗以代鬼督郵,非也。鬼督郵自有本條。【保昇④曰】生下濕川澤之間。苗似小桑,兩葉相對。三月苗青,七月、八月着子,似蘿藦子而小。九月苗黄,十月凋,八月采根,日乾。【頌⑤曰】今淄、齊、淮、泗間皆有之,三月、四月采,謂之别仙蹤。【時珍曰】鬼督郵、及己之亂杜衡,其功不同,苗亦不同也。徐長卿之亂鬼督郵,其苗不同,其功同也。杜衡之亂細辛,則根苗功用皆彷佛,乃彌近而大亂也。不可不審。

根。【修治】【斅⑥曰】凡采得粗杵,拌少蜜令遍,以瓷器盛,蒸三伏時,日乾用。

【氣味】辛,温,無毒。【《别録》⑦曰】石下長卿:鹹、平,有毒。【普⑧曰】徐長卿,一名石下長卿。神農、雷公:辛。【時珍曰】治鬼之藥多有毒,當從《别録》。**【主治】鬼物百精蠱毒,疫疾邪惡氣,温瘧。久服强悍輕身。**《本經》⑨。**益氣延年。又曰:石下長卿主鬼疰精物,邪惡氣,殺百精蠱毒老魅,注易,亡走啼哭,悲傷恍惚。**《别録》⑩。

【發明】【時珍曰】《抱朴子》⑪言上古辟瘟疫有徐長卿散,良效。今人不知用此。

---

① 弘景:**《集注》見《證類》卷7"徐長卿"** 陶隱居云:鬼督郵之名甚多。今俗用徐長卿者,其根正如細辛,小短扁扁爾,氣亦相似。今狗脊散用鬼督郵,當取其强悍,宜腰脚,所以知是徐長卿,而非鬼箭、赤箭。

② 别録:見917頁注⑧、注⑩。

③ 恭:**《唐本草》見《證類》卷7"徐長卿"** 《唐本》注云:此藥葉似柳,兩葉相當,有光潤。所在川澤有之。根如細辛,微麤長而有臊(昔刀切)氣。今俗用代鬼督郵,非也。鬼督郵别有本條在下。

④ 保昇:**《蜀本草》見《證類》卷7"徐長卿"** 《蜀本》:《圖經》云:苗似小麥,兩葉相對,三月苗青,七月、八月著子,似蘿摩子而小,九月苗黄,十月凋。生下濕川澤之間,今所在有之,八月採。日乾。

⑤ 頌:**《圖經》見《證類》卷7"徐長卿"** 徐長卿,生泰山山嵩谷及隴西,今淄、齊、淮、泗間亦有之……三月、四月採。一名别仙蹤。

⑥ 斅:**《炮炙論》見《證類》卷7"徐長卿"** 雷公云:凡採得,麤杵,拌少蜜令遍,用甆器盛,蒸三伏時,日乾用。

⑦ 别録:見917頁注⑩。

⑧ 普:**《御覽》卷991"徐長卿"** 《吴氏本草》曰:徐長卿,一名石下長卿。神農、雷公:辛……

⑨ 本經:見917頁注⑧白字。

⑩ 别録:見917頁注⑩白字。(**按**:誤注出處,實出《本經》。)

⑪ 抱朴子:**《抱朴子·内篇》卷15"雜應"** ……敢問避疫之道?抱朴子曰:仙人入瘟疫秘禁法……或用射鬼丸、赤車使者丸、冠軍丸、徐長卿散、玉函精粉……皆有良效者也。

【附方】新二。小便關格。徐长卿汤：治氣壅，關格不通，小便淋結，臍下妨悶。徐長卿炙半兩，茅根三分，木通、冬葵子一兩，滑石二兩，檳榔一分，瞿麥穗半兩，每服五錢，水煎，入朴硝一錢，温服，日二服。《聖惠方》①。注車注船。凡人登車船煩悶，頭痛欲吐者，宜用徐長卿、石長生、車前子、車下李根皮各等分，擣碎，以方囊繫半合于衣帶及頭上，則免此患。《肘後方》②。

白微《本經》③中品

【釋名】薇草《别録》④、白幕《别録》、春草《本經》⑤、葞音尾、骨美。【時珍曰】微，細也。其根細而白也。按《爾雅》⑥：葞，春草也。微、葞音相近，則白微又葞音之轉也。《别録》以葞爲莽草之名，誤矣。

【集解】【《别録》⑦曰】白微生平原川谷，三月三日采根，陰乾。【弘景⑧曰】近道處處有之。【頌⑨曰】今陝西諸郡及舒、滁、潤、遼州亦有之。莖葉俱青，頗類柳葉。六七月開紅花，八月結實。其根黄白色，類牛膝而短小，今人八月采之。

根。【修治】【斅⑩曰】凡采得，以糯米泔汁浸一宿，取出去髭，於槐砧上細剉，蒸之，從申至巳，晒乾用。【時珍曰】後人惟以酒洗用。【氣味】苦、鹹、平，無毒。【《别録》⑪曰】大寒。

---

① 聖惠方：《普濟方》卷214"小便淋秘門·總論" 石韋湯：治氣壅關格不通，小便淋結，臍下悶。石韋（研細末）、徐長卿（切，細研）、茅根節、木通梢、冬葵子（炒，細研）、滑石（研，水飛）、瞿麥穗、生檳榔（各等分）。右擣如麻豆大，每服五錢七分，水一盞半，煎七分，去滓，下朴硝末一錢煎，温服，空心食前，日二。（按：《聖惠方》無此方，誤注出處。）

② 肘後方：《肘後方》卷1"治尸注鬼注方第七" 女子小兒多注車、注船，心悶亂，頭痛，吐，有此症者宜辟方：車前子、車下李根皮、石長生、徐長卿（各數兩分等），粗擣，作方囊，貯半合，系衣帶及頭。若注船，下暴慘，以和此共帶之。又臨入船，刻取此船，自燒作屑，以水服之。

③ 本經：《本經》《别録》（《藥對》）見《證類》卷8"白薇" 味苦、鹹、平、大寒，無毒。主暴中風，身熱肢滿，忽忽不知人，狂惑邪氣，寒熱酸疼，温瘧洗洗，發作有時。療傷中淋露，下水氣，利陰氣，益精。一名白幕，一名薇草，一名春草，一名骨美。久服利人。生平原川谷。三月三日採根，陰乾。（惡黄耆、大黄、大戟、乾薑、乾漆、山茱萸、大棗。）

④ 别録：見上注。（按："釋名"項下"别録"同此。）

⑤ 本經：見上注白字。

⑥ 爾雅：《爾雅·釋草》（郭注） 葞，春草。（一名芒草）。

⑦ 别録：見本頁注③。

⑧ 弘景：《集注》見《證類》卷8"白薇" 陶隱居云：近道處處有。根狀似牛膝而短小爾……

⑨ 頌：《圖經》見《證類》卷8"白薇" 白薇，生平原川谷，今陝西諸郡及滁、舒、潤、遼州亦有之。莖葉俱青，頗類柳葉。六、七月開紅花，八月結實。根黄白色，類牛膝而短小。三月三日採根，陰乾用。今云八月採。

⑩ 斅：《炮炙論》見《證類》卷8"白薇" 雷公云：凡採得後，用糯米泔汁浸一宿，至明取出，去髭了，於槐砧上細剉，蒸，從巳至申，出用。

⑪ 别録：見本頁注③。

【之才①曰】惡黄耆、大黄、大戟、乾薑、大棗、乾漆、山茱萸。

【主治】暴中風,身熱肢滿,忽忽不知人,狂惑邪氣,寒熱酸疼,温瘧洗洗,發作有時。《本經》②。療傷中淋露,下水氣,利陰氣,益精。久服利人。《别録》③。治驚邪風狂痓病,百邪鬼魅。弘景④。風温灼熱多眠,及熱淋遺尿,金瘡出血。時珍。

【發明】【好古⑤曰】古方多用治婦人,以本草有療傷中淋露之故也。【時珍曰】白微古人多用,後世罕能知之。按張仲景⑥治婦人産中虚煩嘔逆,安中益氣,竹皮丸方中,用白微一分,同桂枝一分,竹皮、石膏三分,甘草七分,棗肉爲大丸,每以飲化一丸服。云有熱者倍白微,則白微性寒,乃陽明經藥也。徐之才《藥對》言白微惡大棗,而此方又以棗爲丸,蓋恐諸藥寒涼傷脾胃爾。朱肱《活人書》⑦治風温發汗後,身猶灼熱,自汗身重多眠,鼻息必鼾,語言難出者,萎蕤湯中亦用之。孫真人《千金方》⑧有詔書發汗白微散焉。

【附方】新五。肺實鼻塞,不知香臭。白微、貝母、款冬花各一兩,百部二兩,爲末。每服一錢,米飲下。《普濟方》⑨。婦人遺尿。不拘胎前産後。白微、芍藥各一兩,爲末。酒服方寸匕,日三服。《千金方》⑩。血淋熱淋⑪。方同上。婦人血厥。人平居無疾苦,忽如死人,身不動摇,目閉口噤,或微知人,眩冒,移時方寤,此名血厥,亦名鬱冒。由汗過多,血少,陽氣獨上,氣塞不行,故身如死。氣過血還,陰陽復通,故移時方寤。婦人尤多此證。宜服白微湯:用白微、當歸

---

① 之才:**古本《藥對》**見919頁注③括號中七情文。

② 本經:見919頁注③白字。

③ 别録:見919頁注③。

④ 弘景:**《集注》**見**《證類》卷8"白薇"**……方家用,多療驚邪,風狂,痓病。

⑤ 好古:**《湯液本草》卷3"白薇"**　《液》云:《局方》中多有用之治婦人,以《本經》療傷中、下淋露故也。

⑥ 張仲景:**《金匱·婦人産後病脉證治》**　婦人乳中虚,煩亂嘔逆,安中益氣,竹皮大丸主之。竹皮大丸方:生竹茹(二分)、石膏(二分)、桂枝(一分)、甘草(七分)、白薇(一分)。右五味,末之,棗肉和丸彈子大,以飲服一丸,日三夜二服。有熱者,倍白薇。煩喘者,加柏實一分……

⑦ 活人書:**《類證活人書》卷9"六十六問"**　若發汗已,身灼熱者,名風温。風温爲病,脉陰陽俱浮,自汗出,身重多眠睡,鼻息必鼾,語言難,屬葳蕤湯。

⑧ 千金方:**《千金方》卷9"發汗散第四"**　詔書發汗白薇散:治傷寒三日不解者方。白薇(十二銖)、杏仁、貝母(各十八銖)、麻黄(一兩八銖),右四味治下篩,酒服方寸匕,自覆卧,汗出即愈。

⑨ 普濟方:**《普濟方》卷56"鼻塞不聞香臭"**　百部散:治肺實鼻塞,不聞香臭。百部(二兩)、款冬花、貝母(去心)、白薇(各一兩)。右爲散,每服一錢,米飲調下。

⑩ 千金方:**《千金方》卷2"妊娠諸病第四"**　治婦人遺尿,不知出時方:白薇、芍藥(各一兩)。右二味治下篩,酒服方寸匕,日三。

⑪ 血淋熱淋:**《得效方》卷8"諸淋"**　治血淋,熱淋。白微、芍藥(各等分)。右爲末,每服貳錢,酒調下,立效。或加檳榔。(**按**:原無出處,今溯得其源。)

各一兩，人參半兩，甘草一錢半。每服五錢，水二盞，煎一盞，温服。《本事方》①。金瘡血出。白微爲末，貼之。《儒門事親》②。

白前《别録》③中品

【釋名】石藍《唐本》④、嗽藥同上。【時珍曰】名義未詳。

【集解】【弘景⑤曰】白前出近道，根似細辛而大，色白不柔易折，氣嗽方多用之。【恭⑥曰】苗高尺許，其葉似柳，或似芫花，根長于細辛，白色，生州渚沙磧之上，不生近道。俗名石藍，又名嗽藥。今用蔓生者味苦，非真也。【志⑦曰】根似白微、牛膝輩，二月、八月采，陰乾用。【嘉謨⑧曰】似牛膝，粗長堅直易斷者，白前也。似牛膝，短小柔軟能彎者，白微也，近道俱有，形色頗同，以此别之，不致差誤。

根。【修治】【斅⑨曰】凡用，以生甘草水浸一伏時，漉出，去頭鬚了，焙乾收用。

【氣味】甘，微温，無毒。【權⑩曰】辛。【恭⑪曰】微寒。【主治】胸脇逆氣，欬嗽上氣，呼吸欲絶。《别録》⑫。主一切氣，肺氣煩悶，賁豚腎氣。大明⑬。降氣下痰。時珍。

---

① 本事方：**《本事方》卷7“諸蟲飛尸鬼疰”** 人平居無疾苦，忽如死人，身不動摇，默默不知人，目閉不能開，口噤不能言，或微知人，惡聞人聲，但如眩冒，移時方寤。此由已汗過多，血少，氣並於血，陽獨上而不下，氣壅塞而不行，故身如死。氣過血還，陰陽復通，故移時方寤。名曰郁冒，亦名血厥，婦人多有之。宜白薇湯、倉公散。白薇湯：白薇、當歸（各一兩）、人參（半兩）、甘草（一分）。右粗末，每服五錢，水二盞，煎至一盞，去滓温服。

② 儒門事親：**《儒門事親》卷15“瘡瘍癰腫第一”** 治金瘡血不止，用白微末貼之，立止。

③ 别録：**《别録》見《證類》卷9“白前”** 味甘，微温，（《蜀本》云：微寒），無毒。主胸脅逆氣，咳嗽上氣。

④ 唐本：**《唐本草》見《證類》卷9“白前”** ……俗名石藍，又名嗽藥……（**按**：“釋名”項下“同上”同此。）

⑤ 弘景：**《集注》見《證類》卷9“白前”** 陶隱居云：此藥出近道。似細辛而大，色白，易折。主氣嗽方多用之。

⑥ 恭：**《唐本草》見《證類》卷9“白前”** 《唐本》注云：此藥葉似柳，或似芫花，苗高尺許，生洲渚沙磧之上。根白，長於細辛，味甘，俗以酒漬服。主上氣，不生近道。俗名石藍，又名嗽藥。今用蔓生者，味苦，非真也。

⑦ 志：**《開寶》見《證類》卷《證類》卷9“白前”** 今按《别本》注云：二月、八月採根，暴乾。根似牛膝、白薇。

⑧ 嘉謨：**《蒙筌》卷2“白前”** （謨）**按**：白薇、白前，近道俱有。苗莖根葉，形色頗同。倘誤採收，殺人頃刻。必辨認的實，方入藥拯疴。白前似牛膝，粗長堅脆易斷。白薇似牛膝，短小柔軟能彎……

⑨ 斅：**《炮炙論》見《證類》卷9“白前”** 雷公云：凡使，先用生甘草水浸一伏時後漉出，去頭鬚了，焙乾，任入藥中用。

⑩ 權：**《藥性論》見《證類》卷9“白前”** 白前，臣，味辛。兼主一切氣。

⑪ 恭：**《别録》見《證類》卷9“白前”** ……《蜀本》云：微寒……

⑫ 别録：見本頁注③。

⑬ 大明：**《日華子》見《證類》卷9“白前”** 治賁㹠腎氣肺氣，煩悶及上氣。

【發明】【宗奭①曰】白前能保定肺氣，治嗽多用，以温藥相佐使尤佳。【時珍曰】白前色白而味微辛甘，手太陰藥也。長於降氣，肺氣壅實而有痰者宜之。若虚而長哽氣者，不可用也。張仲景②治嗽而脉浮，澤漆湯中亦用之。其方見《金匱要略》，藥多不録。

【附方】舊二，新一。久嗽唾血。白前、桔梗、桑白皮三兩，炒，甘草一兩，炙，水六升，煮一升，分三服。忌豬肉、菘菜。《外臺》③。久欬上氣，體腫，短氣脹滿，晝夜倚壁不得卧，常作水雞聲者，白前湯主之。白前二兩，紫菀、半夏各三兩，大戟七合，以水一斗，漬一宿，煮取三升，分作數服。禁食羊肉、餳餹，大佳。《深師方》④。久患暇呷欬嗽，喉中作聲，不得眠。取白前焙擣爲末，每温酒服二錢。《深師方》⑤。

草犀《拾遺》⑥

【釋名】【時珍曰】其解毒之功如犀角，故曰草犀。

【集解】【藏器⑦曰】草犀生衢、婺、洪、饒間。苗高二三尺，獨莖，根如細辛。生水中者名水犀。【珣⑧曰】《廣州記》云：生嶺南及海中，獨莖對葉而生，如燈臺草，根若細辛。

根。【氣味】辛，平，無毒。【主治】解一切毒氣，虎狼蟲虺所傷，溪毒野蠱惡刺等毒，並宜燒研服之，臨死者亦得活。李珣⑨。天行瘧瘴寒熱，欬嗽痰

① 宗奭：**《衍義》卷10"白前"** 保定肺氣，治嗽多用……以温藥相佐使則尤佳。餘如經。

② 張仲景：**《金匱・肺痿肺癰咳嗽上氣病脉證治》** 咳而脉浮者，厚朴麻黄湯主之……脉沉者，澤漆湯主之。

③ 外臺：**《外臺》卷9"久咳嗽膿血方四首"** 《近效》療久咳兼唾血方：白前（三兩）、桑白皮、桔梗（各二兩）、甘草（一兩，炙）。右四味切，以水二大升，煮取半大升，空腹頓服。若重者，十數劑。忌豬肉、海藻、菘菜。

④ 深師方：**《外臺》卷10"上氣喉中水雞鳴方一十二首"** 深師療……又療久欬逆上氣，體腫短氣脹滿，晝夜倚壁不得卧，喉常作水雞鳴，白前湯方：白前（二兩）、紫菀、半夏（洗，各三兩）、大戟（切，七合）。右四味切，先以水一斗漬之一宿，明旦煮取三升，分三服。忌羊肉、餳。

⑤ 深師方：**《證類》卷9"白前"** 《梅師方》治久患暇呷欬嗽，喉中作聲，不得眠。取白前擣爲末，温酒調二錢匕服。（**按**：誤注出處。）

⑥ 拾遺：**《證類》卷6"四十六種陳藏器餘・草犀根"** 味辛，平，無毒。主解諸藥毒。嶺南及睦婺間，如中毒草，此藥及千金藤並解之。亦主蠱毒，溪毒，恶刺，虎狼、蟲虺等毒，天行瘧瘴寒熱，咳嗽痰壅，飛尸，喉閉，瘡腫，小兒寒熱，丹毒，中惡注忤，痢血等。並煮汁服之，其功用如犀，故名草犀，解毒爲最。生衢、婺、洪、饒間。苗高二三尺，獨莖，根如細辛，研服更良。生水中者，名木犀也。

⑦ 藏器：見上注。

⑧ 珣：**《海藥》見《證類》卷6"四十六種陳藏器餘・草犀根"** 謹按：《廣州記》云：生嶺南及海中。獨莖、對葉而生如燈臺草若細辛。平，無毒。主解一切毒氣，虎狼所傷，溪毒野蠱等毒，並宜燒碎服，臨死者服之得活。

⑨ 李珣：見上注。

壅，飛尸，喉痺，瘡腫，小兒寒熱丹毒，中惡注忤，痢血等病，煮汁服之。嶺南及睦、婺間中毒者，以此及千金藤並解之。藏器①。

釵子股《海藥》②【校正】併入《拾遺③·金釵股》

【釋名】金釵股。【時珍曰】石斛名金釵花，此草狀似之，故名。

【集解】【藏器④曰】金釵股生嶺南及南海山谷，根如細辛，每莖三四十根。【珣⑤曰】忠州、萬州者亦佳，草莖功力相似。緣嶺南多毒，家家貯之。【時珍曰】按《嶺表録》⑥云：廣中多蠱毒，彼人以草藥金釵股治之，十救八七，其狀如石斛也。又忍冬藤解毒，亦號金釵股，與此同名云。

根。【氣味】苦，平，無毒。【主治】解毒癰疽神驗，以水煎服。李珣⑦。解諸藥毒，煮汁服。亦生研，更烈，必大吐下。如無毒，亦吐去熱痰，瘧瘴天行，蠱毒喉痺。藏器⑧。

吉利草《綱目》

【集解】【時珍曰】按嵇含《南方草木狀》⑨云：此草生交、廣，莖如金釵股，形類石斛，根類芍藥。吴黄武中，江夏李俣徙合浦遇毒，其奴吉利偶得此草，與服遂解，而吉利即遁去。俣以此濟人，不知其數也。又高凉郡産良耀草，枝葉如麻黄，花白似牛李，秋結子如小粟，煨食解毒，功亞于吉利草。始因梁耀得之，因以爲名，轉"梁"爲"良"耳。

---

① 藏器：見186頁注⑧。

② 海藥：**《證類》卷10"三種海藥餘·釵子股"** 謹按陳氏云：生嶺南及南海諸山。每莖三十根，狀似細辛，味苦，平，無毒。主解毒癰疽，神驗。忠、萬州者佳。草莖功力相似，以水煎服。緣嶺南多毒，家家貯之。

③ 拾遺：**《證類》卷8"二十二種陳藏器餘·金釵股"** 味辛，平，小毒。解諸藥毒，人中毒者，煮汁服之。亦生研，更烈，必大吐下。如無毒，亦吐。去熱痰瘧瘴，天行蠱毒，喉閉。生嶺南山谷。根如細辛，三四十莖，一名三十根釵子股，嶺南人用之。

④ 藏器：見上注。

⑤ 珣：見本頁注②。

⑥ 嶺表録：**《御覽》卷984"藥"** 《嶺表録異》云：廣之屬郡及鄉里之間多蓄蟲，彼之人悉能驗之，以草藥治之，十得其八七。藥則金釵(服)〔股〕，形如石斛……(**按**：此下時珍云"又忍冬藤……"，不見於《嶺表録異》。)

⑦ 李珣：見本頁注②。

⑧ 藏器：見本頁注③。

⑨ 南方草木狀：**《南方草木狀》卷上** 吉利草，其莖如金釵股，形類石斛，根類芍藥。交廣俚俗多蓄蠱毒，惟此草解之極驗。吴黄武中，江夏李俣以罪徙合浦，始入境遇毒，其奴吉利者偶得是草，與俣服遂解，吉利即遁去，不知所之。俣因此濟人，不知其數，遂以吉利爲名。豈李俣者，徙非其罪。或俣自有隱德，神明啓吉利者救之耶。/良耀草枝葉如麻，黄秋結子如小粟。煨食之，解毒，功不亞于吉利。始者有得是藥者，梁氏之子耀，亦以爲名梁，轉爲良爾。花白似牛李，出高凉。

根。【氣味】苦，平，無毒。【主治】解蠱毒，極驗。時珍。

百兩金宋《圖經》①

【集解】【頌曰】百兩金生戎州、雲安軍。苗高二三尺，有幹如木。葉似荔枝，初生背面俱青，結花實後背紫面青，凌冬不凋。初秋開花，青碧色。結實大如豆，生青熟赤。采根入藥，搥去心。河中府出者，根如蔓菁赤色，莖細青色，四月開碎黄花，似星宿花。五月采根，長及一寸，晒乾用。

根。【氣味】苦，平，無毒。【主治】壅熱咽喉腫痛，含一寸，嚥津。又治風涎。蘇頌。

朱砂根《綱目》

【集解】【時珍曰】朱砂根生深山中，今惟太和山人采之。苗高尺許，葉似冬青葉，背甚赤，夏月長茂。根大如筯，赤色，此與百兩金仿佛。

根。【氣味】苦，凉，無毒。【主治】咽喉腫痺，磨水或醋嚥之，甚良。時珍。

辟虺雷《唐本草》②

【釋名】辟蛇雷《綱目》。【時珍曰】此物辟蛇虺有威，故以雷名之。

【集解】【恭③曰】辟虺雷狀如粗塊蒼术，節中有眼。【時珍曰】今川中 峨眉、鶴鳴諸山皆有之。根狀如蒼术，大者若拳。彼人以充方物，苗狀當俟訪問。

根。【氣味】苦，大寒，無毒。【主治】解百毒，消痰，祛大熱、頭痛，辟瘟疫。《唐本》④。治咽喉痛痺，解蛇虺毒。時珍。

錦地羅《綱目》

【集解】【時珍曰】錦地羅出廣西 慶遠山巖間，鎮安、歸順、柳州皆有之。根似萆薢及栝樓根

---

① 圖經：**《圖經》見《證類》卷 30“百兩金”**　百兩金生戎州、雲安軍、河中府。味苦，性平，無毒。葉似荔枝，初生背面俱青，結花實後背紫，面青，苗高二三尺，有幹如木，陵冬不凋，初秋開花青碧色，結實如豆大，生青熟赤。根入藥，採無時，用之搥去心。治壅熱，咽喉腫痛，含一寸許，嚥津。河中出者，根赤色，如蔓菁，莖細青色，四月間開黄花，似星宿花，五月採根長及一寸，曬乾用，治風涎。（**按**：本藥條下“頌”、“蘇頌”皆出此。）

② 唐本草：**《證類》卷 6“一種唐本餘 · 辟虺雷”**　味苦，大寒，無毒。主解百毒，消痰，祛大熱，療頭痛，辟瘟疫。一名辟蛇雷。其狀如麤塊蒼术，節中有眼。

③ 恭：見上注。

④ 唐本：見上注。

狀。彼人頗重之,以充方物。

根。【氣味】微苦,平,無毒。【主治】山嵐瘴毒,瘡毒,并中諸毒,以根研生酒服一錢匕,即解。時珍。

紫金牛宋《圖經》①

【集解】【頌曰】生福州。葉如茶葉,上緑下紫。結實圓,紅色如丹朱。根微紫色,八月采根,去心暴乾,頗似巴戟。

【氣味】辛,平,無毒。【主治】時疾膈氣,去風痰。蘇頌。解毒破血。時珍。

拳參宋《圖經》②

【集解】【頌曰】生淄州田野,葉如羊蹄,根似海鰕,黑色,土人五月采之。

【氣味】缺。【主治】爲末,淋渫腫氣。蘇頌。

鐵線草宋《圖經》③

【集解】【頌曰】生饒州,三月采根,陰乾。【時珍曰】今俗呼萹蓄爲鐵線草,蓋同名耳。

【氣味】微苦,平,無毒。【主治】療風消腫毒,有效。蘇頌。

【附方】新一。男女諸風。産後風尤妙。鐵線草根五錢,五加皮一兩,防風二錢,爲末。以烏骨雞一斤重者,水内淹死,去毛、腸,砍作肉生,入藥剁勻,下麻油些少,炒黄色,隨人量入酒煮熟。先以排風藤煎濃湯,沐浴頭身,乃飲酒食雞,發出粘汗即愈。如不沐浴,必發出風丹乃愈。滑伯仁《攖寧心要》④。

---

① 圖經:**《圖經》見《證類》卷30“紫金牛”** 紫金牛,生福州。味辛,葉如茶,上緑下紫。實圓,紅如丹朱。根微紫色。八月採,去心暴乾,頗似巴戟。主時疾膈氣,去風痰用之。(**按**:本藥條下“頌”、“蘇頌”皆同此。)

② 圖經:**《圖經》見《證類》卷30“拳參”** 拳參,生淄州田野。葉如羊蹄,根似海蝦,黑色。五月採。彼土人擣末,淋渫腫氣。(**按**:本藥條下“頌”、“蘇頌”皆同此。)

③ 圖經:**《圖經》見《證類》卷30“鐵線”** 鐵線,生饒州。味微苦,無毒。三月採根,陰乾。彼土人用療風,消腫毒有效。(**按**:本藥條下“頌”“蘇頌”皆同此。)

④ 攖寧心要:**《攖寧心要》“别臟生克腎藏藥治”** 治男女瘋疾,婦人産後風疾尤妙。防風(二錢)、五加皮根皮(一兩)、天麻(五錢)、鐵線草(其葉圓,小莖如鐵線,五錢,有此草不用天麻)。右爲末,烏骨雞一隻,重一斤者,水内淹死,去毛并肚内净,砍作肉,生入藥末,再砍勻,鍋内下香油些少,炒黄色,量人飲酒多少,入酒煮熟。未服時先煮排風藤濃湯,通身連毛髮洗,令毛竅開,喫雞肉與酒盡,發出粘汗,即愈除根。如不洗者,發出瘋疸後方愈。

金絲草《綱目》

【集解】【時珍曰】金絲草出慶陽山谷,苗狀當俟訪問。

【氣味】苦,寒,無毒。【主治】吐血欬血,衄血下血,血崩,瘴氣,解諸藥毒,療癰疽丁腫惡瘡,凉血散熱。時珍。

【附方】新三。婦人血崩。金絲草、海柏枝、砂仁、花椒、蠶退紙、舊錦灰,等分爲末,煮酒空心服。陳光述傳。《談埜翁方》①。癰疽丁腫,一切惡瘡。金絲草、忍冬藤、五葉藤、天蕎麥等分,煎湯温洗。黑色者,加醋。〇又鐵箍散:用金絲草灰二兩,醋拌晒乾,貝母五兩去心,白芷二兩,爲末,以凉水調貼瘡上,香油亦可。或加龍骨少許。天蛇頭毒。落蘇即金絲草、金銀花藤、五葉紫葛、天蕎麥等分,切碎,用絶好醋濃煎,先熏後洗。《救急方》②。

---

① 談埜翁方:(**按**:書佚,無可溯源。)

② 救急方:**《急救良方》卷1"諸蟲蛇傷第六"** 治天頭蛇毒:用落蘇(即金絲草)、金銀花藤、五葉紫葛、天喬麥,切碎,用十分好醋濃煎,先熏後洗。

本草綱目草部目録第十四卷

草之三　芳草類五十六種

當歸《本經》	芎藭《本經》	蘼蕪《本經》	蛇牀《本經》
藁本《本經》○徐黄附	蜘蛛香《綱目》	白芷香《本經》	芍藥《本經》
牡丹《本經》○鼠姑附	木香《本經》	甘松香《開寶》	山柰《綱目》
廉薑《拾遺》	杜若《本經》	山薑《藥性》	高良薑《别録》○即紅豆蔻
豆蔻《别録○》即草果	白豆蔻《開寶》	縮砂蔤《開寶》	益智子《開寶》
蓽茇《開寶》	蒟醬《唐本》	肉豆蔻《唐本》	補骨脂《開寶》○即破故紙
薑黄《唐本》	鬱金《唐本》	蓬莪茂《開寶》	荆三棱《開寶》
莎根香附子《别録》	瑞香《綱目》	茉莉《綱目》○素馨附	鬱金香《開寶》
茅香《開寶》	白茅香《拾遺》	排草香《綱目》	迷迭香《拾遺》
藒車香《拾遺》	艾納香《開寶》	兜納香《海藥》	線香《綱目》
藿香《嘉祐》	薰草零陵香《别録》	蘭草《本經》	
澤蘭《本經》	馬蘭《日華》	香薷《别録》	石香葇《開寶》
爵牀《本經》	赤車使者《唐本》	假蘇荆芥《本經》	薄荷《唐本》
積雪草《本經》	蘇《别録》	荏①《别録○》即白蘇	水蘇《本經○》即雞蘇
薺薴《拾遺》○石薺薴附			

右附方舊八十一,新三百七十一。

① 荏:正文原脱此藥。

本草綱目草部第十四卷

草之三　芳草類五十六種

當歸《本經》①中品

【釋名】乾歸《本經》②、山蘄《爾雅》③、白蘄《爾雅》④、文無《綱目》。【頌⑤曰】按《爾雅》:薜,山蘄。又云:薜,白蘄。薜音百,蘄即古芹字。郭璞註云:當歸也,似芹而粗大。許慎《説文》云:生山中者名薜,一名山蘄。然則當歸,芹類也。在平地者名芹,生山中粗大者名當歸也。【宗奭⑥曰】今川蜀皆以畦種,尤肥好多脂,不以平地、山中爲等差也。【時珍曰】當歸本非芹類,特以花葉似芹,故得芹名。古人娶妻爲嗣續也,當歸調血爲女人要藥,有思夫之意,故有當歸之名。正與唐詩"胡麻好種無人種,正是歸時又不歸"之旨相同。崔豹《古今注》⑦云:古人相贈以勺藥,相招以文無。文無一名當歸,芍藥一名將離故也。【承⑧曰】當歸治妊婦産後惡血上衝,倉卒取效。氣血昏亂者,服之即定。能使氣血各有所歸,恐當歸之名必因此出也。

---

① 本經:《本經》《别録》(《藥對》)見《證類》卷8"當歸"　味甘、辛,温、大温,無毒。主欬逆上氣,温瘧寒熱,洗洗(音癬)在皮膚中,婦人漏下,絶子,諸惡瘡瘍(音羊),金瘡,煮飲之。温中止痛,除客血内塞,中風痓,汗不出,濕痹,中惡,客氣虚冷,補五藏,生肌肉。一名乾歸。生隴西川谷。二月、八月採根,陰乾。(惡蕳茹,畏菖蒲、海藻、牡蒙。)

② 本經:見上注白字。

③ 爾雅:**《爾雅·釋草》**　薜,山蘄。

④ 爾雅:**《爾雅·釋草》(郭注)**　薜 白蘄。(即上山蘄。)

⑤ 頌:**《圖經》見《證類》卷8"當歸"**　……謹按:《爾雅》云:薜(布革切),山蘄(古芹字,巨斤切)。郭璞注引《廣雅》云:山蘄,當歸也,似蘄而麤大。釋曰《説文》云:蘄,草也。生山中者名薜,一名山蘄。然則當歸芹類也。在平地者名芹,生山中而麤大者名當歸也。

⑥ 宗奭:**《衍義》卷9"當歸"**　……在平地者名芹,生山中粗大者名當歸。若然,則今川蜀皆以平地作畦種,尤肥好多脂肉,不以平地、山中爲等差,但肥潤不枯燥者佳。今醫家用此一種爲勝。市人又以薄酒灑使肥潤,不可不察也。

⑦ 古今注:**《古今注》卷下"問答釋義第八"**　牛亨問曰:將離别,相贈以芍藥者何? 答曰:芍藥一名可離,故將别以贈之。亦猶相招,召贈之以文無,文無亦名當歸也……

⑧ 承:**陳承"别説"見《證類》卷8"當歸"**　謹按:當歸,自古醫家方論,用治婦人産後惡血上衝,倉卒取效,無急於此,世俗多以謂唯能治血。又《外臺秘要》《金匱》《千金》等方,皆爲大補不足,决取立效之藥。氣血昏亂者,服之即定。此蓋服之能使氣血各有所歸,則可以於産後備急,於補虚速效,恐聖人立當歸之名,必因此出矣。

【集解】【《别録》①曰】當歸生隴西川谷,二月、八月采根,陰乾。【弘景②曰】今隴西 四陽 黑水當歸多肉少枝氣香,名馬尾當歸。西川北部當歸多根枝而細。歷陽所出者色白而氣味薄,不相似,呼爲草當歸,缺少時亦用之。【恭③曰】今出當州、宕州、翼州、松州,以宕州者最勝。有二種。一種似大葉芎藭者,名馬尾當歸,今人多用。一種似細葉芎藭者,名蠶頭當歸,即陶稱歷陽者,不堪用,莖葉並卑下於芎藭。【頌④曰】今川蜀、陜西諸郡及江寧府、滁州皆有之,以蜀中者爲勝。春生苗,緑葉有三瓣。七八月開花似蒔蘿,淺紫色,根黑黄色,以肉厚而不枯者爲勝。【時珍曰】今陜、蜀、秦州、汶州諸處人多栽蒔爲貨。以秦歸頭圓尾多、色紫氣香、肥潤者,名馬尾歸,最勝他處。頭大尾粗、色白堅枯者,爲鑱頭歸,止宜入發散藥爾。韓悉⑤言"川産者力剛而善攻,秦産者力柔而善補",是矣。

根。【修治】【斅⑥曰】凡用去蘆頭,以酒浸一宿入藥。止血破血,頭、尾效各不同。若要破血,即使頭一節硬實處。若要止痛止血,即用尾。若一併用,服食無效,不如不使,惟單使妙也。【元素⑦曰】頭止血,尾破血,身和血,全用即一破一止也。先以水洗净土。治上酒浸,治外酒洗過,或火乾、日乾入藥。【杲⑧曰】頭止血而上行,身養血而中守,梢破血而下流,全活血而不走。【時珍曰】雷、張二氏所説頭尾功效各異。凡物之根,身半已上,氣脉上行,法乎天;身半已下,氣脉下行,法乎地。人身法象天地,則治上當用頭,治中當用身,治下當用尾,通治則全用,乃一定之理也。當以張氏之説爲優。凡晒乾,乘熱紙封甕收之,不蛀。

【氣味】苦,温,無毒。【《别録》⑨曰】辛,大温。【普⑩曰】神農、黄帝、桐君、扁鵲:甘,無

---

① 别録:見 928 頁注①。

② 弘景:**《集注》見《證類》卷 8"當歸"** 陶隱居云:今隴西叨陽黑水當歸,多肉少枝,氣香,名馬尾當歸,稍難得。西川北部當歸,多根枝而細。歷陽所出,色白而氣味薄,不相似,呼爲草當歸,闕少時乃用之。方家有云真當歸,正謂此,有好惡故也。俗用甚多,道方時須爾。(**按**:"叨陽",《綱目》作"四陽"。《本草綱目影校對照》考作"洮陽"。)

③ 恭:**《唐本草》見《證類》卷 8"當歸"** 《唐本》注云:當歸苗有二種:於内一種,似大葉芎藭。一種似細葉芎藭,惟莖葉卑下於芎藭也。今出當州、宕州、翼州、松州,宕州最勝。細葉者名蠶頭當歸,大葉者名馬尾當歸,今用多是馬尾當歸,蠶頭者不如此,不復用。陶稱歷陽者,是蠶頭當歸也。

④ 頌:**《圖經》見《證類》卷 8"當歸"** 當歸,生隴西川谷,今川蜀、陜西諸郡及江寧府、滁州皆有之,以蜀中者爲勝。春生苗,緑葉有三瓣。七、八月開花似時羅,淺紫色。根黑黄色。二月、八月採根,陰乾……大抵以肉厚而不枯者爲勝。

⑤ 韓悉:**《韓氏醫通》卷下"藥性裁成章第七"** 當歸主血分之病,川産力剛可攻,秦産力柔宜補……

⑥ 斅:**《炮炙論》見《證類》卷 8"當歸"** 雷公云:凡使,先去塵并頭尖硬處一分已來,酒浸一宿。若要破血,即使頭一節硬實處。若要止痛止血,即用尾。若一時用,不如不使,服食無效,單使妙也。

⑦ 元素:**《湯液本草》卷 3"當歸"** 《珍》云:頭,止血;身,和血;梢,破血。治上,酒浸;治外,酒洗……/易老云:用頭則破血,用尾則止血。若全用,則一破一止,則和血也。/**《醫學啓源》卷下"用藥備旨·當歸"** ……又云:用温水洗去土,酒製過,或焙或曬乾……

⑧ 杲:**《珍珠囊·諸品藥性主治指掌》(《醫要集覽》本)"當歸"** ……其用有四:頭止血而上行,身養血而中守,稍破血而下流,全活血而不走。

⑨ 别録:見 928 頁注①。

⑩ 普:**《證類》卷 8"當歸"** 吴氏云:當歸,神農、黄帝、桐君、扁鵲:甘,無毒。岐伯、雷公:辛,無毒。季氏:小温。或生羌胡地。

毒。岐伯、雷公:辛,無毒。李當之:小温。【杲①曰】甘、辛、温,無毒。氣厚味薄,可升可降,陽中微陰,入手少陰、足太陰、厥陰經血分。【之才②曰】惡蔄茹、濕麪,畏菖蒲、海藻、牡蒙、生薑,制雄黄。

【主治】咳逆上氣,温瘧寒熱,洗洗在皮膚中,婦人漏下絶子,諸惡瘡瘍,金瘡,煮汁飲之。《本經》③。温中止痛,除客血内塞,中風痓汗不出,濕痺中惡,客氣虚冷,補五臟,生肌肉。《别録》④。止嘔逆,虚勞寒熱,下痢腹痛,齒痛,女人瀝血腰痛,崩中,補諸不足。甄權⑤。治一切風、一切血,補一切勞,破惡血,養新血,及主癥癖,腸胃冷。大明⑥。治頭痛,心腹諸痛,潤腸胃筋骨皮膚,治癰疽,排膿止痛,和血補血。時珍。主痿癖嗜卧,足下熱而痛。衝脉爲病,氣逆裏急。帶脉爲病,腹痛,腰溶溶如坐水中。好古⑦。

【發明】【權⑧曰】患人虚冷者,加而用之。【承⑨曰】世俗多謂惟能治血,而《金匱》、《外臺》、《千金》諸方皆爲大補不足、决取立效之藥。古方用治婦人産後惡血上衝,取效無急於此。凡氣血昏亂者,服之即定。可以補虚,備産後要藥也。【宗奭⑩曰】《藥性論》補女子諸不足一説,盡當歸之用矣。【成無已⑪曰】脉者,血之府,諸血皆屬心。凡通脉者,必先補心益血。故張仲景治手足厥寒、脉細欲絶者,用當歸之苦温以助心血。【元素⑫曰】其用有三:一心經本藥,二和血,三治諸病

---

① 杲:**《湯液本草》卷3"當歸"** 氣温,味辛甘而大温,氣味俱輕,陽也。甘辛,陽中微陰。無毒。/入手少陰經,足太陰經、厥陰經。/《象》云……血病須用。/**《珍珠囊·諸品藥性主治指掌》(《醫要集覽》本)"當歸"** 味甘、辛,氣温。可升可降,陽也……(**按**:以上唯"《象》云"可認定爲李杲之説。)

② 之才:**古本《藥對》**見928頁注①括號中七情文。

③ 本經:見928頁注①白字。

④ 别録:見928頁注①。

⑤ 甄權:**《藥性論》見《證類》卷8"當歸"** 當歸,臣,惡熱麪。止嘔逆、虚勞寒熱,破宿血,主女子崩中、下腸胃冷,補諸不足,止痢腹痛……

⑥ 大明:**《日華子》見《證類》卷8"當歸"** 治一切風,一切血,補一切勞,破惡血,養新血及主癥癖。

⑦ 好古:**《湯液大法》卷3"腎" 是動則病**……痿厥嗜卧,足下熱而痛(生地黄、當歸、天門冬)/**卷3"奇經八脉"** 衝脉……爲病氣逆而裏急(……當歸……)。/帶脉……爲病,腹满,腰溶溶如坐水中(……當歸……)。

⑧ 權:**《藥性論》見《證類》卷8"當歸"** ……單煮飲汁,治温瘧,主女人瀝血腰痛。療齒疼痛不可忍。患人虚冷,加而用之。

⑨ 承:見928頁注⑧。

⑩ 宗奭:**《衍義》卷9"當歸"** 《藥性論》云:補女子諸不足。此説盡當歸之用也。

⑪ 成無已:**《註解傷寒論》卷6"辨厥陰病脉證并治法第十二"** 當歸四逆湯方……(《内經》曰:脉者,血之府也。諸血者,皆屬心。通脉者,必先補心益血。苦先入心,當歸之苦,以助心血……)

⑫ 元素:**《醫學啓源》卷上"隨證治病用藥"** 和血用當歸,凡血受病皆用。/**卷下"用藥備旨·當歸"**……其用有三:心經藥,一也;和血,二也;治諸病夜甚,三也……/**卷下"五行制方生克法"** 當歸拈痛湯……〔血〕壅而不流則痛,當歸身〔辛〕,温以散之,使氣血各有所歸。(**按**:以上亦見《本草發揮》引載。)

夜甚。凡血受病,必須用之。血壅而不流則痛,當歸之甘温能和血,辛温能散内寒,苦温能助心散寒,使氣血各有所歸。【好古[①]曰】入手少陰,以其心生血也;入足太陰,以其脾裹血也;入足厥陰,以其肝藏血也。頭能破血,身能養血,尾能行血。全用,同人參、黄耆,則補氣而生血;同牽牛、大黄則行氣而補血。從桂、附、茱萸則熱,從大黄、芒硝則寒。佐使分定,用者當知。酒蒸治頭痛,諸頭痛皆屬木,故以血藥主之。【機[②]曰】治頭痛,酒煮服清,取其浮而上也。治心痛,酒調末服,取其濁而半沈半浮也。治小便出血,用酒煎服。取其沈入下極也。自有高低之分如此。王海藏言:當歸血藥,如何治胸中欬逆上氣?按當歸其味辛散,乃血中氣藥也。况欬逆上氣,有陰虚陽無所附者,故用血藥補陰,則血和而氣降矣。【韓悉[③]曰】當歸主血分之病。川産力剛可攻,秦産力柔宜補。凡用,本病宜酒制,有痰以薑制,導血歸源之理。血虚以人參、石脂爲佐,血熱以生地黄、條芩爲佐,不絶生化之源。血積配以大黄。要之,血藥不容舍當歸。故古方四物湯以爲君,芍藥爲臣,地黄爲佐,芎藭爲使也。

【附方】舊八,新一十九。血虚發熱。當歸補血湯:治肌熱躁熱,困渴引飲,目赤面紅,晝夜不息,其脉洪大而虚,重按全無力,此血虚之候也。得於飢困勞役,證象白虎,但脉不長實爲異耳。若誤服白虎湯即死,宜此主之。當歸身酒洗二錢,綿黄芪蜜炙一兩,作一服。水二鍾,煎一鍾,空心温服,日再服。東垣《蘭室秘藏》[④]。失血眩運。凡傷胎去血,産後去血,崩中去血,金瘡去血,拔牙去血,一切去血過多,心煩眩運,悶絶不省人事。當歸二兩,芎藭一兩,每用五錢,水七分,酒三分,煎七分,熱服,日再。《婦人良方》[⑤]。衄血不止。當歸焙,研末,每服一錢,米飲調下。《聖濟總

---

① 好古:**《湯液本草》卷3“當歸”** 易老云:用頭則破血,用尾則止血,若全用則一破一止,則和血也。入手少陰,以其心主血也。入足太陰,以其脾裹血也。入足厥陰,以其肝藏血也。頭能破血,身能養血,尾能行血。用者不分,不如不使。若全用,在參、芪皆能補血。在牽牛、大黄皆能破血。佐使定分,用者當知。從桂、附、茱萸則熱,從大黄、芒硝則寒。諸經頭痛,俱在細辛條下。惟酒蒸當歸,又治頭痛,以其諸頭痛皆屬木,故以血藥主之。

② 機:(**按**:或出《本草會編》。書佚,無可溯源。)

③ 韓悉:**《韓氏醫通》卷下“藥性裁成章第七”** 當歸主血分之病,川産力剛可攻,秦産力柔宜補。凡用本病酒制,而痰獨以薑汁浸透,導血歸源之理。熟地黄亦然。血虚以人參、石脂爲佐。血熱以生地黄、薑黄、條芩,不絶生化之源。血積配以大黄。婦人形肥,血化爲痰,二味薑浸,佐以利水道藥。要之,血藥不容舍當歸,故古方四物湯以爲君,芍藥爲臣,地黄分生熟爲佐,川芎爲使,可謂典要云。

④ 蘭室秘藏:**《蘭室秘藏》卷下“雜病門”** 當歸補血湯:治婦人肌熱躁熱,目赤面紅,煩渴引飲,晝夜不息,其脉洪大而虚,重按全無。《内經》曰:脉虚血虚,脉實血實。又云:血虚發熱,證象白虎,惟脉不長實爲辨也。若誤服白虎湯必死。此病得之於饑困勞役。黄芪(一兩)、當歸身(二錢,酒制)。右㕮咀,都作一服,水二盞,煎至一盞,去渣,稍熱空心服。

⑤ 婦人良方:**《婦人良方》卷2“通用方序論第五”** 佛手散:治産前産後腹痛,體熱頭疼及諸疾。才産了,未進别物,即先服此藥,能除諸疾,逐敗血,生新血。川芎(二兩)、川當歸(三兩)。右爲細末,每服二錢,水一盞,酒二分,煎七分温服。一方爲粗末,每服四錢,水七分,酒三分,同煎至七分熱服……專治失血,傷胎去血,産後去血,崩中去血,金瘡去血,拔牙去血不止,及一切去血過多,心煩眩暈,悶絶不省人事,頭重目暗,舉頭欲倒,悉能治之。

録》①。**小便出血**。當歸四兩,剉,酒三升,煮取一升,頓服。《肘後方》②。**頭痛欲裂**。當歸二兩,酒一升,煮取六合,飲之,日再服。《外臺秘要》③。**内虚目暗**。補氣養血,用當歸生晒六兩,附子火炮一兩,爲末。煉蜜丸梧子大。每服三十丸,温酒下,名六一丸。《聖濟總録》④。**心下痛刺**。當歸爲末,酒服方寸匕。《必效方》⑤。**手臂疼痛**。當歸三兩切,酒浸三日,温飲之。飲盡,别以三兩再浸,以瘥爲度。《事林廣記》⑥。**温瘧不止**。當歸一兩,水煎飲,日一服。《聖濟總録》⑦。**久痢不止**。當歸二兩,吴茱萸一兩,同炒香,去茱不用,黄連三兩爲末,蜜丸梧子大。每服三十丸,米飲下,名勝金丸。《普濟方》⑧。**大便不通**。當歸、白芷等分,爲末。每服二錢,米湯下。《聖濟總録》⑨。**婦人百病**,諸虚不足者。當歸四兩,地黄二兩,爲末,蜜丸梧子大。每食前,米飲下十五丸。太醫支法存方⑩。**月經逆行**,從口鼻出。先以京墨磨汁服,止之。次用當歸尾、紅花各三錢,水一鍾半,煎八分,温服,其經即通。《簡便方》⑪。**室女經閉**。當歸尾、没藥各一錢,爲末,紅花浸酒,面北飲之,一日一服。《普濟方》⑫。**婦人血氣**。臍下氣脹,月經不利,血氣上攻欲嘔,不得睡。當歸四錢,乾漆燒存性二錢,爲末,煉蜜丸梧子大。每服十五丸,温酒下。《永

---

① 聖濟總録:**《聖濟總録》卷70"衄不止"** 治鼻衄不止,當歸散方:當歸(切,焙),右一味擣羅爲散,每服一錢匕,米飲調下。

② 肘後方:**《外臺》卷27"小便血及九竅出血方一十二首"** 文仲療小便出血方……又方:當歸四兩,酒三升,煮取一升,頓服之。(《肘後》、深師、范汪同。)

③ 外臺秘要:**《外臺》卷38"石發熱風頭痛心煩寒熱方三首"** 又療頭痛欲裂方:取當歸二兩,清酒一升,煮取六合,飲至再服。

④ 聖濟總録:**《傳信適用方》卷上"治眼目耳鼻"** 六一圓:明目,養血補氣。(蘇連叟傳三方。)七錢附子(兩隻,炮去皮臍尖,取肉一兩)、當歸(去蘆尾,取身,切片曬乾,取浄肉六兩)。右爲細末,蜜圓梧桐子大,每服三五十圓,温酒、鹽湯下,食前。(**按**:《聖濟總録》無此方,誤注出處。)

⑤ 必效方:**《外臺》卷7"心痛方八首"** 《必效》療心痛方:當歸末,酒服方寸匕,頻服。(《備急》、文仲同。)

⑥ 事林廣記:**《事林廣記》戊集卷下"用藥效驗"** 臂痛,以當歸二三兩,切作薄片,酒浸三日,飲其酒。酒盡别换當歸浸服,三兩日即愈。

⑦ 聖濟總録:**《普濟方》卷198"温瘧"** 治温瘧方……又方:取當歸煮,飲汁。(**按**:《聖濟總録》無此方,誤注出處。)

⑧ 普濟方:**《普濟方》卷207"總論"** 勝金丸:治瀉久痢。當歸(二兩,用吴茱萸一兩,(用)〔同〕炒香熟,去茱萸不用,只用當歸)、黄連(三兩),右爲細末,煉蜜丸如桐子大,每服三十丸,米飲下。

⑨ 聖濟總録:**《普濟方》卷39"大便秘澀不通"** 治大便不通:當歸、香白芷(各等分),右爲末,每服二錢,温米飲調下。(**按**:《聖濟總録》無此方,誤注出處。)

⑩ 支法存方:**《證類》卷8"當歸"** 支太醫方:治婦人百病,諸虚不足。當歸四兩,地黄二兩,爲末,蜜和丸如梧子大。食前米飲下十五丸。

⑪ 簡便方:**《奇效單方》卷下"廿一婦人"** 治月經久閉,血從口鼻出者,先以好京墨磨水一小盞服,其血立止。次用當歸尾、紅花各三錢,水鐘半,煎八分服,其經即通。

⑫ 普濟方:**《普濟方》卷333"月水不通"** 千金失笑散:治室女經脉不通。當歸尾、没藥,右等分,每服一錢,炒紅花酒乘熱服之。

類方》①。**墮胎下血**不止。當歸焙一兩，葱白一握，每服五錢，酒一盞半，煎八分，温服。《聖濟總録》②。**妊娠胎動**。神妙佛手散：治婦人妊娠傷動，或子死腹中，血下疼痛，口噤欲死，服此探之，不損則痛止，已損便立下，此乃徐王神驗方也。當歸二兩，芎藭一兩，爲粗末，每服三錢，水一盞，煎令泣泣欲乾，投酒一盞，再煎一沸，温服，或灌之，如人行五里，再服，不過三五服便效。張文仲《備急方》③。**産難胎死**。横生倒生。用當歸三兩，芎藭一兩，爲末，先以大黑豆炒焦，入流水一盞，童便一盞，煎至一盞，分爲二服，未效再服。《婦人良方》④。**倒産子死**不出。當歸末，酒服方寸匕。《子母秘録》⑤。**産後血脹**，腹痛引脇。當歸二錢，乾薑炮五分，爲末，每服三錢，水一盞，煎八分，入鹽、酢少許，熱服。《婦人良方》⑥。**産後腹痛**如絞。當歸末五錢，白蜜一合，水一盞，煎一盞，分爲二服，未效再服。《婦人良方》⑦。**産後自汗**，壯熱氣短，腰脚痛不可轉。當歸三錢，黄芪合芍藥酒炒各二錢，生薑五片，水一盞半，煎七分，温服。《和劑局方》⑧。**産後中風**。不省人事，口吐涎沫，手足瘛瘲。當歸、荆芥穗等分，爲末，每服二錢，水一盞，酒少許，童尿少許，煎七分，灌之。下咽即有生意，神效。《聖惠方》⑨。**小兒胎寒**，好啼，晝夜不止，因此成癇。當歸末一小豆大，以乳汁灌之，日夜三四度。《肘後方》⑩。**小兒臍濕**。不早治，成臍風，或腫赤，或出水。用當歸末

---

① 永類方：**《永類鈐方》卷15"月水不通、月水不利"**　《産寶方》治女人月經不利，臍下氣脹上攻，欲嘔不得眠：當歸四錢、乾漆三錢，炒令煙盡，細末，蜜丸梧子大，空心酒下十五丸。

② 聖濟總録：**《聖濟總録》卷154"妊娠胎動下血"**　治妊娠胎動，腹痛下血，當歸飲方：當歸（切，焙，一兩）、葱白（細切，一握），右二味拌匀，每服五錢匕，酒一盞半，煎至八分，去滓，温服。

③ 備急方：**《外臺》卷33"妊娠胎動方九首"**　文仲徐王效神驗胎動方：當歸（六分）、芎藭（四分）。右二味切，以水四升，酒三升半，煮取三升，分三服。若胎死即出，此用神驗。血上心腹滿者，如湯沃雪。

④ 婦人良方：**《婦人良方》卷2"通用方序論第五"**　佛手散……川芎（二兩）、川當歸（三兩）。右爲細末……難生倒横，子死腹中：先用黑豆一大合炒熟，水一盞，入童子小便一盞，藥末四錢，煎至一盞，以上分爲二服，未效再作。

⑤ 子母秘録：**《證類》卷8"當歸"**　《子母秘録》：治倒産，子死腹中：擣當歸末，酒服方寸匕。

⑥ 婦人良方：**《婦人良方》卷20"産後兩脅脹滿氣痛方論第十"**　當歸散：治産後腹痛，腹脅脹滿。當歸、乾薑（等分）。右爲末，每服三錢，水一盞，煎八分，入鹽、醋少許，食前熱服。

⑦ 婦人良方：**《婦人良方》卷20"産後兒枕心腹刺痛方論第七"**　《外臺》療新産後腹中如弦常堅，絞痛無聊方：白蜜（一升）、當歸（一兩）。右當歸爲末，入蜜中煎融二沸，適寒温，頓服。

⑧ 和劑局方：**《局方》卷9"治婦人諸疾"**　當歸黄蓍湯：治産後腰脚疼痛不可轉側，壯熱自汗，體强氣短。當歸（去苗，三兩）、黄蓍、芍藥（各二兩），右粗末，每四大錢，水一盞半，薑五片，煎七分，去滓，食前温服。

⑨ 聖惠方：**《普濟方》卷350"中風"**　當歸散，治婦人産後中風，不省人事，口吐涎沫，手足牽搐：當歸、荆芥穗（各等分），右爲細末，每服二錢，水一盞，酒少許，煎至七分，灌之。如牙關緊急，用匙斡微微灌之，但下嚥即生。不問多少便服，不可以藥味尋常忽之。（**按**：《聖惠方》無此方，誤注出處。）

⑩ 肘後方：**《幼幼新書》卷7"喜啼第六"**　葛氏《肘後》當歸散治小兒喜啼方：當歸末之，取小豆大，以乳汁與咽之，日夜三四度即瘥……（**按**：今本《肘後方》無此方。）

傅之。一方入麝香少許,一方用胡粉等分,試之最驗。若愈後因尿入復作,再傅即愈。《聖惠方》①。**湯火傷瘡**。焮赤潰爛,用此生肌,拔熱止痛。當歸、黄蠟各一兩,麻油四兩,以油煎當歸焦黄,去滓,納蠟攪成膏,出火毒,攤貼之。《和劑局方》②。**白黄色枯**,舌縮,恍惚,若語亂者死。當歸、白术各二兩,水煎,入生苄汁、蜜和服。《三十六黄方》③。

芎藭音穹窮○《本經》④上品

【釋名】胡藭《别録》⑤、川芎《綱目》、香果《别録》、山鞠窮《綱目》。【時珍曰】芎本作營,名義未詳。或云:人頭穹窿窮高,天之象也。此藥上行,專治頭腦諸疾,故有芎藭之名。以胡戎者爲佳,故曰胡藭。古人因其根節狀如馬銜,謂之馬銜芎藭。後世因其狀如雀腦,謂之雀腦芎。其出關中者呼爲京芎,亦曰西芎。出蜀中者爲川芎,出天台者爲台芎,出江南者爲撫芎,皆因地而名也。《左傳》⑥:楚人謂蕭人曰:有麥麴乎?有山鞠窮乎?河魚腹疾奈何?二物皆禦濕,故以諭之。丹溪 朱氏治六鬱越鞠丸中用越桃、鞠窮,故以命名。《金光明經》⑦謂之闍莫迦。

【集解】【《别録》⑧曰】芎藭葉名蘼蕪,生武功川谷、斜谷西嶺,三月、四月采根,暴乾。【普⑨

---

① 聖惠方:**《聖惠方》卷82"治小兒臍風諸方"** 治小兒臍風,濕腫久不差,方:右用當歸末傅之效。/**《普濟方》卷360"臍風撮口"** 治小兒臍濕将爛,若不早治,即成臍風。或赤腫及膿水出(出《聖惠方》)。右以當歸爲細末,乾摻濕處。一方用胡粉等二味相和,傅臍中,頻用自瘥,試之最驗。此一方傅而乾後,因尿入瘡,病復作,又一貼愈。(**按**:《普濟方》轉引時,增"一方用胡粉"。另"一方入麝香少許",未能溯得其源。)

② 和劑局方:**《局方》卷8"治瘡腫傷折"** 神效當歸膏:治湯火傷初起瘭漿,熱毒侵展,焮赤疼痛,毒氣壅盛,腐化成膿。斂瘡口,生肌肉,拔熱毒,止疼痛。當歸、黄蠟(各一兩)、麻油(四兩)。右件先將油煎,令當歸焦黑,去滓,次入蠟,急攪之,放冷,入瓷盒内。每使時,故帛子攤貼之。

③ 三十六黄方:**《聖濟總録》卷61"三十六黄"** 白黄十五,病人顔色乾枯,目下赤,口乾舌縮,心中恍惚,四肢煩重,此是白黄……及宜服地黄當歸湯方:地黄汁(五合,如無,用生乾地黄三兩,水漬,研汁代之)、蜜(三合)、當歸(細剉)、白术(細剉,各一兩)。右四味先將當歸、白术,用水二盞,煎至一盞,去滓,下地黄汁並蜜和匀,分作三服,相繼服盡。若患人言語錯亂者,十死不治也。

④ 本經:**《本經》《别録》(《藥對》)見《證類》卷7"芎藭"** 味辛,温,無毒。主中風入腦,頭痛,寒痹,筋攣緩急,金瘡,婦人血閉,無子,除腦中冷動,面上遊風去來,目淚出,多涕唾,忽忽如醉,諸寒冷氣,心腹堅痛,中惡,卒急腫痛,脅風痛,温中内寒。一名胡窮,一名香果。其葉名蘼蕪。生武功川谷、斜谷西嶺。三月、四月採根,暴乾。(得細辛療金瘡止痛,得牡蠣療頭風吐逆。白芷爲之使。)

⑤ 别録:見上注。(**按**:"釋名"項下"别録"同此。)

⑥ 左傳:**《左傳正義》卷23** ……冬楚子伐蕭……叔展曰:有麥麴乎?曰:無。有山鞠窮乎?曰:無……河魚腹疾,奈何?(叔展言無禦濕藥將病。)曰:目於眢井而拯之……

⑦ 金光明經:**《金光明經》卷7"大辯才天女品第十五之一"** 芎藭(闍莫迦)。

⑧ 别録:見本頁注④。

⑨ 普:**《嘉祐》見《證類》卷7"芎藭"** 吴氏云:芎藭,神農、黄帝、岐伯、雷公:辛,無毒。扁鵲:酸,無毒。季氏:生温,熟寒。或生胡無桃山陰,或太山,葉香細,青黑文赤如藁本。冬夏叢生,五月華赤,七月實黑,莖端兩葉,三月採,根有節,似馬銜狀。

曰】芎藭或生胡無 桃山陰,或泰山。葉細、香、青黑,文赤如藁本,冬夏叢生,五月花赤,七月實黑,附端兩葉。三月采根,有節如馬銜。【弘景①曰】武功、斜谷西嶺,俱近長安。今出歷陽,處處亦有,人家多種之。葉似蛇牀而香,節大莖細,狀如馬銜,謂之馬銜芎藭。蜀中亦有而細。【恭②曰】今出秦州,其歷陽出者不復用。其人間種者形塊大,重實多脂。山中采者瘦細,味苦辛。以九月、十月采之爲佳,若三月、四月虚惡,非時也。【頌③曰】關陝、川蜀、江東山中多有之,而以蜀川者爲勝。四五月生葉,似水芹、胡荽、蛇牀輩,作叢而莖細。其葉倍香,江東、蜀人采葉作飲。七八月開碎白花,如蛇牀子花。根堅瘦,黄黑色。關中出者形塊重實,作雀腦狀者爲雀腦芎,最有力。【時珍曰】蜀地少寒,人多栽蒔,深秋莖葉亦不萎也。清明後宿根生苗,分其枝横埋之,則節節生根。八月根下始結芎藭,乃可掘取,蒸暴貨之。《救荒本草》④云:葉似芹而微細窄,有丫叉。又似白芷,葉亦細。又似胡荽葉而微壯。一種似蛇牀葉而亦粗。嫩葉可煠食。【宗奭⑤曰】凡用,以川中大塊,裏色白,不油,嚼之微辛甘者佳。他種不入藥,止可爲末,煎湯沐浴而已。

根。**【氣味】辛,温,無毒。**【普⑥曰】神農、黄帝、岐伯、雷公:辛,無毒。扁鵲:酸,無毒。李當之:生温,熟寒。【元素⑦曰】性温,味辛、苦,氣厚味薄,浮而升,陽也。少陽本經引經藥,入手、足厥陰氣分。【之才⑧曰】白芷爲之使,畏黄連,伏雌黄。得細辛,療金瘡止痛。得牡蠣,療頭風吐逆。**【主治】中風入腦頭痛,寒痺筋攣緩急,金瘡,婦人血閉無子。**《本經》⑨。

---

① 弘景:**《集注》見《證類》卷7“芎藭”** 陶隱居云:今惟出歷陽,節大莖細,狀如馬銜,謂之馬銜芎藭。蜀中亦有而細。人患齒根血出者,含之多差。苗名蘼蕪,亦入藥,别在下説。俗方多用,道家時須爾。胡居士云:武功去長安二百里,正長安西,與扶風狄道相近;斜谷是長安西嶺下,去長安一百八十里,山連接七百里。

② 恭:**《唐本草》見《證類》卷7“芎藭”** 《唐本》注云:今出秦州,其人間種者,形塊大,重實,多脂潤。山中採者瘦細。味苦、辛。以九月、十月採爲佳。今云三月、四月,虚惡非時也。陶不見秦地芎藭,故云惟出歷陽,歷陽出者,今不復用。

③ 頌:**《圖經》見《證類》卷7“芎藭”** 芎藭,生武功山谷、斜谷西嶺。蘼蕪,芎藭苗也。生雍州川澤及寃句,今關陝、蜀川、江東山中多有之,而以蜀川者爲勝。其苗四、五月間生,葉似芹、胡荽、蛇牀輩,作叢而莖細……其葉倍香。或蒔於園庭,則芬馨滿徑。江東、蜀川人採其葉作飲香,云可以已泄瀉。七、八月開白花,根堅瘦,黄黑色,三月、四月採,暴乾。一云九月、十月採爲佳,三月、四月非時也。關中出者,俗呼爲京芎,並通用,惟貴形塊重實,作雀腦狀者,謂之雀腦芎,此最有力也……

④ 救荒本草:**《救荒》卷上之前“川芎”** ……苗葉似芹,而葉微細窄,都有花。又似白芷,葉亦細。又如園荽葉微壯。又有一種,葉似蛇床子葉而亦粗壯,開白花……救饑:采葉煠熟,换水浸去辛味,淘浄,油鹽調食。亦可煮飲,甚香。

⑤ 宗奭:**《衍義》卷8“芎藭”** 今出川中,大塊,其裏色白,不油色,嚼之微辛甘者佳。他種不入藥,止可爲末,煎湯沐浴。

⑥ 普:**《嘉祐》見《證類》卷7“芎藭”** 吴氏云:芎藭,神農、黄帝、岐伯、雷公:辛,無毒。扁鵲:酸,無毒。季氏:生温,熟寒……

⑦ 元素:**《醫學啓源》卷下“用藥備旨·川芎”** ……性温,味辛、苦,氣厚味薄,浮而升,陽也……少陽引經……少陽經本藥……/**《本草發揮》卷1“芎藭”** 易老言……入手足厥陰。

⑧ 之才:**古本《藥對》**見928頁注④括號中七情文。

⑨ 本經:見934頁注④白字。

除腦中冷動，面上遊風去來，目淚出，多涕唾，忽忽如醉，諸寒冷氣，心腹堅痛，中惡卒急腫痛，脇風痛，温中内寒。《别録》①。腰脚軟弱，半身不遂，胞衣不下。甄權②。一切風，一切氣，一切勞損，一切血。補五勞，壯筋骨，調衆脉，破癥結宿血，養新血，吐血鼻血溺血，腦癰發背，瘰癧癭贅，痔瘻瘡疥，長肉排膿，消瘀血。大明③。搜肝氣，補肝血，潤肝燥，補風虚。好古④。燥濕，止瀉痢，行氣開鬱。時珍。蜜和大丸，夜服，治風痰殊效。蘇頌⑤。齒根出血，含之多瘥。弘景⑥。

【發明】【宗奭⑦曰】今人用此最多，頭面風不可缺也。然須以他藥佐之。【元素⑧曰】川芎上行頭目，下行血海，故清神及四物湯皆用之。能散肝經之風，治少陽厥陰經頭痛及血虚頭痛之聖藥也。其用有四：爲少陽引經一也，諸經頭痛二也，助清陽之氣三也，去濕氣在頭四也。【杲⑨曰】頭痛必用川芎。如不愈，加各引經藥。太陽羌活，陽明白芷，少陽柴胡，太陰蒼术，厥陰吴茱萸，少陰細辛，是也。【震亨⑩曰】鬱在中焦，須撫芎開提其氣以升之，氣升則鬱自降。故撫芎總解諸鬱，直達三焦，爲通陰陽氣血之使。【時珍曰】芎藭，血中氣藥也。肝苦急，以辛補之，故血虚者宜之。辛以散

---

① 别録：見934頁注④。

② 甄權：**《藥性論》見《證類》卷7"芎藭"** 芎藭，臣。能治腰脚軟弱，半身不遂，主胞衣不出，治腹内冷痛。

③ 大明：**《日華子》見《證類》卷7"芎藭"** 畏黄連。治一切風，一切氣，一切勞損，一切血，補五勞，壯筋骨，調衆脉，破癥結宿血，養新血，長肉，鼻洪吐血及溺血，痔瘻，腦癰發背，瘰癧癭贅，瘡疥，及排膿，消瘀血。

④ 好古：**《湯液大法》卷3"肝"** 有餘則聚，聚則宜通 氣（……川芎……）/不足則燥，燥則宜潤 血（……川芎……）/風虚則補（……芎藭……）

⑤ 蘇頌：**《圖經》見《證類》卷7"芎藭"** ……古方單用芎藭，含咀以主口齒疾。近世或蜜和作指大丸，欲寢服之，治風痰殊佳。

⑥ 弘景：見935頁注①。

⑦ 宗奭：**《衍義》卷8"芎藭"** 此藥今人所用最多，頭面風不可闕也，然須以他藥佐之。

⑧ 元素：**《本草發揮》卷1"芎藭"** 海藏云：易老言川芎上行頭角，下行血海，故清神、四物皆所用也。/**卷1"羌活"** 潔古云：……加川芎，治足太陽、少陰頭痛……/**卷4"隨證治病藥品"** 頭痛須川芎，如不愈加引經藥。太陽川芎……/**《醫學啓源》卷下"用藥備旨·川芎"** ……補血，治血虚頭痛之聖藥也……其用有四：少陽引經一也。諸頭痛二也。助清陽〔之氣〕三也。〔去〕濕氣在頭四也……

⑨ 杲：**《本草發揮》卷1"芎藭"** 東垣云：頭痛須用川芎，如不愈，加各引經藥，太陽羌活，陽明白芷，少陽柴胡，太陰蒼朮，厥陰吴茱萸，少陰細辛……

⑩ 震亨：**《丹溪心法》卷3"六鬱五十二"** 氣血冲和，萬病不生，一有怫鬱，諸病生焉。故人身諸病，多生於鬱。蒼朮、撫芎總解諸鬱，隨證加入諸藥。凡鬱皆有中焦，以蒼朮、撫芎開提其氣以升之。假如食在氣上，提其氣則食自降矣。餘皆仿此。/**《推求師意》卷下** ……撫芎，手足厥陰藥也，直達三焦，俾生發之氣，上至目頭，下抵血海，疏通陰陽氣血之使也。（**按**：時珍所引，已糅入《推求師意》之文。）

之,故氣鬱者宜之。《左傳》言麥麴、鞠窮禦濕,治河魚腹疾。予治濕瀉每加二味,其應如響也。血痢已通而痛不止者,乃陰虧氣鬱,藥中加芎爲佐。氣行血調,其病立止。此皆醫學妙旨,圓機之士,始可語之。○【宗奭[①]曰】沈括《筆談》云:一族子舊服芎藭,醫鄭叔熊見之云:芎藭不可久服,多令人暴死。後族子果無疾而卒。又朝士張子通之妻病腦風,服芎藭甚久,一旦暴亡。皆目見者。此皆單服既久,則走散真氣。若使他藥佐使,又不久服,中病便已,則焉能至此哉?【虞摶[②]曰】骨蒸多汗,及氣弱之人,不可久服。其性辛散,令真氣走洩而陰愈虚也。【時珍曰】五味入胃,各歸其本臟。久服則增氣偏勝,必有偏絶,故有暴夭之患。若藥具五味,備四氣,君臣佐使配合得宜,豈有此害哉?如芎藭,肝經藥也,若單服既久,則辛喜歸肺,肺氣偏勝,金來賊木,肝必受邪,久則偏絶,豈不夭亡?故醫者貴在格物也。

【附方】舊七,新一十七。**生犀丸**。宋真宗賜高相國去痰清目進飲食生犀丸。用川芎十兩,緊小者,粟米泔浸,二日换,切片子,日乾爲末。分作兩料。每料入麝、腦各一分,生犀半兩,重湯煮,蜜和丸小彈子大。茶、酒嚼下一丸。痰,加朱砂半兩。膈痰,加牛黄一分,水飛鐵粉一分。頭目昏,加細辛一分。口眼喎斜,加炮天南星一分。《御藥院方》[③]。**氣虚頭痛**。真川芎藭爲末,臘茶調服二錢,甚捷。曾有婦人産後頭痛,一服即愈。《集簡方》。**氣厥頭痛**[④]。婦人氣盛頭痛及産後頭痛。川芎藭、天台烏藥等分,爲末。每服二錢,葱茶調下。○《御藥院方》[⑤]加白术,水煎服。**風熱頭痛**。川芎藭一錢,茶葉二錢,水一鍾,煎五分,食前熱服。《簡便方》[⑥]。**頭風化痰**。川芎洗切,晒乾爲末,煉蜜丸如小彈子大。不拘時嚼一丸,茶清下。《經驗後方》[⑦]。**偏頭風痛**。京

---

① 宗奭:**《衍義》卷8"芎藭"** 沈括云:予一族子,舊服芎藭,醫鄭叔熊見之云:芎藭不可久服,多令人暴死。後族子果無疾而卒。又朝士張子通之妻病腦風,服芎藭甚久,亦一旦暴亡。皆目見者。此蓋單服耳,若單服既久,則走散真氣。既使他藥佐使,又不久服,中病便已,則烏能至此也。

② 虞摶:**《醫學正傳》卷1"醫學或問"** ……川芎爲補血行血,清利頭目之聖藥。然骨蒸多汗及氣弱人,久服則真氣走散,而陰愈虚甚,以其氣味之辛散也。

③ 御藥院方:**《證類》卷7"芎藭"** 《御藥院方》真宗賜高公相國,去痰清目,進飲食,生犀丸:川芎十兩緊小者,粟米泔浸三日换,切片子,日乾,爲末作兩料。每料入麝、腦各一分,生犀半兩,重湯煮,蜜杵爲丸小彈子大。茶、酒嚼下一丸。痰,加朱砂半兩。膈壅,加牛黄一分,水飛鐵粉一分。頭目昏眩,加細辛一分。口眼喎斜,加炮天南星一分。

④ 氣厥頭痛:**《濟生方》"頭面門·頭痛論治"** 芎烏散:治男子氣厥頭疼,婦人氣盛頭疼,及産後頭痛,悉皆治之。川芎、天臺烏藥,右等分,爲細末,每服二錢,臘茶清調服。或用葱茶湯調服,並食後。(**按**:原無出處,今溯得其源。)

⑤ 御藥院方:**《御藥院方》卷1"風藥門"** 芎术湯:清神爽志,祛風消藴。治頭目昏痛,止鼻塞聲重。川芎(二兩半)、白术(二兩七錢半),右二味爲粗末,每服三錢,水一盞,入生薑五片,煎至七分,去滓,稍熱服。或細末,白湯點亦得。

⑥ 簡便方:**《奇效單方》卷上"十一諸痛"** 治頭痛,用:川芎(一錢半)茶葉(二錢),水一鐘,煎五分,食後熱服。

⑦ 經驗後方:**《證類》卷7"芎藭"** 《經驗後方》:治頭風,化痰。川芎不計分兩,用浄水洗浸,薄切片子,日乾或焙,杵爲末,煉蜜爲丸如小彈子大。不拘時,茶、酒嚼下一丸。

芎細剉浸酒，日飲之。《斗門方》①。**風熱上衝**，頭目運眩，或胸中不利。川芎、槐子各一兩，爲末。每服三錢，用茶清調下。胸中不利，以水煎服。張潔古《保命集》②。**首風旋運**，及偏正頭疼，多汗惡風，胸膈痰飲。川芎藭一斤，天麻四兩，爲末，煉蜜丸如彈子大。每嚼一丸，茶清下。劉河間《宣明方》③。**失血眩運**。方見"當歸"下。**一切心痛**。大芎一個，爲末，燒酒服之。一個住一年，兩個住二年。孫氏《集效方》④。**經閉驗胎**。經水三個月不行，驗胎法，川芎生爲末，空心煎艾湯服一匙。腹内微動者是有胎，不動者非也。《靈苑方》⑤。**損動胎氣**。因跌撲舉重，損胎不安，或子死腹中者，芎藭爲末，酒服方寸匕，須臾一二服，立出。《續十全方》⑥。**崩中下血**，晝夜不止。《千金方》⑦用芎藭一兩，清酒一大盞，煎取五分，徐徐進之。○《聖惠》⑧：加生地黄汁二合，同煎。**酒癖脇脹**，時復嘔吐，腹有水聲。川芎藭、三稜炮各一兩，爲末。每服二錢，葱白湯下。《聖濟總録》⑨。**小兒腦熱**。好閉目，或太陽痛，或目赤腫。川芎藭、薄荷、朴硝各二錢，爲末。以少許吹鼻中。《全幼心鑑》⑩。**齒敗口臭**。水煮芎藭含之。《廣濟方》⑪。**牙齒疼痛**。

---

① 斗門方：**《證類》卷7"芎藭"** 《斗門方》：治偏頭疼。用京芎細剉，酒浸，服之佳。

② 保命集：**《保命集》卷下"眼目论第二十五"** 川芎散：治風熱上冲，頭目眩熱腫，及胸中不利。川芎、槐子（各一兩），右細末三錢。如胸中氣滯不利，生薑湯調。目疾茶調。風熱上攻，㕮咀一兩，水煎，食後服。

③ 宣明方：**《宣明論方》卷2"首風證"** 新沐中風，爲首風，頭面多汗，惡風，當先一日甚，至其風日則少愈，大川芎丸主之。治首風，旋暈眩急，外合陽氣，風寒相搏，胃膈痰飲，偏正頭疼，身拘倦。川芎（一斤）、天麻（四兩，用蕲州者）。右爲末，煉蜜爲丸，每兩作十丸，每服一丸，細嚼，茶酒下，食後。

④ 集效方：**《萬應方》卷3"諸氣湯藥"** 治男女一切急患心疼，如神效：大川芎（一斤），爲細末，食後用燒酒調，一個住一年，兩個住二年。

⑤ 靈苑方：**《證類》卷7"芎藭"** 《靈苑方》：治婦人經絡，住經三個月。驗胎法：川芎生爲末，空心濃煎艾湯下一匙頭。腹内微動者，是有胎也。

⑥ 續十全方：**《證類》卷7"芎藭"** 《續十全方》：治胎忽因倒地，忽舉動擎重促損，腹中不安及子死腹中。以芎藭爲末，酒服方寸匕，須臾一二服，立出。

⑦ 千金方：**《千金方》卷4"赤白帶下崩中漏下第三"** 治崩中晝夜十數行，衆醫所不能瘥者方：芎藭八兩，㕮咀，以酒五升，煮取三升，分三服。不飲酒，水煮亦得。

⑧ 聖惠：**《聖惠方》卷73"治婦人崩中下血不止諸方"** 治婦人崩中下血，晝夜不止。芎藭一兩，剉，右酒一大盞，煎至五分去滓，入生地黄汁二合，煎三兩沸，食前分二服。

⑨ 聖濟總録：**《聖濟總録》卷73"酒癖"** 治酒痃癖，水飲不消，兩脅脹滿，時復嘔吐，腹中水聲……又方：川芎（一兩）、京三棱（一兩，炮裂，剉）。右二味擣羅爲末，每服二錢，葱白酒調下。

⑩ 全幼心鑑：**《全幼心鑑》卷2"腦冷腦熱"** 通頂散：治嬰孩小兒腦熱。川芎末、薄苛末、朴硝（各二錢）。右拌和研匀，用少許吹鼻中。

⑪ 廣濟方：**《外臺》卷22"風齒口臭方二首"** 齒敗口臭方：取芎藭，煮一味含之。（**按**：《外臺》未言出《廣濟》。但前一方爲"廣濟療風齒口氣臭芎藭湯方"，時珍或誤認爲此方亦出《廣濟》。）

大川芎藭一個，入舊糟内藏一月，取焙，入細辛同研末，揩牙。《本事方》①。**諸瘡腫痛**。撫芎煅研，入輕粉，麻油調塗。《普濟方》②。**産後乳懸**。婦人産後，兩乳忽長，細小如腸，垂過小肚，痛不可忍，危亡須臾，名曰乳懸。將芎藭、當歸各一斤，以半斤剉散，於瓦石器内用水濃煎，不拘多少頻服。仍以一斤半剉塊，於病人桌下燒烟，令將口鼻吸烟。用盡未愈，再作一料。仍以萆麻子一粒，貼其頂心。夏子益《奇疾方》③。

蘼蕪《本經》④上品

【釋名】薇蕪《别録》⑤、蘄茝《爾雅》⑥、江蘺《别録》。【頌⑦曰】蘄茝，古芹芷字也。【時珍曰】蘼蕪，一作蘪蕪，其莖葉靡弱而繁蕪，故以名之。當歸名蘄，白芷名蘺。其葉似當歸，其香似白芷，故有蘄茝、江蘺之名。王逸云，蘺草生江中，故曰江蘺，是也。餘見下。

【集解】【《别録》⑧曰】芎藭葉名蘼蕪。又曰：蘼蕪，一名江蘺，芎藭苗也。生雍州川澤及冤句，四月、五月采葉，暴乾。【弘景⑨曰】今出歷陽，處處人家多種之。葉似蛇牀而香，騷人借以爲譬，方藥稀用。【恭⑩曰】此有二種，一種似芹葉，一種似蛇牀，香氣相似，用亦不殊。【時珍曰】《别録》言蘼蕪一名江蘺，芎藭苗也，而司馬相如《子虚賦》⑪稱芎藭、菖蒲，江蘺、蘼蕪；《上林賦》⑫云：被以

---

① 本事方：**《本事方後集》卷4"治諸口舌牙齒等患"**　治蛀牙疼：右川烏大者一個，舊糟内藏著候一月日，透内後取出，切，焙乾，入細辛同燈，揩痛處效。（**按**：時珍误将"川烏"作"川芎"。）

② 普濟方：**《普濟方》卷272"諸瘡腫"**　治諸瘡腫。用撫芎不以多少，煅過，入輕粉，用麻油調塗。如瘡濕，乾摻。

③ 奇疾方：**《世醫得效方》卷10"怪疾"**　婦人産後忽兩乳伸長，細小如腸，垂下直過小肚，痛不可忍，危亡須臾，名曰乳懸。將川芎、當歸各貳斤，半斤剉散，於瓦石器内用水濃煎，不拘時候多少，温服。餘一斤半剉作大塊，用香爐慢火逐旋燒煙，安在病人面前桌子下，要煙氣直上不絶。令病人低頭伏桌子上，將口鼻及病乳常吸煙氣，直候用此一料藥盡，看病證如何。或未全安，略縮減，再用一料，如前法煎服及燒煙熏吸，必安。如用此二料已盡，雖兩乳略縮上而不復舊，用冷水磨蓖麻子一粒，於頭頂心上塗，片時即洗去，則全安矣。（**按**：夏子益《治奇疾方》38道，其中36道收入《危氏得效方》卷10"怪疾"篇。危氏再添10道，中有此"乳懸"方。）

④ 本經：**《本經》《别録》見《證類》卷7"蘼蕪"**　味辛，温，無毒。主欬逆，定驚氣，辟邪惡，除蠱毒鬼疰，去三蟲。久服通神。主身中老風，頭中久風，風眩。一名薇蕪，一名茳蘺，芎藭苗也。生雍州川澤及冤句。四月、五月採葉，暴乾。

⑤ 别録：見上注。（**按**："釋名"項下"别録"同此。"薇蕪"當爲"本經"文。）

⑥ 爾雅：**《爾雅·釋草》**　蘄茝，蘪蕪。

⑦ 頌：**《圖經》見《證類》卷7"芎藭"**　……蘼蕪一名蘄（古芹字，巨斤切）……

⑧ 别録：見本頁注④。

⑨ 弘景：**《集注》見《證類》卷7"蘼蕪"**　陶隱居云：今出歷陽，處處亦有，人家多種之。葉似蛇牀而香，騷人藉以爲譬，方藥用甚稀。

⑩ 恭：**《唐本草》見《證類》卷7"蘼蕪"**　《唐本》注云：此有二種：一種似芹葉，一種如蛇牀。香氣相似，用亦不殊爾。

⑪ 子虚賦：**《史記·司馬相如列傳》**　其东则有……穹窮昌蒲，茳離蘪蕪……

⑫ 上林賦：**《史記·司馬相如列傳》**……被以江離，糅以蘼蕪……（**按**：《文選》取後半部題《上林賦》。）

江蘺,揉以蘼蕪。似非一物,何耶? 蓋嫩苗未結根時則爲蘼蕪,既結根後乃爲芎藭。大葉似芹者爲江蘺,細葉似蛇牀者爲蘼蕪。如此分别,自明白矣。《淮南子》①云:亂人者,若芎藭之與藁本,蛇牀之與蘼蕪。亦指細葉者言也。《廣志》②云:蘼蕪香草,可藏衣中。《管子》云:五沃之土生蘼蕪。郭璞贊云:蘼蕪香草,亂之蛇牀。不損其真,自烈以芳。又海中苔髮亦名江蘺,與此同名耳。

【氣味】辛,温,無毒。【主治】欬逆,定驚氣,辟邪惡,除蠱毒鬼疰,去三蟲。久服通神。《本經》③。主身中老風,頭中久風、風眩。《别録》④。作飲,止泄瀉。蘇頌⑤。

花。【主治】入面脂用。時珍。

蛇牀《本經》⑥上品

【釋名】蛇粟《本經》⑦、蛇米《本經》、虺牀《爾雅》⑧、馬牀《廣雅》⑨、墻蘼《别録》⑩。又名思益、繩毒、棗棘。【時珍曰】蛇虺喜卧于下食其子,故有蛇虺、蛇粟諸名。其葉似蘼蕪,故曰墻蘼。《爾雅》⑪云:盱,虺牀也。

【集解】【《别録》⑫曰】蛇牀生臨淄川谷及田野,五月采實,陰乾。【弘景⑬曰】田野墟落甚多,花葉正似蘼蕪。【保昇⑭曰】葉似小葉芎藭。花白,子如黍粒,黄白色,生下濕地,所在皆有。以

---

① 淮南子:**《淮南子·氾論訓》** ……夫亂人者,芎藭之與藁本也,蛇牀之與麋蕪也,此皆相似者……

② 廣志:**《藝文類聚》卷81"蘼蕪"** 《廣志》曰:蘼蕪香草,魏武帝以藏衣中……管子曰:五沃之土生蘼蕪……郭璞贊曰:蘼蕪善草,亂之蛇床。不隕其實,自列以芳。佞人似智,巧言如簧。

③ 本經:見939頁注④白字。

④ 别録:見939頁注④。

⑤ 蘇頌:**《圖經》見《證類》卷7"芎藭"** ……其葉倍香。或蒔於園庭,則芬馨滿徑。江東、蜀川人採其葉作飲香,云可以已泄瀉。

⑥ 本經:**《本經》《别録》(《藥對》)見《證類》卷7"蛇牀子"** 味苦、辛、甘,平,無毒。主婦人陰中腫痛,男子陰痿,濕癢,除痹氣,利關節,癲癇,惡瘡,温中下氣,令婦人子藏熱,男子陰强。久服輕身,好顔色,令人有子。一名蛇粟。一名蛇米,一名虺牀,一名思益,一名繩毒,一名棗棘,一名牆蘼。生臨淄川谷及田野。五月採實,陰乾。(惡牡丹、巴豆、貝母。)

⑦ 本經:見上注白字。(**按**:"釋名"項下"本經"同此。"蛇粟"爲"别録"文。)

⑧ 爾雅:**《爾雅·釋草》** 盱,虺牀。

⑨ 廣雅:**《廣雅》卷10"釋草"** 蛇粟,馬牀,蛇牀也。

⑩ 别録:見本頁注⑥。

⑪ 爾雅:見本頁注⑧。

⑫ 别録:見本頁注⑥。

⑬ 弘景:**《集注》見《證類》卷7"蛇牀子"** 陶隱居云:近道田野墟落間甚多。花、葉正似蘼蕪。

⑭ 保昇:**《蜀本草》見《證類》卷7"蛇牀子"** 《蜀本》:《圖經》云:似小葉芎藭,花白,子如黍粒,黄白色。生下濕地,今所在皆有,出揚州、襄州者良。採子暴乾。

揚州、襄州者爲良。【頌①曰】三月生苗，高三二尺，葉青碎，作叢似蒿枝。每枝上有花頭百餘，結同一窠，似馬芹類。四五月乃開白花，又似繖狀。子黄褐色，如黍米，至輕虚。【時珍曰】其花如碎米攢簇，其子兩片合成，似蒔蘿子而細，亦有細稜。凡花實似蛇牀者，當歸、芎藭、水芹、藁本、胡蘿蔔是也。

子。【修治】【斅②曰】凡使，須用濃藍汁并百部草根自然汁，同浸一伏時，漉出日乾。却用生地黄汁相拌蒸之，從巳至亥，取出日乾用。【大明③曰】凡服食，即挼去皮殼，取仁微炒殺毒，即不辣也。作湯洗浴，則生用之。

【氣味】苦，平，無毒。【《别録》④曰】辛、甘，無毒。【權⑤曰】有小毒。【之才⑥曰】惡牡丹、貝母、巴豆。伏硫黄。

【主治】男子陰痿濕癢，婦人陰中腫痛，除痺氣，利關節，癲癇，惡瘡。久服輕身，好顔色。《本經》⑦。温中下氣，令婦人子臟熱。男子陰强。久服令人有子。《别録》⑧。治男子女人虚，濕痺，毒風𤸷痛，去男子腰痛，浴男子陰，去風冷，大益陽事。甄權⑨。暖丈夫陽氣，助女人陰氣，治腰胯酸疼，四肢頑痺，縮小便，去陰汗濕癬，齒痛，赤白帶下，小兒驚癇，撲損瘀血。煎湯，浴大風身癢。大明⑩。

【發明】【斅⑪曰】此藥令人陽氣盛數，號曰鬼考也。【時珍曰】蛇牀乃右腎命門、少陽三焦氣分之藥，神農列之上品，不獨補助男子，而又有益婦人。世人捨此而求補藥於遠域，豈非賤目貴耳乎？

---

① 頌：**《圖經》見《證類》卷7“蛇牀子”** 蛇牀子，生臨淄川谷及田野，今處處有之，而揚州、襄州者勝。三月生苗，高三二尺，葉青碎，作叢似蒿枝。每枝上有花頭百餘，結同一窠，似馬芹類。四、五月開白花，又似散水。子黄褐色如黍米，至輕虚。五月採實，陰乾。《爾雅》謂之盱，一名虺牀。

② 斅：**《炮炙論》見《證類》卷7“蛇牀子”** 雷公云：凡使，須用濃藍汁并百部草根自然汁，二味同浸三伏時，漉出日乾。却用生地黄汁相拌蒸，從午至亥，日乾用……

③ 大明：**《日華子》見《證類》卷7“蛇牀子”** ……凡合藥服食，即挼去皮殼，取人微炒殺毒，即不辣。作湯洗病則生使。

④ 别録：見940頁注⑥。

⑤ 權：**《藥性論》見《證類》卷7“蛇牀子”** 蛇牀人，君，有小毒……

⑥ 之才：**古本《藥對》**見940頁注⑥括號中七情文。

⑦ 本經：見940頁注⑥白字。

⑧ 别録：見940頁注⑥。

⑨ 甄權：**《藥性論》見《證類》卷7“蛇牀子”** ……治男子、女人虚，濕痹，毒風𤸷痛，去男子腰疼，浴男女陰，去風冷，大益陽事。主大風身癢，煎湯浴之差。療齒痛及小兒驚癇。

⑩ 大明：**《日華子》見《證類》卷7“蛇牀子”** 治暴冷，煖丈夫陽氣，助女人陰氣，撲損瘀血，腰跨疼，陰汗，濕癬，四肢頑痹，赤白帶下，縮小便……

⑪ 斅：**《炮炙論》見《證類》卷7“蛇牀子”** ……此藥只令陽氣盛數，號曰鬼考也。

【附方】舊三,新十一。陽事不起。蛇牀子、五味子、兔絲子等分,爲末,蜜丸梧子大。每服三十丸,温酒下,日三服。《千金方》①。赤白帶下,月水不來。用蛇牀子、枯白礬等分,爲末。醋麪糊丸彈子大,胭肢爲衣,綿裹,納入陰户。如熱極,再换,日一次。《儒門事親》②方。子宫寒冷。温陰中坐藥蛇牀子散:取蛇牀子仁爲末,入白粉少許。和匀如棗大,綿裹納之,自然温也。《金匱玉函方》③。婦人陰癢。蛇牀子一兩,白礬二錢,煎湯頻洗。《集簡方》。産後陰脱。絹盛蛇牀子,蒸熱熨之。又法:蛇牀子五兩,烏梅十四個,煎水,日洗五六次。《千金方》④。婦人陰痛。方同上。男子陰腫脹痛。蛇牀子末,鷄子黄調傅之。《永類方》⑤。大腸脱肛。蛇牀子、甘草各一兩,爲末。每服一錢,白湯下,日三服。并以蛇牀末傅之。《經驗方》⑥。痔瘡腫痛不可忍。蛇牀子煎湯熏洗。《簡便方》⑦。小兒癬瘡。蛇牀子杵末,和豬脂塗之。《千金方》⑧。小兒甜瘡。頭面耳邊連引,流水極痒,久久不愈者。蛇牀子一兩,輕粉三錢,爲末,細調搽之。《普濟方》⑨。耳内濕瘡。蛇牀子、黄連各一錢,輕粉一字,爲末吹之。《全幼心鑑》⑩。風蟲牙痛。《千金》⑪用蛇牀子、燭燼同研,塗之。○《集簡方》用蛇牀子煎湯,乘熱漱數次,立止。冬月喉痺腫痛,不可下藥者。蛇牀子燒烟於瓶中,口含瓶嘴吸烟,其痰自出。《聖惠方》⑫。

---

① 千金方:**《千金方》卷 20“雜補第七”** 治陽不起方……又方:菟絲子、五味子、蛇床子各等分,右三味末之,蜜丸如梧子,飲服三丸,日三。

② 儒門事親:**《儒門事親》卷 15“婦人病證第七”** 如聖丹:治婦人赤白帶下,月經不來。枯白礬、蛇床子(以上各等份),右爲末,醋打麵糊丸如彈子大,以胭脂爲衣,綿子裹,納於陰戶。如熱極再换。

③ 金匱玉函方:**《證類》卷 7“蛇牀子”** 《金匱方》:温中坐藥蛇牀子散方:蛇牀子人爲末,以白粉少許和令匀相得,如棗大,綿裹内之,自然温矣。

④ 千金方:**《千金方》卷 3“雜治第八”** 治産後陰下脱方:蛇床子一升,布裹炙熨之,亦治産後陰中痛。/**《普濟方》卷 355“陰脱”** 治婦人陰挺下脱:蛇床子五兩 烏梅十四個,右剉碎,水五升煮取三升,去滓熱洗,日五次。(**按**:後一方今本《千金方》未見,出《普濟方》。)

⑤ 永類方:**《普濟方》卷 249“陰腫痛”** 治囊腫大如升:用蛇床子末,和雞子黄,傅之。(**按**:《永類鈐方》無此方,誤注出處。)

⑥ 經驗方:**《普濟方》卷 40“脱肛”** 蛇床散(出《經驗良方》):治脱肛。蛇床子、甘草(各一兩),右爲末,熱湯調服一錢,日進三服。

⑦ 簡便方:**《奇效單方》卷上“十二瘡瘍”** 治痔瘡痛不可忍者,一法用:蛇床子煎湯洗之。

⑧ 千金方:**《千金方》卷 23“疥癬第四”** 治小兒癬方:以蛇床實搗末,和豬脂以敷之。

⑨ 普濟方:**《普濟方》卷 363“頭瘡”** 如聖散:治小兒頭面耳連引甜瘡,流水極癢,不住手搯,又痛,久不愈者,神效。蛇床子(一兩)、輕粉三錢,右共爲末,小油調搽。

⑩ 全幼心鑑:**《全幼心鑑》卷 2“膿耳成聾”** 耳瘡方:黄連(去鬚)、蛇床子(各一錢)、輕粉(一字),右爲極細末,鵝毛管吹藥入耳内。

⑪ 千金:**《千金方》卷 6“齒病第六”** 治疳蟲蝕齒根方……又方:純麻子燭燼研,以井花水塗之。

⑫ 聖惠方:**《普濟方》卷 61“喉痹”** 治咽喉不得用針者:以小口瓶,内燒蛇床子煙,張口受煙,一熏即破。(**按**:《聖惠方》無此方,誤注出處。)

藁本《本經》①中品

【釋名】藁茇《綱目》、鬼卿《本經》②、地新《本經》、微莖《别録》③。【恭④曰】根上苗下似禾藁,故名藁本。本,根也。【時珍曰】古人香料用之,呼爲藁本香。《山海經》⑤名藁茇。

【集解】【《别録》⑥曰】藁本生崇山山谷,正月、二月采根,暴乾,三十日成。【弘景⑦曰】俗中皆用芎藭根鬚,其形氣乃相類。而《桐君藥録》説芎藭苗似藁本,論説花實皆不同,所生處又異。今東山别有藁本,形氣甚相似,惟長大耳。【恭⑧曰】藁本莖葉根味與芎藭小别。今出宕州者佳。【頌⑨曰】今西川、河東州郡及兖州、杭州皆有之。葉似白芷香,又似芎藭,但芎藭似水芹而大,藁本葉細爾。五月有白花,七八月結子。根紫色。【時珍曰】江南深山中皆有之。根似芎藭而輕虚,味麻,不堪作飲也。

根。【氣味】辛,温,無毒。【《别録》⑩曰】微寒。【權⑪曰】微温。【元素⑫曰】氣温,味苦、大辛,無毒。氣厚味薄,升也,陽也。足太陽本經藥。【之才⑬曰】惡藺茹,畏青葙子。【主治】婦人疝瘕,陰中寒,腫痛,腹中急,除風頭痛,長肌膚,悦顔色。《本經》⑭。辟霧露,潤澤,療風邪嚲曳,金瘡。可作沐藥面脂。《别録》⑮。治一百六十種惡

---

① 本經:《本經》《别録》(《藥對》)見《證類》卷8“藁本” 味辛、苦,温、微温、微寒,無毒。主婦人疝瘕,陰中寒腫痛,腹中急,除風頭痛,長肌膚,悦顔色,辟霧露,潤澤。療風邪嚲曳,金瘡,可作沐藥面脂。○實:主風流四肢。一名鬼卿,一名地新,一名微莖。生崇山山谷。正月、二月採根,暴乾,三十日成。(惡藺茹。)

② 本經:見上注白字。(**按**:“釋名”項下“本經”同此。)

③ 别録:見上注。

④ 恭:**《唐本草》見《證類》卷8“藁本”** 《唐本》注云:藁本,莖、葉、根,味與芎藭小别。以其根上苗下似藁根,故名藁本。今出宕州者佳也。

⑤ 山海經:**《山海經》卷2“西山經”** 西南三百八十里曰皋塗之山……有草焉,其狀如槀茇。(槀茇,香草……。)

⑥ 别録:見本頁注①。

⑦ 弘景:**《集注》見《證類》卷8“藁本”** 陶隱居云:俗中皆用芎藭根鬚,其形氣乃相類。而《桐君藥録》説芎藭苗似藁本,論説花實皆不同,所生處又異。今東山别有藁本,形氣甚相似,惟長大爾。

⑧ 恭:見本頁注④。

⑨ 頌:**《圖經》見《證類》卷8“藁本”** 藁本,生崇山山谷,今西川、河東州郡及兖州、杭州有之。葉似白芷香,又似芎藭,但芎藭似水芹,而藁本葉細耳。根上苗下似禾藁,故以名之。五月有白花,七、八月結子,根紫色。

⑩ 别録:見本頁注①。

⑪ 權:**《藥性論》見《證類》卷8“藁本”** 藁本,臣,微温。畏青葙子……

⑫ 元素:**《醫學啓源》卷下“用藥備旨・藁本”** 氣温,味大辛……味苦,性微〔温〕,氣厚味薄〔而升〕,陽也……〔足太陽〕本經藥也……(**按**:原書所脱之字,均據《本草發揮》卷2“藁本”補。)

⑬ 之才:**古本《藥對》**見本頁注①括號中七情文。/見本頁注⑪。

⑭ 本經:見本頁注①白字。

⑮ 别録:見本頁注①。

風鬼疰,流入腰痛冷,能化小便,通血,去頭風鼾皰。甄權①。治皮膚疵皯,酒皻粉刺,癇疾。大明②。治太陽頭痛巔頂痛,大寒犯腦,痛連齒頰。元素③。頭面身體皮膚風濕。李杲④。督脉爲病,脊强而厥。好古⑤。治癰疽,排膿内塞。時珍。

【發明】【元素⑥曰】藁本乃太陽經風藥,其氣雄壯,寒氣鬱於本經,頭痛必用之藥。顛頂痛非此不能除。與木香同用,治霧露之清邪中於上焦。與白芷同作面脂。既治風,又治濕,亦各從其類也。【時珍曰】《邵氏聞見録》⑦云:夏英公病泄,太醫以虚治不效。霍翁曰:風客于胃也。飲以藁本湯而止。蓋藁本能去風濕故耳。

【附方】新三。大實心痛。已用利藥,用此徹其毒。藁本半兩,蒼术一兩,作二服。水二鍾,煎一鍾,温服。《活法機要》⑧。乾洗頭屑。藁本、白芷等分,爲末。夜擦旦梳,垢自去也。《便民圖纂》⑨。小兒疥癬。藁本煎湯浴之,并以浣衣。○《保幼大全》⑩。

實。【主治】風邪流入四肢。《别録》⑪。

【附録】徐黄。【《别録⑫·有名未用》曰】味辛,平,無毒。主心腹積瘕。莖,主惡瘡。生

---

① 甄權:**《藥性論》見《證類》卷8"藁本"** ……能治一百六十種惡風鬼疰流入,腰痛冷,能化小便,通血,去頭風,鼾皰。

② 大明:**《日華子》見《證類》卷8"藁本"** 治癇疾並皮膚疵皯,酒皻,粉刺。

③ 元素:**《本草發揮》卷2"藁本"** 潔古云……治寒氣鬱結於本經,治頭疼腦痛,大寒犯腦,令人腦痛,齒亦痛。(**按**:《醫學啓源》亦有相似之論。)

④ 李杲:**《本草發揮》卷2"藁本"** 東垣云……治頭面及偏身皮膚風濕。

⑤ 好古:**《湯液大法》卷3"奇經八脉"** 督絡……爲病脊强而厥(……藁本……)。

⑥ 元素:**《本草發揮》卷2"藁本"** 潔古云:此太陽經風藥,治寒氣鬱結於本經……太陽頭痛必用之藥……頂巔痛,非此不能除。/海藏云:此與木香同治霧露之氣,與白芷同作面脂藥……又云:清邪中於上焦,皆霧露之氣,神术白术湯内加木香、藁本,擇其可而用之,此既治風又治濕,亦各從其類也。(**按**:時珍所引,糅入王好古之論。又"其氣雄壯"四字,《本草發揮》引作"東垣云……氣力雄壯"。)

⑦ 邵氏聞見録:**《邵氏聞見後録》卷29** 郝翁者……皇祐年,翁死,張峋子堅誌其墓云:夏英公病泄,太醫皆爲中虚。翁曰:風客于胃則泄,殆藁本湯證也。英公駭曰:吾服金石等物無數,泄不止,其敢飲藁本乎?翁强進之,泄止……

⑧ 活法機要:**《保命集》卷中"心痛論第二十"** 治大實心痛,大便不利,宜藁本湯徹其痛也。藁本一兩半、蒼术一兩,右爲粗末,每服一兩,水二盞,煎至一盞,温服清。

⑨ 便民圖纂:**《便民圖纂》卷12"雜治"** 乾洗頭方:用藁本、白芷等分,爲末,夜摻髮内,明早梳之,垢自去。

⑩ 保幼大全:**《小兒衛生總微論》卷19"疥癬論"** 又方:治疥癬,因用硫黄、砒霜藥,病愈後臭毒之氣不歇,欲去之,又以藁本煎湯浴之,及用浣衣。

⑪ 别録:見943頁注①。

⑫ 别録:**《證類》卷30"有名未用·徐黄"** 味辛,平,無毒。主心腹積瘕。莖,主惡瘡。生澤中,大莖細葉,香如藁本。

澤中，大莖細葉，香如藁本。

蜘蛛香《綱目》

【集解】【時珍曰】蜘蛛香，出蜀西 茂州 松潘山中，草根也。黑色有粗鬚，狀如蜘蛛及藁本、芎藭，氣味芳香，彼人亦重之。或云貓喜食之。

根。【氣味】辛，温，無毒。【主治】辟瘟疫，中惡邪精，鬼氣尸疰。時珍。

白芷《本經》①上品

【釋名】白茝音止，又昌海切、芳香《本經》②、澤芬《别録》③、苻蘺《别録》、虈許驕切、莞音官。葉名蒚麻音力、葯④音約。【時珍曰】徐鍇⑤云，初生根幹爲芷，則白芷之義取乎此也。王安石《字説》⑥云：茝香可以養鼻，又可養體，故茝字從𦣝。𦣝，音怡，養也。許慎《説文》⑦云：晉謂之虈，齊謂之茝，楚謂之蘺，又謂之葯。生於下澤，芬芳與蘭同德，故騷人以蘭茝爲詠，而本草有芳香、澤芬之名，古人謂之香白芷云。

【集解】【《别録》⑧曰】白芷生河東川谷下澤，二月、八月采根，暴乾。【弘景⑨曰】今處處有之，東間甚多。葉可合香。【頌⑩曰】所在有之，吴地尤多。根長尺餘，粗細不等，白色。枝幹去地五寸以上。春生葉，相對婆娑，紫色，闊三指許。花白微黄。入伏後結子，立秋後苗枯。二月、八月采根暴乾。以黄澤者爲佳。【斅⑪曰】凡采勿用四條一處生者，名喪公藤。又勿用馬藺根。

---

① 本經：《本經》《别録》（《藥對》）見《證類》卷8“白芷” 味辛，温，無毒。主女人漏下赤白，血閉陰腫，寒熱，風頭侵目淚出，長肌膚，潤澤，可作面脂，療風邪，久渴，吐嘔，兩脅滿，風痛，頭眩目癢。可作膏藥、面脂，潤顔色。一名芳香，一名白茝，一名虈（許驕切），一名莞，一名苻蘺，一名澤芬。葉名蒚（音歷麻），可作浴湯。生河東川谷下澤。二月、八月採根，暴乾。（當歸爲之使，惡旋復花。）

② 本經：見上注白字。

③ 别録：見上注。（**按**：“釋名”項下“别録”皆同此。“虈、莞。蒚麻”亦出《别録》）

④ 藥：**《爾雅翼》卷2“茝”** ……故《離騷》……有藥、有芳。（**按**：原無出處，疑時珍或引自《爾雅翼》。）

⑤ 徐鍇：**《説文系傳》卷3“通釋”** 止……臣鍇曰：草木初生根幹也。只耳反。

⑥ 字説：**《埤雅》卷16“釋草・蘪蕪”** ……《字説》曰：茝可以養鼻，又可以養體。𦣝者，養也。

⑦ 説文：**《爾雅翼》卷2“茝”** ……《説文》曰：楚謂之蘺，晉謂之虈，齊謂之茝、……（**按**：《説文》未見此文，時珍或轉引自《爾雅翼》。）

⑧ 别録：見本頁注①。

⑨ 弘景：**《集注》見《證類》卷8“白芷”** 陶隱居云：今出近道處處有，近下濕地東間甚多。葉亦可作浴湯，道家以此香浴，去屍蟲，又用合香也。

⑩ 頌：**《圖經》見《證類》卷8“白芷”** 白芷，生河東川谷下澤，今所在有之，吴地尤多。根長尺餘，白色，麤細不等，枝稈去地五寸已上。春生葉，相對婆娑，紫色，闊三指許。花白微黄。入伏後結子，立秋後苗枯。二月、八月採根，暴乾。以黄澤者爲佳……

⑪ 斅：**《炮炙論》見《證類》卷8“白芷”** 雷公云：凡採得後，勿用四條作一處生者，此名喪公藤。兼勿用馬藺，並不入藥中。採得後刮削上皮，細剉，用黄精亦細剉，以竹刀切，二味等分，兩度蒸一伏時後出，于日中曬乾，去黄精用之。

根。【修治】【斅①曰】采得刮去土皮。細剉,以黄精片等分,同蒸一伏時,曬乾去黄精用。【時珍曰】今人采根洗刮寸截,以石灰拌匀,晒收,爲其易蛀,并欲色白也。入藥微焙。

【氣味】辛,温,無毒。【元素②曰】氣温,味苦、大辛,氣味俱輕,陽也。手陽明引經本藥,同升麻則通行手、足陽明經,亦入手太陰經。【之才③曰】當歸爲之使,惡旋復花,制雄黄、硫黄。

【主治】女人漏下赤白,血閉陰腫,寒熱頭風侵目淚出。長肌膚,潤澤顔色,可作面脂。《本經》④。療風邪,久渴吐嘔,兩脇滿,頭眩目癢。可作膏藥。《别録》⑤。治目赤胬肉,去面皯疵瘢,補胎漏滑落,破宿血,補新血,乳癰,發背,瘰癧,腸風痔瘻,瘡痍疥癬,止痛排膿。大明⑥。能蝕膿,止心腹血刺痛,女人瀝血腰痛,血崩。甄權⑦。解利手陽明頭痛,中風寒熱,及肺經風熱,頭面皮膚風痺燥癢。元素⑧。治鼻淵鼻衄,齒痛,眉稜骨痛,大腸風秘,小便去血,婦人血風眩運,翻胃吐食,解砒毒蛇傷,刀箭金瘡。時珍。

【發明】【杲⑨曰】白芷療風通用,其氣芳香,能通九竅,表汗不可缺也。【劉完素⑩曰】治正陽明頭痛,熱厥頭痛,加而用之。【好古⑪曰】同辛夷、細辛用治鼻病,入内托散用長肌肉,則入陽明可知矣。【時珍曰】白芷色白味辛,行手陽明庚金;性温氣厚,行足陽明戊土;芳香上達,入手太陰肺經。肺者,庚之弟,戊之子也。故所主之病不離三經。如頭目眉齒諸病,三經之風熱也;如漏帶癰疽諸病,三經之濕熱也。風熱者辛以散之,濕熱者温以除之。爲陽明主藥,故又能治血病胎病,而排膿

---

① 斅:見前頁注⑪。

② 元素:**《醫學啓源》卷下"用藥備旨·香白芷"** 氣温,味大辛……以四味升麻湯中加之,通行手足陽明經……味辛性温,氣味俱輕,陽也,陽明經引經之藥……去肺經風。又云:苦、辛。陽明本藥。/**《本草發揮》卷2"香白芷"** 東垣云……通行手陽明經,又爲手太陰之引經。(**按**:時珍引"亦入手太陰經",乃李東垣之言。)

③ 之才:**古本《藥對》**見945頁注①括號中七情文。

④ 本經:見945頁注①白字。

⑤ 别録:見945頁注①。

⑥ 大明:**《日華子》見《證類》卷8"白芷"** 治目赤努肉,及補胎漏滑落,破宿血,補新血,乳癰發背,瘰癧,腸風痔瘻,排膿,瘡痍疥癬,止痛,生肌,去面皯疵瘢。

⑦ 甄權:**《藥性論》見《證類》卷8"白芷"** 白芷,君。能治心腹血刺痛,除風邪,主女人血崩及嘔逆,明目止淚出。療婦人瀝血腰痛,能蝕膿。

⑧ 元素:**《醫學啓源》卷下"用藥備旨·香白芷"** 治手陽明頭痛,中〔風〕寒熱,解利藥也……/**《本草發揮》卷2"香白芷"** 潔古云:治足陽明頭痛,中風寒熱。解利藥也……去肺經風熱,頭面皮膚燥癢。

⑨ 杲:(**按**:"療風通用"乃張元素語,見《醫學啓源》。"其氣芳香"乃王好古語,見《本草發揮》。此後之文未能溯得其源。)

⑩ 劉完素:**《保命集》卷下"藥略第三十二"** 白芷(治正陽明頭痛。)/**《保命集》卷下"産後藥"** 加減四物湯……如熱厥頭痛,加白芷三兩……

⑪ 好古:**《湯液本草》卷3"白芷"** 《日華子》云……其氣芳香,治正陽陽明頭痛。與辛夷、細辛同用治鼻病。内托,用此長肌肉,則陽明可知矣。

生肌止痛。按王璆《百一選方》①云:王定國病風頭痛,至都梁求明醫楊介治之。連進三丸,即時病失。懇求其方,則用香白芷一味,洗晒爲末,煉蜜丸彈子大。每嚼一丸,以茶清或荆芥湯化下。遂命名都梁丸。其藥治頭風眩運,女人胎前産後,傷風頭痛,血風頭痛,皆效。戴原禮《要訣》②亦云:頭痛挾熱,項生磊塊者,服之甚宜。又《臞仙神隱書》③言種白芷能辟蛇,則《夷堅志》④所載治蝮蛇傷之方,亦制以所畏也,而本草不曾言及。【宗奭⑤曰】《藥性論》言白芷能蝕膿,今人用治帶下,腸有敗膿,淋露不已,腥穢殊甚,遂致臍腹冷痛,皆由敗膿血所致,須此排膿。白芷一兩,單葉紅蜀葵根二兩,白芍藥、白枯礬各半兩,爲末。以蠟化丸梧子大。每空心及飯前,米飲下十丸或十五丸。俟膿盡,乃以他藥補之。

【附方】舊一。新三十三。一切傷寒。神白散,又名聖僧散:治時行一切傷寒,不問陰陽輕重、老少男女、孕婦,皆可服之。用白芷一兩,生甘草半兩,薑三片,葱白三寸,棗一枚,豉五十粒,水二碗,煎服取汗。不汗再服。病至十餘日未得汗者,皆可服之。此藥可卜人之好惡也。如煎得黑色,或誤打翻,即難愈;如煎得黄色,無不愈者。煎時要至誠,忌婦人、鷄、犬見。《衛生家寶方》⑥。

---

① 百一選方:**《百一選方》卷9"第十二門"** 都梁元:王定國因被風吹,項背拘急,頭目昏眩,太陽并腦俱痛。自山陽挐舟至泗州,求醫楊吉老。既診脉,即與藥一彈元,便服。王因疑話,經一時再作,并進兩元,病若失去。王甚喜,問爲何藥,答曰:公如道得其中一味,即傳此方。王思索良久,自川芎、防風之類,凡舉數種皆非。但一味白芷耳。王益神之。此藥初無名,王曰:是藥處自都梁名人,可名都梁元也。大治諸風眩暈,婦人産前産後乍傷風邪,頭目昏重,及血風頭痛,服之令人目明。凡沐浴後服一二粒,甚佳。暴寒乍暖,神思不清,傷寒頭目昏暈,並宜服之。香白芷(大塊,擇白色新潔者,先以棕刷刷去塵土,用沸湯泡洗四五遍),右爲細末,煉蜜和元如彈子大,每服一元,多用荆芥點臈茶細嚼下,食後。常服諸無所忌,只乾嚼咽亦可。

② 要訣:**《證治要訣》卷5"諸痛門·頭痛"** 頭痛挾熱,項生磊塊用痛,宜都梁丸。

③ 臞仙神隱書:(**按**:已查《神隱》,未能溯得其源。)

④ 夷堅志:**《夷堅志》乙卷19"療蛇毒藥"** 臨州有人以弄蛇貨藥爲業。一日,方作場,爲蝮所齧,即時殞絶,一臂之大如股,少選徧身皮脹作黄黑色,遂死。一道人方傍觀,出言曰:此人死矣。我有藥能療,但恐毒氣益深,或不可活,諸君能相與證明,方敢爲出力。衆咸竦踊勸之,乃求錢二十文以往。纔食頃,奔而至,命汲新水,解裹中藥,調一升,以杖抉傷者口,灌入之。藥盡,覺腹中搰搰然,黄水自其口出,腥穢逆人,四體應手消縮,良久復故,已能起,與未傷時無異。遍拜觀者,且鄭重謝道人。道人曰:此藥不難得,亦甚易辦,吾不惜傳諸人,乃香白芷一物也。法當以麥門冬湯調服。適事急不暇,姑以水代之。吾今活一人,可行矣。拂袖而去。郭邵州傳得其方,鄱陽徼卒,夜直更舍,爲蛇齧腹,明旦,赤腫欲裂。以此飲之,即愈。(郭潔己説。)

⑤ 宗奭:**《衍義》卷9"白芷"** 菹是也。出吴地者良。經曰能蝕膿。今人用治帶下,腸有敗膿,淋露不已,腥穢殊甚,遂至臍腹更增冷痛。此蓋爲敗膿血所致,卒無已期,須以此排膿。白芷一兩,單葉紅蜀葵根二兩,芍藥根白者、白礬各半兩,礬燒枯别研,餘爲末,同以蠟丸如梧子大,空肚及飯前米飲下十丸或十五丸。俟膿盡,仍别以他藥補之。

⑥ 衛生家寶方:**《衛生家寶方》卷3"治傷寒"** 聖僧散:治時行一切傷寒,不問陰陽,不拘輕重,應老幼及孕婦皆可服。香白芷(一斤,生剉)、甘草(半斤,生剉)。右二味焙乾,碾爲粗末,每服二錢,水一盞,棗子一枚,生薑三片,葱白三寸,同煎至六分,熱服,用衣被蓋覆,如人行五六裏,更進一服,汗出即愈。此藥可蔔之好惡,煎得黑色,或誤打翻,即難愈。如煎得黄色,無不愈者。煎藥之時,要在志誠。

一切風邪。方同上。風寒流涕。香白芷一兩,荆芥穗一錢,爲末。蠟茶點服二錢。《百一選方》①。小兒流涕。是風寒也。白芷末、葱白,擣丸小豆大,每茶下二十丸。仍以白芷末,薑汁調,塗太陽穴,乃食熱葱粥取汗。《聖惠方》②。小兒身熱。白芷煮湯浴之,取汗,避風。《子母秘録》③。頭面諸風。香白芷切,以蘿蔔汁浸透,日乾爲末,每服二錢,白湯下。或以㗜鼻。《直指方》④。偏正頭風。百藥不治,一服便可,天下第一方也。香白芷炒二兩五錢,川芎炒、甘草炒、川烏頭半生半熟各一兩,爲末。每服一錢,細茶、薄荷湯調下。談埜翁《試效方》⑤。頭風眩運。都梁丸。見"發明"下。眉稜骨痛,屬風熱與痰。白芷、片芩酒炒等分,爲末。每服二錢,茶清調下。《丹溪纂要》⑥。風熱牙痛。香白芷一錢,朱砂五分,爲末。蜜丸芡子大,頻用擦牙。此乃濠州一村婦以醫人者。廬州 郭醫云"絶勝他藥也"。或以白芷、吴茱萸等分,浸水漱涎。《醫林集要》⑦。一切眼疾。白芷、雄黄爲末,煉蜜丸龍眼大,朱砂爲衣。每服一丸,食後茶下,日二服。名還睛丸。《普濟方》⑧。口齒氣臭。《百一選方》⑨用香白芷七錢,爲末。食後井水服一錢。○《濟生方》⑩用白芷、川芎等分,爲末,蜜丸芡子大,日噙之。盗汗不止。太平白芷一兩,辰

---

① 百一選方:**《百一選方》卷 7"第九門"** 傷寒鼻塞,出清涕不已:香白芷(一兩)、荆芥(一錢重)。右爲末,臘茶清調服。如不用荆芥,薄荷一錢亦佳。

② 聖惠方:**《普濟方》卷 57"鼻流清涕"** 治鼻流清涕不止:用白芷末 葱白,搗爛,和藥爲丸小豆大,每服二十丸,茶清下。(**按**:《聖惠方》無此方,誤注出處。)

③ 子母秘録:**《證類》卷 8"白芷"** 《子母秘録》治小兒身熱:白芷煮湯浴兒,避風。

④ 直指方:**《直指方》卷 19"頭風證治"** 香芷散:治頭面諸風。新白芷(剉,以蘿蔔汁浸,日乾),右末,沸湯調,食後服。或以些子搐入鼻,左用右,右用左,屢效。又方:新白芷(洗,曬),右爲末,煉蜜丸彈子大,每一丸,食後荆芥湯嚼下,妙。

⑤ 試效方:(**按**:書佚,無可溯源。)

⑥ 丹溪纂要:**《丹溪纂要》卷 2"第三十五頭痛"** 眉稜骨痛,屬風熱與痰,治類頭風:白芷、酒黄芩,爲末,茶調下。

⑦ 醫林集要:**《醫林集要》卷 12"齒門"** 《百一選方》:治風牙疼。白芷(一兩)、硃砂(二錢)。右爲末,煉蜜丸如櫻桃大。每一丸,擦牙上。/**《百一選方》卷 8"第十一門"** 治牙痛……又方:香白芷(太平州道地者,不知多少)、朱砂(十分白芷之一,别研),右爲細末,入朱砂拌勻,煉蜜元如大櫻桃大,每用一元,擦痛處立止。廬州郭醫傳云,渠親曾取屢效,盡勝它藥。此藥乃濠梁一村婦人,以醫延師母夫人者。倉猝不用朱砂,及蜜亦可,其功只在香白芷耳。趙從簡府判所用只白芷、細辛二味等分,亦每作效。(**按**:時珍實引《百一選方》。)

⑧ 普濟方:**《普濟方》卷 86"一切眼疾雜治"** 還光丸(出《海上方》):治一切眼疾。以白芷切,炒黄色,末,煉蜜爲丸如龍眼大,朱砂爲衣,每服一丸,食後清茶送下。或荆芥茶尤妙。

⑨ 百一選方:**《百一選方》卷 8"第十一門"** 治口氣:香白芷(七錢)、甘草(五寸)。右爲細末,食後井華水調下一錢。

⑩ 濟生方:**《濟生方》"口齒門·口論治"** 芎芷膏:治口氣熱臭。香白芷、川芎(各等分)。右爲細末,煉蜜丸如雞頭大,食後臨卧噙化一丸。

砂半兩，爲末。每服二錢，温酒下。屢驗。《朱氏集驗方》①。**血風反胃**。香白芷一兩，切片，瓦炒黄爲末。用猪血七片，沸湯泡七次，蘸末食之。日一次。《婦人良方》②。**脚氣腫痛**。白芷、芥子等分，爲末，薑汁和，塗之效。《醫方摘要》③。**婦人白帶**。白芷四兩，以石灰半斤，淹三宿，去灰切片炒，研末。酒服二錢，日二服。《醫學集成》④。**婦人難産**。白芷五錢，水煎服之。唐瑶《經驗方》⑤。**胎前産後**。烏金散：治胎前産後虚損，月經不調，崩漏及横生逆産。用白芷、百草霜等分，爲末。以沸湯入童子小便同醋調服二錢。丹溪加滑石，以芎歸湯調之。《普濟方》⑥。**大便風秘**。香白芷炒，爲末。每服二錢，米飲入蜜少許，連進二服。《十便良方》⑦。**小便氣淋**，結澀不通。白芷醋浸焙乾二兩，爲末。煎木通、甘草，酒調下一錢，連進二服。《普濟方》⑧。**鼻衄不止**。就以所出血調白芷末塗山根，立止。《簡便方》⑨。**小便出血**。白芷、當歸等分，爲末。米飲每服二錢。《經驗方》⑩。**腸風下血**。香白芷爲末。每服二錢，米飲下，神效。余居士《選奇方》⑪。**痔漏出血**。方同上，并煎湯熏洗。《直指方》⑫。**痔瘡腫痛**。先以皂角烟熏之。後以鵝膽汁調白芷末塗之，即消。《醫方摘要》⑬。**腫毒熱痛**。醋調白芷末傅之。《衛生易簡

---

① 朱氏集驗方：**《朱氏集驗方》卷2“自汗”** 治盜汗屢驗：太平白芷（一兩）、辰砂（半兩）。右爲細末，酒調下。

② 婦人良方：**《婦人良方》卷7“婦人翻胃吐食方論第三”** 白芷散：治婦人翻胃吐食：右用香白芷一兩，切作片，於瓦炒令黄，爲細末，用豬血二十文切片，以沸湯光七次，將血蘸藥，吃七片，如剩藥末，留後次用。

③ 醫方摘要：**《醫方摘要》卷4“脚氣”** 一方：治脚氣腫痛。芥子、白芷（等分），右爲末，薑汁和，敷貼。

④ 醫學集成：**《醫學集成》卷9“便濁附帶下”** 又方：白芷（四兩，以石灰半斤淹三宿，去灰用），右將白芷炒焦，爲末服。

⑤ 經驗方：（**按**：未見原書，無可溯源。）

⑥ 普濟方：**《普濟方》卷328“雜病”** 治産難：用百草霜、香白芷等分爲末，名烏金散。每服二錢，童子小便、好醋各一合，沸湯浸服，一服見效。甚者再服，已分娩矣。/**《丹溪心法》卷5“産前九十一”** 催生：白芷（灰）、百草霜、滑石，右爲末，用芎歸煎湯調下，或薑汁服。

⑦ 十便良方：**《十便良方》卷23“秘澀”** 通秘散：治风秘，大便涩。（《杨氏方》）香白芷（不以多少，焙干）。上为细末。每服二钱，蜜少许，温米饮调下。连进二服通。食前。（**按**：原出《楊氏家藏方》卷4“秘澀方”。）

⑧ 普濟方：**《普濟方》卷214“氣淋”** 白芷散：治氣淋結澀，小便不通。用白芷醋浸，焙乾，二兩，擣爲細散，煎木通湯調二錢，連進二服。

⑨ 簡便方：**《奇效單方》卷上“六諸血”** 一法：就以所出血調白芷末，塗山根，立止。

⑩ 經驗方：**《得效方》卷7“失血”** 治小便出血……又方：當歸、川白芷爲末，每服二錢，温米飲下。（**按**：誤注出處，今另溯其源。）

⑪ 選奇方：**《普濟方》卷38“臟毒下血”** 治腸風（一名白芷散。余居士《選奇方》）：用香芷爲末，米飲調下，神效。

⑫ 直指方：**《直指方》卷23“諸痔證治”** 治痔方……又方：白芷末，用米飲調，食前服。

⑬ 醫方摘要：**《醫方摘要》卷6“痔漏”** 治痔，一方：皂角燒煙，熏後用白芷爲末，鵝膽調敷，即消。

方》[1]。乳癰初起。白芷、貝母各二錢,爲末。温酒服之。《秘傳外科方》[2]。疔瘡初起。白芷一錢,生薑一兩,擂酒一盞,温服取汗,即散。此陳指揮方也。《袖珍方》[3]。癰疽赤腫。白芷、大黄等分,爲末,米飲服二錢。《經驗方》[4]。小兒丹瘤。遊走入腹必死,初發,急以截風散截之。白芷、寒水石爲末。生葱汁調塗。《全幼心鑑》[5]。刀箭傷瘡。香白芷嚼爛塗之。《集簡方》。解砒石毒。白芷末,井水服二錢。《事林廣記》[6]。諸骨哽咽。白芷、半夏等分,爲末。水服一錢,即嘔出。《普濟方》[7]。毒蛇傷螫。臨川有人被蝮傷,即昏死,一臂如股,少頃遍身皮脹,黄黑色。一道人以新汲水調香白芷末一升,灌之。覺腹中搰搰然,黄水自口出,腥穢逆人,良久消縮如故。云以麥門冬湯調尤妙,仍以末搽之。又徑山寺僧爲蛇傷,一脚潰爛,百藥不愈。一遊僧以新水數洗浄腐敗,見白筋,挹乾,以白芷末,入膽礬、麝香少許摻之,惡水涌出。日日如此,一月平復。洪邁《夷堅志》[8]。

葉。【主治】作浴湯,去尸蟲。《别録》[9]。浴丹毒癮瘮風瘙。時珍。

【附方】新一。小兒身熱。白芷苗、苦參等分,煎漿水,入鹽少許洗之。《衛生總微論》[10]。

---

① 衛生易簡方:**《衛生易簡方》卷8“癰疽”** 治腫毒疼痛:用香白芷末水調敷。

② 秘傳外科方:**《仙傳外科》卷9“婦人乳發”** 乳癰證,凡有兒者名爲外吹奶,有孕者名爲内吹奶。可以急治敷散,不然出膿,即用生肌定痛藥見效。吃藥即效:白芷、貝母(去心,等分)。右爲細末,南酒調服。若無乳行者,加漏蘆煎酒調服,即行。

③ 袖珍方:**《袖珍方》卷3“癰疽瘡癤”** 治一切疔瘡發熱增寒,昏悶不語,腫遍皮膚,並皆治之。陳指揮疔瘡方(秘方):白芷一錢、生薑一兩,右擂爛,酒和熱服,出汗立愈。

④ 經驗方:**《普濟方》卷284“諸癰疽”** 五香連翹湯:志甯載在《易簡》,備爲癰疽全功……宜先行發散,有川芎香黄散,及白芷、大黄等分,細末,蜜醋調敷赤腫痛處。蜜湯亦得。一日一换差……(**按**:未能溯得其源。録《普濟方》備參。)

⑤ 全幼心鑑:**《全幼心鑑》卷2“十種丹”** 截風散:治嬰孩小兒游赤丹毒如瘤,自上而下,或自下而上,至腹必死。初發急以此藥截之。寒水石、白芷,右爲極細末,用醋或生葱汁涂。

⑥ 事林廣記:**《事林廣記》戊集卷下“解砒霜毒”** 白芷末調水下。

⑦ 普濟方:**《普濟方》卷64“骨鯁”** 半夏白芷散:治諸鯁。半夏(湯洗七遍)、白芷(各半兩)。右爲散,每服一錢匕,水調下即嘔出。

⑧ 夷堅志:**《夷堅志》乙卷19“療蛇毒藥”** 臨州有人……爲蝮所齧,即時隕絶。一臂之大如股,少選,遍身皮脹作黄黑色,遂死。一道人……命汲新水,解裹中藥,調一升,以杖抉傷者口,灌入之。藥盡,覺腹中搰搰然,黄水自其口出,腥穢逆人。四體應手消縮,良久復故,已能起,與未傷時無異……道人曰……乃香白芷一物也。法當以麥門冬湯調服……/**《談藪》** 徑山寺主園僧行菜畦間,爲蛇傷足。久之毒氣蔓延,一脚皆爛,號呼宛轉……有游僧見之……命汲浄水洗病脚,腐膿敗肉悉去之。易水數器,瘡上白筋數見。浥以軟帛,解包取藥末,均糝瘡中。惡水泉涌,良久乃止。明日浄洗如初,日日皆然。但見水漸淤,肉漸生,一月之後,平復如舊……此方來處絶妙,不必廣傳。香白芷爲末,入鴨觜膽礬、麝香各少許,臨期以意斟酌之……(**按**:時珍所引,乃揉合此二書而成。)

⑨ 别録:見945頁注①。

⑩ 衛生總微論:**《小兒衛生總微論》卷3“諸治方”** 除熱湯:右以白芷根苗,苦參等分,爲粗散,用清漿水煎,更入鹽少許,以浴兒畢,用粉粉之。

芍藥芍音杓，又音勺○《本經》①中品

【釋名】將離《綱目》、犁食《别録》②、白木《别録》、餘容《别録》、鋋《别録》。白者名金芍藥《圖經》③，赤者名木芍藥。【時珍曰】芍藥，猶婥約也。婥約，美好貌。此草花容婥約，故以爲名。羅願《爾雅翼》④言："制食之毒，莫良于勺，故得藥名。"亦通。《鄭風詩》⑤云：伊其相謔，贈之以勺藥。《韓詩外傳》⑥云：勺藥，離草也。董子云：勺藥一名將離，故將别贈之。俗呼其花之千葉者爲小牡丹，赤者爲木芍藥，與牡丹同名也。

【集解】【《别録》⑦曰】芍藥生中岳川谷及丘陵，二月、八月采根，暴乾。【弘景⑧曰】今出白山、蔣山、茅山最好，白而長尺許。餘處亦有而多赤，赤者小利。【志⑨曰】此有赤白兩種，其花亦有赤白二色。【頌⑩曰】今處處有之，淮南者勝。春生紅芽作叢，莖上三枝五葉，似牡丹而狹長，高一二尺。夏初開花，有紅白紫數種，結子似牡丹子而小。秋時采根。崔豹《古今注》云：芍藥有二種，有草芍藥，木芍藥。木者花大而色深，俗呼爲牡丹，非矣。安期生服鍊法：芍藥有金芍藥，色白多脂肉；

---

① 本經：《本經》《别録》（《藥對》）見《證類》卷8"芍藥"　味苦、酸，平、微寒，有小毒。主邪氣腹痛，除血痹，破堅積，寒熱疝瘕，止痛，利小便，益氣，通順血脉，緩中，散惡血，逐賊血，去水氣，利膀胱、大小腸，消癰腫，時行寒熱，中惡，腹痛腰痛。一名白木，一名餘容，一名犁食，一名解倉，一名鋋。生中岳川谷及丘陵。二月、八月採根，暴乾。（須丸爲之使。）

② 别録：見上注。（**按**："釋名"項下"别録"皆同此。）

③ 圖經：《圖經》見《證類》卷8"芍藥"　……安期生服鍊法云：芍藥二種：一者金芍藥；二者木芍藥……

④ 爾雅翼：《爾雅翼》卷3"芍藥"　……言食之毒，莫甚於馬肝，則制食之毒者，宜莫良於芍藥，故獨得藥之名。

⑤ 鄭風詩：《詩經·鄭風·溱洧》　維士與女，伊其相謔，贈之以勺藥。

⑥ 韓詩外傳：《埤雅》卷18"釋草·芍藥"　《韓詩》曰：芍藥，離草也。《詩》曰：伊其相謔，贈之以芍藥。牛亨問曰：將離，相贈以芍藥者，何也？董子答曰：芍藥一名將離，將别，故贈之。亦猶相招贈之以文無，故文無一名當歸。芍藥榮於仲春，華於孟夏，傳曰驚蟄之節後二十有五日，芍藥榮是也。華有至千葉者，俗呼小牡丹……

⑦ 别録：見本頁注①。

⑧ 弘景：《集注》見《證類》卷8"芍藥"　陶隱居云：今出白山、蔣山、茅山最好，白而長大。餘處亦有而多赤，赤者小利……

⑨ 志：《開寶》見《證類》卷8"芍藥"　今按《别本》注云：此有兩種：赤者利小便，下氣。白者止痛散血。其花亦有紅、白二色。

⑩ 頌：《圖經》見《證類》卷8"芍藥"　芍藥，生中岳川谷及丘陵，今處處有之，淮南者勝。春生紅芽作叢，莖上三枝五葉，似牡丹而狹長，高一二尺。夏開花，有紅、白、紫數種，子似牡丹子而小。秋時採根，根亦有赤白二色。崔豹《古今注》云：芍藥有二種，有草芍藥、木芍藥。木者花大而色深。俗呼爲牡丹，非也……安期生服鍊法云：芍藥二種：一者金芍藥；二者木芍藥。救病用金芍藥，色白多脂肉；木芍藥色紫，瘦多脉……

木芍藥，色紫瘦多脉。【承①曰】本經芍藥生丘陵。今世多用人家種植者，乃欲其花葉肥大，必加糞壤。每歲八九月取根分削，因利以爲藥。今淮南 真陽尤多，根雖肥大而香味不佳，入藥少效。【時珍曰】昔人言洛陽牡丹、揚州芍藥甲天下。今藥中所用亦多取揚州者。十月生芽，至春乃長，三月開花。其品凡三十餘種，有千葉、單葉、樓子之異。入藥宜單葉之根，氣味全厚。根之赤白隨花之色也。

根 【修治】【斅②曰】凡采得，竹刀刮去皮并頭土，剉細。以蜜水拌蒸。從巳至未，晒乾用。【時珍曰】今人多生用。惟避中寒者以酒炒，入女人血藥以醋炒耳。

【氣味】苦，平，無毒。【《别録》③曰】酸，微寒，有小毒。【普④曰】神農：苦。桐君：甘，無毒。岐伯：鹹。雷公：酸。李當之：小寒。【元素⑤曰】性寒，味酸，氣厚味薄，升而微降，陽中陰也。【杲⑥曰】白芍藥酸，平，有小毒，可升可降，陰也。【好古⑦曰】味酸而苦，氣薄味厚，陰也，降也，爲手、足太陰行經藥，入肝脾血分。○【之才⑧曰】須丸爲之使，惡石斛、芒硝，畏消石、鼈甲、小薊，反藜蘆。【禹錫⑨曰】别本須丸作雷丸。【時珍】同白术補脾，同芎藭瀉肝，同人參補氣，同當歸補血，以酒炒補陰，同甘草止腹痛，同黄連止瀉痢，同防風發痘疹，同薑、棗温經散濕。

【主治】邪氣腹痛，除血痺，破堅積，寒熱疝瘕，止痛，利小便，益氣。《本經》⑩。通順血脉，緩中，散惡血，逐賊血，去水氣，利膀胱大小腸，消癰腫，時行寒熱，中惡腹痛腰痛。《别録》⑪。治臟腑擁氣，强五臟，補腎氣，治時疾骨熱，婦人血閉不通，能蝕膿。甄權⑫。女人一切病，胎前産後諸疾，治風補勞，

---

① 承：**陳承"别説"見《證類》卷8"芍藥"**　謹按：本經芍藥生丘陵川谷，今世所用者，多是人家種植。欲其花葉肥大，必加糞壤，每歲八、九月取其根分削，因利以爲藥，遂暴乾貨賣。今淮南真陽尤多，藥家見其肥大，而不知香味絶不佳，故入藥不可責其效。今考，用宜依本經所説，川谷丘陵有生者爲勝爾。

② 斅：**《炮炙論》見《證類》卷8"芍藥"**　雷公云：凡採得後，于日中曬乾，以竹刀刮上麤皮并頭土了，剉之，將蜜水拌蒸，從巳至未，曬乾用之。

③ 别録：見951頁注①。

④ 普：**《證類》卷8"芍藥"**　吴氏云：芍藥，神農：苦。桐君：甘，無毒。岐伯：鹹。季氏：小寒。雷公：酸。

⑤ 元素：**《醫學啓源》卷下"用藥備旨・白芍藥"**　……性寒，味酸，氣厚味薄，升而微降，陽中陰也……（**按**：《本草發揮》引"潔古云"同此。）

⑥ 杲：**《珍珠囊・諸品藥性主治指掌》(《醫要集覽》本)"白芍藥"**　味酸，平，性寒。有小毒。可升可降，陰也……

⑦ 好古：**《湯液本草》卷3"芍藥"**　氣微寒，味酸而苦。氣薄味厚，陰也，降也。陰中之陽。有小毒。入手、足太陰經。

⑧ 之才：**古本《藥對》**見951頁注①括號中七情文。/**《嘉祐》見《證類》卷8"芍藥"**　……惡石斛、芒硝。畏消石、鱉甲、小薊。反藜蘆。

⑨ 禹錫：**《嘉祐》見《證類》卷8"芍藥"**　謹按《别本》作雷丸……

⑩ 本經：見951頁注①白字。

⑪ 别録：見951頁注①。

⑫ 甄權：**《藥性論》見《證類》卷8"芍藥"**　芍藥，臣。能治肺邪氣，腹中疞痛，血氣積聚，通宣藏腑擁氣，治邪痛敗血，主時疾骨熱，强五藏，補腎氣，治心腹堅脹，婦人血閉不通，消瘀血，能蝕膿。

退熱除煩益氣,驚狂頭痛,目赤明目,腸風瀉血痔瘻,發背瘡疥。大明①。瀉肝,安脾肺,收胃氣,止瀉利,固腠理,和血脉,收陰氣,斂逆氣。元素②。理中氣,治脾虚中滿,心下痞,脇下痛,善噫肺急,脹逆喘欬,太陽鼽衄,目濇肝血不足,陽維病苦寒熱,帶脉病苦腹痛滿,腰溶溶如坐水中。好古③。止下痢腹痛後重。時珍。

【發明】【志④曰】赤者利小便下氣,白者止痛散血。【大明⑤曰】赤者補氣,白者補血。【弘景⑥曰】赤者小利,俗方以止痛,不減當歸。白者道家亦服食之,及煮石用。【成無己⑦曰】白補而赤瀉,白收而赤散。酸以收之,甘以緩之,故酸甘相合,用補陰血,逆氣而除肺燥。又云:芍藥之酸,斂津液而益營血,收陰氣而泄邪熱。【元素⑧曰】白補赤散,瀉肝補脾胃。酒浸行經,止中部腹痛。與薑同用,温經散濕通塞,利腹中痛,胃氣不通。白芍入脾經補中焦,乃下利必用之藥。蓋瀉利皆太陰

---

① 大明:**《日華子》見《證類》卷 8"芍藥"** 治風補勞,主女人一切病,并産前後諸疾,通月水,退熱除煩,益氣,天行熱疾,瘟瘴驚狂,婦人血運,及腸風瀉血,痔瘻,發背瘡疥,頭痛,明目,目赤努肉……

② 元素:**《醫學啓源》卷下"用藥備旨・白芍藥"** ……其用有六:安脾經,一也;治腹痛,二也;收胃氣,三也;止瀉利,四也;和血〔脉〕,五也;固腠理,六也。(**按**:時珍所引此段,與下"發明"項有重複。)

③ 好古:**《湯液大法》卷 3"肺"** 是動則病肺脹滿膨膨而喘咳(……白芍藥……)/**脾**……腹脹,善噫,得後與氣則快然而衰(芍藥……)腹脹滿,虚(芍藥)……心腹痛,虚(芍藥)/**肝**……不足則燥,燥則宜潤……血(……白芍藥……)/**卷 3"奇經八脉"** 陽維……爲病苦寒熱(桂枝、黄芪、芍藥)。/帶脉……爲病,腹滿,腰溶溶如坐水中(……芍藥……)。(**按**:時珍所引"好古",乃從《湯液大法》卷 3 各節抽提而成,故甚零碎。)

④ 志:見 951 頁注⑨。

⑤ 大明:**《日華子》見《證類》卷 8"芍藥"** ……赤色者多補氣,白者治血,此便芍藥花根。海鹽、杭越俱好。

⑥ 弘景:**《集注》見《證類》卷 8"芍藥"** ……俗方以止痛,乃不減當歸。道家亦服食之,又煮石用之。

⑦ 成無己:**《註解傷寒論》卷 2"辨太陽病脉證并治法上第五"** 芍藥甘草湯方(……芍藥,白補而赤瀉,白收而赤散也。酸以收之,甘以緩之,酸甘相合,用補陰血。)/**《註解傷寒論》卷 3"辨太陽病脉證并治法"** 小青龍湯方(……《内經》曰:肺欲收,急食酸以收之。芍藥、五味子之酸,以收逆氣而安肺。)/……芍藥甘草附子湯方(……芍藥之酸,收斂津液而益榮……)/**《註解傷寒論》卷 6"辨太陰病脉證并治法"** 黄連阿膠湯方(……酸,收也,泄也,芍藥之酸,收陰氣而泄邪熱。)

⑧ 元素:**《醫學啓源》卷下"用藥備旨・白芍藥"** ……補中焦之藥,炙甘草爲輔,治腹中痛;如夏月腹痛,少加黄芩;若惡寒腹痛,加肉桂一分……此仲景神品藥也……其用有六:安脾經一也。治腹痛二也。收胃氣三也。止瀉利四也。和血〔脉〕五也。固腠理六也。又云:酸苦,陰中之陽,白補赤散,瀉肝補脾胃,酒浸引經,止中部腹痛。/**《湯液本草》卷 3"白芍藥"** 《心》云:脾經之藥,收陰氣,能除腹痛……扶陰,與生薑同用,温經散濕通塞,利腹中痛,胃氣不通……下利必用之藥。/**《本草發揮》卷 2"白芍藥"** 東垣云……扶陰,與棗、生薑同用,以温經散濕,通塞。〔下〕利腹中痛,謂氣不通,肺燥氣熱,酸收甘緩,下利必用之藥也……(**按**:時珍所引,已摻入東垣之説。)

病，故不可缺此。得炙甘草爲佐，治腹中痛，夏月少加黄芩，惡寒加桂，此仲景神方也。其用凡六：安脾經一也，治腹痛二也，收胃氣三也，止瀉痢四也，和血脉五也，固腠理六也。【宗奭①曰】芍藥須用單葉紅花者爲佳，然血虚寒人禁之。古人云：減芍藥以避中寒。誠不可忽。【震亨②曰】芍藥瀉脾火，性味酸寒，冬月必以酒炒。凡腹痛多是血脉凝澀，亦必酒炒用。然止能治血虚腹痛，餘並不治。爲其酸寒收斂，無温散之功也。下痢腹痛必炒用，後重者不炒。産後不可用者，以其酸寒伐生發之氣也。必不得已，亦酒炒用之。【時珍曰】白芍藥益脾，能於土中瀉木。赤芍藥散邪，能行血中之滯。《日華子》言赤補氣，白治血，欠審矣。産後肝血已虚，不可更瀉，故禁之。酸寒之藥多矣，何獨避芍藥耶？以此。【頌③曰】張仲景治傷寒多用芍藥，以其主寒熱、利小便故也。【杲④曰】或言古人以酸澀爲收，《本經》何以言利小便？曰：芍藥能益陰滋濕而停津液，故小便自行，非因通利也。曰：又言緩中何也？曰：損其肝者緩其中，即調血也，故四物湯用芍藥。大抵酸澀者爲收斂停濕之劑，故主手、足太陰經收斂之體，又能治血海而入于九地之下，後至厥陰經。白者色在西方，故補；赤者色在南方，故瀉。

【附方】舊六，新一十。服食法。頌曰：安期生服鍊芍藥法云：芍藥有二種，救病用金芍藥，色白多脂肉；其木芍藥色紫瘦多脉。若取審看，勿令差錯。凡采得，净洗去皮，以東流水煮百沸，陰乾，停三日，又於木甑内蒸之，上覆以净黄土，一日夜熟，出陰乾，擣末。以麥飲或酒服三錢匕，日三。服滿三百日，可以登嶺，絶穀不飢。《圖經本草》⑤。腹中虚痛。白芍藥三錢，炙甘草一錢，夏月加黄芩五分，惡寒加肉桂一錢，冬月大寒再加桂一錢。水二盞，煎一半，温服。潔古《用藥法象》⑥。風

---

① 宗奭：**《衍義》卷9“芍藥”**　全用根。其品亦多，須用花紅而單葉，山中者爲佳。花葉多即根虚。然其根多赤色，其味澀苦，或有色白粗肥者益好。餘如《經》。然血虚寒人禁此一物。古人有言曰：減芍藥以避中寒。誠不可忽。

② 震亨：**《金匱鉤玄》卷附録“火豈君相五志俱有論”**　……芍藥瀉脾火……/**《本草衍義補遺·白芍藥》**　酒浸，炒……治腹中痛而下痢者必炒，後重不炒。又云：白芍惟治血虚腹痛，諸腹痛皆不可治……（又云：血虚寒人禁此一物。古人有言曰：減芍藥以避中寒，誠不可忽。）/**《丹溪纂要》卷3“第三十七腹痛”**　凡腹痛必用温散，以其鬱結不行，阻氣不運故也……白芍藥能止務虚腹痛，其餘不治。（以其酸寒收斂而無温散之功效也。）（**按**：時珍乃將多篇揉合而成。）

③ 頌：**《圖經》見《證類》卷8“芍藥”**　……張仲景治傷寒湯多用芍藥，以其主寒熱，利小便故也……

④ 杲：**《湯液本草》卷3“芍藥”**　東垣云：但澀者爲上。或問：古今方論中多以澀爲收，今《本經》有利小便一句者，何也？東垣云：芍藥能停諸濕而益津液，使小便自行，本非通行之藥，所當知之。又問：有緩中一句，何謂緩中？東垣云：損其肝者緩其中。又問當用何藥以治之？東垣云：當用四物湯，以其内有芍藥故也……大抵酸澀者爲上，爲收斂停濕之劑，故主手、足太陰經。收降之體，故又能至血海而入於九地之下，後至厥陰經也。後人用赤瀉白補者，以其色在西方故補，色在南方故泄也。

⑤ 圖經本草：**《圖經》見《證類》卷8“芍藥”**　……安期生服鍊法云：芍藥二種：一者金芍藥；二者木芍藥。救病用金芍藥，色白多脂肉；木芍藥色紫，瘦多脉。若取，審看勿令差錯。若欲服餌，採得净刮去皮，以東流水煮百沸，出陰乾。停三日，又於木甑内蒸之，上覆以净黄土，一日夜熟，出陰乾，擣末。以麥飲或酒服三錢匕，日三。滿三百日，可以登嶺，絶穀不飢。

⑥ 用藥法象：**《醫學啓源》卷下“用藥備旨·川芎”**　氣微寒，味酸，補中焦之藥，炙甘草爲輔，治腹中痛。如夏月腹痛，少加黄芩。若惡寒腹痛，加肉桂一分，白芍藥二分，炙甘草一分半，此仲景神品藥也。如冬月大寒腹痛，加桂一〔錢〕半，水二盞，煎至一盞〔服〕。

毒骨痛在髓中。芍藥二分，虎骨一兩，炙爲末，夾絹袋盛，酒三升，漬五日。每服三合，日三服。《經驗後方》①。脚氣腫痛。白芍藥六兩，甘草一兩，爲末。白湯點服。《事林廣記》②。消渴引飲。白芍藥、甘草等分，爲末。每用一錢，水煎服，日三服。鄂渚 辛祐之患此九年，服藥止而復作。蘇朴授此方，服之七日頓愈。古人處方，殆不可曉，不可以平易而忽之也。○陳日華《經驗方》③。小便五淋。赤芍藥一兩，檳榔一箇，麪裹煨，爲末。每服一錢，水一盞，煎七分，空心服。○《博濟方》④。衄血不止。赤芍藥爲末，水服二錢匕。《事林廣記》⑤。衄血咯血。白芍藥一兩，犀角末二錢半，爲末。新水服一錢匕，血止爲限。《古今録驗》⑥。崩中下血，小腹痛甚者。芍藥一兩，炒黄色，柏葉六兩，微炒。每服二兩，水一升，煎六合，入酒五合，再煎七合，空心分爲兩服。亦可爲末，酒服二錢。《聖惠方》⑦。經水不止。白芍藥、香附子、熟艾葉各一錢半，水煎服之。熊氏《補遺》⑧。血崩帶下。赤芍藥、香附子等分，爲末。每服二錢，鹽一捻，水一盞，煎七分，温服。日二服，十服見效。名如神散。《良方》⑨。赤白帶下，年深月久不瘥者。取白芍藥三兩，并乾薑半兩，剉熬令黄，擣末，空心水飲服二錢匕，日再服。《廣濟方》只用芍藥炒黑，研末，酒服之。《貞元廣利方》⑩。金瘡血出。白芍藥一兩，熬黄爲末，酒或米飲服二錢，漸加之，仍以

---

① 經驗後方：**《證類》卷 8“芍藥”** 《經驗後方》：治風毒，骨髓疼痛。芍藥二分，虎骨一兩，炙，爲末，夾絹袋盛，酒三升漬五日，每服三合，日三服。

② 事林廣記：**《事林廣記》戊集卷下“用藥效驗”** 脚氣，白芍藥六兩，甘草一兩，爲末，白湯點服。

③ 經驗方：**《普濟方》卷 177“痟渴”** 神效散（出《家藏經驗方》）：治痟渴：白芍藥、甘草各等分，右爲末，水調，日三服。有人患此九年，服七日愈。《經驗方》陳氏云：昔鄂渚李祐之嘗病渴九年，服藥不一，徃徃止而復作。與蘇朴宰交，因授此方。服三四日，疾勢頓愈。今年餘不作，覺前後所服之藥，取效無愈於此者，不當以所用之藥平易而忽之也。

④ 博濟方：**《普濟方》卷 214“總論”** 抵聖散（一名信效散）：專治五淋。檳榔（面煨，三錢或五錢）、赤芍藥（一兩，研）。右爲末，每服三錢，水一大盞，煎至七分，去滓熱服。一方加燈心五莖煎，空心服。（**按**：今本《博濟方》無此方。誤注出處。）

⑤ 事林廣記：**《事林廣記》戊集卷下“用藥效驗”** 鼻衄……又方，赤芍藥一錢，新水調下。

⑥ 古今録驗：**《證類》卷 8“芍藥”** 初虞世：治咯血衄血：白芍藥一兩，犀角末一分，爲末，新水服一錢匕，血止爲限。（**按**：時珍誤將《古今録驗》作初虞世撰。此方實出初虞世《養生必用方》。）

⑦ 聖惠方：**《聖惠方》卷 73“治婦人崩中下血不止諸方”** 治婦人崩中下血不絶，小腹痛，方：鹿角膠（一兩，擣碎，炒令黄燥）、柏葉（一兩，微炙）、白芍藥（一兩）。右件藥擣細羅爲散，每於食前以温酒調下二錢。

⑧ 補遺：**《〈婦人良方〉校注補遺》卷 1“月水不斷方論第十三”** 〔熊附〕治婦人經水不止：香附子、白芍藥、熟艾，右等分，每服五錢，水煎，空心服。

⑨ 良方：**《婦人良方》卷 1“崩暴下血不止方論第十五”** 如神散：治婦人血崩不止，赤白帶下。香附子、赤芍藥（各等分）。右爲細末，每服二錢，鹽一撚，水一盞，煎至七分，温服，無時候，日二服。十服見效。

⑩ 貞元廣利方：**《圖經》見《證類》卷 8“芍藥”** ……《正元廣利方》治婦女赤白下，年月深久不差者。取白芍藥三大兩，并乾薑半大兩，細剉，熬令黄，擣下篩，空肚和飲汁服二錢匕，日再，佳。又金創血不止而痛者，亦單擣白芍藥末，傅上即止，良驗。/**《外臺》卷 34“帶下方一十首”** 《廣濟》療帶下病方。芍藥七大兩，熬令黄黑爲散，以酒服三錢匕。

末傅瘡上即止,良驗。《廣利方》①。**痘瘡脹痛**。白芍藥爲末,酒服半錢匕。《痘疹方》②。**木舌腫滿**,塞口殺人。紅芍藥、甘草煎水熱漱。《聖濟總録》③。**魚骨哽咽**。白芍藥嚼細嚥汁。《事林廣記》④。

牡丹《本經》⑤中品

【釋名】鼠姑《本經》⑥、鹿韭《本經》、百兩金《唐本》⑦、木芍藥《綱目》、花王。【時珍曰】牡丹以色丹者爲上,雖結子而根上生苗,故謂之牡丹。唐人謂之木芍藥,以其花似芍藥,而宿幹似木也。群花品中,以牡丹第一,芍藥第二,故世謂牡丹爲花王,芍藥爲花相。歐陽修《花譜》⑧所載凡三十餘種,其名或以地,或以人,或以色,或以異,詳見本書。

【集解】【《别録》⑨曰】牡丹生巴郡山谷及漢中,二月、八月采根,陰乾。【弘景⑩曰】今東間亦有,色赤者爲好。【恭⑪曰】生漢中、劍南。苗似羊桃,夏生白花,秋實圓緑,冬實赤色,凌冬不凋。根似芍藥,肉白皮丹。土人謂之百兩金,長安謂之吴牡丹者,是真也。今俗用者異於此,别有臊氣

---

① 廣利方:**《證類》卷8"芍藥"**　《廣利方》:治金瘡血不止,痛。白芍藥一兩,熬令黄,杵令細爲散。酒或米飲下二錢並得,初三服,漸加。

② 痘疹方:**《小兒痘疹方論》"附方"**　活血散:治痘疹血虚熱,已出未盡,煩躁不寧,腹疼。白芍藥(一兩,酒炒),右爲末,每服一匙,糯米湯調下。荔枝湯亦可。

③ 聖濟總録:**《普濟方》卷59"舌腫强"**　二聖散,治舌根腫咽喉不利。紅芍藥、甘草(各等分),右㕮咀,每服三錢,水一盞,煎至七分,去滓温服。仍漱咽之。(**按**:《聖濟總録》無此方,誤注出處。)

④ 事林廣記:**《事林廣記》戊集卷下"用藥效用"**　骨鯁……又方,白芍藥細切,嚼爛嚥之。

⑤ 本經:**《本經》《别録》(《藥對》)見《證類》卷9"牡丹"**味辛、苦,寒、微寒,無毒。主寒熱,中風,瘈(音契)瘲(音縱),痙,驚癇邪氣,除癥堅,瘀血留舍腸胃,安五藏,療癰瘡,除時氣頭痛,客熱,五勞,勞氣,頭、腰痛,風噤,癲疾。一名鹿韭,一名鼠姑。生巴郡山谷及漢中。二月、八月採根,陰乾。(畏菟絲子。)

⑥ 本經:見上注白字。(**按**:"釋名"項下"本經"同此。)

⑦ 唐本:**《唐本草》見《證類》卷9"牡丹"**　……土人謂之牡丹,亦名百兩金,京下謂之吴牡丹者,是真也……

⑧ 花譜:**《洛陽牡丹記》"花品敘第一"**　……欲作花品,此是牡丹,名凡九十餘種,余時不暇讀之。然余所經見,而今人多稱者,才三十許種……/**"花釋名第二"**　牡丹之名,或以氏,或以州,或以地,或以色,或旌其所異者而志之。姚黄、左花、魏花以姓著。青州、丹州、延州、紅以州著。細葉、麤葉、壽安、潛溪,緋以地著。獻紅、鶴翎紅、朱砂紅、玉板白、多葉紫、甘草黄以色著。獻來紅、添色紅、九蘂真珠、鹿胎花、倒暈檀心、蓮花萼、一百五,葉底紫皆志其異者。

⑨ 别録:見本頁注⑤。

⑩ 弘景:**《集注》見《證類》卷9"牡丹"**　陶隱居云:今東間亦有。色赤者爲好,用之去心……

⑪ 恭:**《唐本草》見《證類》卷9"牡丹"**　《唐本》注云:牡丹,生漢中。劍南所出者苗似羊桃,夏生白花,秋實圓緑,冬實赤色,凌冬不凋。根似芍藥,肉白皮丹,出江劍南。土人謂之牡丹,亦名百兩金,京下謂之吴牡丹者,是真也。今俗用者異於此,别有臊氣也。

也。【炳①曰】今出合州者佳，和州、宣州者並良。白者補，赤者利。【大明②曰】此便是牡丹花根也。巴、蜀、渝、合州者上，海鹽者次之。【頌③曰】今丹、延、青、越、滁、和州山中皆有，但花有黄紫紅白數色。此當是山牡丹，其莖梗枯燥，黑白色。二月於梗上生苗葉，三月開花。其花葉與人家所種者相似，但花瓣止五六葉爾。五月結子黑色，如鷄頭子大。根黄白色，可長五七寸，大如筆管。近世人多貴重，欲其花之詭異，皆秋冬移接，培以壤土，至春盛開，其狀百變，故其根性殊失本真，藥中不可用此，絶無力也。【宗奭④曰】牡丹花亦有緋者，深碧色者。惟山中單葉花紅者，根皮入藥爲佳，市人或以枝梗皮充之，尤謬。【時珍曰】牡丹惟取紅白單瓣者入藥。其千葉異品，皆人巧所致，氣味不純，不可用。《花譜》⑤載丹州、延州以西及褒斜道中最多，與荆棘無異，土人取以爲薪，其根入藥尤妙。凡栽花者，根下着白斂末辟蟲，穴中點硫黄殺蠹，以烏賊骨鍼其樹必枯，此物性，亦不可不知也。

根皮。【**脩治**】【斆⑥曰】凡采得根，日乾，以銅刀劈破去骨，剉如大豆許，用清酒拌蒸，從巳至未，日乾用。

【**气味**】**辛，寒，無毒**。【《别録》⑦曰】苦，微寒。【普⑧曰】神農、岐伯：辛。雷公、桐君：苦，無毒。黄帝：苦，有毒。【好古⑨曰】氣寒，味苦、辛，陰中微陽，入手厥陰、足少陰經。【之才⑩曰】

---

① 炳：**《四聲本草》見《證類》卷 9“牡丹”** 蕭炳云：今出合州者佳。白者補，赤者利。出和州、宣州者並良。

② 大明：**《日華子》見《證類》卷 9“牡丹”** ……此便是牡丹花根。巴、蜀、渝、合州者上，海鹽者次……

③ 頌：**《圖經》見《證類》卷 9“牡丹”** 牡丹，生巴郡山谷及漢中，今丹、延、青、越、滁、和州山中皆有之。花有黄、紫、紅、白數色，此當是山牡丹。其莖便枯燥，黑白色，二月於梗上生苗葉，三月開花。其花、葉與人家所種者相似，但花止五六葉耳。五月結子，黑色，如雞頭子大。根黄白色，可五、七寸長，如筆管大。二月、八月採，銅刀劈去骨，陰乾用。此花一名木芍藥。近世人多貴重，圃人欲其花之詭異，皆秋冬移接，培以壤土，至春盛開，其狀百變。故其根性殊失本真，藥中不可用此品，絶無力也……

④ 宗奭：**《衍義》卷 10“牡丹”** 用其根上皮。花亦有緋者，如西洛潛溪緋是也。今禁苑又有深碧色者。惟山中單葉花紅者爲佳，家椑子次之……市人或以枝梗皮售於人，其乖殊甚。

⑤ 花譜：**《洛陽牡丹記》“花釋名第二”** ……牡丹初不載文字，唯以藥載《本草》。然於花中不爲高第。大抵丹、延已西及褒斜道中尤多，與荆棘無異，土人皆取以爲薪。自唐則天已後，洛陽牡丹始盛……/**“風俗記第三”** ……花開漸小於舊者，蓋有蠹蟲損之，必尋其冗，以硫黄簪之，其旁又有小穴如鍼孔，乃蟲所藏處，花工謂之氣窗，以大鍼點硫黄末鍼之，蟲既死，花復盛，此醫花之法也。烏賊魚骨，用以鍼花樹，入其膚，花樹死，此花之忌也。

⑥ 斆：**《炮炙論》見《證類》卷 9“牡丹”** 雷公云：凡使，採得後日乾，用銅刀劈破去骨了，細剉如大豆許，用清酒拌蒸，從巳至未，出，日乾用。

⑦ 别録：見 956 頁注⑤。

⑧ 普：**《御覽》卷 992“牡丹”** 《吴氏本草》曰：牡丹，神農、岐伯：辛。季氏：小寒。雷公、桐君：苦，無毒。黄帝：苦，有毒。

⑨ 好古：**《湯液本草》卷 5“牡丹皮”** 氣寒，味苦、辛。陰中微陽……手厥陰經，足少陰經。

⑩ 之才：**古本《藥對》**見 956 頁注⑤括號中七情文。/**《證類》卷 2“〔七情表〕”** 牡丹：(畏菟絲子。臣禹錫等謹按《唐本》云：畏貝母、大黄。)(**按**：“畏貝母、大黄”为《唐本草》文。)

畏貝母、大黄、兔絲子。【大明①曰】忌蒜、胡荽,伏砒。

【主治】寒熱,中風瘛瘲,驚癇邪氣,除癥堅瘀血留舍腸胃,安五臟,療癰瘡。《本經》②。除時氣頭痛,客熱五勞,勞氣頭腰痛,風噤癩疾。《别録》③。久服輕身益壽。吴普④。治冷氣,散諸痛,女子經脉不通,血瀝腰痛。甄權⑤。通關腠血脉,排膿,消撲損瘀血,續筋骨,除風痺,落胎下胞,産後一切冷熱血氣。大明⑥。治神志不足,無汗之骨蒸,衄血吐血。元素⑦。和血生血凉血,治血中伏火,除煩熱。時珍。

【發明】【元素⑧曰】牡丹乃天地之精,爲群花之首。葉爲陽,發生也。花爲陰,成實也。丹者赤色,火也。故能瀉陰胞中之火。四物湯加之,治婦人骨蒸。又曰:牡丹皮入手厥陰、足少陰,故治無汗之骨蒸;地骨皮入足少陰、手少陽,故治有汗之骨蒸。神不足者手少陰,志不足者足少陰,故仲景腎氣丸用之,治神志不足也。又能治腸胃積血,及吐血、衄血必用之藥,故犀角地黄湯用之。【杲⑨曰】心虚,腸胃積熱,心火熾甚,心氣不足者,以牡丹皮爲君。【時珍曰】牡丹皮治手、足少陰、厥陰四經血分伏火。蓋伏火即陰火也,陰火即相火也。古方惟以此治相火,故仲景腎氣丸用之。後人乃專以黄蘗治相火,不知牡丹之功更勝也。此乃千載秘奥,人所不知,今爲拈出。赤花者利,白花者補,人亦罕悟,宜分别之。

【附方】舊三,新三。癩疝偏墜,氣脹不能動者。牡丹皮、防風等分,爲末,酒服二錢,甚

---

① 大明:**《日華子》見《證類》卷9"牡丹"** ……服忌蒜。/**《外臺》卷28"中蠱毒方二十一首"** ……忌胡荽。(**按**:"忌伏砒"未能溯得其源。)

② 本經:見956頁注⑤白字。

③ 别録:見956頁注⑤。

④ 吴普:**《御覽》卷992"牡丹"** 《吴氏本草》曰……可食之,輕身益壽。

⑤ 甄權:**《藥性論》見《證類》卷9"牡丹"** 牡丹,能治冷氣,散諸痛,治女子經脉不通,血瀝腰疼。

⑥ 大明:**《日華子》見《證類》卷9"牡丹"** 除邪氣,悦色,通關腠血脉,排膿,通月經,消撲損瘀血,續筋骨,除風痹,落胎下胞,産後一切女人冷熱血氣……

⑦ 元素:**《醫學啓源》卷下"用藥備旨·牡丹皮"** ……衄血、吐血必用之藥……凉骨熱……/**《湯液本草》卷5"牡丹皮"** 易老云:治神志不足……治無汗骨蒸……

⑧ 元素:**《湯液本草》卷5"牡丹皮"** 易老云:治神志不足。神不足者手少陰;志不足者足少陰。故仲景八味丸用之。牡丹乃天地之精,群花之首。葉爲陽,發生;花爲陰,成實;丹爲赤,即火。故能瀉陰中之火。牡丹皮,手厥陰,足少陰,治無汗骨蒸;地骨皮,足少陰,手少陽,治有汗骨蒸也。/**《本草發揮》卷2"牡丹皮"** 潔古云:治腸胃積血,及衄血吐血必用之藥。是犀角地黄湯中一味也……/海藏云:易老言治神志不足。神不足者,手少陰也。志不足者,足少陰也。故仲景八味丸用之。牡,牡乃天地之稱,牡爲群花之首,葉爲陽,發生花,爲陰成實。丹爲赤,即火,故能瀉陰中之火。牡丹皮主手厥陰、足少陰無汗之骨蒸。地骨皮主足少陰、手少陽有汗之骨蒸。又云:牡丹皮治胞中之火。

⑨ 杲:(**按**:已查李杲相關書籍,未能溯得其源。)

效。《千金方》①。**婦人惡血**，攻聚上面，多怒。牡丹皮半兩，乾漆燒煙盡半兩，水二鍾，煎一鍾服。《諸證辨疑》②。**傷損瘀血**。牡丹皮二兩，虻蟲二十一枚，熬過，同搗末。每旦温酒服方寸匕。血當化爲水下。《貞元廣利方》③。**金瘡内漏**血不出。牡丹皮爲末，水服三指撮，立尿出血也。《千金方》④。**下部生瘡**，已决洞者。牡丹末，湯服方寸匕，日三服。《肘後方》⑤。**解中蠱毒**。牡丹根擣末，服一錢匕，日三服。《外臺秘要》⑥。

【附録】**鼠姑**。【《别録》⑦曰】味苦，平，無毒。主欬逆上氣，寒熱鼠瘻，惡瘡邪氣。一名䶅，生丹水。【弘景⑧曰】今人不識，而牡丹一名鼠姑，鼠婦亦名鼠姑，未知孰是？

木香《本經》⑨上品

【釋名】**蜜香**《别録》⑩、**青木香**弘景⑪、**五木香**《圖經》⑫、**南木香**《綱目》。【時珍曰】木香，草類也。本名蜜香，因其香氣如蜜也。緣沈香中有蜜香，遂訛此爲木香爾。昔人謂之青木香。後人因呼馬兜鈴根爲青木香，乃呼此爲南木香、廣木香以别之。今人又呼一種薔薇爲木香，愈亂真矣。《三洞珠囊》⑬云：五香者，即青木香也。一株五根，一莖五枝，一枝五葉，葉間五節，故名五

---

① 千金方：**《千金方》卷24“陰㿉第八”** 治疝卵偏大，氣上（上，一作脹）不能動方：牡丹皮、防風各二兩，右二味治下篩，酒服方寸匕，日三。

② 諸證辨疑：**《諸證辨疑》卷6“治産後婦人要論”** 牡丹皮散：治惡血攻聚上面，多怒。牡丹皮（去心）、乾漆（炒煙盡，各半兩）。右水二鐘煎服。

③ 貞元廣利方：**《圖經》見《證類》卷9“牡丹”** ……《正元廣利方》：療因傷損血瘀不散者，取牡丹皮八分，合虻蟲二十一枚，熬過，同擣，篩，每旦温酒和散，方寸匕服，血當化爲水下。

④ 千金方：**《千金方》卷25“火瘡第四”** 治金瘡内漏血不出方：牡丹皮爲散，水服三指撮，立尿出血。

⑤ 肘後方：**《肘後方》卷7“治卒中溪毒方第六十一”** 若下部生瘡，已决洞者，又服牡丹方寸匕，日三服。

⑥ 外臺秘要：**《外臺》卷28“中蠱毒方二十一首”** 又療中蠱毒方：取牡丹根，擣末，服一錢匕，日三服，至良。

⑦ 别録：**《證類》卷30“唐本退二十種・鼠姑”** 味苦，平、寒，無毒。主咳逆上氣，寒熱，鼠瘻，惡瘡，邪氣。一名䶅（音雪）。生丹水。

⑧ 弘景：**《集注》見《證類》卷30“唐本退二十種・鼠姑”** 陶隱居云：今人不識此鼠姑，乃牡丹又名鼠姑，罔知孰是。

⑨ 本經：**《本經》《别録》見《證類》卷6“木香”** 味辛，温，無毒。主邪氣，辟毒疫温鬼，强志，主淋露，療氣劣，肌中偏寒，主氣不足，消毒，殺鬼精物，温瘧蠱毒，行藥之精。久服不夢寤魘寐，輕身致神仙。一名蜜香。生永昌山谷。

⑩ 别録：見上注。

⑪ 弘景：**《集注》見《證類》卷6“木香”** 陶隱居云：此即青木香也……

⑫ 圖經：**《圖經》見《證類》卷6“木香”** ……青木香名爲五香，信然矣。

⑬ 三洞珠囊：**《香譜》卷上“香之品・五香”** 《三洞珠囊》曰：五香，一株五根，一莖五枝，一枝五葉，一葉間五節，五五相對，故先賢名之五香之木。燒之十日，上徹九星之天。即青木香也。

香，燒之能上徹九天也。古方治癰疽有五香連翹湯，内用青木香，古樂府云"氍毹㲪𣰆五木香"，皆指此也。【頌①曰】《修养书》云：正月一日取五木煮湯以浴，令人至老鬚髮黑。徐鍇注云：道家謂青木香爲五香，亦云五木，多以爲浴是矣。《金光明經》②謂之矩琵佗香。

【集解】【《别録》③曰】木香生永昌山谷。【弘景④曰】此即青木香也。永昌不復貢，今皆從外國舶上來，乃云出大秦國。今皆以合香，不入藥用。【恭⑤曰】此有二種，當以崑崙來者爲佳，西胡來者不善。葉似羊蹄而長大，花如菊花，結實黄黑，所在亦有之。功用極多。陶云不入藥用，非也。【權⑥曰】《南州異物志》云：青木香出天竺，是草根，狀如甘草也。【頌⑦曰】今惟廣州舶上來，他無所出。根窠大類茄子，葉似羊蹄而長大，亦有葉如山藥而根大、開紫花者。不拘時月，采根芽爲藥。以其形如枯骨，味苦粘牙者爲良。江淮間亦有此種，名土青木香，不堪藥用。《蜀本草》言孟昶苑中亦嘗種之，云苗高三四尺，葉長八九寸，皺軟而有毛，開黄花，恐亦是土木香種也。【斅⑧曰】其香是蘆蔓根條，左盤旋。采得二十九日，方硬如朽骨。其有蘆頭丁蓋子色青者，是木香神也。【宗奭⑨曰】嘗自岷州出塞，得青木香，持歸西洛。葉如牛蒡，但狹長，莖高二三尺，花黄，一如金錢，其根即香也。生嚼極辛香，尤行氣。【承⑩曰】木香今皆從外國來，陶説爲是。蘇頌《圖經》所載廣州者，乃是木類。又載滁州、海州者，乃是馬兜鈴根。治療冷熱，殊不相似，皆誤圖耳。【時珍曰】木香，南番諸國皆有。《一統志》⑪云：葉類絲瓜，冬月取根，晒乾。

根。【修治】【時珍曰】凡入理氣藥，只生用，不見火。若實大腸，宜麪煨熟用。

---

① 頌：**《圖經》見《證類》卷6"木香"** ……《雜修養書》云：正月一日取五木煮湯以浴，令人至老鬚髮黑。徐鍇注云：道家謂青木香爲五香，亦云五木。道家多以此浴，當是其義也……

② 金光明經：**《金光明經》卷7"大辯才天女品第十五之一"** 青木(矩瑟佗)。

③ 别録：見959頁注⑨。

④ 弘景：**《集注》見《證類》卷6"木香"** 陶隱居云：此即青木香也。永昌不復貢，今皆從外國舶(音白)上來，乃云大秦國……今皆用合香，不入藥用……

⑤ 恭：**《唐本草》見《證類》卷6"木香"** 《唐本》注云：此有二種，當以崑崙來者爲佳，出西胡來者不善。葉似羊蹄而長大，花如菊花，其實黄黑，所在亦有之。

⑥ 權：**《藥性論》見《證類》卷6"木香"** ……《南州異物志》云：青木香，出天竺，是草根狀如甘草。

⑦ 頌：**《圖經》見《證類》卷6"木香"** 木香，生永昌山谷，今惟廣州舶上有來者，他無所出。陶隱居云：即青木香也。根窠大類茄子，葉似羊蹄而長大，花如菊，實黄黑，亦有葉如山芋而開紫花者，不拘時月採根芽爲藥。以其形如枯骨者良。江淮間亦有此種，名土青木香，不堪入藥用。僞蜀王昶苑中嘗種之，云苗高三四尺，葉長八九寸，皺軟而有毛，開黄花，恐亦是土木香種也……

⑧ 斅：**《炮炙論》見《證類》卷6"木香"** 雷公曰：凡使，其香是蘆蔓根條，左盤旋。採得二十九日，方硬如朽骨硬碎。其有蘆頭丁蓋子色青者，是木香神也。

⑨ 宗奭：**《衍義》卷7"木香"** 又一種，嘗自岷州出塞，得生青木香，持歸西洛。葉如牛蒡，但狹長，莖高三四尺，花黄，一如金錢，其根則青木香也。生嚼之，極辛香，尤行氣。

⑩ 承：**陳承"别説"見《證類》卷6"木香"** 謹按：木香，今皆從外國來，即青木香也，陶説爲得，本在草部。而《圖經》所載廣州一種，乃是木類。又載滁州、海州者，乃馬兜鈴根，此山鄉俗名爾。治療冷熱，殊不相似。此三種，自當入一外類别名爾。

⑪ 一統志：**《明一統志》卷90"三佛齊國・土産"** ……木香(樹類絲瓜。冬取根，曬乾。)

【氣味】辛，温，無毒。【元素①曰】氣熱，味辛、苦，氣味俱厚，沈而降，陰也。【杲②曰】苦、甘、辛，微温，降也，陰也。【好古③曰】辛、苦，熱，味厚於氣，陰中陽也。【主治】邪氣，辟毒疫温鬼，强志，主淋露。久服不夢寤魘寐。《本經》④。消毒，殺鬼精物。温瘧蠱毒，氣劣，氣不足，肌中偏寒，引藥之精。《别録》⑤。治心腹一切氣，膀胱冷痛，嘔逆反胃，霍亂泄瀉，痢疾，建脾消食，安胎。大明⑥。九種心痛，積年冷氣，痃癖癥塊脹痛，壅氣上衝，煩悶羸劣，女人血氣刺心，痛不可忍，末酒服之。甄權⑦。散滯氣，調諸氣，和胃氣，泄肺氣。元素⑧。行肝經氣。煨熟，實大腸。震亨⑨。治衝脉爲病，逆氣裹急，主脬滲小便秘。好古⑩。

【發明】【弘景⑪曰】青木香，大秦國人以療毒腫、消惡氣有驗。今惟制蛀蟲丸用之。常以煮汁沐浴大佳。【宗奭⑫曰】木香專泄决胸腹間滯塞冷氣，他則次之。得橘皮、肉豆蔻、生薑相佐使絶佳，效尤速。【元素⑬曰】木香除肺中滯氣。若治中下二焦氣結滯及不轉運，須用檳榔爲使。【震亨⑭曰】調

---

① 元素：**《醫學啓源》卷下“用藥備旨·木香”**　……性味苦，氣味俱厚，沉而降，陰也……/**《本草發揮》卷1“木香”**　潔古云……氣熱，味辛、苦，氣(若)〔味〕俱厚，沉而降，陰也……(**按**：此二書之文大同小異，可互補。)

② 杲：**《珍珠囊·諸品藥性主治指掌》(《醫要集覽》本)“木香”**　味苦辛，氣微温。無毒。降也，陰也……

③ 好古：**《湯液本草》卷4“木香”**　氣熱，味辛、苦，純陽。味厚于氣，陰中陽也。無毒。

④ 本經：見959頁注⑨白字。

⑤ 别録：見959頁注⑨。

⑥ 大明：**《日華子》見《證類》卷6“木香”**　治心腹一切氣，止瀉，霍亂，痢疾，安胎，健脾消食，療羸劣，膀胱冷痛，嘔逆反胃。

⑦ 甄權：**《藥性論》見《證類》卷6“木香”**　木香，君。治女人血氣，刺心心痛不可忍，末，酒服之，治九種心痛，積年冷氣，痃癖癥塊脹痛，逐諸壅氣上衝，煩悶，治霍亂吐瀉，心腹疞刺……

⑧ 元素：**《醫學啓源》卷下“用藥備旨·木香”**　……除肺中滯氣……其用調氣而已。又曰：辛，純陽，以和胃氣……/**《珍珠囊·諸品藥性主治指掌》(《醫要集覽》本)“木香”**　……調諸氣不可無，泄肺氣不可闕。(**按**：此《珍珠囊》在《綱目》中被注出“李杲”。故時珍所引已糅合二書之功效。)

⑨ 震亨：**《衍義補遺·木香》**　行肝經氣火，煨用實大腸……

⑩ 好古：**《湯液大法》卷3“膀胱絡”**　脬滲(……木香……)/**卷3“奇經八脉”**　衝脉……爲病氣逆而裹急(……木香……)。

⑪ 弘景：**《集注》見《證類》卷6“木香”**　陶隱居云：此即青木香也。永昌不復貢，今皆從外國舶(音白)上來，乃云大秦國。以療毒腫，消惡氣，有驗……惟制蛀蟲丸用之，常能煮以沐浴，大佳爾。

⑫ 宗奭：**《衍義》卷7“木香”**　專泄决胸腹間滯塞冷氣，他則次之。得橘皮、肉豆蔻、生薑相佐使絶佳，效尤速。

⑬ 元素：**《醫學啓源》卷下“用藥備旨·木香”**　……除肺中滯氣。若療中下焦氣結滯，須用檳榔爲使……

⑭ 震亨：**《丹溪心法》卷4“破滯氣”**　……如實熱在内，相火上衝，有如氣滯，宜知母、黄柏、黄連、黄芩……若因事氣鬱不舒暢而氣刺痛，當用木香。(**按**：原文雖與時珍所引有異，其意則同，録之備參。)/**《本草發揮》卷4“隨證治病藥品”**　調氣用木香。(**按**：此非丹溪語。)

氣用木香,其味辛,氣能上升,如氣鬱不達者宜之。若陰火衝上者,則反助火邪,當用黄蘗、知母,而少以木香佐之。【好古[①]曰】本草云:主氣劣,氣不足,補也;通壅氣,導一切氣,破也。安胎,建脾胃,補也;除痃癖癥塊,破也。其不同如此。潔古 張氏但言調氣,不言補也。【機[②]曰】與補藥爲佐則補,與泄藥爲君則泄也。【時珍曰】木香乃三焦氣分之藥,能升降諸氣。諸氣膹鬱,皆屬於肺,故上焦氣滯用之者,乃金鬱則泄之也。中氣不運,皆屬於脾,故中焦氣滯宜之者,脾胃喜芳香也。大腸氣滯則後重,膀胱氣不化則癃淋,肝氣鬱則爲痛,故下焦氣滯者宜之,乃塞者通之也。○【權[③]曰】《隋書》言樊子蓋爲武威太守,車駕入吐谷渾,子蓋以彼多瘴氣,獻青木香以禦霧露之邪。【頌[④]曰】《續傳信方》著張仲景青木香丸,主陽衰諸不足。用崑崙青木香、六路訶子皮各二十兩,擣篩,糖和丸梧子大。每空腹酒下三十丸,日再,其效尤速。鄭駙馬去沙糖用白蜜,加羚羊角十二兩。用藥不類古方,而云仲景,不知何從而得也?

【附方】舊二,新一十九。**中氣不省**,閉目不語,如中風狀。南木香爲末,冬瓜子煎湯灌下三錢。痰盛者,加竹瀝、薑汁。《濟生方》[⑤]。**氣脹懶食**。即青木香丸,見"發明"下。熱者牛乳下,冷者酒下。《聖惠方》[⑥]。**心氣刺痛**。青木香一兩,皂角炙一兩,爲末,糊丸梧桐子大,每湯服五十丸,甚效。《攝生方》[⑦]。**一切走注**,氣痛不和。廣木香,温水磨濃汁,入熱酒調服。《簡便方》[⑧]。**内釣腹痛**。木香、乳香、没藥各五分,水煎服之。《阮氏小兒方》[⑨]。**小腸疝氣**。青木香四兩,酒三斤,煮過,每日飲三次。孫天仁《集效方》[⑩]。**氣滯腰痛**。青木香、乳香各二錢,酒浸,飯上蒸,均以酒調服。《聖惠方》[⑪]。**耳卒聾閉**。崑崙真青木香一兩切,以苦酒浸一夜,入

---

① 好古:**《湯液本草》卷4"木香"** 《本經》云:主氣劣,氣不足,補也。通壅氣,導一切氣,破也。安胎,健脾胃,補也。除痃癖塊,破也。與本條補破不同,何也?易老以爲破氣之劑,不言補也。

② 機:(**按**:或出《本草會編》。書佚,無可溯源。)

③ 權:**《藥性論》見《證類》卷6"木香"** ……《隋書》云:樊子蓋爲武威太守,車駕西巡,將入吐穀渾,子蓋以彼多瘴氣,獻青木香以禦霧露。

④ 頌:**《圖經》見《證類》卷6"木香"** ……《續傳信方》著張仲景青木香丸,主陽衰諸不足,用崑崙青木香,六路訶子皮各二十兩,篩末,沙糖和之。駙馬都尉鄭某(忘其名),去沙糖,加羚羊角十二兩,白蜜丸如梧子,空腹酒下三十丸,日再,其效甚速。然用藥不類古方,而云仲景者,不知何從而得之邪……

⑤ 濟生方:**《得效方》卷3"諸疝"** 獨香湯:治中氣閉目不語,四肢不收,昏沉等證。南木香(不以多少),右爲末,冬瓜子煎湯調下。痰盛,加南星爲散,生薑煎。(**按**:《濟生方》無此方,誤注出處。)

⑥ 聖惠方:**《聖惠方》卷43"治腹内諸氣脹滿諸方"** 治腹内諸氣脹滿,不下食,方:訶梨勒(二兩,煨,用皮)、木香(一兩)。右件藥搗羅爲末,煉蜜和圓如梧桐子大,不計時候以生薑湯下二十圓。

⑦ 攝生方:(**按**:未能溯得其方之源。)

⑧ 簡便方:**《奇效單方》卷上"五諸氣"** 治一切氣不和,走注疼痛,用:木香温水磨濃,熱酒調服。

⑨ 阮氏小兒方:(**按**:書佚,無可溯源。)

⑩ 集效方:**《萬應方》卷3"諸氣湯藥"** 治小腸疝氣,一時舉發疼痛不可忍者,治之又方:用青木香四兩,酒三斤,煮過,每日三次飲之。

⑪ 聖惠方:**《普濟方》卷154"腰痛"** 治腰痛:青木香、乳香(各二錢)。右爲無灰酒,放藥在碗内,用酒浸藥,於飯甑内蒸得乳香化,温服,三日即愈。(**按**:《聖惠方》無此方,誤注出處。)

胡麻油一合，微火煎，三上三下，以綿濾去滓，日滴三四次，以愈爲度。《外臺秘要》①。**耳内作痛**。木香末，以葱黄染鵝脂，蘸末深納入耳中。《聖濟録》②。**霍亂轉筋**，腹痛。木香末一錢，木瓜汁一盞，入熱酒調服。《聖濟總録》③。**一切下痢**。不拘丈夫婦人小兒，木香一塊，方圓一寸，黄連半兩，二味用水半升同煎乾，去黄連，薄切木香，焙乾爲末。分作三服：第一服橘皮湯下，二服陳米飲下，三服甘草湯下。此乃李景純所傳。有一婦人久痢將死，夢中觀音授此方，服之而愈也。孫兆《秘寶方》④。**香連丸方**。方見"黄連"下。**腸風下血**。木香、黄連等分，爲末，入肥豬大腸内，兩頭紥定，煮極爛，去藥食腸。或連藥擣爲丸服。劉松石《保壽堂方》⑤。**小便渾濁**如精狀。木香、没藥、當歸等分，爲末，以刺棘心自然汁和丸梧子大，每食前鹽湯下三十丸。《普濟方》⑥。**小兒陰腫**。小兒陽明經風熱濕氣相搏，陰莖無故腫，或痛縮，宜寬此一經自愈。廣木香、枳殼麩炒二錢半，炙甘草二錢，水煎服。《曾氏小兒方》⑦。**小兒天行**，壯熱頭痛。木香六分，白檀香三分，爲末。清水和服。仍温水調塗顖頂上取瘥。《聖惠方》⑧。**天行發斑**赤黑色。青木香一兩，水二升，煮一升服。《外臺秘要》⑨。**一切癰疽**。瘡癤疳瘻、惡瘡下疰、臁瘡潰後，外傷風寒，惡汁臭敗不斂，並主之。木香、黄連、檳榔等分，爲末，油調頻塗之，取效。《和劑局方》⑩。**惡蛇虺傷**。青

---

① 外臺秘要：**《外臺》卷22"耳聾方二十二首"** 《救急》療耳聾方：真昆侖青木香一兩，碎，以苦酒浸一宿，胡麻油一合，微火上緩煎之三上三下，以綿濾去滓，以點耳孔中，以差爲度。

② 聖濟録：**《聖濟總録》卷115"耳疼痛"** 治耳風疼痛，久聾不通，木香散方：木香，右一味擣羅爲細散，用葱黄心截了尖，沾鵝脂在上，蘸木香散深内耳中，覺痛，止待一時辰方取去，日三五上。

③ 聖濟總録：**《聖濟總録》卷40"霍亂轉筋"** 治霍亂轉筋方：木瓜汁（一盞）、木香末（一錢匕），右二味以熱酒調下，不拘時。

④ 秘寶方：**《證類》卷6"木香"** 孫尚藥：治丈夫、婦人、小兒痢。木香一塊，方圓一寸，黄連半兩，右件二味用水半升同煎乾，去黄連，只薄切木香焙乾爲末。三服：第一橘皮湯，第二陳米飲，第三甘草湯調下。此方李景純傳。有一婦人久患痢將死，夢中觀音授此方，服之遂愈。

⑤ 保壽堂方：**《保壽堂方》卷4"痔漏門"** 治腸紅下血方。用木香、黄連二味爲末，入肥猪大臟内，兩頭劄定，煮極爛，去藥食猪臟。或連藥搗爲泥通食之。

⑥ 普濟方：**《普濟方》卷33"腎虚漏濁遺精"** 治小便渾濁如精之狀。没藥、木香、當歸（各等分）。右爲末，以棘心自然汁爲丸如梧桐子大，每服五十丸，食前鹽湯送下。

⑦ 曾氏小兒方：**《活幼心書》卷下"湯散門·信效方"** 青木香湯：治小兒陰莖無故而腫或痛縮，初因陽明經有風熱，温氣相傳，所以如是。法當寬此一經，其證自愈。蓋陽明受病，不能養其宗筋故也。宜服之。及咳嗽痰喘氣促。青木香（去蘆）、枳殼（如前製，二味各半兩）、甘草（二錢半），右件㕮咀，每服二錢，水一盞，煎七分，無時温服。

⑧ 聖惠方：**《普濟方》卷369"傷風"** 青木香散，療小兒天行，頭痛壯熱：青木香（六分）、白檀香（三分），右爲細散，以清水和服之，以水調塗頂頭，痛立瘥。量兒大小，以意加減。（**按**：《聖惠方》無此方，誤注出處。）

⑨ 外臺秘要：**《證類》卷6"木香"** 《傷寒類要》：天行熱病，若發赤黑斑如疝。青木香二兩，水二升，煮取一升，頓服之效。（**按**：《外臺》未見此方，誤注出處。）

⑩ 和劑局方：**《局方》卷8"治瘡腫傷折"** 檳榔散：治癰疽瘡癤膿潰之後，外觸風寒，腫焮結硬，膿水清稀，出而不絶，内膜空虚，惡汁臭敗，瘡邊乾急，好肌不生，及療疳瘻惡瘡，連滯不瘥，（轉下頁注）

木香不拘多少，煎水服，效不可述。《袖珍方》①。**腋臭陰濕**。凡腋下、陰下濕臭，或作瘡，青木香以好醋浸，夾于腋下。陰下，爲末傅之。《外臺秘要》②。**牙齒疼痛**。青木香末，入麝香少許，揩牙，鹽湯漱之。《聖濟録》③。

甘松香宋《開寶》④

【釋名】苦彌哆音扯。【時珍曰】産於川西 松州，其味甘，故名。《金光明經》⑤謂之苦彌哆。

【集解】【志⑥曰】《廣志》云：甘松出姑臧、凉州諸山，細葉，引蔓叢生，可合諸香及裛衣。【頌⑦曰】今黔、蜀州郡及遼州亦有之。叢生山野，葉細如茅草，根極繁密，八月采之，作湯浴令人身香。

根。【氣味】甘，温，無毒。【好古⑧曰】平。【主治】惡氣，卒心腹痛滿，下氣。《開寶》⑨。黑皮䵟黵，風疳齒䘌，野鷄痔。得白芷、附子良。藏器⑩。理元氣，去氣鬱。好古⑪。脚氣膝浮，煎湯淋洗。時珍。

【發明】【時珍曰】甘松芳香能開脾鬱，少加入脾胃藥中，甚醒脾氣。杜寶《拾遺録》⑫云：壽禪師妙醫術，作五香飲，更加别藥，止渴兼補益最妙。一沈香飲，二丁香飲，三檀香飲，四澤蘭飲，五

（接上頁注）下注臁瘡，浸漬不斂。檳榔、黄連（去須，切）、木香（各等分），右爲細末，每用乾貼瘡上。

① 袖珍方：**《袖珍方》卷4“救急諸方”** 治惡蛇所傷，痛不可忍，效不可述（秘方）：右以青木香不拘多少，煎服。

② 外臺秘要：**《外臺》卷23“腋臭方三十七首”** 療腋臭方……又方：釅醋浸青木香，置腋下夾之，即愈。

③ 聖濟録：**《普濟方》卷66“牙齒疼痛”** 治牙疼……又方：右用青木香爲末，入麝香少許，揩痛處。以鹽湯漱，立止。（**按**：《聖濟總録》無此方，誤注出處。）

④ 開寶：**《開寶》見《證類》卷9“甘松香”** 味甘，温，無毒。主惡氣，卒心腹痛滿，兼用合諸香。叢生，葉細。《廣志》云：甘松香出姑臧。

⑤ 金光明經：**《金光明經》卷7“大辯才天女品第十五之一”** 甘松（苦弭哆）。

⑥ 志：見本頁注④。

⑦ 頌：**《圖經》見《證類》卷9“甘松香”** 甘松香，出姑臧，今黔、蜀州郡及遼州亦有之。叢生山野，葉細如茅草，根極繁密，八月採，作湯浴令人體香。

⑧ 好古：**《湯液本草》卷4“甘松”** 氣平，甘，温，無毒。

⑨ 開寶：見本頁注④。

⑩ 藏器：**《海藥》見《證類》卷9“甘松香”** ……又陳氏云：主黑皮䵟黵，風疳齒䘌，野雞痔。得白芷、附子良。合諸香及裛衣妙也。（**按**：“陳氏”即陳藏器。）

⑪ 好古：**《湯液大法》卷2“理元氣藥”** 甘松。/**卷4“諸氣”** 鬱生（甘松）。

⑫ 拾遺録：**《御覽》卷982“旃檀”** 杜寶《大業拾遺録》曰：壽禪師甚妙醫術。作五香，第一沉香飲，次丁香飲，次檀香飲，次澤蘭飲，次甘松飲。皆别有法。以香爲法，以香爲主，更加别藥，有味而止渴，兼於補益。

甘松飲也。

【附方】新四。勞瘵熏法。甘松六兩，玄參一斤，爲末。每日焚之。《奇效方》①。風疳蟲牙，蝕肉至盡。甘松、膩粉各二錢半，蘆薈半兩，豬腎一對，切炙爲末，夜漱口後貼之，有涎吐出。《聖濟總録》②。腎虚齒痛。甘松、硫黄等分，爲末，泡湯漱之，神效。《經效濟世方》③。面䵟風瘡。香附子、甘松各四兩，黑牽牛半斤，爲末。日用洗面。《婦人良方》④。

山柰《綱目》

【釋名】山辣《綱目》、三柰。【時珍曰】山柰俗訛爲三柰，又訛爲三賴，皆土音也。或云本名山辣，南人舌音呼山爲三，呼辣如賴，故致謬誤，其説甚通。

【集解】【時珍曰】山柰生廣中，人家栽之。根葉皆如生薑，作樟木香氣。土人食其根如食薑，切斷暴乾，則皮赤黄色，肉白色。古之所謂廉薑，恐其類也。段成式《酉陽雜俎》⑤云：柰祇出拂林國。苗長三四尺，根大如鴨卵，葉似蒜，中心抽條甚長，莖端有花六出，紅白色，花心黄赤，不結子，其草冬生夏死。取花壓油，塗身去風氣。按此説頗似山柰，故附之。

根。【氣味】辛，温，無毒。【主治】暖中，辟瘴癘惡氣，治心腹冷氣痛，寒濕霍亂，風蟲牙痛。入合諸香用。時珍。

【附方】新六。一切牙痛。三柰子一錢，麪包煨熟，入麝香二字，爲末。隨左右喑一字入鼻内，口含温水漱去，神效。名海上一字散。《普濟方》⑥。風蟲牙痛。《仁存方》⑦用山柰爲末，鋪紙上卷作筒，燒燈吹滅，乘熱和藥吹入鼻内，痛即止。○《攝生方》⑧用肥皂一個去穰，入山柰、甘

---

① 奇效方：**《奇效良方》卷22“癆瘵通治方”** 治患勞人燒香法：玄參（一斤）、甘松（六兩），右同爲細末，每日代香焚之佳。

② 聖濟總録：**《聖濟總録》卷120“風疳”** 治風疳蟲蝕肉盡，甘松散方：甘松（一分）、豬腎（薄批炙乾，一對）、盧會（研，半兩）、膩粉（研，一分）。右四味擣研爲散，臨卧時，先以漿水净漱口，後以藥貼患處，有涎即吐之。

③ 經效濟世方：**《普濟方》卷69“腎虚齒痛”** 治腎虚齒痛：硫黄、甘松，右等分爲細末，百沸湯泡熱漱口，神效。（**按**：誤注出處，另溯其源。）

④ 婦人良方：**《普濟方》卷52“面瘡”** 洗瘡法：治面上黑䵟風瘡。黑牽牛、甘松、附子（各四兩），右爲末，作面藥，逐日洗之。（**按**：《婦人良方》無此方，誤注出處。）

⑤ 酉陽雜俎：**《酉陽雜俎》卷18“木篇”** 榇祇出拂林國，苗長三四尺，根大如鴨卵，葉似蒜，葉中心抽條甚長，莖端有花六出，紅白色，花心黄赤，不結子，其草冬生夏死，與薺麥相類。取其花壓以爲油，塗身除風氣，拂林國王及國内貴人皆用之。

⑥ 普濟方：**《普濟方》卷66“牙齒疼痛”** 麝香一字散（出《海上方》）：治一切牙痛立效。三柰子（二錢，用面裹煨熟）、麝香（半錢），右爲細末，每用三字，口噙温水，隨牙痛處一邊鼻内喑之，漱動水，吐去便可，神效。

⑦ 仁存方：（**按**：未能溯得其源。）

⑧ 攝生方：**《攝生衆妙方》卷9“齒牙門”** 又方：用肥皂一箇，去穰，内入山賴、甘松各三錢，花椒、鹽不拘多少，以塞肥皂滿爲度，外用麪包裹，煉紅，取出研爲末，每日擦牙，風蟲牙痛俱止。

松各三分，花椒、食鹽不拘多少，填滿，麪包煅紅，取研，日用擦牙漱去。**面上雀斑**。三柰子、鷹糞、密佗僧、蓖麻子等分，研勻，以乳汁調之。夜塗旦洗去。**醒頭去屑**。三柰、甘松香、零陵香一錢，樟腦二分，滑石半兩，爲末。夜擦旦篦去。《水雲録》①。**心腹冷痛**。三柰、丁香、當歸、甘草等分，爲末，醋糊丸梧子大。每服三十丸，酒下。《集簡方》。

廉薑《拾遺》②

【釋名】薑彙《綱目》、蔟葰③音族綏。

【集解】【弘景④曰】杜若苗似廉薑。【藏器⑤曰】廉薑似薑，生嶺南、劍南，人多食之。【時珍曰】按《異物志》⑥云：生沙石中，似薑，大如贏，氣猛近於臭。南人以爲齏，其法削皮，以黑梅及鹽汁漬之乃成也。又鄭樵云：廉薑似山薑而根大。

【氣味】辛，熱，無毒。【主治】胃中冷，吐水，不下食。藏器⑦。温中下氣，消食益智。時珍。

杜若《本經》⑧上品【校正】併入《圖經・外類・⑨山薑》。

【釋名】杜衡《本經》⑩、杜蓮《别録》⑪、若芝《别録》、楚衡《廣雅》⑫、獛子薑獛音

---

① 水雲録：（**按**：未能溯得其源。）

② 拾遺：**《證類》卷 11"一十一種陳藏器餘・廉薑"** 杜若注陶云，若似廉。按廉薑，熱。主胃中冷，吐水，不下食。似薑，生嶺南、劍南，人多食之。

③ 蔟葰：**《齊民要術》卷 10"五槃果蓏菜茹非中國物者第九十二・廉姜"** 《廣雅》曰：蔟葰（相維切），廉薑也。/**《廣雅》卷 10"釋草"** 廉薑，葰也。（**按**：原無出處，今補。）

④ 弘景：**《唐本草》見《證類》卷 7"杜若"** 《唐本》注云：杜若苗似蘼薑……（**按**：誤注出處。）

⑤ 藏器：見本頁注②。

⑥ 異物志：**《異物志》** ……薑彙大如累，氣猛近於臭。南土人擣之以爲齏菱。一名蘼薑。生沙石中，薑類也。其累大，辛而香。削皮，以黑梅并鹽汁漬之則成也。始安有之。/**《通志・昆蟲草木略・草類》** 廉薑似山薑而根大。一名葰。

⑦ 藏器：見本頁注②。

⑧ 本經：**《本經》《别録》（《藥對》）見《證類》卷 7"杜若"** 味辛，微温，無毒。主胸脅下逆氣，温中，風入腦戶，頭腫痛，多涕淚出，眩倒目䀮䀮（莫郎切），止痛，除口臭氣。久服益精，明目輕身，令人不忘。一名杜蘅，一名杜蓮，一名白連，一名白芩，一名若芝。生武陵川澤及冤句。二月、八月採根，暴乾。（得辛夷、細辛良。惡茈胡、前胡。）

⑨ 圖經外類：**《圖經》見《證類》卷 30"山薑"** 生衛州。味辛，平，有小毒。去皮間風熱，可作淋煠湯。又主暴冷及胃中逆冷，霍亂腹痛。開紫花，不結子。八月、九月採根用。

⑩ 本經：見本頁注⑧白字。

⑪ 别録：見本頁注⑧。（**按**："釋名"項下"别録"皆同此。）

⑫ 廣雅：**《廣雅》卷 10"釋草"** 楚蘅，杜蘅也。

爪,《藥性論》①、山薑。《别録》云:一名白蓮,一名白芩。【頌②曰】此草一名杜衡,而草部中品自有"杜衡"條,即《爾雅》所爲土鹵者也。杜若,即《廣雅》所謂楚衡者也。其類自别,古人多相雜引用。故《九歌》云"采芳洲兮杜若",《離騷》云"雜杜衡與芳芷",王逸輩皆不分别,但云香草,故二名相混。古方或用,今人罕使,故少有識之者。

【集解】【《别録》③曰】杜若生武陵川澤及冤句,二月、八月采根,曝乾。【弘景④曰】今處處有之。葉似薑而有文理。根似高良薑而細,味辛香。又絶似旋萺根,殆欲相亂,葉小異爾。《楚辭》云"山中人兮芳杜若"是矣。【恭⑤曰】今江湖多有之,生陰地,苗似廉薑,根似高良薑,全少辛味。陶云"似旋萺根"者,即真杜若也。【保昇⑥曰】苗似山薑,花黄赤,子赤,大如棘子,中似豆蔻。今出嶺南、硤州者甚好。《范子計然》云:杜衡、杜若出南郡、漢中,大者大善。【頌⑦曰】衡州一種山薑,莖葉如薑。開紫花,不結子,八月采根入藥。【時珍曰】杜若人無識者,今楚地山中時有之。山人亦呼爲良薑,根似薑,味亦辛。甄權⑧註豆蔻所謂獠子薑,蘇頌《圖經·外類》所謂山薑,皆此物也。或又以大者爲高良薑,細者爲杜若。唐時峽州貢之。

【修治】【斅⑨曰】凡使勿用鴨喋草根,真相似,只是味效不同。凡采得根,以刀刮去黄赤皮,細剉,用三重絹袋陰乾。臨使以蜜浸一夜,漉出用。

根。【氣味】辛,微温,無毒。【之才⑩曰】得辛夷、細辛良,惡柴胡、前胡。〇【頌⑪曰】山薑:辛,平,有小毒。

【主治】胸脇下逆氣,温中,風入腦户,頭腫痛,多涕淚出。久服益精明

---

① 藥性論:**《嘉祐》見《證類》卷23"豆蔻"** 陳藏器云:山薑……又有獠子薑,黄色,緊,辛辣。(**按**:實出"陳藏器"。誤注出處。)

② 頌:**《圖經》見《證類》卷7"杜若"** ……謹按:此草一名杜蘅,而中品自有杜蘅條。杜蘅,《爾雅》所謂土鹵者也。杜若,《廣雅》所謂楚衡者也。其類自别,然古人多相雜引用。《九歌》云:採芳洲兮杜若。又《離騷》云:雜杜蘅與芳芷。王逸輩皆不分别,但云香草也。古方或用,而今人罕使,故亦少有識之者。

③ 别録:見966頁注⑧。

④ 弘景:**《集注》見《證類》卷7"杜若"** 陶隱居云:今處處有。葉似薑而有文理。根似高良薑而細,味辛香。又絶似旋復根,殆欲相亂,葉小異爾。《楚詞》云:山中人兮芳杜若……

⑤ 恭:**《唐本草》見《證類》卷7"杜若"** 《唐本》注云:杜若,苗似廉薑,生陰地,根似高良薑,全少辛味。陶所注旋復根,即真杜若也。

⑥ 保昇:**《蜀本草》見《證類》卷7"杜若"** 《蜀本》:《圖經》云:苗似山薑,花黄赤,子赤色,大如棘子,中似豆蔻。今出硤州、嶺南者甚好。《範子計然》云:杜蘅、杜若,出南郡、漢中,大者大善。

⑦ 頌:見966頁注⑨。

⑧ 甄權:(**按**:出處有誤。此乃陳藏器《本草拾遺》論藥,爲《嘉祐本草》引録。非出甄權《藥性論》。)

⑨ 斅:**《炮炙論》見《證類》卷7"杜若"** 雷公云:凡使,勿用鴨喋草根,真相似,只是味效不同。凡修事,採得後,刀刮上黄赤皮了,細剉,用二三重絹作袋盛,陰乾。臨使以蜜浸一夜,至明漉出用。

⑩ 之才:**古本《藥對》**見966頁注⑧括號中七情文。

⑪ 頌:見966頁注⑨。

目，輕身，令人不忘。《本經》①。治眩倒目𥉂𥉂，止痛，除口臭氣。《别録》②。**山薑**：去皮間風熱，可作煠湯，又主暴冷及胃中逆冷，霍亂腹痛。蘇頌③。

【發明】【時珍曰】杜若乃《神農》上品，治足少陰、太陽諸證要藥，而世不知用，惜哉。

山薑《藥性》④

【釋名】美草。【弘景⑤曰】東人呼爲山薑，南人呼爲美草。【時珍曰】與杜若之山薑，名同物異也。

【集解】【權⑥曰】山薑根及苗，並如薑而大，作樟木臭，南人食之。又有獛子薑，黄色而緊，辛辣，破血氣殊强於此薑。【頌⑦曰】山薑出九真、交阯，今閩、廣皆有之。劉恂《嶺表録異》⑧云：莖葉皆薑也，但根不堪食。亦與豆蔻花相似而微小爾。花生葉間，作穗如麥粒，嫩紅色。南人取其未大開者，謂之含胎花，以鹽水淹藏入甜糟中，經冬如琥珀色，辛香可愛，用爲鱠，無以加矣。又以鹽殺治暴乾者，煎湯服之，極除冷氣，甚佳。【時珍曰】山薑生南方，葉似薑，花赤色甚辛，子似草豆蔻，根如杜若及高良薑。今人以其子僞充草豆蔻，然其氣甚猛烈。

根。【氣味】辛，熱，無毒。【主治】腹中冷痛，煮服甚效。作丸散服，辟穀止饑。弘景⑨。去惡氣，温中，中惡霍亂，心腹冷痛，功用如薑。藏器⑩。

花及子。【氣味】辛，温，無毒。【主治】調中下氣，破冷氣作痛，止霍亂，消食，殺酒毒。大明⑪。

---

① 本經：見966頁注⑧白字。

② 别録：見966頁注⑧。

③ 蘇頌：見966頁注⑨。

④ 藥性：（**按**：錯誤出處。據《證類》卷7"旋花"所引"陶隱居"、卷23"豆蔻"所引"陳藏器"，此藥當首見《集注》論述，後由《拾遺》單獨立條。）

⑤ 弘景：**《集注》見《證類》卷7"旋花"**　陶隱居云：東人呼爲山薑，南人呼爲美草。根似杜若，亦似高良薑……

⑥ 權：**《拾遺》見《證類》卷23"豆蔻"**　陳藏器云：山薑……南人食之。根及苗並如薑，而大作樟木臭。又有獛子薑，黄色，緊，辛辣。破血氣，殊强此薑。（**按**：誤注出處，當出"陳藏器"。）

⑦ 頌：**《圖經》見《證類》卷23"豆蔻"**　……其山薑花，莖、葉皆薑也。但根不堪食，足與豆蔻花相亂而微小耳。花生葉間，作穗如麥粒，嫩紅色，南人取其未大開者，謂之含胎花。以鹽水淹藏入甜糟中，經冬如琥珀色，香辛可愛，用其膾醋，最相宜也。又以鹽殺治暴乾者，煎湯服之，極能除冷氣，止霍亂，消酒食毒，甚佳。

⑧ 嶺表録異：《**按**：《圖經》原未引此書名，但取用了該書内容。故時珍加此書名。》

⑨ 弘景：**《集注》見《證類》卷7"旋花"**　東人呼爲山薑　……腹中冷痛，煮服甚效。作丸散服之，辟穀止飢……

⑩ 藏器：**《拾遺》見《證類》卷23"豆蔻"**　陳藏器云：山薑，味辛，温。去惡氣，温中，中惡霍亂，心腹冷痛，功用如薑……

⑪ 大明：**《日華子》見《證類》卷23"豆蔻"**　……又云：山薑花，暖，無毒。調中下氣，消食，殺酒毒。

高良薑《别録》①中品【校正】併入《開寶本草②・紅豆蔻》。

【釋名】蠻薑《綱目》。子名紅豆蔻。【時珍曰】陶隱居言此薑始出高良郡,故得此名。按:高良,即今高州也。漢爲高凉縣,吴改爲郡。其山高而稍凉,因以爲名,則高良當作高凉也。

【集解】【時珍曰】出高良郡,二月、三月采根。形氣與杜若相似,而葉如山薑。【恭③曰】出嶺南者,形大虚軟,生江左者細緊,亦不甚辛,其實一也。今人呼細者爲杜若,大者爲高良薑,亦非也。【頌④曰】今嶺南諸州及黔、蜀皆有之,内郡雖有而不堪入藥。春生莖葉如薑苗而大,高一二尺許,花紅紫色,如山薑花。【珣⑤曰】紅豆蔻生南海諸谷,高良薑子也。其苗如蘆,其葉如薑,花作穗,嫩葉卷之而生,微帶紅色。嫩者入鹽,纍纍作朶不散落,須以朱槿花染令色深。善醒醉,解酒毒,無他要使也。【時珍曰】按范成大《桂海志》⑥云:紅豆蔻花叢生,葉瘦如碧蘆,春末始發。初開花抽一榦,有大籜包之。籜拆花見。一穗數十蕊,淡紅鮮妍,如桃杏花色。蕊重則下垂如葡萄,又如火劑瓔珞及剪彩鸞枝之狀。每蕊有心兩瓣,人比之連理也。其子亦似草豆蔻。

【脩治】【時珍曰】高凉薑、紅豆蔻,並宜炒過入藥。亦有以薑同吴茱萸、東壁土炒過入藥用者。

根。【氣味】辛,大温,無毒。【志⑦曰】辛、苦,大熱,無毒。【張元素⑧曰】辛,熱,純陽,浮也。入足太陰、陽明經。

---

① 别録:**《别録》見《證類》卷9"高良薑"** 大温。主暴冷,胃中冷逆,霍亂腹痛。

② 開寶本草:**《開寶》見《證類》卷9"紅豆蔻"** ……云是高良薑子,其苗如蘆,葉似薑,花作穗,嫩葉卷而生微帶紅色。生南海諸谷。

③ 恭:**《唐本草》見《證類》卷9"高良薑"** 《唐本》注云:生嶺南者,形大虚軟,江左者細緊,味亦不甚辛,其實一也。今相與呼細者爲杜若,大者爲高良薑。此非也。

④ 頌:**《圖經》見《證類》卷9"高良薑"** 高良薑,舊不載所出州土,陶隱居云出高良郡,今嶺南諸州及黔、蜀皆有之,内郡雖有而不堪入藥。春生莖、葉如薑苗而大,高一二尺許,花紅紫色如山薑。

⑤ 珣:見本頁注②。/**《海藥》見《證類》卷9"紅豆蔻"** 擇嫩者,加入鹽,累累作朵不散落,須以朱槿染令色深。善醒于醉,解酒毒。此外無諸要使也。(**按**:此引文前半段爲《開寶》文,時珍糅合之。)

⑥ 桂海志:**《桂海虞衡志》"志花"** 紅荳蔻花叢生,葉瘦如碧蘆,春末發,初開花先抽一幹,有大籜包之。籜解花見有一穗,數十蕊,淡紅鮮妍如桃杏花色,蕊重則下垂如蒲萄,又如火齊纓絡,及剪綵鸞枝之狀。此花無實,不與草荳蔻同種,每蕊心有兩瓣相竝,詞人託興曰:比目連理云。

⑦ 志:**《開寶》見《證類》卷9"高良薑"** 又按《别本》注云:二月、三月採根,暴乾。味辛、苦,大熱,無毒。

⑧ 張元素:**《醫學啓源》卷下"用藥備旨・良薑"** 氣熱,味辛……《主治秘要》云:純陽……/**《湯液本草》卷3"草豆蔻"** 氣熱,味大辛,陽也。辛温。無毒。入足太陰經、陽明經。(**按**:時珍或揉合二書而成。"浮也"未能溯得其源。)

【主治】暴冷,胃中冷逆,霍亂腹痛。《别録》①。下氣益聲,好顔色。煮飲服之,止痢。藏器②。治風破氣,腹内久冷氣痛,去風冷痺弱。甄權③。轉筋瀉痢,反胃,解酒毒,消宿食。大明④。含塊嚥津,治忽然惡心,嘔清水,逡巡即瘥。若口臭者,同草豆蔻爲末,煎飲。蘇頌⑤。建脾胃,寬噎膈,破冷癖,除瘴瘧。時珍。

【發明】【楊士瀛⑥曰】噫逆胃寒者,高良薑爲要藥,人參、伏苓佐之,爲其温胃,解散胃中風邪也。【時珍曰】孫思邈《千金方》⑦言:心脾冷痛,用高良薑,細剉微炒,爲末,米飲服一錢,立止。太祖高皇帝御製周顛仙碑文⑧,亦載其有驗云。又穢跡佛有治心口痛方云:凡男女心口一點痛者,乃胃脘有滯或有蟲也。多因怒及受寒而起,遂致終身。俗言心氣痛者,非也。用高良薑以酒洗七次焙研,香附子以醋洗七次焙研,各記收之。病因寒得,用薑末二錢,附末一錢;因怒得,用附末二錢,薑末一錢;寒怒兼有,各一錢半。以米飲加入生薑汁一匙,鹽一捻,服之立止。韓飛霞《醫通》⑨書亦稱其功云。

【附方】舊三,新八。霍亂吐利。火炙高良薑令焦香。每用五兩,以酒一升,煮三四沸,頓服。亦治腹痛中惡。《外臺》⑩。霍亂腹痛。高良薑一兩剉,以水三大盞,煎二盞半,去滓,入

---

① 别録:見969頁注①。

② 藏器:**《拾遺》見《證類》卷9"高良薑"** 《陳藏器本草》云:高良薑,味辛,温。下氣益聲,好顔色。煮作飲服之,止痢及霍亂。

③ 甄權:**《藥性論》見《證類》卷9"高良薑"** 高良薑,使。能治腹内久冷,胃氣逆,嘔吐,治風,破氣,腹冷氣痛,去風冷痺弱。療下氣冷逆衝心,腹痛吐瀉。

④ 大明:**《日華子》見《證類》卷9"高良薑"** 治轉筋瀉痢,反胃嘔食,解酒毒,消宿食。

⑤ 蘇頌:**《圖經》見《證類》卷9"高良薑"** ……古方亦單用,治忽心中惡,口吐清水者。取根如骰子塊,含之嚥津,逡巡即差。若臭亦含嚥,更加草豆蔻同爲末,煎湯常飲之佳。

⑥ 楊士瀛:**《直指方》卷8"咳嗽證治"** 噫逆即咳逆,胃寒所致也。良薑爲要藥,人參、白茯苓佐之。良薑温胃,能解散胃中風邪。

⑦ 千金方:**《證類》卷9"高良薑"** 《十全方》:治心脾痛。以高良薑細剉,微炒杵末,米飲調下一錢匕,立止。(**按**:今本《千金方》無此方。)

⑧ 周顛仙碑文:**《明一統志》卷52"仙釋"** 周顛仙(……上怒其妄語,投之江中,明日復來見,乃縱之廬山。上後親爲文,勒石廬山紀其事。)

⑨ 醫通:**《醫説》卷3"一服飲"** 福康梁緄心脾疼痛,數年之間不能得愈,服藥無效。或教供事穢跡神,且誦咒語。久之,夢中告曰:與汝良藥名爲一服飲,可取高良薑、香附子,等分,如本條修製,細末二錢匕,温以陳米飲下,空心服爲佳。不煩再服。已而果驗。後嘗以濟人,皆效。(《類編》《百一選方》云:二味須各炒,然後合。同炒即不效。)(**按**:《韓氏醫通》無此方,誤注出處。)

⑩ 外臺:**《外臺》卷6"霍亂腹痛吐痢方七首"** 《備急》療霍亂吐痢,高良薑酒方:高良薑火炙令焦香,每用五兩,打破,以酒一升,煮取三四沸,頓服。亦療霍亂腹痛氣惡。

粳米一合，煮粥食之，便止。《聖惠方》①。**霍亂嘔甚**不止。用高良薑生剉二錢，大棗一枚，水煎冷服，立定。名冰壺湯。《普濟方》②。**脚氣欲吐**。蘇恭③曰：凡患脚氣人，每旦飽食，午後少食，日晚不食。若飢，可食豉粥。若覺不消，欲致霍亂者，即以高良薑一兩，水三升，煮一升，頓服盡，即消。若卒無者，以母薑一兩代之，清酒煎服。雖不及高良薑，亦甚效也。**心脾冷痛**。高良薑丸④：用高良薑四兩，切片，分作四分。一兩用陳廪米半合，炒黄去米；一兩用陳壁土半兩，炒黄去土；一兩用巴豆三十四箇，炒黄去豆；一兩用班蝥三十四箇，炒黄去蝥。吴茱萸一兩，酒浸一夜，同薑再炒。爲末。以浸茱酒打糊丸梧子大，每空心薑湯下五十丸。○《永類鈐方》⑤用高良薑三錢，五靈脂六錢，爲末。每服三錢，醋湯調下。**養脾温胃**，去冷消痰，寬胸下氣，大治心脾疼及一切冷物傷。用高良薑、乾薑等分，炮研末，麪糊丸梧子大，每食後橘皮湯下十五丸。妊婦勿服。《和劑局方》⑥。**脾虚寒瘧**。寒多熱少，飲食不思。用高良薑麻油炒、乾薑炮各一兩，爲末。每服五錢，用豬膽汁調成膏子，臨發時熱酒調服。以膽汁和丸，每服四十丸，酒下亦佳。吴幵内翰，政和丁酉居全椒縣，歲瘧大作，用此救人以百計。張大亨病此，甚欲致仕，亦服之愈。大抵寒發於膽，用豬膽引二薑入膽，去寒而燥脾胃，一寒一熱，陰陽相制，所以作效也。一方只用二薑，半生半炮各半兩，穿山甲炮三錢，爲末。每服二錢，豬腎煮酒下。朱氏《集驗方》⑦。**妊婦瘧疾**，先因傷寒變成者，用高良

---

① 聖惠方：**《聖惠方》卷 96“食治霍亂諸方”** 治霍亂吐利腹痛等疾，高良薑粥方：高良薑（一兩，剉）、粳米（二合），右以水三大盞，煎良薑取二盞半，去滓，下米煮粥食之。

② 普濟方：**《聖濟總録》卷 38“霍亂吐利”** 治霍亂嘔吐不止，冰壺湯方：高良薑（生剉），右一味粗擣篩，每服三錢匕，水一盞，棗一枚云核，煎至五分，去滓，用水沉冷，頓服立定。（**按**：《普濟方》卷201“霍亂嘔吐”轉引此方。）

③ 蘇恭：**《證類》卷 9“高良薑”** 蘇恭云：凡患脚氣，每旦任意飲食，午後少食，日晚不食。如飢，可食豉粥。若瞑不消，欲致霍亂者，即以高良薑一兩，打碎，以水三升，煮取一升，頓服，盡即消。待極飢，乃食一碗薄粥，其藥唯極，飲之良。若卒無高良薑，母薑一兩代之，以清酒一升，煮令極熟，去滓食之。雖不及高良薑，亦大效矣。

④ 高良薑丸：（**按**：原無出處，未能溯得其源，待考。）

⑤ 永類鈐方：**《永類鈐方》卷 3“雜病心痛”** 心脾痛……又：良薑（三錢）、五靈脂（六錢），爲末，醋湯下。

⑥ 和劑局方：**《局方》卷 3“治一切氣”** 二薑圓：養脾温胃，去冷消痰。大治心脾疼，寬胸下氣，進美飲食。療一切冷物所傷，並皆治之。乾薑（炮）、良薑（去蘆頭），右件等分爲細末，麵糊爲圓如梧桐子大，每服十五圓至二十圓，食後，橘皮湯下。妊娠婦人不宜服。

⑦ 集驗方：**《朱氏集驗方》卷 2“諸瘧”** 二薑圓：治虚瘧。白姜（炮）、良薑（壁土炒）。右等分，細末。用豬膽汁爲圓，如梧桐子大。每服三四十圓。遇發前，空心酒吞下，如此二服而愈。/**《普濟方》卷 198“寒瘧”** 豬膽膏（一名二薑散，出《朱氏集驗方》）：治脾胃虚弱，遂成瘧疾，寒多熱少。大概寒發於膽，豬膽引入二薑於膽，去寒，燥脾胃。二薑熱，豬膽冷，陰陽相制，所以作效。仍治秋深寒瘧。乾薑（炮，一兩）、良薑（切，小塊麻油炒乾，一兩，一方各二兩，半炒半生，不用麻油炒），右爲末，分作四服，每服用豬膽殰者，取汁調成膏，臨發時熱酒半盞調服。或以膽汁和丸，焙酒下四十五丸尤佳。吴内翰幵政和丁酉居全椒，歲瘧大作，施藥所救愈者以百計。張大享病，甚欲致仕，服之立愈。（**按**：比較二書，時珍似引自《普濟方》。）

薑三錢剉，以豶豬膽汁浸一夜，東壁土炒黑，去土，以肥棗肉十五枚，同焙爲末。每用三錢，水一盞，煎熱，將發時服，神妙。《永類鈐方》①。**暴赤眼痛**。以管吹良薑末入鼻取嚏，或彈出鼻血即散。談埜翁《試驗方》②。**風牙痛腫**。高良薑二寸，全蠍焙一枚，爲末摻之，吐涎，以鹽湯漱口，此乃樂清丐者所傳。鮑季明病此，用之果效。王璆《百一選方》③。**頭痛嗃鼻**。高良薑生研頻嗃。《普濟方》④。

紅豆蔻《開寶》⑤。【氣味】辛，温，無毒。【權⑥曰】苦、辛，多食令人舌粗，不思飲食。【時珍曰】辛，熱，陽也，浮也。入手、足太陰經。《生生編》⑦云：最能動火傷目致衄，食料不宜用之。

【主治】腸虚水瀉，心腹絞痛，霍亂嘔吐酸水，解酒毒。《開寶》⑧。冷氣腹痛，消瘴霧毒氣，去宿食，温腹腸，吐瀉痢疾。甄權⑨。治噎膈反胃，虚瘧寒脹，燥濕散寒。時珍。

【發明】【時珍曰】紅豆蔻李東垣脾胃藥中常用之，亦取其辛熱芳香，能醒脾温肺、散寒燥濕、消食之功爾。若脾肺素有伏火者，切不宜用。

【附方】新一。**風寒牙痛**。紅豆蔻爲末，隨左右以少許嗃鼻中，并摻牙取涎。或加麝香。《衛生家寶方》⑩。

---

① 永類鈐方：**《永類鈐方》卷 18"妊婦瘧疾"**　鄭氏驅邪散：妊娠傷寒後，變成瘧疾。良薑三錢，細剉，以豶豬膽汁浸一宿，用東壁土炒黑，去土，用肥棗子十五枚，去核，二味同焙爲末，每二錢，水一盞煎，遇發時熱吃，神妙。

② 試驗方：（**按**：書佚，無可溯源。）

③ 百一選方：**《百一選方》卷 8"第十一門"**　逡巡散：治風牙疼腫，不拘新久，一服立效。高良薑（一塊，約二寸）、全蠍（一枚，瓦上焙乾），右爲末，以手指點藥如齒藥用，須擦令熱徹，須臾吐出少涎，以鹽湯漱口大妙。亦治腮頰腫痛。

④ 普濟方：**《普濟方》卷 44"頭痛"**　治一切頭疼……一方用高良薑曬乾，不見火，碾爲細末，口含冷水，以少許嗃入鼻中。如此數嗃即愈。久患頭疼，尤能作效。

⑤ 開寶：**《開寶》見《證類》卷 9"紅豆蔻"**　味辛，温，無毒。主腸虚水瀉，心腹攪痛，霍亂，嘔吐酸水，解酒毒。不宜多服，令人舌麤，不思飲食。云是高良薑子，其苗如蘆葉，似薑花作穗，嫩葉卷而生，微帶紅色。生南海諸谷。

⑥ 權：見上注。（**按**：誤注出處。）

⑦ 生生編：（**按**：僅見《綱目》引録。）

⑧ 開寶：見本頁注⑤。

⑨ 甄權：**《藥性論》見《證類》卷 9"紅豆蔻"**　紅豆蔻亦可單用。味苦、辛。能治冷氣腹痛，消瘴霧氣毒，去宿食，温腹腸，吐瀉痢疾。

⑩ 衛生家寶方：**《衛生家寶》卷 5"烏髭鬢"**　治一切牙疼……又方：用紅豆爲末，搐鼻立止。

豆蔻《别録》①上品【校正】自果部移入此。

【釋名】草豆蔻《開寶》②、漏蔻《異物志》③、草果鄭樵《通志》④。○【宗奭⑤曰】豆蔻，草豆蔻也，此是對肉豆蔻而名。若作果則味不和。前人編入果部，不知有何義意？花性熱，淹至京師，味微苦，不甚美，乾則色淡紫。爲能消酒毒，故爲果爾。【時珍曰】按楊雄《方言》⑥云：凡物盛多曰蔻。豆蔻之名，或取此義。豆象形也。《南方異物志》⑦作漏蔻，蓋南人字無正音也。今雖不專爲果，猶入茶食料用，尚有草果之稱焉。《金光明經》⑧三十二品香藥，謂之蘇乞迷羅細。

【集解】【《别録》⑨曰】豆蔻生南海。【恭⑩曰】苗似山薑，花黄白色，苗根及子亦似杜若。【頌⑪曰】草豆蔻今嶺南皆有之。苗似蘆，其葉似山薑、杜若輩，根似高良薑。二月開花作穗，房生於莖下，嫩葉卷之而生，初如芙蓉花，微紅，穗頭深紅色。其葉漸展，花漸出，而色漸淡。亦有黄白色者。南人多采花以當果，尤貴其嫩者。并穗入鹽同淹治，疊疊作朶不散。又以木槿花同浸，欲其色紅爾。其結實若龍眼子而鋭，皮無鱗甲，皮中子如石榴瓣，夏月熟時采之，暴乾。根苗微作樟木香，根、莖、子並辛香。【珣⑫曰】豆蔻生交趾。其根似益智，皮殼小厚。核如石榴而辛香，葉如芄蘭而小。三月采其葉，細破，陰乾用，味近苦而有甘。【時珍曰】草豆蔻、草果雖是一物，然微有不同。今建寧所産豆蔻，大如龍眼而形微長，其皮黄白，薄而稜峭，其仁大如縮砂仁而辛香氣和。滇、廣所産

---

① 别録：**《别録》見《證類》卷 23"豆蔻"** 味辛，温，無毒。主温中，心腹痛，嘔吐，去口臭氣。生南海。

② 開寶：**《開寶》見《證類》卷 23"豆蔻"** 今注：此草豆蔻也……

③ 異物志：**《北户録》卷 3"紅梅"** ……（漏蔻花白色，穗尖微紅。《南方草木狀》曰：漏蔻附子，大如李實，二月花，七月熟。出興古……）（**按**：《異物志》無"漏蔻"，當見於《北户録》。下之《南方異物志》同此。）

④ 通志：**《通志·昆蟲草木略·果類》** 豆蔻曰草果，亦曰草豆蔻。苗葉似山薑、杜若輩，根似高良薑，花作穗，可愛……

⑤ 宗奭：**《衍義》卷 18"豆蔻"** 草豆蔻也，氣味極辛，微香。此是對肉豆蔻而名之。若作果，則味不和。不知前人之意，編入果部，有何意義？性温而調散冷氣力甚速。花性熱，淹置京師，然味不甚美，微苦。必爲能消酒毒，故爲果。花乾則色淡紫。

⑥ 方言：**《方言》卷 1** ……凡物盛多謂之寇。

⑦ 南方異物志：（**按**：參本頁注③。）

⑧ 金光明經：**《金光明經》卷 7"大辯才天女品第十五之一"** 細豆蔻（蘇泣迷羅）。

⑨ 别録：見本頁注①。

⑩ 恭：**《唐本草》見《證類》卷 23"豆蔻"** 《唐本》注云：豆蔻，苗似山薑，花黄白；苗、根及子亦似杜若。

⑪ 頌：**《圖經》見《證類》卷 23"豆蔻"** 豆蔻，即草豆蔻也。生南海，今嶺南皆有之。苗似蘆，葉似山薑、杜若輩，根似高良薑。花作穗，嫩葉卷之而生，初如芙蓉，穗頭深紅色，葉漸展，花漸出，而色漸淡，亦有黄白色者。南人多採以當果。實尤貴，其嫩者，並穗入鹽同淹治，疊疊作朵不散落。又以木槿花同浸，欲其色紅耳。其作實者，若龍眼子而鋭，皮無鱗甲，中子若石榴瓣，候熟採之，暴乾。根、苗微作樟木氣。其山薑花，莖、葉皆薑也。但根不堪食，足與豆蔻花相亂而微小耳……

⑫ 珣：**《海藥》見《證類》卷 23"豆蔻"** 豆蔻，生交趾，其根似益智，皮殼小厚，核如石榴，辛且香。蒳草，樹也，葉如芄蘭而小。三月採其葉，細破陰乾之。味近苦而有甘。

草果，長大如訶子，其皮黑厚而稜密，其子粗而辛臭，正如班蝥之氣。彼人皆用芼茶及作食料，恒用之物。廣人取生草蔻入梅汁，鹽漬令紅，暴乾薦酒，名紅鹽草果。其初結小者，名鸚哥舌。元朝飲膳皆以草果爲上供。南人復用一種火楊梅僞充草豆蔻，其形圓而粗，氣味辛猛而不和，人亦多用之。或云即山薑實也，不可不辨。

【修治】【斅①曰】凡使須去蒂，取向裏子及皮，用茱萸同於鏊上緩炒。待茱萸微黃黑，即去茱萸，取草豆蔻皮及子杵用之。【時珍曰】今人惟以麪裹煻火煨熟，去皮用之。

仁。【氣味】辛，温，濇，無毒。【好古②曰】大辛熱，陽也，浮也。入足太陰、陽明經。

【主治】温中，心腹痛，嘔吐，去口臭氣。《别録》③。下氣，止霍亂，一切冷氣，消酒毒。《開寶》④。調中補胃，健脾消食，去客寒，心與胃痛。李杲⑤。治瘴癘寒瘧，傷暑吐下泄痢，噎膈反胃，痞滿吐酸，痰飲積聚，婦人惡阻帶下，除寒燥濕，開鬱破氣，殺魚肉毒。制丹砂。時珍。

【發明】【弘景⑥曰】豆蔻辛烈甚香，可常食之。其五和糝中物皆宜人。豆蔻、廉薑、枸橼、甘蕉、麂目是也。【宗奭⑦曰】草豆蔻氣味極辛微香，性温而調散冷氣甚速。虚弱不能飲食者，宜此與木瓜、烏梅、縮砂、益智、麴糵、甘草、生薑同用也。【杲⑧曰】風寒客邪在胃口之上，當心作疼者，宜煨熟用之。【震亨⑨曰】草豆蔻性温，能散滯氣，消膈上痰。若明知身受寒邪，口食寒物，胃脘作疼，方可温散，用之如鼓應桴。或濕痰鬱結成病者亦效。若熱鬱者不可用，恐積温成熱也，必用巵子之劑。【時珍曰】豆蔻治病，取其辛熱浮散，能入太陰陽明，除寒燥濕，開鬱化食之力而已。南地卑下，山嵐烟瘴，飲啖酸鹹，脾胃常多寒濕鬱滯之病。故食料必用，與之相宜。然過多亦能助脾熱，傷肺損目。或云與知母同用，治瘴瘧寒熱，取其一陰一陽無偏勝之害。蓋草果治太陰獨勝之寒，知母治陽明獨勝之火也。

---

① 斅：**《炮炙論》見《證類》卷23“豆蔻”**　雷公云：凡使，須去蒂并向裏子後，取皮，用茱萸同於鏊上緩炒，待茱萸微黃黑，即去茱萸，取草豆蔻皮及子，杵用之。

② 好古：**《湯液本草》卷3“草豆蔻”**　氣熱，味大辛，陽也。辛温。無毒。入足太陰經、陽明經。

③ 别録：見973頁注①。

④ 開寶：**《開寶》見《證類》卷23“豆蔻”**　……下氣，止霍亂。/**《湯液本草》卷中“草豆蔻”**　《本草》云……消酒進食，止霍亂，治一切冷氣，調中，補胃健脾，亦能消食。

⑤ 李杲：（**按**：未能溯得其源。然《湯液本草》卷3“草豆蔻”引“《象》云”：“治風寒客邪在胃口之上，善去脾胃客寒，心與胃痛”，及“《本草》云……消酒進食……調中，補胃健脾，亦能消食”，已含此功效。）

⑥ 弘景：**《集注》見《證類》卷23“豆蔻”**　陶隱居云：味辛烈者爲好，甚香，可常含之。其五和糝（素感切）中物，皆宜人。廉薑，温中下氣。益智，熱。枸（音矩）橼（音沿），温。甘蕉、麂（音幾）目，並小冷爾。

⑦ 宗奭：見973頁注⑤。

⑧ 杲：**《湯液本草》卷3“草豆蔻”**　《象》云：治風寒客邪在胃口之上，善去脾胃客寒，心與胃痛。麪包煨熟，去麪用。（**按**：《本草發揮》所引同此。）

⑨ 震亨：（**按**：已查朱震亨相關書籍，未能溯得其源。）

【附方】舊一，新九。**心腹脹滿**，短氣。用草豆蔻一兩，去皮爲末。以木瓜生薑湯，調服半錢。《千金方》①。**胃弱嘔逆**不食。用草豆蔻仁二枚，高良薑半兩，水一盞，煮取汁，入生薑汁半合，和白麪作撥刀，以羊肉臛汁煮熟，空心食之。《普濟》②。**霍亂煩渴**。草豆蔻、黄連各一錢半，烏豆五十粒，生薑三片，水煎服之。《聖濟總録》③。**虚瘧自汗**不止。用草果一枚，麪裹煨熟，連麪研，入平胃散二錢，水煎服。《經效濟世方》④。**氣虚瘴瘧**。熱少寒多，或單寒不熱，或虚熱不寒。用草果仁、熟附子等分，水一盞，薑七片，棗一枚，煎半盞服。名果附湯。《濟生方》⑤。**脾寒瘧疾**。寒多熱少，或單寒不熱，或大便洩而小便多，不能食。用草果仁、熟附子各二錢半，生薑七片，棗肉二枚，水三盞，煎一盞，温服。《醫方大成》⑥。**脾腎不足**。草果仁一兩，以舶茴香一兩炒香，去茴不用；吴茱萸湯泡七次，以破故紙一兩炒香，去故紙不用；胡盧巴一兩，以山茱萸一兩炒香，去茱萸不用。右三味爲糁，酒糊丸梧子大。每服六十丸，鹽湯下。《百一選方》⑦。**赤白帶下**。連皮草果一枚，乳香一小塊，麪裹煨焦黄，同麪研細。每米飲服二錢，日二服。《衛生易簡方》⑧。**香口辟臭**。豆蔻、細辛爲末，含之。《肘後方》⑨。**脾痛脹滿**。草果仁二箇，酒煎服

---

① 千金方：**《證類》卷23“豆蔻”** 《千金方》：治心腹脹滿，短氣：以草豆蔻一兩，去皮爲末，以木瓜生薑湯下半錢。（**按**：今本《千金方》無此方。）

② 普濟：**《普濟方》卷25“脾胃氣虚弱不能飲食”** 草豆蔻撥刀方：治脾胃氣虚弱，嘔逆，不能飲食。草豆蔻（二枚，去皮）、高良薑（半兩）、生薑汁（半合）。右件藥，前二味細剉和匀，以水一中盞，煮取二合，並生薑汁溲白麵四兩爲撥刀，以羊肉臛汁内煮令熟，空腹食之。

③ 聖濟總録：**《聖濟總録》卷39“霍亂煩渴”** 治霍亂心煩渴，吐利不下食，草豆蔻湯方：草豆蔻（去皮，一分）、黄連（去須，一兩），右二味粗擣篩，每服三錢匕，水一盞，烏豆五十粒，生薑三片，煎至七分，去滓，温服，日三。

④ 經效濟世方：**《普濟方》卷197“諸瘧”** 治瘧自汗不止者（出《經效濟世方》）：用草果子以麵裹煨香熟，取麵并皮爛搥碎，每平胃散二錢，入草菓一枚，水二盞同煎七分，去滓，通口服。

⑤ 濟生方：**《濟生方》“諸瘧門·諸瘧論治”** 果附湯：治脾寒瘧疾不愈，振寒少熱，面青不食，或大便溏泄，小便反多。草果仁、附子（炮，去皮臍）。右等分，㕮咀，每服半兩，水二盞，生薑七片，棗一枚，煎至七分，去滓温服，不拘時候。

⑥ 醫方大成：**《醫方大成》卷2“瘧”** 《濟生方》菓附湯：治氣虚瘧疾，寒多熱少，或單寒者。草菓仁、附子（炮，去皮臍，各等分），右㕮咀，每服半兩，水一盞，薑七片，棗一個，煎服，不拘時。

⑦ 百一選方：**《百一選方》卷15“第二十三門”** 三妙丹：治脾腎。吴茱萸（一兩，去枝梗，洗浄，以破故紙一兩慢火炒，候香熟去破故紙）、草果仁（一兩，以舶上茴香一兩，炒，候香熟，去茴香）、葫蘆巴（一兩，以山茱萸一兩，炒，候香熟，去山茱萸），右三味爲細末，酒煮麪糊，元如梧桐子大，每服六十元，鹽湯下。

⑧ 衛生易簡方：**《衛生易簡方》“㕮咀生藥料三地品性治”** 草果……治赤白帶下，去皮，入乳香一小塊，用面裹，炮焦黄，和之，爲末，米飲調服。

⑨ 肘後方：**《普濟方》卷58“口臭”** 治口臭……又方（出《肘後方》）：用細辛、豆蔻含之，甚良。（**按**：今本《肘後方》未見此方。）

之。《直指方》①。

花。【氣味】辛，熱，無毒。【主治】下氣，止嘔逆，除霍亂，調中，補胃氣，消酒毒。大明②。

白豆蔻宋《開寶》③

【釋名】多骨。

【集解】【藏器④曰】白豆蔻出伽古羅國，呼爲多骨。其草形如芭蕉，葉似杜若，長八九尺而光滑，冬夏不凋，花淺黄色，子作朵如葡萄，初出微青，熟則變白，七月采之。【頌⑤曰】今廣州、宜州亦有之，不及番舶來者佳。【時珍曰】白豆蔻子圓大如白牽牛子，其殼白厚，其仁如縮砂仁，入藥去皮炒用。

仁。【氣味】辛，大温，無毒。【好古⑥曰】大辛熱，味薄氣厚，輕清而升，陽也，浮也。入手太陰經。

【主治】積冷氣，止吐逆反胃，消穀下氣。《開寶》⑦。散肺中滯氣，寬膈進食，去白睛翳膜。李杲⑧。補肺氣，益脾胃，理元氣，收脱氣。好古⑨。治噎膈，除瘧疾寒熱，解酒毒。時珍。

【發明】【頌⑩曰】古方治胃冷，喫食即欲吐及嘔吐六物湯，皆用白豆蔻，大抵主胃冷即相宜

---

① 直指方：**《直指方》卷6“脾疼證治”** 脾痛方：治脾痛脹滿。大草果二個，去殼，右剉，用酒煎，痛時服酒。能飲一盞，以兩盞煎一盞。能飲兩盞，以三盞煎兩盞，欲其中節也。

② 大明：**《日華子》見《證類》卷23“豆蔻”** 豆蔻花，熱，無毒。下氣，止嘔逆，除霍亂，調中補胃氣。消酒毒。

③ 開寶：**《開寶》見《證類》卷9“白豆蔻”** 味辛，大温，無毒。主積冷氣，止吐逆反胃，消穀下氣。出伽古羅國，呼爲多骨。形如芭蕉，葉似杜若，長八九尺，冬夏不凋，花淺黄色，子作朵如葡萄，其子初出微青，熟則變白，七月採。

④ 藏器：（**按**：此系誤注，實出《開寶》。見上注。）。

⑤ 頌：**《圖經》見《證類》卷9“白豆蔻”** 白豆蔻，出伽古羅國，今廣州、宜州亦有之，不及蕃舶者佳……

⑥ 好古：**《湯液本草》卷3“白豆蔻”** 氣熱，味大辛，味薄氣厚，陽也。辛，大温。無毒。入手太陰經。

⑦ 開寶：見本頁注③。

⑧ 李杲：**《湯液本草》卷3“白豆蔻”** 《珍》云……散肺中滯氣，寬膈……消穀下氣進食……/《心》云：專入肺經，去白睛翳膜……

⑨ 好古：**《湯液大法》卷2“理元氣藥” 白豆蔻/卷3“肺”** 虚則補（白豆蔻）/**“胃”** 虚不能食（草豆蔻）/**卷4“諸氣”** 少益（白豆蔻）脱收（白豆蔻）（**按**：此時珍從《湯液大法》抽提功效之原文。“少益”即氣少益之，“脱收”即氣脱收之。）

⑩ 頌：**《圖經》見《證類》卷9“白豆蔻”** ……張文仲：治胃氣冷，喫食即欲得吐。以白豆蔻子三枚，擣篩更研細，好酒一盞，微温調之，併飲三兩盞，佳。又有治嘔吐白术等六物湯，亦用白豆蔻，大抵主胃冷，即宜服也。

也。【元素①曰】白豆蔻氣味俱薄，其用有五。專入肺經本藥一也，散胸中滯氣二也，去感寒腹痛三也，温暖脾胃四也，治赤眼暴發，去太陽經目内大眦紅筋用少許，五也。【時珍曰】按楊士瀛②云：白豆蔻治脾虚瘧疾，嘔吐寒熱，能消能磨，流行三焦，營衛一轉，諸證自平。

【附方】舊一，新四。**胃冷惡心**，凡食即欲吐。用白豆蔻子三枚，擣細，好酒一盞，温服，並飲數服佳。張文仲《備急方》③。**人忽惡心**。多嚼白豆蔻子最佳。《肘後方》④。**小兒吐乳**胃寒者。白豆蔻仁十四箇，縮砂仁十四箇，生甘草二錢，炙甘草二錢，爲末，常摻入兒口中。《危氏得效方》⑤。**脾虚反胃**。白豆蔻、縮砂仁各二兩，丁香一兩，陳廩米一升，黄土炒焦，去土研細，薑汁和丸梧子大。每服百丸，薑湯下。名太倉丸。《濟生方》⑥。**産後呃逆**。白豆蔻、丁香各半兩，研細，桃仁湯服一錢，少頃再服。《乾坤生意》⑦。

縮砂蔤宋《開寶》⑧

【釋名】【時珍曰】名義未詳。藕下白蒻多蔤，取其密藏之意。此物實在根下，仁藏殼内，亦或此意與。

---

① 元素：**《醫學啓源》卷下“用藥備旨·白豆蔻”**　……氣味俱薄，輕清而升，陽也。其用有五：肺金本藥，一也；散胸中滯氣，二也；感寒腹痛，三也；温暖脾胃，四也；赤眼暴發，白睛紅者五也。又云：辛，純陽，去太陽目内紅筋大眦……/**《湯液本草》卷3“白豆蔻”**　《心》云：專入肺經，去白睛翳膜。紅者，不宜多用。/**《本草發揮》卷2“白豆蔻”**　潔古云……氣味俱薄，輕清而升，陽也。其用有五：肺經本藥，一也；散胸中肺氣，二也；感寒腹痛，三也；温煖脾胃，四也；赤眼暴發，白睛紅者，用之少許，五也。/東垣云……去太陽目内大眦紅筋。（**按**：時珍所引，乃糅合《醫學啓源》《本草發揮》二書之文。）

② 楊士瀛：**《直指方》卷2“發瘧嘔吐勿用常山”**　有中年人臟腑久虚，大便常滑，忽得瘧疾，嘔吐異常，惟專用人參，爲能止嘔，其他瘧劑并不可施。遂以茯苓二陳湯加人參、縮砂，而倍用白豆蔻，進一二服，病人自覺氣脉頗消，于是寒熱不作。蓋白豆蔻能消能磨，流行三焦，榮衛一轉，寒熱自平……

③ 備急方：見976頁注⑩。

④ 肘後方：**《肘後方》卷4“治卒胃反嘔啘方第三十”**　治人忽惡心不已方……又方：但多嚼豆蔻子。及咬檳榔，亦佳。

⑤ 危氏得效方：**《得效方》卷12“吐乳”**　治吃物吃乳便吐，下水乳不得，飲食不下者：白豆蔻（十四箇，去殼）、甘草（半兩，半生半炙）、縮砂（拾肆箇），右爲末，逐旋安掌中，與他乾噉，牙兒乾糝口中。

⑥ 濟生方：**《濟生續方》卷3“翻胃評治”**　太倉丸：治脾胃虚弱，不進飲食，翻胃不食，亦宜服之。陳倉米（一升，用黄土炒米熟，去土不用）、白豆蔻（二兩）、丁香（一兩）、縮砂仁（二兩）。右爲細末，用生薑自然汁爲丸如梧桐子大，每服百丸，食後用淡薑湯送下。

⑦ 乾坤生意：**《乾坤生意》卷下“濟陰·産後諸證”**　産後吃噫：白豆蔻、丁香（各半兩）、伏龍肝（一兩），右爲細末，以桃仁、吴茱萸煎湯，調服一錢，如行五裏再調服。

⑧ 開寶：**《開寶》見《證類》卷9“縮沙蜜”**　味辛，温，無毒。主虚勞冷瀉，宿食不消，赤白洩痢，腹中虚痛，下氣。生南地。苗似廉薑，形如白豆蔻，其皮緊厚而皺，黄赤色，八月採。

【集解】【珣①曰】縮砂蔤生西海及西戎，波斯諸國。多從安東道來。【志②曰】生南地。苗似廉薑，子形如白豆蔻，其皮緊厚而皺，黄赤色，八月采之。【頌③曰】今惟嶺南山澤間有之。苗莖似高良薑，高三四尺，葉長八九寸，闊半寸已來。三月、四月開花在根下，五六月成實，五七十枚作一穗，狀似益智而圓，皮緊厚而皺，有粟紋，外有細刺，黄赤色。皮間細子一團，八隔，可四十餘粒，如大黍米，外微黑色，内白而香，似白豆蔻仁。七月、八月采之。辛香可調食味，及蜜煎糖纏用。

仁。【氣味】辛，温，濇，無毒。【權④曰】辛、苦。【藏器⑤曰】酸。【珣⑥曰】辛、鹹，平。得訶子、豆蔻、白蕪荑、鼈甲良。【好古⑦曰】辛，温，陽也。浮也。入手足太陰、陽明、太陽、足少陰七經。得白檀香、豆蔻爲使，入肺；得人參、益智爲使，入脾；得黄蘗、伏苓爲使，入腎；得赤、白石脂爲使，入大小腸也。

【主治】虚勞冷瀉，宿食不消，赤白洩痢，腹中虚痛，下氣。《開寶》⑧。主冷氣腹痛，止休息氣痢勞損，消化水穀，温暖肝腎。甄權⑨。上氣欬嗽，奔豚鬼疰，驚癇邪氣。藏器⑩。一切氣，霍亂轉筋。能起酒香味。大明⑪。和中行氣，止痛安胎。楊士瀛⑫。治脾胃氣結滯不散。元素⑬。補肺醒脾，養胃益腎，理元氣，通滯氣，散寒飲脹痞，噎膈嘔吐，止女子崩中，除咽喉口齒浮熱。化銅鐵骨哽。時珍。

---

① 珣：**《海藥》見《證類》卷9“縮沙蜜”**　今按陳氏，生西海及西戎諸國。味辛，平，鹹。得訶子、鼈甲、豆蔻、白蕪荑等良。多從安東道來。

② 志：見977頁注⑧。

③ 頌：**《圖經》見《證類》卷9“縮沙蜜”**　縮沙蜜，生南地，今惟嶺南山澤間有之。苗莖似高良薑，高三四尺。葉青，長八九寸，闊半寸已來。三月、四月開花在根下，五、六月成實，五、七十枚作一穗，狀似益智，皮緊厚而皺如栗文，外有刺，黄赤色。皮間細子一團，八漏，可四十餘粒，如黍米大，微黑色，七月、八月採。

④ 權：**《藥性論》見《證類》卷9“縮沙蜜”**　縮沙蜜，君，出波斯國。味苦、辛……

⑤ 藏器：**《拾遺》見《證類》卷9“縮沙蜜”**　陳藏器云：縮沙蜜，味酸……

⑥ 珣：見本頁注①。

⑦ 好古：**《湯液本草》卷3“縮砂”**　氣温，味辛。無毒。入手足太陰經、陽明經、太陽經、足少陰經……《液》云：與白檀、豆蔻爲使則入肺，與人參、益智爲使則入脾，與黄柏、茯苓爲使則入腎，與赤、白石脂爲使則入大小腸。

⑧ 開寶：見977頁注⑧。

⑨ 甄權：**《藥性論》見《證類》卷9“縮沙蜜”**　……能主冷氣腹痛，止休息氣痢，勞損，消化水穀，温暖脾胃……

⑩ 藏器：**《拾遺》見《證類》卷9“縮沙蜜”**　……主上氣咳嗽，奔豚鬼疰，驚癇邪氣。似白豆蔻子。

⑪ 大明：**《日華子》見《證類》卷9“縮沙蜜”**　治一切氣，霍亂轉筋，心腹痛，能起酒香味。

⑫ 楊士瀛：（**按**：查《楊氏家藏方》未見此説。然該書卷6“脾胃方”有“縮砂丸”，能温中散滞，消饮进食。又卷16“婦人方”之“安胎散”，獨用縮砂。疑時珍據此歸納縮砂仁之功效。）

⑬ 元素：**《醫學啓源》卷下“用藥備旨・縮砂仁”**　……治脾胃氣結滯不散……（**按**：《本草發揮》引“潔古云”同此。）

【發明】【時珍曰】按韓丞《醫通》①云：腎惡燥，以辛潤之。縮砂仁之辛，以潤腎燥。又云：縮砂屬土，主醒脾調胃，引諸藥歸宿丹田。香而能竄，和合五臟冲和之氣，如天地以土爲冲和之氣，故補腎藥用同地黄丸蒸，取其達下之旨也。又化骨食草木藥及方士鍊三黄皆用之，不知其性，何以能制此物也。

【附方】舊二，新一十四。**冷滑下痢**不禁，虚羸。用縮砂仁熬，爲末，以羊子肝薄切掺之，瓦上焙乾，爲末，入乾薑末等分，飯丸梧子大，每服四十丸，白湯下，日二服。○又方：縮砂仁、炮附子、乾薑、厚朴、陳橘皮等分，爲末，飯丸梧子大，每服四十丸，米飲下，日二服。並《藥性論》②。**大便瀉血**，三代相傳者。縮砂仁爲末，米飲熱服二錢，以愈爲度。《十便良方》③。**小兒脱肛**。縮砂去皮爲末，以猪腰子一片，批開擦末在内，縛定，煮熟與兒食，次服白礬丸。如氣逆腫喘者，不治。《保幼大全》④。**遍身腫滿**，陰亦腫者。用縮砂仁、土狗一個，等分，研，和老酒服之。《直指方》⑤。**痰氣膈脹**。砂仁擣碎，以蘿蔔汁浸透，焙乾爲末。每服一二錢，食遠沸湯服。《簡便方》⑥。**上氣欬逆**。砂仁洗净炒研、生薑連皮等分，擣爛，熱酒食遠泡服。《簡便方》⑦。**子癇昏冒**。縮砂和皮炒黑，熱酒調下二錢。不飲者，米飲下。此方安胎止痛皆效，不可盡述。《温隱居方》⑧。**妊娠胎動**。偶因所觸，或跌墜傷損，致胎不安，痛不可忍者。縮砂熨斗内炒熱，去皮用仁，擣碎。每服二錢，熱酒調下。須臾覺腹中胎動處極熱，即胎已安矣。神效。孫尚藥⑨方。**婦人**

---

① 醫通：**《醫壘元戎》卷10"正鳳髓丹"**　……《經》云：腎惡燥，以辛潤之。縮砂味辛，以潤腎燥。（**按**：《韓氏醫通》未見此説，首句與《醫壘元戎》同。"又云"未能溯得其源。）

② 藥性論：**《藥性論》見《證類》卷9"縮沙蜜"**　……治冷滑下痢不禁虚羸方曰：熬末，以羊子肝薄切，用末逐片糁，瓦上焙乾爲末，入乾薑末，飯爲丸。日二服五十丸。又方：炮附子末、乾薑、厚朴、陳橘皮等分爲丸，日二服四十丸。

③ 十便良方：**《十便良方》卷23"痔血"**　通神散：瀉血，三代吃校散子（《家藏方》）。縮砂仁（不拘多少，去粗皮），右搗爲末，米飲調，熱服。大段經效。

④ 保幼大全：**《小兒衛生總微論》卷11"脱肛論"**　縮沙散：治小兒滑泄，肛頭脱出。以縮沙一兩，去皮爲末，每用一錢，以豬腰子一片，批開，入藥末在内，綿繫，米泔煮熟，與兒食之，次服白礬丸。如脱肛氣逆，遍身虚腫，喘急者，不治。

⑤ 直指方：**《直指方》卷17"虚腫證治"**　土狗方：治遍身腫，外腎腫。生土狗一個，手足全者，研細，入縮砂末等分，老酒調下。

⑥ 簡便方：**《奇效單方》卷上"五諸氣"**　治氣脹痰飲，中膈不利，用：砂仁不拘多少，擂碎，以蘿蔔搗絞汁，浸透焙乾，爲末，每服一二錢，食遠沸湯調下。

⑦ 簡便方：**《奇效單方》卷上"五諸氣"**　一用：砂仁（洗净，炒）、生薑（連皮，各等分），搗爛泡湯，熱服。

⑧ 温隱居方：（**按**：已查《温隱居助道方服藥須知》，未能溯得其源。）

⑨ 孫尚藥：**《證類》卷9"縮沙蜜"**　孫尚藥：治婦人妊娠偶因所觸，或墜高傷打，致胎動不安，腹中痛不可忍者。縮沙不計多少，熨斗内盛，慢火炒令熱透，去皮用人，搗羅爲末，每服二錢，用熱酒調下。須臾覺腹中胎動處極熱，即胎已安，神效。

血崩。新縮砂仁，新瓦焙，研末，米飲服三錢。《婦人良方》①。**熱擁咽痛**。縮砂殼爲末，水服一錢。戴原禮②方。**牙齒疼痛**。縮砂常嚼之良。《直指方》③。**口吻生瘡**。縮砂殼煅研，擦之即愈。此蔡醫博秘方也。《黎居士簡易方》④。**魚骨入咽**。縮砂、甘草等分，爲末。綿裹含之嚥汁，當隨痰出矣。王璆《百一選方》⑤。**誤吞諸物**。金銀銅錢等物不化者，濃煎縮砂湯飲之，即下。《危氏得效方》⑥。**一切食毒**。縮砂仁末，水服一二錢。《事林廣記》⑦。

益智子宋《開寶》⑧

【釋名】【時珍曰】脾主智，此物能益脾胃故也，與龍眼名益智義同。按蘇軾⑨記云：海南産益智，花實皆長穗，而分爲三節。觀其上中下節，以候早中晚禾之豐兇。大豐則皆實，大兇皆不實，罕有三節並熟者。其爲藥只治水，而無益於智。其得此名，豈以其知歲耶？此亦一說也，終近穿鑿。

【集解】【藏器⑩曰】益智出崑崙國及交趾，今嶺南州郡往往有之。顧微《廣州記》⑪云：其葉似蘘荷，長丈餘。其根上有小枝，高八九寸，無華萼。莖如竹箭，子從心出。一枝有十子叢生，大如

---

① 婦人良方：**《婦人良方》卷1“崩暴下血不止方論第十五”** 縮砂散：治血崩。新縮砂仁不以多少，於新瓦上炒香，爲細末，米飲調下三錢。

② 戴原禮：**《證治要訣》卷5“諸痛門·咽喉痛）”** ……凡上壅，並宜縮砂殼燒灰存性，研末，水調服之。

③ 直指方：**《直指方》卷21“齒病證治”** 治齒痛方：或縮砂嚼敷，齒痛通用。

④ 黎居士簡易方：**《黎居士簡易方》卷11“眼耳鼻舌咽喉口齒唇”** 秘方治口瘡：縮砂殼火煅，爲末，摻口内瘡上即安。（**按**：本書四處出“蔡醫博”，時珍或據“外公蔡醫博秘方保安散”，將所有“秘方”皆定爲“蔡醫博”方。）

⑤ 百一選方：**《百一選方》卷10“第十三門”** 治鯁：縮砂仁、甘草（等分），右擣爲麤末。如一切鯁，以綿裹少許含之，旋旋嚥津，久之隨痰出。

⑥ 危氏得效方：**《普濟方》卷64“骨鯁”** 治諸魚骨鯁在喉中，及誤吞銅錢……又方：用縮砂煎湯調末下。（**按**：《世醫得效方》卷10“骨鯁”下有一方，較時珍所引多一味甘草，二味爲末，綿裹噙之。《普濟方》更接近時珍所引。）

⑦ 事林廣記：**《事林廣記》戊集卷下“解一切毒”** 縮砂仁……各單用，水調下。

⑧ 開寶：**《開寶》見《證類》卷14“益智子”** 味辛，温，無毒。主遺精虚漏，小便餘瀝，益氣安神，補不足，安三焦，調諸氣。夜多小便者，取二十四枚碎，入鹽同煎服，有奇驗。按《山海經》云：生崑崙國。

⑨ 蘇軾：**《通志·昆蟲草木略·木類》** 益智子……按蘇軾記云：海南産益智，花實皆長穗，而分爲三節。其實熟否，以候歲之豐凶。其下節以候蚤禾，其上中亦然。大豐則實，凶歲皆不實，蓋罕有三節並熟者。其爲藥也，止治益於智，其得此名，豈以知歲邪？

⑩ 藏器：**《拾遺》見《證類》卷14“益智子”** 陳藏器云：止嘔噦。《廣志》云：葉似蘘荷，長丈餘。其根上有小枝，高八九尺，無葉萼。子叢生，大如棗。中瓣黑，皮白，核小者名益智。含之攝涎穢。出交趾。/**《圖經》見《證類》卷14“益智子”** ……盧循爲廣州刺史，遺劉裕益智粽，裕答以續命湯，是此也。（**按**：此條糅入《圖經》所引。）

⑪ 廣州記：**《證類》卷14“益智子”** 顧微《廣州記》云：益智，葉如蘘荷，莖如竹箭，子從心出。一枝有十子，子肉白滑，四破去之，或外皮蜜煮爲粽，味辛。（**按**：陳藏器原引《廣志》。時珍將同藥條《證類》所引《廣州記》内容糅入其中。）

小棗。其中核黑而皮白，核小者佳，含之攝涎穢。或四破去核，取外皮蜜煮爲粽食，味辛。晉 盧循遺劉裕益智粽，是此也。【恭①曰】益智子似連翹子頭未開者，苗葉花根與豆蔻無別，惟子小爾。【時珍曰】按嵇含《南方草木狀》②云：益智二月花，連着實，五六月熟。其子如筆頭而兩頭尖，長七八分，雜五味中，飲酒芬芳，亦可鹽曝及作粽食。觀此則顧微言其無華者，誤矣。今之益智子形如棗核，而皮及仁，皆似草豆蔻云。

仁。【氣味】辛，温，無毒。【主治】遺精虚漏，小便餘瀝，益氣安神，補不足，利三焦，調諸氣。夜多小便者，取二十四枚碎，入鹽同煎服，有奇驗。藏器③。治客寒犯胃，和中益氣，及人多唾。李杲④。益脾胃，理元氣，補腎虚滑瀝。好古⑤。冷氣腹痛，及心氣不足，夢洩赤濁，熱傷心系，吐血血崩諸證。時珍。

【發明】【劉完素⑥曰】益智辛熱，能開發鬱結，使氣宣通。【王好古⑦曰】益智本脾藥，主君相二火。在集香丸則入肺，在四君子湯則入脾，在大鳳髓丹則入腎，三藏互有子母相關之義。當於補藥中兼用之，勿多服。【時珍曰】益智大辛，行陽退陰之藥也，三焦、命門氣弱者宜之。按楊士瀛《直指方》⑧云：心者脾之母，進食不止於和脾，火能生土，當使心藥入脾胃藥中，庶幾相得。故古人進食藥中，多用益智，土中益火也。又按洪邁《夷堅志》⑨云：秀州進士陸迎，忽得吐血不止，氣蹷驚顫，狂躁直視，至深夜欲投户而出。如是兩夕，徧用方藥弗瘳。夜夢觀音授一方，命但服一料，永除

---

① 恭：**《唐本草》見《證類》卷13"龍眼"** 《唐本》注云：益智似連翹子頭未開者。味甘、辛。殊不似檳榔。其苗、葉、花、根，與豆蔻無別，惟子小爾。龍眼一名益智，而益智非龍眼也……

② 南方草木狀：**《南方草木狀》卷中** 益智子如筆毫，長七八分，二月花，色若蓮，著實五六月熟，味辛，雜五味中，芬芳。亦可鹽曝……

③ 藏器：見980頁注⑧。（**按**：誤注"藏器"。實出《開寶》。）

④ 李杲：**《湯液本草》卷5"益智"** 《象》云：治脾胃中受寒邪，和中益氣，治多唾，當於補中藥内兼用之，勿多服……/**《醫學啓源》卷下"用藥備旨·縮砂仁"** ……治脾胃中寒邪，和中益氣，治人多唾，當於補中藥内兼用之，不可多服……（**按**：《本草發揮》引"潔古云"與《醫學啓源》同，均爲張元素之言。然據《湯液本草》則爲李杲之言。）

⑤ 好古：**《湯液大法》卷2"理元氣藥"** 益智仁/**卷3"脾"** 虚，不足爲燥，氣（益智）/**卷3"腎"** 虚則燥（益智）/精滑（益智）/（**按**：據《綱目》引"好古"藥論法，此藥引文之源當出《湯液大法》。）

⑥ 劉完素：**《原病式·六氣爲病·熱類》** 淋……蓋醇酒、益智之性雖熱，而茴香之性温，滑石之性寒，所以能開發鬱結，使氣液宣通，熱散而愈也。

⑦ 王好古：**《湯液本草》卷5"益智"** 《象》云：治脾胃中受寒氣，和中益氣，治多唾。當於補中藥内兼用之，勿多服。去皮用……《液》云：主君相二火，手、足太陰，足少陰，本是脾藥。在集香丸則入肺，在四君子湯則入脾，在大鳳髓丹則入腎。脾肺腎，互有子母相關。

⑧ 直指方：**《仁齋小兒方論》卷4"和脾胃進飲食證治"** 心者脾之母，進食不止於和脾。蓋火能生土，當以心藥入於脾胃藥之中，庶幾兩得。古人進食方劑，多用益智者此也。

⑨ 夷堅志：**《醫説》卷3"神方·治吐血"** 秀州進士陸迎，忽得疾，吐血不止，氣蹷驚顫，狂躁跳躍，雙目直視，至深夜，欲拔户而出。如是兩夕，諸醫遍用古方及草澤單方拯療，不瘳。舉家哀訴所事，觀音夢授一方，但服一料，當永除根本。用益智一兩，生珠二錢，青皮半兩，麝一錢，碾細末，燈心湯調。陸覺，取筆記之。明日治藥，隨手而愈。（庚志）（**按**：檢今本《夷堅志》無此條。文中"生珠"，《名醫類案》引同文作"生珠砂"。）

病根。夢覺記之，如方治藥，其病果愈。其方：用益智子仁一兩，生朱砂二錢，青橘皮五錢，麝香一錢，碾爲細末。每服一錢，空心燈心湯調下。

【附方】新八。小便頻數。脬氣不足也。雷州益智子鹽炒，去鹽，天台烏藥等分，爲末，酒煮山藥粉爲糊，丸如梧子大。每服七十丸，空心鹽湯下。名縮泉丸。《朱氏集驗方》①。心虚尿滑，及赤白二濁。益智子仁、白伏苓、白术等分，爲末，每服三錢，白湯調下。白濁腹滿。不拘男婦。用益智仁鹽水浸炒，厚朴薑汁炒等分，薑三片，棗一枚，水煎服。《永類鈐方》②。小便赤濁③。益智子仁、伏神各二兩，遠志、甘草水煮各半斤，爲末，酒糊丸梧子大，空心薑湯下五十丸。腹脹忽瀉，日夜不止，諸藥不效，此氣脱也。用益智子仁二兩，濃煎飲之，立愈。《危氏得效方》④。婦人崩中。益智子炒碾細，米飲入鹽，服一錢。《産寶》⑤。香口辟臭。益智子仁一兩，甘草二錢，碾粉舐之。《經驗良方》⑥。漏胎下血。益智仁半兩，縮砂仁一兩，爲末。每服三錢，空心白湯下，日二服。《胡氏濟陰方》⑦。

蓽茇宋《開寶》⑧

【釋名】蓽撥。【時珍曰】蓽撥當作蓽茇，出《南方草木狀》⑨，番語也。《陳藏器本草》⑩作

---

① 朱氏集驗方：**《得效方》卷7"漩多"**　縮泉丸：治脬氣不足，小便頻數。天台烏藥　益智仁各等分，右爲末，酒煮山藥末糊圓如梧子大，每服七十圓，臨卧鹽、酒呑下。（**按**：檢《朱氏集驗方》雖有"縮泉丸"方，但較時珍所引多川椒、吴茱萸二味。《普濟方》卷226引同方出"危氏方"。時珍或轉引自《普濟方》，却誤注出處。）

② 永類鈐方：**《永類鈐方》卷6"赤白濁"**　男子婦人白濁，腹或滿：厚朴（薑制炒）、益智子（鹽水浸炒），薑、棗煎，不拘時，奇效。

③ 小便赤濁：**《得效方》卷7"漩濁"**　遠志圓：治小便赤濁如神。遠志（去心，用甘草煮，半斤）、茯神（去木）、益智仁（各弍兩），右爲末，酒糊圓，每服伍拾圓，臨卧棗湯下。（**按**：原無出處，今溯得其源。）

④ 危氏得效方：**《得效方》卷10"怪疾"**　凡腹脹經久，忽瀉數升，晝夜不止，服藥不驗，乃爲氣脱：用益智子煎濃湯服，立愈。

⑤ 産寶：**《婦人良方》卷1"崩暴下血不止方論第十五"**　治血崩……一方：用益智炒，爲細末，鹽米飲調下（出《産寶》方。）

⑥ 經驗良方：**《普濟方》卷58"口臭"**　治心氣不足口臭（出《經驗良方》）：益智子（去殻）、甘草（少許），右爲末，時復乾舐嚥之。更以沸湯調服，立效。

⑦ 胡氏濟陰方：**《衛生易簡方》卷11"婦人・胎漏"**　治胎漏下血及因事下血……又方，用縮砂一兩，益智半兩，爲末。每服三錢，空心白湯調下。（**按**：無《胡氏濟陰方》書名。疑此名指胡瀅《衛生易簡方》"婦人"篇。）

⑧ 開寶：**《開寶》見《證類》卷9"蓽撥"**　味辛，大温，無毒。主温中下氣，補腰脚，殺腥氣，消食，除胃冷，陰疝痃癖。其根名蓽撥没，主五勞七傷，陰汗核腫。生波斯國。此藥叢生，莖、葉似蒟醬，子緊細，味辛烈於蒟醬。

⑨ 南方草木狀：**《南方草木狀》卷上**　蒟醬，蓽茇也。生於蕃國者大而紫，謂之蓽茇。生於番禺者小而青，謂之蒟焉，可以爲食，故謂之醬焉。

⑩ 陳藏器本草：**《拾遺》見《證類》卷9"蓽撥"**　陳藏器云：畢勃没……生波斯國，似柴胡黑硬。畢撥根也。

畢勃，《扶南傳》①作逼撥，《大明會典》②作畢菱。又段成式《酉陽雜俎》③云：摩伽陀國呼爲蓽撥梨，拂菻國呼爲阿梨訶陀。

【集解】【恭④曰】蓽撥生波斯國。叢生，莖葉似蒟醬，其子緊細，味辛烈於蒟醬。胡人將來入食味用也。【藏器⑤曰】其根名畢勃沒，似柴胡而黑硬。【頌⑥曰】今嶺南特有之，多生竹林内。正月發苗作叢，高三四尺，其莖如筯。葉青圓如蕺菜，闊二三寸如桑，面光而厚。三月開花白色在表。七月結子如小指大，長二寸已來，青黑色，類椹子而長。九月收采，灰殺曝乾。南人愛其辛香，或取葉生茹之。復有舶上來者，更辛香。【時珍曰】段成式言青州防風子可亂蓽茇，蓋亦不然。蓽茇氣味正如胡椒，其形長一二寸，防風子圓如胡荽子，大不相侔也。

【修治】【斅⑦曰】凡使，去挺用頭，以醋浸一宿，焙乾，以刀刮去皮粟子令凈乃用，免傷人肺，令人上氣。

【氣味】辛，大温，無毒。【時珍曰】氣熱味辛，陽也，浮也。入手足陽明經。然辛熱耗散，能動脾肺之火，多用令人目昏，食料尤不宜之。【主治】温中下氣，補腰脚，殺腥氣，消食，除胃冷，陰疝痃癖。藏器⑧。霍亂，冷氣心痛，血氣。大明⑨。水瀉虚痢，嘔逆醋心，産後洩痢，與阿魏和合良。得訶子、人參、桂心、乾薑，治臟腑虚冷，腸鳴洩痢，神效。李珣⑩。治頭痛，鼻淵，牙痛。時珍。

【發明】【宗奭⑪曰】蓽茇走腸胃，冷氣嘔吐、心腹滿痛者宜之。多服走泄真氣，令人腸虚下重。【頌⑫曰】按《唐太宗實録》云：貞觀中，上以氣痢久未痊，服名醫藥不應，因詔訪求其方。有衛

---

① 扶南傳：（**按**：書佚，無可溯源。）

② 大明會典：（**按**：《明會典》（《四庫》本）卷97、98、102均作“蓽茇”，未見“畢菱”。）

③ 酉陽雜俎：**《酉陽雜俎》卷18“木篇”**　蓽撥，出摩伽陁國，呼爲蓽撥梨，拂林國呼爲阿梨訶咃……

④ 恭：見982頁注⑧。/**《證類》卷9“蓽撥”**　《唐本》注：今人以調食味。/**《證類》卷9“蓽撥”**　……生波斯國，胡人將來此，調食用之。（**按**：此條糅入《開寶》内容。）

⑤ 藏器：見982頁注⑩。

⑥ 頌：**《圖經》見《證類》卷9“蓽撥”**　蓽撥，出波斯國，今嶺南有之，多生竹林内。正月發苗作叢，高三四尺，其莖如筯，葉青圓，闊二三寸，如桑，面光而厚。三月開花白色在表。七月結子如小指大，長二寸已來，青黑色，類椹子，九月收採，灰殺暴乾。南人愛其辛香，或取葉生茹之……

⑦ 斅：**《炮炙論》見《證類》卷9“蓽撥”**　雷公云：凡使，先去挺，用頭，醋浸一宿，焙乾，以刀刮去皮粟子令凈方用，免傷人肺，令人上氣。

⑧ 藏器：**《證類》卷9“蓽撥”**　陳藏器云……按蓽撥温中下氣，補腰脚，煞腥氣，消食，除胃冷，陰疝痃癖……

⑨ 大明：**《日華子》見《證類》卷9“蓽撥”**　治霍亂冷氣，心痛血氣。

⑩ 李珣：**《海藥》見《證類》卷9“蓽撥”**　……又主老冷心痛，水瀉虚痢，嘔逆醋心，産後洩痢，與阿魏和合良。亦滋食味。得訶子、人參、桂心、乾薑，治藏府虚冷，腸鳴洩痢，神效。

⑪ 宗奭：**《衍義》卷10“蓽茇”**　走腸胃中冷氣，嘔吐，心腹滿痛。多服走泄真氣，令人腸虚下重。

⑫ 頌：**《圖經》見《證類》卷9“蓽撥”**　……黄牛乳煎其子，治氣痢神良。謹按：《唐太宗實録》云：貞觀中，上以氣痢久未痊，服它名醫藥不應，因詔訪求其方。有衛士進乳煎蓽撥法，御用有效。劉禹錫亦記其事云，後累試，年長而虚冷者，必效。

士進黄牛乳煎蓽茇方,御用有效。劉禹錫亦記其事云,後累試於虚冷者必效。【時珍曰】牛乳煎詳見獸部"牛乳"下。蓽茇爲頭痛鼻淵牙痛要藥,取其辛熱,能入陽明經散浮熱也。

【附方】舊二,新八。冷痰惡心。蓽茇一兩,爲末,食前用米湯服半錢。《聖惠方》①。暴泄身冷,自汗,甚則欲嘔,小便清,脉微弱,宜已寒丸治之。蓽茇、肉桂各二錢半,高良薑、乾薑各三錢半,爲末,糊丸梧子大。每服三十丸,薑湯送下。《和劑局方》②。胃冷口酸,流清水,心下連臍痛。用蓽茇半兩,厚朴薑汁浸炙一兩,爲末,入熟鯽魚肉,研和丸緑豆大。每米飲下二十丸,立效。余居士《選奇方》③。瘴氣成塊,在腹不散。用蓽茇一兩,大黄一兩,並生爲末,入麝香少許,煉蜜丸梧子大,每冷酒服三十丸。《永類鈐方》④。婦人血氣作痛及下血無時,月水不調。用蓽茇鹽炒,蒲黄炒,等分爲末,煉蜜丸梧子大。每空心温酒服三十丸,兩服即止。名二神丸。陳氏方⑤。偏頭風痛。蓽茇爲末,令患者口含温水,隨左右痛,以左右鼻吸一字,有效。《經驗後方》⑥。鼻流清涕。蓽茇末吹之,有效。《衛生易簡方》⑦。風蟲牙痛⑧。蓽茇末揩之,煎蒼耳湯漱去涎。○《本草權度》⑨:用蓽茇末、木鼈子肉,研膏,化開㗜鼻。○《聖濟總録》⑩用蓽茇、胡椒等分,爲末,化蠟丸麻子大,每以一丸塞孔中。

蓽勃没。【氣味】辛,温,無毒。【主治】五勞七傷,冷氣嘔逆,心腹脹

---

① 聖惠方:**《聖惠方》卷51"治痰飲諸方"** 治冷痰飲惡心,宜服此方:蓽茇(一兩),右搗細羅爲散,每於食前用清粥飲調下半錢。

② 和劑局方:**《局方》卷2"治傷寒"** 大已寒圓:治久寒積冷,藏腑虚弱,心腹疞痛,脅肋脹滿,泄瀉腸鳴,自利自汗,米穀不化。陽氣暴衰,陰氣獨勝,手足厥冷。傷寒陰盛,神昏脉短,四肢怠惰,並宜服之。高良薑、乾薑(炮,各六斤)、肉桂(去麤皮)、蓽撥(各肆斤)。右爲細末,水煮麵糊爲圓如梧桐子大,每貳拾圓,米飲下,食前。

③ 選奇方:**《普濟方》卷35"胃虚冷"** 治胃冷,口吐酸水,心下連臍痛效方(出余居士《選〔奇〕方》):厚朴(一兩,生薑汁三合,塗炙,爲末)、蓽撥(炒,爲末,五錢),右相和,入熟烏鯽魚研和,爲丸如緑豆大,每日米飲二十丸。

④ 永類鈐方:**《永類鈐方》卷3"五積六聚"** 受瘴結成氣塊,在腹不散:蓽茇(一兩)、大黄(一兩,各生用),爲末,入麝香少許,煉蜜丸梧子大,冷酒調下。

⑤ 陳氏方:**《婦人良方》卷7"婦人血氣心痛方論"** 陳氏二神丸:治婦人血氣不和,作痛不止,及下血無時,月水不調。真蒲黄(炒)、蓽茇(鹽炒),右等分,爲細末,煉蜜丸如梧桐子大。每服三十丸,空心温酒吞下。如不能飲,米飲下,兩服即止。

⑥ 經驗後方:**《證類》卷9"蓽撥"** **《經驗後方》**:治偏頭疼絶妙。蓽撥爲末,令患者口中含温水,左邊疼,令左鼻吸一字。右邊疼,右鼻吸一字,效。

⑦ 衛生易簡方:**《衛生易簡方》卷7"鼻疾"** 治鼻流清涕不止:用蓽茇末吹鼻内,即止。

⑧ 風蟲牙痛:**《普濟方》卷66"牙齒疼痛"** 治牙疼,又用蓽撥爲末,揩之,煎蒼耳湯漱之。(**按**:原無出處,今溯得其源。)

⑨ 本草權度:**《本草權度》卷下"齒"** 治蟲散氣:蓽茇末、木鱉肉,同研,搐鼻。

⑩ 聖濟總録:**《聖濟總録》卷119"牙齒疼痛"** 治牙齒疼痛,蓽撥丸方:蓽撥、胡椒,右二味等分,擣羅爲末,化蠟丸如麻子大,每用一丸,内蚛孔中。

滿，食不消化，陰汗寒疝核腫，婦人内冷無子，治腰腎冷，除血氣。藏器①。

蒟醬蒟音矩○《唐本草》②

【釋名】蒟子《廣志》③、土蓽茇《食療》④。苗名扶惡士、蔞藤。【時珍曰】按嵇含⑤云：蒟子可以調食，故謂之醬，乃蓽茇之類也。故孟詵《食療》⑥謂之土蓽茇。其蔓葉名扶留藤⑦，一作扶槒，一作浮留，莫解其義。蔞則留字之訛也。

【集解】【恭⑧曰】蒟醬生巴蜀中，《蜀都賦》所謂流味於番禺者。蔓生，葉似王瓜而厚大光澤，味辛香，實似桑椹而皮黑肉白。西戎亦時將來，細而辛烈。交州、愛州人家多種之，蔓生，其子長大，苗名浮留藤。取葉合檳榔食之，辛而香也。【頌⑨曰】今夔川、嶺南皆有之。昔漢武帝使唐蒙曉諭南越。越王食蒙以蒟醬，曰：此出番禺城下。武帝感之，遂開牂牁、越巂也。劉淵林注《蜀都賦》云：蒟醬緣木而生，其子如桑椹，熟時正青，長二三寸。以蜜及鹽藏而食之，辛香。與蘇恭所説大同小異。蓋淵林所云乃蜀産，蘇恭所云乃海南者爾。今惟貴蓽茇而不尚蒟醬，故鮮有用者。【李珣⑩曰】《廣州記》云：出波斯國，實狀若桑椹，紫褐色者爲尚，黑者是老，不堪。然近多黑色，少見褐者。黔中亦有，形狀滋味一般。【時珍曰】蒟醬，今兩廣、滇南及川南、渝、瀘、威、茂、施諸州皆有之。其苗謂之蔞葉，蔓生依樹，根大如筯。彼人食檳榔者，以此葉及蚌灰少許同嚼食之，云辟瘴癘，去胸中

---

① 藏器：**《拾遺》見《證類》卷9“蓽撥”**　陳藏器云：畢勃没，味辛，温，無毒。主冷氣嘔逆，心腹脹滿，食不消，寒疝核腫，婦人内冷無子，治腰腎冷，除血氣……

② 唐本草：**《唐本草》見《證類》卷9“蒟醬”**　味辛，温，無毒。主下氣温中，破痰積。生巴蜀。

③ 廣志：**《御覽》卷973“蒟子”**　《廣志》曰：蒟子，蔓生依樹，子似桑椹，長數寸，色黑，辛如薑，以鹽淹之，下氣消食。

④ 食療：**《證類》卷9“蒟醬”**　《食療》……亦名土蓽撥……

⑤ 嵇含：**《南方草木狀》卷上**　蒟醬，蓽茇也。生於蕃國者大而紫，謂之蓽茇。生於番禺者小而青，謂之蒟焉，可以爲食，故謂之醬焉……

⑥ 食療：見本頁注④。

⑦ 扶留藤：**《御覽》卷975“扶留”**　《廣志》曰：扶留藤緣樹生，其花實即蒟也，可爲醬。

⑧ 恭：見本頁注②。/**《唐本草》見《證類》卷9“蒟醬”**　《唐本》注云：《蜀都賦》所謂流味於番禺者。蔓生，葉似王瓜而厚大，味辛香，實似桑椹，皮黑肉白。西戎亦時將來，細而辛烈，或謂二種。交州、愛州人云蒟醬，人家多種，蔓生。子長大，謂苗爲浮留藤。取葉合檳榔食之，辛而香也……

⑨ 頌：**《圖經》見《證類》卷9“蒟醬”**　蒟（音矩）醬，生巴蜀，今夔川、嶺南皆有之。昔漢武使唐蒙曉諭南越，南越食蒙以蒟醬。蒙問所從來，答曰：西北牂牁江廣數里，出番禺城下。武帝感之，於是開牂牁、越嶲也。劉淵林注《蜀都賦》云：蒟醬，緣木而生。其子如桑椹，熟時正青，長二三寸。以蜜藏而食之，辛香。温調五藏。今云蔓生，葉似王瓜而厚大，實皮黑，肉白，其苗爲浮留藤，取葉合檳榔食之，辛而香也。兩説大同小異。然則淵林所云乃蜀種。如此，今説是海南所傳耳。今惟貴蓽撥而不尚蒟醬，故鮮有用者。

⑩ 李珣：**《海藥》見《證類》卷9“蒟醬”**　謹按《廣州記》云：波斯國文，實狀若桑椹，紫褐色者爲上，黑者是老不堪。黔中亦有，形狀相似，滋味一般……近多黑色，少見褐色者也。

惡氣。故諺曰："檳榔浮留,可以忘憂"。其花實即蒟子也。按嵇含《草木狀》①云："蒟醬即蓽茇也。生於蕃國者大而紫,謂之蓽茇。生於番禺者小而青,謂之蒟子。"本草以蒟易蔞子,非矣。蔞子一名扶留,其草形全不相同。時珍竊謂蒟子蔓生,蓽茇草生,雖同類而非一物,然其花實氣味功用則一也。嵇氏以二物爲一物,謂蒟子非扶留,蓋不知扶留非一種也。劉欣期《交州記》②云：扶留有三種：一名穫扶留,其根香美;一名扶留藤,其味亦辛;一名南扶留,其葉青味辛是矣。今蜀人惟取蔞葉作酒麴,云香美。

【修治】【斅③曰】凡采得後,以刀刮上粗皮,擣細。每五兩,用生薑自然汁五兩拌之,蒸一日,曝乾用。

根、葉、子。【氣味】辛,温,無毒。【時珍曰】氣熱味辛,陽也,浮也。【主治】下氣,温中,破痰積。《唐本》④。欬逆上氣,心腹蟲痛,胃弱虚瀉,霍亂吐逆,解酒食味。李珣⑤。散結氣,心腹冷痛,消穀。孟詵⑥。解瘴癘,去胸中惡邪氣,温脾燥熱。時珍。

【附方】新一。牙疼。蒟醬、細辛各半兩,大皂莢五鋌,去子,每孔入青鹽燒存性,同研末,頻擦吐涎。《御藥院方》⑦。

肉豆蔻宋《開寶》⑧

【釋名】肉果《綱目》、迦拘勒。【宗奭⑨曰】肉豆蔻對草豆蔻爲名,去殼只用肉。肉油色

---

① 草木狀：見985頁注⑤。(**按**：此下"本草以蒟……全不相同"一句,非今本《南方草木狀》所有。清《植物名實圖考》吴其濬云："今本並無此數語。《唐本草》始著蒟醬,嵇氏所謂《本草》,當在晉以前,抑時珍誤引他人語耶?")

② 交州記：**《御覽》卷975"扶留"** 《交州記》曰：扶留有三種,一名樓扶留,其根香美。一名南扶留,葉青味辛。一名扶留藤,味亦辛。

③ 斅：**《炮炙論》見《證類》卷9"蒟醬"** 雷公云：凡使,採得後以刀刮上麤皮便擣,用生薑自然汁拌之,蒸一日了出,日乾。每修事五兩,用生薑汁五兩,蒸乾爲度。

④ 唐本：見985頁注②。

⑤ 李珣：**《海藥》見《證類》卷9"蒟醬"** ……主咳逆上氣,心腹蟲痛,胃弱虚瀉,霍亂吐逆,解酒食味。近多黑色,少見褐色者也。

⑥ 孟詵：**《證類》卷9"蒟醬"** 《食療》：温。散結氣,治心腹中冷氣……尤治胃氣疾……

⑦ 御藥院方：**《御藥院方》卷9"治咽喉口齒門"** 蒟醬散：治牙齒疼痛,發作往來,久不已。蒟醬、細辛(各半兩)、大皂角(一鋌,去皮子,青鹽每竅隙滿,火燒存性,細研用),右件爲細末,如痛時用軟刷牙,蘸藥刷痛處,次用茵草葉散通口。

⑧ 開寶：**《開寶》見《證類》卷9"肉豆蔻"** 味辛,温,無毒。主鬼氣,温中,治積冷,心腹脹痛,霍亂中惡,冷疰,嘔沫冷氣,消食止洩,小兒乳霍。其形圓小,皮紫緊薄,中肉辛辣。生胡國,胡名迦拘勒。

⑨ 宗奭：**《衍義》卷10"肉豆蔻"** 對草豆蔻言之。去殼,只用肉。肉油色者佳,枯白,味薄,瘦虚者下等。

者佳，枯白瘦虚者劣。【時珍曰】花實皆似豆蔻而無核，故名。

【集解】【藏器①曰】肉豆蔻生胡國，胡名迦拘勒。大舶來即有，中國無之。其形圓小，皮紫緊薄，中肉辛辣。【珣②曰】生崑崙及大秦國。【頌③曰】今嶺南人家亦種之。春生苗，夏抽莖開花，結實似豆蔻，六月、七月采。【時珍曰】肉豆蔻花及實狀雖似草豆蔻，而皮肉之顆則不同。顆外有皺紋，而内有斑纈紋，如檳榔紋。最易生蛀，惟烘乾密封則稍可留。

實。【脩治】【斅④曰】凡使，須以糯米粉熟湯搜裹豆蔻，於煻灰火中煨熟，去粉用。勿令犯鐵。

【氣味】辛，温，無毒。【權⑤曰】苦、辛。【好古⑥曰】入手、足陽明經。

【主治】温中，消食止洩，治積冷心腹脹痛，霍亂中惡，鬼氣冷疰，嘔沫冷氣，小兒乳霍。《開寶》⑦。調中下氣，開胃，解酒毒。消皮外絡下氣。大明⑧。治宿食痰飲，止小兒吐逆，不下乳，腹痛。甄權⑨。主心腹蟲痛，脾胃虚冷氣，併冷熱虚洩、赤白痢，研末，粥飲服之。李珣⑩。暖脾胃，固大腸，時珍。

【發明】【大明⑪曰】肉豆蔻調中下氣，消皮外絡下氣，味珍，力更殊。【宗奭⑫曰】亦善下氣，多服則泄氣，得中則和平其氣。【震亨⑬曰】屬金與土，爲丸温中補脾。《日華子》稱其下氣，以脾得補而善運化，氣自下也。非若陳皮、香附之駃泄。寇氏不詳其實，遂以爲不可服也。【機⑭

---

① 藏器：**《拾遺》見《證類》卷9"肉豆蔻"** 陳藏器云：大舶來即有，中國無。（**按**：此後數句乃出《開寶》，非藏器文。參見986頁注⑧。）

② 珣：**《海藥》見《證類》卷9"肉豆蔻"** 謹按《廣志》云：生秦國及崑崙……

③ 頌：**《圖經》見《證類》卷9"肉豆蔻"** 肉豆蔻，出胡國，今惟嶺南人家種之。春生苗，花實似豆蔻而圓小，皮紫緊薄，中肉辛辣。六月、七月採……

④ 斅：**《炮炙論》見《證類》卷9"肉豆蔻"** 雷公云：凡使，須以糯米作粉，使熱湯搜裹豆蔻，於煻灰中炮，待米團子焦黄熟，然後出，去米，其中有子取用。勿令犯銅。

⑤ 權：**《藥性論》見《證類》卷9"肉豆蔻"** 肉豆蔻，君，味苦、辛……

⑥ 好古：**《湯液本草》卷4"肉豆蔻"** 氣温，味辛，無毒。入手陽明經。

⑦ 開寶：見986頁注⑧。

⑧ 大明：**《日華子》見《證類》卷9"肉豆蔻"** 調中下氣，止瀉痢，開胃消食，皮外絡下氣，解酒毒，治霍亂。味珍，力更殊。

⑨ 甄權：**《藥性論》見《證類》卷9"肉豆蔻"** ……能主小兒吐逆，不下乳，腹痛，治宿食不消，痰飲。

⑩ 李珣：**《海藥》見《證類》卷9"肉豆蔻"** ……主心腹蟲痛，脾胃虚冷，氣併冷熱，虚洩赤白痢等。凡痢以白粥飲服佳。霍亂氣併，以生薑湯服良。

⑪ 大明：見本頁注⑧。

⑫ 宗奭：**《衍義》卷10"肉豆蔻"** 亦善下氣，多服則洩氣，得中則和平其氣。

⑬ 震亨：**《衍義補遺·肉豆蔻》** 屬金與土，温中補脾，爲丸。《日華子》稱其下氣，以其脾得補而善運化，氣自下也，非陳皮、香附之駃泄。《衍義》不詳其實，謾亦因之，遂以爲不可多服。（云：多服則泄氣，得中則和平其氣。）

⑭ 機：（**按**：查汪機《醫學原理》，常用肉豆蔻治泄瀉，然未見總結此功效。疑出《本草會編》。書佚，無可溯源。）

曰】痢痰用此濇腸，爲傷乳泄瀉之要藥。【時珍曰】土愛煖而喜芳香，故肉豆蔻之辛温，理脾胃而治吐利。

【附方】舊一，新六。暖胃除痰，進食消食。肉豆蔻二箇，半夏薑汁炒五錢，木香二錢半，爲末。蒸餅丸芥子大，每食後津液下五丸、十丸。《普濟方》①。霍亂吐利。肉豆蔻爲末，薑湯服一錢。《普濟方》②。久瀉不止。肉豆蔻煨一兩，木香二錢半，爲末。棗肉和丸，米飲服四五十丸。○又方：肉豆蔻煨一兩，熟附子七錢，爲末糊丸，米飲服四五十丸。○又方：肉豆蔻煨，粟殼炙，等分爲末，醋糊丸，米飲服四五十丸。並《百一選方》③。老人虚瀉。肉豆蔻三錢，麫裹煨熟，去麫研，乳香一兩，爲末。陳米粉糊丸梧子大。每服五七十丸，米飲下。此乃常州 詹教授所傳方。《瑞竹堂方》④。小兒泄瀉。肉豆蔻五錢，乳香二錢半，生薑五片，同炒黑色，去薑，研爲膏收，旋丸緑豆大。每量大小米飲下。《全幼心鑑》⑤。脾泄氣痢。豆蔻一顆，米醋調麫裹，煨令焦黄，和麫研末。更以欓子炒研末一兩，相和。又以陳廪米炒焦，爲末和勻。每以二錢煎作飲，調前二味三錢，旦暮各一服，便瘥。《續傳信方》⑥。冷痢腹痛不能食者。肉豆蔻一兩去皮，醋和麫裹煨，擣末。每服一錢，粥飲調下。《聖惠方》⑦。

---

① 普濟方：**《普濟方》卷 167“痰飲食不消”** 暖胃除痰，進食消食方（出《護命方》）：木香（一分）、肉豆蔻（二枚，去皮）、半夏（半兩，去臍孔，薑汁浸，熬令黄色，爲細末），右爲末，蒸餅丸如芥子大，酒後食，以津液下五丸至十丸，空心服。

② 普濟方：**《普濟方》卷 201“霍亂吐利”** 療霍亂不止……又方（出《本草》方）：用肉豆蔻以薑湯服之良。（**按**：此方乃《普濟方》據《證類》卷 9“肉豆蔻”條《海藥》文擬成。）

③ 百一選方：**《百一選方》卷 6“第八門”** 神授元：治臟腑（葛樞密傳）。南木香（二錢半）、肉豆蔻（一兩，面裹煨）。右二味爲細末，煮棗爲元如梧桐子大，每服三五十元，米飲下，不以時候。/**《百一選方》卷 6“第八門”** 肉附元：治腹瀉不止。肉豆蔻（一兩二錢，面裹煨）、附子（一枚，重七錢者，炮，去皮臍），右二味並爲細末，打糊爲元如梧桐子大，候乾，每服五六十元，米湯吞下，不拘時候，立效。江州高端朝方。/**《得效方》卷 5“泄瀉”** 粟殼圓，治暴瀉：肉豆蔻（炮）、粟殼（去赤腸蒂萼，净炙），右爲末，醋糊圓如梧子大，空腹米湯下三十圓。（**按**：《百一選方》無“粟殼圓”。）

④ 瑞竹堂方：**《瑞竹堂方》卷 8“瀉痢門”** 乳豆丸：治臟腑泄瀉不調。（詹教授傳。）乳香（二兩，另研）、肉豆蔻（面裹煨熟，取豆蔻，切碎爲末）。右爲細末，相和，用陳米粉糊爲丸如梧桐子大，每服五七十丸，空心米飲湯送下。

⑤ 全幼心鑑：**《全幼心鑑》卷 4“吐瀉”** 乳豆圓：治嬰孩小兒泄瀉。乳香（二錢半）、肉豆蔻（切片，五錢），右用生薑五片同炒黑色，只存乳香、肉豆蔻二味，研細成膏，旋圓如黍米大，用米飲食前服。

⑥ 續傳信方：**《圖經》見《證類》卷 9“肉豆蔻”** ……《續傳信方》：治脾洩氣痢等。以豆蔻二顆，米醋調麵裹之，置灰中煨令黄焦，和麫碾末。更以炒了欓子末一兩相和。又焦炒陳廩米爲末，每用二錢匕煎作飲，調前二物三錢匕，旦暮各一，便差。

⑦ 聖惠方：**《聖惠方》卷 59“治冷痢諸方”** 治冷痢腹痛，不能食方：肉豆蔻（一兩，去皮，醋麫裹煨，令麫熟爲度），右件藥搗細羅爲散，每服不計時候以粥飲下一錢。

補骨脂宋《開寶》①

【釋名】破故紙《開寶》②、婆固脂《藥性論》③、胡韭子《日華》④。【時珍曰】補骨脂言其功也。胡人呼爲婆固脂，而俗訛爲破故紙也。胡韭子，因其子之狀相似，非胡地之韭子也。

【集解】【志⑤曰】補骨脂生嶺南諸州及波斯國。【頌⑥曰】今嶺外山坂間多有之。四川 合州亦有，皆不及番舶者佳。莖高三四尺，葉小似薄荷，花微紫色，實如麻子，圓扁而黑，九月采。【大明⑦曰】徐表《南州記》云：是胡韭子也。南番者色赤，廣南者色緑，入藥微炒用。

子。【脩治】【斆⑧曰】此性燥毒，須用酒浸一宿，漉出，以東流水浸三日夜，蒸之，從巳至申，日乾用。一法：以鹽同炒過，曝乾用。

【氣味】辛，大温，無毒。【權⑨曰】苦、辛。【珣⑩曰】惡甘草。【時珍曰】忌芸薹及諸血，得胡桃、胡麻良。

【主治】五勞七傷，風虚冷，骨髓傷敗，腎冷精流，及婦人血氣墮胎。《開寶》⑪。男子腰疼，膝冷囊濕，逐諸冷痹頑，止小便，利腹中冷。甄權⑫。興陽事，明耳目。大明⑬。治腎泄，通命門，煖丹田，歛精神。時珍。

---

① 開寶：**《開寶》見《證類》卷9"補骨脂"**　味辛，大温，無毒。主五勞七傷，風虚冷，骨髓傷敗，腎冷精流，及婦人血氣墮胎。一名破故紙。生廣南諸州及波斯國。樹高三四尺，葉小似薄荷。其舶上來者最佳。

② 開寶：見上注。

③ 藥性論：**《藥性論》見《證類》卷9"補骨脂"**　婆固脂，一名破故紙。味苦、辛……

④ 日華：**《日華子》見《證類》卷9"補骨脂"**　……又名胡韭子。

⑤ 志：見本頁注①。

⑥ 頌：**《圖經》見《證類》卷9"補骨脂"**　補骨脂，生廣南諸州及波斯國，今嶺外山阪間多有之，不及蕃舶者佳。莖高三四尺，葉似薄荷，花微紫色，實如麻子，圓扁而黑，九月採……（**按**：時珍原引有"四川合州亦有"6字，乃時珍自加。）

⑦ 大明：**《日華子》見《證類》卷9"補骨脂"**　……南蕃者色赤，廣南者色緑。入藥微炒用。又名胡韭子。（**按**：時珍原引有"徐表《南州記》云"一句，今核《證類》無此句，乃誤入。）

⑧ 斆：**《炮炙論》見《證類》卷9"補骨脂"**　雷公云：凡使，性本大燥毒。用酒浸一宿後漉出，却用東流水浸三日夜，却蒸，從巳至申出，日乾用。

⑨ 權：見本頁注③。

⑩ 珣：**《海藥》見《證類》卷9"補骨脂"**　惡甘草。

⑪ 開寶：見本頁注①。

⑫ 甄權：**《藥性論》見《證類》卷9"補骨脂"**　……能主男子腰疼膝冷，囊濕，逐諸冷痹頑，止小便，利腹中冷。

⑬ 大明：**《日華子》見《證類》卷9"補骨脂"**　興陽事，治冷勞，明耳目……

【發明】【頌①曰】破故紙今人多以胡桃合服，此法出於唐 鄭相國。自叙云：予爲南海節度，年七十有五。越地卑濕，傷於内外，衆疾俱作，陽氣衰絶，服乳石諸藥，百端不應。元和七年，有訶陵國舶主李摩訶，知予病狀，遂傳此方并藥。予初疑而未服，摩訶稽首固請，遂服之。經七八日而覺應驗，自爾常服，其功神效。十年二月，罷郡歸京，録方傳之。用破故紙十兩，浄擇去皮，洗過曝，擣篩令細。胡桃瓤二十兩，湯浸去皮，細研如泥，更以好蜜和，令如飴餹，瓷器盛之。旦日以煖酒二合，調藥一匙服之，便以飯壓。如不飲酒人，以暖熟水調之。彌久則延年益氣，悦心明目，補添筋骨。但禁芸薹、羊血，餘無所忌。此物本自外番隨海舶而來，非中華所有。番人呼爲補骨脂，語訛爲破故紙也。王紹顔《續傳信方》載其事頗詳，故録之。【時珍曰】此方亦可作丸，温酒服之。按白飛霞《方外奇方》②云：破故紙屬火，收斂神明，能使心包之火與命門之火相通，故元陽堅固，骨髓充實，澀以治脱也。胡桃屬木，潤燥養血，血屬陰，惡燥，故油以潤之，佐破故紙有木火相生之妙。故語云：破故紙無胡桃，猶水母之無鰕也。又破故紙惡甘草，而《瑞竹堂方》青娥丸内加之。何也？豈甘草能調和百藥，惡而不惡耶？又許叔微學士《本事方》③云：孫真人言補腎不若補脾，予曰補脾不若補腎。腎氣虚弱，則陽氣衰劣，不能熏蒸脾胃。脾胃氣寒，令人胸膈痞塞，不進飲食，遲於運化，或腹脇虚脹，或嘔吐痰涎，或腸鳴泄瀉。譬如鼎釜中之物，無火力，雖終日不熟，何能消化？濟生二神丸，治脾胃虚寒泄瀉，用破故紙補腎，肉豆蔻補脾。二藥雖兼補，但無斡旋。往往常加木香以順其氣，使之斡旋，空虚倉廩。倉廩空虚，則受物矣。屢用見效，不可不知。

【附方】舊二，新一十三。補骨脂丸。治下元虚敗，脚手沉重，夜多盗汗，縱慾所致。此

---

① 頌：《圖經》見《證類》卷 9“補骨脂” ……今人多以胡桃合服。此法出於唐鄭相國。自敍云：予爲南海節度，年七十有五。越地卑濕，傷於内外，衆疾俱作，陽氣衰絶。服乳石補益之藥，百端不應。元和七年，有訶陵國舶主李摩訶，知予病狀，遂傳此方并藥。予初疑而未服，摩訶稽顙固請，遂服之。經七八日而覺應驗。自爾常服，其功神驗。十年二月，罷郡歸京，録方傳之。破故紙十兩，浄擇去皮洗過，擣篩令細，用胡桃瓤二十兩，湯浸去皮，細研如泥，即入前末，更以好蜜和，攪令匀如飴糖，盛於瓷器中。旦日以暖酒二合，調藥一匙服之，便以飯壓。如不飲人，以煖熟水調亦可。服彌久則延年益氣，悦心明目，補添筋骨。但禁食芸臺、羊血，餘無忌。此物本自外蕃，隨海舶而來，非中華所有。蕃人呼爲補骨鴟，語訛爲破故紙也。《續傳信方》載其事，其義頗詳，故并録之。

② 方外奇方：（**按**：書佚，無可溯源。）

③ 本事方：《瑞竹堂方》卷 8“瀉痢門” 二神丸：治脾腎泄瀉不止……孫真人云：補腎不若補脾。許學士云：補脾不若補腎，蓋腎氣怯弱，則真陽衰劣，不能蒸脾胃，脾胃多寒，令人胸膈痞塞，不進飲食，遲於運化，或腹脅虚脹，或嘔吐痰涎，或腸鳴泄瀉。譬如鼎釜之中，有諸米穀，無火力，雖終日不熟，其何能化？用破故紙則補腎，用肉豆蔻則補脾。愚見之二藥，雖兼補脾腎，但無斡旋，往往常加木香以順其氣，使之斡旋，空虚倉廩，倉廩空虚則受物，屢用見效，加至百丸，空心，米飲湯入鹽少許送下。/《本事方》卷 2“治心小腸脾胃病” 治腰腎虚弱全不飲食，二神圓：破故紙（四兩，炒）、肉荳蔻（二兩，生），右爲細末，用大肥棗四十九枚，生薑四兩，切片，同煮棗爛，去薑取棗，剥去皮核，用肉，研爲膏，入藥和杵，丸如梧子大，每服三十丸，鹽湯下。有人全不進食，服補脾藥皆不效，予授此方服之，頓然能食。此病不可全作脾虚，盖腎氣怯弱，真元衰劣，自是不能消化飲食，譬如鼎釜之中置諸米穀，下無火力，雖終日米不熟，其何能化。黄魯直嘗記服兔絲子浄淘，酒浸，曝乾，日炒数匙，以酒下，十日外飲噉如湯沃雪，亦此理也。（**按**：時珍綜合二書之論而成。）

藥壯筋骨,益元氣。補骨脂四兩炒香,兔絲子四兩酒蒸,胡桃肉一兩去皮,乳香、没藥、沉香各研二錢半,煉蜜丸如梧子大。每服二三十丸,空心鹽湯、温酒任下。自夏至起冬至止,日一服。此乃唐宣宗時,張壽太尉知廣州,得方于南番人。有詩云:三年時節向邊隅,人信方知藥力殊,奪得春光來在手,青娥休笑白髭鬚。《和劑方》①。男女虚勞。男子女人五勞七傷,下元久冷,一切風病,四肢疼痛,駐顔壯氣,烏髭鬚。補骨脂一斤,酒浸一宿,晒乾,却用烏油麻一升和炒,令麻子聲絶,簸去,只取補骨脂爲末,醋煮麪糊丸如梧子大,每服二三十丸,空心温酒、鹽湯任下。《經驗後方》②。腎虚腰痛。《經驗後方》③用破故紙一兩,炒,爲末,温酒服三錢,神妙。或加木香一錢。○《和劑局方》④青娥丸:治腎氣虚弱,風冷乘之。或血氣相搏,腰痛如折,俛仰不利,或因勞役傷腎,或卑濕傷腰,或損墜墮傷,或風寒客搏,或氣滯不散,皆令腰痛,或腰間如物重墜。用破故紙酒浸炒一斤,杜仲去皮,薑汁浸炒一斤,胡桃肉去皮二十箇,爲末,以蒜擣膏一兩,和丸梧子大。每空心温酒服二十丸,婦人淡醋湯下。常服壯筋骨,活血脉,烏髭鬚,益顔色。妊娠腰痛。通氣散:用破故紙二兩,炒香爲末,先嚼胡桃肉半箇,空心温酒調下二錢。此藥神妙。《婦人良方》⑤。定心補腎。養血返精丸:破故紙炒二兩,白伏苓一兩,爲末。没藥五錢,以無灰酒浸高一指,煮化和末丸梧子大。每服三十丸,白湯下。昔有人服此,至老不衰。蓋故紙補腎,伏苓補心,没藥養血,三者既壯,自然身安。《朱氏集驗方》⑥。精氣不固。破故紙、青鹽等分,同炒,爲末。每服二錢,米飲下。《三因方》⑦。小便無度,腎氣虚寒。破故紙十兩酒蒸,茴香十兩鹽炒,爲末。酒糊丸梧子大。每服百丸,鹽酒下,或以末糝豬腎煨食之。《普濟方》⑧。小兒遺尿,膀胱冷也。夜屬陰,故小便不禁。破故紙

---

① 和劑方:(**按**:今本《局方》未能溯得其源。)

② 經驗後方:**《證類》卷9"補骨脂"** 《經驗後方》……又方:治男子、女人五勞七傷,下元久冷,烏髭鬢,一切風病,四肢疼痛,駐顔壯氣。補骨脂一斤,酒浸一宿放乾,却用烏油麻一升和炒,令麻子聲絶,即播去,只取補骨脂爲末,醋煮麵糊丸如梧子大,早辰温酒、鹽湯下二十丸。

③ 經驗後方:**《證類》卷9"補骨脂"** 《經驗後方》:治腰疼,神妙。用破故紙爲末,温酒下三錢匕。

④ 和劑局方:**《局方》卷5"治諸虚"** 青娥圓:治腎氣虚弱,風冷乘之。或血氣相搏,腰痛如折,起坐艱難,俛仰不利,轉側不能,或因勞役過度,傷於腎經。或處卑濕,地氣傷腰,或墜墮傷損,或風寒客搏,或氣滯不散,皆令腰間似有物重墜,起坐艱辛者,悉皆治之。胡桃(去皮膜,貳拾箇)、破故紙(酒浸,捌兩)、蒜(肆兩,熬膏)、杜仲(薑汁浸,炒,拾陸兩),右爲細末,蒜膏爲圓,每服叁拾圓,空心温酒下,婦人淡醋湯下。常服壯筋骨,活血脉,烏髭須,益顔色。

⑤ 婦人良方:**《婦人良方》卷12"妊娠腰腹及背痛方論第十四"** 通氣散:治妊娠腰痛,狀不可忍。此藥神妙。破故紙不以多少,瓦上炒令香熟,爲末,嚼核桃肉半個,空心温酒調下二錢。

⑥ 朱氏集驗方:**《朱氏集驗方》卷8"治方"** 返精丸:定心,養血,補腎。(此方得之異人。)破故紙(二兩,隔紙炒令熟)、白茯苓(一兩,去皮),右爲細末,用没藥半兩,搥破,用無灰酒煮浸,高浸藥一指許,候如稠餳狀,搜成前三味爲丸如梧桐子大,每服三十粒,隨食湯下。酒糊丸亦可。食前服。

⑦ 三因方:**《普濟方》卷33"腎虚漏濁遺精"** 破故紙散(《三因方》):治精氣不固。破故紙、青鹽同炒香,右各等分,爲末,每服二錢,用米飲調下。(**按**:今本《三因方》無此方。)

⑧ 普濟方:**《普濟方》卷29"腎虚"** 破故紙丸:治腎氣虚寒,小便無度。破故紙(酒浸,十兩,蒸炒)、茴香(鹽炒),右等分爲末,酒糊爲丸,每服五十丸,空心鹽酒下。一方爲末,用豬腰子批開入藥,紙裹,水濕煨熟,細嚼,酒下。

炒,爲末,每夜熱湯服五分。《嬰童百問》[1]。**玉莖不痿**,精滑無歇,時時如針刺,捏之則脆,此名腎漏。用破故紙、韭子各一兩,爲末。每用三錢,水二盞,煎六分服,日三次,愈則止。夏子益《奇方》[2]。**脾腎虚瀉**。二神丸:用破故紙炒半斤,肉豆蔻生用四兩,爲末,肥棗肉,研膏,和丸梧子大。每空心米飲服五七十丸。○《本事方》[3]。加木香二兩,名三神丸。**水瀉久痢**。破故紙炒一兩,粟殼炙四兩,爲末,煉蜜丸彈子大。每服一丸,薑、棗同水煎服。《百一選方》[4]。**牙痛日久**,腎虚也。補骨脂二兩,青鹽半兩,炒研擦之。《御藥院方》[5]。**風蟲牙痛**,上連頭腦。補骨脂炒半兩,乳香二錢半,爲末擦之。或爲丸塞孔内。自用有效。《傳信適用方》[6]。**打墜腰痛**,瘀血凝滯。破故紙炒、茴香炒、辣桂等分,爲末。每熱酒服二錢。故紙主腰痛行血。《直指方》[7]。

薑黄《唐本草》[8]

【釋名】蒁音述、寶鼎香《綱目》。

【集解】【恭[9]曰】薑黄根葉都似鬱金。其花春生於根,與苗並出,入夏花爛無子。根有黄、

① 嬰童百問:**《嬰童百問》卷8"遺尿第七十七問"** 破故紙散:治小兒夜間尿床,由膀胱冷,夜屬陰,小便不禁,睡裏自出。破故紙,右一味炒爲末,熱湯調下。

② 奇方:**《傳信適用方》卷下"夏子益治奇疾方"** 第八:玉柯硬不痿,精流無歇,時時如針刺,捏之則脆碎,乃爲腎滿漏疾。治用韭子、破故紙各一兩,末,服三錢,水一盞,煎至六分吃,每日三次飲之,愈即住服。

③ 本事方:**《本事方》卷2"治心小腸脾胃病"** 治腰腎虚弱全不飲食,二神圓:破故紙(四兩,炒)、肉荳蔻(二兩,生),右爲細末,用大肥棗四十九枚,生薑四兩,切片,同煮棗爛,去薑取棗,剥去皮核,用肉,研爲膏,入藥和杵,丸如梧子大,每服三十丸,鹽湯下。(**按**:《綱目》未言"三神丸"見於何書。今查《瑞竹堂方》卷8"瀉痢門·二神丸"有"加木香二兩,名木香三神丸"之説。)

④ 百一選方:**《百一選方》卷6"第八門"** 治赤白痢及水瀉最效(廬州合肥唐主簿錡方):破故紙(一兩,炒香熟)、罌粟殼(四兩,去穰、頂蒂,新瓦上煿燥),右二味爲細末,煉蜜爲元如彈子大,每服一元,水一盞化開,薑二片,棗一箇,煎取七分,如小兒分作四服。

⑤ 御藥院方:**《御藥院方》卷9"治咽喉口齒門"** 補骨脂散:調養氣血,治牙齒疼痛久不已。補骨脂(二兩)、青鹽(半兩),右二味同炒,令微爆爲度,候冷取出,擣爲細末,每用少許,以指蘸藥擦於牙齒疼處,有津即吐,誤咽無妨。每日丁香散與補骨脂散相間使用。

⑥ 傳信適用方:**《傳信適用方》卷上"口齒咽喉"** 治氣虚牙疼,及風蚌牙爲虚氣所攻而發者。予昔患此,歷試諸藥不驗,裏中黄醫教予用:骨碎補(二兩,細剉,炒黑,爲末)、乳香(一錢,研細入),和匀,揩牙根,良久漱之,遂愈。

⑦ 直指方:**《直指方》卷18"腰痛證治"** 茴香酒:治打墜凝瘀,腰痛通用。破故紙(炒香,研)、茴香(炒)、辣桂(等分),右爲末,每服二錢,熱酒調,食前進。故紙主腰痛,主行血。

⑧ 唐本草:**《唐本草》見《證類》卷9"薑黄"** 味辛、苦,大寒,無毒。主心腹結積,疰忤,下氣破血,除風熱,消癰腫。功力烈于鬱金。

⑨ 恭:**《唐本草》見《證類》卷9"薑黄"** 《唐本》注云:葉、根都似鬱金。花春生於根,與苗並出,夏,花爛無子。根有黄、青、白三色。其作之方法,與鬱金同爾。西戎人謂之蒁藥。其味辛少苦多,與鬱金同,惟花生異爾。(《唐本》先附)

青、白三色。其作之方法，與鬱金同。西戎人謂之蒁。其味辛少苦多，亦與鬱金同，惟花生異耳。【藏器①曰】薑黄真者，是經種三年以上老薑，能生花。花在根際，一如蘘荷。根節堅硬，氣味辛辣，種薑處有之，終是難得。西番亦有來者。與鬱金、蒁藥相似。如蘇恭所説，即是蒁藥而非薑黄。又言薑黄是蒁，鬱金是胡蒁。如此則三物無别，遞相連名，總稱爲蒁，則功狀當不殊。而今鬱金味苦寒，色赤，主馬熱病；薑黄味辛温，色黄；蒁味苦色青。三物不同，所用各别。【大明②曰】海南生者即名蓬莪蒁，江南生者即爲薑黄。【頌③曰】薑黄今江、廣、蜀川多有之。葉青緑，長一二尺許，闊三四寸，有斜文如紅蕉葉而小。花紅白色，至中秋漸凋。春末方生，其花先生，次方生葉，不結實。根盤屈黄色，類生薑而圓，有節。八月采根，片切暴乾。蜀人以治氣脹，及産後敗血攻心，甚驗。蠻人生噉，云可以祛邪辟惡。按鬱金、薑黄、蒁藥三物相近，蘇恭不能分别，乃爲一物。陳藏器以色味分别三物，又言薑黄是三年老薑所生。近年汴都多種薑，往往有薑黄生賣，乃是老薑。市人買噉，云治氣爲最。大方亦時用之。又有廉薑，亦是其類，而自是一物。【時珍曰】近時以扁如乾薑形者，爲片子薑黄；圓如蟬腹形者，爲蟬肚鬱金，並可浸水染色。蒁形雖似鬱金，而色不黄也。

根。【氣味】辛、苦、大寒，無毒。【藏器④曰】辛少苦多，性熱不冷。云大寒，誤矣。

【主治】心腹結積，疰忤，下氣破血，除風熱，消癰腫，功力烈於鬱金。《唐本》⑤。治癥瘕血塊，通月經，治撲損瘀血，止暴風痛冷氣，下食。大明⑥。祛邪辟惡，治氣脹，産後敗血攻心。蘇頌⑦。治風痺臂痛。時珍。

【發明】【時珍曰】薑黄、鬱金、蒁藥三物，形狀功用皆相近。但鬱金入心治血，而薑黄兼入

---

① 藏器：**《拾遺》見《證類》卷9"薑黄"** 陳藏器云：薑黄真者，是經種三年已上老薑，能生花。花在根際，一如蘘荷。根節緊硬，氣味辛辣。種薑處有之，終是難得。性熱不冷，本經云寒，誤也。破血下氣。西蕃亦有來者，與鬱金、蒁藥相似。如蘇所附，即是蒁藥，而非薑黄，蘇不能分别二物也。又云：蒁，味苦，温。主惡氣疰忤，心痛，血氣結積。蘇云薑黄是蒁，又云鬱金是胡蒁。夫如此，則三物無别，遞相連名，總稱爲蒁，功狀則合不殊。今蒁味苦，色青；薑黄味辛，温，無毒，色黄，主破血下氣，温，不寒；鬱金味苦，寒，色赤，主馬熱病，三物不同，所用各别。

② 大明：**《日華子》見《證類》卷9"薑黄"** ……海南生者，即名蓬莪蒁；江南生者，即爲薑黄。

③ 頌：**《圖經》見《證類》卷9"薑黄"** 薑黄，舊不載所出州郡，今江、廣、蜀川多有之。葉青緑，長一二尺許，闊三四寸，有斜文如紅蕉葉而小。花紅白色，至中秋漸凋。春末方生，其花先生，次方生葉，不結實。根盤屈，黄色，類生薑而圓，有節。或云真者是經種三年以上老薑，能生花，花在根際。一如蘘荷，根節堅硬，氣味辛辣，種薑處有之。八月採根，片切暴乾。蜀人以治氣脹，及産後敗血攻心，甚驗。蠻人生噉，云可以祛邪辟惡。謹按：鬱金、薑黄、蒁藥三物相近，蘇恭不細辨，所説乃如一物。陳藏器解紛云：蒁味苦，色青；薑黄味辛，温，色黄；鬱金味苦，寒，色赤，主馬熱病，三物不同，所用全别……據此，廉薑亦是其類，而自是一物耳。都下近年多種薑，往往有薑黄生賣，乃是老薑。市人買生噉之。云治氣爲最。醫家治氣藥大方中，亦時用之。

④ 藏器：見本頁注①。

⑤ 唐本：見992頁注⑧。

⑥ 大明：**《日華子》見《證類》卷9"薑黄"** 薑黄，熱，無毒。治癥瘕血塊，癰腫，通月經，治撲損瘀血，消腫毒，止暴風痛冷氣，下食……

⑦ 蘇頌：見本頁注③。

脾、兼治氣，莪藥則入肝兼治氣中之血，爲不同爾。古方五痺湯用片子薑黄，治風寒濕氣手臂痛。戴原禮《要訣》①云：片子薑黄能入手臂治痛。其兼理血中之氣可知。

【附方】舊二，新二。心痛難忍。薑黄一兩，桂三兩，爲末。醋湯服一錢。《經驗後方》②。胎寒腹痛，啼哭吐乳，大便瀉青，狀若驚搐，出冷汗。薑黄一錢，没藥、木香、乳香各二錢，爲末，蜜丸芡子大。每服一丸，鈎藤煎湯化下。《和劑方》③。産後血痛，有塊。用薑黄、桂心等分，爲末，酒服方寸匕。血下盡即愈。昝殷《産寶》④。瘡癬初生。薑黄末摻之妙。《千金翼》⑤。

鬱金《唐本草》⑥

【釋名】馬莪⑦。【震亨⑧曰】鬱金無香而性輕揚，能致達酒氣於高遠。古人用治鬱遏不能升者，恐命名因此也。【時珍曰】酒和鬱鬯，昔人言是大秦國所産鬱金花香，惟鄭樵《通志》⑨言即是此鬱金。其大秦三代時未通中國，安得有此草？羅願《爾雅翼》⑩亦云是此根，和酒令黄如金，故謂之黄流。其説並通。此根形狀皆似莪莪而醫馬病，故名馬莪。

【集解】【恭⑪曰】鬱金生蜀地及西戎。苗似薑黄，花白質紅，末秋出莖心而無實。其根黄

① 要訣：**《證治要訣》卷5“諸痛門·臂痛”**　曾因挈重傷筋，以致臂痛。宜琥珀散、劫勞散，或和氣飲。每服加白薑黄半錢，以薑黄能入臂故也。

② 經驗後方：**《證類》卷9“薑黄”**　《經驗後方》：治心痛。薑黄一兩，桂穰三兩爲末，醋湯下一錢匕。

③ 和劑方：**《局方》卷10“治小兒諸疾”**　鈎藤膏：治小兒胎寒胃冷，腹肚疠痛，夜間啼哭，嘔吐乳食，大便瀉青，狀若驚搐，時有冷汗。薑黄（貳錢）、没藥（别研）、木香、乳香（别研，各肆錢）。右爲細末，煉蜜和成膏，每服三錢。兒一圓，如雞頭實大，煎鈎藤湯化下。更量大小加減，不拘時候。

④ 産寶：**《婦人良方》卷20“産後惡露不盡腹痛方論第六”**　《産寶》療産後餘血作疼痛兼塊者。桂心、薑黄（等分），右爲細末，酒服方寸匕。血下盡妙。

⑤ 千金翼：**《千金翼》卷24“疥癬第八”**　凡諸瘡癬初生時，或始痛癢，即以種種單方救之……又方：取薑黄塗之。

⑥ 唐本草：**《唐本草》見《證類》卷9“鬱金”**　味辛、苦，寒，無毒。主血積下氣，生肌止血，破惡血，血淋，尿血，金瘡。

⑦ 馬莪：（**按**：原無出處。實出《唐本草》注。參下本頁注⑥。）

⑧ 震亨：**《衍義補遺·鬱金》**　《本草》無香。屬火屬土與水。性輕揚，能致達酒氣於高遠也。正如龍涎無香，能達諸香之氣耳。因輕揚之性，古人用以治鬱遏不能散者。恐命名因於此始。

⑨ 通志：**《通志》卷75“草類”**　鬱金即薑黄。《周禮》鬱人：和鬱鬯。注云：煮鬱金以和鬯酒。又云：鬱爲草若蘭。今之鬱金作蕕潘臭。其若蘭之香，乃鬱金香，生大秦國，花如紅藍花，四五月採之，即香……然大秦國去長安四萬里，至漢始通，不應三代時得此草也。或云：鬱金與薑黄自别，亦芬馨，恨未識耳。

⑩ 爾雅翼：**《爾雅翼》8卷“鬱”**　鬱，鬱金也，其根芳香而色黄。古者釀黑黍爲酒，所謂秬者，以鬱草和之，則酒色香而黄，在器流動，詩所謂黄流在中者也。

⑪ 恭：**《唐本草》見《證類》卷9“鬱金”**　《唐本》注云：此藥苗似薑黄，花白質紅，末秋出莖心，無實，根黄赤。取四畔子根，去皮，火乾之。生蜀地及西戎。馬藥用之，破血而補，胡人謂之馬莪。嶺南者有實似小豆蔻，不堪噉。

赤,取四畔子根去皮,火乾。馬藥用之,破血而補,胡人謂之馬蒁。嶺南者有實似小豆蔻,不堪噉。【頌①曰】今廣南、江西州郡亦有之,然不及蜀中者佳。四月初生,苗似薑黄,如蘇恭所説。【宗奭②曰】鬱金不香。今人將染婦人衣,最鮮明而不耐日炙,微有鬱金之氣。【時珍曰】鬱金有二。鬱金香是用花,見本條。此是用根者。其苗如薑,其根大小如指頭,長者寸許,體圓有横紋如蟬腹狀,外黄内赤。人以浸水染色,亦微有香氣。

根。【氣味】辛、苦,寒,無毒。【元素③曰】氣味俱厚,純陰。【独孤滔④曰】灰可結砂子。

【主治】血積下氣,生肌止血,破惡血,血淋尿血,金瘡。《唐本》⑤。單用治女人宿血氣心痛,冷氣結聚,温醋摩服之。亦治馬脹。甄權⑥。凉心。元素⑦。治陽毒入胃,下血頻痛。李杲⑧。治血氣心腹痛,産後敗血衝心欲死,失心顛狂,蠱毒。時珍。

【發明】【震亨⑨曰】鬱金屬火與土,有水,其性輕揚上行,治吐血、衄血、唾血。血腥及經脉逆行,並宜鬱金末加韭汁、薑汁、童尿同服,其血自清。痰中帶血者,加竹瀝。又鼻血上行者,鬱金、韭汁加四物湯服之。【時珍曰】鬱金入心及包絡,治血病。《經驗方》⑩治失心顛狂,用真鬱金七兩,

---

① 頌:**《圖經》見《證類》卷9"鬱金"** 鬱金,本經不載所出州土,蘇恭云:生蜀地及西戎,胡人謂之馬蒁。今廣南、江西州郡亦有之,然不及蜀中者佳。四月初生苗似薑黄,花白質紅,末秋出莖心,無實,根黄赤。取四畔子根,去皮火乾之……

② 宗奭:**《衍義》卷10"鬱金"** 鬱金不香,今人將染婦人衣最鮮明,然不奈日炙。染成衣,則微有鬱金之氣。

③ 元素:**《醫學啓源》卷下"用藥備旨·法象餘品"** 鬱金:辛、苦,純陽。(**按**:"純陽",任應秋輯本注:"陽,元本作陰。"《湯液本草》卷4、《本草發揮》卷2均引作"純陰"。)

④ 獨孤滔:**《證類》卷9"鬱金"** 《丹房鏡源》云:灰可用結砂子。

⑤ 唐本:見994頁注⑥。

⑥ 甄權:**《藥性論》見《證類》卷9"鬱金"** 鬱金,單用亦可。治女人宿血氣心痛,冷氣結聚。温醋摩,服之。亦啖馬藥,用治脹痛。

⑦ 元素:**《醫學啓源》卷下"用藥備旨·法象餘品"** 鬱金:凉心。

⑧ 李杲:**《本草發揮》卷2"鬱金"** 東垣云……治陽毒入胃,下血頻痛。

⑨ 震亨:**《衍義補遺·鬱金》** 《本草》無香。屬火屬土與水。性輕揚,能致達酒氣於高遠也……/**《丹溪治法心要》卷5"嘔血第六十"** 火載血上,錯經妄行……嘔血,用韭汁、童便、薑汁,磨鬱金同飲……痰帶血絲出,用童便、竹瀝,後用犀角地黄湯。又方,用韭汁、童便二物,另用鬱金研細,入二物内服之,其血自清。又方:治吐衄血上行,鬱金爲末,薑汁、童便、好酒調服。如無鬱金,則以山茶花代之。吐血挾痰,吐出一碗兩碗,只補陰降火,四物湯加降火劑之類。挾痰,用血藥則泥而不行,治火即自止。

⑩ 經驗方:**《普濟方》18"心狂"** 郁金丸(出《海上方》):治失心及心恙風。蟬肚鬱金(真川者,七兩)、明礬(二兩),右爲末,薄荷糊爲丸如梧桐子大,每服六十丸,湯水任下。有患癲狂者,三服見效。數年者亦愈。至人授此,初服心胸間有物脱去,神氣灑然,再服而甦。此經憂痰絡心竅所致也。。(**按**:據方溯源,實出明初或此前之《海上方》。)

明礬三兩,爲末,薄糊丸梧子大。每服五十丸,白湯下。有婦人顛狂十年,至人授此。初服心胸間有物脱去,神氣洒然,再服而甦。此驚憂痰血絡聚心竅所致,鬱金入心去惡血,明礬化頑痰故也。龐安常《傷寒論》①云:斑豆始有白泡,忽搐入腹,漸作紫黑色,無膿,日夜叫亂者。鬱金一枚,甘草二錢半,水半盌煮乾,去甘草,切片焙,研爲末,入真腦子炒半錢。每用一錢,以生豬血五七滴,新汲水調下,不過二服。甚者毒氣從手足心出,如癰狀乃瘥,此乃五死一生之候也。又《范石湖文集》②云:嶺南有挑生之害,於飲食中行厭勝法,魚肉能反生於人腹中,而人以死,則陰役其家。初得覺胸腹痛,次日刺人,十日則生在腹中也。凡胸膈痛,即用升麻或膽礬吐之。若膈下痛,急以米湯調鬱金末二錢服,即瀉出惡物。或合升麻、鬱金服之,不吐則下。李巽巖侍郎爲雷州推官,鞠獄得此方,活人甚多也。

【附方】舊三,新十。失心顛狂。方見"發明"下。痘毒入心。方見"發明"下。厥心氣痛不可忍。鬱金、附子、乾薑等分,爲末。醋糊丸梧子大,朱砂爲衣。每服三十丸,男酒女醋下。《奇效方》③。産後心痛,血氣上衝欲死。鬱金燒存性,爲末,二錢,米醋一呷,調灌即甦。《袖珍方》④。自汗不止。鬱金末,卧時調塗于乳上。《集簡方》。衄血吐血。川鬱金爲末,井水服二錢,甚者再服。《黎居士易簡方》⑤。陽毒下血,熱氣入胃,痛不可忍。鬱金五大箇,牛黄一皂莢子,爲散。每服用醋漿水一盞,同煎三沸,温服。孫用和《秘寶方》⑥。尿血不定。鬱金末一兩,葱白一握,水一盞,煎至三合,温服,日三服。《經驗方》⑦。風痰壅滯。鬱金一分,藜蘆

---

① 傷寒論:**《傷寒總病論》卷4"温病發斑治法小兒症附"** 斑痘始有白疱,忽搐入腹,漸作紫黑色,無膿,日夜叫煩亂者,鬱金散:鬱金(一枚,甘草一分,水半椀,煮乾,去甘草,片切,焙乾,爲細末)、真腦子(炒,半錢),同研,各一錢,以生豬血五七滴,新汲水調下,不過二服,甚者毒氣從手足心出,如癰狀,乃差。此是五死一生候也。

② 范石湖文集:**《嶺南衛生方》卷中** 廣南挑生殺人,以魚肉延客,對之行厭勝法,魚肉能反生于人腹中,而人以死,相傳謂:人死陰役于其家……(按《范石湖文集》云:李燾爲雷州推官,鞠獄得治蠱方:毒在上用升麻吐之,在腹用鬱金下之,或合二物服之,不吐則下。此方活人甚多也。)/挑生之害,於飲食中魚肉菓菜,皆可挑生而中人。其候初覺胸腹痛,次日漸攪刺,十日毒在腹中能動。凡胸臆痛爲在上膈,腹痛爲在下膈。在上膈方:膽礬半錢,投在一盞熱茶内,候礬溶化,通口服,少頃以雞翎攪喉中,即吐出毒物。在下膈方:鬱金末二錢,飯湯調下,即瀉下惡物。(**按**:時珍所引,揉合《嶺南衛生方》及該書眉批所引《范石湖文集》之文,然標出處爲《范石湖文集》。)

③ 奇效方:**《奇效良方》卷26"心病通治方"** 辰砂一粒金丹:治一切厥心,小腸、膀胱痛不可忍者。附子(炮)、鬱金、乾薑,右各等分,爲細末,醋煮糊和丸如梧桐子大,硃砂爲衣,每服三十丸,男子温酒下,婦人醋湯下,食遠服。

④ 袖珍方:**《袖珍方》卷4"産後衆疾"** 治下胎或産後血上心,已死(《經驗方》):右用鬱金燒灰存性,爲末,每服二錢,米醋一呷調灌之,立活。

⑤ 黎居士易簡方:**《聖惠方》卷16"治時氣鼻衄諸方"** 治時氣鼻衄不止……方:右以鬱金擣羅爲末,每服不計時候以冷水調下二錢,以定爲度。(**按**:《黎居士易簡方》無此方,誤注出處。)

⑥ 秘寶方:**《證類》卷9"鬱金"** 孫用和:治陽毒入胃,下血,頻疼痛不可忍。鬱金五箇,大者,牛黄一皂莢子,别細研,二味同爲散。每服用醋漿水一盞,同煎三沸,温服。

⑦ 經驗方:**《證類》卷9"鬱金"** 《經驗方》:治尿血不定。以一兩擣爲末,葱白一握相和,以水一盞,煎至三合,去滓温服,日須三服。

十分，爲末。每服一字，温漿水調下。仍以漿水一盞漱口，以食壓之。《經驗後方》①。**挑生蠱毒**。方見"發明"下。**中砒霜毒**。鬱金末二錢，入蜜少許，冷水調服。《事林廣記》②。**痔瘡腫痛**。鬱金末，水調塗之，即消。《醫方摘要》③。**耳内作痛**。鬱金末一錢，水調，傾入耳内，急傾出之。《聖濟總録》④。

蓬莪茂音述○宋《開寶》⑤

【釋名】蒁藥。

【集解】【志⑥曰】蓬莪茂生西戎及廣南諸州。葉似蘘荷，子似乾椹，茂在根下並生，一好一惡，惡者有毒。西戎人取之，先放羊食，羊不食者棄之。【藏器⑦曰】一名蓬莪，黑色；二名蒁，黄色；三名波殺，味甘，有大毒。【大明⑧曰】即南中薑黄根也。海南生者名蓬莪蒁。【頌⑨曰】今江、浙或有之。三月生苗，在田野中。其莖如錢大，高二三尺。葉青白色，長一二尺，大五寸以來，頗類蘘荷。五月有花作穗，黄色，頭微紫。根如生薑而茂在根下，似鷄鴨卵，大小不常。九月采，削去粗皮，蒸熟暴乾用。

根。【修治】【斅⑩曰】凡使，於砂盆中以醋磨令盡，然後於火畔㬥乾，重篩過用。【頌⑪曰】此物極堅硬，難擣治。用時，熱灰火中煨令透，乘熱擣之，即碎如粉。【時珍曰】今人多以醋炒或煮熟入藥，取其引入血分也。

---

① 經驗後方：**《證類》卷9"鬱金"** 《經驗後方》：治風痰。鬱金一分，藜蘆十分，各爲末，和令勻，每服一字，用温漿水一盞，先以少漿水調下，餘者水漱口，都服，便以食壓之。

② 事林廣記：**《事林廣記》戊集卷下"解砒霜毒"** 鬱金末二錢，入蜜少許，冷水調下。

③ 醫方摘要：**《醫方摘要》卷6"痔漏"** 治痔……一方：用鬱金末，水調敷，痔即消。

④ 聖濟總録：**《聖濟總録》卷115"耳疼痛"** 治耳内極痛方：鬱金末，右一味研細，每用一字，以浄水調，傾入耳内，却急傾出。

⑤ 開寶：**《開寶》見《證類》卷9"蓬莪茂"** 味苦、辛，温，無毒。主心腹痛，中惡疰忤鬼氣，霍亂冷氣，吐酸水，解毒，食飲不消，酒研服之。又療婦人血氣，丈夫奔豘。生西戎及廣南諸州。(子似乾椹，葉似蘘荷，茂在根下並生。一好一惡，惡者有毒。西戎人取之，先放羊食，羊不食者棄之。)

⑥ 志：見上注。

⑦ 藏器：**《拾遺》見《證類》卷9"蓬莪茂"** 陳藏器云：一名蓬莪，黑色；二名蒁，黄色；三名波殺，味甘，有大毒。

⑧ 大明：**《日華子》見《證類》卷9"蓬莪茂"** ……此即是南中薑黄根也。/**卷9"薑黄"** ……海南生者即名蓬莪蒁，江南生者即爲薑黄。

⑨ 頌：**《圖經》見《證類》卷9"蓬莪茂"** 蓬莪茂，生西戎及廣南諸州，今江浙或有之。三月生苗，在田野中。其莖如錢大，高二三尺。葉青白色，長一二尺，大五寸已來，頗類蘘荷。五月有花作穗，黄色，頭微紫。根如生薑，而茂在根下，似雞鴨卵，大小不常。九月採，削去麤皮，蒸熟暴乾用。

⑩ 斅：**《炮炙論》見《證類》卷9"蓬莪茂"** 雷公云：凡使，於砂盆中用醋磨令盡，然後於火畔吸令乾，重篩過用。

⑪ 頌：**《圖經》見《證類》卷9"蓬莪茂"** ……此物極堅硬難擣，治用時，熱灰火中煨令透熟，乘熱入臼中，擣之即碎如粉……

【氣味】苦、辛，温，無毒。【大明①曰】得酒、醋良。【主治】心腹痛，中惡疰忤鬼氣，霍亂冷氣，吐酸水，解毒，食飲不消，酒研服之。又療婦人血氣結積，丈夫奔豚。《開寶》②。破痃癖冷氣，以酒醋磨服。甄權③。治一切氣，開胃消食，通月經，消瘀血，止撲損痛，下血，及内損惡血。大明④。通肝經聚血。好古⑤。

【發明】【頌⑥曰】蓬莪茂，古方不見用者。今醫家治積聚諸氣，爲最要之藥。與荆三稜同用之良，婦人藥中亦多使。【好古⑦曰】蓬莪色黑，破氣中之血，入氣藥發諸香。雖爲泄劑，亦能益氣，故孫尚藥用治氣短不能接續，及大小七香丸、集香丸、諸湯散多用此也。又爲肝經血分藥。【時珍曰】鬱金入心，專治血分之病；薑黄入脾，兼治血中之氣；莪入肝，治氣中之血，稍爲不同。按王執中《資生經》⑧云：執中久患心脾疼，服醒脾藥反脹。用《耆域》所載蓬莪蒁麪裹炮熟，研末，以水與酒、醋煎服，立愈。蓋此藥能破氣中之血也。

【附方】舊一，新七。一切冷氣，搶心切痛，發即欲死。久患心腹痛時發者，此可絶根。蓬莪茂二兩醋煮，木香一兩煨，爲末。每服半錢，淡醋湯下。《衛生家寶方》⑨。小腸臟氣，非時痛不可忍。蓬莪蒁研末，空心葱酒服一錢。楊子建《護命方》⑩。婦人血氣，遊走作痛及腰痛。蓬莪茂、乾漆各二兩，末，酒服二錢。腰痛核桃酒下。《普濟方》⑪。小兒盤腸，内釣痛。以莪茂

---

① 大明：**《日華子》見《證類》卷9"蓬莪茂"** 得酒、醋良……

② 開寶：見997頁注⑤。

③ 甄權：**《藥性論》見《證類》卷9"蓬莪茂"** 蓬莪茂亦可單用。能治女子血氣心痛，破痃癖冷氣，以酒、醋摩服效。

④ 大明：**《日華子》見《證類》卷9"蓬莪茂"** ……治一切氣，開胃消食，通月經，消瘀血，止撲損痛下血，及内損惡血等。

⑤ 好古：**《湯液大法》卷3"肝"** ……有餘則聚，聚則宜通……血（……廣术……）（**按**：時珍據此歸納其效。"廣术"即廣莪术。）

⑥ 頌：**《圖經》見《證類》卷9"蓬莪茂"** ……古方不見用者。今醫家治積聚諸氣，爲最要之藥。與京三稜同用之良，婦人藥中亦多使。

⑦ 好古：**《湯液本草》卷4"蓬莪茂"** 《液》云：色黑，破氣中之血，入氣藥發諸香。雖爲泄劑，亦能益氣，故孫用和治氣短不能接續，所以大小七香丸、集香丸散及湯内，多用此也。

⑧ 資生經：**《鍼灸資生經》卷3"脾疼"** 予嘗久患脾疼，服治脾藥，反膨脹不得已。依《耆域》方，用麪裹火炮蓬莪术末，水與酒醋煎服，立愈。（**按**：《耆域》爲宋·李朝正所編經驗方書，佚文見李朝正《備急總效方》。《資生經》亦引此書。）

⑨ 衛生家寶方：**《衛生家寶方》卷2"治諸氣"** 蓬莪术散：治一切冷氣搶心切痛，發即欲死。蓬莪术（二兩，釅醋炙煮）、木香（一兩，煨），右爲末，每服半錢，淡醋湯下。如久患心腹痛，時復發動者，此藥可絶根源。

⑩ 護命方：（**按**：未能溯得其方。《普濟方》卷41"小腸虚"下"蓬莪茂散"出楊子建《護命方》，雖主治及服法與時珍所引幾同，但其方由五味藥組成。）

⑪ 普濟方：**《普濟方》卷335"血氣心腹疼痛"** 治婦人血氣痛遊走及腰痛。蓬术（切片）、乾漆（研碎，各二兩），右同炒令漆焦香，取出漆不用，只用蓬术爲末，温酒調下三錢。腰痛，胡桃酒下。遊走痛，冷水調下。

半兩，用阿魏一錢化水浸一日夜，焙研。每服一字，紫蘇湯下。《保幼大全》①。**小兒氣痛**。蓬莪莪炮熟，爲末。熱酒服一大錢。《十全博救方》②。**上氣喘急**。蓬莪茂五錢，酒一盞半，煎八分服。《保生方》③。**氣短不接**。正元散：治氣不接續，兼治滑泄及小便數，王丞相服之有驗。用蓬莪莪一兩，金鈴子去核一兩，爲末。入蓬砂一錢，煉過研細。每服二錢，温酒或鹽湯空心服。孫用和《秘寶方》④。**初生吐乳**不止。蓬莪茂少許，鹽一緑豆，以乳一合，煎三五沸，去滓，入牛黄兩粟大，服之甚效也。《保幼大全》⑤。**渾身燎泡**。方見"荆三稜"。

荆三稜宋《開寶》⑥【校正】併入《開寶⑦·草三稜》。

【釋名】京三稜《開寶》⑧、草三稜《開寶》、鶏爪三稜《開寶》、黑三稜《圖經》⑨、石三稜。【頌⑩曰】三稜，葉有三稜也。生荆楚地，故名荆三稜以著其地，《開寶本草》作京者誤矣。又出草三稜條，云即鶏爪三稜，生《蜀》地，二月、八月采之。其實一類，隨形命名爾，故併見之。

【集解】【藏器⑪曰】三稜總有三四種。京三稜黄色體重，狀若鯽魚而小。又有黑三稜，狀如

---

① 保幼大全：**《小兒衛生總微論》卷14"心腹痛論"** 魏香散：右以温水化阿魏一錢，去砂石，浸蓬莪术半兩一晝夜，取出焙乾，爲細末，每服半錢，煎米飲紫蘇湯調下，空心服。

② 十全博救方：**《證類》卷9"蓬莪茂"** 《十全博救方》：治小兒氣候止疼。蓬莪茂炮，候熱擣爲末，用一大錢，熱酒調下。

③ 保生方：（**按**：未見原書，待考。）

④ 秘寶方：**《證類》卷9"蓬莪茂"** 孫用和：正元散，治氣不接續，氣短，兼治滑洩及小便數，王丞相服之有驗。蓬莪茂一兩，金鈴子去核一兩，右件爲末，更入鵬砂一錢，煉過研細。都和勾，每服二錢，鹽湯或温酒調下，空心服。

⑤ 保幼大全：（**按**：已查《小兒衛生總微論方》，未能溯得其源。）

⑥ 開寶：**《開寶》見《證類》卷9"京三稜"** 味苦，平，無毒。主老癖癥瘕結塊。俗傳昔人患癥癖死，遺言令開腹取之，得病塊乾硬如石，文理有五色，人謂異物，竊取削成刀柄。後因以刀刈三稜，柄消成水，乃知此可療癥癖也。黄色體重，狀若鯽魚而小。又有黑三稜，狀似烏梅而稍大，有鬚相連蔓延，體輕。爲療體並同。

⑦ 開寶：**《開寶》見《證類》卷11"草三稜根"** 味甘，平，温，無毒。癖産後惡血，通月水，血結墮胎，破積聚癥瘕，止痛利氣。一名雞爪三稜。生蜀地。二月、八月採。

⑧ 開寶：見本頁注⑥、⑦。（**按**："釋名"項下"開寶"皆同此。）

⑨ 圖經：**《圖經》見《證類》卷9"京三稜"** ……春生苗，高三四尺，似茭蒲葉皆三稜……又不生細根者，謂之黑三稜，大小不常，其色黑，去皮即白……一説三稜生荆楚，字當作荆，以著其地，本經作京，非也……根末將盡，一魁未發苗，小圓如烏梅者，黑三稜也。又根之端鈎屈如爪者，爲雞爪三稜。皆皮黑肌白而至輕。三者本一物，但力有剛柔，各適其用。因其形爲名……又本草謂京三稜，形如鯽魚，黑三稜如烏梅而輕……

⑩ 頌：見1000頁注①。/見本頁注⑦。（**按**：本條摻入《開寶》之説。）

⑪ 藏器：**《拾遺》見《證類》卷9"京三稜"** 陳藏器云：本經無傳，三稜總有三四種，但取根似烏梅，有鬚相連，蔓如綖，作漆色。蜀人織爲器，一名茡者是也。

烏梅而稍大,體輕有鬚,相連蔓延,作漆色,蜀人以織爲器,一名蔾者是也。療體並同。【頌①曰】京三稜舊不著所出地土,今荆襄、江淮、濟南、河陝間皆有之,多生淺水旁及陂澤中。春生苗,葉似莎草,極長,高三四尺,又似茭蒲葉而有三稜。五六月抽莖,高四五尺,大如人指,有三稜如削成。莖端開花,大體皆如莎草而大,黄紫色。苗下即魁,初生成塊如附子大,或有扁者,其旁有根橫貫,一根則連數魁,魁上亦出苗。其魁皆扁長如小鯽魚,體重者,三稜也。其根末將盡一魁,未發苗,小圓如烏梅者,黑三稜也。又根之端鈎曲如爪者,鷄爪三稜也。皆皮黑肌白而至輕。或云:不出苗只生細根者,謂之鷄爪三稜。又不生細根者,謂之黑三稜,大小不常,其色黑,去皮即白。三者本一種,但力有剛柔,各適其用。因其形爲名,如烏頭、烏喙,雲母、雲華之類,本非兩物也。今人乃妄以凫茈、香附子爲之。又河中府有石三稜,根黄白色,形如釵股,葉緑如蒲,苗高及尺,葉上亦有三稜,四月開花白色,如蓼蕵花,五月采根,亦消積氣。今舉世所用三稜,皆淮南紅蒲根也。泰州尤多。其體至堅重,刻削魚形,葉扁莖圓,不復有三稜,不知何緣命名爲三稜也?雖太醫亦不以爲謬。流習既久,用根者不識其苗,采藥者莫究其用,因緣差失,不復辨别。今三稜皆獨旁引二根,無直下根,其形大體多如鯽魚。【時珍曰】三稜多生荒廢陂池濕地。春時叢生,夏秋抽高莖,莖端復生數葉,開花六七枝,花皆細碎成穗,黄紫色,中有細子。其葉莖花實俱有三稜,並與香附苗葉花實一樣,但長大爾。其莖光滑三稜,如椶之葉莖。莖中有白穰,剖之織物,柔韌如藤。吕忱《字林》②云:蔾草生水中,根可緣器。即此草莖,非根也。《抱朴子》言"蔾根化鱓",亦是此草。其根多黄黑鬚,削去鬚皮,乃如鯽狀,非本根似鯽也。

根。**【修治】**【元素③曰】入用須炮熟。【時珍曰】消積須用醋浸一日,炒或煮熟,焙乾,入藥乃良。

---

① 頌:**《圖經》見《證類》卷9"京三稜"**　京三稜,舊不著所出地土,今河陝、江、淮、荆襄間皆有之。春生苗,高三四尺,似茭蒲葉皆三稜。五、六月開花,似莎草,黄紫色。霜降後採根,削去皮、鬚。黄色,微苦,以如小鯽魚狀,體重者佳。多生淺水傍,或陂澤中。其根初生成塊,如附子大,或有扁者。傍生一根,又成塊,亦出苗,其不出苗,只生細根者,謂之雞爪三稜。又不生細根者,謂之黑三稜,大小不常,其色黑,去皮即白。河中府又有石三稜,根黄白色,形如釵股,葉緑色如蒲,苗高及尺,葉上亦有三稜,四月開花,白色,如紅蓼花。五月採根。亦消積氣……今世都不復有,三稜所用皆淮南紅蒲根也。泰州尤多,舉世皆用之。雖太醫不以爲謬。蓋流習既久用根者不識其苗,採藥者莫究其用,因緣差失,不復更辨。今三稜,荆湘、江淮水澤之間皆有。葉如莎草,極長,莖三稜如削,大如人指,高五六尺,莖端開花,大體皆如莎草而大,生水際及淺水中。苗下即魁,其傍有根橫貫,一根則連數魁,魁上發苗。採時斷其苗及橫根,形扁長如鯽魚者,三稜也……又根之端鈎屈如爪者,爲雞爪三稜。皆皮黑肌白而至輕。三者本一物,但力有剛柔,各適其用。因其形爲名,如烏頭、烏喙,雲母、雲華之類,本非兩物也。今人乃妄以凫茨、香附子爲之……今三稜皆獨傍引二根,無直下根。其形大體多亦如鯽魚。

② 字林:**《御覽》卷1000"蔾"**　抱朴子曰:蔾根化爲鱓。《字林》曰:蔾草生水中,根可緣器。

③ 元素:**《醫學啓源》卷下"用藥備旨・京三稜"**　……火炮製〔使〕。(**按**:《本草發揮》引"潔古云"同。)

【氣味】苦，平，無毒。【藏器①曰】甘，平，温。【大明②曰】甘、濇，凉。【元素③曰】苦、甘，無毒，陰中之陽。能瀉真氣，真氣虚者勿用。

【主治】老癖癥瘕，積聚結塊，産後惡血血結，通月水，墮胎，止痛利氣。《開寳》④。治氣脹，破積氣，消撲損瘀血，婦人血脉不調，心腹痛，産後腹痛血運。大明⑤。心膈痛，飲食不消。元素⑥。通肝經積血，治瘡腫堅硬。好古⑦。下乳汁。時珍。

【發明】【好古⑧曰】三稜色白屬金，破血中之氣，肝經血分藥也。三稜、莪茂治積塊瘡硬者，乃堅者削之也。【志⑨曰】俗傳昔人患癥癖死，遺言令開腹取之。得病塊，乾硬如石，文理有五色。以爲異物，削成刀柄。後因以刀刈三稜，柄消成水，乃知此藥可療癥癖也。【時珍曰】三稜能破氣散結，故能治諸病。其功可近於香附而力峻，故難久服。按戴原禮《證治要訣》⑩云：有人病癥癖腹脹，用三稜、莪茂，以酒煨煎服之，下一黑物如魚而愈也。

【附方】舊三，新五。癥瘕鼓脹。三稜煎：用三稜根切一石，水五石，煮三石，去滓更煎，取三斗汁入鍋中，重湯煎如稠糖，密器收之。每旦酒服一匕，日二服。《千金翼方》⑪。痃癖氣塊。草三稜、荆三稜、石三稜、青橘皮、陳橘皮、木香各半兩，肉豆蔻、檳榔各一兩，硇砂二錢，爲末。糊丸梧子大，每薑湯服三十丸。《奇效方》⑫。痃癖不瘥，脇下硬如石。京三稜一兩炮，川大黄一

---

① 藏器：**《開寳》見《證類》卷 11“草三稜根”** 味甘，平、温，無毒。（**按**：誤注出處。）

② 大明：**《日華子》見《證類》卷 9“京三稜”** 味甘、澀，凉。

③ 元素：**《醫學啓源》卷下“用藥備旨·京三棱”** ……《主治秘〔要〕》云：〔味〕苦，陰中之陽，破〔積〕氣，損真氣，虚人不用……（**按**：《本草發揮》引“潔古云”同。）

④ 開寳：見 999 頁注⑥、⑦。

⑤ 大明：**《日華子》見《證類》卷 9“京三稜”** ……治婦人血脉不調，心腹痛，落胎，消惡血，補勞，通月經，治氣脹，消撲損瘀血，産後腹痛，血運並宿血不下。

⑥ 元素：**《醫學啓源》卷下“用藥備旨·京三棱”** 主心膈痛，飲食不消……

⑦ 好古：**《湯液大法》卷 3“肝”** ……有餘則聚，聚則宜通……血（……三稜……）/**《本草發揮》卷 2“京三稜”** 海藏云……又云：京三稜、蓬莪朮，治瘡堅硬甚者，用之爲堅者削之也。

⑧ 好古：**《本草發揮》卷 2“京三稜”** 海藏云……又云：京三稜、蓬莪术，治瘡堅硬甚者，用之爲堅者削之也。/**《湯液本草》卷 4“三稜”** 《液》云：又治氣脹，血脉不調，補五勞，通月經，消瘀血。色白，破血中之氣。

⑨ 志：見 999 頁注⑥。

⑩ 證治要訣：**《證治要訣》卷 3“諸氣門·積聚”** 有病癥瘕腹脹，純用三稜、莪术，以酒煨服，下一物如黑魚狀而愈。

⑪ 千金翼方：**《千金翼》卷 19“癖積第五”** 三棱草煎，主癥癖方：三棱草切，取一石，右一味以水五石，煮取一石，去滓，更煎取三斗，於銅器中重釜煎如稠糖，出，内密器中，旦以酒一盞服一匕，日二服，每服常令酒氣相續。

⑫ 奇效方：**《奇效良方》卷 42“積聚通治方”** 雞爪三棱丸：治五臟痃癖氣塊。雞爪三棱、石三棱、京三棱、木香、青皮、陳皮（以上各半兩）、肉豆蔻、檳榔（各一兩）、硇砂，右爲細末，生薑汁煮麵糊爲丸如梧桐子大，每服二十、三十丸，生薑湯下。

兩，爲末，醋熬成膏。每日空心生薑橘皮湯下一匙，以利下爲度。《聖惠方》①。**小兒氣癖**。三稜煮汁作羹粥，與奶母食，日亦以棗許與兒食，小兒新生百日及十歲以下，無問癎熱痃癖等皆理之。秘妙不可具言，大效。○《子母秘録》②。**痞氣胸滿**，口乾肌瘦，食減，或時壯熱。石三稜、京三稜、鷄爪三稜各一分並炮，蓬莪茂三枚，檳榔一枚，青橘皮五十片醋浸去白，陳倉米一合醋浸淘過，巴豆五十箇去皮，同青皮、倉米炒乾，去豆爲末，糊丸緑豆大。每米飲下三丸，日一服。《聖濟總録》③。**反胃惡心**，藥食不下。京三稜炮一兩半，丁香三分，爲末。每服一錢，沸湯點服。《聖濟總録》④。**乳汁不下**。京三稜三箇，水二盌，煎汁一盌，洗奶，取汁出爲度，極妙。《外臺秘要》⑤。**渾身燎泡**如棠梨狀，每箇出水，有石一片，如指甲大，其泡復生，抽盡肌膚肉即不可治。用荆三稜、蓬莪茂各五兩，爲末。分三服，酒調連進，愈。○《危氏得效方》⑥。

莎草香附子《别録》⑦中品

【釋名】雀頭香《唐本》⑧、草附子《圖經》⑨、水香稜《圖經》、水巴戟《圖經》、水

① 聖惠方：**《聖惠方》卷49“治痃癖諸方”** 治痃癖氣不消，方：京三稜（一兩，微煨，剉）、川大黄（一兩，剉），右件藥擣羅爲末，用醋熬爲膏，每日空心以生薑橘皮湯調下一茶匙。

② 子母秘録：**《證類》卷9“京三稜”** 《子母秘録》：治小兒氣癖：取三稜汁作羹粥，以米麵爲之，與奶母食，每日取一棗大，與小兒喫亦得。作粥，與癎熱食之，治小兒十歲已下，及新生百日，無問癎熱、無辜、痃癖等，皆理之，秘妙不可具言，大效。

③ 聖濟總録：**《聖濟總録》卷71“痞氣”** 治脾積痞氣，身黄口乾，胸膈滿悶，肌瘦減食，或時壯熱，脾積丸方：陳倉米（一合，醋浸，淘過）、青橘皮（五十片，醋浸軟，去白）、巴豆（五十枚，去皮，麻線系定，三味同炒乾，去巴豆不用，入後藥）、石三棱（一分）、雞爪三棱（一分）、蓬莪茂（三枚，炮剉）、京三棱（一分，炮剉）、檳榔（二枚，剉），右八味擣羅爲末，取一半，麵糊爲丸如緑豆大，一半作散，每服一錢匕，粥飲調下三丸。

④ 聖濟總録：**《聖濟總録》卷47“胃反”** 治胃反惡心，粥藥不下，鎮脾散方：京三稜（炮，一兩半）、丁香（三分）。右二味擣羅爲散，每服一錢匕，沸湯點，不拘時候。

⑤ 外臺秘要：**《證類本草》卷9“京三稜”** 《外臺秘要》……又方：下乳汁：取京三棱三個，以水二碗，煎取一碗，洗奶，取汁爲度，極妙。（**按**：今本《外臺》無此方。）

⑥ 危氏得效方：**《得效方》卷10“怪疾”** 渾身生燎泡，如甘棠梨，每箇破出水，内有石壹片如指甲大，泡復生，抽盡肌膚肉，不可治。急用荆三稜、蓬莪术各五兩，爲末，分三服，酒調連進，愈。

⑦ 别録：**《别録》見《證類》卷九9“莎草根”** 味甘，微寒，無毒。主除胸中熱，充皮毛。久服利人，益氣，長鬚眉。一名薃（音號），一名侯莎。其實名緹。生田野，二月、八月採。

⑧ 唐本：**《唐本草》見《證類》卷9“莎草根”** 《唐本》注云：此草根名香附子，一名雀頭香……

⑨ 圖經：**《圖經》見《證類》卷9“莎草根”** 莎草根，又名香附子。舊不著所出州土，但云生田野，今處處有之。或云交州者勝，大如棗，近道者如杏人許。苗、莖、葉都似三稜，根若附子，周匝多毛。今近道生者，苗、葉如薤而瘦，根如筯頭大。二月、八月採。謹按《天寶單方圖》載：水香稜，功狀與此頗相類，但味差不同。其方云：水香稜，味辛，微寒，無毒，性澀。元生博平郡池澤中，苗名香稜，根名莎結，亦名草附子。河南及淮南下濕地即有，名水莎，隴西謂之地藾根，蜀郡名續根草，亦名水巴戟。今涪都最饒，名三稜草。用莖作鞋履，所在皆有……（**按**：“釋名”項下“圖經”皆同此。）

莎《圖經》、侯莎《爾雅》①、莎結《圖經》、夫須《别録》②、續根草《圖經》、地藾根《綱目》、地毛《廣雅》③。【時珍曰】《别録》止云莎草，不言用苗用根。後世皆用其根，名香附子，而不知莎草之名也。其草可爲笠及雨衣，疏而不沾，故字從草從沙。亦作蓑字，因其爲衣垂緌，如孝子衰衣之狀，故又從衰也。《爾雅》④云：薃，音浩。侯莎，其實緹是也。又云：臺，夫須也。臺乃笠名，賤夫所須也。其根相附連續而生，可以合香，故謂之香附子。上古謂之雀頭香。按《江表傳》⑤云，魏文帝遣使于吴求雀頭香，即此。其葉似三稜及巴戟而坐下濕地，故有水三稜、水巴戟之名。俗人呼爲雷公頭。《金光明經》⑥謂之月萃哆。《記事珠》⑦謂之抱靈居士。

【集解】【别録⑧曰】莎草生田野，二月、八月采。【弘景⑨曰】方藥不復用，古人爲詩多用之，而無識者。乃有鼠莎，療體異此。【恭⑩曰】此草根名香附子，一名雀頭香，所在有之，莖葉都似三稜，合和香用之。【頌⑪曰】今處處有之。苗葉如薤而瘦，根如筯頭大。謹按唐玄宗《天寶單方圖》載水香稜，功狀與此相類。云水香稜原生博平郡池澤中，苗名香稜，根名莎結，亦名草附子。河南及淮南下濕地即有，名水莎。隴西謂之地藾根。蜀郡名續根草，亦名水巴戟。今涪都最饒，名三稜草。用莖作鞋履，所在皆有。采苗及花與根療病。【宗奭⑫曰】香附子今人多用。雖生於莎草根，然根上或有或無。有薄皸皮，紫黑色，非多毛也，刮去皮則色白。若便以根爲之則誤矣。【時珍曰】莎葉如老韭葉而硬，光澤有劍脊稜。五六月中抽一莖，三稜中空，莖端復出數葉。開青花成穗如黍，中有細子。其根有鬚，鬚下結子一二枚，轉相延生，子上有細黑毛，大者如羊棗而兩頭尖。采得燎去毛，暴乾貨之。此乃近時日用要藥。而陶氏不識，諸註亦略，乃知古今藥物興廢不同。如此則本草諸藥，亦不可以今之不識，便廢棄不收，安知異時不爲要藥如香附者乎？

---

① 爾雅：**《爾雅·釋草》** 薃，侯莎，其實媞。
② 别録：（**按**：《别録》無此名，出《爾雅》。見本頁注⑧。）
③ 廣雅：**《廣雅》卷 10"釋草"** 地毛，莎蔏也。
④ 爾雅：**《爾雅·釋草》** 薃，侯莎。其實媞。/臺，夫須。（鄭箋詩云：臺可以爲禦雨笠。）
⑤ 江表傳：**《御覽》卷 981"雀頭"** 《江表傳》曰：魏文帝遣使於吴，求雀头香。
⑥ 金光明經：**《金光明經》卷 7"大辯才天女品第十五之一"** ……香附子（目窣哆）……
⑦ 記事珠：**《記事珠》卷 3"花木門·藥草"** 香附子……抱靈居士。
⑧ 别録：見 1002 頁注⑦。
⑨ 弘景：**《集注》見《證類》卷 9"莎草根"** 陶隱居云：方藥亦不復用……古人爲詩多用之，而無識者。乃有鼠蓑，療體異此。
⑩ 恭：**《唐本草》見《證類》卷 9"莎草根"** 《唐本》注云：此草根名香附子，一名雀頭香……所在有之。莖、葉都似三稜，根若附子，周匝多毛。交州者最勝。大者如棗，近道者如杏人許。荆襄人謂之莎草根，合和香用之。
⑪ 頌：見 1002 頁注⑨。
⑫ 宗奭：**《衍義》卷 10"莎草"** 其根上如棗核者，又謂之香附子。亦入印香中，亦能走氣，今人多用。雖生於莎草根，然根上或有或無。有薄皸皮，紫黑色，非多毛也。刮去皮則色白。若便以根爲之，則誤矣。

根。【修治】【斅①曰】凡采得陰乾，於石臼中搗之，切忌鐵器。【時珍曰】凡采得連苗暴乾，以火燎去苗及毛。用時以水洗浄，石上磨去皮。用童子小便浸透，洗晒搗用。或生或炒，或以酒、醋、鹽水浸，諸法各從本方，詳見于下。又稻草煮之，味不苦。

【氣味】甘，微寒，無毒。【宗奭②曰】苦。【頌③曰】《天寶單方》云：辛，微寒，無毒，性濇。【元素④曰】甘、苦，微寒，氣厚於味，陽中之陰，血中之氣藥也。【時珍曰】辛、微苦、甘，平。足厥陰、手少陽藥也。能兼行十二經、八脉氣分。得童子小便、醋、芎藭、蒼术良。

【主治】除胸中熱，充皮毛，久服利人益氣，長鬚眉。《别録》⑤。治心腹中客熱，膀胱間連脇下氣妨，常日憂愁不樂，心忪少氣。蘇頌⑥。治一切氣，霍亂吐瀉腹痛，腎氣膀胱冷氣。李杲⑦。散時氣寒疫，利三焦，解六鬱，消飲食積聚，痰飲痞滿，胕腫腹脹，脚氣，止心腹、肢體、頭目、齒、耳諸痛，癰疽瘡瘍，吐血下血尿血，婦人崩漏帶下，月候不調，胎前産後百病。時珍。

苗及花。【主治】丈夫心肺中虚風及客熱，膀胱連脇下時有氣妨，皮膚瘙痒癮㾖，飲食不多，日漸瘦損，常有憂愁、心忪、少氣等證。並收苗花二十餘斤，剉細，以水二石五斗，煮一石五斗，斛中浸浴，令汗出五六度，其瘙痒即止。四時常用，癮疹風永除。《天寶單方圖》⑧。煎飲散氣鬱，利胸膈，降痰熱。時珍。

---

① 斅：**《炮炙論》見《證類》卷9"莎草根"**　雷公云：凡採得後，陰乾，于石臼中擣，勿令犯鐵，用之切忌爾。

② 宗奭：**《衍義》卷10"莎草"**　其味苦。

③ 頌：見1002頁注⑨。

④ 元素：**《本草發揮》卷2"京三稜"**　潔古云：味甘苦，微寒。氣厚於味，陽中陰也。快氣。（**按**：原文無"血中之氣藥"一句。然《湯液本草》卷4云本品可"破血中之氣"。《本草發揮》引"海藏云"："以是知益氣血之藥也。方中用治崩漏，是益氣而止血也。又能逐去凝血，是推陳也。"疑時珍據此補"血中之氣藥"。）

⑤ 别録：見1002頁注⑦。

⑥ 蘇頌：**《圖經》見《證類》卷9"莎草根"**　……單服療肺風。又云：其藥療丈夫心肺中虚風及客熱，膀胱間連脅下時有氣妨，皮膚瘙癢癮㾖，飲食不多，日漸瘦損，常有憂愁，心忪少氣等……

⑦ 李杲：**《本草發揮》卷2"京三稜"**　東垣云……治一切氣，并霍亂吐瀉，腹痛，腎氣膀胱冷，消食下氣。

⑧ 天寶單方圖：**《圖經》見《證類》卷9"莎草根"**　……單服療肺風。又云：其藥療丈夫心肺中虚風及客熱，膀胱間連脅下時有氣妨，皮膚瘙癢癮㾖，飲食不多，日漸瘦損，常有憂愁，心忪少氣等。並春收苗及花，陰乾。入冬採根，切，貯於風凉處。有患前病者，取苗二十餘斤，剉，以水二石五斗，煮取一石五斗，於浴斛中浸身，令汗出五六度，浸兼浴。其肺中風，皮膚癢即止。每載四時常用，則癮㾖風永差……

【發明】【好古①曰】香附治膀胱兩脇氣妨，心忪少氣，是能益氣，乃血中之氣藥也。本草不言治崩漏，而方中用治崩漏，是能益氣而止血也。又能逐去瘀血，是推陳也。正如巴豆治大便不通而又止泄瀉同意。又云：香附陽中之陰，血中之氣藥，凡氣鬱血氣必用之。炒黑能止血治崩漏，此婦人之仙藥也。多服亦能走氣。【震亨②曰】香附須用童子小便浸過，能總解諸鬱，凡血氣必用之藥，引至氣分而生血，此正陰生陽長之義。本草不言補，而方家言於老人有益，意有存焉，蓋於行中有補理。天之所以爲天者，健而有常也。健運不息，所以生生無窮，即此理爾。今即香中亦用之。【時珍曰】香附之氣平而不寒，香而能竄，其味多辛能散，微苦能降，微甘能和。乃足厥陰肝、手少陽三焦氣分主藥，而兼通十二經氣分。生則上行胸膈，外達皮膚。熟則下走肝腎，外徹腰足。炒黑則止血，得童溲浸炒則入血分而補虚，鹽水浸炒則入血分而潤燥，青鹽炒則補腎氣，酒浸炒則行經絡，醋浸炒則消積聚，薑汁炒則化痰飲。得參、术則補氣，得歸、芐則補血，得木香則流滯和中，得檀香則理氣醒脾，得沈香則升降諸氣，得芎藭、蒼术則總解諸鬱，得巵子、黄連則能降火熱，得伏神則交濟心腎，得茴香、破故紙則引氣歸元，得厚朴、半夏則决壅消脹，得紫蘇、葱白則解散邪氣，得三稜、莪茂則消磨積塊，得艾葉則治血氣暖子宫，乃氣病之總司，女科之主帥也。飛霞子韓丞③云：香附能推陳致新，故諸書皆云益氣。而俗有耗氣之説，宜于女人不宜于男子者，非矣。蓋婦人以血用事，氣行則無疾。老人精枯血閉，惟氣是資。小兒氣日充，則形乃日固。大凡病則氣滯而餒，故香附於氣分爲君藥，世所罕知。臣以參、耆，佐以甘草，治虚怯甚速也。丞游方外時，懸壺輕賫，治百病黄鶴丹，治婦人青囊

---

① 好古：**《湯液本草》卷3“香附子”** 《圖經》云：膀胱、兩脅氣妨，常日憂愁不樂，飲食不多，皮膚瘙癢癮疹，日漸瘦損，心忪少氣。以是知益氣，血中之氣藥也。方中用治崩漏，是益氣而止血也。又能逐去凝血，是推陳也。與巴豆同治泄瀉不止，又能治大便不通，同意。/**《醫學啓源》卷下“用藥備旨·法象餘品”** 香附子：甘，陰中之陰，快氣。/**《醫壘元戎》卷11“活人四物加減例”** 易簡歸芎湯……若崩中漏下，失血過多，少不能止，服煎藥不效者，用香附子炒去皮毛，每服一兩，入甘草一錢，沸湯點服……或謂香附子耗氣則不然，此藥資血養氣，婦人之仙藥，雖羸劣之人，猶宜服之。（**按**：時珍引文乃據上諸論揉合而成。）

② 震亨：**《衍義補遺·香附子》** 必用童便浸。凡血氣藥必用之，引至氣分而生血，此陽生陰長之義也……/**《外科理例》卷5“背疽一百十六”** ……每思香附，《經》不言補，惟不老湯乃言有益於老人。用片子姜黄、甘草、香附三味，以不老爲名，且引鐵瓮先生與劉君爲證，夫豈無其故哉。蓋於行中有補之理耳。天之所以爲天，健而有常，因其不息，所以生生無窮……（**按**：時珍所引“本草不言補……”句，丹溪諸書未能溯得其源。）

③ 韓丞：**《韓氏醫通》卷下“藥性裁成章第七”** 香附主氣分之病，香能竄，苦能降，推陳致新，故諸書皆云益氣，而俗有耗氣之訛。女科之專，非也……婦人血用事，氣行則無疾。老人精枯血閉，惟氣是資。小兒氣日充形，乃日固大。凡病則氣滯而餒，故香附於氣分爲君藥，世所罕知……香附爲君，參、耆爲臣，甘草爲佐，治虚怯甚速……/**《韓氏醫通》卷下“方訣無隱章第八”** 黄鶴丹：此方銖衣翁在黄鶴樓所授，予懸壺輕賫，故名。香附（氣失其平則爲疾，此爲君，此爲用矣）、黄連（凡疾之所在爲邪火，單用生用固非瀉心火例矣）。二味香附爲主，黄連減半，俱洗擇净料，共製爲極細末，水糊爲丸梧子大。假如外感，薑葱湯下。内傷，米飲下。血病，酒下。氣病，〔木〕香湯下。痰病，薑湯下。火病，白湯下。餘可類推。/ 青囊丸：此方邵真人禱母病，感方士所授，予則受於女醫某。香附子（略炒，不拘多寡，爲主）、烏藥（略泡，減附三分之一）。右爲細末，水醋煮糊爲丸梧桐子大。隨症用引，如頭痛，茶下。痰，薑湯之類。多用酒下爲妙。

丸,隨宜用引,輒有小效。人索不已,用者當思法外意可也。黄鶴丹乃銖衣翁在黄鶴樓所授之方,故名。其方用香附一斤,黄連半斤,洗晒爲末,水糊丸梧子大。假如外感,葱薑湯下;内傷,米飲下;氣病,木香湯下;血病,酒下;痰病,薑湯下;火病,白湯下。餘可類推。青囊丸乃邵應節真人禱母病,感方士所授者。方用香附略炒一斤,烏藥略炮五兩三錢,爲末,水醋煮麪糊爲丸。隨證用引,如頭痛,茶下;痰氣,薑湯下。多用酒下爲妙。

【附方】舊一,新四十七。服食法。【頌①曰】唐玄宗《天寶單方圖》云:水香稜根名莎結,亦名草附子,説已見前。其味辛,微寒,無毒。凡丈夫心中客熱,膀胱間連脇下氣妨,常日憂愁不樂,心忪少氣者,取根二大升,擣熬令香,以生絹袋盛,貯於三大斗無灰清酒中浸之。三月後,浸一日即堪服。十月後,即七日,近暖處乃佳。每空腹温飲一盞,日夜三四次,常令酒氣相續,以知爲度。若不飲酒,即取根十兩,加桂心五兩,蕪荑三兩,和搗爲散,以蜜和爲丸,擣一千杵,丸如梧子大。每空腹酒及薑蜜湯飲汁等下二十丸,日再服,漸加至三十丸,以瘥爲度。交感丹。凡人中年精耗神衰,蓋由心血少,火不下降,腎氣憊,水不上升,致心腎隔絶,營衛不和。上則多驚,中則塞痞,飲食不下,下則虚冷遺精。愚醫徒知峻補下田,非惟不能生水滋陰,而反見衰悴。但服此方半年,屏去一切暖藥,絶嗜欲,然後習秘固泝流之術,其效不可殫述。俞通奉年五十一,遇鐵甕城 申先生授此,服之老猶如少,年至八十五乃終也。因普示群生,同登壽域。香附子一斤,新水浸一宿,石上擦去毛,炒黄,伏神去皮木四兩,爲末。煉蜜丸彈子大。每服一丸,侵早細嚼,以降氣湯下。降氣湯用香附子如上法半兩,伏神二兩,炙甘草一兩半,爲末。點沸湯服前藥。薩謙齋《瑞竹堂經驗方》②。一品丸。治氣熱上攻,頭目昏眩,及治偏正頭痛。大香附子去皮,水煮一時,搗晒焙研,爲末,煉蜜丸彈

---

① 頌:《圖經》見《證類》卷 9"莎草根" 謹按《天寶單方圖》載水香稜……其方云:水香稜,味辛,微寒,無毒,性澀……苗名香稜,根名莎結,亦名草附子……其心中客熱,膀胱間連脅下氣妨,常日憂愁不樂,兼心忪者,取根二大斤,切,熬令香,以生絹袋盛貯,於三大斗無灰清酒中浸之,春三月浸一日即堪服,冬十月後即七日,近暖處乃佳。每空腹服一盞,日夜三四服之,常令酒氣相續,以知爲度。若不飲酒,即取根十兩,加桂心五兩,蕪荑三兩,和擣爲散,以蜜和爲丸,擣一千杵,丸如梧子大。每空腹,以酒及薑蜜湯飲汁等,下二十丸,日再服,漸加至三十丸,以差爲度。

② 瑞竹堂經驗方:《瑞竹堂方》卷 7"羨補門" 鐵甕先生交感丹:世人中年,精耗神衰,常言百事心灰。蓋緣心血少而火不能下降,腎氣憊而水不能上升,至心中隔絶,榮衛不和。所苦者,上則心多驚怖,中則寒痞,飲食減少,下則虚冷遺泄,甚至陰痿不興,臟氣滑泄。愚醫徒知峻補下田,非惟不能生水滋心,而建僞失真,立見衰悴,夭折之由,當自此始。悲夫!所處此方,廣濟迷流。然不可忽此藥品,志心服之半年,漸屏去一切暖藥,不可恃此而馳嗜欲,然後力習秘固泝流之術,其神效不可殫述。質之天地,切勿亂傳。居易之祖俞通奉遺訓。予年五十一歲,遇鐵甕申先生授此秘術,酷志行侍服一年大補,平日所服暖藥一切屏盡,而飲食嗜好不減壯歲,乃此藥力之功大矣。今年八十五,享天然之壽,瞑目無憾,猶此藥耳。傳之的普示群生,同登壽域。藥後有湯及白牙藥,可同用。茯神(四兩)、香附子(一斤,碎去毛,用新米泔浸一宿,炒黄色)。右爲細末,煉蜜爲丸如彈子大,每服一丸,空心細嚼,用後湯藥送下。/降氣湯:茯神(二兩)、香附子(半斤,炒,浸如前法)、甘草(一兩半,炙黄色)。右爲細末,每服二錢,湯點送交感丹。

子大。每服一丸,水一盞,煎八分服。女人醋湯煎之。《奇效良方》①。**升降諸氣**。治一切氣病,痞脹喘噦,噫酸煩悶,虚痛走注,常服開胃消痰,散壅思食。早行山行,尤宜服之,去邪辟瘴。香附子炒四百兩,沉香十八兩,縮砂仁四十八兩。炙甘草一百二十兩,爲末。每服一錢,入鹽少許,白湯點服。《和劑局方》②。**一切氣疾**。心腹脹滿,噎塞,噫氣吞酸,痰逆嘔惡,及宿酒不解。香附子一斤,縮砂仁八兩,甘草炙四兩,爲末。每白湯入鹽點服,爲粗末煎服亦可。名快氣湯。《和劑局方》③。**調中快氣**。心腹刺痛,小烏沉湯。香附子擦去毛焙二十兩,烏藥十兩,甘草炒一兩,爲末。每服二錢,鹽湯隨時點服。《和劑局方》④。**心脾氣痛**。白飛霞《方外奇方》⑤云:凡人胸堂軟處一點痛者,多因氣及寒起,或致終身,或子母相傳。俗名心氣痛,非也,乃胃脘有滯爾。惟此獨步散,治之甚妙。香附米醋浸,略炒,爲末,高良薑酒洗七次,略炒,爲末。俱各封收。因寒者,薑二錢,附一錢;因氣者,附二錢,薑一錢;因氣與寒者,各等分。和匀,以熱米湯入薑汁一匙,鹽一捻,調下立止。不過七八次除根。〇王璆《百一方》⑥云:内翰吴幵夫人,心痛欲死,服此即愈。〇《類編》⑦云:梁緄心脾痛數年不愈,供事穢跡佛,夢傳此方,一服而愈,因名神授一匕散。**心腹諸痛**。艾附丸:治男女心氣痛、腹痛、少腹痛、血氣痛,不可忍者。香附子二兩,蘄艾葉半兩,以醋湯同煮熟,去艾炒爲末,米醋糊丸梧子大,每白湯服五十丸。《集簡方》。**停痰宿飲**,風氣上攻,胸膈不利。

---

① 奇效良方:**《奇效良方》卷2“一品丸”** 治風熱上攻,頭目昏眩,及療偏正頭疼。右用大香附子,去毛皮,用水煮一時久,細切焙乾,爲細末,煉蜜爲丸如彈子大,每服一丸,水一盞,煎至八分,通口服。婦人用醋湯煎服。

② 和劑局方:**《局方》卷3“治一切氣”** 沉香降氣湯:治陰陽壅滯,氣不升降,胸膈痞塞,心腹脹滿,喘促短氣,乾噦煩滿,咳嗽痰涎,口中無味,嗜卧減食。又治胃痹留飲,噫醋吞酸,脅下支結,常覺妨悶,及中寒咳逆,脾濕洞泄,兩脅虚鳴,臍下撮痛,皆能治之。患脚氣人,毒氣上衝,心腹堅滿,肢體浮腫者,尤宜服之。常服開胃消痰,散壅思食。香附子(貳拾伍斤炒,去鬚毛)、沉香(壹斤)、縮砂仁(叁斤)、甘草(柒斤半,爁)。右爲細末,每服壹錢,入鹽少許,沸湯點服。凌旦霧露,空心服之,去邪惡氣,使無瘴疫。

③ 和劑局方:**《局方》卷3“治一切氣”** 快氣湯:治一切氣,心腹脹滿,胸膈噎塞,噫氣吞酸,胃中痰逆嘔吐,及宿酒不解,可思飲食。縮砂仁(去皮殼,捌兩)、甘草四兩,爁)、香附子炒去毛,叁十貳兩)。右爲細末,每服壹錢,用鹽湯點下。常服快氣美食,温養脾胃。

④ 和劑局方:**《局方》卷3“治一切氣”** 小烏沉湯:調中快氣,治心腹刺痛。烏藥(壹兩,去心)、香附子(沙盆内析去皮、毛,焙乾,貳兩)、甘草(壹分)。右爲細末,每服壹錢,入鹽少許,或不着鹽,沸湯點,不拘時。

⑤ 方外奇方:(**按**:書佚,無可溯源。)

⑥ 百一方:**《百一選方》卷8“第十門”** 治心脾痛不可忍。香附散:高良薑(去蘆,炒)、香附子(毛,炒,各一兩),右爲末,每服二錢,入鹽,米飲調服。吴幵内翰宣和壬寅得此方,即修合。次日登舟,舟人妻病心痛欲死,吴以半盌許,飲之即愈。二味須各炒,同炒即不效。

⑦ 類編:**《醫説》卷3“一服飲”** 福康梁緄心脾疼痛,數年之間不能得愈,服藥無效。或教供事穢迹神,且誦咒語。久之,夢中告曰:與汝良藥,名爲一服飲。可取高良薑、香附子等分,如本條修製細末二錢匕,温以陳米飲下,空心服爲佳。不煩再服。已而果驗。後嘗以濟人,皆效。(《類編》。)

香附皂莢水浸、半夏各一兩，白礬末半兩，薑汁麪糊丸梧子大。每服三四十丸，薑湯隨時下。《仁存方》①。元臟腹冷及開胃。香附子炒爲末。每用二錢，薑、鹽同煎服。《普濟方》②。酒腫虛腫。香附去皮，米醋煮乾，焙研爲末，米醋糊丸服。久之敗水從小便出。神效。《經驗良方》③。氣虛浮腫。香附子一斤，童子小便浸三日，焙爲末，糊丸。每米飲下四五十丸，日二。《丹溪心法》④。老小痃癖，往來疼痛。香附、南星等分，爲末。薑汁糊丸梧子大，每薑湯下二三十丸。《聖惠方》⑤。癩疝脹痛及小腸氣。香附末二錢，以海藻一錢煎酒，空心調下，并食海藻。《瀕湖集簡方》。腰痛揩牙。香附子五兩，生薑二兩，取自然汁浸一宿，炒黄爲末，入青鹽二錢，擦牙數次，其痛即止。《乾坤生意》⑥。血氣刺痛。香附子炒一兩，荔枝核燒存性五錢，爲末。每服二錢，米飲調下。《婦人良方》⑦。女人諸病。《瑞竹堂方》⑧四制香附丸：治婦人女子經候不調，兼諸病。大香附子擦去毛一斤，分作四分，四兩醇酒浸，四兩醇醋浸，四兩鹽水浸，四兩童子小便浸。春三、秋五、夏一、冬七日。淘洗净，晒乾，搗爛微焙，爲末，醋煮麪糊丸梧子大，每酒下七十丸。瘦人加澤蘭、赤伏苓末各二兩，氣虛加四君子料，血虛加四物料。○《法生堂方》⑨煮附濟陰丸：治婦人月經不調，久成癥積，一切風氣。用香附子一斤，分作四分，以童溲、鹽水、酒、醋各浸三日。艾葉一斤，漿水浸過，醋糊和作餅，晒乾。晚蠶砂半斤炒，莪茂四兩酒浸，當歸四兩酒浸，各焙爲末，醋糊丸梧子

① 仁存方：**《普濟方》卷165“一切痰飲”** 白礬丸（出《仁存方》）：治停痰宿飲，風氣上攻，胸膈不利。半夏（一兩）、白礬（半兩，爲末）、香附（皂角水浸透，一兩），右爲末，生薑自然汁糊丸如梧桐子大，每服三四十丸，薑湯下。

② 普濟方：**《普濟方》卷35“胃虛冷”** 治元臟腹冷及開胃：用附子炒過，去尖，搗爲末，水二盞，入藥二錢，鹽及生薑煎取一盞，空心服。

③ 經驗良方：**《普濟方》卷192“諸腫”** 香附子（出《經驗良方》）：治酒腫腹腫，脾虛發腫。用香附子净洗，去皮毛，用酸米醋煮，焙乾，嚼三十粒，久之敗水漸從小便利去，腫退仍能飲食，充壯勝前，委有神功。如憚咀嚼，醋煮香附子，焙乾爲末，醋糊丸服亦可。

④ 丹溪心法：**《丹溪心法》卷3“水腫三十八”** 治虛腫：大香附（不以多少，以童便浸一日夜；取出，另换童便又浸一日夜；再取出，又换童便浸一日夜，擦去皮，曬乾），右爲末，醋糊丸如梧子大，服七十丸，煎二十四味流氣飲送下。

⑤ 聖惠方：**《普濟方》卷174“痃癖”** 治大人小兒痃癖氣塊，往来疼痛不止。又治心氣痛不可忍者……又方：南星（製）、香附子（各等分），右爲末，薑汁丸，每服二三十丸，熱薑湯下。（**按**：《聖惠方》無此方，誤注出處。）

⑥ 乾坤生意：**《乾坤生意》卷上“腰疼”** 治積年久患腰疼……一方：用香附子五兩，生薑三兩，取自然汁浸香附子一宿，鍋内炒黄色，爲末，入青鹽二錢和匀，擦牙數次，其痛即止。

⑦ 婦人良方：**《婦人良方》卷7“婦人血氣心腹疼痛方論第十五”** 蠲痛散：治婦人血氣刺痛。荔枝核（燒存性，半兩）、香附子（去毛，炒，一兩），右爲細末，鹽湯、米飲調下二錢，不拘時候服。

⑧ 瑞竹堂方：**《瑞竹堂方》卷14“婦人門”** 四制醋附丸：治婦人女人經候不調。香附子（一斤，帶毛，分作四份，一份好酒浸七日，一份米醋浸七日，一份小便浸七日，一份鹽水浸七日，各焙乾），右爲細末，醋糊爲丸如梧桐子大，每服七十丸，空心食前，温酒送下。肥人只依本方服，並無加減。瘦人加澤蘭葉、赤茯苓各二兩重。

⑨ 法生堂方：（**按**：書佚，無可溯源。）

大。每服七十丸,米飲下,日二。○醋附丸:治婦人室女一切經候不調,血氣刺痛,腹脇膨脹,心忪乏力,面色痿黄,頭運惡心,崩漏帶下,便血,癥瘕積聚,及婦人數墮胎。由氣不升降,服此尤妙。香附子米醋浸半日,砂鍋煮乾,搗焙,石臼爲末,醋糊爲丸,醋湯下。○《澹寮方》[①]艾附丸:治同上。香附子一斤,熟艾四兩醋煮,當歸酒浸二兩,爲末。如上丸服。婦人氣盛血衰,變生諸症,頭運腹滿,皆宜抑氣散主之。香附子四兩炒,伏苓、甘草炙各一兩,橘紅二兩,爲末。每服二錢,沸湯下。《濟生方》[②]。下血血崩。血如山崩,或五色漏帶,並宜常服,滋血調氣,乃婦人之仙藥也。香附子去毛炒焦爲末,極熱酒服二錢,立愈。昏迷甚者三錢,米飲下。亦可加椶灰。許學士《本事》[③]。赤白帶下,及血崩不止。香附子、赤芍藥等分,爲末。鹽一捻,水二盞,煎一盞,食前温服。《聖惠方》[④]。安胎順氣。鐵罩散:香附子炒爲末,濃煎紫蘇湯服一二錢。一加砂仁。《中藏經》[⑤]。妊娠惡阻。胎氣不安,氣不升降,嘔吐酸水,起坐不便,飲食不美。二香散:用香附子一兩,藿香葉、甘草各二錢,爲末。每服二錢,沸湯入鹽調下。《聖惠方》[⑥]。臨産順胎。九月、十月服此,永無驚恐。福胎飲:用香附子四兩,縮砂仁炒三兩,甘草炙一兩,爲末。每服二錢,米飲下。《朱氏集驗方》[⑦]。産後狂言[⑧],血運,煩渴不止。生香附子去毛爲末。每服二錢,薑、棗水煎服,同上。氣

---

① 澹寮方:**《澹寮方》卷13“婦人門”** 醋煮香附圓:治婦人血氣、經候不調,腹痛,面黄,心忪乏力,腹脹脅疼,頭暈惡心,或崩漏帶下,便血癥瘕等證。室女亦可服。凡婦人數數胎孕不固,同氣不升降,此藥尤妙。大香附子(揀浄,砂盆中擦去毛,以好米醋浸過半日許,用瓦銚慢火煮,令醋盡,攎出,切薄片,焙乾,碾羅爲細末),右用米醋煮稍濃,糊圓爲梧子大,曬乾,每服五拾粒,淡醋湯下。(一方:每浄香附一斤,入大艾葉四兩,川當歸貳兩,如上醋浸,旋添醋,煮一日。)

② 濟生方:**《濟生方》“婦人門・血氣論治”** 抑氣散:治婦人氣盛於血,變生諸證,頭暈膈滿,皆可服之。香附子(炒,净,四兩)、茯神(去木,一兩)、橘紅(二兩)、甘草(炙,一兩)。右爲末,每服二錢,食前用沸湯調服。

③ 本事:**《本事方》卷10“婦人諸疾”** 治下血不止,或成五色崩漏方。香附子舂去皮毛,中斷之,略炒爲末。每服二錢,用清米飲調下……亦治産後腹痛,大是婦人仙藥,常服資血調氣。

④ 聖惠方:**《普濟方》卷329“崩中漏下”** 如神散:治婦人血崩不止,赤白帶下。香附子、赤芍藥(各等分),右爲細末,每服三錢,鹽一撚,水一盞煎至七分,温服。無時候。日二服。十服見效。(**按**:《聖惠方》無此方,誤注出處。)

⑤ 中藏經:**《普濟方》卷342“妊娠諸疾門”** 鐵罩散(出華佗《中藏經》):治安胎如神。以香附子炒,去毛令浄,細末,濃煎紫蘇湯調下一錢。一方有縮砂,炒焦,去殼,白湯點服。如胎動出血,阿膠艾湯調服。

⑥ 聖惠方:**《普濟方》卷342“安胎”** 二香散:療妊娠胎氣不安,氣不升降,飲食不美,嘔吐酸水,起坐覺重,宜服之。香附子 藿香葉、甘草(各三錢)。右爲細末,每服二錢,入鹽少許,百沸湯點下。(**按**:《聖惠方》無此方,誤注出處。)

⑦ 朱氏集驗方:**《朱氏集驗方》卷10“胎前”** 瘦胎飲子:自九月、十月服此,永無驚恐。香附子(炒,四兩)、縮砂(炒,三兩)、甘草(炙,一兩),右細末,米飲調二錢。(三山曾太丞方。)

⑧ 産後狂言:**《婦人良方》卷18“産後血暈方論第五”** 療産後血暈,狂言,煩渴不止。生香附子(去毛),右爲末,每服二錢,水一盞,薑三片,棗一個,煎至七分,温服。(**按**:《朱氏集驗方》無此方,誤注出處。)

鬱吐血①。丹溪用童子小便調香附末二錢服。○《澹寮方》②治吐血不止。莎草根一兩，白伏苓半兩，爲末。每服二錢，陳粟米飲下。**肺破咯血**。香附末一錢，米飲下，日二服。《百一選方》③。**小便尿血**。香附子、新地榆等分，各煎湯。先服香附湯三五呷，後服地榆湯至盡。未效再服。《指迷方》④。**小便血淋**，痛不可忍。香附子、陳皮、赤伏苓等分，水煎服。《十便良方》⑤。**諸般下血**。香附童子小便浸一日，搗碎，米醋拌，焙爲末。每服二錢，米飲下。○《直指方》⑥：用香附以醋、酒各半煮熟，焙研爲末。黄秫米糊丸梧子大。每服四十丸，米飲下，日二服。○戴原禮⑦云：只以香附子末二錢，入百草霜、麝香各少許，同服，效尤速也。**老小脱肛**。香附子、荆芥穗等分爲末，每服一匙，水一大盌，煎十數沸淋洗。《三因方》⑧。**偏正頭風**。香附子炒一斤，烏頭炒一兩，甘草二兩，爲末，煉蜜丸彈子大。每服一丸，葱茶嚼下。《本事方》⑨。**氣鬱頭痛**。《澹寮方》⑩用香附子炒四兩，川芎藭二兩，爲末。每服二錢，臘茶清調下。常服除根明目。○華佗《中藏經》⑪加甘草一兩，石膏二錢半。**頭風睛痛**。方同"妊娠惡阻"。**女人頭痛**。香附子末，茶服

---

① 氣鬱吐血：**《丹溪纂要》卷3"第五十三吐血"** 吐血……又方：童便調香附末服之。(**按**：原無出處，今溯得其源。)

② 澹寮方：(**按**：未能溯得其源。然《聖濟總録》卷58"消渴"下"莎草根散"，與時珍所引方組及服法幾同，但治痟渴累年不愈。)

③ 百一選方：**《百一選方》卷6"第七門"** 治肺破咯血(王醫師方，蔡邦度傳)：香附子去毛，爲細末，以米飲調下。

④ 指迷方：**《普濟方》卷215"小便出血"** 香附地榆湯(出《指南方》)：治尿血。香附子(切)、新地榆(切，各不以多少)，右各濃煎湯一盞，先呷〔香〕附子三五呷，地榆湯以盡爲度。未效再進。(**按**：《全生指迷方》無此方，誤注出處。)

⑤ 十便良方：**《十便良方》卷23"淋瀝"** 通秘散：治血淋。(《普濟方》)。陳皮、香附子、赤茯苓(等分)，右爲粗末，每服二錢，水一盞，同煎至六分，去滓，食前服。

⑥ 直指方：**《直指方》卷26"血疾證治"** 法制香附方：治諸下血。大香附(杵去毛皮，以童子小便浸一日夜，曬乾，截碎，又用米醋蘸過，焙乾)，右爲末，每二錢，米湯調下。治冷帶，用炒艾葉煎湯調下。/又方：浄香附，酒醋各半煮透，焙，上爲末，黄秫米糊丸桐子大，每四五十丸，米湯下。

⑦ 戴原禮：**《證治要訣》卷8"大小腑門・瀉血"** 有腸風下血，以香附加百草霜，米飲調服。加麝香少許，其應尤捷。

⑧ 三因方：**《三因方》卷12"脱肛證治"** 香荆散：治肛門脱出，大人小兒悉主之。香附子 荆芥穗(各等分)，右爲末，每用三匙，水一大碗，煎十數沸淋。

⑨ 本事方：**《本事方後集》卷2"治諸風等疾"** 頭風方：香附子(一斤，炒，去毛，赤爲度)、烏頭(一兩，炒赤)、甘草(二兩)，右爲末，煉蜜丸如彈子大，每服一丸，葱茶嚼下。(**按**：方中甘草原作"甘文"，據《普濟方》卷46"首風"同方改。)

⑩ 澹寮方：**《澹寮方》卷9"頭痛門"** 偏正頭疼：川芎(貳兩)、香附子(肆兩，炒)，右末，茶調尤好，調服。

⑪ 中藏經：**《普濟方》卷46"首風"** 香芎散(出華陀《中藏經》方)：治一切頭風。香附子(半斤，炒，去毛)、川芎(二兩)、甘草(一兩，炙)、石膏(一分，研)，右爲細末，每服一錢，臘茶荆芥湯點服，食後。

三錢，日三五服。《經驗良方》①。**肝虚睛痛**，冷淚羞明。補肝散：用香附子一兩，夏枯草半兩，爲末。每服一錢，茶清下。《簡易方》②。**耳卒聾閉**。香附子瓦炒研末，蘿蔔子煎湯，早夜各服二錢。忌鐵器。○《衛生易簡方》③。**聤耳出汁**。香附末，以綿杖送入。蔡邦度知府常用，有效。《經驗良方》④。**諸般牙痛**。香附、艾葉煎湯漱之。仍以香附末擦之，去涎。《普濟方》⑤。**牢牙去風**，益氣烏髭，治牙疼牙宣，乃鐵甕先生妙方也。香附子炒存性三兩，青鹽、生薑各半兩，爲末。日擦。《濟生方》⑥。**消渴累年**⑦不愈。莎草根一兩，白伏苓半兩，爲末。每陳粟米飲服三錢，日二。**癰疽瘡瘍**。曾孚先云：凡癰疽瘡瘍，皆因氣滯血凝而致，宜服諸香藥，引氣通血。常器之云：凡氣血聞香即行，聞臭即逆。瘡瘍皆由氣濇而血聚，最忌臭穢不潔，觸之毒必引蔓。陳正節公云：大凡疽疾，多因怒氣而得，但服香附子藥，進食寬氣，大有效也。獨勝散：用香附子去毛，以生薑汁淹一宿，焙乾，碾爲細末，無時以白湯服二錢。如瘡初作，以此代茶。瘡潰後，亦宜服之。或只以《局方》小烏沉湯，少用甘草，愈後服至半年，尤妙。陳自明《外科精要》⑧。**蜈蚣咬傷**。嚼香附塗之，立效。《袖珍方》⑨。

---

① 經驗良方：**《普濟方》卷 44"偏頭痛"**　治婦人病頭痛（出《經驗良方》）：右用香附子爲末，每服三錢，臘茶調下，食後，日三五服。一用建茶。

② 簡易方：**《衛生易簡方》卷 7"眼目"**　治目睛疼，冷淚，羞明怕日及筋脉痛，用：夏枯草（半兩）、香附子（一兩），爲末，每服一錢，臘茶調下，不拘時服。

③ 衛生易簡方：**《衛生易簡方》卷 7"耳疾"**　治耳卒聾……又方：用香附子爲末，以砂銚煎蘿蔔種湯，飯後、臨卧服二錢。乾蘿蔔亦得。莫見鐵器。

④ 經驗良方：**《普濟方》卷 55"聤耳"**　香附散（出《經驗良方》）：治膿耳。用香附子去毛，爲末，以綿杖送入耳中。或乾摻，立效。蔡邦度知府屢用皆效。

⑤ 普濟方：**《普濟方》卷 66"牙齒疼痛"**　又方，生附子、艾葉等分。細剉濃煎。温水漱之……治牙疼：右用香附子爲末，揩之良久，以温鹽湯漱之。

⑥ 濟生方：**《濟生方》"齒論治"**　香鹽散：此藥常用牢牙，去風冷，蛀齲宣露，一切齒疾。大香附子（炒令極黑，三兩）、青鹽（半兩，别研），右爲細末，和勾，用如常法。乃鐵甕先生良方也。

⑦ 消渴累年：**《聖濟總録》卷 58"消渴"**　治消渴累年不愈者，莎草根散方：莎草根（去毛，一兩）、白茯苓（去黑皮，半兩），右二味搗羅爲散，每服三錢匕，陳粟米飲調下，不計時候。（**按**：原無出處，今溯得其源。）

⑧ 外科精要：**《外科精要》卷下"瘡漏脉例第五十四"**　凡癰疽皆緣氣滯血凝而致，宜服諸香，蓋香能行氣通血也。曾氏云：余病中服近六兩，俟瘡潰了，則加減又服四兩許，乃香附子一味，名獨勝散。如瘡之初作，便服此代茶，每食後半盞許。香附子（去毛令净，以生薑汁淹一宿，焙乾，碾令極細），右無時以白湯調二錢服。瘡潰後，只以《局》中小烏沉湯内甘草但用五分之一……瘡愈後常服半年尤妙。常器之云：凡氣血聞香即行，聞臭即逆。瘡瘍皆由氣澀而血聚，須待正氣勝而膿化。使若行而不逆，瘡瘍固自腥穢，却返不喜臭穢。若不潔之氣觸之，毒必引蔓，已潰者必復發，以逆故也……/臨汝陳正節公云（上元下桂）：大凡疽疾，多因怒氣而得之。若有此疾，必多怒。但服香附子之藥，進食寬氣。云得之王太丞傳，服之有效。

⑨ 袖珍方：**《袖珍方》卷 4"救急諸方"**　治蜈蚣咬（秘方）：用香附子嚼，擦患處，立效。

瑞香《綱目》

【集解】【時珍曰】南土處處山中有之。枝幹婆娑，柔條厚葉。四時不凋。冬春之交。開花成簇，長三四分，如丁香狀，有黄、白、紫三色。《格古論》①云：瑞香高者三四尺，有數種。有枇杷葉者，楊梅葉者，柯葉者，毬子者，攣枝者。惟攣枝者花紫香烈，枇杷葉者結子。其始出于廬山，宋時人家栽之始著名，攣枝者其節攣曲，如斷折之狀也。其根綿軟而香。

根。【氣味】甘、鹹，無毒。【主治】急喉風，用白花者研水灌之。時珍。○出《醫學集成》②。

茉莉《綱目》

【釋名】柰花。【時珍曰】嵇含《草木狀》③作末利，《洛陽名園記》作抹厲，佛經作抹利，《王龜齡集》作没利，《洪邁集》作末麗。蓋末利本胡語，無正字，隨人會意而已。韋居呼爲狎客，張敏叔呼爲遠客。楊慎《丹鉛録》云：《晉書》"都人簪柰花"，即今末利花也。

【集解】【時珍曰】末利原出波斯，移植南海，今滇、廣人栽蒔之。其性畏寒，不宜中土。弱莖繁枝，緑葉團尖。初夏開小白花，重瓣無蕊，秋盡乃止，不結實。有千葉者，紅色者，蔓生者。其花皆夜開，芬香可愛。女人穿爲首飾，或合面脂。亦可熏茶，或蒸取液以代薔薇水。又有似末利而瓣大，其香清絶者，謂之狗牙，亦名雪瓣，海南有之。素馨、指甲，皆其類也，並附于下。

【附録】素馨。【時珍曰】素馨亦自西域移來，謂之耶悉茗花，即《酉陽雜俎》④所載野悉密花也。枝幹裊娜，葉似末利而小。其花細瘦四瓣，有黄、白二色。采花壓油澤頭，甚香滑也。指甲花。有黄、白二色，夏月開，香似木犀，可染指甲，過于鳳仙花。

花。【氣味】辛，熱，無毒。【主治】蒸油取液，作面脂頭澤，長髮潤燥香

---

① 格古論：**《古今合璧事類備要》別集卷 32"瑞香花"**　《格物總論》（瑞香花樹高者三四尺許，枝幹婆娑，葉厚，深緑色。數種：有楊梅葉者，有枇杷葉者，有柯葉者，有毬子者，有欒枝者，花紫色如丁香，惟欒枝者香烈，枇杷葉者能結子。性喜温潤。本朝始著名。它有黄白二色，特野瑞香無取也。）事類出廬山。

② 醫學集成：**《醫學集成》卷 7"咽喉六十五"**　治纏喉急證……又方：白瑞香花根，研水灌之。

③ 草木狀：**《丹鉛續録》卷 11"末利"**　茉莉花，見于嵇含《南方草木狀》，稱其芳香酷烈。此花嶺外海濵物，自宣和中名著，艮嶽列芳草八，此居一焉。八芳者，金蛾、玉蟬、虎耳、鳳尾、素馨、渠那、茉莉、含笑也。《洛陽名園記》云：遠芳奇卉如紫蘭抹厲。《王梅溪集》作没利，又作抹利。《陳止齋集》亦作没利。《朱文公集》作末利。《洪景盧集》作末麗。佛書翻譯名義云末利，曰鬘華，堪以飾鬘，此土云柰。《晉書》都人簪柰花，云爲織女帶孝是也。則此花入中國久矣。（**按**：時珍此段話多取自《丹鉛續録》，未出書名而已。）

④ 酉陽雜俎：**《酉陽雜俎》卷 18"木篇"**　野悉蜜出拂林國，亦出波斯國。苗長七八尺，葉似梅葉，四時敷榮。其花五出，白色，不結子，花若開時，遍野皆香，與嶺南詹糖相類。西域人常採其花，壓以爲油，甚香滑。

肌,亦入茗湯。時珍。

根。【氣味】熱,有毒。【主治】以酒磨一寸服,則昏迷一日乃醒,二寸二日,三寸三日。凡跌損骨節脱臼接骨者用此,則不知痛也。汪機①。

鬱金香宋《開寶》②【校正】【禹錫③曰】陳氏言鬱是草英,不當附于木部。今移入此。

【釋名】鬱香《御覽》④、紅藍花《綱目》、紫述香《綱目》、草麝香、茶矩摩佛書⑤。【頌⑥曰】許慎《説文解字》云:鬱,芳草也。十葉爲貫,百二十貫築以煮之。鬱鬯乃百草之英,合而釀酒以降神,乃遠方鬱人所貢,故謂之鬱。鬱,今鬱林郡也。【時珍曰】漢鬱林郡,即今廣西、貴州、潯、柳、邕、賓諸州之地。《一統志》⑦惟載柳州羅城縣出鬱金香,即此也。《金光明經》⑧謂之茶矩麽香,此乃鬱金花香,與今時所用鬱金根,名同物異。唐慎微《本草》收此入彼下,誤矣。按趙古則《六書本義》⑨:鬯字象米在器中,以匕扱之之意。鬱字从臼,奉缶置于几上,鬯有彡飾,五體之意。俗作鬱。則鬱乃取花築酒之意,非指地言。地乃因此草得名耳。

【集解】【藏器⑩曰】鬱金香生大秦國,二月、三月有花,狀如紅藍,四月、五月采花,即香也。【時珍曰】按鄭玄⑪云:鬱草似蘭。楊孚《南州異物志》⑫云:鬱金出罽賓國,人種之,先以供佛,數日萎,然後取之。色正黄,與芙蓉花裹嫩蓮者相似,可以香酒。又《唐書》⑬云:太宗時,伽毘國獻鬱金

---

① 汪機:(**按**:或出《本草會編》。書佚,無可溯源。)

② 開寶:**《開寶》見《證類》卷13"鬱金香"** 味苦,温,無毒。主蠱野諸毒,心氣鬼疰,鵶鶻等臭。陳氏云:其香十二葉,爲百草之英。按《魏略》云:生秦國。二月、三月有花,狀如紅藍;四月、五月採花,即香也。

③ 禹錫:**《嘉祐》見《證類》卷13"鬱金香"** 陳藏器云:鬱金香……爲百草之英,合而釀酒,以降神也。以此言之,則草也,不當附於木部。

④ 御覽:**《御覽》卷981"鬱香"。**

⑤ 佛書:見本頁注⑧。

⑥ 頌:**《圖經》見《證類》卷9"鬱金"** ……謹按許慎《説文解字》云:鬱,芳草也。十葉爲貫,百二十貫築以煮之爲鬱。鬱,今鬱林郡也。/**《證類》卷9"鬱金"** 《説文》曰:芳草也。十葉爲貫,百廿貫築以煮之爲鬱……一曰鬱鬯,百草之華。遠方鬱人所貢芳草。合釀之以降神。

⑦ 一統志:**《明一統志》卷83"柳州府"** 土産……鬱金香(羅城縣出)。

⑧ 金光明經:**《金光明經》卷7"大辯才天女品第十五之一"** ……鬱金(茶矩么)……

⑨ 六書本義:**《六書本義》"綱領·會意論"** ……三四五體者……从臼持缶,置亏几上,有鬯酉而飾,𡳿目彡則爲鬱,其類是也……

⑩ 藏器:見本頁注②。(**按**:非出"藏器",實出《開寶》。)

⑪ 鄭玄:**《周禮注疏》卷19** ……鄭司農云:鬱草名十葉爲貫,百二十貫爲築,以煮之焦中,停於祭前。鬱爲草,若蘭。

⑫ 南州異物志:**《御覽》卷981"鬱香"** 《南州異物志》曰:鬱金者出罽賓國,國人種之,先取上佛。積日萎熇,乃載去之。然後取鬱金,色正黄細,與芙蓉華裹披蓮者相似,可以香酒。

⑬ 唐書:**《御覽》卷981"鬱香"** 《唐書》曰……又曰:太宗時,伽毗國獻鬱金香,似麥門冬,九月花開,狀似芙蓉,其色紫碧,香聞數十步。花而不實。欲種者取根。

香，葉似麥門冬，九月花開，狀似芙蓉，其色紫碧，香聞數十步，花而不實，欲種者取根。二説皆同，但花色不同，種或不一也。古樂府①云"中有鬱金蘇合香"者，是此鬱金也。晉 左貴嬪有《鬱金頌》②云：伊有奇草，名曰鬱金。越自殊域，厥珍來尋。芳香酷烈，悦目怡心，明德惟馨，淑人是欽。

【氣味】苦，温，無毒。【藏器③曰】平。【主治】蠱野諸毒，心腹間惡氣鬼疰，鵶鶻等一切臭。入諸香藥用。藏器④。

茅香宋《開寶》⑤【校正】併入宋《圖經》⑥"香麻"。

【釋名】唱尸羅《金光明經》⑦、香麻。【時珍曰】蘇頌《圖經》⑧復出"香麻"一條，云出福州，煎湯浴風甚良，此即香茅也。閩人呼茅如麻故爾，今併爲一。

【集解】【志⑨曰】茅香生劍南道諸州，其莖葉黑褐色，花白色，即非白茅香也。【頌⑩曰】今陝西、河東、汴東州郡亦有之，遼、澤州充貢。三月生苗，似大麥。五月開白花，亦有黄花者。有結實者，有無實者。並正月、二月采根，五月采花，八月采苗。【宗奭⑪曰】茅香根如茅，但明潔而長。可作浴湯，同藁本尤佳。仍入印香中，合香附子用。【時珍曰】茅香凡有二，此是一種香茅也。其白茅香别是南番一種香草。唐慎微《本草》不知此義，乃以"白茅花"及"白茅香"諸註引入"茅香"之下。今並提歸各條。

花。【氣味】苦，温，無毒。【主治】中惡，温胃止嘔吐，療心腹冷痛。《開寶》⑫。

---

① 古樂府：**《古樂府》卷10"河中之水歌"** ……盧家蘭室桂爲梁，中有鬱金蘇合香

② 鬱金頌：**《藝文類聚》卷81"草鬱金"** 晉左九嬪《鬱金頌》曰：伊此奇草，名曰鬱金。越自殊域，厥珍來尋。芬香酷烈，悦目欣心。明德惟馨，淑人是欽。窈窕妃媛，服之褵衿。永重名實，曠世弗沉。

③ 藏器：**《證類》卷13"鬱金香"** 陳藏器云：味苦，平，無毒……

④ 藏器：**《證類》卷13"鬱金香"** 陳藏器云……主一切臭，除心腹間惡氣鬼疰。入諸香藥用之。/見1013頁注②。（**按**：本條摻入《開寶》内容。）

⑤ 開寶：**《開寶》見《證類》卷9"茅香花"** 味苦，温，無毒。主中惡，温胃止嘔吐，療心腹冷痛。苗、葉可煮作浴湯，辟邪氣，令人身香。生劍南道諸州。其莖、葉黑褐色，花白，即非白茅香也。

⑥ 圖經：**《圖經》見《證類》卷30"香麻"** 香麻生福州，四季常有，苗葉而無花，不拘時月採之，彼土人以煎作浴湯，去風甚佳。

⑦ 金光明經：**《金光明經》卷7"大辯才天女品第十五之一"** ……茅根香（唱尸囉）……

⑧ 圖經：見本頁注⑥。

⑨ 志：見本頁注⑤。

⑩ 頌：**《圖經》見《證類》卷9"茅香花"** 茅香花，生劍南道諸州，今陝西、河東、京東州郡亦有之。三月生苗，似大麥。五月開白花，亦有黄花者。或有結實者，亦有無實者，並正月、二月採根，五月採花，八月採苗……

⑪ 宗奭：**《衍義》卷10"茅香"** 花白，根如茅，但明潔而長。皆可作浴湯，同藁本尤佳。仍入印香中，合香附子用。

⑫ 開寶：見本頁注⑤。

【附方】新一。冷勞久病。茅香花、艾葉四兩，燒存性，研末，粟米飯丸梧子大。初以蛇牀子湯下二十丸至三十丸，微吐不妨，後用棗湯下，立效。《聖濟總録》①。

苗、葉。【主治】作浴湯，辟邪氣，令人身香。《開寶》②。

白茅香《拾遺》③

【集解】【藏器④曰】白茅香生安南，如茅根，道家用作浴湯。【珣⑤曰】《廣志》云：生廣南山谷，合諸名香甚奇妙，尤勝舶上來者。【時珍曰】此乃南海白茅香，亦今排香之類，非近道之白茅及北土茅香花也。

根。【氣味】甘，平，無毒。【主治】惡氣，令人身香。煮湯服，治腹内冷痛。藏器⑥。小兒遍身瘡皰，合桃葉煎湯浴之。李珣⑦。

排草香《綱目》

【集解】【時珍曰】排草香出交阯，今嶺南亦或蒔之。草根也，白色，狀如細柳根，人多僞雜之。案范成大《桂海志》⑧云：排草香狀如白茅香，芬烈如麝香，人亦用以合香，諸香無及之者。又有麝香木，出古城，乃老朽樹心節，氣頗類麝。

根。【氣味】辛，温，無毒。【主治】辟臭，去邪惡氣。時珍。

【附録】瓶香。【珣⑨曰】案陳藏器云：生南海山谷，草之狀也。其味寒無毒，主鬼魅邪精，

---

① 聖濟總録：**《聖惠方》卷28“治冷勞諸方”**　治冷勞久不差，茆香花圓方：茆香花、艾葉（並燒爲灰，各一兩），右件藥細研，以粟米飯和圓如梧桐子大，初以蛇床子湯下二十圓至三十圓，微吐不妨，吐了却用棗湯下，立有大效。（**按**：《聖濟總録》無此方，誤注出處。）

② 開寶：見1014頁注⑤。

③ 拾遺：**《拾遺》見《證類》卷9“茅香花”**　陳藏器：白茅香，味甘、平，無毒。主惡氣，令人身香美。煮服之主腹内冷痛。生安南，如茅根。作浴用之。

④ 藏器：見上注。

⑤ 珣：**《海藥》見《證類》卷9“茅香花”**　謹按《廣志》云：生廣南山谷。味甘、平，無毒。主小兒遍身瘡皰，以桃叶同煮浴之。合諸名香甚奇妙，尤勝舶上來者。

⑥ 藏器：見本頁注③。

⑦ 李珣：見本頁注⑤。

⑧ 桂海志：**《桂海虞衡志》“志香”**　排香，出日南。狀如白茅香，芬烈如麝香。亦用以合香，諸草香無及之者。/**《陳氏香譜》卷1“麝香木”**　葉庭珪云：出占城國。樹老而仆，埋於土而腐，外黑，肉黄赤者，其氣類於麝，故名焉……（**按**：“麝香木”非《桂海志》文。）

⑨ 珣：《海藥》見**《證類》卷10“三種海藥餘・瓶香”**　謹按陳藏器云：生南海山谷，草之狀也。味寒，無毒。主天行時氣，鬼魅邪精等。宜燒之。又於水煮，善洗水腫浮氣，與土薑、芥子等煎浴湯，治風瘧，甚驗也。

天行時氣，並宜燒之。水煮，洗水腫浮氣。與土薑、芥子煎湯，浴風瘧甚效。**耕香**。【藏器[①]曰】生烏滸國，莖生細葉，味辛温無毒，主鬼氣，調中去臭。【時珍曰】二香皆草狀，恐亦排草之類也，故附之。

迷迭香《拾遺》[②]

【集解】【藏器[③]曰】《廣志》云：出西海。《魏略》云：出大秦國。【時珍曰】魏文帝時，自西域移植庭中，同曹植等各有賦。大意其草修幹柔莖，細枝弱根。繁花結實，嚴霜弗凋。收采幽殺，摘去枝葉。入袋佩之，芳香甚烈。與今之排香同氣。

【氣味】辛，温，無毒。【主治】惡氣，令人衣香。燒之去鬼。藏器[④]。【珣[⑤]曰】性平不温。合羌活爲丸，燒之，辟蚊蚋。

藒車香《拾遺》[⑥]

【集解】【藏器[⑦]曰】《廣志》云：藒車香生徐州，高數尺，黄葉白花。《爾雅》：藒車，乞輿。郭璞云：香草也。【珣[⑧]曰】生海南山谷。《齊民要術》云：凡諸樹木蟲蛀者，煎此香冷淋之，即辟也。【時珍曰】《楚詞》[⑨]"畦留夷與藒車"，則昔人常栽蒔之，與今蘭香、零陵相類也。

【氣味】辛，温，無毒。【珣[⑩]曰】微寒。

【主治】鬼氣，去臭，及蟲魚蛀蠹。藏器[⑪]。治霍亂，辟惡氣，薰衣佳。珣[⑫]。

---

① 藏器：《拾遺》見**《證類》卷8"二十二種陳藏器餘·耕香"** 味辛，温，無毒。主臭鬼氣，調中。生烏滸國……

② 拾遺：《拾遺》見**《證類》卷9"一十種陳藏器餘·迷迭香"** 味辛，温，無毒。主惡氣，令人衣香，燒之去鬼。《魏略》云：出大秦國。《廣志》云：出西海。

③ 藏器：見上注。

④ 藏器：見上注。

⑤ 珣：**《海藥》見《證類》卷9"一十種陳藏器餘·迷迭香"** 味平，不治疾，燒之祛鬼氣。合羌活爲丸散，夜燒之，辟蚊蚋。此外别無用矣。

⑥ 拾遺：《拾遺》見**《證類》卷10"二十五種陳藏器餘·藒車香"** 味辛，温。主鬼氣，去臭及蟲魚蛀蚛。生彭城。高數尺，白花。《爾雅》曰：藒車，芞（音乞）輿。郭注云：香草也。《廣志》云：黄葉白花也。

⑦ 藏器：見上注。

⑧ 珣：**《海藥》見《證類》卷10"二十五種陳藏器餘·藒車香"** 按《廣志》云：生海南山谷……《齊民要術》云：凡諸樹木蛀者，煎此香冷淋之，善辟蛀蚛也。

⑨ 楚詞：**《御覽》卷983"藒車"** 《楚辭》曰：畦留夷與藒車，雜杜衡與芳芷。

⑩ 珣：**《海藥》見《證類》卷10"二十五種陳藏器餘·藒車香"** ……陳氏云：生徐州。微寒，無毒。主霍亂，辟惡氣，裛衣甚好……

⑪ 藏器：見本頁注⑥。

⑫ 珣：見本頁注⑩。

艾納香宋《開寶》①

【集解】【志②曰】《廣志》云：艾納出西國，似細艾。又有松樹皮上緑衣，亦名艾納，可以和合諸香，燒之能聚其烟，青白不散，而與此不同。【禹錫③曰】案古樂府云"行胡從何方，列國持何來，氍毹㲪㲮五木香，迷迭艾納及都梁"是也。

【氣味】甘，温、平，無毒。

【主治】去惡氣，殺蟲，主腹冷洩痢。志④。傷寒五洩，心腹注氣，止腸鳴，下寸白，燒之辟瘟疫，合蜂窠浴脚氣良。珣⑤。治癬辟蛇。藏器⑥。

兜納香《海藥》⑦

【集解】【珣⑧曰】案《廣志》云：出西海剽國諸山。《魏略》云：出大秦國，草類也。

【氣味】辛，平，無毒。【藏器⑨曰】甘，温。

【主治】温中，除暴冷。藏器⑩。惡瘡腫瘻，止痛生肌，並入膏用。燒之辟遠近惡氣。帶之夜行，壯膽安神。與茅香、柳枝煎湯浴小兒，易長。李珣⑪。

線香《綱目》

【集解】【時珍曰】今人合香之法甚多，惟線香可入瘡科用。其料加减不等。大抵多用白芷、

① 開寶：**《開寶》見《證類》卷 9"艾蒳香"**　味甘，温，無毒。去惡氣，殺蟲，主腹冷洩痢。《廣誌》曰：出西國，似細艾。又有松樹皮緑衣，亦名艾納。可以和合諸香，燒之能聚其煙，青白不散，而與此不同也。

② 志：見上注。

③ 禹錫：**《嘉祐》見《證類》卷 9"艾蒳香"**　謹按《古樂府》詩云："行胡從何方，列國持何來，氍毹㲪㲮五木香，迷迭艾蒳與都梁"是也。

④ 志：見本頁注①。

⑤ 珣：**《海藥》見《證類》卷 9"艾蒳香"**　謹按《廣志》云：生剽國，温，平。主傷寒，五洩，主心腹注氣，下寸白，止腸鳴。燒之辟温疫。合螯窠，浴脚氣甚良。

⑥ 藏器：《拾遺》見**《證類》卷 9"艾蒳香"**　陳藏器云：主癬辟蛀。

⑦ 海藥：**《海藥》見《證類》卷 8"二十二種陳藏器餘・兜納香"**　謹按《廣志》云：生西海諸山。味辛，平，無毒。主惡瘡腫瘻，止痛生肌，並入膏用。燒之能辟遠近惡氣。帶之夜行，壯膽安神。與茆香、柳枝合爲湯浴小兒，則易長。

⑧ 珣：**《拾遺》見《證類》卷 8"二十二種陳藏器餘・兜納香"**　……《廣志》云：生剽國。《魏略》曰：大秦國出兜納香。（**按**：誤注出處，當出《拾遺》。）

⑨ 藏器：《拾遺》見**《證類》卷 8"二十二種陳藏器餘・兜納香"**　味甘，温，無毒。去惡氣，温中，除暴冷……

⑩ 藏器：見上注。

⑪ 李珣：見本頁注⑦。

芎藭、獨活、甘松、三柰、丁香、藿香、藁本、高良薑、角茴香、連喬、大黄、黄芩、柏木、兜婁香末之類，爲末，以榆皮麪作糊和劑，以唧筩笮成線香，成條如線也。亦或盤成物象字形，用鐵銅絲懸爇者，名龍挂香。

【氣味】辛，温，無毒。【主治】熏諸瘡癬。時珍。

【附方】新一。楊梅毒瘡。龍挂香、孩兒茶、皂角子各一錢，銀朱二錢，爲末，紙卷作撚，點燈置桶中，以鼻吸烟。一日三次，三日止。内服解毒藥，瘡即乾。《集簡方》。

藿香宋《嘉祐》①【校正】【承②曰】宜入草部。

【釋名】兜婁婆香。【時珍曰】豆葉曰藿，其葉似之，故名。《楞嚴經》③云“壇前以兜婁婆香煎水洗浴”即此。《法華經》④謂之多摩羅跋香，《金光明經》⑤謂之鉢怛羅香，皆兜婁二字梵言也。《涅槃》⑥又謂之迦算香。

【集解】【禹錫⑦曰】按《廣志》云：藿香出海邊國。莖如都梁，葉似水蘇，可着衣服中。嵇含《南方草木狀》云：出交阯、九真、武平、興古諸國，吏民自種之。榛生，五六月采，日乾乃芬香。【頌⑧曰】藿香嶺南多有之，人家亦多種。二月生苗，莖梗甚密，作叢，葉似桑而小薄，六月、七月采之。須黄色乃可收。《金樓子》及《俞益期牋》皆云：扶南國人言，五香共是一木。其根是旃檀，節是沈香，花是雞舌，葉是藿香，膠是薰陸。故本草以五香共條，義亦出此。今南中藿香乃是草類，與嵇含所説正相符合。范曄《合香方》云：零藿虚燥，古人乃以合香。即此扶南之説，似涉欺罔也。【時珍曰】藿香方莖有節中虚，葉微似茄葉，潔古、東垣惟用其葉，不用枝梗。今人併枝梗用之，因葉多僞故耳。《唐史》⑨云“頓遜國出藿香，插枝便生，葉如都梁”者是也。劉欣期《交州記》⑩言藿香似蘇合香者，

---

① 嘉祐：**《嘉祐》見《證類》卷12“藿香”**　謹按《南州異物志》云：藿香出海邊國，形如都梁，可著衣服中。《南方草木狀》云：味辛。榛生，吏民自種之，五、六月採暴之，乃芬爾。出交趾、九真諸國。

② 承：**陳承“别説”見《證類》卷12“藿香”**　謹按：藿香《圖經》云：二月生苗，舊雖附五香條中，今詳枝梗殊非木類，恐當移入草部爾……

③ 楞嚴經：**《楞嚴經》卷7**　……壇前别安一小火爐，以兜樓婆香，煎取香水沐浴，其炭然令猛熾……

④ 法華經：**《妙法蓮華經・法師功德品第十九》**　聞於三千大千世界上下内外種種諸香……多摩羅跋香……

⑤ 金光明經：**《金光明經》卷9“授記品第二十三”**　……號曰面目清浄，優鉢羅香……

⑥ 涅槃：（**按**：未能溯得其源。）

⑦ 禹錫：見本頁注①。

⑧ 頌：**《圖經》見《證類》卷12“藿香”**　藿香，舊附五香條，不著所出州土，今嶺南郡多有之，人家亦多種植。二月生苗，莖梗甚密，作叢，葉似桑而小薄，六月、七月採之暴乾，乃芬香，須黄色然後可收。又《金樓子》及《俞益期箋》皆云：扶南國人言：衆香共是一木。根便是栴檀，節是沉水，花是雞舌，葉是藿香，膠是薰陸。詳本經所以與沉香等共條，蓋義出於此。然今南中所有，乃是草類。《南方草木狀》云：藿香，榛生，吏民自種之，正相符合也。范曄《和香方》云：零藿虚燥。古人乃以合熏香……

⑨ 唐史：**《御覽》卷788“頓遜國”**　《唐書》曰：頓遜國出霍香，插枝便生，葉如都梁……

⑩ 交州記：**《御覽》卷982“霍香”**　劉欣期《交州記》曰：霍香似蘇合。

謂其氣相似，非謂形狀也。

枝葉。【氣味】辛，微温，無毒。【元素①曰】辛、甘。又曰：甘、苦，氣厚味薄，浮而升，陽也。【杲②曰】可升可降，陽也。入手、足太陰經。【主治】風水毒腫，去惡氣。止霍亂心腹痛。《别録》③。脾胃吐逆爲要藥。蘇頌④。助胃氣，開胃口，進飲食。元素⑤。温中快氣，肺虚有寒，上焦壅熱，飲酒口臭，煎湯漱之。好古⑥。

【發明】【杲⑦曰】芳香之氣助脾胃，故藿香能止嘔逆，進飲食。【好古⑧曰】手、足太陰之藥。故入順氣烏藥散則補肺，入黄芪四君子湯則補脾也。

【附方】新六。升降諸氣。藿香一兩，香附炒五兩，爲末，每以白湯點服一錢。《經效濟世方》⑨。霍亂吐瀉。垂死者，服之回生。用藿香葉、陳皮各半兩，水二琖，煎一琖，温服。《百一選方》⑩。暑月吐瀉。滑石炒二兩，藿香二錢半，丁香五分，爲末。每服一二錢，淅米泔調服。《禹講師經驗方》⑪。胎氣不安，氣不升降，嘔吐酸水。香附、藿香、甘草各二錢，爲末。每服二錢，入鹽少許，沸湯服之。《聖惠方》⑫。香口去臭。藿香洗净，煎湯，時時噙漱。《摘玄方》⑬。

---

① 元素：**《醫學啓源》卷下"用藥備旨・藿香"** ……味甘、辛，療風水……《主治秘〔要〕》云：性温，味苦，氣厚味薄，浮而升，陽也……又云：甘、苦，純陽……

② 杲：**《珍珠囊・諸品藥性主治指掌》(《醫要集覽》本)"藿香葉"** ……可升可降，陽也……(**按**："入手、足太陰經"見《本草發揮》卷3引"海藏云"，非李杲之言。)

③ 别録：**《别録》見《證類》卷12"藿香"** 微温。療風水毒腫，去惡氣，療霍亂心痛。

④ 蘇頌：**《圖經》見《證類》卷12"藿香"** ……本經主霍亂，心痛。故近世醫方治脾胃吐逆，爲最要之藥。

⑤ 元素：**《醫學啓源》卷下"用藥備旨・藿香"** ……其用，助胃氣。又云……補胃氣，進〔飲〕食……(**按**：《本草發揮》卷3引其"又云"以後文。)

⑥ 好古：**《本草發揮》卷3"藿香"** 海藏云：温中快氣，治口臭，上焦壅，煎湯漱口。/《湯液大法》卷3"肺" 有餘爲寒(藿香)……虚則補(藿香)。

⑦ 杲：**《本草發揮》卷3"藿香"** 東垣云：藿香，芳馨之氣，特助脾開胃，止嘔。

⑧ 好古：**《湯液本草》卷5"藿香"** 《本草》云……入手足太陰。入順氣烏藥湯則補肺，入黄芪四君子湯則補脾。

⑨ 經效濟世方：**《普濟方》卷182"一切氣"** 升降氣六一湯(出《經效濟世方》)：香附子(去粗皮，炒，五兩)、藿香葉(一兩)，右爲細末，沸湯點服，日一。

⑩ 百一選方：**《百一選方》卷6"第八門"** 回生散，治霍亂吐瀉，但一點胃氣存者，服之無不回生：陳皮(去白)、藿香葉(去土)，右等分，每服五錢，水一盞半，煎至七分，温服，不拘時候。

⑪ 禹講師經驗方：**《華陀内照圖》附《新添長葛禹講師益之、晉陽郭教授之才三先生經驗婦人産育名方并小兒名方》** 五液散：治小兒嘔逆吐瀉，霍亂不安。煩躁不得睡，及痠脹、小便赤澀，煩渴悶亂，或傷寒瘧病皆效。桂府滑石(四兩，燒過)、藿香葉(五錢)、丁香(一錢)，右爲細末，每服一錢，清泔水半盞調下，或冷服之。

⑫ 聖惠方：**《普濟方》卷342"安胎"** 二香散：療妊娠胎氣不安，氣不升降，飲食不美，嘔吐酸水，起坐覺重，宜服之。香附子、藿香葉、甘草(各三錢)。右爲細末，每服二錢，入鹽少許，百沸湯點下。(**按**：《聖惠方》無此方，誤注出處。)

⑬ 摘玄方：**《丹溪摘玄》卷18"口門"** 口臭……藿香洗去土，煎温湯，時時漱口，立效。

冷露瘡爛。藿香葉、細茶等分，燒灰，油調塗葉上貼之。《應驗方》①。

薰草《别録》②中品零陵香宋《開寶》③

【釋名】蕙草《别録》④、香草《開寶》⑤、燕草《綱目》、黄零草《玉册》⑥。【時珍曰】古者燒香草以降神，故曰薰，曰蕙。薰者熏也，蕙者和也。《漢書》⑦云"薰以香自燒"是矣。或云古人祓除，以此草熏之，故謂之薰，亦通。范成大《虞衡志》⑧言：零陵即今永州，不出此香，惟融、宜等州甚多。土人以編席薦，性煖宜人。謹按：零陵舊治在今全州。全乃湘水之源，多生此香，今人呼爲廣零陵香者，乃真薰草也。若永州、道州、武岡州，皆零陵屬地也。今鎮江、丹陽皆蒔而刈之，以酒灑制貨之，芬香更烈，謂之香草，與蘭草同稱。《楚辭》⑨云："既滋蘭之九畹，又樹蕙之百畝"，則古人皆栽之矣。張揖《廣雅》⑩云：鹵，薰也，其葉謂之蕙。而黄山谷言一幹數花者爲蕙，蓋因不識蘭草、蕙草，强以蘭花爲分别也。鄭樵⑪修本草，言蘭即蕙，蕙即零陵香，亦是臆見，殊欠分明。但蘭草、蕙草，乃一類二種耳。

【集解】【《别録》⑫曰】薰草一名蕙草，生下濕地，三月采，陰乾，脱節者良。又曰：蕙實生魯山平澤。【弘景⑬曰】《桐君藥録》：薰草葉如麻，兩兩相對。《山海經》云：浮山有草，麻葉而方莖，赤華而黑實，氣如蘼蕪，名曰薰草，可以已癘。今俗人皆呼燕草狀如茅而香者爲薰草，人家頗種之者，

---

① 應驗方：**《普濟方》卷274"冷瘡"** 冷露瘡（出《應驗方》）：用細茶同藿葉一處煮，一般燒灰，油調，照瘡大小，攤在葉上，貼之。

② 别録：**《别録》見《證類》卷30"唐本退二十種・薰草"** 味甘，平，無毒。主明目，止淚，療洩精，去臭惡氣，傷寒頭痛，上氣，腰痛。一名蕙草。生下濕地，三月採，陰乾，脱節者良。

③ 開寶：**《開寶》見《證類》卷9"零陵香"** 味甘，平，無毒。主惡氣疰，心腹痛滿，下氣。令體香，和諸香作湯丸用之，得酒良。生零陵山谷。葉如羅勒。《南越志》名燕草，又名薰草，即香草也。《山海經》云：薰草，麻葉方莖，氣如蘼蕪，可以止癘，即零陵香也。

④ 别録：見本頁注②。

⑤ 開寶：見本頁注③。

⑥ 玉册：（**按**：即《庚辛玉册》。書佚無可考。）

⑦ 漢書：**《漢書》卷72"王貢兩龔鮑傳第四十二"** ……薰以香自燒，膏以明自銷（師古曰：薰，芳草。）

⑧ 虞衡志：**《桂海虞衡志・志香》** 零陵香宜、融等州多有之，土人編以爲席薦，坐褥性煖宜人。零陵，今永州實無此香。

⑨ 楚辭：**《御覽》卷983"蕙草"** 《楚辭》曰：光風轉蕙泛崇蘭。又曰：既滋蘭兮九畹，又樹蕙之百畆。

⑩ 廣雅：**《廣雅》卷10"釋草"** 菌，薰也，其葉謂之蕙。

⑪ 鄭樵：**《通志・昆蟲草木略第・草類》** 蘭即蕙，蕙即薰，薰即零陵香……

⑫ 别録：見本頁注②。/**《别録》見《證類》卷30"有名未用・蕙實"** ……生魯山平澤。

⑬ 弘景：**《集注》見《證類》卷30"唐本退二十種・薰草"** 陶隱居云：俗人呼燕草，狀如茅而香者爲薰草，人家頗種之。《藥録》云：葉如麻，兩兩相對，《山海經》云：薰草，麻葉而方莖，赤花而黑實，氣如靡蕪，可以已厲。今市人皆用燕草，此則非。今詩書家多用蕙語，而竟不知是何草。尚其名而迷其實，皆此類也。

非也。詩書家多用蕙，而竟不知是何草，尚其名而迷其實，皆此類也。【藏器①曰】薰草即是零陵香，薰乃蕙草根也。【志②曰】零陵香生零陵山谷，葉如羅勒。《南越志》云：土人名燕草，又名薰草，即香草也。《山海經》薰草即是此。【頌③曰】零陵香，今湖、廣諸州皆有之。多生下濕地，葉如麻，兩兩相對，莖方，常以七月中旬開花至香，古云薰草是也。嶺南人皆作窑竈，以火炭焙乾，令黄色乃佳。江淮亦有土生者，亦可作香，但不及湖、嶺者至枯槁香尤芬薰耳。古方但用薰草，不用零陵香。今合香家及面脂、澡豆諸法皆用之。都下市肆貨之甚便。【時珍曰】今惟吴人栽造，貨之亦廣。

薰草。【氣味】甘，平，無毒。【權④曰】苦，無毒。【珣⑤曰】辛，温，無毒。不宜多服，令人氣喘。【《玉册》⑥云】伏三黄、朱砂。

【主治】明目止淚，療洩精，去臭惡氣，傷寒頭痛，上氣腰痛。《别録》⑦。單用治鼻中息肉，鼻齆。甄權⑧。**零陵香**。主惡氣心腹痛滿，下氣，令體香。和諸香作湯丸用，得酒良。《開寶》⑨。主風邪衝心，虚勞疳䘌。得升麻、細辛煎飲，治牙齒腫痛善。李珣⑩。治血氣腹脹，莖葉煎酒服。大明⑪。婦人浸油飾頭，香無以加。宗奭⑫。

【發明】【時珍曰】薰草芳馨，其氣辛散上達，故心腹惡氣、齒痛、鼻塞皆用之。脾胃喜芳香，芳香可以養鼻是也。多服作喘，爲能耗散真氣也。

【附方】新十。傷寒下痢。蕙草湯：用蕙草、當歸各二兩，黄連四兩，水六升，煮二升服，

---

① 藏器：**《嘉祐》見《證類》卷 9“零陵香”** 陳藏器云……**按**：薰草，即蕙根也。葉如麻，兩兩相對，此即是零陵香也。

② 志：見 1020 頁注③。

③ 頌：**《圖經》見《證類》卷 9“零陵香”** 零陵香，生零陵山谷，今湖嶺諸州皆有之，多生下濕地。葉如麻，兩兩相對，莖方，氣如蘼蕪，常以七月中旬開花，至香，古所謂薰草是也。或云蕙草，亦此也。又云：其莖、葉謂之蕙，其根謂之薰。三月採，脱節者良。今嶺南收之，皆作窑竈以火炭焙乾，令黄色乃佳。江淮間亦有土生者，作香亦可用，但不及湖嶺者芬薰耳。古方但用薰草，而不用零陵香。今合香家及面膏、澡豆諸法皆用之，都下市肆貨之甚多。

④ 權：**《藥性論》見《證類》卷 30“唐本退二十種·薰草”** 薰草，亦可單用。味苦，無毒……

⑤ 珣：**《海藥》見《證類》卷 9“零陵香”** 謹按《山海經》：生廣南山谷。陳氏云：地名零陵，故以地爲名。味辛，温，無毒……不宜多服，令人氣喘。

⑥ 玉册：（**按**：書佚無可考。）

⑦ 别録：見 1020 頁注②。

⑧ 甄權：**《藥性論》見《證類》卷 30“唐本退二十種·薰草”** ……能治鼻中息肉，鼻齆，主洩精。

⑨ 開寶：見 1020 頁注③。

⑩ 李珣：**《海藥》見《證類》卷 9“零陵香”** ……主風邪衝心，牙車腫痛，虚勞疳䘌。凡是齒痛，煎含良。得升麻、細辛善……

⑪ 大明：**《日華子》見《證類》卷 9“零陵香”** 治血氣腹脹，酒煎服莖、葉。

⑫ 宗奭：**《衍義》卷 10“零陵香”** 至枯乾猶香，入藥絶可用。婦人浸油飾髪，香無以加。此即蕙草是也。

日三服。《范汪方》①。**傷寒狐惑**食肛者。蕙草、黄連各四兩,㕮咀,以白酸漿一斗,漬一宿,煮取二升,分三服。《小品方》②。**頭風旋運**。痰逆,惡心,懶食。真零陵香、藿香葉、莎草根炒,等分爲末。每服二錢,茶下,日三服。《本事方》③。**小兒鼻塞**,頭熱。用薰草一兩,羊髓三兩,銚内慢火熬成膏,去滓,日摩背上三四次。《聖惠方》④。**頭風白屑**。零陵香、白芷等分,水煎汁,入鷄子白攪匀,傅數十次,終身不生。《聖惠方》⑤。**牙齒疼痛**。零陵香梗葉煎水,含漱之。《普濟方》⑥。**風牙疳牙**。零陵香洗炙,蓽茇炒,等分爲末,摻之。《普濟方》⑦。**夢遺失精**。薰草湯:用薰草、人參、白术、白芍藥、生地黄各二兩,伏神、桂心、甘草炙各二兩,大棗十二枚,水八升,煮三升,分二服。《外臺秘要》⑧。**婦人斷産**。零陵香爲末,酒服二錢。每服至一兩,即一年絶孕。蓋血聞香即散也。《醫林集要》⑨。**五色諸痢**。返魂丹:用零陵香草去根。以鹽酒浸半月,炒乾,每兩入廣木香一錢半,爲末。裹急腹痛者,用冷水服一錢半,通了三四次,用熱米湯服一錢半,止痢。只忌生梨一味。《集簡方》。

蕙實《别録⑩·有名未用》部。【藏器⑪曰】即蘭蕙之蕙也。五月采之,辛香。**【氣味】**

---

① 范汪方:**《外臺》卷2“傷寒下痢及膿血黄赤方一十六首”** 范汪療……又蕙草湯:療傷寒除熱,止下利方。蕙草(二兩)、黄連(四兩)、當歸(二兩)。右三味切,以水六升,煮得二升,適寒温,飲五合,日三。忌豬肉、冷水等物。

② 小品方:**《外臺》卷2“傷寒狐惑病方四首”** 《千金》療狐惑,薰草黄連湯方:黄連(四兩,去皮)、薰草(四兩),右二味切,以白漿一斗,漬之一宿,煮取二升,去滓,分爲二服。忌豬肉、冷水。(《小品》同)

③ 本事方:**《本事方後集》卷2“治諸風等疾”** 治頭風頭暈,目眩,太陽穴痛,不思飲食:藿香、零陵香、香附子(去毛,各一兩)。右爲末,每服二錢,茶清調下,日三服。

④ 聖惠方:**《聖惠方》卷89“治小兒鼻塞諸方”** 治小兒頭熱,鼻塞不通……又方:羊髓三兩 熏草(一兩,剉),右件藥於銚子中慢火上熬成膏,去滓,入瓷器内貯之,日三四上,以膏摩背。

⑤ 聖惠方:**《普濟方》卷48“頭風白屑附論”** 治風屑,及燥癢無時出本事方:香白芷、零陵香各等分。右爲末,乾摻於頭上,候三五日後篦去,再敷三二次,終世不生。(**按**:《聖惠方》無此方,誤注出處。)

⑥ 普濟方:**《普濟方》卷66“牙齒疼痛”** 治齒痛(出《本草》):以零陵香梗葉煎,含之良……

⑦ 普濟方:**《普濟方》卷66“牙齒疼痛”** 立效散:治牙疼。零陵香(净洗軟刺,炙燥)、蓽撥(洗,剉碎,慢火炒燥),右等分,爲末,先以炭一塊爲細末,揩痛處,連牙床並揩浄,以藥擦痛處。老人風蚛牙疼,小兒疳牙、走馬疳等,悉治之。

⑧ 外臺秘要:**《外臺》卷16“虚勞夢泄精方一十首”** 又熏草湯,療夢失精方:熏草、人參、乾地黄、白术、芍藥(各三兩)、茯神、桂心、甘草(炙,各二兩)、大棗(十二枚,擘)。右九味切,以水八升,煮取三升,分爲二服,每服如人行四五里……

⑨ 醫林集要:**《醫林類證集要》卷18“産後”** 又方:零陵香花爲末,酒服,三服一兩重,一年無孕。蓋血聞香即散故也。

⑩ 别録:**《别録》見《證類》卷30“有名未用·蕙實”** 味辛。主明目,補中……

⑪ 藏器:**《拾遺》見《證類》卷30“有名未用·蕙實”** 陳藏器云:五月收,味辛,香,明目,正應是蘭蕙之蕙。

辛，平，無毒。【主治】明目補中。《别録》①。

根莖中涕。【主治】傷寒寒熱出汗，中風面腫，消渴熱中，逐水。《别録》②。主五痔脱肛有蟲。時珍。○出《千金》③。

蘭草《本經》④上品

【釋名】蕳音閑、水香《本經》⑤、香水蘭《開寶》⑥、女蘭《綱目》、香草《綱目》、燕尾香《開寶》、大澤蘭《炮炙論》⑦、蘭澤草弘景⑧、煎澤草《唐本》⑨、省頭草《綱目》、都梁香李當之⑩、孩兒菊《綱目》、千金草。【志⑪曰】葉似馬蘭，故名蘭草。其葉有岐，俗呼燕尾香。時人煮水以浴療風，故又名香水蘭。【藏器⑫曰】蘭草生澤畔，婦人和油澤頭，故云蘭澤。盛弘之《荆州記》云：都梁有山，下有水清淺，其中生蘭草，因名都梁香。【時珍曰】都梁即今之武岡州也，又臨淮 盱眙縣亦有都梁山，産此香。蘭乃香草，能辟不祥。陸機《詩疏》⑬言：鄭俗，三月男女秉蕳于水際，以自祓除。蓋蘭以闌之，蕳以閑之。其義一也。《淮南子》⑭云：男子種蘭，美而不芳。則蘭

---

① 别録：見1022頁注⑩。

② 别録：**《别録》見《證類》卷30"有名未用·蕙實"** ……根莖中涕：療傷寒，寒熱，出汗，中風，面腫，消渴，熱中，逐水……

③ 千金：**《外臺》卷26"五痔脱肛方二首"** 《千金》療五痔脱肛，槐皮膏止痛痒血出，方……以綿沾膏，塞孔中，日四五過，蟲死差，止痒痛大佳。（**按**：《千金方》無此方，誤注出處。）

④ 本經：**《本經》《别録》見《證類》卷7"蘭草"** 味辛，平，無毒。主利水道，殺蠱毒，辟不祥，除胸中痰癖。久服益氣，輕身，不老，通神明。一名水香。生大吴池澤。四月、五月採。

⑤ 本經：見上注。

⑥ 開寶：**《開寶》見《證類》卷7"蘭草"** 今按《别本》注云：葉似馬蘭，故名蘭草，俗呼爲鷰尾香……故又名香水蘭。陶云煎澤草，唐注云蘭澤香，並非也。（**按**："釋名"項下"開寶"皆同此。）

⑦ 炮炙論：**《炮炙論》見《證類》卷9"澤蘭"** 雷公云：凡使，須要别識雄雌，其形不同。大澤蘭形葉皆圓，根青黄……

⑧ 弘景：**《唐本草》見《證類》卷7"蘭草"** 《唐本》注云：此是蘭澤香草也……（**按**：誤注出處。當爲《唐本》）

⑨ 唐本：**《集注》見《證類》卷7"蘭草"** 方藥俗人並不復識用。大吴即應是吴國爾，太伯所居，故呼大吴。今東間有煎澤草，名蘭香，亦或是此也，生濕地。李云：是今人所種，似都梁香草。（**按**：誤注出《唐本》。當爲"弘景"。）

⑩ 李當之：見上注。

⑪ 志：見本頁注⑥。

⑫ 藏器：**《拾遺》見《證類》卷7"蘭草"** ……生澤畔，葉光潤，陰小紫，五月、六月採陰乾，婦人和油澤頭，故云蘭澤……盛洪之《荆州記》曰：都梁縣有山，山下有水清淺，其中生蘭草，因名爲都梁，亦因山爲號也。

⑬ 詩疏：**《埤雅》卷18"釋草·蘭"** 盖蘭以闌之，蕳以間之，其義一也……《詩》曰：溱與洧方涣涣兮，士與女方秉蕳兮。言鄭人會於溱洧兩水之上，秉蕳以自祓除。其風俗之舊也……（**按**：陸機《詩疏》無時珍所引之文，乃見《埤雅》。）

⑭ 淮南子：**《淮南子·繆稱訓》** 男子樹蘭，美而不芳。

須女子種之，女蘭之名，或因乎此。其葉似菊，女子、小兒喜佩之，則女蘭、孩菊之名，又或以此也。《唐瑶經驗方》①言：江南人家種之，夏月采置髪中，令頭不膩，故名省頭草。其説正合煎澤之義。古人蘭、蕙皆稱香草，如零陵香草、都梁香草。後人省之，通呼爲香草爾。近世但知蘭花，不知蘭草。惟虚谷 方回考訂，極言古之蘭草即今之千金草，俗名孩兒菊者，其説可據。詳下"正誤"。

【集解】【别録②曰】蘭草生太吴池澤，四月、五月采。【弘景③曰】方藥俗人並不識用。太吴應是吴國 太伯所居，故呼太吴。今東間有煎澤草，名蘭香，或是此也。李當之云是今人所種都梁香草也。澤蘭亦名都梁香。【恭④曰】蘭即蘭澤香草也。圓莖紫萼，八月花白。俗名蘭香，煮以洗浴。生溪澗水旁，人間亦多種之，以飾庭池。陶所引煎澤草，都梁香者是也，而不能的識。【保昇⑤曰】生下濕地，葉似澤蘭，尖長有岐，花紅白色而香。【藏器⑥曰】蘭草、澤蘭二物同名，陶不能知，蘇亦浪别。蘭草生澤畔，葉光潤，陰小紫，五月、六月采，陰乾，即都梁香也。澤蘭葉尖微有毛，不光潤，莖方節紫，初采微辛，乾之亦辛。蘇云"八月花白"者，即澤蘭也。以註蘭草，殊誤矣。【時珍曰】蘭草、澤蘭，一類二種也。俱生水旁下濕處。二月宿根生苗成叢，紫莖素枝，赤節緑葉，葉對節生，有細齒。但以莖圓節長而葉光有歧者，爲蘭草。莖微方，節短而葉有毛者爲澤蘭。嫩時並可挼而佩之，八九月後漸老，高者三四尺。開花成穗，如鷄蘇花，紅白色，中有細子。雷斅《炮炙論》所謂大澤蘭即蘭草也，小澤蘭即澤蘭也。《禮記》"佩帨蘭茝"，《楚辭》"紉秋蘭以爲佩"，《西京雜記》載漢時池苑種蘭以降神，或雜粉藏衣書中辟蠹者，皆此二蘭也。今吴人蒔之，呼爲香草。夏月刈取，以酒油灑制，纏作把子，貨爲頭澤佩帶，與《别録》所出太吴之文正相符合。諸家不知二蘭乃一物二種，但功用有氣血之分，故無定指，惟寇氏、朱氏之誤尤甚，故考正于下。或云家蒔者爲蘭草，野生者爲蘭澤，亦通。

【正誤】【寇宗奭⑦曰】蘭草諸家之説異同，乃未的識，故無定論。今江陵、鼎、澧州山谷之間頗有之，山外平田即無，多生陰地幽谷，葉如麥門冬而闊且韌，長及一二尺，四時常青，花黄緑色，中間瓣上有細紫點。春芳者爲春蘭，色深；秋芳者爲秋蘭，色淡。開時滿室盡香，與他花香又别。【朱

---

① 唐瑶經驗方：（**按**：書佚，無可溯源。）

② 别録：見 1023 頁注④。

③ 弘景：見 1023 頁注⑨。

④ 恭：**《唐本草》見《證類》卷 7"蘭草"**　《唐本》注云：此是蘭澤香草也。八月花白，人間多種之以飾庭池，溪水澗傍往往亦有。陶云不識，又言煎澤草，或稱李云都梁香近之，終非的識也。

⑤ 保昇：**《蜀本草》見《證類》卷 7"蘭草"**　《蜀本》《圖經》云：葉似澤蘭，尖長有歧，花紅白色而香，生下濕地。

⑥ 藏器：**《拾遺》見《證類》卷 7"蘭草"**　陳藏器云：蘭草與澤蘭，二物同名。陶公竟不能知，蘇亦强有分别……生澤畔，葉光潤，陰小紫，五月、六月採陰乾，婦人和油澤頭，故云蘭澤。李云都梁是也……澤蘭葉尖，微有毛，不光潤，方莖紫節，初採微辛，乾亦辛……蘇乃將澤蘭注於蘭草之中，殊誤也。

⑦ 寇宗奭：**《衍義》卷 8"蘭草"**　諸家之説異同，是曾未的識，故無定論。葉不香，惟花香。今江陵、鼎、澧州山谷之間頗有，山外平田即無，多生陰地，生於幽谷，益可驗矣。葉如麥門冬而闊，且韌，長及一二尺，四時常青，花黄，中間葉上有細紫點。有春芳者，爲春蘭，色深。秋芳者，爲秋蘭，色淡。秋蘭稍難得。二蘭移植小檻中，置座右，花開時，滿室盡香，與他花香又别。

震亨①曰】蘭葉禀金水之氣而似有火，人知其花香之貴，而不知其葉有藥方。蓋其葉能散久積陳鬱之氣甚有力，即今之栽置座右者。○【時珍曰】二氏所説乃近世所謂蘭花，非古之蘭草也。蘭有數種，蘭草、澤蘭生水旁，山蘭即蘭草之生山中者。蘭花亦生山中，與三蘭迥别。蘭花生近處者，葉如麥門冬而春花；生福建者，葉如菅茅而秋花。黄山谷所謂一幹一花爲蘭，一幹數花爲蕙者，蓋因不識蘭草、蕙草，遂以蘭花强生分别也。蘭草與澤蘭同類，故陸機②言"蘭似澤蘭，但廣而長節"，《離騷》言其"緑葉紫莖素枝，可紉、可佩、可藉、可膏、可浴"，《鄭詩》③言"士女秉蕑"，應劭《風俗通》④言"尚書奏事，懷香握蘭"，《禮記》⑤言"諸侯贄薰，大夫贄蘭"，《漢書》⑥言"蘭以香自燒"也。若夫蘭花，有葉無枝，可玩而不可紉佩藉浴，秉握膏焚。故朱子《離騷辨證》⑦言：古之香草必花葉俱香，而燥濕不變，故可刈佩。今之蘭蕙，但花香而葉乃無氣，質弱易萎，不可刈佩，必非古人所指甚明。古之蘭似澤蘭，而蕙即今之零陵香。今之似茅而花有兩種者，不知何時誤也？熊太古《冀越集》⑧言：世俗之蘭，生于深山窮谷，决非古時水澤之蘭也。陳《遯齋閑覽》⑨言：《楚騷》之蘭，或以爲都梁香，或以爲澤蘭，或以爲猗蘭，當以澤蘭爲正。今人所種如麥門冬者名幽蘭，非真蘭也，故陳止齋著《盜蘭説》⑩以譏之。方虚谷《訂蘭説》⑪言：古之蘭草，即今之千金草，俗名孩兒菊者。今之所謂蘭，其葉如茅而嫩者，根名土續斷，因花馥郁，故得蘭名也。楊升菴⑫云：世以如蒲、萱者爲蘭，九畹之受誣久矣。又吴

---

① 朱震亨：**《衍義補遺·蘭葉》** 禀金水之清氣，而似有火。人知其花香之貴，而不知爲用有方。蓋其葉能散久積陳鬱之氣，甚有力，入藥煎煮用之……即今之人栽植座右，花開時滿室盡香。）

② 陸機：**《毛詩草木鳥獸蟲魚疏》卷上"方秉蕑兮"** 蕑，即蘭香草也……其莖葉似藥草澤蘭，但廣而長節，節中赤，高四五尺……

③ 鄭詩：**《詩·鄭風·溱洧》** ……士與女，方秉蕑兮……

④ 風俗通：**《説郛》弖59《漢官儀》** 尚書郎懷香握蘭，趨走丹墀。（**按**：應劭《風俗通義》無此文，見應劭《漢官儀》。《初學記》卷1"職官部"亦引此文。）

⑤ 禮記：**《文苑英華》卷56"祀后土賦"** ……大夫之贄薰，風偃草以浹洽……（**按**：《禮記》未見"贄薰""贄蘭"之説。今録《文苑英華》所引備參。）

⑥ 漢書：**《漢書·王貢兩龔鮑傳》** 薰以香自燒，膏以明自銷。

⑦ 離騷辯證：**《古今合璧事類備要》别集卷27"蘭花"** 紫陽《離騷辨證》：蘭蕙二物，本草言之甚詳……蕙則似爲零陵香，尤不難識。其與人家所種，葉類茅，而花有兩種，如黄説者皆不相似，劉説則又詞不分明。大抵古之所謂香草，必其花葉皆香，而燥濕不變，故可刈而爲佩。若今之所謂蘭蕙，則其花雖香，而葉乃無氣，其香雖美，而質弱易萎，皆非可刈而佩者也。

⑧ 冀越集：**《冀越集記》前集"蘭蕙芷蓀杜衡"** 世俗之蘭，生于深山窮谷，定非古之蘭矣。

⑨ 遯齋閑覽：**《陳氏香譜》卷1"香草名釋"** 《遯齋閑覽》云：《楚辭》所詠香草……而諸家之説，但各以色，自相非毁，莫辨其真。或以爲都梁，或以爲澤蘭，或以蘭草，今當以澤蘭爲正。山中又有一種葉大如麥門冬，春開花甚香，此别名幽蘭也……

⑩ 盜蘭説：（**按**：此文即宋·陳傅良《止齋集》卷52《責盜蘭説》。文長不録。）

⑪ 訂蘭説：**《文憲集》卷3"蘭隱亭記"** ……近代紫陽、方回考訂極精，而蘭則今名千金草及孩兒菊。今蘭實古稱川續斷。

⑫ 楊升菴：**《升菴集》卷16"采蘭引"** 廣通縣東響水關産蘭，緑葉紫莖，春華秋馥，蓋楚騷所稱紉佩之蘭也。人家盆植如蒲萱者，蓋蘭之别種，曰蓀與芷耳。時川姜子見而采之以贈予，知九畹之受誣千載矣，一旦而雪，作采蘭引。

草廬有《蘭説》①甚詳，云蘭爲醫經上品之藥，有枝有莖，草之植者也。今所謂蘭，無枝無莖。因黄山谷稱之，世遂謬指爲《離騷》之蘭。寇氏《本草》亦溺于俗，反疑舊説爲非。夫醫經爲實用，豈可誤哉？今之蘭，果可利水殺蠱而除痰癖乎？其種盛于閩，朱子乃閩人，豈不識其土産而反辨析如此？世俗至今猶以非蘭爲蘭，何其惑之難解也？嗚呼！觀諸儒之明析如此，則寇、朱二氏之誤可知，而醫家用蘭草者當不復疑矣。

葉。【修治】見"澤蘭"下。【氣味】辛，平，無毒。【杲②曰】甘、寒。

【主治】利水道，殺蠱毒，辟不祥。久服益氣，輕身不老，通神明。《本經》③。除胸中痰癖。《别録》④。生血，調氣，養營。雷斆⑤。其氣清香，生津止渴，潤肌肉，治消渴膽癉。李杲⑥。煮水，浴風病。馬志⑦。消癰腫，調月經。煎水，解中牛馬毒。時珍。主惡氣，香澤，可作膏塗髪。藏器⑧。

【發明】【時珍曰】按《素問》⑨云：五味入口，藏于脾胃，以行其精氣。津液在脾，令人口甘，此肥美所發也。其氣上溢，轉爲消渴。治之以蘭，除陳氣也。王冰註云：辛能發散故也。李東垣治消渴生津飲，用蘭葉，蓋本于此，詳見"澤蘭"下。又此草浸油塗髪，去風垢，令香潤。《史記》⑩所謂"羅襦襟解，微聞香澤"者是也。崔寔《四民月令》⑪作香澤法：用清油浸蘭香、藿香、雞舌香、苜蓿葉

---

① 蘭説：**《吴文正集》卷6"蘭畹説"** ……在醫經爲草部上品之藥……盖有莖有枝之草，邵子所謂草之木者。而今世所謂蘭則無莖無枝，草之草爾。豫章黄太史以一幹一花而香有餘者爲蘭，一幹數花而香不足者爲蕙。俗間同聲附和，謬以此草當《離騷》之蘭。寇宗奭《本草衍義》亦復溺於俗稱，反疑《本草圖經》爲非。甚矣，其惑也！夫醫經爲實用設，非虚言也。其可誤識哉？不知今之所謂蘭者，醫若用之，果可利水殺蟲而除痰癖否乎？且其種莫盛於閩之漳與南劍。夾漈鄭氏、考亭朱子，皆閩人也，豈有不識其土之所産……夫鄭、朱二先生之辨析如此，而世俗至今承誤，猶以非蘭爲蘭，何其惑之難解也……

② 杲：**《本草發揮》卷3"蘭葉"** 東垣云：蘭葉，味辛，平。（**按**：元明本草書均未載蘭葉"甘寒"。查李杲《蘭室秘藏》，亦未提及蘭香草之性味。待考。）

③ 本經：見1023頁注④白字。

④ 别録：見1023頁注④。

⑤ 雷斆：**《炮炙論》見《證類》卷9"澤蘭"** 雷公云：……大澤蘭形葉皆圓，根青黄，能生血調氣與榮……

⑥ 李杲：**《本草發揮》卷3"蘭葉"** 東垣云……其氣清香，生津止渴，益氣，潤肌肉……消渴證非此不能除。膽癉必用。

⑦ 馬志：**《開寶》見《證類》卷7"蘭草"** ……時人皆煮水以浴，療風……

⑧ 藏器：**《拾遺》見《證類》卷7"蘭草"** ……**按**：蘭草本功外，主惡氣，香澤可作膏塗髪……

⑨ 素問：**《素問·奇病論》** 夫五味入口，藏於胃脾，爲之行其精氣，津液在脾，故令人口甘也。此肥美之所發也。此人必數食甘美，而多肥也。肥者令人内熱，甘者令人中滿，故其氣上溢，轉爲消渴。治之以蘭，除陳氣也。（……言蘭除陳久甘肥不化之氣者，以辛能發散故也。）

⑩ 史記：**《史記·滑稽列傳》** ……羅襦襟解，微聞薌澤……

⑪ 月令：**《丹鉛總録》卷4"花木類"** 香澤……崔寔《四民月令》有合香澤法：清酒浸雞舌、藿香、苜蓿、蘭香，四種以新綿裹，浸胡麻油和豬脂，納銅鐺中，沸定，下少許青蒿，以發綿羃鐺觜瓶口，瀉之……（**按**：《齊民要術》卷5"種紅藍花、梔子"此法更詳。）

四種，以新綿裹，浸胡麻油，和豬脂納銅鐺中，沸定，下少許青蒿，以綿幕瓶，鐺嘴瀉出，瓶收用之。

【附方】新一。**食牛馬毒**殺人者。省頭草連根葉煎水服，即消。《唐瑶經驗方》①。

澤蘭《本經》②中品【校正】併入《嘉祐③·地笋》。

【釋名】**水香**吴普④、**都梁香**弘景⑤、**虎蘭**《本經》⑥、**虎蒲**《别録》⑦、**龍棗**《本經》、**孩兒菊**《綱目》、**風藥**《綱目》。**根名地笋**《嘉祐》⑧。【弘景⑨曰】生于澤旁，故名澤蘭，亦名都梁香。【時珍曰】此草亦可爲香澤，不獨指其生澤旁也。齊安人呼爲風藥，《吴普本草》一名水香，陶氏云亦名都梁，今俗通呼爲孩兒菊，則其與蘭草爲一物二種，尤可證矣。其根可食，故曰地笋。

【集解】【《别録》⑩曰】澤蘭生汝南諸大澤旁，三月三日采，陰乾。【普⑪曰】生下地水旁，葉如蘭，二月生苗，赤節，四葉相值支節間。【弘景⑫曰】今處處有之，多生下濕地，葉微香，可煎油及作浴湯，人家多種之而葉小異。今山中又有一種甚相似，莖方，葉小强，不甚香。既云澤蘭，則山中者爲非，而藥家乃采用之。【恭⑬曰】澤蘭莖方節紫，葉似蘭草而不甚香，今京下用者是也。陶説乃是蘭草，莖圓紫萼白花，殊非澤蘭也。【頌⑭曰】今荆、徐、隨、壽、蜀、梧州、河中府皆有之。根紫黑

---

① 唐瑶經驗方：（**按**：書佚，無可溯源。）

② 本經：**《本經》《别録》**（《藥對》）見《證類》卷9“澤蘭” 味苦、甘，微温，無毒。主乳婦内衄，中風餘疾，大腹水腫，身面四肢浮腫，骨節中水，金瘡，癰腫瘡膿，產後金瘡内塞。一名虎蘭，一名龍棗，一名虎蒲。生汝南諸大澤傍。三月三日採，陰乾。（防己爲之使。）

③ 嘉祐：**《嘉祐》見《證類》卷9“地笋”** 利九竅，通血脉，排膿治血。止鼻洪吐血，產後心腹痛，一切血病。肥白人、產婦可作蔬菜食，甚佳。即澤蘭根也。（新補。出陳藏器及日華子。）

④ 吴普：**《證類》卷9“澤蘭”** 吴氏云：澤蘭，一名水香……

⑤ 弘景：**《集注》見《證類》卷9“澤蘭”** ……亦名都梁香……

⑥ 本經：見本頁注②白字。（**按**：“釋名”項下“本經”同此。）

⑦ 别録：見本頁注②。

⑧ 嘉祐：見本頁注③。

⑨ 弘景：**《集注》見《證類》卷9“澤蘭”** 陶隱居云：今處處有，多生下濕地。葉微香，可煎油。或生澤傍，故名澤蘭，亦名都梁香……

⑩ 别録：見本頁注②。

⑪ 普：**《證類》卷9“澤蘭”** 吴氏云……生下地水傍，葉如蘭，二月生香，赤節，四葉相值枝節間。

⑫ 弘景：**《集注》見《證類》卷9“澤蘭”** 陶隱居云：今處處有，多生下濕地。葉微香，可煎油……可作浴湯。人家多種之而葉小異。今山中又有一種甚相似，莖方，葉小强，不甚香。既云澤蘭又生澤傍，故山中者爲非，而藥家乃採用之。

⑬ 恭：**《唐本草》見《證類》卷9“澤蘭”** 《唐本》注云：澤蘭，莖方，節紫色，葉似蘭草而不香，今京下用之者是……花白紫萼，莖圓，殊非澤蘭也。陶注蘭草，復云名都梁香，並不深識也。

⑭ 頌：**《圖經》見《證類》卷9“澤蘭”** 澤蘭，生汝南諸大澤傍，今荆、徐、隨、壽、蜀、梧州、河中府皆有之。根紫黑色，如粟根。二月生苗，高二三尺，莖𦼮青紫色，作四稜。葉生相對，如薄荷，微香，七月開花，帶紫白色，萼通紫色，亦似薄荷花。三月採苗，陰乾。荆、湖、嶺南人家多種之。壽州出者，無花子。此與蘭草大抵相類，但蘭草生水傍，葉光潤陰小紫，五、六月盛；而澤蘭生水澤中及下濕地，葉尖，微有毛，不光潤，方莖紫節，七月、八月初採，微辛，此爲異耳……

色,如粟根。二月生苗,高二三尺。莖幹青紫色,作四稜。葉生相對,如薄荷,微香。七月開花,帶紫白色,萼通紫色,亦似薄荷花。三月采苗,陰乾。荆、湖、嶺南人家多種之。壽州出者無花子。此與蘭草大抵相類。但蘭草生水旁,葉光潤,陰小紫,五六月盛;而澤蘭生水澤中及下濕地,葉尖,微有毛,不光潤,方莖紫節,七月、八月初采,微辛。此爲異爾。【斆①曰】凡使須别雌雄。大澤蘭莖葉皆圓,根青黄,能生血調氣,與榮合、小澤蘭迥别。葉上班,根頭尖,能破血,通久積。【宗奭②曰】澤蘭出土,便分枝梗,葉皆如菊,但尖長爾。吴普言葉似蘭,誤矣。今蘭葉如麥門冬,殊不相似。【時珍曰】吴普所説,乃真澤蘭也。雷斆所説,大澤蘭即蘭草也,小澤蘭即此澤蘭也。寇宗奭所説澤蘭則是,而破吴普之説則非,蓋由誤認蘭花爲蘭草也。詳見《蘭草》"正誤"下。

葉。【修治】【斆③曰】凡用大、小澤蘭,細剉,以絹袋盛,懸于屋南畔角上,令乾用。

【氣味】苦,微温。無毒。【《别録》④曰】甘。【普⑤曰】神農、黄帝、岐伯、桐君:酸,無毒。李當之:小温。【權⑥曰】苦、辛。【之才⑦曰】防己爲之使。【主治】金瘡,癰腫瘡膿。《本經》⑧。産後金瘡内塞。《别録》⑨。産後腹痛,頻産血氣衰冷,成勞瘦羸,婦人血瀝腰痛。甄權⑩。産前産後百病。通九竅,利關節,養血氣,破宿血,消癥瘕,通小腸,長肌肉,消撲損瘀血,治鼻血吐血,頭風目痛,婦人勞瘦,丈夫面黄。大明⑪。

【發明】【頌⑫曰】澤蘭,婦人方中最爲急用。古人治婦人澤蘭丸甚多。【時珍曰】蘭草、澤蘭

① 斆:**《炮炙論》見《證類》卷9"澤蘭"** 雷公云:凡使,須要别識雄雌,其形不同。大澤蘭形葉皆圓,根青黄,能生血調氣與榮,合小澤蘭迥别。採得後,看葉上斑,根鬚尖,此藥能破血,通久積……

② 宗奭:**《衍義》卷10"澤蘭"** 按《補注》云:葉如蘭。今蘭葉如麥門冬,稍闊而長,及一二尺無枝梗,殊不與澤蘭相似。澤蘭才出土便分枝,梗葉如菊,但尖長。若取香臭,則稍相類。既謂之澤蘭,又曰生汝南大澤傍,則其種本别。如蘭之説誤矣。

③ 斆:**《炮炙論》見《證類》卷9"澤蘭"** ……凡修事,大小澤蘭須細剉之。用絹袋盛,懸于屋南畔角上,令乾用。

④ 别録:見1027頁注②。

⑤ 普:**《證類》卷9"澤蘭"** ……神農、黄帝、岐伯、桐君:酸,無毒。季氏:温……

⑥ 權:**《藥性論》見《證類》卷9"澤蘭"** 澤蘭,使,味苦、辛……

⑦ 之才:**古本《藥對》**見1027頁注②本經括號中七情文。

⑧ 本經:見1027頁注②白字。

⑨ 别録:見1027頁注②。

⑩ 甄權:**《藥性論》見《證類》卷9"澤蘭"** ……主産後腹痛,頻産血氣衰冷,成勞瘦羸,又治通身面目大腫。主婦人血瀝,腰痛。

⑪ 大明:**《日華子》見《證類》卷9"澤蘭"** 澤蘭,通九竅,利關脉,養血氣,破宿血,消癥瘕,産前産後百病,通小腸,長肉生肌,消撲損瘀血,治鼻洪吐血,頭風目痛,婦人勞瘦,丈夫面黄。四月、五月採,作纏把子。

⑫ 頌:**《圖經》見《證類》卷9"澤蘭"** ……今婦人方中最急用也……

氣香而温，味辛而散，陰中之陽，足太陰、厥陰經藥也。脾喜芳香，肝宜辛散。脾氣舒，則三焦通利而正氣和；肝鬱散，則營衛流行而病邪解。蘭草走氣道，故能利水道，除痰癖，殺蠱辟惡，而爲消渴良藥；澤蘭走血分，故能治水腫，塗癰毒，破瘀血，消癥瘕，而爲婦人要藥。雖是一類而功用稍殊，正如赤白伏苓、芍藥，補瀉皆不同也。雷斅言，雌者調氣生血，雄者破血通積，正合二蘭主治。大澤蘭之爲蘭草，尤可憑據。血生於氣，故曰調氣生血也。又荀子①云"澤芷以養鼻"，謂澤蘭、白芷之氣，芳香通乎肺也。

【附方】舊一，新四。**産後水腫**，血虚浮腫。澤蘭、防己等分，爲末。每服二錢，醋湯下。張文仲《備急方》②。**小兒蓐瘡**。嚼澤蘭心封之良。《子母秘録》③。**瘡腫初起**。澤蘭擣封之良。《集簡方》。**損傷瘀腫**。方同上。**産後陰翻**。産後陰户燥熱，遂成翻花。澤蘭四兩，煎湯熏洗二三次，再入枯礬煎洗之，即安。《集簡方》。

地笋宋《嘉祐》④。【氣味】甘、辛，温，無毒。【主治】利九竅，通血脉，排膿，治血。藏器⑤。止鼻洪吐血，産後心腹痛。産婦可作蔬菜食，佳。大明⑥。

子。【主治】婦人三十六疾。《千金方》⑦承澤丸中用之。

馬蘭《日華》⑧

【釋名】紫菊。【時珍曰】其葉似蘭而大，其花似菊而紫，故名。俗稱物之大者爲馬也。

【集解】【藏器⑨曰】馬蘭生澤旁，如澤蘭而氣臭，《楚辭》以惡草喻惡人。北人見其花呼爲紫

---

① 荀子：**《荀子》卷12"正論篇第十八"** 代睪而食（睪未詳。蓋香草也。或曰：睪讀爲藁，即所謂蘭茝本也。……或曰：當爲澤，澤蘭也……俗書澤字，並水旁睪，傳寫誤遺其水耳。代睪而食，謂焚香氣歇，歇即更以新者代之……）側載睪芷以養鼻。（睪芷，香草也。已解。上於車中傍側載之，用以養鼻也。）

② 備急方：**《婦人良方》卷22"産後四肢浮腫方論第十"** 張氏方治産後血虚，風腫水腫：澤蘭葉、防已等分，右爲末，每服二錢，温酒調下。不能飲者，醋湯調亦可。

③ 子母秘録：**《證類》卷9"澤蘭"** 《子母秘録》：治小兒蓐瘡，嚼澤蘭心封上。

④ 嘉祐：見1027頁注③。

⑤ 藏器：見1027頁注③。

⑥ 大明：見1027頁注③。

⑦ 千金方：**《千金方》卷2"求子第一"** 承澤丸：主婦人下焦三十六疾，不孕絶産方：梅核仁、辛夷（各一升）、葛上亭長（七枚，去足翼，微炒）、澤蘭子（五合）、溲疏（二兩）、藁本（一兩）。右六味末之，蜜和丸，先食服如大豆二丸，日三，不知稍增。若腹中無堅癖積聚者，去亭長，加通草一兩。惡甘者，和藥先以苦酒搜散，乃納少蜜和爲丸。

⑧ 日華：**《嘉祐》見《證類》卷9"馬蘭"** 味辛，平，無毒。主破宿血，養新血，合金瘡，斷血痢，蠱毒，解酒疸，止鼻衄、吐血及諸菌毒。生擣傅蛇咬。生澤傍，如澤蘭氣臭，《楚詞》以惡草喻惡人。北人見其花，呼爲紫菊，以其花似菊而紫也。又山蘭，生山側，似劉寄奴，葉無椏，不對生，花心微黄赤，亦大破血，下俚人多用之。（新補。見陳藏器及日華子。）

⑨ 藏器：見上注。

菊,以其似單瓣菊花而紫也。又有山蘭,生山側,似劉寄奴,葉無椏,不對生,花心微黄赤,亦大破血,皆可用。【時珍曰】馬蘭,湖澤卑濕處甚多,二月生苗,赤莖白根,長葉有刻齒,狀似澤蘭,但不香爾。南人多采汋晒乾爲蔬及饅餡。入夏高二三尺,開紫花,花罷有細子。《楚辭》無馬蘭之名,陳氏指爲惡草,何據?

根葉。【氣味】辛,平,無毒。【主治】破宿血,養新血,止鼻衄吐血。合金瘡,斷血痢,解酒疸及諸菌毒、蠱毒。生擣,塗蛇咬。大明①。主諸瘧及腹中急痛,痔瘡。時珍。

【發明】【時珍曰】馬蘭辛平,能入陽明血分,故治血與澤蘭同功。近人用治痔漏云有效,春夏取生,秋冬取乾者,不用鹽醋,白水煮食,并飲其汁。或以酒煮焙研,糊丸,米飲日日服之。仍用煎水入鹽少許,日日熏洗之。《醫學集成》②云:治痔用馬蘭根,擣傅片時,看肉平即去之。稍遲,恐肉反出也。

【附方】新六。**諸瘧寒熱**。赤脚馬蘭擣汁,入水少許,發日早服。或入少糖亦可。《聖濟總録》③。**絞腸沙痛**。馬蘭根葉,細嚼嚥汁,立安。《壽域神方》④。**打傷出血**。竹節草即馬蘭,同旱蓮草、松香、皂子葉即柜子葉,冬用皮,爲末,搽入刀口。《摘玄方》⑤。**喉痺口緊**。用地白根即馬蘭根,或葉擣汁,入米醋少許,滴鼻孔中,或灌喉中,取痰自開。孫一松《試效方》⑥。**水腫尿澀**。馬蘭菜一虎口,黑豆、小麥各一撮,酒、水各一鍾,煎一鍾,食前温服以利小水,四五日愈。○楊起《簡便方》⑦。**纏蛇丹毒**。馬蘭、丹草擂醋搽之。《濟急方》⑧。

【附録】**麻伯**。【《别録⑨·有名未用》曰】味酸、無毒。主益氣,出汗。一名君莒,一名衍草,一名道止,一名自死。生平陵,如蘭,葉黑厚白裹莖,實赤黑,九月采根。**相烏**。【又⑩曰】味

---

① 大明:見前頁注⑧。

② 醫學集成:**《醫學集成》卷8"痔漏七十八"** 塞藥……又方:馬蘭根付上,片時看肉平去藥,稍遲恐肉反出。

③ 聖濟總録:**《普濟方》卷197"諸瘧"** 治瘧疾方:取赤脚馬藺,研細取汁,加水少許,調臨發日早服。須用無根水取調,著沙糖少許在中。(**按**:《聖濟總録》無此方。"藺""蘭"或因形而誤。待考。)

④ 壽域神方:**《延壽神方》卷1"攪腸沙部"** 治攪腸沙腹痛不可忍者,嘔吐泄瀉,及中暑霍亂,心煩渴,不省人事。兼治急心痛……一方:用馬蘭根葉,細嚼之,立差。咽汁,去柤亦可。俗呼馬蘭草。

⑤ 摘玄方:(**按**:未能溯得其源。)

⑥ 試效方:(**按**:未見原書,待考。)

⑦ 簡便方:**《奇效單方》卷下"十八五疸"** 治水腫用馬蘭頭草(一虎口)、黑豆、小麥(各一攝),水酒各一鐘,煎一鐘,食前温服以利小水,四五日愈。

⑧ 濟急方:**《仙傳外科》卷10"救解諸毒傷寒雜病一切等證"** 治纏蛇丹……又方:馬蘭、丹草,擂醋搽之,即痊。(**按**:誤注書名。)

⑨ 别録:**《别録》見《證類》卷30"有名未用·麻伯"** 味酸,無毒。主益氣,出汗。一名君莒,一名衍草,一名道止,一名自死。生平陵,如蘭,葉黑厚白裹,莖實赤黑。九月採根。

⑩ 又:**《别録》見《證類》卷30"有名未用·相烏"** 味苦。主陰痿。一名烏葵。如蘭香,赤莖,生山陽。五月十五日採,陰乾。

苦。主陰痿。一名烏葵。如蘭香，赤莖，生山陽，五月十五日采，陰乾。**天雄草**。【又[①]曰】味甘，温，無毒。主益氣，陰痿。生山澤中，狀如蘭，實如大豆，赤色。**益嬭草**《拾遺》[②]。【藏器[③]曰】味苦，平，無毒。主五痔脱肛，止血，炙令香，浸酒服。生永嘉山谷，葉如澤蘭，莖赤，高二三尺也。

香薷音柔○《别録》[④]中品【校正】自菜部移入此。

【釋名】香葇《食療》[⑤]、香茸同上、香菜《千金》[⑥]、蜜蜂草《綱目》。【時珍曰】薷，本作葇。《玉篇》[⑦]云：葇，菜蘇之類是也。其氣香，其葉柔，故以名之。草初生曰茸，孟詵《食療》作香戎者，非是。俗呼蜜蜂草，象其花房也。

【集解】【弘景[⑧]曰】家家有此，作菜生食，十月中取，乾之。【頌[⑨]曰】所在皆種，但北土差少，似白蘇而葉更細，壽春及新安皆有之。彼間又有一種石香葇，生石上，莖葉更細，色黄而辛香彌甚，用之尤佳。吴人以爲茵蔯用之。【宗奭[⑩]曰】香薷生山野間，荆、湖南北、二川皆有之。汴、洛作圃種之，暑月亦作蔬菜。葉如茵蔯，花茸紫，連邊成穗，凡四五十房爲一穗，如荆芥穗，别是一種香氣。【時珍曰】香薷有野生，有家蒔。中州人三月種之，呼爲香菜，以充蔬品。丹溪 朱氏惟取大葉者爲良，而細葉者香烈更甚，今人多用之。方莖，尖葉有刻缺，頗似黄荆葉而小，九月開紫花成穗。有細子細葉者，僅高數寸，葉如落帚葉，即石香薷也。【修治】【斆[⑪]曰】凡采得，去根留葉，剉，曝乾，勿令犯火。服至十兩，一生不得食白山桃也。【時珍曰】八九月開花着穗時采之，陰乾入用。

---

① 又：**《别録》見《證類》卷30“有名未用·天雄草”** 味甘，温，無毒。主益氣，陰痿。生山澤中，狀如蘭，實如大豆，赤色。

② 拾遺：**《拾遺》見《證類》卷6“四十六種陳藏器餘·益奶草”** 味苦，平，無毒。主五野雞病，脱肛，止血。炙令香浸酒服之。生永嘉山谷。葉如澤蘭，莖赤，高二三尺也。

③ 藏器：見上注。

④ 别録：**《别録》見《證類》卷28“香薷”** 味辛，微温。主霍亂腹痛吐下，散水腫。

⑤ 食療：**《食療》見《證類》卷28“香薷”** 孟詵云：香葇，温。又云：香戎……（**按**：“釋名”項下“同上”同此。）

⑥ 千金：**《千金方》卷26“菜蔬第三”** 香葇：味辛，微温。主霍亂腹痛吐下，散水腫、煩心，去熱。（**按**：查《千金方》江戶醫館影刻宋本作“香葇”，唯《道藏》載93卷本《千金方》作“香菜”。）

⑦ 玉篇：**《玉篇》卷13“艸部第一百六十二”** ……葇（汝游切。香葇菜，蘇類也。）

⑧ 弘景：**《集注》見《證類》卷28“香薷”** 陶隱居云：家家有此，惟供生食。十月中取，乾之……

⑨ 頌：**《圖經》見《證類》卷28“香薷”** 香薷（音柔），舊不著所出州土。陶隱居云：家家有之。今所在皆種，但北土差少。似白蘇而葉更細，十月中採，乾之。一作香葇，俗呼香茸……壽春及新安有。彼間又有一種石上生者，莖葉更細，而辛香彌甚，用之尤佳。彼人謂之石香薷……

⑩ 宗奭：**《衍義》卷19“香薷”** 生山野，荆湖南北、二川皆有。兩京作圃種，暑月亦作蔬菜，治霍亂不可闕也，用之無不效。葉如茵蔯，花茸紫，在一邊成穗，凡四五十房爲一穗，如荆芥穗，别是一種香。餘如經。

⑪ 斆：**《炮炙論》見《證類》卷28“香薷”** 雷公云：凡採得，去根留葉，細剉，曝乾。勿令犯火。服至十兩，一生不得食白山桃也。

【氣味】辛，微温，無毒。【主治】霍亂腹痛吐下，散水腫。《别録》①。去熱風。卒轉筋者，煮汁頓服半升，即止。爲末水服，止鼻衄。孟詵②。下氣，除煩熱，療嘔逆冷氣。大明③。春月煮飲代茶，可無熱病，調中温胃。含汁漱口，去臭氣。汪穎④。主脚氣寒熱。時珍。

【發明】【弘景⑤曰】霍亂煮飲無不瘥者，作煎除水腫尤良。【頌⑥曰】霍亂轉筋者，單煮服之。若四肢煩冷，汗出而渴者，加蓼子同煮服。【震亨⑦曰】香薷屬金與水，有徹上徹下之功，解暑利小便，又治水甚捷，以大葉者濃煎丸服。肺得之，清化行而熱自降也。【時珍曰】世醫治暑病，以香薷飲爲首藥。然暑有乘凉飲冷，致陽氣爲陰邪所遏，遂病頭痛，發熱惡寒，煩躁口渴，或吐或瀉，或霍亂者，宜用此藥，以發越陽氣，散水和脾。若飲食不節，勞役作喪之人，傷暑大熱大渴，汗泄如雨，煩躁喘促，或瀉或吐者，乃勞倦内傷之證，必用東垣清暑益氣湯、人參白虎湯之類，以瀉火益元可也。若用香薷之藥，是重虚其表，而又濟之以熱矣。蓋香薷乃夏月解表之藥，如冬月之用麻黄，氣虚者尤不可多服。而今人不知暑傷元氣，不拘有病無病，概用代茶，謂能辟暑，真癡前説夢也。且其性温，不可熱飲，反致吐逆。飲者惟宜冷服，則無拒格之患。其治水之功果有奇效。一人妻自腰以下胕腫，面目亦腫，喘急欲死，不能伏枕，大便溏泄，小便短少，服藥罔效。時珍診其脉沉而大，沉主水，大主虚，乃病後冒風所致，是名風水也。用千金神秘湯加麻黄，一服喘定十之五。再以胃苓湯吞深師薷术丸，二日小便長，腫消十之七，調理數日全安。益見古人方皆有至理，但神而明之，存乎其人而已。

【附方】舊四，新六。一切傷暑。《和劑局方》⑧香薷飲：治暑月卧濕當風，或生冷不節，

---

① 别録：見 1031 頁注④。

② 孟詵：**《食療》見《證類》卷 28“香薷”** ……去熱風。生菜中食，不可多食。卒轉筋，可煮汁頓服半升，止。又，乾末止鼻衄，以水服之。

③ 大明：**《日華子》見《證類》卷 28“香薷”** 無毒。下氣，除煩熱，療嘔逆，冷氣。

④ 汪穎：**《食物本草》卷 1“菜類”** 香薷……主霍亂，腹痛吐下，下氣，除煩熱，調中温胃。治傷暑，利小便，散水腫。又治口氣。人家暑月多煮以代茶，可無熱病……

⑤ 弘景：**《集注》見《證類》卷 28“香薷”** ……霍亂煮飲，無不差。作煎，除水腫尤良。

⑥ 頌：**《圖經》見《證類》卷 28“香薷”** ……霍亂轉筋，煮飲服之，無不差者。若四肢煩冷，汗出而渴者，加蓼子同切，煮飲……

⑦ 震亨：**《衍義補遺·香薷》** 屬金與水，而有徹上徹下之功，治水甚捷。肺得之，則清化行而熱自下。又云：大葉香甘治傷暑，利小便。濃煎汁成膏，爲丸服之，以治水脹病效。（《本草》言治霍亂不可缺也。）

⑧ 和劑局方：**《局方》卷 2“治傷寒”** 香薷散：治藏腑冷熱不調，飲食不節，或食腥鱠生冷過度，或起居不節，或露卧濕地，或當風取凉，而風冷之氣歸於三焦，傳於脾胃，脾胃得冷，不能消化水穀，致令真邪相干，腸胃虚弱，飲食變亂於腸胃之間，便致吐利，心腹疼痛，霍亂氣逆。有心痛而先吐者，有腹痛而先利者，有吐利俱發者，有發熱頭痛，體疼而復吐利虚煩者，或但吐利，心腹刺痛者，或轉筋拘急疼痛，或但嘔而無物出，或四肢逆冷而脉欲絶，或煩悶昏塞而欲死者，此藥悉能主之。香薷（去土，壹斤）、白扁豆、厚朴（去麤皮，薑汁塗炙令黄，各半斤）。右麤末，每叁錢，水壹盞，入酒壹分，同煎柒分，去滓，水中沉冷，連吃貳服，立效，不拘時。《活人書》方不用白扁豆，加黄連肆兩，剉生薑汁同研匀，炒黄色，名曰黄連香薷散。

真邪相干，便致吐利，或發熱頭痛體痛，或心腹痛，或轉筋，或乾嘔，或四肢逆冷，或煩悶欲死，並主之。用香薷一斤，厚朴薑汁炙，白扁豆微炒，各半斤，剉散，每服五錢，水二盞，酒半盞，煎一盞，水中沉冷，連進二服，立效。○《活人書》去扁豆，入黄連四兩，薑汁同炒黄色用。**水病洪腫**。胡洽居士香薷煎：用乾香薷五十斤，剉，入釜中，以水淹過三寸，煮使氣力都盡，去滓澄之。微火煎至可丸，丸如梧子大。一服五丸，日三服，日漸增之，以小便利則愈。蘇頌《圖經本草》①。**通身水腫**。深師薷术丸：治暴水、風水、氣水，通身皆腫，服至小便利爲效。用香薷葉一斤，水一斗，熬極爛去滓，再熬成膏，加白术末七兩，和丸梧子大。每服十丸，米飲下，日五、夜一服。《外臺秘要》②。**四時傷寒**，不正之氣。用水香薷爲末。熱酒調服一二錢，取汗。《衛生易簡方》③。**心煩脇痛**連胸欲死者。香薷擣汁一二升服。《肘後》④。**鼻衄不止**。香薷研末，水服一錢。《聖濟總録》⑤。**舌上出血**如鑽孔者。香薷煎汁服一升，日三服。《肘後方》⑥。**口中臭氣**。香薷一把，煎汁含之。《千金方》⑦。**小兒髮遲**。陳香薷二兩，水一盞，煎汁三分，入豬脂半兩，和匀，日日塗之。《永類鈐方》⑧。**白秃慘痛**。即上方入胡粉，和塗之。《子母秘録》⑨。

石香葇宋《開寶》⑩附

【釋名】石蘇。

---

① 圖經本草：**《圖經》見《證類》卷28“香薷”** ……胡洽治水病洪腫。香葇煎：取乾香葇五十斤，一物剉，内釜中，以水淹之，水出香葇上一寸，煮使氣力都盡，清澄之，嚴火煎令可丸。一服五丸如梧子，日漸增之，以小便利好……

② 外臺秘要：**《外臺》卷20“風水方八首”** 又療暴水、風水、氣水腫，或瘡中水，通身皆腫，香薷术丸方：乾香薷（一斤）、白术（七兩），右二味擣术下篩，濃煮香薷取汁，和术爲丸，飲服如梧子十丸，日夜四五服，利小便極良。夏取花葉合用亦佳。忌青魚，餘忌同前。

③ 衛生易簡方：**《衛生易簡方》卷1“傷寒”** 治四時傷寒，不正之氣：用木香葉爲末，每服一二錢，熱酒調服。（**按**：“木香”或爲“水香”之誤。）

④ 肘後：**《肘後方》卷1“治卒心腹煩滿方第十一”** 治卒心腹煩滿，又胸脅痛欲死方……又方：擣香葇汁，服一二升。水煮乾薑亦佳。

⑤ 聖濟總録：**《普濟方》卷189“鼻衄”** 止鼻衄《本草》：用香薷乾末，以水服之。（**按**：《聖濟總録》無此方，誤注出處。此方首出《食療本草》（見《證類》卷28“香薷”）。《普濟方》摘出爲單方。）

⑥ 肘後方：**《外臺秘要》卷22“咽喉舌諸疾方七首”** 《肘後》療舌上出血如鑽孔者，煎香薷汁，服一升，日三服盡。

⑦ 千金方：**《證類》卷28“香薷”** 《千金方》：治口臭，香薷一把，以水一斗，煮取三升，稍稍含之。（**按**：今本《千金方》無此方。）

⑧ 永類鈐方：**《永類鈐方》卷21“髮遲證治”** 小兒血氣不足，不能榮於髮，故生遲。或呼爲疳，非也。香薷煎：陳香薷（二兩）、豬脂（半兩），水一盞，煎香薷，取汁三分，入豬脂和匀，塗頭上。

⑨ 子母秘録：**《證類》卷28“香薷”** 《子母秘録》：小兒白秃髮不生，汁出，慘痛，濃煮陳香薷汁，少許脂和胡粉，傅上。

⑩ 開寶：**《開寶》見《證類》卷8“石香葇”** 味辛，香，温，無毒。主調中温胃，止霍亂吐瀉，心腹脹滿，臍腹痛，腸鳴。一名石蘇。生蜀郡陵、榮、資、簡州及南中諸處，在山巖石縫中生。二月、八月採。苗、莖、花、實俱用。

【集解】【志①曰】石香菜生蜀郡 陵、榮、資、簡州，及南中諸處，生山巖石縫中，二月、八月采。苗莖花實俱可用。【宗奭②曰】處處有之。但山中臨水附厓處或有之，不必山巖石縫也。九月、十月尚有花。【時珍曰】香薷、石香薷，一物也，但隨所生而名爾。生平地者葉大，厓石者葉細，可通用之。

【氣味】辛香，温，無毒。【主治】調中温胃，止霍亂吐瀉，心腹脹滿，腹痛腸鳴。《開寶》③。功比香薷更勝。蕭炳④。制硫黄。時珍。

爵牀《本經》⑤中品

【釋名】爵麻吴普⑥、香蘇《别録》⑦、赤眼老母草《唐本》。【時珍曰】爵牀不可解。按《吴氏本草》作爵麻，甚通。

【集解】【《别録》⑧曰】爵牀生漢中川谷及田野。【恭⑨曰】此草生平澤熟田近道旁，似香菜，葉長而大，或如荏且細，俗名赤眼老母草。【時珍曰】原野甚多。方莖對節，與大葉香薷一様。但香薷搓之氣香，而爵牀搓之不香微臭，以此爲别。

莖葉。【氣味】鹹，寒，無毒。【時珍曰】微辛。【主治】腰脊痛，不得措牀，俛仰艱難，除熱，可作浴湯。《本經》⑩。療血脹下氣。治杖瘡，擣汁塗之立瘥。蘇恭⑪。

赤車使者《唐本草》⑫

【釋名】小錦枝《炮炙論》⑬。

---

① 志：見 1033 頁注⑩。

② 宗奭：**《衍義》卷 9“石香菜”** 處處有之，不必山岩石縫中，但山中臨水附崖處或有之。九月、十月尚有花。

③ 開寶：見 1033 頁注⑩。

④ 蕭炳：**《四聲本草》見《證類》卷 28“香薷”** 蕭炳云：今新定、新安有石上者，彼人名石香菜，細而辛，更絶佳。

⑤ 本經：**《本經》《别録》見《證類》卷 9“爵牀”** 味鹹，寒，無毒。主腰脊痛，不得著牀，俯仰艱難，除熱，可作浴湯。生漢中川谷及田野。

⑥ 吴普：**《御覽》卷 991“爵麻”** 《吴氏本草經》曰：爵麻，一名爵卿。

⑦ 别録：**《開寶》見《證類》卷 9“爵牀”** 今按《别本》注云：今人名爲香蘇。（**按**：誤注出處。）

⑧ 别録：見本頁注⑤。

⑨ 恭：**《唐本草》見《證類》卷 9“爵牀”** 《唐本》注云：此草似香菜，葉長而大，或如荏且細。生平澤熟田近道傍……俗名赤眼老母草。

⑩ 本經：見本頁注⑤白字。

⑪ 蘇恭：**《唐本草》見《證類》卷 9“爵牀”** ……甚療血脹下氣。又主杖瘡，汁塗立差……

⑫ 唐本草：**《唐本草》見《證類》卷 11“赤車使者”** 味辛、苦，温，有毒。主風冷邪疰，蠱毒癥瘕，五藏積氣。

⑬ 炮炙論：**《炮炙論》見《證類》卷 11“赤車使者”** 雷公云：赤車使者，元名小錦枝……

【集解】【恭①曰】赤車使者,苗似香葇、蘭香,葉莖赤,根紫赤色,八月、九月采根,日乾。【保昇②曰】生荆州、襄州,根紫如蒨根,二月、八月采。【時珍曰】此與爵牀相類,但以根色紫赤爲别爾。

根。【修治】【斅③曰】此草原名小錦枝,凡用並粗擣,以七歲童子小便拌蒸,晒乾入藥。

【氣味】辛、苦,温,有毒。【權④曰】有小毒。【主治】風冷邪疰,蠱毒癥瘕,五臟積氣。蘇恭⑤。治惡風冷氣。服之悦澤肌皮,好顔色。甄權⑥。

【發明】【頌⑦曰】古方治大風風痺,有赤車使者酒。今人稀用,鮮有識者。【時珍曰】上古辟瘟疫邪氣,有赤車使者丸,此藥不怪,苟加詢采,必能得之,但古今名稱或不同耳。

假蘇《本經》⑧中品【校正】自菜部移入此。

【釋名】薑芥《别録》⑨、荆芥吴普⑩、鼠蓂《本經》⑪。〇【弘景⑫曰】假蘇方藥不復用。【恭⑬曰】此即菜中荆芥也,薑、芥聲訛爾。先居草部,今録入菜部。【士良⑭曰】荆芥,本草呼爲假蘇。假蘇又别是一物,葉鋭圓,多野生,以香氣似蘇,故呼爲蘇。【頌⑮曰】醫官陳巽,言江左人,謂假

---

① 恭:**《唐本草》見《證類》卷 11“赤車使者”** 《唐本》注云:苗似香葇、蘭香,葉、莖赤,根紫赤色,生溪谷之陰,出襄州。八月、九月採根,日乾。

② 保昇:**《蜀本草》見《證類》卷 11“赤車使者”** 《蜀本》《圖經》云:根紫如蒨根,生荆州、襄州山谷,二月、八月採。

③ 斅:**《炮炙論》見《證類》卷 11“赤車使者”** 雷公云:赤車使者,元名小錦枝。凡使並麤擣,用七歲童子小便拌了,蒸令乾更曬。每修事五兩,用小兒溺一溢爲度。

④ 權:**《藥性論》見《證類》卷 11“赤車使者”** 赤車使者,有小毒……

⑤ 蘇恭:見 1034 頁注⑫。

⑥ 甄權:**《藥性論》見《證類》卷 11“赤車使者”** ……能治惡風冷氣,服之悦澤皮肌,好顔色。

⑦ 頌:**《圖經》見《證類》卷 11“赤地利”** ……古方治大風濕痹等,赤車使者酒主之。今人稀用,亦鮮有識之者,因附見於此。

⑧ 本經:**《本經》《别録》見《證類》卷 28“假蘇”** 味辛,温,無毒。主寒熱鼠瘻,瘰癧生瘡,破結聚氣,下瘀血,除濕痹。一名鼠蓂,一名薑芥。生漢中澤。

⑨ 别録:見上注。

⑩ 吴普:**《蜀本草》見《證類》卷 28“假蘇”** 《蜀本》注引《吴氏本草》云:名荆芥,葉似落藜而細,蜀中生啖之。

⑪ 本經:見本頁注⑧白字。

⑫ 弘景:**《集注》見《證類》卷 28“假蘇”** 陶隱居云:方藥亦不復用。

⑬ 恭:**《唐本草》見《證類》卷 28“假蘇”** 《唐本》注云:此藥即菜中荆芥是也,薑、荆,聲訛耳。先居草部中,今人食之,録在菜部也。

⑭ 士良:**《食性》見《證類》卷 28“假蘇”** 陳士良云:荆芥……《本草》呼爲假蘇,假蘇又别。按假蘇葉鋭圓,多野生,以香氣似蘇,故呼爲蘇。

⑮ 頌:**《圖經》見《證類》卷 28“假蘇”** ……醫官陳巽處,江左人,謂假蘇、荆芥實兩物。假蘇葉鋭圓,多野生,以香氣似蘇,故名之。蘇恭以本經一名薑芥,薑、荆聲近,便爲荆芥,非也……

蘇、荆芥實兩物,蘇恭以本草一名薑芥,荆、薑聲訛,謂爲荆芥,非矣。【時珍曰】按《吴普本草》①云:假蘇一名荆芥,葉似落藜而細,蜀中生噉之。普乃東漢末人,去《别録》時未遠,其言當不謬,故唐人蘇恭祖其説。而陳士良、蘇頌復啓爲兩物之疑,亦臆説爾。曰蘇、曰薑、曰芥,皆因氣味辛香,如蘇、如薑、如芥也。

【集解】【《别録》②曰】假蘇生漢中川澤。【頌③曰】今處處有之。葉似落藜而細,初生香辛可噉,人取作生菜。古方稀用,近世醫家爲要藥。並取花實成穗者,曝乾入藥。又有胡荆芥,俗呼新羅荆芥。又有石荆芥,生山石間。體性相近,入藥亦同。【時珍曰】荆芥原是野生,今爲世用,遂多栽蒔。二月布子生苗,炒食辛香。方莖細葉,似獨帚葉而狹小,淡黄緑色。八月開小花,作穗成房,房如紫蘇房,内有細子如葶藶子狀,黄赤色,連穗收采用之。

【正誤】【藏器④曰】張鼎《食療本草》"荆芥一名析蓂",誤矣。菥蓂自有本條,見《草部》。【時珍曰】汪機《本草會編》⑤言"假蘇是白蘇",亦誤矣。白蘇乃荏也。見後。

莖穗。【氣味】辛,温,無毒。【詵⑥曰】作菜食久,動渴疾,熏人五臟神。○反驢肉、無鱗魚,詳後"發明"下。

【主治】寒熱鼠瘻瘰癧,生瘡,破結聚氣,下瘀血,除濕痺。《本經》⑦。去邪,除勞渴冷氣,出汗,煮汁服之。擣爛醋和,傅丁腫腫毒。藏器⑧。單用治惡風賊風,口面喎斜,遍身㿂痺,心虚忘事,益力添精,辟邪毒氣,通利血脉,傳送五臟不足氣,助脾胃。甄權⑨。主血勞,風氣壅滿,背脊疼痛,虚汗,理丈夫脚氣,筋骨煩疼,及陰陽毒,傷寒頭痛,頭旋目眩,手足筋急。士良⑩。利五臟,消食下氣,醒酒。作菜生熟皆可食,并煎茶飲之。以豉汁煎服,治暴傷

---

① 吴普本草:見 1035 頁注⑩。
② 别録:見 1035 頁注⑧。
③ 頌:**《圖經》見《證類》卷 28"假蘇"** 假蘇,荆芥也。生漢中川澤,今處處有之。葉似落藜而細,初生香辛可啖,人取作生菜。古方稀用……又以胡荆芥俗呼新羅荆芥。石荆芥,體性相近,入藥亦同。
④ 藏器:**《拾遺》見《證類》卷 28"假蘇"** 陳藏器:一名薑芥,即今之荆芥是也,薑、荆語訛耳。按張鼎《食療》云:荆芥一名析蓂。本經既有荆芥,又有析蓂,如此二種,定非一物。析蓂是大薺,大薺是葶藶子,陶、蘇大誤,與假蘇又不同,張鼎亦誤爾……
⑤ 本草會編:(**按**:書佚,無可溯源。時珍云"白蘇乃荏也,見後",然"荏"條有目無文。)
⑥ 詵:**《食療》見《證類》卷 28"假蘇"** 孟詵云:荆芥,多食熏人五藏神。/見 257 頁注⑧延壽書。
⑦ 本經:見 1035 頁注⑧白字。
⑧ 藏器:**《拾遺》見《證類》卷 28"假蘇"** 《陳藏器本草》云:荆芥,去邪,除勞渴,出汗,除冷風,煮汁服之。擣和醋,傅丁腫。
⑨ 甄權:**《藥性論》見《證類》卷 28"假蘇"** 荆芥,可單用。治惡風賊風,口面喎邪,遍身㿂痹,心虚忘事,益力添精,主辟邪毒氣,除勞……主通利血脉,傳送五藏不足氣,能發汗,除冷風……
⑩ 士良:**《食性》見《證類》卷 28"假蘇"** ……主血勞,風氣壅滿,背脊疼痛,虚汗,理丈夫脚氣,筋骨煩疼及陰陽毒,傷寒頭痛,頭旋目眩,手足筋急……

寒，能發汗。《日華》①。治婦人血風及瘡疥爲要藥。蘇頌②。産後中風身强直，研末酒服。孟詵③。散風熱，清頭目，利咽喉，消瘡腫，治項强，目中黑花，及生瘡，陰癩，吐血衄血，下血血痢，崩中，痔漏。時珍。

【發明】【元素④曰】荆芥辛苦，氣味俱薄，浮而升，陽也。【好古⑤曰】肝經氣分藥也，能搜肝氣。【時珍曰】荆芥入足厥陰經氣分，其功長於袪風邪，散瘀血，破結氣，消瘡毒。蓋厥陰乃風木也，主血，而相火寄之，故風病、血病、瘡病爲要藥。其治風也，賈丞相稱爲再生丹，許學士謂有神聖功，戴院使許爲産後要藥，蕭存敬呼爲一捻金，陳無擇隱爲舉卿古拜散。夫豈無故而得此隆譽哉？按《唐韻》：荆字舉卿切，芥字古拜切。蓋二字之反切，隱語以秘其方也。〇【又曰】荆芥反魚蟹河豚之説，本草醫方並未言及，而稗官小説往往載之。按李廷飛《延壽書》⑥云，凡食一切無鱗魚，忌荆芥。食黄鱨魚後食之，令人吐血，惟地漿可解。與蟹同食，動風。又蔡絛《鐵圍山叢話》⑦云：予居嶺嶠，見食黄顙魚犯薑芥者立死，甚於鉤吻。洪邁《夷堅志》⑧云：吴人魏幾道，啖黄顙魚羹後，采荆芥和茶飲。少頃足痒，上徹心肺，狂走，足皮欲裂，急服藥，兩日乃解。陶九成《輟耕録》⑨云：凡食河豚，不可服荆芥藥，大相反。予在江陰見一儒者，因此喪命。《葦航紀談》⑩云：凡服荆芥風藥，忌食魚。楊誠齋曾見一人，立致於死也。時珍按：荆芥乃日用之藥，其相反如此，故詳録之，以爲警戒。又按《物類相感志》⑪言：河豚用荆芥同煮，三五次换水，則無毒。其説與諸書不同，何哉？大抵養生者，寧守前説爲戒可也。

---

① 日華：**《日華子》見《證類》卷28"假蘇"** 荆芥，利五藏，消食下氣，醒酒。作菜生、熟食，并煎茶，治頭風并出汗。豉汁煎，治暴傷寒。

② 蘇頌：**《圖經》見《證類》卷28"假蘇"** ……近世醫家治頭風，虚勞，瘡疥，婦人血風等爲要藥。並取花實成穗者，暴乾入藥，亦多單用，效甚速……

③ 孟詵：**《拾遺》見《證類》卷28"假蘇"** 陳藏器……新注云：産後中風，身强直，取末，酒和服，差。(**按**：誤注出處。)

④ 元素：**《本草發揮》卷3"荆芥"** 潔古云：氣温，味辛。氣味俱薄，浮而升，陽也。

⑤ 好古：**《湯液大法》卷3"肝"** 有餘則聚，聚則宜通。氣(薄荷、荆芥……)(**按**：《湯液本草》卷6"荆芥"無時珍所引語。故疑取材於《湯液大法》。)

⑥ 延壽書：**《延壽書》卷3"魚類"** 黄頼魚不可合荆芥食，吐血者以地(醬)〔漿〕解……無鱗惡荆芥……食蟹即食紅柿及荆芥，動風。緣黄下有風蟲，去之不妨。與灰酒同食，吐血。

⑦ 鐵圍山叢話：**《鐵圍山叢談》卷6** ……吾竄嶠嶺吴本作南，數見食黄顙魚，偶犯薑芥者，必立死，甚於鉤吻毒矣。物性相反，有可畏如是，世於是禁殆，不可不知。

⑧ 夷堅志：**《夷堅志》乙卷20"飲食忌"** ……吴人魏幾道志在妻家，啖黄魚羹罷，采荆芥和茶而飲，少焉足底奇痒，上徹心肺，跣走行沙中，馳宕如狂，足皮皆破欲裂。急求解毒藥餌之，幾兩日乃止……

⑨ 輟耕録：**《輟耕録》卷10"食物相反"** 凡食河豚者，一日内不可服湯藥，恐内有荆芥。蓋與此物大相反。亦惡烏頭、附子之屬。予在江陰時，親見一儒者因此喪命……

⑩ 葦航紀談：**《説郛》弓20《葦航紀談》** 大凡服治風藥，不可食羊肉。余目擊之，不唯無效，亦甚有所反。江右楊萬里親語此，嘗見人食至於死。

⑪ 物類相感志：**《物類相感志·飲食》** 煮河豚用荆芥煮，三四次换水，則無毒。

【附方】舊四，新二十七。**頭項風强**。八月後取荆芥穗作枕及鋪牀下，立春日去之。《千金方》①。**風熱頭痛**。荆芥穗、石膏等分，爲末。每服二錢，茶調下。《永類鈐方》②。**風熱牙痛**。荆芥根、烏桕根、葱根等分，煎湯頻含漱之。**小兒驚癇**。一百二十種。用荆芥穗二兩，白礬半生半枯一兩，爲末，糊丸黍米大，朱砂爲衣。每薑湯下二十丸，日二服。○《醫學集成》③。**一切偏風**。口眼喎斜。用青荆芥一斤，青薄荷一斤，同入砂盆内研爛，生絹絞汁，於瓷器中煎成膏。漉去滓三分之一，將二分日乾，爲末，以膏和丸梧子大。每服三十丸，白湯下，早暮各一服。忌動風物。《經驗後方》④。**中風口噤**。荆芥穗爲末，酒服二錢，立愈，名荆芥散。賈似道⑤云：此方出《曾公談録》，前後用之甚驗。其子名順者，病此已革，服之立定，真再生丹也。**産後中風**。華佗愈風散⑥：治婦人産後中風口噤，手足瘛瘲如角弓，或産後血運，不省人事，四肢强直，或築心眼倒，吐瀉欲死。用荆芥穗子，微焙爲末。每服三錢，豆淋酒調服，或童子小便服之。口噤則挑齒灌之，齗噤則灌入鼻中，其效如神。大抵産後太暖，則汗出而腠理疏，則易於中風也。○【時珍曰】此方諸書盛稱其妙。姚僧坦《集驗方》以酒服，名如聖散，云藥下可立待應效。陳氏方名舉卿古拜散。蕭存敬方用古老錢煎湯服，名一捻金。王貺《指迷方》⑦加當歸等分，水煎服。許叔微《本事方》云：此藥委有奇效神聖之功。一婦人産後睡久，及醒則昏昏如醉，不省人事。醫用此藥及交加散，云服後當睡，必以左手搔頭，用之果然。昝殷《産寶方》云：此病多因怒氣傷肝，或憂氣内鬱，或坐草受風而成，急宜服此藥也。戴原禮《證治要訣》名獨行散。賈似道《悦生隨抄》呼爲再生丹。**産後迷**

---

① 千金方：**《千金方》卷 13“頭面風第八”** 治頭項强，不得顧視方……又方：八月後取荆芥鋪床，又作枕枕頭，立春日去之。

② 永類鈐方：**《永類鈐方》卷 2“雜病頭痛”** ……又：生石膏、荆芥穗等分，爲末，茶清調下。

③ 醫學集成：**《醫學集成》卷 8“癇八十二”** 三癇丸：治小兒一百二十種驚癇。荆芥（一兩）、白礬（一兩，半生半枯），右爲末，面糊丸黍米大，朱砂爲衣，薑湯下二十丸……

④ 經驗後方：**《證類》卷 28“假蘇”** 《經驗後方》：治一切風，口眼偏斜。青荆芥一斤，青薄荷一斤，一處砂盆内研，生絹絞汁於瓷器内，看厚薄煎成膏，餘滓三分去一分，漉滓不用，將二分滓，日乾爲末，以膏和爲丸，如梧桐子大。每服二十丸，早至暮可三服。忌動風物。

⑤ 賈似道：**《説郛》弓 20 下《悦生隨抄》** 荆芥穗爲末，以酒調下二三錢，凡中風者服之，立愈，前後甚驗。是日順兒疾已革，以酒滴水中，調一服，服之立定，真再生也。（《曾公談録》。）

⑥ 華佗愈風散：**《婦人良方》卷 19“中風口噤角弓反張方論附”** 愈風散：療産後中風口噤，牙關緊急，手足瘈瘲如角弓狀。愈風散亦治血暈，四肢强直，不省人事。或築心眼倒，吐瀉欲死。（出華佗方。《百問》《經驗》《産寶》、陳氏、《本事》同。）荆芥（略焙爲末），右每服三錢，豆淋酒調下，用童子小便亦可，其效如神。口噤者灌，齒齦噤者吹鼻中皆效。一方用古老錢煎湯調服，名一撚金散。一方云用舉卿、古拜二味，蓋切脚隱語以秘方也。此藥委有奇效神聖之功。大抵産室但無風爲佳。不可衣被帳褥太暖，暖即汗出則腠理開，易於中風便昏冒。（**按**：原無出處，今溯得其源。）

⑦ 指迷方：**《婦人良方》卷 19“中風口噤角弓反張方論附”** 愈風散……（《指迷方》但爲粗末，濃煎服。許學士云：記有一婦人，産後護密閣内，更生火，睡久及醒則昏昏如醉，不省人事，其家驚惶。醫用此藥佐以交加散。祝云：服之即睡，睡中必以左手搔頭，覺必醒矣。果如其言。）

悶，因怒氣發熱迷悶者。獨行散：用荆芥穗，以新瓦半炒半生爲末，童子小便服一二錢。若角弓反張，以豆淋酒下。或剉散，童尿煎服極妙。蓋荆芥乃産後要藥，而角弓反張乃婦人急候，得此證者，十存一二而已。戴原禮《要訣》①。**産後血運**，築心眼倒，風縮欲死者。取乾荆芥穗擣篩末，每用二錢匕，童子小便一酒盞，調匀熱服，立效。口噤者挑齒，口閉者灌鼻中，皆效。近世名醫用之，無不如神也。《圖經本草》②。**産後血眩**風虚，精神昏冒。荆芥穗一兩三錢，桃仁五錢去皮尖炒，爲末，水服三錢。若喘，加杏仁去皮尖炒，甘草炒，各三錢。《保命集》③。**産後下痢**。大荆芥四五穗，於盞内燒存性，不得犯油火，入麝香少許，以沸湯些須調下。此藥雖微，能愈大病，不可忽之。《深師方》④。**産後鼻衄**。荆芥焙，研末，童子小便服二錢，海上方也。《婦人良方》⑤。**九竅出血**。荆芥煎酒，通口服之。《直指方》⑥。**口鼻出血**如涌泉，因酒色太過者。荆芥燒研，陳皮湯服二錢，不過二服也。**吐血不止**。《經驗方》⑦用荆芥連根洗，擣汁半盞服。乾穗爲末亦可。○《聖惠方》⑧用荆芥穗爲末，生地黄汁調服二錢。**小便尿血**。荆芥、縮砂等分，爲末。糯米飲下三錢，日三。《集簡方》。**崩中不止**。荆芥穗於麻油燈上燒焦，爲末。每服二錢，童子小便

① 要訣：**《證治要訣》卷 12“婦人門・胎前産後”**　産後發熱迷悶，俗謂之發熱血，新瓦上炒荆芥不拘多少，半炒半生，爲末，温熱水調下一錢，名獨行散。或疑豆淋酒太熱，用童便調尤宜。若剉散便煎亦得。荆芥乃産後要藥，角弓反張，豆酒調極妙。盛怒失喜，迷悶，不發熱者，便調，無不效。/角弓反張乃婦人急候，爲諸病之最，得此者十存一二，荆芥新瓦上微炒，末，豆淋酒調下二錢。或只一味獨活爲末，豆淋酒調下。

② 圖經本草：**《圖經》見《證類》卷 28“假蘇”**　……又以一物治産後血暈，築心眼倒，風縮欲死者。取乾荆芥穗，擣篩，每用末二錢匕，童子小便一酒盞，調熱服，立效。口噤者，挑齒，閉者灌鼻中，皆效。近世名醫用之，無不如神云……

③ 保命集：**《保命集》卷下“婦人胎産論第二十九”**　荆芥散：治産後風虚血眩，精神昏昧。荆芥穗（一兩三錢）、桃仁（五錢，去皮尖，炒），右爲細末，温水調服三錢。微喘加杏仁（去皮尖、炒），甘草（炒，各三錢）。

④ 深師方：**《婦人良方》卷 22“産後腹痛及瀉痢方論第十一”**　調中湯：張氏方的奇散治産後泄瀉，惡露不行。此餘血滲入大腸爲瀉，分過則愈，雖洞泄不禁，下青黑色物亦驗。因食傷動，用：荆芥大者四五穗，於琖内然火燒成灰，不得犯油火，入麝香少許，研，沸湯一兩呷調下。此藥雖微，能愈大病，宜勿忽之。（**按**：誤注出處。）

⑤ 婦人良方：**《婦人良方》卷 22“産後口鼻黑氣起及鼻衄方論第五”**　《海上方》治産後鼻衄，中風：以荆芥爲末，童子小便調下二錢匕。

⑥ 直指方：**《直指方》卷 26“血疾證治”**　九竅出血方：荆芥不煎，通口服。

⑦ 經驗方：**《普濟方》卷 188“吐血”**　荆芥湯（出《經驗良方》）：治吐血咯血。用荆芥連根洗净，擣汁半盞飲之。無生者，穗爲末，熟水調，温服之。

⑧ 聖惠方：**《聖惠方》卷 37“治嘔血諸方”**　治憂恚嘔血，煩滿少氣，胸中疼痛……又方：右以荆芥擣細羅爲散，不計時候以生地黄汁調下二錢。

服。此夏太君娘娘方也。《婦人良方》①。**痔漏腫痛**。荆芥煮湯，日日洗之。《簡易方》②。**大便下血**。《經驗方》③用荆芥炒，爲末。每米飲服二錢，婦人用酒下，亦可拌麪作餛飩食之。○《簡便方》④用荆芥二兩，槐花一兩，同炒紫，爲末。每服三錢，清茶送下。**小兒脱肛**。荆芥、皂角等分，煎湯洗之，以鐵漿塗上。亦治子宫脱出。《經驗方》⑤。**陰㿗腫痛**。荆芥穗瓦焙，爲散，酒服二錢，即消。《壽域神方》⑥。**小兒臍腫**。荆芥煎湯洗净，以煨葱刮薄出火毒，貼之即消。《海上方》⑦。**瘰癧潰爛**。癧瘡牽至胸前兩腋，塊如茄子大，或牽至兩肩上，四五年不能療者，皆治之，其驗如神。武進縣 朱守仁傳，云其項不能回頭，用此數日減可。如瘡爛破者，用荆芥根下一段剪碎，煎沸湯温洗。良久，看爛破處紫黑，以針一刺去血，再洗三四次愈。用樟腦、雄黄等分，爲末，麻油調，掃上出水。次日再洗再掃，以愈爲度。《活法機要》⑧。**丁腫諸毒**。荆芥一握切，以水五升，煮取二升，分二服冷飲。《藥性論》⑨。**一切瘡疥**。荆芥末，以地黄自然汁熬膏，和丸梧子大。每服三五十丸，茶、酒任下。《普濟方》⑩。**脚椏濕爛**。荆芥葉搗傅之。《簡便方》⑪。**纏**

---

① 婦人良方：**《婦人良方》卷1“崩暴下血不止方論第十五”** 荆芥散：治婦人崩中，連日不止。（夏太君娘娘方。）用荆芥穗於燈盞，多著燈心，好麻油點燈，就上燒荆芥焦色，爲細末，每服三錢，童便調下。

② 簡易方：**《衛生易簡方》卷4“痔漏”** 治痔瘡……又方：用荆芥煎湯頻洗。

③ 經驗方：**《普濟方》卷38“臟毒下血”** 治便血（《經驗良方》）：用荆芥炒，爲末，每服二錢，米飲調下。婦人失血過多，或經候不調，温酒調下。一方拌肉餛飩，麵裹煮食尤妙。

④ 簡便方：**《奇效單方》卷上“五諸氣”** 治大便下血，用：荆芥（二兩）、槐花（一兩，同炒紫色），爲細末，每服三錢，食前茶清調下。

⑤ 經驗方：**《普濟方》卷40“脱肛”** 治大人小兒脱肛不收（出《經驗良方》，一名香荆散）：荆芥、皂角（各等分），右爲末，煎湯洗了，用鐵汁塗即入。亦治痔，及治婦人子宫出亦如此用。

⑥ 壽域神方：**《延壽神方》卷3“下部”** 治卵㿗，一方：用荆芥穗，新瓦上焙乾，爲末，每服二錢，熱酒調下，即消。

⑦ 海上方：**《得效方》卷11“臍風”** 治臍腫，先用荆芥水洗了，葱葉一皮，火上炙過，地上出火毒，以手指甲刮薄，内搭放腫處，次日便消。（**按**：誤注出處。）

⑧ 活法機要：**《保命集》卷下“諸吐方法三十四”** 治癧瘡方：爛至胸前，兩腋下有塊如茄子大，或牽至兩肩上，四五年不能痊者，並皆治之，其驗如神。常州府武進縣朱守仁傳。其項不能回頭，數日減可。始看瘡爛破胸前者，用荆芥根下段，揃碎煎沸，待温洗瘡，良久看瘡爛破處紫黑，用針刺一一出血，再洗三四次。上真芝麻油，將樟腦、雄黄爲細末，用油調，雞翎掃瘡上，以出水下。次日再洗，仍用前藥掃三日……（**按**：時珍將《活法機要》作爲《保命集》之異名。）

⑨ 藥性論：**《藥性論》見《證類》卷28“假蘇”** ……治丁腫。取一握，切，以水五升，煮取二升，冷，分二服……

⑩ 普濟方：**《普濟方》卷272“諸瘡”** 荆芥丸：治身上一切瘡。右以地黄自然汁熬成膏，和荆芥末丸如梧桐子大，每服三五十丸，茶酒任下。

⑪ 簡便方：**《奇效單方》卷下“十三疝氣”** 治脚椏爛，用荆芥葉搗爛，傅之。（**按**：《奇效單方》又名《簡便單方俗論》，簡稱《簡便方》。）

脚生瘡。荆芥燒灰，葱汁調傅，先以甘草湯洗之。《摘玄方》①。**小兒風寒**，煩熱有痰，不省人事。荆芥穗半兩焙，麝香、片腦各一字，爲末，每茶服半錢。大人亦治。《普濟方》②。**頭目諸疾**。一切眼疾，血勞風氣，頭痛，頭旋目眩。荆芥穗爲末，每酒服三錢。《龍樹論》③。**癃閉不通**，小腹急痛，無問久新。荆芥、大黄爲末，等分，每温水服三錢。小便不通，大黄減半；大便不通，荆芥減半。名倒换散。《普濟方》④。

薄荷《唐本草》⑤【校正】自菜部移入此。

【釋名】**菝蔄**音跋活、**蕃荷菜**蕃音鄱、**吴菝蔄**《食性》⑥、**南薄荷**《衍義》⑦、**金錢薄荷**。【時珍曰】薄荷，俗稱也。陳士良《食性本草》作菝蔄，楊雄《甘泉賦》作茇葀，吕忱《字林》作茇苦，則薄荷之爲訛稱可知矣。孫思邈《千金方》作蕃荷，又方音之訛也。今人藥用多以蘇州者爲勝，故陳士良謂之吴菝蔄，以别胡菝蔄也。【宗奭⑧曰】世稱此爲南薄荷，爲有一種龍腦薄荷，所以别之。【機⑨曰】小兒方多用金錢薄荷，謂其葉小頗圓如錢也。書作金銀，誤矣。

【集解】【頌⑩曰】薄荷處處有之。莖葉似荏而尖長，經冬根不死，夏秋采莖葉，曝乾。古方稀用，或與薤作齏食，近世治風寒爲要藥，故人家多蒔之。又有胡薄荷，與此相類，但味少甘爲别。生江浙間，彼人多以作茶飲之，俗呼新羅薄荷。近汴洛僧寺或植一二本者，《天寶單方》所謂連錢

---

① 摘玄方：（**按**：未能溯得其源。）

② 普濟方：**《普濟方》卷369“夾食傷寒”**　驚調散：治大人小兒老少，但是諸般傷寒傷風，體虚熱，上膈有涎，煩躁，不省人事。腦（一分）、麝香（半錢）、荆芥穗（一兩，微炒，焙，末之），右將腦麝各研，入藥令匀，每服好茶半盞，調半錢，和滓服。重者二錢。小兒少許。不計時候。

③ 龍樹論：**《眼科龍木論》卷10“菜部”**　假蘇……主血勞，風氣頭痛，頭旋眼眩。經驗方：産後中風，眼反折，四肢搐搦，下藥可立待應效。以如聖散：荆芥穗爲末，酒服二錢匕。

④ 普濟方：**《宣明論方》卷15“瘡疹總論”**　倒换散：治無問久新癃閉不通，小腹急痛，肛門腫疼。大黄（小便不通減半）、荆芥穗（大便不通減半，各等分），右件藥味，各别爲末，每服一二錢，温水調下，臨時加減服。（**按**：《普濟方》卷39“大便秘澀不通”下“荆芥散”出《宣明論方》，但與時珍所引不全同。時珍誤注出處。）

⑤ 唐本草：**《唐本草》見《證類》卷28“薄荷”**　味辛、苦，温，無毒。主賊風傷寒發汗，惡氣，心腹脹滿，霍亂，宿食不消，下氣。煮汁服，亦堪生食。人家種之，飲汁發汗，大解勞乏。

⑥ 食性：**《食性》見《證類》卷28“薄荷”**　陳士良云：吴菝蔄……

⑦ 衍義：**《衍義》卷19“薄荷”**　世謂之南薄荷，爲有一種龍腦薄荷，故言南以别之。

⑧ 宗奭：見上注。

⑨ 機：（**按**：或出《本草會編》。書佚，無可溯源。）

⑩ 頌：**《圖經》見《證類》卷28“薄荷”**　薄荷，舊不著所出州土，而今處處皆有之。莖、葉似荏而尖長，經冬根不死，夏秋採莖葉，暴乾。古方稀用，或與薤作齏食。近世醫家治傷風，頭腦風，通關格與小兒風涎，爲要切之藥，故人家園庭間多蒔之。又有胡薄荷，與此相類，但味少甘爲别。生江浙間，彼人多以作茶飲之，俗呼新羅薄荷。近京僧寺亦或植一二本者。《天寶方》名連錢草者是。石薄荷，生江南山石上，葉微小，至冬而紫色，此一種不聞有别功用。凡新大病差人，不可食薄荷，以其能發汗，恐虚人耳。字書作菝蔄。

草者是也。又有石薄荷，生江南山石間，葉微小，至冬紫色，不聞有别功用。【恭①曰】薄荷人家種之，亦堪生食。一種蔓生者，功用相似。【時珍曰】薄荷，人多栽蒔。二月宿根生苗，清明前後分之。方莖赤色，其葉對生，初時形長而頭圓，及長則尖。吴、越、川、湖人多以代茶。蘇州所蒔者，莖小而氣芳，江西者稍粗，川蜀者更粗，入藥以蘇産爲勝。《物類相感志》②云：凡收薄荷，須隔夜以糞水澆之。雨後乃刈收，則性凉，不爾不凉也。野生者，莖葉氣味都相似。

莖葉。【氣味】辛，温，無毒。【思邈③曰】苦、辛，平。【元素④曰】辛、凉。【斆⑤曰】莖性燥。○【甄權⑥曰】同薤作虀食相宜。新病瘥人勿食之，令人虚汗不止。瘦弱人久食之，動消渴病。

【主治】賊風傷寒發汗，惡氣心腹脹滿，霍亂，宿食不消，下氣。煮汁服之，發汗，大解勞乏，亦堪生食。《唐本》⑦。作菜久食，却腎氣，辟邪毒，除勞氣，令人口氣香潔。煎湯洗漆瘡。思邈⑧。通利關節，發毒汗，去憤氣，破血止痢。甄權⑨。療陰陽毒，傷寒頭痛，四季宜食。士良⑩。治中風失音吐痰。《日華》⑪。主傷風、頭腦風，通關格及小兒風涎爲要藥。蘇頌⑫。杵汁服，去心臟風熱。孟詵⑬。清頭目，除風熱。李杲⑭。利咽喉口齒諸病，治瘰癧瘡疥，風瘙癮疹。擣汁含漱，去舌胎語澀。挼葉塞鼻，止衄血。塗蜂螫蛇傷。時珍。

---

① 恭：見 1041 頁注⑤。/**《唐本草》見《證類》卷 28“薄荷”** 《唐本》注云：莖葉似荏而尖長，根經冬不死，又有蔓生者，功用相似。

② 物類相感志：**《物類相感志·藥品》** 收薄荷，隔夜以大糞破水澆之，次日又澆一次，待乾收之則凉，不爾則不凉。

③ 思邈：**《千金方》卷 26“菜蔬第三”** 蕃荷葉：味苦、辛、温、無毒。

④ 元素：**《醫學啓源》卷下“用藥備旨·薄荷”** ……《主治秘要》云：性凉，〔味〕辛……

⑤ 斆：**《炮炙論》見《證類》卷 28“蘇”** 雷公云：凡使，勿用薄荷根莖，真似紫蘇莖，但葉不同。薄荷莖性燥，紫蘇莖和……

⑥ 甄權：**《藥性論》見《證類》卷 28“薄荷”** ……尤與薤作菹相宜。新病差人勿食，令人虚汗不止。/**《千金方》卷 26“菜蔬第三”** ……形瘦疲倦者不可久食，動消渴病。(**按**：時珍糅合兩家之説于此條。)

⑦ 唐本：見 1041 頁注⑤。

⑧ 思邈：**《千金方》卷 26“菜蔬第三”** 可久食，却腎氣，令人口氣香潔。主辟邪毒，除勞弊。形瘦疲倦者不可久食，動消渴病……(**按**：時珍所引“煎湯洗漆瘡”一句未能溯得其源。)

⑨ 甄權：**《藥性論》見《證類》卷 28“薄荷”** 薄荷，使。能去憤氣，發毒汗，破血，止痢，通利關節……

⑩ 士良：**《食性》見《證類》卷 28“薄荷”** ……療陰陽毒，傷寒頭痛，四季宜食。

⑪ 日華：**《日華子》見《證類》卷 28“薄荷”** 治中風失音，吐痰，除賊風，療心腹脹，下氣，消宿食及頭風等。

⑫ 蘇頌：見 1041 頁注⑩。

⑬ 孟詵：**《食療》見《證類》卷 28“薄荷”** 平。解勞，與薤相宜。發汗，通利關節。杵汁服，去心臟風熱。

⑭ 李杲：**《珍珠囊·諸品藥性主治指掌》(《醫要集覽》本)“薄荷葉”** ……其用有二：清利六陽之會首；祛除諸熱之風邪。/**《本草發揮》卷 3“薄荷”** 東垣云：主清利頭目……

【發明】【元素[①]曰】薄荷辛凉，氣味俱薄，浮而升，陽也。故能去高巔及皮膚風熱。【士良[②]曰】薄荷能引諸藥入營衛，故能發散風寒。【宗奭[③]曰】小兒驚狂壯熱，須此引藥。又治骨蒸熱勞，用其汁與衆藥熬爲膏。貓食薄荷則醉，物相感爾。【好古[④]曰】薄荷，手、足厥陰氣分藥也。能搜肝氣，又主肺盛有餘肩背痛及風寒汗出。【時珍曰】薄荷入手太陰、足厥陰，辛能發散，凉能清利，專於消風散熱，故頭痛頭風、眼目咽喉口齒諸病、小兒驚熱及瘰癧瘡疥爲要藥。戴原禮[⑤]氏治貓咬，取其汁塗之有效，蓋取其相制也。【陸農師[⑥]曰】薄荷，貓之酒也。犬，虎之酒也。桑椹，鳩之酒也。莔草，魚之酒也。昝殷《食醫心鏡》[⑦]云：薄荷煎豉湯煖酒和飲，煎茶生食並宜。蓋菜之有益者也。

【附方】舊二，新八。**清上化痰**，利咽膈，治風熱。以薄荷末煉蜜丸芡子大，每噙一丸。白沙糖和之亦可。《簡便單方》[⑧]。**風氣瘙痒**。用大薄荷、蟬蜕等分，爲末。每温酒調服一錢。《永類鈐方》[⑨]。**舌胎語蹇**。薄荷自然汁，和白蜜、薑汁擦之。《醫學集成》[⑩]。**眼弦赤爛**。薄荷以生薑汁浸一宿，晒乾爲末。每用一錢，沸湯泡洗。《明目經驗方》[⑪]。**瘰癧結核**，或破未破。以新薄荷二斤，取汁，皂莢一挺，水浸去皮，搗取汁，同於銀石器内熬膏，入連翹末半兩，連白青皮、陳皮，黑牽牛半生半炒，各一兩，皂莢仁一兩半，同擣和丸梧子大。每服三十丸，煎連翹湯下。《濟生方》[⑫]。**衄血不止**。薄荷汁滴之。或以乾者水煮，綿裹塞鼻。許學士《本事方》[⑬]。**血痢**

---

① 元素：**《醫學啓源》卷下"用藥備旨·薄荷"** ……《主治秘要》云：性凉〔味〕辛，氣味俱薄，浮而升，陽也。去高顛及皮膚風熱……

② 士良：**《食性》見《證類》卷28"薄荷"** 陳士良云：吴菝蔄，能引諸藥入榮衛……

③ 宗奭：**《衍義》卷19"薄荷"** 小兒驚風，壯熱，須此引藥。貓食之即醉，物相感爾。治骨蒸熱勞，用其汁與衆藥熬爲膏。

④ 好古：**《湯液本草》卷6"薄荷"** 手太陰經、厥陰經藥。/**《湯液大法》卷3"肝"** 有餘則聚，聚則宜通。氣（薄荷、荆芥……）/**卷3"肺"** 氣盛有餘則肩背痛，風寒汗出中風（黄芪、薄荷）。（**按**：時珍所引，乃綜合二書而成。其歸經與《湯液本草》所載不盡相同。）

⑤ 戴原禮：**《證治要訣》"瘡毒門·惡蟲蛇傷"** ……猫傷，用薄荷揩。

⑥ 陸農師：**《埤雅》卷3"釋獸·虎"** ……俗云：鳩食桑葚則醉，貓食薄荷則醉，虎食狗則醉。今虎所在，麀必鳴以告。

⑦ 食醫心鏡：**《證類》卷28"薄荷"** 《食醫心鏡》：煎豉湯，暖酒和飲，煎茶、生食之并宜。

⑧ 簡便單方：**《奇效單方》卷下"十五積熱"** 治風熱化痰利咽膈：用薄荷末，煉蜜丸，每兩作三十丸，用則以一丸噙化，或白湯化下。

⑨ 永類鈐方：**《永類鈐方》卷16"血風瘙癢"** 一方，治風氣客於皮膚，搔之不已：蟬退（洗）、大葉薄荷（等分），爲末，温酒調。

⑩ 醫學集成：**《醫學集成》卷7"舌病六十六"** 白胎語澀：薄荷汁、白蜜、薑片揩之。

⑪ 明目經驗方：**《明目神驗方》"明目洗眼藥類"** 光明散：用薄苛不拘多少，右用生姜汁浸一宿，取出曬乾爲末，每服一錢，沸湯泡洗。

⑫ 濟生方：**《濟生方》"癭瘤瘰癧門·瘰癧論治"** 連翹丸：治瘰癧結核，破或未破者。薄荷（二斤，裂取汁，新者）、好皂角（一挺，水浸，去皮，裂取汁。以上二味，同於銀石器内熬成膏）、青皮（一兩）、連翹（半兩）、陳皮（一兩，不去白）、皂角子（慢火炮，去皮，取皂子仁，搗羅爲末，一兩半）、黑牽牛（一兩半，半生半炒），右五味爲末，用前膏子爲丸如梧桐子大，每服三十丸，煎連翹湯送下，食後，十日見效。

⑬ 本事方：（**按**：已查原書，未能溯得其源。）

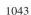

不止。薄荷葉煎湯常服。《普濟》①。**水入耳中**。薄荷汁滴入立效。《外臺秘要》②。**蜂蠆螫傷**③。薄荷葉挼貼之。同上。**火毒生瘡**。灸火久，火氣入内，兩股生瘡，汁水淋漓者。用薄荷煎汁頻塗，立愈。張杲《醫説》④。

積雪草《本經》⑤中品

【釋名】**胡薄荷**《天寶方》⑥、**地錢草**《唐本》⑦、**連錢草**《藥圖》⑧、**海蘇**。【弘景⑨曰】積雪草方藥不用，想此草以寒涼得名耳。【恭⑩曰】此草葉圓如錢，荆楚人謂爲地錢草，徐儀《藥草圖》名連錢草，餘見下。

【集解】【《别録》⑪曰】積雪草生荆州川谷。【恭⑫曰】此草葉圓大如錢，莖細而勁，蔓生溪澗側，生處亦稀。【頌⑬曰】今處處有之，八九月采苗葉，陰乾用。段成式《酉陽雜俎》云：地錢葉圓莖細，有蔓延地，一曰積雪草，一曰連錢草。謹按《天寶單行方》云：連錢草生咸陽下濕地，亦生臨淄郡、濟陽郡池澤中，甚香。俗間或云圓葉似薄荷，江東 吴越 丹陽郡極多，彼人常充生菜食之。河北柳城郡盡呼爲海蘇，好近水生，經冬不死。咸陽、洛陽亦有之。或名胡薄荷，所在皆有。單服療女子

---

① 普濟：**《普濟方》卷212"血痢"**　治血痢：用薄荷葉煎，單服。

② 外臺秘要：**《證類》卷28"薄荷"**　《經驗方》：治水入耳。以汁點，立效。（**按**：《外臺》無此方，誤注出處。）

③ 蜂蠆螫傷：**《外臺》卷40"蜂螫方一十首"**　《必效》療蜂螫方……又方：近用薄荷挼貼之，大效。蜀中用驗。

④ 醫説：**《醫説》卷7"火氣入脚生瘡"**　有婦人因冬間向火，兩股上遂成瘡，其汁淋漓，人無識者。後見一人云，此皆火氣入内生此，但用黄柏皮爲末，摻之立愈。果如其言。後又再作，適無黄柏，用薄荷煎，塗之立愈。

⑤ 本經：**《本經》《别録》見《證類》卷9"積雪草"**　味苦，寒，無毒。主大熱，惡瘡癰疽，浸淫赤熛，皮膚赤，身熱。生荆州川谷。

⑥ 天寶方：**《圖經》見《證類》卷9"積雪草"**　……謹按《天寶單行方》云……或名胡薄荷，所在有之……

⑦ 唐本：**《唐本草》見《證類》卷9"積雪草"**　……荆楚人以葉如錢，謂爲地錢草，徐儀《藥圖》名連錢草，生處亦稀。

⑧ 藥圖：見上注。

⑨ 弘景：**《集注》見《證類》卷9"積雪草"**　陶隱居云：方藥亦不用，想此草當寒冷爾。

⑩ 恭：見本頁注⑦。

⑪ 别録：見本頁注⑤。

⑫ 恭：**《唐本草》見《證類》卷9"積雪草"**　《唐本》注云：此草葉圓如錢大，莖細勁，蔓延生溪澗側……生處亦稀。

⑬ 頌：**《圖經》見《證類》卷9"積雪草"**　積雪草，生荆州川谷，今處處有之……八月、九月採苗葉，陰乾用。段成式《酉陽雜俎》云：地錢葉圓，莖細有蔓，一曰積雪草，一曰連錢草。謹按《天寶單行方》云：連錢草味甘，平，無毒。元生咸陽下濕地，亦生臨淄郡、濟陽郡池澤中，甚香。俗間或云圓葉似薄荷，江東吴越丹陽郡極多，彼人常充生菜食之。河北柳城郡盡呼爲海蘇，好近水生，經冬不死。咸、洛二京亦有。或名胡薄荷，所在有之。單服療女子小腹痛……

小腹疼。【宗奭①曰】積雪草南方多有，生陰濕地，不必荆楚。形如水荇而小，面亦光潔，微尖爲異，葉葉各生，今人謂之連錢草，蓋取象也。【時珍曰】按蘇恭注薄荷云：一種蔓生，功用相似。蘇頌圖經②云：胡薄荷與薄荷相類，但味少甘，生江 浙間，彼人多以作茶飲，俗呼爲新羅薄荷，《天寶方》所用連錢草是也。據二説，則積雪草即胡薄荷，乃薄荷之蔓生者爾。又臞仙《庚辛玉册》③云：地錢，陰草也。生荆楚、江淮、閩、浙間，多在宫院寺廟磚砌間，葉圓似錢，引蔓搏地，香如細辛，不見開花也。

莖葉。【氣味】苦，寒，無毒。【大明④曰】苦、辛。【頌⑤曰】甘，平，無毒。【時珍曰】取汁結草砂，伏硫黄。

【主治】大熱，惡瘡癰疽，浸淫赤熛，皮膚赤，身熱。《本經》⑥。擣傅熱腫丹毒。蘇恭⑦。主暴熱，小兒寒熱，腹内熱結，擣汁服之。藏器⑧。單用治瘰癧鼠漏，寒熱時節來往。甄權⑨。以鹽挼貼腫毒，并風疹疥癬。《日華》⑩。**胡菝蕳**：主風氣壅併攻胸膈，作湯飲之立效。士良⑪。研汁點暴赤眼，良。時珍。

【附方】舊二，新二。**熱毒癰腫**。秋後收連錢草陰乾爲末，水調傅之，生擣亦可。寇氏《衍義》⑫。**女子少腹痛**。頌曰：《天寶單行方》云，女子忽得小腹中痛，月經初來，便覺腰中切痛連脊間，如刀錐所刺，不可忍者。衆醫不别，謂是鬼疰，妄服諸藥，終無所益，其疾轉增。審察前狀相當，即用此藥。其藥夏五月正放花時，即采暴乾，擣篩爲糁。每服二方寸匕，和好醋二小合，攪匀，平旦空腹頓服之。每旦一服，以知爲度。如女子先冷者，即取前藥五兩，加桃仁二百枚。去皮尖，熬擣爲散，以蜜爲丸如梧子大。每旦空腹以飲及酒下三十丸，日再服，以愈爲度。忌麻子、蕎麥。《圖

---

① 宗奭：**《衍義》卷 10“積雪草”** 今南方多有，生陰濕地，不必荆楚。形如水荇而小，面亦光潔，微尖爲異。今人謂之連錢草，蓋取象也。葉葉各生。

② 圖經：**《圖經》見《證類》卷 28“薄荷”** ……又有胡薄荷，與此相類，但味少甘爲别。生江浙間，彼人多以作茶飲之，俗呼新羅薄荷。近京僧寺亦或植一二本者。《天寶方》連錢草者是……

③ 庚辛玉册：（**按**：未見原書，待考。）

④ 大明：**《日華子》見《證類》卷 9“積雪草”** 味苦、辛……

⑤ 頌：**《圖經》見《證類》卷 9“積雪草”** ……謹按《天寶單行方》云：連錢草味甘，平，無毒……

⑥ 本經：見 1044 頁注⑤白字。

⑦ 蘇恭：**《唐本草》見《證類》卷 9“積雪草”** ……擣傅熱腫丹毒，不入藥用……

⑧ 藏器：**《拾遺》見《證類》卷 9“積雪草”** 《陳藏器本草》云：積雪草，主暴熱，小兒丹毒，寒熱，腹内熱結，擣絞汁服之。

⑨ 甄權：**《藥性論》見《證類》卷 9“積雪草”** 連錢草亦可單用。能治瘰癧鼠漏，寒熱時節來往。

⑩ 日華：**《日華子》見《證類》卷 9“積雪草”** ……以鹽挼貼，消腫毒並風疹疥癬。

⑪ 士良：**《食性》見《證類》卷 28“薄荷”** ……又云：胡菝蕳，主風氣壅，並攻胸膈，作茶服之，立效。俗呼爲新羅菝蕳。

⑫ 衍義：**《衍義》卷 10“積雪草”** 搗爛，貼一切熱毒癰疽等。秋後收之，蔭乾爲末，水調傅。

經本草》①方。男女血病。九仙驅紅散：治嘔吐諸血及便血、婦人崩中神效。用積雪草五錢，當歸酒洗、巵子仁酒炒、蒲黄炒、黄連炒、條黄芩酒炒、生地黄酒洗、陳槐花炒各一錢，上部加藕節一錢五分，下部加地榆一錢五分，水二鍾，煎一鍾服，神效。此方得之甚秘。此草與本草主治不同，不可曉也。董炳《集驗方》②。牙痛塞耳。用連錢草即積雪草，和水溝污泥同搗爛，隨左右塞耳内。《摘玄方》③。

蘇《别録》④中品【校正】自菜部移入此。

【釋名】紫蘇《食療》⑤、赤蘇《肘後方》⑥、桂荏。【時珍曰】蘇從穌，音酥，舒暢也。蘇性舒暢，行氣和血，故謂之蘇。曰紫蘇者，以别白蘇也。蘇乃荏類，而味更辛如桂，故《爾雅》⑦謂之桂荏。

【集解】【弘景⑧曰】蘇葉下紫色而氣甚香，其無紫色不香似荏者，名野蘇，不堪用。【頌⑨曰】蘇，紫蘇也。處處有之，以背面皆紫者佳。夏采莖葉，秋采子。有數種，水蘇、魚蘇、山魚蘇皆是荏類，各有别條。【時珍曰】紫蘇、白蘇皆以二三月下種，或宿子在地自生。其莖方，其葉團而有尖，四圍有鉅齒，肥地者面背皆紫，瘠地者面青背紫。其面背皆白者即白蘇，乃荏也。紫蘇嫩時采葉，和蔬茹之。或鹽及梅滷作葅食甚香，夏月作熟湯飲之。五六月連根采收，以火煨其根，陰乾，則經久葉不落。八月開細紫花，成穗作房，如荆芥穗。九月半枯時收子，子細如芥子而色黄赤，亦可取油如荏油。《務本新書》⑩云：凡地畔近道可種蘇，以遮六畜，收子打油燃燈甚明，或熬之以油器物。《丹房

---

① 圖經本草：**《圖經》見《證類》卷9“積雪草”** ……謹按《天寶單行方》……又云：女子忽得小腹中痛，月經初來，便覺腰中切痛連脊間，如刀錐所刺，忍不可堪者。衆醫不别，謂是鬼疰，妄服諸藥，終無所益，其疾轉增。審察前狀相當，即用此藥。其藥，夏五月正放花時，即採取暴乾，擣篩爲散。女子有患前件病者，取二方寸匕，和好醋二小合，攪令勾，平旦空腹頓服之。每日一服，以知爲度。如女子先冷者，即取前件藥五兩，加桃人二百枚，去尖、皮熬，擣爲散，及蜜爲丸如梧子大。每日空腹以飲及酒下三十丸，日再服，以疾愈爲度。忌麻子、蕎麥。

② 集驗方：（**按**：書佚，無可溯源。）

③ 摘玄方：**《丹溪摘玄》卷19“齒門”** 治蚛牙……又方：連錢草，即積雪草也，和水廨分泛泥和匀，塞耳内。

④ 别録：**《别録》見《證類》卷28“蘇”** 味辛，温。主下氣，除寒中。其子尤良。

⑤ 食療：**《食療》見《證類》卷28“蘇”** 孟詵云：紫蘇，除寒熱，治冷氣。

⑥ 肘後方：**《肘後方》卷2“治傷寒時氣温病方第十三”** ……赤蘇一把……

⑦ 爾雅：**《爾雅·釋草》（郭注）** 蘇，桂荏。（蘇，荏類，故名桂荏。）

⑧ 弘景：**《集注》見《證類》卷28“蘇”** 陶隱居云：葉下紫色而氣甚香。其無紫色不香似荏者，名野蘇，不堪用。其子主下氣，與橘皮相宜同療……

⑨ 頌：**《圖經》見《證類》卷28“蘇”** 蘇，紫蘇也。舊不著所出州土，今處處有之。葉下紫色而氣甚香，夏採莖葉，秋採實。……然而蘇有數種，有水蘇、白蘇、魚蘇、山魚蘇，皆是荏類。水蘇别條見下……

⑩ 務本新書：**《農書》卷28“麻子”** ……《務本新書》曰：凡種五穀，如地畔近道者，亦可另種蘇子，以遮六畜傷踐，收子打油，燃燈甚明。或熬油，以油諸物……

鏡源》①云：蘇子油，能柔五金八石。《沙州記》②云：乞弗虜之地，不種五穀，惟食蘇子。故王禎③云，蘇有遮護之功，又有燈油之用，不可闕也。今有一種花紫蘇，其葉細齒密紐，如剪成之狀，香色莖子並無異者，人稱回回蘇云。【斅④曰】薄荷根莖真似紫蘇，但葉不同爾。薄荷莖燥，紫蘇莖和。入藥須以刀刮去青薄皮剉之。

莖葉。【氣味】辛，温，無毒。【李(廷)〔鵬〕飛⑤曰】不可同鯉魚食，生毒瘡。

【主治】下氣，除寒中，其子尤良。《别録》⑥。除寒熱，治一切冷氣。孟詵⑦。補中益氣，治心腹脹滿，止霍亂轉筋，開胃下食，止脚氣，通大小腸。《日華》⑧。通心經，益脾胃，煮飲尤勝。與橘皮相宜。蘇頌⑨。解肌發表，散風寒，行氣寬中，消痰利肺，和血温中止痛，定喘安胎。解魚蟹毒，治蛇犬傷。時珍。以葉生食作羹，殺一切魚肉毒。甄權⑩。

【發明】【頌⑪曰】若宣通風毒則單用莖，去節尤良。【時珍曰】紫蘇，近世要藥也。其味辛，入氣分；其色紫，入血分。故同橘皮、砂仁，則行氣安胎；同藿香、烏藥，則温中止痛；同香附、麻黄，則發汗解肌；同芎藭、當歸，則和血散血；同木瓜、厚朴，則散濕解暑，治霍亂、脚氣；同桔梗、枳殼，則利膈寬腸；同杏仁、萊菔子，則消痰定喘也。【機⑫曰】宋仁宗命翰林院定湯飲。奏曰：紫蘇熟水第一，以其能下胸膈浮氣也。蓋不知其久則泄人真氣焉。【宗奭⑬曰】紫蘇其氣香，其味微辛甘，能散。今人朝暮飲紫蘇湯，甚無益。醫家謂芳草致豪貴之疾者，此有一焉。若脾胃寒人，多致滑泄，往往不覺。

---

① 丹房鏡源：**《證類》卷28“蘇”**　《丹房鏡源》：紫蘇油，柔朱金，潤八石。

② 沙州記：**《爾雅翼》卷7“蘇”**　……《沙州記》曰：乞佛虜不識五穀，唯食蘇子。

③ 王楨：**《農書》卷31“蘇”**　荏蓼：《爾雅》曰：蘇，桂荏。（蘇，荏類也，故名桂荏……荏油……又可以爲燭。）涂帛煎油彌佳……（**按**：《農書》未載“回回蘇”。）

④ 斅：**《炮炙論》見《證類》卷28“蘇”**　雷公云：凡使，勿用薄荷根莖，真似紫蘇莖，但葉不同。薄荷莖性燥，紫蘇莖和。凡使，刀刮上青薄皮，剉用也。

⑤ 李鵬飛：**《延壽書》卷3“魚類”**　鯉魚多發熱……與紫蘇同食，發癰疽……

⑥ 别録：見1046頁注④。

⑦ 孟詵：**《食療》見《證類》卷28“蘇”**　孟詵云：紫蘇，除寒熱，治冷氣。

⑧ 日華：**《日華子》見《證類》卷28“蘇”**　紫蘇，補中益氣，治心腹脹滿，止霍亂轉筋，開胃下食并一切冷氣，止脚氣，通大小腸……

⑨ 蘇頌：**《圖經》見《證類》卷28“蘇”**　……其莖并葉，通心經，益脾胃，煮飲尤勝，與橘皮相宜，氣方中多用之……

⑩ 甄權：**《藥性論》見《證類》卷28“蘇”**　……葉可生食，與一切魚肉作羹，良。

⑪ 頌：**《圖經》見《證類》卷28“蘇”**　……若欲宣通風毒，則單用莖，去節大良……

⑫ 機：（**按**：查汪機今存諸書，未能溯得其源。然此條内容可見於元・李鵬飛《三元參讚延壽書》卷3：“宋仁宗命翰林院定熟水。奏曰：紫蘇熟水第一，沉香第二，麥門冬第三。以蘇能下胸鬲浮氣，殊不知久則泄人真氣，令人不覺。”）

⑬ 宗奭：**《衍義》卷19“蘇”**　此紫蘇也。背面皆紫者佳。其味微辛甘，能散，其氣香。今人朝暮湯其汁飲爲無益。醫家以謂芳草，致豪貴之疾者，此有一焉。脾胃寒人飲之多泄滑，往往人不覺。

【正誤】【頌①曰】蘇主鷄瘕,《本經》不著。南齊 褚澄治李道念食白瀹鷄子成瘕,以蘇煮服,吐出鷄雛而愈也。【時珍曰】按《南齊書》②,褚澄所用者蒜也,非蘇也。蓋二字相似,謄録誤耳,蘇氏欠考矣。詳見"蒜"下。

【附方】舊二,新一十三。感寒上氣。蘇葉三兩,橘皮四兩,酒四升,煮一升半,分再服。《肘後方》③。傷寒氣喘不止。用赤蘇一把,水三升,煮一升,稍稍飲之。《肘後》④。勞復食復欲死者。蘇葉煮汁二升,飲之。亦可入生姜、豆豉同煮飲。《肘後》⑤。卒啘不止。香蘇濃煮,頓服三升,良。《千金》⑥。霍亂脹滿,未得吐下。用生蘇擣汁飲之,佳。乾蘇煮汁亦可。《肘後方》⑦。諸失血病。紫蘇不限多少,入大鍋内,水煎令乾,去滓熬膏,以炒熟赤豆爲末,和丸梧子大。每酒下三五十丸,常服之。《斗門方》⑧。金瘡出血不止。以嫩紫蘇葉、桑葉同擣貼之。《永類鈐方》⑨。攧撲傷損。紫蘇擣傅之,瘡口自合。談埜翁《試驗方》⑩。傷損血出不止。以陳紫蘇葉蘸所出血挼爛傅之,血不作膿,且愈後無瘢,甚妙也。《永類鈐方》⑪。風狗咬傷。紫

---

① 頌:**《圖經》見《證類》卷28"蘇"** ……又蘇主雞瘕。本經不著,南齊褚澄善醫,爲吴都太守,百姓李道念以公事到郡,澄見謂曰:汝有重病。答曰:舊有冷病,至今五年,衆醫不差。澄爲診曰:汝病非冷非熱,當是食白瀹雞子過多所致,令取蘇一升,煮服,仍吐一物如升,涎裹之,能動,開看是雞雛,羽翅、爪距具足,能行走。澄曰:此未盡,更服所餘藥,又吐得如向者雞十三頭,而病都差,當時稱妙。一説乃是用蒜煮服之。

② 南齊書:**《南史》卷28"褚裕之傳"** ……澄爲診脉,謂曰:汝疾非冷非熱,當是食白瀹雞子過多所致。令取蘇一升煮服之……(**按**:《南齊書》乃誤注。《御覽》卷723載《齊書》褚澄此醫案,所用爲"蒜"。《醫説》卷2所引亦作"蒜"。)

③ 肘後方:**《肘後方》卷3"治卒上氣咳嗽方第二十三"** 卒得寒冷上氣方:乾蘇葉(三兩)、陳橘皮(四兩),酒四升,煮取一升半,分爲再服。

④ 肘後:**《肘後方》卷2"治傷寒時氣温病方第十三"** 治傷寒啘不止方……又方:赤蘇一把,水三升,煮取二升,稍稍飲。

⑤ 肘後:**《肘後方》卷2"治時氣病起諸勞復方第十四"** 治篤病新起早勞,及食飲多,致欲死方……又方:乾蘇一把,水五升,煮取二升,盡服之。無干者,生亦可用,加生薑四兩,豉一升。

⑥ 千金:**《肘後方》卷4"治卒胃反嘔啘方第三十"** 治卒啘不止方……又方:香蘇濃煮汁,頓服一二升,良。(**按**:今本《千金方》無此方。)

⑦ 肘後方:**《肘後方》卷2"治卒霍亂諸急方第十二"** 治霍亂心腹脹痛,煩滿短氣,未得吐下方:煮乾蘇。若生蘇汁,飲亦佳。

⑧ 斗門方:**《證類》卷28"蘇"** 《斗門方》:治失血。紫蘇不限多少,於大鍋内水煎,令乾後去滓,熬膏,以赤豆炒熟杵爲末,調煎爲丸如梧子大。酒下三十丸至五十丸,常服,差。

⑨ 永類鈐方:**《永類鈐方》卷7"金瘡"** 金瘡或雜傷出血不止……又,嫩紫蘇葉和桑葉,搗爛貼效。

⑩ 試驗方:(**按**:書佚,無可溯源。)

⑪ 永類鈐方:**《永類鈐方》卷7"金瘡"** 金瘡或雜傷出血不止……又,以陳紫蘇葉,蘸所出血,挼爛傅瘡口,血不作膿,甚妙,仍且愈後無痕。

蘇葉嚼傅之。《千金方》①。**蛇虺傷人**。紫蘇葉擣傅之。《千金方》②。**食蟹中毒**。紫蘇煮汁飲三升。《金匱要略》③。**飛絲入目**,令人舌上生泡。用紫蘇葉嚼爛,白湯嚥之。《危氏得效方》④。**乳癰腫痛**。紫蘇煎湯頻服,并擣封之。《海上仙方》⑤。**欬逆短氣**。紫蘇莖葉二錢,人參一錢,水一鍾,煎服。《普濟》⑥。

子。【氣味】辛,温,無毒。【主治】下氣,除寒温中。《别録》⑦。治上氣欬逆,冷氣及腰脚中濕氣,風結氣。研汁煮粥長食,令人肥白身香。甄權⑧。調中,益五臟,止霍亂嘔吐反胃,補虚勞,肥健人,利大小便,破癥結,消五膈,消痰止嗽,潤心肺。《日華》⑨。治肺氣喘急。宗奭⑩。治風順氣,利膈寬腸,解魚蟹毒。時珍。

【發明】【弘景⑪曰】蘇子下氣,與橘皮相宜。【時珍曰】蘇子與葉同功。發散風氣宜用葉,清利上下則宜用子也。

【附方】舊三,新六。**順氣利腸**。紫蘇子、麻子仁等分,研爛,水濾取汁,同米煮粥食之。《濟生方》⑫。**治風順氣**,利腸寬中。用紫蘇子一升,微炒,杵,以生絹袋盛,於三斗清酒中浸三宿,少少飲之。《聖惠》⑬。**一切冷氣**。紫蘇子、高良薑、橘皮等分,蜜丸梧子大。每服十丸,空心酒下。《藥性論》⑭。**風濕脚氣**。方同上。**風寒濕痺**。四肢攣急,脚腫不可踐地。用紫蘇子

---

① 千金方:(**按**:已查原書,未能溯得其源。)
② 千金方:(**按**:已查原書,未能溯得其源。)
③ 金匱要略:**《金匱·禽獸魚蟲禁忌并治》** 食蟹中毒,治之方:紫蘇煮汁,飲之三升……
④ 危氏得效方:**《衛生易簡方》卷7"蟲物入口"** 治飛絲入口:用紫蘇葉細嚼,白湯送下,即無恙。(**按**:《世醫得效方》無此方,誤注出處。)
⑤ 海上仙方:(**按**:已查相關書籍,未能溯得其源。)
⑥ 普濟:**《普濟方》卷160"咳逆短氣"** 紫蘇湯:治咳逆短氣。紫蘇莖葉(剉,一兩)、人參(半兩),右爲散,每服三錢,水一盞,煎至七分,去滓温服,日再。
⑦ 别録:**《别録》見《證類》卷28"蘇"** ……主下氣,除寒中,其子尤良。
⑧ 甄權:**《藥性論》見《證類》卷28"蘇"** 紫蘇子,無毒,主上氣欬逆,治冷氣及腰脚中濕風結氣。將子研汁煮粥良,長服令人肥白身香……
⑨ 日華:**《日華子》見《證類》卷28"蘇"** ……子主調中,益五藏,下氣,止霍亂,嘔吐,反胃,補虚勞,肥健人,利大小便,破癥結,消五膈,止嗽,潤心肺,消痰氣。
⑩ 宗奭:**《衍義》卷19"蘇"** 子,治肺氣喘急。
⑪ 弘景:**《集注》見《證類》卷28"蘇"** ……其子主下氣,與橘皮相宜同療。今注今俗呼爲紫蘇。
⑫ 濟生方:**《濟生方》"大便門·秘結論治"** 紫蘇麻仁粥:此藥順氣,滑大便。紫蘇子、麻子仁,右二味不拘多少,研爛,水濾取汁,煮粥食之。
⑬ 聖惠:**《聖惠方》卷95"紫蘇子酒方"** 紫蘇子酒:治風,順氣,利膈神效方。紫蘇子(一升,微炒)、清酒(三斗),右搗碎,以生絹袋盛,内於酒中浸三宿,少少飲之。
⑭ 藥性論:**《藥性論》見《證類》卷28"蘇"** 紫蘇子……和高良薑、橘皮等分,蜜丸,空心下十丸。下一切宿冷氣及脚濕風……

二兩，杵碎，以水三升，研取汁，煮粳米二合，作粥，和葱、椒、薑、豉食之。《聖惠方》①。**消渴變水**。服此令水從小便出。用紫蘇子炒三兩，蘿蔔子炒三兩，爲末。每服二錢，桑根白皮煎湯服，日三次。《聖濟總録》②。**夢中失精**。蘇子一升，熬杵研末，酒服方寸匕，日再服。《外臺秘要》③。**食蟹中毒**。紫蘇子煮汁飲之。《金匱要略》④。**上氣欬逆**。紫蘇子入水研濾汁，同粳米煮粥食。《簡便方》⑤。

水蘇《本經》⑥中品【校正】自菜部移入此。

【釋名】鷄蘇吴普⑦、香蘇《肘後》⑧、龍腦薄荷《日用》⑨、芥葅音祖、芥苴並《别録》⑩。○【時珍曰】此草似蘇而好生水旁，故名水蘇。其葉辛香，可以煮鷄，故有龍腦、香蘇、鷄蘇諸名。芥葅、芥苴當作芥蘇，乃是一名而誤録爾。亦因味辛如芥，故名。宋《惠民和劑局方》⑪有龍腦薄荷丸，專治血病。元 吴瑞《日用本草》⑫謂即水蘇，必有所據也。周（憲）〔定〕王《救荒本草》⑬，言薄荷即鷄蘇，以生東平龍腦岡者爲良，故名。陳嘉謨《本草蒙筌》⑭以薄荷種於蘇州府學地名龍腦者得名。俱不同，何哉？

---

① 聖惠方：**《聖惠方》卷 97“食治脚氣諸方”** 治脚氣及風寒濕痹，四肢攣急，脚腫不可踐地……又方：紫蘇子（二兩，擣令碎，水二升研濾取汁）、粳米（二合），右以紫蘇子汁煮作粥，和葱、豉、椒、薑，空腹食之。

② 聖濟總録：**《聖惠方》卷 53“治痟渴後成水病諸方”** 治痟渴後，變成水氣，令作小便出，方：蘿蔔子（三兩，炒令黄）、紫蘇子（二兩，微炒），右件藥擣細羅爲散，每服煎桑根白皮湯調下二錢，日三四服。（**按**：《聖濟總録》無此方，誤注出處。）

③ 外臺秘要：**《證類》卷 28“蘇”** 《外臺秘要》：治夢失精，以子一升，熬杵爲末，酒服方寸匕，日再服。（**按**：今本《外臺》無此方。）

④ 金匱要略：**《金匱·禽獸魚蟲禁忌并治》** 食蟹中毒，治之方……紫蘇子擣汁飲之，亦良。

⑤ 簡便方：**《奇效單方》卷上“五諸氣”** 治上氣咳逆及結氣，用：紫蘇子入水研汁，去查，煮粥食之。

⑥ 本經：**《本經》《别録》見《證類》卷 28“水蘇”** 味辛，微温，無毒。主下氣，殺穀，除飲食，辟口臭，去毒，辟惡氣。久服通神明，輕身耐老。主吐血、衄血、血崩。一名雞蘇，一名勞祖，一名芥葅（音祖），一名芥苴（七余切）。生九真池澤。七月採。

⑦ 吴普：**《御覽》卷 980“芥”** 《吴氏本草》曰：芥葅，一名水蘇，一名勞祖。

⑧ 肘後：**《肘後方》卷 7“治食中諸毒方第六十六”** ……解毒：濃煮香蘇，飲汁一升。

⑨ 日用：**《日用本草》卷 7“水蘇”** 一名雞蘇，俗呼爲龍腦薄荷……

⑩ 别録：見本頁注⑥。

⑪ 惠民和劑局方：**《局方》卷 6“治積熱”** 龍腦雞蘇圓：除煩解勞，消穀下氣，散胸中鬱熱，主肺熱咳嗽，治鼻衄吐血，血崩下血，血淋、熱淋、勞淋、氣淋，止消渴，除驚悸，凉上膈，解酒毒……雞蘇（净葉，壹斤，即龍腦薄荷也）……

⑫ 日用本草：見本頁注⑨。

⑬ 救荒本草：**《救荒》卷下之後“薄荷”** 一名雞蘇……東平龍腦崗者尤佳。

⑭ 本草蒙筌：**《本草蒙筌》卷 2“薄荷”** ……又名雞蘇，各處俱種。姑蘇龍腦者第一，龍腦地名，在蘇州府，儒學前此處種者，氣甚香竄，因而得名，古方有龍腦雞蘇丸，即此是也……

【集解】【《别録》①曰】水蘇生九真池澤。七月采。【弘景②曰】方藥不用,莫能識。九真遼遠,亦無能訪之。【恭③曰】此蘇生下澤水側,苗似旋復,兩葉相當,大香馥。青、齊、河間人名爲水蘇,江左名爲薺薴,吴會謂之鷄蘇,而陶氏更於菜部出鷄蘇,誤矣。【保昇④曰】葉似白薇,兩葉相當,花生節間,紫白色,味辛而香,六月采莖葉,日乾。【頌⑤曰】水蘇處處有之,多生水岸旁。南人多以作菜。江北甚多,而人不取食。又江左人謂鷄蘇、水蘇是兩種。陳藏器謂薺薴自是一物,非水蘇。水蘇葉有雁齒,氣香而辛;薺薴葉上有毛,稍長,氣臭也。又"茵蔯"註云:江南所用茵蔯,莖葉都似家茵蔯而大,高三四尺,氣極芬香,味甘辛,俗名龍腦薄荷。【宗奭⑥曰】水蘇氣味與紫蘇不同,辛而不和,然狀一如蘇,但面不紫,及周圍槎牙如雁齒耳。【瑞⑦曰】水蘇即鷄蘇,俗呼爲龍腦薄荷。【時珍曰】水蘇、薺薴,一類二種爾。水蘇氣香,薺薴氣臭爲異。水蘇三月生苗,方莖中虚,葉似蘇葉而微長,密齒,面皺色青,對節生,氣甚辛烈。六七月開花成穗,如蘇穗,水紅色。穗中有細子,狀如荆芥子,可種易生,宿根亦自生。沃地者苗高四五尺。

莖葉。【氣味】辛,微温,無毒。【主治】下氣殺穀,除飲食,辟口臭,去邪毒,辟惡氣。久服神通神明,輕身耐老。《本經》⑧。主吐血、衄血、血崩。《别録》⑨。治肺痿,血痢,崩中,帶下。《日華》⑩。主諸氣疾及脚腫。蘇頌⑪。釀酒漬酒及酒煮汁常服,治頭風目眩,及産後中風,惡血不止,服之彌妙。孟詵⑫。作生菜食,除胃間酸水。時珍。

---

① 别録:見1050頁注⑥。

② 弘景:**《集注》見《證類》卷28"水蘇"** 陶隱居云:方藥不用,俗中莫識。九真遼遠,亦無能訪之。

③ 恭:**《唐本草》見《證類》卷28"水蘇"** 《唐本》注云:此蘇生下濕水側,苗似旋復,兩葉相當,大香馥。青、齊、河間人名爲水蘇,江左名爲薺薴,吴會謂之雞蘇……而陶更於菜部出雞蘇,誤矣……

④ 保昇:**《蜀本草》見《證類》卷28"水蘇"** 《蜀本》:《圖經》云:葉似白薇,兩葉相當,花生節間,紫白色,味辛而香,六月採莖葉,日乾。

⑤ 頌:**《圖經》見《證類》卷28"水蘇"** 水蘇,生九真池澤,今處處有之。多生水岸傍……南人多以作菜……江北甚多,而人不取食。又江左人謂雞蘇、水蘇是兩種。陳藏器謂薺薴自是一物,非水蘇。水蘇葉有雁齒,香薷氣辛,薺薴葉上有毛,稍長,氣臭……/**《圖經》卷7"茵蔯"** ……江南所用,莖葉都似家茵蔯而大,高三四尺,氣極芬香,味甘、辛,俗又名龍腦薄荷。

⑥ 宗奭:**《衍義》卷19"水蘇"** 氣味與紫蘇不同,辛而不和。然一如蘇,但面不紫,及周圍槎牙如雁齒,香少。

⑦ 瑞:見1050頁注⑨。

⑧ 本經:見1050頁注⑥白字。

⑨ 别録:見1050頁注⑥。

⑩ 日華:**《日華子》見《證類》卷28"水蘇"** 雞蘇,暖。治肺痿,崩中,帶下,血痢,頭風目眩,産後中風及血不止。又名臭蘇、青白蘇。

⑪ 蘇頌:**《圖經》見《證類》卷28"水蘇"** ……主諸氣疾及脚腫……

⑫ 孟詵:**《食療》見《證類》卷28"水蘇"**……又,頭風目眩者,以清酒煮汁一升服。産後中風,服之彌佳。可燒作灰汁及以煮汁,洗頭令髮香,白屑不生。又,收訖釀酒及漬酒,常服之佳。

【發明】【時珍曰】鷄蘇之功，專於理血下氣，清肺辟惡消穀，故《太平和劑局方》①治吐血衄血、唾血欬血、下血血淋、口臭口苦、口甜喉腥、邪熱諸病，有龍腦薄荷丸方，藥多不録。用治血病，果有殊效也。

【附方】舊六，新九。**漏血欲死**。鷄蘇煮汁一升服之。《梅師方》②。**吐血下血**。鷄蘇莖葉煎汁飲之。《梅師方》③。**吐血欬嗽**。龍腦薄荷焙，研末，米飲服一錢，取效。**衄血不止**。《梅師方》④用鷄蘇五合，香豉二合，同擣，搓如棗核大，納鼻孔中，即止。○《聖惠方》⑤用鷄蘇二兩，防風一兩，爲末。每服二錢，温水下，仍以葉塞鼻。○《普濟方》⑥用龍腦薄荷、生地黄等分，爲末，冷水服。**腦熱鼻淵**，肺壅多涕。鷄蘇葉、麥門冬、川芎藭、桑白皮炒、黄芪炙、甘草炙、生地黄焙，等分爲末，煉蜜丸梧子大。每服四十丸，人參湯下。《聖濟總録》⑦。**風熱頭痛**。熱結上焦，致生風氣，痰厥頭痛。用水蘇葉五兩，皂莢炙去皮子三兩，芫花醋炒焦一兩，爲末，煉蜜丸梧子大。每服二十丸，食後荆芥湯下。《聖惠方》⑧。**耳卒聾閉**。鷄蘇葉生搗，綿裹塞之。孟詵《食療》⑨。**沐髮令香**。鷄蘇煮汁，或燒灰淋汁，沐之。《普濟》⑩。**頭生白屑**。方同上。**暑月目昏**，多眵淚。生龍腦薄荷葉擣爛，生絹絞汁，點之。《聖濟總録》⑪。**霍亂困篤**。鷄蘇三兩，水二升，

---

① 太平和劑局方：見 1050 頁注⑪。

② 梅師方：**《證類》卷 28“水蘇”** 《梅師方》……又方：卒漏血欲死，煮一升服之。

③ 梅師方：**《證類》卷 28“水蘇”** 《梅師方》：治吐血及下血並婦人漏下。雞蘇莖、葉煎取汁，飲之。

④ 梅師方：**《證類》卷 28“水蘇”** 《梅師方》……又方：治鼻衄血不止。生雞蘇五合，香豉二合，合杵研，搓如棗核大，内鼻中，止。

⑤ 聖惠方：**《聖濟總録》卷 70“衄不止”** 治鼻衄不止，雞蘇散方：雞蘇（三兩）、防風（去叉，一兩），右二味搗羅爲散，每服二錢匕，温水調下，更以雞蘇葉，于新水内揉軟，内鼻竅，即止。（**按**：《聖惠方》無此方，誤注出處。）

⑥ 普濟方：**《普濟方》卷 189“鼻衄附論”** 地黄散（出《肘後方》）：治鼻衄，及膈上盛熱。乾地黄、龍腦薄荷（各等分），右爲細末，冷水調下。

⑦ 聖濟總録：**《聖濟總録》卷 116“鼻淵”** 治腦熱肺壅，鼻淵多涕，雞蘇丸方：雞蘇葉（乾者）、麥門冬（去心，焙）、桑根白皮（剉）、芎藭、黄耆（炙，剉）、甘草（炙，剉，各一兩）、生乾地黄（切，焙，二兩），右七味搗羅爲末，煉蜜和丸如梧桐子大，每服二十丸，食後、臨卧人參湯下。

⑧ 聖惠方：**《聖濟總録》卷 54“上焦熱結”** 治熱結上焦，致風氣上行，痰厥頭痛，水蘇丸方：水蘇葉（五兩）、皂莢（炙，去皮子，三兩）、芫花（醋炒焦，二兩），右三味搗羅爲末，煉蜜和丸如梧桐子大，每服二十丸，食後温荆芥湯下，以知爲度。（**按**：《聖惠方》無此方，誤注出處。）

⑨ 孟詵：**《食療》見《證類》卷 28“水蘇”** 孟詵云：雞蘇，一名水蘇。熟擣生葉，綿裹塞耳，療聾……

⑩ 普濟：**《普濟方》卷 48“頭風白屑”** 治髮，洗頭白屑不生：用水蘇燒作灰，淋汁，以煮汁洗頭，令髮香，白屑不生。又收乾釀酒及漬酒，常服之佳。

⑪ 聖濟總録：**《普濟方》卷 81“目昏暗”** 治暑月行路，目昏澀，多眵粘者：生龍腦薄荷五七葉，洗净手揉爛，右用生絹捩汁，滴入眼中妙。（**按**：《聖濟總録》無此方，誤注出處。）

煎一升，分三服。《聖惠》[①]。中諸魚毒。香蘇濃煮汁，飲之良。《肘後方》[②]。蛇虺螫傷。龍腦薄荷葉研末，酒服，并塗之。《易簡方》[③]。

薺薴《拾遺》[④]

【釋名】臭蘇《日華》[⑤]、青白蘇。【時珍曰】《日華子》[⑥]釋水蘇云，一名臭蘇，一名青白蘇。正此草也，誤作水蘇爾。其形似水蘇而臭，似白蘇而青，故有二名。

【集解】【藏器[⑦]曰】按蘇恭言，江左名水蘇爲薺薴。按水蘇葉有雁齒，氣香而辛。薺薴葉稍長，其上有毛，氣臭，亦可爲生菜。【時珍曰】薺薴處處平地有之。葉似野蘇而稍長，有毛氣臭。山人茹之，味不甚佳。

莖葉。【氣味】辛，温，無毒。【主治】冷氣洩痢。生食，除胃間酸水。挼碎，傅蟻瘻。藏器[⑧]。

【附録】石薺薴。【藏器[⑨]曰】味辛，温，無毒。主風冷氣，瘡疥瘙痒，痔瘻下血，煮汁服之。生山石間，細葉紫花，高一二尺，山人用之。

---

① 聖惠：**《聖惠方》卷47"治霍亂欲死諸方"** 治霍亂困篤不識人，方：雞蘇（三兩，剉），右以水三大盞，煎至一盞半，去滓，分温三服。

② 肘後方：**《肘後方》卷7"治食中諸毒方第六十六"** 食鱸魚肝，及鯸鮧魚中毒，解毒：濃煮香蘇，飲汁一升。

③ 易簡方：（**按**：已查相關書籍，未能溯得其源。）

④ 拾遺：**《拾遺》見《證類》卷6"四十六種陳藏器餘·石薺寧"** 味辛，温，無毒。主風冷氣，并瘡疥瘙，野雞漏下血。煮汁服。生山石上。紫花細葉，高一、二尺。山人並用之。

⑤ 日華：**《日華子》見《證類》卷28"水蘇"** ……又名臭蘇、青白蘇。

⑥ 日華子：見上注。

⑦ 藏器：**《圖經》見《證類》卷28"水蘇"** ……青、濟間呼爲水蘇，江左名爲薺苧，吴會謂之雞蘇。南人多以作菜……陳藏器謂薺苧自是一物，非水蘇。水蘇葉有雁齒，香薷氣辛，薺苧葉上有毛，稍長，氣臭。主冷氣洩痢，可爲生菜。除胃間酸水，亦可擣傅蟻螻……（**按**：時珍乃據其中引有藏器文而注出"藏器"。）

⑧ 藏器：見本頁注⑦。

⑨ 藏器：見本頁注④。

本草綱目草部目録第十五卷

草之四 隰草類上五十二種

右附方舊一百四十四,新二百八十六。

本草綱目草部第十五卷

草之四　隰草類上五十三種

菊本經①上品

【釋名】節華《本經》②、女節《别録》③、女華《别録》、女莖《别録》、日精《别録》、更生《别録》、傳延年《别録》、治蘠《爾雅》④、金蕊《綱目》、陰成《别録》、周盈《别録》。【時珍曰】按陸佃《埤雅》⑤云：菊，本作蘜，從鞠。鞠，窮也。《月令》：九月，菊有黄華。華事至此而窮盡，故謂之蘜。節華之名，亦取其應節候也。崔寔《月令》⑥云：女節、女華，菊華之名也；治蘠、日精，菊根之名也。《抱朴子》⑦云：仙方所謂日精、更生、周盈，皆一菊而根、莖、花、實之名異也。【頌⑧曰】唐《天寶單方圖》載白菊云：原生南陽山谷及田野中。潁川人呼爲回蜂菊，汝南名茶苦蒿，上黨及建安郡、順政郡並名羊歡草，河内名地薇蒿。

【集解】【《别録》⑨曰】菊花生雍州川澤及田野。正月采根，三月采葉，五月采莖，九月采花，十一月采實，皆陰乾。【弘景⑩曰】菊有兩種。一種莖紫氣香而味甘，葉可作羹食者，爲真菊。一種

---

① 本經：《本經》《别録》《藥對》見《證類》卷6"菊花"　味苦、甘，平，無毒。主風頭眩、腫痛，目欲脱，淚出，皮膚死肌，惡風濕痺，療腰痛去來陶陶，除胸中煩熱，安腸胃，利五脉，調四肢。久服利血氣，輕身，耐老，延年。一名節華，一名日精，一名女節，一名女華，一名女莖，一名更生，一名周盈，一名傳延年，一名陰成。生雍州川澤及田野。正月採根，三月採葉，五月採莖，九月採花，十一月採實，皆陰乾。（术、枸杞根、桑根白皮爲之使。）

② 本經：見上注白字。

③ 别録：見上注。（**按**："釋名"項下"别録"皆同此。）

④ 爾雅：**《爾雅·釋草》(郭注)**　蘜，治蘠。（今之秋華菊。）

⑤ 埤雅：**《埤雅》卷17"釋草·蘜"**　《爾雅》曰：蘜，治蘠。今之秋華鞠也。鞠艸有華，至此而窮焉，故謂之鞠……《月令·季秋》云：鞠有黄華。曰有者，非其有之時也……

⑥ 月令：（**按**：書佚，搜索佚文，未得其源。）

⑦ 抱朴子：**《御覽》卷996"菊"**　抱朴子曰……又曰：日精、更生、周盈，皆一菊也，而根莖花實異名。

⑧ 頌：**《圖經》見《證類》卷6"菊花"**　……唐《天寶單方圖》載白菊云：味辛，平，無毒。元生南陽山谷及田野中，潁川人呼爲回蜂菊，汝南名茶苦蒿，上黨及建安郡、順政郡並名羊歡草，河内名地薇蒿，諸郡皆有……

⑨ 别録：見本頁注①。

⑩ 弘景：**《集注》見《證類》卷6"菊花"**　陶隱居云：菊有兩種：一種莖紫，氣香而味甘，葉（轉下頁注）

青莖而大,作蒿艾氣,味苦不堪食者,名苦薏,非真菊也。華正相似,惟以甘苦别之。南陽 酈縣最多,今近道處處有之,取種便得。又有白菊,莖葉都相似,惟花白,五月取之。仙經以菊爲妙用,但難多得,宜常服之。【藏器①曰】白菊生平澤,五月花,紫白色。【頌②曰】處處有之,以南陽 菊潭者爲佳。初春布地生細苗,夏茂,秋花,冬實。然種類頗多。惟紫莖氣香,葉厚至柔者,嫩時可食。花微大,味甚甘者爲真。其莖青而大,葉細氣烈似蒿艾,花小味苦者,名苦薏,非真也。南陽菊亦有兩種。白菊葉大如艾葉,莖青根細,花白蕊黄。其黄菊葉似同蒿,花蕊都黄。今服餌家多用白者。又有一種開小花,花瓣下如小珠子,謂之珠子菊,云入藥亦佳。【宗奭③曰】菊花近世有二十餘種。惟單葉花小而黄,緑葉色深小而薄,九月應候而開者是也。鄧州白菊單葉者,亦入藥。餘皆醫經不用。【瑞④曰】花大而香者,爲甘菊;花小而黄者,爲黄菊;花小而氣惡者,爲野菊。【時珍曰】菊之品凡百種,宿根自生,莖葉花色,品品不同。宋人劉蒙、范致能、史正志皆有《菊譜》,亦不能盡收也。其莖有株蔓、紫赤、青緑之殊,其葉有大小、厚薄、尖秃之異,其花有千葉單葉、有心無心、有子無子、黄白紅紫、間色深淺、大小之别,其味有甘、苦、辛之辨。又有夏菊、秋菊、冬菊之分。大抵惟以單葉味甘者入藥。《菊譜》⑤所載甘菊、鄧州黄、鄧州白者是矣。甘菊始生于山野,今則人皆栽植之。其花細碎,品不甚高。蕊如蜂窠,中有細子,亦可捺種。嫩葉及花皆可煠食。白菊花稍大,味不甚甘,亦秋月采之。菊之無子者,謂之牡菊。燒灰撒地中,能死鼃黽,説出《周禮》⑥。

花。葉、根、莖、實並同。【氣味】苦,平,無毒。【《别録》⑦曰】甘。【損之⑧曰】甘者

(接上頁注)可作羹食者,爲真。一種青莖而大,作蒿艾氣,味苦不堪食者名苦薏,非真。其華正相似,唯以甘、苦别之爾。南陽酈縣最多,今近道處處有,取種之便得。又有白菊,莖、葉都相似,唯花白,五月取。亦主風眩,能令頭不白。《仙經》以菊爲妙用,但難多得,宜常服之爾。

① 藏器:**《拾遺》見《證類》卷 6"菊花**　陈藏器……又云:白菊,味苦……生平澤,花紫白,五月花……

② 頌:**《圖經》見《證類》卷 6"菊花"**　菊花,生雍州川澤及田野,今處處有之,以南陽菊潭者爲佳。初春布地生細苗,夏茂、秋花、冬實。然菊之種類頗多,有紫莖而氣香,葉厚至柔,嫩可食者,其花微小,味甚甘,此爲真。有青莖而大,葉細作蒿艾氣味苦者,華亦大,名苦薏,非真也。南陽菊亦有兩種:白菊,葉大似艾葉,莖青根細,花白蘂黄。其黄菊,葉似茼蒿,花蘂都黄。然今服餌家多用白者。南京又有一種開小花,花瓣下如小珠子,謂之珠子菊,云入藥亦佳。正月採根,三月採葉,五月採莖,九月採花,十一月採實,皆陰乾用……

③ 宗奭:**《衍義》卷 7"菊花"**　近世有二十餘種,惟單葉花小而黄緑,葉色深小而薄,應候而開者是也。《月令》所謂菊有黄花者也。又鄧州白菊,單葉者亦入藥,餘皆醫經不用。專治頭目風熱,今多收之作枕。

④ 瑞:**《日用本草》卷 8"菊花"**　花大而香者名甘菊花,花小而黄者爲黄菊花,花小而氣烈者爲野菊。

⑤ 菊譜:**劉蒙《菊譜·鄧州黄》**　鄧州黄,開以九月末,單葉雙紋,深於鵝黄,而淺於鬱金,中有細葉,出鈴蕚上,形樣甚似鄧州白,但小差爾……/**劉蒙《菊譜·後序》**　……今吴下惟甘菊一種,可食,花細碎,品不甚高,餘味皆苦,白花尤甚,花亦大……

⑥ 周禮:**《周禮注疏》卷 37**　蟈氏掌去鼃黽,焚牡蘜,以灰洒之則死。(牡蘜,蘜不華者……)

⑦ 别録:見 1055 頁注①。

⑧ 損之:**《删繁本草》見《證類》卷 6"菊花"**　楊損之云:甘者入藥,苦者不任。

入藥,苦者不入藥。【杲[①]曰】苦、甘,寒,可升可降,陰中微陽也。【時珍曰】《本經》言菊花味苦,《别録》言菊花味甘。諸家以甘者爲菊,苦者爲苦薏,惟取甘者入藥。謹按張華《博物志》[②]言菊有兩種,苗花如一,惟味小異,苦者不中食。范致能《譜》[③]《序》言:惟甘菊一種可食,仍入藥餌。其餘黄白二花皆味苦,雖不可餌,皆可入藥。其治頭風則白者尤良。據此二説,則是菊類自有甘苦二種,食品須用甘菊,入藥則諸菊皆可,但不得用野菊名苦薏者爾。故景焕《牧竪閑談》[④]云:真菊延齡,野菊泄人。正如黄精益壽、鉤吻殺人之意。【之才[⑤]曰】术及枸杞根、桑根白皮爲之使。

【主治】諸風頭眩,腫痛,目欲脱,淚出,皮膚死肌,惡風濕痺。久服利血氣,輕身耐老延年。《本經》[⑥]。療腰痛去來陶陶,除胸中煩熱,安腸胃,利五脉,調四肢。《别録》[⑦]。〇陶陶,縱緩皃。治頭目風熱,風旋倒地,腦骨疼痛,身上一切游風令消散,利血脉。並無所忌。甄權[⑧]。作枕明目,葉亦明目,生熟並可食。大明[⑨]。養目血,去翳膜。元素[⑩]。主肝氣不足。好古[⑪]。

白菊。【氣味】苦、辛,平,無毒。

【主治】風眩,能令頭不白。弘景[⑫]。染髭髮令黑。和巨勝、茯苓蜜丸服之,去風眩,變白不老,益顏色。藏器[⑬]。

【發明】【震亨[⑭]曰】黄菊花屬土與金,有水與火,能補陰血,故養目。【時珍曰】菊春生夏茂,秋花冬實,備受四氣,飽經露霜,葉枯不落,花槁不零,味兼甘苦,性禀平和。昔人謂其能除風熱,益

---

① 杲:**《珍珠囊·諸品藥性主治指掌》(《醫要集覽》本)"甘菊"** 味苦、甘,平,性微寒。無毒。可升可降,陰中之陽也……

② 博物志:**《博物志》卷7** 魏文帝所記諸物相似亂真者……菊有二種,苗花如一,唯味小異,苦者不中食。

③ 譜:**劉蒙《菊譜·後序》** 菊有黄白二種,而以黄爲正……今詳此,惟甘菊一種可食,亦入藥餌。餘黄白二花,雖不可茹,皆可入藥而治頭風,則尚白者,此論堅定無疑,併著于後。

④ 牧竪閑談:**《百菊集譜》卷3"故事"** 《牧豎閒談》云……真菊延齡,野菊瀉人。

⑤ 之才:**古本《藥對》**見1055頁注①本經括號中七情文。

⑥ 本經:見1055頁注①白字。

⑦ 别録:見1055頁注①。

⑧ 甄權:**《藥性論》見《證類》卷6"菊花"** 甘菊花,使。能治熱頭風旋倒地,腦骨疼痛,身上諸風令消散。

⑨ 大明:**《日華子》見《證類》卷6"菊花"** ……作枕明目,葉亦明目,生熟並可食……

⑩ 元素:**《醫學啓源》卷下"用藥備旨·法象餘品"** 甘菊:苦,養目血。/**《湯液本草》卷4"菊花"** 《心》云:去翳膜,明目。/《珍》云:養目血。(**按**:據《湯液本草》,"去翳膜"當爲李杲之言。)

⑪ 好古:**《湯液大法》卷3"肝"** 不足則燥,燥則宜潤 氣(……甘菊花……)

⑫ 弘景:**《集注》見《證類》卷6"菊花"** ……亦主風眩,能令頭不白……

⑬ 藏器:**《拾遺》見《證類》卷6"菊花"** 陈藏器……染髭髮令黑,和巨勝、茯苓蜜丸,主風眩,變白,不老,益顏色。

⑭ 震亨:**《衍義補遺·菊花》** 屬金,而有土與水火。能補陰,須味甘者……

肝補陰,蓋不知其得金水之精英尤多,能益金水二臟也。補水所以制火,益金所以平木,木平則風息,火降則熱除。用治諸風頭目,其旨深微。黄者入金水陰分,白者入金水陽分,紅者行婦人血分,皆可入藥,神而明之,存乎其人。其苗可蔬,葉可啜,花可餌,根實可藥,囊之可枕,釀之可飲,自本至末,罔不有功。宜乎前賢比之君子,神農列之上品,隱士采入酒斝,騷人餐其落英。費長房①言九日飲菊酒,可以辟不祥。《神仙傳》②言康風子、朱孺子皆以服菊花成仙。《荆州記》③言胡廣久病風羸,飲菊潭水多壽。菊之貴重如此,是豈群芳可伍哉?鍾會《菊有五美贊》④云:圓花高懸,準天極也。純黄不雜,后土色也。早植晚發,君子德也。冒霜吐穎,象貞質也。盃中體輕,神仙食也。《西京雜記》⑤言:采菊花莖葉,雜秫米釀酒,至次年九月始熟,用之。

【附方】舊六,新十六。服食甘菊。《玉函方》⑥云:王子喬變白增年方用甘菊,三月上寅日采苗,名曰玉英;六月上寅日采葉,名曰容成;九月上寅日采花,名曰金精;十二月上寅日采根莖,名曰長生。四味並陰乾,百日取等分,以成日合擣千杵爲末,每酒服一錢匕。或以蜜丸梧子大,酒服七丸,一日三服。百日輕潤,一年髮白變黑。服之二年,齒落再生。五年,八十歲老人變爲兒童也。○孟詵⑦云:正月采葉,五月五日采莖,九月九日采花。服食白菊。《太清靈寶方》⑧引:九月九日白菊花二斤,茯苓一斤,並擣羅爲末。每服二錢,温酒調下,日三服。或以煉過松脂和丸鷄子大,每服一丸。主頭眩,久服令人好顔色不老。○藏器⑨曰:《抱朴子》言劉生丹法,用白菊汁、蓮花

---

① 費長房:**《爾雅翼》卷3"菊"** ……崔實《月令》以九月九日採菊,而費長房亦教人以是日飲菊酒以禳災,然則自漢以來尤盛也……

② 神仙傳:**《御覽》卷996"菊"** 《神仙傳》曰:康風子服甘菊花、柏實散得仙。/《名山記》曰:道士朱孺子,吴末入玉笥山,服菊花,乘雲升天。

③ 荆州記:**《爾雅翼》卷3"菊"** ……漢南陽酈縣北八里,有菊水,其源旁悉芳菊,水極甘香……太尉胡廣久患風羸,常汲飲此水,疾遂瘳……

④ 菊有五美贊:**《藝文類聚》卷81"菊"** 賦:魏鍾會《菊花賦》曰……又云:夫菊有五美焉,黄花高懸,准天極也。純黄不雜,后土色也。早植晚登,君子德也。冒霜吐潁,象勁直也。流中輕體,神仙食也。

⑤ 西京雜記:**《西京雜記》卷上** 戚夫人侍兒……菊花舒時并採莖葉,雜秫米釀之(秫,本一作黍),至來年九月九日始熟,就飲焉,故謂之菊花酒。

⑥ 玉函方:**《證類本草》卷6"菊花"** 《玉函方》:王子喬變白增年方:甘菊,三月上寅日採,名曰玉英。六月上寅日採,名曰容成。九月上寅日採,名曰金精。十二月上寅日採,名曰長生。長生者,根莖是也。四味並陰乾百日,取等分,以成日合搗千杵爲末,酒調下一錢匕。以蜜丸如桐子大,酒服七丸,一日三服。百日身輕潤澤。服之一年,髮白變黑。服之二年,齒落再生。服之三年,八十老人變爲兒童,神效。

⑦ 孟詵:**《食療》見《證類》卷6"菊"** 甘菊平。其葉正月採,可作羹。莖五月五日採。花九月九日採……

⑧ 太清靈寶方:**《拾遺》見《證類》卷6"菊花"** 陈藏器……又《靈寶方》茯苓合爲丸以成,煉松脂和,每服如雞子一丸,令人好顔色不老,主頭眩。

⑨ 藏器:**《拾遺》見《證類》卷6"菊花"** 陈藏器……《抱朴子》劉生丹法:用白菊花汁和之。/**《藝文類聚》卷81"菊"** 《抱朴子》曰:劉生丹法:用白菊花汁、蓮汁、樗汁和丹蒸之,服一年壽五百歲……

汁、地血汁、樗汁，和丹蒸服也。白菊花酒。《天寶單方》治丈夫婦人久患頭風眩悶，頭髮乾落，胸中痰壅，每發即頭旋眼昏，不覺欲倒者，是其候也。先灸兩風池各二七壯，并服此酒及散，永瘥。其法：春末夏初，收白菊軟苗，陰乾擣末，空腹取一方寸匕，和無灰酒服之，日再服，漸加三方寸匕。若不飲酒者，但和羹粥汁服，亦得。秋八月合花收暴乾，切取三大斤，以生絹袋盛，貯三大斗酒中，經七日服之，日三次，常令酒氣相續爲佳。蘇頌《圖經》①。風熱頭痛。菊花、石膏、川芎各三錢，爲末。每服一錢半，茶調下。《簡便方》②。膝風疼痛。菊花、陳艾葉作護膝，久則自除也。吴旻《扶壽方》③。癍痘入目生瞖障。用白菊花、穀精草、緑豆皮等分，爲末。每用一錢，以乾柿餅一枚，粟米泔一盞，同煮，候泔盡，食柿，日食三枚。淺者五七日，遠者半月，見效。《仁齋直指方》④。病後生瞖。白菊花、蟬蜕等分，爲散。每用二三錢，入蜜少許，水煎服。大人小兒皆宜，屢驗。《救急方》⑤。疔腫垂死。菊花一握，搗汁一升，入口即活，此神驗方也。冬月采根。《肘後方》⑥。女人陰腫。甘菊苗搗爛煎湯，先熏後洗。危氏《得效方》⑦。酒醉不醒。九月九日真菊花末，飲服方寸匕。《外臺秘要》⑧。眼目昏花。雙美丸：用甘菊花一斤，紅椒去目六兩，爲末，用新地黄汁和丸梧子大。每服五十丸，臨卧茶清下。《瑞竹堂方》⑨。

花上水。【主治】益色壯陽，治一切風。大明⑩。

---

① 圖經：**《圖經》見《證類》卷6“菊花”** 唐《天寶單方圖》載白菊云……其功主丈夫、婦人久患頭風眩悶，頭髮乾落，胸中痰結，每風發即頭旋，眼昏暗，不覺欲倒者，是其候也。先灸兩風池各二七壯，并服此白菊酒及丸，永差。其法：春末夏初收軟苗，陰乾擣末。空腹取一方寸匕，和無灰酒服之，日再，漸加三方寸匕。若不欲飲酒者，但和羹、粥、汁服之亦得。秋八月合花收，暴乾切，取三大斤，以生絹囊盛貯三大斗酒中，經七日服之，日三，常令酒氣相續爲佳……

② 簡便方：**《奇效單方》卷上“十一諸痛”** 治頭痛，用：乾菊花、石膏、川芎（各三錢），爲末，每服二錢，不拘時茶清調下。

③ 扶壽方：**《扶壽精方》卷下“風門”** 膝風：陳艾、菊花作護膝，久自除患。

④ 仁齋直指方：**《仁齋小兒方論》卷5“瘡疹證治”** 豆皮飲：治斑瘡入眼生翳。白菊花、新綠豆皮、穀精草（各一分），右末，每服一錢，乾柿一枚，粟米泔一盞同煎，候米泔盡，只吃乾柿，日兩枚。（**按**：《得效方》卷11“護眼”下之通聖散，治療及方組與此皆同，并於方末有“淺者五七日可效，遠者半月。”一句。時珍或揉合此二方。）

⑤ 救急方：**《救急易方》卷8“小兒門”** 治小兒痘瘡入眼，或病後生翳障，用蟬殼洗浄去土，白菊花，各等分爲散，每服二錢，水一盞，入蜜少許煎，乳後量兒大小與之，屢驗。

⑥ 肘後方：**《證類本草》卷6“菊花”** 《肘後方》：治丁腫垂死：菊葉一握，搗絞汁一升，入口即活，此神驗。冬用其根。

⑦ 得效方：**《得效方》卷15“雜方”** 治陰門腫方：右以甘菊苗研爛，百沸湯淋洗，熏后洗。

⑧ 外臺秘要：**《外臺》卷31“飲酒連日醉不醒方九首”** 治飲酒不醒：九月九日菊花，末，飲服方寸匕。

⑨ 瑞竹堂方：**《瑞竹堂方》卷9“頭面口眼耳鼻門”** 雙美丸：治眼目昏花。甘菊花（一斤）、紅椒（去目，六兩），右研爲細末，用新地黄汁爲丸如梧桐子大，每服五十丸，臨卧茶清送下。

⑩ 大明：**《日華子》見《證類》卷6“菊花”** ……花上水，益色壯陽，治一切風，並無所忌。

野菊《拾遺》①

【釋名】苦薏。【時珍曰】薏乃蓮子之心，此物味苦似之，故與之同名。

【集解】【藏器②曰】苦薏生澤畔，莖如馬蘭，花如菊。菊甘而薏苦，《語》曰"苦如薏"是也。【時珍曰】苦薏處處原野極多，與菊無異，但葉薄小而多尖，花小而蕊多，如蜂窠狀，氣味苦辛慘烈。

根、葉、莖、花。【氣味】苦、辛，温，有小毒。【震亨③曰】野菊花服之大傷胃氣。

【主治】調中止洩，破血，婦人腹内宿血宜之。藏器④。治癰腫疔毒，瘰癧眼瘜。時珍。

【附方】新四。癰疽丁腫，一切無名腫毒。孫氏《集效方》⑤用野菊花連莖搗爛，酒煎熱服取汗，以渣傅之即愈。○《衛生易簡方》⑥用野菊花莖葉、蒼耳草各一握，共搗，入酒一椀，絞汁服，以渣傅之，取汗即愈。或六月六日采蒼耳葉，九月九日采野菊花，爲末，每酒服三錢，亦可。天泡濕瘡。野菊花根、棗木，煎湯洗之。《醫學集成》⑦。瘰癧未破。野菊花根擣爛，煎酒服，以渣傅之自消，不消亦自破也。《瑞竹堂經驗方》⑧。

菴藺音淹閭○《本經》⑨上品

【釋名】覆閭。【時珍曰】菴，草屋也。閭，里門也。此草乃蒿屬，老莖可以蓋覆菴閭，故以

---

① 拾遺：**《拾遺》見《證類》卷6"菊花"**　……花如菊，莖似馬蘭，生澤畔，似菊，菊甘而薏苦。《語》曰"苦如薏"是也。

② 藏器：見上注。

③ 震亨：**《衍義補遺·菊花》**　……若山野苦者勿用，大傷胃氣……

④ 藏器：**《拾遺》見《證類》卷6"菊花"**　陈藏器云：苦薏，味苦破血。婦人腹内宿血食之。又調中止洩……

⑤ 集效方：**《萬應方》卷3"外科"**　秘傳疔瘡方：用野菊花連莖搗爛，酒煎服，汗出即愈。

⑥ 衛生易簡方：**《衛生易簡方》卷8"癰疽"**　治癰疽，疔腫惡瘡，又方：用野菊花、蒼耳草各一握，共搗，以好酒一碗，逗絞汁温服，滓敷患處，仍令汗出即愈。六月六日采蒼耳，九月九日采菊花，陰乾爲末，酒調三錢，亦好。

⑦ 醫學集成：**《醫學集成》卷11"天疱瘡百二十八"**　或野菊花、棗木根煎湯洗，黄柏、(活)〔滑〕石末付之。

⑧ 瑞竹堂經驗方：**《瑞竹堂方》卷13"瘡腫門"**　治瘰癧瘡……如瘡腫不破者，用野菊花根搗爛，煎酒服之，仍將煎過菊花根爲末，敷貼瘡上，自消。或不消，瘡口亦自破……

⑨ 本經：**《本經》《别録》(《藥對》)見《證類》卷6"菴蕳子"**　味苦，微寒、微温，無毒。主五藏瘀血，腹中水氣，臚脹留熱，風寒濕痺，身體諸痛，療心下堅，膈中寒熱，周痺，婦人月水不通，消食，明目。久服輕身延年不老，駏(音巨)驉(音虚)食之神仙。生雍州川谷，亦生上黨及道邊。十月採實，陰乾。(荆實、薏苡爲之使。)

名之。《貞元廣利方》①謂之菴蕳蒿云。又史注②云：菴廬，軍行宿室也。則閭似當作廬。

【集解】【《别録》③曰】菴蕳子生雍州川谷，亦生上黨及道邊，十月采實，陰乾。【弘景④曰】狀如蒿艾之類，近道處處有之，仙經亦時用之，人家種此辟蛇也。【頌⑤曰】今江淮亦有之。春生苗，葉如艾蒿，高二三尺。七月開花，八月結實，九月采實。【時珍曰】菴蕳葉不似艾，似菊葉而薄，多細丫，面背皆青。高者四五尺，其莖白色，如艾莖而粗。八九月開細花，淡黄色。結細實如艾實，中有細子，極易繁衍。藝花者以之接菊。

子。【氣味】苦、微寒，無毒。【《别録》⑥曰】微温。【普⑦曰】神農、雷公、桐君、岐伯：苦，小温，無毒。李當之：温。【權⑧曰】辛，苦。【時珍曰】降也，陰中微陽，入足厥陰經血分。【之才⑨曰】荆實、薏苡爲之使。

【主治】五臟瘀血，腹中水氣，臚脹留熱，風寒濕痺，身體諸痛。久服輕身延年不老。《本經》⑩。療心下堅，隔中，寒熱周痺，婦人月水不通，消食明目。駏驉食之神仙。《别録》⑪。益氣，主男子陰痿不起，治心腹脹滿。甄權⑫。腰脚重痛，膀胱痛及骨節煩痛，不下食。大明⑬。擂酒飲，治閃挫腰痛及婦人産後血氣痛。時珍。

【發明】【頌⑭曰】《本經》言久服輕身不老，而古方少有服食者，惟入諸雜治藥中，如胡洽治

---

① 貞元廣利方：**《證類本草》卷6"菴蕳子"** 《廣利方》……治諸瘀血不散變成癰，擣生庵蕳蒿，取汁一升服之。

② 史注：**《弇州四部稿》卷169"宛委餘編十四"** 菴廬，軍行宿室也。

③ 别録：見1060頁注⑨。

④ 弘景：**《集注》見《證類》卷6"菴蕳子"** 陶隱居云：狀如蒿艾之類，近道處處有。《仙經》亦時用之，人家種此辟蛇也。

⑤ 頌：**《圖經》見《證類》卷6"菴蕳子"** 菴蕳子，生雍州川谷及上黨道邊，今江淮亦有之。春生苗，葉如艾蒿，高三二尺。七月開花，八月結實，十月採，陰乾。今人通以九月採。江南人家多種此辟蛇……

⑥ 别録：見1060頁注⑨。

⑦ 普：**《御覽》卷991"菴閭"** 《吴氏本草經》曰：菴閭，神農、雷公、桐君、岐伯：苦，小温，无毒。李氏：温……

⑧ 權：**《藥性論》見《證類》卷6"菴蕳子"** 菴蕳，使。味辛、苦……

⑨ 之才：**古本《藥對》**見1060頁注⑨本經括號中七情文。

⑩ 本經：見1060頁注⑨白字。

⑪ 别録：見1060頁注⑨。

⑫ 甄權：**《藥性論》見《證類》卷6"菴蕳子"** ……益氣，主男子陰痿不起，治心腹脹滿，能消瘀血。

⑬ 大明：**《日華子》見《證類》卷6"菴蕳子"** 治腰脚重痛，膀胱疼，明目及骨節煩痛，不下食。

⑭ 頌：**《圖經》見《證類》卷6"菴蕳子"** ……謹按：《本經》久服輕身延年不老。而古方書少有服食者，惟入諸雜治藥中。如《胡洽》療驚邪狸骨丸之類，皆大方中用之。孫思邈《千金翼》、韋宙《獨行方》主踠折瘀血，並單用菴蕳一物，煮汁服之。亦末服。今人治打撲損，亦多用此法，飲散皆通，其效最速。服食方不見用者。

驚邪狸骨丸之類大方中用之。孫思邈《千金翼》、韋宙《獨行方》,主踠折瘀血,並單用菴蕳煮汁服,亦可末服。今人治打撲多用此法,或飲或散,其效最速。【時珍曰】《吴普本草》及《名醫别録》,並言駏驉食菴蕳神仙,此亦謂其多壽爾。駏驉乃獸名,似騾而小,前足長,後足短,不能自食,每負蹶鼠爲之嚼食。

【附方】舊一,新二。**瘀血不散**,變成癰腫。生菴蕳蒿擣汁一升,服之。《廣利方》①。**月水不通**。婦人宿有風冷,留血積聚,月水不通。菴蕳子一升,桃人二升,酒浸去皮尖,研勾入瓶内,以酒二斗浸,封五日後,每飲三合,日三服。《聖惠方》②。**産後血痛**。菴蕳子一兩,水一升,童子小便二盃,煎飲。《頻湖集簡方》。

【附録】**對廬**。【《别録③·有名未用》曰】味苦,寒,無毒。主疥瘡久不瘳,生死肌,除大熱,煮汁洗之。八月采,似菴蕳。

蓍音尸〇《本經》④上品

【釋名】【時珍曰】按班固《白虎通》⑤載:孔子云"蓍之爲言耆也"。老人歷年多,更事久,事能盡知也。陸佃《埤雅》⑥云:草之多壽者,故字從耆。《博物志》⑦言:蓍千歲而三百莖,其本已老,故知吉凶。

【集解】【《别録》⑧曰】蓍實生少室山谷,八月、九月采實,日乾。【恭⑨曰】此草所在有之,其莖可爲筮。陶氏誤以楮實爲之。楮實味甘,此味苦,今正之。【頌⑩曰】今蔡州 上蔡縣 白龜祠旁,其

---

① 廣利方:**《證類》卷6"菴蕳子"** 《廣利方》:治諸瘀血不散變成癰,擣生菴蕳蒿,取汁一升服之。

② 聖惠方:**《聖惠方》卷72"治婦人月水不通臍腹積聚諸方"** 治婦人夙有風冷,留血結聚,月水不通,庵蕳子酒方:庵蕳子(一升)、桃人(二兩,湯浸,去皮尖、雙人)、大麻人(二升),右件藥都擣令碎,於甆瓶内以酒二斗浸,密封頭五日後,每服暖飲三合,漸加至五合,日三服。

③ 别録:**《别録》見《證類》卷30"有名未用·對廬"** 味苦,寒,無毒。主疥,諸久瘡不瘳,生死肌,除大熱,煮洗之。八月採,似菴蕳。

④ 本經:**《本經》《别録》見《證類》卷6"蓍實"** 味苦、酸,平,無毒。主益氣,充肌膚,明目,聰慧先知。久服不飢,不老,輕身。生少室山谷。八月、九月採實,日乾。

⑤ 白虎通:**《白虎通義》卷3"蓍龜"** ……《尚書》曰……龜之爲言久也,蓍之爲言耆也,久長意也。

⑥ 埤雅:**《埤雅》卷16"釋草·蓍"** 蓍,蒿屬也,从耆,草之壽者也。

⑦ 博物志:**《博物志》卷6** 蓍,一千歲而三百莖,其本以老,故知吉凶。蓍末大于本,爲上吉……

⑧ 别録:見本頁注④。

⑨ 恭:**《唐本草》見《證類》卷6"蓍實"** 《唐本》注云:此草所在有之,以其莖爲筮。陶誤用楮實爲之。《本經》云味苦,楮實味甘,其楮實移在木部也。

⑩ 頌:**《圖經》見《證類》卷6"蓍實"** 蓍實,生少室山谷。今蔡州上蔡縣白龜祠傍,其生如蒿作叢,高五六尺,一本一二十莖,至多者三五十莖,生便條直,所以異於衆蒿也。秋後有花出於枝端,紅紫色,形如菊,八月、九月採其實,日乾入藥……《史記·龜策傳》曰:龜千歲,乃遊於蓮葉之上,蓍百莖共一根,又其所生,獸無虎狼,蟲無毒螫。徐廣注曰:劉向云龜千歲而靈,蓍百年而一本生百莖。又褚先生云:蓍生滿百莖者,其下必有神龜守之,其上常有青雲覆之。《傳》曰:天下和平,王道得而蓍莖長丈,其叢生滿百莖。方今世取蓍者,不能中古法度,不能得滿百莖長丈(轉下頁注)

生如蒿作叢，高五六尺，一本一二十莖，至多者五十莖，生便條直，所以異於衆蒿也。秋後有花，出於枝端，紅紫色，形如菊花，結實如艾實。《史記》《龜策傳》云：龜千歲乃遊於蓮葉之上。蓍百莖共一根，所生之處，獸無虎狼，蟲無毒螫。徐廣註云：劉向言龜千歲而靈，蓍百年而一本生百莖也。褚先生云：蓍滿百莖，其下必有神龜守之，其上常有青雲覆之。《傳》云：天下和平，王道得而蓍莖長丈，其叢生滿百莖。方今取蓍者，八十莖已上，長八尺者，即已難得。但得滿六十莖以上，長六尺者，即可用矣。今蔡州所上，皆不言如此。則此類亦神物，故不常有也。【時珍曰】蓍乃蒿屬，神草也。故《易》①曰：蓍之德，圓而神。天子蓍長九尺，諸侯七尺，大夫五尺，士三尺。張華《博物志》②言：以末大於本者爲主，次蒿，次荆，皆以月望浴之。然則無蓍揲卦，亦可以荆、蒿代之矣。

實。【氣味】苦、酸，平，無毒。

【主治】益氣充肌膚，明目聰慧先知。久服不饑，不老輕身。《本經》③。

葉。【主治】痞疾。時珍。

【附方】新一。腹中痞塊。蓍葉、獨蒜、穿山甲末、食鹽，同以好醋搗成餅，量痞大小貼之，兩炷香爲度。其痞化爲膿血，從大便出。劉松石《保壽堂方》④。

艾《别録》⑤中品

【釋名】冰臺《爾雅》⑥、醫草《别録》⑦、黄草《埤雅》⑧、艾蒿。【時珍曰】王安石《字説》⑨云：艾可乂疾，久而彌善，故字從乂。陸佃《埤雅》⑩云：《博物志》言削冰令圓，舉而向日，以艾承其影則得火。則艾名冰臺，其以此乎？醫家用灸百病，故曰灸草。一灼謂之一壯，以壯人爲法也。

（接上頁注）者，取八十莖已上，蓍長八尺即難得也。人民好用卦者取滿六十莖以上，長滿六尺者，即可用矣。今蔡州所上者，皆不言如此。然則此類，其神物乎，故不常有也。

① 易：**《周易鄭注》卷7“繫辭上第七”**　故蓍之德，圓而神。卦之德，方以知。/**《説文·艸部》**《易》以爲數，天子蓍九尺，諸侯七尺，大夫五尺，士三尺。（**按**：此爲二書之説。）

② 博物志：**《博物志》卷10**　蓍末大于本，爲上吉。次蒿、次荆皆如是。（龜蓍皆月望浴之。）

③ 本經：見1062頁注④白字。

④ 保壽堂方：**《保壽堂方》卷4“痞積門”**　治痞疾方：蓍葉、獨蒜麴、川山甲，四味用好酒搗成餅，量疾大小貼之。兩炷香爲度。其痞化即愈。

⑤ 别録：**《别録》見《證類》卷9“艾葉”**　味苦，微温，無毒。主灸百病。可作煎，止下痢，吐血，下部䘌瘡，婦人漏血，利陰氣，生肌肉，辟風寒，使人有子。一名冰臺，一名醫草。生田野。三月三日採，暴乾。作煎勿令見風。

⑥ 爾雅：**《爾雅·釋草》（郭注）**　艾，冰臺。（今艾蒿。）

⑦ 别録：見本頁注⑤。

⑧ 埤雅：**《埤雅》卷17“釋草·艾”**　……一名灸草……（**按**：“艾又名黄草”之説未能溯得其源。）

⑨ 字説：**《埤雅》卷17“釋草·艾”**　《字説》曰：艾可乂疾，久而彌善……

⑩ 埤雅：**《埤雅》卷17“釋草·艾”**　《博物志》曰：削冰令圓，舉以向日，以艾承其影則得火。艾曰冰臺，其以此乎……醫用艾灸，一灼謂之一壯者，以壯人爲法。

【集解】【《别録》①曰】艾葉生田野，三月三日采，暴乾。【頌②曰】處處有之，以複道者爲佳，云此種灸百病尤勝。初春布地生苗，莖類蒿，葉背白，以苗短者爲良。三月三日、五月五日采葉，暴乾，陳久方可用。【時珍曰】艾葉，本草不著土産，但云生田野。宋時以湯陰 複道者爲佳，四明者圖形。近代惟湯陰者謂之北艾，四明者謂之海艾。自成化以來，則以蘄州者爲勝，用充方物，天下重之，謂之蘄艾。相傳他處艾灸酒壜不能透，蘄艾一灸則直透徹，爲異也。此草多生山原。二月宿根生苗成叢，其莖直生，白色，高四五尺。其葉四布，狀如蒿，分爲五尖，椏上復有小尖，面青背白，有茸而柔厚。七八月葉間出穗如車前穗，細花，結實累累盈枝，中有細子，霜後始枯。皆以五月五日連莖刈取，暴乾收葉。先君月池子諱言聞，嘗著《蘄艾傳》③一卷。有贊云：産於山陽，采以端午。治病灸疾，功非小補。又宗懔《荆楚歲時記》④云：五月五日雞未鳴時，采艾似人形者攬而取之，收以灸病甚驗。是日采艾爲人，懸於户上，可禳毒氣。其莖乾之，染麻油引火點灸炷，滋潤灸瘡，至愈不疼。亦可代蓍策及作燭心。

葉。【脩治】【宗奭⑤曰】艾葉乾擣，去青滓，取白，入石硫黄末少許，謂之硫黄艾，灸家用之。得米粉少許，可擣爲末，入服食藥用。【時珍曰】凡用艾葉，須用陳久者，治令細軟，謂之熟艾。若生艾灸火，則傷人肌脉。故孟子⑥云：七年之病，求三年之艾。揀取净葉，揚去塵屑，入石臼内木杵搗熟，羅去渣滓，取白者再搗，至柔爛如綿爲度。用時焙燥，則灸火得力。入婦人丸散，須以熟艾，用醋煮乾，搗成餅子，烘乾再搗爲末用。或以糯糊和作餅及酒炒者，皆不佳。洪氏《容齋隨筆》⑦云：艾難着力，若入白茯苓三五片同碾，即時可作細末。亦一異也。

【氣味】苦，微温，無毒。【恭⑧曰】生寒，熟熱。【元素⑨曰】苦，温，陰中之陽。【時珍曰】苦而辛，生温熟熱，可升可降，陽也。入足太陰、厥陰、少陰之經。苦酒、香附爲之使。

【主治】灸百病。可作煎，止吐血下痢，下部䘌瘡，婦人漏血，利陰氣，生

---

① 别録：見1063頁注⑤。

② 頌：**《圖經》見《證類》卷9"艾葉"** 艾葉，舊不著所出州土，但云生田野，今處處有之，以複道者爲佳，云此種灸百病尤勝。初春布地生苗，莖類蒿而葉背白，以苗短者爲佳。三月三日、五月五日，採葉，暴乾。經陳久方可用……

③ 蘄艾傳：(**按：**僅見《綱目》引録。)

④ 荆楚歲時記：**《證類》卷9"艾葉"** 《荆楚歲時記》：端午日四民踏百草，採艾以爲人，懸門户上禳毒氣。又宗士炳之孫，常以端午日雞未鳴時採似人者，縛用灸有驗。

⑤ 宗奭：**《衍義》卷10"艾葉"** 乾搗，篩去青滓，取白，入石硫黄，爲硫黄艾，灸家用。得米粉少許，可搗爲末，入服食藥。入硫黄别有法。

⑥ 孟子：**《孟子·離婁》** 七年之病，求三年之艾。

⑦ 容齋隨筆：**《容齋隨筆·四筆》卷3"治藥捷法"** 艾葉柔軟，不可著力，若入白茯苓三五片同碾，則即時可作細末。

⑧ 恭：**《唐本草》見《證類》卷9"艾葉"** 《唐本》注云：《别録》云，艾，生寒熟熱……

⑨ 元素：**《醫學啓源》卷下"用藥備旨·法象餘品"** 苦，陰中之陽，温胃。(**按：**《本草發揮》卷2"艾葉"引此同，唯無"胃"字。)

臟肉，辟風寒，使人有子。作煎勿令見風。《别録》①。搗汁服，止傷血，殺蚘蟲。弘景②。主衄血下血，膿血痢，水煮及丸散任用。蘇恭③。止崩血、腸痔血，搨金瘡，止腹痛，安胎。苦酒作煎，治癬甚良。搗汁飲，治心腹一切冷氣鬼氣。甄權④。治帶下，止霍亂轉筋，痢後寒熱。大明⑤。治帶脉爲病，腹脹滿，腰溶溶如坐水中。好古⑥。温中逐冷除濕。時珍。

【發明】【詵⑦曰】春月采嫩艾作菜食，或和麵作餛飩如彈子，吞三五枚，以飯壓之，治一切鬼惡氣，長服止冷痢。又以嫩艾作乾餅子，用生薑煎服，止瀉痢及産後瀉血，甚妙。【頌⑧曰】近世有單服艾者，或用蒸木瓜和丸，或作湯空腹飲，甚補虚羸。然亦有毒發則熱氣衝上，狂躁不能禁，至攻眼有瘡出血者，誠不可妄服也。【震亨⑨曰】婦人無子，多由血少不能攝精。俗醫謂子宫虚冷，投以辛熱，或服艾葉。不知艾性至熱，入火灸則氣下行，入藥服則氣上行。本草止言其温，不言其熱。世人喜温，率多服之，久久毒發，何嘗歸咎於艾哉？予考蘇頌《圖經》而因默有感焉。【時珍曰】艾葉生則微苦大辛，熟則微辛大苦，生温熟熱，純陽也。可以取太陽真火，可以回垂絶元陽。服之則走三陰，而逐一切寒濕，轉肅殺之氣爲融和。灸之則透諸經而治百種病邪，起沉痾之人爲康泰，其功亦大矣。蘇恭言其生寒，蘇頌言其有毒。一則見其能止諸血，一則見其熱氣上衝，遂謂其性寒有毒，誤矣。蓋不知血隨氣而行，氣行則血散，熱因久服致火上衝之故爾。夫藥以治病，中病則止。若素有虚寒痼冷，婦人濕鬱帶漏之人，以艾和歸、附諸藥治其病，夫何不可？而乃妄意求嗣，服艾不輟，助以辛熱，藥性久偏，致使火躁，是誰之咎歟，於艾何尤？艾附丸治心腹少腹諸痛，調女人諸病，頗有深功。膠艾湯治虚痢乃妊娠、産後下血，尤著奇妙。老人丹田氣弱，臍腹畏冷者，以熟艾入布袋兜其臍腹，妙

---

① 别録：見1063頁注⑤。

② 弘景：**《集注》見《證類》卷9"艾葉"** 陶隱居云：擣葉以灸百病，亦止傷血，汁又殺蚘蟲……

③ 蘇恭：**《唐本草》見《證類》卷9"艾葉"** ……主下血，衄血，膿血痢。水煮及丸散任用。

④ 甄權：**《藥性論》見《證類》卷9"艾葉"** 艾葉，使。能止崩血，安胎，止腹痛。醋煎作煎，治癬，止赤白痢及五藏痔瀉血……又心腹惡氣，取葉擣汁飲。又擣末和乾薑末爲丸，一服三十丸，飯壓，日再服，治一切冷氣，鬼邪毒氣，最去惡氣。

⑤ 大明：**《日華子》見《證類》卷9"艾葉"** 止霍亂轉筋，治心痛，鼻洪，并帶下及患痢人後分寒熱急痛，和蠟并訶子燒熏，神驗……

⑥ 好古：**《湯液大法》卷3"奇經八脉·帶脉"** 爲病腹滿，腰溶溶如坐水中（……艾葉……）

⑦ 詵：**《食療》見《證類》卷9"艾葉"** 乾者并煎者，金瘡，崩中，霍亂，止胎漏。春初採，爲乾餅子，入生薑煎服，止瀉痢。三月三日可採作煎，甚治冷。若患冷氣，取熟艾麵裹作餛飩，可大如彈許。又治百惡氣，取其子，和乾薑搗作末，蜜丸如梧子大。空心三十丸服，以飯三五匙壓之，日再服，其鬼神速走出，頗消一切冷血。田野之人與此方相宜也。又産後瀉血不止，取乾艾葉半兩，炙熟，老生薑半兩，濃煎湯，一服便止，妙。

⑧ 頌：**《圖經》見《證類》卷9"艾葉"** ……近世亦有單服艾者，或用蒸木瓜丸之，或作湯，空腹飲之，甚補虚羸。然亦有毒，其毒發，則熱氣衝上，狂躁不能禁，至攻眼，有瘡出血者，誠不可妄服也。

⑨ 震亨：**《本草發揮》卷2"艾葉"** 艾葉……丹溪云：艾屬火而行水，生寒熟温。生搗汁服，可止血。本草止言其温，不言其熱。其性入火灸則氣下行，入藥服則氣上行。世人喜温，今婦人欲子者，率多服之。及其毒發，何嘗歸咎于艾，惜哉。予考《圖經》而默有感於其中也，故云。

不可言。寒濕脚氣,亦宜以此夾入襪内。

【附方】舊二十四,新二十七。傷寒時氣,温疫頭痛,壯熱脉盛。以乾艾葉三升,水一斗,煮一升,頓服取汗。《肘後方》①。妊娠傷寒,壯熱,赤斑變爲黑斑,溺血。用艾葉如鷄子大,酒三升,煮二升半,分爲二服。《傷寒類要》②。妊娠風寒卒中,不省人事,狀如中風。用熟艾三兩,米醋炒極熱,以絹包熨臍下,良久即甦。《婦人良方》③。中風口喎。以葦筒長五寸,一頭刺入耳内,四面以麪密封不透風,一頭以艾灸之七壯。患右灸左,患左灸右。《勝金方》④。中風口噤。熟艾灸承漿一穴,頰車二穴,各五壯。《千金方》⑤。中風掣痛,不仁不隨。並以乾艾斛許,揉團納瓦甑中,並下塞諸孔,獨留一目,以痛處着甑目,而燒艾熏之,一時即知矣。《肘後方》⑥。舌縮口噤。以生艾搗傅之。乾艾浸濕亦可。《聖濟録》⑦。咽喉腫痛。《醫方大成》⑧用嫩艾搗汁,細嚥之。○《經驗方》⑨用青艾和莖葉一握,同醋搗爛,傅於喉上。冬月取乾艾亦得。李亞所傳方也。癲癇諸風。熟艾於陰囊下穀道正門當中間,隨年歲灸之。《斗門方》⑩。鬼擊中惡。卒然着人,如刀刺狀,胸脇腹内疞刺切痛不可按,或即吐血、鼻中出血、下血,一名鬼排。以熟艾如鷄子大三枚,水五升,煎二升,頓服。《肘後方》⑪。小兒臍風撮口。艾葉燒灰填臍中,以帛縛,定效。

---

① 肘後方:**《肘後方》卷2"治傷寒時氣温病方第十三"** 治傷寒及時氣温病,及頭痛壯熱,脉大,始得一日方……又方:取乾艾三斤,以水一斗,煮取一升,去滓,頓服取汗。

② 傷寒類要:**《證類》卷9"艾葉"** 《傷寒類要》:治婦人妊娠七月,若傷寒壯熱,赤斑變爲黑斑,溺血。用艾葉如雞子大,酒三升,煮取一升半,分爲二服。

③ 婦人良方:**《婦人良方》卷14"妊娠中風方論第一"** 治妊娠因感外風,如中風狀,不省人事:熟艾三兩,右以米醋炒令極熱,乘熱以絹帛裹,熨臍下,良久即省。

④ 勝金方:**《證類》卷9"艾葉"** 《勝金方》:治中風口喎。以葦筒子長五寸,一頭刺於耳内,四面以麵密封塞不透風,一頭以艾灸之七壯。患右灸左,患左灸右。耳痛亦灸得。

⑤ 千金方:**《千金方》卷8"風懿第六"** 卒中風,口噤不得開,灸機關(《千金翼》名頰車)二穴,穴在耳下八分小近前,灸五壯即得語。又灸隨年壯,僻者逐僻,左右灸之。(**按**:《千金翼方》與此同。亦無"艾灸承漿"説。)

⑥ 肘後方:**《肘後方》卷3"治中風諸急方第十九"** 若身中有掣痛不仁,不隨處者:取乾艾葉一斛許,丸之,納瓦甑下,塞余孔,唯留一目,以痛處著甑目下,燒艾以熏之,一時間愈矣。

⑦ 聖濟録:**《普濟方》卷59"舌縮口噤"** ……療舌小腸腑寒,應舌本縮,口噤唇青……又生艾葉傅法:無生艾葉者,取乾者搗之。以水淹一升,熱搗,以帛塗之,於腫塞處上封裹之,以瘥爲度。(**按**:《聖濟總録》無此方,誤注出處。)

⑧ 醫方大成:**《醫方大成》卷7"咽喉"** 治咽喉腫痛方:用嫩艾葉旋取研汁,受益時呑下,亦佳。

⑨ 經驗方:**《證類》卷9"艾葉"** 《經驗方》:治喉痹。青艾和莖葉一握,用醋搗傅痺上,若冬月,取乾艾亦得。李亞傳。

⑩ 斗門方:**《證類》卷9"艾葉"** 《斗門方》……又方:治癲癇。用艾於陰囊下穀道正門當中間,隨年歲灸之。

⑪ 肘後方:**《肘後方》卷1"治卒得鬼擊方第四"** 鬼擊之病,得之無漸,卒著如人刀刺狀,胸脅腹内絞急切痛,不可抑按,或即吐血,或鼻中出血,或下血,一名鬼排。治之方……又方:熟艾如鴨子大,三枚,水五升,煮取二升,頓服之。

或隔蒜灸之,候口中有艾氣立愈。《簡便方》①。**狐惑蟲䘌**。病人齒無色,舌上白,或喜睡不知痛痒處,或下痢,宜急治下部。不曉此者,但攻其上,而下部生蟲,食其肛,爛見五臟,便死也。燒艾於管中,熏下部,令烟入,或少加雄黄更妙。罌中燒烟亦可。《肘後方》②。**頭風久痛**。蘄艾揉爲丸,時時嗅之,以黄水出爲度。《青囊雜纂》③。**頭風面瘡**,痒,出黄水。艾二兩,醋一升,砂鍋煎取汁,每薄紙上貼之,一日一兩上。《御藥院方》④。**心腹惡氣**。艾葉擣汁飲之。《藥性論》⑤。**脾胃冷痛**。白艾末,沸湯服二錢。《衛生易簡方》⑥。**蚘蟲心痛**如刺,口吐清水。白熟艾一升,水三升,煮一升服,吐蟲出。或取生艾擣汁,五更食香脯一片,乃飲一升,當下蟲出。《肘後方》⑦。**口吐清水**。乾蘄艾煎湯啜之。《怪證奇方》⑧。**霍亂吐下**不止。以艾一把,水三升,煮一升,頓服。《外臺秘要》⑨。**老小白痢**。艾薑丸:用陳北艾四兩,乾薑炮三兩,爲末,醋煮倉米糊丸梧子大。每服七十丸,空心米飲下,甚有奇效。《永類方》⑩。**諸痢久下**。艾葉、陳皮等分,煎湯服之,亦可爲末,酒煮,爛飯和丸,每鹽湯下二三十丸。《聖濟總録》⑪。**暴泄不止**。陳艾一

---

① 簡便方:**《奇效單方》卷下"廿二小兒"** 治小兒臍風撮口,用:白僵蠶末,蜜調,入口即瘥。一用艾葉燒灰,填臍中,以帛縛定即效。/**《普濟方》卷360"臍風撮口"** 治小兒臍風,用:獨頭蒜切片,安臍上,以艾灸,口中有蒜氣即止,立效。

② 肘後方:**《肘後方》卷2"治傷寒時氣温病方第十三"** 若病患齒無色,舌上白,或喜睡眠憒憒,不知痛癢處,或下痢,急治下部。不曉此者,但攻其上,不以下爲意。下部生蟲,蟲食其肛,肛爛見五臟便死,治之方……又方:燒艾于管中熏之,令煙入下部中。少雜雄黄妙。此方是溪温,故爾兼取彼治法。(**按**:《綱目》所引"罌中燒煙亦可"未能溯得其源。)

③ 青囊雜纂:**《秘傳經驗方》** 艾彈子:治頭風久不愈者皆效。用好艾揉爲丸小彈子大,無時燒嗅之。以鼻中黄水出爲度。(**按**:《秘傳經驗方》爲《青囊雜纂》之一種。)

④ 御藥院方:**《御藥院方》卷10"治瘡腫折傷門"** 艾煎膏:治頭面風熱小瘡,多癢少痛,黄汁出,並皆治之。艾葉(二兩)、醋(一斤),右將艾葉同醋於銀鍋内同煎數沸,濾去滓,慢火再熬成膏,每用薄薄在衫紙上,貼患處,一日一兩上。

⑤ 藥性論:**《藥性論》見《證類》卷9"艾葉"** ……又心腹惡氣,取葉擣汁飲……

⑥ 衛生易簡方:**《衛生易簡方》卷2"脾胃"** 治脾胃作疼:用白艾爲末,每服一二錢,沸湯調服,不拘時。

⑦ 肘後方:**《肘後方》卷1"治卒心痛方第八"** 治卒心痛……又方:白艾(成熟者)三升,以水三升,煮取一升,去滓,頓服之。若爲客氣所中者,當吐出蟲物。/**《外臺》卷26"蛕蟲方六首"** 《備急》葛氏療蛕蟲攻心如刺,吐清汁方:擣生艾汁,宿不食,平旦嚼脯一片,令蟲聞香後,飲汁一升,當下蛕蟲。(《備急》、文仲並同《肘後》云療蚘蟲。)

⑧ 怪證奇方:**《怪證奇方》卷下** 口吐清水,乾艾水煎服。

⑨ 外臺秘要:**《證類》卷9"艾葉"** 《外臺秘要》:治霍亂洞下不止,艾一把,水三升,煮取一升,頓服。(**按**:今本《外臺》無此方。《千金方》卷20"霍亂第六"下有此方同。)

⑩ 永類鈐方:**《永類鈐方》卷13"痢"** 艾薑丸:治白痢。陳艾葉(四兩)、乾薑(炮,二兩),爲末,醋煮倉米糊丸梧子大,如上法,二方多取奇效。(**按**:"如上法",指其上方"秘傳香連丸"服法。)

⑪ 聖濟總録:**《聖濟總録》卷77"氣痢"** 治氣痢腹痛,睡卧不安。香艾丸方:艾葉(炒)、陳橘皮(湯浸去白,焙,等分),右二味擣羅爲末,酒煮爛飯和丸如梧桐子大,每服二十丸,空心鹽湯下。

把，生薑一塊，水煎熱服。《生生編》①。**糞後下血**。艾葉、生薑煎濃汁，服三合。《千金方》②。**野鷄痔病**。先以槐、柳湯洗過，以艾灸上七壯，取效。郎中王及乘騾入西川，數日病痔大作，如胡瓜貫於腸頭，其熱如火，忽至僵仆，無計。有主郵者云：須灸即瘥。乃用上法灸三五壯，忽覺一道熱氣入腸中，因大轉瀉，血穢併出，瀉後遂失胡瓜所在矣。《經驗方》③。**妊娠下血**。張仲景曰：婦人有漏下者，有半産後下血不絶者，有妊娠下血者，並宜膠艾湯主之。阿膠二兩，艾葉三兩，芎藭、甘草各二兩，當歸、地黄各三兩，芍藥四兩，水五升，清酒五升，煮取三升，乃納膠令消盡，每温服一升，日三服。《金匱要略》④。**妊娠胎動**，或腰痛，或搶心，或下血不止，或倒産子死腹中。艾葉一鷄子大，酒四升，煮二升，分二服。《肘後方》⑤。**胎動迫心**作痛。艾葉鷄子大，以頭醋四升，煎二升，分温服。《子母秘録》⑥。**婦人崩中**，連日不止。熟艾鷄子大，阿膠炒爲末半兩，乾薑一錢，水五盞，先煮艾、薑至二盞半，傾出，入膠烊化，分三服，一日服盡。初虞世《古今録驗》⑦。**産後瀉血**不止。乾艾葉半兩，炙熟老生薑半兩，濃煎湯，一服止，妙。孟詵《食療本草》⑧。**産後腹痛**欲死，因感寒起者。陳蘄艾二斤，焙乾，搗鋪臍上，以絹覆住，熨斗熨之，待口中艾氣出，則痛自止矣。《楊誠經驗方》⑨。**忽然吐血**一二口，或心衄，或内崩。熟艾三團，水五升，煮二升服。一方：燒

① 生生編：（**按**：僅見《綱目》引録。）

② 千金方：**《證類》卷9“艾葉”**　孫真人：糞後有血，濃煎艾葉、生薑汁三合服。（**按**：今本《千金方》無此方。）

③ 經驗方：**《證類》卷9“艾葉”**　《經驗方》……又方王峽州傳野雞痔病方，用槐柳湯洗，便以艾灸其上七壯，以知爲度。王及郎中充西川安撫判官，乘騾入洛谷，數日而痔，病因是大作，如胡苽貫於腸頭，其熱如塘煨火，至一驛，僵僕，無計。有主郵者云：須灸即差。及命所使爲槐柳湯熱洗苽上。因用艾灸三五壯，忽覺一道熱氣盛入腸中，因大轉瀉，鮮血穢物一時出，至楚痛，瀉後遂失胡苽所在。

④ 金匱要略：**《金匱・婦人妊娠病脉證并治》**　師曰：婦人有漏下者，有半産後，因續下血都不絶者，有妊娠下血者，假令妊娠腹中痛，爲胞阻，膠艾湯主之。芎歸膠艾湯方：芎藭、阿膠、甘草（各二兩）、艾葉、當歸（各三兩）、芍藥（四兩）、乾地黄（六兩），右七味以水五升，清酒三升，合煮取三升，去滓，内膠令消盡，温服一升，日三服。不差更作。

⑤ 肘後方：**《證類》卷9“艾葉”**　《葛氏方》……又方：妊娠卒胎動不安，或但腰痛，或胎轉搶心，或下血不止。艾葉一雞子大，以酒四升，煮取二升，分爲二服，良。

⑥ 子母秘録：**《證類》卷9“艾葉”**　《子母秘録》：胎動上迫心痛：取艾葉如雞子大，以頭醋四升，煎取二升，分温服。

⑦ 古今録驗：**《證類》卷9“艾葉”**　初虞世：治婦人崩中連日不止。熟艾（如雞子大）、阿膠（炒，爲末，半兩）、乾薑（一錢，剉），右以水五盞，先煮艾薑至二盞半，入膠消揚，温分三服，空服一日盡。（**按**：時珍誤將《古今録驗》作初虞世撰。此方實出初虞世《養生必用方》。）

⑧ 食療本草：**《證類》卷9“艾葉”**　《食療》云……又，産後瀉血不止。取乾艾葉半兩炙熟，老生薑半兩，濃煎湯，一服便止。妙。

⑨ 楊誠經驗方：（**按**：未見原書，待考。）

灰，水服二錢。《千金方》①。**鼻血不止**。艾灰吹之，亦可以艾葉煎服。《聖惠方》②。**盗汗不止**。熟艾二錢，白伏神三錢，烏梅三箇，水一鍾，煎八分，臨卧温服。通妙真人方③。**火眼腫痛**。以艾燒烟起，用盌覆之，候烟盡，盌上刮煤下，以温水調化洗眼，即瘥。更入黄連尤佳。《斗門方》④。**面上皯黯**。艾灰、桑灰各三升，以水淋汁，再淋至三遍，以五色布納於中，同煎，令可丸時，每以少許傅之，自爛脱，甚妙。《外臺秘要》⑤。**婦人面瘡**，名粉花瘡。以定粉五錢，菜子油調泥盌内，用艾一二團，燒烟熏之，候烟盡，覆地上一夜，取出調搽，永無瘢痕，亦易生肉。談埜翁《試驗方》⑥。**身面疣目**。艾火灸三壯即除。《聖惠方》⑦。**鵝掌風病**。蘄艾真者四五兩，水四五盌，煮五六滚，入大口瓶内盛之，用麻布二層縛之，將手心放瓶上熏之，如冷再熱，如神。陸氏《積德堂方》⑧。**疥瘡熏法**。熟蘄艾一兩，木鼈子三錢，雄黄二錢，硫黄一錢，爲末，揉入艾中，分作四條。每以一條安陰陽瓦中，置被裏烘熏，後服通聖散。《醫方摘要》⑨。**小兒疳瘡**。艾葉一兩，水一升，煮取四合服。《備急方》⑩。**小兒爛瘡**。艾葉燒灰傅之，良。《子母秘録》⑪。**臁瘡口冷**不合。熟艾燒烟熏之。《經驗方》⑫。**白癩風瘡**。乾艾隨多少，以浸麴釀酒如常法，日飲之，覺痺即瘥。《肘後方》⑬。**疔瘡腫毒**。艾蒿一擔燒灰，於竹筒中淋取汁，以一二合，和石灰如糊。先以針刺瘡至痛，乃點藥三遍，其根自拔。玉山韓光以此治人神驗。貞觀初，衢州徐使君訪得此方。予用治三

---

① 千金方：**《千金方》卷12“吐血第六”** 治忽吐血一兩口，或是心衄，或是内崩方……又方：熟艾三雞子許，水五升，煮取二升，頓服。（**按**：“一方：燒灰，水服二錢”，未能溯得其源。）

② 聖惠方：**《聖惠方》卷70“治婦人鼻衄諸方”** 治婦人鼻衄，出血數升，不知人事……又方：右用艾灰吹鼻中。

③ 通妙真人方：**《秘傳經驗方》** 烏梅湯：治盗汗。白茯苓（三錢）、熟艾（二錢）、烏梅（三箇），右三味用一鍾，煎至八分，臨睡服之。（**按**：“通妙真人”即邵以正，編《秘傳經驗方》。）

④ 斗門方：**《證類》卷9“艾葉”** 《斗門方》：治火眼。用艾燒令煙起，以椀蓋之，候煙上椀成煤取下，用温水調化洗火眼，即差。更入黄連甚妙。

⑤ 外臺秘要：**《外臺》卷32“面皯黯方二十一首”** 去黯皯方：桑灰、艾灰（各三升），右二味以水三升淋之，又重淋三遍，以五色帛内中，合煎令可丸，以傅黯上，則爛脱，乃以膏塗之。並滅瘢痕，甚妙。

⑥ 試驗方：（**按**：書佚，無可溯源。）

⑦ 聖惠方：**《聖濟總録》卷194“治癬灸法”** 疣目，著艾炷疣目上，灸之，三壯即除。（**按**：《聖惠方》無此方，誤注出處。）

⑧ 積德堂方：（**按**：僅見《綱目》引録。）

⑨ 醫方摘要：**《醫方摘要》卷9“疥瘡”** 薰疥瘡方：蘄艾（一兩）、木鱉子（三錢）、雄黄（三錢）、硫黄（一錢），先將艾搗熟如綿，分作四條，以三味爲末，分四處拌艾作條子，以瓦二片上下蓋覆，睡時火燃薰之，每次用一條，薰後服通聖散一二劑。

⑩ 備急方：**《外臺》卷36“小兒疳濕瘡方六首”** 《備急》療小兒疳濕瘡方……又方：艾葉一兩，水一升，煮取四合，分三服差……

⑪ 子母秘録：**《證類》卷9“艾葉”** 《子母秘録》……又方：小兒黄爛瘡，燒艾葉灰傅上。

⑫ 經驗方：（**按**：未能溯得其源。）

⑬ 肘後方：**《肘後方》卷5“治卒得癩皮毛變黑方第四十”** 療白癩……又方：乾艾葉，濃煮，以汁漬曲作酒，常飲使醺醺。（姚同。）

十餘人,得效。孫真人《千金方》①。**發背初起**未成,及諸熱腫。以濕紙搨上,先乾處是頭,着艾灸之,不論壯數。痛者灸至不痛,不痛者灸至痛,乃止。其毒即散,不散亦免内攻,神方也。李絳《兵部手集》②。**癰疽不合**,瘡口冷滯。以北艾煎湯洗後,白膠熏之。《直指方》③。**咽喉骨哽**。用生艾蒿數升,水、酒共一斗,煮四升,細細飲之,當下。《外臺秘要》④。**誤吞銅錢**。艾蒿一把,水五升,煎一升,頓服便下。錢相公《篋中方》⑤。**諸蟲蛇傷**。艾灸數壯,甚良。《集簡方》。**風蟲牙痛**。化蠟少許,攤紙上,鋪艾,以筯卷成筒,燒烟,隨左右熏鼻,吸烟令滿口,呵氣,即疼止腫消。靳季謙病此月餘,一試即愈。《普濟方》⑥。

實。【氣味】苦、辛,暖,無毒。【主治】明目,療一切鬼氣。甄權⑦。壯陽,助水臟腰膝及暖子宫。大明⑧。

【發明】【詵⑨曰】艾子和乾薑等分,爲末,蜜丸梧子大。空心每服三十丸,以飯三五匙壓之,日再服。治百惡氣,其鬼神速走出。田野之人,與此甚相宜也。

【附録】**夏臺**。【《别録⑩·有名未用》曰】味甘,主百疾,濟絶氣。【弘景⑪曰】此藥神奇乃爾,不復識用,可恨也。【時珍曰】艾名冰臺,此名夏臺,艾灸百病能回絶氣,此主百病濟絶氣,恐是一物重出也,故附於艾後。

---

① 千金方:**《千金方》卷22"疔腫第一"** 貞觀初,衢州徐使君訪得治疔腫人玉山韓光方:艾蒿一擔,燒作灰,於竹筒中淋取汁,以一二合和石灰如面漿,以針刺瘡中至痛,即點之,點三遍,其根自拔,亦大神驗。貞觀中治得三十餘人瘥,故録之。

② 兵部手集:**《證類》卷9"艾葉"** 《兵部手集》:治發背,頭未成瘡及諸熱腫。以濕紙搨上,先乾處是熱氣衝上,欲作瘡子,便灸之。如先疼痛,灸即不痛,即以痛爲度。

③ 直指方:**《直指方》卷22"癰疽證治"** 北艾湯:癰疽瘡口冷滯,膿血少,肉色白,久不合,逐日用。北艾一把,右煎湯,密室中洗,仍以白膠燒煙熏之。續貼膏藥……

④ 外臺秘要:**《外臺》卷8"諸骨哽方三十五首"** 生艾蒿數升,水酒共一斗,煮取三、四升,稍稍飲之。(深師同。)

⑤ 篋中方:**《證類》卷9"艾葉"** 《錢相公篋中方》:治誤吞錢。取艾蒿一把,細剉,用水五升,煎取一升,頓服便下。

⑥ 普濟方:**《普濟方》卷66"牙齒疼痛"** 又方(出《海上方》):靳季謙云:常牙疼月餘,一試即止,屢效於人。用蠟少許,炙烊,攤於紙上,却用熟艾攤於蠟紙上,用筯卷之成(個)〔筒〕,去筯,置此艾筒於牙疼一邊鼻孔内,以火燒艾筒,待煙盛,即以手滅火,塞筒口鼻中,大吸煙者三口中,呵氣,其艾煙滿口,疼亦止,腫亦消。

⑦ 甄權:**《藥性論》見《證類》卷9"艾葉"** ……實,主明目,療一切鬼氣……

⑧ 大明:**《日華子》見《證類》卷9"艾葉"** ……艾實,暖,無毒。壯陽,助水藏腰膝,及暖子宫。

⑨ 詵:**《食療》見《證類》卷9"艾葉"** 孟詵云:艾實與乾薑爲末,蜜丸。消一切冷氣。田野人尤與相當。/《食療》云……又治百惡氣,取其子,和乾薑擣作末,蜜丸如梧子大。空心三十丸服,以飯三五匙壓之,日再服,其鬼神速走出,頗消一切冷血。田野之人與此方相宜也……(**按**:時珍所引乃揉合此兩節而成。)

⑩ 别録:**《别録》見《證類》卷30"有名未用·夏臺"** 味甘,主百疾,濟絶氣。

⑪ 弘景:**《集注》見《證類》卷30"有名未用·夏臺"** 陶隱居云:此藥乃爾神奇,而不復識用,可恨也。

千年艾《綱目》

【集解】【時珍曰】千年艾出武當 太和山中。小莖高尺許,其根如蓬蒿,其葉長寸餘,無尖椏,面青背白。秋開黄花,如野菊而小,結實如青珠丹顆之狀。三伏日采葉,暴乾。葉不似艾,而作艾香,搓之即碎,不似艾葉成茸也。羽流以充方物。

葉。【氣味】辛、微苦,温,無毒。【主治】男子虛寒,婦人血氣諸痛,水煎服之。時珍。

茵蔯蒿本經①上品

【釋名】【藏器②曰】此雖蒿類,經冬不死,更因舊苗而生,故名因陳,後加蒿字耳。【時珍曰】按張揖《廣雅》③及《吴普本草》④並作因塵,不知何義。

【集解】【《别録》⑤曰】茵蔯生太山及丘陵坡岸上,五月及立秋采,陰乾。【弘景⑥曰】今處處有之,似蓬蒿而葉緊細。秋後莖枯,經冬不死,至春又生。【韓保昇⑦曰】葉似青蒿而背白。【大明⑧曰】茵蔯出和州及南山嶺上,一名石茵蔯。【頌⑨曰】近道皆有之,不及太山者佳。春初生苗,高三五

---

① 本經:《本經》《别録》見《證類》卷7"茵蔯蒿"味苦,平、微寒,無毒。主風濕,寒熱邪氣,熱結黄疸,通身發黄,小便不利,除頭熱,去伏瘕。久服輕身,益氣耐老,面白悦長年。白兔食之仙。生太山及丘陵坡岸上。五月及立秋採,陰乾。

② 藏器:《拾遺》見《證類》卷7"茵蔯蒿"《陳藏器本草》云:茵蔯本功外,通關節,去滯熱,傷寒用之。雖蒿類,苗細經冬不死,更因舊苗而生,故名因陳,後加蒿字也。今又詳此非菜中茵蔯也。

③ 廣雅:《廣雅》卷10"釋草" 因塵,馬先也。

④ 吴普本草:《御覽》卷993"因塵"《吴氏本草》曰:因塵……

⑤ 别録:見本頁注①。

⑥ 弘景:《集注》見《證類》卷7"茵蔯蒿" 陶隱居云:今處處有,似蓬蒿而葉緊細,莖冬不死,春又生……

⑦ 韓保昇:《蜀本》見《證類》卷7"茵蔯蒿"《蜀本》:《圖經》云:葉似青蒿而背白,今所在皆有,採苗陰乾。

⑧ 大明:《日華子》見《證類》卷7"茵蔯蒿" ……又名茵蔯蒿、山茵蔯。本出和州,及南山、嶺上皆有。

⑨ 頌:《圖經》見《證類》卷7"茵蔯蒿" 茵蔯蒿,生泰山及丘陵坡岸上,今近道皆有之,而不及泰山者佳。春初生苗,高三五寸,似蓬蒿而葉緊細,無花實,秋後葉枯,莖榦經冬不死,至春更因舊苗而生新葉,故名茵蔯蒿。五月、七月採莖葉陰乾,今謂之山茵蔯。江寧府又有一種茵蔯,葉大根麤,黄白色,至夏有花實。階州有一種名白蒿,亦似青蒿而背白,本土皆通入藥用之。今南方醫人用山茵蔯,乃有數種。或著其説云:山茵蔯,京下及北地用者如艾蒿,葉細而背白,其氣亦如艾,味苦,乾則色黑。江南所用,莖葉都似家茵蔯而大,高三四尺,氣極芬香,味甘、辛,俗又名龍腦薄荷。吴中所用,乃石香葇也,葉至細,色黄,味辛,甚香烈,性温。誤作解脾藥服之,大令人煩。以本草論之,但有茵蔯蒿,而無山茵蔯。《本草注》云:茵蔯蒿葉似蓬蒿而緊細。今京下北地用爲山茵蔯者是也。大體世方用山茵蔯療腦痛,解傷寒發汗,行肢節滯氣,化痰利膈,治勞倦最要。詳《本草》正經,惟療黄疸,利小便,與世方都不應。今試取京下所用山茵蔯,爲解肌發汗藥,灼然少效。江南山茵蔯,療傷寒腦痛絶勝。此見諸醫議論,謂家茵蔯亦能解肌下膈,(轉下頁注)

寸,似蓬蒿而葉緊細,無花實,五月、七月采莖葉,陰乾,今謂之山茵蔯。江寧府一種茵蔯,葉大根粗,黄白色,至夏有花實。階州一種白蒿,亦似青蒿而背白,本土皆以爲茵蔯入藥。今南方醫人用山茵蔯,乃有數種。或著其説云:山茵蔯,汴京及北地用者,如艾蒿,葉細而背白,其氣亦如艾,味苦,乾則色黑。江南所用者,莖葉都似家茵蔯而大,高三四尺,氣極芬香,味甘辛,俗又名龍腦薄荷。吴中所用,乃石香葇也,葉至細,色黄味辛,甚香烈,性温。若誤作解脾藥服,大令人煩。以本草論之,但有茵蔯蒿,無山茵蔯。註云:葉似蓬蒿而緊細。今汴京北地所用山茵蔯是也。大體世方用山茵蔯療體痛,解傷寒發汗,行肢節滯氣,化痰利膈,治勞倦最要,詳本草正經。惟療黄疸,利小便,與世方都不應。今試取汴京所用山茵蔯爲解肌發汗藥,灼然少效。江南山茵蔯療傷寒腦痛絶勝。比見諸醫議論,謂家茵蔯亦能解肌下膈,去胸中煩。方家少用,但可研作飲服之。本草所無,自出俗方。茵蔯蒿當别是一物,主療自異,不得爲山茵蔯也。此説亦未可據。但以功較之,則江南者爲勝;以經言之,則非本草所出。醫方所用,更當考論爾。【斅①曰】凡使須用葉有八角者,陰乾,去根細剉,勿令犯火。【時珍曰】茵蔯昔人多蒔爲蔬,故入藥用山茵蔯,所以别家茵蔯也,洪舜俞《老圃賦》②云"酣糟紫薑之掌,沐醯青蔯之絲"是也。今淮揚人二月二日猶采野茵蔯苗,和粉麪作茵蔯餅食之。後人各據方土所傳,遂致淆亂。今山茵蔯二月生苗,其莖如艾。其葉如淡色青蒿而背白,葉歧緊細而扁整。九月開細花黄色,結實大如艾子,花實並與菴蕳花實相似,亦有無花實者。

莖葉。【氣味】苦,平、微寒,無毒。【普③曰】神農、岐伯、雷公:苦,無毒。黄帝:辛,無毒。【權④曰】苦、辛,有小毒。【大明⑤曰】石茵蔯苦,凉,無毒。伏硇砂。【張元素⑥曰】苦、甘,陰中微陽。入足太陽經。

【主治】風濕寒熱邪氣,熱結黄疸。久服輕身益氣耐老,面白悦,長年。白兔食之仙。《本經》⑦。治通身發黄,小便不利,除頭熱,去伏瘕。《别録》⑧。通關節,去滯熱,傷寒用之。藏器⑨。石茵蔯,治天行時疾熱狂,頭痛頭旋,風

(接上頁注)去胸中煩。方家少用,但可研作飲服之。本草所無,自出俗方。茵蔯蒿復當别是一物,主療自異,不得爲山茵蔯,此説亦未可據。但以功較之,則江南者爲勝。以經言之,則非本草所出。醫方所用,且可計較功效,本草之義,更當考論爾。

① 斅:**《炮炙論》見《證類》卷7"茵蔯蒿"** 雷公云:凡使,須用葉有八角者,採得陰乾,去根細剉用,勿令犯火。

② 老圃賦:**《古今事文類聚》後集卷22"老圃賦"** ……酣糟紫薑之掌,沐醯青蔯之絲。雲蒸罌粟之乳,濤湧胡麻之糜……

③ 普:**《御覽》卷993"因塵"** 《吴氏本草》曰:因塵,神農、岐伯、雷公:苦,無毒。黄帝:辛、無毒。

④ 權:**《藥性論》見《證類》卷7"茵蔯蒿"** 茵蔯蒿,使。味苦、辛,有小毒……

⑤ 大明:**《日華子》見《證類》卷7"茵蔯蒿"** 石茵蔯,味苦,凉,無毒……(**按**:"伏硇砂"未能溯得其源。)

⑥ 張元素:**《醫學啓源》卷下"用藥備旨・茵陳蒿"** ……《主治秘〔要〕》云:苦、甘,陰中微陽……/**《湯液本草》卷4"茵陳蒿"** 入足太陽經。(**按**:歸經乃王好古之見。)

⑦ 本經:見1071頁注①白字。

⑧ 别録:見1071頁注①。

⑨ 藏器:**《拾遺》見《證類》卷7"茵蔯蒿"** 《陳藏器本草》云:茵蔯本功外,通關節,去滯熱,傷寒用之……

眼疼，瘴瘧。女人癥瘕，并閃損乏絶。大明[①]。

【發明】【弘景[②]曰】仙經云：白蒿，白兔食之仙。而今茵蔯乃云此，恐是誤耳。【宗奭[③]曰】張仲景治傷寒熱甚發黄，身面悉黄者，用之極效。一僧因傷寒後發汗不徹，有留熱，面身皆黄，多熱，期年不愈。醫作食黄治不對而食不減。予與此藥，服五日病減三分之一，十日減三分之二，二十日病悉去。方用山茵蔯、山梔子各三分，秦艽、升麻各四錢，爲散。每用三錢，水四合，煎二合，去滓，食後温服，以知爲度。此藥以山茵蔯爲本，故書之。【王好古[④]曰】張仲景茵蔯巵子大黄湯，治濕熱也。巵子蘗皮湯，治燥熱也。如苗澇則濕黄，苗旱則燥黄。濕則瀉之，燥則潤之可也。此二藥治陽黄也。韓祇和、李思訓治陰黄，用茵蔯附子湯。大抵以茵蔯爲君主，而佐以大黄、附子，各隨其寒熱也。

【附方】舊二，新六。茵蔯羹。除大熱黄疸，傷寒頭痛，風熱瘴瘧，利小便。以茵蔯細切，煮羹食之。生食亦宜。《食醫心鏡》[⑤]。遍身風痒，生瘡疥。用茵蔯煮濃汁，洗之立瘥。《千金方》[⑥]。癧瘍風病。茵蔯蒿兩握，水一斗五升，煮取七升。先以皂莢湯洗，次以此湯洗之，冷更作。隔日一洗，不然恐痛也。崔行功《纂要》[⑦]。風疾攣急。茵蔯蒿一斤，秫米一石，麴三斤，和勻，如常法釀酒，服之。《聖濟總録》[⑧]。癎黄如金，好眠吐涎。茵蔯蒿、白鮮皮等分，水二鍾，煎

---

① 大明：**《日華子》見《證類》卷7"茵蔯蒿"** ……治天行時疾熱狂，頭痛頭旋，風眼疼，瘴瘧，女人癥瘕，並閃損乏絶。

② 弘景：**《集注》見《證類》卷7"茵蔯蒿"** ……惟入療黄疸用。《仙經》云：白蒿，白兔食之仙。而今茵蔯乃云此，恐是誤爾。

③ 宗奭：**《衍義》卷8"茵陳蒿"** 張仲景治傷寒，熱甚發黄者，身面悉黄，用之極效。又一僧因傷寒後發汗不澈，有留熱，身面皆黄，多熱，期年不愈。醫作食黄治之，治不對病，不去。問之，食不減。尋與此藥，服五日，病減三分之一，十日減三分之二，二十日病悉去。方用山茵陳，山梔子各三分，秦艽、升麻各四錢，末之。每用三錢，水四合，煎及二合，去滓，食後温服，以知爲度。然此藥以茵陳蒿爲本，故書之。

④ 王好古：**《湯液本草》卷4"茵陳蒿"** 仲景茵陳梔子大黄湯，治濕熱也。梔子柏皮湯，治燥熱也。如苗澇則濕黄，苗旱則燥黄，濕則瀉之，燥則潤之可也。此二藥治陽黄也。韓祇和、李思訓治陰黄，茵陳附子湯。大抵以茵陳爲君主，佐以大黄、附子，各隨其寒熱。

⑤ 食醫心鏡：**《證類》卷7"茵蔯蒿"** 《食醫心鏡》：茵蔯，主除大熱，黄疸，傷寒頭痛，風熱瘴癧，利小便。切煮羹，生食之亦宜人。

⑥ 千金方：**《證類》卷七"茵蔯蒿"** 《千金方》：治遍身風癢，生瘡疥：茵蔯不計多少，煮濃汁洗之，立差。（**按**：今本《千金方》無此方。）

⑦ 纂要：**《外臺》卷15"癧瘍風方一十五首"** 崔氏療癧瘍方：取茵陳蒿兩握，以水一斗五升，煮取七升，以皂莢湯先洗癧瘍令傷，然後以湯洗之。湯冷更温洗。可作三四度洗。隔日作佳，不然恐痛難忍。（**按**：此即唐·崔知悌《崔氏纂要方》。）

⑧ 聖濟總録：**《普濟方》卷116"諸風雜治"** 治洗風及治筋骨攣急：秫米（一石）、麴（三斤）、地黄（一斤）、茵陳蒿（一斤），右炙令黄，一依釀酒法服之。（**按**：《聖濟總録》無此方，誤注出處。）

服,日二服。《三十六黄方》①。**遍身黄疸**。茵蔯蒿一把,同生薑一塊,擣爛,於胸前四肢,日日擦之。**男子酒疸**。用茵蔯蒿四根,卮子七箇,大田螺一箇,連殼擣爛,以百沸白酒一大盞,冲汁飲之。秘方也。**眼熱赤腫**。山茵蔯、車前子等分,煎湯,調茶調散,服數服。《直指方》②。

青蒿《本經》③下品

【釋名】草蒿《本經》④、方潰《本經》、菣音牽去聲、犼蒿《蜀本》⑤、香蒿《衍義》⑥。○【保昇⑦曰】草蒿,江東人呼爲犼蒿,爲其氣臭似犼也。北人呼爲青蒿。《爾雅》云:蒿,菣也。孫炎注云"荆楚之間,謂蒿爲菣",郭璞注云"今人呼青蒿,香中炙啖者爲菣",是也。【時珍曰】《晏子》⑧云:蒿,草之高者也。按《爾雅》諸蒿,獨菣得單稱爲蒿,豈以諸蒿葉背皆白,而此蒿獨青,異於諸蒿故耶?

【集解】【《别録》⑨曰】草蒿生華陰川澤。【弘景⑩曰】處處有之,即今青蒿,人亦取雜香菜食之。【保昇⑪曰】嫩時醋淹爲菹,自然香。葉似茵蔯蒿而背不白,高四尺許。四月、五月采,日乾入藥。《詩》云"呦呦鹿鳴,食野之蒿",即此蒿也。【頌⑫曰】青蒿春生苗,葉極細,可食。至夏高四五尺。秋後開細淡黄花,花下便結子如粟米大,八九月采子,陰乾。根、莖、子、葉並入藥用,乾者炙作

---

① 三十六黄方:**《聖濟總録》卷61"三十六黄"** 癩黄十四,病人身如金色,不多言語,四肢無力,好眠卧,口吐黏涎者,宜服茵陳湯方:茵陳蒿、白鮮皮(各一兩),右二味粗擣篩,每服三錢匕,水一盞,煎至六分,去滓,食前温服,日三。

② 直指方:**《直指方》卷20"眼目證治"** 治眼壅熱赤腫方:山茵陳、車前子,右煎湯下。本門川芎茶調散通用,食後臨卧服。

③ 本經:**《本經》《别録》見《證類》卷10"草蒿"** 味苦,寒,無毒。主疥瘙痂癢惡瘡,殺蝨,留熱在骨節間,明目。一名青蒿,一名方潰。生華陰川澤。

④ 本經:見上注白字。(**按**:"釋名"項下"本經"同此。)

⑤ 蜀本:**《蜀本草》見《證類》卷10"草蒿"** ……江東人呼爲犼蒿……

⑥ 衍義:**《衍義》卷11"草蒿"** ……土人謂之爲香蒿……

⑦ 保昇:**《蜀本草》見《證類》卷10"草蒿"** 《蜀本》:《圖經》云:葉似茵蔯蒿而背不白,高四尺許。四月、五月採苗,日乾。江東人呼爲犼蒿,爲其臭似犼,北人呼爲青蒿。《爾雅》云:蒿,菣。《釋》曰:蒿一名菣。《詩·小雅》云:食野之蒿。陸機云:青蒿也。荆、豫之間,汝南、汝陰皆云菣。孫炎云:荆楚之間謂蒿爲菣。郭云:今人呼青蒿香中炙啖者爲菣是也。

⑧ 晏子:**《埤雅》卷15"釋草·蒿"** 晏子曰:蒿,草之高者也。《爾雅》曰……青蒿,蒿背之不白者也。

⑨ 别録:見本頁注③。

⑩ 弘景:**《集注》見《證類》卷10"草蒿"** 陶隱居云:處處有之。即今青蒿。人亦取雜香菜食之。

⑪ 保昇:見本頁注⑦。

⑫ 頌:**《圖經》見《證類》卷10"草蒿"** 草蒿,即青蒿也。生華陰川澤,今處處有之。春生苗,葉極細嫩,時人亦取雜諸香菜食之。至夏高三五尺,秋後開細淡黄花,花下便結子,如粟米大,八、九月間採子,陰乾。根、莖、子、葉並入藥用,乾者炙作飲,香尤佳……

飲,香尤佳。【宗奭[①]曰】青蒿得春最早,人剔以爲蔬,根赤葉香。沈括《夢溪筆談》[②]云:青蒿一類,自有二種。一種黄色,一種青色。本草謂之青蒿,亦有所别也。陝西 銀綏之間,蒿叢中時有一兩窠,迥然青色者,土人謂之香蒿。莖葉與常蒿一同,但常蒿色淡青,此蒿深青,如松檜之色。至深秋餘蒿並黄,此蒿猶青,其氣芬芳。恐古人所用,以深青者爲勝。不然,諸蒿何嘗不青?【時珍曰】青蒿二月生苗,莖粗如指而肥軟,莖葉色並深青。其葉微似茵蔯而面背俱青。其根白硬。七八月開細黄花頗香。結實大如麻子,中有細子。

【脩治】【斆[③]曰】凡使,惟中爲妙,到膝即仰,到腰即俛。使子勿使葉,使根勿使莖,四件若同使,翻然成痼疾。采得葉,用七歲兒七箇溺,浸七日七夜,漉出晒乾。

葉、莖、根、子。【氣味】苦,寒,無毒。【時珍曰】伏硫黄。

【主治】疥瘙痂痒,惡瘡,殺蝨,治留熱在骨節間,明目。《本經》[④]。鬼氣尸疰伏連,婦人血氣,腹内滿及冷熱久痢。秋冬用子,春夏用苗,並擣汁服。亦暴乾爲末,小便入酒和服。藏器[⑤]。補中益氣,輕身補勞,駐顔色,長毛髮,令黑不老,兼去蒜髮,殺風毒。心痛熱黄,生擣汁服并貼之。大明[⑥]。治瘧疾寒熱。時珍。生擣傅金瘡,止血止疼,良。蘇恭[⑦]。燒灰隔紙淋汁,和石灰煎,治惡瘡,瘜肉黶瘢。孟詵[⑧]。

【發明】【頌[⑨]曰】青蒿治骨蒸熱勞爲最,古方單用之。【時珍曰】青蒿得春木少陽之氣最早,故所主之證,皆少陽、厥陰血分之病也。按《月令通纂》[⑩]言:伏内庚日,采青蒿懸於門庭内,可辟邪氣。陰乾爲末,冬至、元旦各服二錢亦良。觀此,則青蒿之治鬼疰伏尸,蓋亦有所伏也。

---

① 宗奭:**《衍義》卷11“草蒿”** 今青蒿也。在處有之,得春最早,人剔以爲蔬,根赤葉香……

② 夢溪筆談:**《夢溪筆談》卷26“藥議”** 蒿之類至多。如青蒿一類,自有兩種:有黄色者,有青色者。《本草》謂之青蒿,亦恐有别也。陝西綏、銀之間有青蒿,在蒿叢之間,時有一兩株,迥然青色,土人謂之香蒿,莖華與常蒿悉同,但常蒿色緑,而此蒿色青翠一如松檜之色至深,餘蒿並黄,此蒿獨青,氣稍芬芳,恐古人所用,以此爲勝。

③ 斆:**《炮炙論》見《證類》卷10“草蒿”** 雷公云:凡使,唯中爲妙,到膝即仰,到腰即俛。使子勿使葉,使根勿使莖,四件若同使,翻然成痼疾。採得葉不計多少,用七歲兒童七個溺,浸七日七夜後,漉出,曬乾用之。

④ 本經:見1074頁注③白字。

⑤ 藏器:**《拾遺》見《證類》卷10“草蒿”** 《陳藏器本草》:蒿,主鬼氣屍疰伏連,婦人血氣,腹内滿及冷熱久痢。秋冬用子,春夏用苗,並搗絞汁服。亦暴乾爲末,小便中服。如覺冷,用酒煮……

⑥ 大明:**《日華子》見《證類》卷10“草蒿”** 青蒿,補中益氣,輕身補勞,駐顔色,長毛髮,髮黑不老,兼去蒜髮,心痛,熱黄。生搗汁服,并傅之……

⑦ 蘇恭:**《唐本草》見《證類》卷10“草蒿”** 《唐本》注云:此蒿生挼傅金瘡,大止血生肉,止疼痛,良。

⑧ 孟詵:**《食療》見《證類》卷10“草蒿”** ……燒灰淋汁,和石灰煎,治惡瘡瘢靨。

⑨ 頌:**《圖經》見《證類》卷10“草蒿”** ……治骨蒸熱勞爲最。古方多單用者……

⑩ 月令通纂:(**按**:已查相關類書,未能溯得其源。)

【附方】舊四,新十三。**男婦勞瘦**。青蒿細剉,水三升,童子小便五升,同煎取一升半。去滓入器中煎成膏,丸如梧子大。每空心及卧時,温酒吞下二十丸。《斗門方》①。**虚勞寒熱**,肢體倦疼,不拘男婦。八九月青蒿成實時采之,去枝梗,以童子小便浸三日,晒乾爲末。每服二錢,烏梅一箇,煎湯服。《靈苑方》②。**骨蒸鬼氣**。童子小便五大斗澄清,青蒿五斗,八九月揀帶子者最好,細剉相和,納大釜中,以猛火煎取三大斗,去滓,溉釜令净,再以微火煎可二大斗,入豬膽十枚,同煎一大斗半,去火待冷,以瓷器盛之。每欲服時,取甘草二三兩,炙熟爲末,以煎和擣千杵爲丸。空腹粥飲下二十丸,漸增至三十丸止。崔元亮《海上方》③。**骨蒸煩熱**。青蒿一握,豬膽汁一枚,杏仁四十箇,去皮尖炒,以童子小便一大盞,煎五分,空心温服。《十便良方》④。**虚勞盜汗**,煩熱口乾。用青蒿一斤,取汁熬膏,入人參末、麥門冬末各一兩,熬至可丸,丸如梧子大,每食後米飲服二十丸,名青蒿煎。《聖濟總録》⑤。**瘧疾寒熱**。《肘後方》⑥用青蒿一握,水二升,擣汁服之。〇《仁存方》⑦用五月五日天未明時采青蒿陰乾四兩,桂心一兩,爲末。未發前,酒服二錢。〇《經驗方》⑧用端午日采青蒿葉陰乾,桂心等分,爲末。每服一錢,先寒用熱酒,先熱用冷酒,發日五更服之。切忌發物。**温瘧痰甚**,但熱不寒。用青蒿二兩,童子小便浸焙,黄丹半兩,爲末。每服二錢,白湯

---

① 斗門方:**《證類》卷10"草蒿"**　《斗門方》:治丈夫、婦人勞瘦。青蒿細剉,水三斗,童子小便五升同煎,取二升半,去滓,入器中煎成膏,丸如梧桐子大,空心,臨卧以温酒吞下二十丸。

② 靈苑方:**《婦人良方》卷5"婦人骨蒸勞方論第二"**　青蒿散(《靈苑方》):治男子婦人肢體倦疼,虚勞寒熱。青蒿,八九月間成實時採,去枝梗,以蒿用童子小便浸三日,曒乾,爲末,每服二錢,烏梅一箇,煎至七分,温服。

③ 海上方:**《圖經》見《證類》卷10"草蒿"**　……崔元亮《海上方》療骨蒸鬼氣。取童子小便五大斗澄過,青蒿五斗,八、九月揀帶子者最好,細剉,二物相和,内好大釜中,以猛火煎取三大斗,去滓,净洗,釜令乾,再瀉汁安釜中,以微火煎可二大斗,即取豬膽十枚相和,煎一大斗半,除火待冷,以新瓷器盛。每欲服時,取甘草二三兩熟炙,擣末,以煎和,擣一千杵爲丸,空腹粥飲下二十丸,漸增至三十丸止。

④ 十便良方:**《聖惠方》卷27"治急勞諸方"**　治急勞,骨蒸煩熱,青蒿飲子方:青蒿(一握,細研)、豬膽(一枚,取汁)、杏人(二七粒,大者,湯浸,去皮尖、雙人,麩炒微黄),右件藥一處,以童子小便一大盞,煎至五分,去滓,空心温服。(**按**:此方在《十便良方》卷18,今殘缺,録《聖惠方》同名方備參。)

⑤ 聖濟總録:**《普濟方》卷228"虚勞"**　青蒿煎(出《指南方》):治五心煩熱,口乾時渴,夜多盜汗。青蒿(一斤)、人參、麥門冬(各一兩),右將二味爲細末,用青蒿汁一處,慢火熬成膏,可丸即丸如梧桐子大,每服二十丸,食後米飲下。(**按**:《聖濟總録》無此方,誤注出處。)

⑥ 肘後方:**《肘後方》卷3"治寒熱諸瘧方第十六"**　治瘧病方……又方:青蒿一握,以水二升漬,絞取汁,盡服之。

⑦ 仁存方:**《普濟方》卷197"諸瘧"**　截瘧方(出《仁存方》):五月五日天未明時采青蒿,陰乾後日曬,爲末,四兩,桂一兩,末,和匀,每服二錢,發前酒調下。

⑧ 經驗方:**《普濟方》卷197"諸瘧"**　神惠方(出《經驗良方》):治瘧。青蒿葉(端午日采,陰乾)、香薷(各等分),右爲細末,如先寒用酒熱服,先熱用冷酒服。遇發日五更早服。宜至誠齋戒,忌雞、魚、麵、生物。

調下。《仁存方》①。**赤白痢下**。五月五日采青蒿、艾葉等分，同豆豉擣作餅，日乾，名蒿豉丹。每用一餅，以水一盞半煎服。《聖濟總録》②。**鼻中衄血**。青蒿擣汁服之，并塞鼻中，極驗。《衛生易簡方》③。**酒痔便血**。青蒿用葉不用莖，用莖不用葉，爲末。糞前冷水、糞後水酒調服。《永類鈐方》④。**金瘡撲損**。《肘後方》⑤用青蒿擣封之，血止則愈。○一方：用青蒿、麻葉、石灰等分，五月五日擣和晒乾。臨時爲末，搽之。⑥ **牙齒腫痛**。青蒿一握，煎水漱之。《濟急方》⑦。**毒蜂螫人**。嚼青蒿封之即安。《肘後方》⑧。**耳出濃汁**。青蒿末，綿裹納耳中。《聖惠方》⑨。**鼻中息肉**。青蒿灰、石灰等分，淋汁熬膏點之。《聖濟總録》⑩。

子。【氣味】甘，冷，無毒。【主治】明目開胃，炒用。治勞瘦、壯健人小便浸用之。治惡瘡疥癬風瘮，煎水洗之。大明⑪。治鬼氣，爲末酒服方寸匕。孟詵⑫。功同葉。時珍。

【附方】新一。**積熱眼澀**。三月三日或五月五日，采青蒿花或子，陰乾爲末，每井華水空

---

① 仁存方：**《普濟方》卷199“痎瘧”** 治温瘧，痰盛寒熱……又方（出《仁存方》）：青蒿（二兩）、黄丹（半兩），右爲末，每服二錢，寒多酒調，熱多湯調。青蒿以童子小便浸，焙乾，尤捷。

② 聖濟總録：**《朱氏集驗方》卷6“瀉痢”** 治痢諸方：赤熱白寒，因暑而得，先進五苓散一服。澤蘭散：澤蘭葉（微炒，川中謂之筍苗）、米囊皮（薑汁或蜜炙，去膜）、蒿豉（以五月五日造青蒿、真艾葉等分，同豆豉搗亂餅之，日干）、甘草（炮）右一服，水盞半，煎再煉……（**按**：《聖濟總録》無此方，誤注出處。）

③ 衛生易簡方：**《衛生易簡方》卷4“鼻衄”** 治鼻衄……又方：用青蒿内鼻中……

④ 永類鈐方：**《永類鈐方》卷13“五痔”** 又，酒痔便紅，或暴發，或久發：青蒿一味，用莖不用葉，用葉不用莖，糞前用冷水調下，糞後用小酒調下二錢。

⑤ 肘後方：**《圖經》見《證類》卷10“草蒿”** ……葛氏治金刃初傷：取生青蒿搗傅上，以帛裹創，血止即愈……（**按**：今本《肘後》無此方。）

⑥ 搽之：**《聖惠方》卷68“治金瘡諸方”** 治金瘡止血，除疼痛，辟風，續筋骨，生肌肉……又方：新石灰（二升）、青蒿（一斤，切）、艾葉（一斤，切），右件藥先搗青蒿、艾葉，絞取濃汁，拌石灰令盡，曝乾，研入黄丹、突厥、白术各三兩令勾，封金瘡血止大效。（**按**：原無出處，今録近似方以備參。）

⑦ 濟急方：**《仙傳外科》卷10“救解諸毒傷寒雜病一切等證”** 治牙痛，青蒿一握，水一碗，煎至半碗，待温漱之，疼即止。

⑧ 肘後方：**《肘後方》卷7“治卒蜂所螫方第五十八”** 蜂螫人，又嚼青蒿，敷之。

⑨ 聖惠方：**《聖惠方》卷36“治聤耳諸方”** 治聤耳膿血出不止……又方：右以青蒿搗末，綿裹内耳中。

⑩ 聖濟總録：**《普濟方》卷56“鼻中生息肉”** 治鼻中息肉，黑靨：用青蒿燒灰，和石灰淋汁熬爲膏，點息肉、黑靨。（**按**：《聖濟總録》無此方，誤注出處。）

⑪ 大明：**《日華子》見《證類》卷10“草蒿”** ……又云：子，味甘，冷，無毒。明目，開胃，炒用。治勞，壯健人，小便浸用。治惡疥癬風疹，殺蝨，煎洗……

⑫ 孟詵：**《食療》見《證類》卷10“草蒿”** ……又，鬼氣，取子爲末，酒服之方寸匕，差。

心服二錢。久服明目,可夜看書,名青蒿散。《十便良方》①。

節間蟲。見蟲部。

黄花蒿《綱目》

【釋名】臭蒿。

【集解】【大明②曰】臭蒿一名草蒿。【時珍曰】香蒿、臭蒿,通可名草蒿。此蒿與青蒿相似,但此蒿色緑帶淡黄,氣辛臭不可食,人家采以罨醬黄、酒麴者是也。

葉。【氣味】辛、苦,凉,無毒。【主治】小兒風寒驚熱。時珍。

子。【氣味】辛,凉,無毒。【主治】治勞,下氣開胃,止盜汗及邪氣鬼毒。大明③。

白蒿《本經》④上品

【釋名】蘩《爾雅》⑤、由胡《爾雅》、蔞蒿《食療》⑥、蔏音商。【時珍曰】白蒿有水陸二種,《爾雅》通謂之蘩,以其易蘩衍也。曰"蘩,皤蒿",即今陸生艾蒿也,辛薰不美。曰"蘩,由胡",即今水生蔞蒿也,辛香而美。曰"蘩之醜,秋爲蒿",則通指水陸二種而言,謂其春時各有種名,至秋老則皆呼爲蒿矣。曰藾,曰蕭,曰萩,皆老蒿之通名,象秋氣肅藾之氣。

【集解】【《别録》⑦曰】白蒿生中山川澤,二月采。【弘景⑧曰】蒿類甚多,而俗中不聞呼白蒿者。方藥家既不用,皆無復識之。【恭⑨曰】《爾雅》皤蒿,即白蒿也,所在有之。葉頗似細艾,上有白毛錯澀,粗於青蒿。從初生至秋,白於衆蒿。【禹錫⑩曰】蓬蒿可以爲茹。故《詩箋》云,以豆薦蘩菹

---

① 十便良方:**《十便良方》卷22"治眼目等疾諸方"** 青蒿散:治五臟積熱,冲眼乾澀難開方。上以青蒿花取,五月五日采,陰乾,搗羅爲細散,每日以井華水調下二錢。若能久服,目明可夜看書。

② 大明:**《日華子》見《證類》卷10"草蒿"** ……又名草蒿。

③ 大明:**《日華子》見《證類》卷10"草蒿"** ……又云:臭蒿子,凉,無毒。治勞,下氣開胃,止盜汗及邪氣鬼毒……

④ 本經:**《本經》《别録》見《證類》卷6"白蒿"** 味甘,平,無毒。主五藏邪氣,風寒濕痹,補中益氣,長毛髮令黑,療心懸,少食常飢。久服輕身,耳目聰明,不老。生中山川澤。二月採。

⑤ 爾雅:**《爾雅·釋草》** 蘩,由胡。(**按**:"釋名"項下"爾雅"同此。)

⑥ 食療:**《圖經》見《證類》卷6"白蒿"** ……唐孟詵亦云:生挼醋食。今人但食蔞蒿,不復食此。或疑此蒿即蔞蒿。而孟詵又别著蔞蒿條,所説不同,明是二物,乃知古今食品之異也……

⑦ 别録:見本頁注④。

⑧ 弘景:**《集注》見《證類》卷6"白蒿"** 陶隱居云:蒿類甚多,而俗中不聞呼白蒿者,方藥家既不用,皆無復識之……

⑨ 恭:**《唐本草》見《證類》卷6"白蒿"** 《唐本》注云:《爾雅》:蘩(音煩),皤(音婆)蒿。即白蒿也。此蒿葉麤於青蒿,從初生至枯,白於衆蒿,欲似細艾者,所在有之也。

⑩ 禹錫:**《嘉祐》見《證類》卷6"白蒿"** 禹錫等謹按《爾雅疏》云:蓬蒿可以爲菹,故《詩箋》云:以豆薦蘩菹。陸機云:凡艾,白色爲皤蒿。今白蒿,春始生,及秋香美,可生食又可蒸……

也。陸機《詩疏》云:凡艾白色爲皤蒿。今白蒿先諸草發生,香美可食,生蒸皆宜。【頌①曰】此草古人以爲菹。今人但食蔞蒿,不復食此。或疑白蒿即蔞蒿,而孟詵《食療》又别著蔞蒿條,所説不同,明是二物,乃知古今食品之異也。又今階州以白蒿爲茵蔯,其苗葉亦相似,然以入藥,恐不可用也。【時珍曰】白蒿處處有之,有水陸二種。本草所用,蓋取水生者,故曰生中山川澤,不曰山谷平地也。二種形狀相似,但陸生辛薰,不及水生者香美爾。《詩》②云:"呦呦鹿鳴,食野之苹。"苹即陸生皤蒿,俗呼艾蒿是矣。鹿食九種解毒之草,白蒿其一也。《詩》③云:"于以采蘩,于沼于沚。"《左傳》④云:"蘋蘩蕰藻之菜,可以薦於鬼神,羞於王公。"並指水生白蒿而言,則本草白蒿之爲蔞蒿無疑矣。鄭樵《通志》⑤謂苹爲蔞蒿,非矣。鹿乃山獸,蔞乃水蒿。陸機《詩疏》⑥謂苹爲牛尾蒿,亦非矣。牛尾蒿色青不白,細葉直上,狀如牛尾也。蔞蒿生陂澤中,二月發苗,葉似嫩艾而歧細,面青背白。其莖或赤或白,其根白脆。采其根莖,生熟菹曝皆可食,蓋嘉蔬也。景差《大招》⑦云:吴酸蒿蔞不沾薄。謂吴人善調酸,瀹蔞蒿爲齏,不沾不薄而甘美,此正指水生者也。

苗根。【氣味】甘,平,無毒。【思邈⑧曰】辛,平。【時珍曰】發瘡疥。

【主治】五臟邪氣,風寒濕痺,補中益氣,長毛髮令黑,療心懸,少食常饑。久服輕身,耳目聰明不老。《本經》⑨。生挼,醋淹爲菹食,甚益人。擣汁服,去熱黄及心痛。曝爲末,米飲空心服一匙,治夏月暴水痢。燒灰淋汁煎,治淋瀝疾。孟詵⑩。利膈開胃,殺河豚魚毒。時珍。

【發明】【弘景⑪曰】服食家七禽散云,白兔食白蒿仙,與菴蕳同法耳。【時珍曰】《本經》列白蒿於上品,有功無毒,而古今方家不知用,豈不得服之之訣與?

---

① 頌:**《圖經》見《證類》卷6"白蒿"** ……此草古人以爲菹。唐孟詵亦云:生挼醋食。今人但食蔞蒿,不復食此。或疑此蒿即蔞蒿。而孟詵又别著蔞蒿條,所説不同,明是二物,乃知古今食品之異也。又今階州以白蒿爲茵蔯蒿,苗、葉亦相似,然以入藥,恐不可用也……

② 詩:**《詩經·小雅·鹿鳴》** 呦呦鹿鳴,食野之苹。

③ 詩:**《詩經·召南·采蘩》** 于以采蘩,于沼于沚。

④ 左傳:**《左傳註疏》卷2** 蘋蘩蕰藻之菜,潢汙行潦之水,可薦於鬼神,可羞於王公。

⑤ 通志:**《通志·昆蟲草木略·草類》** ……蘋,水菜也,葉似車前,《詩》所謂"于以采蘋"是也。苹,蔞蒿也,即藾蕭,《詩》所謂"呦呦鹿鳴,食野之苹"是也。按萍亦曰水花,亦曰水白。

⑥ 詩疏:**《毛詩草木鳥獸蟲魚疏》卷上"取蕭祭脂"** 蕭荻,今人所謂荻蒿者是也,或云牛尾蒿……

⑦ 大招:**《楚辭·大招》** 吴酸蒿蔞,不沾薄只(言吴人工調鹹酸,爚蒿蔞以爲虀,其味不醲不薄,適其美也。)

⑧ 思邈:**《千金方》卷26"菜蔬第三"** 白蒿:味苦、辛、平,無毒。

⑨ 本經:見1078頁注④白字。

⑩ 孟詵:**《食療》見《證類》卷6"白蒿"** 孟詵云:白蒿,寒。春初此蒿前諸草生。擣汁去熱黄及心痛。其葉生挼,醋淹之爲菹,甚益人。又,葉乾爲末,夏日暴水痢,以米飲和一匙,空腹服之。子,主鬼氣,末和酒服之良。又,燒淋灰煎,治淋瀝疾。

⑪ 弘景:**《集注》見《證類》卷6"白蒿"** ……服食七禽散云:白兔食之仙。與前菴蕳子同法爾。

【附方】舊一。惡瘡癩疾。但是惡疾遍體，面目有瘡者，皆可服之。用白艾蒿十束如升大，煮取汁，以麴及米一如釀酒法，候熟，稍稍飲之。《梅師方》①。

子。【氣味】缺。【主治】鬼氣。爲末，酒服之，良。孟詵②。

角蒿《唐本草》③

【集解】【恭④曰】角蒿葉似白蒿，花如瞿麥，紅赤可愛，子似王不留行，黑色作角，七月、八月采。【保昇⑤曰】葉似蛇牀、青蒿，子角似蔓菁，實黑而細，秋熟，所在皆有之。【宗奭⑥曰】莖葉如青蒿，開淡紅紫花，大約徑三四分。花罷結角，長二寸許，微彎。【斅⑦曰】凡使，勿用紅蒿并邪蒿，二味真似角蒿，只是此香而角短爾。采得，於槐砧上細剉用之。

【氣味】辛、苦，有小毒。【主治】乾濕䘌諸惡瘡有蟲者。《唐本》⑧。治口齒瘡絶勝。宗奭⑨。

【附方】舊二，新一。齒齦宣露。多是疳也。角蒿燒灰，夜塗上。切忌油膩、沙糖、乾棗。《外臺秘要》⑩。口瘡不瘥，入胸中並生者。不拘大人小兒，以角蒿灰塗之，有汁吐去，一宿效。《千金方》⑪。月蝕耳瘡。用蒿灰摻之良。《集簡方》。

---

① 梅師方：**《外臺》卷30"諸癩方九首"** 深師療癩，身體面目有瘡必死方：取白艾蒿十束如升大，煮取汁，釀米七斗，一如釀法，酒熟稍稍飲之。

② 孟詵：見1079頁注⑩。

③ 唐本草：**《唐本草》見《證類》卷11"角蒿"** 味辛、苦，平，有小毒。主甘濕䘌，諸惡瘡有蟲者。

④ 恭：**《唐本草》見《證類》卷11"角蒿"** 《唐本》注云：葉似白蒿，花如瞿麥，紅赤可愛。子似王不留行，黑色作角，七月、八月採。

⑤ 保昇：**《蜀本草》見《證類》卷11"角蒿"** 《蜀本》：圖經》云：葉似蛇牀、青蒿等。子角似蔓菁，實黑細，秋熟，所在皆有之。

⑥ 宗奭：**《衍義》卷12"角蒿"** 莖葉如青蒿，開淡紅紫花，花大約徑三四分。花罷，結角子，長三寸許，微彎。

⑦ 斅：**《炮炙論》見《證類》卷11"角蒿"** 雷公云：凡使，勿用紅蒿并邪蒿，二味真似角蒿，只是上香角短。採得並於槐砧上細剉用之。

⑧ 唐本：見本頁注③。

⑨ 宗奭：**《衍義》卷12"角蒿"** 苗與角治口齒絶勝。

⑩ 外臺秘要：**《千金方》卷6"齒病第六"** 論曰：凡齒齦宣露，多是疳及月蝕。以角蒿灰夜敷齦間，使滿，勿食油，不過二三夜瘥。食油及乾棗即發，所以患此者忌油、乾棗及桂心。（**按**：《證類》卷11"角蒿"附方出《外臺》，時珍轉引之。查《外臺》卷22"疳蟲食齒方一十首"有此方同，出《千金》。）

⑪ 千金方：**《千金方》卷6"口病第三"** 治口中瘡久不瘥，入胸中並生瘡，三年以上不瘥者方……又方：角蒿灰敷之，一宿知，二宿瘥，有汁吐之，不得咽也。

藁蒿《拾遺》①

【釋名】莪蒿《爾雅》②、蘿蒿同上、抱娘蒿。【時珍曰】陸農師云:藁之爲言高也。莪,亦峨也。莪科高也。可以覆蠶,故謂之蘿。抱根叢生,故曰抱娘。

【集解】【時珍曰】藁蒿生高崗,似小薊,宿根先於百草。《爾雅》③云"莪,蘿"是也。《詩》《小雅》云:"菁菁者莪。"陸機注云:即莪蒿也。生澤國漸洳處,葉似斜蒿而細科,二月生。莖、葉可食,又可蒸,香美頗似蔞蒿。但味帶麻,不似蔞蒿甘香。

【氣味】辛,温,無毒。【主治】破血下氣,煮食之。藏器④。

馬先蒿《本經》⑤中品

【釋名】馬新蒿《唐本》⑥、馬矢蒿《本經》⑦、練石草《别録》⑧、爛石草同上⑨、虎麻。【時珍曰】蒿氣如馬矢,故名。馬先,乃馬矢字訛也。馬新,又馬先之訛也。【弘景⑩曰】練石草,一名爛石草,即馬矢蒿。公方藥不復用之。

【集解】【《别録》⑪曰】馬先蒿、練石草,並生南陽川澤。【恭⑫曰】葉大如茺蔚,花紅白色。二月、八月采莖葉,陰乾用。八月、九月實熟,俗謂之虎麻是也。一名馬新蒿,所在有之。茺蔚苗短

① 拾遺:**《拾遺》見《證類》卷 11"角蒿"** 陳藏器云:藁蒿,味辛,温,無毒。主破血下氣,煮食之。似小薊,生高崗,宿根先于白草。一名莪蒿。《爾雅》云:莪,蘿。注:藁蒿也。釋曰《詩·小雅》云:菁菁者莪。陸機云:莪蒿也,一名蘿蒿。生澤田漸洳處。葉似邪蒿而細科,生三月中。莖可食,又可蒸,香美,味頗似蔞蒿是也。

② 爾雅:**《爾雅·釋草》(郭注)** 莪,蘿。(今莪蒿也,亦曰藁蒿。)

③ 爾雅:同上注。

④ 藏器:見本頁注①。

⑤ 本經:**《本經》《别録》見《證類》卷 9"馬先蒿"** 味苦,平,無毒。主寒熱,鬼疰,中風,濕痺,女子帶下病,無子。一名馬屎蒿。生南陽川澤。

⑥ 唐本:**《唐本草》見《證類》卷 9"馬先蒿"** ……一名馬新蒿……

⑦ 本經:見本頁注⑤白字。

⑧ 别録:**《别録》見《證類》卷 30"唐本退二十種·練石草"** 味苦,寒,無毒。主五癃,破石淋,膀胱中結氣,利水道小便。生南陽川澤。

⑨ 同上:**《證類》卷 30"唐本退二十種·練石草"** 陶隱居云:一名爛石草……(**按**:時珍誤認陶弘景撰《别録》。)

⑩ 弘景:**《集注》見《證類》卷 9"馬先蒿"** 陶隱居云:方云一名爛石草。主惡瘡。方藥亦不復用。

⑪ 别録:見本頁注⑤、⑧。

⑫ 恭:**《唐本草》見《證類》卷 9"馬先蒿"** 《唐本》注云:此葉大如茺蔚,花紅白色。實,八月、九月熟,俗謂之虎麻是也。一名馬新蒿。所在有之。茺蔚苗短小,子夏中熟。而初生,二種極相似也。

小,其子夏中熟。二物初生極相似也。【禹錫①曰】按《爾雅》云:蔚,牡菣。註云,即蒿之無子者。《詩》云:"匪莪伊蔚。"陸機云:牡蒿也。二月始生,七月花,花似胡麻花而紫赤,八月生角,似小豆角,鋭而長,一名馬新蒿是也。【頌②曰】郭璞以牡菣爲無子,而陸機云有子,二説小異。今當用有子者爲正。【時珍曰】《别録》牡蒿、馬先蒿,原是二條。陸機所謂有子者,乃馬先蒿,而復引無子之牡蒿釋之,誤矣。牡蒿詳見本條。

【氣味】苦,平,無毒。《别録》③曰:練石草,寒。【主治】寒熱鬼疰,中風濕痺,女子帶下病,無子。《本經》④。練石草,治五癃,破石淋、膀胱中結氣,利水道小便。《别録》⑤。惡瘡。弘景⑥。

【附方】舊一。大風癩疾。骨肉疽敗,眉鬚墮落,身體痒痛。以馬先蒿,一名馬矢蒿,一名爛石草,炒,擣末。每服方寸匕,食前温酒下,一日三服,一年都瘥。《肘後方》⑦。

陰地厥宋《圖經》⑧

【集解】【頌⑨曰】生鄧州 順陽縣内鄉山谷。葉似青蒿,莖青紫色,花作小穗,微黄,根似細辛。七月采根用。【時珍曰】江 浙亦有之。外家采制丹砂、硫黄。

根苗。【氣味】甘、苦,微寒,無毒。【主治】腫毒風熱。蘇頌⑩。

【附方】新一。男婦吐血後,胸膈虚熱。陰地厥、紫河車、貫衆、甘草各半兩。每服三錢,水煎服。《聖濟總録》⑪。

---

① 禹錫:**《嘉祐》見《證類》卷 9"馬先蒿"** 禹錫等謹按《爾雅》云:蔚,牡菣。釋曰:蔚,即蒿之雄無子者。又曰:蔚,一名牡菣。《詩·蓼莪》云:匪莪伊蔚。陸機云:牡蒿也。三月始生,七月華,華似胡麻華而紫赤,八月爲角,角似小豆角,鋭而長。一名馬新蒿是也。

② 頌:**《圖經》見《證類》卷 6"白蒿"** ……郭璞注《爾雅》:蔚,牡菣。謂無子者。而陸云有子,二説小異。今當用有子者爲正……

③ 别録:見 1081 頁注⑧。

④ 本經:見 1081 頁注⑤白字。

⑤ 别録:見 1081 頁注⑧。

⑥ 弘景:見 1081 頁注⑩。

⑦ 肘後方:**《外臺》卷 30"諸癩方九首"** 范汪療癩方:取馬新蒿,一名馬矢蒿,一名爛石草,擣末,服方寸匕,日三。百日如更赤起,一年者差,平復。(《肘後》同。)(**按**:今本《肘後方》無此方。)

⑧ 圖經:**《圖經》見《證類》卷 30"外草類·陰地厥"** 陰地厥生鄧州順陽縣内鄉山谷。味甘、苦,微寒,無毒。主療腫毒風熱。葉似青蒿,莖青紫色,花作小穗,微黄。根似細辛。七月採根、苗用。

⑨ 頌:見上注。

⑩ 蘇頌:見上注。

⑪ 聖濟總録:**《聖濟總録》卷 69"吐血後虚熱胸中痞口燥"** 治男子婦人,吐血後、膈上虚熱,抵聖湯方:陰地蕨、紫河車(剉)、貫衆(去毛、土)、甘草(炙,剉,各半兩),右四味粗擣篩,每服三錢匕,水一盞,煎至七分,去滓,食後温服。

牡蒿《别録》①下品

【釋名】齊頭蒿。【時珍曰】《爾雅》②:蔚,牡菣。蒿之無子者。則牡之名以此也。諸蒿葉皆尖,此蒿葉獨奓而秃,故有齊頭之名。

【集解】【《别録》③曰】牡蒿生田野,五月、八月采。【弘景④曰】方藥不復用。【恭⑤曰】齊頭蒿也,所在有之。葉似防風,細薄而無光澤。【時珍曰】齊頭蒿三四月生苗,其葉扁而本狹,末奓有秃岐。嫩時可茹。鹿食九草,此其一也。秋開細黄花,結實大如車前實,而内子微細不可見,故人以爲無子也。

苗。【氣味】苦、微甘,温,無毒。【主治】充肌膚,益氣,令人暴肥。不可久服,血脉滿盛。《别録》⑥。擂汁服,治陰腫。時珍。

【附方】新一。瘧疾寒熱。齊頭蒿根、滴滴金根各一把,擂生酒一鍾,未發前服。以渣傅寸口,男左女右。二日便止。《海上名方》⑦。

九牛草宋《圖經》⑧

【集解】【頌⑨曰】生筠州山岡上。二月生苗,獨莖,高一尺。葉似艾葉,圓而長,背有白毛,面青。五月采苗用。【時珍曰】陳嘉謨《本草蒙筌》⑩以此爲蘄艾,謬矣。

苗。【氣味】微苦,有小毒。【主治】解風勞,治身體痛。與甘草同煎服,不入衆藥用。蘇頌⑪。

---

① 别録:《别録》見《證類》卷30"唐本退二十種·牡蒿" 味苦,温,無毒。主充肌膚,益氣,令人暴肥,不可久服,血脉滿盛。生田野。五月、八月採。

② 爾雅:《爾雅·釋草》(郭注) 蔚,牡菣。(無子者。)

③ 别録:見本頁注①。

④ 弘景:《集注》見《證類》卷30"唐本退二十種·牡蒿" 陶隱居云:方藥不復用。

⑤ 恭:《唐本草》見《證類》卷30"唐本退二十種·牡蒿" 《唐本》注云:齊頭蒿也,所在有之。葉似防風,細薄無光澤。

⑥ 别録:見本頁注①。

⑦ 海上名方:(按:書佚,已搜佚文,未得其源。)

⑧ 圖經:《圖經》見《證類》卷30"九牛草" 九牛草生筠州山崗上。味微苦,有小毒。解風勞,治身體痛。二月生苗,獨莖,高一尺,葉似艾葉,圓而長,背有白毛,面青。五月採。與甘草同煎服,不入衆〔藥〕用。

⑨ 頌:見上注。

⑩ 本草蒙筌:《蒙筌》卷3"艾葉" (謨)按……今以形狀考之,九牛草者即此。人多不識,並以艾呼……謂之全勝真艾,未必能然。

⑪ 蘇頌:見本頁注⑧。

茺蔚《本經》①上品

【釋名】益母《本經》②、益明《本經》、貞蔚《别録》③、蓷《爾雅》音推、野天麻《會編》④、豬麻《綱目》、火杴《本經》、鬱臭草《圖經》⑤、苦低草《圖經》、夏枯草《外臺》⑥、土質汗《綱目》。【時珍曰】此草及子皆充盛密蔚，故名茺蔚。其功宜於婦人及明目益精，故有益母之稱。其莖方類麻，故謂之野天麻。俗呼爲豬麻，豬喜食之也。夏至後即枯，故亦有夏枯之名。《近效方》⑦謂之土質汗。《林億》云：質汗出西番，乃熱血合諸藥煎成，治金瘡折傷。益母亦可作煎治折傷，故名爲土質陸汗也。【禹錫⑧曰】《爾雅》：萑，蓷。注云：今茺蔚也，又名益母。劉歆云：蓷，臭穢也。臭穢，即茺蔚也。機云：蓷，益母也。故曾子見之感思。

【集解】【《别録》⑨曰】茺蔚生海濱池澤，五月采。【弘景⑩曰】今處處有之。葉如荏，方莖，子形細長，有三稜。方用亦稀。【頌⑪曰】今園圃及田野極多。郭璞註《爾雅》云：葉似荏，方莖白華，華生節間，節節生花。實似鷄冠子，黑色。莖作四方稜，五月采。又云：九月采實，醫方稀有用實者。【宗奭⑫曰】茺蔚初春生時，亦可浸洗，淘去苦水，煮作菜食。凌冬不凋悴也。【時珍曰】茺蔚，近水濕處甚繁。春初生苗如嫩蒿，入夏長三四尺，莖方如黄麻莖。其葉如艾葉而背青，一梗三葉，葉有尖

---

① 本經：**《本經》《别録》見《證類》卷6"茺蔚子"**　味辛，甘，微温、微寒，無毒。主明目益精，除水氣，療血逆大熱，頭痛心煩。久服輕身。莖主癮疹癢，可用浴湯。一名益母，一名益明，一名大札，一名貞蔚。生海濱池澤。五月採。

② 本經：見上注白字。（**按**："釋名"項下"本經"皆同此。）

③ 别録：見上注。

④ 會編：（**按**：書佚，無可溯源。）

⑤ 圖經：**《圖經》見《證類》卷6"茺蔚子"**　……又名鬱臭草，又名苦低草……（**按**："釋名"項下"圖經"同此。）

⑥ 外臺：**《外臺》卷29"從高墮下方三首"**　（……今以益母成煎，故謂之土質汗也。）（**按**：《外臺》未見"夏枯草"之説。疑此出處與下之"土質汗"出處互乙。）

⑦ 近效方：**《外臺》卷29"從高墮下方三首"**　《近效》土質汗療折傷内損，有瘀血，每天陰則疼痛。兼療産婦産後諸疾，神效方。（《開寶本草》云：質汗主金瘡傷折，瘀血内損，補筋，消惡血，下血，婦人産後諸血，並酒消服之。亦敷病處。出西蕃，如凝血，蕃人煎甘草、松淚、檉乳、地黄，並熱血成之。今以益母成煎，故謂之土質汗也。）

⑧ 禹錫：**《嘉祐》見《證類》卷6"茺蔚子"**　禹錫等謹按《爾雅·釋草》注云：萑，蓷。今茺蔚也。葉似荏，方莖，白華，華生節間。又名益母。《疏》引劉歆曰：萑，臭穢。臭穢即茺蔚也。

⑨ 别録：見本頁注①。

⑩ 弘景：**《集注》見《證類》卷6"茺蔚子"**　陶隱居云：今處處有。葉如荏，方莖，子形細長、三稜。方用亦稀。

⑪ 頌：**《圖經》見《證類》卷6"茺蔚子"**　……《爾雅》云：萑，蓷。郭璞云：今茺蔚也。葉似荏，方莖白華，華生節間……今園圃及田野見者極多，形色皆如郭説，而苗葉上節節生花，實似雞冠子，黑色，莖作四方稜，五月採。又云：九月採實，醫方中稀見用實者……

⑫ 宗奭：**《衍義》卷7"茺蔚子"**　葉至初春，亦可煮作菜食，凌冬不凋悴。唐武后九燒此灰，入緊面藥。九燒之義，已具冬灰條下。

歧。寸許一節，節節生穗，叢簇抱莖。四五月間，穗内開小花，紅紫色，亦有微白色者。每蕚内有細子四粒，粒大如茼蒿子，有三稜，褐色，藥肆往往以作巨勝子貨之。其草生時有臭氣，夏至後即枯，其根白色。蘇頌《圖經》謂其"葉似荏，其子黑色，似鷄冠子，九月采實"，寇宗奭衍義謂其"凌冬不凋"者，皆誤傳也。此草有白花、紫花二種，莖、葉、子、穗皆一樣。但白者能入氣分，紅者能入血分，别而用之可也。按《閨閣事宜》①云：白花者爲益母，紫花者爲野天麻。返魂丹②註云：紫花者爲益母，白花者不是。《陳藏器本草》③云：茺蔚生田野間，人呼爲鬱臭草。天麻生平澤，似馬鞭草，節節生紫花，花中有子，如青葙子。孫思邈《千金方》④云：天麻草，莖如火麻，冬生苗，夏着赤花，如鼠尾花。此皆似以茺蔚、天麻爲二物，蓋不知其是一物二種。凡物花皆有赤白，如牡丹、芍藥、菊花之類是矣。又按郭璞《爾雅註》⑤云：萑，音推，即茺蔚，又名益母。葉似荏，白華，華生節間。又云：蓷，音推，方莖，葉長而鋭，有穗，穗間有花紫縹色，可以爲飲，江東呼爲牛蘈。據此則是萑、蓷名本相同，但以花色分别之，其爲一物無疑矣。宋人重修本草，以天麻草誤註天麻，尤爲謬失。《陳藏器本草》⑥又有鏨菜，云生江南陰地，似益母，方莖對節白花，主産後血病。此即茺蔚之白花者，故其功主血病亦相同。

子。【修治】【時珍曰】凡用，微炒香，亦或蒸熟，烈日曝燥，舂簸去殼，取仁用。

【氣味】辛、甘，微温，無毒。【《别録》⑦曰】甘，微寒。【時珍曰】甘、辛，温。灰制硫黄。

【主治】明目益精，除水氣，久服輕身。《本經》⑧。瘀血逆大熱，頭痛心煩。《别録》⑨。産後血脹。大明⑩。舂仁生食，補中益氣，通血脉，填精髓，止渴

---

① 閨閣事宜：**《居家必用》庚集《閨閣事宜》** 治粉刺黑斑方：五月五日收帶根天麻（白花者益母，紫花者天麻）……

② 返魂丹：**《直指方》卷26"附産後諸方"** 返魂丹：治生産一十六證，一名益母丸。野天麻（一名益母草，方梗，四五月節間開紫花時，採花葉子陰乾，半斤……）

③ 陳藏器本草：**《拾遺》見《證類》卷6"茺蔚子"** 《陳藏器本草》云：此草田野間人呼爲鬱臭草……/**《拾遺》見《證類》卷9"天麻"** 陳藏器云：……生平澤。似馬鞭草，節節生紫花，花中有子，如青葙子。

④ 千金方：**《千金方》卷23"腸癰第二"** 天麻湯方：右用天麻草……此草葉如麻，冬生，夏著花，赤如鼠尾花也……

⑤ 爾雅注：**《爾雅注疏》卷8"釋草第十三"** 萑，蓷。（今茺蔚也。葉似荏，方莖白華，華生節間，又名益母。）/蓷，牛蘈。（今江東呼草爲牛蘈者，高尺餘許，方莖，葉長而鋭，有穗，穗間有華，華紫縹色。可淋以爲飲者。）

⑥ 陳藏器本草：**《拾遺》見《證類》卷6"四十六種陳藏器餘·鏨菜"** ……生江南國蔭地。似益母，方莖，對節，白花，花中甜汁，飲之如蜜。

⑦ 别録：見1084頁注①。

⑧ 本經：見1084頁注①白字。

⑨ 别録：見1084頁注①。

⑩ 大明：**《日華子》見《證類》卷6"茺蔚子"** 治産後血脹……

潤肺。吴瑞[1]。治風解熱，順氣活血，養肝益心，安魂定魄，調女人經脉，崩中帶下，産後胎前諸病。久服令人有子。時珍。

【發明】【震亨[2]曰】茺蔚子活血行氣，有補陰之功，故名益母。凡胎前産後所恃者，血氣也。胎前無滯，産後無虚，以其行中有補也。【時珍曰】茺蔚子味甘微辛，氣温，陰中之陽，手、足厥陰經藥也。白花者入氣分，紫花者入血分。治婦女經脉不調，胎産一切血氣諸病妙品也，而醫方鮮知用。時珍常以之同四物、香附諸藥治人，獲效甚多。蓋包絡生血，肝藏血。此物能活血補陰，故能明目益精，調經，治女人諸病也。東垣 李氏[3]言：瞳子散大者，禁用茺蔚子，爲其辛温主散，能助火也。當歸雖辛温，而兼苦甘，能和血，故不禁之。愚謂目得血而能視，茺蔚行血甚捷，瞳子散大，血不足也，故禁之，非助火也。血滯病目則宜之，故曰明目。

莖。【大明[4]曰】苗、葉、根同功。【氣味】【藏器[5]曰】寒。【時珍曰】莖、葉：味辛、微苦。花：味微苦、甘。根：味甘。並無毒。【《鏡源》[6]曰】制硫黄、雌黄、砒石。【主治】癮疹，可作浴湯。《本經》[7]。擣汁服，主浮腫，下水，消惡毒丁腫、乳癰、丹遊等毒，并傅之。又服汁，主子死腹中及産後血脹悶。滴汁入耳中，主聤耳。擣傅蛇虺毒。蘇恭[8]。入面藥，令人光澤，治粉刺。藏器[9]。活血破血，調經解毒，治胎漏産難，胎衣不下，血運血風血痛，崩中漏下，尿血瀉血，疳痢痔疾，打撲内損瘀血，大便小便不通。時珍。

【發明】【時珍曰】益母草之根、莖、花、葉、實，並皆入藥，可同用。若治手、足厥陰血分風熱，明目益精，調女人經脉，則單用茺蔚子爲良。若治腫毒瘡瘍，消水行血，婦人胎産諸病，則宜並用爲

---

① 吴瑞：**《日用本草》卷6“茺蔚子”**　蒸令熟，烈日曬之，當口開，舂米食之。生食亦止渴潤肺。主補中益氣，通血脉，填精髓，除水氣，療血逆大熱，頭痛心煩。

② 震亨：**《衍義補遺·茺蔚子》**　即益母草。産前産後諸疾，行血養血。難産作膏服。/**《丹溪治法心要》卷7“胎孕第二”**　安胎丸……茺蔚子活血行氣，有補陰之妙，故名曰益母草。胎前無滯，産後無虚，以其行氣中有補也。

③ 東垣李氏：**《蘭室秘藏》卷上“眼耳鼻門·内障眼論”**　……火主散溢，瞳子開大，大熱之物又助火邪，此蓋不可食驗也。藥中云：茺蔚子一味辛及主益睛。辛者，是助火也，故去之……或曰藥中有當歸，其味亦辛而甘，其不去者何？此辛甘一味，以其和血之勝藥，况有甘味，又欲以爲向導，爲諸藥之使耳。（**按**：“瞳子散大者，禁用茺蔚子”一語，乃時珍據上文凝練而成。）

④ 大明：**《日華子》見《證類》卷6“茺蔚子”**　……苗、葉同功。乃益母草子也。節節生花如雞冠，子黑色，九月採。

⑤ 藏器：（**按**：已查《證類》，未能溯得其源。）

⑥ 鏡源：**《丹房鑑源》卷下“諸灰篇第十九”**　益母草灰（制硫黄）。

⑦ 本經：見1084頁注①白字。

⑧ 蘇恭：**《唐本草》見《證類》卷6“茺蔚子”**　《唐本》注云：擣茺蔚莖傅丁腫，服汁使丁腫毒内消。又下子死腹中，主産後血脹悶，諸雜毒腫、丹油等腫。取汁如豆滴耳中，主聤耳。中虺蛇毒傅之良。

⑨ 藏器：**《拾遺》見《證類》卷6“茺蔚子”**　……本功外，苗、子入面藥，令人光澤……

良。蓋其根莖花葉專于行，而子則行中有補故也。

【附方】舊十四，新七。濟陰返魂丹。昝殷《産寶》①曰：此方，乃吉安 文江 高師禹備禮求于名醫所得者，其效神妙，活人甚多，能治婦人胎前産後諸疾危證。用野天麻，又名益母，又名火杴，又名負擔，即茺蔚子也。葉似艾葉，莖類火麻，方梗凹面，四五六月節節開花，紅紫色如蓼花，南北隨處皆有，白花者不是。于端午、小暑，或六月六日花正開時，連根收采，陰乾，用葉及花、子。忌鐵器，以石器碾爲細末，煉蜜丸如彈子大，隨證嚼服，用湯使。其根燒存性爲末，酒服，功與黑神散不相上下。其藥不限丸數，以病愈爲度。或丸如梧子大，每服五七十丸。又可搗汁濾净，熬膏服之。○胎前臍腹痛，或作聲者，米飲下。○胎前産後，臍腹刺痛，胎動不安，下血不止，當歸湯下。○産後，以童子小便化下一丸，能安魂定魄，血氣自然調順，諸病不生。又能破血痛，養脉息，調經絡，並温酒下。○胎衣不下及横生不順，死胎不下，經日脹滿，心悶心痛，並用炒鹽湯下。○産後血運，眼黑血熱，口渴煩悶，如見鬼神，狂言不省人事，以童子小便和酒化下。○産後結成血塊，臍腹奔痛，時發寒熱，有冷汗，或面垢顔赤，五心煩熱，並用童子小便、酒下，或薄荷自然汁下。○産後惡露不盡，結滯刺痛，上衝心胸滿悶，童子小便、酒下。○産後瀉血水，以棗湯下。○産後痢疾，米湯下。○産後血崩漏下，糯米湯下。○産後赤白帶下，煎膠艾湯下。月水不調，温酒下。○産後中風，牙關緊急，半身不遂，失音不語，童便、酒下。○産後氣喘欬嗽，胸膈不利，惡心吐酸水，面目浮腫，兩脇疼痛，舉動失力，温酒下。○産後月内欬嗽，自汗發熱，久則變爲骨蒸，童便、酒下。○産後鼻衄，舌黑

---

① 産寶：《急救良方》卷2“婦人第三十八” 治胎前産後諸症，名濟陰返魂丹，一名益母丸：只益母草一味，其草即茺蔚子，其葉類火麻，對節而生，方梗凹面。四五六月間，節節開紫花，南北隨處有之。此草生二種，白花者不是。於端午、小暑或六月六日，花正開時連根收采，透風處陰乾，用時不犯銅鐵器，以石臼搗，羅爲細末。每服一丸，各照後開湯使下，若量加木香、全當歸、赤芍藥尤妙。其藥不限丸數，以病癒爲度。日服三五丸，或丸如梧桐子大。每服五七十丸，熬膏尤佳，治法具後。熬膏法：益母草不限多少，依前法采，連根葉莖洗净，用石臼内搗爛，以麻布濾取濃汁，入砂鍋内，以文武火熬成膏，如黑砂糖色爲度，入瓷罐内收貯。每服用一茶匕，極妙。/胎前臍腹刺痛，胎動不安，下血不止，水煎秦艽、糯米湯下，或當歸湯亦可。/胎前産後臍腹作痛作聲，或寒熱往來狀如瘧疾者，俱温米湯下。/臨産並産後各先用一丸，童便、酒化下。安魂定魄，血氣自然調順，諸病不生。又能破血痛，養脉息，調經絡，功效不能盡述。/産後胎衣不下落，在胞中，及産前一切産難横生不順，子死經日不下，脹滿腹中，心悶心痛，炒鹽湯下。/産後中風牙關緊急，半身不遂，失音不語。童便、無灰酒各半下。/産後氣喘咳嗽，胸膈不利，惡心、口吐酸水，面目浮腫，兩脅疼痛，舉動失力者，温酒下。/産後兩太陽穴痛，呵欠心忪氣短，肌體羸瘦，不思飲食，血風身熱，手足頑麻，百節疼痛，温米湯飲下。/産後眼前黑暗，血暈血熱，口渴煩悶，如見鬼神，狂言不省人事，薄荷自然汁下。如無生者，濃煎乾薄荷湯下，或童便、酒各半下。/産後面垢顔赤，五心煩熱，或結成血塊、腹臍奔痛，時發寒有冷汗者，童便、酒各半下，或温薄荷湯下。/産後餘血惡不盡，結滯腹臍刺痛，惡物上冲，心胸滿悶，童便、温酒各半下。/産後未經滿月，血氣不通，咳嗽，四肢無力，臨睡自汗不止，月水不調，久而不治，則爲骨蒸之疾，童便、酒各半下。/産後鼻衄、口乾、舌黑，童便、酒下。/産後大小便不通，煩躁口苦者，薄荷自然汁下。如無生者，濃煎乾薄荷湯下。/産後痢疾，米湯下。/産後瀉血水，煎棗湯下。/産後赤白帶下，煎膠艾湯下。/血崩漏下，糯米湯下。/勒奶痛或成癰，爲末，水調塗乳上，一宿自瘥。或生搗爛敷上亦可。/婦人久無子息，温酒下，一九服至一月，决有效驗。（**按**：查《産寶》所存佚文，未見此方。今録《急救良方》同名近似方以備參。）

口乾，童便、酒下。○産後兩太陽穴痛，呵欠心忪，氣短羸瘦，不思飲食，血風身熱，手足頑麻，百節疼痛，並米飲化下。○産後大小便不通，煩躁口苦者，薄荷湯下。○婦人久無子息，温酒下。**益母膏**。《近效方》治産婦諸疾及折傷内損有瘀血，每天陰則痛，神方也。三月采益母草，一名負擔，一名夏枯草，連根、葉、莖、花洗擇令浄，於箔上攤暴水乾，以竹刀切長五寸，勿用鐵刀，置於大鍋中，以水浸過二三寸，煎煮，候草爛水減三之二，漉去草，取汁約五六斗，入盆中澄半日，以綿濾去濁滓，以清汁入釜中，慢火煎取一斗，如稀餳狀，瓷瓶封收。每取梨大，暖酒和服，日再服。或和羹粥亦可。如遠行，即更煉至可丸收之。服至七日，則疼漸平復也。産婦惡露不盡及血運，一二服便瘥。其藥無忌。又能治風，益心力。《外臺秘要》①。**女人難産**。益母草搗汁七大合，煎减半，頓服立止。無新者，以乾者一大握，水七合，煎服。韋宙《獨行方》②。**胎死腹中**。益母草搗熟，以暖水少許，和絞取汁，頓服之。韋宙《獨行方》③。**産後血運**，心氣欲絶。益母草研汁，服一盞，絶妙。《子母秘録》④。**産後血閉**不下者。益母草汁一小盞，入酒一合，温服。《聖惠方》⑤。**帶下赤白**。益母草花開時采，搗爲末。每服二錢，食前温湯下。《集驗方》⑥。**小便尿血**。益母草搗汁，服一升立差。此蘇澄方也。《外臺秘要》⑦。**赤白雜痢**困重者。益母草日乾，陳鹽梅燒存性，等分爲末。每服三錢，白痢乾薑湯、赤痢甘草湯下。名二靈散。《衛生家寶方》⑧。**小兒疳痢**垂

---

① 外臺秘要：**《外臺》卷29“從高墮下瘀血及折傷内損方”** 《近效》土質汗，療折傷内損，有瘀血，每天陰則疼痛，兼療産婦産後諸疾，神效方……三月采益母草，一〔名〕重擔，一名夏枯草，右一味揀擇去諸雜草及乾葉，以新水浄洗，於箔上攤曬，令水盡，則用手捩斷，可長五寸，勿用刀切，即置鑊中，量水兩石以來，令草水深三二寸，則縱火煎，候益母草糜爛，又减耗三分減二以上，則漉去草，取五六斗汁，瀉入盆中，澄之半日以下，以綿濾取清汁，盆中滓澱並盡棄之。其清汁於小釜中慢火煎取一斗，如稀餳，每取梨許大，煖酒和服之，日再服。和羹粥喫並得。如遠行，不能將稀煎去，即更煉令稠硬，停作小丸服之。七日内則疼痛漸瘳，二七日平復。或有産婦惡露不盡及血運，一兩服即差。其藥兼療風，益心力，無所忌。

② 獨行方：**《圖經》見《證類》卷6“茺蔚子”** ……韋(丹)〔宙〕治女子因熱病胎死腹中，擣此草并苗令熟，以少許煖水和，絞取汁，頓服，良。又主難産，搗取汁七大合煎半，頓服立下。無新者以乾者一大握把，水七合煎服……

③ 獨行方：見上注。

④ 子母秘録：**《證類》卷6“茺蔚子”** 《子母秘録》：治産後血暈，心氣絶：益母草研絞汁，服一盞，妙……

⑤ 聖惠方：**《聖惠方》卷80“治産後惡露不下諸方”** 治産後惡露不下……又方：右取益母草搗絞取汁，每服一小盞，入酒一合，暖過攪匀服之。

⑥ 集驗方：**《證類》卷6“茺蔚子”** 《集驗方》：治婦人帶下赤白色：益母草花開時，採搗爲末，每服二錢，食前温湯調下。

⑦ 外臺秘要：**《外臺》卷27“尿血方”** 蘇澄療尿血方……又方：服益母草汁一升，差。

⑧ 衛生家寶方：**《衛生家寶》卷2“治瀉痢霍亂”** 二靈散：治赤白雜痢困重。益母草(暴乾)、陳鹽梅(多年者，燒存性)，右等分，爲末，每服三錢，白痢乾薑湯下，赤痢甘草湯下，連服。

死者。益母草嫩葉，同米煮粥食之，取足，以瘥爲度，甚佳。飲汁亦可。《廣利方》①。**痔疾下血**。益母草葉，擣汁飲之。《食醫心鏡》②。**一切癰瘡**。婦人妬乳乳癰，小兒頭瘡及浸淫黄爛熱瘡，疥疽陰蝕。並用天麻草切五升，以水一斗半，煮一斗，分數次洗之以殺痒。《千金方》③。**急慢疔瘡**。《聖惠方》④用益母草擣封之，仍絞五合服，即消。○《醫方大成》⑤用益母草四月連花采之，燒存性。先以小尖刀十字劃開疔根，令血出。次遶根開破，捻出血，拭乾。以稻草心蘸藥撚入瘡口，令到底。良久，當有紫血出，捻令血净，再撚藥入，見紅血乃止。一日夜撚藥三五度。重者二日根爛出，輕者一日出。有瘡根脹起，即是根出，以針挑之。出後仍傅藥，生肌易愈。忌風寒、房室、酒肉、一切毒物。**癤毒已破**。益母草擣敷甚妙。《斗門方》⑥。**勒乳成癰**。益母爲末，水調塗乳上，一宿自瘥。生擣亦得。《聖惠方》⑦。**喉閉腫痛**。益母草擣爛，新汲水一盌，絞濃汁頓飲，隨吐愈。冬月用根。《衛生易簡方》⑧。**聤耳出汁**。茺蔚莖葉汁滴之。《聖惠方》⑨。**粉刺黑斑**。《閨閣事宜》⑩云：五月五日收帶根天麻紫花者，晒乾燒灰。以商陸根擣自然汁，加酸醋和，搜灰作餅，炭火煅過收之。半年方用入面藥，甚能潤肌。○蘇頌⑪曰：唐天后鍊益母草澤面法，五月五

---

① 廣利方：**《圖經》見《證類》卷6“茺蔚子”** ……《廣劑方》療小兒疳痢困垂死者，取益母草煮食之，取足，差止，甚佳……

② 食醫心鏡：**《證類》卷6“茺蔚子”** 《食醫心鏡》：治小兒疳痢，痔疾：以益母草葉煮粥食之，取汁飲之亦妙。

③ 千金方：**《千金方》卷23“腸癰第二”** 婦人女子乳頭生小淺熱瘡，癢搔之黄汁出，浸淫爲長百種，治不瘥者，動經年月，名爲妒乳，婦人飲兒者乳皆欲斷，世謂苟抄乳是也……天麻湯方：天麻草切，五升，以水一斗半，煮取一斗，隨寒熱分洗乳，以殺癢也。此草葉如麻，冬生，夏著花，赤如鼠尾花也。亦以洗浸淫黄爛熱瘡，癢疽濕陰蝕，小兒頭瘡，洗竟敷膏散。

④ 聖惠方：**《聖惠方》卷64“治丁瘡諸方”** 治丁腫至甚……又方：右用益母草莖葉爛擣傅瘡上，又絞取汁五合服之，即丁腫内消。

⑤ 醫方大成：（**按**：已查原書，未能溯得其源。）

⑥ 斗門方：**《證類》卷6“茺蔚子”** 《斗門方》：治癤子已破，用益母擣傅瘡，妙。

⑦ 聖惠方：**《聖惠方》卷71“治婦人乳癰諸方”** 治婦人勒乳後疼悶，乳結成癰，方：右擣益母草細羅爲末，以新汲水調塗於奶上，以物抹之，一宿自差。生者擣爛用之。

⑧ 衛生易簡方：**《衛生易簡方》卷6“咽喉”** 治喉閉：用益母草不拘多少，擣爛，以新汲水一碗，絞汁飲，隨吐愈。冬用根。

⑨ 聖惠方：**《普濟方》卷55“聤耳”** 治聤耳方……又方出《本草》：取茺蔚莖汁如豆，滴耳中。一方用子汁滴耳中。蟲傷外毒敷之妙。（**按**：《聖惠方》無此方，誤注出處，今另溯其源。）

⑩ 閨閣事宜：**《居家必用》庚集《閨閣事宜》** 治粉刺黑斑方：五月五日收帶根天麻（白花者益母，紫花者天麻），曬乾燒灰，却用商陸根擣自然汁，加酸醋作一處，絹絞浄，搜天麻作餅，炭火煅過收之，半年方用。入面藥尤能潤肌。

⑪ 蘇頌：**《圖經》見《證類》卷6“茺蔚子”** ……唐天后鍊益母草澤面法：五月五日採根苗具者，勿令著土，暴乾擣羅，以水和之，令極熟，團子如雞子大，再暴，仍作一鑪，四傍開竅，上下置火，安藥中央，大火燒一炊久，即去大火，留小火養之，勿令絶。經一復時出之，瓷器中研治篩，再研三日，收之，使如澡豆法……（**按**：所引“一方”未能溯得其源。）

日采根苗具者，勿令着土，暴乾搗羅，以麪水和成團，如鷄子大，再暴乾。仍作一爐，四旁開竅，上下置火，安藥中央。大火燒一炊久，即去大火，留小火養之，勿令火絶。經一伏時出之，瓷器中研，治篩，再研，三日收用，如澡豆法，日用。一方：每十兩，加滑石一兩，臙脂一錢。**馬咬成瘡**。苦低草，切細，和醋炒塗之。孫真人方①。**新生小兒**。益母草五兩，煎水浴之，不生瘡疥。《簡要濟衆》②。

鏨菜音慙《拾遺》③

【集解】【藏器④曰】鏨菜生江南陰地，似益母，方莖對節，白花。【時珍曰】此即益母之白花者，乃《爾雅》所謂“蓷”是也。其紫花者，《爾雅》所謂“蘈”是也。蓷、蘈皆同一音，乃一物二種。故此條亦主血病，與益母功同。郭璞獨指白花者爲益母，昝殷又謂白花者非益母，皆欠詳審。嫩苗可食，故謂之菜。寇宗奭言茺蔚嫩苗可煮食，正合此也。

苗。【氣味】辛，平，無毒。【主治】破血，産後腹痛，煮汁服。藏器⑤。

薇銜薇音眉○《本經》⑥上品

【釋名】麋銜《本經》⑦、鹿銜《唐本》⑧、吴風草《唐本》、無心吴普⑨、無顛吴普、承膏《别録》⑩、承膱吴普。【恭⑪曰】南人謂之吴風草。一名鹿銜草，言鹿有疾，銜此草即瘥也。【時珍曰】據蘇説，則薇銜、麋銜當作鹿銜也。鹿、麋一類也。按酈道元《水經註》⑫云：魏興 錫山多

---

① 孫真人方：**《證類》卷6“茺蔚子”** 孫真人：治馬咬方：益母草細切，和醋炒封之。

② 簡要濟衆：**《證類》卷6“茺蔚子”** 《簡要濟衆》：新生小兒浴法：益母草五兩剉，水一斗，煎十沸，温浴而不生瘡疥。

③ 拾遺：**《證類》卷6“四十六種陳藏器餘·鏨菜”** 味辛，平，無毒。主破血，産後腹痛，煮汁服之。亦搗碎傅丁瘡。生江南國蔭地。似益母，方莖，對節，白花，花中甜汁，飲之如蜜。

④ 藏器：見上注。

⑤ 藏器：見上注。

⑥ 本經：**《本經》《别録》(《藥對》)見《證類》卷7“薇銜”** 味苦，平、微寒，無毒。主風濕痺歷節痛，驚癇吐舌，悸氣賊風，鼠瘻癰腫，暴癥，逐水，療痿蹷。久服輕身明目。一名麋銜，一名承膏，一名承肌，一名無心，一名無顛。生漢中川澤及冤句、邯鄲。七月採莖、葉，陰乾。(得秦皮良。)

⑦ 本經：見上注白字。

⑧ 唐本：**《唐本草》見《證類》卷7“薇銜”** ……南人謂之吴風草，一名鹿銜草……(**按**：“釋名”項下“唐本”同此。)

⑨ 吴普：**《御覽》卷991“薇蘅”** 《吴氏本草》曰：薇蘅，一名麋蘅，一名无顛，一名承膏，一名承醜，一名无心鬼。(**按**：“釋名”項下“吴普”皆同此。)

⑩ 别録：見本頁注⑥。

⑪ 恭：**《唐本草》見《證類》卷7“薇銜”** ……南人謂之吴風草，一名鹿銜草，言鹿有疾，銜此草差……

⑫ 水經注：**《水經注》卷27“沔水”** 又東過西城縣南……又東逕魏興郡之錫故城北……縣有錫義山，方圓百里，形如城，四面有門，上有石壇，長數十丈。世傳列仙所居，今有道士被髮餌朮，恒數十人。山高谷深，多生薇蘅草，其草有風不偃，無風獨摇……

生薇銜草，有風不偃，無風獨摇。則吴風亦當作無風，乃通。【藏器①曰】一名無心草，非草之無心者，方藥少用。

【集解】【《别録》②曰】薇銜生漢中川澤及冤句、邯鄲。七月采莖葉，陰乾。【恭③曰】此草叢生，似茺蔚及白頭翁，其葉有毛，赤莖。又有大小二種，楚人謂大者爲大吴風草，小者爲小吴風草。【保昇④曰】葉似茺蔚，叢生有毛，其花黄色，其根赤黑色。

莖葉。【氣味】苦，平，無毒。【《别録》⑤曰】微寒。【之才⑥曰】得秦皮良。【主治】風濕痺，歷節痛，驚癇吐舌，悸氣賊風，鼠瘻癰腫。《本經》⑦。暴癥，逐水，療痿躄。久服輕身明目。《别録》⑧。婦人服之，絶産無子。藏器⑨。煎水，洗瘭疽、甲疽、惡瘡。時珍。出《外科精義》⑩。

【發明】【時珍曰】麋銜乃《素問》所用治風病自汗藥，而後世不知用之，誠缺略也。《素問》⑪：黄帝曰：有病身熱懈惰，汗出如浴，惡風少氣，此爲何病？岐伯曰：病名酒風。治之以澤瀉、术各三五分，麋銜五分，合以三指撮爲後飯。後飯者，先服藥也。

【附方】新二。年深惡瘡。無心草根、釣苓根、狼毒、白丁香各五錢，麝香一字，爲末掺之。○又方：無心草根、乾薑各二錢，釣苓根三錢，爲末掺之。並《外科精義》⑫。小兒破傷風病，拘急口噤。没心草半兩，白附子炮二錢半，爲末。每服一字，薄荷酒灌下。《聖濟録》⑬。

---

① 藏器：**《拾遺》見《證類》卷7"薇銜"** 陳藏器云：一名無心草，非草無心者，南人名吴風草，方藥不用之。

② 别録：見1090頁注⑥。

③ 恭：**《唐本草》見《證類》卷7"薇銜"** 《唐本》注云：此草叢生，似茺蔚及白頭翁，其葉有毛，莖赤……又有大小二種，楚人猶謂大者爲大吴風草，小者爲小吴風草也。

④ 保昇：**《蜀本草》見《證類》卷7"薇銜"** 《蜀本》：《圖經》云：葉似茺蔚，叢生，有毛，黄花，根赤黑也。

⑤ 别録：見1090頁注⑥。

⑥ 之才：**古本《藥對》**見1090頁注⑥括號中七情文。

⑦ 本經：見1090頁注⑥白字。

⑧ 别録：見1090頁注⑥。

⑨ 藏器：**《拾遺》見《證類》卷7"薇銜"** 《陳藏器本草》云：婦人服之，絶産無子。

⑩ 外科精義：**《外科精義》卷下"論炮制諸藥及單方主療瘡腫法"** 無心草：凡用，去蘆苗，煎，洗甲瘭疽神效。

⑪ 素問：**《素問·病能論篇》** ……有病身熱解墯，汗出如浴，惡風少氣，此爲何病？岐伯曰：病名曰酒風……以澤瀉、术各十分，麋銜五分，合以三指撮，爲後飯。（……飯後，藥先，謂之後飯。）

⑫ 外科精義：**《外科精義》卷下** 引膿散：治證同前（治年深不較惡瘡）。狼毒、釣苓根、無心草根、白丁香（已上各五錢）、麝香（一字），右爲細末，如前法（每用乾掺瘡止，瘡口深者紝之）用治之。/釣苓散（陳宫寶方）：治證同前。井鹽（一兩）、無心草、乾薑（已上各二兩）、釣苓根（三兩），右爲細末，每用乾掺之。或唾調少許，塗在膏上，就貼之。

⑬ 聖濟録：**《聖惠方》卷83"治小兒中風諸方"** 治小兒中破傷風，没心草散方：没心草（半兩）、白附子（一分，炮裂），右件藥擣細羅爲散，每服以薄荷酒調下一字，量兒大小加减服之。（**按**：《聖濟總録》無此方，誤注出處。）

【附録】無心草宋《圖經》①。【頌②曰】生秦州及商州，鳳翔各縣皆出之。三月開花，五月結實，六七月采根苗，陰乾用。性温，無毒。主積血，逐氣塊，益筋節，補虚損，潤顔色，療澼洩腹痛。【時珍曰】麋銜一名無心草，此草功用與之相近，其圖形亦相近，恐即一物也，故附之俟訪攷焉。鼠耳草亦名無心，與此不同。

夏枯草《本經》③下品

【釋名】夕句《本經》④、乃東《本經》、燕面《別録》⑤、鐵色草。【震亨⑥曰】此草夏至後即枯。蓋禀純陽之氣，得陰氣則枯，故有是名。

【集解】【《別録》⑦曰】夏枯草生蜀郡川谷，四月采。【恭⑧曰】處處有之，生平澤。【頌⑨曰】冬至後生，葉似旋復。三月、四月開花作穗紫白色，似丹參花，結子亦作穗。五月便枯，四月采之。【時珍曰】原野間甚多，苗高一二尺許，其莖微方。葉對節生，似旋復葉而長大，有細齒，背白多故。莖端作穗，長一二寸，穗中開淡紫小花，一穗有細子四粒。丹溪云無子，亦欠察矣。嫩苗瀹過，浸去苦味，油鹽拌之可食。

【正誤】【宗奭⑩曰】今謂之鬱臭。自秋便生，經冬不悴，春開白花，夏結子。【震亨⑪曰】鬱臭草有臭味，即茺蔚是也。夏枯草無臭味，明是兩物。俱生於春。夏枯先枯而無子，鬱臭後枯而結子。

莖葉。【氣味】苦、辛，寒，無毒。【之才⑫曰】土瓜爲之使。伏汞砂。【主治】寒

---

① 圖經：**《圖經》見《證類》卷30“外草類・無心草”**　無心草生商州及秦州。性温，無毒。主積血，逐氣塊，益筋節，補虚損，潤顔色，療澼洩腹痛。三月開花，五月結實，六、七月採根、苗，陰乾用之。

② 頌：見上注。

③ 本經：**《本經》《別録》（《藥對》）見《證類》卷11“夏枯草”**　味苦、辛，寒、無毒。主寒熱，瘰癧，鼠瘻，頭瘡，破癥，散癭結氣，脚腫濕痺，輕身。一名夕句，一名乃東，一名燕面。生蜀郡川谷。四月採。（土瓜爲之使。）

④ 本經：見上注白字。（**按**：“釋名”項下“本經”皆同此。）

⑤ 別録：見上注。

⑥ 震亨：**《衍義補遺》“夏枯草”**　……三月四月開花，五月夏至時候復枯。蓋稟純陽之氣，得陰氣則枯也……

⑦ 別録：見本頁注③。

⑧ 恭：**《唐本草》見《證類》卷11“夏枯草”**　《唐本》注云：此草生平澤……處處有之。

⑨ 頌：**《圖經》見《證類》卷11“夏枯草”**　……冬至後生葉似旋復，三月、四月開花作穗紫白色，似丹參花，結子亦作穗，至五月枯，四月採。

⑩ 宗奭：**《衍義》卷12“夏枯草”**　今又謂之鬱臭。自秋便生，經冬不瘁。春開白花，中夏結子，遂枯。

⑪ 震亨：**《衍義補遺・夏枯草》**　無臭味，治瘰癧。臭草，有臭味，方作潔面藥，即茺蔚是也。此兩物俱生於春，但夏枯草先枯而無子，蔚臭草後枯而結黑子……

⑫ 之才：**古本《藥對》**見本頁注③括號中七情文。（**按**：“伏汞砂”未能溯得其源。）

熱,瘰癧鼠瘻,頭瘡,破癥,散癭結氣,脚腫溼痺,輕身。《本經》①。

【發明】【震亨②曰】本草言夏枯草大治瘰癧,散結氣。有補養厥陰血脉之功,而不言及。觀其退寒熱,虚者可使。若實者以行散之藥佐之,外以艾灸,亦漸取效。【時珍曰】《黎居士簡易方》③:夏枯草治目疼,用沙糖水浸一夜用,取其能解内熱、緩肝火也。樓全善④云:夏枯草治目珠疼至夜則甚者,神效。或用苦寒藥點之反甚者,亦神效。蓋目珠連目本,即係也,屬厥陰之經。夜甚及點苦寒藥反甚者,夜與寒亦陰故也。夏枯禀純陽之氣,補厥陰血脉,故治此如神,以陽治陰也。一男子至夜目珠疼,連眉稜骨及頭半邊腫痛。用黄連膏點之反甚,諸藥不效。灸厥陰、少陽,疼隨止,半日又作,月餘。以夏枯草二兩,香附二兩,甘草四錢,爲末。每服一錢半,清茶調服。下咽則疼減半,至四五服良愈矣。

【附方】舊一,新六。明目補肝。肝虚目睛痛,冷淚不止,筋脉痛,羞明怕日。夏枯草半兩,香附子一兩,爲末。每服一錢,臘茶湯調下。《簡要濟衆》⑤。赤白帶下。夏枯草,花開時采,陰乾爲末。每服二錢,米飲下,食前。《徐氏家傳方》⑥。血崩不止。夏枯草爲末,每服方寸匕,米飲調下。《聖惠方》⑦。産後血運,心氣欲絶者。夏枯草擣絞汁,服一琖,大妙。《徐氏家傳方》⑧。撲傷金瘡。夏枯草口嚼爛,罯上即愈。《衛生易簡方》⑨。汗斑白點。夏枯草煎濃

---

① 本經:見1092頁注③白字。

② 震亨:**《丹溪治法心要》卷6"瘰癧"** 又方:用夏枯草,大能散結氣,則有補養厥陰血脉之功,能退虚熱……

③ 黎居士簡易方:**《黎居士簡易方》卷11"眼耳鼻舌咽喉口齒唇"** 羚羊角散:治大人、小兒一切眼疾深重……夏枯草(泡,砂糖水浸一夕,洗去糖……)

④ 樓全善:**《醫學綱目》卷13"目赤腫痛"** 補肝散:治肝虚目睛疼,冷淚不止,筋脉痛,及羞明怕日。夏枯草五錢、香附子一兩,共爲末,每服一錢,臘茶調下,無時候服。右夏枯草治目珠疼,至夜則疼甚者神效,及羞明怕日,藥點上,反疼甚者,亦神效。蓋目珠者,連目本,又名目系,屬厥陰之經也。夜甚,及用苦寒點之反甚者,夜與寒亦陰故也。丹溪云:夏枯草有補養厥陰血脉之功,其草三四月開花,遇夏至陰生則枯,蓋禀純陽之氣也,故治厥陰目疼如神者,以陽治陰也。一男子年六十歲,予周師目珠疼,及連眉稜骨痛,并頭半邊腫痛,遇夜則作,用黄連膏子點上,則反大疼,諸藥不效。灸厥陰、少陽則疼隨止,半月又作,又灸又止者,月餘。遂以夏枯草二兩、香附二兩、甘草四錢,同爲細末,每服一錢五分,用茶清調服,下咽則疼減大半,至四五日良愈……

⑤ 簡要濟衆:**《證類》卷11"夏枯草"** 《簡要濟衆》:治肝虚目眼疼,冷淚不止,筋脉痛及眼羞明怕日。補肝散:夏枯草半兩,香附子一兩,共爲末。每服一錢,臘茶調下。無時候服。

⑥ 徐氏家傳方:**《急救仙方》卷3"婦女雜病品"** 苦練丸治赤白帶……又方:夏枯草,花開時採,擣爲末。每服二錢,食前温飲調下,能飲者酒服。(**按**:此即徐守貞《徐氏胎産方》。)

⑦ 聖惠方:**《婦人良方》卷1"崩暴下血不止方論"** 治血崩方:夏枯草爲細末,每服二錢,米飲調下,無時候。(**按**:《聖惠方》無此方,誤注出處。)

⑧ 徐氏家傳方:**《急救仙方》卷2"産後諸疾品"** 治産後血暈昏迷,心氣絶。夏枯草絞汁服一盞,妙。(**按**:此即徐守貞《徐氏胎産方》。)

⑨ 衛生易簡方:**《衛生易簡方》卷9"折傷"** 治打撲傷損刀斧傷:用夏枯草口嚼爛,盦上即愈。

汁,日日洗之。《乾坤生意》①。瘰癧馬刀。不問已潰未潰,或日久成漏。用夏枯草六兩,水二鍾,煎七分,食遠温服。虚甚者則煎汁熬膏服。并塗患處,兼以十全大補湯加香附、貝母、遠志尤善。此物生血,乃治瘰癧之聖藥也。其草易得,其功甚多。薛己《外科經驗方》②。

劉寄奴草《唐本草》③

【釋名】金寄奴《大明》④、烏藤菜《綱目》。【時珍曰】按李延壽《南史》⑤云:宋高祖劉裕,小字寄奴。微時伐荻新洲,遇一大蛇,射之。明日往,聞杵臼聲。尋之,見童子數人皆青衣,於榛林中搗藥。問其故。荅曰:我主爲劉寄奴所射,今合藥傅之。裕曰:神何不殺之?曰:寄奴王者,不可殺也。裕叱之,童子皆散,乃收藥而反。每遇金瘡傅之即愈。人因稱此草爲劉寄奴草。鄭樵《通志》⑥云:江南人因漢時謂劉爲卯金刀,乃呼劉爲金,是以又有金寄奴之名。江東人謂之烏藤菜云。

【集解】【恭⑦曰】劉寄奴草生江南。莖似艾蒿,長三四尺,葉似山蘭草而尖長,一莖直上有穗,葉互生,其子似稗而細。【保昇⑧曰】今出越州,蒿之類也。高四五尺,葉似菊,其花白色,其實黄白色作穗,夏月收苗,日乾之。【頌⑨曰】今河中府、孟州、漢中、滁州亦有之。春生苗,莖似艾蒿,上有四棱,高二三尺以來。葉青似柳,四月開碎小黄白花,形如瓦松,七月結實似黍而細,根淡紫色似萵苣。六月、七月采苗及花子,通用。【時珍曰】劉寄奴一莖直上。葉似蒼术,尖長糙澀,而深背淡。九月莖端分開數枝,一枝攢簇十朵小花,白瓣黄蕊,如小菊花狀。花罷有白絮,如苦蕒花之絮。其子

---

① 乾坤生意:**《乾坤生意》卷下"汗斑"** 治汗斑紫白色者……一方:用夏枯草濃煎水,日洗數次。

② 外科經驗方:**《外科經驗方·腫瘍》** 夏枯草湯:治瘰癧馬刀,不問已潰未潰,或日久成漏,用夏枯草六兩,水二鍾,煎至七分,去租,食遠服。此生血,治瘰癧之聖藥,虚甚當煎濃膏服,并塗患處。多服益善,兼十全大補湯加香附子、貝母、遠志尤善。

③ 唐本草:**《唐本草》見《證類》卷11"劉寄奴草"** 味苦,温。主破血下脹。多服令人痢。生江南。

④ 大明:**《日華子》見《大觀證類》卷11"劉寄奴草"** 金寄奴……又名劉寄奴。(**按**:《政和證類》"金"誤作"劉"。時珍未參引《大觀證類》,疑其據上下文義改"劉"爲"金"。)

⑤ 南史:**《南史》卷1"宋本紀上第一"** 宋高祖武皇帝,諱裕,字德輿,小字寄奴……後伐荻新洲,見大蛇長數丈,射之傷。明日復至洲裏,聞有杵臼聲。往覘之,見童子數人皆青衣,於榛中擣藥。問其故,答曰:我王爲劉寄奴所射,合散傅之。帝曰:王神何不殺之?答曰:劉寄奴王者不死,不可殺。帝叱之,皆散,仍收藥而反。又經客下邳逆旅,會一沙門,謂帝曰:江表當亂,安之者,其在君乎?帝先患手創,積年不愈,沙門有一黄藥,因留與帝,既而忽亡。帝以黄散傅之,其創一傅而愈。寶其餘及所得童子藥,每遇金創,傅之並驗。

⑥ 通志:**《通志·昆蟲草木略·草類》** 劉寄奴,曰金寄奴,即烏藤菜,故江東人云烏藤菜……帝姓劉,小名寄奴,江南人姓劉者或呼爲金,是以又有金寄奴之名。

⑦ 恭:**《唐本草》見《證類》卷11"劉寄奴草"** 《唐本》注云:莖似艾蒿,長三四尺,葉似蘭草尖長,子似稗而細,一莖上有數穗,葉互生。

⑧ 保昇:**《蜀本草》見《證類》卷11"劉寄奴草"** 《蜀本》:《圖經》云:葉似菊,高四五尺,花白,實黄白作穗,蒿之類也。今出越州。夏收苗,日乾之。

⑨ 頌:**《圖經》見《證類》卷11"劉寄奴草"** 劉寄奴草,生江南,今河中府、孟州、漢中亦有之。春生苗,莖似艾蒿,上有四稜,高三二尺已來。葉青似柳,四月開碎小黄白花,形如瓦松,七月結實似黍而細,一莖上有數穗,互生,根淡紫色似萵苣。六月、七月採,苗、花、子通用也。

細長，亦如苦蕒子。所云實如黍、稗者，似與此不同，其葉亦非蒿類。

子苗同。【修治】【斅①曰】凡采得，去莖葉，只用實。以布拭去薄殼令浄，拌酒蒸，從巳至申，暴乾用。【時珍曰】莖、葉、花、子皆可用。

【氣味】苦，温，無毒。【主治】破血下脹。多服令人下痢。蘇恭②。下血止痛，治産後餘疾，止金瘡血，極效。《别本》③。心腹痛，下氣，水脹血氣，通婦人經脉癥結，止霍亂水瀉。大明④。小便尿血，新者研末服。時珍。

【附方】舊一，新七。大小便血。劉寄奴爲末，茶調空心服二錢，即止。《集簡方》。折傷瘀血在腹内者。劉寄奴、骨碎補、延胡索各一兩，水二升，煎七合，入酒及童子小便各一合，頓温服之。《千金方》⑤。血氣脹滿。劉寄奴穗實爲末，每服三錢，酒煎服。不可過多，令人吐利。此破血之仙藥也。《衛生易簡方》⑥。霍亂成痢。劉寄奴草煎汁飲。《聖濟總録》⑦。湯火傷灼。劉寄奴擣末，先以糯米漿鷄翎掃上，後乃摻末。並不痛，亦無痕，大驗之方。凡湯火傷，先以鹽末摻之，護肉不壞，後乃摻藥爲妙。《本事方》⑧。風入瘡口腫痛。劉寄奴爲末，摻之即止。《聖惠方》⑨。小兒夜啼。劉寄奴半兩，地龍炒一分，甘草一寸，水煎，灌少許。《聖濟總録》⑩。赤白下痢。陰陽交滯，不問赤白。劉寄奴、烏梅、白薑等分，水煎服。赤加梅，白加薑。艾元英《如

---

① 斅：**《炮炙論》見《證類》卷11“劉寄奴草”** 雷公云：採得後去莖、葉，只用實。凡使，先以布拭上薄殼皮令浄，拌酒蒸，從巳至申出，暴乾用之。

② 蘇恭：見1094頁注③。

③ 别本：**《開寶》見《證類》卷11“劉寄奴草”** 今按《别本》注云：昔人將此草，療金瘡，止血爲要藥，産後餘疾，下血止痛，極效。

④ 大明：**《日華子》見《大觀證類》卷11“劉寄奴草”** ……治心腹痛，下氣，水脹血氣，通婦人經脉癥結，止霍亂水瀉……

⑤ 千金方：**《千金方》卷25“被打第三”** 治被打傷破，腹中有瘀血方……又方：劉寄奴、延胡索、骨碎補（各一兩），右三味㕮咀，以水二升，煎取七合，復納酒及小便各一合，熱温頓服。

⑥ 衛生易簡方：**《衛生易簡方》卷11“經候不調”** 治血氣脹滿：用劉寄奴穗實爲末，每服三錢，酒煎服。不可過多，能令人吐利。此破血之仙藥。

⑦ 聖濟總録：**《普濟方》卷201“霍亂吐利”** 治霍亂，吐利不止：用劉寄奴草，煎汁服之。（**按**：《聖濟總録》無此方，誤注出處。）

⑧ 本事方：**《證類》卷11“劉寄奴草”** 《經驗方》：治湯火瘡至妙。劉寄奴擣末，先以糯米漿，雞翎掃湯著處，後摻藥末在上，並不痛，亦無痕。大凡湯著處，先用鹽末摻之，護肉不壞，然後藥末傅之。（**按**：《本事方》無此方，誤注出處。）

⑨ 聖惠方：**《普濟方》卷272“諸瘡腫”** 治外風入瘡口，腫痛：用劉寄奴末搽瘡口，止痛。（**按**：《聖惠方》無此方，誤注出處。）

⑩ 聖濟總録：**《聖濟總録》卷170“小兒夜啼”** 治小兒夜啼不止方：劉寄奴（半兩）、甘草（一指節許）、地龍（炒，一分），右三味㕮咀，以水二盞，煎至一盞，去滓，時時與服。

宜方》①。

曲節草宋《圖經》②

【釋名】六月凌音令《圖經》③、六月霜《綱目》、緑豆青《圖經》、蛇藍。【時珍曰】此草性寒，故有凌、霜、緑豆之名。

【集解】【頌④曰】曲節草生筠州。四月生苗，莖方色青有節，葉似劉寄奴而青軟，七八月着花似薄荷，結子無用。五月、六月采莖葉，陰乾。

莖葉。【氣味】甘，平，無毒。【主治】發背瘡，消癰腫，拔毒。同甘草作末，米汁調服。蘇頌⑤。

麗春草宋《圖經》⑥

【釋名】仙女蒿《圖經》⑦、定參草。【頌⑧曰】麗春草生檀嵎山川谷，檀嵎山在高密界。河南 淮陽郡、潁川及譙郡、汝南郡等，並呼爲龍芊草。河北近山、鄴郡、汲郡，並名叢蘭艾。上黨紫團山亦有，名定參草，又名仙女蒿。今所在有之。甚療癊黄，人莫能知。【時珍曰】此草有殊功，而不著其形狀。今罌粟亦名麗春草，九仙子亦名仙女嬌，與此同名，恐非一物也。當俟博訪。

花及根。【氣味】缺。【主治】癊黄黄疸。蘇頌⑨。

---

① 如宜方：**《普濟方》卷211“下赤痢白痢”** 治陰陽交滯，不問赤白痢（出《如宜方》）：用劉寄奴、烏梅、白薑，水煎。赤加烏薑，相等分服。

② 圖經：**《圖經》見《證類》卷30“外草類·曲節草”** 曲節草生筠州。味甘、平，無毒。治發背瘡，消癰腫，拔毒。四月生苗，莖方，色青，有節。七月、八月著花，似薄荷，結子無用，葉似劉寄奴而青軟。一名蛇藍，一名綠豆青，一名六月冷。五月、六月採莖葉，陰乾。與甘草作末，米汁調服。

③ 圖經：見上注。（**按**：“釋名”項下“圖經”皆同此。）

④ 頌：見上注。

⑤ 蘇頌：見上注。

⑥ 圖經：**《圖經》見《證類》卷30“外草類·麗春草”** 麗春草味甘，微温，無毒。出檀嵎山在川谷，檀嵎山在高密界。河南淮陽郡、潁川及譙郡汝南郡等，並呼爲龍芊草。河北近山、鄴郡、汲郡名蒉蘭艾。上黨紫團山亦有，名定參草，亦名仙女蒿。今所在有。甚療癊黄，人莫能知。唐天寶中，因潁川郡楊正進，名醫嘗用有效。單服之，主療黄疸等。其方云：麗春草，療因將息傷熱，變成癊黄，通身壯熱，小便黄赤，眼如金色，面又青黑，心頭氣痛，繞心如刺，頭旋欲倒，兼肋下有瘕氣及黄疸等，經用有驗。其藥春三月採花，陰乾。有前病者，取花一升，擣爲散，每平朝空腹取三方寸匕，和生麻油一盞，頓服之，日惟一服，隔五日再進，以知爲度。其根療黄疸。患黄疸者，擣根取汁一盞，空腹頓服之，服訖，須臾即利三兩行，其疾立已。一劑不能全愈，隔七日更一劑，永差。忌酒、麵、豬、魚、蒜、粉、酪等。

⑦ 圖經：見上注。

⑧ 頌：見上注。

⑨ 蘇頌：見上注。

【發明】【頌①曰】唐 天寶中,潁川郡 楊正進方,名醫皆用有效。其方云:麗春草療因時患傷熱,變成𤸷黄,遍身壯熱,小便黄赤,眼如金色,面又青黑,心頭氣痛,遶心如刺,頭旋欲倒,兼脇下有瘕氣,及黄疸等,經用有驗。其藥春三月采花,陰乾一升,搗散。每平明空腹取三方寸匕,和生麻油一盞頓服,日一服,隔五日再進,以知爲度。其根療黄疸,搗汁一盞,空腹頓服,須臾即利三兩行,其疾立已。一劑不能全愈,隔七日更一劑,永瘥。忌酒、麪、豬、魚、蒜、粉酪等。

旋覆花《本經》②下品

【釋名】金沸草《本經》③、金錢花《綱目》、滴滴金《綱目》、盜庚《爾雅》④、夏菊《綱目》、戴椹《别録》⑤。【宗奭⑥曰】花緣繁茂,圓而覆下,故曰旋覆。【時珍曰】諸名皆因花狀而命也。《爾雅》云:䕢,盜庚也。蓋庚者金也,謂其夏開黄花,盜竊金氣也。《酉陽雜俎》⑦云:金錢花一名毘尸沙,自梁武帝時始進入中國。

【集解】【《别録》⑧曰】旋覆生平澤川谷。五月采花,日乾,二十日成。【弘景⑨曰】出近道下濕地,似菊花而大。别有旋葍根,出河南,北國亦有,形似芎藭,惟合旋葍膏用之,餘無所用,非此旋覆花根也。【保昇⑩曰】葉似水蘇,花黄如菊,六月至九月采花。【頌⑪曰】今所在皆有。二月以後生苗,多近水旁,大似紅藍而無刺,長一二尺以來,葉如柳,莖細。六月開花如菊花,小銅錢大,深黄色。上黨田野人呼爲金錢花,七八月采花。今近道人家園圃所蒔金錢花,花葉並同,極易繁盛,恐即旋覆

---

① 頌:見上注。

② 本經:《本經》《别録》見《證類》卷10“旋覆花” 味鹹、甘,温、微冷利,有小毒。主結氣脅下滿,驚悸,除水,去五藏間寒熱,補中下氣,消胸上痰結,唾如膠漆,心脅痰水,膀胱留飲,風氣濕痹,皮間死肉,目中眵䁾,利大腸,通血脉,益色澤。一名戴椹,一名金沸草,一名盛椹。其根主風濕。生平澤川谷。五月採花,日乾,二十日成。

③ 本經:見上注白字。

④ 爾雅:**《爾雅·釋草》(郭注)** 䕢 盜庚。(旋䕢,似菊。)

⑤ 别録:見本頁注②。

⑥ 宗奭:**《衍義》卷11“旋覆花”** ……花淡黄緑,繁茂,圓而覆下,亦一異也。

⑦ 酉陽雜俎:**《酉陽雜俎》卷19“草篇”** 毗尸沙花,一名日中金錢花。本出外國,梁大同二年,進來中土。

⑧ 别録:見本頁注②。

⑨ 弘景:**《集注》見《證類》卷10“旋覆花”** 陶隱居云:出近道下濕地,似菊花而大。又别有旋葍根,出河南,來北國亦有,形似芎藭,惟合旋葍膏用之,餘無所入,非此旋覆花根也。

⑩ 保昇:**《蜀本草》見《證類》卷10“旋覆花”** 《蜀本》:《圖經》云:旋覆花葉似水蘇,花黄如菊。今所在皆有,六月至九月採花。

⑪ 頌:**《圖經》見《證類》卷10“旋覆花”** 旋覆花,生平澤川谷,今所在有之。二月已後生苗,多近水傍,大似紅藍而無刺,長一二尺已來,葉如柳,莖細。六月開花如菊花,小銅錢大,深黄色。上黨田野人呼爲金錢花,七月、八月採花。暴乾,二十日成。今近都人家園圃所蒔金錢花,花、葉並如上說,極易繁盛,恐即此旋復也……

也。【宗奭①曰】旋覆葉如大菊,又如艾蒿。秋開花大如梧桐子,花淡黄色,其香過於菊。别有旋花,乃鼓子花,非此花也。見本條。【時珍曰】花狀如金錢菊。水澤邊生者,花小瓣單。人家栽者,花大蕊簇,蓋壤瘠使然。其根細白。俗傳露水滴下即生,故易繁,蓋亦不然。

花。**【修治】**【斅②曰】采得花,去蕊并殼皮及蒂子,蒸之,從巳至午,曬乾用。

【氣味】鹹,温,有小毒。【《别録》③曰】甘,微温,冷利。【權④曰】甘,無毒。【大明⑤曰】無毒。【宗奭⑥曰】苦、甘、辛。

【主治】結氣脇下滿,驚悸,除水,去五臟間寒熱,補中下氣。《本經》⑦。**消胸上痰結,唾如膠漆,心胸痰水,膀胱留飲,風氣濕痺,皮間死肉,目中眵䁾,利大腸,通血脉,益色澤。**《别録》⑧。**主水腫,逐大腹,開胃,止嘔逆不下食。**甄權⑨。**行痰水,去頭目風。**宗奭⑩。**消堅軟痞,治噫氣。**好古⑪。

【發明】【頌⑫曰】張仲景治傷寒汗下後,心下痞堅,噫氣不除,有七物旋覆代赭湯。雜治婦人,有三物旋覆湯。胡洽居士治痰飲在兩脇脹滿,有旋覆花丸,用之尤多。成無己⑬曰:鞕則氣堅,旋覆之鹹,以軟痞堅也。【震亨⑭曰】寇宗奭言其行痰水去頭目風,亦走散之藥。病人涉虚者,不宜多服,冷利大腸,宜戒之。【時珍曰】旋覆乃手太陰肺、手陽明大腸藥也。所治諸病,其功

---

① 宗奭:**《衍義》卷11“旋覆花”** 葉如大菊,又如艾蒿。八九月有花,大如梧桐子,花淡黄緑,繁茂,圓而覆下,亦一異也。其香過於菊,行痰水,去頭目風。其味甘、苦、辛,亦走散之藥也。其旋花,四月、五月有花,别一種,非此花也……

② 斅:**《炮炙論》見《證類》卷10“旋覆花”** 雷公云:凡採得後,去裹花蘂殼皮并蒂子,取花蘂蒸,從巳至午,曬乾用。

③ 别録:見1097頁注②。

④ 權:**《藥性論》見《證類》卷10“旋覆花”** 旋覆花,使,味甘,無毒……

⑤ 大明:**《日華子》見《證類》卷10“旋覆花”** 無毒……

⑥ 宗奭:見本頁注①。

⑦ 本經:見1097頁注②白字。

⑧ 别録:見1097頁注②。

⑨ 甄權:**《藥性論》見《證類》卷10“旋覆花”** ……主肋脅氣下,寒熱水腫,主治膀胱宿水,去逐大腹,開胃,止嘔逆不下食。

⑩ 宗奭:見本頁注①。

⑪ 好古:**《湯液本草》卷4“旋覆花”** 《本草》云:主補中下氣,消堅軟痞。消胸中痰結,吐如膠漆。臍下膀胱留飲。利大腸,通血脉。發汗吐下後,心下痞,噫氣不除者,宜此。仲景治傷寒汗下後,心下痞堅,噫氣不除,旋覆代赭湯。

⑫ 頌:**《圖經》見《證類》卷10“旋覆花”** ……張仲景治傷寒汗下後,心下痞堅,噫氣不除,有七物旋復代赭湯。雜治婦人,有三物旋復湯。胡洽有除痰飲在兩脅脹滿等旋覆花丸,用之尤多。

⑬ 成無己:**《註解傷寒論》卷4“辨太陽病脉證并治法下第七”** 旋覆代赭石湯方……硬則氣堅,鹹味可以軟之,旋覆之鹹,以軟痞硬……

⑭ 震亨:**《衍義補遺·旋覆花》** ……《衍義》云:行痰水,去頭目風,亦走散之藥。病人涉虚者,不宜多服,利大腸,戒之。

只在行水下氣通血脉爾。李衛公①言嗅其花能損目,《唐慎微本草》誤以旋花根方收附此下,今改正之。

【附方】舊一,新三。中風壅滯。旋覆花,洗净焙研,煉蜜丸梧子大。夜卧以茶湯下五丸至七丸、十丸。《經驗後方》②。半産漏下。虚寒相摶,其脉弦芤。旋覆花湯:用旋覆花三兩,葱十四莖,新絳少許,水三升,煮一升,頓服。《金匱要略》③。月蝕耳瘡。旋覆花燒研,羊脂和塗之。《集簡方》。小兒眉癬。小兒眉毛眼睫因癬退不生。用野油花即旋覆花、赤箭即天麻苗、防風等分,爲末。洗净,以油調塗之。《總微論》④。

葉。【主治】傅金瘡,止血。大明⑤。治疔瘡腫毒。時珍。根。【主治】風濕。《别録》⑥。

青葙《本經》⑦下品

【釋名】草蒿《本經》⑧、萋蒿《本經》、崑崙草《唐本》⑨、野鷄冠《綱目》、鷄冠莧《綱目》。子名草决明《本經》。【時珍曰】青葙名義未詳。胡麻葉亦名青蘘,此草又多生于胡麻地中,與之同名,豈以其相似而然耶?青蒿亦名草蒿,其功相似,而名亦相同,何哉?其子明目,與决明子同功,故有草决明之名。其花葉似鷄冠,嫩苗似莧,故謂之鷄冠莧。鄭樵《通志》⑩言俗名牛尾蒿者,誤矣。

---

① 李衛公:**《續博物志》卷6**　李衛公云:金錢花損眼。

② 經驗後方:**《證類》卷10“旋覆花”**　《經驗後方》:治中風及壅滯。以旋覆花洗塵令净,搗末,煉蜜丸如桐子大。夜卧以茶湯下五丸至七丸、十丸。

③ 金匱要略:**《金匱·婦人雜病脉證并治》**　寸口脉弦而大,弦則爲減,大則爲芤,減則爲寒,芤則爲虚,寒虚相摶,此名曰革。婦人則半産漏下,旋覆花湯主之。旋覆花湯方:旋覆花三兩、葱十四莖、新絳少許,右三味,以水三升,煮取一升,頓服之。

④ 總微論:**《小兒衛生總微論》卷2“五氣論”**　治小兒眉毛眼睫因癬退不生,名乳頰癬。赤芝散:野油花(旋覆花是也)、赤箭(天麻苗)、防風(去蘆,各等分),右爲細末,先洗癬净,搵乾,以好油調塗之……

⑤ 大明:**《日華子》見《證類》卷10“旋覆花”**　無毒。明目,治頭風,通血脉。葉止金瘡血。

⑥ 别録:見1097頁注②。

⑦ 本經:**《本經》《别録》見《證類》卷10“青葙子”**　味苦,微寒,無毒。主邪氣,皮膚中熱,風瘙身癢,殺三蟲,惡瘡疥蝨,痔蝕,下部䘌瘡。子名草决明,療脣口青。一名草蒿,一名萋蒿。生平谷道傍。三月採莖葉,陰乾。五月、六月採子。

⑧ 本經:見上注白字。(**按**:“釋名”項下“本經”皆同此。)

⑨ 唐本:**《唐本草》見《證類》卷10“青葙子”**　……荆、襄人名爲崑崙草……

⑩ 通志:**《通志·昆蟲草木略·草類》**　青葙……花似後庭花,實如莨菪子,俗呼牛尾蒿……

【集解】【《别録》①曰】青葙生平谷道旁。三月采莖葉,陰乾。五月、六月采子。【弘景②曰】處處有之。似麥栅花,其子甚細。别有草蒿,或作草藁,主療殊相類,形名又相似可疑,而實兩種也。【恭③曰】此草苗高尺餘,葉細軟,花紫白色,實作角,子黑而扁光,似莧實而大,生下濕地,四月、五月采,荆襄人名爲崑崙草。【頌④曰】今江淮州郡近道亦有之。二月生青苗,長三四尺。葉闊似柳而軟。莖似蒿,青紅色。六月、七月内生花,上紅下白。子黑光而扁,似莨菪。根亦似蒿根而白,直下獨莖生根。六月、八月采子。【時珍曰】青葙生田野間,嫩苗似莧可食,長則高三四尺。苗葉花實與鷄冠花一樣無别。但鷄冠花穗或有大而扁或團者,此則稍間出花穗,尖長四五寸,狀如兔尾,水紅色,亦有黄白色者。子在穗中,與鷄冠子及莧子一樣,難辨。蘇恭言其結角,誤矣。蕭炳言黄花者名陶珠術,與陳藏器所説不同。又有天靈草,亦此類也,並附於下。

【附録】桃朱術。【炳⑤曰】青葙一種花黄者名陶朱術,苗相似。【藏器⑥曰】桃朱術生園中,細如芹,花紫,子作角。以鏡向旁敲之,則子自發。五月五日乃收子,帶之令婦人爲夫所愛。雁來紅。【時珍曰】莖、葉、穗、子並與鷄冠同。其葉九月鮮紅,望之如花,故名。吴人呼爲老少年。一種六月葉紅者,名十樣錦。天靈草。【時珍曰】按《土宿真君本草》⑦云:狀如鷄冠花,葉亦如之,折之有液如乳,生江、湖、荆南陂地間。五月取汁,可制雄、硫,煮雌煉砂。思蓂子。【斆⑧曰】思蓂子、鼠細子,二件真似青葙子,只是味不同。思蓂子味跙,煎之有涎。

莖葉。【修治】【斆⑨曰】凡用先燒鐵杵臼,乃擣用之。【氣味】苦,微寒,無毒。【主治】邪氣,皮膚中熱,風瘙身癢,殺三蟲。《本經》⑩。惡瘡,疥蝨,痔蝕,下

---

① 别録:見1099頁注⑦。

② 弘景:**《集注》見《證類》卷10"青葙子"** 陶隱居云:處處有。似麥栅花,其子甚細。後又有草蒿,《别本》亦作草藁。今即主療殊相類,形名又相似極多,足爲疑,而實兩種也。

③ 恭:**《唐本草》見《證類》卷10"青葙子"** 《唐本》注云:此草苗高尺許,葉細軟,花紫白色,實作角,子黑而扁光,似莧實而大,生下濕地,四月、五月採。荆、襄人名爲崑崙草……

④ 頌:**《圖經》見《證類》卷10"青葙子"** 青葙子,生平谷道傍,今江淮州郡近道亦有之。二月内生青苗,長三四尺。葉闊似柳細軟,莖似蒿,青紅色。六月、七月内生花,上紅下白。子黑光而扁,有似莨菪。根似蒿根而白,直下獨莖生根。六月、八月採子……

⑤ 炳:**《四聲本草》見《證類》卷10"青葙子"** ……又有一種花黄,名陶珠術,苗相似。

⑥ 藏器:**《證類》卷6"四十六種陳藏器餘·桃朱術"** 取子帶之,令婦人爲夫所愛。生園中,細如芹,花紫,子作角,以鏡向旁敲之,則子自發,五月五日收之也。

⑦ 土宿真君本草:(**按**:未見原書,待考。)

⑧ 斆:**《炮炙論》見《證類》卷10"青葙子"** 雷公云:凡用,勿使思蓂子并鼠細子,其二件真似青葙子,只是味不同。其思蓂子味跙,煎之有涎……

⑨ 斆:**《炮炙論》見《證類》卷10"青葙子"** ……凡用先燒鐵臼杵,單搗用之。

⑩ 本經:見1099頁注⑦白字。

部䘌瘡。《别録》①。擣汁服，大療温㾮。蘇恭②。止金瘡血。大明③。

子。【氣味】苦，微寒，無毒。【權④曰】苦，平。【主治】唇口青。《本經》⑤。治五臟邪氣，益腦髓，鎮肝，明耳目，堅筋骨，去風寒濕痺。大明⑥。治肝臟熱毒衝眼，赤障青盲，翳腫，惡瘡，疥瘡。甄權⑦。

【發明】【炳⑧曰】理眼，有青葙子丸。【宗奭⑨曰】青葙子，經中不言治眼，惟《藥性論》、《日華子》始言治肝明目。今人多用治眼，殊與經意不相當。【時珍曰】青葙子治眼，與决明子、莧實同功。《本經》雖不言治眼，而云一名草决明，主唇口青，則其明目之功可知矣。目者肝之竅，唇口青者足厥陰經之證，古方除熱亦多用之，青葙子之爲厥陰藥，又可知矣。况用之治目，往往有驗，尤可徵。據《魏略》⑩云：初平中有青牛先生，常服青葙子丸，年百餘歲，如五六十者。

【附方】舊一。鼻衄不止，眩冒欲死。青葙子汁三合，灌入鼻中。《貞元廣利方》⑪。

鷄冠宋《嘉祐》⑫

【釋名】【時珍曰】以花狀命名。

【集解】【時珍曰】鷄冠處處有之。三月生苗，入夏高者五六尺，矬者纔數寸。其葉青柔，頗似白莧菜而窄，艄有赤脉。其莖赤色，或圓或扁，有筋起。六七月稍間開花，有紅、白、黄三色。其穗圓長而尖者，儼如青葙之穗；扁卷而平者，儼如雄鷄之冠。花大有圍一二尺者，層層卷出可愛。子在穗中，黑細光滑，與莧實一樣。其穗如秕麥狀。花最耐久，霜後始蔫。

苗。【氣味】甘，凉，無毒。【主治】瘡痔及血病。時珍。

---

① 别録：見1099頁注⑦。
② 蘇恭：**《唐本草》見《證類》卷10“青葙子”**　……搗汁單服，大療温㾮甘䘌。
③ 大明：**《日華子》見《證類》卷10“青葙子”**　……苗止金瘡血。
④ 權：**《藥性論》見《證類》卷10“青葙子”**　青葙子，一名草藁，味苦，平，無毒……
⑤ 本經：見1099頁注⑦白字。
⑥ 大明：**《日華子》見《證類》卷10“青葙子”**　治五藏邪氣，益腦髓，明耳目，鎮肝，堅筋骨，去風寒濕痺……
⑦ 甄權：**《藥性論》見《證類》卷10“青葙子”**　……能治肝藏熱毒衝眼，赤障青盲翳腫，主惡瘡疥瘙，治下部蟲䘌瘡。
⑧ 炳：**《四聲本草》見《證類》卷10“青葙子”**　蕭炳云：今主理眼，有青葙子丸……
⑨ 宗奭：**《衍義》卷11“青葙子”**　《經》中並不言治眼，《藥性論》始言之……今人多用治眼，殊不與《經》意相當。
⑩ 魏略：**《證類》卷10“青葙”**　《三國志》云：《魏略》：初平中有青牛先生，常服青葙子，年如五六十者。人或識之，謂其已百歲有餘爾。
⑪ 貞元廣利方：**《證類》卷10“青葙子”**　《廣利方》：治鼻衄出血不止。以青葙子汁三合，灌鼻中。
⑫ 嘉祐：**《嘉祐》見《證類》卷11“雞冠子”**　凉，無毒。止腸風瀉血，赤白痢，婦人崩中帶下，入藥炒用。（新補，見陳藏器、日華子。）

子。【氣味】甘，凉，無毒。【主治】止腸風瀉血，赤白痢。藏器①。崩中帶下，入藥炒用。大明②。

花。【氣味】同上。【主治】痔漏下血，赤白下痢，崩中，赤白帶下，分赤白用。時珍。

【附方】新十。吐血不止。白鷄冠花，醋浸煮七次，爲末。每服二錢，熱酒下。《經驗方》③。結陰便血。鷄冠花、椿根白皮等分，爲末，煉蜜丸梧子大。每服三十丸，黄芪湯下，日二服。《聖濟總録》④。糞後下血。白鷄冠花并子炒，煎服。《聖惠方》⑤。五痔肛腫，久不愈，變成瘻瘡。用鷄冠花、鳳眼草各一兩，水二盌，煎湯頻洗。《衛生寶鑑》⑥。下血脱肛。白鷄冠花、防風等分，爲末，糊丸梧子大，空心米飲每服七十丸。一方：白鷄冠花炒、椶櫚灰、羌活各一兩，爲末。每服二錢，米飲下。《永類鈐方》⑦。經水不止。紅鷄冠花一味，晒乾爲末。每服二錢，空心酒調下。忌魚腥、猪肉。孫氏《集效方》⑧。産後血痛。白鷄冠花，酒煎服之。《李樓奇方》⑨。婦人白帶。白鷄冠花晒乾爲末，每旦空心酒服三錢。赤帶用紅者。孫氏《集效方》⑩。白帶沙淋。白鷄冠花、苦壺蘆等分，燒存性，空心火酒服之。《摘玄方》⑪。赤白下痢。鷄冠花煎酒服。赤用紅，白用白。《集簡方》。

① 藏器：見前頁注⑫。

② 大明：見前頁注⑫。

③ 經驗方：**《普濟方》卷188“吐血”** 治吐血（出《經驗良方》）：用白雞冠花，醋浸煮七次，爲末，二錢，熱酒下。

④ 聖濟總録：**《聖濟總録》卷97“結陰”** 治結陰便血不止，疼痛無時，雞冠丸方：雞冠花、椿根皮（並剉，等分），右二味擣羅爲末，煉蜜和丸如梧桐子大，每服三十丸，濃煎黄耆湯下，空心、食前日三服。

⑤ 聖惠方：**《普濟方》卷38“腸毒下血”** 治糞後鮮紅……又方：用白雞冠花並子炒，煎服。（**按**：《聖惠方》無此方，誤注出處。）

⑥ 衛生寶鑑：**《衛生寶鑒》卷17“腸風痔漏論”** 淋渫雞冠散：治五痔肛邊腫痛，或竄乳，或穿穴，或作瘡，久而不愈，變成漏瘡。雞冠花、鳳眼草（各一兩），右爲粗末，每用粗末半兩，水碗半，煎三五沸，熱洗患處。

⑦ 永類鈐方：**《永類鈐方》卷4“腸風下血”** 有腸風下血，或以爲熱，爲寒，爲暑，爲脾弱，血滲大腸，皆不效……又，白雞冠花、防風等分，爲末糊丸，空心米飲下。/**《聖惠方》卷60“治腸風下血諸方”** 治腸風下血，立效方：雞冠花（一兩，焙令香）、椶櫚皮（二兩，燒灰）、羌活（一兩），右件藥擣細羅爲散，空心以粥飲調下二錢。（**按**：時珍所引“一方”實出《聖惠方》。）

⑧ 集效方：**《萬應方》卷4“婦人科”** 經水不止方：紅雞冠花一味，曬乾，爲末。白帶用白雞冠花一味，曬乾，爲末。俱每服二錢，空心酒調送下。忌魚腥、豬肉之物。

⑨ 李樓奇方：**《怪證奇方》卷下** 産後血氣疼：白雞冠花酒煎服，妙。

⑩ 集效方：見本頁注⑧。

⑪ 摘玄方：（**按**：未能溯得其源。）

紅藍花宋《開寶》①

【釋名】紅花《開寶》②、黄藍。【頌③曰】其花紅色,葉頗似藍,故有藍名。

【集解】【志④曰】紅藍花即紅花也,生梁 漢及西域。《博物志》⑤云:張騫得種於西域。今魏地亦種之。【頌⑥曰】今處處有之。人家場圃所種,冬月布子於熟地,至春生苗,夏乃有花。花下作梂彙多刺,花出梂上。圃人乘露采之,采已復出,至盡而罷。梂中結實,白顆如小豆大。其花暴乾,以染真紅,又作臙脂。【時珍曰】紅花二月、八月、十二月皆可以下種,雨後布子,如種麻法。初生嫩葉、苗亦可食。其葉如小薊葉。至五月開花,如大薊花而紅色。侵晨采花搗熟,以水淘,布袋絞去黄汁又搗,以酸粟米泔清又淘,又絞袋去汁,以青蒿覆一宿,晒乾,或捏成薄餅,陰乾收之。入藥搓碎用。其子五月收采,淘浄搗碎煎汁,入醋拌蔬食,極肥美。又可爲車脂及燭。

花。【氣味】辛,温,無毒。【元素⑦曰】入心養血,謂其苦温,陰中之陽,故入心。佐當歸,生新血。【好古⑧曰】辛而甘苦,温,肝經血分藥也。入酒良。【主治】産後血運口噤,腹内惡血不盡絞痛,胎死腹中,並酒煮服。亦主蠱毒。《開寶》⑨。多用破留血,少用養血。震亨⑩。活血,潤燥,止痛,散腫,通經。時珍。

---

① 開寶:**《開寶》見《證類》卷 9"紅藍花"** 味辛,温,無毒。主産後血運口噤,腹内惡血不盡,絞痛,胎死腹中,並酒煮服。亦主蠱毒下血。堪作燕脂。其苗生擣碎,傅遊腫。其子吞數顆,主天行瘡子不出。其燕脂,主小兒聤耳,滴耳中。生梁、漢及西域。一名黄藍。《博物志》云:黄藍,張騫所得。今倉魏地亦種之。

② 開寶:**《圖經》見《證類》卷 9"紅藍花"** 紅藍花,即紅花也……(**按**:時珍誤注出處,當出《圖經》。)

③ 頌:**《圖經》見《證類》卷 9"紅藍花"** ……葉頗似藍,故有藍名,又名黄藍……

④ 志:見本頁注①、②。

⑤ 博物志:見本頁注①。

⑥ 頌:**《圖經》見《證類》卷 9"紅藍花"** ……生梁漢及西域,今處處有之。人家場圃所種,冬而布子於熟地,至春生苗,夏乃有花。下作梂彙,多刺,花蘂出梂上。圃人承露採之,採已復出,至盡而罷。梂中結實,白顆如小豆大。其花暴乾,以染真紅及作燕脂,主産後血病爲勝,其實亦同……

⑦ 元素:**《醫學啓源》卷下"用藥備旨·紅藍花"** 氣温,味辛……〔酒浸,佐當歸生新血。〕/**"用藥備旨·法象餘品"** 紅花:苦,陰中之陰,入心養血。〔即紅藍花〕/**《湯液本草》卷 3"紅藍花"** 《珍》云:入心養血。謂苦爲陰中之陽,故入心。(**按**:據《本草發揮》所引,當以"陰中之陽"爲正。)

⑧ 好古:**《湯液本草》卷 3"草部·紅藍花"** 氣温,味辛。辛而甘温苦……《本草》云:主産後血暈,胎死腹中,并酒煮服……/**《湯液大法》卷 3"肝"** 有餘則聚,聚則宜通。血(紅花……)(**按**:"入酒良"未溯得其源。疑時珍據"酒煮服"新添。歸經據《湯液大法》通肝血聚歸納。)

⑨ 開寶:見本頁注①。

⑩ 震亨:**《衍義補遺·紅蘭花》** 破留血,養血。多用則破血,少用則養血……

【發明】【時珍曰】血生於心包，藏於肝，屬於衝任。紅花汁與之同類，故能行男子血脉，通女子經水。多則行血，少則養血。按《養疴漫筆》①云：新昌 徐氏婦，病産運已死，但胸膈微熱。有名醫陸氏曰：血悶也。得紅花數十斤，乃可活。遂亟購得，以大鍋煮湯，盛三桶於窗格之下，舁婦寢其上熏之，湯冷再加。有頃指動，半日乃蘇。按此亦得唐 許胤宗以黄芪湯熏柳太后風病之法也。

【附方】舊五，新三。六十二種風。張仲景治六十二種風，兼腹内血氣刺痛。用紅花一大兩，分爲四分，以酒一大升，煎鍾半，頓服之。不止再服。《圖經本草》②。一切腫疾。紅花熟搗取汁服，不過三服便瘥。《外臺秘要》③。喉痺壅塞不通者。紅藍花搗，絞取汁一小升服之，以瘥爲度。如冬月無生花，以乾者浸濕絞汁煎服，極驗。《廣利方》④。熱病胎死。紅花酒煮汁，飲二三盞。熊氏《補遺》⑤。胎衣不下。方同上。楊氏《産乳》⑥。産後血運，心悶氣絶。紅花一兩，爲末，分作二服，酒二盞，煎一盞，連服。如口噤，斡開灌之。或入小便尤妙。《子母秘録》⑦。聤耳出水。紅藍花三錢半，枯礬五錢，爲末，以綿杖繳净吹之。無花則用枝葉。一方去礬。《聖惠方》⑧。噎膈拒食。端午采頭次紅花，無灰酒拌，焙乾，血竭瓜子樣者，等分爲末，無灰酒一盞，隔湯頓熱，徐嚥。初服二分，次日四分，三日五分。楊起《簡便方》⑨。

---

① 養疴漫筆：**《養疴漫筆》** 新昌徐氏婦病産。有名醫陸某在二百里外，輿致之，及門，婦已死，但胸膈間猶微熱。陸入診之良久，曰：此血悶也，得紅花數十斤則可活。主人亟購如數。陸乃爲大鍋煮之，候湯沸，遂以三木桶盛湯于中，取窗格，藉婦人寢其上，湯氣微，復進之。有頃，婦人指動，半日遂蘇。

② 圖經本草：**《圖經》見《證類》卷 9"紅藍花"** ……張仲景治六十二種風，兼腹内血氣刺痛。用紅花一大兩，分爲四分，以酒一大升，煎强半，頓服之。不止，再服……

③ 外臺秘要：**《外臺》卷 20"水病雜療方一十二首"** 崔氏療一切腫方：取紅藍花熟揉，搗取汁服之，不過再三服便愈。服之多少，量腫大小而進花汁也。

④ 廣利方：**《圖經》見《證類》卷 9"紅藍花"** ……又崔元亮《海上方》：治喉痺，壅塞不通者。取紅藍花擣絞取汁一小升服之，以差爲度。如冬月無濕花，可浸乾者濃絞取汁，如前服之，極驗。但咽喉塞，服之皆差。亦療婦人産運絶者。（**按**：誤注出處。）

⑤ 補遺：**《〈婦人良方〉校注補遺》卷 14"妊娠熱病胎死腹中方論第八"** 〔熊附〕治妊娠熱病，胎死腹中：紅花酒煮汁，飲二三盞。

⑥ 産乳：（**按**：書佚，無可溯源。）

⑦ 子母秘録：**《證類》卷 9"紅藍花"** 《簡要濟衆》：産後血暈，心悶氣絶：紅花一兩，擣爲末，分作兩服，酒二中盞，煎取一盞併服。如口噤，斡開灌之。（《子母秘録》同。）

⑧ 聖惠方：**《聖惠方》卷 89"治聤耳諸方"** 治聤耳累年膿水不絶，臭穢……又方：紅花（一分）、白礬（一兩，燒灰），右件藥細研爲末，每用少許内耳中，神效。/治聤耳膿血出不止……又方：右以紅花末吹入耳中。無花，枝葉亦可用之。

⑨ 簡便方：**《奇效單方》卷上"八脾胃"** 治噎膈：紅花（端午採頭次者，無灰酒拌濕，瓦上焙乾）、血竭（瓜子樣者佳，各等分），右爲細末，用無灰酒一小鐘，入藥在内，調匀，隔湯頓熱，徐徐咽下，初服二分，次日服三分或四分，三日服五分。

子。【主治】天行瘡痘，水吞數顆。《開寳》①。功與花同。蘇頌②。

【附方】舊二，新一。血氣刺痛。紅藍子一升，搗碎，以無灰酒一大升拌子，暴乾，重搗篩，蜜丸梧子大，空心酒下四十丸。張仲景方③。瘡疽不出。紅花子、紫草茸各半兩，蟬蜕二錢半，水酒鍾半，煎減半，量大小加減服。龐安常《傷寒論》④。女子中風，血熱煩渴。以紅藍子五合，熬搗，旦日取半大匙，以水一升，煎取七合，去滓細細嚥之。《貞元廣利方》⑤。

苗。【主治】生擣，塗遊腫。《開寳》⑥。

番紅花《綱目》

【釋名】（洎）〔咱〕夫藍《綱目》、撒法（即）〔郎〕。

【集解】【時珍曰】番紅花出西番、回回地面及天方國，即彼地紅藍花也。元時以入食饌用。按張華《博物志》⑦言，張騫得紅藍花種於西域，則此即一種，或方域地氣稍有異耳。

【氣味】甘，平，無毒。【主治】心憂鬱積，氣悶不散，活血。久服令人心喜。又治驚悸。時珍。

【附方】新一。傷寒發狂，驚怖恍惚。用撒法即二分，水一盞，浸一夕服之。天方國人所傳。王璽《醫林集要》⑧。

燕脂《綱目》

【釋名】䄄菽。【時珍曰】按伏侯《中華古今注》⑨云：燕脂起自紂，以紅藍花汁凝作之。調脂飾女面，產於燕地，故曰燕脂。或作䄄菽。匈奴人名妻爲閼氏，音同燕脂，謂其顏色

---

① 開寳：見1103頁注①。

② 蘇頌：見1103頁注⑥。

③ 張仲景方：**《圖經》見《證類》卷9"紅藍花"** ……張仲景治六十二種風，兼腹内血氣刺痛……又一方：用紅藍子一升，擣碎，以無灰酒一大升八合，拌了暴令乾，重擣蓰，蜜丸如桐子大，空腹酒下四十丸……（**按**：今本《金匱》《傷寒論》均無此方。）

④ 傷寒論：**《普濟方》卷403"瘡疹出不快"** 紅花湯：治小兒瘡痘不出。紅花子、紫草茸（各半兩）、蟬蜕（一分），右㕮咀，酒水一中盞煎，去滓温服，大小加減。（**按**：《傷寒總病論》無此方，誤注出處。）

⑤ 貞元廣利方：**《圖經》見《證類》卷9"紅藍花"** ……《正元廣利方》：治女子中風，血熱煩渴者。以紅藍子五大合，微熬擣碎，旦日取半大匙，以水一升，煎取七合，去滓，細細嚥之……

⑥ 開寳：見1103頁注①。

⑦ 博物志：**《博物志》卷6** 張騫使西域還，得大蒜、安石榴、胡桃、蒲桃、胡葱、苜蓿、胡荽、黄藍，可作燕支也……

⑧ 醫林集要：**《醫林集要》卷8"傷寒藥"** 一方：傷寒發狂驚怖，心煩恍惚，以撒法（即）〔郎〕（二分，即番紅花），用水一盞，浸一夕服之，效。天方國傳。

⑨ 中華古今注：**《中華古今注》卷中"燕脂"** 蓋起自紂，以紅藍花汁凝作燕脂，以燕國所生，故曰燕脂。塗之作桃紅粧。

可愛如燕脂也。俗作臙肢、胭支者,並謬也。

【集解】【時珍曰】燕脂有四種:一種以紅藍花汁染胡粉而成,乃蘇鶚《演義》①所謂"燕脂葉似薊,花似蒲,出西方,中國謂之紅藍,以染粉爲婦人面色者"也。一種以山燕脂花汁染粉而成,乃段公路《北户録》②所謂"端州山間有花叢生,葉類藍,正月開花似蓼,土人采含苞者爲燕脂粉,亦可染帛,如紅藍者"也。一種以山榴花汁作成者,鄭虔《胡本草》③中載之。一種以紫鉚染綿而成者,謂之胡燕脂,李珣《南海藥譜》④載之。今南人多用紫鉚燕脂,俗呼紫梗是也。大抵皆可入血病藥用。又落葵子亦可取汁和粉飾面,亦謂之胡燕脂,見菜部。

【氣味】甘,平,無毒。【主治】小兒聤耳,浸汁滴之。《開寶》⑤。活血,解痘毒。時珍。

【附方】新五。乳頭裂破。燕脂、蛤粉爲末,傅之。《危氏得效方》⑥。嬰孩鵝口,白厚如紙。用坯子燕脂,以乳汁調塗之,一宿效。男用女乳,女用男乳。《集簡方》。漏瘡腫痛:豬膽七箇,綿燕脂十個,洗水和勻,搽七次即可。《救急方》⑦。防痘入目。臙脂嚼汁點之。《集簡方》。痘瘡倒陷。乾臙脂三錢,胡桃燒存性一箇,研末,用胡荽煎酒服一錢,再服取效。《救急方》⑧。

大薊小薊《別録》⑨中品

【釋名】虎薊弘景⑩、馬薊范汪⑪、貓薊弘景、刺薊《日華》⑫、山牛蒡《日華》、雞

---

① 演義:**崔豹《古今注》卷下"草木第六"** 燕支,葉似薊,花似蒲公。出西方,中國謂之紅藍,以染粉爲面色,謂爲燕支粉。(**按**:已查《蘇鶚演義》,無此文。)

② 北户録:**《北户録》卷3"山花燕支"** 山花叢生,端州山崦間多有之。其葉類藍,其花似蓼,抽穗長二三寸,作青白色,正月開。土人採含苞者賣之,用爲燕支粉。或持染絹帛,其紅不下藍花……

③ 胡本草:(**按**:書佚,無可溯源。)

④ 南海藥譜:**《海藥》見《證類》卷13"紫鉚 麒麟竭"** 紫鉚,謹按《廣州記》云:生南海山谷。其樹紫赤色,是木中津液成也。治濕癢瘡疥,宜入膏用。又可造胡燕脂,餘滓則主作家使也。(**按**:原出《海藥本草》。時珍誤將《南海藥譜》《海藥本草》混爲一書。)

⑤ 開寶:**《開寶》見《證類》卷9"紅藍花"** ……其燕脂,主小兒聤耳,滴耳中……

⑥ 危氏得效方:**《聖惠方》卷71"治婦人乳結核諸方"** 治婦人乳頭裂痛,欲成瘡,方:胭脂(三分)、蚌蛤粉(一兩),右件藥研細,塗乳裂處,神效。(**按**:《世醫得效方》無此方,誤注出處。)

⑦ 救急方:(**按**:已查相關書籍,未能溯得其源。)

⑧ 救急方:**《急救良方》卷2"小兒第三十九"** 治痘瘡倒陷……又方:用胡桃(一個,燒存性)、乾胭脂(三錢),爲末,用胡荽煎,酒調下一錢。

⑨ 別録:**《別録》見《證類》卷9"大小薊根"** 味甘,温,主養精保血。大薊主女子赤白沃,安胎,止吐血,衄鼻,令人肥健。五月採。

⑩ 弘景:**《集注》見《證類》卷9"大小薊根"** 陶隱居云:大薊是虎薊,小薊是貓薊……(**按**:"釋名"項下"弘景"同此。)

⑪ 范汪:**《圖經》見《證類》卷7"續斷"** ……謹按范汪方云:續斷即是馬薊,與小薊菜相似,但大于小薊耳……

⑫ 日華:**《日華子》見《證類》卷9"大小薊根"** ……又名刺薊、山牛蒡。(**按**:"釋名"項下"日華"同此。)

項草《圖經》①、千針草《圖經》②、野紅花《綱目》。【弘景③曰】大薊是虎薊，小薊是貓薊，葉並多刺，相似。田野甚多，方藥少用。【時珍曰】薊猶髻也，其花如髻也。曰虎、曰貓，因其苗狀猙獰也。曰馬者，大也。牛蒡，因其根似牛蒡根也。鷄項，因其莖似鷄之項也。千針、紅花，皆其花狀也。鄭樵《通志》④謂"《爾雅》之蘩曰狗毒"者即此，未知是否？【藏器⑤曰】薊門以多薊得名，當以北方者爲勝也。

【集解】【《别録》⑥曰】大小薊，五月采。【恭⑦曰】大小薊葉雖相似，功力有殊。大薊生山谷，根療癰腫。小薊生平澤，不能消腫，而俱能破血。【頌⑧曰】小薊處處有之，俗名青刺薊。二月生苗，二三寸時，併根作菜，茹食甚美。四月高尺餘，多刺，心中出花，頭如紅藍花而青紫色，北人呼爲千針草。四月采苗，九月采根，並陰乾用。大薊苗根與此相似，但肥大爾。【宗奭⑨曰】大小薊皆相似，花如髻。但大薊高三四尺，葉皺；小薊高一尺許，葉不皺，以此爲異。作菜雖有微芒，不害人。

大薊根葉同。【氣味】甘，温，無毒。【弘景⑩曰】有毒。【權⑪曰】苦，平。【大明⑫曰】葉凉。

【主治】女子赤白沃，安胎，止吐血鼻衄，令人肥健。《别録》⑬。擣根絞汁服半升，主崩中血下立瘥。甄權⑭。**葉**：治腸癰，腹臓瘀血作運，撲損，生研，

---

① 圖經：**《圖經》見《證類》卷30"外草類・雞項草"** ……亦名千針草根……
② 圖經：**《圖經》見《證類》卷9"大小薊根"** ……北人呼爲千針草……
③ 弘景：**《集注》見《證類》卷9"大小薊根"** 陶隱居云：大薊是虎薊，小薊是貓薊，葉並多刺相似。田野甚多，方藥不復用，是賤之故……
④ 通志：**《通志・昆蟲草木略・草類》** 薊，曰虎薊，曰刺薊，曰山牛蒡。《爾雅》蘩，狗毒。蘩即薊也……
⑤ 藏器：**《拾遺》見《證類》卷9"大小薊根"** 陳藏器云：薊門以薊爲名，北方者勝也。
⑥ 别録：見1106頁注⑨。
⑦ 恭：**《唐本草》見《證類》卷9"大小薊根"** 《唐本》注云：大、小薊，葉欲相似，功力有殊，並無毒，亦非虎、貓薊也。大薊生山谷，根療癰腫，小薊生平澤，俱能破血，小薊不能消腫也。
⑧ 頌：**《圖經》見《證類》卷9"大小薊根"** 小薊根，本經不著所出州土，今處處有之。俗名青刺薊。苗高尺餘，葉多刺，心中出花頭，如紅藍花而青紫色，北人呼爲千針草。當二月苗初生二三寸時，并根作茹，食之甚美。四月採苗，九月採根，並陰乾入藥，亦生擣根絞汁飲。以止吐血，衄血，下血，皆驗。大薊根、苗，與此相似，但肥大耳。而功力有殊，破血之外，亦療癰腫。小薊專主血疾。
⑨ 宗奭：**《衍義》卷10"大小薊"** 皆相似，花如髻。但大薊高三四尺，葉皺。小薊高一尺許，葉不皺，以此爲異。小薊，山野人取爲蔬，甚適用。雖有微芒，亦不能害人。
⑩ 弘景：**《集注》見《證類》卷9"大小薊根"** ……大薊根甚療血，亦有毒。
⑪ 權：**《藥性論》見《證類》卷9"大小薊根"** 大薊亦可單用，味苦，平……
⑫ 大明：**《日華子》見《證類》卷9"大小薊根"** ……又云：大薊葉，凉……
⑬ 别録：見1106頁注⑨。
⑭ 甄權：**《藥性論》見《證類》卷9"大小薊根"** ……止崩中血下。生取根擣，絞汁，服半升許，多立定。

酒并小便任服。又惡瘡疥癬，同鹽研罯之。大明①。

小薊根苗同。【氣味】甘，温，無毒。【大明②曰】凉。

【主治】養精保血。《别録》③。破宿血，生新血，暴下血血崩，金瘡出血，嘔血等，絞取汁温服。作煎和糖，合金瘡及蜘蛛蛇蠍毒，服之亦佳。藏器④。治熱毒風，並胸膈煩悶，開胃下食，退熱，補虚損。○苗：去煩熱，生研汁服。並大明⑤。作菜食，除風熱。夏月熱煩不止，擣汁半升服，立瘥。孟詵⑥。

【發明】【大明⑦曰】小薊力微，只可退熱，不似大薊能健養下氣也。【恭⑧曰】大小薊皆能破血。但大薊兼療癰腫，而小薊專主血，不能消腫也。

【附方】舊五，新九。心熱吐血，口乾。用刺薊葉及根，搗絞取汁，每頓服二小盞。《聖惠方》⑨。舌硬出血不止。刺薊搗汁，和酒服。乾者爲末，冷水服。《普濟方》⑩。九竅出血。方同上。《簡要濟衆》⑪。卒瀉鮮血。小薊葉搗汁，温服一升。《梅師方》⑫。崩中下血。大小薊根一升，酒一斗，漬五宿，任飲。亦可酒煎服，或生搗汁温服。○又方：小薊莖葉洗切，研汁一盞，入生地黄汁一盞，白术半兩，煎减半，温服。《千金方》⑬。墮胎下血。小薊根葉、益母

① 大明：**《日華子》見《證類》卷9"大小薊根"** ……又云：大薊葉，凉。治腸癰，腹藏瘀血，血運，撲損，可生研，酒並小便任服。惡瘡疥癬，鹽研窨傅……

② 大明：**《日華子》見《證類》卷9"大小薊根"** 小薊根，凉，無毒……

③ 别録：見1106頁注⑨。

④ 藏器：**《拾遺》見《證類》卷9"大小薊根"** 《陳藏器本草》云：小薊破宿血，止新血，暴下血，血痢，驚瘡出血，嘔血等，絞取汁温服。作煎和糖，合金瘡，及蜘蛛、蛇、蠍毒，服之亦佳。

⑤ 大明：**《日華子》見《證類》卷9"大小薊根"** ……治熱毒風，並胸膈煩悶，開胃下食，退熱，補虚損。苗，去煩熱，生研汁服。小薊力微，只可退熱，不似大薊能補養下氣……

⑥ 孟詵：**《食療》見《證類》卷9"大小薊根"** ……又，取葉煮食之，除風熱。……夏月熱，煩悶不止，擣葉取汁半升，服之立差。

⑦ 大明：見本頁注④。

⑧ 恭：見1107頁注⑦。

⑨ 聖惠方：**《聖惠方》卷37"治吐血口乾諸方"** 治心熱吐血，口乾……又方：右用刺薊葉及根搗絞取汁，每服一小盞，頻服即止。

⑩ 普濟方：**《普濟方》卷59"舌上出血"** 清心散：治舌上出血，並九孔出血。用刺薊一握，研絞取汁，以酒半盞調服。如無生汁，只搗乾者爲末，冷水調下三錢匕。兼治大衄。

⑪ 簡要濟衆：**《證類》卷9"大小薊根"** 《簡要濟衆》：治九竅出血。以刺薊一握絞取汁，以酒半盞調和，頓服之。如無清汁，只擣乾者爲末，冷水調三錢匕。

⑫ 梅師方：**《證類》卷9"大小薊根"** 《梅師方》：治卒吐血及瀉鮮血：取小薊法擣絞取汁，温服。

⑬ 千金方：**《千金翼方》卷8"崩中"** 治婦人暴崩中去血不止，薊根酒方：大小薊根（各一斤，切），右二味以酒一斗漬五宿，服之，隨意多少。/**《婦人良方》卷1"崩暴下血不止方論"** 陽傷於陰，令人下血，當補其陰。宜服小薊湯、阿茄陀圓。小薊湯：小薊莖葉（洗，切，研，取汁一盞）、生地黄汁（一盞）、白术（半兩，剉），右三件，入水一盞，煎至一半，去滓温服。（**按**：《千金方》乃《千金翼方》之誤。"又方"出《婦人良方》。）

草五兩,水三大盌,煮汁一盌,再煎至一盞,分二服,一日服盡。《聖濟總録》①。**金瘡出血**不止。小薊苗擣爛塗之。孟詵《食療本草》②。**小便熱淋**。馬薊根搗汁服。《聖惠方》③。**鼻塞不通**。小薊一把,水二升,煮取一升,分服。《外臺秘要》④方。**小兒浸淫**瘡,痛不可忍,發寒熱者。刺薊葉新水調傅瘡上,乾即易之。《簡要濟衆方》⑤。**癬瘡作痒**。刺薊葉搗汁服之。《千金方》⑥。**婦人陰痒**。小薊煮湯,日洗三次。《普濟方》⑦。**諸瘻不合**。虎薊根、貓薊根、酸棗根、枳根、杜衡各一把,班蝥三分,炒,爲末,蜜丸棗大,日一服。并以小丸納瘡中。《肘後方》⑧。**丁瘡惡腫**。千針草四兩,乳香一兩,明礬五錢,爲末。酒服二錢,出汗爲度。《普濟方》⑨。

續斷《本經》⑩上品

【釋名】屬折《本經》⑪、接骨《别録》⑫、龍豆《别録》、南草。【時珍曰】續斷、屬折、接骨,皆以功命名也。

【集解】【《别録》⑬曰】續斷生常山山谷,七月、八月采,陰乾。【普⑭曰】出梁州,七月七日

---

① 聖濟總録:**《聖濟總録》卷158"妊娠墮胎後血出不止"** 治妊娠墮胎後,血出不止,小薊飲方:小薊根葉(剉碎)、益母草(去根莖,切碎,各五兩),右二味細切,以水三大碗,煮二味爛熟去滓,至一大碗,將藥於銅器中煎至一盞,分作二服,日内服盡。

② 食療本草:**《食療》見《證類》卷9"大小薊根"** ……金瘡血不止,挼葉封之……

③ 聖惠方:**《普濟方》卷214"小便淋秘"** 治淋,用生續斷絞取汁,服之。是馬(前)〔薊〕根。(**按**:《聖惠方》無此方,誤注出處。)

④ 外臺秘要:**《證類》卷9"大小薊根"** 《外臺秘要》:治鼻窒塞不通方:小薊一把,水二升,煮取一升。去滓分服……

⑤ 簡要濟衆方:**《證類》卷9"大小薊根"** 《簡要濟衆》……又方:治小兒浸淫瘡,疼痛不可忍,發寒熱。刺薊末,新水調傅瘡上,乾即易之。

⑥ 千金方:**《千金方》卷23"疥癬第四"** 治癬方:搗刺薊汁服之。

⑦ 普濟方:**《普濟方》卷326"下部諸疾"** 治婦人陰癢不止:用小薊不拘多少,水煮作湯,熱洗,日三用之。

⑧ 肘後方:**《外臺》卷23"諸瘻方一十五首"** 通治諸瘻方……又方:虎薊根、杜蘅、枳根、酸棗根(各一把)、斑猫(一枚,一方云三分,去頭足翅,熬)、貓薊根(各一把),右六味搗,蜜丸,日一服如棗一枚,以小丸著瘡中。(**按**:《肘後方》無此方,誤注出處。)

⑨ 普濟方:**《普濟方》卷274"諸疔瘡"** 治疔腫瘡……又神效方:千(金)〔針〕草(四兩)、明礬(五錢)、乳香(一兩),右爲末,酒調下一錢。出汗爲度。

⑩ 本經:**《本經》《别録》(《藥對》)見《證類》卷7"續斷"** 味苦、辛,微温,無毒。主傷寒,補不足,金瘡,癰傷,折跌,續筋骨,婦人乳難,崩中漏血,金瘡血内漏,止痛,生肌肉及踠傷,惡血,腰痛,關節緩急。久服益氣力。一名龍豆,一名屬折,一名接骨,一名南草,一名槐。生常山山谷。七月、八月採,陰乾。(地黄爲之使,惡雷丸。)

⑪ 本經:見上注白字。

⑫ 别録:見上注。(**按**:"釋名"項下"别録"同此。)

⑬ 别録:見上注。

⑭ 普:**《御覽》卷989"續斷"** 《吴氏本草》曰……生梁州,七月七日採。

采。【弘景①曰】按《桐君藥録》云:續斷生蔓延,葉細莖如荏,大根本,黄白有汁,七月、八月采根。今皆用莖葉節節斷,皮黄皺,狀如鷄脚者,又呼爲桑上寄生。時人又有接骨樹,高丈餘許,葉似蒴藋,皮主金瘡。廣州又有續斷藤,一名諸藤,斷其莖,以器承取汁飲,療虚損絶傷,用沐頭,長髮,折枝插地即生。恐皆非真。李當之云是虎薊,與此大乖,但虎薊亦療血。【恭②曰】所在山谷皆有。今俗用者,葉似苧而莖方,根如大薊,黄白色。陶説非也。【頌③曰】今陝西、河中、興元、舒、越、晉、絳諸州亦有之。三月以後生苗,幹四稜,似苧麻,葉兩兩相對而生。四月開花紅白色,似益母花。根如大薊,赤黄色。謹按《范汪方》云:續斷即是馬薊,與小薊葉相似,但大於小薊爾。葉似旁翁菜而小厚,兩邊有刺,刺人。其花紫色,與今越州所圖者相類。而市之貨者亦有數種,少能辨其粗良。醫人但以節節斷、皮黄皺者爲真。【斅④曰】凡使,勿用草茅根,緣真相似,若誤服令人筋軟。【時珍曰】續斷之説不一。桐君言是蔓生,葉似荏。李當之、范汪並言是虎薊。《日華子》言是大薊,一名山牛蒡。蘇恭、蘇頌皆言葉似苧麻,根似大薊。而《名醫别録》復出大小薊條,頗難依據。但自漢以來,皆以大薊爲續斷,相承久矣。究其實,則二蘇所云似與桐君相符,當以爲正。今人所用,以州中來,色赤而瘦,折之有烟塵起者爲良焉。鄭樵《通志》謂范汪所説者乃南續斷,不知何據?蓋以别川續斷耳。

根。【修治】【斅⑤曰】凡采得根,横切剉之,又去向裏硬筋,以酒浸一伏時,焙乾,入藥用。

【氣味】苦,微温,無毒。【《别録》⑥曰】辛。【普⑦曰】神農、雷公、黄帝、李當之:苦,無毒。扁鵲:辛,無毒。【之才⑧曰】地黄爲之使,惡雷丸。

【主治】傷寒,補不足,金瘡,癰傷,折跌,續筋骨,婦人乳難。久服益氣

① 弘景:**《集注》見《證類》卷7“續斷”** 陶隱居云:按《桐君藥録》云:續斷生蔓延,葉細,莖如荏大,根本黄白有汁,七月、八月採根。今皆用莖葉,節節斷,皮黄皺,狀如雞脚者,又呼爲桑上寄生。恐皆非真。時人又有接骨樹,高丈餘許,葉似蒴(音朔)藋(音濯)。皮,主療金瘡,有此接骨名,疑或是。而廣州又有一藤名續斷,一名諸藤,斷其莖,器承其汁飲之,療虚損絶傷。用沐頭,又長髮。折枝插地即生,恐此又相類。李云是虎薊,與此大乖,而虎薊亦自療血爾。

② 恭:**《唐本草》見《證類》卷7“續斷”** 《唐本》注云:此藥所在山谷皆有。今俗用者,是葉似苧而莖方,根如大薊,黄白色。陶注者非也。

③ 頌:**《圖經》見《證類》卷7“續斷”** 續斷,生常山山谷,今陝西、河中、興元府、舒、越、晉州亦有之。三月已後生苗,䕸四稜,似苧麻,葉亦類之,兩兩相對而生。四月開花紅白色,似益母花。根如大薊,赤黄色,七月、八月採。謹按:《范汪方》云:續斷即是馬薊,與小薊菜相似,但大於小薊耳。葉似旁翁菜而小厚,兩邊有刺,刺人,其花紫色,與今越州生者相類。而市之貨者,亦有數種,少能辨其麤良。醫人用之,但以節節斷皮黄皺者爲真。

④ 斅:**《炮炙論》見《證類》卷7“續斷”** 雷公云:凡使,勿用草茆根,緣真似續斷,若誤用服之,令人筋軟。採得後横切剉之,又去向裏硬筋了,用酒浸一伏時,焙乾用。

⑤ 斅:見上注。

⑥ 别録:見1109頁注⑩。

⑦ 普:**《御覽》卷989“續斷”** 《吴氏本草》曰……神農、季氏:小寒。雷公、黄帝:苦,無毒。扁鵲:辛,無毒。

⑧ 之才:**古本《藥對》**見1109頁注⑩括號中七情文。

力。《本經》①。婦人崩中漏血，金瘡血内漏，止痛，生肌肉，及踠傷，惡血腰痛，關節緩急。《别録》②。去諸温毒，通宣血脉。甄權③。助氣，補五勞七傷，破癥結瘀血，消腫毒，腸風，痔瘻，乳癰，瘰癧，婦人産前後一切病，胎漏，子宫冷，面黄虚腫，縮小便，止泄精尿血。大明④。

【發明】【時珍曰】宋張叔潜⑤秘書知劍州時，其閣下病血痢。一醫用平胃散一兩，入川續斷末二錢半，每服二錢，水煎服即愈。紹熙壬子，會稽時行痢疾。叔潜之子以方傳人，往往有驗。小兒痢服之皆效。

【附方】舊二，新二。小便淋瀝。生續斷搗絞汁服，即馬薊根也。初虞世《古今録驗》⑥。妊娠胎動⑦。兩三月墮，預宜服此。川續斷酒浸，杜仲薑汁炒去絲，各二兩，爲末，棗肉煮爛杵和丸梧子大。每服三十丸，米飲下。産後諸疾。血運，心悶煩熱，厭厭氣欲絶，心頭硬，乍寒乍熱。續斷皮一握，水三升，煎二升，分三服。如人行一里，再服。無所忌。此藥救産後垂死。《子母秘録》⑧。打撲傷損，閃肭骨節。用接骨草葉搗爛罨之，立效。《衛生易簡方》⑨。

苦芙音襖○《别録》⑩下品

【釋名】鉤芙《爾雅》⑪、苦板。【時珍曰】凡物穉曰芙，此物嫩時可食，故以名之。

---

① 本經：見 1109 頁注⑩白字。

② 别録：見 1109 頁注⑩。

③ 甄權：**《藥性論》見《證類》卷 7“續斷”** 續斷，君。主絶傷，去諸温毒，能通宣經脉。

④ 大明：**《日華子》見《證類》卷 7“續斷”** 助氣，調血脉，補五勞七傷，破癥結瘀血，消腫毒，腸風，痔瘻，乳癰，瘰癧，撲損，婦人産前後一切病，面黄虚腫，縮小便，止泄精，尿血，胎漏，子宫冷……

⑤ 張叔潛：**《百一選方》卷 6“第八門·痢疾”** 治血痢，右用合成平胃散秤一兩，入川續斷末二錢半，拌匀，每服二錢，水一盞，煎至七分服。張叔潛秘書知劒州時，其閤中病血痢，一醫者用此藥治之而愈。紹熙壬子，会稽時行痢疾，叔潛之子爲人説，服之亦驗。小兒病，親曾服作效。(**按**：原無出處。《普濟方》卷 212“血痢”載此方，云出《危氏方》，實誤。)

⑥ 古今録驗：**《證類》卷 7“續斷”** 《外臺秘要》：治淋，取生續斷絞取汁服之。馬薊根是。(**按**：查《外臺》卷 27 療淋方同，出《古今録驗》。時珍或轉引自《證類》，但誤在《古今録驗》之前加“初虞世”之名。)

⑦ 妊娠胎動：**《濟生方》“婦人門·校正時賢胎産十八論治”** 第一問：妊娠三兩月，胎動不安者何……可預服杜仲丸以養胎。杜仲(去皮剉，薑汁浸，炒去絲)、川續斷(酒浸，各一兩)，右爲細末，棗肉煮爛，杵和爲丸如梧桐子大，每服七十丸，空心用米飲送下，日二服。(**按**：原無出處，今溯得其源。)

⑧ 子母秘録：**《證類》卷 7“續斷”** 《子母秘録》：治産後心悶，手足煩熱，猒猒氣欲絶，血暈，心頭硬，乍寒乍熱，增寒忍不禁：續斷皮一握，剉，以水三升，煎取一升，分三服，温服。如人行三二裏再服。無所忌。此藥救産後垂死。

⑨ 衛生易簡方：**《衛生易簡方》卷 9“折傷”** 治打撲傷損及閃肭骨節：用接骨草葉搗爛，罨患處立效。

⑩ 别録：**《别録》見《證類》卷 11“苦芙”** 微寒。主面目、通身漆瘡。

⑪ 爾雅：**《爾雅·釋草》** 鉤芙。

【集解】【弘景[①]曰】苦芙處處有之，傖人取莖生食之。【保昇[②]曰】所在下濕地有之，莖圓無刺，可生噉，子若猫薊。五月五日采苗，暴乾。【恭[③]曰】今人以爲漏蘆，非也。【時珍曰】《爾雅》[④]"鉤芙"即此苦芙也。芙大如拇指，中空，莖頭有臺似薊，初生可食。許慎《説文》[⑤]言：江南人食之下氣。今浙東人清明節采其嫩苗食之，云一年不生瘡疥。亦搗汁和米爲食，其色清，久留不敗。《造化指南》[⑥]云：苦板大者名苦藉，葉如地黄，味苦，初生有白毛，入夏抽莖有毛，開白花甚繁，結細實。其無花實者，名地膽草，汁苦如膽也。處處濕地有之。入爐火家用。

苗。【氣味】苦，微寒，無毒。【主治】面目通身漆瘡，燒灰傅之。亦可生食。《别録》[⑦]。燒灰療金瘡，甚驗。弘景[⑧]。治丹毒。大明[⑨]。煎湯洗痔，甚驗。汪穎[⑩]。下氣解熱。時珍。

漏盧《本經》[⑪]上品

【釋名】野蘭《本經》[⑫]、莢蒿蘇恭[⑬]、鬼油麻《日華》[⑭]。【時珍曰】屋之西北黑處謂之漏。凡物黑色謂之盧。此草秋後即黑，異於衆草，故有漏盧之稱。《唐韻》作蘆。其莢如麻，故俗呼爲鬼油麻云。

【集解】【《别録》[⑮]曰】漏盧生喬山山谷，八月采根，陰乾。【弘景[⑯]曰】喬山應是黄帝所葬

---

① 弘景：**《集注》見《證類》卷11"苦芙"**　陶隱居云：處處有之。傖人取莖生食之……

② 保昇：**《蜀本草》見《證類》卷11"苦芙"**　《蜀本》：《圖經》有云：子若貓薊。莖圓無刺。五月採苗，堪生啖，所在下濕地有之。

③ 恭：**《唐本草》見《證類》卷11"苦芙"**　《唐本》注云：今人以爲漏蘆，非也。

④ 爾雅：**《爾雅·釋草》(郭注)**　鉤芙。(大如拇指，中空，莖頭有臺似薊。初生可食。)

⑤ 説文：**《説文·屮部》**　芙：艸也。味苦，江南食以下气。

⑥ 造化指南：(**按**：書佚，未能溯源。)

⑦ 别録：見1111頁注⑩。

⑧ 弘景：**《集注》見《證類》卷11"苦芙"**　……五月五日採，暴乾。燒作灰以療金瘡，甚驗。

⑨ 大明：**《日華子》見《證類》卷11"苦芙"**　冷，治丹毒。

⑩ 汪穎：**《食物本草》卷1"菜類"**　苦芙……又煎湯洗痔瘡，甚驗。

⑪ 本經：**《本經》《别録》見《證類》卷7"漏蘆"**　味苦、鹹，寒、大寒，無毒。主皮膚熱，惡瘡，疽痔，濕痺，下乳汁，止遺溺，熱氣瘡癢，如麻豆，可作浴湯。久服輕身益氣，耳目聰明，不老延年。一名野蘭。生喬山山谷。八月採根，陰乾。

⑫ 本經：見上注白字。

⑬ 蘇恭：**《唐本草》見《證類》卷7"漏蘆"**　《唐本》注云：此藥俗名莢蒿……

⑭ 日華：**《日華子》見《證類》卷7"漏蘆"**　……俗呼爲鬼油麻……

⑮ 别録：見本頁注⑪。

⑯ 弘景：**《集注》見《證類》卷7"漏蘆"**　陶隱居云：喬山應是黄帝所葬處，乃在上郡。今出近道亦有，療諸瘻疥，此久服甚益人，而服食方罕用之。今市人皆取苗用之。俗中取根，名鹿驪根，苦酒摩，以療瘡疥。

處，乃在上郡。今出近道。市人取苗用之。俗中取根名鹿驪根，苦酒摩以療瘡疥。【恭①曰】此藥俗名莢蒿，莖葉似白蒿，花黄，生莢，長似細麻之莢，大如筯許，有四五瓣，七八月後皆黑，異於衆草，蒿之類也。常用其莖葉及子，未見用根。其鹿驪，山南謂之木黎蘆，有毒，非漏盧也。今人以馬薊似苦芺者爲漏盧，亦非也。【志②曰】《别本》言漏盧莖大如筯，高四五尺，子房似油麻房而小。江東人取其苗用，勝於根。江寧及上黨者佳。陶云鹿驪，蘇云木黎蘆，皆非也。漏盧自别。【藏器③曰】南人用苗，北土用根，乃樹生，如茱萸，樹高二三尺，有毒，殺蟲，山人以洗瘡疥。【保昇④曰】葉似角蒿，今曹、兖州下濕處最多。六月、七月采莖，日乾，黑於衆草。【大明⑤曰】花苗並可用。形并氣味似乾牛蒡，頭上有白花子。【頌⑥曰】今汴東州郡及秦、海州皆有之。舊説莖葉似白蒿，花黄有莢，莖若筯大，房類油麻而小。今諸郡所圖上，惟單州者差相類。沂州者花葉頗似牡丹。秦州者花似單葉寒菊，紫色，五七枝同一幹。海州者花紫碧，如單葉蓮花，花萼下及根旁有白茸裹之，根如蔓菁而細，又類葱本，黑色，淮甸人呼爲老翁花。三州所生花雖别，而葉頗相類，但秦、海州者葉更作鋸齒狀。一物而殊類如此，醫家何所適從？當依舊説，以單州出者爲勝。又本草飛廉一名漏盧，云與苦芺相類，其根生則肉白皮黑，乾則黑如玄參，七八月采花，陰乾用。所説與秦州、海州所圖漏盧花葉及根頗相近，然彼人但名漏盧，不曰飛廉也。【斅⑦曰】一種真似漏盧，只是味苦酸，誤服令人吐不止。【時珍

---

① 恭：**《唐本草》見《證類》卷7"漏蘆"**　《唐本》注云：此藥俗名莢蒿，莖葉似白蒿，花黄，生莢長似細麻，如筯許，有四五瓣，七月、八月後皆黑，異於衆草蒿之類也。常用其莖、葉及子，未見用根。其鹿驪，山南謂之木藜蘆，有毒，非漏蘆也。

② 志：**《開寶》見《證類》卷7"漏蘆"**　今按《别本》注云：漏蘆，莖筯大，高四五尺，子房似油麻房而小。江東人取其苗用，勝於根。江寧及上黨者佳。陶注云：根名鹿驪，唐注云：山南人名木藜蘆，皆非也。漏蘆自别爾。

③ 藏器：**《拾遺》見《證類》卷7"漏蘆"**　陳藏器云：按漏蘆，南人用苗，北土多用根。樹生如茱萸，樹高二三尺，有毒，殺蟲。山人洗瘡疥用之。

④ 保昇：**《蜀本》見《證類》卷7"漏蘆"**　《蜀本》：《圖經》云：葉似角蒿，今曹、兖州下濕地最多。六月、七月採莖，日乾之，黑於衆草。

⑤ 大明：**《日華子》見《證類》卷7"漏蘆"**　……花、苗並同用，俗呼爲鬼油麻，形并氣味似乾牛蒡，頭上有白花子。

⑥ 頌：**《圖經》見《證類》卷7"漏蘆"**　漏蘆，生喬山山谷，今京東州郡及秦、海州皆有之。舊説莖葉似白蒿，有莢，花黄，生莢端，莖若筯大，其子作房，類油麻房而小，七、八月後皆黑，異於衆草。今諸郡所圖上，惟單州者差相類，沂州者花葉頗似牡丹。秦州者花似單葉寒菊，紫色，五、七枝同一幹上。海州者花紫碧，如單葉蓮花，花萼下及根傍有白茸裹之，根黑色如蔓菁而細，又類葱本，淮甸人呼爲老翁花。三州所生，花雖别而葉頗相類，但秦、海州者，葉更作鋸齒狀耳。一物而殊類此，醫家何所適從，當依舊説，以單州出者爲勝，六月、七月採莖苗，日乾，八月採根，陰乾。南方用苗，北土多用根。又此下有飛廉條云：生河内川澤，一名漏蘆，與苦芺相類，惟葉下附莖，有皮起似箭羽，又多刻缺，花紫色，生平澤。又有一種生山崗上，葉頗相似而無疏缺，且多毛，莖亦無羽，根直下更傍枝生，則肉白皮黑，中有黑脉，日乾則黑如玄參。《經》云：七月、八月採花陰乾用。蘇恭云：用莖葉及療疳蝕殺蟲有驗。據此所説，與秦州、海州所謂漏蘆者，花葉及根頗相近，然彼人但謂之漏蘆，今醫家罕有用飛廉者。既未的識，故不復分别，但附其説於下。

⑦ 斅：**《炮炙論》見《證類》卷7"漏蘆"**　雷公云：凡使，勿用獨漏，緣似漏蘆，只是味苦、酸，誤服令人吐不止，須細驗……

曰】按沈存中《筆談》①云：今方家所用漏盧乃飛廉也。飛廉一名漏盧，苗似苦芺，根如牛蒡，綿頭者是也。采時用根。今閩中所謂漏盧，莖如油麻，高六七寸，秋深枯黑如漆，采時用苗，乃真漏盧也。餘見"飛廉"下。

根、苗。【修治】【斅②曰】凡采得漏盧，細剉，以生甘草相對拌蒸之，從巳至申，揀出晒乾用。

【氣味】鹹，寒，無毒。【《别録》③曰】大寒。【藏器④曰】有毒。【杲⑤曰】無毒。足陽明本經藥也。【《日華》⑥曰】連翹爲之使。

【主治】皮膚熱毒，惡瘡疽痔，濕痺，下乳汁。久服輕身益氣，耳目聰明，不老延年。《本經》⑦。止遺溺。熱氣瘡痒如麻豆，可作浴湯。《别録》⑧。通小腸，泄精，尿血，腸風，風赤眼，小兒壯熱，撲損，續筋骨，乳癰，瘰癧，金瘡，止血排膿，補血長肉，通經脉。大明⑨。

【發明】【弘景⑩曰】此藥久服甚益人，而服食方罕見用之。近道出者，惟療瘻疥耳。市人皆取苗用。【時珍曰】漏盧下乳汁，消熱毒，排膿止血，生肌殺蟲。故東垣以爲手足陽明藥，而古方治癰疽發背，以漏盧湯爲首稱也。龐安常《傷寒論》⑪治癰疽及預解時行痘疹熱，用漏盧葉，云無則以山巵子代之。亦取其寒能解熱，蓋不知其能入陽明之故也。

【附方】舊二，新六。腹中蚘蟲。漏盧爲末，以餅臛和方寸匕，服之。《外臺秘要》⑫。小兒無辜疳，病肚脹，或時泄痢，冷熱不調。以漏盧一兩，杵爲散。每服一錢，以豬肝一兩，入鹽

---

① 筆談：**《夢溪筆談》卷 26"藥議"** 今方家所用漏蘆，乃飛廉也。飛廉一名漏蘆，苗似箬葉，根如牛蒡綿頭者是也。採時用根。今閩中所用漏蘆，莖如油麻，高六七寸，秋深枯黑如漆。採時用苗。《本草》自有條，正謂之漏蘆。

② 斅：**《炮炙論》見《證類》卷 7"漏蘆"** ……夫使漏蘆，細剉，拌生甘草相對蒸，從巳至申，去甘草净揀用。

③ 别録：見 1112 頁注⑪。

④ 藏器：**《證類》卷 14"二十六種陳藏器餘・木藜蘆"** ……樹生如茱萸，樹高三尺，有毒……

⑤ 杲：**《本草發揮》卷 2"漏蘆"** 東垣云：足陽明本經藥。（**按**："無毒"未能溯得其源。）

⑥ 日華：**《日華子》見《證類》卷 7"漏蘆"** 連翹爲使……

⑦ 本經：見 1112 頁注⑪白字。

⑧ 别録：見 1112 頁注⑪。

⑨ 大明：**《日華子》見《證類》卷 7"漏蘆"** ……治小兒壯熱，通小腸，泄精，尿血，風赤眼，乳癰發背，瘰癧，腸風，排膿，補血。治撲損，續筋骨，傅金瘡，止血長肉，通經脉。

⑩ 弘景：見 1112 頁注⑯。

⑪ 傷寒論：**《傷寒總病論》卷 4"温病發斑治法"** 小兒時行瘡痘，恐相傳染，先服漏蘆湯下之……漏蘆葉（無以山梔子代之）、連翹……

⑫ 外臺秘要：**《證類》卷 7"漏蘆"** 《外臺秘要》：治蛔蟲，漏蘆，杵，以餅臛和方寸匕，服之。（**按**：《外臺》無此方。時珍據《證類》轉引。）

少許，同煮熟，空心頓食之。《聖惠方》①。**冷勞泄痢**。漏盧一兩，艾葉炒四兩，爲末。米醋三升，入藥末一半，同熬成膏，入後末和丸梧子大，每温水下三十丸。《聖濟總録》②。**産後帶下**。方同上。**乳汁不下**。乃氣脉壅塞也。又治經絡凝滯，乳内脹痛，邪畜成癰，服之自然内消。漏盧二兩半，蛇退十條炙焦，瓜蔞十箇燒存性，爲末。每服二錢，温酒調下，良久以熱羹湯投之，以通爲度。《和劑方》③。**歷節風痛**，筋脉拘攣。古聖散：用漏盧麩炒半兩，地龍去土炒半兩，爲末。生薑二兩取汁，入蜜三兩，同煎三五沸，入好酒五合，盛之。每以三盃，調末一錢，温服。《聖濟總録》④。**一切癰疽**。發背初發二日，但有熱證，便宜服漏盧湯，退毒下膿，乃是宣熱拔毒之劑，熱退即住服。漏盧用有白茸者、連翹、生黄耆、沉香各一兩，生粉草半兩，大黄微炒一兩，爲細末。每服二錢，薑、棗湯調下。李迅《癰疽集驗方》⑤。**白秃頭瘡**。五月收漏盧草，燒灰，豬膏和塗之。《聖濟總録》⑥。

飛廉《本經》⑦上品

【釋名】漏蘆《别録》⑧、木禾《别録》、飛雉同上、飛輕同、伏兔同、伏豬同、天薺同。【時珍曰】飛廉，神禽之名也。其狀鹿身豹文，雀頭蛇尾，有角，能致風氣。此草附莖有皮如箭

---

① 聖惠方：**《聖惠方》卷86“治小兒無辜疳諸方”** 治小兒無辜疳，肚脹或時瀉痢，冷熱不調，宜服漏蘆散方：漏蘆（一兩），右搗細羅爲散，每以豬肝一兩，散子一錢，鹽少許，斟酌以水煮，空心頓服，粥飲下之。

② 聖濟總録：**《聖濟總録》卷87“冷勞”** 治冷勞泄痢，及婦人産後帶下諸疾，漏蘆丸方：漏蘆（去蘆頭，一兩）、艾葉（去梗，炒，四兩），右二味搗羅爲末，用米醋三升，入藥末一半，先熬成膏，後入餘藥和丸如梧桐子大，每服三十丸，温米飲下，食前服。

③ 和劑方：**《局方》卷9“治婦人諸疾”** 漏蘆散：治乳婦氣脉壅塞，乳汁不行，及經絡凝滯，乳内脹痛，留蓄邪毒，或作癰腫。此藥服之，自然内消，乳汁通行。漏蘆（二兩半）、菰瓤（十個，急火燒焦存性）、蛇蜕（十條，炙），右爲細散，每服二錢，温酒調服，不拘時，良久，吃熱羹湯投之。

④ 聖濟總録：**《聖濟總録》卷10“歷節風”** 治歷節風筋脉拘攣，骨節疼痛，古聖散方：漏蘆（去蘆頭，半兩，麩炒）、地龍（去土，炒，半兩），右二味，搗羅爲末，先用生薑二兩取汁，蜜二兩，同煎三五沸，入好酒五合，以瓷器盛，每用七分盞，調藥末一錢半匕，温服，不拘時。

⑤ 癰疽集驗方：**《集驗背疽方》“癰久瘡口不合論”** 退毒下膿漏蘆湯：治疽作二日後，與五香連翹湯相間日服之。黄耆（生用）、連翹（各一兩）、大黄（一分，微炒）、漏蘆（一兩，有白茸者）、甘草（半兩，生用）、沉香（一兩），右爲末，薑棗湯調下。此二方連日相間服，乃宣毒之藥，覺毒盡住服。

⑥ 聖濟總録：**《普濟方》卷48“白秃”** 治秃瘡：又五月漏蘆草燒作灰，豬膏和，便塗。先用鹽湯洗，乃傅。（**按**：《聖濟總録》無此方，誤注出處。）

⑦ 本經：**《本經》《别録》（《藥對》）見《證類》卷7“飛廉”** 味苦，平，無毒。主骨節熱，脛重酸疼，頭眩頂重，皮間邪風如蜂螫針刺，魚子細起，熱瘡癰疽痔，濕痺，止風邪欬嗽，下乳汁。久服令人身輕，益氣，明目，不老，可煮可乾。一名漏蘆，一名天薺，一名伏豬，一名飛輕，一名伏兔，一名飛雉，一名木禾。生河内川澤。正月採根，七月、八月採花，陰乾。（得烏頭良，惡麻黄。）

⑧ 别録：見上注。（**按**：“釋名”項下“别録”皆同此。）

羽，復療風邪，故有飛廉、飛雉、飛輕諸名。

【集解】【《别録》①曰】飛廉生河内川澤，正月采根，七月、八月采花，陰乾。【弘景②曰】處處有之。極似苦芙，惟葉多刻缺，葉下附莖，輕有皮起似箭羽，其花紫色。俗方殆無用，而道家服其枝莖，可得長生，又入神枕方。今既别有漏蘆，則此漏蘆乃别名爾。【恭③曰】此有兩種：一種生平澤中，是陶氏所説者。一種生山岡上者，葉頗相似，而無刻缺，且多毛，其莖亦無羽，其根直下，更無旁枝，生則肉白皮黑，中有黑脉，日乾則黑如玄參。用莖葉及根，療疳蝕殺蟲，與平澤者俱有驗。今俗以馬薊、以苦芙者爲漏蘆，並非是也。【保昇④曰】葉似苦芙，莖似軟羽，花紫色，子毛白。所在平澤皆有，五月、六月采，日乾。【斅⑤曰】凡使勿用赤脂蔓，與飛廉形狀相似，只赤脂蔓見酒則色便如血，以此可表識之。【頌⑥曰】今秦州所圖漏蘆，花似單葉寒菊，紫色，五七枝同一幹。海州所圖漏蘆，花紫碧色，如單葉蓮花，花萼下及根旁有白茸裹之，根黑色，如蔓菁而細，又類葱本。與陶、蘇所説飛廉相近，然彼但謂之漏蘆。今醫家罕有用飛廉者，不能的識。【時珍曰】飛廉亦蒿類也。蘇頌《圖經》疑海州所圖之漏蘆是飛廉。沈存中《筆談》亦言飛廉根如牛蒡而綿頭。古方漏蘆散下云"用有白茸者"，則是有白茸者乃飛廉無疑矣。今考二物氣味功用俱不相遠，似可通用。豈或一類有數種，而古今名稱各處不同乎？

根及花。【修治】【斅⑦曰】凡用根，先刮去粗皮，杵細，以苦酒拌，一夜，漉出，日乾細杵用。

【氣味】苦，平，無毒。【權⑧曰】苦、鹹，有毒。【之才⑨曰】得烏頭良，惡麻黄。

---

① 别録：見前頁注⑦。

② 弘景：**《集注》見《證類》卷 7"飛廉"**　陶隱居云：處處有，極似苦芙，惟葉下附莖，輕有皮起似箭羽，葉又多刻缺，花紫色。俗方殆無用，而道家服其枝莖，可得長生，又入神枕方。今既别有漏蘆，則非此别名爾。

③ 恭：**《唐本草》見《證類》卷 7"飛廉"**　《唐本》注云：此有兩種：一是陶證，生平澤中者。其生山崗上者，葉頗相似，而無疏缺，且多毛，莖亦無羽，根直下，更無傍枝，生則肉白皮黑，中有黑脉，日乾則黑如玄參。用葉莖及根，療疳蝕，殺蟲，與平澤者俱有驗。今俗以馬薊以苦芙爲漏蘆，並非是也。

④ 保昇：**《蜀本草》見《證類》卷 7"飛廉"**　《蜀本》：《圖經》云：葉似苦芙，莖似軟羽，紫花，子毛白。今所在平澤皆有，五月、六月採，日乾。

⑤ 斅：**《炮炙論》見《證類》卷 7"飛廉"**　雷公云：凡使，勿用赤脂蔓，與飛廉形狀相似，只赤脂蔓見酒色便如血色，可表之……

⑥ 頌：**《圖經》見《證類》卷 7"漏蘆"**　……今諸郡所圖上，惟單州者差相類，沂州者花葉頗似牡丹。秦州者花似單葉寒菊，紫色，五、七枝同一幹上。海州者花紫碧，如單葉蓮花，花萼下及根傍有白茸裹之，根黑色，如蔓菁而細，又類葱本，淮甸人呼爲老翁花……據此所説，與秦州、海州所謂漏蘆者，花葉及根頗相近，然彼人但謂之漏蘆，今醫家罕有用飛廉者。既未的識，故不復分别，但附其説於下。

⑦ 斅：**《炮炙論》見《證類》卷 7"飛廉"**　……凡修事，先刮去麤皮了，杵，用苦酒拌之一夜，至明漉出，日乾，細杵用之。

⑧ 權：**《藥性論》見《證類》卷 7"飛廉"**　飛廉，使，味苦，鹹，有毒……

⑨ 之才：**古本《藥對》**見 1115 頁注⑦括號中七情文。

【主治】骨節熱，脛重酸疼。久服令人身輕。《本經》①。頭眩頂重，皮間邪風，如蜂螫針刺，魚子細起，熱瘡癰疽，痔，濕痺，止風邪欬嗽，下乳汁。久服益氣明目不老，可煮可乾用。《别録》②。主留血。《甄權》③。療疳蝕，殺蟲。蘇恭④。小兒疳痢，爲散，水漿服，大效。蕭炳⑤。治頭風旋運。時珍。

【發明】【時珍曰】葛洪《抱朴子》⑥書言：飛廉單服，可輕身延壽。又言：服飛廉煎，可遠涉疾行，力數倍於常。《本經》、《别録》所列亦是良藥，而後人不知用，何哉？

【附方】舊一。疳䘌蝕口及下部。用飛廉蒿燒灰擣篩，以兩錢匕着痛處。甚痛，則忍之。若不痛，非疳也。下部蟲如馬尾大，相纏出無數。十日瘥，二十日平復。《千金翼方》⑦。

苧麻《别録》⑧下品

【釋名】【時珍曰】苧麻作紵，可以績紵，故謂之紵。凡麻絲之細者爲絟，粗者爲紵。陶弘景⑨云：苧即今績苧麻是也。麻字從广，從林，音派，象屋下林麻之形。广音掩。

【集解】【頌⑩曰】苧麻舊不著所出州土，今閩、蜀、江、浙多有之。剥其皮可以績布。苗高七八尺。葉如楮葉而無叉，面青背白，有短毛。夏秋間着細穗青花。其根黄白而輕虚，二月、八月采。按陸機《草木疏》云：苧一科數十莖，宿根在土中，至春自生，不須栽種。荆、揚間歲三刈，諸園種之歲再刈，便剥取其皮，以竹刮其表，厚處自脱，得裹如筋者煮之，用緝布。今江、浙、閩中尚復如此。【宗奭⑪曰】苧如蕁麻，花如白楊而長成穗，每一朶凡數十穗，青白色。【時珍曰】苧，家苧也。又有

---

① 本經：見 1115 頁注⑦白字。
② 别録：見 1115 頁注⑦。
③ 甄權：**《藥性論》見《證類》卷 7"飛廉"** ……主留血。
④ 蘇恭：見 1116 頁注③。
⑤ 蕭炳：**《四聲本草》見《證類》卷 7"飛廉"** 蕭炳云：小兒疳痢，爲散，以漿水下之，大效。
⑥ 抱朴子：**《抱朴子内篇》卷 11"仙藥"** ……飛廉……凡三百餘種，皆能延年，可單服也……/**《抱朴子内篇》卷 15"雜應"** ……若初入山林，體未全實者……飛廉煎，秋芒車前澤瀉散，用之旬日，不但涉遠不極，乃更令人行疾，可三倍於常也……
⑦ 千金翼方：**《千金翼》卷 24"甘濕第六"** 療甘濕食口齒及下部方：飛廉蒿（蜀名），右壹味燒作灰，擣篩，以兩錢匕著病處，甚痛，忍之。若不痛，則非甘也。特忌油膩、（密）〔蜜〕、魚。有人患甘，食口刺痛，穿著此得差，著下部中，蟲如馬尾大，相續出無數，十日後差，二十日平復。
⑧ 别録：**《别録》見《證類》卷 11"苧根"** 寒。主小兒赤丹。其漬苧汁，療渴。
⑨ 陶弘景：**《集注》見《證類》卷 11"苧根"** 陶隱居云：即今績苧爾……
⑩ 頌：**《圖經》見《證類》卷 11"苧根"** 苧根，舊不載所出州土，今閩、蜀、江、浙多有之。其皮可以績布。苗高七八尺。葉如楮葉，面青背白，有短毛。夏秋間著細穗青花。其根黄白而輕虚，二月、八月採。又有一種山苧亦相似。謹按陸機《草木疏》云：苧，一科數十莖，宿根在地中，至春自生，不須栽種。荆、楊間歲三刈，官令諸園種之，歲再刈，便剥取其皮，以竹刮其表，厚處自脱，得裹如筋者煮之，用緝。今江浙、閩中尚復如此……
⑪ 宗奭：**《衍義》卷 12"苧根"** 如蕁麻，花如白楊而長，成穗生，每一朶凡數十穗，青白色。

山苧,野苧也。有紫苧葉面紫,白苧葉面青,其背皆白。可刮洗煮食救荒,味甘美。其子茶褐色,九月收之,二月可種。宿根亦自生。

根。【氣味】甘,寒,無毒。【權①曰】甘,平。【大明②曰】甘、滑,冷,無毒。

【主治】安胎,貼熱丹毒。《别録》③。治心膈熱,漏胎下血,産前後心煩,天行熱疾,大渴大狂,服金石藥人心熱,罯毒箭蛇蟲咬。大明④。漚苧汁,止消渴。《别録》⑤。

【發明】【震亨⑥曰】苧根大能補陰而行滯血,方藥或惡其賤,似未曾用也。【藏器⑦曰】苧性破血,將苧麻與産婦枕之,止血運。産後腹痛,以苧安腹上即止也。又蠶咬人毒入肉,取苧汁飲之。今人以苧近蠶種,則蠶不生是矣。

【附方】舊四,新七。痰哮欬嗽。苧根煅存性,爲末,生豆腐蘸三五錢食,即效。未全可以肥豬肉二三片蘸食,甚妙。《醫學正傳》⑧。小便不通。《聖惠方》⑨用麻根、蛤粉各半兩,爲末。每服二錢,空心新汲水下。○《摘玄方》⑩用苧根洗研,攤絹上,貼少腹連陰際,須臾即通。小便血淋。苧根煎湯頻服,大妙。亦治諸淋。《聖惠方》⑪。五種淋疾。苧麻根兩莖,打碎,以水一盌半,煎半盌,頓服即通,大妙。《斗門方》⑫。妊娠胎動,忽下黄汁如膠,或如小豆汁,腹痛不可忍者。苧根去黑皮切二升,銀一斤,水九升,煎四升。每服以水一升,入酒半升,煎一升,分作二

---

① 權:**《藥性論》見《證類》卷 11“苧根”** 苧麻根,使,味甘,平……

② 大明:**《日華子》見《證類》卷 11“苧根”** 味甘,滑冷,無毒……

③ 别録:**《唐本草》見《證類》卷 11“苧根”** 《唐本》注云:《别録》云:根,安胎,貼熱丹毒腫有效……

④ 大明:**《日華子》見《證類》卷 11“苧根”** ……治心膈熱,漏胎下血,産前後心煩悶,天行熱疾,大渴大狂,服金石藥人心熱,罯毒箭蛇蟲咬。

⑤ 别録:見 1117 頁注⑧。

⑥ 震亨:**《衍義補遺·苧》** 屬水而有土與金。大補肺金而行滯血,方藥似未曾用,故表而出之。或惡其賤。

⑦ 藏器:**《拾遺》見《證類》卷 11“苧根”** 《陳藏器本草》云:苧,破血,漬苧與産婦温服之。將苧麻與産婦枕之,止血暈。産後腹痛,以苧安腹上則止。蠶咬人毒入肉,取苧汁飲之。今以苧近蠶種,則蠶不生也。

⑧ 醫學正傳:**《醫學正傳》卷 2“哮喘”** 又方:治哮喘。用苧麻根和砂糖爛煮,時時嚼咽下,永絶病根,神效。

⑨ 聖惠方:**《聖惠方》卷 58“治小便不通諸方”** 治小便不通……又方:蛤粉(半兩)、麻根(半兩),右件藥擣細羅爲散,每於空心以新汲水調下二錢。

⑩ 摘玄方:**《丹溪摘玄》卷 7“小便不通門”** 急通小便方:苧麻根洗净,爛研,攤紙上,貼腹上連陰際,須臾即通。

⑪ 聖惠方:**《聖惠方》卷 58“治血淋諸方”** 治血淋,臍腹及陰莖澀痛……又方:右用麻根十枚擣碎,以水二大盞,煎取一大盞去滓,分爲一服,如人行十里再服。

⑫ 斗門方:**《證類》卷 11“苧根”** 《斗門方》:治五種淋。用苧麻根兩莖打碎,以水一椀半,煎取半椀,頻服即通,大妙。

服。一方不用銀。《梅師方》[①]。**肛門腫痛**。生苧根擣爛,坐之良。瀕湖《集簡方》。**脱肛不收**。苧根擣爛,煎湯熏洗之。《聖惠方》[②]。**癰疽發背**,初起未成者。苧根熟擣傅上,日夜數易,腫消則瘥。《圖經本草》[③]。**五色丹毒**。苧根煮濃汁,日三浴之。《外臺秘要》[④]。**鷄魚骨哽**。談野翁《試驗方》[⑤]用苧麻根擣汁,以匙挑灌之,立效。○《醫方大成》[⑥]用野苧麻根擣碎,丸如龍眼大,魚骨魚湯下,鷄骨鷄湯下。

葉。【氣味】同根。【主治】**金瘡傷折,血出瘀血**。時珍。

【發明】【時珍曰】苧麻葉甚散血,五月五日收取,和石灰擣作團,晒乾收貯。遇有金瘡折損者,研末傅之,即時血止,且易痂也。按李仲南《永類方》[⑦]云:凡諸傷瘀血不散者,五六月收野苧葉、蘇葉,擂爛,傅金瘡上。如瘀血在腹内,順流水絞汁服即通,血皆化水。以生豬血試之,可驗也。秋冬用乾葉亦可。

【附方】新三。**驟然水瀉**,日夜不止,欲死,不拘男婦。用五月五日采麻葉,陰乾爲末。每服二錢,冷水調下。勿喫熱物,令人悶倒。只喫冷物。小兒半錢。楊子建《護命方》[⑧]。**冷痢白凍**。方同上。**蛇虺咬傷**。青麻嫩頭擣汁,和酒等分,服三盞。以渣傅之,毒從竅中出,以渣棄水中即不發。看傷處有竅是雄蛇,無竅是雌蛇,以針挑破傷處成竅,傅藥。《摘玄方》[⑨]。

---

① 梅師方:**《證類》卷 11“苧根”** 《梅師方》……又方:治妊娠忽下黄汁如膠,或如小豆汁。苧根切二升,去黑皮,以銀一斤,水九升,煎取四升。每服入酒半升或一升煎藥,取一升,分作二服。

② 聖惠方:**《普濟方》卷 40“脱肛”** 治大腸脱肛,火炮湯:用苧根不拘多少,擣爛,煎湯熏洗。(**按**:《聖惠方》無此方,誤注出處。)

③ 圖經本草:**《圖經》見《證類》卷 11“苧根”** ……韋宙療癰疽發背,初覺未成膿者。以苧根、葉熟擣傅上,日夜數易之,腫消則差矣。

④ 外臺秘要:**《證類本草》卷 11“苧根”** 《肘後方》:丹者,惡毒之瘡,五色無常:苧根三升,水三斗煮浴。每日塗之。(**按**:《外臺》無此方,誤注出處。)

⑤ 試驗方:(**按**:書佚,無可溯源。)

⑥ 醫方大成:**《醫方大成》卷 8“急救諸方”** 秘方:治骨鯁。以野苧根洗浄,擣爛如泥,每用龍眼大,如被雞骨所傷,以雞羹化下,如被魚骨所傷,以魚汁化下。

⑦ 永類方:**《永類鈐方》卷 22“風損藥”** 治諸傷瘀血不散,五六月收野苧蘇葉擂爛,金瘡上如瘀血在腹,用順流水擂爛,服即通,血皆化水,以死豬血拭之可驗,秋月恐無葉,早收。

⑧ 護命方:**《普濟方》卷 208“水瀉”** 治一切男婦驟然水瀉,日夜不止,命欲臨死,宜服此方,小兒服半錢(出《護命方》)。麻葉(五月五日採,陰乾。乃今人用作布者麻),右杵細羅爲末,每服二錢,冷水半盞調下,空心服。不要吃熱物,令人悶倒,只吃冷凉物也。若大人病重者,服二錢半。此方亦治白痢大效。

⑨ 摘玄方:**《丹溪摘玄》卷 19“唇門”** 蛇咬:青麻皮嫩頭擣汁,和酒一盞許,攪汁,共二盞,空心服之。先看傷處有竅是雄蛇,無竅是雌蛇,以針挑破處成一竅,服之汁,丁將下。

苘麻苘音頃○《唐本草》①

【釋名】白麻。【時珍曰】苘一作蹟,又作檾。種必連頃,故謂之蹟也。

【集解】【恭②曰】苘即蹟麻也。今人取皮作布及索者。實似大麻子,九月、十月采,陰乾。【頌③曰】處處有之。北人種以績布及打繩索。苗高四五尺或六七尺,葉似苧而薄,花黄,實殼如蜀葵,其中子黑色。【時珍曰】苘麻,今之白麻也。多生卑濕處,人亦種之。葉大似桐葉,團而有尖。六七月開黄花。結實如半磨形,有齒,嫩青老黑。中子扁黑,狀如黄葵子。其莖輕虚潔白。北人取皮作麻。以莖蘸硫黄作焠燈,引火甚速。其嫩子小兒亦食之。

實。【氣味】苦,平,無毒。【主治】赤白冷熱痢,炒研爲末,每蜜湯服一錢。癰腫無頭者吞一枚。蘇恭④。主眼翳瘀肉,起倒睫拳毛。時珍。

根。【主治】亦治痢。古方用之。蘇頌⑤。

【附方】新一。一切眼疾。苘麻子一升,爲末。以豶豬肝批片,蘸末炙熟,再蘸再炙,末盡,乃爲末。每服一字,陳米飲下,日三服。《聖濟總録》⑥。目生翳膜久不愈者。用檾實,以柳木作磑,磨去殼,馬尾篩取黄肉去焦殼,每十兩可得四兩,非此法不能去殼也。用豬肝薄切,滚藥慢炙熟,爲末,醋和丸梧子大。每服三十丸,白湯下。一方:以檾實内袋中蒸熟,暴爲末,蜜丸,温水下。《聖濟總録》⑦。

大青《别録》⑧中品

【釋名】【時珍曰】其莖葉皆深青,故名。

---

① 唐本草:**《唐本草》見《證類》卷 11“苘實”** 味苦,平,無毒。主赤白冷熱痢,散服飲之。吞一枚,破癰腫。

② 恭:**《唐本草》見《證類》卷 11“苘實”** 《唐本》注云:一作蹟字。人取皮爲索者也。**《開寶》見《證類》卷 11“苘實”** 今按《别本》注云:今人作布及索,蹟麻也。實似大麻子,熱結癰腫無頭,吞之則爲頭易穴。九月、十月採實,陰乾。

③ 頌:**《圖經》見《證類》卷 11“苘實”** 苘實,舊不載所出州土,今處處有之。北人種以績布及打繩索。苗高四五尺或六七尺,葉似苧而薄,花黄,實帶殼如蜀葵,中子黑色……

④ 蘇恭:見本頁注①。

⑤ 蘇頌:**《圖經》見《證類》卷 11“苘實”** ……九月、十月採實,陰乾用。古方亦用根。

⑥ 聖濟總録:**《聖濟總録》卷 108“目昏暗”** 治一切眼,炙肝散方:檾麻子(一升,揀去土,杵爲末),右一味,以豶豬肝一片如手大,薄批作五七片,於藥末中蘸匀炙幹,再蘸再炙,末盡爲度,擣爲散,每服一字匕,空心臨卧,陳米飲調下,服五七服,加半字,又五七服,加至半錢止。

⑦ 聖濟總録:**《聖濟總録》卷 111“遠年障翳”** 治目生翳膜,久不愈者,檾實散方:檾實(以柳木制磑子磨之,馬尾篩篩取黄肉,其焦殼棄不用,每十兩可得四兩精肉,非柳木磑不能去殼),右一味爲末,取豶豬肝薄切,裹藥中令相著,緩火炙肝熟爲散,臨卧陳米飲調下二錢匕。一法:釅醋爲丸,每服二十丸。一法:取檾實内囊,蒸一次,暴乾爲末,或散或蜜丸,温水下。

⑧ 别録:**《别録》見《證類》卷 8“大青”** 味苦,大寒,無毒。主療時氣,頭痛,大熱,口瘡。三、四月採莖,陰乾。

【集解】【《别録》[①]曰】大青,三四月采莖,陰乾。【弘景[②]曰】今出東境及近道,紫莖長尺許,莖葉皆用。【頌[③]曰】今江東州郡及荆南、眉、蜀、濠、淄諸州皆有之。春生青紫莖,似石竹苗葉,花紅紫色,似馬蓼,亦似芫花,根黄,三月、四月采莖葉,陰乾用。【時珍曰】處處有之。高二三尺,莖圓。葉長三四寸,面青背淡,對節而生。八月開小花,紅色成簇。結青實大如椒顆,九月色赤。

莖葉。【氣味】苦,大寒,無毒。【權[④]曰】甘。【時珍曰】甘、微鹹,不苦。

【主治】時氣頭痛,大熱口瘡。《别録》[⑤]。除時行熱毒,甚良。弘景[⑥]。治温疫寒熱。甄權[⑦]。治熱毒風,心煩悶,渴疾口乾,小兒身熱疾,風疹,及金石藥毒。塗罯腫毒。大明[⑧]。主熱毒痢,黄疸,喉痺,丹毒。時珍。

【發明】【頌[⑨]曰】古方治傷寒黄汗、黄疸等,有大青湯。又治傷寒頭身强、腰脊痛,葛根湯内亦用大青。大抵時疾多用之。【時珍曰】大青氣寒,味微苦鹹,能解心胃熱毒,不特治傷寒也。朱肱《活人書》治傷寒發赤斑煩痛,有犀角大青湯、大青四物湯。故李象先《指掌賦》[⑩]云:陽毒則狂斑煩亂,以大青、升麻,可回困篤。

【附方】新五。喉風喉痺。大青葉搗汁灌之,取效止。《衛生易簡方》[⑪]。小兒口瘡。大青十八銖,黄連十二銖,水三升,煮一升服。一日二服,以瘥爲度。《千金方》[⑫]。熱病下痢困篤者。大青湯:用大青四兩,甘草、赤石脂各三兩,膠二兩,豉八合,水一斗,煮三升,分三服,不

---

① 别録:見前頁注⑧。

② 弘景:**《集注》見《證類》卷8"大青"** 陶隱居云:療傷寒方多用此,本經又無。今出東境及近道。長尺許,紫莖。除時行熱毒爲良。

③ 頌:**《圖經》見《證類》卷8"大青"** 大青,舊不載所出州土,今江東州郡及荆南,眉、蜀、濠、淄諸州皆有之。春生青紫莖似石竹,苗、葉、花紅紫色似馬蓼,亦似芫花。根黄。三月、四月採莖、葉,陰乾用……

④ 權:**《藥性論》見《證類》卷8"大青"** 大青,臣,味甘……

⑤ 别録:見1120頁注⑧。

⑥ 弘景:見本頁注②。

⑦ 甄權:**《藥性論》見《證類》卷8"大青"** ……能去大熱,治温疫,寒熱。

⑧ 大明:**《日華子》見《證類》卷8"大青"** 治熱毒風,心煩悶,渴疾口乾,小兒身熱疾,風疹,天行熱疾及金石藥毒,兼塗罯腫毒。

⑨ 頌:**《圖經》見《證類》卷8"大青"** ……古方治傷寒,黄汗,黄疸等有大青湯,又治傷寒頭身强,腰脊痛。葛根湯亦用大青。大抵時疾藥多用之。

⑩ 指掌賦:(**按**:未見原書,待考。)

⑪ 衛生易簡方:**《衛生易簡方》卷6"咽喉"** 治喉閉,纏喉風:用大青葉搗汁,灌之。亦治時氣傷寒頭痛,身强腰脊疼。

⑫ 千金方:**《千金方》卷5"小兒雜病第九"** 治小兒口瘡不得吮乳方:大青(十八銖)、黄連(十二銖),右二味㕮咀,以水三升,煮取一升二合,一服一合,日再夜一。

過二劑瘥。《肘後方》①。**熱病發斑**，赤色煩痛。大青四物湯：用大青一兩，阿膠、甘草各二錢半，豉二合，分三服。每用水一盞半，煎一盞，入膠烊化服。○又犀角大青湯：用大青七錢半，犀角二錢半，巵子十枚，豉二撮，分二服。每服水一盞半，煎八分，温服。《南陽活人書》②。**肚皮青黑**。小兒卒然肚皮青黑，乃血氣失養，風寒乘之，危惡之候也。大青爲末，納口中，以酒送下。《保幼大全方》③。

小青宋《圖經》④

【集解】【頌曰】小青生福州，三月生花，彼土人當月采葉用之。

葉。【氣味】缺。【主治】生擣，傅癰腫瘡癤，甚效。蘇頌⑤。治血痢腹痛，研汁服，解蛇毒。時珍。

【附方】新二。**蛇虺螫傷**。《衛生易簡方》⑥用小青一握，細研，入香白芷半兩，酒調服。手挼患處，候黄水出爲效。○《摘玄方》⑦用小青、大青、牛膝葉同擣汁，和酒服，以渣傅之。**中暑發昏**。小青葉井水浸去泥，控乾，入沙糖擂汁，急灌之。《壽域方》⑧。

① 肘後方：**《肘後方》卷2“治傷寒時氣温病方第十三”** 治熱病不解，而下痢困篤欲死者，服此大青湯方：大青（四兩）、甘草（三兩）、膠（二兩）、豉（八合）、赤石脂（三兩），以水一斗，煮取三升，分三服，盡更作。日夜兩劑，愈。

② 南陽活人書：**《類證活人書》卷18“大青四物湯”** 治傷寒熱病十日已上，發汗及吐利後，熱不除，身上斑出者。大青（四兩）、豆豉（八合）、阿膠（一兩，炙）、甘草（一兩，炙），右剉如麻豆大，每服抄五錢匕，以水一盞半，煎至一盞，旋入膠再煎令烊。/**《醫壘元戎》卷2“活人發斑諸藥”** 犀角大青湯：大青三兩、梔子四十枚、犀角一兩，右㕮咀，每服五錢入豉半合，水一小盞半，煎至一盞，去滓服……（**按**：後一方乃出《醫壘元戎》。另《外臺》卷3“天行發瘡豌豆瘡方”大青湯方組亦同此方。）

③ 保幼大全方：**《小兒衛生總微論》卷16“腹皮青黑論”** 小兒腹肚皮膝虚薄，爲風寒邪氣所乘，而真氣微弱，不能滋其血氣，失榮養之致。邪氣著而不去，故腹皮卒然青黑也，此候危惡，今敘方於後……又方：治腹皮青黑，不能喘息，宜急用此方。右以大青爲末，納口中，酒送之。

④ 圖經：**《圖經》見《證類》卷30“外草類・小青”** 生福州。三月生花，當月採葉。彼土人以其葉生擣碎，治癰瘡甚效。

⑤ 蘇頌：見上注。

⑥ 衛生易簡方：**《衛生易簡方》卷10“蛇蟲傷”** 治蛇傷：用小青一握，細研，入香白芷半兩，酒調服。却以手撚患處，候黄水出爲效。

⑦ 摘玄方：**《丹溪摘玄》卷19“唇門”** 蛇咬：以大青、小青、牛膝草和搗汁，火酒攪服。柤傅傷處。不退，加雄黄。

⑧ 壽域方：**《延壽神方》卷1“暑部”** 中暑毒，一方：用小青葉先以井水浸，去泥，控乾，入砂糖擂汁，急灌之。

胡盧巴宋《嘉祐》①

【釋名】苦豆。

【集解】【禹錫②曰】胡盧巴出廣州并黔州。春生苗,夏結子,子作細莢,至秋采。今人多用嶺南者。或云是番蘿蔔子,未審的否。【頌③曰】今出廣州。或云種出海南諸番,蓋其國蘆菔子也。舶客將種蒔於嶺外亦生,然不及番中來者真好。今醫家治元臟虚冷爲要藥,而唐已前方不見用,本草不著,蓋是近出也。

【修治】【時珍曰】凡入藥,淘净,以酒浸一宿,晒乾,蒸熟或炒過用。

【氣味】苦,大温,無毒。【杲④曰】純陽。【主治】元臟虚冷氣。得附子、硫黄,治腎虚冷,腹脇脹滿,面色青黑。得蘹香子、桃仁,治膀胱氣,甚效。《嘉祐》⑤。治冷氣疝瘕,寒濕脚氣,益右腎,暖丹田。時珍。

【發明】【宗奭⑥曰】膀胱氣,用此合桃仁麩炒,等分爲末。半爲散,半以酒糊和丸梧子大。每服五七十丸,空心鹽酒下。其散以熱米湯下,與丸子相間,空心服。日各一二服。【時珍曰】胡盧巴,右腎命門藥也。元陽不足,冷氣潛伏,不能歸元者,宜之。宋《惠民和劑局方》⑦有胡盧巴丸,治大人、小兒小腸奔豚偏墜及小腹有形如卵,上下走痛,不可忍者。用胡盧巴八錢,茴香六錢,巴戟去心、川烏頭炮去皮各二錢,楝實去核四錢,吴茱萸五錢,並炒爲末,酒糊丸梧子大。每服十五丸,小兒

---

① 嘉祐:**《嘉祐》見《證類》卷11"葫蘆巴"** 主元藏虚冷氣。得附子、硫黄,治腎虚冷,腹脅脹滿,面色青黑。得蘹香子、桃人,治膀胱氣甚效。出廣州並黔州。春生苗,夏結子,子作細莢,至秋採。今人多用嶺南者。

② 禹錫:見上注。/**《嘉祐》見《證類》卷11"葫蘆巴"** 今據廣州所供圖畫,收附草部下品之末;而或者云:葫蘆巴,蕃蘿蔔子也。當附蘆菔之次。此世俗相傳之謬,未知審的,不可依據。

③ 頌:**《圖經》見《證類》卷11"葫蘆巴"** 葫蘆巴,生廣州,或云種出海南諸蕃,蓋其國蘆菔子也。舶客將種蒔於嶺外亦生,然不及蕃中來者真好,春生苗,夏結子,作莢,至秋採之。今醫方治元藏虚冷氣爲最要。然本經不著,唐以前方亦不見者,蓋是出甚近也……

④ 杲:**《本草發揮》卷2"葫蘆巴"** 東垣云:味苦,純陽……

⑤ 嘉祐:見本頁注①。

⑥ 宗奭:**《衍義》卷12"葫蘆巴"** 本經云:得蘹香子、桃人治膀胱氣,甚效。嘗合,惟桃人麩炒,各等分,半以酒糊丸,半爲散。每服五七十丸,空心食前鹽酒下。散以熱米飲調下,與丸子相間,空心服。日各一二服。

⑦ 惠民和劑局方:**《局方》卷8"治雜病"** 葫蘆巴丸:治大人小兒小腸氣、蟠腸氣、奔豚氣、疝氣偏墜、陰腫、小腹如卵,上下痛不可忍,或後結繞臍攻刺,嘔惡悶亂,並治之。葫蘆巴(炒,壹斤)、吴茱萸(湯洗七次,炒,拾兩)、川楝子(炒,壹斤)、大巴戟(去心,炒)、川烏(炮去皮臍,各六兩)、茴香(浸,去土,炒,拾弍兩),右爲細末,酒煮麪糊爲丸如梧桐子大,每服拾伍丸,空心温酒吞下。小兒五丸,茴香湯下。

五丸，鹽酒下。太醫薛己[1]云：一人病寒疝，陰囊腫痛，服五苓諸藥不效，與此而平也。又張子和《儒門事親》[2]云：有人病目不覩，思食苦豆，即胡盧巴，頻頻不缺。不周歲而目中微痛，如蟲行入眦，漸明而愈。按此亦因其益命門之功，所謂益火之原，以消陰翳是也。

【附方】新六。**小腸氣痛**。胡盧巴炒，研末，每服二錢，茴香酒下。《直指方》[3]。**腎臟虚冷**，腹脇脹滿。胡盧巴炒二兩，熟附子、硫黄各七錢五分，爲末，酒煮麴糊丸梧桐子大，每鹽湯下三四十丸。《聖濟總録》[4]。**冷氣疝瘕**。胡盧巴酒浸晒乾，蕎麥炒研麪，各四兩，小茴香一兩，爲末，酒糊丸梧子大。每服五十丸，空心鹽湯或鹽酒下。服至兩月，大便出白膿則除根。方廣《心法附餘》[5]。**陰癩腫痛**[6]偏墜，或小腸疝氣，下元虚冷，久不愈者，沉香内消丸主之。沉香、木香各半兩，胡盧巴酒浸炒，小茴香炒，各二兩，爲末，酒糊丸梧子大。每服五七十丸，鹽酒下。**氣攻頭痛**。胡盧巴炒，三稜酒浸焙，各半兩，乾薑炮二錢半，爲末，薑湯或温酒每服二錢。《濟生方》[7]。**寒濕脚氣**。腿膝疼痛，行步無力。胡盧巴酒浸一宿焙，破故紙炒香，各四兩，爲末。以木瓜切頂去瓤，安藥在内令滿，用頂合住簽定，爛蒸，搗丸梧子大。每服七十丸，空心温酒下。《楊氏家藏方》[8]。

① 薛己：**《外科心法》卷5“痔”**　一男子年逾四十，陰囊腫痛，以熱手熨之少緩，服五苓等散不應，尺脉遲軟。此下虚寒邪所襲而然，名曰寒疝，非瘡毒也。予以蟠葱散治之少可，更以蘆巴丸服之而平。

② 儒門事親：**《儒門事親》卷2“偶有所遇厥疾獲瘳記十一”**　……又有病目不睹者，思食苦苣，頓頓不闕。醫者以爲有蟲。曾不周歲，兩目微痛如蟲行，大眥漸明，俄然大見……此二者，亦偶得服食法耳。智者讀此，當觸類而長之。

③ 直指方：**《直指方》卷18“腎氣證治”**　葫盧巴散：治小腸氣攻刺。葫盧巴（炒，一兩），右末，每服二錢，茴香炒紫，用熱酒沃，蓋定，取酒調下。

④ 聖濟總録：**《聖濟總録》卷52“腎藏虚冷氣攻腹脅疼痛脹滿”**　治腎藏虚冷，腹脅脹滿，葫蘆巴丸方：葫蘆巴（二兩）、附子（炮裂，去皮臍）、硫黄（研，各三分），右三味擣研爲末，酒煮麵糊丸如梧桐子大，每服二十丸至三十丸，鹽湯下。

⑤ 心法附餘：（**按**：已查原書，未能溯得其源。）

⑥ 陰癩腫痛：**《普濟方》卷249“小腸氣”**　沉香内消丸（出《德生堂經驗方》）：治小腸疝氣，陰囊腫大，或左右腎偏，結核疼痛難忍，下元虚冷，久而不愈者，並主之。沉香　木香（各半兩）、葫蘆巴（酒浸）、小茴香（炒，各二兩），右爲細末，酒糊爲丸如梧桐子大。每服五十丸，空心鹽酒、鹽湯任下。（**按**：原無出處，今溯得其源。）

⑦ 濟生方：**《濟生方》“頭面門·頭痛論治”**　胡蘆巴散：治氣攻頭痛。胡蘆巴（炒）、京三棱（醋浸，焙，各半兩）、乾薑（炮，二錢半），右爲細末，每服二錢，温生薑湯或温酒調服，不拘時候。

⑧ 楊氏家藏方：**《楊氏家藏方》卷4“脚氣方三十六道”**　葫蘆巴圓：治一切寒濕脚氣，腿膝疼痛，行步無力。葫蘆巴（浸一宿，四兩）、破故紙（四兩，炒香），右件爲細末，用大木瓜一枚切頂，去穰，填藥在内，滿爲度，復用頂蓋之，用竹簽簽定，蒸熟取出，爛研，同前件填不盡藥末，搜和爲丸如梧桐子大，每服五十丸，温酒送下，空心食前。

蠡實《本經》①中品

【釋名】荔實《别録》②、馬藺子《唐本》③、馬楝子《圖經》④、馬薤《禮記》注⑤、馬帚《爾雅》⑥、鐵掃帚《救荒》⑦、劇草《本經》⑧、旱蒲《禮記》⑨、豕首《本經》、三堅。【弘景⑩曰】方藥不用，俗無識者。惟天名精亦名豕首。【恭⑪曰】此即馬藺子也。《月令》：仲冬荔挺出。鄭玄注云：荔，馬薤也。《通俗文》云：一名馬藺。本草謂之荔實。【頌⑫曰】馬藺子，北人訛爲馬楝子。《廣雅》云：馬薤，荔也。高誘云：荔挺出，荔草挺出也。講《禮》者不識，呼爲荔挺，又作馬莧，並誤矣。馬莧亦名豚耳，即馬齒也。【時珍曰】《爾雅》云：荓，音瓶，馬帚也。此即荔草，謂其可爲馬刷，故名。今河南北人呼爲鐵掃帚，是矣。

【集解】【《别録》⑬曰】蠡實生河東川谷，五月采實，陰乾。【頌⑭曰】今陝西諸郡及鼎、澧州亦有之，近汴尤多。葉似薤而長厚，三月開紫碧花，五月結實作角子，如麻大而赤色有稜，根細長，通黄色，人取以爲刷。三月開花，五月采實，並陰乾用。許慎《説文》云：荔似蒲而小，根可爲刷。高誘

---

① 本經：**《本經》《别録》見《證類》卷8"蠡實"** 味甘，平、温，無毒。主皮膚寒熱，胃中熱氣，風寒濕痺，堅筋骨，令人嗜食，止心煩滿，利大小便，長肌膚肥大。久服輕身。**一名荔實，一名劇草，一名三堅，一名豕首……**

② 别録：見上注。

③ 唐本：**《唐本草》見《證類》卷8"蠡實"** 《唐本》注云：此即馬藺子也……

④ 圖經：**《圖經》見《證類》卷8"蠡實"** 蠡實，馬藺子也，北人音訛呼爲馬楝子……

⑤ 禮記注：**《禮記·月令》** ……芸始生，荔挺出……（……芸，香草也。荔挺，馬韰也……）

⑥ 爾雅：**《爾雅·釋草》** 荓，馬帚。

⑦ 救荒：**《救荒》卷下之上"鐵掃帚"** 生荒野中，就地叢生，一本二三十莖，苗高三四尺，葉似苜蓿……

⑧ 本經：見本頁注①白字。（**按**："釋名"項下"本經"同此。）

⑨ 禮記：**《顔氏家訓》卷6"書證"** 《月令》荔挺出爲……江東……但呼爲爲旱蒲（**按**：誤注出處。）

⑩ 弘景：**《集注》見《證類》卷8"蠡實"** 陶隱居云：方藥不復用，俗無識者。天名精亦名豕首也。

⑪ 恭：**《唐本草》見《證類》卷8"蠡實"** 《唐本》注云：此即馬藺子也。《月令》云：荔挺出。鄭注云：荔，馬薤也。《説文》云：荔，似蒲根，可爲刷。《通俗文》：一名馬藺。本經一名荔實子……

⑫ 頌：**《圖經》見《證類》卷8"蠡實"** 蠡實，馬藺子也，北人音訛呼爲馬楝子……《廣雅》云：馬薤，荔也。蔡邕、高誘皆云：荔以挺出，然則鄭以荔挺爲名，誤矣。此物河北平澤北率生之，江東頗多，種於堦庭，但呼爲旱蒲，故不識馬薤。講《禮》者，乃以爲馬莧，且馬莧亦名豚耳，俗曰馬齒者是也。其花、實皆入藥……

⑬ 别録：見1127頁注④。

⑭ 頌：**《圖經》見《證類》卷8"蠡實"** ……生河東川谷，今陝西諸郡及鼎、澧州亦有之，近京尤多。葉似薤而長厚，三月開紫碧花，五月結實作角子，如麻大而赤色有稜，根細長，通黄色，人取以爲刷。三月採花，五月採實，並陰乾用。謹按《顔氏家訓》云：《月令》曰荔挺出。鄭康成云：荔挺，馬薤也。《易統驗玄圖》云：荔挺不出，則國多火災。《説文》云：荔似蒲而小，根可爲刷。《廣雅》云：馬薤，荔也。蔡邕、高誘皆云：荔以挺出，然則鄭以荔挺爲名，誤矣。此物河北平澤北率生之，江東頗多，種於堦庭，但呼爲旱蒲，故不識馬薤……

云:河北平澤率生之。江東頗多,種於階庭,但呼爲旱蒲,不知即馬薤也。【時珍曰】蠡草生荒野中,就地叢生,一本二三十莖,苗高三四尺,葉中抽莖,開花結實。

【正誤】【宗奭①曰】蠡實,陶隱居言方藥不用,俗無識者。本草諸家所注不相應。若果是馬藺,則《日華子本草》不當更言可爲蔬菜。蓋馬藺葉出土已硬,又無味,馬牛皆不食,豈堪人食。今不敢以蠡實爲馬藺,更俟博識。○【時珍曰】《别録》蠡實亦名荔實,則"蠡"乃"荔"字之訛也。張揖《廣雅》②云"荔又名馬藺",其説已明。又按周(憲)〔定〕王《救荒本草》③言其嫩苗味苦,煠熟换水浸去苦味,油鹽調食,則馬藺亦可作菜矣。寇氏但據陶説疑之,欠考矣。陶氏不識之藥多矣。今正其誤。

實。【修治】【時珍曰】凡入藥炒過用,治疝則以醋拌炒之。

【氣味】甘,平,無毒。【保昇④曰】寒。【頌⑤曰】山人服之,云大温,甚有奇效。

【主治】皮膚寒熱,胃中熱氣,風寒濕痺,堅筋骨,令人嗜食。久服輕身。《本經》⑥。止心煩滿,利大小便,長肌膚,肥大。《别録》⑦。療金瘡血内流,癰腫,有效。蘇恭⑧。婦人血氣煩悶,産後血運,并經脉不止,崩中帶下。消一切瘡癤,止鼻衄吐血,通小腸,消酒毒,治黄病,殺蕈毒,傅蛇蟲咬。大明⑨。治小腹疝痛,腹内冷積,水痢諸病。時珍。

【附方】舊二,新六。諸冷極病,醫所不治者。馬藺子九升洗净,空腹服一合,酒下,日三服。《千金方》⑩。寒疝諸疾。寒疝不能食及腹内一切諸疾,消食肥肌。馬藺子一升,每日取一把,以麪拌煮吞之,服盡愈。姚僧坦《集驗方》⑪。喉痺腫痛。《衛生易簡方》⑫用蠡實一合,升麻

---

① 宗奭:**《衍義》卷9"蠡實"** 陶隱居云:方藥不復用,俗無識者。本經諸家所注不相應,若果是馬藺,則《日華子》不當更言亦可爲蔬菜食。蓋馬藺,其葉馬牛皆不食,爲才出土葉已硬,況又無味,豈可更堪人食也。今不敢以蠡實爲馬藺子,更俟博識者。

② 廣雅:**《廣雅》卷10"釋草"** 馬韰,荔也。

③ 救荒本草:**《救荒》卷下之上"鐵掃帚"** ……救饑:採嫩苗葉煠熟,换水浸去苦味,油鹽調食。

④ 保昇:**《蜀本草》見《證類》卷8"蠡實"** 《蜀本》云:蠡實,寒。

⑤ 頌:**《圖經》見《證類》卷8"蠡實"** ……今山人亦單服其實,云大温益下,甚有奇效……

⑥ 本經:見1125頁注①白字。

⑦ 别録:見1125頁注①。

⑧ 蘇恭:**《唐本草》見《證類》卷8"蠡實"** ……療金瘡血内流,癰腫等病,有效。

⑨ 大明:**《日華子》見《證類》卷8"蠡實"** 馬藺,治婦人血氣煩悶,産後血運并經脉不止,崩中,帶下,消一切瘡癤腫毒,止鼻洪吐血,通小腸,消酒毒,治黄病,傅蛇蟲咬,殺蕈毒。亦可蔬菜食,莖、葉同用。

⑩ 千金方:**《千金方》卷16"痼冷積熱第八"** 治諸冷極,醫所不治方:馬藺子九升,浄治去土,空腹服一合,日三,飲及酒下之,服訖須臾,以食壓之,服取瘥乃止。

⑪ 集驗方:**《外臺》卷7"寒疝不能食方四首"** 《集驗》療寒疝,不能食方:取馬藺子一升,每日取胡桃許,以面拌,熟煮吞之,然後依常飯,日再服,服盡必愈。亦除腹内一切諸疾,消食肥肌,仍時燒磚熱,以羖羊毛作氈裹,却氈上熨之,日一度尤佳。

⑫ 衛生易簡方:**《衛生易簡方》卷6"咽喉"** 治喉痹……又方:用升麻(五分)、蠡實(一合),水一升,煎三合,入少蜜攪匀,細細呷之大驗。

五分,水一升,煎三合,入少蜜攪匀,細呷,大驗。○《聖惠方》①用馬藺子二升,升麻一兩,爲末,蜜丸,水服一錢。○又方:馬藺子八錢,牛蒡子六錢,爲末,空心温水服方寸匕。**水痢百病**。張文仲《備急方》②用馬藺子,以六月六日麪熬,各等分,爲末,空心米飲服方寸匕。如無六月六日麪,常麪亦可,牛骨灰亦可。○又方:馬藺子、乾薑、黄連各等分,爲散,熟湯服二方寸匕,入腹即斷也。冷熱皆治,常用神效,不得輕之。忌豬肉、冷水。**腸風下血**。有疙瘩瘡,破者不治。馬藺子一斤,研破酒浸,夏三、冬七日,晒乾,何首烏半斤,雄黄、雌黄各四兩,爲末,以浸藥酒打糊丸梧子大。每服三十丸,温酒下,日三服,見效。《普濟方》③。

花、在及根、葉。【主治】去白蟲《本經》④。療喉痺,多服令人溏洩。《别録》⑤。主癰疽惡瘡。時珍。

【發明】【頌⑥曰】蠡草花實皆入藥。《列仙傳》云"寇先生 宋人,好種荔,食其葩實",是矣。【時珍曰】按《葉水東日記》⑦云:北方田野人患胸腹飽脹者,取馬楝花擂凉水服,即泄數行而愈。據此則多服令人泄之説有驗,而蠡實之爲馬藺更無疑矣。

【附方】舊三,新六。**睡死不寤**。蠡實根一握,杵爛,以水絞汁,稍稍灌之。《外臺秘要》⑧。**喉痺口噤**。馬藺花二兩,蔓荆子一兩,爲末,温水服一錢⑨。**喉痺腫痛**,喘息欲死者。

---

① 聖惠方:**《聖惠方》卷35"治喉痹諸方"** 治喉痹腫熱痛悶,升麻散方:川升麻(一兩)、馬藺子(二兩),右件藥搗細羅爲散,每服以蜜水調下一錢。/**《普濟方》卷60"喉痹"** 治喉痹方:牛蒡子(六分)、馬藺子(八分),右搗爲散,每空心暖水調服方寸匕,漸加至一匕半,日再服。(**按**:《聖惠方》無後一方。實出《普濟方》。)

② 備急方:**《證類》卷8"蠡實"** 張文仲治水痢百病。以馬藺子,用六月六日麵熬令黄,各等分爲末,空心米飲服方寸匕。如無六月六日麵,用常麵或牛骨灰等分亦得。/**《外臺》卷25"水痢方六首"** 文仲療水痢百起者,馬藺散方:馬藺子、乾薑、黄連(原無分兩),右三味爲散,熟煮湯,取一合許,和二方寸匕,入腹即斷。冷熱皆治,常用神效,不得輕之。

③ 普濟方:**《普濟方》卷37"腸風下血"** 治腸風有疙瘩瘡,破者不治。馬藺子(一斤,研破酒浸,夏三日,冬七日,曬乾)、何首烏(半斤)、雄黄(四兩)、雌黄(四兩),右爲末,用浸馬藺子酒打糊丸梧桐子大,每服三十丸,空心温酒下,三服見效。

④ 本經:**《本經》《别録》見《證類》卷8"蠡實"** ……花、葉去白蟲,療喉痺,多服令人溏洩。一名荔實,一名劇草,一名三堅,一名豕首。生河東川谷。五月採實,陰乾。

⑤ 别録:見上注。

⑥ 頌:**《圖經》見《證類》卷8"蠡實"** ……其花、實皆入藥。《列仙傳》:寇先生者,宋人也,好種荔,食其葩實焉……

⑦ 葉水東日記:**《水東日記》卷37** 北方田野人患胸腹飽脹者,取馬蓮花子,擊碎,凉水下,即泄數行,幸而愈者有也。

⑧ 外臺秘要:**《外臺》卷23"喉痺方二十一首"** 又療垂死者方:搗馬藺根一握,少以水絞取汁,稍稍咽之。口噤以物拗灌之,神良。(**按**:"垂死",《證類》卷8"蠡實"引《外臺》同方誤作"睡死",時珍轉引又添"不寤"二字。《外臺》原方治喉痹垂死,"睡死"乃誤。)

⑨ 喉痹口噤:**《聖惠方》卷35"治咽喉閉塞不通諸方"** 治咽喉閉不通……又方:馬藺花二兩、蔓荆子一兩,右件藥搗細羅爲散,每服不計時候以暖水調下一錢。(**按**:原無出處,今溯得其源。)

《外臺秘要》①用馬藺根葉二兩，水一升半，煮一盞，細飲之，立瘥。○《聖惠方》②用根搗汁三合，蜜一合，慢火熬成，徐徐嚥之，日五七度。一方：單汁飲之，口噤者灌下。無生者，以刷煎汁。**沙石熱淋**。馬藺花七枚燒，故筆頭二七枚燒，粟米一合炒，爲末。每服三錢，酒下，日二服。名通神散③。**小便不通**。馬藺花炒，茴香炒，葶藶炒，爲末，每酒服二錢。《十便良方》④。**一切癰疽**：發背惡瘡。用鐵掃帚，同松毛、牛膝，以水煎服。《乾坤生意》⑤。**面上瘢䵟**。取鐵掃帚地上自落葉并子，煎湯頻洗，數次自消。壽域神方⑥。**面皰鼻皶**。馬藺子花，杵傅之佳。《肘後方》⑦。

【附録】**必似勒**《拾遺》⑧。【藏器⑨曰】辛，温，無毒。主冷氣，胃閉不消食，心腹脹滿。生崑崙，狀似馬藺子也。

惡實《别録》⑩中品

【釋名】鼠粘《别録》⑪、牛蒡《别録》、大力子《綱目》、蒡翁菜《綱目》、便牽牛《綱目》、蝙蝠刺。【時珍曰】其實狀惡而多刺鉤，故名。其根葉皆可食，人呼爲牛菜，術人隱之，呼爲

---

① 外臺秘要：**《外臺》卷23“咽喉中閉塞方三首”** 《近效》療喉痹，喉咽塞，喘息不通，須臾欲絶，神驗方：馬藺根葉二大兩，右一味切，以水一大升半，煮取一大盞，去滓，細細吃，須臾即通。絡石草亦療，煎法分兩亦同。

② 聖惠方：**《聖濟總録》卷123“咽喉腫痛語聲不出”** 治喉痹腫盛語聲不出方：馬藺根（汁三合），右一味，入白蜜一合相和，慢火煎成煎，徐徐咽之，日可五七度。（**按**：《聖惠方》無此方，誤注出處。）/**《聖惠方》卷35“治咽喉閉塞不通諸方”** 治咽喉閉塞不通，須臾欲死，宜服此方：右取馬藺根汁飲之。若無，煎刷汁亦得。

③ 名通神散：**《普濟方》卷215“沙石淋”** 通神散：治沙石淋。粟米（炒，一合）、故筆頭（燒灰，二枝）、馬藺花（燒灰，七枝），右爲散，温酒調下二錢。痛不可忍者，併三服。（**按**：原無出處，今溯得其源。）

④ 十便良方：**《聖濟總録》卷95“小便不通”** 治小便不通，蘹香子散方：蘹香子（炒）、馬藺花（炒）、葶藶（紙上炒，等分），右三味搗羅爲散，每服二錢匕，温酒調下，食前服，以通爲度。（**按**：《十便良方》無此方，誤注出處。）

⑤ 乾坤生意：**《乾坤秘韞·諸瘡》** 治發背：鐵掃箒、牛膝草、松毛，右用白水煎服。（**按**：《乾坤生意》無此方，誤注出處。）

⑥ 壽域神方：**《延壽神方》卷4“面瘡部”** 治面上瘢䵟，取鐵掃箒地上自落葉並子，煎湯澄清，洗面三四次，其瘢自消。

⑦ 肘後方：**《外臺》卷32“面皯皰方一十三首”** 《肘後》療面及鼻病酒皶方……又方：馬藺子花搗封之，佳。

⑧ 拾遺：**《證類》卷8“二十二種陳藏器餘·必似勒”** 味辛，温，無毒。主冷氣，胃閉不消食，心腹脹滿。生崑崙，似馬藺子。

⑨ 藏器：見上注。

⑩ 别録：**《别録》見《證類》卷9“惡實”** 味辛，平。主明目，補中，除風傷。根、莖療傷寒寒熱汗出，中風面腫，消渴熱中，逐水。久服輕身耐老。生魯山平澤。

⑪ 别録：**《唐本草》見《證類》卷9“惡實”** ……《别録》名牛蒡。一名鼠黏草。（**按**：“釋名”項下“别録”同此。）

大力也。俚人謂之便牽牛。河南人呼爲夜叉頭。【頌①曰】實殼多刺，鼠過之則綴惹不可脱，故謂之鼠粘子，亦如羊負來之比。

【集解】【《别録》②曰】惡實生魯山平澤。【恭③曰】魯山在鄧州東北。此草葉大如芋，子殼似粟狀，實細長如茺蔚子。【頌④曰】惡實即牛蒡子也，處處有之。葉大如芋葉而長。實似葡萄核而褐色，外殼似栗梂而小如指頭，多刺。根有極大者，作菜茹益人。秋後采子入藥。【時珍曰】牛蒡古人種子，以肥壤栽之。剪苗汋淘爲蔬，取根煮曝爲脯，云甚益人，今人亦罕食之。三月生苗，起莖高者三四尺。四月開花成叢，淡紫色。結實如楓梂而小，蕚上細刺百十攢簇之，一梂有子數十顆。其根大者如臂，長者近尺，其色灰黲。七月采子，十月采根。

子。【修治】【斅⑤曰】凡用揀净，以酒拌蒸，待有白霜重出，以布拭去，焙乾擣粉用。

【氣味】辛，平，無毒。【藏器⑥曰】苦。【元素⑦曰】辛，温，陽中之陰，升也。【杲⑧曰】辛，平，陽也，降也。

【主治】明目補中，除風傷。《别録》⑨。風毒腫，諸瘻。藏器⑩。研末浸酒，每日服三二盞，除諸風，去丹石毒，利腰脚。又食前熟挼三枚吞之，散諸結節、筋骨煩、熱毒。甄權⑪。吞一枚，出癰疽頭。蘇恭⑫。炒研煎飲，通利小便。孟詵⑬。潤肺散氣，利咽膈，去皮膚風，通十二經。元素⑭。消斑疹毒。時珍。

---

① 頌：**《圖經》見《證類》卷9“惡實”**　……實似葡萄核而褐色，外殼如栗捄，小而多刺。鼠過之則綴惹不可脱，故謂之鼠粘子，亦如羊負來之比……

② 别録：見1128頁注⑩。

③ 恭：**《唐本草》見《證類》卷9“惡實”**　《唐本》注云：魯山在鄧州東北。其草、葉大如芋，子殼似粟狀，實細長如茺蔚子……

④ 頌：**《圖經》見《證類》卷9“惡實”**　惡實，即牛蒡子也，生魯山平澤，今處處有之。葉如芋而長。實似葡萄核而褐色，外殼如栗毬，小而多刺……根有極大者，作菜茹尤益人。秋後採子入藥用……

⑤ 斅：**《炮炙論》見《證類》卷9“惡實”**　雷公云：凡使，採之净揀，勿令有雜子，然後用酒拌蒸，待上有薄白霜重出，却用布拭上，然後焙乾，别擣如粉用。

⑥ 藏器：**《拾遺》見《證類》卷9“惡實”**　……子名鼠黏，上有芒，能綴鼠。味苦……

⑦ 元素：**《醫學啓源》卷下“用藥備旨·藥類法象”**　味之薄者，陰中之陽。/**鼠粘子：**《主治秘要》云：辛温。（**按**：原引“陽中之陰，昇也”恐誤。）

⑧ 杲：**《珍珠囊·諸品藥性主治指掌》〔《醫要集覽》本〕鼠黏子**　味辛，平，性微寒。無毒。降也，陽也……

⑨ 别録：見1128頁注⑩。

⑩ 藏器：**《拾遺》見《證類》卷9“惡實”**　……子名鼠黏，上有芒，能綴鼠。味苦，主風毒腫，諸瘻……

⑪ 甄權：**《藥性論》見《證類》卷9“惡實”**……子研末，投酒中浸三日，每日服三二盞，任性飲多少，除諸風，去丹石毒，主明目，利腰脚。又食前吞三枚，熟挼下，散諸結節，筋骨煩熱毒……

⑫ 蘇恭：**《唐本草》見《證類》卷9“惡實”**　……吞一枚，出癰疽頭。

⑬ 孟詵：**《食療》見《證類》卷9“惡實”**　……却入其子炒過，末之如茶，煎三匕，通利小便。

⑭ 元素：**《醫學啓源》卷下“用藥備旨·鼠粘子”**　……主風毒腫，消利咽膈……潤肺散氣……/**《本草發揮》卷2“牛蒡子”**　東垣云：惡實……除風及皮膚風，通十二經。（**按**：通十二經之説乃出李東垣。）

【發明】【杲①曰】鼠粘子其用有四：治風濕癮疹，咽喉風熱，散諸腫瘡瘍之毒，利凝滯腰膝之氣，是也。

【附方】舊五，新十一。風水身腫欲裂。鼠粘子二兩，炒研爲末。每温水服二錢，日三服。《聖惠方》②。風熱浮腫，咽喉閉塞。牛蒡子一合，半生半熟，爲末，熱酒服一寸匕。《經驗方》③。痰厥頭痛。牛蒡子炒、旋覆花等分，爲末。臘茶清服一錢，日二服。《聖惠方》④。頭痛連睛。鼠粘子、石膏等分，爲末，茶清調服。《醫方摘要》⑤。咽膈不利。疏風壅涎唾多，牛蒡子微炒、荆芥穗各一兩，炙甘草半兩，爲末。食後湯服二錢，當緩緩取效。寇氏《本草衍義》⑥。懸癰喉痛。風熱上搏也。惡實炒、甘草生，等分，水煎含嚥，名啓關散。《普濟方》⑦。喉痺腫痛。牛蒡子六分，馬藺子六分，爲散。每空心温水服方寸匕，日再服。仍以牛蒡子三兩，鹽二兩，研匀，炒熱包熨喉外。《廣濟方》⑧。咽喉痘疹。牛蒡子二錢，桔梗一錢半，粉甘草節七分，水煎服。《痘疹要訣》⑨。風熱癮疹。牛蒡子炒、浮萍等分，以薄荷湯服二錢，日二服。初虞世《古今録驗》⑩。风齲牙痛。鼠粘子炒，煎水含，冷吐之。《延年方》⑪。小兒痘瘡。時出不快，壯熱狂躁，咽膈壅塞，大便秘澀。小兒咽喉腫不利。若大便利者，勿服。牛蒡子炒一錢二分，荆芥穗二

---

① 杲：**《珍珠囊·諸品藥性主治指掌》〔《醫要集覽》本〕鼠黏子** ……其用有四：主風濕癮疹盈肌；退風熱咽喉不利；散諸腫瘡瘍之毒；利凝滯腰膝之氣。

② 聖惠方：**《聖惠方》卷54"治風水腫諸方"** 治風水腹臍俱腫，腰不可轉動……又方：鼠黏子（二兩，微炒），右搗細羅爲散，每服以暖水調下三錢，日三四服。

③ 經驗方：**《證類》卷9"惡實"** 《經驗方》：治風熱閉塞咽喉，遍身浮腫。以牛蒡子一合，半生半熟杵爲末，熱酒調下一錢匕，立差。

④ 聖惠方：**《聖惠方》卷51"治痰厥頭痛諸方"** 治痰瘀頭痛方：旋覆花（一兩）、牛蒡子（一兩，微炒），右件藥搗細羅爲散，不計時候以臘麵茶清調下一錢。

⑤ 醫方摘要：**《醫方摘要》卷3"頭痛"** 治頭痛連睛痛：石膏、鼠粘子（各等分），右爲末，茶清調下。

⑥ 本草衍義：**《衍義》卷10"惡實"** ……疏風壅，涎唾多，咽膈不利。微炒，同入京芥穗各一兩，甘草炙，半兩，同爲末。食後、夜卧湯點二錢服，當緩取效……

⑦ 普濟方：**《普濟方》卷61"咽喉生癰"** 啓關散：治風熱客搏上焦，懸癰腫痛。惡實（炒）、甘草（生，各一兩），右爲散，每服二錢匕，水一盞，煎六分，旋含之，良久咽下。

⑧ 廣濟方：**《外臺》卷23"喉痺方二十一首"** 《廣濟》療喉痺……又療喉痺方：馬藺子（八分）、牛蒡子（六分），右二味搗爲散，每空腹以煖水服方寸匕，漸加至一匕半，日再。

⑨ 痘疹要訣：**《痘疹要訣》卷3** 大如聖散：治瘡疹毒攻喉咽腫痛。桔梗（一兩）、甘草（一兩，生用）、生牛旁子（一兩）、麥門冬（五錢）。右爲細末，每服二錢。沸湯點，小少呷之，入竹葉煎又好。（按：《得效方》卷11"小方科·疹瘡"亦先有此方。）

⑩ 古今録驗：**《證類》卷9"惡實"** 初虞世：治皮膚風熱，遍身生癮疹。牛蒡子、浮萍等分，以薄荷湯調下二錢，日二服。（**按**：時珍誤將《古今録驗》作初虞世撰。此方實出初虞世《養生必用方》。）

⑪ 延年方：**《外臺》卷22"牙齒風齲方三首"** 《延年》療牙齒風齲方：鼠粘子，右一味搗，以水四升，煮取二升半，濾去滓，適寒温含之，冷吐，別含取差。

分，甘草節四分，水一盞，同煎至七分，温服。已出亦可服。名必勝散。《和劑局方》①。**婦人吹乳**。鼠粘二錢，麝香少許，温酒細吞下。《袖珍方》②。**便癰腫痛**。鼠粘子二錢炒，研末，入蜜一匙，朴硝一匙，空心温酒服。《袖珍方》③。**蛇蝎蠱毒**。大力子煮汁服。《衛生易簡方》④。**水蠱腹大**。惡實微炒一兩，爲末，麪糊丸梧子大，每米飲下十丸。張文仲方⑤。**歷節腫痛**。風熱攻手指，赤腫麻木，甚則攻肩背兩膝，遇暑熱則大便秘。牛蒡子三兩，新豆豉炒、羌活各一兩，爲末。每服二錢，白湯下。《本事方》⑥。

根、莖。【氣味】苦，寒，無毒。【權⑦曰】甘，平。【藏器⑧曰】根須蒸熟暴乾用。不爾，令人欲吐。

【主治】傷寒寒熱汗出，中風面腫，消渴熱中，逐水。久服輕身耐老。《别録》⑨。根主牙齒痛，勞瘧諸風，脚緩弱風毒，癰疽，欬嗽傷肺，肺壅，疝瘕，冷氣積血。蘇恭⑩。根浸酒服，去風及惡瘡。和葉擣碎，傅杖瘡、金瘡，永不畏風。藏器⑪。主面目煩悶，四肢不健，通十二經脉，洗五臟惡氣。可常作菜食，令人身輕。甄權⑫。切根如豆，拌麪作飯食，消脹壅。莖葉煮汁作浴湯，

---

① 和劑局方：**《局方》卷 10"治小兒諸疾"** 消毒散：治小兒瘡疹已出，未能匀透，及毒氣壅遏，雖出不快，壯熱狂躁，咽膈壅塞，睡卧不安，大便秘澀，及治大人小兒上膈壅熱，咽喉腫痛，胸膈不利。牛蒡子（爁，六兩）、荆芥穗（一兩）、甘草（炙，二兩），右爲粗末，每服一盞，用水一盞，煎七分，去滓温服，食後，小兒量力，少少與之。如治瘡疹，若大便利者，不宜服之。

② 袖珍方：**《袖珍方》卷 4"産後衆疾"** 治吹乳……又方：用鼠粘子加麝，酒吞下。

③ 袖珍方：**《袖珍方》卷 3"癰疽瘡癤"** 治便癰，一方：鼠粘子二錢，炒，細末，入蜜一匙，净朴硝一匙，温酒空心服，亦效。

④ 衛生易簡方：**《衛生易簡方》卷 5"蠱毒"** 治蛇及蝦蟆等蠱……又方：用大力子，水煮食之。

⑤ 張文仲方：**《聖濟總録》卷 80"水蠱"** 治水蠱，身體洪腫，惡實丸方：惡實（微炒，一兩），右一味爲末，麵糊和丸如梧桐子大，每服十丸，米飲下，勿嚼破。（**按**：查此方非張文仲方。）

⑥ 本事方：**《本事方》卷 3"風寒濕痹白虎歷節走注諸病"** 治風熱成歷節，攻手指，作赤腫麻木，甚則攻肩背兩膝，遇暑熱或大便秘即作，牛蒡子散：牛蒡子（三兩）、新豆豉（炒）、羌活（各一兩）、乾生地黄（二兩半）、黄芪（一兩半），右爲細末，湯調二錢服，空心食前，日三服。此病多胸膈生痰，久則赤腫，附著肢節，久久不退，遂成厲風，此孫真人所預戒也，宜早治之。

⑦ 權：**《藥性論》見《證類》卷 9"惡實"** 牛蒡亦可單用，味甘，無毒……

⑧ 藏器：**《拾遺》見《證類》卷 9"惡實"** 《陳藏器本草》云：惡實根，蒸，暴乾，不爾令人欲吐……

⑨ 别録：見 1128 頁注⑩。

⑩ 蘇恭：**《唐本草》見《證類》卷 9"惡實"** ……根主牙齒疼痛，勞瘧，脚緩弱，風毒癰疽，咳嗽傷肺，肺壅，疝瘕，積血，主諸風癥瘕，冷氣……

⑪ 藏器：**《拾遺》見《證類》卷 9"惡實"** ……浸酒去風，又主惡瘡……根可作茹食之，葉亦擣傅杖瘡，不膿，辟風。

⑫ 甄權：**《藥性論》見《證類》卷 9"惡實"** ……能主面目煩悶，四肢不健，通十二經脉，洗五藏惡氣。可常作菜食之，令人身輕……

去皮間習習如蟲行。又入鹽花生擣，搨一切腫毒。孟詵①。

【發明】【頌②曰】根作脯食甚良。莖葉宜煮汁釀酒服。冬月采根，蒸暴入藥。劉禹錫《傳信方》：療暴中風，用緊細牛蒡根，取時避風，以竹刀或荆刀刮去土，生布拭了，擣絞取汁一大升，和好蜜四大合，温分兩服，得汗出便瘥。此方得之岳鄂 鄭中丞。鄭因食熱肉一頓，便中暴風。外甥盧氏爲潁陽令，有此方。服，當時便瘥。

【附方】舊五，新一十六。時氣餘熱不退，煩燥發渴，四肢無力，不能飲食。用牛蒡根擣汁，服一小盞，效。《聖惠方》③。天行時疾。生牛蒡根擣汁五合，空腹分爲二服。服訖，取桑葉一把，炙黄，以水一升，煮取五合，頓服取汗，無葉用枝。《孫真人食忌》④。熱攻心煩，恍惚。以牛蒡根擣汁一升，食後分爲二服。《食醫心鏡》⑤。傷寒搐搦。汗後覆蓋不密，致腰背手足搐搦者，牛蒡根散主之。牛蒡根十條，麻黄、牛膝、天南星各六錢，剉，於盆内研細，好酒一升同研，以新布絞取汁。以炭火半秤燒一地坑令赤，掃净，傾藥汁入坑内，再燒令黑色，取出於乳鉢内細研。每服一錢，温酒下，日三服。○朱肱《活人書》⑥。一切風疾，十年、二十年者。牛蒡根一升，生地黄、枸杞子、牛膝各三升，用袋盛藥，浸無灰酒三升内，每任意飲之。《外臺秘要》⑦。老人中風。口目瞤動，煩悶不安。牛蒡根切一升，去皮晒乾，杵爲麪，白米四合淘净，和作餺飥，豉汁中煮，加葱、椒、

---

① 孟詵：**《食療》見《證類》卷9“惡實”** 根，作脯食之良。熱毒腫，擣根及葉封之……細切根如小豆大，拌麵作飯煮食，尤良。又，皮毛間習習如蟲行，煮根汁浴之。夏浴慎風。

② 頌：**《圖經》見《證類》卷9“惡實”** ……根有極大者，作菜茹尤益人。秋後採子入藥用。根、葉亦可生擣，入少鹽花，以搨腫毒。又冬月採根，蒸暴之入藥。劉禹錫《傳信方》：療暴中風，用緊細牛蒡根，取時須避風，以竹刀或荆刀刮去土，用生布拭了，擣絞取汁一大升，和灼然好蜜四大合，温分爲兩服，每服相去五六里。初服得汗，汗出便差。此方得之岳鄂鄭中丞。鄭頃年至潁陽，因食一頓熱肉，便中暴風，外甥盧氏爲潁陽尉，有此方，當時便服得汗，隨差，神效……

③ 聖惠方：**《聖惠方》卷16“治時氣餘熱不退諸方”** 治時氣餘熱不退，煩躁發歇，四肢無力，不能食飲……又方：右以牛蒡根擣絞取汁，每服不計時候服一小盞。

④ 孫真人食忌：**《證類》卷9“惡實”** 《孫真人食忌》：主天行。以生牛蒡根，擣取汁五大合，空腹分爲兩服。服訖，取桑葉一大把炙令黄，水一升，煮取五合，去滓頓服，暖覆取汗，無葉用枝。

⑤ 食醫心鏡：**《證類》卷9“惡實”** 《食醫心鏡》：治熱攻心煩躁恍惚。以牛蒡子根擣汁一升，食後分爲三服良。

⑥ 活人書：**《醫壘元戎》卷2“單黄連加減例”** 牛蒡子根散（國醫孫用和傳）：治汗不流，古方罕言之，此是汗出時蓋覆不週，汗出不匀，以致腰背手足攣搐。牛蒡根（二十條）、麻黄（二兩）、牛膝（二兩）、天南星（二兩）、地龍（二兩），右牛蒡根去皮切，并諸藥入砂盆内研細，好酒一升，同研爛，新布取汁，後用炭火燒一地坑子内通紅，去炭，掃盡，藥汁内坑中，再以火燒黑色，將出於乳鉢内，細研。每服半錢，温酒調下，日三服。用和親患三年，服之效。（**按**：《傷寒類證活人書》無此方，誤注出處。）

⑦ 外臺秘要：**《外臺》卷14“張文仲療諸風方九首”** 療一切風，乃至十年、二十年不差者方：牛蒡根（細切，一升）、生地黄（細切）、牛膝（細切）、枸杞子（微碎，各三升），右四味取無灰酒三升漬藥，以疏絹袋盛之，春夏一七日，秋冬二七日，每服皆須空腹，仍須稍稍令有酒色。

五味,空心食之。恒服極效。《壽親養老書》①。**老人風濕**久痺,筋攣骨痛。服此壯腎,潤皮毛,益氣力。牛蒡根一升切,生地黄一升切,大豆二升炒,以絹袋盛,浸一斗酒中五六日,任性空心温服二三盞,日二服。《集驗方》②。**頭面忽腫**。熱毒風氣内攻,或連手足赤腫,觸着痛者。牛蒡子根,一名蝙蝠刺,洗浄研爛,酒煎成膏,絹攤貼腫處。仍以熱酒服一二匙,腫消痛減。《斗門方》③。**頭風掣痛**不可禁者,摩膏主之。取牛蒡莖葉,搗取濃汁二升,無灰酒一升,鹽花一匙頭,煻火煎稠成膏,以摩痛處,風毒自散。摩時,須極力令熱乃效。冬月用根。《篋中方》④。**頭風白屑**。牛蒡葉搗汁,熬稠塗之。至明,皂莢水洗去。《聖惠方》⑤。**喉中熱腫**。鼠粘根一升,水五升,煎一升,分三服。《延年方》⑥。**小兒咽腫**。牛蒡根搗汁,細嚥之。《普濟方》⑦。**熱毒牙痛**。熱毒風攻頭面,齒齦腫痛不可忍。牛蒡根一斤搗汁,入鹽花一錢,銀器中熬成膏。每用塗齒齦下,重者不過三度瘥。《聖惠方》⑧。**項下癭疾**。鼠粘子根一升,水三升,煮取一升半,分三服。或爲末,蜜丸常服之。《救急方》⑨。**耳卒腫痛**。牛蒡根切,絞汁二升,銀鍋内熬膏塗之。《聖濟總録》⑩。**小**

---

① 壽親養老書:**《壽親養老》卷1“食治諸風方”** 食治老人中風,口目瞤動,煩悶不安,牛蒡餺飥方:牛蒡根(切,一升,去皮,曝乾,杵爲面)、白米(四合,浄淘,研),右以牛蒡粉和麵作之,向豉汁中煮,加葱、椒、五味、臛頭,空心食之。恒服極效。四肢不仁,筋骨頑强。

② 集驗方:**《壽親養老》卷1“食治諸風方”** 食治老人久風濕痹,筋攣骨痛,潤皮毛,益氣力,補虚,止毒,除面皯,宜服補腎地黄酒:生地黄(一升,切),大豆(二升,熬之),生牛蒡根(一升,切),右以絹袋盛之,以酒一斗,浸之五六日,任性空心温服三二盞,恒作之尤佳。(**按**:未見以《集驗方》爲書名者有此方,另溯其源。《聖濟總録》卷20“風濕痹”有近似方,唯“牛蒡根”作“牛膝”。)

③ 斗門方:**《證類》卷9“惡實”** 《斗門方》:治頭面忽腫,熱毒風内攻,或手足頭面赤腫,觸著痛。用牛蒡子根,一名蝙蝠刺,洗浄爛研,酒煎成膏,攤在紙上,貼腫處。仍熱酒調下一服,腫止痛減。

④ 篋中方:**《圖經》見《證類》卷9“惡實”** ……又《篋中方》:風頭及腦掣痛不可禁者,摩膏主之。取牛蒡莖葉,擣取濃汁二升,合無灰酒一升,鹽花一匙,頭煻火煎,令稠成膏,以摩痛處,風毒散自止。亦主時行頭痛。摩時須極力令作熱,乃速效。冬月無苗,用根代之亦可。

⑤ 聖惠方:**《聖惠方》卷41“治頭風白屑諸方”** 治白屑立效方……又方:右用牛蒡並葉搗絞取汁,熬令稍稠,卧時塗頭,至明即以皂莢湯洗之。

⑥ 延年方:**《外臺》卷23“咽喉腫方五首”** 《延年》療喉中熱腫方:鼠粘根切,一升,右一味以水五升,煮取三升,去滓,分温三四服。忌蒜、麵。

⑦ 普濟方:**《普濟方》卷366“中風口噤”** 治小兒咽喉腫痛塞閉:取牛蒡根,細剉搗汁,漸漸服之。

⑧ 聖惠方:**《聖惠方》卷34“治齒斷腫痛諸方”** 治熱毒風攻頭面,齒斷腫痛不可忍……又方:牛蒡根一斤,熟搗絞取汁,入鹽花一錢,於銀器中熬成膏,每用塗齒根下,重者不過三五度。

⑨ 救急方:**《外臺》卷23“癭病方一十八首”** 《救急》療癭要切方:鼠粘草根(一升,湯洗),右細切,除皮者一升,一物以水三升,煮取一升半,分温三服,服相去如人行四五里一服,宜頓服六劑,病即差。一方削除皮,細切,取三大升,搗篩爲散,蜜和丸如梧子,一服二十丸,日再服之,稍稍加至三十丸,以無灰酒進之。

⑩ 聖濟總録:**《聖惠方》卷36“治耳腫諸方”** 治耳卒腫……又方:牛蒡根(浄洗細切),右件藥搗絞取汁一升,於銀鍋中熬成膏,塗於腫上。(**按**:《聖濟總録》無此方,誤注出處。)

便不通,臍腹急痛。牛蒡葉汁、生地黄汁二合,和勻,入蜜二合。每服一合,入水半盞,煎三五沸,調滑石末一錢服。《聖濟總録》①。**癧子腫毒**。鼠粘子葉貼之。《千金方》②。**石瘻出膿**,堅實寒熱。鼠粘子葉爲末,和鷄子白封之。《外臺秘要》③。**諸瘡腫毒**。牛蒡根三莖洗,煮爛搗汁,入米煮粥,食一椀,甚良。《普濟方》④。**積年惡瘡**、反花瘡、漏瘡不瘥者。牛蒡根搗,和臘月猪脂,日日封之。《千金方》⑤。**月水不通**,結成癥塊,腹肋脹大欲死。牛蒡根二斤剉,蒸三遍,以生絹袋盛之,以酒二斗浸五日,每食前温服一盞。《普濟方》⑥。

葈耳《本經》⑦中品

【釋名】**胡葈**《本經》⑧、**常思**弘景⑨、**蒼耳**《爾雅》⑩、**卷耳**《詩經》⑪、**爵耳**《詩疏》⑫、**豬耳**《綱目》、**耳璫**《詩疏》、**地葵**《本經》、**葹**音施、**羊負來**弘景、**道人頭**《圖經》⑬、

---

① 聖濟總録:**《普濟方》卷216"小便不通"**　牛蒡煎,治小便不通,煩躁不安,臍腹急痛:牛蒡葉汁、生地黄汁,右用汁各二合,和勻,每服一合,用水半盞,煎三五沸,調滑石末五分,加續隨服,立效。/**《聖惠方》卷92"治小兒小便赤澀不通諸方"**　又方:生地黄汁(二合)、牛蒡葉汁(一合)、蜜(一合)。右件藥相和令勻,每服一合,調下滑石細末半錢。臨時看兒大小,加減服之。(**按**:《聖濟總録》無此方。疑糅合上二書而成。)

② 千金方:**《千金方》卷22"癰疽第二"**　治癧子方……又方:鼠粘根葉貼之。

③ 外臺秘要:**《千金方》卷23"九漏第一"**　治石瘻兩頭出者,其狀堅實,令人寒熱方:以大鈹針破之,鼠粘葉二分,末,和雞子白一枚,封之。(**按**:《外臺》無此方,誤注出處。)

④ 普濟方:**《普濟方》卷272"諸瘡腫"**　牛蒡粥方:療瘡腫。取牛蒡根三莖,净洗,煮令爛,於盆中研令細,去筋脉,汁中即下米煮粥,醎淡任性,服一椀甚良。無忌。食訖,含生乾地黄丸如胡桃大,除熱補益也。

⑤ 千金方:**《千金方》卷22"瘭疽第六"**　治反花瘡,並治積所諸瘡方:取牛蒡根熟搗,和臘月豬脂封上,瘥止。並治久不瘥諸腫、惡瘡、漏瘡等,皆瘥。

⑥ 普濟方:**《普濟方》卷333"月水不通腹内癥塊"**　治婦人月水滯澀不通,結成癥塊,腹脅脹大欲死。用牛蒡子根二斤,細剉,蒸三遍,用生絹袋盛,以酒二斗,浸五日,每於食前暖一小盞服之。

⑦ 本經:《本經》**《别録》見《證類》卷8"葈耳實"**　味苦、甘,温。葉,味苦、辛,微寒,有小毒。主風頭寒痛,風濕周痺,四肢拘攣痛,惡肉死肌,膝痛,溪毒。久服益氣,耳目聰明,强志輕身。一名胡葈,一名地葵,一名葹(音施),一名常思。生安陸川谷及六安田野。實熟時採。

⑧ 本經:見上注白字。(**按**:"釋名"項下"本經"同此。)

⑨ 弘景:**《集注》見《證類》卷8"葈耳實"**　陶隱居云:此是常思菜,傖人皆食之。以葉覆麥作黄衣者,一名羊負來……(**按**:"釋名"項下"弘景"同此。)

⑩ 爾雅:**《爾雅·釋草》**　菤耳,苓耳。

⑪ 詩經:**《詩·周南·卷耳》**　采采卷耳,不盈頃筐。

⑫ 詩疏:**《毛詩草木鳥獸蟲魚疏》卷上"采采卷耳"**　卷耳,一名枲耳,一名胡枲,一名苓耳……今或謂之耳璫草。鄭康成謂是白胡荽,幽州人呼爲爵耳。(**按**:"釋名"項下"詩疏"皆同此。)

⑬ 圖經:**《圖經》見《證類》卷8"葈耳實"**　……俗呼爲道人頭……

進賢菜《記事珠》①、喝起草《綱目》、野茄《綱目》、縑絲草。【頌②曰】詩人謂之卷耳,《爾雅》謂之蒼耳,《廣雅》謂之葈耳,皆以實得名也。陸機《詩疏》云:其實正如婦人耳璫,今或謂之耳璫草。鄭康成謂是白胡葈,幽州人呼爲爵耳。《博物志》云:洛中有人驅羊入蜀,胡葈子多刺,粘綴羊毛,遂至中土,故名羊負來。俗呼爲道人頭。【弘景③曰】傖人皆食之,謂之常思菜,以葉覆麥作黄衣者。方用甚稀。【時珍曰】其葉形如葈麻,又如茄,故有葈耳及野茄諸名。其味滑如葵,故名地葵,與地膚同名。詩人思夫賦《卷耳》之章,故名常思菜。張揖《廣雅》④作常葈,亦通。

【集解】【《别録》⑤曰】葈耳生安陸川谷及六安田野,實熟時采。【頌⑥曰】今處處有之。陸氏《詩疏》云:其葉青白似胡荽,白華細莖,蔓生,可煮爲茹,滑而少味。四月中生子,正如婦人耳璫。郭璞云:形如鼠耳,叢生如盤。今之所有皆類此,但不作蔓生。【時珍曰】按周(憲)〔定〕王《救荒本草》⑦云:蒼耳葉青白,類粘糊菜葉。秋間結實,比桑椹短小而多刺。嫩苗煠熟,水浸淘拌食,可救飢。其子炒,去皮,研爲麪,可作燒餅食,亦可熬油點燈。

實。【修治】【大明⑧曰】入藥炒熟,搗去刺用,或酒拌蒸過用。

【氣味】甘,温,有小毒。【《别録》⑨曰】苦。【權⑩曰】甘,無毒。【恭⑪曰】忌豬肉、馬肉、米泔,害人。

【主治】風頭寒痛,風濕周痺,四肢拘攣痛,惡肉死肌,膝痛。久服益

---

① 記事珠:《記事珠》卷3"花木門·衆菜" 進賢菜(卷耳)。

② 頌:《圖經》見《證類》卷8"葈耳實" 葈耳,生安陸川谷及六安田野,今處處有之。謹按:詩人謂之卷耳,《爾雅》謂之苓耳,《廣雅》謂之葈耳,皆以實得名也。陸機《疏》云:葉青白似胡荽,白華細莖,蔓生,可煮爲茹,滑而少味。四月中生子,正如婦人耳璫,今或謂之耳璫草。鄭康成謂是白胡荽,幽州人呼爲爵耳。郭璞云:形似鼠耳,叢生如盤,今之所有,皆類此,但不作蔓生耳。或曰此物本生蜀中,其實多刺,因羊過之,毛中粘綴,遂至中國,故名羊負來。俗呼爲道人頭……

③ 弘景:《集注》見《證類》卷8"葈耳實" 陶隱居云:此是常思菜,傖人皆食之。以葉覆麥作黄衣者,一名羊負來,昔中國無此,言從外國逐羊毛中來,方用亦甚稀。

④ 廣雅:《廣雅》卷10"釋草" 苓耳(蒼耳),葹,常枲,胡枲,枲耳也。

⑤ 别録:見1134頁注⑦。

⑥ 頌:《圖經》見《證類》卷8"葈耳實" 葈耳,生安陸川谷及六安田野,今處處有之……陸機《疏》云:葉青白似胡荽,白華細莖,蔓生,可煮爲茹,滑而少味。四月中生子,正如婦人耳璫,今或謂之耳璫草。鄭康成謂是白胡荽,幽州人呼爲爵耳。郭璞云:形似鼠耳,叢生如盤,今之所有,皆類此,但不作蔓生耳……

⑦ 救荒本草:《救荒》卷上之後"蒼耳" ……葉青白,類粘糊菜葉,莖葉稍間結實,比桑椹短小而多刺。其實味苦、甘,性温。葉味苦、辛,性微寒,有小毒。又云:無毒。救饑:采嫩苗葉煠熟,换水浸去苦味,淘浄,油鹽調食。其子炒微黄,搗去皮,磨爲面作燒餅,蒸食亦可。或用子熬油點燈。

⑧ 大明:《日華子》見《證類》卷8"葈耳實" ……入藥炒用。

⑨ 别録:見1134頁注⑦。

⑩ 權:《藥性論》見《證類》卷8"葈耳實" 葈耳亦可單用。味甘,無毒……

⑪ 恭:《唐本草》見《證類》卷8"葈耳實" ……忌食豬肉、米泔。亦主猘狗毒。/《食療》見《證類》卷8"葈耳實" ……又,不可和馬肉食。

氣。藏器①。治肝熱，明目。甄權②。治一切風氣，填髓，暖腰脚，治瘰癧、疥瘡及瘙癢。大明③。炒香浸酒服，去風補益。時珍。

【附方】舊三，新四。久瘧不瘥。蒼耳子，或根莖亦可，焙，研末，酒糊丸梧子大。每酒服三十丸，日二服。生者搗汁服亦可。《朱氏集驗方》④。大腹水腫，小便不利。蒼耳子灰、葶藶末等分。每服二錢，水下，日二服。《千金方》⑤。風濕攣痺，一切風氣。蒼耳子三兩，炒，爲末，以水一升半，煎取七合，去滓呷之。《食醫心鏡》⑥。牙齒痛腫。蒼耳子五升，水一斗，煮取五升，熱含之。冷即吐去，吐後復含，不過一劑瘥。莖葉亦可，或入鹽少許。孫真人《千金翼》⑦。鼻淵流涕。倉耳子，即縑絲草子，炒，研爲末，每白湯點服一二錢。《證治要訣》⑧。眼目昏暗。葈耳實一升，爲末，白米半升作粥，日食之。《普濟方》⑨。嗜酒不已。氈中蒼耳子七枚，燒灰投酒中飲之，即不嗜。《陳藏器本草》⑩。

莖、葉。【修治】【斅⑪曰】凡采得去心，取黄精，以竹刀細切，拌之蒸，從巳至亥時出，去黄精，陰乾用。

【氣味】苦，辛，微寒，有小毒。【恭⑫曰】忌豬肉、馬肉、米泔。伏硇砂。

【主治】溪毒。《别録》⑬。中風傷寒頭痛。孟詵⑭。大風癲癇，頭風濕痺，

---

① 藏器：見1134頁注⑦白字。（**按**：誤注出"藏器"，實出《本經》。）
② 甄權：**《藥性論》見《證類》卷8"葈耳實"** ……主肝家熱，明目。
③ 大明：**《日華子》見《證類》卷8"葈耳實"** 治一切風氣，填髓，暖腰脚，治瘰癧，疥癬及瘙癢……
④ 朱氏集驗方：**《朱氏集驗方》卷2"諸瘧"** 蒼耳圓：治久瘧不瘥。蒼耳草子、根、莖，皆可用，右剉碎，焙乾，爲末，酒煮麵糊爲丸，無時服。
⑤ 千金方：**《千金方》卷21"水腫第四"** 治久水，腹肚如大鼓者方……又方：葶藶末（二十匕）、蒼耳子灰（二十匕），右二味調和，水服之，日二。
⑥ 食醫心鏡：**《證類》卷8"葈耳實"** 《食醫心鏡》：除一切風濕痹，四肢拘攣：蒼耳子三兩，擣末，以水一升半，煎取七合，去滓呷。
⑦ 千金翼：**《千金翼方》卷11"齒病第七"** 治牙疼方，蒼耳子（五升），右一味，以水一斗，煮取五升，熱含之，疼則吐，吐復含，不過二劑愈。無子莖葉皆得用之。
⑧ 證治要訣：**《拾遺門·證治要訣》卷10"鼻"** 鼻塞，流涕不止……濁涕者，乃《素問》所謂膽移熱於腦，故煩，鼻淵是也，宜防風、甘菊之屬。須以清濁别冷熱。一方：用蒼耳子，即縑絲草子，炒，碾爲細末，食後入藥末點服，立效。
⑨ 普濟方：**《普濟方》卷81"目昏暗"** 葈耳粥：治眼昏暗。葈耳實一升、白米半升，右先搗羅葈耳實爲散，水調濾取汁，和米煮作粥，如常法，空心服之。
⑩ 陳藏器本草：**《拾遺》見《證類》卷8"葈耳實"** ……又氈中子七枚，燒作灰，投酒中飲之，勿令知，主嗜酒……
⑪ 斅：**《炮炙論》見《證類》卷8"葈耳實"** 雷公云：凡採得，去心，取黄精，用竹刀細切拌之，同蒸，從巳至亥，去黄精。取出，陰乾用。
⑫ 恭：見1135頁注⑪。（**按**："伏硇砂"未能溯得其源。）
⑬ 别録：見1134頁注⑦。
⑭ 孟詵：**《食療》見《證類》卷8"葈耳實"** 孟詵云：蒼耳，温。主中風，傷寒頭痛……

毒在骨髓，腰膝風毒。夏月采曝，爲末，水服一二匕，冬月酒服。或爲丸，每服二三十丸，日三服，滿百日，病出如瘑疥，或癢，汁出，或斑駁甲錯皮起，皮落則膿如凝脂。令人省睡，除諸毒螫，殺蠱疳濕䘌。久服益氣，耳目聰明，輕身强志。蘇恭①。挼葉安舌下，出涎，去目黄好睡。燒灰和臘豬脂，封丁腫出根。煮酒服，主狂犬咬毒。藏器②。

【發明】【時珍曰】蒼耳藥久服去風熱有效，最忌豬肉及風邪，犯之則遍身發出赤丹也。按《蘇沈良方》③云：葈耳根、苗、葉、實，皆洗濯陰乾，燒灰湯淋，取濃汁，泥連兩竈煉之。灰汁耗，即旋取傍釜中熱灰湯益之。一日夜不絶火，乃旋得霜，乾瓷瓶收之。每日早晚酒服二錢，補煖去風駐顔，尤治皮膚風，令人膚革清净。每澡沐入少許尤佳。宜州文學 昌從諫，服此十餘年，至七八十，紅潤輕健，皆此藥力也。《斗門方》④云：婦人血風攻腦，頭旋悶絶，忽死倒地，不知人事者，用喝起草嫩心陰乾爲末，以酒服一大錢，其功甚效，此物善通頂門連腦。蓋即蒼耳也。

【附方】舊十二，新十七。萬應膏。治一切癰疽發背，無頭惡瘡，腫毒疔癤，一切風癢，臁瘡杖瘡，牙疼喉痺。五月五日采蒼耳根葉數擔，洗净晒萎細剉，以大鍋五口，入水煮爛，以篩濾去粗滓，布絹再濾。復入净鍋，武火煎滚，文火熬稠，攪成膏，以新罐貯封，每以敷貼即愈。牙疼即敷牙上，喉痺敷舌上或噙化，二三次即效。每日用酒服一匙，極有效。《集簡方》。一切風毒⑤。并殺三蟲腸痔，能進食。若病胃脹滿，心悶發熱，即宜服之。五月五日午時附地刈取葈耳葉，洗暴燥，擣

---

① 蘇恭：**《唐本草》見《證類》卷8“葈耳實”** 《唐本》注云：蒼耳，三月已後，七月已前刈，日乾爲散。夏，水服。冬，酒服。主大風癲癇，頭風濕痹，毒在骨髓。日二服，丸服二十、三十丸。散服一二匕。服滿百日，病當出如瘑疥，或癢汁出，或斑駁甲錯皮起，後乃皮落，肌如凝脂。令人省睡，除諸毒螫，殺疳濕䘌。久服益氣，耳目聰明，輕身强志，主腰膝中風毒尤良……

② 藏器：**《拾遺》見《證類》卷8“葈耳實”** 《陳藏器本草》云：葈耳，葉挼安舌下，令涎出，去目黄，好睡。子炒令香，擣去刺，使腹破，浸酒，去風，補益。又燒作灰，和臘月豬脂，封丁腫，出根……葉煮服之，主狂狗咬。

③ 蘇沈良方：**《蘇沈良方》卷10“子瞻雜記”** 枲耳并根、苗、葉、實，皆濯去沙土，懸陰乾，净地上燒爲灰，湯淋取濃汁，泥連二灶煉之，(疾)〔灰〕汁耗，即旋取傍釜中已滚灰汁益之，經一日夜不絶火，乃漸得霜，乾瓷瓶盛之。每服早晚臨睡酒調一錢匕。補暖去風駐顔，不可備言。尤治皮膚風，令人膚草滑净。每洗面及浴，取少許如澡豆用尤佳。無所忌。昌圖之父從諫，宜州文學家居於邑，服此十餘年，今七八十，紅潤輕健，蓋專得此藥力也。

④ 斗門方：**《證類》卷8“葈耳實”** 《斗門方》：治婦人血風攻腦，頭旋悶絶忽死，忽倒地不知人事者。用喝起草取其嫩心，不限多少，陰乾，爲末。以常酒服一大錢，不拘時候，其功大效。服之多連腦蓋，善通頂門，今蒼耳是也。

⑤ 一切風毒：**《千金方》卷8“諸風第二”** 治諸風耳散方：當以五月五日午時，乾地刈取枲耳葉，洗曝燥，擣下篩。酒若漿服一方寸匕，日三。作散若吐逆，可蜜和爲丸，服十丸，准前計一方寸匕數也。風輕易治者，日再服。若身體有風處皆作粟肌出，或如麻豆粒，此爲風毒出也，可以鈹針刺潰去之，皆黄汁出盡乃止。五月五日多取陰乾之……七月七、九月九皆可採用。（**按**：原無出處，今溯得其源。）

下篩。每服方寸匕，酒或漿水下，日二、夜三。若覺吐逆，則以蜜丸服，準計方寸匕數也。風輕者，日二服。若身體作粟或麻豆出，此爲風毒出也。可以針刺，潰去黄汁乃止。七月七、九月九，亦可采用。**一切風氣**。蒼耳嫩葉一石切，和麥蘖五升作塊，於蒿艾中罯二十日成麴。取米一斗，炊作飯，看冷暖，入麴三升釀之，封二七日成熟。每空心暖服，神驗。封此酒可兩重布，不得令密，密則溢出。忌馬肉、豬肉。孟詵《食療本草》①。**諸風頭運**。蒼耳葉晒乾爲末，每服一錢，酒調下，日三服。若吐，則以蜜丸梧子大，每服二十丸。十日全好矣。《楊氏經驗方》②。**血風腦運**。方見"發明"下。**毒攻手足**，腫痛欲斷。蒼耳搗汁漬之，并以滓傅之，立效。春用心，冬用子。《千金翼》③。**卒中水毒**。初覺頭目微痛，惡寒，骨節强急，旦醒暮劇，手足逆冷，三日則蟲蝕下部，六七日膿潰，食至五臟，殺人也。搗常思草，絞汁服一二升，并以綿染，導其下部。《肘後方》④。**毒蛇溪毒**、沙虱、射工等所傷，口噤眼黑，手足强直，毒攻腹内成塊，逡巡不救。蒼耳嫩苗一握，取汁和酒，温灌之，以滓厚傅傷處。《勝金方》⑤。**疫病不染**。五月五日午時多采蒼耳嫩葉，陰乾收之。臨時爲末，冷水服二錢，或水煎，舉家皆服，能辟邪惡。《千金方》⑥。**風瘙癮疹**，身痒不止。用蒼耳莖、葉、子等分，爲末。每服二錢，豆淋酒調下。《聖惠方》⑦。**面上黑斑**。蒼耳葉焙爲末，食後米飲調服一錢，一月愈。《摘玄方》⑧。**赤白汗斑**。蒼耳嫩葉尖，和青鹽擂爛，五六月間擦之五七

① 食療本草：**《食療》見《證類》卷8"葈耳實"** 拔丁腫根脚。又治一切風，取嫩葉一石切，搗和五升麥蘖，團作塊。于蒿、艾中盛二十日，狀成麴。取米一斗，炊作飯。看冷暖，入蒼耳麥蘖麴，作三大升釀之，封一十四日成熟。取此酒，空心暖服之，神驗。封此酒可兩重布，不得全密，密則溢出。又，不可和馬肉食。

② 楊氏經驗方：**《千金方》卷25"諸風第二"** 葈耳散：治諸風方。當以五月五日午時，乾地刈取葈耳葉，洗曝燥，擣下篩，酒若漿服一方寸匕，日三。作散若吐逆，可蜜和爲丸，服十丸，準前計一方寸匕數也。風輕易治者日再服……（**按**：《楊氏經驗方》書佚。録此近似方備參。）

③ 千金翼：**《千金翼方》卷23"處療癰疽第九"** 療身體手足卒腫方……又方：搗蒼耳傅之。冬用子，春用心。

④ 肘後方：**《肘後方》卷7"治卒中溪毒方第六十一"** 病中水毒方……又方：常思草搗絞，飲汁一二升，並以綿染寸中，以導下部，日三過，即瘥。

⑤ 勝金方：**《證類》卷8"葈耳實"** 《勝金方》：治毒蛇并射工、沙蝨等傷，眼黑口噤，手脚强直，毒攻腹内成塊，逡巡不救，宜用此方。蒼耳嫩葉一握，研取汁，温酒和灌之，將滓厚罨所傷處。

⑥ 千金方：**《千金方》卷8"諸風第二"** ……五月五日多取陰乾之，著大甕中，稍取用之。此草辟惡，若欲看病省疾者，便服之，令人無所畏。若時氣不和，舉家服之。若病胃脹滿，心悶發熱，即服之。並殺三蟲腸痔，能進食，一周年服之佳。七月七、九月九皆可採用。

⑦ 聖惠方：**《聖惠方》卷69"治婦人風瘙身體癮胗諸方"** 治婦人風瘙癮胗，身癢不止……又方：取蒼耳花、葉、子等分，搗細羅爲末，每服以豆淋酒調下二錢。

⑧ 摘玄方：**《丹溪摘玄》卷19"髮門"** 治面上黑斑：蒼耳草焙乾，末之，食後米飲湯調服，一日愈。

次,效。《摘玄方》①。**大風癘疾**。《袖珍方》②用嫩蒼耳、荷葉等分,爲末。每服二錢,温酒下,日二服。○《乾坤生意》③用蒼耳葉爲末,以大楓子油和丸梧子大。每服三四十丸,以茶湯下,日二服。○又方:五月五日或六月六日,五更帶露采蒼耳草,搗取汁,熬作錠子。取半斤鱧魚一尾,剖開不去肚腸,入藥一錠,線縫,以酒二盌,慢火煮熟令喫,不過三五箇魚即愈也。忌鹽一百日。**卒得惡瘡**。蒼耳、桃皮作屑,納瘡中。《百一方》④。**反花惡瘡**。有肉如飯粒,破之血出,隨生反出。用蒼耳葉搗汁,服三合,并塗之,日二上。《聖濟總録》⑤。**一切丁腫**。詵⑥曰:危困者,用蒼耳根葉搗,和小兒尿絞汁,冷服一升,日三服,拔根甚驗。○《養生方》⑦用蒼耳根苗燒灰,和醋淀塗之,乾再上。不十次,即拔根出。○《邵真人方》⑧:蒼耳根三兩半,烏梅肉五箇,連鬚葱三根,酒二鍾,煎一鍾,熱服取汗。**齒風動痛**。蒼耳一握,以漿水煮,入鹽含漱。《外臺秘要》⑨。**纏喉風病**。蒼耳根一把,老薑一塊,研汁,入酒服。《聖濟總録》⑩。**赤目生瘡**,作痛。道人頭末二兩,乳香一錢,每用一錢,燒烟喑鼻。《聖濟總録》⑪。**鼻衄不止**。蒼耳莖葉搗汁一小盞服。《聖惠方》⑫。

---

① 摘玄方:**《丹溪摘玄》卷3"癮疹門"** 治汗斑……又方:以蒼耳嫩葉尖、青鹽,擂爛,於五六月間擦三五次,立效。

② 袖珍方:**《袖珍方大全》卷4"癧疽瘡瘍"** 治癩秘方:嫩蒼耳、荷葉(各等分),右二味爲末,每服二錢,温酒調下。

③ 乾坤生意:**《乾坤生意》卷下"大風瘡"** 治大風肌頑麻木,皮膚瘙癢,遍身疥癩癮疹,面上游風,或如蟲行,紫白癜風,或臟風攻住,腿脚生瘡者……一方:用蒼耳草,於五月五日,或六月六日五更時,帶露採,搗絞取汁,熬成膏,作錠子,取一斤半重鯉魚一個,剖開,不去肚腸,入藥一錠在内,以線縫之,用酒二碗,慢火煮乾爲度,令患人喫盡魚,不過四五個即愈。忌鹽百日。

④ 百一方:**《證類》卷8"葈耳實"** 《百一方》:治卒得惡瘡。以蒼耳、桃皮作屑,内瘡中,佳。

⑤ 聖濟總録:**《聖濟總録》卷132"反花瘡"** 治反花瘡方:蒼耳葉,右一味搗絞取汁,服三合,並塗瘡,日三五次。

⑥ 詵:**《證類》卷8"葈耳實"** 《食療》……又丁腫困重,生搗蒼耳根,葉和小兒尿,絞取汁,冷服一升,日三度,甚驗。

⑦ 養生方:**《證類》卷8"葈耳實"** 《千金翼》……治一切丁腫,取蒼耳根、莖、葉燒作灰,以醋泔澱和如泥,涂上,乾即易,不過十餘度,即拔出其根。(**按**:未見原書,或誤注出處。)

⑧ 邵真人方:**《秘傳經驗方》** 蒼耳散:治疔瘡,累用神效。此方青城山吴巢雲先生傳。用蒼耳根(三兩五錢)、烏梅(五箇)、帶鬚葱(三根),用酒二鍾,煎至一鍾,熱服,出汗後不散,然後用勝金散:取鐵秀炒爲末,每服四錢,或三、五、六錢,用虀水滾過,停冷調服,不吐爲佳。

⑨ 外臺秘要:**《外臺》卷22"齒風疼痛三首"** 《救急》療齒風動痛方:蒼耳一握,以漿煮,著鹽含之。

⑩ 聖濟總録:**《普濟方》卷61"喉痹"** 治纏喉痹風(出《經驗良方》):用蒼耳草根,老薑一塊,同研爛,濾汁,以温無灰白酒浸汁服。(**按**:《聖濟總録》無此方,誤注出處。)

⑪ 聖濟總録:**《聖濟總録》卷110"目内生瘡"** 治赤眼生瘡腫痛,搐鼻散方:道人頭(三兩,細爲末)、乳香(一錢),右二味爲末,每用一錢,香餅子上燒煙,搐鼻内。

⑫ 聖惠方:**《聖惠方》卷37"治鼻衄諸方"** 治鼻衄終日不止,心神煩悶……又方:右用蒼耳莖葉搗絞取汁,每服一小盞,頻服效。

五痔下血。五月五日采蒼耳莖葉爲末,水服方寸匕,甚效。《千金翼》①。**赤白下痢**。蒼耳草不拘多少洗净,用水煮爛,去渣,入蜜,用武火熬成膏。每服一二匙,白湯下。《醫方摘玄》②。**産後諸痢**。蒼耳葉搗絞汁,温服半中盞,日三四服。《聖惠方》③。**誤吞銅錢**。蒼耳頭一把,以水一升,浸水中十餘度,飲水,愈。《肘後方》④。**花蜘蛛毒**。咬人,與毒蛇無異。用野縑絲,即道人頭,搗汁一盞服,仍以渣傅之。《摘玄方》⑤。

花。【主治】白癩頑癢。時珍。

天名精《本經》⑥上品

【校正】【時珍曰】據蘇、沈二説,併入《唐本・鶴虱》《開寶・地菘》《别録・有名未用・埊松》。

【釋名】天蔓菁《别録》⑦、天門精《别録》、地菘《唐本》⑧、埊松《别録》⑨埊與地同、玉門精《别録》、麥句薑《本經》⑩、蟾蜍蘭《别録》、蝦蟆藍《本經》、蚵蚾草《綱目》、豕首《本經》、彘顱《别録》、活鹿草《異苑》⑪、劉𢗞草𢗞音胡革反、皺面草《綱目》、母豬芥《綱目》。實名鶴虱,根名杜牛膝。【恭⑫曰】天名精,即活鹿草也。《别録》一名天蔓菁,南人名爲地菘。葉與蔓菁、菘菜相類,故有此名。其味甘辛,故有薑稱。狀如藍,而蝦蟆好居其下,故名蝦蟆藍。香氣似蘭,故又名蟾蜍蘭。【時珍曰】天名精乃天蔓菁之訛也。其氣如豕彘,故有豕首、

---

① 千金翼:**《千金翼方》卷24“腸痔第七”** 五痔方:五月五日收蒼耳莖葉,搗爲末,水服方寸匕,日三,差,采時陰乾。

② 醫方摘玄:(**按**:書佚無可考。)

③ 聖惠方:**《聖惠方》卷79“治産後下痢諸方”** 治産後諸痢無不效方:右以蒼耳葉搗取汁,温温服半中盞,日三四服。

④ 肘後方:**《證類》卷8“莫耳實”** 《楊氏産乳》:治誤吞錢:莫耳頭一把,以水一升,浸水中十餘度,飲水愈。(**按**:《肘後》卷6“治卒誤吞諸物及患方”引有此方同,亦出《楊氏産乳》。)

⑤ 摘玄方:**《丹溪摘玄》卷19“唇門”** 花蜘蛛傷人,如毒蛇害人無異,痛不可忍。野(兼系)〔縑絲〕葉一撮,搗汁半盞,(紅)和服,渣罨傷處。野(兼系)〔縑絲〕即道人頭也。

⑥ 本經:**《本經》《别録》(《藥對》)見《證類》卷7“天名精”** 味甘,寒,無毒。主瘀血,血瘕欲死,下血,止血,利小便,除小蟲,去痺,除胸中結熱,止煩渴,逐水大吐下。久服輕身,耐老。一名麥句薑,一名蝦蟇藍,一名豕首,一名天門精,一名玉門精,一名彘顱,一名蟾蜍蘭,一名覲。生平原川澤,五月採。(垣衣爲之使。)

⑦ 别録:見上注。(**按**:“釋名”項下“别録”同此。)

⑧ 唐本:**《唐本草》見《證類》卷7“天名精”** ……《别録》一名天蔓菁,南人名爲地菘……

⑨ 别録:**《别録》見《證類》卷30“有名未用・埊松”**。

⑩ 本經:見本頁注⑥白字。(**按**:“釋名”項下“本經”同此。)

⑪ 異苑:**《異苑》卷3** 元嘉初,青州劉幡射得一麞,剖腹,藏以草塞之,蹶然起走。幡從而拔塞,須臾復還倒。如此三焉。幡密求此種類,治傷痍多愈。

⑫ 恭:**《唐本草》見《證類》卷7“天名精”** 《唐本》注云:鹿活草是也。《别録》一名天蔓菁,南人名爲地菘。味甘、辛,故有薑稱;狀如藍,故名蝦蟇藍,香氣似蘭,故名蟾蜍蘭……

彘顱之名。昔人謂之活鹿草，俗人因其氣臊，訛爲狐狸臊者是也。《爾雅》①云：菞甄，豕首也。郭璞注云：江東呼爲豨首，可以熁蠶蛹食。【藏器②曰】郭璞注《爾雅》蘧麥，云"即麥句薑"者，非也。陶公注"釣樟"條云：有一草似狼牙，氣辛臭，名爲地菘，人呼爲劉炕草，主金瘡。按《異苑》云：宋元嘉中，青州劉炕射一麞，剖五臟以此草塞之，蹶然而起。炕怪而拔草，便倒，如此三度。炕因密録此草，種之，主折傷，愈多人，因以名之。既有活鹿之名，雅與麞事相合。陶、蘇俱説是地菘，定非二物。

【正誤】【弘景③曰】天名精即今之豨薟，亦名豨首。夏月杵汁服之，除熱病。味至苦而云甘，或非是也。○【恭④曰】豨首苦而臭，名精辛而香，全不相類也。【禹錫⑤曰】蘇恭云：天名精南人名地菘。《陳藏器本草》解紛，亦言天名精爲地菘。《開寶本草》不當重出地菘條，例宜刊削。【時珍曰】按沈括《筆談》⑥云：世人既不識天名精，又妄認地菘爲火枕，本草又出"鶴虱"一條，都成紛亂。不知地菘即天名精，其葉似菘，又似蔓菁，故有二名，鶴虱即其實也。又《別録⑦·有名未用·埊松》，即此地菘，亦係誤出，今並正之，合而爲一。

【集解】【《別録》⑧曰】天名精生平原川澤，五月采。【保昇⑨曰】地菘也。《小品方》名天蔓菁，又名天蕪菁。葉似山南菘菜，夏秋抽條，頗似薄荷，花紫白色，味辛而香。【志⑩曰】地菘所在皆有，生人家及路旁陰處，高二三寸，葉似菘葉而小。又曰：鶴虱，出波斯者爲勝。今上黨亦有，力勢薄

---

① 爾雅：**《爾雅·釋草》（郭注）** 菞蕻，豕首。（《本草》曰彘盧，一名蟾蜍蘭，今江東呼豨首，可以熁蠶蛹。）

② 藏器：**《拾遺》見《證類》卷7"天名精"** 陳藏器云：天名精，《本經》一名麥句薑。蘇云：鹿活草也。《別録》云：一名天蔓菁，南人呼爲地菘，與蔓菁相似，故有此名。《爾雅》云：大鞠，蘧麥。注云：麥句薑，蘧麥，即今瞿麥，然終非麥句薑，《爾雅》注錯如此。陶公注鈎樟條云：有一草，似狼牙，氣辛臭，名爲地菘，人呼爲劉燼草，主金瘡，言劉燼昔曾用之。《異苑》云：青州劉燼，宋元嘉中，射一麞，剖五藏，以此草塞之，蹶然而起。燼怪，而拔草便倒，如此三度。燼密録此草種之，主折傷多愈，因以名焉。既有活鹿之名，雅與麞事相會。陶、蘇兩説俱是地菘，功狀既同，定非二物。

③ 弘景：**《集注》見《證類》卷7"天名精"** 陶隱居云：此即今人呼爲豨薟，亦名豨首。夏月擣汁服之，以除熱病。味至苦，而云甘，恐或非是。

④ 恭：**《唐本草》見《證類》卷7"天名精"** 《唐本》注云：……其豨薟苦而臭，名精乃辛而香，全不相類也。

⑤ 禹錫：**《嘉祐》見《證類》卷11"地菘"** 禹錫等謹按本經草部上品天名精。唐注云：南人名爲地菘。又尋所主功狀，與此正同，及據陳藏器解紛合陶、蘇二説，亦以天名精爲地菘。則今此條不當重出。雖陳藏器拾遺别立地菘條，此乃藏器自成一書，務多條目爾。解紛、拾遺亦自差互。後人即不當仍其謬而重有新附也。今補注立例，無所刊削，故且存而注之。

⑥ 筆談：**《夢溪筆談》卷26"藥議"** 地菘，即天名精也。世人既不識天名精，又妄認地菘爲火蘝，《本草》又出鶴蝨一條，都成紛亂。今按地菘即天名精，蓋其葉似菘，又似名精（名精即蔓精也），故有二名。鶴蝨即其實也……

⑦ 別録：**《別録》見《證類》卷30"有名未用·埊松"** 味辛，無毒……

⑧ 別録：見1140頁注⑥。

⑨ 保昇：**《蜀本草》見《證類》卷7"天名精"** 《蜀本》：《圖經》云：地菘也。《小品方》名天蕪菁，一名天蔓菁，聲並相近。夏秋抽條，頗似薄荷，花紫白色，味辛而香，其葉似山南菘菜。

⑩ 志：**《開寶》見《證類》卷11"地菘"** ……生人家及路傍陰處，所在有之。高二三寸，葉似菘葉而小。/**卷11"鶴虱"** 今按《别本》注云：心痛。以淡醋和半匕，服之立差。出波斯者爲勝，今上黨亦有。力勢薄于波斯者。）

於波斯者。【恭①曰】鶴虱生西戎，子似蓬蒿子而細，合莖葉用之。【頌②曰】天名精，江湖間皆有之，狀如韓保昇所説。又曰：鶴虱，江、淮、衡、湘皆有之。春生苗，葉皺似紫蘇，大而尖長，不光。莖高二尺許。七月生黄白花，似菊。八月結實，子極尖細，乾即黄黑色。南人呼其葉爲火枕。按火枕即豨薟，雖花實相類，而别是一物，不可雜用。【時珍曰】天名精嫩苗緑色，似皺葉菘芥，微有狐氣。淘浸煠之，亦可食。長則起莖，開小黄花，如小野菊花。結實如同蒿，子亦相似，最粘人衣，狐氣尤甚。炒熟則香，故諸家皆云辛而香，亦巴人食負蠜，南人食山柰之意爾。其根白色，如短牛膝。此物最賤，而《唐本草》言鶴虱"出西戎"，《宋本草》言"出波斯"者何哉？蓋當時人不知用之，惟西戎、波斯始知入藥，且土産所宜故爾。亦苜蓿云出西域，而不知中國飼馬者即是也。詳見"豨薟"下。

葉根同。【氣味】甘，寒，無毒。【《别録》③曰】埊松：辛，無毒。【時珍曰】微辛，甘，有小毒。生汁吐人。【之才④曰】垣衣、地黄爲之使。

【主治】瘀血血瘕欲死，下血止血，利小便。久服輕身耐老。《本經》⑤。除小蟲，去痺，除胸中結熱，止煩渴，逐水，大吐下。《别録》⑥。破血，生肌，止鼻衄，殺三蟲，除諸毒腫丁瘡，瘻痔，金瘡内射，身癢癮疹不止者，揩之立已。《唐本》⑦。地菘：主金瘡，止血，解惡蟲蛇螫毒，挼以傅之。《開寶》⑧。吐痰止瘧，治牙痛，口緊，喉痺。時珍。埊松：主眩痺。《别録⑨·有名未用》。

【發明】【時珍曰】天名精，併根苗而言也。地菘、埊松，皆言其苗葉也。鶴虱，言其子也。其功大抵只是吐痰止血，殺蟲解毒，故擂汁服之能止痰瘧，漱之止牙疼，挼之傅蛇咬，亦治豬瘟病也。

---

① 恭：**《唐本草》見《證類》卷 11"鶴虱"**　《唐本》注云：子似蓬蒿子而細，合葉、莖用之。胡名鵠虱。

② 頌：**《圖經》見《證類》卷 7"天名精"**　天名精，生平原川澤，今江湖間皆有之……/**《圖經》見《證類》卷 11"鶴虱"**　鶴虱，生西戎，今江淮、衡湘間皆有之。春生苗，葉皺似紫蘇，大而尖長，不光。莖高二尺許。七月生黄白花，似菊。八月結實，子極尖細，乾即黄黑色。採無時。南人呼其葉爲火枕。謹按豨薟即火枕是也。雖花實相類，而别是一物，不可雜用也……

③ 别録：見 1141 頁注⑦。

④ 之才：**古本《藥對》**見 1140 頁注⑥括號中七情文。（**按**：時珍或將"天門冬"之"地黄爲之使"誤注於此。）

⑤ 本經：見 1140 頁注⑥白字。（**按**：此下"除小蟲，去痺，除胸中結熱，止煩渴"仍爲《本經》之主治，時珍誤列於《别録》。）

⑥ 别録：見 1140 頁注⑥。

⑦ 唐本：**《唐本草》見《證類》卷 7"天名精"**　《唐本》注云……主破血，生肌，止渴，利小便，殺三蟲，除諸毒腫，丁瘡，瘻痔，金瘡内射。身癢，癮疹不止者，揩之立已……

⑧ 開寶：**《開寶》見《證類》卷 11"地菘"**　味鹹。主金瘡止血，解惡蟲蛇螫毒，挼以傅之……

⑨ 别録：**《别録》見《證類》卷 30"有名未用·埊松"**　……主眩痺。

按孫天仁《集效方》①云：凡男婦乳蛾，喉嚨腫痛，及小兒急慢驚風，牙關緊急，不省人事者，以鶴虱草，一名皺面草，一名母豬芥，一名杜牛膝，取根洗浄搗爛，入好酒絞汁灌之，良久即甦。仍以渣傅項下，或醋調搽亦妙。朱端章《集驗方》②云：余被檄任淮西幕府時，牙疼大作。一刀鑷人以草藥一捻，湯泡少時，以手蘸湯挹痛處即定。因求其方，用之治人多效，乃皺面地菘草也，俗人訛爲地葱。沈存中《筆談》專辯地菘，其子名鶴虱，正此物也。錢季誠方：用鶴虱一枚，擢置齒中。高監方：以鶴虱煎米醋漱口，或用防風、鶴虱煎水噙漱，仍研草塞痛處，皆有效也。

【附方】舊二，新九。男女吐血。皺面草即地菘，晒乾爲末。每服一二錢，以茅花泡湯調服，日二次。《衛生易簡》③。咽喉腫塞。《傷寒藴要》④治痰涎壅滯，喉腫水不可下者，地菘，一名鶴虱草，連根葉搗汁，鵝翎掃入，去痰最妙。○《聖濟總録》⑤用杜牛膝、鼓鎚草，同搗汁灌之。不得下者，灌鼻，得吐爲妙。○又方：土牛膝，春夏用莖，秋冬用根，一把，青礬半兩，同研，點患處，令吐膿血痰沫，即愈。纏喉風腫。蚵蚾草，即皺面草，細研，以生蜜和丸彈子大，每噙一二丸即愈。乾者爲末，蜜丸亦可。名救生丸。《經效濟世方》⑥。諸骨哽咽。地菘、馬鞭草各一握，去根，白梅肉一箇，白礬一錢，搗作彈丸，綿裹含嚥，其骨自軟而下也。《普濟方》⑦。風毒瘰癧，赤腫。地

---

① 集效方：**《萬應方》卷4"咽喉口齒科"** 經驗方：治男婦小兒喉嚨腫痛，急慢驚風，牙関緊急，不知人事，摇動不省，并雙乳哦者，並皆治之。鶴虱草，一名皺面母，一名母豬芥，一名杜牛膝，右取根洗浄，搗爛，用好酒一鐘入藥浸，去渣，確入口内，良久即甦。再以藥渣擦脛外腫痛處，或醋調搽亦妙。方服去風之藥。其草亦治疔瘡腫痛，用枝葉浮酒糠，同搗敷之，立效。

② 集驗方：**《百一選方》卷8"第十一門"** 治風熱上攻齒痛。余頃任淮西幕府，己酉冬被檄來和州，至含山縣，齒痛大作。忽於一刀鑷人處，得草藥一捻許，以湯泡少時，冷暖隨意，以手指蘸藥水褰痛處，即定。明日若失。去歸。余因傳得其方，後以治人多效。/皺面地葱子，即《本草》稀薟，又名地菘者，霜後收之。每用少許湯泡。或云即是鶴虱。但《本草》别有鶴虱，差爲不同。沈存中《筆談》專辨地菘，云其子名鶴虱。余之所用，正是此物也。錢季誠方用鶴虱一枚，摺置齒中。高監云：以米醋煎鶴虱漱口，其痛立定，尤妙。（**按**：誤注出處，另溯其源。）

③ 衛生易簡：**《衛生易簡方》卷4"吐血"** 治吐血：用皺面草（即地松），爲末，每服一二錢，以茆花泡湯調服，不拘時。

④ 傷寒藴要：**《傷寒藴要》卷3"傷寒咽痛治例"** 凡咽喉腫，痰涎壅盛，未可下藥者，以地松草（一名鶴虱草），取連葉並根，搗汁，以鵝翎蘸藥，探喉中，去痰亦妙。

⑤ 聖濟總録：**《醫方大成》卷7"咽喉"** 《經驗方》：治喉閉，用鼓槌草、土牛膝，以二味生搗爛，取汁灌下。否則灌鼻中，得吐即爲愈。/**《普濟方》卷60"喉痹"** 治喉痹方：青礬（半兩，研）、杜牛膝草（秋冬用根二寸，春夏用心梗），右同研。看患處，以筆蘸少許，令吐膿血涎沫，即愈。（**按**：《聖濟總録》無此二方，另溯其源。）

⑥ 經效濟世方：**《普濟方》卷61"喉痺"** 救生丸（出《經效濟世方》）：治纏喉風神效，用蚵蚾草，又名皺面草，細研，用生蜜和丸彈子大，噙化一二丸即瘥。如無新者，只用乾爲末，生蜜爲丸，不必成彈子，但如彈子大一塊，此方有奇妙。

⑦ 普濟方：**《普濟方》卷64"骨鯁"** 神效膏：治諸般骨鯁。馬鞭草、地松，右件各一小握，不用根，入陳白梅肉一枚，白礬一大拇指面許，研令極細，取一彈子大，以綿裹作一球子，綴針頭上，其餘藥即將無灰酒一碗，絞取汁，細細呷之令盡。如不能飲，亦强呷數口。然後納綿球子於喉間，旋旋咽藥汁，其骨鯁即軟，當自下去。

菘搗傅，乾即易之。《聖惠方》①。**疔瘡腫毒**。鶴虱草葉，浮酒糟，同搗傅之，立效。孫氏《集效方》②。**發背初起**。地菘杵汁一升，日再服，瘥乃止。《傷寒類要》③。**惡瘡腫毒**。地菘搗汁，日服三四次。《外臺秘要》④。**惡蛇咬傷**。地菘搗傅之。《易簡方》⑤。

鶴虱《唐本草》⑥。【氣味】苦，辛，有小毒。【大明⑦曰】凉，無毒。【主治】蚘、蟯蟲，爲散，以肥肉臛汁服方寸匕，亦入丸散用。《唐本》⑧。蟲心痛，以淡醋和半匕服，立瘥。《開寶》⑨。殺五臟蟲，止瘧，傅惡瘡。大明⑩。

【發明】【頌⑪曰】鶴虱，殺蟲方中爲最要藥。初虞世《古今録驗方》：療蚘咬心痛，取鶴虱十兩，搗篩，蜜丸梧子大，以蜜湯空腹吞四五十丸。忌酒肉。韋雲患心痛十年不瘥，於雜方内見，合服之便愈。李絳《兵部手集》方，治小兒蚘蟲嚙心腹痛，亦單用鶴虱研末，以肥豬肉汁下之。五歲一服二分，蟲出即止也。

【附方】新一。**大腸蟲出**不斷，斷之復生，行坐不得。鶴虱末，水調半兩服，自愈。《怪疾奇方》⑫。

---

① 聖惠方：**《聖惠方》卷66"治風毒瘰癧諸方"** 治風毒瘰癧，赤腫痛硬，宜用此方：地菘（一斤），右搗如泥，傅瘰癧上，乾即易之，以差爲度。

② 集效方：**《萬應方》卷4"咽喉口齒科"** 經驗方：治男婦小兒喉嚨腫痛，急慢驚風，牙關緊急，不知人事，摇動不省。並雙乳哦者，並皆治之。鶴虱草（一名皺面母，一名母豬芥，一名杜牛膝），右取根，洗浄搗爛，用好酒一鐘，入藥浸，去渣，確入口内，良久即甦，再以藥渣擦脛外腫痛處。或醋調搽亦妙。方服去風之藥。其草亦治疔瘡腫痛，用枝葉、浮酒糠同搗，敷之立效。

③ 傷寒類要：**《外臺》卷24"發背方四十一首"** 又療發背方……又方：搗地菘汁一升，日再服，以差止。

④ 外臺秘要：**《外臺》卷30"惡腫一切毒瘡腫方一十八首"** 《必效》療惡瘡方……又方：搗地松汁服之，每日兩三服即差，止。

⑤ 易簡方：**《衛生易簡方》卷10"蛇蟲傷"** 治諸惡蟲，蛇螫：用地松搗敷之。

⑥ 唐本草：**《唐本草》見《證類》卷11"鶴虱"** 味苦，平，有小毒。主蚘、蟯蟲。用之爲散，以肥肉臛汁服方寸匕。亦丸散中用。生西戎。

⑦ 大明：**《日華子》見《證類》卷11"鶴虱"** 凉，無毒……

⑧ 唐本：見本頁注⑥。

⑨ 開寶：**《開寶》見《證類》卷11"鶴虱"** 今按《别本》注云：心痛。以淡醋和半匕，服之立差……

⑩ 大明：**《日華子》見《證類》卷11"鶴虱"** ……殺五藏蟲，止瘧，及傅惡瘡上。

⑪ 頌：**《圖經》見《證類》卷11"鶴虱"** ……殺蟲方中，此爲最要。《古今録驗》療蚘咬心痛。取鶴蝨十兩，擣篩蜜和，丸如梧子，以蜜湯空腹吞四十丸，日增至五十丸。慎酒、肉。韋雲患心痛，十年不差，於雜方内見合服便愈。李絳《兵部手集方》治小兒蚘蟲嚙心腹痛，亦單用鶴蝨細研，以肥豬肉汁下。五歲一服二分，蟲出便止，餘以意增減。（**按**：時珍誤將《古今録驗》作初虞世撰，故在此書名前誤加"初虞世"之名。）

⑫ 怪疾奇方：**《怪證奇方》卷上** 治大腸内蟲出不斷，斷之復生，行坐不得：鶴虱末，水調服五錢，自愈。

豨薟音喜枕○《唐本》①【校正】併入《唐本②·豬膏莓》。

【釋名】希仙《綱目》、火枕草《唐本》③、豬膏莓《唐本》④、虎膏《唐本》、狗膏《唐本》、粘糊菜《救荒》⑤。【時珍曰】韻書楚人呼豬爲豨，呼草之氣味辛毒爲薟。此草氣臭如豬而味薟螫，故謂之豨薟。豬膏、虎膏、狗膏，皆因其氣似，及治虎狗傷也。火枕當作虎薟，俗音訛爾，近人復訛豨薟爲希仙矣。《救荒本草》⑥言其嫩苗煠熟，浸去苦味，油鹽調食，故俗謂之粘糊菜。

【集解】【恭⑦曰】豨薟，田野皆識之，一名火枕。葉似酸漿而狹長，花黄白色。三月、四月采苗葉，暴乾。又曰：豬膏莓生平澤下濕地，所在皆有。一名虎膏，一名狗膏。葉似蒼耳，莖圓有毛。【頌⑧曰】豨薟處處有之。春生苗，葉似芥葉而狹長，文粗。莖高二三尺。秋初有花如菊。秋末結實，頗似鶴虱。夏采葉，暴乾用。【藏器⑨曰】豬膏草葉似荏有毛。【保昇⑩曰】豬膏葉似蒼耳，兩枝相對，莖葉俱有毛黄白色，五月、六月采苗，日乾。【時珍曰】按蘇恭《唐本草》謂，豨薟似酸漿，豬膏莓似蒼耳，列爲二種。而成訥《進豨薟丸表》⑪言此藥與本草所述相異，多生沃壤，高三尺許，節葉相

---

① 唐本：**《唐本草》見《證類》卷11"豨薟"** 味苦，寒，有小毒。主熱䘌，煩滿不能食。生擣汁，服三四合，多則令人吐。

② 唐本：**《唐本草》見《證類》卷11"豬膏莓"** 味辛、苦，平，無毒。主金瘡，止痛，斷血生肉，除諸惡瘡，消浮腫。擣封之，湯漬散傅並良。

③ 唐本：**《唐本草》見《證類》卷11"豨薟"** ……一名火薟……

④ 唐本：**《唐本草》見《證類》卷11"豬膏莓"** ……一名虎膏，一名狗膏。生平澤。（**按**："釋名"項下"唐本"同此。）

⑤ 救荒：**《救荒》卷上之前"豨薟"** 俗名粘糊菜。俗又呼火枕草……

⑥ 救荒本草：**《救荒》卷上之前"豨薟"** 俗名粘糊菜。俗又呼火枕草……救飢：採嫩苗葉，煠熟，水浸去苦味，淘洗净，油鹽調食……

⑦ 恭：**《唐本草》見《證類》卷11"豨薟"** 《唐本》注云：葉似酸漿而狹長，花黄白色。一名火薟。田野皆識之。/**《開寶》見《證類》卷11"豨薟"** 今按《别本》注云：三月、四月採苗葉。暴乾。/**《唐本草》見《證類》卷11"豬膏莓"** 《唐本》注云：葉似蒼耳，莖圓有毛。生下濕地，所在皆有。一名虎膏，一名狗膏。生平澤。

⑧ 頌：**《圖經》見《證類》卷11"豨薟"** 豨薟，俗呼火枕草。本經不著所出州郡，今處處有之。春生苗，葉似芥菜而狹長，文麤。莖高二三尺。秋初有花如菊。秋末結實，頗似鶴蝨。夏採葉，暴乾用……

⑨ 藏器：**《拾遺》見《證類》卷11"豬膏莓"** 陳藏器云：豬膏草，有小毒……似荏葉有毛。蘇云無毒，誤耳。

⑩ 保昇：**《蜀本草》見《證類》卷11"豬膏莓"** 《蜀本》：《圖經》云：葉似蒼耳，兩枝相對，莖、葉俱有毛，黄白色。五月、六月採苗，日乾之。

⑪ 進豨薟丸表：**《證類》卷11"豨薟"** 成訥云：江陵府節度使，進豨薟丸方……其藥多生沃壤，高三尺許，節葉相對，其葉當夏五月已來收，每去地五寸剪刈，以温水洗泥土，摘其葉及枝頭。凡九蒸九暴，不必大燥，但取蒸爲度……

對。張詠《豨薟丸表》①言此草金稜銀線,素莖紫荄,對節而生,蜀號火杴,莖葉頗同蒼耳。又按沈括《筆談》②云:世人妄認地菘爲火杴。有單服火杴法者,乃是地菘,不當用火杴。火杴乃本草名豬膏莓者,後人不識,重複出條也。按此數説各異,而今人風痺多用豨薟丸,將何適從耶?時珍常聚諸草訂視,則豬膏草素莖有直稜,兼有斑點,葉似蒼耳而微長,似地菘而稍薄,對節而生,莖葉皆有細毛。肥壤一株分枝數十。八九月開小花,深黄色,中有長子如同蒿子,外萼有細刺粘人。地菘則青莖,圓而無稜,無斑無毛,葉皺似菘、芥,亦不對節。觀此則似與成、張二氏所説相合。今河南 陳州采豨薟充方物,其狀亦是豬膏草,則沈氏謂豨薟即豬膏莓者,其説無疑矣。蘇恭所謂似酸漿者,乃龍葵,非豨薟,蓋誤認爾。但沈氏言世間單服火杴,乃是地菘,不當用豬膏莓,似與成、張之説相反。今按豨薟、豬膏莓條,並無治風之説。惟《本經》《地菘》條,有"去痺除熱,久服輕身耐老"之語,則治風似當用地菘。然成、張進御之方,必無虚謬之理。或者二草皆有治風之功乎?而今服豬膏莓之豨薟者,復往往有效。其地菘不見有服之者。則豨薟之爲豬膏,尤不必疑矣。

豨薟。【氣味】苦,寒,有小毒。又曰:豬膏莓,辛、苦,平,無毒。【藏器③曰】有小毒。蘇恭曰豬膏無毒,誤矣。

【主治】豨薟治熱䘌煩滿不能食。生擣汁三合服,多則令人吐。又曰:豬膏莓主金瘡止痛,斷血生肉,除諸惡瘡,消浮腫。搗封之,湯漬、散傅並良。蘇恭④。主久瘧痰癊,搗汁服,取吐。搗傅虎傷、狗咬、蜘蛛咬、蠶咬、蠼螋溺瘡。藏器⑤。治肝腎風氣,四肢麻痺,骨痛膝弱,風濕諸瘡。時珍。

【發明】【頌⑥曰】蜀人單服豨薟法:五月五日、六月六日、九月九日,采葉,去根、莖、花、實,

---

① 豨薟丸表:**《證類》卷11"豨薟"** ……張詠云:知益州進豨薟丸表:臣因换龍興觀,掘得一碑,内説修養氣術,并藥方二件。依方差人訪問採覓,其草頗有異,金稜銀線,素根紫燕荄,對節而生。蜀號火杴,莖、葉頗同蒼耳……

② 筆談:**《夢溪筆談》卷26"藥議"** 地菘,即天名精也。世人既不識天名精,又妄認地菘爲火蘞。本草又出鶴蝨一條,都成紛亂。今按地菘即天名精,蓋其葉似菘,又似名精(名精,即蔓精也),故有二名。鶴蝨,即其實也。世間有單服火蘞法,乃是服地菘耳,不當服火蘞。(火蘞,本草名稀蘞,即是豬膏苗。後人不識,亦重復出之。)

③ 藏器:見1145頁注⑨。

④ 蘇恭:**《唐本草》見《證類》卷11"豨薟"** ……主熱䘌,煩滿不能食。生擣汁,服三四合,多則令人吐。/**《唐本草》見《證類》卷11"豬膏莓"** ……主金瘡,止痛,斷血生肉,除諸惡瘡,消浮腫。擣封之,湯漬散傅並良。

⑤ 藏器:**《拾遺》見《證類》卷11"豬膏莓"** ……主久瘧痰癊。生擣,絞汁服,得吐出痰。亦碎傅蜘蛛咬、蟲蠶咬、蠼螋溺瘡。似荏葉有毛……

⑥ 頌:**《圖經》見《證類》卷11"豨薟"** 近世多有單服者,云甚益元氣。蜀人服之法:五月五日、六月六日、九月九日採其葉,去根、莖、花、實,净洗,暴乾。入甑中,層層灑酒與蜜,蒸之又暴,如此九過則已。氣味極香美,熬擣篩蜜丸,服之。云治肝腎風氣,四肢麻痹,骨間疼,腰膝無力者,亦能行大腸氣。諸州所説,皆云性寒,有小毒,與本經意同。惟文州、高郵軍云性熱,無毒。服之補虚,安五藏,生毛髮,兼主風濕瘡,肌肉頑痺,婦人久冷,尤宜服用之。去麤莖,留枝、葉、花、實,蒸暴。兩説不同,豈單用葉乃寒而有毒,并枝、花、實則熱而無毒乎?抑繫土地所産而然邪?

净洗暴乾。入甑中,層層洒酒與蜜蒸之,又暴。如此九過,則氣味極香美。熬擣篩末,蜜丸服之。云甚益元氣,治肝腎風氣,四肢麻痺,骨間冷,腰膝無力者,亦能行大腸氣。諸州所説,皆云性寒有小毒,與《唐本》同。惟文州及高郵軍云:性熱無毒,服之補益,安五臟,生毛髮,兼主風濕瘡,肌肉頑痺。婦人久冷尤宜用。須去粗莖,留枝、葉、花、實蒸暴。兩説不同。豈單用葉則寒而有毒,并枝、花、實則熱而無毒乎?抑土地所産不同而然歟?【時珍曰】生搗汁服則令人吐,故云有小毒。九蒸九暴則補人去痺,故云無毒。生則性寒,熟則性温,云熱者非也。【慎微①曰】按江陵府節度使 成訥《進豨薟丸方表》略云:臣有弟訮,年二十一中風,伏枕五年,百醫不瘥。有道人鍾針因覩此患,曰:可餌豨薟丸,必愈。其草多生沃壤,高三尺許,節葉相對。當夏五月以來收之,每去地五寸剪刈,以温水洗去泥土,摘葉及枝頭。凡九蒸九暴,不必太燥,但以取足爲度。仍熬擣爲末,煉蜜丸如梧子大,空心温酒或米飲下二三十丸。服至二千丸,所患忽加,不得憂慮,是藥攻之力。服至四千丸,必得復故。至五千丸,當復丁壯。臣依法修合,令訮服之,果如其言。服後須喫飯三五匙壓之。五月五日采者佳。奉勅宣付醫院詳録。又知益州 張詠《進豨薟丸表》略云:切以餐石飲水,可作充腸之饌;餌松含栢,亦成救病之功。是以療飢者不在於羞珍,愈病者何煩於異術?倘獲濟時之藥,輒陳鄙物之形。不耻管窺,輒干天聽。臣因换龍興觀,掘得一碑,内説修養氣術,并藥方二件。依方差人訪問采覓,其草頗有異,金稜銀線,素莖紫荄,對節而生。蜀號火枕,莖葉頗同蒼耳。不費登高歷險,每常求少獲多。急采非難,廣收甚易。倘勤久服,旋見神功。誰知至賤之中,乃有殊常之效。臣自喫至百服,眼目清明。即至千服,髭鬚烏黑,筋力輕健,效驗多端。臣本州有都押衙羅守一,曾因中風墜馬,失音不語。臣與十服,其病立瘥。又和尚智嚴,年七十,忽患偏風,口眼喎斜,時時吐涎。臣與十服,亦便得痊。今合一百劑,差職員史元奏進。

【附方】新五。**風寒泄瀉**。火枕丸:治風氣行於腸胃,泄瀉。火枕草爲末,醋糊丸梧子大。每三十丸,白湯下。《聖濟總録》②。**癰疽腫毒**,一切惡瘡。豨薟草端午采者一兩,乳香一

① 慎微:**《證類》卷 11“豨薟”** 成訥云:江陵府節度使,進豨薟丸方:臣有弟訢,年三十一,中風,牀枕五年,百醫不差。有道人鐘針者,因睹此患曰:可餌豨薟丸必愈。其藥多生沃壤,高三尺許,節葉相對,其葉當夏五月已來收,每去地五寸剪刈,以温水洗泥土,摘其葉及枝頭。凡九蒸九暴,不必大燥,但取蒸爲度。仍熬擣爲末,丸如桐子大,空心温酒服或米飲下二三十丸。服至二千丸,所患忽加,不得憂慮,是藥攻之力。服至四千丸,必得復故。五千丸,當復丁壯。臣依法修合,與欣服,果如其言。鐘針又言:此藥與本草所述功效相異,蓋出處盛在江東,彼土人呼豬爲豨,呼臭爲薟氣,緣此藥如豬薟氣,故以爲名。但經蒸暴,薟氣自泯,每當服後,須喫飯三五匙壓之。五月五日採者佳。奉宣付醫院詳録。張詠云:知益州進豨薟丸表:臣因换龍興觀,掘得一碑,内説修養氣術,並藥方二件。依方差人訪問採覓,其草頗有異,金稜銀線,素根紫亥,對節而生。蜀號火枕,莖、葉頗同蒼耳。誰知至賤之中,乃有殊常之效。臣自喫至百服,眼目輕明。即至千服,髭鬢烏黑,筋力校健,效驗多端。臣本州有都押衙羅守一,曾因中風墜馬,失音不語。臣與十服,其病立痊。又和尚智嚴,年七十,忽患偏風,口眼喎邪,時時吐涎。臣與十服,亦便得差。今合一百劑,差職員史元奏進。(**按**:王家葵據《舊五代史》《新唐書》,考“成訥”當作“成汭”。)

② 聖濟總録:**《普濟方》卷 208“諸瀉”** 火枕丸,治風氣行於腸胃,泄瀉:用火枕草一味爲末,醋糊丸,每服三十丸,空心下。(**按**:《聖濟總録》無此方,誤注出處。)

兩,白礬燒半兩,爲末。每服二錢,熱酒調下。毒重者連進三服,得汗妙。《乾坤秘韞》①。**發背丁瘡**。豨薟草、五葉草即五爪龍、野紅花即小薊、大蒜等分,擂爛,入熱酒一盌,絞汁服,得汗立效。《乾坤生意》②。**丁瘡腫毒**。端午采豨薟草,日乾爲末。每服半兩,熱酒調下。汗出即愈,極有效驗。《集簡方》。**反胃吐食**。火杴草焙爲末,蜜丸梧子大,每沸湯下五十丸。《百一選方》③。

【附録】**類鼻**。【《别録④·有名未用》曰】味酸,温,無毒。主痿痺。生田中高地。葉如天名精,美根,五月采。【時珍曰】此似豬膏草也。古今名謂或不同,故附於此。**羊屎柴**。【時珍曰】按《乾坤生意》⑤云:一名牛屎柴。生山野中。葉類鶴虱,四月開白花。其葉主癰疽發背,擣傅之。冬月用根。可以毒魚。

箬《綱目》

【釋名】**篛**與箬同、**蘘葉**。【時珍曰】箬若竹而弱,故名。其生疏遼,故又謂之遼。

【集解】【時珍曰】箬生南方平澤。其根與莖皆似小竹,其節籜與葉皆似蘆荻,而葉之面青背淡,柔而韌,新舊相代,四時常青。南人取葉作笠及裹茶、鹽,包米粽,女人以襯鞵底。

葉。【氣味】甘,寒,無毒。【主治】男女吐血、衄血、嘔血、咯血、下血。並燒存性,温湯服一錢匕。又通小便,利肺氣喉痺,消癰腫。時珍。

【附方】新一十二。**一切眼疾**。籠篛燒灰,淋汁洗之,久之自效。《經驗方》⑥。**咽喉閉痛**。蘘葉、燈心草燒灰等分,吹之,甚妙。《集簡方》。**耳忽作痛**,或紅腫内脹。將經霜青箬露在外將朽者燒存性,爲末。傅入耳中,其疼即止。楊起《簡便方》⑦。**肺壅鼻衄**。箬葉燒灰、白麪三錢,研匀,井花水服二錢。《聖濟總録》⑧。**經血不止**。箬葉灰、蠶紙灰等分,爲末。每服二

---

① 乾坤秘韞:**《乾坤秘韞·諸瘡》** 治惡瘡:豨薟草(五月五日採,曬乾,去梗,三兩)、乳香(一兩)、白礬(五錢),右爲細末,或三五日服五錢,七八日服七錢,或十日服九錢,用好酒調服,不拘時候。

② 乾坤生意:**《乾坤生意》卷下"癰疽諸瘡"** 治癰疽發背疔瘡:野紅花(即小薊草)、五葉草(即五爪龍)、豨薟草、大蒜(一個),右擂爛,用好熱酒一碗,調汁服之,立效。

③ 百一選方:**《百一選方》卷2"第三門"** 治翻胃及脾間諸疾,腹痛泄瀉等,圓通維那可觀傳,渠曾親得效。鄒面地葱花(即火杴草花也),右不以多少,焙乾,爲細末,蜜煮麪糊爲元如梧桐子大,每服五十元,白湯送下,不拘時候。

④ 别録:**《别録》見《證類》卷30"有名未用·類鼻"** 味酸,温,無毒。主痿痺。一名類重。生田中高地,葉如天名精,美根。五月採。

⑤ 乾坤生意:(**按**:已查原書,未能溯得其源。)

⑥ 經驗方:**《普濟方》卷86"一切眼疾雜治"** 治鹽搽眼(出《經驗良方》):治一切眼疾。用籠蒻燒灰,淋汁洗之,久久可效。

⑦ 簡便方:**《奇效單方》卷下"十六眼目"** 治耳中忽然作痛,或紅腫内脹:將經霜青(若)〔箬〕葉露在外,將朽者燒存性,爲末,傅入耳中,其疼立止。

⑧ 聖濟總録:**《聖濟總録》卷70"鼻衄"** 治肺壅鼻衄,玉塵散方:白麵、(若)〔箬〕葉灰(各三錢),右二味研令匀,分爲二服,食後,井華水調下。

錢，米飲下。《聖濟總録》①。**腸風便血**。茶簍内箬葉，燒存性。每服三匙，空心糯米湯下。或入麝香少許。王璆《百一選方》②。**男婦血淋**。亦治五淋。多年煮酒瓶頭箬葉，三五年至十年者尤佳。每用七箇，燒存性，入麝香少許，陳米飲下，日三服。有人患此，二服愈。福建煮過夏月酒多有之。《百一選方》③。**尿血如注**，小腹氣痛。茶籠内箬葉燒存性，入麝香少許，米飲下。《經驗方》④。**小便澀滯**不通。乾箬葉一兩燒灰，滑石半兩，爲末，每米飲服三錢。《普濟方》⑤。**男婦轉脬**。方同上。**吹奶乳癰**。五月五日糉箬燒灰，酒服二錢即散，累效。《濟急仙方》⑥。**痘瘡倒靨**。箬葉灰一錢，麝香少許，酒服。張德恭《痘疹便覽方》⑦。

蘆《別録》⑧下品【校正】併入《拾遺⑨·江中采出蘆》。

【釋名】葦音偉、葭音加。花名蓬蕽《唐本》⑩。笋名蘿音拳。【時珍曰】按毛萇《詩疏》⑪云：葦之初生曰葭，未秀曰蘆，長成曰葦。葦者，偉大也。蘆者，色盧黑也。葭者，嘉美也。

【集解】【恭⑫曰】蘆根生下溼地。莖葉似竹，花若荻花，名蓬蕽。二月、八月采根，日乾用。

---

① 聖濟總録：**《聖濟總録》卷152"經血暴下"** 治經血不止，二灰散方：蠶紙（不計多少，燒灰）、（若）〔箬〕葉（茶籠内者，燒灰），右二味等分研匀，每服二錢匕，温酒調下。

② 百一選方：**《百一選方》卷14"第二十二門"** 治臟毒下血久遠不瘥者……又方：用茶篰蒻葉燒成黑灰，研羅極細，入麝香少許，空心糯米飲調下。

③ 百一選方：**《百一選方》卷15"第二十三門"** 治小便出血……又方，李提點宗原方：右用多年煮酒包瓶頭蒻葉，惟福建過夏酒有之，三、五年至十年者尤佳。每七个作一服，燒存性灰，入麝香少許，研極細，陳米飲者濃湯調下，空心臨卧服。渠尊人御幹患此甚久，三服而愈。

④ 經驗方：**《普濟方》卷215"小便出血"** 治溺血如注水，小腹氣痛（出《經驗良方》）。用茶籠内箬葉燒灰，入麝香少許，米飲調下。

⑤ 普濟方：**《普濟方》卷216"小便不通"** 蒻葉散（出《指南方》）：治小便先澀後不通。乾蒻葉（燒灰）、滑石（半兩），右爲細末，每服三錢許，米飲調下，空服。

⑥ 濟急仙方：**《仙傳外科》卷10"救解諸毒傷寒雜病一切等證"** 治奶癰……一方：收五月五日粽箬燒灰，調酒服，即散，累有效。

⑦ 痘疹便覽方：（**按**：原書佚。查《治痘精詳大全》，未能溯得其源。）

⑧ 别録：**《别録》見《證類》卷11"蘆根"** 味甘，寒。主消渴，客熱，止小便利。

⑨ 拾遺：**《拾遺》見《證類》卷9"一十种陈藏器餘·江中採出蘆"** 蘆令夫婦和同。用之有法。此江中出波蘆也。

⑩ 唐本：**《唐本草》見《證類》卷11"蘆根"** ……其花名蓬蕽……

⑪ 詩疏：**《毛詩註疏》卷24"大雅·行葦"** 敦彼行葦（疏……葦之初生，其名爲葭。稍大爲蘆，長成乃名爲葦。）（**按**：《淮南子·修務訓》高誘注"銜蘆而翔"曰："未秀曰蘆，已秀曰葦。"疑時珍仿其句式而凝練孔穎達疏。）

⑫ 恭：**《蜀本草》見《證類》卷11"蘆根"** 《唐本餘》：生下溼地。莖、葉似竹，花若荻花，二月、八月採根，日乾用之。/**《唐本草》見《證類》卷11"蘆根"** 其花名蓬蕽。

【頌①曰】今在處有之,生下濕陂澤中。其狀都似竹,而葉抱莖生,無枝。花白作穗若茅花。根亦若竹根而節疏。其根取水底味甘辛者。其露出及浮水中者,並不堪用。按郭璞注《爾雅》云:葭即蘆也,葦即蘆之成者。菼、薍,似葦而小,中實,江東呼爲烏蓲,音丘。或謂之薍,即荻也。至秋堅成,即謂之萑,音桓。蒹似萑而細長,高數尺,江東謂之蒹。其花皆名芀,音調。其萌皆名虇,堪食如竹笋。若然,則蘆、葦通爲一物也。所謂蒹,乃今作簾者是也。所謂菼者,今以當薪者是也。而人罕能别蒹、菼與蘆。葦也。又北人以葦與蘆爲二物。水旁下濕所生者皆名葦,其細不及指大。人家池圃所植者皆名蘆,其幹差大。深碧色者,亦難得。然則蘆、葦皆可通用矣。【時珍曰】蘆有數種。其長丈許,中空皮薄色白者,葭也,蘆也,葦也。短小於葦而中空皮厚色青蒼者,菼也,薍也,荻也,萑也。其最短小而中實者,蒹也,簾也。皆以初生、已成得名。其身皆如竹,其葉皆長如箬葉,其根入藥,性味皆同。其未解葉者,古謂之紫籜。【斅②曰】蘆根須要逆水生,並黄泡肥厚者,去鬚節並赤黄皮用。

根。【氣味】甘,寒,無毒。【主治】消渴客熱,止小便利。《别録》③。療反胃嘔逆不下食,胃中熱,傷寒内熱,彌良。蘇恭④。解大熱,開胃,治噎噦不止。甄權⑤。寒熱時疾,煩悶,瀉痢人渴,孕婦心熱。大明⑥。

笋。【氣味】小苦,冷,無毒。【甯原⑦曰】忌巴豆。【主治】膈間客熱,止渴,利小便,解河豚及諸魚蟹毒。甯原⑧。解諸肉毒。時珍。

【發明】【時珍曰】按《雷公炮炙論·序》⑨云:益食加觴,須煎蘆、朴。注云:用逆水蘆根并厚朴二味等分,煎湯服。蓋蘆根甘能益胃,寒能降火故也。

---

① 頌:**《圖經》見《證類》卷 11“蘆根”** 蘆根,舊不載所出州土,今在處有之,生下濕陂澤中。其狀都似竹,而葉抱莖生,無枝。花白作穗若茅花。根亦若竹根而節疏。二月、八月採,日乾。用之當極取水底甘辛者,其露出及浮水中者,並不堪用。謹按《爾雅》謂:蘆根爲葭華。郭璞云:蘆葦也,葦即蘆之成者,謂蒹爲簾,蒹似萑而細長,高數尺,江東人呼爲簾。薍者謂菼,爲薍。薍似葦而小中實,江東呼爲烏蓲者,或謂之荻。荻至秋堅成,即謂之萑,其華皆名苕,其萌筍皆名虇。若然,所謂蘆葦,通一物也。所謂簾,今作蒹者是也。所謂菼,人以當新爨者是也。今人罕能别蒹菼與蘆葦。又北人以葦與蘆爲二物。水傍下濕所生者皆名葦,其細不及指,人家池圃所植者爲蘆。其薢差大,深碧色者,謂之碧蘆,亦難得。然則本草所用蘆,今北地謂葦者,皆可通用也……

② 斅:**《炮炙論》見《證類》卷 11“蘆根”** 雷公云:凡使,須要逆水蘆。其根逆水生并黄泡肥厚者。味甘,採得後去節須并上赤黄了,細剉用。

③ 别録:見 1149 頁注⑧。

④ 蘇恭:**《唐本草》見《證類》卷 11“蘆根”** 《唐本》注云:此草根療嘔逆不下食,胃中熱,傷寒患者彌良……

⑤ 甄權:**《藥性論》見《證類》卷 11“蘆根”** 蘆根,使,無毒。能解大熱,開胃,治噎噦不止。

⑥ 大明:**《日華子》見《證類》卷 11“蘆根”** 治寒熱,時疾,煩悶,妊孕人心熱,并瀉痢人渴。

⑦ 甯原:**《日用本草》卷 7“蘆笋”** ……食蘆笋羹者,勿食巴豆藥……(**按**:《日用本草》爲元·吴瑞撰,時珍誤注出處。)

⑧ 甯原:**《食鑒本草》卷下“蘆筍”** (解河豚魚毒。)治膈寒客熱,止渴,利小便。解諸魚之毒。

⑨ 雷公炮炙論·序:**《證類》卷 1“雷公炮炙論序”** 益食加觴,須煎蘆朴。(不食者,并飲酒少者,煎逆水蘆根並厚朴二味,湯服。)

【附方】舊六,新六。骨蒸肺痿不能食者,蘇遊蘆根飲主之。蘆根、麥門冬、地骨皮、生薑各十兩,橘皮、茯苓各五兩,水二斗,煮八升,去滓,分五服,取汗乃瘥。《外臺秘要》①。勞復食復,欲死。並以蘆根煮濃汁飲。《肘後方》②。嘔噦不止厥逆者。蘆根三斤切,水煮濃汁,頻飲二升,必效。若以童子小便煮服,不過三服愈。《肘後方》③。五噎吐逆,心膈氣滯,煩悶不下食。蘆根五兩剉,以水三大盞,煮取二盞,去滓温服。《金匱玉函方》④。反胃上氣。蘆根、茅根各二兩,水四升,煮二升,分服。《千金方》⑤。霍亂煩悶。蘆根三錢,麥門冬一錢,水煎服。《千金方》⑥。霍亂脹痛。蘆根一升,生薑一升,橘皮五兩,水八升,煎三升,分服。《太平聖惠方》⑦。食狗肉毒。心下堅,或腹脹口乾,忽發熱妄語,蘆根煮汁服。《梅師方》⑧。中馬肉毒。方同上。《聖惠》⑨。鯸鮧魚毒。方同上。《千金》⑩。食蟹中毒。方同上。《千金》⑪。中藥箭毒。方同上。《千金》⑫。

莖、葉。【氣味】甘,寒,無毒。【主治】霍亂嘔逆,肺癰煩熱,癰疽。燒

---

① 外臺秘要:**《外臺》卷13"虚損慘悴作骨蒸方四首"** 蘇遊療骨蒸肺痿,煩躁不能食,蘆根飲子方:蘆根(切訖秤)、麥門冬(去心)、地骨白皮(各十兩)、生薑(十兩,合皮切)、橘皮、茯苓(各五兩),右六味切,以水二斗,煮取八升,絞去滓,分温五服,服别相去八九裹,晝三服,夜二服,覆取汗。忌酢物。未好差更作。若兼服,其人或胸中寒,或直惡寒及虚脹並痛者,加吴茱萸八兩。

② 肘後方:**《肘後方》卷2"治時氣病起諸勞復方第十四"** 治篤病新起早勞,及食飲多致欲死方,蘆根亦佳。

③ 肘後方:**《肘後方》卷4"治卒胃反嘔啘方第三十"** 治卒啘不止方,服蘆根亦佳。/**《外臺》卷6"嘔噦方四首"** 《必效》療嘔噦方:取蘆根五兩,切,以水五升,煮取三升,頓服。兼以童子小便一兩合,不過三服則差。

④ 金匱玉函方:**《證類》卷11"蘆根"** 《金匱玉函方》:治五噎心膈氣滯,煩悶吐逆、不下食,蘆根五兩,剉,以水三大盞,煮取二盞,去滓,不計時温服。

⑤ 千金方:**《千金方》卷16"反胃第四"** 治胃反,食即吐出,上氣方:蘆根、茅根(各二兩,細切),右二味以水四升,煮取二升,頓服之,得下良。

⑥ 千金方:**《聖惠方》卷47"治霍亂心煩諸方"** 治霍亂心煩躁方……又方:蘆根(三兩,剉)、麥門冬(一兩,去心),右以水二大盞煎至一大盞,去滓,分温五服。(**按**:《千金方》無此方,誤注出處。)

⑦ 太平聖惠方:**《普濟方》卷202"霍亂心下痞逆"** 蘆根湯:治霍亂心腹痛。生蘆根(切,一升,入土者)、生薑(一升)、橘皮(五兩),右以水八升,煮取二升,分二服。服相去,以意消息之。(**按**:《聖惠方》無此方,誤注出處。)

⑧ 梅師方:**《證類》卷11"蘆根"** 《梅師方》:食狗肉不消,心下堅,或䐜脹口乾,忽發熱妄語。煮蘆根飲之。

⑨ 聖惠:**《聖惠方》卷39"治食馬肉中毒諸方"** 治食馬肉中毒悶亂方:右擣蘆根汁,飲一盞,兼作湯浴之,便解。

⑩ 千金:**《千金方》卷24"解食毒第一"** 治食魚中毒,面腫煩亂,及食鱸魚中毒欲死者方:剉蘆根,舂取汁,多飲良。並治蟹毒。亦可取蘆葦茸汁飲之,愈。

⑪ 千金:見上注。

⑫ 千金:**《千金方》卷25"火瘡第四"** 治卒被毒矢方……又方:煮蘆根汁飲三升。

灰淋汁，煎膏，蝕惡肉，去黑子。時珍。**籜**：治金瘡，生肉滅瘢。徐之才①。○**江中采出蘆**：令夫婦和同，用之有法。藏器②。

【發明】【時珍曰】古方煎藥多用勞水及陳蘆火，取其水不强，火不盛也。蘆中空虚，故能入心肺，治上焦虚熱。

【附方】新六。霍亂煩渴，腹脹。蘆葉一握，水煎服。○又方：蘆葉五錢，糯米二錢半，竹茹一錢，水煎，入薑汁、蜜各半合，煎兩沸，時時呷之。《聖惠方》③。吐血不止。蘆荻外皮燒灰，勿令白，爲末，入蚌粉少許，研勻，麥門冬湯服一二錢。三服可救一人。《聖惠方》④。肺癰欬嗽，煩滿微熱，心胸甲錯。葦莖湯：用葦莖切二升，水二斗，煮汁五升。入桃仁五十枚，薏苡仁、瓜瓣各半升，煮取二升，服。當吐出膿血而愈。張仲景《金匱玉函方》⑤。發背潰爛。陳蘆葉爲末，以葱椒湯洗净，傅之神效。《乾坤秘韞》⑥。癰疽惡肉。白炭灰、白荻灰等分，煎膏塗之，蝕盡惡肉，以生肉膏貼之。亦去黑子。此藥只可留十日，久則不效。葛洪《肘後方》⑦。小兒禿瘡。以鹽湯洗净，蒲葦灰傅之。《聖濟總録》⑧。

蓬蕽。【氣味】甘，寒，無毒。【主治】霍亂。水煮濃汁服，大驗。蘇恭⑨。煮汁服，解中魚蟹毒。蘇頌⑩。燒灰吹鼻，止衄血，亦入崩中藥。時珍。

---

① 徐之才：**《證類》卷1“〔諸病通用藥〕”** 《藥對》……蘆竹籜（寒。主金瘡，生肉。使。）（**按**：“滅瘢”非蘆竹籜之治。）

② 藏器：見1149頁注⑨。

③ 聖惠方：**《聖惠方》卷47“治霍亂心腹痛諸方”** 治霍亂腹痛吐利……又方：蘆葉（一握，剉），右以水一大盞煎至五分，去滓頓服。/**《聖惠方》卷47“治霍亂煩渴諸方”** 治霍亂吐瀉，煩渴心躁，宜服此方：蘆葉（一兩，剉）、糯米（半兩），右件藥以水一大盞，入竹茹一分，煎至六分後，入蜜半合，生薑汁半合，煎三兩沸，去滓放温，時時呷之。

④ 聖惠方：**《普濟方》卷188“吐血不止附論”** 治吐血不止：用蘆荻外皮，不拘多少，燒作黑灰，勿令白，爲末，入蚌粉少許細研，麥門冬熟水，調下一錢或二錢，三服可救一人。（**按**：《聖惠方》無此方，誤注出處。）

⑤ 金匱玉函方：**《金匱·肺痿肺癰咳嗽上氣病脉證治》** 《千金》葦莖湯：治咳有微熱，煩滿，胸中甲錯，是爲肺癰。葦莖（二升）、薏苡仁（半升）、桃仁（五十枚）、瓜瓣（半升），右四味以水一斗，先煮葦莖得五升，去滓，納諸藥，煮取二升，服一升，再服，當吐如膿。

⑥ 乾坤秘韞：**《乾坤秘韞·諸瘡》** 治發背……一方：用陳蘆柴葉爲末，瘡用葱椒湯洗净，將此末摻在瘡上。如乾，用香油潤濕，摻上藥，神效。

⑦ 肘後方：**《肘後方》卷5“治癰疽妒乳諸毒腫方第三十六”** 若惡肉不盡者，食肉藥食去，以膏塗之則愈。食肉藥方：取白炭灰，荻灰等分，水淋之，煎令如膏。此不宜預作，作之十日則歇。並可以去黑子，黑子藥注便即拭去，不時拭則傷膚……

⑧ 聖濟總録：**《聖惠方》卷89“治小兒髮不生諸方”** 治小兒頭禿不生髮，苦癢……又方：右用鹽湯洗之，生油和蒲葦灰傅之。（**按**：《聖濟總録》無此方，誤注出處。）

⑨ 蘇恭：**《唐本草》見《證類》卷11“蘆根”** ……其花名蓬蕽，水煮汁服，主霍亂大善，用有驗也。

⑩ 蘇頌：**《圖經》見《證類》卷11“蘆根”** ……其蓬茸，主卒得霍亂，氣息危急者。取一把煮濃汁，頓服二升差。兼主魚蟹中毒，服之尤佳……

【附方】新二。**乾霍亂病**，心腹脹痛。蘆蓬茸一把，水煮濃汁，頓服二升。《小品方》①。**諸般血病**。水蘆花、紅花、槐花、白鷄冠花、茅花等分，水二鍾，煎一鍾服。萬表《積善堂方》②。

甘蕉《别録》③下品

【釋名】芭蕉《衍義》④、天苴《史記》⑤注、芭苴。【時珍曰】按陸佃《埤雅》⑥云：蕉不落葉，一葉舒則一葉焦，故謂之蕉。俗謂乾物爲巴，巴亦蕉意也。《稽聖賦》⑦云：竹布實而根苦，蕉舒花而株槁。芭苴乃蕉之音轉也。蜀人謂之天苴。曹叔雅《異物志》⑧云：芭蕉結實，其皮赤如火，其肉甜如蜜，四五枚可飽人，而滋味常在牙齒間，故名甘蕉。

【集解】【弘景⑨曰】甘蕉本出廣州。今江東並有，根葉無異，惟子不堪食耳。【恭⑩曰】甘蕉出嶺南者，子大味甘；北間者但有花無實。【頌⑪曰】今二廣、閩中、川蜀皆有，而閩、廣者實極甘美可啖，他處雖多，而作花者亦少，近時中州種之甚盛，皆芭蕉也。其類亦多。有子者名甘蕉，卷心中抽幹作花。初生大萼，似倒垂菡萏，有十數層，層皆作瓣，漸大則花出瓣中，極繁盛。紅者如火炬，謂之紅蕉。白者如蠟色，謂之水蕉。其花大類象牙，故謂之牙蕉。其實亦有青黄之别，品類亦多，最甘美，曝乾可寄遠，北土得之以爲珍果。其莖解散如絲，閩人以灰湯練治，紡績爲布，謂之蕉葛。【宗

---

① 小品方：**《肘後方》卷2“治卒霍亂諸急方第十二”** 治霍亂心腹脹痛，煩滿短氣，未得吐下方……又方：蘆蓬茸一大把，濃煮飲二升，瘥。（**按**：《肘後方》未註明出《小品方》。）

② 積善堂方：**《積善堂方》卷下** 治男女諸般血病。水蘆花、茅香、紅花、槐花、白雞冠花，右各等分，水二鍾，煎八分，不拘時候服。忌醒滑發氣等物。

③ 别録：**《别録》見《證類》卷11“甘蕉根”** 大寒。主癰腫結熱。

④ 衍義：**《衍義》卷12“芭蕉”** 芭蕉……

⑤ 史記：**《史記·張儀列傳》** ……苴蜀相攻擊（……今作苴者，按巴苴，或巴人、巴郡本因芭苴得名，所以其字遂以“苴”爲“巴”也。注：“益州天苴讀爲芭黎”，天苴，即巴苴也……）

⑥ 埤雅：**《埤雅》卷17“釋草·蘜”** 《爾雅》曰……蓋鞠不落華，蕉不落葉。亦蕉一葉舒，則一葉焦而不落，故謂之蕉也。

⑦ 稽聖賦：**《埤雅》卷15“釋草·竹”** ……《稽聖賦》曰：竹布實而根枯，蕉舒花而株槁。

⑧ 異物志：**《齊民要術》卷10“五穀果蓏菜茹非中國物者第九十二·芭蕉”** 《異物志》曰：芭蕉……其實皮赤如火，剖之中黑，剥其皮，食其肉如飴蜜，甚美，食之四五枚可飽，而餘滋味猶在齒牙間。一名甘蕉……

⑨ 弘景：**《集注》見《證類》卷11“甘蕉根”** 陶隱居云：本出廣州，今都下、東間並有。根、葉無異，惟子不堪食爾……

⑩ 恭：**《唐本草》見《證類》卷11“甘蕉根”** ……嶺南者子大，味甘，冷，不益人。北間但有花汁無實。

⑪ 頌：**《圖經》見《證類》卷11“甘蕉根”** ……今出二廣、閩中、川蜀者有花，閩、廣者實極美，可啖。他處雖多，而作花者亦少。近歲都下，往往種之其盛，皆芭蕉也。蕉類亦多，此云甘蕉，乃是有子者，葉大抵與芭蕉相類，但其卷心中抽幹作花，初生大萼，如倒垂菡萏，有十數層，層皆作瓣，漸大則花出瓣中，極繁盛。紅者如火炬，謂之紅蕉。白者如蠟色，謂之水蕉。其花大類象牙，故謂之牙蕉。其實亦有青、黄之别，品類亦多，食之大甘美。亦可暴乾寄遠，北土得之，以爲珍果。閩人灰理其皮，令錫滑績以爲布，如古之錫衰焉……

奭①曰】芭蕉三年已上即有花,自心中抽出,一莖止一花,全如蓮花,瓣亦相似,但色微黄緑,中心無蕊,悉是花葉也。花頭常下垂,每一朶自中夏開,直至中秋後方盡,凡三葉開則三葉脱落也。【時珍曰】按萬震《南州異物志》②云:甘蕉即芭蕉,乃草類也。望之如樹,株大者一圍餘。葉長丈許,廣尺餘至二尺。其莖虚軟如芋,皆重皮相裹。根如芋魁,青色,大者如車轂。花着莖末,大如酒杯,形色如蓮花。子各爲房,實隨花長,每花一闔,各有六子,先後相次,子不俱生,花不俱落也。蕉子凡三種,未熟時皆苦澀,熟時皆甜而脆,味如葡萄,可以療饑。一種子大如拇指,長六七寸,鋭似羊角,兩兩相抱者,名羊角蕉,剥其皮黄白色,味最甘美。一種子大如鷄卵,有類牛乳者,名牛乳蕉,味微減。一種子大如蓮子,長四五寸,形正方者,味最弱也。並可蜜藏爲果。又顧玠《海槎録》③云:海南芭蕉常年開花結實,有二種。板蕉大而味淡,佛手蕉小而味甜,通呼爲蕉子。不似江南者,花而不實。又范成大《虞衡志》④云:南中芭蕉有數種。極大者凌冬不凋,中抽一條,長數尺,節節有花,花褪葉根有實,去皮取肉,軟爛如緑柹,味極甘冷,四季恒實。土人以飼小兒,云去客熱,謂之蕉子,又名牛蕉子。以梅汁漬,曝,壓扁,味甘酸,有微霜,名芭蕉乾。一種鷄蕉子,小於牛蕉,亦四季實。一種牙蕉子,小於鷄蕉,尤香嫩甘美,惟秋初結子。一種紅蕉,葉瘦,類蘆箬,花色正紅,如榴花,日拆一兩葉,其端有一點鮮緑可愛,春開至秋盡猶芳,俗名美人蕉。一種膽瓶蕉,根出土時肥飽,狀如膽瓶也。又費信《星槎勝覽》⑤云:南番阿魯諸國,無米穀,惟種芭蕉、椰子,取實代粮也。

【氣味】甘,大寒,無毒。【恭⑥曰】性冷,不益人。多食動冷氣。【主治】生食,止

① 宗奭:**《衍義》卷12“芭蕉”** 三年已上,即有花自心中出,一莖止一花,全如蓮花。葉亦相似,但其色微黄緑,從下脱葉。花心但向上生,常如蓮樣,然未嘗見其花心,剖而視之亦無蕊,悉是葉。但花頭常下垂,每一朶,自中夏開,直到中秋後方盡。凡三葉開則三葉脱落……

② 南州異物志:**《御覽》卷975“甘蕉”** 《南州異物志》曰:甘蕉,草類。望之如樹,株大者一圍餘。葉長一丈,或七八尺,廣尺餘二尺許。花大如酒杯,形色如芙蓉,著莖末,百餘。子大名爲房,根似芋,塊大者如車轂。實隨華,每華一闔,各有六子,先後相次。子不俱生,花不俱落。此葉有三種,一種子大如拇指,長而鋭,有似羊角,名羊角蕉,味最甘好。一種子大如雞卵,有似牛乳,味微減羊角蕉。一種大如藕子,長六七寸,形正方,少甘味,最弱。其莖葉如芋,取以灰練之,可以紡績。

③ 海槎録:**《海槎餘録》** 芭蕉常年開花結實。有二種:一曰板蕉,大而味淡。一曰佛手蕉,小而甜,俗呼爲蕉子,作常品。不似吾江南茂而不花,花而不實也。

④ 虞衡志:**《桂海虞衡志》“志果”** 蕉子,芭蕉極大者,凌冬不凋,中抽幹,長數尺,節節有花,花褪葉根有實,去皮取肉,軟爛如緑柹,極甘冷。四季實,土人或以飼小兒,云性凉,去客熱。以梅汁漬,暴乾,按令扁,味甘酸,有微霜,世所謂芭蕉乾者是也。又名牛蕉子。雞蕉子小如牛蕉,亦四季實。芽蕉子小如雞蕉,尤香嫩甘美,秋初實。/**《桂海虞衡志》“志花”** 紅蕉花,葉瘦,類蘆箬,心中抽條,條端發花,葉數層,日拆一兩葉,色正紅如榴花,荔子其端,各有一點鮮緑,尤可愛,春夏開,至歲寒猶芳。又有一種根,出土處特肥飽如膽缾,名膽缾蕉。

⑤ 星槎勝覽:**《星槎勝覽·阿魯國》** 其國與九州山相望,自滿剌加順風三晝夜,可至其國。風俗氣候與蘇門答剌大同小異。田瘠少收,盛種芭蕉、椰子爲食……

⑥ 恭:**《唐本草》見《證類》卷11“甘蕉根”** 今注:此藥本出廣州。然有數種,其子性冷,不益人,故不備載。

渴潤肺。蒸熟晒裂，舂取仁食，通血脉，填骨髓。孟詵①。生食，破血，合金瘡，解酒毒。乾者，解膸熱煩渴。吴瑞②。除小兒客熱，壓丹石毒。時珍。

根。【氣味】甘，大寒，無毒。【恭③曰】寒。【頌④曰】甘蕉、芭蕉，性相同也。【主治】癰腫結熱。《别録》⑤。擣爛傅腫，去熱毒。擣汁服，治産後血脹悶。蘇恭⑥。主黄疸。孟詵⑦。治天行熱狂，煩悶消渴，患癰毒，并金石發動，躁熱口乾，并絞汁服之。又治頭風遊風。大明⑧。

【附方】舊四，新六。發背欲死。芭蕉根擣爛塗之。《肘後方》⑨。一切腫毒。方同上。赤遊風瘮。方同上。風熱頭痛。方同上。風蟲牙痛。芭蕉自然汁一椀，煎熱含漱。《普濟》⑩。天行熱狂。芭蕉根擣汁飲之。《日華子本草》⑪。消渴飲水，骨節煩熱。用生芭蕉根擣汁，時飲一二合。《聖惠方》⑫。血淋澀痛。芭蕉根、旱蓮草各等分，水煎服，日二。《聖惠方》⑬。産後血脹⑭。擣芭蕉根絞汁，温服二三合。瘡口不合。芭蕉根取汁，抹之良。《直指方》⑮。

---

① 孟詵：**《食療》見《證類》卷11"甘蕉根"** ……子，生食大寒。止渴潤肺，發冷病。蒸熟暴之令口開，舂取人食之。性寒，通血脉，填骨髓。

② 吴瑞：**《日用本草》卷6"甘蕉"** 生者破血，合金瘡，解酒毒。乾者解肌熱煩渴。

③ 恭：**《唐本草》見《證類》卷11"甘蕉根"** 《唐本》注云：五葉即烏蘞草也。其甘蕉根，味甘，寒，無毒。

④ 頌：**《圖經》見《證類》卷11"甘蕉根"** ……又芭蕉根，性亦相類……

⑤ 别録：見1153頁注③。

⑥ 蘇恭：**《唐本草》見《證類》卷11"甘蕉根"** ……擣汁服，主産後血脹悶，傅腫，去熱毒亦效。/**《唐本草》見《證類》卷11"甘蕉根"** ……其根擣傅熱腫尤良。

⑦ 孟詵：**《食療》見《證類》卷11"甘蕉根"** 主黄疸……

⑧ 大明：**《日華子》見《證類》卷11"甘蕉根"** 生芭蕉根，治天行熱狂，煩悶消渴，患癰毒并金石發熱悶口乾人。並絞汁服。及梳頭長益髮，腫毒，遊風，風瘮，頭痛，并研罯傅……

⑨ 肘後方：**《證類》卷11"甘蕉根"** 《百一方》：發背欲死，芭蕉擣根塗上。

⑩ 普濟：**《普濟方》卷69"齒風腫痛"** 治風蚛牙，頤頰腮腫痛：用芭蕉自然汁一碗，煎及八分，乘熱漱牙腫處，漱盡即止。凡是風牙，用之必愈。頤頰腫而痛者，風牙也。頤頰不腫，只牙齗腫痛，蚛牙也。

⑪ 日華子本草：見本頁注⑧。

⑫ 聖惠方：**《聖惠方》卷53"治痟渴口舌乾燥諸方"** 治痟渴口舌乾燥，骨節煩熱方：生芭蕉根搗絞取汁，時飲一二合。

⑬ 聖惠方：**《聖惠方》卷58"治血淋諸方"** 治血淋心煩，水道中澀痛……又方：旱蓮子（一兩）、芭蕉根（一兩），右細剉，以水二大盞，煎取一盞三分，去滓，食前分爲三服。

⑭ 産後血脹：**《普濟方》卷349"産後蓐勞"** 治蓐婦血妨：以芭蕉根搗汁飲之。（**按**：原無出處，今溯得其源。）

⑮ 直指方：**《直指方》卷22"癰疽證治"** 瘡口大窟方……又方：生絲瓜，或生地黄，或芭蕉根取汁，筆蘸抹。

蕉油。以竹筒插入皮中，取出，瓶盛之。【氣味】甘，冷，無毒。【主治】頭風熱，止煩渴及湯火傷。梳頭，止女人髮落，令長而黑。大明①。暗風癇病，涎作運悶欲倒者，飲之取吐，極有奇效。蘇頌②。

【附方】新一。小兒截驚。以芭蕉汁、薄荷汁煎匀，塗頭項，留顖門，塗四肢，留手足心勿塗，甚效。鄧筆峰《雜興》③。

葉。【主治】腫毒初發，研末，和生薑汁塗之。時珍。○《聖惠方》④。

【附方】新一。岐毒初起。芭蕉葉，熨斗内燒存性，入輕粉，麻油調塗，一日三上，或消或破，皆無痕也。《仁齋直指方》⑤。

花。【主治】心痺痛。燒存性研，鹽湯點服二錢。《日華》⑥。

蘘荷《别録》⑦中品【校正】自菜部移入此，併入《有名未用・蘘草》⑧爲一。

【釋名】覆菹《别録》⑨、蘘草《别録》⑩、猼苴音博、葍苴《説文》⑪、嘉草。【弘景⑫曰】本草白蘘荷，而今人呼赤者爲蘘荷，白者爲覆苴。蓋食以赤者爲勝，入藥以白者爲良，葉同一種爾。【時珍曰】覆苴，許氏《説文》⑬作葍苴，司馬相如《上林賦》⑭作猼苴，與芭蕉音相近。《離騷・大招》⑮云：醢豚苦狗膾苴蓴。王逸注云：苴蓴，音愽，蘘荷也，見本草。而今之本草無之，則脱漏亦多矣。

---

① 大明：**《日華子》見《證類》卷11"甘蕉根"** ……又云：芭蕉油，冷，無毒。治頭風熱并女人髮落，止煩渴及湯火瘡。

② 蘇頌：**《圖經》見《證類》卷11"甘蕉根"** ……又芭蕉油治暗風癇病，涎作暈悶欲倒者，飲之得吐便差，極有奇效。取之用竹筒插皮中，如取漆法。

③ 雜興：(**按**：書佚，無可溯源。)

④ 聖惠方：**《直指方》卷23"便毒證治"** 蕉葉方：治便毒。蕉弓葉乾者，焙焦爲末，法醋、生薑自然汁等分，調傅。(**按**：《聖惠方》無此方，誤注出處。)

⑤ 仁齋直指方：**《直指方》卷24"諸瘡證治"** 治瘨方：大乾芭蕉葉(熨斗内燒存性)，右爲末，麻油、輕粉打和，敷瘨留頭，以軟紗貼，换易三次，或散或破，無痕。

⑥ 日華：(**按**：《證類》無《日華子》用蕉花之文。或引自他書，待考。)

⑦ 别録：**《别録》見《證類》卷28"白蘘荷"** 微温。主中蠱及瘧。

⑧ 蘘草：**《别録》見《證類》卷30"唐本退二十種・蘘草"** 味甘、苦，寒，無毒。主温瘧寒熱，酸嘶邪氣，辟不祥。生淮南山谷。

⑨ 别録：**《集注》見《證類》卷28"白蘘荷"** ……白者爲覆菹……(**按**：《别録》未見此名，誤注出處。)

⑩ 别録：見本頁注⑧。

⑪ 説文：**《説文・艸部》** 蘘，蘘荷也，一名葍蒩。

⑫ 弘景：**《集注》見《證類》卷28"白蘘荷"** 陶隱居云：今人乃呼赤者爲蘘荷，白者爲覆菹，葉同一種爾。於人食之，赤者爲勝。藥用白者……

⑬ 説文：見本頁注⑪。

⑭ 上林賦：**《史記・司馬相如列傳》** ……諸蔗、猼且。

⑮ 大招：**《楚辭・大招》** ……醢豚苦狗，膾苴蓴只。(……苴蓴，一名蘘荷。《本草》云："葉似初生甘蔗，根似薑芽……"。)

【集解】【《别録》①曰】蘘草生淮南山谷。【頌②曰】蘘荷，荆、襄江湖間多種之，北地亦有。春初生，葉似甘蕉，根似薑芽而肥，其葉冬枯，根堪爲菹。其性好陰，在木下生者尤美。潘岳《閑居賦》云"蘘荷依陰，時藿向陽"，是也。宗懔《荆楚歲時記》云：仲冬以鹽藏蘘荷，用備冬儲，又以防蠱。史游《急就篇》云：蘘荷冬日藏，其來遠矣。然有赤白二種，白者入藥，赤者堪噉，及作梅果多用之。【宗奭③曰】蘘荷八九月間淹貯，以備冬月作蔬果。治病止用白者。【時珍曰】蘇頌圖經言"荆、襄江湖多種"，今訪之無復識者。惟楊慎《丹鉛録》④云：《急就章》註蘘荷即今甘露。考之本草形性相同，甘露即芭蕉也。崔豹《古今注》⑤云：蘘荷似芭蕉而白色，其子花生根中，花未敗時可食，久則消爛矣。根似薑。宜陰翳地，依蔭而生。又按王旻《山居録》⑥云：蘘荷宜樹陰下，二月種之。一種永生，不須鋤耘，但加糞耳。八月初踏其苗令死，則根滋茂。九月初取其傍生根爲菹，亦可醬藏。十月中以糠覆其根下，則過冬不凍死也。

【修治】【斆⑦曰】凡使勿用革牛草，真相似，其革牛草腥澀。凡使白蘘荷，以銅刀刮去粗皮一重，細切，入砂盆中研如膏，取自然汁鍊作煎，新器攤冷，如乾膠狀，刮取用之。

根。【氣味】辛，温，有小毒。【思邈⑧曰】辛，微温，濇，無毒。【主治】中蠱及瘧，擣汁服。《别録》⑨。溪毒，沙蝨，蛇毒。弘景⑩。諸惡瘡。根心：主稻麥芒入目中不出，以汁注目即出。蘇恭⑪。赤眼澀痛，擣汁點之。時珍。

---

① 别録：見1156頁注⑧。

② 頌：**《圖經》見《證類》卷28"白蘘荷"**　白蘘荷，舊不著所出州土，今荆襄、江湖間多種之，北地亦有。春初生葉似甘蕉，根似薑而肥，其根莖堪爲菹。其性好陰，在木下生者尤美。潘嶽《閒居賦》云：蘘荷依陰，時藿向陽是也。宗懔《荆楚歲時記》曰：仲冬以鹽藏蘘荷，以備冬儲，又以防蠱。史遊《急就篇》云：蘘荷冬日藏。其來遠矣……

③ 宗奭：**《衍義》卷19"白蘘荷"**　八九月間淹貯之，以備冬月作蔬果。治療只用白者。

④ 丹鉛録：**《丹鉛總録》卷4"花木類"**　蘘荷子……按《松江志》引《急就章》注曰：白蘘荷即今甘露。考之《本草》，其形性正同。

⑤ 古今注：**《古今注》卷下"草木第六"**　蘘荷似藸苴而白，藸苴色紫，花生根中，花未散時可食，久置則銷爛不爲實矣。葉似薑，宜陰翳地種之，常依陰而生。

⑥ 山居録：**《山居録・種菜法》**　種蘘荷：宜樹陰下，二月種之。一種永生，不須須鋤芸，但須加糞，以土覆糞上，八月初踏其苗，不踏其苗令死。不踏苗則根不滋茂。九月初取其中傍生根者爲菹。亦可醬中藏之。十月中以穀麥糠皮覆之，不然即凍死。二月即掃去糠。

⑦ 斆：**《炮炙論》見《證類》卷28"白蘘荷"**　雷公云：凡使勿用革牛草，真相似，其革牛草腥澀。凡使白蘘荷，以銅刀刮上麤皮一重了，細切，入砂盆中研如膏，只收取自然汁，煉作煎，却於新盆器中攤，令冷如乾膠煎，刮取研用。

⑧ 思邈：**《千金翼方》卷4"菜部"**　白蘘荷微温……

⑨ 别録：見1156頁注⑦。

⑩ 弘景：**《集注》見《證類》卷28"白蘘荷"**　……亦主諸溪毒、沙蝨輩，多食損藥勢，又不利脚。人家種白蘘荷，亦云辟蛇。

⑪ 蘇恭：**《唐本草》見《證類》卷28"白蘘荷"**　《唐本》注云：根主諸惡瘡，殺蠱毒。根心主稻、麥芒入目中不出者，以汁注目中，即出。

蘘草。【氣味】苦、甘,寒,無毒。【大明①曰】平。【主治】温瘧寒熱,酸嘶邪氣,辟不祥。《别録》②。

【發明】【弘景③曰】中蠱者服蘘荷汁,并卧其葉,即呼蠱主姓名。多食損藥力,又不利脚。人家種之,亦云辟蛇。【頌④曰】按干寶《搜神記》云:外姊夫蔣士先得疾下血,言中蠱。其家密以蘘荷置於席下,忽大笑曰:蠱我者,張小小也。乃收小小,小小亡走。自此解蠱藥多用之,往往驗也。《周禮》庶氏以嘉草除蠱毒,宗懍謂嘉草即蘘荷,是也。陳藏器云"蘘荷、茜根爲主蠱之最",謂此。【時珍曰】《别録》菜部蘘荷,謂根也;草部蘘草,謂葉也。其主治亦頗相近,今併爲一云。

【附方】舊八,新一。**卒中蠱毒**,下血如鷄肝,晝夜不絶,臟腑敗壞待死者。以蘘荷葉密置病人席下,勿令知之,必自呼蠱主姓名也。《梅師方》⑤。**喉中似物**,吞吐不出,腹脹羸瘦。取白蘘荷根擣汁服,蠱立出也。《梅師方》⑥。**喉舌瘡爛**。酒漬蘘荷根半日,含漱其汁,瘥乃止。《外臺秘要》⑦。**吐血痔血**。向東蘘荷根一把,擣汁三升服之。《肘後方》⑧。**婦人腰痛**。方同上。**月信澀滯**。蘘荷根細切,水煎取二升,空心入酒和服。《經驗方》⑨。**風冷失聲**,咽喉不利。蘘荷根二兩,擣絞汁,入酒一大盞,和匀,細細服,取瘥。《肘後方》⑩。**傷寒時氣**,温病初得,頭痛壯熱,脉盛者。用生蘘荷根葉合擣,絞汁服三四升。《肘後》⑪。**雜物入目**。白蘘荷根取

---

① 大明:(**按**:《證類》卷28"白蘘荷"未見引"日華子",恐系誤注。)

② 别録:見1156頁注⑧。

③ 弘景:**《集注》見《證類》卷28"白蘘荷"** ……中蠱者服其汁,並卧其葉,即呼蠱主姓名……多食損藥勢,又不利脚。人家種白蘘荷,亦云辟蛇。

④ 頌:**《圖經》見《證類》卷28"白蘘荷"** ……干寶《搜神記》云:其外姊蔣士先得疾下血,言中蠱,家人密以蘘荷置其席下。忽大笑曰:蠱我者,張小也。乃收小,小走。自此解蠱藥多用之。《周禮》庶氏以嘉草除蠱毒。宗懍以謂嘉草即蘘荷,是也。陳藏器云:蘘荷、茜根,爲主蠱之最……

⑤ 梅師方:**《證類》卷28"白蘘荷"** 《梅師方》:治卒中蠱毒,下血如雞肝,晝夜不絶,藏腑敗壞待死。葉密安病人席下,亦自説之,勿令病人知覺,令病者自呼蠱姓名。

⑥ 梅師方:**《證類》卷28"白蘘荷"** 《梅師方》……又方治喉中似物吞吐不出,腹脹羸瘦。取白蘘荷根絞汁服,蠱立出。

⑦ 外臺秘要:**《外臺》卷23"喉舌生瘡爛方八首"** 療喉口中及舌生瘡爛方……又方:一酒漬蘘荷根半日,含漱其汁。

⑧ 肘後方:**《證類》卷28"白蘘荷"** 《肘後方》……又方治卒吐血,亦治蠱毒及痔血,婦人患腰痛。向東者蘘荷根一把,搗絞汁三升,服之。

⑨ 經驗方:**《證類》卷28"白蘘荷"** 《經驗方》:治月信滯。蘘荷根細切,煎取二升,空心酒調服。

⑩ 肘後方:**《肘後方》卷3"治卒風喑不得語方第二十"** 治卒失聲,聲噎不出方……又方:搗蘘荷根,酒和絞,飲其汁。

⑪ 肘後:**《肘後方》卷2"治傷寒時氣温病方第十三"** 治傷寒及時氣温病,及頭痛壯熱,脉大,始得一日方……又方:取生蘘荷根葉合搗,絞取汁,服三四升。

心擣,絞取汁,滴入目中,立出。《普濟方》①。

麻黄《本經》②中品

【釋名】龍沙《本經》③、卑相《别録》④、卑鹽《别録》。【時珍曰】諸名殊不可解。或云其味麻,其色黄,未審然否?張揖《廣雅》⑤云:龍沙,麻黄也。狗骨,麻黄根也。不知何以分别如此?

【集解】【《别録》⑥曰】麻黄生晉地及河東,立秋采莖,陰乾令青。【弘景⑦曰】今出青州、彭城、滎陽、中牟者爲勝,色青而多沫。蜀中亦有,不好。【恭⑧曰】鄭州 鹿臺及關中 沙苑河旁沙州上最多,同州 沙苑亦多。其青、徐者亦不復用。【禹錫⑨曰】按段成式《酉陽雜俎》云:麻黄莖頭開花,花小而黄,叢生。子如覆盆子,可食。【頌⑩曰】今近汴京多有之,以滎陽、中牟者爲勝。春生苗,至夏五月則長及一尺以來。梢上有黄花,結實如百合瓣而小,又似皂莢子,味甜,微有麻黄氣,外皮紅,裹仁子黑。根紫赤色。俗説有雌雄二種。雌者於三月、四月内開花,六月結子。雄者無花,不結子。至立秋後收莖,陰乾。【時珍曰】其根皮色黄赤,長者近尺。

【附録】雲花子。【時珍曰】按葛洪《肘後方》⑪治馬疥,有雲花草,云狀如麻黄而中堅實也。

---

① 普濟方:**《普濟方》卷82"外物傷目"** 治雜物眯目不出……又方(出《聖惠方》):用白蘘荷根,取心搗絞汁,滴入眼中,立出。(**按**:《聖惠方》卷33"治眯目諸方"方同。從行文看,時珍當轉引自《普濟》。)

② 本經:《本經》《别録》(《藥對》)見《證類》卷8"麻黄" 味苦,温、微温,無毒。主中風傷寒頭痛,温瘧,發表出汗,去邪熱氣,止欬逆上氣,除寒熱,破癥堅積聚,五藏邪氣,緩急風,脅痛,字乳餘疾,止好唾,通腠理,疏傷寒頭疼,解肌,洩邪惡氣,消赤黑斑毒。不可多服,令人虚。一名卑相,一名龍沙,一名卑鹽。生晉地及河東。立秋採莖,陰乾令青。(厚朴爲之使,惡辛夷、石韋。)

③ 本經:見上注白字。

④ 别録:見上注。(**按**:"釋名"項下"别録"同此。)

⑤ 廣雅:**《廣雅》卷10"釋草"** 龍沙,麻黄也……麻黄莖,狗骨也。

⑥ 别録:見本頁注②。

⑦ 弘景:**《集注》見《證類》卷8"麻黄"** 陶隱居云:今出青州、彭城、滎陽、中牟者爲勝,色青而多沫。蜀中亦有,不好……

⑧ 恭:**《唐本草》見《證類》卷8"麻黄"** 《唐本》注云:鄭州鹿臺及關中沙苑河傍沙洲上太多。其青、徐者,今不復用。同州沙苑最多也。

⑨ 禹錫:**《嘉祐》見《證類》卷8"麻黄"** 禹錫等謹按……段成式《酉陽雜俎》云:麻黄,莖端開花,花小而黄,簇生。子如覆盆子,可食。

⑩ 頌:**《圖經》見《證類》卷8"麻黄"** 麻黄,生晉地及河東,今近京多有之,以滎陽、中牟者爲勝。苗春生,至夏五月則長及一尺已來。梢上有黄花,結實如百合瓣而小,又似皂莢子,味甜,微有麻黄氣,外紅皮,裹人子黑,根紫赤色。俗説有雌雄二種:雌者於三月、四月内開花,六月内結子;雄者無花,不結子。至立秋後收採其莖,陰乾令青……

⑪ 肘後:**《外臺》卷40"驢馬諸疾方三十一首"** 又療馬疥方:雲花草(一兩,狀如麻黄而堅實)……(**按**:今本《肘後》無此方。)

莖。【修治】【弘景①曰】用之折去節根，水煮十餘沸，以竹片掠去上沫。沫令人煩，根節能止汗故也。

【氣味】苦，温，無毒。【《别録》②曰】微温。【普③曰】神農、雷公：苦，無毒。扁鵲：酸。李當之：平。【權④曰】甘，平。【元素⑤曰】性温，味苦而甘辛，氣味俱薄，輕清而浮，陽也，升也。手太陰之藥，入足太陽經，兼走手少陰、陽明。【時珍曰】麻黄微苦而辛，性熱而輕揚。僧繼洪⑥云：中牟有麻黄之地，冬不積雪，爲泄内陽也，故過用則洩真氣。觀此，則性熱可知矣。服麻黄自汗不止者，以冷水浸頭髮，仍用撲法即止。凡服麻黄藥，須避風一日，不爾病復作也。凡用須佐以黄芩，則無赤眼之患。○【之才⑦曰】厚朴、白微爲之使。惡辛夷、石韋。

【主治】中風傷寒頭痛，温瘧，發表出汗，去邪熱氣，止欬逆上氣，除寒熱，破癥堅積聚。《本經》⑧。五臟邪氣緩急，風脅痛，字乳餘疾，止好唾，通腠理，解肌，洩邪惡氣，消赤黑斑毒。不可多服，令人虚。《别録》⑨。治身上毒風瘰痺，皮肉不仁，主壯熱温疫，山嵐瘴氣。甄權⑩。通九竅，調血脉，開毛孔皮膚。大明⑪。去營中寒邪，泄衛中風熱。元素⑫。散赤目腫痛，水腫風腫，産後血滯。時珍。

① 弘景：**《集注》見《證類》卷 8"麻黄"**　……用之折除節，節止汗故也。先煮一兩沸，去上沫，沫令人煩。其根亦止汗……

② 别録：見 1159 頁注②。

③ 普：**《御覽》卷 993"麻黄"**　《吴氏本草經》……神農、雷公：苦，無毒。扁鵲：酸，無毒。李氏：平……

④ 權：**《藥性論》見《證類》卷 8"麻黄"**　麻黄，君，味甘，平……

⑤ 元素：**《醫學啓源》卷下"用藥備旨·麻黄"**　氣温，味苦，發太陽、太陰經汗。《主治秘要》云：性温，味甘、辛，氣味俱薄，體輕清而浮升，〔陽〕也……/**《湯液本草》卷 3"麻黄"**　氣温，味苦甘而苦，氣味俱薄，陽也，升也。甘熱，純陽。無毒。/手太陰之劑，入足太陽經，走手少陰經，陽明經藥。（**按**：時珍據《湯液本草》補充歸經。）

⑥ 繼洪：**《澹寮集驗方·傷寒門》**　夫六經傷寒用藥……太陽屬膀胱，非發汗則不愈，必用麻黄者，以麻黄生於中牟，雪積五尺。有麻黄處雪不聚，蓋此藥能通内陽，以却外寒也……

⑦ 之才：**古本《藥對》**見 1159 頁注②括號中七情文。

⑧ 本經：見 1159 頁注②白字。

⑨ 别録：見 1159 頁注②。

⑩ 甄權：**《藥性論》見《證類》卷 8"麻黄"**　……能治身上毒風瘰痺，皮肉不仁，主壯熱，解肌發汗，温瘧，治温疫……

⑪ 大明：**《日華子》見《證類》卷 8"麻黄"**　通九竅，調血脉，開毛孔皮膚，逐風，破癥癖積聚，逐五藏邪氣，退熱，禦山嵐瘴氣。

⑫ 元素：**《醫學啓源》卷下"用藥備旨·麻黄"**　……又云……去營中寒……/**《湯液本草》卷 3"麻黄"**　《液》云……能泄衛實發汗，及傷寒無汗，欬嗽。（**按**：時珍引文糅合二家之説。）

【發明】【弘景①曰】麻黄療傷寒,解肌第一藥。【頌②曰】張仲景治傷寒,有麻黄湯及葛根湯、大小青龍湯,皆用麻黄。治肺痿上氣,有射干麻黄湯、厚朴麻黄湯,皆大方也。【杲③曰】輕可去實,麻黄、葛根之屬是也。六淫有餘之邪,客於陽分皮毛之間,腠理閉拒,營衛氣血不行,故謂之實。二藥輕清成象,故可去之。麻黄微苦,其形中空,陰中之陽,入足太陽寒水之經。其經循背下行,本寒而又受外寒,故宜發汗,去皮毛氣分寒邪,以泄表實。若過發則汗多亡陽,或飲食勞倦及雜病自汗表虚之證用之,則脱人元氣,不可不禁。【好古④曰】麻黄治衛實之藥,桂枝治衛虚之藥,二物雖爲太陽證藥,其實營衛藥也。心主營爲血,肺主衛爲氣。故麻黄爲手太陰肺之劑,桂枝爲手少陰心之劑。傷寒傷風而欬嗽,用麻黄、桂枝,即湯液之源也。【時珍曰】麻黄乃肺經專藥,故治肺病多用之。張仲景治傷寒無汗用麻黄,有汗用桂枝。歷代明醫解釋,皆隨文傅會,未有究其精微者。時珍常釋思之,似有一得,與昔人所解不同云。津液爲汗,汗即血也。在營則爲血,在衛則爲汗。夫寒傷營,營血内濇,不能外通於衛,衛氣閉固,津液不行,故無汗發熱而憎寒。夫風傷衛,衛氣外泄,不能内護於營,營氣虚弱,津液不固,故有汗發熱而惡風。然風寒之邪,皆由皮毛而入。皮毛者,肺之合也。肺主衛氣,包羅一身,天之象也。是證雖屬乎太陽,而肺實受邪氣。其證時兼面赤怫鬱,欬嗽有痰,喘而胸滿諸證者,非肺病乎?蓋皮毛外閉,則邪熱内攻,而肺氣膹鬱。故用麻黄、甘草同桂枝,引出營分之邪,達之肌表,佐以杏仁泄肺而利氣。汗後無大熱而喘者,加以石膏。朱肱《活人書》,夏至後加石膏、知母,皆是泄肺火之藥。是則麻黄湯雖太陽發汗重劑,實爲發散肺經火鬱之藥也。腠理不密,則津液外泄,而肺氣自虚。虚則補其母。故用桂枝同甘草,外散風邪以救表,内伐肝木以防脾。佐以芍藥,泄木而固脾,泄東所以補西也。使以薑、棗,行脾之津液而和營衛也。下後微喘者加厚朴、杏仁,以利肺氣也。汗後脉沉遲者加人參,以益肺氣也。朱肱加黄芩爲陽旦湯,以瀉肺熱也。皆是脾肺之藥。是則桂枝雖太陽解肌輕劑,實爲理脾救肺之藥也。此千古未發之秘旨,愚因表而出之。又少陰病發熱脉沉,有麻黄附子細辛湯、麻黄附子甘草湯。少陰與太陽爲表裏,乃趙嗣真所謂熟附配麻黄,補中有發也。一錦衣夏月飲酒達旦,病水泄,數日不止,水穀直出,服分利、消導、升提諸藥則反劇。時珍診之,脉浮而緩,大腸下弩,復發痔血。此因肉食、生冷、茶水過雜,抑遏陽氣在

---

① 弘景:**《集注》見《證類》卷 8"麻黄"** ……俗用療傷寒,解肌第一。

② 頌:**《圖經》見《證類》卷 8"麻黄"** ……張仲景治傷寒,有麻黄湯及大、小青龍湯,皆用麻黄;治肺痿上氣,有射干麻黄湯、厚朴麻黄湯,皆大方也……

③ 杲:**《醫學發明》卷 2"本草十劑"** 輕可以去實,麻黄、葛根之屬是也。夫六淫有餘之邪,客於陽分皮毛之間,腠理閉拒,謂之實也。實者,營衛氣血不行之謂也……故二藥之體輕清成象,象氣之輕浮也。寒邪爲實,輕可以去之。然大同而小異。蓋麻黄微苦,爲陰之陽,可入足太陽寒水之經。其經循背下行,本寒而又受外寒,汗出乃愈……麻黄專發汗,去皮毛氣分寒邪。葛根和解血分寒邪,乃一陰一陽。能瀉表實,不能瀉裏實。若飲食勞倦、雜病自汗表虚之證,認作有餘,便用麻黄發之,汗大出則表益虚……重發其汗,則脱人元氣……

④ 好古:**《湯液本草》卷 3"麻黄"** ……夫麻黄治衛實之藥,桂枝治衛虚之藥,桂枝、麻黄雖爲太陽經藥,其實榮衛藥也。以其在太陽地分,故曰太陽也。本病者即榮衛,肺主衛,心主榮爲血,乃肺、心所主,故麻黄爲手太陰之劑,桂枝爲手少陰之劑。故傷風、傷寒而嗽者,用麻黄、桂枝,即湯液之源也。

下，木盛土衰，《素問》①所謂久風成飧泄也。法當升之揚之。遂以小續命湯投之，一服而愈。昔仲景②治傷寒六七日，大下後，脉沉遲，手足厥逆，咽喉不利，唾膿血，泄利不止者，用麻黄湯平其肝肺，兼升發之，即斯理也。神而明之，此類是矣。

【附方】舊五，新七。天行熱病，初起一二日者。麻黄一大兩去節，以水四升煮，去沫，取二升，去滓，着米一匙及豉爲稀粥。先以湯浴後，乃食粥，厚覆取汗，即愈。孟詵《必效方》③。傷寒雪煎。麻黄十斤去節，杏仁四升去皮熬，大黄一斤十二兩。先以雪水五碩四斗，漬麻黄於東向竈釜中。三宿後，納大黄攪勻，桑薪煮至二石，去滓。納杏仁同煮至六七斗，絞去滓，置銅器中。更以雪水三斗合煎，令得二斗四升，藥成，丸如彈子大。有病者以沸白湯五合，研一丸服之，立汗出。不愈，再服一丸。封藥勿令洩氣。《千金方》④。傷寒黄疸。表熱者，麻黄醇酒湯主之。麻黄一把，去節綿裹，美酒五升，煮取半升，頓服取小汗。春月用水煮。《千金方》⑤。裹水黄腫。張仲景⑥云：一身面目黄腫，其脉沉，小便不利，甘草麻黄湯主之。麻黄四兩，水五升，煮去沫，入甘草二兩，煮取三升。每服一升，重覆汗出。不汗再服。慎風寒。○《千金》⑦云：有患氣急久不瘥，變成水病，從腰以上腫者，宜此發其汗。水腫脉沉。屬少陰。其脉浮者爲風，虚脹者爲氣，皆非水也。麻黄附子湯汗之。麻黄三兩，水七升，煮去沫，入甘草二兩，附子炮一枚，煮取二升半。每服八分，日

---

① 素問：**《素問・脉要精微論篇》** ……久風爲飧泄。（久風不變，但在胃中，則食不化而泄利也。以肝氣内合而乘胃，故爲是病焉……）

② 仲景：**《注解傷寒論》卷 6“辨厥陰病脉證并治”** 傷寒六七日，大下後，寸脉沉而遲，手足厥逆，下部脉不至，咽喉不利，唾膿血，泄利不止者，爲難治。麻黄升麻湯主之。（……氣大虚，故云難治。與麻黄升麻湯以調肝肺之氣。）

③ 必效方：**《圖經》見《證類》卷 8“麻黄”** ……古方湯用麻黄，皆先煮去沫，然後内諸藥。今用丸散者，皆不然也。《必效方》：治天行一二日者，麻黄一大兩，去節，以水四升煮，去沫，取二升，去滓，著米一匙及豉爲稀粥，取强一升，先作熟湯浴淋頭百餘碗，然後服粥，厚覆取汗，於夜最佳……

④ 千金方：**《圖經》見《證類》卷 8“麻黄”** ……《千金方》：療傷寒雪煎。以麻黄十斤，去節，杏人四升，去兩人、尖、皮，熬大黄一斤十三兩，金色者，先以雪水五碩四斗，漬麻黄于東向竈釜中，三宿後内大黄攪令調，以桑薪煮之，得二碩汁，去滓，復内釜中，又擣杏人内汁中，復煮之，可餘六七斗，絞去滓，置銅器中。更以雪水三斗合煎，令得二斗四升，藥成，丸如彈子。有病者，以沸白湯五合，研一丸入湯中，適寒温服之，立汗出。若不愈者，復服一丸，封藥勿令泄也。

⑤ 千金方：**《證類》卷 8“麻黄”** 《傷寒類要》：張仲景《傷寒論》云：黄疸病，以麻黄醇酒湯主之。麻黄一大把，去節，綿裹，以美酒五升，煮取半升，去滓，頓服。又治傷寒表熱發疸，宜汗之則愈，冬月用酒，春宜用水煮之良。（**按**：《千金方》卷 10“傷寒不發汗變成狐惑病第十三”下之“麻黄醇酒湯”，與時珍所引略異，此或轉引自《證類》。）

⑥ 張仲景：**《金匱・水氣病脉證并治》** 裹水者，一身面目黄腫，其脉沉，小便不利，故令病水……裹水，越婢加朮湯主之，甘草麻黄湯亦主之……甘草麻黄湯方：甘草（二兩）、麻黄（四兩），右二味，以水五升，先煮麻黄，去上沫，内甘草，煮取三升，温服一升，重覆汗出。不汗再服，慎風寒。

⑦ 千金：**《千金方》卷 21“水腫第四”** 有人患氣虚損，久不瘥，遂成水腫，如此者衆，諸皮中浮，水攻面目，身體從腰以上腫，皆以此湯發汗，悉愈。方：麻黄（四兩）、甘草（二兩），右二味，㕮咀，以水五升煮麻黄，再沸去沫，納甘草，取三升，分三服，取汗愈。慎風冷等。

三服，取汗。張仲景《金匱要略》①。**風痺冷痛**。麻黄去根五兩，桂心二兩，爲末，酒二升，慢火熬如餳。每服一匙，熱酒調下，至汗出爲度。避風。《聖惠方》②。**小兒慢脾**風，因吐泄後而成。麻黄長五寸十箇去節，白术指面大二塊，全蠍二箇，生薄荷葉包煨，爲末。二歲以下一字，三歲以上半錢，薄荷湯下。《聖惠方》③。**尸咽痛痺**，語聲不出。麻黄以青布裹，燒烟筒中熏之。○《聖惠方》④。**産後腹痛**，及血下不盡。麻黄去節，爲末，酒服方寸匕，一日二三服，血下盡即止。《子母秘録》⑤。**心下悸病**。半夏麻黄丸：用半夏、麻黄等分，末之，煉蜜丸小豆大。每飲服三丸，日三服。《金匱要略》⑥。**痘瘡倒黶**。寇宗奭⑦曰：鄭州麻黄去節半兩，以蜜一匙同炒良久，以水半升煎數沸，去沫，再煎去三分之一，去滓，乘熱服之。避風，其瘡復出也。一法：用無灰酒煎，其效更速。仙源縣筆工李用⑧之子病斑瘡，風寒倒黶已困，用此一服便出，如神。**中風諸病**。麻黄一秤去根，以王相日、乙卯日，取東流水三石三斗，以净鐺盛五七斗，先煮五沸，掠去沫，逐旋添水，盡至三五斗，漉去麻黄，澄定，濾去滓，取清再熬至一斗，再澄再濾，取汁再熬，至升半爲度，密封收之，一二年不妨。每服一二匙，熱湯化下取汗。熬時要勤攪，勿令着底，恐焦了。仍忌鷄犬陰人見之。此劉守

---

① 金匱要略：**《金匱·水氣病脉證并治》** 水之爲病，其脉沉小屬少陰，浮者爲風，無水，虚脹者爲氣，水發其汗即已。脉沉者，宜麻黄附子湯，浮者宜杏子湯。麻黄附子湯方：麻黄（三兩）、甘草（二兩）、附子（一枚，炮），右三味以水七升，先煮麻黄，去上沫，内諸藥煮取二升半，温服八分，日三服。

② 聖惠方：**《聖惠方》卷19“治風痹諸方”** 治風痹，榮衛不行，四肢疼痛……又方：麻黄（五兩，去根節了秤）、桂心（二兩），右擣細羅爲散，以酒二升慢火煎如餳，每服不計時候以熱酒調下一茶匙，頻服，以汗出爲度。

③ 聖惠方：**《本事方》卷10“醒脾丸”** 治小兒慢脾風，因吐利後虚困昏睡，欲生風癇……又方：全蠍（二個，青薄荷葉裹煨）、白术（指面大二塊）、麻黄（長五寸，十五條，去節），右細末，二歲以下一字，三歲以上半錢，薄荷湯下，量大小加減服。（**按**：《聖惠方》無此方，誤注出處。）

④ 聖惠方：**《聖惠方》卷35“治尸咽喉癢痛諸方”** 治尸咽喉痛癢，如似得蠱毒……又方：右以青布裹麻黄燒，以竹筒引煙熏咽喉中，效。

⑤ 子母秘録：**《證類》卷8“麻黄”** 《子母秘録》：治産後腹痛及血下不盡。麻黄去節杵末，酒服方寸匕，一日二三服，血下盡即止。澤蘭湯服亦妙。

⑥ 金匱要略：**《金匱·驚悸吐衄下血胸滿瘀血病脉證治》** 心下悸者，半夏麻黄丸主之。半夏麻黄丸方：半夏、麻黄（等分），右二味末之，煉蜜和丸小豆大，飲服三丸，日三服。

⑦ 寇宗奭：**《衍義》卷9“麻黄”** 出鄭州者佳。剪去節，半兩，以蜜一匙匕同炒良久，以水半升煎，俟沸，去上沫，再煎，去三分之一，不用滓，病瘡皰倒黶黑者，乘熱盡服之，避風，伺其瘡復出。一法用無灰酒煎。但小兒不能飲酒者難服，然其效更速。以此知此藥入表也。

⑧ 李用：（**按**：此醫案非出《衍義》，見《普濟方》卷404“瘡疹倒靨”，云“余得此方後，往知袞州仙源縣，值工筆李用之子斑瘡倒靨，已至危困，投此藥一服，瘡子便出，其應如神。”原出處不明。）

真秘方也。《宣明方》①。

根節。【氣味】甘,平,無毒。【主治】止汗,夏月雜粉撲之。弘景②。

【發明】【權③曰】麻黄根節止汗,以故竹扇杵末同撲之。又牡蠣粉、粟粉并麻黄根等分,爲末,生絹袋盛貯。盗汗出,即撲,手摩之。【時珍曰】麻黄發汗之氣駃不能禦,而根節止汗效如影響,物理之妙,不可測度如此。自汗有風濕、傷風、風温、氣虚、血虚、脾虚、陰虚、胃熱、痰飲、中暑、亡陽、柔痓諸證,皆可隨證加而用之。當歸六黄湯加麻黄根,治盗汗尤捷。蓋其性能行周身肌表,故能引諸藥外至衛分而固腠理也。本草但知撲之之法,而不知服餌之功尤良也。

【附方】新八。盗汗陰汗。麻黄根、牡蠣粉爲末,撲之。盗汗不止。麻黄根、椒目等分,爲末。每服一錢,無灰酒下。外以麻黄根、故蒲扇爲末,撲之。《奇效良方》④。小兒盗汗。麻黄根三分,故蒲扇灰一分,爲末,以乳服三分,日三服。仍以乾薑三分同爲末,三分撲之。《古今録驗》⑤。諸虚自汗:夜卧即甚,久則枯瘦。黄芪、麻黄根各一兩,牡蠣米泔浸洗煅過一兩,爲散。每服五錢,水二盞,小麥百粒,煎服。《和劑局方》⑥。虚汗無度。麻黄根、黄芪等分,爲末,飛麪

① 宣明方:**《普濟方》卷91"卒中風"** 麻黄膏(出《宣明論》):治中風不省人事,卒然倒地。用旺相日、乙卯日采麻黄一秤,揀去根,一寸長,取東流水三石三斗,以無油膩鐺,量大小盛五七斗者,可先煮五沸,掠去沫,逐漸添水,盡至三五斗以來,漉去麻黄,淘在盆中,澄定良久,用細羅子濾去滓,取清者,鐺内再熬至一斗,再澄再濾,取汁再熬至升半爲度。只是勤攪,勿令著底,恐焦了。熬時忌雞犬、陰人見。澄時須蓋覆,不得飛入塵土。其膏放一二年不妨。如膏稠用水解,熬再匀,服之甚效。(**按**:查《宣明論方》無此方。)

② 弘景:**《集注》見《證類》卷8"麻黄"** ……用之折除節,節止汗故也。先煮一兩沸,去上沫,沫令人煩。其根亦止汗。夏月雜粉用之。

③ 權:**《藥性論》見《證類》卷8"麻黄"** ……根、節能止汗。方曰:并故竹扇杵末撲之。又牡蠣粉、粟粉并根等分末,生絹袋盛,盗汗出即撲,手摩之。

④ 奇效良方:**《奇效良方》卷44"自汗盗汗通治方"** 椒目散:治盗汗,日久不止。椒目、麻黄根(各等分),右爲細末,每服一錢,用無灰熱酒調,食後服。/**《奇效良方》卷44"自汗盗汗通治方"** 止汗粉:麻黄根、牡蠣粉、敗扇灰、栝蔞(以上各三兩)、白术(二兩)、米粉(三升),右爲末,和粉攪匀,以絹袋盛,用粉身體,日三兩度。忌桃、杏、李、雀肉。仍灸大椎五六百炷,日灸二七、五七,任意灸亦得,汗即漸止。

⑤ 古今録驗:**《外臺》卷13"盗汗方"** 《古今録驗》療盗汗麻黄散方:麻黄根三分、故扇(燒屑)一分。右二味擣下篩,以乳服三分,仍日三。大人方寸匕,日三,不知益之。又以乾薑三分,粉三分擣合,以粉粉之,大善。

⑥ 和劑局方:**《局方》卷8"治雜病"** 牡蠣散:治諸虚不足,及新病暴虚,津液不固,體常自汗,夜卧即甚,久而不止,羸瘠枯瘦,心忪驚惕,短氣煩倦。黄芪(去苗、土)、麻黄根(洗,各一兩)、牡蠣(米泔浸,刷去土,火燒通赤),右三味爲粗散,每服三錢,水一盞半,小麥百餘粒,同煎至八分,去查熱服,日二服,不拘時候。

糊作丸梧子大。每用浮麥湯下百丸,以止爲度。談埜翁《試驗方》①。**産後虚汗**②。黄芪、當歸各一兩,麻黄根二兩。每服一兩,煎湯下。**陰囊濕瘡**,腎有勞熱。麻黄根、石硫黄各一兩,米粉一合,爲末,傅之。《千金方》③。**内外障翳**。麻黄根一兩,當歸身一錢,同炒黑色,入麝香少許,爲末。嗃鼻,頻用。此南京 相國寺東黑孩兒方也。《普濟》④。

木賊宋《嘉祐》⑤

【釋名】【時珍曰】此草有節,面糙澀。治木骨者,用之磋擦則光净,猶云木之賊也。

【集解】【禹錫⑥曰】木賊出秦、隴、華、成諸郡近水地。苗長尺許,叢生。每根一幹,無花葉,寸寸有節,色青,凌冬不凋。四月采之。【頌⑦曰】所在近水地有之,采無時,今用甚多。【時珍曰】叢叢直上,長者二三尺,狀似凫茈苗及粽心草而中空有節,又似麻黄莖而稍粗,無枝葉。

莖。【氣味】甘,微苦,無毒。【時珍曰】温。【主治】**目疾,退翳膜,消積塊,益肝膽,療腸風,止痢,及婦人月水不斷,崩中赤白**。《嘉祐》⑧。**解肌,止淚止血,去風濕,疝痛,大腸脱肛**。時珍。

【發明】【禹錫⑨曰】木賊得牛角腮、麝香,治休息久痢。得禹餘粮、當歸、芎藭,治崩中赤白。得槐蛾、桑耳,治腸風下血。得槐子、枳實,治痔疾出血。【震亨⑩曰】木賊去節烘過,發汗至易,本草不曾言及。【時珍曰】木賊氣温,味微甘苦,中空而輕,陽中之陰,升也,浮也。與麻黄同形同性,故

---

① 試驗方:(**按**:書佚,無可考。)

② 産後虚汗:**《聖惠方》卷78"治産後虚汗不止諸方"** 治産後虚汗不止……又方:當歸(一兩,剉,微炒)、麻黄根(二兩)、黄耆(一兩,剉),右件藥擣粗羅爲散,每服四錢,以水一中盞,煎至六分,去滓,不計時候温服。(**按**:原無出處,今溯得其源。)

③ 千金方:**《千金方》卷19"腎勞第三"** 治腎勞熱,陰囊生瘡,麻黄根粉方:麻黄根、石硫黄(各三兩)、米粉(五合),右三味治下篩,安絮如常用粉法搭瘡上,粉濕更搭之。

④ 普濟:**《蘭室秘藏》卷上"内障眼論"** 嗃藥麻黄散:治内外障眼。麻黄(一兩)、當歸身(一錢),右二味同爲粗末,炒黑色,入麝香、乳香少許,共爲細末,含水,鼻内嗃之。(**按**:《普濟方》卷78"内外障眼"方同,云出東垣《蘭室方》。)

⑤ 嘉祐:**《嘉祐》見《證類》卷11"木賊"** 味甘、微苦,無毒。主目疾,退翳膜,又消積塊,益肝膽,明目,療腸風,止痢,及婦人月水不斷。得牛角鰓、麝香,治休息痢歷久不差。得禹餘糧、當歸、芎藭,療崩中赤白。得槐鵝、桑耳,腸風下血服之效。又與槐子、枳實相宜,主痔疾出血。出秦、隴、華、成諸郡近水地。苗長尺許,叢生。每根一蕣,無花葉,寸寸有節,色青,陵冬不凋。四月採用之。(新定)

⑥ 禹錫:見上注。

⑦ 頌:**《圖經》見《證類》卷11"木賊"** 木賊,生秦、隴、同、華間。味微苦,無毒。主明目,療風,止痢。所生山谷近水地有之……

⑧ 嘉祐:見本頁注⑤。

⑨ 禹錫:見本頁注⑤。

⑩ 震亨:**《衍義補遺·木賊》** 用發汗至易,去節,剉,以水潤濕,火上烘用。《本草》不言發汗至易,傳寫之誤也……

亦能發汗解肌,升散火鬱風濕,治眼目諸血疾也。

【附方】舊三,新九。目昏多淚。木賊去節,蒼术泔浸,各一兩,爲末。每服二錢,茶調下。或蜜丸亦可。急喉痺塞。木賊以牛糞火燒存性,每冷水服一錢,血出即安也。《聖惠方》①。舌硬出血。木賊煎水漱之,即止。《聖惠方》②。血痢不止:木賊五錢,水煎温服,一日一服。《聖惠方》③。瀉血不止。方同上,日二服。《廣利方》④。腸痔下血,多年不止。用木賊、枳殼各二兩,乾薑一兩,大黄二錢半,並於銚内炒黑存性,爲末。每粟米飲服二錢,甚效也。蘇頌《圖經本草》⑤。大腸脱肛。木賊燒存性,爲末摻之,按入即止。一加龍骨。《三因方》⑥。婦人血崩,血氣痛不可忍,遠年近日不瘥者,雷氏木賊散主之。木賊一兩,香附子一兩,朴硝半兩,爲末。每服三錢,色黑者,酒一盞煎,紅赤者,水一盞煎,和滓服,日二服。臍下痛者,加乳香、没藥、當歸各一錢,同煎。忌生冷、硬物、豬魚油膩、酒麪。《醫壘元戎》⑦。月水不斷。木賊炒三錢,水一盞,煎七分,温服,日一服。《聖惠方》⑧。胎動不安。木賊去節、川芎等分,爲末。每服三錢,水一盞,入金銀一錢,煎服。《聖濟總録》⑨。小腸疝氣。木賊細剉,微炒爲末,沸湯點服二錢,緩服取

---

① 聖惠方:**《普濟方》卷 366“中風口噤”** 治喉痹,咽唾不得……又方:用木賊,以牛糞餅子火燒,每三兩莖攙匀,著便取出,再取燒爲末,每服一錢,冷水研,米汁清調下,小兒臘茶清調下,半錢入口,腫破血出即安。三日内,不得吃粟米粥飯。(**按**:《聖惠方》無此方,誤注出處。)

② 聖惠方:**《普濟方》卷 59“舌上出血附論”** 治舌硬忽出血不止:用木賊煎湯漱之,良。(**按**:《聖惠方》無此方,誤注出處。)

③ 聖惠方:**《普濟方》卷 212“血痢”** 治血痢……又方:上用木賊(十二分,切),以水一升八合,取八合,去滓,空心温分三服,如人行五裏再服。(**按**:《聖惠方》無此方,誤注出處。)

④ 廣利方:**《證類》卷 11“木賊”** 《廣利方》:治瀉血不止。木賊十二分,切,以水一升八合,煎取八合,去滓。空心温分二服,如人行五里再服。

⑤ 圖經本草:**《圖經》見《證類》卷 11“木賊”** ……今醫用之最多,甚治腸痔多年不差,下血不止方:木賊、枳殼各二兩,乾薑一兩,大黄一分,四味並剉一處,於銚子内炒黑色,存三分性,擣羅,温粟米飲調,食前服二錢匕,甚效。

⑥ 三因方:**《三因方》卷 12“脱肛證治”** 治脱肛歷年不愈……又方:用木賊(不以多少,燒存性),右爲細末,摻肛門上,按之。/**《直指方》卷 14“脱肛”** 二靈散:治久痢,腸胃俱虚,肛門自下。龍骨(煅,五錢)、木賊(燒存性,二錢五分),右爲末,摻托之。

⑦ 醫壘元戎:**《醫壘元戎》卷 12“治婦人血海崩漏小産血不止”** 雷氏方(治婦人遠年近日醫不差血崩或血氣不止):木賊(二兩)、香附子(一兩)、朴硝(半兩),右三味爲細末,色黑者,好酒一盞,煎三五沸,和滓温服。色紅赤者,水一盞,煎至七分,和滓温服。忌生冷、硬、豬魚肉、雜物。每服三錢,空心每日二。如臍下作痛,乳香、没藥、當歸各一錢,剉細,入上藥一處同煎。不痛勿用。

⑧ 聖惠方:**《聖濟總録》卷 151“婦人月水不斷”** 治婦人月水日夜不斷,木賊湯方:木賊(一握,剉,炒),右一味粗擣篩,每服三錢匕,水一盞,煎至七分,去滓,温服,日三。(**按**:《聖惠方》無此方,誤注出處。)

⑨ 聖濟總録:**《普濟方》卷 342“安胎”** 二珍散,一名川芎散,治胎不穩,坐卧不安:木賊(去節)、川芎(等分),右爲末,每服三錢,用水一盞,入金銀各少許同煎七分,去滓,空心服。(**按**:《聖濟總録》無此方,誤注出處。)

效。一方:用熱酒下。○寇氏《本草衍義》①。**誤吞銅錢**。木賊爲末,鷄子白調服一錢。《聖惠方》②。

【附録】問荆。【藏器③曰】味苦,平,無毒。主結氣瘤痛,上氣氣急,煮汁服之。生伊、洛洲渚間,苗如木賊,節節相接,一名接續草。

石龍芻《本經》④上品

【釋名】龍鬚《本經》⑤、**龍修**《山海經》⑥、**龍華**《别録》⑦、**龍珠**《本經》、**懸莞**《别録》、**草續斷**《本經》、**縉雲草**《綱目》、**方賓**《别録》、**西王母簪**。【時珍曰】刈草包束曰芻。此草生水石之處,可以刈束養馬,故謂之龍芻。《述異記》⑧周穆王 東海島中養八駿處,有草名龍芻,是矣。故古語云:一束龍芻,化爲龍駒。亦孟子芻豢之義。龍鬚、王母簪,因形也。縉雲,縣名,屬今處州,仙都山産此草,因以名之。崔豹《古今注》⑨云:世言黄帝乘龍上天,群臣攀龍鬚墜地生草,名曰龍鬚者,謬也。江東以草織席,名西王母席,亦豈西王母騎虎而墮其鬚乎?

【集解】【《别録》⑩曰】石龍芻生梁州山谷濕地,五月、七月采莖,暴乾,以九節多朱者良。【弘景⑪曰】莖青細相連,實赤,今出近道水石處,似東陽龍鬚以作席者,但多節爾。【藏器⑫曰】今出

---

① 本草衍義:**《衍義》卷12"木賊"** 細剉,微微炒,擣爲末,沸湯點二錢,食前服,治小腸膀胱氣,緩緩服必效。

② 聖惠方:**《普濟方》卷64"誤吞諸物"** 治誤吞銅錢……又方:用木賊草爲末,每服一錢,用雞子白調下。(**按**:《聖惠方》無此方,誤注出處。)

③ 藏器:**《證類》卷9"一十種陳藏器餘·問荆"** 味苦,平,無毒。主結氣瘤痛,上氣,氣急。煮服之。生伊、洛間洲渚,苗似木賊,節節相接,亦名接續草。

④ 本經:**《本經》《别録》見《證類》卷7"石龍芻"** 味苦,微寒,微温,無毒。主心腹邪氣,小便不利,淋閉,風濕,鬼疰惡毒,補内虚不足,痞滿,身無潤澤,出汗,除莖中熱痛,殺鬼疰惡毒氣。久服補虚羸,輕身,耳目聰明,延年。一名龍鬚,一名草續斷,一名龍珠,一名龍華,一名懸莞,一名草毒。九節多味者良,生梁州山谷濕地。五月、七月採莖,暴乾。

⑤ 本經:見上注白字。(**按**:"釋名"項下"本經"皆同此。)

⑥ 山海經:**《山海經》卷5"中山經"** ……又東二百里曰葛山……其中多龍脩。(龍須也,似莞而細。生山石穴中,莖倒垂,可以爲席。)

⑦ 别録:見本頁注④。(**按**:"釋名"項下"别録"同此。)

⑧ 述異記:**《述異記》卷上** 東海島龍川,穆天子養八駿處也。島中有草名龍芻,馬食之,一日千里。古語云:一株龍芻,化爲龍駒。

⑨ 古今注:**《古今注》卷下"問答釋義第八"** 孫興公問曰:世稱黄帝鍊丹於鑿硯山,乃得仙,乘龍上天,羣臣援龍鬚,鬚墜而生草曰龍鬚,有之乎?答曰:無也。有龍鬚草,一名縉雲草,故世人爲之妄傳。至如今有虎鬚草,江東亦織以爲席,號曰西王母席,可復是西王母乘虎而墮其鬚也。

⑩ 别録:見本頁注④。

⑪ 弘景:**《集注》見《證類》卷7"石龍芻"** 陶隱居云:莖青細相連,實赤,今出近道水石處,似東陽龍鬚以作席者,但多節爾。

⑫ 藏器:**《拾遺》見《證類》卷7"石龍芻"** ……今出汾州,亦處處有之。

汾州、沁州、石州,亦處處有之。【保昇①曰】叢生,莖如綖,所在有之,俗名龍鬚草,可爲席,八月、九月采根,暴乾。【時珍曰】龍鬚叢生,狀如粽心草及凫茈,苗直上,夏月莖端開小穗花,結細實,並無枝葉。今吴人多栽蒔織席,他處自生者不多也。《本經》明言龍芻一名龍鬚,而陶弘景言龍芻似龍鬚但多節,似以爲二物者,非矣。

莖。【氣味】苦,微寒,無毒。【《别録》②曰】微温。【主治】心腹邪氣,小便不利,淋閉,風濕,鬼疰,惡毒。久服補虚羸,輕身,耳目聰明,延年。《本經》③。補内虚不足,痞滿,身無潤澤,出汗,除莖中熱痛,療蚘蟲及不消食。《别録》④。

敗席。【主治】淋及小便卒不通,彌敗有垢者方尺,煮汁服之。藏器⑤。

龍常草《别録⑥·有名未用》

【釋名】粽心草。【時珍曰】俚俗五月采,繫角黍之心,呼爲粽心草是也。

【集解】【《别録》⑦曰】生河水旁,狀如龍芻,冬夏生。【時珍曰】按《爾雅》⑧云:藨,鼠莞也。鄭樵解爲龍芻。郭璞云:纖細似龍鬚,可爲席,蜀中出者好。恐即此龍常也。蓋是龍鬚之小者爾,故其功用亦相近云。

莖。【氣味】鹹,温,無毒。【主治】輕身,益陰氣,療痺寒濕。《别録》⑨。

燈心草宋《開寶》⑩

【釋名】虎鬚草《綱目》、碧玉草《綱目》。

---

① 保昇:**《蜀本草》見《證類》卷7“石龍蒭”** 《蜀本》:《圖經》云:莖如綖,叢生,俗名龍鬚草。今人以爲席者,所在有之。八月、九月採根,暴乾。

② 别録:見1167頁注④。

③ 本經:見1167頁注④白字。

④ 别録:見1167頁注④。

⑤ 藏器:**《拾遺》見《證類》卷7“石龍蒭”** 陳藏器云:按龍鬚作席,彌敗有垢者,取方尺煮汁服之。主淋及小便卒不通……

⑥ 别録:**《别録》見《證類》卷30“有名未用·龍常草”** 味鹹,温,無毒。主輕身,益陰氣,療痺寒濕。生河水傍,如龍蒭,冬夏生。

⑦ 别録:見上注。

⑧ 爾雅:**《爾雅·釋草》(郭注)** 藨,鼠莞。(亦莞屬也,纖細似龍須,可以爲席。蜀中出好者。)/**《爾雅注》卷下“釋艸第十三”** 藨,鼠莞。龍須艸……

⑨ 别録:見本頁注⑥。

⑩ 開寶:**《開寶》見《證類》卷11“燈心草”** 味甘,寒,無毒。根及苗主五淋。生煮服之。生江南澤地,叢生。莖圓,細而長直。人將爲席,敗席煮服更良。

【集解】【志①曰】燈心草生江南澤地，叢生，莖圓細而長直，人將爲席。【宗奭②曰】陝西亦有之。蒸熟待乾，折取中心白穰燃燈者，是謂熟草。又有不蒸者，但生乾剥取爲生草。入藥宜用生草。【時珍曰】此即龍鬚之類，但龍鬚緊小而瓤實，此草稍粗而瓤虚白。吴人栽莳之，取瓤爲燈炷，以草織席及蓑。他處野生者不多。外丹家以之伏硫、砂。《雷公炮炙論》《序》③云：硇遇赤鬚，永留金鼎。注云：赤鬚亦呼虎鬚草，煮硇能住火。不知即此虎鬚否也。

莖及根。【修治】【時珍曰】燈心難研，以粳米粉漿染過，晒乾研末，入水澄之，浮者是燈心也，晒乾用。

【氣味】甘，寒，無毒。【元素④曰】辛，甘，陽也。【吴綬⑤曰】淡，平。【主治】五淋，生煮服之。敗席煮服，更良。《開寶》⑥。瀉肺，治陰竅澀不利，行水，除水腫癃閉。元素⑦。治急喉痺，燒灰吹之甚捷。燒灰塗乳上，飼小兒，止夜啼。震亨⑧。降心火，止血通氣，散腫止渴。燒灰入輕粉、麝香，治陰疳。時珍。

【附方】舊一，新九。破傷出血。燈心草嚼爛傅之，立止。《勝金方》⑨。衄血不止。燈心一兩，爲末，入丹砂一錢。米飲每服二錢。《聖濟總録》⑩。喉風痺塞。《瑞竹堂方》⑪用燈心一握，陰陽瓦燒存性，又炒鹽一匙，每吹一捻，數次立愈。○一方：用燈心灰二錢，蓬砂末一錢，吹之。○一方：燈心、箬葉燒灰，等分，吹之。○《惠濟方》⑫用燈心草、紅花燒灰，酒服一錢，即消。痘

---

① 志：見前頁注⑩。

② 宗奭：**《衍義》卷12“燈心草”** 陝西亦有。蒸熟，乾則拆取中心穰然燈者，是謂之熟草。又有不蒸，但生乾剥取者，爲生草。入藥宜用生草。

③ 序：**《證類》卷1“雷公炮炙論序”** ……硇遇赤鬚，(其草名赤鬚，今呼爲虎鬚草，是用煮硇砂，即生火驗。)永留金鼎……

④ 元素：**《醫學啓源》卷下“用藥備旨·燈草 通草”** 《主治秘〔要〕》云：辛、甘，陽〔也〕……

⑤ 吴綬：**《傷寒藴要》卷1“傷寒藥性主製要略”** 燈草，味淡，平。

⑥ 開寶：見1168頁注⑩。

⑦ 元素：**《醫學啓源》卷下“用藥備旨·燈草 通草”** 通陰竅澀(石通)〔不利〕，利小水，除水腫閉、治五淋。《主治秘〔要〕》云……瀉肺，利小便……/**《本草發揮》卷2“燈心草”** 潔古云……通陰竅澀不利，利小便，除水腫，癃閉，五淋。《主治秘訣》云……瀉肺。

⑧ 震亨：**《衍義補遺·燈心》** 屬土。火燒爲灰，取少許吹喉中，治急喉痹甚捷。小兒夜啼，亦用燈心燒灰，塗乳上與吃。

⑨ 勝金方：**《證類》卷11“燈心草”** 《勝金方》：治破傷。多用燈心草爛嚼和唾貼之，用帛裹，血立止。

⑩ 聖濟總録：**《聖濟總録》卷70“衄不止”** 治鼻衄不止，燈心散方：燈心(焙，一兩)，右一味搗羅爲散，入丹砂一錢，研，每服二錢匕，米飲調下。

⑪ 瑞竹堂方：**《瑞竹堂方》卷11“咽喉門”** 治急喉風：燈草用手一大握，除去兩頭，右將燈草用新瓦一個盛之，又用新瓦一個盒之，以火焚燒成灰，再將鹽一大匙頭，就於瓦上炒存性，二物和合，用葦筒一個，用藥一撚，吹於喉中，涎出爲效，吹三二次立愈。/**《本草單方》卷11“咽喉”** 喉風閉塞……一方：用燈心灰(二錢)、蓬砂末(一錢)，吹之。(**按**：“燈心、箬葉燒灰”一方未能溯得其源。)

⑫ 惠濟方：**王永輔《袖珍方》卷3“咽喉”** 《惠濟》治喉方……一方：用燈草、紅花各燒存性，研，酒下，腫消。

瘡煩喘，小便不利者。燈心一把，鼈甲二兩，水一升半，煎六合，分二服。龐安常《傷寒論》①。**夜不合眼**，難睡。燈草煎湯代茶飲，即得睡。《集簡方》。**通利水道**。白飛霞自制天一丸：用燈心十斤，米粉漿染，晒乾研末，入水澄去粉，取浮者晒乾，二兩五錢，赤白茯苓去皮共五兩，滑石水飛五兩，猪苓二兩，澤瀉三兩，人參一斤切片熬膏，合藥丸如龍眼大，朱砂爲衣。每用一丸，任病换引。大段小兒生理向上，本天一生水之妙，諸病以水道通利爲捷徑也。○《韓氏醫通》②。**濕熱黄疸**。燈草根四兩，酒、水各半，入瓶内煮半日，露一夜，温服。《集玄方》③。

燈花燼見火部。

① 龐安常《傷寒論》：**《傷寒總病論》卷4“温病發斑治法”** 斑豆煩喘，小便不利，鱉甲湯：燈心（一把）、鱉甲（二兩），水一升半，煎六合，去滓，温分作二服。

② 韓氏醫通：**《韓氏醫通》卷下“方訣無隱章第八”** 天一丸（此方自製）：燈芯（用十斤，以米粉漿染，曬乾，研末，入水澄之，浮者爲燈芯，取出，又曬乾入藥，用二兩五錢。而沉者爲米粉，不用矣）、赤白茯苓（去皮，兼用茯神去木，五兩）、滑石（水飛過，五兩）、豬苓（去皮，二兩）、澤瀉（去須，三兩）、人參（一斤，去蘆切片，煮濃湯，去渣漉净，煉湯成膏如糖餳，用以和膏）。一方：人參用六兩，白术六兩，甘草四兩，同熬膏，亦妙。上燈芯等五味各足，細末，以人參膏和成丸如龍眼大，朱砂爲衣，貼金箔。每用一丸，任病换引。大段小兒生理向上，本天一生水之妙。凡治病，以水道通利爲捷徑也。

③ 集玄方：（**按**：僅見《綱目》引録。）

本草綱目草部目録第十六卷

草之五　隰草類下七十三種

地黄《本經》○胡面莽附	牛膝《本經》	紫菀《本經》	女菀《本經》
麥門冬《本經》	萱草《嘉祐》	槌胡根《拾遺》	淡竹葉《綱目》
鴨跖草《嘉祐》○即竹葉菜	冬葵《本經》	蜀葵《嘉祐》	
兔葵《唐本》	黄蜀葵《嘉祐》	龍葵《唐本》	龍珠《拾遺》
酸漿《本經》○即燈籠草	蜀羊泉《本經》	鹿蹄草《綱目》	敗醬《本經》○即苦菜
迎春花《綱目》	款冬花《本經》	鼠麴草《日華》○即米麴、佛耳草	
决明《本經》	地膚《本經》○即落帚	瞿麥《本經》	王不留行《別録》
剪春羅《綱目》	金盞草《綱目》	葶藶《本經》	車前《本經》
狗舌草《唐本》	馬鞭草《別録》○即龍牙		蛇含《本經》
女青《別録》	鼠尾草《別録》	狼把草《開寶》	狗尾草《綱目》
鱧腸《唐本》○即旱蓮草	連翹《本經》	陸英《本經》	蒴藋《別録》
水英《圖經》	藍《本經》	藍澱《綱目》	青黛《開寶》○雀翹附
甘藍《拾遺》	蓼《本經》	水蓼《唐本》	馬蓼《綱目》
葒草《別録》	毛蓼《拾遺》	海根《拾遺》	火炭母草《圖經》
三白草《唐本》	蠶繭草《拾遺》	蛇䓊草《拾遺》	虎杖《別録》
蕕草《拾遺》	萹蓄《本經》	藎草《本經》	蒺藜《本經》
穀精草《開寶》	海金沙《嘉祐》	地楊梅《拾遺》	水楊梅《綱目》
地蜈蚣《綱目》	半邊蓮《綱目》	紫花地丁《綱目》	鬼針草《拾遺》
獨用將軍《唐本》○留軍待附		見腫消《圖經》	攀倒甑《圖經》
水甘草《圖經》			

右附方舊一百七十一,新二百九十一。

本草綱目草部第十六卷

草之五　隰草類下七十三種

地黄《本經》①上品

【釋名】苄音户、芑音起、**地髓**《本經》②。【大明③曰】生者以水浸驗之。浮者名天黄，半浮半沉者名人黄，沉者名地黄。入藥沉者爲佳，半沉者次之，浮者不堪。【時珍曰】《爾雅》④云：苄，地黄。郭璞云，江東呼爲苄。羅願⑤云：苄以沈下珍爲貴，故字從下。

【集解】【《別録》⑥曰】地黄生咸陽川澤黄土者佳，二月、八月采根，陰乾。【弘景⑦曰】咸陽即長安也。生渭城者乃有子實如小麥。今以彭城乾地黄最好，次歷陽，近用江寧 板橋者爲勝。作乾者有法，擣汁和蒸，殊用工意。而此云陰乾，恐以蒸作爲失乎？人亦以牛膝、萎蕤作之，人不能別。【頌⑧曰】今處處有之，以同州者爲上。二月生葉，布地便出似車前葉，上有皺文而不光。高者及尺

---

① 本經：**《本經》《別録》(《藥對》)見《證類》卷6"乾地黄"**　味甘、苦，寒，無毒。主折跌絶筋，傷中，逐血痺，填骨髓，長肌肉。作湯除寒熱，積聚，除痺。主男子五勞七傷，女子傷中，胞漏下血，破惡血，溺血，利大小腸，去胃中宿食，飽力斷絶，補五藏内傷不足，通血脉，益氣力，利耳目。生者尤良。生地黄 大寒。主婦人崩中血不止及産後血上薄心，悶絶傷身，胎動下血，胎不落墮，墜踠折，瘀血留血，衄鼻吐血，皆擣飲之。久服輕身不老。一名地髓，一名苄，一名芑。生咸陽川澤黄土地者佳。二月、八月採根，陰乾。(得麥門冬、清酒良。惡貝母，畏蕪荑。)

② 本經：見上注白字。

③ 大明：**《日華子》見《證類》卷6"乾地黄"**　……又云：生者水浸驗，浮者名天黄，半浮半沉者名人黄，沉者名地黄，沉者力佳，半沉者次，浮者劣。煎忌鐵器。

④ 爾雅：**《爾雅·釋草》(郭注)**　苄，地黄。(一名地髓。江東呼苄。)

⑤ 羅願：**《爾雅翼》卷7"苄"**　……以沉者爲良，宜其以地爲名，而苄字又從下，亦趨下之義也。

⑥ 別録：見本頁注①。

⑦ 弘景：**《集注》見《證類》卷6"乾地黄"**　陶隱居云：咸陽，即長安也。生渭城者乃有子實，實如小麥，淮南七精散用之。中間以彭城乾地黄最好，次歷陽，今用江寧板橋者爲勝。作乾者有法，擣汁和蒸，殊用工意；而此直云陰乾，色味乃不相似，更恐以蒸作爲失乎？大貴時乃取牛膝、萎蕤作之，人不能別……

⑧ 頌：**《圖經》見《證類》卷6"乾地黄"**　地黄，生咸陽川澤黄土地者佳，今處處有之，以同州爲上，二月生葉，布地便出似車前，葉上有皺文而不光。高者及尺餘，低者三四寸。其花似油麻花而紅紫色，亦有黄花者。其實作房如連翹，子甚細而沙褐色。根如人手指，通黄色，麤細長(轉下頁注)

餘，低者三四寸，其花似油麻花而紅紫色，亦有黄花者。其實作房如連翹，中子甚細而沙褐色。根如人手指，通黄色，粗細長短不常。種之甚易，根入土即生。一説古稱種地黄宜黄土。今不然，大宜肥壤虚地，則根大而多汁。其法以葦席圍編如車輪，徑丈餘，以壤土實葦席中爲壇。壇上又以葦席實土爲一級，比下壇徑減一尺。如此數級，如浮屠。乃以地黄根節多者寸斷之，蒔壇上，層層令滿，逐日水灌，令茂盛。至春秋分時，自上層取之，根皆長大而不斷折，不被斸傷故也。得根暴乾。出同州者光潤甘美。【宗奭①曰】地黄葉如甘露子，花如脂麻花，但有細斑點。北人謂之牛奶子花，莖有微細短白毛。【時珍曰】今人惟以懷慶地黄爲上，亦各處隨時興廢不同爾。其苗初生塌地，葉如山白菜而毛澀，葉面深青色，又似小芥葉而頗厚，不叉丫。葉中攛莖，上有細毛。莖稍開小筒子花，紅黄色。結實如小麥粒。根長四五寸，細如手指，皮赤黄色，如羊蹄根及胡蘿蔔根，曝乾乃黑，生食作土氣。俗呼其苗爲婆婆奶。古人種子，今惟種根。王旻《山居録》②云：地黄嫩苗，摘其旁葉作菜，甚益人。本草以二月、八月采根，殊未窮物性。八月殘葉猶在，葉中精氣，未盡歸根。二月新苗已生，根中精氣已滋於葉。不如正月、九月采者殊好，又與蒸曝相宜。《禮記》③云：羊苄豕薇，則自古已食之矣。【嘉謨④曰】江、浙壤地種者，受南方陽氣，質雖光潤而力微；懷慶山産者，禀北方純陰，皮有疙瘩而力大。

乾地黄。**【修治】**【藏器⑤曰】乾地黄，《本經》不言生乾及蒸乾。方家所用二物各别，蒸乾即温補，生乾即平宣，當依此法用。【時珍曰】《本經》所謂乾地黄者，即生地黄之乾者也。其法取地黄一百斤，擇肥者六十斤洗净，晒令微皺。以揀下者洗净，木臼中搗絞汁盡，投酒更搗，取汁拌前地黄，日中晒乾，或火焙乾用。

【氣味】甘，寒，無毒。【《别録》⑥曰】苦。【權⑦曰】甘，平。【好古⑧曰】甘、苦，寒，氣薄

(接上頁注)短不常。二月、八月採根，蒸三二日，令爛，暴乾，謂之熟地黄。陰乾者是生地黄。種之甚易，根入土即生。一説：古稱種地黄宜黄土，今不然，大宜肥壤虚地，則根大而多汁。其法：以葦席圓編如車輪，徑丈餘，以壤土實葦席中爲壇。壇上又以葦席實土爲一級，比下壇徑減一尺。如此數級如浮屠也。乃以地黄根節多者寸斷之，蒔壇上，層層令滿，逐日以水灌之，令茂盛。至春秋分時，自上層取之，根皆長大而不斷折，不被斸傷故也。得根暴乾之。熟乾地黄最上出同州，光潤而甘美。

① 宗奭：**《衍義》卷7"地黄"**　葉如甘露子，花如脂麻花，但有細斑點，北人謂之牛奶子花，莖有微細短白毛。

② 山居録：**《山居録·種藥類》**　種地黄：按《本草》二月八月采。殊未窮物性也。八月殘葉猶在，葉中精氣未盡歸根。二月新苗已生，根中精氣已滋于葉。不如正月九月采殊好，又與蒸曝相宜……

③ 禮記：**《儀禮註疏·公食大夫禮第九》**　……羊苄、豕薇，皆有滑。

④ 嘉謨：**《蒙筌》卷1"生乾地黄"**　地産南北相殊，藥力大小懸隔。江浙種者(多種肥壤)，受南方陽氣，質雖光潤力微。懷慶(郡名，屬河南)生者(多生深谷)，禀北方純陰，皮有疙瘩，力大。

⑤ 藏器：**《拾遺》見《證類》卷6"乾地黄"**　《陳藏器本草》云：乾地黄，本經不言生乾及蒸乾。方家所用二物别，蒸乾即温補，生乾則平宣，當依此以用之。

⑥ 别録：見1172頁注①。

⑦ 權：**《藥性論》見《證類》卷6"乾地黄"**　……又云：生地黄，忌三白，味甘，平，無毒。

⑧ 好古：**《湯液本草》卷3"生地黄"**　氣寒，味苦，陰中之陽。甘、苦，大寒。無毒。入手太陽經、少陰經之劑……《心》云：苦甘，陰中微陽，酒浸上行、外行……/**《湯液本草》卷3"熟地黄"**　氣寒，味苦，陰中之陽。甘，微苦，味厚氣薄，陰中陽也。無毒。入手足少陰經，厥陰經……陳藏器云：蒸乾即温補，生乾即平宣。

味厚，沉而降，陰也。入手足少陰、厥陰及手太陽之經。酒浸，上行外行。日乾者平，火乾者温，功用相同。【元素①曰】生地黄大寒，胃弱者斟酌用之。恐損胃氣。【之才②曰】得清酒、麥門冬良。惡貝母，畏蕪荑。【權③曰】忌葱、蒜、蘿蔔、諸血，令人營衛澀，鬚髮白。【斅④曰】忌銅鐵器，令人腎消并髮白，男損營，女損衛。【時珍曰】薑汁浸則不泥膈，酒制則不妨胃。鮮用則寒，乾用則凉。【主治】傷中，逐血痺，填骨髓，長肌肉。作湯除寒熱積聚，除痺，療折跌絶筋。久服輕身不老，生者尤良。《本經》⑤。主男子五勞七傷，女子傷中胞漏下血，破惡血，溺血，利大小腸，去胃中宿食，飽力斷絶，補五臟内傷不足，通血脉，益氣力，利耳目。《别録》⑥。助心膽氣，强筋骨，長志安魂定魄，治驚悸勞劣，心肺損，吐血鼻衄，婦人崩中血運。大明⑦。産後腹痛。久服變白延年。甄權⑧。凉血生血，補腎水真陰，除皮膚燥，去諸濕熱。元素⑨。主心病，掌中熱痛，脾氣痿蹶，嗜卧，足下熱而痛。好古⑩。治齒痛唾血。

生地黄。【主治】大寒。治婦人崩中血不止，及産後血上薄心悶絶。傷身胎動下血，胎不落，墮墜踠折，瘀血，留血，鼻衄，吐血。皆搗飲之。《别録》⑪。解諸熱，通月水，利水道。擣貼心腹，能消瘀血。甄權⑫。

【發明】【好古⑬曰】生地黄入手少陰，又爲手太陽之劑，故錢仲陽瀉丙火與木通同用以導赤

① 元素：**《醫學啓源》卷下"用藥備旨·生地黄"** ……此藥大寒，宜斟酌用之，恐損人胃氣。

② 之才：**古本《藥對》**見1172頁注①括號中七情文。

③ 權：（**按**：《證類》引《藥性論》無以下諸忌。"萊菔"條引"孫真人：久服澀榮衛，令人髮早白"。《衍義》"萊菔"云："服地黄、何首烏人食之，則令髭髮白"。時珍誤注出處。）

④ 斅：**《炮炙論》見《證類》卷6"乾地黄"** 雷公云：採生地黄去白皮，瓷鍋上柳木甑蒸之，攤令氣歇，拌酒再蒸，又出令乾。勿令犯銅鐵器，令人腎消并白髭髮，男損榮，女損衛也。

⑤ 本經：見1172頁注①白字。

⑥ 别録：見1172頁注①。

⑦ 大明：**《日華子》見《證類》卷6"乾地黄"** 乾地黄，助心膽氣，安魂定魄，治驚悸勞劣，心肺損，吐血鼻衄，婦人崩中血運，助筋骨，長志。日乾者平，火乾者温，功用同前。

⑧ 甄權：**《藥性論》見《證類》卷6"乾地黄"** 乾地黄，君。能補虚損，温中下氣，通血脉。久服變白延年。治産後腹痛，主吐血不止。

⑨ 元素：**《醫學啓源》卷下"用藥備旨·生地黄"** ……凉血補血，〔補〕腎水真陰不足……《主治秘〔要〕》云……其用有三：凉血，一也；〔除〕皮膚燥，二也；去諸濕（熱），三也……

⑩ 好古：**《湯液大法》卷3"心"** 是动則病……掌中熱痛（生地黄）/**卷3"腎"** 是動則病……痿厥嗜卧，足下熱而痛（生地黄……）。（**按**：時珍所引"脾氣"當爲"腎氣"之誤。）

⑪ 别録：見1172頁注①。

⑫ 甄權：**《藥性論》見《證類》卷6"乾地黄"** ……解諸熱，破血，通利月水閉絶。（不）〔下〕利水道，擣薄心腹，能消瘀血。病人虚而多熱，加而用之。

⑬ 好古：**《湯液本草》卷3"生地黄"** 《液》云：手少陰，又爲手太陽之劑，故錢氏瀉丙與木通同用，以導赤也。諸經之血熱與他藥相隨，亦能治之。溺血便血亦治之，入四散例。

也。諸經之血熱，與他藥相隨，亦能治之。溺血、便血皆同。【權①曰】病人虚而多熱者，宜加用之。【戴原禮②曰】陰微陽盛，相火熾强，來乘陰位，日漸煎熬，爲虚火之證者，宜地黄之屬以滋陰退陽。○【宗奭③曰】《本經》只言乾、生二種，不言熟者。如血虚勞熱，産後虚熱，老人中虚燥熱者，若與生乾，當慮太寒，故後世改用蒸曝熟者。生熟之功殊别，不可不詳。【時珍曰】《本經》所謂乾地黄者，乃陰乾、日乾、火乾者，故又云生者尤良。《别録》復云生地黄者，乃新掘鮮者，故其性大寒。其熟地黄乃後人復蒸晒者。諸家本草皆指乾地黄爲熟地黄，雖主治證同，而凉血補血之功稍異，故今别出熟地黄一條於下。

熟地黄。【修治】【頌④曰】作熟地黄法：取肥地黄三二十斤净洗，別以揀下瘦短者三二十斤搗絞取汁，投石器中，浸漉令浹，甑上浸三四過。時時浸濾轉蒸，訖，又暴，使汁盡，其地黄當光黑如漆，味甘如飴。須瓷器收之，以其脂柔喜潤也。【斅⑤曰】采生地黄去皮，瓷鍋上柳木甑蒸之，攤令氣歇，拌酒再蒸，又出令乾。勿犯銅鐵器，令人腎消并髮白，男損營，女損衛也。【時珍曰】近時造法：揀取沉水肥大者，以好酒入縮砂仁末在内，拌匀，柳木甑於瓦鍋内蒸令氣透，晾乾。再以砂仁酒拌蒸、晾。如此九蒸九晾乃止。蓋地黄性泥，得砂仁之香而竄，合和五臟冲和之氣，歸宿丹田故也。今市中惟以酒煮熟售者，不可用。

【氣味】甘、微苦，微温，無毒。【元素⑥曰】甘、微苦，寒。假酒力洒蒸，則微温而大補。味厚氣薄，陰中之陽，沉也。入手足少陰、厥陰之經。治外治上，須酒制。忌蘿蔔、葱、蒜、諸血。得牡丹皮、當歸，和血生血凉血，滋陰補髓。【主治】填骨髓，長肌肉，生精血，補五臟内傷不足，通血脉，利耳目，黑鬚髮，男子五勞七傷，女子傷中胞漏，經候不調，胎産百病。時珍。補血氣，滋腎水，益真陰，去臍腹急痛，病後脛股酸痛。元素⑦。坐

---

① 權：見1174頁注⑫。

② 戴原禮：**《金匱鉤玄》附録"火豈君相五志俱有論"** ……若陰微陽强，相火熾盛，以乘陰位，日漸煎熬，爲火虚之病；以甘寒之劑降之，如當歸、地黄之屬……

③ 宗奭：**《衍義》卷7"地黄"** 《經》只言乾、生二種，不言熟者。如血虚勞熱，産後虚熱，老人中虚燥熱須地黄者，生與生乾，常慮太寒，如此之類，故後世改用熟者……此等與乾、生二種，功治殊别。陶但云搗汁和蒸，殊用工意，不顯其法，不注治療，故須悉言耳。

④ 頌：**《圖經》見《證類》卷6"乾地黄"** ……今乾之法，取肥地黄三二十斤净洗，更以揀去細根及根節瘦短者，亦得二三十斤，搗絞取汁，投銀、銅器中，下肥地黄浸漉令浹，飯上蒸三四過，時時浸漉轉蒸訖，又暴使汁盡。其地黄當光黑如漆，味甘如飴糖，須瓷器内收之，以其脂柔喜暴潤也……

⑤ 斅：見1174頁注④。

⑥ 元素：**《醫學啓源》卷下"用藥備旨·熟地黄"** ……氣寒，味苦，酒曬熏如烏金，假酒力則微温，補血虚不足，虚損血衰之人須用，善黑鬚髮。忌蘿蔔。/《主治秘要》云：性温，味苦、甘，氣薄味厚，沉而降，陰也^又云：苦，陰中之陽，治外、治上、酒浸……/**《本草發揮》卷1"熟乾地黄"** 東垣云……熟地黄、當歸身、牡丹皮，此三味諸經中和血，生血凉血。/**《湯液本草》卷3"熟地黄"** 入手足少陰經，厥陰經。（**按**：時珍所引已糅入李東垣、王好古關於此藥的某些内容。）

⑦ 元素：**《醫學啓源》卷下"用藥備旨·熟地黄"** ……其用有五：益腎水真陰，一也；和産後氣血，二也；去臍腹急痛，三也；養陰退陽，四也；壯水之源五也……（**按**：時珍所引"病後脛股酸痛"尚未溯得其源。）

而欲起，目䀮䀮無所見。好古①。

【發明】【元素②曰】地黄生則大寒而凉血，血熱者須用之；熟則微温而補腎，血衰者須用之。又臍下痛屬腎經，非熟地黄不能除，乃通腎之藥也。【好古③曰】生地黄治心熱、手足心熱，入手足少陰、厥陰，能益腎水，凉心血，其脉洪實者宜之。若脉虚者，則宜熟地黄，假火力蒸九數，故能補腎中元氣。仲景八味丸以之爲諸藥之首，天一所生之源也。湯液四物湯治藏血之臟，以之爲君者，癸乙同歸一治也。【時珍曰】按王碩《易簡方》④云：男子多陰虚，宜用熟地黄；女子多血熱，宜用生地黄。又云：生地黄能生精血，天門冬引入所生之處；熟地黄能補精血，用麥門冬引入所補之處。虞摶《醫學正傳》⑤云：生地黄生血，而胃氣弱者服之恐妨食；熟地黄補血，而痰飲多者服之恐泥膈。或云：生地黄酒炒則不妨胃，熟地黄薑汁炒則不泥膈。此皆得用地黄之精微者也。【頌⑥曰】崔元亮《海上方》：治一切心痛，無問新久。以生地黄一味，隨人所食多少，搗絞取汁，搜麪作餺飥或冷淘食，良久當利出蟲，長一尺許，頭似壁宫，後不復患矣。昔有人患此病二年，深以爲恨。臨終戒其家人，吾死後當剖去病本。從其言果得蟲，置於竹節中，每所食皆飼之。因食地黄餺飥亦與之，隨即壞爛，由此得方。劉禹錫《傳信方》亦紀其事云：貞元十年，通事舍人崔抗女，患心痛垂絶，遂作地黄冷淘食，便吐一物，可方寸匕，狀如蝦蟆，無足目，似有口，遂愈。冷淘勿着鹽。

---

① 好古：**《湯液大法》卷3"腎"** 是動則病……坐而欲起，目䀮䀮無所見（熟地黄、防風）。

② 元素：**《湯液本草》卷3"熟地黄"** 《心》云：生則性大寒而凉血，熟則性寒而（消）〔補〕腎。/《機要》云：熟地黄，臍下發痛者，腎經也，非地黄不能除，補腎益陰之劑……/《保命集》卷下"婦人胎産論・産後藥" 熟地黄補血，如臍下痛，非熟地黄不能除，此通腎經之藥也。（**按**：以上引文標爲"元素"欠妥。《湯液本草》所引"心云"，《本草發揮》歸於"東垣"。《機要》即《活法機要》，與《保命集》異名同書。時珍認定爲張元素著，今人多作劉完素著。）

③ 好古：**《湯液本草》卷3"熟地黄"** 東垣云：生地黄治手足心熱，及心熱。入手足少陰、手足厥陰，能益腎水而治血，脉洪實者，宜此。若脉虚，則宜熟地黄。地黄假火力蒸九數，故能補腎中元氣。仲景制八味丸，以熟地黄爲諸藥之首，天一所生之源也。湯液四物以治藏血之臟，亦以乾熟地黄爲君者，癸乙同歸一治也。

④ 易簡方：（**按**：查王碩《易簡方》，無"陰虚宜用熟地黄、血熱宜用生地黄"之論。其下"又云"，可見《普濟方》卷226"補益諸疾"引《如宜方》"人參固本丸"方論："生地黄能生精血，天門冬引入所生之處；熟地黄能補精血，用麥門冬引入所補之地。"）

⑤ 醫學正傳：**《醫學正傳》卷1"醫學或問"** ……生地黄能生血脉，然胃氣弱者，服之恐損胃不食。熟地黄補血養血，然痰火盛者，恐泥膈不行。/**《醫學正傳》卷7"月經"** ……肥人軀脂滿經閉者，以導痰湯加芎、歸、黄連。不可服地黄，泥膈故也。如用，必以薑汁炒。

⑥ 頌：**《圖經》見《證類》卷6"乾地黄"** ……崔元亮《海上方》治一切心痛，無問新久，以生地黄一味，隨人所食多少，擣絞取汁，搜麵作餺飥，或冷淘食，良久當利，出蟲長一尺許，頭似壁宫，後不復患矣。昔有人患此病，三年不差，深以爲恨，臨終戒其家人，吾死後，當剖去病本，果得蟲。置於竹節中，每所食皆飼之，因食地黄餺飥，亦與之，隨即壞爛，由此得方，劉禹錫《傳信方》亦紀其事云：正元十年，通事舍人崔抗女患心痛垂氣絶，遂作地黄冷淘食之，便吐一物，可方一寸已來，如蝦蟇狀，無目、足等，微似有口，蓋爲此物所食，自此遂愈，食冷淘不用著鹽。

【附方】舊十三,新五十一。服食法①。地黄根净洗,搗絞汁,煎令稠,入白蜜更煎,令可丸,丸如梧子大。每晨温酒送下三十丸,日三服。亦可以青州棗和丸。或别以乾地黄末入膏丸服亦可。百日面如桃花,三年身輕不老。《抱朴子》②云:楚文子服地黄八年,夜視有光。

地黄煎。補虚除熱,治吐血唾血,取乳石,去癰癤等疾。生地黄不拘多少,三搗三壓,取汁令盡,以瓦器盛之,密蓋勿洩氣。湯上煮減半,絞去滓,再煎如餳,丸彈子大。每温酒服一丸,日二服。《千金方》③。

地髓煎。生地黄十斤,洗净,搗壓取汁,鹿角膠一斤半,生薑半斤,絞取汁,蜜二升,酒四升。文武火煮地黄汁數沸,即以酒研紫蘇子四兩,取汁入煎一二十沸,下膠,膠化,下薑汁、蜜再煎,候稠,瓦器盛之。每空心酒化一匕服,大補益。同上④。地黄粥。大能利血生精。地黄切二合,與米同入罐中煮之。候熟,以酥二合,蜜乙合,同炒香入内,再煮熟食。《臞仙神隱》⑤。地黄酒。見穀部"酒"下。瓊玉膏⑥。常服開心益智,髮白返黑,齒落更生,辟穀延年。治癰疽勞瘵,欬嗽唾血

---

① 身輕不老:**《普濟方》卷264"服餌門"** 神仙服食地黄方:採取地黄根,净洗,搗絞取汁,煎令水稠,内白蜜,更煎令可丸。晨朝酒下三十丸,如梧桐子大,日三。亦入青州棗肉同丸。又煎膏,入乾根末,丸服。又四月採其實,陰乾篩末,水服錢匕,其效皆等。(**按**:原無出處,今溯得其源。)

② 抱朴子:**《抱朴子内篇》卷11"仙藥"** ……楚文子服地黄八年,夜視有光,手上車弩也……

③ 千金方:**《千金方》卷22"癰疽第二"** 地黄煎,補虚除熱,散乳石,去癰癤痔疾,悉宜服之方:生地黄隨多少,三搗三壓,取汁令盡,銅器中湯上煮,勿蓋令洩氣,得減半出之,布絞去粗碎結濁滓穢,更煎之令餳。酒服如彈丸許,日三,勿加之。百日,癰疽永不發。

④ 同上:**《聖惠方》卷95"鹿角膠煎方"** 鹿角膠煎:治五勞七傷,身無潤澤,腰脊疼痛,四肢沉重,久服填骨髓,好顔色,祛風氣,潤鬢髮有驗方:鹿角膠(一斤,炙黄燥,搗羅爲末)、生地黄汁(五升)、生薑汁(半升)、紫蘇子(半升,研,以酒三升絞取汁)、白蜜(半升,煉熟,掠去沫)、牛酥(半斤),右先煎地黄、生薑、紫蘇等汁,可五分耗一,後下蜜,次下酥,又煎三五沸,即下膠攪令匀,更煎如稀餳,傾於不津器中盛之。每服以温酒調一匙服之,日二服。(**按**:《千金方》無此方,誤注出處。)

⑤ 臞仙神隱:**《神隱》卷上"山居飲食"** 地黄粥:切地黄二合,候湯沸,與米同下罐中,先用酥二合,蜜一合,同炒令香熟,候粥熟時乃下同煮取熟,食之大能和血生精。

⑥ 瓊玉膏:(**按**:"瓊玉膏"或"瓊玉膏"見於多種醫書。時珍未示出處。今溯其源,或綜合多種醫書而成。此方云"鐵甕城申先生方",與此方藥味、用量接近者,出**《洪氏集驗方》卷1"瓊玉膏"**:"鐵甕先生神仙秘法瓊玉膏:新羅人參(二十四兩,舂一千下,爲末)、生地黄(一秤十六斤,九月采,搗)、雪白茯苓(四十九兩,木舂千下,爲末) 白沙蜜(十斤)……"以下製法過繁,時珍或依**《醫學正傳》卷2"咳嗽·瓊玉膏**(丹溪)"之製法予以簡略:"右人參、茯苓、沉香、琥珀俱爲細末,先將地黄汁與白砂蜜攪匀,用密絹濾去細渣,入藥末攪匀,入好瓷瓶或銀瓶内,用綿紙十數層,外加箬包封,紥瓶口,入砂鍋内或銅鍋内,以長流水浸没瓶頸,用桑柴文武火煮三晝夜取出,换蠟紙數重包紥瓶口,浸没井中半日,以出火毒,提起,仍入前鍋内煮半日……取一二匙,用温酒一盞調服。不飲酒人,白湯亦可。"此下時珍引"丹溪云""《臞仙方》"文,亦見此篇,云:"丹溪……好色之人,元氣虚弱,咳嗽不愈,瓊玉膏最捷。""仙曰:今予所製此方,加沉香、琥珀二味,其功效異于世傳之方。"又"益壽永真膏"一句,出**《扶壽精方》卷上"補虚門"**:"瓊玉膏:補百損,除百病,返老還童,髮白復黑,勞瘵尤宜……國朝太醫院會議:甘枸杞(半斤)、天門冬(去心)、麥門冬(去心,各半斤),進御服食,賜號益壽永真膏。")

等病，乃鐵甕城申先生方也。生地黄十六斤取汁，人參末乙斤半，白伏苓末三斤，白沙蜜十斤，濾净拌匀，入瓶内，箬封，安砂鍋中，桑柴火煮三日夜。再换蠟紙重封，浸井底一夜，取起，再煮一伏時。每以白湯或酒點服一匙。丹溪云：好色虚人，欬嗽唾血者，服之甚捷。國朝太醫院進御服食，議加天門冬、麥門冬、枸杞子末各一斤，賜名益壽永真膏。《臞仙方》加琥珀、沉香半兩。**明目補腎**。生苄、熟苄各二兩，川椒紅一兩，爲末，蜜丸梧子大，每空心鹽湯下三十丸。《普濟方》①。**固齒烏鬚**。一治齒痛，二生津液，三變白鬚，其功極妙。地黄五斤，柳木甑内以土蓋上，蒸熟晒乾。如此三次，擣爲小餅。每噙嚥一枚。《御藥院方》②。**男女虚損**，或大病後，或積勞後，四體沉滯，骨肉酸痛，吸吸少氣，或小腹拘急，腰背强痛，咽乾脣燥，或飲食無味，多卧少起，久者積年，輕者百日，漸至瘦削。用生地黄二斤，麪一斤，擣爛，炒乾爲末。每空心酒服方寸匕，日三服。忌如法。《肘後方》③。**虚勞困乏**。地黄一石，取汁，酒三斗，攪匀煎收。日服。《必效方》④。**病後虚汗**，口乾心躁。熟地黄五兩，水三盞，煎一盞半，分三服，一日盡。《聖惠方》⑤。**骨蒸勞熱**。張文仲方用生地黄一升，擣三度，絞取汁盡，分再服。若利即減之，以凉爲度。《外臺秘要》⑥。**婦人發熱**，欲成勞病，肌瘦食減，經候不調。地髓煎：用乾地黄一斤爲末，煉蜜丸梧子大。每酒服五十丸。《保慶集》⑦。**婦人勞熱**，心忪。地黄煎：用生乾地黄、熟乾地黄等分，爲末。生薑自然汁，入水相和，打糊丸梧子大。每服三十丸，用地黄湯下，或酒、醋、茶湯下亦可，日三服。覺臟腑虚冷，則晨服八味

① 普濟方：**《普濟方》卷78“内外障眼”** 椒黄丸（出危氏方，一名仙翁方）：治一切内外翳膜遮障，磣澀疼痛，羞明怕日，努肉攀睛，及冷熱淚。蜀椒（去目及閉口者，炒，去汁，一兩）、乾熟地黄（洗切，焙，三兩，一方等分），右爲細末，煉蜜和丸如梧桐子大，每服五十丸，食後臨卧米飲送下。一方用生熟地黄各二兩，椒同。

② 御藥院方：**《御藥院方》卷9“治咽喉口齒門”** 地黄餅子：治牙齒痛。地黄（五斤），右一味净擇去苗，於甑内蒸，先鋪布一重，以上二層，密閉令熟，出曝之，當日乾。如經三度，以生地黄汁二升灑之，却曝乾，然後擣爲餅子。每服一餅，噙化咽津。一治齒，二生津液，三變白髭鬢爲黑，其功極妙。

③ 肘後方：**《肘後方》卷4“治虚損羸瘦不堪勞動方第三十三”** 凡男女因積勞虚損，或大病後不復，常若四體沉滯，骨肉疼酸，吸吸少氣，行動喘惙，或小腹拘急，腰背强痛，心中虚悸，咽乾脣燥，面體少色，或飲食無味，陰陽廢弱，悲憂慘戚，多卧少起。久者積年，輕者才百日，漸至瘦削，五臟氣竭，則難可復振。有腎氣大丸法諸散方……又方：生地黄（二斤）、 面（一斤），擣，炒乾，篩，酒服方寸匕，日三服。

④ 必效方：**《千金方》卷19“骨虚實第六”** 治骨髓冷，疼痛方：地黄一石，取汁，酒二斗相攪重煎，温服，日三。補髓。（**按**：《外臺》卷16“骨極虚方七首”引同方出《千金》，非出《必效方》）

⑤ 聖惠方：**《聖惠方》卷14“治傷寒後虚羸盜汗諸方”** 治傷寒後虚羸，盜汗不止方：熟乾地黄五兩，右件藥細剉，以水三大盞，煎至一大盞半，去滓，分爲三服，空心、午前、夜後臨卧時服。

⑥ 外臺秘要：**《外臺》卷13“骨蒸方一十三首”** 文仲療骨蒸方：生地黄一大升，擣絞取汁，三度擣絞始汁盡，分再服。若利即減之，以身輕凉爲度。忌蕪荑。

⑦ 保慶集：**《産育寶慶集》“經氣調治法”** 地髓煎丸：治婦人經氣不調，虚煩發熱，肌體瘦悴，形羸弱困，飲食不進，欲成勞病。熟乾地黄（不計多少），右爲末，煉蜜爲丸桐子大，每服五十丸，空心食前温，温粥飲下。

丸。地黄性冷壞脾,陰虚則發熱,地黄補陰血故也。《婦人良方》①。**欬嗽唾血**,勞瘦骨蒸,日晚寒熱。生地黄汁三合,煮白粥,臨熟入地黄汁,攪勾,空心食之。《食醫心鏡》②。**吐血欬嗽**。熟地黄末,酒服一錢,日三。《聖惠方》③。**吐血不止**。生地黄汁一升二合,白膠香二兩,以磁器盛,入甑蒸,令膠消,服之。《梅師》④。**肺損吐血**,或舌上有孔出血。生地黄八兩取汁,童便五合同煎熱,入鹿角膠炒研一兩,分三服⑤。**心熱吐衄**,脉洪數者。生苄汁半升,熬至一合,入大黄末一兩,待成膏,丸梧子大,每熟水下五丸至十丸。並《聖惠方》⑥。**鼻出衄血**。乾地黄、地龍、薄荷等分,爲末。冷水調下。孫兆《秘寶方》⑦。**吐血便血**。地黄汁六合,銅器煎沸,入牛皮膠一兩,待化入薑汁半盃,分三服,便止。或微轉一行,不妨。《聖惠方》⑧。**腸風下血**。生地黄、熟地黄並酒浸,五味子等分,爲末,以煉蜜丸梧子大,每酒下七十丸。《百一選方》⑨。**初生便血**。小兒初生七八日,大小便血出,乃熱傳心肺。不可服凉藥,只以生地黄汁五七匙,酒半匙,蜜半匙,和服之。《全幼心鑑》⑩。**小便尿血**,吐血,及耳鼻出血。生地黄汁半升,生薑汁半合,蜜一合,和服。《聖

---

① 婦人良方:**《婦人良方》卷5“婦人血風勞氣方論第三”** 地黄煎:治婦人血風勞,心忪,發熱不退。(出《經驗方》。)生乾地黄、熟乾地黄,右二味等分,爲細末,用生薑自然汁入水相和,打糊爲丸如梧桐子大。每服三十丸,用地黄湯下。或只茶、酒、醋湯下亦可。食後,日三服。覺臟腑虚冷,早間先服八味丸一服。不可謂地黄性冷,沮洳壞脾。大概虚則發熱,蓋地黄大能補陰精血也。

② 食醫心鏡:**《證類》卷6“乾地黄”** 《食醫心鏡》:主勞瘦骨蒸,日晚寒熱,咳嗽唾血。生地黄汁二合煮白粥,臨熟入地黄汁攪令勾,空心食之。

③ 聖惠方:(**按**:查《聖惠方》用熟地黄末、生地黄汁止血方甚多,然未能溯得此單方之源。)

④ 梅師:**《證類》卷6“乾地黄”** 《梅師方》……又方:治吐血神效方:生地黄汁一升二合,白膠香二兩,以瓷器,盛入甑蒸,令膠消服。

⑤ 分三服:**《聖惠方》卷37“治舌上出血諸方”** 治舌上忽出血如簪孔者方:生乾地黄(二兩)、鹿角膠(二兩,擣碎,炒令黄燥),右件藥擣細羅爲散,每於食後以糯米粥飲調下二錢。(**按**:原無出處,此方與時珍所引略異。)

⑥ 聖惠方:**《聖惠方》卷11“治傷寒吐血諸方”** 治傷寒壅極吐血,百治不差方:生地黄汁(一中盞)、川大黄(一分,剉,微炒,碎末),右件藥,先煎地黄汁三兩沸,内大黄末調令勾,不計時候温服。

⑦ 秘寶方:**《證類》卷6“乾地黄”** 孫兆方:治鼻衄及膈上盛熱。乾地黄、龍腦、薄荷等分爲末,冷水調下。

⑧ 聖惠方:**《聖惠方》卷37“治卒吐血諸方”** 治卒吐血不止方:生地黄汁(一大盞)、黄明膠(一兩,炙令黄燥),右件藥擣膠細羅爲散,内地黄汁中,以甆器盛,於一斗米飯甑上蒸之,候飯熟,分爲二服,甚者不過再劑。

⑨ 百一選方:**《百一選方》卷14“第二十二門”** 治腸風,張尚書方:生地黄(酒浸)、熟地黄(酒浸)、五味子,右等分,爲細末,煉蜜爲元如梧桐子大,每服五七十元,酒或白湯下。

⑩ 全幼心鑑:**《全幼心鑑》卷4“便血”** 兒生七日之内,大小便有血出者,由胎氣熱盛,或母食酒麪、炙煿、鹹醃,流入心肺,在胎受之,熱毒亦傳心肺,且女之臟,其熱即入心,故小便有之。男之臟,其熱即入肺,故大便有之。或淡如坯水,或血加鮮,又不可謂熱,過服凉劑,其血愈,只以生地黄根取汁五七匙,酒半匙,蜜半匙,同和勾,食後服。

惠方》①。小便血淋。生地黄汁、車前葉汁各三合,和煎服。《聖惠方》②。小兒蠱痢。生苄汁一升二合,分三四服,立效。《子母秘録》③。月水不止。生地黄汁,每服一盞,酒一盞,煎服,日二次。《千金方》④。月經不調,久而無子,乃衝任伏熱也。熟地黄半斤,當歸二兩,黄連一兩,並酒浸一夜,焙研爲末,煉蜜丸梧子大。每服七十丸,米飲、温酒任下。禹講師方⑤。妊娠漏胎,下血不止。《百一方》⑥用生地黄汁一升,漬酒四合,煮三五沸服之。不止又服。○《崔氏方》⑦用生地黄爲末,酒服方寸匕,日一夜一。○《經心録》加乾薑爲末。○《保命集》⑧二黄丸:用生地黄、熟地黄等分,爲末。每服半兩,白术、枳殼煎湯,空心調下,日二服。妊娠胎痛。妊婦衝任脉虚,惟宜抑陽助陰。内補丸:用熟地黄二兩,當歸一兩,微炒爲末。蜜丸梧子大,每温酒下三十丸。許學士《本事方》⑨。妊娠胎動。生地黄搗汁,煎沸,入雞子白一枚,攪服。《聖惠方》⑩。産後血痛有塊,并經脉行後腹痛不調。黑神散:用熟地黄一斤,陳生薑半斤,同炒乾爲末。每服二錢,温酒調下。《婦人良方》⑪。産後惡血不止。乾地黄搗末,每食前熱酒服一錢。連進三服。《瑞竹堂

---

① 聖惠方:**《聖惠方》卷 97“食治脾胃氣弱不下食諸方”** 治脾胃氣弱,不能下食,黄瘦,生薑煎方:生薑汁(一合)、蜜(二合)、生地黄汁(一升),右三味相和,以微火煎如稀餳,每服一匙,和粥一盞,入暖酒二合攪令匀,空心食之。

② 聖惠方:**《聖濟總録》卷 98“血淋”** 治血淋方:車前子葉(生搗汁,三合)、生地黄(汁,三合),右二味相和,煎三兩沸,食前服。(**按**:《聖惠方》無此方,誤注出處。)

③ 子母秘録:**《證類》卷 6“乾地黄”** 《子母秘録》:小兒患蠱毒痢:生地黄汁一升二合,分三四服,立效。

④ 千金方:**《普濟方》卷 334“月水不斷”** 生地黄湯(出《千金方》),治婦人月水連綿不絶:用生地黄搗取自然汁,每服三分,水一盞,入酒四分和匀煎沸,放温服,日三。(**按**:《千金方》無此方,《普濟》誤出,時珍因襲其誤。)

⑤ 禹講師方:**《華佗内照圖》** 增减地黄丸:治婦人月經不調,以致久而無子,是衝任伏熱也。當歸(全,二兩)、真熟地黄(半斤)、黄連(浄,一兩),三味共酒浸一宿,焙乾爲細末,煉蜜爲丸如梧子大,每服五十丸至百丸,經少温酒下,經多米飲下。(**按**:《華陀内照圖》後附“新添長葛禹講師益之、晉陽郭教授之才三先生經驗婦人産育名方并小兒名方”。時珍簡稱“禹講師方”。)

⑥ 百一方:**《證類》卷 6“乾地黄”** 《百一方》:妊娠漏胎:生地黄汁一升,漬酒四合,煮三五沸服之,不止又服。

⑦ 崔氏方:**《外臺》卷 33“妊娠漏胞方五首”** 崔氏療妊娠漏胞方……又方:乾地黄擣末,以三指撮酒服之,不過三服,甚良。

⑧ 保命集:**《保命集》卷下“婦人胎産論第二十九”** 二黄散:治懷孕胎漏:生地黄、熟地黄(各等分),右爲細末,加白术、枳殼湯調下一兩,日二服。

⑨ 本事方:**《本事方》卷 10“婦人諸疾”** 治妊娠冲任脉虚,補血安胎,内補丸:熟乾地黄(三兩)、當歸(一兩,微炒),右細末,煉蜜和圓如桐子大,每服三四十圓,温酒下。以上三方,諸集皆載之,在人用之如何爾。大率婦人妊娠,惟在抑陽助陰……

⑩ 聖惠方:**《聖惠方》卷 75“治妊娠胎動不安諸方”** 治妊娠胎動,煩悶不安甚者方:右取生地黄搗絞取汁,每服一小盞,煎令沸,入雞子白一枚攪令匀,頓服之。

⑪ 婦人良方:**《婦人良方》卷 20“産後兒枕心腹刺痛方論第七”** 黑神散:闢産後血塊,痛經,脉行後腹疼,並經脉不調。熟地黄(一斤)、陳生薑(半斤),右拌,同炒乾,爲末,每服二錢。産前烏梅湯調下。常服,酒調。經脉不通,烏梅、荆芥酒調下。

方》①。**産後中風**，脇不得轉。交加散：用生地黄五兩研汁，生薑五兩取汁，交互相浸一夕，次日各炒黄，浸汁乾，乃焙爲末。每酒服一方寸匕。《濟生方》②。**産後煩悶**，乃血氣上冲。生地黄汁、清酒各一升，相和煎沸，分二服。《集驗方》③。**産後百病**。地黄酒：用地黄汁漬麴貳升，净秫米二斗，令發，如常釀之。至熟，封七日，取清，常服令相接。忌生冷、酢滑、蒜、雞、猪肉，一切毒物。未産先一月釀成。夏月不可造。《千金翼方》④。**胞衣不出**。生地黄汁一升，苦酒三合，相和煖服。《必效方》⑤。**寒疝絞痛**來去。用烏雞一隻，治如常法。生地黄七斤，剉細。甑中同蒸，下以銅器承取汁。清旦服至日晡，令盡。其間當下諸寒澼，訖，作白粥食之。久疝者作三劑。《肘後方》⑥。**小兒陰腫**。以葱椒湯煖處洗之。唾調地黄末傅之。外腎熱者，雞子清調，或加牡蠣少許。《危氏方》⑦。**小兒熱病**，壯熱煩渴，頭痛。生地黄汁三合，蜜半合，和勻，時時與服。《普濟方》⑧。**熱暍昏沉**。地黄汁一盞服之⑨。**熱瘴昏迷**，煩悶，飲水不止，至危者，一服見效。生地黄根、生薄荷葉等分，擂爛，取自然汁，入麝香少許，井花水調下，覺心下頓凉，勿再服。《普濟方》⑩。**温毒發斑**。黑膏：治温毒發斑嘔逆。生地黄二兩六錢二字半，好豆豉一兩六錢二字半，

---

① 瑞竹堂方：**《瑞竹堂方》卷 14“婦人門”**　産後敗血不止：乾地黄，石器内搗爲末，每服二錢，食前熱酒調下，連進二服。

② 濟生方：**《衛生易簡方》卷 11“産後中風”**　治産後中風，腰脅不得轉動：用生地黄，生薑各五兩，另研取汁，交互以汁浸滓一宿，次日漬盡汁，各炒黄爲末。每服二三錢，酒調下。（**按**：《嚴氏濟生方》無此方。另《普濟方》卷 350“中風”下有“交加飲”與此幾同。）

③ 集驗方：**《外臺》卷 34“産後血氣煩悶方四首”**　《集驗》療産後血氣煩悶方：取生地黄汁一升、酒三合相合，微温頓服之。

④ 千金翼方：**《千金方》卷 3“虚損第一”**　地黄酒治産後百病，未産前一月當預釀之，産訖蓐中服之方：地黄汁（一升）、好曲（一斗、（二斤））、好米（二升），右三味先以地黄汁漬曲令發，准家法醞之至熟，封七日，取清服之。常使酒氣相接，勿令斷絶。慎蒜、生冷、醋滑、豬、雞、魚。一切婦人皆須服之。但夏三月熱，不可合，春秋冬並得合服。地黄並滓納米中炊合用之，一石十石一準，此一升爲率。先服羊肉當歸湯三劑，乃服之佳。（**按**：《千金翼方》無此方，誤注出處。）

⑤ 必效方：**《外臺》卷 33“胞衣不出方二十首”**　《必效》療胞衣不出，令胞爛……又方：生地黄汁一升、苦酒三合，暖服之，不能頓服，再服之。

⑥ 肘後方：**《肘後方》卷 1“治卒腹痛方第九”**　治寒疝來去，每發絞痛方……又方：宿烏雞（一頭，治如食法）、生地黄（七斤），合細剉之，著甑蔽中蒸，銅器承，須取汁，清旦服，至日晡令盡。其間當下諸寒癖，訖，作白粥漸食之。久疝者，下三劑。

⑦ 危氏方：**《得效方》卷 12“陰腫”**　傅藥地龍膏：治外腎腫硬，或疝或風熱暴腫，及陰瘡。乾地龍不以多少，爲末，先以葱椒湯於避同風處洗，次用津唾調傅其上。外腎熱者，雞子清調傅。或加牡蠣少許。

⑧ 普濟方：**《普濟方》卷 369“熱病”**　生地黄湯：治小兒熱病，煩渴，頭痛，壯熱不止。用地黄汁三合，濾净，入生蜜半合，和勻，時時與一合服。量兒大小加減服。

⑨ 一盞服之：**《普濟方》卷 117“中暑”**　治熱暍方……又方（出《聖惠方》）：用地黄汁一盞服之。（**按**：原無出處。《聖惠》卷 56“治熱暍諸方”有此方，據引文時珍轉引自《普濟方》。）

⑩ 普濟方：**《普濟方》卷 199“山嵐瘴氣瘧”**　治丈夫婦人患熱瘴，心中煩悶，炮躁飲水不已，昏迷至危者，一服立效。生地黄根、生薄荷葉不以多少，净洗，砂缽内搗爛，取自然汁，入麝香少許，用新井花水調下。如覺心間頓凉不煩，須再服。

以豬膏十兩合之，露一夜，煎減三分之一，絞去滓，入雄黄、麝香如豆大，攪匀，分作三服，毒從皮中出則愈。忌蕪荑。《千金方》①。**血熱生癬**。地黄汁頻服之。《千金方》②。**疔腫乳癰**。地黄搗敷之，熱即易。性凉消腫，無不效。《梅師方》③。**癰癤惡肉**：地黄三斤，水一斗，煮取三升，去滓煎稠，塗紙上貼之，日三易。《鬼遺方》④。**一切癰疽**，及打撲傷損，未破疼痛者。以生地黄杵如泥，攤在上，摻木香末於中，又攤地黄泥一重貼之，不過三五度即内消也。王衮《博濟方》⑤。**打撲損傷**⑥，骨碎及筋傷爛，用生地黄熬膏裹之。以竹簡編夾急縛，勿令轉動。一日一夕，可十易之，則瘥。○《類説》⑦云：許元公過橋墮馬，右臂臼脱，左右急挼入臼中，昏迷不知痛苦。急召田録事視之，曰：尚可救。乃以藥封腫處，中夜方甦，達旦痛止，痛處已白。日日换貼，其瘀腫移至肩背，乃以藥下去黑血三升而愈。即上方也。出《肘後方》中。○損傷打撲瘀血在腹者，用生地黄汁三升，酒一升半，煮二升半，分三服。出《千金方》⑧。**物傷睛突**。輕者瞼胞腫痛，重者目睛突出，但目系未斷者，即納入。急搗生地黄，綿裹傅之。仍以避風膏藥護其四邊。《聖濟總録》⑨。**睡起目赤**腫起，良久如常者，血熱也。卧則血歸於肝，故熱則目赤腫，良久血散，故如常也。用生地黄汁，

---

① 千金方：**《普濟方》卷404“瘡疹發斑”**　黑膏，治温毒發斑：豆豉（一合）、生地黄（四兩，切），右用豬脂半斤合和露之，煎令三分，取二絞去滓，再入雄黄、麝末攪和。量大小服之。其毒從皮膚中出則愈。忌蕪荑。（**按**：《千金方》無此方，誤注出處。）

② 千金方：**《千金方》卷23“疥癬第四”**　治癬方……又方：服地黄汁佳。

③ 梅師方：**《證類》卷6“乾地黄”**　《梅師方》……又方：治乳癰。搗生地黄汁傅之，熱即易之，無不見效也。

④ 鬼遺方：**《外臺》卷24“癰癤方一十四首”**　劉涓子療癰癤諸腫有熱方：地黄（三斤，洗，細切），右一味以水一斗，煮取三升，去滓，煎湯令小厚，以塗紙，當瘡中央貼之，日再三易，數用大良。並療牛領上腫。

⑤ 博濟方：**《證類》卷6“乾地黄”**　《博濟方》：治一切癰腫未破，疼痛，令内消。以生地黄杵如泥，隨腫大小，攤於布上，摻木香末於中，又再攤地黄一重，貼於腫上，不過三五度。

⑥ 打撲損傷：**《千金方》卷25“被打第三”**　治腕折四肢骨碎，及筋傷蹉跌方：生地黄不限多少，熟搗，用薄所損傷處。（《肘後方》云：《小品方》爛搗熬之，以裹傷處，以竹編夾裹令遍，縛令急，勿令轉動，一日可十易，三日瘥。若血聚在折處，以刀子破去血。）（**按**：此方出處“出《肘後方》中”被誤置于《類説》方之後。今本《肘後方》無此方，見《千金方》所引。）

⑦ 類説：**《醫説》卷7“治臂臼脱”**　許元公入京師赴省試，過橋墮馬，右臂臼脱。路人語其僕曰：急與挼入臼中，若血潰臼，則難治矣。僕用其説，許已昏迷不覺痛，遂僦橋舁歸邸。或曰：非録事田馬騎不能了此疾。急召之。至已入暮，秉燭視其面曰：尚可治。乃施藥封腫處，至中夜方甦，達旦痛止。去其封，損處已白，其青瘀乃移在臼上。自是日日易之，腫直至肩背，於是以藥下之，瀉黑血三升，五日復常，遂得赴試。蓋用生地黄研如泥，木香爲細末，以地黄膏攤紙上，摻木香末一層，又再攤地黄，貼腫上。此正治打撲傷損，及一切癰腫未破，令内消云。（《類説》）

⑧ 千金方：**《千金方》卷25“被打第三”**　治被打傷破，腹中有瘀血方……又方：生地黄汁三升，酒一升，煮取二升七合，分三服。

⑨ 聖濟總録：**《普濟方》卷82“外物傷目”**　夫目爲外所傷，輕者因物撞擊，胞瞼腫痛，重者或致目睛突出，但眼帶未斷，即内瞼中。急搗生地黄，綿裹以傅之。仍以辟風膏磨四旁，無使外風乘隙。内（**按**：《聖濟總録》無此方，誤注出處。）

浸粳米半升，晒乾，三浸三晒。每夜以米煮粥食一盞，數日即愈。有人病此，用之得效。《醫餘》①。**眼暴赤痛**。水洗生地黄、黑豆各二兩，搗膏。卧時以鹽湯洗目，閉目以藥厚罨目上，至曉，水潤取下。《聖濟總録》②。**蓐内赤目**。生地黄薄切，温水浸貼。《小品方》③。**牙疳宣露**，膿血口氣。生地黄一斤，鹽二合，末，自搗和團，以麪包煨令烟斷，去麪入麝一分，研勾，日夜貼之。《聖濟録》④。**牙齒挺長**出一分者。常咋生地黄，甚妙。張文仲《備急方》⑤。**牙動欲脱**。生地黄綿裹咂之。令汁漬根，并嚥之，日五六次。《千金方》⑥。**食蟹齦腫**，肉弩出者。生地黄汁一盌，牙皂角數條火炙，蘸盡地黄汁，爲末傅之。《永類方》⑦。**耳中常鳴**。生地黄截，塞耳中，日數易之。或煨熟尤妙。《肘後方》⑧。**鬚髮黄赤**。生地黄一斤，生薑半斤，各洗，研自然汁，留滓。用不蛀皂角十條，去皮弦，蘸汁，炙至汁盡爲度。同滓入罐内泥固，煅存性，爲末。用鐵器盛末三錢，湯調，停二日，臨卧刷染鬚髮上，即黑。《本事方》⑨。**竹木入肉**。生地黄嚼爛罨之。《救急方》⑩。**毒箭入肉**。煎生地黄汁作丸服，至百日，箭出。《千金方》⑪。**猘犬咬傷**。地黄搗汁飲，并塗

---

① 醫餘：**《醫説》卷4"眼赤腫"** 有人患眼疾，每睡起則眼赤腫，良久却無事。百方治之無效。師曰：此血熱也，非肝病也。卧則血歸於肝，熱血歸肝，故令眼赤腫也。良久便無事者，人睡起，血復散於四肢故也。遂用生地黄汁，浸粳米半升，滲乾，曝令透骨乾，凡三浸三乾。用甆瓶子煎湯一升令沸，下地黄米四五匙，煎成薄粥，湯放温，食半飽後，飲一兩盞即睡。如此兩日遂愈。生地黄汁凉血故也。《醫餘》

② 聖濟總録：**《普濟方》卷74"暴赤眼"** 地黄膏，治暴赤眼腫痛：生地黄（净洗，研）、黑豆（各二兩，生搗末），右搗成膏，臨卧時，以鹽湯洗眼，後閉目，以藥膏後罨目上，至曉水潤。（**按**：《聖濟總録》無此方，誤注出處。）

③ 小品方：**《外臺》卷36"小兒眼赤痛方八首"** 《小品》療小兒蓐内赤眼方：生地黄薄切，冷水浸，以貼之妙。

④ 聖濟録：**《聖惠方》卷34"治牙齒挺出諸方"** 治牙齒宣露挺出方：生地黄一斤，木臼搗碎，入鹽二合和之，上用白麪裹，可厚半寸已來，於煻火中燒，斷煙始成，去燋面，入麝香一分同研爲末，每用少許貼於齒根上。（**按**：《聖濟總録》無此方，誤注出處。）

⑤ 備急方：**《外臺》卷22"齒挺出及脱落方五首"** 《備急》比見患齒風，傷齒挺出一分者方：長咋地黄尤妙，更不復發。

⑥ 千金方：**《千金方》卷6"齒病第六"** 治齒根動，欲脱落方：生地黄綿裹著齒右，咋之，又㕮咀，以汁漬齒根，日四五著之，並咽汁，十日大佳。

⑦ 永類方：**《永類鈐方》卷11"齒牙"** 因食蟹齒間肉湧出：生地黄一碗，牙皂數條，火炙，蘸盡地黄汁，爲末。或只朴硝末敷之效。

⑧ 肘後方：**《肘後方》卷6"治卒耳聾諸病方第四十四"** 耳中常鳴方：生地黄切，以塞耳，日十數易。

⑨ 本事方：**《普濟方》卷50"鬚髮黄白"** 治髭鬢黄赤，一染即黑（出《醫方大成》）。生薑（半斤）、生地黄（一斤，各净洗，研自然汁，留滓），右用不蛀皂角十梃，去黑皮並筋，將前藥汁蘸皂角，慢火炙黄用，藥汁盡爲度。前藥滓同入罐内，用火煅存性，爲末，用鐵器盛，藥末三錢，湯調停三日，臨睡將藥蘸髭鬢即黑。（**按**：《普濟本事方》無此方，誤注出處。）

⑩ 救急方：（**按**：已查原書，未能溯得其源。）

⑪ 千金方：**《千金方》卷25"火瘡第四"** 治卒被毒矢方……又方：煎地黄汁作丸服之，百日矢當出。

之，百度愈。《百一方》[1]。

葉。【主治】惡瘡似癩，十年者，擣爛日塗，鹽湯先洗。《千金方》[2]。○【時珍曰】按《抱朴子》[3]云：韓子治用地黄苗喂五十歲老馬，生三駒，又一百三十歲乃死也。張鷟《朝野僉載》[4]云：雉被鷹傷，銜地黄葉點之；虎中藥箭，食清泥解之。鳥獸猶知解毒，何況人乎？

實。【主治】四月采，陰乾擣末，水服方寸匕，日三服，功與地黄等。蘇頌[5]。○【弘景[6]曰】出渭城者有子，淮南七精丸用之。

花。【主治】爲末服食，功同地黄。蘇頌[7]。腎虚腰脊痛，爲末，酒服方寸匕，日三。時珍。

【附方】新一。内障青盲，風赤生瞖，及墜睛日久，瞳損失明。地黄花晒、黑豆花晒、槐花晒各一兩，爲末。豬肝一具，同以水二斗，煮至上有凝脂，掠盡瓶收。每點少許，日三四次。《聖惠方》[8]。

【附録】**胡面莽**《拾遺》[9]。【藏器[10]曰】味甘，温，無毒。主去痃癖及冷氣，止腹痛，煮服。生嶺南，葉如地黄。

---

① 百一方：**《證類》卷6"乾地黄"** 《百一方》……又方：治猘犬咬人，搗地黄汁飲之。並塗瘡口，百度止。

② 千金方：**《千金方》卷22"瘭疽第六"** 治惡瘡十年不瘥似癩者方……又方：鹽湯洗，搗地黄葉貼之。

③ 抱朴子：**《御覽》卷897"馬五"** 《抱朴子》曰：韓子治嘗以地黄、甘草哺五十歲老馬，以生三駒，又百三十歲乃死。（**按**：今本《抱朴子》無此文。）

④ 朝野僉載：**《太平廣記》卷220"雜説藥"** 醫書言……雉被鷹傷，以地黄葉帖之……（出《朝野僉載》）

⑤ 蘇頌：**《圖經》見《證類》卷6"乾地黄"** ……又四月采其實，陰乾篩末，水服錢匕，其效皆等。其花名地髓花，延年方有單服二法……

⑥ 弘景：**《集注》見《證類》卷6"乾地黄"** 陶隱居云：咸陽，即長安也。生渭城者乃有子實，實如小麥，淮南七精散用之……

⑦ 蘇頌：見本頁注⑤。

⑧ 聖惠方：**《聖惠方》卷33"治墜睛諸方"** 治墜睛風熱所攻，宜用此點眼藥方：豬肝（一具）、黑豆花（曝乾）、槐花（曝乾）、地黄花（曝乾，已上各一兩），右件藥除豬肝外擣細羅爲散，和豬肝内鐺中，以水二斗緩火煎，候上有凝脂似酥片子，此是藥矣，已物掠盡爲度，以甆合中盛，每以銅筯取如黍米大點眥中，日三四度。

⑨ 拾遺：**《證類》卷8"二十二種陳藏器餘·胡面莽"** 味甘，温。去痃癖及冷氣，止腹痛。煮之。生嶺南。葉如地黄。

⑩ 藏器：見上注。

牛膝《本經》①上品

【釋名】牛莖《廣雅》②、百倍《本經》③、山莧菜《救荒》④、對節菜。【弘景⑤曰】其莖有節,似牛膝,故以爲名。【時珍曰】《本經》又名百倍,隱語也。言其滋補之功,如牛之多力也。其葉似莧,其節對生,故俗有山莧、對節之稱。

【集解】【《别録》⑥曰】牛膝生河内川谷及臨朐,二月、八月、十月采根,陰乾。【普⑦曰】葉如夏藍,莖本赤。【弘景⑧曰】今出近道蔡州者,最長大柔潤。其莖有節,莖紫節大者爲雄,青細者爲雌,以雄爲勝。【大明⑨曰】懷州者長白,蘇州者色紫。【頌⑩曰】今江、淮、閩、粵、關中亦有之,然不及懷慶者爲真。春生苗,莖高二三尺,青紫色,有節如鶴膝及牛膝狀。葉尖圓如匙,兩兩相對。於節上生花作穗,秋結實甚細。以根極長大至三尺而柔潤者爲佳。莖葉亦可單用。【時珍曰】牛膝處處有之,謂之土牛膝,不堪服食。惟北土及川中人家栽蒔者爲良。秋間收子,至春種之。其苗方莖暴節,葉皆對生,頗似莧葉而長且尖艄。秋月開花,作穗結子,狀如小鼠負蟲,有濇毛,皆貼莖倒生。九月末取根,水中浸兩宿。挼去皮,裛紮暴乾,雖白直可貴,而挼去白汁入藥,不如留皮者力大也。嫩苗可作菜茹。

根。【修治】【斅⑪曰】凡使去頭蘆,以黄精自然汁浸一宿,漉出,剉,焙乾用。【時珍曰】今惟以酒浸入藥,欲下行則生用,滋補則焙用,或酒拌蒸過用。

---

① 本經:《本經》《別録》(《藥對》)見《證類》卷6"牛膝" 味苦、酸,平,無毒。主寒濕痿痺,四肢拘攣,膝痛不可屈伸,逐血氣,傷熱火爛,墮胎。療傷中少氣,男子陰消,老人失溺,補中續絶,填骨髓,除腦中痛及腰脊痛,婦人月水不通,血結,益精,利陰氣,止髮白。久服輕身耐老。一名百倍。生河内川谷及臨朐。二月、八月、十月採根,陰乾。(惡螢火、陸英、龜甲,畏白前。)

② 廣雅:《廣雅》卷10"釋草" 牛莖,牛䣛也。

③ 本經:見本頁注①白字。

④ 救荒:《救荒》卷上之前"草部" 山莧菜,《本草》名牛膝,一名百倍。俗名脚斯蹬,又名對節菜……

⑤ 弘景:《集注》見《證類》卷6"牛膝" 陶隱居云:今出近道,蔡州者最良大、柔潤,其莖有節似牛膝,故以爲名也。乃云有雌雄,雄者莖紫色而節大爲勝爾。

⑥ 別録:見本頁注①。

⑦ 普:《御覽》卷992"牛膝" 《吴氏本草》……生河内或臨邛,葉如夏藍,莖本赤。二月、八月採。

⑧ 弘景:見本頁注⑤。

⑨ 大明:《日華子》見《證類》卷6"牛膝" ……懷州者長白,近道蘇州者色紫。

⑩ 頌:《圖經》見《證類》卷6"牛膝" 牛膝,生河内川谷及臨朐,今江、淮、閩、粵、關中亦有之,然不及懷州者爲真。春生苗,莖高二三尺,青紫色,有節如鶴膝,又如牛膝狀,以此名之。葉尖圓如匙,兩兩相對。於節上生花作穗,秋結實甚細。此有二種,莖紫節大者爲雄,青細者爲雌。二月、八月、十月採根,陰乾。根極長大而柔潤者佳。莖葉亦可單用……

⑪ 斅:《炮炙論》見《證類》卷6"牛膝" 雷公云:凡使,去頭并塵土了,用黄精自然汁浸一宿,漉出,細剉,焙乾用之。

【氣味】苦、酸，平，無毒。【普①曰】神農：甘。雷公：酸，無毒。李當之：温。【之才②曰】惡螢火、龜甲、陸英，畏白前，忌牛肉。【主治】寒濕痿痺，四肢拘攣，膝痛不可屈伸，逐血氣，傷熱火爛，墮胎。久服輕身耐老。《本經》③。療傷中少氣，男子陰消，老人失溺，補中續絶，益精，利陰氣，填骨髓，止髮白，除腦中痛及腰脊痛，婦人月水不通，血結。《别録》④。治陰痿，補腎，助十二經脉，逐惡血。甄權⑤。治腰膝軟怯冷弱，破癥結，排膿止痛，産後心腹痛并血運，落死胎。大明⑥。强筋，補肝臟風虚。好古⑦。同蓯蓉浸酒服，益腎。竹木刺入肉，嚼爛罨之，即出。宗奭⑧。治久瘧寒熱，五淋尿血，莖中痛，下痢，喉痺，口瘡，齒痛，癰腫惡瘡，傷折。時珍。

【發明】【權⑨曰】病人虚羸者，加而用之。【震亨⑩曰】牛膝能引諸藥下行，筋骨痛風在下者，宜加用之。凡用土牛膝，春夏用葉，秋冬用根，惟葉汁效尤速。【時珍曰】牛膝乃足厥陰、少陰之藥。所主之病，大抵得酒則能補肝腎，生用則能去惡血，二者而已。其治腰膝骨痛、足痿陰消、失溺久瘧、傷中少氣諸病，非取其補肝腎之功歟？其癥瘕、心腹諸痛、癰腫惡瘡、金瘡折傷、喉齒、淋痛尿血、經候胎産諸病，非取其去惡血之功歟？按陳日華《經驗方》⑪云：方夷吾所編《集要方》，予刻之臨汀。後在鄂渚，得九江守 王南强書云：老人久苦淋疾，百藥不效。偶見臨汀《集要方》中用牛膝

---

① 普：**《御覽》卷992“牛膝”**　《吴氏本草》曰：牛膝，神農：甘。一經：酸。黄帝、扁鵲：甘。季氏：温。雷公：酸，無毒……

② 之才：**古本《藥對》**見1185頁注①括號中七情文。/**《藥性論》見《證類》卷6“牛膝”**　牛膝，臣，忌牛肉……

③ 本經：見1185頁注①白字。

④ 别録：見1185頁注①。

⑤ 甄權：**《藥性論》見《證類》卷6“牛膝”**　……能治陰痿，補腎填精，逐惡血流結，助十二經脉……

⑥ 大明：**《日華子》見《證類》卷6“牛膝”**　牛膝，治腰膝軟怯冷弱，破癥結，排膿止痛，産後心腹痛并血運，落死胎，壯陽……

⑦ 好古：**《湯液大法》卷3“肝”**　不足則燥，燥則宜潤 血(……牛膝……)/風虚則補(……牛膝……)

⑧ 宗奭：**《衍義》卷7“牛膝”**　今西京作畦種，有長三尺者最佳。與蓯蓉酒浸服，益腎。竹木刺入肉，嚼爛罨之，即出。

⑨ 權：**《藥性論》見《證類》卷6“牛膝”**　……病人虚羸，加而用之。

⑩ 震亨：**《衍義補遺·牛膝》**　能引諸藥下行。凡用土牛膝，春夏用葉，秋冬用根，惟葉汁之效尤速……

⑪ 經驗方：**《普濟方》卷214“總論”**　地髓湯：治五淋，小便不利，莖中痛欲絶。用牛膝濃煎汁飲，極效。酒煎亦可。一方以根煮服之。一方槌破，每兩用水二盞，煎至一盞，去滓，一日五服。近有葉朝議親人患血淋，流下小便盆内，凝如狗溺。久而有變如鼠，但無足耳，百治不瘥。遇一村醫，言服此藥，雖未愈而血色漸淡，久乃復舊。後十年，其病再作，又服此藥，瘥矣。《經驗方》陳氏云：予在臨汀，妻黨方守夷吾，以其《編類集要方》見示，遂刊於郡齋。後鄂渚得九江守王南强書云：老人久苦此淋疾，百藥不效。偶見臨汀《集要方》中用牛膝者，服之而愈，乃致謝云。常聞郡民有苦此者，再試亦驗。因檢本草所載，牛膝治小便不利，莖中痛欲死，却用酒煮取飲。今再拈出，表其神效。(**按**：此出陳日華《經驗方》，佚文見《普濟方》。)

者,服之而愈。又葉朝議親人患血淋,流下小便在盆内凝如蒟蒻,久而有變如鼠形,但無足爾,百治不效。一村醫用牛膝根煎濃汁,日飲五服,名地髓湯。雖未即愈,而血色漸淡,久乃復舊。後十年病又作,服之又瘥。因檢本草,見《肘後方》治小便不利,莖中痛欲死,用牛膝并葉,以酒煮服之。今再拈出,表其神功。又按楊士瀛《直指方》①云:小便淋痛,或尿血,或沙石脹痛。用川牛膝一兩,水二盞,煎一盞,温服。一婦患此十年,服之得效。杜牛膝亦可,或入麝香、乳香尤良。

【附方】舊十三,新八。**勞瘧積久**不止者。長牛膝一握,生切,以水六升,煮二升,分三服。清早一服,未發前一服,臨發時一服。《外臺秘要》②。**消渴不止**,下元虚損。牛膝五兩爲末,生地黄汁五升浸之,日曝夜浸,汁盡爲度。蜜丸梧子大,每空心温酒下三十丸。久服壯筋骨,駐顔色,黑髮,津液自生。《經驗後方》③。**卒暴癥疾**,腹中有如石刺,晝夜啼呼。牛膝二斤,以酒一斗漬之,密封,于灰火中温令味出。每服五合至一升,隨量飲。《肘後方》④。**痢下腸蠱**。凡痢下應先白後赤,若先赤後白爲腸蠱。牛膝二兩擣碎,以酒一升漬經一宿。每飲一兩盃,日三服。《肘後方》⑤。**婦人血塊**。土牛膝根洗切,焙擣爲末,酒煎温服,極效。福州人單用之。《圖經本草》⑥。**女人血病**。萬病丸:治女人月經淋閉,月信不來,遶臍寒疝痛,及産後血氣不調,腹中結瘕癥不散諸病。牛膝酒浸一宿,焙,乾漆炒令烟盡,各一兩,爲末,生地黄汁一升,入石器内,慢火熬至可丸,丸如梧子大。每服二丸,空心米飲下。《拔萃方》⑦。**婦人陰痛**。牛膝五兩,酒三升,煮取一升半,

---

① 直指方:**《普濟方》卷215"小便出血"** 又方(出《經驗良方》):治血淋小便秘。昔有婦人患此十年,服之神效。用杜牛膝(浄洗,一握),水五盞,煎一盞,入乳香、麝香少許,研細服。(**按**:《仁齋直指方》無此方,誤注出處。)

② 外臺秘要:**《證類》卷6"牛膝"** 《外臺秘要》:治勞瘧積久不斷者:長生牛膝一握,切,以水六升,煮取二升,分二服,未發前服,臨發又一服。(**按**:《外臺》卷5"勞瘧三首"有此方,云出《千金》。查《千金方》卷10"温瘧"下有此方幾同。)

③ 經驗後方:**《證類》卷六"牛膝"** 《經驗後方》:治消渴不止,下元虚損。牛膝五兩,細剉爲末,生地黄汁五升浸,晝暴夜浸,汗盡爲度,蜜丸梧桐子大,空心温酒下三十丸。久服壯筋骨,駐顔色,黑髮,津液自完。

④ 肘後方:**《肘後方》卷4"治卒心腹症堅方第二十六"** 治卒暴症,腹中有物如石,痛如刺,晝夜啼呼。不治之,百日死方:牛膝二斤,以酒一斗,漬,以密封於熱灰火中,温令味出。服五合至一升,量力服之。

⑤ 肘後方:**《外臺》卷25"腸蠱痢方一首"** 《肘後》凡病下,應先下白,後下赤。若先下赤,後下白,爲腸蠱方:牛膝三兩,搗碎,以酒一升漬經宿,每服一兩杯,日二三服。(姚同。)(**按:今本**《肘後方》無此方。)

⑥ 圖經本草:**《圖經》見《證類》卷6"牛膝"** ……今福州人單用土牛膝根,浄洗,切,焙乾,擣下篩,酒煎温服,云治婦人血塊極效。

⑦ 拔萃方:**《三因方》卷18"婦人女子衆病論證治法"** 萬病丸:治室女月經不通,臍下堅結,大如杯升,發熱往來,下痢羸瘦,此爲血瘕。若生肉癥,不可爲也。(血瘕一作氣瘕,此即石瘕證也。)乾漆(杵細,炒令火煙出,煙頭青白一時久)、牛膝(酒浸一宿,各一兩六錢)、生地黄(四兩八錢,取汁),右以地黄汁,入下二味爲末,慢火熬,俟可丸即丸如梧子大。空心米飲或温酒下二丸,日再。(**按**:《濟生拔萃》未見此方,誤注出處。)

去滓，分三服。《千金方》①。生胎欲去。牛膝一握搗，以無灰酒一盞，煎七分，空心服。仍以獨根土牛膝塗麝香，插入牝户中。《婦人良方》②。胞衣不出。牛膝八兩，葵子一合，水九升，煎三升，分三服。《延年方》③。産後尿血。川牛膝水煎頻服。熊氏《補遺》④。喉痺乳蛾。新鮮牛膝根一握，艾葉七片，搗，和人乳，取汁灌入鼻内，須臾痰涎從口鼻出，即愈。無艾亦可。○一方：牛膝搗汁，和陳酢灌之。口舌瘡爛。牛膝浸酒含漱，亦可煎飲。《肘後方》⑤。牙齒疼痛。牛膝研末含漱。亦可燒灰。《千金方》⑥。折傷閃肭。杜牛膝搗罨之。《衛生易簡方》⑦。金瘡作痛。生牛膝搗敷，立止。《梅師方》⑧。卒得惡瘡人不識者。牛膝根搗傅之。《千金方》⑨。癰癤已潰。用牛膝根略刮去皮，插入瘡口中，留半寸在外，以嫩橘葉及地錦草各一握，搗其上。牛膝能去惡血，二草温凉止痛，隨乾隨换，有十全之功也。陳日華《經驗方》⑩。風瘙癮疹及痞癗。牛膝末，酒服方寸匕，日三服。《千金方》⑪。骨疽癩病。方同上。

莖葉。【氣味】缺。【主治】寒濕痿痺，老瘧淋閟，諸瘡。功同根，春夏宜用之。時珍。

【附方】舊三，新一。氣濕痺痛，腰膝痛。用牛膝葉一斤，切，以米三合，於豉汁中煮粥。

---

① 千金方：**《千金方》卷6“雜治第八”** 治小戶嫁痛連日方……又方：牛膝五兩，以酒三升，煮取半，去滓，分三服。

② 婦人良方：**《婦人良方》卷13“妊娠胎動安不得却須下方論第三”** 治妊娠母因疾病胎不能安，可下之……又方：牛膝一握，右細搗，以無灰酒一大盞，煎取七分，温二服。（**按**：“仍以獨根土牛膝……”未能溯得其源。）

③ 延年方：**《證類》卷6“牛膝”** 《梅師方》……又方：治胞衣不出。牛膝八兩，葵子一兩，以水九升，煎取三升，分三服。（**按**：《婦人良方》卷18“胞衣不出方論第四”引“延年方”，劑量等有差異。時珍引文當出《證類》。）

④ 補遺：**《〈婦人良方〉校注補遺》卷23“産後小便出血方論第八”** 〔熊附〕産後小便出血方，以川牛膝去蘆，水煎服。

⑤ 肘後方：**《證類》卷6“牛膝”** 《肘後方》：口中及舌上生瘡爛，取牛膝，酒漬含（漸）〔漱〕之。無酒者，空含亦佳。（**按**：《外臺》卷23“喉舌生瘡爛方八首”亦有此方，并言《肘後》同。但查今本《肘後備急方》無此方。）

⑥ 千金方：**《證類》卷6“牛膝”** 《肘後方》……又方治齒痛，牛膝末著齒間含之。/**《證類》卷6“牛膝”** 《孫真人食忌》：治牙齒疼痛，燒牛膝根灰，致牙齒間。

⑦ 衛生易簡方：**《衛生易簡方》卷9“折傷”** 治傷折閃肭：用杜牛膝搗罨甚效。孕婦勿服，破血墮胎。

⑧ 梅師方：**《證類》卷6“牛膝”** 《梅師方》……又方：治金瘡痛所，生牛膝搗傅瘡上，立差。

⑨ 千金方：**《證類》卷6“牛膝”** 《孫真人食忌》……又方：治卒得惡瘡，人不識者，以牛膝根搗傅之。

⑩ 經驗方：**《普濟方》卷290“諸瘡口不合”** 治瘡口：用細牛膝根，如瘡口之大小，略刮去粗皮，頓入口中，留半寸以下壓在瘡口外，即以嫩橘樹葉及地錦草，各用一握許，研成膏，傅之其上。牛膝能去惡血，得惡血常流，而二草温凉止痛。隨乾隨换，十全之功……（**按**：陳日華《經驗方》今佚。《普濟方》引時未示出處。）

⑪ 千金方：**《千金方》卷22“隱疹第五”** 治風瘙隱疹方……又方：牛膝爲末，酒下方寸匕，日三。並治骨疽、癩病及痞癗。

和鹽、醬,空腹食之。《聖惠方》①。**老瘧不斷**。牛膝莖葉一把切,以酒三升漬服,令微有酒氣。不即斷更作,不過三劑止。《肘後方》②。**溪毒寒熱**。東間有溪毒中人似射工,但無物。初病惡寒發熱煩懊,骨節强痛。不急治,生蟲食臟殺人。用雄牛膝莖紫色節大者一把,以酒、水各一盃同搗,絞汁温飲,日三服。《肘後方》③。**眼生珠管**。牛膝并葉搗汁,日點三四次。《聖惠方》④。

紫菀《本經》⑤中品

【釋名】青菀《别録》⑥、紫蒨《别録》、返魂草《綱目》、夜牽牛。【時珍曰】其根色紫而柔宛。故名,許慎《説文》⑦作茈菀。《斗門方》⑧謂之返魂草。

【集解】【《别録》⑨曰】紫菀生漢中 房陵山谷及真定、邯鄲。二月、三月采根,陰乾。【弘景⑩曰】近道處處有之。其生布地,花紫色,本有白毛,根甚柔細。有白者名白菀,不復用。【大明⑪曰】形似重臺,根作節,紫色潤軟者佳。【頌⑫曰】今耀、成、泗、壽、台、孟、興國諸州皆有之。三月内布地生苗,其葉二四相連,五月、六月内開黄白紫花,結黑子。餘如陶説。【恭⑬曰】白菀,即女菀也。

---

① 聖惠方:**《聖惠方》卷97“食治腰脚疼痛諸方”** 治風濕痹,腰膝疼痛,牛膝葉粥方:牛膝葉(一斤,切)、米(三合),右於豉汁中相和煮作粥,調和鹽醬,空腹食之。

② 肘後方:**《肘後方》卷3“治寒熱諸瘧方第十六”** 老瘧久不斷者……又方:牛膝莖葉一把,切,以酒三升服,令微有酒氣。不即斷,更作,不過三服而止。

③ 肘後方:**《肘後方》卷7“治卒中溪毒方第六十一”** 今東間諸山縣,無不病溪毒,春月皆得。亦如傷寒,呼爲溪温。未必是射工輩,亦盡患瘡痢,但寒熱煩疼不解,便致死耳。方家用藥與傷寒温疾相似,令施其單法……又方:取牛膝莖一把,水酒共一杯,漬,絞取汁飲之,日三。雄牛膝,莖紫色者是也。

④ 聖惠方:**《聖惠方》卷33“治眼生珠管諸方”** 治眼卒生珠管……又方:牛膝並葉(不拘多少),右搗絞取汁,日三五度點之。

⑤ 本經:**《本經》《别録》(《藥對》)見《證類》卷8“紫菀”** 味苦、辛,温,無毒。主欬逆上氣,胸中寒熱結氣,去蠱毒,痿蹷,安五藏,療欬唾膿血,止喘悸,五勞體虚,補不足,小兒驚癇。一名紫蒨,一名青苑。生房陵山谷及真定、邯鄲。二月、三月採根,陰乾。(款冬爲之使,惡天雄、瞿麥、雷丸、遠志,畏茵蔯蒿。)

⑥ 别録:見上注。(**按**:“釋名”項下“别録”同此。)

⑦ 説文:**《説文·艸部》** 菀,茈菀。出漢中房陵。

⑧ 斗門方:**《證類》卷8“紫菀”** 《斗門方》……用返魂草根……一名紫菀,又南中呼爲液牽牛是也。

⑨ 别録:見本頁注⑤。

⑩ 弘景:**《集注》見《證類》卷8“紫菀”** 陶隱居云:近道處處有,生布地,花亦紫,本有白毛,根甚柔細。有白者名白菀,不復用。

⑪ 大明:**《日華子》見《證類》卷8“紫菀”** ……形似重臺,根作節,紫色,潤軟者佳。

⑫ 頌:**《圖經》見《證類》卷8“紫菀”** 紫菀,生房陵山谷及真定、邯鄲,今耀、成、泗、壽、台、孟州,興國軍皆有之。三月内布地生苗葉,其葉三四相連,五月、六月内開黄、紫、白花,結黑子。本有白毛,根甚柔細。二月、三月内取根陰乾用……

⑬ 恭:**《唐本草》見《證類》卷8“紫菀”** 《唐本》注云:白苑即女苑也,療體與紫菀同,無紫菀時亦用白菀。陶云不復用,或是未悉。

療體與紫菀相同,無紫菀時亦用之。【穎①曰】紫菀連根葉采之,醋浸,入少鹽收藏,作菜辛香,號名仙菜。鹽不宜多,則腐也。【時珍曰】按陳自明②云:紫菀以牢山所出根如北細辛者爲良,沂、兖以東皆有之。今人多以車前、旋復根赤土染過僞之。紫菀肺病要藥,肺本自亡津液,又服走津液藥,爲害滋甚,不可不慎。

根。【修治】【斅③曰】凡使先去鬚。有白如練色者,號曰羊鬚草,自然不同。去頭及土,用東流水洗净,以蜜浸一宿,至明於火上焙乾用。一兩用蜜二分。

【氣味】苦,温,無毒。【《别録》④曰】辛。【權⑤曰】苦,平。【之才⑥曰】款冬爲之使,惡天雄、瞿麥、藁本、雷丸、遠志,畏茵蔯。【主治】欬逆上氣,胸中寒熱結氣,去蠱毒痿躄,安五臟。《本經》⑦。療欬唾膿血,止喘悸,五勞體虚,補不足,小兒驚癇。《别録》⑧。治尸疰,補虚下氣,勞氣虚熱,百邪鬼魅。甄權⑨。調中,消痰止渴,潤肌膚,添骨髓。大明⑩。益肺氣,主息賁。好古⑪。

【附方】舊三,新四。肺傷欬嗽。紫菀五錢,水一盞,煎七分,温服。日三次。《衛生易簡方》⑫。久嗽不瘥。紫菀、款冬花各一兩,百部半兩,擣羅爲末。每服三錢,薑三片,烏梅一箇,煎湯調下,日二,甚佳。《圖經本草》⑬。小兒欬嗽,聲不出者。紫菀末、杏仁等分,入蜜同研,丸

① 穎:**《食物本草》卷1"菜類"** 紫菀……連根葉采之,醋浸,入少鹽,收藏待用。其味辛香甚佳,號名仙菜。性怕鹽,多則腐也。

② 陳自明:**《婦人良方》"辯識修製藥物法度"** 紫苑(取茸,蘆如北細辛者良。以牢山出者爲上,沂兖次之,鄆以東,市上皆有之,形色氣味悉與《神農本經》、唐注、《日華子》相應。此藥肺病最爲急須。今京師所有,皆車前草、旋覆花根以赤土染之。又味鹹,大抵鹹走血,又能熱中,復利小便。且肺病本因亡津液而得之,今又服走津液藥,爲害滋甚,醫者宜思之。)

③ 斅:**《炮炙論》見《證類》卷8"紫菀"** 雷公云:凡使,先去髭,有白如練色者,號曰羊鬚草,自然不同。採得後,去頭土了,用東流水淘洗令净,用蜜浸一宿,至明於火上焙乾用。凡修一兩,用蜜二分。

④ 别録:見1189頁注⑤。

⑤ 權:**《藥性論》見《證類》卷8"紫菀"** 紫菀,臣,味苦,平……

⑥ 之才:**古本《藥對》**見1189頁注⑤括號中七情文。

⑦ 本經:見1189頁注⑤白字。

⑧ 别録:見1189頁注⑤。

⑨ 甄權:**《藥性論》見《證類》卷8"紫菀"** ……能治屍疰,補虚,下氣及胸脅逆氣,治百邪鬼魅,勞氣虚熱。

⑩ 大明:**《日華子》見《證類》卷8"紫菀"** 調中及肺痿吐血,消痰止渴,潤肌膚,添骨髓……

⑪ 好古:**《湯液大法》卷3"肺"** 虚則補(……紫菀……)/**《湯液大法》卷4"五積"** 息賁 肺(人參、紫菀)

⑫ 衛生易簡方:**《衛生易簡方》卷2"咳嗽"** 治肺傷:用紫菀水煎服之,效。

⑬ 圖經本草:**《圖經》見《證類》卷8"紫菀"** ……古今《傳信方》用之最要,近醫療久嗽不差,此方甚佳。紫菀去蘆頭、款冬花各一兩,百部半兩,三物擣羅爲散,每服三錢匕。生薑三片,烏梅一箇,同煎湯調下,食後、欲卧各一服。

芡子大。每服一丸，五味子湯化下。《全幼心鑑》①。**吐血欬嗽**，吐血後欬者。紫菀、五味炒，爲末，蜜丸芡子大，每含化一丸。《指南方》②。**産後下血**。紫菀末，水服五撮。《聖惠方》③。**纏喉風痹**，不通欲死者。用返魂草根一莖，洗浄納入喉中，待取惡涎出即瘥，神效。更以馬牙硝津嚥之，即絶根本。一名紫菀，南人呼爲夜牽牛。《斗門方》④。**婦人小便**卒不得出者。紫菀爲末，井華水服三撮，即通。小便血者，服五撮立止。《千金方》⑤。

女菀《本經》⑥中品

【釋名】白菀《别録》⑦、織女菀《别録》、女復《廣雅》⑧、茆音柳。【時珍曰】其根似女體柔婉，故名。

【集解】【《别録》⑨曰】女菀生漢中山谷或山陽。正月、二月采，陰乾。【弘景⑩曰】比來醫方無復用之。復有白菀似紫菀，恐非此也。【恭⑪曰】白菀即女菀，"有名未用"重出一條，故陶説疑之。功與紫菀相似。【宗奭⑫曰】女菀即白菀，非二物也。《唐修本草》删去白菀，甚合宜。【時珍曰】白菀，即紫菀之色白者也。雷斅⑬言，紫菀白如練色者，名羊鬚草，恐即此物也。

---

① 全幼心鑑：**《全幼心鑑》卷2"喘急"** 紫菀膏：治嬰孩小兒咳嗽聲不出。紫菀（去土）、杏仁（去皮尖），右紫菀末同杏仁研，入蜜煎如膏，如芡實大，用五味子煎湯研化，食遠服。

② 指南方：**《普濟方》卷188"吐血"** 紫菀丸（出《指南方》）：治吐血後咳血。紫菀（去苗、土、枝梗）、五味子（炒，各等分），右爲細末，煉蜜爲丸如彈子大，每服一丸，含化。

③ 聖惠方：**《普濟方》卷38"臟風下血"** 治糞後解紅……又方：用紫菀末，水調五撮服止……（**按**：《聖惠方》無此方。誤注出處。）

④ 斗門方：**《證類》卷8"紫菀"** 《斗門方》：治纏喉風，喉閉飲食不通欲死者。用返魂草根一莖，浄洗内入喉中，待取惡涎出即差。神效。更以馬牙消津嚥之，即絶根本。一名紫菀，又南中呼爲液牽牛是也。

⑤ 千金方：**《千金方》卷21"淋閉第二"** 治婦人卒不得小便方……又方：紫菀末，井華水服三指撮，立通。血出四五度服之。

⑥ 本經：**《本經》《别録》（《藥對》）見《證類》卷9"女菀"** 味辛，温，無毒。主風寒洗洗，霍亂洩痢，腸鳴上下無常處，驚癇，寒熱百疾。療肺傷欬逆出汗，久寒在膀胱支滿，飲酒夜食發病。一名白菀，一名織女菀，一名茆。生漢中川谷或山陽。正月、二月採，陰乾。（畏鹵鹹。）

⑦ 别録：見上注。（**按**："釋名"項下"别録"同此。）

⑧ 廣雅：**《廣雅》卷10"釋草"** 女腸，女菀也。

⑨ 别録：見本頁注⑥。

⑩ 弘景：**《集注》見《證類》卷9"女菀"** 陶隱居云：比來醫方都無復用之。市人亦少有，便是欲絶。别復有白菀似紫菀，非此之别名也。

⑪ 恭：**《唐本草》見《證類》卷9"女菀"** 《唐本》注云：白菀即女菀，更無别者，有名未用中浪出一條。無紫菀時亦用之，功效相似也。

⑫ 宗奭：**《衍義》卷9"紫菀"** 《唐本》注言：無紫菀時，亦用白菀。白菀即女菀也。今《本草》無白菀之名，蓋唐修《本草》時已删去。

⑬ 雷斅：**《炮炙論》見《證類》卷8"紫菀"** 雷公云：凡使，先去髭，有白如練色者，號曰羊鬚草，自然不同……

根。【氣味】辛，温，無毒。【之才①曰】畏鹵鹹。【主治】風寒洗洗，霍亂洩痢，腸鳴上下無常處，驚癎，寒熱百疾。《本經》②。療肺傷欬逆出汗，久寒在膀胱支滿，飲酒夜食發病。《别録》③。

【發明】【時珍曰】按葛洪《肘後方》④載治人面黑令白方：用真女菀三分，鉛丹一分，爲末，醋漿服一刀圭，日三服。十日大便黑，十八日面如漆，二十一日全白便止，過此太白矣。年三十後不可服。忌五辛。孫思邈《千金方》⑤用酒服，男十日，女二十日，黑色皆從大便出也。又《名醫録》⑥云：宋 興國時，有女任氏色美，聘進士王公輔，不遂意，鬱久面色漸黑，母家求醫。一道人用女真散，酒下二錢，一日二服。數日面貌微白，一月如故。懇求其方，則用黄丹、女菀二物等分爾。據此，則葛氏之方已試有驗者矣。然則紫菀治手太陰血分，白菀手太陰氣分藥也。肺熱則面紫黑，肺清則面白。三十歲以後則肺氣漸减，不可復泄，故云不可服之也。

麥門冬《本經》⑦上品

【釋名】虋冬音門，秦名烏韭，齊名愛韭，楚名馬韭，越名羊韭並《别録》⑧。

---

① 之才：古本《藥對》見 1191 頁注⑥括號中七情文。

② 本經：見 1191 頁注⑥白字。

③ 别録：見 1191 頁注⑥。

④ 肘後方：**《肘後方》卷 6"治面皰髮禿身臭心昏鄙丑方第四十九"** 葛氏服藥取白方……又方：女苑（三分）、鉛丹（一分），右二味末，以醋漿服一刀圭，日三服，十日大便黑，十八、十九日如漆，二十一日全白，便止，過此太白，其年過三十，難復療。服藥忌五辛。

⑤ 千金方：**《千金方》卷 6"面藥第九"** 鉛丹散：治面黑，令人面白如雪方。鉛丹（三十銖）、真女菀（六十銖），右二味治下篩，酒服一刀圭，日三，男十日知，女二十日知，知則止。黑色皆從大便中出矣，面白如雪。

⑥ 名醫録：**《神秘名醫録》卷上"任氏面疾有治法"** 興國初，有任氏，美色。後聘進士王公甫，累獲薦而皆禮部黜之。任氏謂公甫不遂寸禄，長愁鬱而不忿，不期即漸面色變黑，自漸而歸母家求治。醫曰：此非病，藥無能療也。後遇一道人曰：此乃病也，吾有方可愈矣。任氏懇求，得之，曰：女貞散，以酒下二錢，日兩服，數日間隨便有黑色出，面即微微變白。止一月如舊。醫者詢之，道人曰：凡憂愁思慮則傷心，心傷則使腎氣升，搏之腎氣，尅心則心氣被鬱也。蓋心主火而色赤，腎主水而色黑，腎氣妄行於上，以致面色變黑耳。任氏厚賂而得方，止用黄丹、女苑二味等分，爲末耳。（**按**：時珍或轉引自《醫説》卷 9"任氏面疾"。）

⑦ 本經：**《本經》《别録》（《藥對》）見《證類》卷 6"麥門冬"** 味甘，平、微寒，無毒。主心腹結氣，腸中傷飽，胃絡脉絶，羸瘦短氣。身重目黄，心下支滿，虚勞客熱，口乾燥渴，止嘔吐，愈痿蹷，强陰益精，消穀調中，保神，定肺氣，安五藏，令人肥健，美顔色，有子。久服輕身，不老不飢。秦名羊韭，齊名愛韭，楚名馬韭，越名羊蓍，一名禹葭，一名禹餘糧。葉如韭，冬夏生長。生函谷川谷及堤坂肥土石間久廢處。二月、三月、八月、十月採，陰乾。（地黄、車前爲之使。惡款冬、苦瓠。畏苦參、青蘘。）

⑧ 别録：見上注。（**按**："釋名"項下"别録"皆同此。）

禹韭吴普①、禹餘粮《别録》、忍冬吴普、忍凌吴普、不死草吴普、階前草。【弘景②曰】根似穬麥，故謂之麥門冬。【時珍曰】麥鬚曰虋，此草根似麥而有鬚，其葉如韭，凌冬不凋，故謂之麥虋冬，及有諸韭、忍冬諸名，俗作門冬，便于字也。可以服食斷穀，故又有餘粮、不死之稱，《吴普本草》一名僕壘，一名隨脂。

【集解】【《别録》③曰】麥門冬葉如韭，冬夏長生。生函谷川谷及隄坂肥土石間久廢處。二月、八月、十月采根，陰乾。【普④曰】生山谷肥地，叢生，葉如韭，實青黄，采無時。【弘景⑤曰】函谷即秦關，處處有之，冬月作實如青珠，以四月采根，肥大者爲好。【藏器⑥曰】出江寧者小潤，出新安者大白。其苗大者如鹿葱，小者如韭葉，大小有三四種，功用相似，其子圓碧。【頌⑦曰】所在有之。葉青似莎草，長及尺餘，四季不凋。根黄白色有鬚，根如連珠形。四月開淡紅花，如紅蓼花。實碧而圓如珠。江南出者葉大，或云吴地者尤勝。【時珍曰】古人惟用野生者。後世所用多是種蒔而成。其法：四月初采根，於黑壤肥沙地栽之。每年六月、九月、十一月三次上糞及芸灌，夏至前一日取根，洗晒收之。其子亦可種，但成遲爾。浙中來者甚良，其葉似韭而多縱文，且堅韌爲異。

根。【修治】【弘景⑧曰】凡用取肥大者，湯澤，抽去心，不爾令人煩。大抵一斤須減去四五兩也。【時珍曰】凡入湯液，以滚水潤濕，少頃抽去心，或以瓦焙軟，乘熱去心。若入丸散，須瓦焙熱，即於風中吹冷，如此三四次，即易燥，且不損藥力。或以湯浸搗膏和藥，亦可。滋補藥，則以酒浸擂之。

【氣味】甘，平，無毒。【《别録》⑨曰】微寒。【普⑩曰】神農、岐伯：甘，平。黄帝、桐君、

---

① 吴普：**《證類》卷6"麥門冬"** 吴氏云：一名馬韭，一名虋火冬，一名忍冬，一名忍陵，一名不死藥，一名僕壘，一名隨脂……/**《御覽》卷989"麥門冬"** 《吴氏本草》曰……一名禹韭，一名虋韭……（**按**："釋名"項下"吴普"皆同此。）

② 弘景：**《集注》見《證類》卷6"麥門冬"** ……根似穬麥，故謂麥門冬……

③ 别録：見1192頁注⑦。

④ 普：**《證類》卷6"麥門冬"** 吴氏云……生谷中肥地，葉如韭，肥澤叢生。採無時。實青黄。

⑤ 弘景：**《集注》見《證類》卷6"麥門冬"** 陶隱居云：函谷即秦關。而麥門冬異於羊韭之名矣。處處有，以四月採，冬月作實如青珠……以肥大者爲好。

⑥ 藏器：**《拾遺》見《證類》卷6"麥門冬"** ……出江寧小潤，出新安大白，其大者苗如鹿葱。小者如韭葉。大小有三四種，功用相似。其子圓碧……

⑦ 頌：**《圖經》見《證類》卷6"麥門冬"** 麥門冬，生函谷川谷及堤阪肥土石間久廢處，今所在有之。葉青似莎草，長及尺餘，四季不凋。根黄白色，有鬚根作連珠，形似穬麥顆，故名麥門冬。四月開淡紅花，如紅蓼花。實碧而圓如珠。江南出者，葉大者苗如鹿葱，小者如韭，大小有三四種，功用相似。或云吴地者尤勝……

⑧ 弘景：**《集注》見《證類》卷6"麥門冬"** ……以肥大者爲好。用之湯澤抽去心，不爾，令人煩。斷穀家爲要。二門冬潤時並重，既燥即輕，一斤減四五兩爾。

⑨ 别録：見1192頁注⑦。

⑩ 普：**《證類》卷6"麥門冬"** 吴氏云……神農、岐伯：甘，平。黄帝、桐君、雷公：甘，無毒。季氏：甘，小温。扁鵲：無毒……

雷公：甘，無毒。李當之：甘、小温。【杲①曰】甘、微苦，微寒，陽中微陰，降也。入手太陰經氣分。【之才②曰】地黄、車前爲之使。惡款冬、苦瓠、苦芙。畏苦參、青蘘、木耳。伏石鍾乳。【主治】心腹結氣，腸中傷飽，胃絡脉絶，羸瘦短氣。久服輕身，不老不飢。《本經》③。療身重目黄，心下支滿，虚勞客熱，口乾燥渴，止嘔吐，愈痿蹶，强陰益精，消穀調中，保神，定肺氣，安五臟，令人肥健，美顔色，有子。《别録》④。去心熱，止煩熱，寒熱體勞，下痰飲。藏器⑤。治五勞七傷，安魂定魄，止嗽，定肺痿吐膿，時疾熱狂頭痛。大明⑥。治熱毒大水，面目肢節浮腫，下水，主泄精。甄權⑦。治肺中伏火，補心氣不足，主血妄行及經水枯，乳汁不下。元素⑧。久服輕身明目。和車前、地黄丸服，去濕痺，變白，夜視有光。藏器⑨。斷穀爲要藥。弘景⑩。

【發明】【宗奭⑪曰】麥門冬治肺熱之功爲多，其味苦，但專泄而不專收，寒多人禁服。治心肺虚熱及虚勞，與地黄、阿膠、麻仁同爲潤經益血、復脉通心之劑，與五味子、枸杞子同爲生脉之劑。【元素⑫曰】麥門冬治肺中伏火、脉氣欲絶者，加五味子、人參，三味爲生脉散，補肺中元氣不足。

---

① 杲：**《湯液本草》卷4"麥門冬"** 氣寒，味微苦/甘。微寒，陽中微陰也。無毒。/入手太陰經。（**按**：《珍珠囊·諸品藥性主治指掌》（《醫要集覽》本）"麥門冬"有"降也"二字，其他均不同。）

② 之才：**古本《藥對》**見1192頁注⑦括號中七情文。/**《藥性論》見《證類》卷6"麥門冬"** 麥門冬，使。惡苦芙，畏木耳……（**按**："伏石鍾乳"未能溯得其源。）

③ 本經：見1192頁注⑦白字。

④ 别録：見1192頁注⑦。

⑤ 藏器：**《拾遺》見《證類》卷6"麥門冬"** 《陳藏器本草》云：麥門冬，本經不言生者。按生者本功外。去心煮飲，止煩熱消渴，身重目黄，寒熱體勞，止嘔，開胃，下痰飲。乾者入丸散及湯用之……

⑥ 大明：**《日華子》見《證類》卷6"麥門冬"** 治五勞七傷，安魂定魄，止渴，肥人，時疾熱狂，頭痛，止嗽。

⑦ 甄權：**《藥性論》見《證類》卷6"麥門冬"** ……能治熱毒，止煩渴，主大水，面、目、肢節浮腫，下水，治肺痿吐膿，主泄精，療心腹結氣，身黑目黄，心下苦支滿，虚勞客熱。

⑧ 元素：**《醫學啓源》卷下"用藥備旨·麥門冬"** ……治肺中〔伏〕火，〔脉〕氣欲絶。加五味子、人參〔二〕味，爲生脉散，補肺中元氣不足，須用之。/《主治秘〔要〕》云……治經枯、乳汁不下……/**《湯液本草》卷4"麥門冬"** 《象》云：治肺中伏火，脉氣欲絶。加五味子、人參。三味爲生脉之劑，補肺中元氣不足。/《珍》云：行經，酒浸、湯浸。去心，治經枯。/《心》云：補心氣不足，及治血妄行，補心不足。（**按**：以上"象云"、"心云"一般認爲是李東垣之作。李氏雖然有可能繼承引用其師張元素之説，但亦有某些發揮，如"治血妄行"等。）

⑨ 藏器：**《拾遺》見《證類》卷6"麥門冬"** ……久服輕身明目。和車前子、乾地黄爲丸，食後服之，去温瘴，變白，明目，夜中見光。

⑩ 弘景：見1193頁注⑧。

⑪ 宗奭：**《衍義》卷7"麥門冬"** 根上子也。治心肺虚熱，並虚勞客熱。亦可取苗作熟水飲。/**《衍義》卷7"天門冬"** 治肺熱之功爲多。其味苦，但專泄而不專收，寒多人禁服。餘如二經。

⑫ 元素：見本頁注⑧。

【杲①曰】六七月間濕熱方旺，人病骨乏無力，身重氣短，頭旋眼黑，甚則痿軟。故孫真人以生脉散補其天元真炁。脉者，人之元氣也。人參之甘寒，瀉熱火而益元氣。麥門冬之苦寒，滋燥金而清水源。五味子之酸温，瀉丙火而補庚金，兼益五臟之氣也。【時珍曰】按趙繼宗《儒醫精要》②云：麥門冬以地黄爲使，服之令人頭不白，補髓，通腎氣，定喘促，令人肌體滑澤，除身上一切惡氣不潔之疾，蓋有君而有使也。若有君無使，是獨行無功矣。此方惟火盛氣壯之人服之相宜。若氣弱胃寒者，必不可餌也。

【附方】舊三，新九。**麥門冬煎**。補中益心，悦顔色，安神益氣，令人肥健，其力甚駃。取新麥門冬根去心，搗熟絞汁，和白蜜。銀器中重湯煮，攪不停手，候如飴乃成。温酒日日化服之。《圖經本草》③。**消渴飲水**。用上元板橋麥門冬鮮肥者二大兩。宣州黄連九節者二大兩，去兩頭尖三五節，小刀子調理去皮毛了，吹去塵，更以生布摩拭，秤之，搗末。以肥大苦瓠汁浸麥門冬經宿，然後去心，即於臼中擣爛，納黄連末和搗，並手丸如梧子大。食後飲下五十丸，日再。但服兩日，其渴必定。若重者，即初服一百五十丸，二日服一百二十丸，三日一百丸，四日八十丸，五日五十丸。合藥要天炁晴明之夜方浸藥。須净處，禁婦人、雞、犬見之。如覺可時，只服二十五丸。服訖覺虚，即取白羊頭一枚治净，以水三大斗煮爛，取汁一斗以來，細細飲之。勿食肉，勿入鹽。不過三劑平復也。崔元亮《海上集驗方》④。**勞氣欲絶**。麥門冬一兩，甘草炙二兩，秔米半合，棗二枚，竹葉十

---

① 杲：**《内外傷辨惑論》卷中“暑傷胃氣論”**　清暑益氣湯……夫脾胃虚弱之人，遇六七月霖雨，諸物皆潤，人汗沾衣，身重短氣，更逢濕旺，助熱爲邪，西北二方寒清绝矣，人重感之，則骨乏無力，其形如夢寐間，朦朦如煙霧中，不知身所有也。聖人立法，夏月宜補者，補天真元氣，非補熱火也，夏食寒者是也。故以人參之甘補氣，麥門冬苦寒，瀉熱補水之源，五味子之酸，清肅燥金，名曰生脉散。孫真人云：五月常服五味子以補五臟之氣，亦此意也。

② 儒醫精要：**《儒醫精要・論生脉之劑》**　天門冬、麥門冬、人參、枸杞子、北五味，爲生脉之劑也。愚嘗考之，地黄、貝母，爲天門冬之使，地黄、車前子，又爲麥門冬之使，茯苓爲人參之使。蓋有君而無使，是獨行而無功……又考天門冬與地黄爲使，服之頭老不白，補髓通腎氣，止喘促，令人肌體滑澤，除身上一切惡氣、不潔之疾。麥門冬和車前子、熟地黄爲使，服之補肺氣、心氣各不足，及治肺中伏熱，脉氣欲絶，强陰秘精，去濕痺，變白，明目，夜中見光。人參與茯苓服之，補五臟，安精神。愚意總以麥門冬爲君，天門冬、人參爲臣……（**按**：時珍所引“麥門冬”，今存《儒醫精要》和刻本作“天門冬”。故溯源時將原麥門冬之功效同時列出以備考。）

③ 圖經本草：**《圖經》見《證類》卷 6“麥門冬”**　……亦堪單作煎餌之。取新根去心，擣熟絞取汁，和白蜜，銀器中重湯煮，攪不停手，候如飴乃成。酒化温服之，治中益心，悦顔色，安神益氣，令人肥健，其力甚駿……

④ 海上集驗方：**《圖經》見《證類》卷 6“麥門冬”**　……又崔元亮《海上方》治消渴丸云：偶於野人處得，神驗不可言。用上元板橋麥門冬鮮肥者二大兩，宣州黄連九節者二大兩，去兩頭尖三五節，小刀子條理去皮毛了净，吹去塵，更以生布摩拭，秤之，擣末，以肥大苦瓠汁浸麥門冬經宿，然後去心，即於臼中擣爛，即内黄連末臼中和擣，候丸得，即併手丸大如梧子，食後飲下五十丸，日再，但服兩日，其渴必定。若重者，即初服藥，每一服一百五十丸，第二日服一百二十丸，第三日一百丸，第四日八十丸，第五日依本服丸。若欲合藥，先看天氣晴明，其夜方浸藥，切須净處，禁婦人、雞、犬見知。如似可，每日只服二十五丸，服訖覺虚，即取白羊頭一枚，净去毛洗了，以水三大斗，煮令爛，去頭，取汁可一斗已來，細細服之，亦不著鹽，不過三劑平復。

五片，水二升，煎一升，分三服。《南陽活人書》①。**虚勞客熱**。麥門冬煎湯頻飲。○《本草衍義》②。**吐血衄血**諸方不效者。麥門冬去心一斤，擣取自然汁，入蜜二合，分作二服。即止。《活人心統》③。**衄血不止**。麥門冬去心、生地黄各五錢，水煎服。立止。《保命集》④。**齒縫出血**。麥門冬煎湯漱之。《蘭室寶鑑》⑤。**咽喉生瘡**。脾肺虚熱上攻也。麥門冬一兩，黄連半兩，爲末。煉蜜丸梧子大。每服二十丸，麥門冬湯下。《普濟方》⑥。**乳汁不下**。麥門冬去心焙，爲末。每用三錢，酒磨犀角約一錢許，温熱調下，不過二服便下。熊氏《補遺》⑦。**下痢口渴**，引飲無度。麥門冬去心三兩，烏梅肉二十箇，細剉，以水一升，煮取七合，細細呷之。《必效方》⑧。**金石藥發**。麥門冬六兩，人參四兩，甘草炙二兩，爲末，蜜丸梧子大。每服五十丸，飲下，日再服。《本草圖經》⑨。**男女血虚**。麥門冬三斤，取汁熬成膏，生地黄三斤，取汁熬成膏，等分，一處濾過，入蜜四之一，再熬成，瓶收。每日白湯點服。忌鐵器。《醫方摘要》⑩。

---

① 南陽活人書：**《類證活人書》卷18"麥門冬湯"**　治勞氣欲絶。麥門冬（一兩，去心）、甘草（炙，二兩），右剉如麻豆大，先用水二小盞，入粳米半合，煎令米熟，去米，約得水一小盞半，入藥五錢，棗二枚，竹葉十五片，同煎至一盞，去滓温服。不能服者，綿滴口中。

② 本草衍義：見1194頁注⑪。

③ 活人心統：**《活人心統》卷3"失血門"**　門冬膏：治吐血衄血，諸藥不效者。麥門冬（去心，一斤），擣碎，取自然汁一碗，入蜜少許，作二次服之。

④ 保命集：**《保命集》卷下"婦人胎産論第二十九"**　麥門冬飲子：治衄血不止。麥門冬、生地黄，右各等分，剉，每服一兩，煎服。

⑤ 蘭室寶鑑：**《普濟方》卷69"齒間血出"**　齒縫出血方：齒縫出血不止，他藥不能治者，鹽注之。《蘭室寶鑒》用門冬煎湯漱之，亦良。

⑥ 普濟方：**《普濟方》卷62"咽喉生瘡"**　麥門冬丸：治虚熱上攻，脾肺有熱，咽喉生瘡。麥門冬（一兩）、黄連（半兩），右爲末，用蜜丸如梧桐子大，每服三十丸，門冬湯下，食前。

⑦ 補遺：**《〈婦人良方〉校注補遺》卷23"産後乳汁或行或不行方論第十一"**　〔熊附〕又方：麥門冬不拘多少，去心，焙，爲末，以酒磨犀角紅一錢許，煖犀角酒，調門冬末二錢許服之，不過再服，乳汁便下。

⑧ 必效方：**《外臺》卷25"痢兼渴方二首"**　《必效》療痢兼渴方：麥門冬（三兩，去心）、烏梅（二大枚），右二味以水一大升，煮取强半，絞去滓，待冷，細細咽之即定，仍含之。

⑨ 本草圖經：**《圖經》見《證類》卷6"麥門冬"**　……又主金石藥發。麥門冬去心六兩，人參四兩，甘草二兩炙，三物下篩，蜜丸如梧子，日再飲下……

⑩ 醫方摘要：**《醫方摘要》卷8"養老"**　地黄膏：男婦血虚者，用生地黄不拘多少，取汁，熬成煎，生麥門冬不拘多少，取汁，熬成煎，二煎入作一處，濾過，入砂鍋内同熬一時四分，入蜜一分，再熬一時，取出納磁罐收之。亦照瓊玉膏法（白湯點服）服之。

萱草宋《嘉祐》①

【釋名】忘憂《説文》②、療愁《綱目》、丹棘《古今注》③、鹿葱《嘉祐》④、鹿劍土宿⑤、妓女吴普⑥、宜男。【時珍曰】萱本作諼。諼,忘也。《詩》云:焉得諼草,言樹之背。謂憂思不能自遣,故欲樹此草玩味以忘憂也。吴人謂之療愁。董子云:欲忘人之憂,則贈之丹棘,一名忘憂故也。其苗烹食,氣味如葱,而鹿食九種解毒之草,萱乃其一,故又名鹿葱。周處《風土記》云:懷妊婦人佩其花,則生男,故名宜男。李九華《延壽書》云:嫩苗爲蔬,食之動風,令人昏然如醉,因名忘憂。此亦一説也。嵇康《養生論》:神農經言中藥養性,故"合歡蠲忿,萱草忘憂",亦謂食之也。鄭樵《通志》⑦乃言萱草一名合歡者,誤矣。"合歡"見木部。

【集解】【頌⑧曰】萱草處處田野有之,俗名鹿葱。五月采花,八月采根。今人多采其嫩苗及花跗作葅食。【時珍曰】萱宜下濕地,冬月叢生。葉如蒲、蒜輩而柔弱,新舊相代,四時青翠。五月抽莖開花,六出四垂,朝開暮蔫,至秋深乃盡,其花有紅、黄、紫三色。結實三角,内有子大如梧子,黑而光澤。其根與麥門冬相似,最易繁衍。《南方草木狀》⑨言,廣中一種水葱,狀如鹿葱,其花或紫或黄,蓋亦此類也。或言鹿葱花有斑文,與萱花不同時者,謬也。肥土所生,則花厚色深,有斑文,起重臺,開有數月;瘠土所生,則花薄而色淡,開亦不久。嵇含《宜男花序》⑩亦云"荆楚之士號爲鹿葱,可以薦葅",尤可憑據。今東人采其花跗乾而貨之,名爲黄花菜。

苗、花。【氣味】甘,凉,無毒。【主治】煮食,治小便赤澀,身體煩熱,除酒疸。大明⑪。消食,利濕熱。時珍。作葅,利胸膈,安五臟,令人好歡樂,無

---

① 嘉祐:**《嘉祐》見《證類》卷11"萱草根"** 凉,無毒。治沙淋,下水氣,主酒疸黄色通身者,取根擣絞汁服,亦取嫩苗煮食之。又主小便赤澀,身體煩熱。一名鹿葱。花名宜男。《風土記》云:懷妊婦人佩其花,生男也。(新補,見陳藏器、日華子。)

② 説文:**《説文·艸部》** 藼,令人忘憂艸也……

③ 古今注:**《古今注》卷下"問答釋義第八"** ……欲忘人之憂,則贈以丹棘。丹棘一名忘憂草,使人忘其憂也……

④ 嘉祐:見本頁注①。

⑤ 土宿:(**按**:僅見《綱目》引録。)

⑥ 吴普:**《御覽》卷996"萱"** 《本草經》曰:萱,一名忘憂,一名宜男,一名妓女。

⑦ 通志:**《通志·昆蟲草木略·草類》** 萱草:曰合歡草,曰無憂草。言能令人樂而忘憂。花曰宜男,婦人喜佩之。

⑧ 頌:**《圖經》見《證類》卷11"萱草根"** 萱草,俗謂之鹿葱,處處田野有之……五月採花,八月採根用。今人多採其嫩苗及花跗作葅。云:利胸鬲甚佳。

⑨ 南方草木狀:**《南方草木狀》卷上** 水葱:花葉皆如鹿葱,花色有紅、黄、紫三種。出始興,婦人懷姙佩其花生男者,即此花,非鹿葱也。交廣人佩之極有驗。

⑩ 宜男花序:**《御覽》卷994"鹿葱"** 嵇含《宜男花序》曰:宜男花者,世有之久矣。多殖幽皐曲隰之側,或華林玄圃,非衡門蓬宇所宜序也。荆楚之土號曰鹿葱,根苗可以薦於俎。世人多女欲求男者,取此草服之,尤良也。

⑪ 大明:見本頁注①。

憂，輕身明目。蘇頌①。

根。【主治】沙淋，下水氣，酒疸黄色遍身者，擣汁服。藏器②。大熱衄血，研汁一大盞，和生薑汁半盞，細呷之。宗奭③。吹乳、乳癰腫痛，擂酒服，以滓封之。時珍。

【發明】【震亨④曰】萱屬木，性下走陰分，一名宜男，寧無微意存焉？

【附方】新四。通身水腫。鹿葱根葉，晒乾爲末。每服二錢，入席下塵半錢，食前米飲服。《聖惠方》⑤。小便不通。萱草根煎水頻飲。《杏林摘要》⑥。大便後血。萱草根和生薑，油炒，酒衝服。《聖濟總録》⑦。食丹藥毒。萱草根研汁服之。《事林廣記》⑧。

搥胡根《拾遺》⑨

【集解】【藏器⑩曰】生江南川谷蔭地，苗如萱草，其根似天門冬。凡用抽去心。

【氣味】甘，寒，無毒。

【主治】潤五臟，止消渴，除煩去熱，明目，功如麥門冬。藏器⑪。

淡竹葉《綱目》

【釋名】根名碎骨子。【時珍曰】竹葉象形，碎骨言其下胎也。

【集解】【時珍曰】處處原野有之。春生苗，高數寸，細莖緑葉，儼如竹米落地所生細竹之莖葉。其根一窠數十鬚，鬚上結子，與麥門冬一樣，但堅硬爾，隨時采之。八九月抽莖，結小長穗。俚人采其根苗，擣汁和米作酒麴，甚芳烈。

---

① 蘇頌：**《圖經》見《證類》卷11“萱草根”** ……主安五藏，利心志，令人好歡樂，無憂，輕身明目……

② 藏器：見1197頁注①。

③ 宗奭：**《衍義》卷12“萱草”** 根洗净，研汁一盞，生薑汁半盞相和，時時細呷，治大熱衄血。

④ 震亨：**《衍義補遺·萱草》** 屬木，性下走陰分。一名宜男，寧無微意存焉……

⑤ 聖惠方：**《聖惠方》卷54“治水氣遍身浮腫諸方”** 治水氣遍身浮腫方：右取鹿葱根葉不限多少，細切曬乾，杵羅爲末，每用葱末二錢，席下塵半錢相和作散，每於食前以清粥飲調服之。

⑥ 杏林摘要：（**按**：書佚，無可溯源。）

⑦ 聖濟總録：**《普濟方》卷38“臟毒下血”** 治便紅……又方：用萱草根和薑油炒，酒煎服。（**按**：《聖濟總録》無此方，誤注出處。）

⑧ 事林廣記：**《事林廣記》（和刻）辛集卷5“解毒備急·食丹藥毒”** 萱草根研汁，飲之解。

⑨ 拾遺：**《證類》卷6“四十六種陳藏器餘·搥胡根”** 味甘，寒，無毒。主潤五藏，止消渴，除煩去熱，明目，功用如麥門冬。生江南川谷蔭地，苗如萱草，根似天門冬。用之去心。

⑩ 藏器：見上注。

⑪ 藏器：見上注。

【氣味】甘,寒,無毒。【主治】葉去煩熱,利小便,清心。根能墮胎催生。時珍。

鴨跖草跖音隻〇宋《嘉祐》①補

【釋名】鷄舌草《拾遺》②、碧竹子同上、竹雞草《綱目》、竹葉菜同上、淡竹葉同上、耳環草同上、碧蟬花同上、藍姑草。【藏器③曰】鴨跖生江東、淮南平地。葉如竹,高一二尺,花深碧,好爲色,有角如鳥觜。【時珍曰】竹葉菜處處平地有之。三四月生苗,紫莖竹葉,嫩時可食。四五月開花,如蛾形,兩葉如翅,碧色可愛。結角尖曲如鳥喙,實在角中,大如小豆。豆中有細子,灰黑而皺,狀如蠶屎。巧匠采其花,取汁作畫色及彩羊皮燈,青碧如黛也。

苗。【氣味】苦,大寒,無毒。【主治】寒熱瘴瘧,痰飲丁腫,肉癥澀滯,小兒丹毒,發熱狂癇,大腹痞滿,身面氣腫,熱痢,蛇犬咬、癰疽等毒。藏器④。和赤小豆煮食,下水氣濕痺,利小便。大明⑤。消喉痺。時珍。

【附方】新四。小便不通。竹雞草一兩,車前草一兩,擣汁入蜜少許,空心服之。《集簡方》。下痢赤白。藍姑草,即淡竹葉菜,煎湯日服之。《活幼全書》⑥。喉痺腫痛。鴨跖草汁點之。《袖珍方》⑦。五痔腫痛。耳環草一名碧蟬兒花。挼軟納患處,即效。危亦林《得效方》⑧。

葵《本經》⑨上品【校正】自菜部移入此。

【釋名】露葵《綱目》、滑菜。【時珍曰】按《爾雅翼》⑩云:葵者,揆也。葵葉傾日,不使照

---

① 嘉祐:**《嘉祐》見《證類》卷 11"鴨跖草"**　味苦,大寒,無毒。主寒熱瘴瘧,痰飲丁腫,肉癥澀滯,小兒丹毒,發熱狂癇,大腹痞滿,身面氣腫,熱痢,蛇犬咬,癰疽等毒。和赤小豆煮,下水氣濕痺,利小便。生江東、淮南平地。葉如竹,高一二尺。花深碧,有角如鳥嘴。北人呼爲雞舌草,亦名鼻斫草,吴人呼爲跖。跖、斫聲相近也。一名碧竹子。花好爲色。(新補,見陳藏器、日華子。)

② 拾遺:見上注。(**按**:"釋名"項下"拾遺"同此。)

③ 藏器:見上注。

④ 藏器:見上注。

⑤ 大明:見上注。

⑥ 活幼全書:(**按**:查《秘傳活幼全書》,未能溯得其源。)

⑦ 袖珍方:**《袖珍方》卷 3"咽喉"**　治喉痹(秘方):以鴨脚草汁點之。

⑧ 得效方:**《得效方》卷 7"諸痔"**　敷法:治五痔痛癢。……又方:耳環草(一名碧蟬兒花),手挪軟,納患處即愈。

⑨ 本經:**《本經》《别録》(《藥對》)見《證類》卷 27"冬葵子"**　味甘,寒,無毒。主五藏六腑寒熱,羸瘦,五癃,利小便,療婦人乳難内閉。久服堅骨,長肌肉,輕身延年。生少室山。十二月採之。(黄芩爲之使。)/葵根:味甘,寒,無毒。主惡瘡,療淋,利小便,解蜀椒毒。/葉:爲百菜主,其心傷人。

⑩ 爾雅翼:**《爾雅翼》卷 4"葵"**　葵爲百菜之主,味尤甘滑……古者葵稱露葵。又終葵一名繁露,今摘葵必待露解。語曰:觸露不掐葵,日中不翦韭,各有宜也。又葵性向日……夫天有十日,葵與之終始,故葵從癸。《説文》云:揆,葵也。即所謂揆之以日者。

其根,乃智以揆之也。古人采葵必待露解,故曰露葵。今人呼爲滑菜,言其性也。古者葵爲五菜之主,今不復食之,故移入此。

【集解】【《别録》①曰】冬葵子生少室山。【弘景②曰】以秋種葵,覆養經冬,至春作子者,謂之冬葵,入藥性至滑利。春葵子亦滑,不堪藥用,故是常葵耳。術家取葵子微炒熚炧,音畢乍,散着濕地,遍踏之。朝種暮生,遠不過宿。【恭③曰】此即常食之葵也。有數種,皆不入藥用。【頌④曰】葵處處有之。苗葉作菜茹,更甘美,冬葵子古方入藥最多。葵有蜀葵、錦葵、黄葵、終葵、菟葵,皆有功用。【時珍曰】葵菜古人種爲常食,今之種者頗鮮。有紫莖、白莖二種,以白莖爲勝。大葉小花,花紫黄色,其最小者名鴨脚葵。其實大如指頂,皮薄而扁,實内子輕虚如榆莢仁。四五月種者可留子,六七月種者爲秋葵,八九月種者爲冬葵,經年收采。正月復種者爲春葵。然宿根至春亦生。按王禎《農書》⑤云:葵,陽草也。其菜易生,郊野甚多,不拘肥瘠地皆有之。爲百菜之主,備四時之饌。本豐而耐旱,味甘而無毒。可防荒儉,可以菹腊,其枯枿可爲榜族,根子又能療疾,咸無遺棄。誠蔬茹之要品,民生之資益者也。而今人不復食之,亦無種者。

苗。【氣味】甘,寒,滑,無毒。爲百菜主。其心傷人。《别録》⑥。○【弘景⑦曰】葵葉尤冷利,不可多食。【頌⑧曰】作菜茹甚甘美,但性滑利,不益人。【詵⑨曰】其性雖冷,若熱食之,令人熱悶,動風氣。四月食之,發宿疾。天行病後食之,令人失明。霜葵生食,動五種留飲,吐水。凡服百藥,忌食其心,心有毒也。黄背紫莖者勿食之。不可合鯉魚、黍米、鮓食,害人。【時珍

① 别録:見1199頁注⑨。

② 弘景:**《集注》見《證類》卷27"冬葵子"** 陶隱居云:以秋種葵,覆養經冬,至春作子,謂之冬葵,多入藥用,至滑利,能下石。春葵子亦滑,不堪,餘藥用根,故是常葵爾。葉尤冷利,不可多食。術家取此葵子,微炒令熚炧,散著濕地,遍踏之。朝種暮生,遠不過宿……

③ 恭:**《唐本草》見《證類》卷27"冬葵子"** 《唐本》注云:此即常食者葵根了。《左傳》能衛其足者是也。據此有數種,多不入藥用。

④ 頌:**《圖經》見《證類》卷27"冬葵子"** 冬葵子,生少室山,今處處有之。其子是秋種葵,覆養經冬至春作子者,謂之冬葵子,古方入藥用最多……凡葵有數種,有蜀葵……小花者名錦葵,功用更强。黄葵子主淋澀,又令婦人易産。又有終葵……又有菟葵……

⑤ 農書:**《農書》卷30"葵"** ……案葵爲百菜之主,備四時之饌。本豐而耐旱,味甘而無毒。供食之餘,可爲菹腊、枯枿之遺,可爲榜簇。子若根則能療疾,咸無棄材。誠蔬茹之上品,民生之資助也。

⑥ 别録:見1199頁注⑨。

⑦ 弘景:見本頁注②。

⑧ 頌:**《圖經》見《證類》卷27"冬葵子"** ……苗葉作菜茹,更甘美。大抵性滑利,能宣導積壅,服丹石人尤相宜。煮汁單飲亦佳,仍利小腸。孕婦臨産煮葉食之,則胎滑易産……

⑨ 詵:**《食療》見《證類》卷27"冬葵子"** 孟詵云:葵……其性冷,若熱食之,令人熱悶。甚動風氣……/《食療》……天行病後食一頓,便失目。四季月食生葵,令飲食不消化,發宿疾。又,霜葵生食,動五種留飲。黄葵尤忌。/《孫真人食忌》:葵能充脾氣。又霜葵多食吐水。葵合鯉魚食害人矣。/**《千金方》卷26"菜蔬第三"** 冬葵子……其心傷人,百藥忌食心,心有毒。黄帝云:凡葵菜和鯉魚、鮓,食之害人。(**按**:本條乃糅合孟詵、孫真人二家之論而成。)

曰】凡被狂犬咬者，永不可食，食之即發。食葵須用蒜，無蒜勿食之。又伏硫黄。【主治】脾之菜也。宜脾，利胃氣，滑大腸。思邈①。宣導積滯，妊婦食之，胎滑易生。蘇頌②。煮汁服，利小腸，治時行黄病。乾葉爲末及燒灰服，治金瘡出血。甄權③。除客熱，治惡瘡，散膿血，女人帶下，小兒熱毒，下痢丹毒，並宜食之。汪穎④。服丹石人宜食。孟詵⑤。潤燥利竅，功與子同。同上⑥。

【發明】【張從正⑦曰】凡久病大便澀滯者，宜食葵菜，自然通利，乃滑以養竅也。【時珍曰】按唐 王燾《外臺秘要》⑧云：天行斑瘡，須臾遍身皆戴白漿，此惡毒氣也。高宗 永徽四年，此瘡自西域東流於海内。但煮葵菜葉以蒜齏啖之，則止。又《聖惠方》⑨亦云：小兒發斑，用生葵菜葉絞汁，少少與服，散惡毒氣。按此即今痘瘡也。今之治者，惟恐其大小二便頻數，泄其元氣，痘不起發。葵菜滑竅，能利二便，似不相宜，而昔人賴之。豈古今運氣不同，故治法亦隨時變易與？

【附方】舊四，新三。天行斑瘡。方見上。肉錐怪疾。有人手足甲忽長，倒生肉刺如錐，痛不可忍者，但食葵菜即愈。○夏子益《奇疾方》⑩。諸瘻不合。先以泔清温洗，拭净，取葵菜微火烘暖貼之。不過二三百葉，引膿盡，即肉生也。忌諸魚、蒜、房事。《必效方》⑪。湯火傷

---

① 思邈：**《千金方》卷26“菜蔬第三”** 冬葵子……葉……宜脾，久食利胃氣……

② 蘇頌：**《圖經》見《證類》卷27“冬葵子”** ……苗葉作菜茹，更甘美。大抵性滑利，能宣導積壅，服丹石人尤相宜。煮汁單飲亦佳，仍利小腸。孕婦臨産煮葉食之，則胎滑易産……

③ 甄權：**《藥性論》見《證類》卷27“冬葵子”** ……又，葉燒灰及搗乾葉末，治金瘡。煮汁能滑小腸。單煮汁，主治時行黄病。

④ 汪穎：**《食物本草》卷1“菜類”** 葵菜：味甘，氣寒，陰中之陽，無毒。爲百菜長，滑利不可多食。能宣導積壅，主客熱，利小便，治惡瘡及帶下，散膿血惡汁。煮食，主丹石，發結熱。葉燒爲末敷金瘡，搗碎敷火瘡。炙煮與小兒食，治熱毒。下痢及大小丹痢，搗汁服。孕婦煮食之，易産……

⑤ 孟詵：**《食療》見《證類》卷27“冬葵子”** 孟詵……久服丹石人，時喫一頓佳也。冬月葵菹汁。服丹石人發動，舌乾，欬嗽，每食後飲一盞，便卧少時……

⑥ 同上：見上注。（**按**：此條文乃時珍所擬。）

⑦ 張從正：**《儒門事親》卷4“大便澀滯二十一”** 夫老人久病，大便澀滯不通者……時復服葵菜、菠菜、豬羊血，自然通利也。《内經》云：以滑養竅是也……

⑧ 外臺秘要：**《外臺》卷3“天行發斑方三首”** 文仲、陶氏云：天行發斑瘡，須臾遍身，皆戴白漿，此惡毒氣方。云：永徽四年，此瘡從西域東流於海内。但煮葵菜葉，蒜齏啖之，則止……

⑨ 聖惠方：**《聖惠方》卷84“治小兒斑瘡諸方”** 治小兒發斑，散惡毒氣方：右以生葵菜葉絞取汁，少少與服之。

⑩ 奇疾方：**《傳信適用方》卷下“夏子益治奇疾方”** 第二十四：手足甲忽然長，倒生刺肉如錐，痛不可忍。治只便吃葵菜，自愈。

⑪ 必效方：**《證類》卷27“冬葵子”** 《必效方》：治諸瘻。先以泔清温洗，以綿拭水，取葵菜微火暖，貼之瘡引膿，不過二三百葉，膿盡即肉生。忌諸雜魚、蒜、房室等。

瘡。葵菜爲末傅之。《食物本草》①。蛇蠍螫傷。葵菜搗汁服之。○《千金方》②。誤吞銅錢。葵菜擣汁冷飲。《普濟方》③。丹石發動，口乾欬嗽者。每食後飲冬月葵齏汁一盞，便卧少時。《食療本草》④。

根。【氣味】甘，寒，無毒。【主治】惡瘡，療淋，利小便，解蜀椒毒。《别録》⑤。小兒吞錢不出，煮汁飲之，神妙。甄權⑥。治疳瘡出黄汁。孟詵⑦。利竅滑胎，止消渴，散惡毒氣。時珍。

【附方】舊五，新七。二便不通⑧脹急者。生冬葵根二斤，搗汁三合，生薑四兩，取汁一合，和匀，分二服。連用即通也。消渴引飲，小便不利。葵根五兩，水三大盞，煮汁，平旦服，日一服。並《聖惠方》⑨。消中尿多，日夜尿七八升。冬葵根五斤，水五斗，煮三斗。每日平旦服二升。《外臺秘要》⑩。漏胎下血，血盡子死。葵根莖燒灰，酒服方寸匕，日三。《千金方》⑪。瘭疽惡毒。肉中忽生一黤子，大如豆粟，或如梅李，或赤或黑，或白或青，其黶有核，核有深根，應心，能爛筋骨，毒入臟腑即殺人。但飲葵根汁，可折其熱毒。姚僧坦《集驗方》⑫。妬乳乳癰。葵莖及子爲末，酒服方寸匕，日二。昝殷《産寶》⑬。身面疳瘡出黄汁者。葵根燒灰，和豬脂塗之。

---

① 食物本草：**《食物本草》卷 1“菜類”** 葵菜……葉，燒爲末，傅金瘡。搗碎，傅火瘡。

② 千金方：**《千金方》卷 25“蛇毒第二”** 治蛇蠍螫方……又方：熟搗葵取汁服之。

③ 普濟方：**《普濟方》卷 64“誤吞諸物”** 治誤吞錢不出，及誤吞針方。用葵菜不拘多少，絞取汁，冷飲之，即出。

④ 食療本草：見 1201 頁注⑤。

⑤ 别録：見 1199 頁注⑨。

⑥ 甄權：**《藥性論》見《證類》卷 27“冬葵子”** ……小兒吞錢不出，煮飲之，即出，神妙……

⑦ 孟詵：**《食療》見《證類》卷 27“冬葵子”** 孟詵云：葵，冷。主疳瘡生身面上，汁黄者。可取根作灰，和豬脂塗之……

⑧ 二便不通：**《聖濟總録》卷 95“大小便關格不通”** 治大小便不通，冬葵根汁方：生冬葵根（净洗，二斤，搗絞取汁三合）、生薑（四兩，搗絞取汁一合），右二味攪匀，分作兩服，空腹一服，有頃再服，服盡即通。（**按**：原無出處，今溯得其源。）

⑨ 聖惠方：**《聖惠方》卷 53“治痟渴飲水過度諸方”** 治痟渴飲水過多，小便不利方：葵根莖葉五兩，切，右件藥以水三大盞，入生薑一分，豉一合，煮取二盞去滓，食後分温三服。

⑩ 外臺秘要：**《外臺》卷 11“渴利虚經脉澀成癰膿方一十一首”** 又消渴利方……又方：葵根五升，盤大兩束，切，右一味以水五升，煮取三升，宿不食，平旦一服三升。

⑪ 千金方：**《千金方》卷 2“妊娠諸病第四”** 治妊娠卒下血方……又方：葵根莖燒作灰，以酒服方寸，日三。

⑫ 集驗方：**《千金方》卷 22“瘭疽第六”** 瘭疽者，肉中忽生子如豆粒，小者如黍粟，劇者如梅李，或赤或黑，或青或白，其狀不定，有根不浮腫，痛傷之應心，根深至肌，經久便四面悉腫，痛傷之應心，根深至肌，經灸便四面悉腫，皰黯熟紫黑色，能爛壞筋骨。若毒散，逐脉入臟殺人……或飲葵根汁……專去其熱取差。（**按**：《千金方》未言出姚僧坦《集驗方》。此乃誤注出處。）

⑬ 産寶：**《證類》卷 27“冬葵子”** 《産寶》：治妬乳及癰。葵莖及子爲末，酒服方寸匕，愈。

《食療本草》①。小兒蓐瘡。葵根燒末傅之。《外臺》②。小兒緊唇。葵根燒灰,酥調塗之。《聖惠方》③。口吻生瘡。用經年葵根燒末傅之。○《外臺秘要》④。蛇虺螫傷。葵根搗塗之。《古今録驗》⑤。解防葵毒。葵根擣汁飲之。《千金方》⑥。

冬葵子。【《别録》⑦曰】十二月采之。【機⑧曰】子乃春生,不應十二月可采也。

【氣味】甘,寒,滑,無毒。黄芩爲之使。【主治】五臟六腑,寒熱羸瘦,五癃,利小便。久服堅骨長肌肉,輕身延年。《本經》⑨。療婦人乳難内閉,腫痛。《别録》⑩。出癰疽頭。孟詵⑪。下丹石毒。弘景⑫。通大便,消水氣,滑胎,治痢。時珍。

【發明】【時珍曰】葵氣味俱薄,淡滑爲陽,故能利竅通乳,消腫滑胎也。其根葉與子功用相同。按陳自明《婦人良方》⑬云:乳婦氣脉壅塞,乳汁不行,及經絡凝滯,奶房脹痛,留蓄作癰毒者。用葵菜子炒香、縮砂仁等分,爲末,熱酒服二錢。此藥滋氣脉,通營衛,行津液,極驗。乃上蔡 張不愚方也。

【附方】舊八,新一十二。大便不通,十日至一月者。《肘後方》⑭:冬葵子三升,水四升,

---

① 食療本草:見 1202 頁注⑦。

② 外臺:**《證類》卷 27"冬葵子"** 《子母秘録》:小兒蓐瘡,燒葵根末傅之。(**按**:《外臺》無此方。誤注出處。)

③ 聖惠方:**《聖惠方》卷 90"治小兒緊唇諸方"** 治小兒緊唇,是五藏熱毒氣上冲,唇腫反粗是也……又方:右以葵根燒灰爲末,以酥調封之。

④ 外臺秘要:**《證類》卷 27"冬葵子"** 《外臺秘要》……又方:治口吻瘡,掘經年葵根燒灰傅之。(**按**:查《外臺》卷 22"口吻瘡方"有同方出《千金》,《千金》卷 6"口病第三"亦有此方,謂:"取經年葵根,欲腐者彌佳,燒作灰,及熱敷之。")

⑤ 古今録驗:**《外臺》卷 40"虺蛇螫方四首"** 《古今録驗》療虺蛇毒方:擣葵根以敷之。

⑥ 千金方:**《千金方》卷 24"解百藥毒第二"** 防葵毒:葵根汁。

⑦ 别録:見 1199 頁注⑨。

⑧ 機:(**按**:或出《本草會編》。書佚,無可溯源。)

⑨ 本經:見 1199 頁注⑨白字。

⑩ 别録:見 1199 頁注⑨。

⑪ 孟詵:**《證類》卷 27"冬葵子"** 《食療》:主患腫未得頭破者,三日後,取葵子一百粒,吞之,當日瘡頭開……

⑫ 弘景:見 1200 頁注②。

⑬ 婦人良方:**《婦人良方》卷 23"産後乳汁或行或不行方論第十一"** 治乳婦氣脉壅塞,乳汁不行及經絡凝滯,奶乳脹痛,留蓄邪毒;或作癰腫。此藥服之,自然内消,乳汁通行……又方:葵菜子(炒香)、縮砂仁(各等分),右爲細末。每服二錢,熱酒調下。滋益氣脉、榮衛,行津液。上蔡張不愚方。常用極有驗。

⑭ 肘後方:**《證類本草》卷 27"冬葵子"** 《肘後方》:大便不通十日至一月:葵子三升,水四升,煮取一升,去滓服。不差更作。

煮取一升服。不瘥更作。○《聖惠》[①]用葵子末、人乳汁等分，和服，立通。**關格脹滿**，大小便不通，欲死者。《肘後方》[②]用葵子二升，水四升，煮取一升，納豬脂如一雞子，頓服。○《千金》[③]用葵子爲末，豬脂和丸梧子大。每服五十丸，效止。**小便血淋**。葵子一升，水三升，煮汁，日三服。《千金方》[④]。**妊娠患淋**。冬葵子一升，水三升，煮二升，分服。《千金方》[⑤]。**妊娠下血**。方同上。**産後淋瀝**不通。用葵子一合，朴硝八分，水二升，煎八合，下硝服之。《集驗方》[⑥]。**妊娠水腫**，身重，小便不利，洒淅惡寒，起即頭眩。用葵子、伏苓各三兩，爲糝。飲服方寸匕，日三服。小便利則愈。若轉胞者，加髮灰，神效。《金匱要略》[⑦]。**生産困悶**。冬葵子一合，搗破，水二升，煮汁半升，頓服，少時便産。昔有人如此服之，登厠，立撲兒于厠中也。《食療》[⑧]。**倒生口噤**。冬葵子炒黄爲末，酒服二錢匕，效。昝殷《産寶》[⑨]。**乳汁不通**。方見"發明"。**胎死腹中**。葵子爲末，酒服方寸匕。若口噤不開者，灌之，藥下即甦。《千金方》[⑩]。**胞衣不下**。冬葵子一合，牛膝一兩，水二升，煎一升服。○《千金方》[⑪]。**血痢産痢**。冬葵子爲末，每服二錢，入臘茶一錢，沸湯調服，日三。《聖惠方》[⑫]。**痎瘧邪熱**。冬葵子陰乾爲末，酒服二錢。午日取花挼

---

① 聖惠：**《千金方》卷15"秘澀第六"** 治大便難方……又方：葵子汁和乳汁等分，服之立出。（**按**：《聖惠方》無此方，誤注出處。）

② 肘後方：**《證類》卷27"冬葵子"** 《肘後方》……又方：治卒關格，大小便不通，支滿欲死：葵子二升，水四升，煮取一升，頓服。内豬脂如雞子一丸則彌佳。

③ 千金：**《千金方》卷15"秘澀第六"** 治大便難方……又方：豬脂和陳葵子末，爲丸如梧子，每服十丸，通即止。

④ 千金方：**《千金方》卷21"淋閉第二"** 治血淋……又方：以水三升，煮葵子一升取汁，日三服。亦治虚勞尿血。

⑤ 千金方：**《千金方》卷2"妊娠諸病第四"** 治妊娠患子淋方：葵子一升，以水三升，煮取二升，分再服。

⑥ 集驗方：**《普濟方》卷354"淋瀝"** 治産後小便淋瀝不通：葵子（一合）、朴硝（八分），右水二升，煮取八合，下硝，分四服。（**按**：《普濟方》未注此方出《集驗方》。時珍恐注。）

⑦ 金匱要略：**《金匱·婦人妊娠病脉證并治》** 妊娠有水氣，身重，小便不利，灑淅惡寒，起即頭眩，葵子茯苓散主之。葵子茯苓散方：葵子（一斤）、茯苓（三兩），右二味杵爲散，飲服方寸匕，日三服。小便利則愈。

⑧ 食療：**《證類》卷27"冬葵子"** 《食療》……又，凡有難産，若生未得者，取一合擣破，以水二升，煮取一升以下，只可半升，去滓頓服之，則小便與兒便出。切須在意，勿上厠。昔有人如此，立撲兒入厠中……

⑨ 産寶：**《證類》卷27"冬葵子"** 《産書》：治倒生，手足冷，口噤。以葵子炒令黄擣末，酒服二錢匕，則順。

⑩ 千金方：**《證類》卷27"冬葵子"** 《千金方》：小兒死腹中，葵子末酒服方寸匕。若口噤不開者，格口灌之，藥下即活。（**按**：今本《千金方》無此方。）

⑪ 千金方：**《千金方》卷2"胞胎不出第八"** 治胎死腹中，若母病人，欲下之方……又方：牛膝（三兩（半斤））、葵子（一升（三升）），右二味，以水七升，煮取三升，分三服。

⑫ 聖惠方：**《聖濟總録》卷76"血痢"** 治血痢，及婦人産後血痢，葵子散方：冬葵子（不以多少），右一味擣羅爲散，每服二錢匕，入臘茶末一錢，以沸湯七分一盞調服，並三兩服差。（**按**：《聖惠方》無此方，誤注出處。）

手，亦去瘧。《聖惠方》①。**癰腫無頭**。孟詵②曰：三日後，取葵子一百粒，水吞之，當日即開也。〇《經驗後方》③云：只吞一粒即破。如吞兩粒，則有兩頭也。**便毒初起**。冬葵子末，酒服二錢。《儒門事親》④。**面上皰瘡**。冬葵子、柏子仁、伏苓、瓜瓣各一兩，爲末。食後酒服方寸匕，日三服。陶隱居方⑤。**解蜀椒毒**。冬葵子煮汁飲之。《千金方》⑥。**傷寒勞復**。葵子二升，粱米一升，煮粥食，取汗立安。《聖惠》⑦。

蜀葵宋《嘉祐》⑧【校正】自菜部移入此。併入《有名未用·别録⑨·吴葵華》。

【釋名】戎葵《爾雅》⑩、吴葵。【藏器⑪曰】《爾雅》云：菺，音堅，戎葵也。郭璞註云：今蜀葵也。葉似葵，花如木槿花。戎、蜀其所自來，因以名之。【時珍曰】羅願《爾雅翼》⑫：吴葵作胡葵，云胡，戎也。《夏小正》云，四月小滿後五日，吴葵華，《别録》吴葵，即此也。而唐人不知，退入“有名未用”。《嘉祐本草》重於菜部出“蜀葵”條。蓋未讀《爾雅註》及《千金方》“吴葵一名蜀葵”之文故也。今併爲一。

【集解】【頌⑬曰】蜀葵似葵，花如木槿花，有五色。小花者名錦葵，功用更强。【時珍曰】蜀葵

---

① 聖惠方：**《普濟方》卷199“痎瘧附論”** 治痎瘧及邪熱：右用冬葵子，陰乾爲末，服之。（**按**：《聖惠方》無此方，誤注出處。）

② 孟詵：見1203頁注⑪。

③ 經驗後方：**《證類》卷27“冬葵子”** 《經驗後方》：治一切癰腫無頭。以葵菜子一粒，新汲水吞下，須臾即破。如要兩處破，服兩粒。要破處逐粒加之，驗。

④ 儒門事親：**《儒門事親》卷15“瘡瘍癰腫第一”** 便癰方……又方：冬葵子爲末，酒調下三兩服。

⑤ 陶隱居方：**《肘後方》卷6“治面皰髮秃身臭心惛鄙醜方第四十九”** 隱居效方皰瘡方……冬葵散：冬葵子、柏子仁、茯苓、瓜瓣（各一兩），四物爲散，食後服方寸匕，日三，酒下之。

⑥ 千金方：**《千金方》卷24“解百藥毒第二”** 蜀椒毒：葵子汁、桂汁、豉汁、人尿、冷水、土漿、蒜、雞毛燒吸咽及水調服。

⑦ 聖惠：**《普濟方》卷146“傷寒瘥後勞復”** 葵子湯 治傷寒瘥後勞復：葵子（二升）、粱米（一升），右合煮作薄粥飲之，多多爲佳，取汗立瘥。（**按**：《聖惠方》無此方，誤注出處。）

⑧ 嘉祐：**《嘉祐》見《證類》卷27“蜀葵”** 味甘，寒，無毒。久食鈍人性靈。根及莖並主客熱，利小便，散膿血惡汁。葉燒爲末，傅金瘡，煮食，主丹石發，熱結。擣碎，傅火瘡。又葉炙煮，與小兒食，治熱毒下痢及大人丹痢。擣汁服亦可，恐腹痛，即煖飲之。花：冷，無毒。治小兒風瘮。子：冷，無毒。治淋澀，通小腸，催生落胎，療水腫，治一切瘡疥并瘢疵，土黶。花有五色，白者療痎瘧，去邪氣。陰乾末食之。小花者名錦葵，一名茙葵，功用更强……（新補，見陳藏器、日華子。）

⑨ 别録：**《别録》見《證類》卷30“有名未用·吴葵華”** 味鹹，無毒。主理心，心氣不足。

⑩ 爾雅：**《爾雅·釋草》（郭注）** 菺，戎葵。（今蜀葵也。似葵華，如木槿華。）

⑪ 藏器：**《嘉祐》見《證類》卷27“蜀葵”** ……《爾雅》云：菺，戎葵。釋曰：菺，一名戎葵。郭曰：蜀葵也，似葵，華如槿華。戎、蜀蓋其所自也，因以名之。（新補，見陳藏器、日華子。）

⑫ 爾雅翼：**《爾雅翼》卷8“菺”** ……今戎葵，一名蜀葵，則自蜀來也。如胡豆，謂之戎菽，亦自胡中來。戎者，胡蜀之摠名耳。

⑬ 頌：**《圖經》見《證類》卷27“冬葵子”** ……凡葵有數種，有蜀葵……郭璞云：似葵，華如槿華，……花有五色。

處處人家植之。春初種子，冬月宿根亦自生苗，嫩時亦可茹食。葉似葵菜而大，亦似絲瓜葉，有歧叉。過小滿後長莖，高五六尺。花似木槿而大，有深紅、淺紅、紫、黑、白色，單葉、千葉之異。昔人謂其疏莖密葉、翠萼艷花、金粉檀心者，頗善狀之。惟紅、白二色入藥。其實大如指頭，皮薄而扁，內仁如馬兜鈴仁及蕪荑仁，輕虚易種。其稭剥皮，可緝布作繩。一種小者名錦葵，即荆葵也。《爾雅》①謂之荍，音喬。其花大如五銖錢，粉紅色，有紫縷文。掌禹錫《補注本草》②謂此即戎葵，非矣。然功用亦相似。

苗。【氣味】甘，微寒，滑，無毒。【思邈③曰】不可久食，鈍人志性。若被狗齧者食之，永不瘥也。【李(廷)〔鵬〕飛④曰】合豬肉食，人無顔色。【主治】除客熱，利腸胃。思邈⑤。煮食，治丹石發熱，大人小兒熱毒下痢。藏器⑥。作蔬食，滑竅治淋，潤燥易産。時珍。擣爛塗火瘡，燒研傅金瘡。大明⑦。

根莖。【主治】客熱，利小便，散膿血惡汁。藏器⑧。

【發明】【宗奭⑨曰】蜀葵，四時取紅色單葉者根，陰乾，治帶下，排膿血惡物，極驗也。

【附方】新七。小便淋痛。葵花根洗剉，水煎五七沸，服之如神。《衛生寶鑑》⑩。小便血淋。葵花根二錢，車前子一錢，水煮，日服之。《簡便單方》⑪。小便尿血。葵莖灰，酒服方寸匕，日三。《千金》⑫。腸胃生癰。懷忠丹：治内癰有敗血，腥穢殊甚，臍腹冷痛，用此排膿下血。單葉紅蜀葵根、白芷各一兩，白枯礬、白芍藥各五錢，爲末，黄蠟溶化，和丸梧子大，每空心米飲下二十丸。待膿血出盡，服十宣散補之。《坦仙皆效方》⑬。諸瘡腫痛不可忍者。葵花根去黑

---

① 爾雅：**《爾雅翼》卷8"荍"** 荍，荆葵也……花似五銖錢大，色粉紅，有紫文縷之，一名錦葵……(**按**：引文主體非出《爾雅》，誤注出處。)

② 補注本草：見1205頁注⑧。

③ 思邈：**《千金方》卷26"菜蔬第三"** 吴葵：一名蜀葵……不可久食，鈍人志性。若食之，被狗齧者，瘡永不瘥。

④ 李鵬飛：**《延壽書》卷3"走獸"** 豬肉……不可和葵及烏梅食之，氣少……

⑤ 思邈：**《千金方》卷26"菜蔬第三"** 吴葵……葉：除客熱，利腸胃……

⑥ 藏器：見1205頁注⑧。

⑦ 大明：見1205頁注⑧。

⑧ 藏器：見1205頁注⑧。

⑨ 宗奭：**《衍義》卷19"蜀葵"** 四時取紅單葉者，根陰乾。治帶下，排膿血惡物，極驗。

⑩ 衛生寶鑑：**《衛生寶鑑》卷17"胞閉門"** 葵花散：治小便淋瀝，經驗。葵花根一撮，洗浄，上剉碎，用水煎五七沸服。

⑪ 簡便單方：**《奇效單方》卷上"六諸血"** 治血淋用車前子(一分)、葵花根(二分)，水煮，多飲甚佳。

⑫ 千金：**《千金方》卷21"尿血第三"** 治小便出血方……又方：酒服葵莖灰方寸匕，日三。

⑬ 坦仙皆效方：**《皆效方》** 懷忠丹：治内癰有敗膿敗血，腥穢殊甚。所致臍腹冷痛，用此推膿下血。白芷(一兩)、白礬(枯)、白芍藥(各五錢)、單葉紅蜀葵根(一兩)，右研末，鎔黄臘丸如梧桐子大，空心米湯下三十丸。推膿下血出盡後，服十宣散補之。忌發物。

皮，搗爛，入井花水調稠貼之。《普濟方》①。**小兒吻瘡**，經年欲腐。葵根燒研傅之。《聖惠方》②。**小兒口瘡**。赤葵莖炙乾爲末，蜜和含之。《聖惠方》③。

吴葵華《别録》④。**【氣味】鹹，寒，無毒。**【禹錫⑤曰】蜀葵華：甘，冷，無毒。**【主治】理心氣不足。**《别録》⑥。**小兒風瘮，痎瘧。**《嘉祐》⑦。**治帶下，目中溜火，和血潤燥，通竅，利大小腸。**時珍。

【發明】【張元素⑧曰】蜀葵花，陰中之陽也。赤者治赤帶，白者治白帶，赤者治血燥，白者治氣燥，皆取其寒滑潤利之功也。又紫葵花，入染髭髮方中用。

【附方】舊二，新五。**二便關格**，脹悶欲死，二三日則殺人。蜀葵花一兩搗爛，麝香半錢，水一大盞，煎服。根亦可用⑨。**痎瘧邪熱**。蜀葵花白者，陰乾爲末。服之。午日取花挼手，亦能去瘧。蘇頌《圖經本草》⑩。**婦人帶下**，臍腹冷痛，面色痿黄，日漸虚困。用葵花一兩，陰乾爲末，每空心温酒服二錢匕。赤帶用赤葵，白帶用白葵。《聖惠方》⑪。**横生倒産**。葵花爲末，酒服方寸匕。《千金方》⑫。**酒皶赤鼻**。蜀葵花研末，臘豬脂和匀，夜傅旦洗。《仁存方》⑬。**誤吞鍼**

---

① 普濟方：**《普濟方》卷272“諸瘡腫”** 治諸瘡腫痛不可忍者（出《濟生拔粹》）：以葵花根去黑皮，搗，若稠，點井花水少許。若不稠，不須用水。以紙花如膏貼之。

② 聖惠方：**《聖惠方》卷36“治口吻瘡諸方”** 治口吻生白瘡……又方：右掘取經年葵根欲腐者，燒作灰，及熱傅之。

③ 聖惠方：**《聖濟總録》卷180“小兒口瘡”** 治小兒口瘡赤爛，赤葵散方：赤葵莖（焙乾，半兩），右搗羅爲散，每用一字，蜜調塗之。（**按**：《聖惠方》無此方，誤注出處。）

④ 别録：見1205頁注⑨。

⑤ 禹錫：見1205頁注⑧。

⑥ 别録：見1205頁注⑨。

⑦ 嘉祐：見1205頁注⑧。

⑧ 張元素：**《醫學啓源》卷下“用藥備旨·法象餘品”** 蜀葵花：冷。陰中之陽，赤治赤帶，白治白帶。/**《本草發揮》卷2“蜀葵花”** 潔古云：性冷，陰中之陽。赤者治赤帶，白者治白帶。赤治血燥，白治氣燥。（**按**：《湯液本草》卷6引該藥“珍云”亦同《本草發揮》。故“氣燥”以後文字均爲時珍添加。）

⑨ 根亦可用：**《聖惠方》卷58“治關格大小便不通諸方”** 治大小便關格不通，肚脹氣築，心悶絶方……又方：蜀葵花（一兩，爛搗）、麝香（半錢，細研），右相和，以水一大盞煎至五分，去滓服之。如無花，即取根拍破用之。（**按**：原無出處，今溯得其源。）

⑩ 圖經本草：**《圖經》見《證類》卷27“冬葵子”** ……白者主痎瘧及邪熱，陰乾末服之，午日取花，挼手亦去瘧……

⑪ 聖惠方：**《聖惠方》卷73“治婦人白瘺下諸方”** 治婦人白瘺下，臍腹冷痛，面色萎黄，日漸虚困……又方：白蜀葵花（五兩，陰乾），右搗細羅爲散，每於食前以温酒調下二錢。如赤瘺下，亦用赤花。

⑫ 千金方：**《證類》卷27“蜀葵”** 《千金方》：治横生倒産，末葵花，酒服方寸匕。（**按**：今本《千金方》無此方。）

⑬ 仁存方：**《普濟方》卷57“鼻皰酒皶”** 療治鼻面酒皶，及鼾黷（出《仁存方》）：用蜀葵花一合，研細，臘月脂調傅，每夜用之。

錢。葵花煮汁服之。《普濟方》①。**蜂蠍螫毒**。五月五日午時,收蜀葵花、石榴花、艾心等分,陰乾爲末,水調塗之。《肘後方》②。

子。**【氣味】甘,冷,無毒。【主治】淋澀,通小腸,催生落胎,療水腫,治一切瘡疥,并瘢疵赤靨**。大明③。

【發明】【時珍曰】按楊士瀛《直指方》④云:蜀葵子炒,入宣毒藥中最驗。又催生方⑤:用子二錢,滑石三錢,爲末。順流水服五錢,即下。

【附方】舊一,新二。**大小便閉**不通者。用白花胡葵子爲末,煮濃汁服之。《千金方》⑥。**石淋破血**。五月五日,收葵子炒研,食前温酒下一錢,當下石出。《聖惠方》⑦。**癰腫無頭**。蜀葵子爲末,水調傅之。《經驗後方》⑧。

菟葵《唐本草》⑨

【釋名】天葵《圖經》⑩、**莃**音希、**雷丸草**《外丹本草》⑪。

【集解】【恭⑫曰】菟葵苗如石龍芮而葉光澤,花白似梅,其莖紫黑,煮噉極滑。所在下澤田間皆有,人多識之。六月、七月采莖葉,曝乾入藥。【禹錫⑬曰】郭璞注《爾雅》云:菟葵似葵而小,葉

---

① 普濟方:**《普濟方》卷64“誤吞諸物”** 治誤吞錢不出,及誤吞針方:用葵菜不拘多少,絞取汁,冷飲之,即出。一用葵花煮汁服之。

② 肘後方:**《肘後方》卷7“治卒蠍所螫方第五十九”** 蠍螫人,新效方:蜀葵花、石榴花、艾心分等,並五月五日午時取,陰乾,合搗,和水塗之螫處,立定。二花未定,又鬼針草汁敷之,立瘥。

③ 大明:見1205頁注⑧。

④ 直指方:**《直指方》卷22“癰疽證治”** ……蜀葵子炒碎,入宣毒藥中尤驗。

⑤ 催生方:**《普濟方》卷356“産難”** 神應黑神散(一名神效散,一名白芷散,一名烏金散):治難産此藥之功也……或用:蜀葵子(四十九粒)、白滑石末(三錢),順流水煎湯,空心二服,如人行五里即下。(**按**:原無出處,今溯其源。)

⑥ 千金方:**《千金方》卷15“秘澀第六”** 治小兒大小便不通方:搗白花胡葵子末,煮汁服之。

⑦ 聖惠方:**《聖惠方》卷58“治石淋諸方”** 治膀胱虚熱,下砂石澀痛,利水道……又方:右用五月五日葵子微炒,搗羅爲末,每於食前以温酒調下一錢,當下石出。

⑧ 經驗後方:**《證類》卷27“蜀葵”** 《經驗後方》:治癰毒無頭,杵蜀葵末傅之。

⑨ 唐本草:**《唐本草》見《證類》卷9“菟葵”** 味甘,寒,無毒。主下諸石五淋,止虎、蛇毒。/**《證類》卷9“菟葵”** ……諸瘡,擣汁飲之。及塗瘡能解毒止痛。

⑩ 圖經:**《圖經》見《證類》卷27“冬葵子”** ……又有菟葵,似葵而葉小,狀若藜,有毛,爲而啖之甚滑。《爾雅》:所謂莃,菟葵是也。亦名天葵,葉主淋瀝熱結,皆有功效,故并載之。

⑪ 外丹本草:(**按**:未見原書,待考。)

⑫ 恭:**《唐本草》見《證類》卷9“菟葵”** 《唐本》注云:苗如石龍芮,葉光澤,花白似梅,莖紫色,煮汁極滑,堪啖。《爾雅·釋草》:一名莃,所在平澤皆有,田間人多識之。/……六月、七月採莖,葉,暴乾。

⑬ 禹錫:**《嘉祐》見《證類》卷9“菟葵”** 《爾雅》云:莃,菟葵。注:頗似葵而小,葉狀如藜,有毛,汋啖之,滑疏。汋,煮也。

狀如藜，有毛，汋之可食而滑。【宗奭①曰】菟葵，緑葉如黄蜀葵，其花似拒霜，甚雅，其形至小，如初開單葉蜀葵。有檀心，色如牡丹姚黄其蕊，則蜀葵也。唐 劉夢得所謂"菟葵、燕麥，動摇春風"者是也。【時珍曰】按鄭樵《通志》②云：菟葵，天葵也。狀如葵菜。葉大如錢而厚，面青背微紫，生於崖石。凡丹石之類，得此而後能神。所以《雷公炮炙論》③云："如要形堅，豈忘紫背。"謂其能堅鉛也。此説得於天台一僧。又按南宫從《岣嶁神書》④云：紫背天葵出蜀中，靈草也，生於水際。取自然汁煮汞則堅，亦能煮八石拒火也。又按初虞世《古今録驗》⑤云：五月五前齋戒。看桑下有菟葵者，至五日午時至桑下，呪曰"繫黎乎俱當蘇婆訶"。呪畢，乃以手摩桑陰一遍，口齧菟葵及五葉草嚼熟，以唾塗手，熟揩令遍。再齋七日，不得洗手。後有蛇蟲蠍蠆咬傷者，以此手摩之即愈也。時珍竊謂古有呪由一科，此亦其類，但不知必用菟葵取何義也。若謂其相制，則治毒蟲之草亦多矣。

苗。【氣味】甘，寒，無毒。【主治】下諸石五淋，止虎蛇毒諸瘡，擣汁飲之。塗瘡能解毒止痛。《唐本》⑥。

黄蜀葵宋《嘉祐》⑦【校正】自菜部移入此。

【釋名】【時珍曰】黄蜀葵别是一種，宜入草部，而《嘉祐本草》定入菜部，爲其與蜀葵同名，而氣味主治亦同故也。今移於此。

【集解】【禹錫⑧曰】黄蜀葵花，近道處處有之。春生苗葉，頗似蜀葵而葉尖狹多刻缺，夏末

---

① 宗奭：**《衍義》卷 10"菟葵"** 緑葉如黄蜀葵，花似拗霜甚雅，形如至小者初開單葉蜀葵，有檀心，色如牡丹，姚黄蕊，則蜀葵也。唐劉夢得還京云：唯菟葵、燕麥動摇春風者是也。

② 通志：**《通志・昆蟲草木略・草類》** 菟葵，曰天葵。又曰：莃，菟葵。《雷公炮炙》所用紫背天葵是矣。葉如錢而厚嫩，背微紫，生於崖石。凡丹石之類，得此而後能神。

③ 雷公炮炙論：**《證類》卷 1"雷公炮炙論序"** 如要形堅，豈忘紫背。（有紫背天葵，如常食葵菜，只是背紫面青，能堅鉛形。）

④ 岣嶁神書：（**按**：已查原書，未見此引文。）

⑤ 古今録驗：**《外臺》卷 40"蠍螫人二十七首"** 《古今録驗》療蠍螫人方……又方：五月五日取菟葵，熟擣，以遍塗手，至後日中時，然後洗手。若有人被螫，以手摩索，應手即差。又禁蠍螫人法：咒曰：繫（胡計反）梨乎俱尚蘓婆訶……於五月五日桑木正北陰中菟葵，日正午時，先七步至菟葵，此右膝著地，立左膝，手摘取菟葵子，摘取著口中熟嚼，吐著手内，與五葉草、菟葵等相和……所挼葉令汁出染手，其葉還放置菟葵處，起勿反顧之。一日一夜不得洗手，亦不用點污手内，亦不得人知……其菟葵私取移種於桑北，五葉草處處有之耳。（**按**：時珍誤將《古今録驗》作初虞世撰。故誤在此書名前載"初虞世"之名。）

⑥ 唐本：見 1208 頁注⑨。

⑦ 嘉祐：**《嘉祐》見《證類》卷 27"黄蜀葵花"** 治小便淋及催生。又主諸惡瘡膿水，久不差者，作末傅之即愈。近道處處有之。春生苗葉，與蜀葵頗相似，葉尖狹，多刻缺，夏末開花，淺黄色，六、七月採之，陰乾用。

⑧ 禹錫：見上注。

開花淺黄色,六七月采,陰乾之。【宗奭①曰】黄蜀葵與蜀葵别種,非是蜀葵中黄者也。葉心下有紫檀色,摘下剔散,日乾之。不爾即浥爛也。【時珍曰】黄葵二月下種,或宿子在土自生,至夏始長,葉大如蓖麻葉,深緑色,開岐丫,有五尖如人爪形,旁有小尖。六月開花,大如椀,鵝黄色,紫心六瓣而側,旦開午收暮落,人亦呼爲側金盞花。隨即結角,大如拇指,長二寸許,本大末尖,六稜有毛,老則黑色。其稜自綻,内有六房,如脂麻房。其子累累在房内,狀如茼麻子,色黑。其莖長者六七尺,剥皮可作繩索。

花。【氣味】甘,寒,滑,無毒。【主治】小便淋及催生。治諸惡瘡膿水久不瘥者,作末傅之即愈,爲瘡家要藥。《嘉祐》②。消癰腫。浸油,塗湯火傷。時珍。

【附方】新八。沙石淋痛。黄蜀葵花一兩,炒爲末。每米飲服一錢,名獨聖散。《普濟方》③。難産催生。如聖散:治胎臟乾澀難産,劇者併進三服,良久腹中氣寬,胎滑即下也。用黄葵花焙研末,熟湯調服二錢。無花,用子半合研末,酒淘去滓,服之。《産寶鑑》④。胎死不下。即上方,用紅花酒下。癰疽腫毒。黄蜀葵花,用鹽摻,收瓷器中密封,經年不壞,每用傅之,自平自潰。無花,用根葉亦可。《直指方》⑤。小兒口瘡。黄葵花燒末傅之。《肘後方》⑥。小兒木舌。黄蜀葵花爲末一錢,黄丹五分,傅之。《直指方》⑦。湯火灼傷。用瓶盛麻油,以筯就樹夾取黄葵花,收入瓶内,勿犯人手,密封收之。遇有傷者,以油塗之,甚妙。《經驗方》⑧。小兒秃瘡。黄蜀葵花、大黄、黄芩等分,爲末。米泔净洗,香油調搽。《普濟方》⑨。

---

① 宗奭:**《衍義》卷19"黄蜀葵花"** 與蜀葵别種,非爲蜀葵中黄者也。葉心下有紫檀色,摘之剔爲數處,就日乾之。不爾,即浥爛。瘡家爲要藥。

② 嘉祐:見1209頁注⑦。

③ 普濟方:**《普濟方》卷215"沙石淋"** 獨聖散:治沙石淋。用黄蜀葵花炒,一兩,搗爲細末,每服一錢,食前米飲調下。

④ 産寶鑑:**《婦人良方》卷17"催産方論第三"** 催生如聖散:黄蜀葵花,不以多少,焙乾,爲細末,熟湯調下二錢,神妙。或有漏血,胎臟乾澀,難産痛劇者,並進三服,良久腹中氣寬胎滑,即時産下。如無花時,只用葵子,爛研小半合,以酒調,濾去滓,温過頓服,尤妙。(**按**:今本《産寶》未見此方。誤注出處。)

⑤ 直指方:**《直指方》卷22"癰疽證治"** 蜀葵膏:治癰疽腫毒惡瘡。黄蜀葵花,右用鹽摻,收入瓷器密封,經年不壞,患處敷之,自平自潰。

⑥ 肘後方:**《幼幼新書》卷34"口瘡第一"** 葛氏《肘後》小兒口瘡方:右燒葵,敷之良。(**按**:今本《肘後方》無此方。)

⑦ 直指方:**《仁齋小兒方》卷4"木舌證治"** 舌者心之候,脾之脉絡於舌也。臟腑壅滯,心脾積熱,熱氣上冲,故令舌腫,漸漸脹大,塞滿口中,是爲木舌。若不急療,必至害人……又方:黄蜀葵花,研細,黄丹拌之,同研,點七次。

⑧ 經驗方:**《奇效單方》卷下"廿三雜治"** 治湯火瘡,用落地黄葵花,以筯收取,入菜油浸爛,敷之。(**按**:時珍所出《經驗方》者,或其《奇效單方》全名《經驗奇效單方》而簡稱之。)

⑨ 普濟方:**《普濟方》卷48"白秃"** 治秃瘡。黄蜀葵花、大黄、黄芩(各等分),右爲細末,好清油調搽。

子及根。【氣味】甘，寒，滑，無毒。【主治】癰腫，利小便，五淋水腫，産難，通乳汁。時珍。

【發明】【頌①曰】冬葵、黄葵、蜀葵，形狀雖各不同，而性俱寒滑，故所主療不甚相遠。【時珍曰】黄葵子古方少用，今爲催生及利小便要藥。或用，或入湯散皆宜，蓋其性滑，與冬葵子同功故也。花、子與根性功相同，可以互用。無花用子，無子用根。

【附方】舊二。新二。臨産催生。宗奭②曰：臨産時以四十九粒研爛，温水服之，良久即産。○《經驗後方》③用子焙研三錢，井花水服。無子用根，煎汁服。便癰初起。淮人用黄蜀葵子七粒，皂角半挺，爲末，以石灰同醋調塗之。《永類鈐方》④。癰腫不破。黄葵子研，酒服，一粒則一頭，神效。《衛生易簡方》⑤。打撲傷損。黄葵子研，酒服二錢。○《海上方》⑥。

龍葵《唐本草》⑦【校正】併入《圖經⑧·老鴉眼睛草》。

【釋名】苦葵《圖經》⑨、苦菜《唐本》⑩、天茄子《圖經》⑪、水茄《綱目》、天泡草《綱目》、老鴉酸漿草《綱目》、老鴉眼睛草《圖經》⑫。【時珍曰】龍葵，言其性滑如葵也。苦以菜味名，茄以葉形名，天泡、老鴉眼睛皆以子形名也。與酸漿相類，故加老鴉以别之。五爪龍亦名老鴉眼睛草，敗醬、苦苣並名苦菜，名同物異也。

---

① 頌：**《圖經》見《證類》卷27“冬葵子”** 冬葵子……凡葵有數種，有蜀葵……又有終葵……又有菟葵……皆有功效，故並載之。

② 宗奭：**《衍義》卷19“黄蜀葵花”** 子：臨産時，取四十九粒，研爛，用温水調服，良久産。

③ 經驗後方：**《證類》卷27“黄蜀葵花”** 《經驗後方》：治臨産催産。以黄蜀葵子焙乾爲末，井華水下三錢匕。如無子，以根細切，煎汁令濃滑，待冷服。

④ 永類鈐方：**《永類鈐方》卷7“偏癰”** 又名瘡痃，挾癧生兩胯間，結核掣痛，風毒與腎邪相搏，破爲癰漏，餘月不安。淮人用蜀葵子七粒，皂角半挺，作末，以石灰同醋調，搽貼。獨子肥株同蒜擣貼亦佳。

⑤ 衛生易簡方：**《衛生易簡方》卷8“癰疽”** 治一切癰腫無頭：用葵子一粒，新汲水吞下，須臾即破。如要兩處破，服兩粒。要破處多，逐爲加之，驗。

⑥ 海上方：**《婦人良方》卷17“催生方論第三”** 催生如聖散……如無花時，只用葵子爛研小半合，以酒調，濾去滓，温過頓服，尤妙。亦治打撲傷損……（**按**：未能溯得其源，録此備參。）

⑦ 唐本草：**《唐本草》見《證類》卷27“龍葵”** 味苦，寒，無毒。食之解勞少睡，去虚熱腫。其子療丁腫，所在有之。

⑧ 圖經：**《圖經》見《證類》卷30“外草類·老鴉眼睛草”** 生江湖間。味甘，性温，無毒。治風，補益男子元氣，婦人敗血。七月採子，其葉入醋細研，治小兒火焰丹，消赤腫。其根與木通、胡荽煎湯服，通利小便。葉如茄子葉，故名天茄子。或云即漆姑草也。漆姑即蜀羊泉，已見本經，人亦不能决識之。

⑨ 圖經：**《圖經》見《證類》卷27“龍葵”** ……北人謂之苦葵……

⑩ 唐本：**《唐本草》見《證類》卷27“龍葵”** 《唐本》注云：即關、河間謂之苦菜者……

⑪ 圖經：見本頁注⑧。

⑫ 圖經：見本頁注⑧。

【集解】【弘景①曰】益州有苦菜,乃是苦蘵。【恭②曰】苦蘵,即龍葵也。俗亦名苦菜,非荼也。龍葵所在有之,關、河間謂之苦菜,葉圓花白,子若牛李子,生青熟黑。但堪煮食,不任生噉。【頌③曰】龍葵近處亦稀,惟北方有之。人謂之苦葵。葉圓似排風而無毛,花白色,子亦似排風子,生青熟黑,其赤者名赤珠,亦可入藥。又曰:老鴉眼睛草,生江湖間。葉如茄子葉,故名天茄子。或云,即漆姑草也。漆姑即蜀羊泉,已見《本經》草部。人亦不能決識之。【時珍曰】龍葵、龍珠,一類二種也,皆處處有之。四月生苗,嫩時可食,柔滑。漸高二三尺,莖大如筯,似燈籠草而無毛,葉似茄葉而小。五月以後,開小白花,五出黄蕊。結子正圓,大如五味子,上有小蒂,數顆同綴,其味酸。中有細子,亦如茄子之子。但生青熟黑者爲龍葵,生青熟赤者爲龍珠,功用亦相仿佛,不甚遼遠。蘇頌《圖經》《菜部》既註龍葵,復於《外類》重出老鴉眼睛草,蓋不知其即一物也。又謂老鴉眼睛是蜀羊泉,誤矣。蜀羊泉葉似菊,開紫花,子類枸杞,詳見草部本條。楊慎《丹鉛録》④謂龍葵即吴葵,反指本草爲誤,引《素問》、《千金》四月吴葵華爲證,蓋不知《千金方》言吴葵即蜀葵,已自明白矣。今並正之。

苗。【氣味】苦、微甘,滑,寒,無毒。【主治】食之解勞少睡,去虚熱腫。《唐本》⑤。治風,補益男子元氣,婦人敗血。蘇頌⑥。消熱散血,壓丹石毒宜食之。時珍。

【附方】舊一。去熱少睡。龍葵菜同米煮作羹粥食之。《食醫心鏡》⑦。

莖、葉、根。【氣味】同苗。【主治】擣爛和土傅丁腫火丹瘡,良。孟詵⑧。療癰疽腫毒,跌撲傷損,消腫散血。時珍。根與木通、胡荽煎湯服,通利小便。蘇頌⑨。

【附方】舊四,新八。通利小便。方見上。從高墜下欲死者。取老鴉眼睛草莖葉擣汁服,以渣傅患處。《唐瑶經驗方》⑩。火焰丹腫。老鴉眼睛草葉,入醋細研傅之,能消赤腫。蘇

---

① 弘景:**《集注》見《證類》卷27"苦菜"** ……益州乃有苦菜,正是苦蘵(音式)爾……

② 恭:**《唐本草》見《證類》卷27"苦菜"** ……苦蘵乃龍葵爾,俗亦名苦菜,非荼也。/**卷27"龍葵"** 《唐本》注云:即關、河間謂之苦菜者,葉圓花白,子若牛李子,生青熟黑,但堪煮食,不任生啖。

③ 頌:**《圖經》見《證類》卷27"龍葵"** 龍葵,舊云所在有之,今近處亦稀,惟北方有之,北人謂之苦葵。葉圓似排風而無毛,花白,實若牛李子,生青熟黑,亦似排風子,但堪煮食,不任生啖。其實赤者名赤珠,服之變白令黑,不與葱、薤同食……/**卷30"外草類·老鴉眼睛草"** 生江湖間……葉如茄子葉,故名天茄子。或云即漆姑草也。漆姑即蜀羊泉,已見本經,人亦不能決識之。

④ 丹鉛録:**《丹鉛總録》卷4"花木類"** 苦菜……又按唐王冰注《素問》引古《月令·四月》吴葵華,而無苦菜秀一句,《本草》吴葵、龍葵析爲二條,其形與性所説不殊。孫真人《千金方》治手腫亦用吴葵,《唐本草》注吴葵云:即關河間謂之苦菜者,亦既曉了矣,乃復分苦菜、龍葵爲二條,何邪……

⑤ 唐本:見1211頁注⑦。

⑥ 蘇頌:**《圖經》見《證類》卷30"外草類·老鴉眼睛草"** ……治風,補益男子元氣,婦人敗血……

⑦ 食醫心鏡:**《證類》卷27"龍葵"** 《食醫心鏡》:主解勞少睡,去熱腫。龍葵菜煮作羹粥,食之並得。

⑧ 孟詵:**《證類》卷27"龍葵"** 《食療》:主疔腫。患火丹瘡,和土杵,傅之尤良。

⑨ 蘇頌:**《圖經》見《證類》卷30"外草類·老鴉眼睛草"** ……其根與木通、胡荽煎湯服,通利小便。

⑩ 唐瑶經驗方:(**按**:書佚,無可溯源。)

頌《圖經本草》①。癰腫無頭。龍葵莖葉擣傅。《經驗方》②。發背癰疽成瘡者。蘇頌《圖經》③云:用龍葵一兩爲末,麝香一分,研匀塗之甚善。○《袖珍方》④云:一切發背癰疽惡瘡。用蝦蟆一個,同老鴉眼睛草莖葉搗爛,傅之即散。神效。諸瘡惡腫。老鴉眼睛草擂酒服,以渣傅之。《普濟方》⑤。丁腫毒瘡。黑色焮腫者,乃服丹石毒也;赤色者,肉麪毒也。用龍葵根一握洗切,乳香末、黄連各三兩,杏仁六十枚。和搗作餅,厚如三錢,依瘡大小傅之,覺痒即换去。痒不可忍,切勿搔動。候炊久,瘡中似石榴子戢戢然,乃去藥。時時以甘草湯温洗,洗後以蠟貼之。終身不得食羊血。如無龍葵,以蔓菁根代之。《聖濟總録》⑥。天泡濕瘡。龍葵苗葉搗傅之。吐血不止。天茄子苗半兩,人參二錢半,爲末。每服二錢,新汲水下。《聖濟總録》⑦。辟除蚤虱。天茄葉鋪於席下,次日盡死。多年惡瘡。天茄葉貼之,或爲末貼。《救急良方》⑧。産後腸出不收。老鴉酸漿草一把,水煎,先熏後洗,收乃止。《救急方》⑨。

子七月采之。【主治】丁腫。《唐本》⑩。明目輕身甚良。甄權⑪。治風,益男子元氣,婦人敗血。蘇頌⑫。

---

① 圖經本草:**《圖經》見《證類》卷30"外草類・老鴉眼睛草"** ……七月採子,其葉入醋細研,治小兒火焰丹,消赤腫……

② 經驗方:**《證類》卷27"龍葵"** 《經驗方》:治癰無頭,擣龍葵傅之。

③ 圖經:**《圖經》見《證類》卷27"龍葵"** ……根亦入藥用。今醫以治發背癰疽成瘡者。其方:龍葵根一兩,剉,麝香一分,研。先擣龍葵根,羅爲末,入麝香,研令匀,塗於瘡上,甚善。

④ 袖珍方:**《袖珍方》卷3"癰疽瘡癤"** 治一切發背發疽等惡瘡(秘方):右用蝦蟆全個,同老鴉眼睛藤葉搗爛,傅患處即散,神效。

⑤ 普濟方:**《普濟方》卷273"諸疔瘡"** 治疔腫。用老鴉眼睛草擂碎,酒服。

⑥ 聖濟總録:**《聖濟總録》卷183"乳石發癰疽發背瘡腫"** 治黑瘡腫焮,因乳石發動,龍葵散方:右取龍葵根(一握,浄洗細切)、乳香(研,三兩)、杏人(去皮尖、雙人,六十枚)、黄連(去須,三兩),同搗羅爲細末,其瘡作頭未傍攻者,即須作餅,厚如三四錢許,可瘡大小傅之。瘡若覺冷微癢者,即易之。癢不可忍,切不得搔動,直候一炊久,即看瘡中似石榴子戢戢著,然後去藥。時時以甘草湯微温洗之,洗了即以蠟帛貼之。瘡若傍攻作穴,即内藥於穴中,以滿爲度。瘡若赤色者,即是熱肉面所爲,不用龍葵根,以蔓菁根代之。黑瘡愈後,只得食豬、魚、葱、蒜,終身更不得食羊血,食即再發。

⑦ 聖濟總録:**《聖濟總録》卷68"吐血不止"** 治吐血不止,人參散方:人參(一分)、天茄子苗(半兩),右二味搗羅爲散,每服二錢匕,新水調下,不拘時。

⑧ 救急良方:**《急救良方》卷2"諸瘡第三十六"** 治多年惡瘡……又方:以天茄葉貼之。或爲細末貼亦妙。

⑨ 救急方:**《急救良方》卷2"婦人第三十八"** 治産後子腸出不能收者……又方:用老鴉酸漿草一把,煎湯,才熏可收一半,稍温下手洗,並收而安。

⑩ 唐本:見1211頁注⑦。

⑪ 甄權:**《藥性論》見《證類》卷27"龍葵"** 龍葵,臣。能明目,輕身。子甚良……

⑫ 蘇頌:見1211頁注⑧。

龍珠《拾遺》①

【釋名】赤珠。【頌②曰】龍葵子赤者名赤珠,象形也。

【集解】【甄權③曰】龍葵赤珠者名龍珠,挼去汁可食,能變白令黑。【藏器④曰】龍珠生道旁,子圓似龍葵,但熟時正赤耳。【時珍曰】龍珠、龍葵,雖以子之黑赤分别,其實一物二色,强分爲二也。

苗。【氣味】苦,寒,無毒。【主治】能變白髮,令人不睡。主諸熱毒,石氣發動,調中解煩。藏器⑤。

【發明】【權⑥曰】龍珠,服之變白令黑,耐老。若能生食得苦者,不食他菜,十日後即有靈異也。不與葱、薤同噉,根亦入藥用。

子。【氣味】同菜。【主治】丁腫。藏器⑦。

酸漿《本經》⑧中品【校正】菜部《苦耽》,草部《酸漿》、《燈籠草》,俱併爲一。

【釋名】醋漿《本經》⑨、苦葴音針、苦耽《嘉祐》⑩、燈籠草《唐本》⑪、皮弁草《食療》⑫、天泡草《綱目》、王母珠《嘉祐》、洛神珠同上。小者名苦蘵。【藏器⑬曰】《爾雅》

---

① 拾遺:**《證類》卷6“四十六種陳藏器餘·龍珠”** 味苦,寒,無毒。子主丁腫。葉變白髮,令人不睡。《李邕方》云:主諸熱毒,石氣發動,調中,解煩。生道傍。子圓赤珠似龍葵,但子熟時赤耳。

② 頌:**《圖經》見《證類》卷27“龍葵”** ……其實赤者名赤珠,服之變白令黑,不與葱、薤同食,根亦入藥用……

③ 甄權:**《藥性論》見《證類》卷27“龍葵”** ……子甚良。其赤珠者名龍珠,服之變白令黑,耐老。若能生食得苦者,不食佗菜,十日後則有靈異,不與葱、薤同啖。

④ 藏器:見本頁注①。

⑤ 藏器:見本頁注①。

⑥ 權:見本頁注③。/見本頁注②。(**按**:糅合二家之説。)

⑦ 藏器:藏器:見本頁注①。

⑧ 本經:**《本經》《别録》見《證類》卷8“酸漿”** 味酸,平、寒,無毒。主熱煩滿,定志,益氣,利水道。産難,吞其實,立産。一名醋漿。生荆楚川澤及人家田園中。五月採,陰乾。

⑨ 本經:見上注白字。

⑩ 嘉祐:**《嘉祐》見《證類》卷27“苦耽”** ……關中人謂之洛神珠,一名王母珠,一名皮弁草。又有一種小者,名苦蘵。(**按**:“釋名”項下“嘉祐”同此。)

⑪ 唐本:**《唐本草》見《證類》卷7“五種唐本餘·燈籠草”** (**按**:《唐本餘》據考即《蜀本草》,非《唐本草》。)

⑫ 食療:見本頁注⑩。(**按**:誤注出處,實出《嘉祐》。)

⑬ 藏器:**《圖經》見《證類》卷8“酸漿”** 《圖經》曰……《爾雅》所謂葴(音針),寒漿。郭璞注云:今酸漿草,江東人呼爲苦葴是也。/**《拾遺》見《證類》卷27“苦菜”** 陳藏器云:苦蘵……人亦呼爲小苦耽。崔豹《古今注》云:苦蘵,一名蘵子,有實,形如皮弁子,圓如珠。(**按**:此條引文乃糅合《圖經》與《拾遺》二書而成,非藏器一人之言也。)

云:葴,寒漿也。郭璞注云:即今酸漿,江東人呼爲苦葴。小者爲苦蘵,亦呼爲小苦耽。崔豹《古今注》云:蘵,一名蘵子,實形如皮弁,其子圓如珠。【時珍曰】酸漿,以子之味名也。苦葴、苦耽,以苗之味名也。燈籠、皮弁,以角之形名也。王母、洛神珠,以子之形名也。按楊慎《巵言》①云:本草燈籠草、苦耽、酸漿,皆一物也。修本草者非一時一人,故重複耳。燕京野果名紅姑孃,外垂絳囊,中含赤子如珠,酸甘可食,盈盈遶砌,與翠草同芳,亦自可愛。蓋姑孃乃瓜囊之訛,古者瓜、姑同音,孃、囊之音亦相近耳。此説得之,故今以《本經》《酸漿》、《唐本草》《燈籠草》、宋《嘉祐本草》《苦耽》,俱併爲一焉。

【集解】【《别録》②曰】酸漿生荆楚川澤及人家田園中,五月采,陰乾。【弘景③曰】酸漿處處多有,苗似水茄而小,葉亦可食。子作房,房中有子如梅、李大,皆黄赤色,小兒食之。【保昇④曰】酸漿即苦葴也,根如菹芹,白色絶苦。【禹錫⑤曰】苦耽生故墟垣塹間,高二三尺,子作角,如撮口袋,中有子如珠,熟則赤色。關中人謂之洛神珠,一名王母珠,一名皮弁草。一種小者名苦蘵。《爾雅》⑥謂之黄蒢。【恭⑦曰】燈籠草所在有之。枝幹高三四尺,有紅花,狀若燈籠,内有紅子可愛,根、莖、花、實並入藥用。【宗奭⑧曰】酸漿即苦耽也,《嘉祐》重出"苦耽"條。天下有之,苗如天茄子,開小白花,結青殼,熟則深紅,殼中子大如櫻,亦紅色,櫻中復有細子,如落蘇之子,食之有青草氣也。【時珍曰】龍葵、酸漿,一類二種也。酸漿、苦蘵一種二物也。但大者爲酸漿,小者爲苦蘵,以此爲别。敗醬亦名苦蘵,與此不同。其龍葵、酸漿苗葉一樣,但龍葵莖光無毛,五月入秋開小白花,五出黄蕊,結子無殼,纍纍數顆同枝,子有蒂蓋,生青熟紫黑。其酸漿同時開小花黄白色,紫心白蕊,其花如盃狀,無瓣,但有五尖,結一鈴殼,凡五稜,一枝一顆,下懸如燈籠之狀,殼中一子,狀如龍葵子,生青熟赤。以此分别,便自明白。按《庚辛玉册》⑨云:燈籠草四方皆有,惟川、陝者最大。葉似龍葵,嫩時可食。四五月開花結實,有四葉盛之如燈籠,河北呼爲酸漿。據此及楊慎之説,則燈籠、酸漿之爲一物,尤

---

① 巵言:**《丹鉛總録》卷4"花木類"** 紅姑娘:徐一夔《元故宫記》云:金殿前有野果名紅姑娘,外垂絳,囊中含赤子如丹珠,味酸甜,可食。盈盈繞砌,與翠草同芳,亦自可愛。(**按**:未能溯得楊慎《巵言》"燈籠草、苦耽、酸漿皆一物"之源,然楊慎《丹鉛總録》有"紅姑娘"相關之論,與時珍所引多同。)

② 别録:見1214頁注⑧。

③ 弘景:**《集注》見《證類》卷8"酸漿"** 陶隱居云:處處人家多有。葉亦可食,子作房,房中有子,如梅李大,皆黄赤色。小兒食之能除熱,亦主黄病,多效。

④ 保昇:**《蜀本草》見《證類》卷8"酸漿"** 根如菹芹,白色,絶苦。擣其汁,治黄病多效。/《爾雅》:云:葴,寒漿,注:今酸漿草,江東人呼曰苦葴。

⑤ 禹錫:**《嘉祐》見《證類》卷27"苦耽"** ……生故墟垣塹間,高二三尺,子作角,如撮口袋,中有子如珠,熟則赤色。人有骨蒸多服之。關中人謂之洛神珠,一名王母珠,一名皮弁草。又有一種小者,名苦蘵。

⑥ 爾雅:**《爾雅·釋草》** 蘵,黄蒢。

⑦ 恭:**《唐本草》見《證類》卷7"五種唐本餘·燈籠草"** 味苦,大寒,無毒。主上氣咳嗽,風熱,明目。所在有之。八月採。枝幹高三四尺,有花紅色,狀若燈籠,内有子,紅色可愛。根、莖、花、實並入藥使。

⑧ 宗奭:**《衍義》卷9"酸漿"** 今天下皆有之。苗如天茄子,開小白花,結青殼,熟則深紅,殼中子大如櫻,亦紅色。櫻中腹有細子,如落蘇之子,食之有青草氣。此即苦耽也。今《圖經》又立苦耽條,顯然重復。本經無苦耽。

⑨ 庚辛玉册:(**按**:未見原書,僅見《綱目》引其佚文。)

可證矣。唐慎微以三葉酸草附於酸漿之後，蓋不知其名同物異也。其草見草之八《酢漿》下。

苗、葉、莖、根。【氣味】苦，寒，無毒。【禹錫①曰】有小毒。【恭②曰】苦，大寒，無毒。【時珍曰】方士取汁煮丹砂，伏白礬，煮三黄，煉硝、硫。【主治】酸漿：治熱煩滿，定志益氣，利水道。《本經》③。擣汁服，治黄病，多效。弘景④。燈籠草：治上氣欬嗽，風熱，明目，根莖花實並宜。《唐本》⑤。苦耽苗子：治傳尸伏連，鬼氣疰忤邪氣，腹内熱結，目黄不下食，大小便澀，骨熱欬嗽，多睡勞乏，嘔逆痰壅，痃癖痞滿，小兒無辜，癧子，寒熱，大腹，殺蟲，落胎，去蠱毒，並煮汁飲，亦生擣汁服。研膏，傅小兒閃癖。《嘉祐》⑥。

【發明】【震亨⑦曰】燈籠草，苦能除濕熱，輕能治上焦，故主熱欬咽痛。此草治熱痰欬嗽，佛耳草治寒痰欬嗽也。與片芩、清金丸同用，更效。【時珍曰】酸漿利濕除熱。除熱故清肺治咳，利濕故能化痰治疸。一人病虚乏咳嗽有痰，愚以此加入湯中用之，有效。

【附方】新三。熱欬咽痛。燈籠草爲末，白湯服，名清心丸。仍以醋調傅喉外。《丹溪纂要》⑧。喉瘡作痛。燈籠草炒焦研末，酒調呷之。《醫學正傳》⑨。灸瘡不發。酸漿葉貼之⑩。

子。【氣味】酸，平，無毒。【《别録》⑪曰】寒。【主治】熱煩，定志益氣，利水道。産難，吞之立産。《别録》⑫。食之除熱，治黄病，尤益小兒。蘇頌⑬。治骨

---

① 禹錫：**《嘉祐》見《證類》卷 27“苦耽”**　苗、子，味苦，寒，小毒……

② 恭：見 1215 頁注⑦。

③ 本經：見 1214 頁注⑧白字。

④ 弘景：見 1215 頁注③。

⑤ 唐本：見 1215 頁注⑦。

⑥ 嘉祐：**《嘉祐》見《證類》卷 27“苦耽”**　……主傳尸伏連，鬼氣疰忤邪氣，腹内熱結，目黄，不下食，大小便澀，骨熱欬嗽，多睡勞乏，嘔逆痰壅，痃癖痞滿。小兒無辜癧子，寒熱，大腹，殺蟲，落胎，去蠱毒。並煮汁服，亦生擣絞汁服，亦研傅小兒閃癖……

⑦ 震亨：**《丹溪心法》卷 2“咳嗽十六”**　清化丸：與清金丸同用，專治熱嗽及咽痛，故苦能燥濕熱，輕能治上。燈籠草（炒），右爲末，蒸餅丸。又細末，醋調敷咽喉間痛。/**《衍義補遺・燈籠草》**　寒，治熱痰嗽。佛耳治寒嗽。

⑧ 丹溪纂要：**《丹溪纂要》卷 3“第四十九喉病”**　喉瘡并痛，多屬虚火遊行無制……又方：以燈籠草炒，爲末，酒調敷 喉間。

⑨ 醫學正傳：**《醫學正傳》卷 5“喉病”**　治喉瘡並痛者，多屬虚火遊行無制……又方，以燈籠草炒焦，爲末，酒調，敷喉中。

⑩ 貼之：**《聖惠方》卷 61“治癰腫貼熁諸方”**　治癰腫未有頭，必穴方……又方：右擣酸漿葉敷之。（**按**：原無出處，今録其近似方以備參。）

⑪ 别録：見 1214 頁注⑧。

⑫ 别録：見 1214 頁注⑧白字。（**按**：誤注出處，當出《本經》。）

⑬ 蘇頌：**《圖經》見《證類》卷 8“酸漿”**　……小兒食之尤有益。可除熱。根似菹芹，色白，絶苦。擣其汁飲之，治黄病，多效……

蒸勞熱，尸疰疳瘦，痰癖熱結，與苗莖同功。《嘉祐》①。

【附方】新二。酸漿實丸。治三焦腸胃伏熱，婦人胎熱難産。用酸漿實五兩，莧實三兩，馬藺子炒、大鹽、榆白皮炒各二兩，柴胡、黄芩、栝樓根、蕳茹各一兩，爲末。煉蜜丸梧子大。每服三十丸，木香湯下。《聖濟總録》②。天泡濕瘡。天泡草鈴兒生搗敷之。亦可爲末，油調敷。鄧才《雜興方》③。

蜀羊泉《本經》④中品

【釋名】羊泉《别録》⑤、羊飴《别録》、漆姑草。【時珍曰】諸名莫解。能治漆瘡，故曰漆姑。

【集解】【《别録》⑥曰】蜀羊泉生蜀郡川谷。【弘景⑦曰】方不復用，人無識者。【恭⑧曰】此草俗名漆姑，葉似菊，花紫色，子類枸杞子，根如遠志，無心有糁。所在平澤有之，生陰濕地，三月、四月采苗葉，陰乾。【藏器⑨曰】陶註"杉材"云：漆姑葉細細，多生石邊，能療漆瘡。蘇云漆姑是羊泉。按羊泉乃大草，漆姑草如鼠跡大，生堦墀間陰處，氣辛烈，挼付漆瘡，亦主溪毒，乃同名也。【頌⑩曰】或言老鴉眼睛草即漆姑草，漆姑乃蜀羊泉，人不能决識。【時珍曰】漆姑有二種。蘇恭所説是羊泉，陶、陳所説是小草。蘇頌所説老鴉眼睛草，乃龍葵也。又黄蜂作窠，銜漆姑草汁爲蒂，即此草也。

【氣味】苦，微寒，無毒。【主治】秃瘡，惡瘡熱氣，疥瘙痂癬蟲。《本經》⑪。

---

① 嘉祐：見1216頁注⑥。

② 聖濟總録：《**普濟方**》**卷43"三焦實熱"**　酸漿實丸：治下焦腸胃伏熱，婦人胎熱産難。酸漿實(五兩)、莧實(三兩)、馬藺子(炒焦)、大鹽(另研)、榆白皮(炒，各二兩)、柴胡(去苗)、黄芩(去黑心)、栝蔞根(剉)、蕳茹(各一兩)，右爲末，煉蜜和丸如梧桐子大，不拘時候，用木香湯呑下二十丸至三十丸，以知爲度。(**按**：《聖濟總録》無此方，誤注出處。)

③ 雜興方：(**按**：書佚，無可溯源。)

④ 本經：**《本經》《别録》《證類》卷9"蜀羊泉"**　味苦，微寒，無毒。主頭秃惡瘡，熱氣，疥瘙痂癬蟲，療齲齒，女子陰中内傷，皮間實積。一名羊泉，一名羊飴。生蜀郡川谷。

⑤ 别録：見上注。(**按**："釋名"項下"别録"同此。)

⑥ 别録：見上注。

⑦ 弘景：**《集注》見《證類》卷9"蜀羊泉"**　陶隱居云：方藥亦不復用，彼土人時有採識者。

⑧ 恭：**《唐本草》見《證類》卷9"蜀羊泉"**　《唐本》注云：此草俗名漆姑。葉似菊，花紫色，子類枸杞子，根如遠志，無心有糁。苗主小兒驚，兼療漆瘡，生毛髮。所在平澤皆有之。/今按《别本》注云：今處處有，生陰濕地，三月、四月採苗葉，陰乾之。

⑨ 藏器：**《拾遺》見《證類》卷11"一十一種陳龍藏器餘・漆姑草"**　杉木注陶云：葉細細，多生石間。按漆姑草如鼠迹大，生堦墀間陰處，氣辛烈。主漆瘡，挪碎傅之，熱更易。亦主溪毒瘡。蘇云：此蜀羊泉，羊泉是大草，非細者，乃同名耳。

⑩ 頌：**《圖經》見《證類》卷30"外草類・老鴉眼睛草"**　……或云即漆姑草也。漆姑即蜀羊泉，已見《本經》，人亦不能决識之。

⑪ 本經：見本頁注④白字。

療齲齒，女子陰中内傷，皮間實積。《别録》①。主小兒驚，生毛髮，擣塗漆瘡。《蘇恭》②。蚶蚓氣呵者，擣爛入黄丹餌之。時珍。出《摘玄方》③。

【附方】新。黄疸疾。漆草一把，搗汁和酒服。不過三五次，即愈。《摘玄方》④。

鹿蹄草《綱目》

【釋名】小秦王草《綱目》、秦王試劍草。【時珍曰】鹿蹄象葉形。能合金瘡，故名試劍草。又山慈姑亦名鹿蹄，與此不同。

【集解】【時珍曰】按軒轅述《寶藏論》⑤云：鹿蹄多生江廣平陸及寺院荒處，淮北絶少，川、陝亦有。苗似堇菜而葉頗大，背紫色。春生紫花。結青實如天茄子。可制雌黄、丹砂。

【氣味】缺。【主治】金瘡出血，擣塗即止。又塗一切蛇蟲犬咬毒。時珍。

敗醬《本經》⑥中品

【釋名】苦菜《綱目》、苦蘵《綱目》、澤敗《别録》⑦、鹿腸《本經》⑧、鹿首《别録》、馬草《别録》。【弘景⑨曰】根作陳敗豆醬氣，故以爲名。【時珍曰】南人采嫩者暴蒸作菜食，味微苦而有陳醬氣，故又名苦菜，與苦蕒、龍葵同名。亦名苦蘵，與酸醬同名，苗形則不同也。

【集解】【《别録》⑩曰】敗醬生江夏川谷，八月采根，暴乾。【弘景⑪曰】出近道。葉似豨薟，根形如柴胡。【恭⑫曰】此藥不出近道，多生岡嶺間。葉似水莨及薇蘅，叢生，花黄根紫，作陳醬色，

---

① 别録：見1217頁注④。

② 蘇恭：見1217頁注⑧。

③ 摘玄方：**《丹溪摘玄》卷19“脣門”** 治小兒蚶蚓呵吹，生爛甚：漆茹草葉、敲碎黄丹點之，大效。

④ 摘玄方：**《丹溪摘玄》卷14“五疸門”** 治黄疸……又方：漆草一把，右搗汁，勾和酒服之，不過三五服即愈。

⑤ 寶藏論：（**按**：書佚，無可溯源。）

⑥ 本經：**《本經》《别録》見《證類》卷8“敗醬”** 味苦、鹹，平、微寒，無毒。主暴熱，火瘡赤氣，疥瘙疽痔，馬鞍熱氣，除癰腫，浮腫，結熱，風痺不足，産後疾痛。一名鹿腸，一名鹿首，一名馬草，一名澤敗。生江夏川谷。八月採根，暴乾。

⑦ 别録：見上注。（**按**：“釋名”項下“别録”皆同此。）

⑧ 本經：見上注白字。

⑨ 弘景：**《集注》見《證類》卷8“敗醬”** 陶隱居云：出近道，葉似豨薟，根形似茈胡，氣如敗豆醬，故以爲名。

⑩ 别録：見本頁注⑥。

⑪ 弘景：見本頁注⑨。

⑫ 恭：**《唐本草》見《證類》卷8“敗醬”** 《唐本》注云：此藥不出近道，多生崗嶺間。葉似水莨及薇銜，叢生，花黄根紫，作陳醬色，其葉殊不似豨薟也。

其葉殊不似豨薟也。【頌①曰】江東亦有之,狀如蘇恭所説。【時珍曰】處處原野有之,俗名苦菜,野人食之。江東人每采收儲焉。春初生苗,深冬始凋。初時葉布地生,似菘菜葉而狹長,有鋸齒,緑色,面深背淺。夏秋莖高二三尺而柔弱,數寸一節,節間生葉,四散如繖。顛頂開白花成簇,如芹花、蛇牀子花狀。結小實成簇。其根白紫,頗似柴胡。吴普言其根似桔梗,陳自明言其根似蛇苺根者,皆不然。

根苗同。**【修治】**【斅②曰】凡收得便粗杵,入甘草葉相拌對蒸。從巳至未,去甘草葉,焙乾用。

【氣味】苦,平,無毒。【《别録》③曰】鹹,微寒。【權④曰】辛,苦,微寒。【大明⑤曰】酸。【時珍曰】微苦帶甘。**【主治】暴熱火瘡赤氣,疥瘙疽痔,馬鞍熱氣。**《本經》⑥。**除癰腫,浮腫,結熱,風痺不足,産後疾痛。**《别録》⑦。**治毒風𤸷痺,破多年凝血,能化膿爲水,産後諸病,止腹痛餘疹煩渴。**甄權⑧。**治血氣心腹痛,破癥結,催生落胞,血運,鼻衄,吐血,赤白帶下。赤眼障膜胬肉,聤耳,瘡癤,疥癬,丹毒,排膿補瘻。**大明⑨。

【發明】【時珍曰】敗醬乃手足陽明、厥陰藥也。善排膿破血,故仲景治癰及古方婦人科皆用之。乃易得之物,而後人不知用,蓋未遇識者耳。

【附方】舊二,新三。**腹癰有膿。**薏苡仁附子敗醬湯:用薏苡仁十分,附子二分,敗醬五分,擣爲末。每以方寸匕,水二升,煎一升,頓服。小便當下,即愈。張仲景《金匱玉函》⑩。**産後惡露,**七八日不止。敗醬、當歸各六分,續斷、芍藥各八分,芎藭、竹茹各四分,生地黄炒十二分,水二升,煮取八合,空心服。《外臺秘要》⑪。**産後腰痛。**乃血氣流入腰腿,痛不可轉者。敗醬、當

---

① 頌:**《圖經》見《證類》卷8"敗醬"** 敗醬,生江夏川谷,今江東亦有之,多生崗嶺間。葉似水莨及薇銜,叢生,花黄,根紫色,似柴胡,作陳敗豆醬氣,故以爲名。八月採根,暴乾用……

② 斅:**《炮炙論》見《證類》卷8"敗醬"** 雷公云:凡使,收得後便麤杵,入甘草葉相拌對蒸,從巳至未,出,焙乾,去甘草葉,取用。

③ 别録:見1218頁注⑥。

④ 權:**《藥性論》見《證類》卷8"敗醬"** 鹿醬,臣,敗醬是也。味辛、苦,微寒……

⑤ 大明:**《日華子》見《證類》卷8"敗醬"** 味酸……

⑥ 本經:見1218頁注⑥白字。

⑦ 别録:見1218頁注⑥。

⑧ 甄權:**《藥性論》見《證類》卷8"敗醬"** ……治毒風𤸷痺,主破多年凝血,能化膿爲水及産後諸病,止腹痛,餘疹煩渴。

⑨ 大明:**《日華子》見《證類》卷8"敗醬"** ……治赤眼障膜,努肉,聤耳,血氣心腹痛,破癥結,産前後諸疾,催生落胞,血運,排膿,補瘻,鼻洪,吐血,赤白帶下,瘡痍疥癬,丹毒……

⑩ 金匱玉函:**《金匱·瘡癰腸癰浸淫病脉證并治》** 腸癰之爲病,其身甲錯,腹皮急,按之濡,如腫狀,腹無積聚,身無熱,脉數,此爲腹内有癰膿,薏苡附子敗醬散主之。薏苡附子敗醬散方:薏苡仁(十分)、附子(二分)、敗醬(五分),右三味杵爲末,取方寸匕,以水二升,煎減半,頓服。

⑪ 外臺秘要:**《婦人良方》卷20"産後惡露不絶方論第三"** 療産後七八日,惡露不止:敗醬、當歸(各六分)、芍藥、續斷(各八分)、川芎、竹茹(各四分)、生地黄(炒乾,十二分),右細剉,以水二升,煮取八合,空心頓服。(**按**:《外臺》無此方,誤注出處。)

歸各八分，芎藭、芍藥、桂心各六分，水二升，煮八合，分二服。忌葱。《廣濟方》①。**産後腹痛**如錐刺者。敗醬草五兩，水四升，煮二升，每服二合，日三服，良。《衛生易簡方》②。**蠷螋尿瘡**遶腰者。敗醬煎汁塗之。良。《楊氏産乳》③。

迎春花《綱目》

【集解】【時珍曰】處處人家栽插之。叢生，高者二三尺，方莖厚葉。葉如初生小椒葉而無齒，面青背淡。對節生小枝，一枝三葉。正月初開小花，狀如瑞香，花黄色，不結實。

葉。【氣味】苦，濇，平，無毒。【主治】腫毒惡瘡，陰乾研末，酒服二三錢，出汗便瘥。《衛生易簡方》④。

款冬花《本經》⑤中品

【釋名】款凍郭璞⑥、顆凍《爾雅》⑦、氐冬《别録》⑧、鑽凍《衍義》⑨、菟奚《爾雅》、橐吾《本經》⑩、虎鬚《本經》。【時珍曰】按《述征記》⑪云：洛水至歲末凝厲時，款冬生于草冰之中，則顆凍之名以此而得。後人訛爲款冬，即款凍爾。款者至也，至冬而花也。【宗奭⑫曰】百草中惟此不顧冰雪最先春也，故世謂之鑽凍。雖在冰雪之下，至時亦生芽，春時人采以代蔬。入藥須微見花者良。如已芬芳，則都無氣力。今人多使如筯頭者，恐未有花也。

---

① 廣濟方：**《婦人良方》卷20"産後腰痛方論第二"** 《廣濟》療産後虚冷，血氣流入腰腿，痛不可轉：敗醬、當歸（各八分）、川芎、芍藥、桂心（各六分），右㕮咀，水二升，煮取八合，空心分温二服。並忌葱。

② 衛生易簡方：**《衛生易簡方》卷11"産後及雜證"** 治産後腹中如錐刺痛：用敗醬草五兩，水四升，酒二升，煮取二升，每服七合，食前，日三服，大驗。

③ 楊氏産乳：**《證類》卷8"敗醬"** 楊氏産乳：治蠷螋尿繞腰者。煎敗醬汁塗之，差。

④ 衛生易簡方：**《衛生易簡方》卷8"癰疽"** 治腫毒惡瘡……又方：用迎春花爲末，酒調服，出汗即愈。

⑤ 本經：**《本經》《别録》（《藥對》）見《證類》卷9"款冬花"** 味辛、甘，温，無毒。主欬逆上氣，善喘，喉痺，諸驚癇，寒熱邪氣，消渴，喘息呼吸。一名橐吾，一名顆東，一名虎鬚，一名菟奚，一名氐冬。生常山山谷及上黨水傍。十一月採花，陰乾。（杏人爲之使。得紫苑良。惡皂莢、消石、玄參。畏貝母、辛夷、麻黄、黄耆、黄芩、黄連、青葙。）

⑥ 郭璞：**《爾雅注疏》卷8"釋草第十三"** 菟奚，顆凍……音義：（……郭云：款凍也，生水中……）

⑦ 爾雅：**《爾雅·釋草》（郭注）** 菟奚，顆凍。（款冬也。紫赤華，生水中。）（**按**："釋名"項下"爾雅"同此。）

⑧ 别録：見本頁注⑤。

⑨ 衍義：**《衍義》卷10"款冬花"** 百草中惟此不顧冰雪，最先春也。世又謂之鑽凍……

⑩ 本經：見本頁注⑤白字。（**按**："釋名"項下"本經"同此。）

⑪ 述征記：**《爾雅翼》卷3"款冬"** ……《述征記》曰：洛水至歲末凝厲，則款冬茂悦曾冰之中……

⑫ 宗奭：**《衍義》卷10"款冬花"** 百草中惟此不顧冰雪，最先春也。世又謂之鑽凍。雖在冰雪之下，至時亦生芽。春時，人或采以代蔬。入藥須微見花者良。如已芬芳，則都無力也。今人又多使如筯頭者，恐未有花爾。

【集解】【《别録》①曰】款冬生常山山谷及上黨水旁，十一月采花，陰乾。【弘景②曰】第一出河北，其形如宿蓴未舒者佳，其腹裏有絲。次出高麗百濟，其花乃似大菊花。次亦出蜀北部宕昌而並不如。其冬月在冰下生，十二月、正月旦取之。【恭③曰】今出雍州南山溪水，及華州山谷澗間。葉似葵而大，叢生，花出根下。【頌④曰】今關中亦有之。根紫色，葉似萆薢，十二月開黄花，青紫萼，去土一二寸，初出如菊花萼，通直而肥實無子。則陶氏所謂出高麗 百濟者，近此類也。又有紅花者，葉如荷而斗直，大者容一升，小者容數合，俗呼爲蜂斗葉，又名水斗葉。則蘇氏所謂大如葵而叢生者是也。傅咸《款冬賦》《序》云："予曾逐禽，登於北山，于時仲冬之月，冰凌盈谷，積雪被厓，顧見款冬煒然，始敷華艷"，是也。

【修治】【斅⑤曰】凡采得，須去向裹裹花蕊殼，并向裏實如栗零殼者。并枝葉，以甘草水浸一宿，却取款冬葉相拌裛一夜，晒乾去葉用。

【氣味】辛，温，無毒。【《别録》⑥曰】甘。【好古⑦曰】純陽，入手太陰經。【之才⑧曰】杏仁爲之使，得紫菀良，惡皂莢、消石、玄参，畏貝母、辛夷、麻黄、黄耆、黄芩、連翹、青葙。【主治】欬逆，上氣善喘，喉痺，諸驚癇，寒熱邪氣。《本經》⑨。消渴，喘息呼吸。《别録》⑩。療肺氣心促急，熱勞欬，連連不絶，涕唾稠粘，肺痿肺癰，吐膿血。甄權⑪。潤心

---

① 别録：見前頁注⑤。

② 弘景：**《集注》見《證類》卷9"款冬花"** 陶隱居云：第一出河北，其形如宿蓴未舒者佳，其腹裏有絲。次出高麗百濟，其花乃似大菊花。次亦出蜀北部宕昌，而並不如。其冬月在冰下生，十二月、正月旦取之。

③ 恭：**《唐本草》見《證類》卷9"款冬花"** 《唐本》注云：今出雍州南山溪水及華州山谷澗間。葉似葵而大，叢生，花出根下。

④ 頌：**《圖經》見《證類》卷9"款冬花"** 款冬花，出常山山谷及上黨水傍，今關中亦有之。根紫色，莖青紫，葉似萆薢。十二月開黄花，青紫萼，去土一二寸，初出如菊花萼，通直而肥實無子。則陶隱居所謂出高麗百濟者，近此類也。又有紅花者，葉如荷而斗直，大者容一升，小者容數合，俗呼爲蜂斗葉，又名水斗葉。則唐注所謂大如葵而叢生者，是也。十一月採花，陰乾。或云花生於冰下，正月旦採之。郭璞注《爾雅》顆凍云：紫赤花，生水中。冰、水字近，疑一有誤。而傅咸《款冬賦序》曰：余曾逐禽，登於北山，于時仲冬之月也，冰凌盈谷，積雪被崖，顧見款冬煒然，始敷華豔，當是生於冰下爲正也……

⑤ 斅：**《炮炙論》見《證類》卷9"款冬花"** 雷公云：凡採得，須去向裏裹花蘂殼，并向裏實如栗零殼者，并枝、葉用，以甘草水浸一宿，却取款冬花，葉相伴裛一夜，臨用時即乾曬，去兩件拌者葉了用。

⑥ 别録：見1220頁注⑤。

⑦ 好古：**《湯液本草》卷4"款冬花"** ……純陽。無毒。（**按**：《本草發揮》卷2引出"東垣云"。款冬花雖有"温肺止嗽，治肺痿勞嗽"之功，但未溯得"入手太陰經"一句之源）

⑧ 之才：**古本《藥對》**見1220頁注⑤括號中七情文。

⑨ 本經：見1220頁注⑤白字。

⑩ 别録：見1220頁注⑤。

⑪ 甄權：**《藥性論》見《證類》卷9"款冬花"** 款冬花，君。主療肺氣心促急，熱乏勞欬，連連不絶，涕唾稠粘，治肺痿，肺癰吐膿。

肺，益五臟，除煩消痰，洗肝明目及中風等疾。大明①。

【發明】【頌②曰】《本經》主欬逆古方用爲温肺治嗽之最。崔知悌療久欬熏法：每旦取款冬花如雞子許，少蜜拌花使潤，納一升鐵鐺中。又用一瓦盌鑽一孔，孔内安一小筆管，以麪泥縫，勿令漏氣。鐺下着炭火，少時烟從筒出，以口含吸，嚥之。如胸中少悶，須舉頭，即將指頭按住筒口，勿使漏，至煙盡乃止。如是五日一爲之。待至六日，飽食羊肉餺飥一頓，永瘥。【宗奭③曰】有人病嗽多日，或教然款冬花三兩，於無風處以筆管吸其烟，滿口則嚥之，數日果效。

【附方】新二。痰嗽帶血。款冬花、百合蒸焙，等分爲末。蜜丸龍眼大，每卧時嚼一丸，薑湯下。《濟生方》④。口中疳瘡。款冬花、黄連等分，爲細末，用唾津調成餅子。先以蛇牀子煎湯漱口，乃以餅子傅之，少頃確住，其瘡立消也。楊誠《經驗方》⑤。

鼠麴草《日華》⑥【校正】併入《有名未用⑦·鼠耳》及東垣《藥類法象⑧·佛耳草》。

【釋名】米麴《綱目》、鼠耳《别録》⑨、佛耳草《法象》⑩、無心草《别録》⑪、香茅

① 大明：**《日華子》見《證類》卷9“款冬花”** 潤心肺，益五藏，除煩，補勞劣，消痰止嗽，肺痿吐血，心虚驚悸，洗肝明目及中風等疾……

② 頌：**《圖經》見《證類》卷9“款冬花”** ……《本經》主欬逆，古今方用之，爲治嗽之最。崔知悌療久嗽熏法：每旦取款冬花如雞子許，少蜜拌花使潤，内一升鐵鐺中，又用一瓦椀鑽一孔，孔内安一小竹筒，筆管亦得，其筒稍長作，椀鐺相合，及插筒處皆麪逕之，勿令漏氣。鐺下著炭，少時，款冬煙自從筒出，則口含筒吸取煙嚥之。如胸中少悶，須舉頭，即將指頭捻筒頭，勿使漏煙氣，吸煙使盡止。凡如是，五日一爲之。待至六日則飽食羊肉餺飥一頓，永差。

③ 宗奭：**《衍義》卷10“款冬花”** 有人病嗽多日，或教以然款冬花三兩枚，於無風處，以筆管吸其煙，滿口則咽之，數日效。

④ 濟生方：**《濟生續方》卷3“喘嗽評治”** 百花膏：治喘嗽不已，或痰中有血。款冬花、百合（蒸，焙），右等分爲細末，煉蜜爲丸如龍眼大，每服一丸，食後臨卧細嚼，姜湯咽下。噙化尤佳。

⑤ 經驗方：（**按**：書佚，無可溯源。）

⑥ 日華：**《嘉祐》見《證類》卷11“鼠麴草”** 味甘，平，無毒。調中益氣，止洩除痰，壓時氣，去熱嗽。雜米粉作糗，食之甜美。生平崗熟地，高尺餘，葉有白毛，黄花。《荆楚歲時記》云：三月三日取鼠麴汁，蜜和爲粉，謂之龍舌絆，以壓時氣。山南人呼爲香茅，取花雜櫸皮染褐，至破猶鮮。江西人呼爲鼠耳草。（新補，見陳藏器、日華子。）

⑦ 有名未用：**《别録》見《證類》卷30“有名未用·鼠耳”** 味酸，無毒。主痺寒寒熱，止欬。一名無心。生田中下地，厚葉肥莖。

⑧ 藥類法象：**《東垣試效方》卷1“藥象氣味主治法度·佛耳草”** 酸，熱。治寒嗽及痰涎，除肺中寒，大升肺氣。少用。款冬花爲之使。過食損目。（**按**：《湯液本草》卷4“佛耳草”引“《象》云”、《本草發揮》卷2“佛耳草”引“東垣云”，皆同《試效方》）

⑨ 别録：見本頁注⑦。

⑩ 法象：見本頁注⑧。

⑪ 别録：見本頁注⑦。

《拾遺》①、黄蒿《會編》②、茸母。【時珍曰】麴，言其花黄如麴色，又可和米粉食也。鼠耳，言其葉形如鼠耳，又有白毛蒙茸似之，故北人呼爲茸母。佛耳，則鼠耳之訛也。今淮人呼爲毛耳朶，則香茅之茅，似當作毛。按段成式《雜俎》③云：蚍蜉酒草，鼠耳也，一名無心草。豈蚍蜉食此，故有是名耶。

【集解】【《别録》④曰】鼠耳，一名無心，生田中下地，厚葉肥莖。【藏器⑤曰】鼠麴草，生平崗熟地，高尺餘，葉有白毛，黄花。《荆楚歲時記》云：三月三日，取鼠麴汁，蜜和爲粉，謂之龍舌粄，以壓時氣。粄音板，米餅也。山南人呼爲香茅，取花雜櫸皮染褐，至破猶鮮。江西人呼爲鼠耳草也。【汪機⑥曰】佛耳草，徽人謂之黄蒿。二三月苗長尺許，葉似馬齒莧而細，有微白毛，花黄。土人采莖葉和米粉搗作粑果食。【時珍曰】《日華本草》鼠麴，即《别録》鼠耳也。唐 宋諸家不知，乃退"鼠耳"入"有名未用"中。李杲《藥類法象》用佛耳草，亦不知其即鼠耳也。原野間甚多。二月生苗，莖葉柔軟，葉長寸許，白茸如鼠耳之毛。開小黄花成穗，結細子。楚人呼爲米麴，北人呼爲茸母。故邵桂子《甕天語》⑦云：北方寒食，采茸母草和粉食。宋徽宗詩"茸母初生認禁煙"者，是也。

【氣味】甘，平，無毒。【《别録》⑧曰】鼠耳：酸，無毒。【杲⑨曰】佛耳草：酸，性熱，款冬花爲之使。宜少食之，過則損目。【主治】鼠耳：主痺寒寒熱，止欬。《别録》⑩。鼠麴：調中益氣，止洩，除痰，壓時氣，去熱嗽。雜米粉作糗食，甜美。《日華》⑪。佛耳：治寒嗽及痰，除肺中寒，大升肺氣。李杲⑫。

【發明】【震亨⑬曰】治寒痰嗽宜用佛耳草，熱痰嗽宜用燈籠草。【時珍曰】《别録》云治寒熱止欬，東垣云治寒嗽，言其標也；《日華》云治熱嗽，言其本也。大抵寒嗽多是火鬱於内而寒覆於外也。按陳氏《經驗方》⑭云：三奇散治一切欬嗽，不問久近晝夜無時。用佛耳草五十文，款冬花二百

---

① 拾遺：見 1222 頁注⑥。

② 會編：（**按**：或出《本草會編》。書佚，無可溯源。）

③ 雜俎：**《酉陽雜俎》卷 19"草篇"** 蚍蜉酒草，一曰鼠耳，象形也。亦曰無心草。

④ 别録：見 1222 頁注⑦。

⑤ 藏器：見 1222 頁注⑥。

⑥ 汪機：（**按**：或出《本草會編》。書佚，無可溯源。）

⑦ 甕天語：**《丹鉛總録》卷 21"詩話類"** 茸母孟婆：宋徽宗在北虜，清明日詩曰：茸母初生認禁烟（茸母，草名，北地寒食，茸母生），無家對景倍凄然……（邵桂子《甕天解語》引《天會録》。）

⑧ 别録：見 1222 頁注⑦。

⑨ 杲：見 1222 頁注⑧。

⑩ 别録：見 1222 頁注⑦。

⑪ 日華：見 1222 頁注⑥。

⑫ 李杲：見 1222 頁注⑧。

⑬ 震亨：**《衍義補遺·燈籠草》** 寒，治熱痰嗽。佛耳治寒嗽。

⑭ 經驗方：**《普濟方》卷 162"咳嗽熏法"** 三奇散：治一切咳嗽，不問新舊，喘頓不止，晝夜無時。款冬花（二百枚）、熟地黄（乾，二兩）、佛耳草（五十枚），右三味焙乾，碾爲粗末，每次二錢，裝猛火於香爐中燒之，用紙作筒子，一頭大，一頭小，如粽樣，安在爐上，以口吸煙盡爲度，即（轉下頁注）

文,熟地黄二兩,焙研末。每用二錢,於爐中燒之,以筒吸烟嚥下,有涎吐去。予家一僕久病此,醫治不效。偶在沅州得一婢,用此法,兩服而愈也。

决明《本經》①上品

【釋名】【時珍曰】此馬蹄决明也,以明目之功而名。又有草决明、石决明,皆同功者。草决明即青葙子,陶氏所謂萋蒿是也。

【集解】【《别録》②曰】决明子生龍門川澤,十月十日采,陰乾百日。【弘景③曰】龍門在長安北。今處處有之。葉如茳芒,子形似馬蹄,呼爲馬蹄决明,用之當搗碎。又别有草决明,是萋蒿草,在下品中。【頌④曰】今處處人家園圃所蒔,夏初生苗,高三四尺許。根帶紫色。葉似苜蓿而大。七月開黄花,結角。其子如青緑豆而鋭,十月采之。按《爾雅》:薢茩,决光。郭璞釋云:藥草决明也。葉黄鋭,赤華,實如山茱萸。或曰蔆也。關西謂之薢茩,音皆苟。其説與此種頗不類。又有一種馬蹄决明,葉如江豆,子形似馬蹄。【宗奭⑤曰】决明,苗高四五尺,春亦爲蔬。秋深結角,其子生角中如羊腎。今湖南、北人家所種甚多。或在村野成段。《蜀本圖經》言葉似苜蓿而闊大者,甚爲允當。【時珍曰】决明有二種。一種馬蹄决明,莖高三四尺,葉大於苜蓿而本小末奓,晝開夜合,兩兩相帖。秋開淡黄花五出,結角如初生細豇豆,長五六寸。角中子數十粒,參差相連,狀如馬蹄,青緑色,入眼目藥最良。一種茳芒决明,《救荒本草》⑥所謂山扁豆是也。苗莖似馬蹄决明,但葉之本小末尖,正似槐葉,夜亦不合。秋開深黄花五出,結角大如小指,長二寸許。角中子成數列,狀如黄葵子而扁,其色褐,味甘滑。二種苗葉皆可作酒麴,俗呼爲獨占缸。但茳芒嫩苗及花與角子,皆可瀹茹及點茶食;而馬蹄决明苗角皆韌苦,不可食也。蘇頌言薢茩即决明,殊不類,恐别一

(接上頁注)以清茶咽下,有痰涎吐之。《經驗方》陳氏云:予家一僕,久苦此疾,數令醫治,如石投水。在典江置得杭州一婢,親制此藥,兩服而愈。

① 本經:**《本經》《别録》(《藥對》)見《證類》卷七"决明子"**　味鹹、苦、甘,平、微寒,無毒。主青盲,目淫,膚赤,白膜,眼赤痛,淚出,療唇口青。久服益精光,輕身。生龍門川澤。石决明生豫章。十月十日採,陰乾百日。(蓍實爲之使,惡大麻子。)

② 别録:見上注。

③ 弘景:**《集注》見《證類》卷7"决明子"**　陶隱居云:龍門乃在長安北。今處處有。葉如茳芒,子形似馬蹄,呼爲馬蹄决明。用之當擣碎。又别有草决明,是萋蒿子,在下品中也。

④ 頌:**《圖經》見《證類》卷7"决明子"**　决明子,生龍門川澤,今處處有之,人家園圃所蒔。夏初生苗,高三四尺許,根帶紫色。葉似苜蓿而大。七月有花,黄白色。其子作穗,如青緑豆而鋭,十月十日採,陰乾百日。按《爾雅》薢茩,芵茪。釋曰:藥草,芵明也。郭璞注云:葉黄鋭,赤華,實如山茱萸。關西謂之薢茩,與此種頗不類。又有一種馬蹄决明,葉如江豆子,形似馬蹄,故得此名……

⑤ 宗奭:**《衍義》卷8"决明子"**　苗高四五尺,春亦爲蔬。秋深結角,其子生角中如羊腎。今湖南北人家園圃所種甚多,或在村野,或成段種。《蜀本圖經》言,葉似苜蓿而闊大,甚爲允當。

⑥ 救荒本草:**《救荒》卷下之上"山扁豆"**　山扁豆生田野中,小科,苗高一尺許,稍葉似蒺藜葉,微大,根葉比苜蓿葉頗長,又似初生豌豆葉。開黄花,結小匾角兒,味甜。救飢:採嫩角煠食。其豆熟時,收取豆煮食。

物也。

子。【氣味】鹹，平，無毒。【《别録》[①]曰】苦、甘，微寒。【之才[②]曰】蓍實爲之使，惡大麻子。【主治】青盲，目淫膚，赤白膜，眼赤淚出。久服益精光，輕身。《本經》[③]。療脣口青。《别録》[④]。助肝氣，益精。以水調末，塗腫毒。熁太陽穴，治頭痛。又貼腦心，止鼻洪。作枕，治頭風明目，甚於黑豆。《日華》[⑤]。治肝熱風眼赤淚，每旦取一匙挼浄，空心吞之。百日後夜見物光。甄權[⑥]。益腎，解蛇毒。震亨[⑦]。○葉作菜食，利五臟明目，甚良。甄權[⑧]。

【發明】【時珍曰】《相感志》[⑨]言：圃中種决明，蛇不敢入。丹溪 朱氏言决明解蛇毒，本於此也。王旻《山居録》[⑩]言：春月種决明，葉生采食，其花陰乾亦可食。切忌泡茶，多食無不患風。按馬蹄决明苗角皆韌而苦，不宜於食。縱食之，有利五臟明目之功，何遂至于患風耶？又鎦績《霏雪録》[⑪]言：人家不可種决明，生子多跛。此迂儒誤聽之説也，不可信。

【附方】舊一，新七。積年失明。决明子二升爲末。每食後粥飲服方寸匕。《外臺秘要》[⑫]。青盲雀目。决明一升，地膚子五兩，爲末。米飲丸梧子大，每米飲下二三十丸。《普濟方》[⑬]。補肝明目。决明子一升，蔓菁子二升，以酒五升煮，暴乾爲末。每飲服二錢，温水下。日

---

① 别録：見前頁注①。

② 之才：**古本《藥對》**見 48 頁注⑩括號中七情文。

③ 本經：見 1224 頁注①白字。

④ 别録：見 1224 頁注①。

⑤ 日華：**《日華子》見《證類》卷 7“决明子”** 馬蹄决明，助肝氣，益精。水調末塗消腫毒。協太陽穴治頭痛。又貼腦心止鼻洪。作枕勝黑豆，治頭風，明目也。

⑥ 甄權：**《藥性論》見《證類》卷 7“决明子”** 决明，臣。利五藏，常可作菜食之。又除肝家熱，朝朝取一匙，挼令浄，空心吞之，百日見夜光。

⑦ 震亨：**《衍義補遺·决明子》** 能解蛇毒。貼腦止鼻洪。作枕勝黑豆。治頭痛，明目也。

⑧ 甄權：見本頁注⑥。

⑨ 相感志：**《種樹書·花》** 園圃中四旁宜種决明草，則蛇不敢入。/**《衍義補遺·决明子》** 能解蛇毒……（**按**：蘇軾《物類相感志》無此文，而蘇軾《格物粗談》卷上“蟲類”有文此同。然《綱目》并未出此書目。）

⑩ 山居録：**《山居録·種藥類》** 種决明法：春取子，畦中種之。上糞下水，候葉生食之。直至秋間子成。此物有兩般捉。可入藥用者，不如馬蹄者佳。其花切忌泡茶喫。凡多食者，無不患風。尤宜慎之……

⑪ 霏雪録：**《霏雪録》** 陳白雲家籬落間植决明，家人摘以下茶。生三女，皆短而跛。而王氏女甥亦跛。予皆識之。又會稽民朱氏一子亦然，其家亦嘗種之。悉拔去。

⑫ 外臺秘要：**《外臺》卷 21“失明方六首”** 深師療失明，主一歲、二歲、三歲、四歲，拭目中無他病，無所見，如絹中視，决明散方：馬蹄决明二升，右一味擣篩，以粥飲服方寸匕。忌魚、蒜、豬肉、辛菜。

⑬ 普濟方：**《普濟方》卷 83“雀目”** 治雀目盲方（出《聖惠方》）：地膚子（五兩）、决明子（一升），右爲末，以米飲汁和丸，食後服二十丸至三十丸，日二。一方爲細散，每服一錢，清粥飲調下。（**按**：《聖惠方》卷 33“治眼雀目諸方”下有此方，但劑量不同，服法以粥飲調末服。是以時珍爲轉引自《普濟》。）

二服。《聖惠方》①。**目赤腫痛**。决明子炒研，茶調傅兩太陽穴，乾則易之，一夜即愈。《醫方摘玄》②。**頭風熱痛**。方同上。**鼻衄不止**。方見"主治"。**癬瘡延蔓**。决明子一兩爲末，入水銀、輕粉少許，研不見星，擦破上藥，立瘥，此東坡家藏方也。《奇效良方》③。**發背初起**。草决明生用一升搗，生甘草一兩，水三升，煮一升，分二服。大抵血滯則生瘡，肝主藏血，决明和肝氣，不損元氣也。許學士《本事方》④。

【附録】**茳芒**《拾遺》⑤。【藏器⑥曰】陶云：决明葉如茳芒。按茳芒生道旁，葉小於决明，性平無毒。火炙作飲極香，除痰止渴，令人不睡，調中，隋 稠禪師采作五色飲以進煬帝者，是也。又有茳芏，字從土，音吐，一名江蘺子，乃草似莞，生海邊，可爲席者，與决明葉不相類。【時珍曰】茳芒亦决明之一種，故俗猶稱獨占缸。説見前"集解"下。**合明草**《拾遺》⑦。【藏器⑧曰】味甘，寒，無毒。主暴熱淋，小便赤濇，小兒瘦病。明目下水，止血痢，搗絞汁服。生下濕地，葉如四出花，向夜葉即合。

地膚《本經》⑨上品

【釋名】**地葵**《本經》⑩、**地麥**《别録》⑪、**落帚**《日華》⑫、**獨帚**《圖經》⑬、**王篲**《爾

---

① 聖惠方：**《聖惠方》卷33"治眼昏暗諸方"**　治眼，補肝，除暗明目，决明子散方：决明子（一升）、蔓荆子（一升，用好酒五升，煮酒盡，曝乾），右件藥搗細羅爲散，每服以温水調下二錢，食後及臨卧服。

② 醫方摘玄：（**按**：書佚，無可溯源。）

③ 奇效良方：**《奇效良方》卷54"瘡科通治方"**　東坡先生家藏方：决明子（不以多少，爲細末），右用水銀、輕粉少許，與藥末同研爲膏散，以物擦破癬上，用藥傅之，立瘥。

④ 本事方：**《本事方》卷6"金瘡癰疽打撲諸瘡破傷風"**　治發背方：草决明（生用，一升，搗碎）、生甘草（一兩，亦碎），水三升，煮取一升，温分二服。大抵血滯則生瘡，肝爲宿血之臟，而决明和肝氣，不損元氣也。

⑤ 拾遺：**《拾遺》見《證類》卷7"决明子"**　陳藏器云：茳芏，是江蘺子。芏字音吐，草也。似莞，生海邊，可爲席。又與决明葉不類。本草决明注又無，好事者更詳之。陶云：决明葉如茳芏。**按**：茳芏性平，無毒。火炙作飲極香，除痰止渴，令人不睡，調中。生道傍，葉小於决明。隋稠禪師作五色飲，以爲黄飲，進煬帝，嘉之。（**按**：《證類》無"茳芒"一物之記載。《綱目》"茳芒"，及本條《集注》下陶云"葉如茳芒"，"芒"、"芏"字形極似，疑傳刻之誤。）

⑥ 藏器：見上注。

⑦ 拾遺：**《嘉祐》見《證類》卷11"合明草"**　味甘，寒，無毒。主暴熱淋，小便赤澀，小兒瘦病，明目，下水，止血痢，擣絞汁服。生下濕地，葉如四出，花向夜即葉合。（新補，見陳藏器。）

⑧ 藏器：見上注。

⑨ 本經：**《本經》《别録》見《證類》卷7"地膚子"**　味苦，寒，無毒。主膀胱熱，利小便，補中益精氣，去皮膚中熱氣，散惡瘡疝瘕，强陰。久服耳目聰明，輕身耐老，使人潤澤。一名地葵，一名地麥。生荆州平澤及田野。八月、十月採實，陰乾。

⑩ 本經：見上注白字。

⑪ 别録：見上注。

⑫ 日華：**《日華子》見《證類》卷7"地膚子"**　……又名落帚子……

⑬ 圖經：**《圖經》見《證類》卷7"地膚子"**　……或曰其苗即獨掃也，一名鴨舌草……（**按**："釋名"項下"圖經"同此。）

雅》①、王帚郭璞、掃帚弘景②、益明《藥性》③、涎衣草《唐本》④、白地草《綱目》、鴨舌草《圖經》、千心妓女《土宿本草》⑤。【時珍曰】地膚、地麥，因其子形似也。地葵，因其苗味似也。鴨舌，因其形似也。妓女，因其枝繁而頭多也。益明，因其子功能明目也。子落則老，莖可爲帚，故有帚、簭諸名。

【集解】【《别録》⑥曰】地膚子生荆州平澤及田野，八月、十月采實，陰乾。【弘景⑦曰】今田野間亦多，皆取莖苗爲掃帚。其子微細，入補藥丸散用，仙經不甚用。【恭⑧曰】田野人名爲地麥草，北人名涎衣草。葉細莖赤，出熟田中。苗極弱，不能勝舉。今云堪爲掃帚，恐未之識也。【大明⑨曰】地膚即落帚子也。子色青，似一眠起蠶沙之狀。【頌⑩曰】今蜀川、關中近地皆有之。初生薄地，五六寸，根形如蒿，莖赤葉青，大似荆芥。三月開黄白花，結子青白色，八月、九月采實。神仙七精散云：地膚子，星之精也。或曰其苗即獨帚也，一名鴨舌草。陶弘景所謂莖苗可爲掃帚者，蘇恭言其苗弱不勝舉，二説不同，而今醫家皆以爲獨帚。密州圖上者，云根作叢生，每窠有二三十莖，莖有赤有黄，七月開黄花，其實地膚也。至八月而藍幹成，可采。此正與獨帚相合。恐西北出者短弱，故蘇説云耳。【時珍曰】地膚嫩苗可作蔬茹，一科數十枝，攢簇團團直上，性最柔弱，故將老時可爲帚，耐用。蘇恭云不可帚，止言其嫩苗而已。其子最繁。《爾雅》⑪云：葥，王簭。郭璞注云：王帚也，似藜，可以爲掃帚，江東呼爲落帚。此説得之。

子。【氣味】苦，寒，無毒。【時珍曰】甘，寒。【主治】膀胱熱，利小便。補中益精氣，久服耳目聰明，輕身耐老。《本經》⑫。去皮膚中熱氣，使人潤澤，

---

① 爾雅：**《爾雅·釋草》(郭注)**　葥，王蔧。(王帚也……)(**按**："釋名"項下"郭璞"同此。)
② 弘景：**《集注》見《證類》卷7"地膚子"**　……取莖苗爲掃帚……
③ 藥性：**《藥性論》見《證類》卷7"地膚子"**　地膚子，君。一名益明……
④ 唐本：**《唐本草》見《證類》卷7"地膚子"**　……北人亦名涎衣草。
⑤ 土宿本草：(**按**：僅見《綱目》引録。)
⑥ 别録：見1226頁注⑨。
⑦ 弘景：**《集注》見《證類》卷7"地膚子"**　陶隱居云：今田野間亦多，皆取莖苗爲掃帚。子微細，入補丸散用，《仙經》不甚須。
⑧ 恭：**《唐本草》見《證類》卷7"地膚子"**　《唐本》注云：地膚子，田野人名爲地麥草，葉細莖赤，多出熟田中。苗極弱，不能勝舉。今云堪爲掃帚，恐人未識之……北人亦名涎衣草。
⑨ 大明：**《日華子》見《證類》卷7"地膚子"**　……又名落帚子。色青，似一眠起蠶沙矣。
⑩ 頌：**《圖經》見《證類》卷7"地膚子"**　地膚子，生荆州平澤及田野，今蜀川、關中近地皆有之。初生薄地五六寸，根形如蒿，莖赤葉青，大似荆芥。三月開黄白花，八月、九月採實，陰乾用。神仙七精散云：地膚子，星之精也。或曰其苗即獨掃也，一名鴨舌草。陶隱居謂莖苗可爲掃帚者。蘇恭云：苗極弱，不能勝舉。二説不同，而今醫家便以爲獨掃是也。密州所上者，其説益明。云根作叢生，每窠有二三十莖，莖有赤有黄，七月開黄花，其實地膚也。至八月而藍莑成，可採，正與此地獨掃相類。若然，恐西北所出者短弱，故蘇注云爾……
⑪ 爾雅：**《爾雅·釋草》(郭注)**　葥，王蔧。(王帚也。似藜，其樹可以爲掃彗。江東呼之曰落帚。)
⑫ 本經：見1226頁注⑨白字。

散惡瘡疝瘕，强陰。《别録》①。治陰卵癩疾，去熱風，可作湯沐浴。與陽起石同服，主丈夫陰痿不起，補氣益力。甄權②。治客熱丹腫。《日華》③。

【發明】【藏器④曰】衆病皆起于虚。虚而多熱者，加地膚子、甘草。

【附方】舊三，新七。風熱赤目。地膚子焙一升，生地黄半斤，取汁和作餅，晒乾研末。每服三錢，空心酒服。《聖惠方》⑤。目痛眯目。凡目痛及眯目中傷有熱瞑者，取地膚子白汁，頻注目中。王燾《外臺秘要》⑥。雷頭風腫，不省人事。落帚子同生薑研爛，熱冲酒服，取汗即愈。《聖濟總録》⑦。脅下疼痛。地膚子爲末，酒服方寸匕。《壽域神方》⑧。疝氣危急。地膚子即落帚子，炒香研末。每服一錢，酒下。《簡便方》⑨。狐疝陰癩。超越舉重，卒得陰癩，及小兒狐疝，傷損生癩。並用地膚子五錢，白术二錢半，桂心五分，爲末，飲或酒服三錢，忌生葱、桃、李。《必效方》⑩。久疹腰痛積年，有時發動。六月、七月取地膚子，乾末。酒服方寸匕。日五六服。《肘後》⑪。血痢不止。地膚子五兩，地榆、黄芩各一兩，爲末。每服方寸匕，温水調下。《聖惠方》⑫。妊娠患淋，熱痛酸楚，手足煩疼。地膚子十二兩，水四升，煎二升半，分服。《子母秘

---

① 别録：見1226頁注⑨。

② 甄權：**《藥性論》見《證類》卷7“地膚子”** ……與陽起石同服，主丈夫陰痿不起，補氣益力，治陰卵癩疾，去熱風，可作湯沐浴。

③ 日華：**《日華子》見《證類》卷7“地膚子”** 治客熱，丹腫……

④ 藏器：**《證類》卷1“陳藏器《本草拾遺・序例》”** 夫衆病積聚，皆起於虚也……虚而多熱，加地黄、牡蠣、地膚子、甘草……

⑤ 聖惠方：**《聖惠方》卷33“治眼昏暗諸方”** 治肝虚目昏，補肝地膚子散方：地膚子（二斤，陰乾，擣羅爲末）、生地黄（五斤，净洗，擣絞取汁），右件藥相拌，日中曝乾，擣細羅爲散，每服空心以温酒調下二錢，夜臨卧以温水調再服之。

⑥ 外臺秘要：**《外臺》卷21“眯目方八首”** 深師療目痛及眯忽中傷，因有熱者瞑方：取地膚白〔汁〕注目中。

⑦ 聖濟總録：**《普濟方》卷46“腦風”** 治破腦風，頭浮面腫，不醒人事者（出《經驗良方》）：右用苕摇子，不以多少，用生薑同研極爛，以酒調下，熱服，汗出即愈。（**按**：《聖濟總録》無此方，誤注出處。）

⑧ 壽域神方：**《延壽神方》卷2“脅部”** 治脅痛如打……一方：取地膚子乾，爲末，酒調服方寸匕，日五六次。

⑨ 簡便方：**《奇效單方》卷下“十九疝氣”** 一用地膚子（即落帚子）炒香，爲末，每服一錢，空心酒下。

⑩ 必效方：**《千金方》卷14“小兒雜病第九”** 治小兒狐疝傷損生癩方：桂心（十八銖）、白术（一兩十八銖）、地膚子（二兩半），右三味爲末，以蜜和丸，白酒服如小豆七丸，日三。亦治大人。（**按**：《外臺》卷36“小兒疝氣陰癩方”有同方，云出《千金》，但三藥劑量不同。“必效方”恐系誤注。）

⑪ 肘後：**《肘後方》卷4“治卒患腰脅痛諸方第三十二”** 又積年久痛，有時發動方……又方：六七月取地膚子，陰乾，末，服方寸匕，日五六服。

⑫ 聖惠方：**《聖惠方》卷59“治久血痢諸方”** 治久血痢，日夜不止……又方：地膚子（一兩）、地榆（三分，剉）、黄芩（三分），右件藥擣細羅爲散，每服不計時候以粥飲調下二錢。

録》①。肢體疣目。地膚子、白礬等分,煎湯頻洗。《壽域神方》②。

苗葉。【氣味】苦。寒,無毒。【時珍曰】甘、苦。燒灰煎霜,制砒石、粉霜、水銀、硫黄、雄黄、硇砂。【主治】擣汁服,主赤白痢,燒灰亦善。煎水洗目,去熱暗雀盲澀痛。《别録》③。主大腸泄瀉,和氣,澀腸胃,解惡瘡毒。蘇頌④。煎水日服,治手足煩疼,利小便諸淋。時珍。

【發明】【時珍曰】按虞摶《醫學正傳》⑤云:摶兄年七十,秋間患淋,二十餘日,百方不效。後得一方,取地膚草擣自然汁,服之遂通。至賤之物,有回生之功如此。時珍按:《聖惠方》⑥治小便不通,用地麥草一大把,水煎服。古方亦常用之。此物能益陰氣,通小腸。無陰則陽無以化,亦東垣治小便不通,用黄蘗、知母滋腎之意。

【附方】新一。物傷睛陷,弩肉突出。地膚洗去土二兩,擣絞汁,每點少許,冬月以乾者煮濃汁。《聖惠方》⑦。

瞿麥瞿音劬○《本經》⑧中品

【釋名】蘧麥《爾雅》⑨、巨句麥《本經》⑩、大菊《爾雅》、大蘭《别録》⑪、石竹《日華》⑫、南天竺草《綱目》。【弘景⑬曰】子頗似麥,故名瞿麥。【時珍曰】按陸佃解《韓詩外

---

① 子母秘録:**《證類》卷7“地膚子”** 《子母秘録》:治妊娠患淋,小便數,去少,忽熱痛酸索,手足疼煩:地膚子十二兩,初以水四升,煎取二升半,分温三服。

② 壽域神方:**《延壽神方》卷4“癭瘤部”** 治癭瘤,一方:用地膚子、白礬(等分),爲末,煎湯洗數次,即去。

③ 别録:**《唐本草》見《證類》卷7“地膚子”** ……《别録》云:擣絞取汁,主赤白痢,洗目,去熱暗、雀盲澀痛。苗灰,主痢亦善……

④ 蘇頌:**《圖經》見《證類》卷7“地膚子”** ……其葉味苦,寒,無毒。主大腸洩瀉,止赤白痢,和氣,澀腸胃,解惡瘡毒。三、四月、五月採。

⑤ 醫學正傳:**《醫學正傳》卷6“淋閉・醫案”** 予長兄修德翁,年七十,秋間患小便不通二十餘日,百方不效,後得一方,取地膚草擣自然汁,服之遂通。雖至微之物,而有回生起死之功,故録於此,以爲濟利之一助云。(地膚草,一云白地芎是也。)

⑥ 聖惠方:**《普濟方》卷216“小便不通”** 療淋不通方:取地麥草,一名地膚草,一把,以水二升煎之。亦可常服……(**按**:《聖惠方》無此方,誤注出處。)

⑦ 聖惠方:**《聖惠方》卷33“治眼被物撞打著諸方”** 治眼爲物所傷,或肉努,宜用此方:生地膚苗(五兩,浄洗),右擣絞取汁,甆合中盛,以銅筯頻點目中。冬月煮乾者,取汁點之。

⑧ 本經:**《本經》《别録》(《藥對》)見《證類》卷8“瞿麥”** 味苦、辛、寒,無毒。主關格,諸癃結,小便不通,出刺,决癰腫,明目去瞖,破胎墮子,下閉血,養腎氣,逐膀胱邪逆,止霍亂,長毛髮。一名巨句麥,一名大菊,一名大蘭。生太山川谷。立秋採實,陰乾。(蘘草、牡丹爲之使,惡螵蛸。)

⑨ 爾雅:**《爾雅・釋草》** 大菊,蘧麥。(**按**:“釋名”項下“爾雅”同此。)

⑩ 本經:見上注白字。

⑪ 别録:見上注。

⑫ 日華:**《日華子》見《證類》卷8“瞿麥”** ……又云石竹……

⑬ 弘景:**《集注》見《證類》卷8“瞿麥”** ……子頗似麥,故名瞿麥……

傳》①云：生于兩旁謂之瞿。此麥之穗旁生故也。《爾雅》作蘧，有渠、衢二音。《日華本草》②云"一名燕麥，一名杜姥草"者，誤矣。燕麥即雀麥，雀、瞿二字相近，傳寫之訛爾。

【集解】【《别録》③曰】瞿麥生太山山谷，立秋采實，陰乾。【弘景④曰】今出近道。一莖生細葉，花紅紫赤色可愛，合子葉刈取之。子頗似麥子。有兩種，一種微大，花邊有叉椏，未知何者是也。今市人皆用小者。復一種，葉廣相似而有毛，花晚而甚赤。按經云采實，其中子細，燥熟便脱盡矣。【頌⑤曰】今處處有之。苗高一尺以來，葉尖小青色，根紫黑色，形如細蔓菁。花紅紫赤色，亦似映山紅，二月至五月開。七月結實作穗子，頗似麥。河陽、河中府出者，苗可用。淮甸出者根細，村民取作刷帚。《爾雅》謂之大菊，《廣雅》謂之茈萎是也。【時珍曰】石竹葉似地膚葉而尖小，又似初生小竹葉而細窄，其莖纖細有節，高尺餘，稍間開花。田野生者，花大如錢，紅紫色。人家栽者，花稍小而嫵媚，有細白、粉紅、紫赤、斑爛數色，俗呼爲洛陽花。結實如燕麥，内有小黑子。其嫩苗煠熟水淘過。可食。

穗。【修治】【斅⑥曰】凡使只用蕊殻，不用莖葉。若一時同使，即空心令人氣噎，小便不禁也。用時以堇竹瀝浸一伏時，漉晒。

【氣味】苦，寒，無毒。【《别録》⑦曰】苦。【權⑧曰】甘。【之才⑨曰】蘘草、牡丹爲之使，惡螵蛸，伏丹砂。【主治】關格，諸癃結，小便不通，出刺，决癰腫，明目去翳，破胎墮子，下閉血。《本經》⑩。養腎氣，逐膀胱邪逆，止霍亂，長毛髮。《别録》⑪。主五淋。月經不通，破血塊排膿。大明⑫。

---

① 韓詩外傳：**《埤雅》卷16"釋草・芣苢"** ……《韓詩傳》曰：直曰車前，瞿曰芣苢。蓋生於兩旁謂之瞿。

② 日華本草：**《日華子》見《證類》卷8"瞿麥"** ……又名杜母草、鷰麥、蘥麥……

③ 别録：見1229頁注⑧。

④ 弘景：**《集注》見《證類》卷8"瞿麥"** 陶隱居云：今出近道。一莖生細葉，花紅紫赤可愛，合子、葉刈取之，子頗似麥，故名瞿麥。此類乃有兩種：一種微大，花邊有叉椏，未知何者是？今市人皆用小者。復一種葉廣相似而有毛，花晚而甚赤。按《經》云：採實。中子至細，燥熟便脱盡。今市人惟合莖、葉用，而實正空殻無復子爾。

⑤ 頌：**《圖經》見《證類》卷8"瞿麥"** 瞿麥，生泰山川谷，今處處有之。苗高一尺以來，葉尖小，青色，根紫黑色，形如細蔓菁。花紅紫赤色，亦似映山紅，二月至五月開。七月結實作穗，子頗似麥，故以名之。立秋後合子、葉收採，陰乾用。河陽河中府出者，苗可用。淮甸出者根細，村民取作刷帚。《爾雅》謂之大菊。《廣雅》謂之茈萎是也……

⑥ 斅：**《炮炙論》見《證類》卷8"瞿麥"** 雷公云：凡使，只用蘂殻，不用莖、葉。若一時使，即空心，令人氣咽，小便不禁。凡欲用，先須以堇竹瀝浸一伏時，漉出，曬乾用。

⑦ 别録：見1229頁注⑧白字。（**按**：誤注出處，當出《本經》。）

⑧ 權：**《藥性論》見《證類》卷8"瞿麥"** 瞿麥，臣，味甘……

⑨ 之才：**古本《藥對》**見1229頁注⑧括號中七情文。

⑩ 本經：見1229頁注⑧白字。

⑪ 别録：見1229頁注⑧。

⑫ 大明：**《日華子》見《證類》卷8"瞿麥"** ……葉治痔瘻并瀉血，作湯粥食並得。子治月經不通，破血塊，排膿。葉治小兒蛔蟲，痔疾，煎湯服。丹石藥發并眼目腫痛及腫毒，搗傅。治浸淫瘡并婦人陰瘡。

葉。【主治】痔瘻并瀉血，作湯粥食。又治小兒蛔蟲，及丹石藥發，并眼目腫痛及腫毒。搗傅，治浸淫瘡，并婦人陰瘡。大明①。

【發明】【杲②曰】瞿麥利小便，爲君主之用。【頌③曰】古今方通心經、利小腸爲最要。【宗奭④曰】八正散用瞿麥，今人爲至要藥。若心經雖有熱，而小腸虚者服之，則心熱未退，而小腸别作病矣。蓋小腸與心爲傳送，故用此入小腸。本草並不治心熱。若心無大熱，止治其心，或制之不盡，當求其屬以衰之可也。【時珍曰】近古方家治産難，有石竹花湯，治九孔出血，有南天竺飲，皆取其破血利竅也。

【附方】舊六，新五。小便石淋。宜破血，瞿麥子搗爲末，酒服方寸匕，日三服，三日當下石。《外臺秘要》⑤。小便不利，有水氣，栝樓瞿麥丸主之。瞿麥二錢半，栝樓根二兩，大附子一箇，伏苓、山芋各三兩，爲末。蜜和丸梧子大。一服三丸，日三。未知，益至七八丸，以小便利、腹中温爲知也。張仲景《金匱方》⑥。下焦結熱。小便淋閟，或有血出，或大小便出血。瞿麥穗一兩，甘草炙七錢五分，山卮子仁炒半兩，爲末。每服七錢，連鬚葱頭七箇，燈心五十莖，生薑五片，水二盌，煎至七分，時時温服，名立效散。《千金方》⑦。子死腹中，或産經數日不下。以瞿麥煮濃汁服之。《千金方》⑧。九竅出血，服藥不住者。南天竺草，即瞿麥，拇指大一把，山卮子仁三十箇，生薑一塊，甘草炙半兩，燈草一小把，大棗五枚，水煎服。《聖濟總録》⑨。目赤腫痛，浸淫等瘡。

---

① 大明：見前頁注⑫。

② 杲：**《醫學啓源》卷下"用藥備旨·瞿麥"** ……利小便爲君。/**《湯液本草》卷4"瞿麥"** 《珍》云：利小便，爲君主之用。（**按**：以上均爲張元素之論。唯《本草發揮》卷2引作"東垣云"。時珍恐因襲《本草發揮》之誤。）

③ 頌：**《圖經》見《證類》卷8"瞿麥"** ……古今方通心經、利小腸爲最要……

④ 宗奭：**《衍義》卷9"瞿麥"** 八政散用瞿麥，今人爲至要藥。若心經雖有熱而小腸虚者服之，則心熱未退，而小腸别作病矣。料其意者，不過爲心與小腸爲傳送，故用此入小腸藥。按《經》，瞿麥並不治心熱。若心無大熱，則當止治其心。若或制之不盡，須當求其屬以衰之。用八政散者，其意如此。

⑤ 外臺秘要：**《外臺》卷27"石淋方一十六首"** 范汪療石淋方……又方：瞿麥子搗爲末，酒服方寸匕，日三服，至一二日當下石。

⑥ 金匱方：**《金匱·消渴小便利淋病脉證并治》** 小便不利者，有水氣，其人若渴，用括蔞瞿麥丸主之。括蔞瞿麥丸方：薯蕷（三兩）、括蔞根（二兩）、瞿麥（一兩）、附子（一枚，炮）、茯苓（三兩），右五味末之，煉蜜爲丸梧子大，飲服二丸，日三服。不知，增至七八丸，以小便利，腹中温爲知。

⑦ 千金方：**《普濟方》卷215"血淋"** 立效散，治血淋多因下焦結熱，小便黄赤，淋閉疼痛，所出如血。或外挾風冷熱，或内傷勞神，或房室過度，丹石發動。便解赤者爲風熱傷心，瘀血者爲風冷傷腎，及大小便俱出血：瞿麥穗、甘草、山梔子，右等分爲末，每五錢至七錢，水一椀，入連須葱根七個，燈心五十根，生薑五片，同煎至七分時候，温服，不拘時。（**按**：《千金方》無此方，誤注出處。）

⑧ 千金方：**《千金方》卷3"子死腹中第三"** 治産難，子死腹中方：瞿麥一斤，以水八升，煮取一升，服一升，不出再服。

⑨ 聖濟總録：**《聖濟總録》卷70"大衄"** 治血妄行，九竅皆出，服藥不住者，南天竺飲方：南天竺草（生瞿麥者是，拇指大一把，剉）、山梔子（三十枚，去皮）、生薑（一塊，如拇指大）、大棗（去核，五枚）、甘草（炙，半兩）、燈草（如小指一大把），右六味剉，水一大碗，煮至半碗，去滓，通口服。

瞿麥炒黄爲末，以鵝涎調塗眦頭即開。或搗汁塗之。《普濟方》①。**眯目生翳**：其物不出者，生膚翳者。瞿麥、乾薑炮爲末，井花水調服二錢，日二服。《聖惠方》②。**魚臍疔瘡**。瞿麥燒灰，和油傅之，甚佳。《崔氏方》③。**咽喉骨哽**。瞿麥爲末，水服一寸匕，日二。《外臺秘要》④。**竹木入肉**。瞿麥爲末，水服方寸匕。或煮汁，日飲三次。《梅師方》⑤。**箭刀在肉**及咽喉、胸膈諸隱處不出。酒服瞿麥末方寸匕，日三服。《千金方》⑥。

王不留行《別録》⑦上品

【釋名】禁宫花《日華》⑧、剪金花《日華》、金盞銀臺。【時珍曰】此物性走而不住，雖有王命不能留其行，故名。《吴普本草》⑨作一名不流行，蓋誤也。

【集解】【《別録》⑩曰】王不留行生太山山谷，二月、八月采。【弘景⑪曰】今處處有之。葉似酸漿，子似菘子，人言是麥子，不爾。多入癰瘻方用。【保昇⑫曰】所在有之。葉似菘藍。其花紅白色，子殼似酸漿，其中實圓黑似菘子，大如黍粟。三月收苗，五月收子。根、苗、花、子並通用。【頌⑬

---

① 普濟方：**《普濟方》卷86"一切眼疾雜治"** 敷藥瞿麥散，治一切眼疾，兼目腫痛，浸淫等瘡：以瞿麥炒令黄色爲末，鵝涎調，逐時塗眥頭。

② 聖惠方：**《聖濟總録》卷113"眯目"** 治眯目不出，生膚翳，瞿麥散方：瞿麥穗、乾薑（炮，各半兩），右二味搗羅爲細散，食後以井華水，調服二錢匕，日二。（**按**：《聖惠方》無此方，誤注出處。）

③ 崔氏方：**《證類》卷8"瞿麥"** 崔氏：治魚臍瘡毒腫，燒灰和油傅於腫上，甚佳。

④ 外臺秘要：**《千金方》卷16"噎塞第六"** 治哽咽方……又方：瞿麥末，服方寸匕。（**按**：《證類》卷8"瞿麥"附方出《外臺》，查《外臺》卷8"諸骨哽方"出《千金》。）

⑤ 梅師方：**《證類》卷8"瞿麥"** 《梅師方》：治竹木刺入肉中不出。瞿麥爲末，水服方寸匕。或煮瞿麥汁飲之，日三。

⑥ 千金方：**《千金方》卷25"火瘡第四"** 治箭鏃及諸刀刃在咽喉、胸膈諸隱處不出者方……又方：酒服瞿麥方寸匕，日三瘥。

⑦ 別録：**《本經》《別録》見《證類》卷7"王不留行"** 味苦、甘，平，無毒。主金瘡止血，逐痛出刺，除風痺内寒，止心煩，鼻衄，癰疽惡瘡瘻乳，婦人難産。久服輕身，耐老增壽。生太山山谷，二月、八月採。（**按**：此《本經》藥，《別録》當誤。）

⑧ 日華：**《日華子》見《證類》卷7"王不留行"** ……又名禁宫花，剪金花。（**按**："釋名"項下"日華"同此。）

⑨ 吴普本草：**《御覽》卷991"王不留行"** 《吴氏本草經》曰：王不留行，一名王不流行……

⑩ 別録：見本頁注⑦。

⑪ 弘景：**《集注》見《證類》卷7"王不留行"** 陶隱居云：今處處有。人言是麥子，亦不爾。葉似酸漿，子似菘子。而多入癰瘻方用之。

⑫ 保昇：**《蜀本草》見《證類》卷7"王不留行"** 《蜀本》：《圖經》云：葉似菘藍等，花紅白色，子殼似酸漿，實圓黑似菘子，如黍粟。今所在有之。三月收苗，五月收子，曬乾。

⑬ 頌：**《圖經》見《證類》卷7"王不留行"** 王不留行，生泰山山谷，今江浙及並河近處皆有之。苗莖俱青，高七八寸已來。根黄色如薺根。葉尖如小匙頭，亦有似槐葉者。四月開花，黄紫色，隨莖而生，如松子狀，又似豬藍花。五月内採苗莖，曬乾用。俗間亦謂之剪金草。河北生者，葉圓花紅，與此小別……

曰】今江 浙及並河近處皆有之。苗莖俱青，高七八寸已來。根黄色如薺根。葉尖如小匙頭，亦有似槐葉者，四月開花，黄紫色，隨莖而生，如菘子狀，又似猪藍花。五月采苗莖，晒乾用。俗謂之剪金草。河北生者，葉圓花紅，與此小别。【時珍曰】多生麥地中。苗高者一二尺，三四月開小花，如鐸鈴狀，紅白色。結實如燈籠草子，殼有五稜，殼内包一實，大如豆。實内細子，大如菘子，生白熟黑，正圓如細珠可愛。陶氏言葉以酸漿，蘇氏言花如菘子狀者，皆欠詳審，以子爲花葉狀也。燈籠草即酸漿也。苗、子皆入藥。

苗、子。【修治】【斅①曰】凡采得拌濕蒸之，從巳至未。以漿水浸一宿，焙乾用。

【氣味】苦，平，無毒。【普②曰】神農：苦，平。岐伯、雷公：甘。【元素③曰】甘、苦，平。陽中之陰。【主治】金瘡止血，逐痛出刺，除風痺内塞，止心煩鼻衄，癰疽惡瘡瘻乳，婦人難産。久服輕身耐老增壽。《别録》④。治風毒，通血脉。甄權⑤。遊風風瘮，婦人血經不匀，發背。《日華》⑥。下乳汁。元素⑦。利小便，出竹木刺。時珍。

【發明】【元素⑧曰】王不留行，下乳引導用之，取其利血脉也。【時珍曰】王不留行能走血分，乃陽明衝任之藥。俗有“穿山甲、王不留，婦人服了乳長流”之語，可見其性行而不住也。按王執中《資生經》⑨云，一婦人患淋卧久，諸藥不效。其夫夜告予。予按《既效方》治諸淋，用剪金花十餘葉煎湯，遂令服之。明早來云：病減八分矣。再服而愈。剪金花，一名禁宫花，一名金盞銀臺，一名王不留行是也。【頌⑩曰】張仲景治金瘡，有王不留行散。《貞元廣利方》治諸風痙，有王不留行湯，皆最效。

---

① 斅：**《炮炙論》見《證類》卷7“王不留行”**　雷公云：凡採得拌渾蒸，從巳至未出，却下漿水浸一宿，至明出，焙乾用之。

② 普：**《御覽》卷991“王不留行”**　《吴氏本草經》曰……神農：苦，平。岐伯、雷公：甘。三月、八月採。

③ 元素：**《醫學啓源》卷下“用藥備旨·法象餘品”**　王不留行：甘、苦。陽中之陰。引子導利。/**《湯液本草》卷4“王不留行”**　味苦，陽中之陰。甘，平。無毒。/《珍》云：下乳，引導用之。

④ 别録：見1232頁注⑦。

⑤ 甄權：**《藥性論》見《證類》卷7“王不留行”**　王不留行能治風毒，通血脉。

⑥ 日華：**《日華子》見《證類》卷7“王不留行”**　治發背遊風、風疹，婦人血經不匀及難産……

⑦ 元素：見本頁注③。

⑧ 元素：見本頁注③。

⑨ 資生經：**《資生經》卷3“淋癃”**　……若欲治淋疾，則有王不留行子神效。彭侍郎以治張道士，服三粒愈。（見《既效方》。）有婦人患淋，卧病久之，服諸藥愈甚。其夫人夜來告急，予令取此花葉十餘葉，令研細煎服。翌朝再來，云病已減八分，再與數葉，煎服即愈。（一名剪金花，一名金盞銀臺。）

⑩ 頌：**《圖經》見《證類》卷7“王不留行”**　……張仲景治金瘡，八物王不留行散。小瘡粉其中，大瘡但服之，産婦亦服。《正元廣利方》療諸風痙，有王不留行湯最效。

【附方】舊一,新八。**鼻衄不止**。剪金花連莖葉陰乾,濃煎汁温服,立效。《指南方》①。**糞後下血**。王不留行末,水服一錢。《聖濟總録》②。**金瘡亡血**。王不留行散:治身被刀斧傷,亡血。用王不留行十分,八月八日采之;蒴藋細葉十分,七月七日采之;桑東南根白皮十分,三月三日采之。川椒三分,甘草十分,黄芩、乾薑、芍藥、厚朴各二分。以前三味燒存性,後六味爲散,合之。每大瘡飲服方寸匕,小瘡但粉之。産後亦可服。張仲景《金匱要略》③。**婦人乳少**,因氣鬱者。涌泉散:王不留行、穿山甲炮、龍骨、瞿麥穗、麥門冬等分,爲末。每服一錢,熱酒調下,後食豬蹄羹。仍以木梳梳乳,一日三次。《衛生寶鑑》④方。**頭風白屑**。王不留行、香白芷等分,爲末。乾掺,一夜篦去。《聖惠方》⑤。**癰疽諸瘡**。王不留行湯:治癰疽妬乳,月蝕白秃,及面上久瘡,去蟲止痛。用王不留行、東南桃枝、東引茱萸根皮各五兩,蛇牀子、牡荆子、苦竹葉、蒺藜子各三升,大麻子一升。以水二斗半,煮取一斗,頻頻洗之。《千金方》⑥。**誤吞鐵石**、骨刺不下,危急者。王不留行、黄蘗等分,爲末,湯浸蒸餅,丸彈子大,青黛爲衣,線穿掛風處。用一丸,冷水化灌之。《百一選方》⑦。**竹木鍼刺**在肉中不出,疼痛。以王不留行爲末,熟水調方寸匕,兼以根傅,即出。《梅師方》⑧。**疔腫初起**。王不留行子爲末,蟾酥丸黍米大。每服一丸,酒下,汗出即愈。《集簡方》。

剪春羅《綱目》

【釋名】剪紅羅。

---

① 指南方:**《普濟方》卷389“鼻衄”** 蘗皮湯:治小兒衄血至一二升,悶絶……一方:剪金花莖葉,陰乾,水煎服之。(**按**:《普濟方》未注此方出《指南方》。)

② 聖濟總録:**《普濟方》卷38“臟毒下血”** 治糞後鮮紅……又方:……又可用王不留行。(**按**:《聖濟總録》無此方,誤注出處。)

③ 金匱要略:**《金匱·瘡癰腸癰浸淫病脉證并治》** 病金瘡,王不留行散主之。王不留行散方:王不留行(十分,八月八日采)、蒴藋細葉(十分,七月七日采)、桑東南根白皮(十分,三月三日采)、甘草(十八分)、川椒(三分,除目及閉口,去汗)、黄芩(二分)、乾薑(二分)、芍藥(二分)、厚朴(二分),右九味,桑根皮以上三味燒灰存性,勿令灰過,各别杵篩,合治之爲散,服方寸匕。小瘡則粉之,大瘡但服之。産後亦可服。如風寒,桑東根勿取之。前三物皆陰乾百日。

④ 衛生寶鑑:**《衛生寶鑒》卷18“産後扶持營衛”** 湧泉散:治婦人因氣,奶汁絶少。瞿麥穗、麥門冬(去心)、王不留行、緊龍骨、穿山甲(炮黄,各等分),右五味爲末,每服一錢,熱酒調下,後食豬蹄羹少許。投藥,用木梳左右乳上梳三十來梳,一日三服,食前。服三次羹湯,投三次梳乳。

⑤ 聖惠方:**《御藥院方》卷8“治雜病門”** 乾洗頭香白芷散:香白芷、王不留行(各二兩),右爲細末,每用乾掺頭髮内,微用力擦,去垢膩後,用篦子刮去藥末。(**按**:《聖惠方》無此方,誤注出處。)

⑥ 千金方:**《千金方》卷13“頭面風第八”** 治白秃及頭面久瘡,去蟲止痛,王不留行湯方:王不留行、桃東南枝、東引茱萸根皮(各五兩)、蛇床子、牡荆子、苦竹葉、蒺藜子(各三升)、大麻仁(一升),右八味㕮咀,以水二斗半,煮取一斗,洗瘡,日再。並療癰疽、妳乳、月蝕瘡爛。

⑦ 百一選方:**《百一選方》卷10“第十三門”** 治誤吞鐵石、骨刺等不下,危急者:王不留行、黄蘗(去麤皮),右等分,爲細末,水浸蒸餅,元如彈子大,以麻線穿之,掛當風處,每用一元,冷水化開,灌下立效。

⑧ 梅師方:**《證類》卷7“王不留行”** 《梅師方》:治竹木針刺在肉中不出,疼痛:以王不留行爲末,熟水調方寸匕,即出。

【集解】【時珍曰】剪春羅二月生苗,高尺餘。柔莖緑葉,葉對生,抱莖。入夏開花,深紅色,花大如錢,凡六出,周回如剪成可愛。結實大如豆,内有細子。人家多種之爲玩。又有剪紅紗花,莖高三尺,葉旋覆,夏秋開花,狀如石竹花而稍大,四圍如剪,鮮紅可愛。結穗亦如石竹,穗中有細子。方書不見用者。計其功,亦應利小便、主癰腫也。

【氣味】甘,寒,無毒。【主治】火帶瘡遶腰生者,采花或葉搗爛,蜜調塗之。爲末亦可。時珍。出《證治要訣》①。

金盞草《救荒》②【校正】併入宋《圖經》③《杏葉草》。

【釋名】杏葉草《圖經》④、長春花。【時珍曰】金盞,其花形也。長春,言耐久也。

【集解】【頌⑤曰】杏葉草,一名金盞草,生常州。蔓延籬下,葉葉相對。秋後有子如雞頭實,其中變生一小蟲,脱而能行。中夏采花。【周(憲)〔定〕王⑥曰】金盞兒花,苗高四五寸。葉似初生萵苣葉,厚而狹,抱莖而生。莖柔脆。莖頭開花,大如指頭,金黄色,狀如盞子,四時不絶。其葉味酸,煠熟水浸過,油鹽拌食。【時珍曰】夏月結實在萼内,宛如尺蠖蟲數枚蟠屈之狀,故蘇氏言其化蟲,實非蟲也。

【氣味】酸,寒,無毒。【主治】腸痔下血久不止。蘇頌⑦。

葶藶《本經》⑧下品

【釋名】丁歷《别録》⑨、蕇蒿蕇音典、大室《本經》⑩、大適《本經》、狗薺《别録》⑪。

---

① 證治要訣:**《證治要訣》卷11"瘡毒門·瘡癬疥"** 火帶瘡,繞腰生者,一味剪紅蘿,或花或葉,細末,蜜調傅之,立效。或小紙貼在上亦可。

② 救荒:**《救荒》卷上之前"金盞兒花"** 人家園圃中多種。苗高四五寸,葉似初生萵苣葉,比萵苣葉狹窄而厚,抪音布莖生葉,莖端開金黄色盞子樣花。其葉味酸。救饑:採苗葉煠熟,水浸去酸味,淘浄,油鹽調食。

③ 圖經:**《圖經》見《證類》卷30"外草類·杏葉草"** 生常州。味酸,無毒。主腸痔下血久不差者。一名金盞草。蔓生籬下,葉葉相對,秋後有子,如雞頭實,其中變生一小蟲子,脱而能行。中夏採花用。

④ 圖經:見上注。

⑤ 頌:見上注。

⑥ 周定王:見本頁注②。

⑦ 蘇頌:見本頁注③。

⑧ 本經:**《本經》《别録》(《藥對》)見《證類》卷10"葶藶"** 味辛、苦,寒、大寒,無毒。主癥瘕積聚結氣,飲食寒熱,破堅逐邪,通利水道,下膀胱水,伏留熱氣,皮間邪水上出,面目浮腫,身暴中風熱疿(音沸)癢,利小腹。久服令人虚。一名丁歷,一名蕇(音典)蒿,一名大室,一名大適。生藁城平澤及田野。立夏後採實,陰乾,得酒良。(榆皮爲之使,惡殭蠶、石龍芮。)

⑨ 别録:見上注。

⑩ 本經:見上注白字。(**按**:"釋名"項下"本經"同此。)

⑪ 别録:**《爾雅·釋草》(郭注)** 蕇,亭歷。(實葉皆似芥。一名狗薺。)(**按**:誤注出處,當見《爾雅》。)

【時珍曰】名義不可强解。

【集解】【《别録》[①]曰】葶藶生藁城平澤及田野,立夏後采實,陰乾。【弘景[②]曰】出彭城者最勝,今近道亦有。母即公薺也,子細黄至苦,用之當熬。【頌[③]曰】今汴東、陝西、河北州郡皆有之。曹州者尤佳。初春生苗葉,高六七寸,似薺。根白色,枝莖俱青。三月開花,微黄。結角,子扁小如黍粒微長,黄色。《月令》:孟夏之月,靡草死。許慎、鄭玄注皆云,靡草,薺、葶藶之屬是也。一説,葶藶單莖向上,葉端出角,粗且短。又有一種狗芥草,葉近根下作奇,生角細長。取時必須分别此二種也。【斅[④]曰】凡使勿用赤鬚子,真相似,只是味微甘苦耳。葶藶子之苦入頂也。【時珍曰】按《爾雅》[⑤]云:蕇,葶藶也。郭璞注云:實葉皆似芥,一名狗薺。然則狗芥即是葶藶矣。蓋葶藶有甜苦二種。狗芥味微甘,即甜葶藶也。或云甜葶藶是菥蓂子,攷其功用亦似不然。

子。【修治】【斅[⑥]曰】凡使葶藶,以糯米相合,置於燠上,微焙,待米熟,去米,擣用。

【氣味】辛,寒,無毒。【《别録》[⑦]曰】苦,大寒。得酒良。【權[⑧]曰】酸,有小毒。入藥炒用。【杲[⑨]曰】沉也。陰中陽也。【張仲景[⑩]曰】葶藶傅頭瘡,藥氣入腦,殺人。【之才[⑪]曰】榆皮爲之使,得酒良,惡白僵蠶、石龍芮。【時珍曰】宜大棗。【主治】癥瘕積聚結氣,飲食寒熱,破堅逐邪,通利水道。《本經》[⑫]。下膀胱水,伏留熱氣,皮間邪水上出,面目浮腫,身暴中風熱痱癢,利小腹。久服令人虚。《别録》[⑬]。療肺壅上氣欬嗽,止

---

① 别録:見 1235 頁注⑧。

② 弘景:**《集注》見《證類》卷 10“葶藶”** 陶隱居云:出彭城者最勝,今近道亦有。母則公薺,子細黄至苦,用之當熬。

③ 頌:**《圖經》見《證類》卷 10“葶藶”** 葶藶,生藁城平澤及田野,今京東、陝西、河北州郡皆有之,曹州者尤勝。初春生苗葉,高六七寸,有似薺。根白,枝莖俱青。三月開花,微黄。結角,子扁小如黍粒微長,黄色。立夏後採實,暴乾。《月令》:孟夏之月靡草死。許慎、鄭康成注皆云:靡草,薺,葶藶之屬是也。至夏則枯死,故此時採之……其葶藶單莖向上,葉端出角,角麤且短。又有一種苟芥草,葉近根下作奇,生角細長。取時必須分别前件二種也……

④ 斅:**《炮炙論》見《證類》卷 10“葶藶”** 雷公云:凡使,勿用赤鬚子,真相似葶藶子,只是味微甘苦。葶藶子入頂苦……

⑤ 爾雅:見 1235 頁注⑪。

⑥ 斅:**《炮炙論》見《證類》卷 10“葶藶”** ……凡使,以糯米相合,於焙上微微焙,待米熟,去米,單擣用。

⑦ 别録:見 1235 頁注⑧。

⑧ 權:**《藥性論》見《證類》卷 10“葶藶”** 葶藶,臣,味酸,有小毒……

⑨ 杲:**《珍珠囊·諸品藥性主治指掌》(《醫要集覽》本)“葶藶”** ……沉也,陰中之陰也……

⑩ 張仲景:**《千金方》卷 23“九漏第一”** 灸漏方:葶藶子(二合)、豉(一升),右二味,和擣令極熟,作餅如大錢,厚二分許,取一枚當瘡孔上,作大艾炷如小指大,灸餅上,三炷一易,三餅九炷,隔三日復一灸之。《外台》治瘰癧,《古今録驗》云不可灸頭瘡,葶藶氣入腦殺人。

⑪ 之才:**古本《藥對》**見 1235 頁注⑧括號中七情文。

⑫ 本經:見 1235 頁注⑧白字。

⑬ 别録:見 1235 頁注⑧。

喘促，除胸中痰飲。甄權[①]。通月經。時珍。

【發明】【杲[②]曰】葶藶大降氣，與辛酸同用，以導腫氣。《本草十劑》云：洩可去閉，葶藶、大黄之屬。此二味皆大苦寒，一洩血閉，一洩氣閉。蓋葶藶之苦寒，氣味俱厚，不減大黄，又性過於諸藥，以洩陽分肺中之閉，亦能洩大便，爲體輕象陽故也。【宗奭[③]曰】葶藶有甜、苦二種，其形則一也。經既言味辛苦，即甜者不復更入藥也。大概治體皆以行水走泄爲用，故曰久服令人虚，蓋取苦泄之義，《藥性論》不當言味酸。【震亨[④]曰】葶藶屬火性急，善逐水。病人稍涉虚者，宜遠之，且殺人甚捷，何必久服而後虚也。【好古[⑤]曰】苦甜二味主治不同。仲景瀉肺湯用苦，餘方或有用甜者，或有不言甜苦者，大抵苦則下泄，甜則少緩，量病人虚實用之，不可不審。本草雖云治同，而甜苦之味安得不異？【時珍曰】甘苦二種，正如牽牛，黑白二色，急緩不同。又如壺蘆，甘苦二味，良毒亦異。大抵甜者下泄之性緩，雖泄肺而不傷胃。苦者下泄之性急，既泄肺而易傷胃，故以大棗輔之。然肺中水氣䐜滿急者，非此不能除。但水去則止，不可過劑爾。既不久服，何至殺人？《淮南子》[⑥]云：大戟去水，葶藶愈脹，用之不節，乃反成病。亦在用之有節耳。

【附方】舊十四，新六。陽水暴腫，面赤煩渴，喘急，小便濇，其效如神。甜葶藶一兩半，炒研末，漢防己末二兩，以緑頭鴨血及頭，合擣萬杵，丸梧子大。甚者空腹白湯下十丸，輕者五丸，日三四服，五日止，小便利爲驗。一加豬苓末二兩。《外臺秘要》[⑦]。通身腫滿。苦葶藶炒四兩，爲末，棗肉和丸梧子大。每服十五丸，桑白皮湯下，日三服。此方人不甚信，試之自驗[⑧]。水腫尿

---

① 甄權：**《拾遺》見《證類》卷10“葶藶”** 今按此藥亦療肺壅上氣咳嗽，定喘促，除胸中痰飲。（**按**：誤注出處。）

② 杲：**《本草發揮》卷2“葶藶”** 東垣云：葶藶苦，寒。熬，與辛酸同用，以導腫氣。/**《醫學發明・本草十劑》** 洩可以去閉，葶藶、大黄之屬是也。此二味皆大苦寒，氣味俱厚，葶藶不減大黄。又性過於諸藥，以洩陽分肺中之閉，亦能洩大便，爲體輕象陽故也……一則治血病，洩大便；一則洩氣閉，利小便……（**按**：時珍糅合二書之論。）

③ 宗奭：**《衍義》卷11“葶藶”** 用子。子之味有甜、苦兩等，其形則一也。《經》既言味辛、苦，即甜者不復更入藥也。大概治體皆以行水走泄爲用，故曰久服令人虚。蓋取苦泄之義，其理甚明。《藥性論》所説盡矣，但不當言味酸。

④ 震亨：**《衍義補遺・葶藶》** 屬火屬木。性急，善逐水，病人稍涉虚者，宜遠之。且殺人甚捷，何必久服而後致虚也……

⑤ 好古：**《湯液本草》卷4“草部・葶藶”** 《液》云：苦、甜二味，主治同。仲景用苦，餘方或有用甜者，或有不言甜苦者。大抵苦則下泄，甜則少緩，量病虚實用之，不可不審。《本草》雖云治同，甜、苦之味安得不異？

⑥ 淮南子：**《淮南子・繆稱訓》** ……大戟去水，亭歷愈張，大戟、亭歷，二藥名。用之不節，乃反爲病。物多類之，而非似之，而實非也，唯聖人知其微……

⑦ 外臺秘要：**《證類》卷10“葶藶”** 《經驗方》：河東裴氏傳，經效，治水腫及暴腫。葶藶三兩，杵六千下，令如泥。即下漢防己末四兩，取緑頭鴨就藥臼中截頭瀝血於臼中，血盡，和鴨頭更搗五千下，丸如梧桐子。患甚者，空腹白湯下十丸，稍可者五丸，頻服，五日止。此藥利小便，有效如神。（**按**：《外臺》無此方，誤注出處。）

⑧ 通身腫滿：**《普濟方》卷193“水氣遍身腫滿”** 苦葶藶丸（出《衛生寶鑑》）：治一切水病氣，通身腫滿不可當者。人參（一兩）、苦葶藶（四兩，於鍋内鋪帋，炒黄色），右爲末，用棗肉（轉下頁注）

澀。《梅師方》①用甜葶藶二兩,炒爲末,以大棗二十枚,水一大升,煎一小升,去棗入葶藶末,煎至可丸如梧子大。每飲服六十丸。漸加,以微利爲度。○《崔氏方》②用葶藶三兩,絹包飯上蒸熟,擣萬杵,丸梧子大,不須蜜和。每服五丸,漸加至七丸,以微利爲佳,不可多服,令人不堪。若氣發,服之得利,氣下即止。此方治水氣無比,蕭駙馬水腫,服此得瘥。○《外科精義》③治男婦大小頭面手足腫,用苦葶藶炒研,棗肉和丸小豆大。每服十丸,煎麻子湯下,日三服。五七日小便多,則消腫也。忌鹹酸生冷。**大腹水腫**。《肘後方》④用苦葶藶二升炒,爲末。割鵰雄雞血及頭,合擣丸梧子大。每小豆湯下十丸,日三服。○又方:葶藶二升,春酒五升,漬一夜。稍服一合,小便當利。○又方:葶藶一兩,杏仁二十枚,並熬黄色,擣。分十服,小便去當瘥。**腹脹積聚**。葶藶子一升熬。以酒五升浸七日,日服三合。《千金方》⑤。**肺濕痰喘**。甜葶藶炒爲末,棗肉丸服。《摘玄方》⑥。**痰飲欬嗽**。含膏丸:用曹州葶藶子一兩,紙襯炒令黑,知母一兩,貝母一兩,爲末。棗肉半兩,砂糖一兩半,和丸彈丸大。每以新綿裹一丸,含之嚥津,甚者不過三丸。《篋中方》⑦。**欬嗽上氣**不得

(接上頁注)和丸桐子大,每服十五丸,煎桑白皮湯下,日三服,空心食前。此藥急效,人不信,試驗之。(**按**:原無出處,今溯得其源。《衛生寶鑑》卷14"諸濕腫滿"下有同方。然據時珍引文,或轉引自《普濟方》。)

① 梅師方:**《證類》卷10"葶藶"** 《梅師方》:治遍身腫滿,小便澀。葶藶子二兩,大棗二十枚,以水一大升,煎取一小升,去棗,内葶藶於棗汁,煎丸如梧子,飲下十丸。

② 崔氏方:**《證類》卷10"葶藶"** 崔氏:治水氣。葶藶三兩,以物盛,甑上蒸令熟,即擣萬杵,若丸得,如梧桐子,不須蜜和。一服五丸,漸加至七丸,以得微利即佳。不可多服,令人不堪美食。若氣發,又服之,得利,氣下定,即停。此方治水氣無比。蕭駙馬患水腫,惟服此得差。

③ 外科精義:**《外科精義》卷下** 抵聖丸:治男子婦人頭面手足虚腫。苦葶藶(不以多少,於火上隔紙炒過),右杵爲細末,棗肉爲丸如小豆大,每服十丸,煎麻子湯下,食前日進三服,五七日小便多,腫消爲效。如喘嗽,煎桑白皮湯下。忌生冷、醋、滑物及鹽。須另丸一等小丸與小兒服。看大小加減與服,煎棗肉湯下。

④ 肘後方:**《肘後方》卷4"治卒大腹水病方第二十五"** 水病之初,先目上腫起如老蠶,色俠頭脉動,股裹冷,脛中滿,按之没指,腹内轉側有節聲,此其候也。不即治,須臾身體稍腫,肚盡脹,按之隨手起,則病已成。猶可爲治,此皆從虚損大病,或下痢後,婦人産後,飲水不即消,三焦受病,小便不利,乃相結漸漸生聚,遂流諸經絡故也。治之方:葶藶一升,熬擣之,於臼上割生雄鵰雞,合血共頭,共擣萬杵,服如梧子五丸,稍加至十丸。勿食鹽,常食小豆飯,飲小豆汁,鱧魚佳也。/又方:但以春酒五升,漬葶藶子二升隔宿,稍服一合,小便當利。/又方:葶藶(一兩)、杏仁(二十枚),並熬黄色擣,分十服,小便去,立瘥。

⑤ 千金方:**《千金方》卷11"堅癥積聚第五"** 治腹中積癥方:葶藶子一升,熬,酒五升浸七日,服三合,日三。

⑥ 摘玄方:**《丹溪摘玄》卷11"喘門"** 治喘捜風化痰丸,甜葶藶末之,棗肉丸。治肺濕作喘。

⑦ 篋中方:**《圖經》見《證類》卷10"葶藶"** ……又《篋中方》治嗽含膏丸:曹州葶藶子一兩,紙襯熬令黑,知母一兩,貝母一兩,三物同擣篩,以棗肉半兩,別銷沙糖一兩半,同入藥中和爲丸,大如彈丸。每服以新綿裹一丸,含之徐徐咽津,甚者不過三丸。今醫亦多用。

卧，或遍體氣腫，或單面腫，或足腫，並主之。葶藶子三升，微火熬研，以絹袋盛，浸清酒五升中，冬七日，夏三日。初服如胡桃許大，日三夜一，冬月日二夜二。量其氣力，取微利一二爲度。如患急者，不待日滿，亦可絞服。《崔知悌方》①。**肺癰喘急**不得卧，葶藶大棗瀉肺湯主之。葶藶炒黄擣末，蜜丸彈丸大。每用大棗二十枚，水三升，煎取二升，乃入葶藶一丸，更煎取一升，頓服。亦主支飲不得息。張仲景《金匱玉函方》②。**月水不通**。葶藶一升，爲末，蜜丸彈子大。綿裹納陰中二寸，一宿易之。有汁出，止。《千金方》③。**卒發顛狂**。葶藶一升，擣三千杵，取白犬血和丸麻子大。酒服一丸，三服取瘥。《肘後方》④。**頭風疼痛**。葶藶子爲末。以湯淋汁沐頭，三四度即愈。《肘後方》⑤。**疳蟲蝕齒**。葶藶、雄黄等分，爲末。臘月豬脂和成，以綿裹槐枝蘸點。《金匱要略》⑥。**白秃頭瘡**。葶藶末塗之。《聖惠方》⑦。**瘰癧已潰**。葶藶二合，豉一升，擣作餅子，如錢大，厚二分，安瘡孔上，作艾炷灸之令温熱，不可破肉，數易之而灸。但不可灸初起之瘡，恐葶藶氣入腦傷人也。《永類方》⑧。**馬汗毒氣**入腹。葶藶子一兩炒研，水一升浸湯服，取下惡血。《續十全方》⑨。

---

① 崔知悌方：**《圖經》見《證類》卷10“葶藶”** ……崔知悌方：療上氣欬嗽，長引氣不得卧，或遍體氣腫，或單面腫，或足腫，並主之。葶藶子三升，微火熬，擣篩爲散，以清酒五升漬之，冬七日，夏三日。初服如桃許大，日三夜一，冬日二夜二。量其氣力，取微利一二爲度。如患急困者，不得待日滿，亦可以綿細絞，即服……

② 金匱玉函方：**《金匱·肺痿肺癰咳嗽上氣病脉證治》** 肺癰喘不得卧，葶藶大棗瀉肺湯主之。葶藶大棗瀉肺湯方：葶藶（熬令黄色，擣丸如彈丸大）、大棗（十二枚），右先以水三升，煮棗取二升，去棗，内葶藶，煮取一升，頓服。/**《金匱·痰飲咳嗽病脉證并治》** 支飲不得息，葶藶大棗瀉肺湯主之。

③ 千金方：**《千金方》卷4“月水不通第四”** 治月經不通方：取葶藶一升，爲末，蜜丸如彈子大，綿裹納陰中，入三寸，每丸一宿易之，有汁出止。

④ 肘後方：**《肘後方》卷3“治卒發癲狂病方第十七”** 治卒癲疾方……又方：取葶藶一升，擣三千杵，取白犬倒懸之，以杖犬，令血出，承取以和葶藶末，服如麻子大一丸，三服取瘥。

⑤ 肘後方：**《千金翼方》卷16“風眩第六”** 治頭風方：擣葶藶子末，以湯淋取汁，洗頭良。（**按**：《肘後》卷3“治卒中風諸急方·頭風頭痛附”下有此方同，出《千金翼》。）

⑥ 金匱要略：**《金匱·婦人雜病脉證并治》** 小兒疳蟲蝕齒方：雄黄、葶藶，右二味末之，取臘月豬脂鎔，以槐枝綿裹頭四五枚，點藥烙之。

⑦ 聖惠方：**《聖惠方》卷91“治小兒白秃瘡諸方”** 治小兒白秃瘡……又方：右以苦葶藶子微炒，擣如膏傅之。

⑧ 永類方：**《永類鈐方》卷7“瘰癧”** 灸法：葶藶子二合，豉一升，擣作餅子，如錢大，厚二分，安瘡孔上，作六艾炷灸温熱，不可破肉。數易灸之，却不可灸頭，初發一瘡孔，葶藶氣入腦能傷人。

⑨ 續十全方：**《證類》卷10“葶藶”** 《續十全方》：治一切毒入腹不可療，及馬汗。用葶藶子一兩炒研，以水一升浸湯服，取下惡血。

車前《本經》①上品

【釋名】當道《本經》②、芣苡音浮以、馬舄音昔、牛遺並《别録》③、牛舌《詩疏》④、車輪菜《救荒》⑤、地衣《綱目》、蝦蟆衣《别録》。【時珍曰】按《爾雅》⑥云：芣苡，馬舄。馬舄，車前。陸機《詩疏》⑦云：此草好生道邊及牛馬跡中，故有車前、當道、馬舄、牛遺之名。舄，足履也。幽州人謂之牛舌。蝦蟆喜藏伏于下，故江東稱爲蝦蟆衣。又《韓詩外傳》⑧言：直曰車前，瞿曰芣苡，恐亦强説也。瞿乃生于兩旁者。

【集解】【《别録》⑨曰】車前生真定平澤丘陵阪道中，五月五日采，陰乾。【弘景⑩曰】人家及路邊甚多。《韓詩》言芣苡是木似李，食其實宜子孫者，謬矣。【恭⑪曰】今出開州者勝。【頌⑫曰】今江湖、淮甸、近汴、北地處處有之。春初生苗，葉布地如匙面，累年者長及尺餘。中抽數莖，作長穗如鼠尾。花甚細密，青色微赤。結實如葶藶，赤黑色。今人五月采苗，七月、八月采實。人家園圃或種之，蜀中尤尚。北人取根日乾，作紫菀賣之，甚誤所用。陸機言嫩苗作茹大滑，今人不復噉之。【時珍曰】王旻《山居録》⑬有種車前剪苗食法，則昔人常以爲蔬矣。今野人猶采食之。

子。【修治】【時珍曰】凡用須以水淘洗去泥沙，晒乾。入湯液，炒過用。入丸散，則以酒浸一夜，蒸熟研爛，作餅晒乾，焙研。

---

① 本經：《本經》《别録》見《證類》卷6"車前子" 味甘、鹹，寒，無毒。主氣癃，止痛，利水道小便，除濕痺，男子傷中，女子淋瀝，不欲食，養肺，强陰益精，令人有子。明目，療赤痛。久服輕身耐老。葉及根：味甘，寒。主金瘡，止血，衄鼻，瘀血，血瘕，下血，小便赤，止煩下氣，除小蟲。一名當道，一名芣苢，一名蝦蟇衣，一名牛遺，一名勝舄。生真定平澤丘陵阪道中。五月五日採，陰乾。

② 本經：見上注白字。

③ 别録：見上注。（**按**："釋名"項下"别録"皆同此。）

④ 詩疏：**《毛詩草木鳥獸蟲魚疏》卷上"采采芣苢"** ……幽州人謂之牛舌草……

⑤ 救荒：**《救荒》卷上之前"車輪菜"** 《本草》名車前子……

⑥ 爾雅：**《爾雅·釋草》** 芣苢，馬舄。馬舄，車前。

⑦ 詩疏：**《毛詩草木鳥獸蟲魚疏》卷上"采采芣苢"** 芣苢，一名馬舄，一名車前，一名當道。喜在牛迹中生，故曰車前、當道也。今藥中車前子是也。幽州人謂之牛舌草……

⑧ 韓詩外傳：**《埤雅》卷16"釋草·芣苢"** ……《韓詩傳》曰：直曰車前，瞿曰芣苢……

⑨ 别録：見本頁注①。

⑩ 弘景：**《集注》見《證類》卷6"車前子"** 陶隱居云：人家及路邊甚多……《韓詩》乃言芣苢，是木似李，食其實，宜子孫，此爲謬矣。

⑪ 恭：**《唐本草》見《證類》卷6"車前子"** 《唐本》注云：今出開州者爲最。

⑫ 頌：**《圖經》見《證類》卷6"車前子"** 車前子，生真定平澤丘陵道路中，今江湖、淮甸、近京、北地處處有之。春初生苗，葉布地如匙面，累年者長及尺餘如鼠尾。花甚細，青色微赤。結實如葶藶，赤黑色。五月五日採，陰乾。今人五月採苗，七月、八月採實。人家園圃中或種之，蜀中尤尚。北人取根日乾，作紫苑賣之，甚誤所用……陸機云……可鬻（與煮同）作茹，大滑。其子治婦人難産是也。然今人不復有噉者……

⑬ 山居録：**《山居録·種藥類》** 種車前法：取子，春間如生菜法種之，上糞下水。此物宿根剪遍還生，但須耘，可經數歲。

【氣味】甘，寒，無毒。【《别録》①曰】鹹。【權②曰】甘，平。【大明③曰】常山爲之使。

【主治】氣癃止痛，利水道小便，除濕痺。久服輕身耐老。《本經》④。男子傷中，女子淋瀝，不欲食，養肺，强陰益精，令人有子，明目療赤痛。《别録》⑤。去風毒，肝中風熱，毒風衝眼，赤痛障翳，腦痛淚出，壓丹石毒，去心胸煩熱。甄權⑥。養肝。蕭炳⑦。治婦人難産。陸機⑧。導小腸熱，止暑濕瀉痢。時珍。

【發明】【弘景⑨曰】車前子性冷利，仙經亦服餌之，云：令人身輕，能跳越岸谷，不老長生也。【頌⑩曰】車前子入藥最多。駐景丸用車前、菟絲二物，蜜丸食下服，古今以爲奇方也。【好古⑪曰】車前子能利小便而不走氣，與伏苓同功。【時珍曰】按《神仙服食經》⑫：車前一名地衣，雷之精也。服之形化，八月采之。今車前五月子已老，而云七八月者，地氣有不同爾。唐 張籍⑬詩云："開州午月車前子，作藥人皆道有神。慚愧文君憐病眼，三千里外寄閑人。"觀此亦以五月采開州者爲良，又可見其治目之功。大抵入服食，須佐他藥，如六味地黄丸之用澤瀉可也。若單用則泄太過，恐非久服之物。歐陽公⑭常得暴下病，國醫不能治。夫人買市人藥一帖，進之而愈。力叩其方，則車前子一味爲末，米飲服二錢匕。云此藥利水道而不動氣，水道利則清濁分，而穀藏自止矣。

【附方】舊七，新五。小便血淋作痛。車前子晒乾爲末，每服二錢，車前葉煎湯下。《普

---

① 别録：見 1240 頁注①。
② 權：**《藥性論》見《證類》卷 6"車前子"**　車前子，君。味甘，平……
③ 大明：**《日華子》見《證類》卷 6"車前子"**　常山爲使……
④ 本經：見 1240 頁注①白字。
⑤ 别録：見 1240 頁注①。
⑥ 甄權：**《藥性論》見《證類》卷 6"車前子"**　……能去風毒，肝中風熱，毒風衝眼，目赤痛，瘴翳，腦痛淚出，壓丹石毒，去心胸煩熱……
⑦ 蕭炳：**《四聲本草》見《證類》卷 6"車前子"**　蕭炳云：車前養肝。
⑧ 陸機：**《毛詩草木鳥獸蟲魚疏》卷上"采采芣苢"**　……其子治婦人難産。
⑨ 弘景：**《集注》見《證類》卷 6"車前子"**　……子，性冷利。《仙經》亦服餌之，令人身輕，能跳越岸谷，不老而長生也……
⑩ 頌：**《圖經》見《證類》卷 6"車前子"**　……其子入藥最多，駐景丸用車前、菟絲二物，蜜丸，食下服，古今爲奇方……
⑪ 好古：**《湯液本草》卷 4"草部·車前子"**　東垣云：能利小便而不走氣，與茯苓同功。
⑫ 神仙服食經：**《御覽》卷 998"芣苢"**　《神仙服食經》曰：車前實，雷之精也，服之形化。八月採地衣。地衣者，車前實也。
⑬ 張籍：**《全芳備祖集·後集》卷 30"芣苢"**　七言絶句：開州五月車前子，作藥人皆道有神。慚愧使君憐病眼，三千餘里寄閑人。（張籍）
⑭ 歐陽公：**《蘇沈良方》卷 4"暴下方"**　歐陽文忠公常得暴下，國醫不能愈。夫人云市人有此藥，三文一貼，甚效。公云：吾輩臟腑與市人不同，不可服。夫人使以國醫藥雜進之，一服而愈。公召賣者，厚遺之，求其方，久之乃肯傳，但用車前子一味，爲末，米飲下二錢匕。云此藥利水道而不動氣，水道利則清濁分，穀臟自止矣。（**按**：原無出處，今溯得其源。）

濟方》①。**石淋作痛**。車前子二升,以絹袋盛,水八升,煮取三升,服之,須臾石下。《肘後方》②。**老人淋病**,身體熱甚。車前子五合,綿裹煮汁,入青粱米四合,煮粥食,常服明目。《壽親養老書》③。**孕婦熱淋**。車前子五兩,葵根切一升,以水五升,煎取一升半,分三服。以利爲度。《梅師方》④。**滑胎易産**。車前子爲末。酒服方寸匕。不飲酒者,水調服。《詩》云"采采芣苡",能令婦人樂有子也。陸機注云:治婦人産難故也。《婦人良方》⑤。**横産不出**。車前子末,酒服二錢。《子母秘録》⑥。**陰冷悶疼**,漸入囊内,腫滿殺人。車前子末,飲服方寸匕,日二服。《千金方》⑦。**瘾瘮入腹**,體腫舌强。車前子末粉之,良。《千金方》⑧。**陰下痒痛**。車前子煮汁頻洗。《外臺秘要》⑨。**久患内障**。車前子、乾地黄、麥門冬等分,爲末。蜜丸如梧子大,服之。累試有效。《聖惠方》⑩。**補虚明目**。駐景丸:治肝腎俱虚,眼昏黑花,或生障翳,迎風有淚。久服補肝腎,增目力。車前子、熟地黄酒蒸焙各三兩,兔絲子酒浸五兩,爲末,煉蜜丸梧子大。每温酒下三十丸,日二服。《和劑局方》⑪。**風熱目暗**,濇痛。車前子、宣州黄連各一兩,爲末。食後温酒

---

① 普濟方:**《普濟方》卷215"小便出血"** 治小便出血(出《危氏方》):如小便腹氣秘,氣秘則小便難,其痛者謂之淋,不痛者謂之尿血,此方治之,此藥能利水道而不動氣,水道利則清濁分,出血自止矣。用車前子,但曬乾爲末,每服二錢,車前子葉煎湯調下。一方米飲下二錢。(**按**:查《世醫得效方》并無此方。)

② 肘後方:**《外臺》卷27"石淋方一十六首"** 范汪療石淋方:取車前子二升,用絹囊盛之,以水八升,煮取三升,去滓,頓服之。移日又服,石當下也。宿勿食,食之神良。(《肘後》《千金》同。)

③ 壽親養老書:**《壽親養老》卷1"食治諸淋方"** 食治老人淋病,小便下血,身體熱盛,車前子飲:車前子(五合,綿裹,水煮取汁)、青粱米(四合,淘研),右煮煎汁作飲,空心食之。常服,亦明目,去熱毒。

④ 梅師方:**《證類》卷6"車前子"** 《梅師方》:治妊娠患淋,小便澀,水道熱不通。車前子五兩,葵根切一升,二件以水五升,煎取一升半,分三服。

⑤ 婦人良方:**《婦人良方》卷16"滑胎例第三"** 易産滑胎方:其藥性滑利小便。車前子,右爲末,酒調方寸匕服。不能飲者,水調。《詩》云:芣苢,能令婦人樂有子矣。陸機注云:治婦人産難。愚詳孔子序《詩》云:樂然而生,易於生育。後人以爲注喜,誤矣。

⑥ 子母秘録:**《證類》卷六"車前子"** 《子母秘録》:治横生不可出,車前子末,酒服二錢匕。

⑦ 千金方:**《千金方》卷24"陰㿗第八"** 有人陰冷,漸漸冷氣入陰囊,腫滿恐死,日夜疼悶,不得眠方……又方:末車前子,飲服之。

⑧ 千金方:**《千金方》卷22"隱疹第五"** 治小兒患隱疹入腹,體腫强而舌乾方……又方:車前子作末,粉之良。

⑨ 外臺秘要:**《證類》卷6"車前子"** 《外臺秘要》:治陰癢痛:車前子,以水三升,煮三沸,去滓,洗癢痛處。(**按**:查今本《外臺》無此方。)

⑩ 聖惠方:**《普濟方》卷79"内障眼"** 麥門冬丸,治内障並久患者:熟地黄、麥門冬、車前子(上等分),旋焙旋研,煉蜜爲丸如梧桐子大,每服二三十丸,酒下,屢效。(**按**:《聖惠方》無此方,誤注出處。)

⑪ 和劑局方:**《局方》卷7"治眼目疾"** 駐景丸:治肝腎俱虚,眼常昏暗,多見黑花,或生障翳,視物不明,迎風有淚。久服補肝腎,增目力。車前子、熟乾地黄(凈洗,酒蒸,焙,各三兩)、菟絲子(酒浸,别研爲末,五兩),右爲末,煉蜜爲丸如梧桐子大,每服三十丸,温酒下,空心晚食前,日二服。

服一錢,日二服。《聖惠方》①。

草及根。【修治】【斅②曰】凡使須一窠有九葉,内有蕊,莖可長一尺二寸者。和蕊葉根,去土了,稱一鎰者,力全。使葉勿使蕊莖,剉細,於新瓦上攤乾用。

【氣味】甘,寒,無毒。【土宿真君③曰】可伏硫黄,結草砂,伏五礬、粉霜。【主治】金瘡,止血衄鼻,瘀血血瘕,下血,小便赤,止煩下氣,除小蟲。《别録》④。主陰㿉。之才⑤。葉主泄精病,治尿血。能補五臟,明目,利小便,通五淋。甄權⑥。

【發明】【弘景⑦曰】其葉擣汁服。療泄精甚驗。【宗奭⑧曰】陶説大誤矣。此藥甘滑,利小便,泄精氣,有人作菜頻食,小便不禁,幾爲所誤也。

【附方】舊四,新七。小便不通。車前草一斤,水三升,煎取一升半,分三服。一方,入冬瓜汁。一方,入桑葉汁。《百一方》⑨。初生尿澀不通。車前擣汁,入蜜少許,灌之。《全幼心鑑》⑩。小便尿血。車前擣汁五合,空心服。《外臺秘要》⑪。鼻衄不止。生車前葉擣汁,飲之甚善。《圖經本草》⑫。金瘡血出。車前葉擣傅之。《千金方》⑬。熱痢不止。車前葉擣汁一盞,入蜜一合煎,温服,《聖惠方》⑭。産後血滲入大小腸。車前草汁一升,入蜜一合,和煎一沸,分二服。《崔氏方》⑮。濕氣腰痛。蝦蟆草連根七科,葱白連鬚七科,棗七枚,煮酒一瓶,常服,

① 聖惠方:**《聖濟總録》卷108"目昏暗"** 治目受風熱,昏暗乾澀隱痛,車前子散方:車前子、黄連(宣州者,去須,各一兩),右二味擣羅爲散,每服三錢匕,食後温酒調下,臨卧再服。(**按**:《聖惠方》無此方,誤注出處。)

② 斅:**《炮炙論》見《證類》卷6"車前子"** 雷公曰:凡使,須一窠有九葉,内有蘂,莖可長一尺二寸者,和蘂、葉、根去土了,稱有一鎰者,力全堪用。使葉勿使蘂、莖。使葉剉,於新瓦上攤乾用之。

③ 土宿真君:(**按**:僅見《綱目》引録。)

④ 别録:見1240頁注①。

⑤ 之才:**《證類》卷1"〔諸病通用藥〕"** 陰㿉……《藥對》:蝦蟆衣寒。主陰腫。

⑥ 甄權:**《藥性論》見《證類》卷6"車前子"** ……葉主洩精病,治尿血,能補五藏,明目,利小便,通五淋。

⑦ 弘景:**《集注》見《證類》卷6"車前子"** ……其葉擣取汁服,療洩精甚驗……

⑧ 宗奭:**《衍義》卷7"車前"** 陶隱居云:其葉擣取汁服,療泄精。大誤矣。此藥甘滑,利小便,走泄精氣。《經》云主小便赤,下氣。有人作菜食,小便不禁,幾爲所誤。

⑨ 百一方:**《證類》卷6"車前子"** 《百一方》:小便不通。車前子草一斤,水三升,煎取一升半,分三服。

⑩ 全幼心鑑:**《全幼心鑒》卷1"小便秘澀"** 草蜜湯:生車前擣取汁,入蜜,食前調服。

⑪ 外臺秘要:**《外臺》卷27"尿血方一十一首"** 蘇澄療尿血方:車前草擣絞取汁五合,空腹服之差。

⑫ 圖經本草:**《圖經》見《證類》卷6"車前子"** ……其葉,今醫家生研水解飲之,治衄血甚善。

⑬ 千金方:**《千金方》卷25"火瘡第四"** 治金瘡血出不止方……又方:擣車前汁敷之,血即絶。連根收用亦效。

⑭ 聖惠方:**《聖惠方》卷59"治熱痢諸方"** 治熱痢,諸治不差……又方:右擣車前子葉,絞取汁一中盞,入蜜一合,同煎一兩沸,分温二服。

⑮ 崔氏方:**《婦人良方》卷23"産後小便出血方論第八"** 崔氏方,療産後血滲入大小腸:車前子草汁(一升)、蜜(一大合),右相和,煎一沸,分二服。

終身不發。《簡便方》①。**喉痺乳蛾**。蝦蟆衣、鳳尾草擂爛,入霜梅肉、煮酒各少許,再研絞汁,以鵝翎刷患處,隨手吐痰,即消也。趙溍《養疴漫筆》②。**目赤作痛**。車前草自然汁,調朴硝末,卧時塗眼胞上,次早洗去。○小兒目痛,車前草汁,和竹瀝點之。《聖濟總録》③。**目中微翳**。車前葉、枸杞葉等分,手中揉汁出,以桑葉兩重裹之。懸陰處一夜,破桑葉取點,不過三五度。《十便良方》④。

狗舌草《唐本草》⑤

【集解】【恭⑥曰】狗舌草生渠塹濕地,叢生。葉似車前而無文理,抽莖開花,黄白色。四月、五月采莖,暴乾。

【氣味】苦,寒,有小毒。【主治】蟲疥瘙瘡,殺小蟲。爲末和塗之,即瘥。蘇恭⑦。

馬鞭草《别録》⑧下品【校正】併入《圖經》⑨《龍牙草》。

【釋名】龍牙草《圖經》⑩、鳳頸草。【恭⑪曰】穗類鞭鞘,故名馬鞭。【藏器⑫曰】此説未近,乃其節生紫花如馬鞭節耳。【時珍曰】龍牙、鳳頸,皆因穗取名。蘇頌《圖經》外類重出"龍

---

① 簡便方:**《奇效單方》卷下"十九疝氣"** 治濕氣腰痛,用:蛤蟆草(連根七科)、葱白(連須七根)、棗(七枚),煮酒一瓶,灰火煨酒減一中指深,陸續服之,終身不發。

② 養疴漫筆:**《養疴漫筆》** 喉痺并乳鵝:蝦蟆衣、鳳毛草,擂細,入鹽霜梅肉煮酒,各少許和,再研細,布絞汁,鵝毛刷患處,隨手吐痰,即消。

③ 聖濟總録:**《普濟方》卷86"一切眼疾雜治"** 明目方:用車前草自然汁,調朴硝末,卧時塗眼胞上,明早水洗去。/**《普濟方》卷363"目赤腫痛"** 療小兒眼痛……又方:取車前草汁,和竹瀝傅之。(**按**:《聖濟總録》無此二方,誤注出處。)

④ 十便良方:**《十便良方》卷22"治眼目等疾諸方"** 枸杞煎:治眼澀痛,兼有翳者,宜用點之。枸杞葉(二兩)、車前葉(一兩),右藥二件熟挼之,使汁欲出,又别取大桑葉兩三重裹之,懸於陰地,經宿乃輕壓取汁,點目中,不過三五度差。

⑤ 唐本草:**《唐本草》見《證類》卷11"狗舌草"** 味苦,寒,有小毒。主蟲疥瘙瘡,殺小蟲。

⑥ 恭:**《唐本草》見《證類》卷11"狗舌草"** 《唐本》注云:葉似車前,無文理,抽莖,花黄白細,叢生渠塹濕地。/**《開寶》見同上** 今按《别本》注云……四月、五月採莖,暴乾。

⑦ 蘇恭:見本頁注⑤。/**《開寶》見《證類》卷11"狗舌草"** 今按《别本》注云:疥瘙風瘡,並皆有蟲。爲末和塗之即差。

⑧ 别録:**《别録》見《證類》卷11"馬鞭草"** 主下部䘌瘡。

⑨ 圖經:**《圖經》見《證類》卷30"外草類・龍牙草"** 生施州。株高二尺已來。春夏有苗葉,至秋冬而枯。其根味辛、澀,温,無毒。春夏採之,洗浄揀擇,去蘆頭,焙乾,不計分兩,擣羅爲末,用米飲調服一錢匕,治赤白痢,無所忌。

⑩ 圖經:見上注。

⑪ 恭:**《唐本草》見《證類》卷11"馬鞭草"** 《唐本》注云:苗似狼牙及茺蔚,抽三四穗,紫花,似車前,穗類鞭鞘,故名馬鞭,都不似蓬蒿也。

⑫ 藏器:**《拾遺》見《證類》卷11"馬鞭草"** ……若云似馬鞭鞘,亦未近之。其節生紫花,如馬鞭節。

牙",今併爲一。又今方士謬立諸草爲各色龍牙之名,甚爲淆亂,不足憑信。

【集解】【弘景①曰】村墟陌甚多。莖似細辛,花紫色,微似蓬蒿也。【恭②曰】葉似狼牙及茺蔚,抽三四穗,紫花,似車前,穗類鞭鞘,都不似蓬蒿也。【保昇③曰】花白色,七月、八月采苗葉,日乾用。【頌④曰】今衡山、廬山、江淮州郡皆有之。苗類益母而莖圓,高二三尺。又曰:龍牙草生施州,高二尺以來。春夏有苗葉,至秋冬而枯。采根,洗净用。【時珍曰】馬鞭下地甚多,春月生苗,方莖,葉似益母,對生,夏秋開細紫花,作穗如車前穗,其子如蓬蒿子而細,根白而小。陶言花似蓬蒿,韓言花色白,蘇言莖圓,皆誤矣。

苗葉。【氣味】苦,微寒,無毒。保昇⑤。【大明⑥曰】辛,凉,無毒。【權⑦曰】苦,有毒。伏丹砂、硫黄。【主治】下部䘌瘡。《别録》⑧。癥瘕血瘕,久瘧,破血殺蟲。擣爛煎取汁,熬如飴,每空心酒服一匕。藏器⑨。治婦人血氣肚脹,月候不匀,通月經。大明⑩。治金瘡,行血活血。震亨⑪。擣塗癰腫及蠼螋尿瘡,男子陰腫。時珍。

【附方】舊五,新十。瘧痰寒熱。馬鞭草搗汁五合,酒二合,分二服。《千金方》⑫。鼓脹煩渴,身乾黑瘦。馬鞭草細剉,曝乾,勿見火。以酒或水同煮,至味出,去滓温服。以六月中旬

---

① 弘景:《集注》見《證類》卷11"馬鞭草" 陶隱居云:村墟陌甚多。莖似細辛,花紫色,葉微似蓬蒿也。

② 恭:見1244頁注⑪。

③ 保昇:《蜀本草》見《證類》卷11"馬鞭草" 味苦,微寒,無毒。又《圖經》云:生濕地。花白色,抽三四穗,以七月、八月採苗,日乾。所在皆有之。

④ 頌:《圖經》見《證類》卷11"馬鞭草" 馬鞭草,舊不載所出州土,今衡山、廬山、江淮州郡皆有之。春生苗似狼牙,亦類益母而莖圓,高三二尺。抽三四穗子,七月、八月採苗葉,日乾用……/見1244頁注⑨。

⑤ 保昇:見本頁注③。

⑥ 大明:《日華子》見《證類》卷11"馬鞭草" 味辛,凉,無毒……

⑦ 權:《藥性論》見《證類》卷11"馬鞭草" 馬鞭草亦可單用。味苦,有毒……/《丹房鑑源》卷下"諸草汁篇第二十" 馬鞭草(縮錫砂)。(**按**:《證類》所載《藥性論》無"伏丹砂、硫黄"之説。疑糅入他書所載,待考。)

⑧ 别録:見1244頁注⑧。

⑨ 藏器:《拾遺》見《證類》卷11"馬鞭草" 《陳藏器本草》云:馬鞭草,主癥癖血瘕,久瘧,破血。作煎如糖,酒服……/《藥性論》見《證類》卷11"馬鞭草" ……生擣水煎去滓,成煎如飴。空心酒服一匕。主破腹中惡血皆下,殺蟲良。

⑩ 大明:《日華子》見《證類》卷11"馬鞭草" ……通月經,治婦人血氣肚脹,月候不匀。似益母草,莖圓,并葉用。

⑪ 震亨:《衍義補遺·馬鞭草》 治金瘡,行血活血……

⑫ 千金方:《千金方》卷10"温瘧第六" 治瘧無問新久者方……又方:馬鞭草汁五合,酒三合,分三服。

雷鳴時采者有效。《衛生易簡方》①。**大腹水腫**。馬鞭草、鼠尾草各十斤,水一石,煮取五斗,去滓,再煎令稠,以粉和丸大豆大。每服二三丸,加至四五丸,神效。《肘後方》②。**男子陰腫**大如升,核痛,人所不能治者,馬鞭草搗塗之。《集驗方》③。**婦人疝痛**,名小腸氣。馬鞭草一兩,酒煎滚服,以湯浴身取汗,甚妙。《纂要奇方》④。**婦人經閉**,結成瘕塊,肋脹大欲死者。馬鞭草根苗五斤,剉細,水五斗,煎至一斗,去滓,熬成膏。每服半匙,食前温酒化下,日二服。《聖惠方》⑤。**酒積下血**:馬鞭草灰四錢,白芷灰一錢,蒸餅丸梧子大。每米飲下五十丸。《摘玄方》⑥。**魚肉癥瘕**。凡食魚鱠及生肉,在胸膈不化,成癥瘕,馬鞭草搗汁,飲一升,即消。《千金方》⑦。**馬喉痹風**,躁腫連頰,吐氣數者。馬鞭草一握,勿見風,截去兩頭,搗汁飲之,良。《千金方》⑧。**乳癰腫痛**。馬鞭草一握,酒一椀,生薑一塊,擂汁服,渣傅之。《衛生易簡方》⑨。**白癩風瘡**。馬鞭草爲末。每服一錢,食前荆芥、薄荷湯下,日三服。忌鐵器。《太平聖惠方》⑩。**人疥馬疥**。馬鞭草不犯鐵器,搗自然汁半盞,飲盡,十日内愈,神效。董炳《集驗方》⑪。**赤白下痢**。龍牙草五錢,陳茶一撮,水煎服,神效。《醫方摘要》⑫。**發背癰毒**。痛不可忍,龍牙草搗汁飲之。以滓傅患處。《集簡方》。**楊梅惡瘡**。馬鞭草煎湯,先熏後洗,氣到便爽,痛腫隨減。陳嘉謨《本草

① 衛生易簡方:**《衛生易簡方》卷5“有滿”** 治鼓脹,身乾黑瘦,多渴煩悶:用馬鞭草細剉,曝乾,勿令見火,以酒或水同煮至味出,去滓,温服無時。以六月中旬雷鳴時采有效。

② 肘後方:**《肘後方》卷4“治卒大腹水病方第二十五”** 大腹水病治之方……又方:鼠尾草、馬鞭草(各十斤),水一石,煮取五斗,去滓更煎,以粉和爲丸,服如大豆大二丸,加至四五丸。禁肥肉,生冷勿食。(**按**:《證類》卷11“馬鞭草”亦引《肘後》此方。)

③ 集驗方:**《證類》卷11“馬鞭草”** 《集驗方》:治男子陰腫大如升,核痛,人所不能治者:擣馬鞭草塗之。

④ 纂要奇方:(**按**:書佚,無可溯源。)

⑤ 聖惠方:**《聖惠方》卷72“治婦人月水不通腹内癥塊諸方”** 治婦人月水滯澀不通,結成癥塊,腹肋脹大欲死……又方:馬鞭草根苗五斤,右件藥細剉,以水五斗煎至一斗,去滓,别於净器中熬成煎,每於食前以温酒調下半匙。

⑥ 摘玄方:**《丹溪摘玄》卷5“下血門”** 烏梅丸:治酒疾下血。馬鞭草灰(四錢)、白芷灰(一錢),右末之,烏梅肉槌搗如泥,每五十丸,米飲下。

⑦ 千金方:**《千金方》卷24“解食毒第一”** 治食魚膾不消方……又方:舂馬鞭草,飲汁一升,即消去也。生薑亦良。

⑧ 千金方:**《千金方》卷6“喉病第七”** 凡喉痹深腫連頰,吐氣數者,名馬喉痹,治之方……又方:馬鞭草根一握,勿中風,截去兩頭,搗取汁服。

⑨ 衛生易簡方:**《衛生易簡方》卷11“吹乳”** 治乳癰……又方:用馬鞭草一握,生薑一塊,酒一碗,擂絞汁服,滓敷患處。

⑩ 太平聖惠方:**《聖惠方》卷24“治白癩諸方”** 治白癩方……又方:馬鞭草(不限計多少),右搗細羅爲散,每於食前用荆芥薄荷湯調下一錢。

⑪ 集驗方:(**按**:書佚,僅見《綱目》引録。)

⑫ 醫方摘要:**《醫方摘要》卷4“痢”** 龍牙草方:治痢神效。龍牙草(五錢)、陳茶(一撮),右剉一劑,用水煎服。

蒙筌》①。

根。【氣味】辛、濇，温，無毒。【主治】赤白下痢初起，焙搗羅末，每米飲服一錢匕，無所忌。蘇頌②。

蛇含《本經》③下品【校正】併入《圖經》④“紫背龍牙”。

【釋名】蛇銜《本經》⑤、威蛇大明⑥、小龍牙《綱目》、紫背龍牙。【恭⑦曰】《陶氏本草》作蛇合，“合”乃“含”字之誤也。含、銜義同。見古本草。【時珍曰】按劉敬叔《異苑》⑧云：有田父見一蛇被傷，一蛇銜一草着瘡上，經日傷蛇乃去。田父因取草治蛇瘡皆驗，遂名曰蛇銜草也。其葉似龍牙而小，背紫色，故俗名小龍牙，又名紫背龍牙。蘇頌《圖經》重出“紫背龍牙”，今併爲一。

【集解】【《别録》⑨曰】蛇含出益州山谷，八月采，陰乾。【弘景⑩曰】蛇銜處處有之。有兩種，並生石上，亦生黄土地。當用細葉有黄花者。【頌⑪曰】出益州，今近處亦有。生土石上或下濕地，蜀中人家亦種之，辟蛇。一莖五葉或七葉，有兩種。八月采根，陰乾。《日華子》⑫云：莖葉俱用，五月采之。又曰⑬：紫背龍牙，生蜀中，春夏生葉，采無時。【時珍曰】此二種，細葉者名蛇銜，大葉者名龍銜。龍銜亦入瘡膏用。【斅⑭曰】蛇銜只用葉晒乾，勿犯火。根莖不用。勿誤用有糵尖葉者，號

---

① 本草蒙筌：**《蒙筌》卷 3“馬鞭草”** 主下部䘌瘡，並金瘡積血作疼，研末敷妙。（曾治楊梅瘡，用此煎湯，先熏後洗，湯氣才到便覺爽快，候温洗之，痛腫隨減……）

② 蘇頌：見 1244 頁注⑨。

③ 本經：**《本經》《别録》見《證類》卷 10“蛇全”** 味苦，微寒，無毒。主驚癇，寒熱邪氣，除熱，金瘡疽痔，鼠瘻惡瘡，頭瘍，療心腹邪氣，腹痛濕痺，養胎，利小兒。一名蛇銜。生益州山谷。八月採，陰乾。

④ 圖經：**《圖經》見《證類》卷 30“外草類・紫背龍牙”** 生蜀中。味辛、甘，無毒。彼土山野人云：解一切蛇毒，甚妙。兼治咽喉中痛，含嚥之，便效。其藥冬夏長生，採無時。

⑤ 本經：見本頁注③白字。

⑥ 大明：**《日華子》見《證類》卷 10“蛇全”** ……又名威蛇。

⑦ 恭：**《唐本草》見《證類》卷 10“蛇全”** 《唐本》注云：全字乃是含字。陶見誤本，宜改爲含。含、銜義同，見古本草也。

⑧ 異苑：**《證類》卷 10“蛇全”** 晋《異苑》云：有田父見一蛇被傷，又見蛇銜一草著其瘡上。經日，傷蛇乃去。田父因取其草，以治瘡皆驗，遂名曰蛇銜草。

⑨ 别録：見本頁注③。

⑩ 弘景：**《集注》見《證類》卷 10“蛇全”** 陶隱居云：即是蛇銜。蛇銜有兩種，並生石上，當用細葉黄花者，處處有之。亦生黄土地，不必皆生石上也。

⑪ 頌：**《圖經》見《證類》卷 10“蛇全”** 蛇含，生益州山谷，今近處亦有之。生土石上，或下濕地。蜀中人家亦種之。一莖五葉或七葉。此有兩種，當用細葉黄色花者爲佳。八月採根，陰乾……

⑫ 日華子：**《日華子》見《證類》卷 10“蛇全”** ……莖、葉俱用。又名威蛇。

⑬ 又曰：見本頁注④。（**按**：此處誤將《圖經》文置於《日華子》之下。）

⑭ 斅：**《炮炙論》見《證類》卷 10“蛇全”** 雷公云：凡使，勿用有糵尖葉者，号竟命草，其味别空，只酸澀，不入用。若誤服之，吐血不止，速服知時子解之。採得後，去根、莖，只取葉，細切曬乾，勿令犯火。

竟命草，其味酸澀。誤服令人吐血不止，速服知時子解之。

【氣味】苦，微寒，無毒。【權[①]曰】有毒。【頌[②]曰】紫背龍牙：辛，寒，無毒。【主治】驚癇，寒熱邪氣，除熱，金瘡疽痔，鼠瘻惡瘡，頭瘍。《本經》[③]。療心腹邪氣，腹痛濕痺，養胎，利小兒。《别録》[④]。治小兒寒熱丹瘮。甄權[⑤]。止血恊風毒，癰腫赤眼。汁傅蛇虺蜂毒。大明[⑥]。紫背龍牙：解一切蛇毒。治咽喉中痛，含嚥之便效。蘇頌[⑦]。

【發明】【藏器[⑧]曰】蛇含治蛇咬。今以草納蛇口中，縱傷人亦不能有毒也。種之，亦令無蛇。【頌[⑨]曰】古今治丹毒瘡腫方通用之。《古今録驗》治赤瘮，用蛇銜草，搗極爛，傅之即瘥。赤瘮由冷濕搏於肌中，甚即爲熱，乃成赤瘮。天熱則劇，冷則減是也。【時珍曰】按葛洪《抱朴子》[⑩]云：蛇銜膏連已斷之指。今攷葛洪《肘後方》[⑪]載蛇銜膏云：治癰腫瘀血，産後積血，耳目諸病，牛領馬鞍瘡。用蛇銜、大黄、附子、芍藥、大戟、細辛、獨活、黄芩、當歸、莽草、蜀椒各一兩，薤白十四枚。右爲末。以苦酒淹一宿，以豬膏二斤，七星火上煎沸，成膏收之。每温酒服一彈丸，日再服。病在外，摩之傅之。在耳，綿裹塞之。在目，點之。若入龍銜藤一兩，則名龍銜膏也。所謂連斷指者，不知即此膏否。

【附方】舊三，新一。産後瀉痢。小龍牙根一握，濃煎服之，甚效，即蛇含是也。《斗門方》[⑫]。金瘡出血。蛇含草搗傅之。《肘後方》[⑬]。身面惡癬。紫背草入生礬研，傅二三次

---

① 權：**《藥性論》見《證類》卷 10“蛇全”** 蛇銜，臣，有毒……

② 頌：見 1247 頁注④。

③ 本經：見 1247 頁注③白字。

④ 别録：見 1247 頁注③。

⑤ 甄權：**《藥性論》見《證類》卷 10“蛇全”** ……能治丹瘮，治小兒寒熱。

⑥ 大明：**《日華子》見《證類》卷 10“蛇全”** 蛇含，能治蛇蟲、蜂虺所傷，及眼赤，止血，熁風瘮，癰腫……

⑦ 蘇頌：見 1247 頁注④。

⑧ 藏器：**《拾遺》見《證類》卷 10“蛇全”** 《陳藏器本草》云：蛇銜，主蛇咬。種之，亦令無蛇。今以草内蛇口中，縱傷人，亦不能有毒矣。

⑨ 頌：**《圖經》見《證類》卷 10“蛇全”** ……《古今録驗方》：治赤瘮。用蛇銜草，搗令極爛，傅之差。赤瘮者，由冷濕搏於肌中，甚即爲熱，乃成赤瘮。得天熱則劇，冷則減是也。古今諸丹毒瘡腫方通用之……

⑩ 抱朴子：**《抱朴子内篇》卷 3“對俗”** ……余數見人以蛇銜膏連已斬之指，桑豆易雞鴨之足（原注：豆，一作蟲），異物之益，未可誣也……

⑪ 肘後方：**《肘後方》卷 8“治百病備急丸散膏諸要方第六十九”** 蛇銜膏：療癰腫，金瘡瘀血，産後血積，耳目諸病，牛領、馬鞍瘡。蛇銜、大黄、附子、當歸、芍藥、細辛、黄芩、椒、莽草、獨活（各一兩）、薤白（十四莖），十一物苦酒淹漬一宿，豬脂三斤，合煎於七星火上，各沸，絞去滓，温酒服如彈丸一枚，日再。病在外，摩傅之。耳，以綿裹塞之。目病，如黍米注眥中。其色緗黄，一名緗膏。南人又用龍銜藤一兩合煎，名爲龍銜膏。

⑫ 斗門方：**《證類》卷 10“蛇全”** 《斗門方》：治産後瀉痢。用小龍牙根一握，濃煎服之，甚效。蛇含是也。

⑬ 肘後方：**《肘後方》卷 29“金瘡方一十一首”** 《肘後》療金瘡方……又方：以蛇銜草搗傅之，差。（**按**：《證類》卷 10“蛇全”亦引《肘後》此方。）

斷根。《直指方》①。蜈蚣蠍傷。蛇銜挼傅之。○《古今録驗》②。

女青《本經》③下品

【釋名】雀瓢《本經》④。

【集解】【《别録》⑤曰】女青,蛇銜根也。生朱厓,八月采,陰乾。【弘景⑥曰】若是蛇銜根,不應獨生朱厓。俗用者是草葉,别是一物,未詳孰是。術云:帶此屑一兩,則疫癘不犯,彌宜識真者。又云:今市人用一種根,形狀如續斷,莖葉至苦,乃云是女青根,出荆州。【恭⑦曰】此草即雀瓢也。生平澤,葉似蘿摩,兩葉相對,子似瓢形,大如棗許,故名雀瓢。根似白薇。莖葉並臭。其蛇銜都非其類。又《别録》云:葉嫩時似蘿摩,圓端大莖,實黑,莖葉汁黄白。亦與前説相似。若是蛇銜根,何得苗生益州,根在朱厓,相去萬里餘也。蘿摩葉似女青,故亦名雀瓢。【藏器⑧曰】蘿摩是白環藤,雀瓢是女青,二物相似,不能分别,終非一物也。【機⑨曰】蘿摩以子言,女青以根言,蛇銜以苗言,三者氣味功用大有不同。諸註因其同名雀瓢而疑爲一物。又因其各出州郡,而復疑爲二物。本草明言女青是蛇銜根,豈可以根苗異地而致疑?如靡蕪、芎藭所産不同,亦將分爲二物乎?如赤箭、徐長卿同名鬼督郵,亦將合爲一物耶?【時珍曰】女青有二:一是藤生,乃蘇恭所説似蘿摩者;一種草生,則蛇銜根也。蛇銜有大、小二種:葉細者蛇銜,用苗莖葉;大者爲龍銜,用根。故王燾《外臺秘要》⑩龍銜膏,用龍銜根煎膏治癰腫金瘡者,即此女青也。陳藏器言女青、蘿摩不能分别,張揖《廣雅》⑪言女

---

① 直指方:**《直指方》卷24"疥癬證治"** 又惡癬方:紫背草入生明礬,研細,敷二三次斷根。

② 古今録驗:**《證類》卷10"蛇全"** 《肘後方》又方:治蜈蚣螫人,蛇含草挼傅之。(**按**:誤注出處。《外臺》卷40亦録《肘後》此方。)

③ 本經:《本經》《别録》見《證類》卷11"女青" 味辛,平,有毒。主蠱毒,逐邪惡氣,殺鬼温瘧,辟不祥。一名雀瓢。蛇銜根也,生朱崖。八月採,陰乾。

④ 本經:見上注白字。

⑤ 别録:見上注。

⑥ 弘景:**《集注》見《證類》卷11"女青"** 陶隱居云:若是蛇銜根,不應獨生朱崖。俗用是草葉,别是一物,未詳孰是。術云:帶此屑一兩,則疫癘不犯,彌宜識真者。/**《集注》見《證類》卷6"女萎"** ……今市人别用一種物,根形狀如續斷莖,味至苦,乃言是女青根,出荆州……

⑦ 恭:**《唐本草》見《證類》卷11"女青"** 《唐本》注云:此草即雀瓢也。葉似蘿摩,兩葉相對。子似瓢形,大如棗許,故名雀瓢。根似白薇。生平澤。莖、葉並臭。其蛇銜根,都非其類。又《别録》云:葉嫩時似蘿摩,圓端大莖,實黑,莖、葉汁黄白。亦與前説相似。若是蛇銜根,何得苗生益州,根在朱崖,相去萬里餘也……

⑧ 藏器:**《拾遺》見《證類》卷9"蘿摩子"** ……東人呼爲白環藤,生籬落間,折有白汁,一名雀瓢。此注又云:雀瓢是女青,然女青終非白環,二物相似,不能分别。

⑨ 機:(**按**:或出《本草會編》。書佚,無可溯源。)

⑩ 外臺秘要:**《外臺》卷24"緩疽方四首"** 崔氏蛇銜膏:療癰腫瘀血……今又有龍草,似蛇銜,而葉大耳。亦有取其根合煎者,亦名龍銜膏。去月各一兩十四莖。

⑪ 廣雅:**《廣雅》卷10"釋草"** 女青,烏葛也。

青是葛類，皆指藤生女青，非此女青也。《别録》①明説女青是蛇銜根，一言可據。諸家止因其生朱厓致疑，非矣。方土各有相傳不同爾，况又不知有兩女青乎？又《羅浮山記》②云：山有男青似女青。此則不知是草生、藤生者也。

根。【氣味】辛，平，有毒。【權③曰】苦，無毒。蛇銜爲使。【主治】蠱毒，逐邪惡氣，殺鬼温瘧，辟不祥。《本經》④。

【附方】舊二，新一。人卒暴死。搗女青屑一錢，安咽中，以水或送下，立活也。《南岳魏夫人内傳》⑤。吐利卒死，及大人小兒，卒腹皮青黑赤，不能喘息。即急用女青末納口中，酒送下。《子母秘録》⑥。辟禳瘟疫。正月上寅日，搗女青末，三角絳囊盛，繫帳中，大吉。《肘後方》⑦。

鼠尾草《别録》⑧下品

【釋名】葝音勍、山陵翹吴普⑨、烏草《拾遺》⑩、水青《拾遺》。【時珍曰】鼠尾以穗形命名。《爾雅》⑪云：葝，鼠尾也。可以染皂，故名烏草，又曰水青。蘇頌《圖經》謂鼠尾一名陵時者，乃陵翹之誤也。

【集解】【《别録》⑫曰】鼠尾生平澤中，四月采葉，七月采花，陰乾。【弘景⑬曰】田野甚多，人采作滋染皂。【保昇⑭曰】所在下濕地有之。惟黔中人采爲藥。葉如蒿，莖端夏生四五穗，穗若車

① 别録：見1249頁注③。
② 羅浮山記：**《御覽》卷993"女青"**　《羅浮山記》曰：又有男青，似女青。
③ 權：**《藥性論》見《證類》卷11"女青"**　女青，使，味苦，無毒。能治温瘧寒熱，蛇銜爲使。
④ 本經：見1249頁注③白字。
⑤ 南岳魏夫人内傳：**《證類》卷11"女青"**　《紫靈南君南岳夫人内傳》治卒死。擣女青屑一錢，安喉中。以水或酒送下，立活也。
⑥ 子母秘録：**《證類》卷11"女青"**　《子母秘録》：治小兒卒腹皮青黑赤，不能喘息，即急用此方：并治吐痢卒死，用女青末内口中，酒服。亦治大人。
⑦ 肘後方：**《肘後方》卷2"治瘴氣疫癘温毒諸方第十五"**　常用辟温病散方……又方：正月上寅日，搗女青屑，三角絳囊，貯系戶上帳前，大吉。
⑧ 别録：**《别録》見《證類》卷11"鼠尾草"**　味苦，微寒，無毒。主鼠瘻寒熱，下痢膿血不止。白花者主白下，赤花者主赤下。一名葝，一名陵翹。生平澤中。四月採葉，七月採花，陰乾。
⑨ 吴普：**《御覽》卷995"鼠尾"**　《吴氏本草》曰：鼠尾一名葝，一名山陵翹。治痢也。
⑩ 拾遺：**《拾遺》見《證類》卷11"鼠尾草"**　……一名烏草，又名水青也。（**按**："釋名"項下"拾遺"同此。）
⑪ 爾雅：**《爾雅·釋草》（郭注）**　葝，鼠尾。（可以染皂。）
⑫ 别録：見本頁注⑧。
⑬ 弘景：**《集注》見《證類》卷11"鼠尾草"**　陶隱居云：田野甚多，人採作滋染皂……
⑭ 保昇：**《蜀本草》見《證類》卷11"鼠尾草"**　《蜀本》：《圖經》云：所在下濕地有之。葉如蒿，莖端夏生四五穗，穗若車前，有赤、白二種花。七月採苗，日乾用之。

前，花有赤、白二種。【藏器[①]曰】紫花，莖葉俱可染皂用。

花、葉。【氣味】苦，微寒。無毒。【藏器[②]曰】平。【主治】鼠瘻寒熱，下痢膿血不止。白花者主白下，赤花者主赤下。《别録》[③]。主瘧疾水蠱。時珍。

【發明】【弘景[④]曰】古方療痢多用之。當濃煮令可丸服之，或煎如飴服。今人亦用作飲，或末服亦得。日三服。

【附方】舊一，新三。**大腹水蠱**。方見"馬鞭草"下。**久痢休息**，時止時作。鼠尾草花搗末，飲服一錢。《聖惠方》[⑤]。**下血連年**。鼠尾草、地榆各二兩，水二升，煮一升，頓服。二十年者，不過再服。亦可爲末，飲服之。《千金方》[⑥]。**反花惡瘡**，内生惡肉如飯粒，破之血出，隨生反出于外。鼠尾草根切，同豬脂搗傅。《聖濟總録》[⑦]。

狼把[⑧]草宋《開寶》[⑨]【校正】併入《拾遺》[⑩]《郎耶草》。

【釋名】郎耶草。【時珍曰】此即《陳藏器本草》郎耶草也。閩人呼"爺"爲"郎罷"，則"狼把"當作"郎罷"乃通。又方士言此草即鼠尾草，功用亦近之，但無的據耳。

【集解】【藏器[⑪]曰】狼把草生山道旁，與秋穗子並可染皂。【又曰】郎耶草生山澤間，高三四尺，葉作雁齒，如鬼針苗。鬼針，即鬼釵也。其葉有椏，如釵脚狀。【禹錫[⑫]曰】狼把草出近世，古方未見用者，惟陳藏器言之而不詳。太宗皇帝御書記其主療血痢，甚爲精至。謹用書于《本草圖經》

---

① 藏器：**《拾遺》見《證類》卷11"鼠尾草"** 陳藏器云：鼠尾草，平。主諸痢，煮汁服，亦末服。紫花，莖、葉堪染皂。

② 藏器：見上注。

③ 别録：見1250頁注⑧。

④ 弘景：**《集注》見《證類》卷11"鼠尾草"** ……又用療下瘻，當濃煮取汁，令可丸服之，今人亦用作飲。

⑤ 聖惠方：**《聖惠方》卷59"治久赤白痢諸方"** 治久赤白痢不差，羸困……又方：鼠尾草花，右搗末，每服不計時候以粥飲調下一錢。

⑥ 千金方：**《千金方》卷15"熱痢第七"** 治下赤連年方：地榆、鼠尾草（各一兩），右二味，㕮咀，以水二升，煮取一升，分二服。如不止，取屋塵水漬，去滓，一升分二服。

⑦ 聖濟總録：**《聖濟總録》卷132"反花瘡"** 治反花瘡方：鼠尾草根（細切），右一味不拘多少，熟搗和豬脂，封貼瘡上。

⑧ 把：《證類》卷十本藥正名作"杷"。時珍改作同音之"把"。下同。

⑨ 開寶：**《證類》卷10"二十五種陳藏器餘・狼杷草"** 秋穗子並染皂，黑人鬢髮，令人不老。生山道傍。（**按**：此非《開寶》首出藥，首出陳藏器《拾遺》。）

⑩ 拾遺：**《證類》卷6"四十六種陳藏器餘・郎耶草"** 味苦，平，無毒。主赤白久痢，小兒大腹痞滿，丹毒，寒熱。取根、莖服，煮之。生山澤間，三四尺，葉作雁齒，如鬼針苗。

⑪ 藏器：見本頁注⑨。/参上注。

⑫ 禹錫：**《嘉祐》見《證類》卷10"二十五種陳藏器餘・狼杷草"** 狼杷草，出近世，古方未見其用者。雖陳藏器嘗言其黑人鬢髮，令不老。生道傍。然未甚詳悉。太宗皇帝御書，記其主療甚爲精至，謹用書於《本草圖經》外類篇首云。

《外類》篇首。

【氣味】苦，平，無毒。【主治】黑人髮，令人不老。又云：郎耶草主赤白久痢，小兒大腹痞滿，丹毒寒熱。取根莖煮汁服。藏器①。狼把草主丈夫血痢，不療婦人。根治積年疳痢。取草二斤，搗絞取汁一小升，納白麪半雞子許，和勻，空腹頓服。極重者不過三服。或收苗陰乾，擣末，蜜水半盞，服一方寸匕。《圖經》②。可染鬚髮，治積年癬，天陰即痒，搔出黄水者，擣末摻之。時珍。

狗尾草《綱目》

【釋名】莠音酉、光明草《綱目》、阿羅漢草。【時珍曰】莠草秀而不實，故字從秀。穗形象狗尾，故俗名狗尾。其莖治目痛，故方士稱爲光明草、阿羅漢草。

【集解】【時珍曰】原野垣墻多生之。苗葉似粟而小，其穗亦似粟，黄白色而無實。采莖筒盛，以治目病。惡莠之亂苗，即此也。

莖。【主治】疣目，貫髮穿之，即乾滅也。凡赤眼拳毛倒睫者，翻轉目瞼，以一二莖蘸水戛去惡血，甚良。時珍。

鱧腸《唐本草》③

【釋名】蓮子草《唐本》④、旱蓮草《圖經》⑤、金陵草《圖經》、墨煙草《綱目》、墨頭草《綱目》、墨菜《綱目》、猢孫頭《必用》⑥、豬牙草。【時珍曰】鱧，烏魚也，其腸亦烏。此草柔莖，斷之有墨汁出，故名，俗呼墨菜是也。細實頗如蓮房狀，故得蓮名。

---

① 藏器：見1251頁注⑨、注⑩。

② 圖經：**《圖經》見《證類》卷10"二十五種陳藏器餘·狼杷草"** 狼杷草，主療丈夫血痢，不療婦人。若患積年疳痢，即用其根，俗間頻服有效。患血痢者，取草二斤擣絞取汁一小升，内白麪半雞子許和之，調令勻，空腹頓服之。極重者不過三服。若無生者，但收取苗陰乾，搗爲散。患痢者取散一方寸匕，和蜜水半盞服之。

③ 唐本草：**《唐本草》見《證類》卷9"鱧腸"** 味甘、酸，平，無毒。主血痢。針灸瘡發，洪血不可止者，傅之立已。汁塗髪眉，生速而繁。生下濕地。

④ 唐本：**《唐本草》見《證類》卷9"鱧腸"** 《唐本》注云……一名蓮子草。

⑤ 圖經：**《圖經》見《證類》卷9"鱧腸"** ……俗謂之旱蓮子。三月、八月採，陰乾。亦謂之金陵草……（**按**："釋名"項下"圖經"同此。）

⑥ 必用：（**按**：《證類》未見此別名，亦未能從其他書溯得《必用》出此名之源。）

【集解】【恭①曰】鱧腸生下濕地，所在坑渠間多有。苗似旋覆。二月、八月采，陰乾。【頌②曰】處處有之，南方尤多。此有二種。一種葉似柳而光澤，莖似馬齒莧，高一二尺，開花細而白，其實若小蓮房，蘇恭謂似旋覆者是也。一種苗梗枯瘦，頗似蓮花而黄色，實亦作房而圓，南人謂之連翹者。二種折其苗皆有汁出，須臾而黑，俗謂之旱蓮子，亦謂之金陵草。【時珍曰】旱蓮有二種。一種苗似旋覆而花白細者，是鱧腸。一種花黄紫而結房如蓮房者，乃是小連翹也。爐火家亦用之。見"連翹"條。

草。【氣味】甘、酸，平，無毒。【主治】血痢。鍼灸瘡發，洪血不可止者，傅之立已。汁塗眉髮，生速而繁。《唐本》③。烏髭髮，益腎陰。時珍。止血排膿，通小腸，傅一切瘡并蠶瘑。大明④。膏點鼻中，添腦。蕭炳⑤。

【附方】舊一，新九。金陵煎。益髭髮，變白爲黑。金陵草一秤，六月以後收采，揀青嫩無泥土者。不用洗，摘去黄葉，爛擣，新布絞取汁，以紗絹濾過，入通油器鉢盛之，日中煎五日。又取生薑一斤絞汁，白蜜一斤，合和，日中煎。以柳木篦攪勿停手，待如稀餳，藥乃成矣。每旦日及午後各服一匙，以温酒一盞化下。如欲作丸，日中再煎，令可丸，大如梧子，每服三十丸。及時多合爲佳，其效甚速。孫真人《千金月令方》⑥。烏鬚固齒。《攝生妙用方》⑦：七月取旱蓮草連根一斤，用無灰酒洗浄，青鹽四兩，淹三宿，同汁入油鍋中，炒存性，研末。日用擦牙，連津嚥之。○又法：旱蓮

---

① 恭：**《唐本草》見《證類》卷9"鱧腸"** 《唐本》注云：苗似旋復，一名蓮子草，所在坑渠間有之。/**《開寶》見《證類》卷9"鱧腸"** 今按《别本》注云：二月、八月採，陰乾。（**按**：此條糅入《開寶》所引文字。）

② 頌：**《圖經》見《證類》卷9"鱧腸"** 鱧腸，即蓮子草也。舊不載所出州郡，但云生下濕地，今處處有之，南方尤多。此有二種：一種葉似柳而光澤，莖似馬齒莧，高一二尺許，花細而白，其實若小蓮房。蘇恭云：苗似旋復者是也，一種苗梗枯瘦，頗似蓮花而黄色，實亦作房而圓，南人謂之蓮翹者。二種摘其苗皆有汁出，須臾而黑，故多作烏髭髮藥用之。俗謂之旱蓮子。三月、八月採，陰乾。亦謂之金陵草……

③ 唐本：見1252頁注③。

④ 大明：**《日華子》見《證類》卷9"鱧腸"** 排膿止血，通小腸，長鬚髮，傅一切瘡并蠶瘑。

⑤ 蕭炳：**《四聲本草》見《證類》卷9"鱧腸"** 蕭炳云：作膏點鼻中，添腦。

⑥ 千金月令方：**《圖經》見《證類》卷9"鱧腸"** ……見孫思邈《千金·月令》云：益髭髮，變白爲黑。金陵草煎方：金陵草一秤，六月以後收採，揀擇無泥土者，不用洗，須青嫩不雜黄葉乃堪，爛擣研，新布絞取汁，又以紗絹濾令滓盡，内通油器鉢盛之，日中煎五日。又取生薑一斤絞汁，白蜜一斤，合和，日煎中，以柳木蓖攪勿停手，令勻調。又置日中煎之，令如稀餳，爲藥成矣。每旦日及午後各服一匙，以温酒一盞化下。如欲作丸，日中再煎，令可丸，大如梧子，依前法酒服三十丸。及時多合製爲佳。其效甚速。

⑦ 攝生妙用方：**《攝生衆妙方》卷9"齒牙門"** 烏鬚固齒補腎……又方：七月間取旱蓮草，連根一斤，用無灰酒洗浄，用青鹽四兩淹三宿，取出，油膩鍋中炒存性，炒時將原汁旋傾入，炒乾爲末，每日侵晨用一錢擦牙，連涎嚥之。又方：用旱蓮草擣汁，和鹽煎成餅，又碾爲末，每日擦牙，嗽服之。

取汁,同鹽煉乾,研末擦牙。○《奉親養老書》①旱蓮散,烏髭固牙。温尉云:納合相公用此方,年七十鬚髮不白,懇求始得,後遇張經,始傳分兩也。旱蓮草一兩半,麻枯餅三兩,升麻、青鹽各三兩半,訶子連核二十個,皂角三挺,月蠶沙二兩,爲末,薄醋麪糊丸彈子大。晒乾入泥瓶中,火煨令烟出存性,取出研末,日用揩牙。**偏正頭痛**。鱧腸草汁滴鼻中。《聖濟總録》②。**一切眼疾**,瞖膜遮障,凉腦,治頭痛,能生髮。五月五日平旦合之。蓮子草一握,藍葉一握,油一斤,同浸,密封四十九日。每卧時,以鐵匙點藥摩頂上,四十九遍,久久甚佳。《聖濟總録》③。**繫臂截瘧**。旱蓮草搥爛,男左女右,置寸口上,以古文錢壓定,帛繫住,良久起小泡,謂之天灸。其瘧即止,甚效。王執中《資生經》④。**小便溺血**。金陵草一名墨頭草、車前草各等分,杵取自然汁。每空心服三盃,愈乃止。《醫學正傳》⑤。**腸風臟毒**,下血不止。旱蓮子草瓦上焙,研末。每服二錢,米飲下。《家藏經驗方》⑥。**痔漏瘡發**。旱蓮草一把,連根鬚洗净,用石臼擂如泥,以極熱酒一盞衝入,取汁飲之,滓傅患處,重者不過三服即安。太僕少卿王鳴鳳患此,策杖方能移步,服之得瘥。累治有驗。劉松石《保壽堂方》⑦。**疔瘡惡腫**。五月五日收旱蓮草陰乾,仍露一夜收。遇疾時嚼一葉貼上,外

---

① 奉親養老書:**《壽親養老》卷4"牢牙烏髭方"** ……自序遇一方,牢牙烏髭,歲久得效……旱蓮草(二兩半,此草有二種,一種是紫菊花,爐火客用之。此一種再就北人始識之,《本草》中名鯉腸草,孫真人《千金方》名金陵草,浙人謂之蓮子草,其子若小蓮蓬故也)、芝麻莩(三兩,此是壓油了麻枯餅是也)、訶子(二木介并核,剉)、不蛀皂角(三鋌)、月蠶沙(二兩)、青鹽(三兩三,蓋青鹽吾鄉少,且貴價,只以食鹽代之,但藥力減少)、川升麻(三兩半,最治牙疼),右爲末,醋打薄糊,爲丸如彈子大,撚作餅子,或焙或曬,以乾爲度。先用小口甆瓶罐子,將紙筋泥固濟,曝乾,入藥餅在瓶内,煻灰火中燒令煙出。若煙淡時,藥尚存性,急取退火,以黄泥塞瓶口,候冷,次日出藥,旋取數丸旋研爲末,早晚用如揩牙藥,以温湯灌嗽(使牙藥時須少候片時,方始灌嗽),久用功莫大焉。烏髭方甚多,此方頗爲奇異,故抄之。(**按**:"訶子"用"二木介",或爲"二十个"之笔误。)

② 聖濟總録:**《四聲本草》見《證類》卷9"鱧腸"** 蕭炳云:作膏點鼻中,添腦。(**按**:《聖濟總録》無此方。録蕭炳方備參。)

③ 聖濟總録:**《聖濟總録》卷111"瞖膜遮障"** 治一切眼疾,瞖膜遮障,兼能生髮凉腦,治頭痛,摩頂膏方:蓮子草、藍青(各一握)、油(一升),右三味,將二味細剉,内瓶中以油浸之,紙封頭四十九日,每夜卧時,令人以鐵匙點藥,摩頂腦上四十九遍,至一百二十遍佳。此藥須五月五日平旦時合。

④ 資生經:**《鍼灸資生經》卷3"瘧"** ……治瘧之方甚多……鄉居人用旱蓮草椎碎,置在手掌上一夫(四指間也),當兩筋中,以古文錢壓之,繫之以故帛,未久即起小泡,謂之天灸。尚能愈瘧,况於灸乎?故詳著之。

⑤ 醫學正傳:**《醫學正傳》卷5"血證"** 祖傳經驗秘方:治小便溺血。用車前草、金陵草葉(俗名墨斗草),二味搗取自然汁一盞,空腹飲之,立止。

⑥ 家藏經驗方:**《普濟方》卷38"臟毒下血"** 蓮子散(出《家藏經驗方》):治新舊腸風臟毒,下血不止。旱蓮子,右用新瓦上焙乾,爲末,每服二錢,米飲調下,食前服。

⑦ 保壽堂方:**《保壽堂方》卷4"痔漏門"** 治痔漏卧床策杖方能移步者。旱蓮草一少把,連鬚洗净,用粗碗搗極爛如泥,極熱酒一盞衝入,飲之。剩滓再搗爛,敷患處。重者不過三服即愈。太僕少卿王鳴鳳患此瘡,服之得瘥,累治有驗。四川巫山縣人蔣僉事傳江陰人。

以消毒膏護之，二三日疔脱。《聖濟總録》①。**風牙疼痛**。猢孫頭草，入鹽少許，于掌心揉擦即止。《集玄方》②。

連翹《本經》③下品【校正】併入《有名未用・本經④・翹根》。

【釋名】**連**《爾雅》⑤、**異翹**《爾雅》、**旱蓮子**《藥性》⑥、**蘭華**吴普⑦、**三廉**《别録》⑧。**根名連軺**仲景⑨、**折根**《别録》。【恭⑩曰】其實似蓮作房，翹出衆草，故名。【宗奭⑪曰】連翹亦不翹出衆草。太山山谷間甚多。其子折之，片片相比如翹，應以此得名耳。【時珍曰】按《爾雅》云：連，異翹。則是本名連，又名異翹，人因合稱爲連翹矣。連軺亦作連苕，即《本經》下品翹根是也。唐 蘇恭修本草退入"有名未用"中，今併爲一。旱蓮乃小翹，人以爲鱧腸者，故同名。

【集解】【《别録》⑫曰】連翹生太山山谷。八月采。陰乾。【弘景⑬曰】處處有之。今用莖連花實。【恭⑭曰】此物有兩種：大翹，小翹。大翹生下濕地，葉狹長如水蘇。花黄可愛，着子似椿實之未開者，作房翹出衆草。其小翹生岡原之上，葉花實皆似大翹而小細。山南人並用之，今長安惟用

---

① 聖濟總録：**《普濟方》卷273"諸疔瘡"** 治疔腫方：以五月初三日採取旱蓮草，焙乾。須要天色晴明之夜，有露時露過七日。遇有瘡腫，齧碎放瘡上，以消毒膏貼之，二三日疔脱。仍服敗毒散數服。凡七十二種皆治之。但七日傳經者不治。（**按**：《聖濟總録》無此方，誤注出處。）

② 集玄方：（**按**：僅見《綱目》引録。）

③ 本經：**《本經》《别録》見《證類》卷十一"連翹"** 味苦，平，無毒。主寒熱鼠瘻瘰癧，癰腫惡瘡瘿瘤，結熱蠱毒，去白蟲。一名異翹，一名蘭華，一名折根，一名軹，一名三廉。生太山山谷。八月採，陰乾。

④ 本經：**《本經》《别録》見《證類》卷30"唐本退二十種・翹根"** 味甘，寒、平，有小毒。主下熱氣，益陰精，令人面悦好，明目。久服輕身，耐老。以作蒸飲酒病人。生嵩高平澤。二月、八月採。

⑤ 爾雅：**《爾雅・釋草》** 連，異翹。（**按**："釋名"項下"爾雅"同此。）

⑥ 藥性：**《藥性論》見《證類》卷11"連翹"** 連翹，使。一名旱連子……

⑦ 吴普：**《御覽》卷991"翹根"** 《吴氏本草》曰：翹根……

⑧ 别録：見本頁注③。（**按**："釋名"項下"别録"同此。）

⑨ 仲景：**《傷寒論・辨陽明病脉證并治》** ……麻黄連軺赤小豆湯方……連軺二兩，連翹根也，苦寒……

⑩ 恭：**《唐本草》見《證類》卷11"連翹"** ……著子似椿實之未開者，作房翹出衆草……

⑪ 宗奭：**《衍義》卷12"連翹"** 亦不至翹出衆草，下濕地亦無。太山山谷間甚多。今止用其子，折之，其間片片相比如翹，應以此得名爾……

⑫ 别録：見本頁注③。

⑬ 弘景：**《集注》見《證類》卷11"連翹"** 陶隱居云：處處有，今用莖連花、實也。

⑭ 恭：**《唐本草》見《證類》卷11"連翹"** 《唐本》注云：此物有兩種：大翹，小翹。大翹葉狹長如水蘇，花黄可愛，生下濕地，著子似椿實之未開者，作房翹出衆草。其小翹生崗原之上，葉、花、實皆似大翹而小細。山南人並用之，今京下惟用大翹子，不用莖、花也。

大翹子，不用莖花也。【頌①曰】今近汴京及河中、江寧、潤、淄、澤、兖、鼎、岳、利諸州，南康軍皆有之。有大小二種。大翹生下濕地或山岡上，青葉狹長，如榆葉、水蘇輩，莖赤色，高三四尺，獨莖。稍間開花黄色，秋結實似蓮，内作房瓣，根黄如蒿根，八月采房。其小翹生岡原之上，花葉實皆似大翹而細。南方生者，葉狹而小，莖短，纔高一二尺，花亦黄，實房黄黑，内含黑子如粟粒，亦名旱蓮，南人用花葉。今南方醫家説，云連翹有兩種。一種似椿實之未開者，殼小堅而外完，無跗蕚，剖之則中解，氣甚芳馥，其實纔乾，振之皆落，不着莖也。一種乃如菡萏，殼柔，外有跗蕚抱之而無解脉，亦無香氣，乾之雖久，着莖不脱，此甚相異，此種江南下澤間極多。如椿實者，乃自蜀中來，入用勝似江南者。據本草則亦以蜀中者爲勝，然未見其莖葉也。

【氣味】苦，平，無毒。【元素②曰】性凉味苦，氣味俱薄，輕清而浮，升也陽也。手搓用之。【好古③曰】陰中陽也。入手足少陽、手陽明經，又入手少陰經。【時珍曰】微苦、辛。【主治】寒熱鼠瘻瘰癧，癰腫惡瘡，癭瘤，結熱，蠱毒。《本經》④。去白蟲。《别録》⑤。通利五淋，小便不通，除心家客熱。甄權⑥。通小腸，排膿，治瘡癤，止痛，通月經。大明⑦。散諸經血結氣聚，消腫。李杲⑧。瀉心火，除脾胃濕熱，治中部血證，以爲使。震亨⑨。治耳聾渾渾焞焞。好古⑩。莖葉：主心肺積熱。時珍。

---

① 頌：**《圖經》見《證類》卷11"連翹"** 連翹，生泰山山谷，今近京及河中、江寧府、澤、潤、淄、兖、鼎、岳、利州，南康軍皆有之。有大翹、小翹二種，生下濕地或山崗上，葉青黄而狹長，如榆葉、水蘇輩，莖赤色，高三四尺許，花黄可愛，秋結實似蓮，作房，翹出衆草，以此得名，根黄如蒿根。八月採房，陰乾。其小翹生崗原之上，葉、花、實皆似大翹而細，南方生者，葉狹而小，莖短，纔高一二尺，花亦黄，實房黄黑，内含黑子如粟粒，亦名旱連草，南人用花、葉。中品鱧腸亦名旱連，人或以此當旱連，非也。《爾雅》謂之連，一名異翹，一名連苕，又名連草。今南中醫家説云：連翹，蓋有兩種：一種似椿實之未開者，殼小堅而外完，無跗蕚，剖之則中解，氣甚芬馥，其實纔乾，振之皆落，不著莖也。一種乃如菡萏，殼柔，外有跗蕚抱之，無解脉，亦無香氣，乾之雖久，著莖不脱，此甚相異也。今如菡萏者，江南下澤間極多。如椿實者，乃自蜀中來，用之亦勝江南者。據《本草》言：則蜀中來者爲勝，然未見其莖、葉如何也。

② 元素：**《醫學啓源》卷下"用藥備旨·連翹"** ……性凉，味苦，氣味俱薄，輕清而浮，升，陽也……手搓用之。

③ 好古：**《湯液本草》卷4"連翹"** 氣平，味苦。苦，微寒，氣味俱輕，陰中陽也。無毒。手足少陽經、陽明經藥。

④ 本經：見1255頁注③白字。

⑤ 别録：見1255頁注③。

⑥ 甄權：**《藥性論》見《證類》卷11"連翹"** ……主通利五淋，小便不通，除心家客熱。

⑦ 大明：**《日華子》見《證類》卷11"連翹"** 通小腸，排膿，治瘡癤止痛，通月經……

⑧ 李杲：**《本草發揮》卷2"連翹"** 東垣云：連翹，十二經瘡藥中不可無，乃結者散之之義，能散諸經血結氣聚，此瘡瘍之神藥也。

⑨ 震亨：**《衍義補遺·連翹》** 苦，陰中微陽，升也，入手少陰經。瀉心火，降脾胃濕熱，及心經客熱，非此不能除。瘡瘻癰腫，不可缺也。治血證以防風爲上使，連翹爲中使，地榆爲下使，不可不知……

⑩ 好古：**《湯液大法》卷3"三焦"** 是動則病耳聾煇煇焞焞（柴胡、連翹）。

【發明】【元素[1]曰】連翹之用有三：瀉心經客熱，一也；去上焦諸熱，二也；爲瘡家聖藥，三也。【杲[2]曰】十二經瘡藥中不可無此，乃結者散之之義。【好古[3]曰】手足少陽之藥，治瘡瘍瘤癭結核有神，與柴胡同功，但分氣血之異爾。與鼠粘子同用治瘡瘍，别有神功。【時珍曰】連翹狀似人心，兩片合成，其中有仁甚香，乃少陰心經、厥陰包絡氣分主藥也。諸痛癢瘡瘍皆屬心火，故爲十二經瘡家聖藥，而兼治手足少陽、手陽明三經氣分之熱也。

【附方】舊一。新二。瘰癧結核。連翹、脂麻等分，爲末，時時食之。《簡便方》[4]。項邊馬刀。屬少陽經。用連翹二斤，瞿麥一斤，大黄三兩，甘草半兩。每用一兩，以水一盌半，煎七分，食後熱服。十餘日後，灸臨泣穴二七壯，六十日决效。張潔古《活法機要》[5]。痔瘡腫痛。連翹煎湯熏洗，後以刀上飛過緑礬入麝香貼之。《集驗方》[6]。

翹根。【氣味】甘，寒、平，有小毒。【普[7]曰】神農、雷公：甘，有毒。李當之：苦。【好古[8]曰】苦，寒。【主治】下熱氣，益陰精，令人面悦好，明目。久服輕身耐老。《本經》[9]。以作蒸飲酒病人。《别録》[10]。治傷寒瘀熱欲發黄。時珍。

【發明】【《本經》[11]曰】翹根生嵩高平澤，二月、八月采。【弘景[12]曰】方藥不用，人無識者。【好古[13]曰】此即連翹根也，能下熱氣。故張仲景治傷寒瘀熱在裏，麻黄連軺赤小豆湯用之。注云：即連翹根也。

【附方】新一。癰疽腫毒。連翹草及根各一升，水一斗六升，煮汁三升服取汗。《外臺

---

① 元素：**《醫學啓源》卷下"用藥備旨・連翹"** ……其用有三：瀉心經客熱，一也；〔去〕上焦諸熱，二也；瘡瘍須用，三也。（**按**：時珍依據《湯液本草》卷4引"心云"，將原"瘡瘍須用"改爲"瘡家聖藥"）

② 杲：見1256頁注⑧。

③ 好古：**《湯液本草》卷4"連翹"** 《液》云：手、足少陽。治瘡瘍、瘤氣癭起、結核有神。與柴胡同功，但分氣血之異耳。與鼠粘子同用，治瘡瘍别有神功。

④ 簡便方：**《奇效單方》卷上"十二瘡瘍"** 治瘰癧未穿，一用：生芝麻　連翹（等分），爲末，頻頻食之。

⑤ 活法機要：**《保命集》卷下"瘰癧論第二十七"** 連翹湯：治馬刀。連翹（二斤）、瞿麥（一斤）、大黄（三兩）、甘草（一兩），右㕮咀，一兩，水兩碗，煎至一盞半，早食後巳時服。在項兩邊，是屬少陽經，服藥十餘日後，可於臨泣穴灸二七壯。服藥不可住了，至六十日决效……

⑥ 集驗方：**《證類》卷11"連翹"** 《集驗方》：洗痔。以連翹煎湯洗訖，刀上飛緑礬，入麝香貼之。

⑦ 普：**《御覽》卷991"翹根"** 《吴氏本草》曰……神農、雷公：甘，有毒……

⑧ 好古：**《湯液本草》卷4"連軺"** 氣寒，味苦。

⑨ 本經：見1255頁注④白字。

⑩ 别録：見1255頁注④。

⑪ 本經：見1255頁注④。（**按**：非出《本經》，實見《别録》。）

⑫ 弘景：**《證類》卷30"唐本退二十種・翹根"** 陶隱居云：方藥不復用，俗無識者。

⑬ 好古：**《湯液本草》卷4"連軺"** 《本經》不見所注，但仲景古方所注云，即連翹之根也。方言熬者，即今之炒也。

秘要》①。

陸英《本經》②下品

【釋名】解見下文。

【集解】【《别録》③曰】陸英生熊耳川谷及冤句,立秋采。【恭④曰】此即蒴藋也。古方無蒴藋,惟言陸英。後人不識,浪出蒴藋條。此葉似芹及接骨花,三物亦同一類。故芹名水英,此名陸英,接骨名木英樹,此三英也。花葉並相似。【志⑤曰】蘇恭以陸英、蒴藋爲一物。今詳陸英味苦寒無毒,蒴藋味酸温有毒。既此不同,難謂一種,蓋其類爾。【宗奭⑥曰】蒴藋與陸英性味及出産皆不同,治療又别,自是二物,斷無疑矣。【頌⑦曰】本草陸英生熊耳川谷及冤句。蒴藋不載所出州土,但云生田野,所在有之。春抽苗,莖有節,節間生枝,葉大似水芹。春夏采葉,秋冬采根、莖。陶、蘇皆以爲一物,馬志以性味不同,疑非一種,亦不能細别。但《爾雅》木謂之華,草謂之榮,不榮而實謂之秀,榮而不實謂之英。此物既有英名,當是其花。故《本經》云,立秋采,正是其花時也。【時珍曰】陶、蘇本草、甄權《藥性論》,皆言陸英即蒴藋,必有所據。馬志、寇宗奭雖破其説,而無的據。仍當是一物,分根、莖、花、葉用,如蘇頌所云也。

【氣味】苦,寒,無毒。【權⑧曰】陸英一名蒴藋,味苦、辛,有小毒。【主治】骨間諸痺,四肢拘攣疼酸,膝寒痛,陰痿,短氣不足,脚腫。《本經》⑨。能捋風毒。脚

---

① 外臺秘要:**《外臺》卷24“癰疽方一十四首”** 歧伯曰……又發於脅,名曰改訾。改訾者,女子之疾也。久之其狀大癰膿,其中乃有生肉,大如赤小豆,療之方:剉連翹草及根各一升,以水一斗六升,煮令竭,取三升,即强飲。厚衣坐釜上,令汗出至足已。

② 本經:**《本經》《别録》見《證類》卷11“陸英”** 味苦,寒,無毒,主骨間諸痺,四肢拘攣疼酸,膝寒痛,陰痿,短氣不足,脚腫。生熊耳川谷及冤句。立秋採。

③ 别録:見上注。

④ 恭:**《唐本草》見《證類》卷11“陸英”** 《唐本》注云:此即蒴藋是也,後人不識,浪出蒴藋條。此葉似芹及接骨花,亦一類,故芹名水英,此名陸英,接骨樹名木英,此三英也,花、葉並相似。

⑤ 志:**《開寶》見《證類》卷11“蒴藋”** 今注:蒴藋條,《唐本》編在狼跋子之後,而與陸英條注解並云剩出一條。今詳:陸英,味苦,寒,無毒。蒴藋,味酸,温,有毒。既此不同,難謂一種,蓋其類爾。今但移附陸英之下。

⑥ 宗奭:**《衍義》卷12“蒴藋”** 與陸英既性味及出産處不同,治療又别,自是二物,斷無疑焉。

⑦ 頌:**《圖經》見《證類》卷11“陸英”** 陸英,生熊耳川谷及冤句,蒴藋不載所出州土,但云生田野,今所在有之。春抽苗,莖有節,節間生枝,葉大似水芹及接骨。春夏採葉,秋冬採根、莖。或云即陸英也。本經别立一條,陶隱居亦以爲一物。蘇恭云:《藥對》及古方無蒴藋,惟言陸英,明非别物。今注以性味不同,疑非一種,謂其類耳,然亦不能細别……又按《爾雅》云:華,荂(音敷)也。華、荂,榮也。木謂之華,草謂之榮,不榮而實者爲之秀,榮而不實者謂之英。然則此物既有英名,當是其花耳。故本經云:陸英立秋採。立秋正是其花時也……

⑧ 權:**《藥性論》見《證類》卷11“陸英”** 陸英,一名蒴藋。味苦,辛,有小毒……

⑨ 本經:見本頁注②白字。

氣上衝，心煩悶絶，水氣虚腫。風瘙皮肌惡痒，煎湯入少酒浴之，妙。甄權①。

蒴藋音朔弔〇《别録》②下品

【釋名】堇草《别録》③、芨《别録》、接骨草。

【集解】【《别録》④曰】蒴藋生田野。春夏采葉，秋冬采莖、根。【弘景⑤曰】田野墟村甚多。【恭⑥曰】此陸英也，剩出此條。《爾雅》云：芨，堇草。郭璞注云：烏頭苗也。檢三堇别名亦無此者。《别録》言此一名堇草，不知所出處。【宗奭⑦曰】蒴藋花白，子初青如緑豆顆，每朵如盞面大，又平生，有一二百子，十月方熟紅。【時珍曰】每枝五葉。説見"陸英"下。

【氣味】酸，温，有毒。【大明⑧曰】苦，凉，有毒。【主治】風瘙癮癣，身癢濕痺，可作浴湯。《别録》⑨。浴瘑癩風痺。大明⑩。

【附方】舊十二，新七。手足偏風。蒴藋葉，火燎，厚鋪牀上。趁熱眠於上，冷復易之。冬月取根，舂碎熬熱用。《外臺秘要》⑪。風濕冷痺。方同上。寒濕腰痛。方同上。脚氣脛腫，骨疼。蒴藋根研碎，和酒、醋共三分，根一合蒸熟，封裹腫上，一二日即消。亦治不仁。《千金方》⑫。渾身水腫，坐卧不得。取蒴藋根去皮，擣汁一合，和酒一合，煖服，當微吐利。《梅師方》⑬。

---

① 甄權：**《藥性論》見《證類》卷11"陸英"** ……能捋風毒，脚氣上衝，心煩悶絶，主水氣虚腫。風瘙皮肌惡癢，煎取湯入少酒，可浴之，妙。

② 别録：**《别録》見《證類》卷11"蒴藋"** 味酸，温，有毒。主風瘙癮疹，身癢濕痺，可作浴湯。一名堇草，一名芨。生田野，春夏採葉，秋冬採莖、根。

③ 别録：見上注。（**按**："釋名"項下"别録"皆同此。）

④ 别録：見上注。

⑤ 弘景：**《集注》見《證類》卷11"蒴藋"** 陶隱居云：田野墟村中甚多……

⑥ 恭：**《唐本草》見《證類》卷11"蒴藋"** 《唐本》注云：此陸英也，剩出此條。《爾雅》云：芨，堇草。郭注云：烏頭苗也。檢三堇别名。又無此者，蜀人謂烏頭苗爲堇草。陶引此條，不知所出處。《藥對》及古方無蒴藋，惟言陸英也。

⑦ 宗奭：**《衍義》卷12"蒴藋"** 况蒴藋花白，子初青如緑豆顆，每朵如盞面大，又平生，有一二百子，十月方熟紅……

⑧ 大明：**《日華子》見《證類》卷11"蒴藋"** 味苦，凉，有毒。治瘑癩風痹，並煎湯浸，并葉用。

⑨ 别録：見本頁注②。

⑩ 大明：見本頁注⑧。

⑪ 外臺秘要：**《外臺》卷17"腰痛六首"** 《備急》療腰痛方：用蒴藋葉火燎，厚鋪床上，及熱，卧眠上，冷復易之。冬月採取根舂碎，熬及熱，准上用。兼療風濕冷痹，及産婦人患傷冷，腰痛不得動，亦用彌良。

⑫ 千金方：**《千金方》卷7"湯液第二"** 治脚氣初發，從足起至膝脛骨腫疼者方：取蜱麻葉切，擣蒸，薄裹之，日二三易即消。蜱麻子似牛蜱蟲，故名蜱麻也。若冬月無蜱麻，取蒴藋根擣碎，和酒糟三分，根一分，合蒸熱，及熱封裹腫上，如前法，日二即消。亦治不仁頑痹。

⑬ 梅師方：**《證類》卷11"蒴藋"** 《梅師方》：治水腫，坐卧不得，頭面身體悉腫。取蒴藋根刮去皮，擣汁一合，和酒一合，煖，空心服，當微吐利。

頭風作痛。蒴藋根二升，酒二升，煮服，汗出止。《千金方》①。頭風旋運，起倒無定。蒴藋、獨活、白石膏各一兩，枳實炒七錢半，每服三錢，酒一盞，煎六分服。《聖惠方》②。産後血運，心悶煩熱。用接骨草，即蒴藋，破如算子一握，水一升，煎半升，分二服。或小便出血者，服之亦瘥。《衛生易簡方》③。産後惡露不除。續骨木二十兩剉，水一斗，煮三升，分三服，即下。《千金方》④。瘧疾不止。蒴藋一大握，炙令赤色，以水濃煎一盞，欲發前服。《斗門方》⑤。卒暴癥塊，堅如石，作痛欲死。取蒴藋根一小束。洗净細擘，以酒二升，漬三宿，温服五合至一升，日三服。若欲速用，於熱灰中温出藥味服之。此方無毒，已愈十六人矣，神驗。藥盡再作之。《古今録驗》⑥。鼈瘕堅硬，腫起如盆，眠卧不得。蒴藋根白皮一握，搗汁和水服。《千金方》⑦。下部閉塞。蒴藋根一把，搗汁水和，絞去滓。强人每服一升。《外臺秘要》⑧。一切風瘮。蒴藋煮湯，和少酒塗之，無不瘥。《梅師方》⑨。小兒赤遊，上下遊行，至心即死。蒴藋煎汁洗之。《子母秘録》⑩。五色丹毒。蒴藋葉搗傅之。《千金方》⑪。癰腫惡肉不消者。蒴藋灰、石灰各淋取汁，合煎如膏，傅之。能蝕惡肉，亦去痣疵。此藥過十日即不中用也。《千金方》⑫。手足疣目。蒴藋子揉

---

① 千金方：**《千金方》卷13“頭面風第八”**　治頭風方……又方：搗蒴藋根一升，酒二升漬服，汗出止。

② 聖惠方：**《聖惠方》卷22“治風頭旋諸方”**　治風頭旋，起倒無定，宜服枳實散方：枳實（三分，微炒令黄）、獨活（一兩半）、石膏（一兩）、蒴藋（一兩），右件藥搗粗羅爲散，每服三錢，以酒一中盞，煎至六分，去滓，不計時候温服。

③ 衛生易簡方：**《衛生易簡方》卷11“産後血暈”**　治産後心悶血暈，手足煩熱：用接骨木（即蒴藋），破如運算元一握，水一升，煎半升，温分二服。或小便數，惡血不止，服之即瘥。

④ 千金方：**《千金方》卷3“惡露第五”**　治産後惡血不除，四體並惡方：續骨木二十兩，破如運算子大，以水一斗，煮取三升，分三服，相去如人行十里久，間食粥。或小便數，或惡血下，即瘥。此木得三遍煮。

⑤ 斗門方：**《證類》卷11“蒴藋”**　《斗門方》：治瘧疾。用蒴藋一大握炙令黄色，以水濃煎一盞，欲發前服。

⑥ 古今録驗：**《證類》卷11“蒴藋”**　《外臺秘要》：治卒暴癥，腹中有物堅如石，痛欲死。取蒴藋根一小束。洗瀝去水，細擘，以酒二升，漬三宿，暖温服五合至一升，日三。若欲速得服，於熱灰中温，令藥味出服之。此方無毒，已愈十六人，神驗。藥盡復作服之。（**按**：誤注出處。此方見《外臺》卷12“暴癥方”。另《肘後》卷4“治卒心腹癥方”下方同。）

⑦ 千金方：**《普濟方》卷174“鱉癥”**　治鱉癥，腹堅硬腫起，大如盤，眠卧不得方，又方（出《千金方》）：右蒴藋根白皮一握，研取汁，以水和，頓服之。（**按**：《千金方》無此方，誤注出處。）

⑧ 外臺秘要：**《外臺》卷27“大便失禁並關格大小便不通方二十二首”**　范汪療下部閉不通方……又方：取蒴藋根一把，搗末，水和絞去滓，强人服一升，數用有效。兼療脚氣。

⑨ 梅師方：**《證類》卷11“蒴藋”**　《梅師方》……又方：治一切疹。用煮蒴藋湯，和少酒塗，無不差。姚氏方同。

⑩ 子母秘録：**《證類》卷11“蒴藋”**　《子母秘録》：治小兒赤遊行於身上，下至心即死：蒴藋煎汁洗之。

⑪ 千金方：**《千金方》卷22“丹毒第四”**　治小兒五色丹方：搗蒴藋葉敷之。

⑫ 千金方：**《千金方》卷22“癰疽第二”**　治疽腫惡肉不盡者方：蒴藋灰（一作藋灰）、石灰（《肘後》作白炭灰），右二味，各淋取汁，合煎如膏，膏成敷之，食惡肉，亦去黑子。此藥過十日後不中用。

爛,塗目上。《聖惠方》①。熊羆傷人。蒴藋一大把,以水一升漬,須臾,取汁飲,以滓封之。張文仲《備急方》②。

水英宋《圖經》③

【釋名】魚津草。【頌④曰】唐《天寶單方圖》言:此草原生永陽池澤及河海邊。臨汝人呼爲牛葒草,河北 信都人名水節,河内連内黄呼爲水棘,劍南、遂寧等郡名龍移草,淮南諸郡名海荏。嶺南亦有,土地尤宜,莖葉肥大,名海精木,亦名魚津草。【時珍曰】此草不著形狀氣味,無以考證。芹菜亦名水英,不知是此否也。

【氣味】缺。【主治】骨風。蘇頌⑤。

【發明】【頌⑥曰】蜀人采其花合面藥。凡丈夫婦人無故兩脚腫滿,連膝脛中痛,屈申急强者,名骨風。其疾不宜針灸及服藥,惟每日取此草五斤,以水一石,煮三斗,及熱浸脚,并淋膝上,日夜三四度。不經五日即瘥,數用神驗。其藥春取苗,夏采葉及花,秋冬用根。腫甚者,加生椒目三升、水二斗。用畢,即摩粉避風。忌油膩、生菜、豬、魚等物。

藍《本經》⑦上品

【釋名】【時珍曰】按陸佃《埤雅》⑧云:《月令》仲夏令民無刈藍以染。鄭玄言恐傷長養之氣也。然則刈藍先王有禁,制字從監,以此故也。

---

① 聖惠方:**《聖惠方》卷40"治疣目諸方"** 治手足忽生疣目方:右用蒴藋赤子挼令壞,傅疣目上差。

② 備急方:**《證類》卷11"蒴藋"** 張文仲……又方:治熊傷人瘡。蒴藋一大把剉碎,以水一升漬,須臾取汁飲,餘滓以封裹瘡。

③ 圖經:**《圖經》見《證類》卷30"外草類·水英"** 味苦,性寒,無毒。元生永陽池澤及河海邊。臨汝人呼爲牛葒草,河北信都人名水節,河内連内黄呼爲水棘,劍南、遂寧等郡名龍移草。蜀郡人採其花合面藥。淮南諸郡名海荏。嶺南亦有,土地尤宜,莖、葉肥大,名海精木,亦名魚津草。所在皆有。單服之,療膝痛等。其方云:水英,主丈夫、婦人無故兩脚腫滿,連膝脛中痛,屈伸急强者,名骨風。其疾不宜針刺及灸,亦不宜服藥,惟單煮此藥浸之,不經五日即差,數用神驗。其藥春取苗,夏採莖葉及花,秋冬用根。患前病者。每日取五六斤,以水一石,煮取三斗,及熱浸脚,兼淋膝上,日夜三四,頻日用之,以差爲度。若腫甚者,即於前方加生椒目三升,加水二大斗,依前者取汁,將淋瘡腫,隨湯消散。候腫消,即摩粉避風,乃良。忌油膩、蒜、生菜、豬、魚肉等。

④ 頌:見上注。

⑤ 蘇頌:見上注。

⑥ 頌:見上注。

⑦ 本經:**《本經》《别録》見《證類》卷7"藍實"** **味苦,寒,**無毒。**主解諸毒,殺蠱蚑**(音其,小兒鬼也)。**疰鬼,螫毒。久服頭不白,輕身。**其葉汁殺百藥毒,解狼毒、射罔毒。其莖葉,可以染青。生河内平澤。

⑧ 埤雅:**《埤雅》卷17"釋草·藍"** 《月令》仲夏令民無艾藍以染。鄭氏云:爲傷長氣。然則艾藍於夏,先王之法禁焉……(**按**:"艾"讀作 yì,通"刈"。)

【集解】【《别録》①曰】藍實生河内平澤，其莖葉可以染青。【弘景②曰】此即今染䌢碧所用者，以尖葉者爲勝。【恭③曰】藍有三種。一種葉圍徑二寸許，厚三四分者，堪染青，出嶺南，太常名爲木藍子。陶氏所説乃是菘藍，其汁抨爲澱，甚青者。《本經》所用乃是蓼藍實也，其苗似蓼而味不辛，不堪爲澱，惟作碧色爾。【頌④曰】藍處處有之，人家蔬圃作畦種。至三月、四月生苗，高三二尺許，葉似水蓼，花紅白色，實亦若蓼子而大，黑色，五月、六月采實。但可染碧，不堪作澱，此名蓼藍，即醫方所用者也。别有木藍，出嶺南，不入藥。有菘藍，可爲澱，亦名馬藍。《爾雅》所謂"葴，馬藍"是也。又福州一種馬藍，四時俱有，葉類苦蕒菜，土人連根采服，治敗血。江寧一種吴藍，二月内生，如蒿，葉青花白，亦解熱毒。此二種雖不類，而俱有藍名，且古方多用吴藍，或恐是此，故并附之。【宗奭⑤曰】藍實即大藍實也。謂之蓼藍者，非是。乃《爾雅》所謂馬藍者，解諸藥毒不可闕也。實與葉兩用，註不解實，只解葉，爲未盡。【時珍曰】藍凡五種，各有主治，惟藍實專取蓼藍者。蓼藍：葉如蓼，五六月開花，成穗細小，淺紅色，子亦如蓼，歲可三刈，故先王禁之。菘藍：葉如白菘。馬藍：葉如苦蕒，即郭璞所謂大葉冬藍，俗中所謂板藍者。二藍花子並如蓼藍。吴藍：長莖如蒿而花白，吴人種之。木藍：長莖如決明，高者三四尺，分枝布葉，葉如槐葉，七月開淡紅花，結角長寸許，纍纍如小豆角，其子亦如馬蹄決明子而微小，迥與諸藍不同，而作澱則一也。别有甘藍，可食，見本條。蘇恭以馬藍爲木藍，蘇頌以菘藍爲馬藍，寇宗奭以藍實爲大葉藍之實，皆非矣。今並開列于下。

藍實。【氣味】苦，寒，無毒。【權⑥曰】甘。【主治】解諸毒。殺蠱蚑疰鬼螫毒。久服頭不白，輕身。《本經》⑦。○蚑音其，小兒鬼也。填骨髓，明耳目，利五

---

① 别録：見1261頁注⑦。

② 弘景：**《集注》見《證類》卷7"藍實"** 陶隱居云：此即今染䌢(音禁)碧所用者……尖葉者爲勝……

③ 恭：**《唐本草》見《證類》卷7"藍實"** 《唐本》注云：藍實有三種：一種圍徑二寸許，厚三四分。出嶺南，云療毒腫，太常名此草爲木藍子，如陶所引，乃是菘藍，其汁抨普更切爲澱者。按《經》所用，乃是蓼藍實也，其苗似蓼，而味不辛者。此草汁療熱毒，諸藍實非比。且二種藍，今並堪染，菘藍爲澱，惟堪染青。其蓼藍不堪爲澱，惟作碧色爾。

④ 頌：**《圖經》見《證類》卷7"藍實"** 藍實，生河内平澤，今處處有之。人家蔬圃中作畦種蒔，三月、四月生苗，高三二尺許，葉似水蓼，花紅白色，實亦若蓼子而大，黑色，五月、六月採實。**按**：藍有數種：有木藍，出嶺南，不入藥。有菘藍，可以爲澱者，亦名馬藍，《爾雅》所謂葴，馬藍是也。有蓼藍，但可染碧，而不堪作澱，即醫方所用者也。又福州有一種馬藍，四時俱有，葉類苦益菜，土人連根採之，焙擣，下篵酒服錢匕，治婦人敗血甚佳。又江寧有一種吴藍，二、三月内生，如蒿狀，葉青花白，性寒，去熱解毒，止吐血。此二種雖不類，而俱有藍名。又古方多用吴藍者，或恐是此，故并附之……

⑤ 宗奭：**《衍義》卷8"藍實"** 即大藍實也。謂之蓼藍，非是，《爾雅》所説是。解諸藥等毒，不可闕也。實與葉兩用，注不解實，只解藍葉爲未盡。《經》所説盡矣……

⑥ 權：**《藥性論》見《證類》卷7"藍實"** 藍實，君，味甘……

⑦ 本經：見1261頁注⑦白字。

臟,調六腑,通關節,治經絡中結氣,使人健、少睡,益心力。甄權①。療毒腫。蘇恭②。

藍葉汁此蓼藍也。【氣味】苦、甘,寒,無毒。【主治】殺百藥毒。解狼毒、射罔毒。《别録》③。【弘景④曰】解毒不得生藍汁,以青緤布漬汁亦善。汁塗五心,止煩悶,療蜂螫毒。弘景。斑蝥、芫青、樗雞毒。朱砂、砒石毒。時珍。

馬藍。【主治】婦人敗血。連根焙,擣下篩,酒服一錢匕。蘇頌⑤。

吴藍。【氣味】苦、甘,冷,無毒。【主治】寒熱頭痛,赤眼,天行熱狂,丁瘡,遊風熱毒,腫毒風𤺋,除煩止渴,殺疳,解毒藥毒箭,金瘡血悶,毒刺蟲蛇傷,鼻衄吐血,排膿,産後血運,小兒壯熱。解金石藥毒、狼毒、射罔毒。大明⑥。

【發明】【震亨⑦曰】藍屬水,能使敗血分歸經絡。【時珍曰】諸藍形雖不同,而性味不遠,故能解毒除熱。惟木藍葉力似少劣,藍子則專用蓼藍者也。至于用澱與青布,則是刈藍浸水入石灰澄成者,性味不能不少異,不可與藍汁一概論也。有人病嘔吐,服玉壺諸丸不效,用藍汁入口即定,蓋亦取其殺蟲降火爾。如此之類,不可不知。○【頌⑧曰】藍汁治蟲豸傷。劉禹錫《傳信方》著其法云:取大藍汁一盌,入雄黄、麝香二物少許,以點咬處,仍細服其汁,神異之極也。張薦員外住劍南,爲張延賞判官,忽被斑蜘蛛咬頭上,一宿,咬處有二道赤色,細如箸,繞項上,從胸前下至心。經兩

---

① 甄權:**《藥性論》見《證類》卷7"藍實"** ……能填骨髓,明耳目,利五藏,調六腑,利關節,治經絡中結氣,使人健,少睡,益心力。藍汁止心煩躁,解蠱毒。

② 蘇恭:見1262頁注③。

③ 别録:見1261頁注⑦。

④ 弘景:**《集注》見《證類》卷7"藍實"** ……至解毒,人卒不能得生藍汁,乃浣緤布汁以解之亦善。以汁塗五心,又止煩悶……甚療蜂螫毒。

⑤ 蘇頌:見1262頁注④。

⑥ 大明:**《日華子》見《證類》卷7"藍實"** 吴藍,味苦、甘,冷,無毒。治天行熱狂,丁瘡遊風,熱毒腫毒,風疹,除煩止渴,殺疳,解毒藥、毒箭,金瘡,血悶,蟲蛇傷,毒刺,鼻洪 吐血,排膿,寒熱頭痛,赤眼,産後血運,解金石藥毒,解狼毒、射罔毒,小兒壯熱,熱疳。

⑦ 震亨:**《衍義補遺・藍》** 屬水而有木,能使散敗血分歸經絡。

⑧ 頌:**《圖經》見《證類》卷7"藍實"** ……後漢趙岐作《藍賦》,其序云:余就醫偃師,道經陳留,此境人皆以種藍染紺爲業,藍田彌望,黍稷不殖。至今近京種藍特盛,云藍汁治蟲豸傷咬。劉禹錫《傳信方》著其法云:取大藍汁一碗,入雄黄、麝香二物,隨意看多少,細研,投藍汁中,以點咬處,若是毒者,即并細服其汁,神異之極也。昔張薦員外在劍南爲張延賞判官,忽被斑蜘蛛咬項上,一宿,咬處有二道赤色,細如箸,繞項上,從胸前一至心。經兩宿,頭面腫疼如數升盌大,肚漸腫,幾至不救。張相素重薦,因出家財五百千,并薦家財又數百千,募能療者。忽一人應召,云可治。張相初甚不信,欲驗其方,遂令目前合藥。其人云:不惜方,當療人性命耳。遂取大藍汁一瓷碗,取蜘蛛投之藍汁,良久,方出得汁中,甚困不能動。又别擣藍汁,加麝香末,更取蜘蛛投之,至汁而死。又更取藍汁、麝香,復加雄黄和之,更取一蜘蛛投汁中,隨化爲水。張相及諸人甚異之,遂令點於咬處。兩日内悉平愈。但咬處作小瘡痂落如舊……

宿，頭面腫疼，大如數升盌，肚漸腫，幾至不救。張公出錢五百千，并薦家財又數百千，募能療者。忽一人應召，云可治。張公甚不信之，欲驗其方。其人云：不惜方，但療人性命爾。遂取大藍汁一盌，以蜘蛛投之，至汁而死。又取藍汁加麝香、雄黄，更以一蛛投入，隨化爲水。張公因甚異之，遂令點于咬處。兩日悉平，作小瘡而愈。

【附方】舊十一，新六。小兒赤痢。搗青藍汁二升，分四服。《子母秘録》①。小兒中蠱，下血欲死。搗青藍汁，頻服之。《聖惠方》②。陰陽易病。傷寒初愈，交合陰陽，必病拘急，手足拳，小腹急熱，頭不能舉，名陰陽易，當汗之，滿四日難治。藍一把，雄鼠屎三七枚，水煎服。取汗。《聖惠方》③。驚癇發熱。乾藍、凝水石等分，爲末，水調傅頭上。○《聖惠方》④。上氣欬嗽，呷呀息氣，喉中作聲，唾粘。以藍葉水浸搗汁一升，空腹頻服。須臾以杏仁研汁，煮粥食之。一兩日將息，依前法更服，吐痰盡方瘥。《梅師方》⑤。飛血赤目熱痛。乾藍葉切二升，車前草半兩，淡竹葉切三握，水四升，煎二升，去滓温洗。冷即再煖，以瘥爲度。《聖濟總録》⑥。腹中鼈癥。藍葉一斤，搗，以水三升絞汁，服一升，日二次。《千金方》⑦。應聲蟲病。腹中有物作聲，隨人語言，名應聲蟲病。用板藍汁一盞，分五服，效。夏子益《奇疾方》⑧。卒中水毒。搗藍青汁，傅頭身令匝。《肘後方》⑨。服藥過劑，煩悶，及中毒煩悶欲死。搗藍汁服數升。《肘後方》⑩。

---

① 子母秘録：**《證類》卷7"藍實"** 《子母秘録》：治小兒赤痢：搗青藍汁二升，分四服。

② 聖惠方：**《聖惠方》卷88"治小兒蠱疰諸方"** 治小兒中蠱，下血欲死……又方：右搗青藍汁，頻頻與半合服。

③ 聖惠方：**《肘後方》卷2"治時氣病起諸勞復方第十四"** 卒陰易病，男女温病，瘥後雖數十日，血脉未和，尚有熱毒，與之交接者，即得病曰陰易殺人。甚于時行，宜急治之。令人身體重，小腹急熱上腫胸，頭重不能舉，眼中生臆，膝脛拘急欲死方……又方：鼠屎（兩頭尖者，二七枚）、藍（一把），水五升，煮取二升，盡服之，温覆取汗。（**按：**《聖惠方》無此方，誤注出處。）

④ 聖惠方：**《普濟方》卷378"驚癇"** 治驚癇發熱，無癇但似熱，即與服之：乾（鹽）〔藍〕、凝水石（各等分），右爲末，水調傅頭大佳。（**按：**《聖惠方》無此方，誤注出處。）

⑤ 梅師方：**《證類》卷7"藍實"** 《梅師方》……又方：治上氣咳嗽，呷呀息氣，喉中作聲，唾粘：以藍實葉水浸良久，搗絞取汁一升，空腹頻服。須臾以杏人研取汁，煮粥食之。一兩日將息，依前法更服，吐痰盡方差。

⑥ 聖濟總録：**《聖濟總録》卷105"目飛血赤脉"** 治目痛，飛血赤脉，車前草湯洗眼方：車前草（切，半升）、乾藍葉（切，二升）、淡竹葉（浄洗，剉，三握），右三味，以水四升，煎取二升，濾去滓，微熱洗眼，冷即重暖，以差爲度。

⑦ 千金方：**《證類》卷7"藍實"** 《千金方》……又方：治鱉癥，藍葉一斤，擣，以水三升，絞取汁，服一升，日二。（**按：今本**《千金方》無此方）

⑧ 奇疾方：**《傳信適用方》卷下"夏子益治奇疾方三十八道"** 第十四：腹中有物作聲，隨人語言。治用板藍汁一盞，分五服。一日又見小説，名曰應聲蟲，當服雷丸，蟲自愈。

⑨ 肘後方：**《肘後方》卷7"治卒中溪毒方第六十一"** 病中水毒方……又方：搗藍青汁，以少水和，塗之頭面身體令匝。

⑩ 肘後方：**《肘後方》卷7"治卒服藥過劑煩悶方第六十四"** 服藥過劑，煩悶，及中毒多，煩悶欲死方……又方：搗藍，取汁服數升，無藍，只洗青絹，取汁飲亦得。

卒自縊死。以藍汁灌之。《千金方》①。毒箭傷人。藍青搗飲并傅之。如無藍,以青布漬汁飲。○《肘後方》②。唇邊生瘡,連年不瘥。以八月藍葉一斤,搗汁洗之,不過三度瘥。《千金方》③。齒䘌腫痛。紫藍燒灰傅之,日五度。《聖惠方》④。白頭禿瘡。糞藍煎汁頻洗。《聖濟録》⑤。天泡熱瘡。藍葉搗傅之,良。《集簡方》。瘡疹不快。板藍根一兩,甘草一分,爲末。每服半錢或一錢,取雄雞冠血三二點,同温酒少許調下。錢氏《小兒方》⑥。

藍澱《綱目》

【釋名】【時珍曰】澱,石殿也,其滓澄殿在下也。亦作淀,俗作靛。南人掘地作坑,以藍浸水一宿,入石灰攪至千下,澄去水則青黑色。亦可乾收,用染青碧。其攪刘浮沫,掠出陰乾,謂之靛花,即青黛。見下。

【氣味】辛、苦,寒,無毒。【主治】解諸毒。傅熱瘡,小兒禿瘡熱腫。藏器。止血殺蟲,治噎膈。時珍。

【發明】【時珍曰】澱乃藍與石灰作成。其氣味與藍稍有不同,而其止血拔毒殺蟲之功,似勝於藍。按《廣五行記》⑦云:唐 永徽中,絳州一僧病噎,不下食數年。臨終命其徒曰:吾死後,可開吾胸喉,視有何物苦我如此。及死,其徒依命,開視胸中,得一物,形似魚而有兩頭,遍體悉似肉鱗,安鉢中,跳躍不已。戲投諸味,雖不見食,悉化爲水。又投諸毒物,亦皆銷化。一僧方作藍澱,因以少澱投之,即怖懼奔走,須臾化成水。世傳澱水能治噎疾,蓋本于此。今方士或以染缸水飲人治噎膈,皆取其殺蟲也。

---

① 千金方:**《千金方》卷25“卒死第一”** 治自縊死方……又方:藍青汁灌之。

② 肘後方:**《外臺》卷29“被刀箭傷方一十一首”** 《肘後》療卒被毒箭方:搗藍青,絞取汁飲之,並薄瘡上。若無藍,取青布漬之,絞取汁飲之,亦以汁淋灌瘡中。(**按**:今本《肘後》無此方。)

③ 千金方:**《千金方》卷6“唇病第五”** 治唇邊生瘡,連年不瘥方:以八月藍葉十斤,絞取汁,洗,不過三日瘥。

④ 聖惠方:**《普濟方》卷67“齒䘌”** 治䘌齒及口瘡蟲食:取紫藍燒作灰,以敷塗之,日三五度,取瘥。(**按**:《聖惠方》無此方,誤注出處。)

⑤ 聖濟録:**《别録》見《證類》卷30“糞藍”** 主白禿,洗之。(**按**:《聖濟總録》無此方。誤注出處。)

⑥ 小兒方:**《普濟方》卷403“瘡疹出不快”** 藍根散:治小兒瘡疹出不快及倒靨。板藍根(一兩)、甘草(剉炒,三錢),右爲細末,每服半錢或一錢,取雄雞冠血三兩點,同温酒少許,食後調下。無證勿服。(**按**:《錢氏小兒藥證直訣》無此方,誤注出處。)

⑦ 廣五行記:**《御覽》卷741“咽痛并噎”** 《廣五行記》曰:永徽中,絳州有一僧病噎,都不下食,如此數年。臨終命其子弟云:吾氣絶之後,便可開吾胸喉,視有何物,欲知其根本。言終而卒。子弟依其言,開視胸中,得一物,形似魚而有兩頭,遍體悉是肉鱗。弟子致鉢中,跳躍不止,戲以諸味致鉢中,雖不見食,須臾悉化成水。又以諸毒藥内之,皆隨銷化。時夏中,藍熟寺衆於水次作淀,有一僧往,因以少淀致鉢中,此蟲怖懼,遶鉢馳走,須臾化成水。世傳以淀水療噎。(**按**:《證類》卷7“藍實”、《肘後》及《蘇沈良方》均有此故事,對照《綱目》引文,似引自《御覽》。)

【附方】新四。時行熱毒,心神煩躁。用藍澱一匙,新汲水一盞服。《聖惠方》①。小兒熱丹。藍澱傅之。《秘録方》②。口鼻急疳,數日欲死。以藍澱傅之令遍,日十度,夜四度。《千金翼》③。誤吞水蛭。青靛調水飲,即瀉出。《普濟方》④。

青黛宋《開寶》⑤

【釋名】靛花《綱目》、青蛤粉。【時珍曰】黛,眉色也。劉熙《釋名》⑥云:滅去眉毛,以此代之,故謂之黛。

【集解】【志⑦曰】青黛從波斯國來。今以太原并廬陵、南康等處,染澱甕上沫紫碧色者用之,與青黛同功。【時珍曰】波斯青黛,亦是外國藍靛花,既不可得,則中國靛花亦可用。或不得已,用青布浸汁代之。貨者復以乾澱充之,然有石灰,入服餌藥中當詳之。

【氣味】鹹,寒,無毒。【權⑧曰】甘,平。【主治】解諸藥毒,小兒諸熱,驚癇發熱,天行頭痛寒熱,並水研服之。亦磨傅熱瘡惡腫,金瘡下血,蛇犬等毒。《開寶》⑨。解小兒疳熱,殺蟲。甄權⑩。小兒丹熱,和水服之。同雞子白、大黄末,傅瘡癰、蛇虺螫毒。藏器⑪。瀉肝,散五臟鬱火,解熱,消食積。震亨⑫。去熱煩,吐血咯血,斑瘡陰瘡,殺惡蟲。時珍。

---

① 聖惠方:**《聖惠方》卷15“治時氣發狂諸方”** 治時氣熱毒,心神煩燥……又方,右以藍澱半大匙,以新汲水一盞調令匀,頓服之。

② 秘録方:**《證類》卷7“藍實”** 《子母秘録》……又方:治小兒丹,藍澱傅,熱即易。

③ 千金翼:**《千金翼方》卷24“疳濕第六”** 又急疳食鼻口,數日盡,欲死方:藍澱塗所食上令遍,日十度,夜四,差止。

④ 普濟方:**《普濟方》卷64“誤吞諸物”** 治誤吞水蛭(即馬蝗蜞):用青靛,調水飲,即瀉出。或爲此蟲咬,亦用靛敷之。

⑤ 開寶:**《開寶》見《證類》卷9“青黛”** 味鹹,寒,無毒。主解諸藥毒,小兒諸熱,驚癇發熱,天行頭痛寒熱。並水研服之,亦摩傅熱瘡惡腫,金瘡,下血,蛇、犬等毒。從波斯國來,及太原并廬陵、南康等。染澱亦堪傅熱惡腫,蛇虺螫毒。染瓮上池沫紫碧色者,用之同青黛功。

⑥ 釋名:**《釋名·釋首飾》** 黛,代也。滅眉毛,去之,以此畫代其處也。

⑦ 志:見本頁注⑤。

⑧ 權:**《藥性論》見《證類》卷9“青黛”** 青黛,君,味甘,平……

⑨ 開寶:見本頁注⑤。

⑩ 甄權:**《藥性論》見《證類》卷9“青黛”** ……能解小兒疳熱消瘦,殺蟲。

⑪ 藏器:**《證類》卷7“青黛”** 陳藏器云:青黛並雞子白、大黄,傅瘡癰、蛇虺等。/**《證類》卷7“藍實”** ……小兒丹熱,和水服之……

⑫ 震亨:**《衍義補遺·青黛》** 能收五臟之鬱火,解熱毒,瀉肝,消食積……

【發明】【宗奭①曰】青黛乃藍爲之者。有一婦人患臍下腹上，下連二陰，遍生濕瘡，狀如馬爪瘡，他處並無，痒而痛，大小便澀，出黄汁，食亦減，身面微腫。醫作惡瘡治，用鰻鱺魚、松脂、黄丹之藥塗之，熱痛甚。問其人嗜酒食，喜魚蟹發風等物。急令洗其膏藥，以馬齒莧四兩，杵爛，入青黛一兩，再研勻塗之。即時熱減，痛痒皆去。仍以八正散，日三服之，分敗客熱。藥乾即上。如此二日，減三分之一，五日減三分之二，二十日愈。此蓋中下焦蓄風熱毒氣也。若不出，當作腸癰内痔。仍須禁酒色發風物。然不能禁，後果患内痔。

【附方】舊六，新七。**心口熱痛**。薑汁調青黛一錢服之。《醫學正傳》②。**内熱吐血**。青黛二錢，新汲水下。《聖惠方》③。**肺熱咯血**。青餅子：用青黛一兩，杏仁以牡蠣粉炒過一兩，研勻，黄蠟化和，作三十餅子。每服一餅，以乾柿半個夾定。濕紙裹，煨香嚼食，粥飲送下。日三服。華佗《中藏經》④。**小兒驚癇**。青黛量大小，水研服之。《生生編》⑤。**小兒夜啼**。方同上。**小兒疳痢**。《宫氣方》⑥歌云：孩兒雜病變成疳，不問强羸女與男。煩熱毛焦鼻口燥，皮膚枯槁四肢癱。腹中時時更下痢，青黄赤白一般般。眼澀面黄鼻孔赤，穀道開張不可看。此方便是青黛散，孩兒百病服之安。**耳疳出汁**。青黛、黄蘗末，乾搽。《談埜翁方》⑦。**爛弦風眼**。青黛、黄連泡湯，日洗。《明目方》⑧。**産後發狂**。四物湯加青黛，水煎服。《摘玄》⑨。**傷寒赤**

---

① 宗奭：**《衍義》卷10"青黛"** 乃藍爲之。有一婦人患臍下腹上，下連二陰，遍滿生濕瘡，狀如馬瓜瘡。他處並無，熱癢而痛，大小便澀，出黄汁，食亦減，身面微腫。醫作惡瘡治，用鰻鱺魚、松脂、黄丹之類。藥塗上，瘡愈熱，痛愈甚。治不對，故如此。問之，此人嗜酒，貪啖，喜魚蟹發風等物。急令用温水洗，拭去膏藥。尋以馬齒莧四兩，爛研細，入青黛一兩，再研勻，塗瘡上，即時熱減，痛癢皆去。仍服八政散，日三服，分敗客熱。每塗藥，得一時久，藥已乾燥，又再塗新濕藥。凡如此二日，減三分之一，五日減三分之二，自此二十日愈。既愈而問曰：此瘡何緣至此？曰：中下焦蓄風熱毒氣，若不出，當作腸癰、内痔。仍常須禁酒及發風物。然不能禁酒，後果然患内痔。

② 醫學正傳：**《醫學正傳》卷4"胃脘痛"** 心膈大痛，攻走腰背，發厥嘔吐，諸藥不效者……又方：用青黛，以薑汁入湯調服。

③ 聖惠方：**《普濟方》卷188"治吐血不止附論"** 青金散，治吐血不止：以青黛二錢，新水調下。（**按**：《聖惠方》無此方。誤注出處。）

④ 中藏經：**《婦人良方》卷7"婦人吐血方論第六"** 青餅子：治咯血。青黛、杏仁（各一兩，華佗方：以牡蠣粉炒杏仁，去皮尖，牡蠣不用），右一處同研成膏，熔黄蠟和作三拾餅子，每服一餅子，用乾柿半箇夾定，以濕紙裹煨令香，同嚼，粥飲下，無時候。

⑤ 生生編：（**按**：僅見《綱目》引録。）

⑥ 宫氣方：**《證類》卷9"青黛"** 《宫氣方》：疳痢，羸瘦毛焦。方歌曰：孩兒雜病變成疳，不問强羸女與男。恰似脊傍多變動，還如瘦疾困耽耽。又歌曰：煩熱毛焦鼻口乾，皮膚枯槁四肢癱。腹中時時更下痢，青黄赤白一般般。眼澀面黄鼻孔赤，穀道開張不欲看。忽然瀉下成疳澱，又却濃涕一團團。唇焦嘔逆不乳哺，壯熱增寒卧不安。腹中有病須醫藥，何須祈禱信神盤。此方便是青黛散，孩兒百病服來看。

⑦ 談埜翁方：（**按**：書佚，無可溯源。）

⑧ 明目方：（**按**：查《明目神驗方》，未能溯得其源。）

⑨ 摘玄：（**按**：未能溯得其源。）

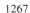

斑。青黛二錢，水研服。《活人書》①。豌豆瘡毒未成膿者。波斯青黛一棗許，水研服。《梅師方》②。瘰癧未穿。靛花、馬齒莧同擣，日日塗傅，取效。《簡便方》③。諸毒蟲傷。青黛、雄黄等分，研末，新汲水服二錢。《古今録驗》④。

【附録】雀翹。【《别録⑤·有名未用》曰】味鹹。益氣明目。生藍中。葉細黄，莖赤有刺。四月實，鋭黄中黑。五月采，陰乾。一名去母，一名更生。

甘藍《拾遺》⑥【校正】自菜部移入此。

【釋名】藍菜《千金》⑦。

【集解】【藏器⑧曰】此是西土藍也，葉闊可食。【時珍曰】此亦大葉冬藍之類也。案胡洽居士⑨云：河東、隴西羌胡多種食之，漢地少有。其葉長大而厚，煮食甘美。經冬不死，春亦有英。其花黄，生角結子，其功與藍相近也。

【氣味】甘，平，無毒。【主治】久食，大益腎，填髓腦，利五臟六腑，利關節，通經絡中結氣，心下結伏氣，明耳目，健人，少睡。益心力，壯筋骨。作葅經宿色黄，和鹽食，治黄毒。藏器⑩。

子。【主治】人多睡。思邈⑪。

---

① 活人書：（**按**：查《類證活人書》，未能溯得其源。）

② 梅師方：**《證類》卷 9“青黛”** 《梅師方》：治傷寒，發碗豆瘡未成膿方：以波斯青黛大棗許，冷水研服。

③ 簡便方：**《奇效單方》卷下“十二瘡瘍”** 瘰癧未穿：一用靛花同馬齒莧搗爛，日逐搽二三次。

④ 古今録驗：**《證類》卷 9“青黛”** 初虞世：治諸蟲毒所傷。青黛、雄黄等分，同研爲末，新汲水調下二錢匕。（**按**：時珍誤將《古今録驗》作初虞世撰。此實出初虞世《養生必用方》。）

⑤ 别録：**《别録》見《證類》卷 30“有名未用·雀翹”** 味鹹。主益氣，明目。一名去母，一名更生。生藍中，葉細黄，莖赤有刺。四月實兑（音鋭）黄中黑。五月採，陰乾。

⑥ 拾遺：**《證類》卷 27“三種陳藏器餘·甘藍”** 平。補骨髓，利五藏六腑，利關節，通經絡中結氣，明耳目，健人，少睡，益心力，壯筋骨。此者是西土藍，闊葉，可食。治黄毒者作葅，經宿漬色黄，和鹽食之，去心下結伏氣。

⑦ 千金：**《千金方》卷 79“菜蔬第三”** 藍菜，味甘平，無毒……

⑧ 藏器：見本頁注⑥。

⑨ 胡洽居士：**《千金方》卷 79“菜蔬第三”** ……胡居士云：河東隴西羌胡多種食之，漢地尠有。其葉長大厚，煮食甘美。經冬不死，春亦有英，其花黄，生角結子……

⑩ 藏器：見本頁注⑥。

⑪ 思邈：**《千金方》卷 79“菜蔬第三”** ……子甚治人多睡。

蓼《本經》①中品【校正】自菜部移入此。

【釋名】【時珍曰】蓼類皆高揚,故字從翏,音料,高飛貌。

【集解】【《别録》②曰】蓼實生雷澤川澤。【弘景③曰】此類多人所食,有三種。一是青蓼,人家常用,其葉有圓有尖,以圓者爲勝,所用即此也。一是紫蓼,相似而紫色。一是香蓼,相似而香。並不甚辛,好食。【保昇④曰】蓼類甚多。有青蓼、香蓼、水蓼、馬蓼、紫蓼、赤蓼、木蓼七種。紫、赤二蓼,葉小狹而厚;青、香二蓼,葉亦相似而俱薄;馬、水二蓼,葉俱闊大,上有黑點;木蓼一名天蓼,蔓生,葉似柘葉。六蓼花皆紅白,子皆大如胡麻,赤黑而尖扁。惟木蓼花黄白,子皮青滑。諸蓼並冬死,惟香蓼宿根重生,可爲生菜。【頌⑤曰】木蓼亦有大小二種,皆蔓生。陶氏以青蓼入藥,餘亦無用。《三茅君傳》有作白蓼醬方,藥譜無白蓼,疑即青蓼也。【宗奭⑥曰】蓼實即草部下品水蓼之子也。彼言水蓼是用莖,此言蓼實是用子也。春初以壺盧盛水浸濕,高挂火上,日夜使暖,遂生紅牙,取爲蔬,以備五辛盤。【時珍曰】韓保昇所説甚明。古人種蓼爲蔬,收子入藥。故《禮記》⑦烹雞豚魚鼈,皆實蓼于其腹中,而和羹膾亦須切蓼也。後世飲食不用,人亦不復栽,惟造酒麴者用其汁耳。今但以平澤所生香蓼、青蓼、紫蓼爲良。

實。【氣味】辛,温,無毒。【詵⑧曰】多食吐水,壅氣損陽。

---

① 本經:《本經》《别録》見《證類》卷 28"蓼實" 味辛,温,無毒。主明目,温中,耐風寒,下水氣,面目浮腫,癰瘍。葉,歸舌,除大小腸邪氣,利中益志。馬蓼:去腸中蛭蟲,輕身。生雷澤川澤。

② 别録:見上注①。

③ 弘景:《集注》見《證類》卷 28"蓼實" 陶隱居云:此類又多,人所食有三種:一是紫蓼,相似而紫色,名香蓼,亦相似而香,並不甚辛而好食。一是青蓼,人家常有,其葉有圓者、尖者,以圓者爲勝,所用即是此……

④ 保昇:《蜀本草》見《證類》卷 28"蓼實" 《蜀本》:《圖經》云:蓼類甚多,有紫蓼、赤蓼、青蓼、馬蓼、水蓼、香蓼、木蓼等,其類有七種。紫、赤二蓼,葉小狹而厚。青、香二蓼,葉亦相似而俱薄。馬、水二蓼,葉俱闊大,上有黑點。木蓼一名天蓼,蔓生,葉似柘葉。諸蓼花皆紅白,子皆赤黑。木蓼,花黄白,子皮青滑。/《拾遺》見《證類》卷 28"蓼實" ……諸蓼並冬死,惟香蓼宿根重生,人爲生菜,最能入腰脚也。(按:此條糅入《拾遺》之文。)

⑤ 頌:《圖經》見《證類》卷 28"蓼實" ……木蓼一名天蓼,亦有大,小二種,蔓生,葉似柘葉,花黄白,子皮青滑。陶隱居:以青蓼入藥,然其蓼俱堪食,又以馬蓼爲葒草,已見上條,餘亦無用……又《三茅君傳》有作白蓼醬方。白蓼,《藥譜》無聞,疑即青蓼也。或云紅蓼亦可作醬。

⑥ 宗奭:《衍義》卷 19"蓼實" 即《神農本經》第十一卷中水蓼之子也。彼言蓼則用莖,此言實即用子,故此復論子之功,故分爲二條。春初以葫蘆盛水浸濕,高掛於火上,晝夜使暖,遂生紅芽,取以爲蔬,以備五辛盤。

⑦ 禮記:《禮記·内則》 ……濡豚,包苦實蓼。濡雞,醢醬實蓼。濡魚,卵醬實蓼。濡鼈,醢醬實蓼。

⑧ 詵:《食療》見《證類》卷 28"蓼實" 孟詵云:蓼子,多食令人吐水。亦通五藏擁氣,損陽氣。

【主治】明目温中，耐風寒，下水氣面浮腫，癰瘍。《本經》①。歸鼻，除腎氣，去癧瘍，止霍亂，治小兒頭瘡。甄權②。

【附方】舊一，新三。傷寒勞復。因交後卵腫，或縮入腹痛。蓼子一把，水挼汁，飲一升。《肘後方》③。

霍亂煩渴。蓼子一兩，香薷二兩。每服二錢，水煎服。《聖惠》④。

小兒頭瘡。蓼子爲末，蜜和雞子白同塗之，蟲出不作痕。《藥性論》⑤。

蝸牛咬毒，毒行徧身者。蓼子煎水浸之，立愈。不可近陰，令弱也。《陳藏器本草》⑥。

苗葉。【氣味】辛，温，無毒。【思邈⑦曰】黄帝云：食蓼過多，有毒，發心痛。和生魚食，令人脱氣，陰核痛，求死。二月食蓼，傷人胃。扁鵲云：久食令人寒熱，損髓、减氣。少精。婦人月事來時食蓼、蒜，喜爲淋。與大麥麪相宜。

【主治】歸舌，除大小腸邪氣，利中益志。《别録》⑧。乾之釀酒，主風冷，大良。弘景⑨。作生菜食，能入腰脚。煮湯捋脚，治霍亂轉筋。煮汁日飲，治痃癖。擣爛，傅狐尿瘡。藏器⑩。脚暴軟，赤蓼燒灰淋汁浸之，以桑葉蒸罯，立愈。大明⑪。殺蟲伏砒。時珍。

---

① 本經：見1269頁注①白字。

② 甄權：**《藥性論》見《證類》卷28“蓼實”**　蓼實，使，歸鼻。除腎氣，兼能去癧瘍。葉主邪氣。又云：食之多發心痛，令人寒熱，損骨髓。小兒頭瘡，擣末和白蜜（一云和雞子白）塗上，蟲出不作瘢。若霍亂轉筋，取子一把，香豉一升，先切葉，以水三升，煮取二升，内豉汁中，更煮取一升半，分三服。又與大麥麪相宜。

③ 肘後方：**《肘後方》卷2“治時氣病起諸勞復方第十四”**　治交接勞復，陰卵腫，或縮入腹，腹中絞痛或便絶方……又方：取蓼子一大把，水挼取汁，飲一升。乾者濃煎取汁服之。葱頭擣，以苦酒和服，亦佳。

④ 聖惠：**《聖濟總録》卷39“霍亂煩渴”**　治霍亂吐利，四肢煩疼，冷汗出，多渴，香薷湯方：香薷（二兩）、蓼子（一兩），右二味粗擣篩，每服二錢匕，水一盞，煎七分，去滓，温服，日三。（**按**：《聖惠方》無此方，誤注出處。）

⑤ 藥性論：見本頁注②。

⑥ 陳藏器本草：**《拾遺》見《證類》卷28“蓼實”**　……又云：蓼、韮俱弱陽。人爲蝸牛蟲所咬，毒遍身者，以蓼子浸之，立差。不可近陰，令弱也……

⑦ 思邈：**《千金方》卷26“菜蔬第三”**　蓼實……黄帝云：蓼食過多有毒，發心痛。和生魚食之，令人脱氣，陰核疼痛求死。婦人月事來，不用食蓼及蒜，喜爲血淋、帶下。二月勿食蓼，傷人腎。扁鵲云：蓼，久食令爲寒熱，損骨髓，殺丈夫陰氣，少精。

⑧ 别録：見1269頁注①。

⑨ 弘景：**《集注》見《證類》卷28“蓼實”**……乾之以釀酒，主風冷，大良……

⑩ 藏器：**《拾遺》見《證類》卷28“蓼實”**　《陳藏器本草》云：蓼，主痃癖，每日取一握煮服之。人霍亂轉筋，多取煮湯及熱捋脚。葉，擣傅狐刺瘡……人爲生菜，最能入腰脚也。

⑪ 大明：**《日華子》見《證類》卷28“蓼實”**　……又云：赤蓼，暖，暴脚軟人，燒灰淋汁浸，持以蒸桑葉罯，立愈。

【附方】舊四,新三。蓼汁酒。治胃脘冷,不能飲食,耳目不聰明,四肢有氣,冬卧足冷。八月三日取蓼日乾,如五升大,六十把,水六石,煮取一石,去滓,拌米飯,如造酒法,待熟,日飲之。十日後,目明氣壯也。《千金方》①。

肝虚轉筋,吐瀉。赤蓼莖葉切三合,水一盞,酒三合,煎至四合,分二服。《聖惠方》②

霍亂轉筋。蓼葉一升,水三升,煮取汁二升,入香豉一升,更煮一升半,分三服。《藥性論》③。

夏月暍死。濃煮蓼汁一盞服。《外臺》④。小兒冷痢。蓼葉擣汁服。《千金》⑤。

血氣攻心,痛不可忍。蓼根洗剉,浸酒飲。《斗門》⑥。惡犬咬傷。蓼葉擣泥傅。《肘後》⑦。

水蓼《唐本草》⑧

【釋名】虞蓼《爾雅》⑨、澤蓼。【志⑩曰】生于淺水澤中,故名水蓼。【時珍曰】按《爾雅》云:薔,虞蓼也。山夾水曰虞。

【集解】【恭⑪曰】水蓼生下濕水旁。葉似馬蓼,大于家蓼,莖赤色,水挼食之,勝于蓼子。【宗奭⑫曰】水蓼大概與水葒相似,但枝低耳。今造酒取葉,以水浸汁,和麪作麯,亦取其辛耳。【時珍曰】此乃水際所生之蓼,葉長五六寸,比水葒葉稍狹,比家蓼葉稍大而功用彷彿。故寇氏謂蓼實即水蓼之子者,以此故也。

莖葉。【氣味】辛,無毒。【大明⑬曰】冷。【主治】蛇傷,搗傅之。絞汁服

---

① 千金方:《千金方》卷7“酒醴第四” 蓼酒,治胃脘冷,不能飲食,耳目不聰明,四肢有氣,冬卧脚冷。服此酒十日後,目既精明,體又充壯方:八月三日取蓼曝燥,把之如五升大六十把,水六石,煮取一石,去滓,以釀酒如常法,隨多少飲之。已用訖,效甚速。

② 聖惠方:《聖惠方》卷3“治肝風冷轉筋諸方” 治肝虚轉筋方:赤蓼莖葉(切,三合),右以水一大盞,酒三合,煎至四合,去滓,不計時候分温二服。

③ 藥性論:見1270頁注②。

④ 外臺:《外臺》卷28“熱暍方七首 文仲療夏月暍死方:濃煮蓼汁,灌三升,不差更灌之。

⑤ 千金:《千金方》卷15“小兒痢第十” 治小兒冷痢方:蓼菜搗汁,量大小飲之。(一作芥菜。)

⑥ 斗門:《證類》卷28“蓼實” 《斗門方》:治血氣攻心,痛不可忍。以蓼根細剉,酒浸服之,差。

⑦ 肘後:《肘後方》卷7“治卒爲犬所咬毒方第五十一” 又凡犬咬人……又方:挼蓼,以敷瘡上。

⑧ 唐本草:《唐本草》見《證類》卷11“水蓼” 主蛇毒,擣傅之。絞汁服,止蛇毒入内心悶。水煮漬捋脚,消氣腫。

⑨ 爾雅:《爾雅·釋草》 薔,虞蓼。

⑩ 志:《開寶》見《證類》卷11“水蓼” 今按《别本》注云:生於淺水澤中,故名水蓼……

⑪ 恭:《唐本草》見《證類》卷11“水蓼” 《唐本》注云:葉似蓼,莖赤,味辛,生下濕水傍。/《開寶》見《證類》卷11“水蓼” ……其葉大於家蓼,水挼食之,勝於蓼子。(按:此條糅入《開寶》内容。)

⑫ 宗奭:《衍義》卷12“水蓼” 大率與水紅相似,但枝低爾。今造酒,取以水浸汁,和麵作曲,亦假其辛味。

⑬ 大明:《日華子》見《證類》卷11“水蓼” 水蓼,味辛,冷,無毒。

之,止蛇毒入腹心悶。又治脚氣腫痛成瘡,水煮汁漬捋之。《唐本》①。

馬蓼《綱目》

【釋名】大蓼《綱目》、墨記草。【時珍曰】凡物大者,皆以馬名之,俗呼大蓼是也。高四五尺,有大小二種。但每葉中間有黑跡,如墨點記,故方士呼爲墨記草。

【集解】【弘景②曰】馬蓼生下濕地,莖斑,葉大有黑點。亦有兩三種,其最大者名蘢薣,即水葒也。

莖葉。【氣味】辛,温,無毒。【時珍曰】伏丹砂、雌黄。【主治】去腸中蛭蟲,輕身。《本經》③。

葒草《别録》④中品【校正】併入《有名未用·别録⑤·天蓼》。

【釋名】鴻藹音纈、蘢古一作鼓、遊龍《詩經》⑥、石龍《别録》⑦、天蓼《别録》⑧、大蓼⑨。【時珍曰】此蓼甚大而花亦繁紅,故曰葒,曰鴻。鴻亦大也。《别録⑩·有名未用》草部中有天蓼,云一名石龍,生水中。陳藏器解云:天蓼即水葒,一名遊龍,一名大蓼。據此,則二條乃一指其實,一指莖葉而言也。今併爲一。

【集解】【《别録》⑪曰】葒生水旁,如馬蓼而大,五月采實。【弘景⑫曰】今生下濕地甚多,極似馬蓼而甚長大。《詩》稱"隰有遊龍",郭璞云,即蘢古也。【頌⑬曰】葒即水葒也,似蓼而葉大。赤

---

① 唐本:見1271頁注⑧。

② 弘景:**《集注》見《證類》卷28"蓼實"** 陶隱居……馬蓼,生下濕地,莖斑,葉大有黑點。亦有兩三種,其最大者名籠薣,即是葒草,已在上卷中品。

③ 本經:**《本經》《别録》見《證類》卷28"蓼實"** **馬蓼:去腸中蛭蟲,輕身。**生雷澤川澤。

④ 别録:**《别録》見《證類》卷9"葒草"** 味鹹,微寒,無毒。主消渴,去熱,明目,益氣。一名鴻藹(音纈)。如馬蓼而大,生水傍。五月採實。

⑤ 别録:**《别録》見《證類》卷30"有名未用·天蓼"** 味辛,有毒。主惡瘡,去痺氣。一名石龍。生水中。

⑥ 詩經:**《詩·鄭風·山有扶蘇》** 山有橋松,隰有游龍。

⑦ 别録:見本頁注⑤。

⑧ 别録:見本頁注⑤。

⑨ 大蓼:**《拾遺》見《證類》卷30"有名未用·天蓼"** 陳藏器云:即今之水葒,一名遊龍,亦名大蓼。

⑩ 别録:見本頁注④、⑤。

⑪ 别録:見本頁注④。

⑫ 弘景:**《集注》見《證類》卷9"葒草"** 陶隱居云:此類甚多,今生下濕地,極似馬蓼,甚長大。《詩》稱隰有遊龍,注云:葒草,郭景純云:即籠古也。

⑬ 頌:**《圖經》見《證類》卷9"葒草"** 葒草,即水紅也。舊不著所出州郡,云生水傍,今所在下濕地皆有之。似蓼而葉大,赤白色,高丈餘。《爾雅》云:紅,籠古。其大者蘬。鄭詩云:"隰有遊龍"是也。陸機云:一名馬蓼。本經云:似馬蓼而大。若然,馬蓼自是一種也。五月採實,今亦稀用。但取根、莖作湯,捋脚氣耳。

白色，高丈餘，《爾雅》云：葒，蘢古。其大者蘬，音詭。陸機云：遊龍一名馬蓼。然馬蓼自是一種也。【時珍曰】其莖粗如拇指，有毛。其葉大如商陸，色淺紅，成穗，秋深子成，扁如酸棗仁而小，其色赤黑而肉白，不甚辛，炊煼可食。

實。【氣味】鹹，微寒，無毒。【主治】消渴，去熱，明目，益氣。《別録》①。

【附方】舊一，新一。瘰癧。水葒子不以多少，一半微炒，一半生用，同研末。食後好酒調服二錢，日三服。已破者亦治。久則效，效則止。○寇宗奭《本草衍義》②。癖痞腹脹及堅硬如盃盌者。用水葒花子一升，另研獨顆蒜三十箇去皮，新狗腦一箇，皮硝四兩，石臼搗爛，攤在患處上，用油紙以長帛束之。酉時貼之，次日辰時取之。未效，再貼二三次。倘有膿潰，勿怪。仍看虚實，日逐間服錢氏白餅子、紫霜丸、塌氣丸、消積丸，利之磨之。服至半月，甚者一月，無不瘥矣。以喘滿者爲實，不喘者爲虚。《藺氏經驗方》③。

花。【主治】散血，消積，止痛。時珍。

【附方】新三。胃脘血氣作痛。水葒花一大撮，水二鍾，煎一鍾服。百户毛菊莊屢驗方也。董炳《避水集驗方》④。心氣㽲痛。水葒花爲末，熱酒服二錢。又法：男用酒水各半煎服，女用醋水各半煎服。一婦年三十病此，一服立效。《摘玄方》⑤。腹中痞積。水葒花或子一盌，以水三盌，用桑柴文武火煎成膏，量痞大小攤貼，仍以酒調膏服。忌腥葷油膩之物。○劉松石《保壽堂方》⑥。

天蓼別録⑦。【時珍曰】此指莖葉也。【氣味】辛，有毒。【主治】惡瘡，去痺氣。《別録》⑧。根莖：除惡瘡腫，水氣脚氣，煮濃汁漬之。蘇恭⑨。

【附方】新一。生肌肉。水葒花根煎湯淋洗，仍以其葉晒乾研末，撒瘡上，每日一次。談

① 別録：見 1272 頁注④。

② 本草衍義：《衍義》卷 12“水紅子” 不以多少，微炒一半，餘一半生用，同爲末，好酒調二錢，日三服，食後夜卧各一服。治瘰癧，破者亦治。/《衍義》卷 19“蓼實” 又一種水紅，與此相類，但苗莖高及丈。取子微炒，碾爲細末，薄酒調二三錢服，治瘰癧，久則效，效則已。

③ 藺氏經驗方：（按：書佚，無可溯源。）

④ 避水集驗方：（按：書佚，無可溯源。）

⑤ 摘玄方：《丹溪摘玄》卷 13“心痛門” 心痛……又方：水紅花爲末，熱酒服之。昔一婦人三十，一服立效。水煎亦可。/《丹溪摘玄》卷 13“心氣門” 治心氣痛：用水紅花爲末，男子用酒水各半盞煎，婦人用醋水各半盞煎，服即愈。

⑥ 保壽堂方：《保壽堂方》卷 4“痞積門” 又方：用水紅花或子一碗，以水三碗，用桑柴文武火煎成膏，量痞大小，紙攤貼於患處，以無力爲度。仍將膏用酒調服。忌腥（暈）〔葷〕油膩之物。不飲酒者，白滚湯下。

⑦ 別録：見 1272 頁注⑤。

⑧ 別録：見 1272 頁注⑤。

⑨ 蘇恭：《唐本草》見《證類》卷 9“葒草” 《唐本》注云：有毛，花紅白，除惡瘡腫，脚氣，煮濃汁漬之，多差。

埜翁《試驗方》①。

毛蓼《拾遺》②

【集解】【藏器③曰】毛蓼生山足,似馬蓼,葉上有毛,冬根不死。【時珍曰】此即蓼之生于山麓者,非澤隰之蓼也。

莖葉。【氣味】辛,温,有毒。【主治】癰腫疽瘻瘰癧,杵碎納瘡中,引膿血,生肌,亦作湯洗。兼濯足,治脚氣。藏器④。

海根《拾遺》⑤

【集解】【藏器⑥曰】生會稽海畔山谷,莖赤,葉似馬蓼,根似菝葜而小。胡人蒸而用之也。

根。【氣味】苦,小温,無毒。【主治】霍亂中惡心腹痛,鬼氣疰忤飛尸,喉痺蠱毒,癰疽惡腫,赤白遊瘮,蛇咬犬毒。酒及水磨服,并傅之。藏器⑦。

火炭母草宋《圖經》⑧

【集解】【頌⑨曰】生南恩州原野中。莖赤而柔,似細蓼。葉端尖,近梗形方。夏有白花。秋實如椒,青黑色,味甘可食。

葉。【氣味】酸,平,有毒。【主治】去皮膚風熱,流注骨節,癰腫疼痛。不拘時采。於坩器中搗爛,以鹽酒炒,傅腫痛處。經宿一易之。蘇頌⑩。

---

① 試驗方:(**按**:書佚,無可溯源。)

② 拾遺:**《證類》卷10"二十五種陳藏器餘·毛蓼"** 主癰腫疽瘻,瘰癧,杵碎,内瘡中,引膿血,生肌。亦作湯洗瘡,兼濯足治脚氣。生山足,似烏蓼,葉上有毛,冬根不死也。

③ 藏器:見上注。

④ 藏器:見上注。

⑤ 拾遺:**《證類》卷7"一十種陳藏器餘·海根"** 味苦,小温,無毒。主霍亂中惡,心腹痛,鬼氣注忤,飛尸,喉痹,蠱毒,癰疽惡腫,赤白遊胗,蛇咬犬毒。酒及水磨服。傅之亦佳。生會稽海畔山谷,莖赤,葉似馬蓼,根似菝葜而小也,海人極用之。

⑥ 藏器:見上注。

⑦ 藏器:見上注。

⑧ 圖經:**《圖經》見《證類》卷30"外草類·火炭母草"** 生南恩州原野中。味酸,平,無毒。去皮膚風熱,流注骨節,癰腫疼痛。莖赤而柔似細蓼,葉端尖近梗方。夏有白花。秋實如菽,青黑色,味甘可食。不拘時採葉,擣爛於埳器中,以鹽酒炒,傅腫痛處,經宿一易。

⑨ 頌:見上注。

⑩ 蘇頌:見上注。

三白草《唐本草》①

【釋名】【弘景②曰】葉上有三白點,俗因以名。又見下。

【集解】【恭③曰】三白草生池澤畔,高尺許。葉似水葒,亦似蕺,又似菝葜。葉上有三黑點,非白也。古人秘之,隱黑爲白爾。根如芹根,黄白色而粗大。【藏器④曰】此草初生無白,入夏葉端半白如粉。農人候之蒔田,三葉白則草便秀。故謂之三白。若云三黑點,蘇未識矣。其葉如薯蕷,亦不似水葒。【保昇⑤曰】今出襄州,二月、八月采根用。【時珍曰】三白草生田澤畔,三月生苗,高二三尺,莖如蓼,葉如章陸及青葙。四月其顛三葉面上三次變作白色,餘葉仍青不變。俗云:一葉白,食小麥;二葉白,食梅杏;三葉白,食黍子。五月開花成穗,如蓼花狀,而色白微香,結細實。根長白虚軟,有節鬚,狀如泥菖蒲根。《造化指南》⑥云:五月采花及根,可制雄黄。蘇恭言似水葒,有三黑點者,乃馬蓼,非三白也。藏器所説雖是,但葉亦不似薯蕷。

【氣味】甘、辛,寒,有小毒。【主治】水腫脚氣,利大小便,消痰破癖,除積聚,消丁腫,《唐本》⑦。擣絞汁服,令人吐逆,除瘧及胸膈熱痰,小兒痞滿。藏器⑧。根:療脚氣風毒脛腫,擣酒服,亦甚有驗。又煎湯,洗癬瘡。時珍。

蠶岗⑨草《拾遺》⑩

【集解】【藏器⑪曰】生濕地,如蓼大,莖赤花白,東土亦有之。

---

① 唐本草:**《唐本草》見《證類》卷 11"三白草"** 味甘、辛,寒,有小毒。主水腫脚氣,利大小便,消痰破癖,除積聚,消丁腫。生池澤畔。

② 弘景:**《集注》見《證類》卷 11"牽牛子"** 陶隱居……又有一種草,葉上有三白點,俗因以名三白草。其根以療脚下氣,亦甚有驗。

③ 恭:**《唐本草》見《證類》卷 11"三白草"** 《唐本》注云:葉如水葒,亦似蕺,又似菝葜。葉上有三黑點,高尺許。根如芹根,黄白色而麤大。

④ 藏器:**《拾遺》見《證類》卷 11"三白草"** ……按此草初生無白,入夏葉端半白如粉。農人候之蒔田,三葉白草便秀,故謂之三白。若云三黑點,古人秘之,據此即爲未識,妄爲之注爾。其葉如薯蕷,亦不似紅葒。

⑤ 保昇:**《蜀本》見《證類》卷 11"三白草"** 《蜀本》:《圖經》云:出襄州,二月、八月採根用之。

⑥ 造化指南:(**按**:僅見《綱目》引録。)

⑦ 唐本:見本頁注①。

⑧ 藏器:**《拾遺》見《證類》卷 11"三白草"** 《陳藏器本草》云:三白草,擣絞汁服,令人吐逆,除胸膈熱痰,亦主瘧及小兒痞滿……

⑨ 岗:本卷目録、中研院本及江西本均作"蔺",但《證類》卷九蛇茵草作"茵",即"菌"之異體。"岗"與"茵"音近,故從底本正文"岗"字。

⑩ 拾遺:**《證類》卷 9"一十種陳藏器餘·茵"** 味辛,平,無毒。主蠶及諸蟲,如蠶類咬人,恐毒入腹,煮汁服之。生擣傅瘡。生濕地,如蓼大,莖赤花白,東土亦有之。

⑪ 藏器:見 1276 頁注⑩。

【氣味】辛，平，無毒。【主治】諸蟲如蠶類咬人，恐毒入腹，煮服之。亦搗傅諸瘡。藏器①。

蛇㒳②草《拾遺》③

【集解】【藏器④曰】生平地，葉似苦杖而小，節赤，高一二尺，種之辟蛇。又一種草，莖圓似苧，亦傅蛇毒。【慎微⑤曰】按《百一方》云：東關有草狀如苧，莖方節赤，挼傅蛇毒如摘却然，名蛇茵草。又有鼠㒳草，即後莽草。

【氣味】缺。【主治】蛇虺毒蟲等螫。取根葉搗傅咬處，當下黃水。藏器⑥。

虎杖《別録》⑦中品

【釋名】苦杖《拾遺》⑧、大蟲杖《藥性》⑨、斑杖《日華》⑩、酸杖。【時珍曰】杖言其莖，虎言其斑也。或云一名杜牛膝者，非也。一種斑杖似蒻頭者，與此同名異物。

【集解】【弘景⑪曰】田野甚多，狀如大馬蓼，莖斑而葉圓。【保昇⑫曰】所在有之。生下濕地，作樹高丈餘，其莖赤根黃。二月、八月采根。日乾。【頌⑬曰】今出汾州、越州、滁州，處處有之。三月生苗，莖如竹笋狀，上有赤斑點，初生便分枝丫。葉似小杏葉，七月開花，九月結實。南中出者，無花。根皮黑色，破開即黃似柳根。亦有高丈餘者。《爾雅》云：蒤，虎杖。郭璞注云：似葒草而粗

---

① 藏器：見前頁注⑩。

② 㒳：底本此字缺筆，諸本所見同前"蛇藺草"之"藺"。《證類》卷十"蛇芮草""正名此字作"芮"。文中引《百一方》作"茵"，即"菵"之異體，或異寫爲"㒳"。本卷目録作"㒳"，今據改。

③ 拾遺：**《證類》卷10"二十五種陳藏器餘·蛇芮草"** 主蛇虺及毒蟲等螫。取根、葉搗傅咬處，當下黃水。生平地。葉似苦杖而小，節赤，高一二尺，種之辟蛇。又有一種草，莖圓似苧，亦傅蛇毒。

④ 藏器：見上注。

⑤ 慎微：**《證類》卷10"蛇芮草"** 《百一方》：東關有草，狀如苧，莖方節赤，挼傅蛇毒，如摘却，亦名蛇〔茵〕草。二草惣能主蛇，未知何物者的是。又有鼠〔茵〕草，如菖蒲，出山石上，取根藥鼠立死爾。

⑥ 藏器：見本頁注③。

⑦ 別録：**《別録》見《證類》卷13"虎杖根"** 微温。主通利月水，破留血癥結。

⑧ 拾遺：**《拾遺》見《證類》卷13"虎杖根"** ……一名苦杖。莖上有赤點者是。

⑨ 藥性：**《藥性論》見《證類》卷13"虎杖根"** 虎杖，使。一名大蟲杖也……

⑩ 日華：**《日華子》見《證類》卷13"虎杖根"** ……又名酸杖，又名班杖。

⑪ 弘景：**《集注》見《證類》卷13"虎杖根"** 陶隱居云：田野甚多，此狀如大馬蓼，莖斑而葉圓……

⑫ 保昇：**《蜀本草》見《證類》卷13"虎杖根"** 《蜀本》：《圖經》云：生下濕地，作樹，高丈餘，其莖赤，根黃。二月、八月採根，日乾。所在有之。

⑬ 頌：**《圖經》見《證類》卷13"虎杖根"** 虎杖，一名苦杖。舊不載所出州郡，今處處有之。三月生苗，莖如竹笋狀，上有赤斑點，初生便分枝丫。葉似小杏葉。七月開花，九月結實。南中出者，無花，根皮黑色，破開即黃，似柳根。亦有高丈餘者。《爾雅》云：蒤，虎杖。郭璞云：似葒草而麤大，有細刺，可以染赤是也。二月、三月採根，暴乾……

大，有細刺，可以染赤是也。【宗奭①曰】此草藥也。《蜀本》言作木高丈餘者，非矣。大率皆似寒菊，然花、葉、莖、蕊差大爲異。仍莖葉有淡黑斑。六七月旋旋開花，至九月中方已。花片四出，其色如桃花，差大而外微深。陝西山麓水次甚多。【斆②曰】凡使勿誤用天藍及斑袖根，二味根形味皆相似也。【機③曰】諸註或云似薮、似杏、似寒菊，各不相侔，豈所產有不同耶？【時珍曰】其莖似葒蓼，其葉圓似杏，其枝黄似柳，其花狀似菊，色似桃花。合而觀之，未嘗不同也。

根。【修治】【斆④曰】采得細剉，却用葉包一夜，晒乾用。

【氣味】微温，【權⑤曰】甘，平，無毒。【宗奭⑥曰】味微苦。今天下暑月多煎根汁爲飲。不得甘草則不堪飲。本文不言味。《藥性論》云甘，是甘草之味，非虎杖味也。【主治】通利月水，破留血癥結。《别録》⑦。漬酒服，主暴瘕。弘景⑧。風在骨節間，及血瘀，煮汁作酒服之。藏器⑨。治大熱煩躁，止渴，利小便，壓一切熱毒。甄權⑩。治産後血運，惡血不下，心腹脹滿，排膿，主瘡癤撲損瘀血，破風毒結氣。大明⑪。燒灰，貼諸惡瘡。焙研，煉蜜爲丸，陳米飲服，治腸痔下血。蘇頌⑫。研末酒服，治産後瘀血血痛，及墜撲昏悶，有效。時珍。

【發明】【權⑬曰】暑月以根和甘草同煎爲飲，色如琥珀可愛，甚甘美。瓶置井中，令冷澈如

---

① 宗奭：《衍義》卷12"虎杖"　根微苦。《經》不言味。此草藥也。《蜀本》：《圖經》言：作木高丈餘，此全非虎杖。大率皆似寒菊，然花、葉、莖、蕊差大爲異。仍莖、葉有淡黑斑。自六七月旋旋開花，至九月中方已。花片四出，其色如桃花，差大，外微深。陝西山麓水次甚多。

② 斆：《炮炙論》見《證類》卷13"虎杖根"　雷公云：凡使，勿用天藍并斑袖根，其二味根形、味相似，用之有誤……

③ 機：（按：或出《本草會編》。書佚，無可溯源。）

④ 斆：《炮炙論》見《證類》卷13"虎杖根"　雷公云……採得後細剉，却用上虎枝葉裹一夜，出。曬乾用。

⑤ 權：《藥性論》見《證類》卷13"虎杖根"　……味甘，平，無毒……

⑥ 宗奭：《衍義》卷12"虎杖"　今天下暑月多煎根汁爲飲。不得甘草，則不堪飲。《藥性論》云：和甘草煎，嘗之甘美。其味甘，即是甘草之味，非虎杖也。論其攻治，則甚當矣。

⑦ 别録：見1276頁注⑦。

⑧ 弘景：《集注》見《證類》卷13"虎杖根"　……極主暴瘕，酒漬根服之也。

⑨ 藏器：《拾遺》見《證類》卷13"虎杖根"　《陳藏器本草》云：虎杖主風在骨節間，及血瘀，煮汁作酒服之。葉擣傅蛇咬……

⑩ 甄權：《藥性論》見《證類》卷13"虎杖根"　……主治大熱煩躁，止渴利小便，壓一切熱毒……

⑪ 大明：《日華子》見《證類》卷13"虎杖根"　治産後惡血不下，心腹脹滿，排膿，主瘡癤癰毒，婦人血運，撲損瘀血，破風毒結氣……

⑫ 蘇頌：《圖經》見《證類》卷13"虎杖根"　……河東人燒根灰貼諸惡瘡。浙中醫工取根洗去皴皮，剉焙，擣篩蜜丸如赤豆，陳米飲下，治腸痔下血甚佳……

⑬ 權：《藥性論》見《證類》卷13"虎杖根"　……暑月和甘草煎，色如琥珀可愛，堪看，嘗之甘美。瓶置井中，令冷徹如冰，白甆器及銀器中盛，似茶啜之，時人呼爲冷飲子，又且尊於茗。能破女子經候不通，擣以酒浸常服。有孕人勿服，破血。

冰，時人呼爲冷飲子，啜之且尊於茗，極解暑毒。其汁染米作糜餻益美。擣末浸酒常服，破女子經脉不通。有孕人勿服。【時珍曰】孫真人《千金方》①治女人月經不通，腹内積聚，虚脹雷鳴，四肢沉重，亦治丈夫積聚，有虎杖煎。取高地虎杖根，剉二斛，水二石五斗，煮取一斗半，去滓，入醇酒五升，煎如餳。每服一合，以知爲度。又許學士《本事方》②治男婦諸般淋疾。用苦杖根洗净，剉一合，以水五合，煎一盞，去滓，入乳香、麝香少許服之。鄞縣尉 耿夢得内人患沙石淋已十三年。每漩痛楚不可忍，溺器中小便下沙石剥剥有聲。百方不效，偶得此方服之，一夕而愈。乃予目擊者。

【附方】舊三，新三。小便五淋。苦杖爲末，每服二錢，用飯飲下。《集驗方》③。月水不利。虎杖三兩，凌霄花、没藥各一兩，爲末，熱酒每服一錢。○又方：治月經不通，腹大如甕，氣短欲死。虎杖一斤，去頭暴乾，切。土瓜根汁、牛膝汁二斗，水一斛，浸虎杖一宿，煎取二斗，入二汁同煎如餳。每酒服一合，日再夜一，宿血當下。《聖惠方》④。時疫流毒攻手足，腫痛欲斷。用虎杖根剉，煮汁漬之。《肘後方》⑤。腹中暴癥，硬如石，痛如刺，不治，百日内死。取虎杖根，勿令影臨水上，可得石餘，洗乾擣末，稌米五升炊飯，納入攪之，好酒五斗漬之，封。候藥消飯浮，可飲一升半。勿食鮭魚及鹽。但取一斗乾者，薄酒浸飲，從少起，日三服，亦佳，癥當下也。此方治癥，大勝諸藥也。《外臺秘要》⑥。氣奔怪病。人忽遍身皮底混混如波浪聲，痒不可忍，抓之血出不能解，

① 千金方：**《千金方》卷4“月水不通”**　虎杖煎：治腹内積聚，虚脹雷鳴，四肢沉重，月經不通，亦治丈夫病方。取高地虎杖根，細剉二斛，以水二石五斗，煮取一大斗半，去滓，澄濾令净，取好淳酒五升合煎，令如餳，每服一合，消息爲度，不知則加之。

② 本事方：**《本事方》卷10“婦人諸疾”**　治婦人諸般淋：苦杖根（俗呼爲杜牛膝），多取净洗，碎之，以一合用水五盞，煎一盞，去滓，用麝香、乳香少許，研調下。鄞縣武尉耿夢得，其内人患砂石淋者十三年矣，每漩痛楚不可忍，溺器中小便下砂石，剥剥有聲，百方不效。偶得此方啜之，一夕而愈，目所見也。

③ 集驗方：**《證類》卷13“虎杖根”**　《集驗方》：治五淋：苦杖不計多少爲末，每服二錢，用飯飲下，不拘時候。

④ 聖惠方：**《聖惠方》卷72“治婦人月水不利諸方”**　治婦人月水不利，腹脅妨悶，背膊煩疼……又方：虎杖（三兩）、凌霄花（一兩）、没藥（一兩），右件藥擣細羅爲散，不計時候以熱酒調下一錢。／**《聖惠方》卷72“治婦人月水不通腹内癥塊諸方”**　治婦人月水滯澀不通，結成癥塊，腹肋脹大欲死，虎杖煎方：虎杖（五斤，剉）、土瓜根汁（二斤）、牛膝汁（二斤），右件藥以水二大斗，漬虎杖一宿，明旦煎取汁二升，内土瓜根、牛膝汁中攪令稠，以重湯煮如稀餳，每日空心及晚食前以温酒調下一合。

⑤ 肘後方：**《肘後方》卷2“治傷寒時氣温病方第十三”**　治毒攻手足腫，疼痛欲斷方：用虎杖根剉，煮，適寒温以漬足，令踝上有尺許水止之。

⑥ 外臺秘要：**《外臺》卷12“暴癥方六首”**　又凡癥堅之起，多以漸生。而有覺便牢大者，自難療也。腹中微有結積，便害飲食，轉羸瘦。療多用陷冰、玉壺、八毒諸大藥，今上取小小易得者方：取虎杖根，勿令影臨水上者，可得石餘，净洗乾之，擣作末，以秫米五斗炊飯，内攪之，好酒五斗漬封，藥消飯浮，可飲一升半。勿食鮭、鹽，癥當出。亦可但取其根一升，乾擣千杵，酒漬飲之，從少起，日三，亦佳。此酒療癥，乃勝諸大藥。

謂之氣奔。以苦杖、人參、青鹽、細辛各一兩，作一服，水煎，細飲盡便愈。夏子益《奇疾方》①。消渴引飲。虎杖燒過、海浮石、烏賊魚骨、丹砂等分，爲末。渴時以麥門冬湯服二錢，日三次。忌酒色、魚、麪、鮓、醬、生冷。《衛生家寶方》②。

蕕《拾遺》③【校正】併入《有名未用·别録④·馬唐》。

【釋名】馬唐《别録》⑤、馬飯《别録》⑥、羊麻《别録》、羊粟《别録》、蔓于《爾雅》⑦、軒于。【藏器⑧曰】馬食之如糖如飯，故名馬唐、馬飯。【時珍曰】羊亦食之，故曰羊麻、羊粟。其氣㾏臭，故謂之蕕。蕕者㾏也，朽木臭也。此草莖頗似蕙而臭，故《左傳》云"一薰一蕕，十年尚猶有臭"是也。孫升《談圃》⑨以爲香薷者，誤矣。即《别録》馬唐也，今併爲一。

【集解】【《别録》⑩曰】馬唐生下濕地，莖有節生根，五月采。【藏器⑪曰】生南方廢稻田中，節節有根，着土如結縷草，堪飼馬。又曰：蕕生水田中，狀如結縷草而葉長，馬食之。

【氣味】甘，寒，無毒。【藏器⑫曰】大寒。【主治】馬唐：調中，明耳目。《别

---

① 奇疾方：**《傳信適用方》卷下"夏子益治奇疾方三十八道"** 第十八：遍身忽皮底混混如波浪聲，癢不可忍，抓之肉血出，亦不能解，謂之氣奔。治以人參、苦杖、青鹽、白术、細辛各一兩，爲末，作一服，水二碗，煎十數沸，去滓飲盡便愈。

② 衛生家寶方：**《衛生家寶方》卷4"治痟渴"** 朱砂散：烏賊魚骨（去皮，研，别入）、浮石（研，别入）、朱砂（研，别入）、桔梗（去蘆）、人參（去蘆）、苦杖，右等分，爲末，每服二錢，煎濃麥門冬湯調，空心日午臨卧時服。忌酒色、濕面、油煎、生冷、鮓醬。

③ 拾遺：**《嘉祐》見《證類》卷11"蕕草"** 味甘，大寒，無毒。主濕痺，消水氣。合赤小豆煮食之，勿與鹽，主脚氣，頑痺，虚腫，小腹急，小便赤澀。擣葉傅毒腫。又絞取汁服之，主消渴。生水田中。似結縷，葉長，馬食之。《爾雅》云：蕕，蔓于。注云：生水中，江東人呼爲莤證，俗云：蕕，水草也。（新補，見陳藏器。）

④ 别録：**《别録》見《證類》卷30"馬唐"** 味甘，寒。主調中，明耳目。一名羊麻，一名羊粟。生下濕地，莖有節生根。五月採。

⑤ 别録：見上注。（**按**："釋名"項下"别録"皆同此。）

⑥ 别録：**《别録》見《證類》卷30"馬唐"** ……《爾雅》云：馬唐，馬飯也。

⑦ 爾雅：見本頁注③所引。

⑧ 藏器：**《拾遺》見《證類》卷30"馬唐"** 陳藏器云：生南中廢稻田中，節節有根著土，如結縷草。堪飼馬，云馬食如糖，故曰馬唐。煎取汁，明目潤肺……

⑨ 談圃：**《孫公談圃》卷上** 汀州地多香茸，閩人呼爲香蕕。公曰孰是？予曰：《左傳》言一薰一蕕，十年尚有臭。杜預曰：蕕，臭草也。《漢書》薰以香自燒。顔籀曰：薰，香草也。左氏以薰對蕕，是不得爲香草。今香茸自甲拆至花時，投殽俎中馥，然謂之臭草，可乎？按《本草》香薷，薷音柔，味辛。注云：家家有之，主霍亂。今醫家用香茸，正療此疾，味亦辛。但淮南爲香茸，閩中呼爲香蕕，此非，當以《本草》爲證。公曰信是……

⑩ 别録：見本頁注④。

⑪ 藏器：見本頁注③。/見本頁注⑧。

⑫ 藏器：見本頁注③。

録》①。煎取汁,明目潤肺。又曰:蕕,消水氣濕痺,脚氣,頑痺,虚腫,小腹急,小便赤澀,並合赤小豆煮食,勿與鹽。絞汁服,止消渴。擣葉,傅毒腫。藏器②。

萹蓄音褊畜○《本經》③下品

【釋名】扁竹弘景④、扁辨吴普⑤、扁蔓吴普、粉節草《綱目》、道生草。【時珍曰】許慎《説文》⑥作扁筑,與竹同音。節間有粉,多生道旁,故方士呼爲粉節草、道生草。

【集解】【《别録》⑦曰】萹蓄生東萊山谷,五月采,陰乾。【弘景⑧曰】處處有之,布地而生,花節間白,葉細緑,人呼爲扁竹。【頌⑨曰】春中布地生道旁,苗似瞿麥,葉細緑如竹,赤莖如釵股,節間花出甚細,微青黄色,根如蒿根,四五月采苗,陰乾。《蜀圖經》云:二月、八月採苗,日乾。郭璞注《爾雅》云:似小藜,赤莖節,好生道旁,可食,殺蟲是也。或云《爾雅》王芻即此也。【時珍曰】其葉似落帚葉而不尖,弱莖引蔓,促節。三月開細紅花,如蓼藍花,結細子,爐火家燒灰煉霜用。一種水扁筑,名薄,音督,出《説文》。

【氣味】苦,平,無毒。【權⑩曰】甘、濇。【主治】浸淫疥瘙疽痔,殺三蟲。《本經》⑪。療女子陰蝕。《别録》⑫。煮汁飲小兒,療蚘蟲有驗。甄權⑬。治霍亂黄疸,利小便,小兒魃病。時珍。

---

① 别録:見1279頁注④。
② 藏器:見1279頁注⑧、注③。
③ 本經:《本經》《别録》見《證類》卷11"萹蓄"　味苦,平,無毒,主浸淫疥瘙疽痔,殺三蟲,療女子陰蝕。生東萊山谷。五月採,陰乾。
④ 弘景:《集注》見《證類》卷11"萹蓄"　……人亦呼爲萹竹……
⑤ 吴普:《御覽》卷998"茿"　《吴氏本草》曰:萹蓄,一名畜辯,一名萹蔓。(按:"釋名"項下"吴普"同此。)
⑥ 説文:《説文》卷1"艸部"　茿,萹茿也。
⑦ 别録:見本頁注③。
⑧ 弘景:《集注》見《證類》卷11"萹蓄"　陶隱居云:處處有,布地生,花節間白,葉細緑,人亦呼爲萹竹……
⑨ 頌:《圖經》見《證類》卷11"萹蓄"　萹蓄,亦名萹竹。出東萊山谷,今在處有之。春中布地生道傍,苗似瞿麥,葉細緑如竹,赤莖如釵股,節間花出甚細,微青黄色,根如蒿根,四月、五月採苗,陰乾。謹按《爾雅》云:竹,萹蓄。郭璞注云:似小藜,赤莖節,好生道傍,可食,又殺蟲。《衛詩》緑竹猗猗。説者曰:緑,王芻也。竹,萹竹也。即謂萹蓄。
⑩ 權:《藥性論》見《證類》卷11"萹蓄"　萹竹,使,味甘……
⑪ 本經:見本頁注③白字。
⑫ 别録:見本頁注③。
⑬ 甄權:《藥性論》見《證類》卷11"萹蓄"　……煮汁與小兒服,主蚘蟲等咬心,心痛面青,口中沫出,臨死者,取十斤細剉,以水一石煎,去滓成煎如飴。空心服,蟲自下,皆盡止……

【附方】舊六，新三。**熱淋澀痛**。扁竹煎湯頻飲。《生生編》①。**熱黄疸疾**。扁竹擣汁，頓服一升。多年者，日再服之。《藥性論》②。**霍亂吐利**。扁竹入豉汁中，下五味，煮羹食。《食醫心鏡》③。**丹石衝眼**。服丹石人毒發，衝眼腫痛。扁竹根一握，洗，擣汁服之。《食療本草》④。**蚘咬心痛**。《食療》⑤治小兒蚘咬心痛，面青，口中沫出臨死者，取扁竹十斤剉，以水一石，煎至一斗，去滓煎如餳。隔宿勿食，空心服一升，蟲即下也。仍常煮汁作飯食。○《海上歌》⑥云：心頭急痛不能當，我有仙人海上方。萹蓄醋煎通口嚥，管教時刻便安康。**蟲食下部**。蟲狀如蝸牛，食下部作痒。取扁竹一把，水二升，煮熟。五歲兒，空腹服三五合。楊氏《産乳》⑦。**痔發腫痛**。扁竹擣汁，服一升，一二服未瘥，再服。亦取汁和麪作餺飥煮食，日三次。《藥性論》⑧。**惡瘡痂痒**作痛。扁竹擣封，痂落即瘥。《肘後方》⑨。

藎草音燼○《本經》⑩下品

【釋名】**黄草**吴普⑪、**菉竹**《唐本》⑫、**菉蓐**《唐本》⑬、**莀草**《綱目》、**盭草**音戾、**王芻**《爾雅》⑭、**鴟脚莎**。【時珍曰】此草緑色，可染黄，故曰黄、曰緑也。莀、盭乃北人呼緑字音轉也。

---

① 生生編：（**按**：僅見《綱目》引録。）

② 藥性論：**《藥性論》見《證類》卷11"萹蓄"**　……治熱黄，取汁頓服一升，多年者再服之……

③ 食醫心鏡：**《證類》卷11"萹蓄"**　《食醫心鏡》……又方：治霍亂，吐痢不止。萹竹，豉汁中以五味調和，煮羹食之佳。

④ 食療本草：**《證類》卷11"萹蓄"**　《食療》……丹石發，衝眼目腫痛。取根一握，洗。擣以少水，絞取汁服之。若熱腫處，擣根、莖傅之。

⑤ 食療：**《證類》卷11"萹蓄"**　《食療》云：蚘蟲心痛，面青，口中沫出，臨水。取葉十斤，細切，以水三石三斗，煮如餳，去滓。通寒温，空心服一升，蟲即下。至重者再服，仍通宿勿食，來日平明服之。患治常取萹竹煮汁澄清，常用以作飰。

⑥ 海上歌：**《海上仙方》後集"第二十六證"**　心頭急痛不堪當，我有真人海上方。匾竹醋煎連口咽，病身頃刻即平康。

⑦ 産乳：**《證類》卷11"萹蓄"**　《楊氏産乳》：治蠱，狀如蝸牛，食下部癢。取萹竹一把，水一升煮熟，五歲兒空腹服三五合，隔宿食，明早服之，尤佳。

⑧ 藥性論：**《藥性論》見《證類》卷11"萹蓄"**　主患痔疾者，常取葉擣汁服，效……/**《千金翼》**：治外痔，擣扁竹絞取汁，搜麪作餺飥，空心吃，日三度，常吃。（**按**：此條糅入《千金翼》内容。）

⑨ 肘後方：**《證類》卷11"萹蓄"**　《肘後方》：惡瘡連痂癢痛：搗萹竹封，痂落即差。

⑩ 本經：**《本經》《别録》（《藥對》）見《證類》卷11"藎草"**　味苦，平，無毒。主久欬上氣喘逆，久寒驚悸，痂疥白秃瘍氣，殺皮膚小蟲。可以染黄作金色。生青衣川谷。九月、十月採。（畏鼠婦。）

⑪ 吴普：**《御覽》卷997"王芻"**　《吴氏本草》曰：王芻，一名黄草……

⑫ 唐本：（**按**：《唐本草》無"菉竹"名。惟《嘉祐》引"《詩·衛風》云：瞻彼淇澳，緑竹猗猗是也。"其中"緑竹"，《説文》《禮記·大學》引作"菉竹"。）

⑬ 唐本：**《唐本草》見《證類》卷11"藎草"**　……俗名菉蓐草……

⑭ 爾雅：**《爾雅·釋草》**　菉，王芻。（菉，蓐也。今呼鴟脚莎。）

古者貢草入染人,故謂之王芻,而進忠者謂之藎臣也。《詩》①云:終朝采緑,不盈一掬。許慎《説文》②云:莨草可以染黄。《漢書》③云:諸侯盭綬。晉灼注云:盭草出瑯琊,似艾可染,因以名綬。皆謂此草也。【禹錫④曰】《爾雅》:菉,王芻。孫炎注云:即緑蓐草也。今呼爲鴟脚莎。《詩》云"菉竹猗猗"是也。

【集解】【《别録》⑤曰】藎草生青衣川谷,九月、十月采,可以染作金色。【普⑥曰】生太山山谷。【恭⑦曰】青衣縣名,在益州西。今處處平澤溪澗側皆有。葉似竹而細薄,莖亦圓小。荆襄人煮以染黄,色極鮮好。俗名菉蓐草。

【氣味】苦,平,無毒。【吴氏⑧曰】神農、雷公:苦。【之才⑨曰】畏鼠負。【主治】久欬上氣喘逆,久寒驚悸,痂疥白秃瘍氣,殺皮膚小蟲。《本經》⑩。治身熱邪氣,小兒身熱。吴普⑪。洗一切惡瘡,有效。大明⑫。

蒺藜《本經》⑬上品

【釋名】茨《爾雅》⑭、旁通《本經》⑮、屈人《本經》、止行《本經》、豺羽《本經》、升推。【弘景⑯曰】多生道上及墻上。葉布地,子有刺,狀如菱而小。長安最饒,人行多着木履。今軍

---

① 詩:**《詩·小雅·采緑》** 終朝采緑,不盈一匊。

② 説文:**《説文》卷1下"艸部"** 莨,艸也,可以染留黄。

③ 漢書:**《漢書》卷19上"百官公卿表"** 諸侯王,高帝初置,金璽盭綬……(如淳曰:盭音戾,緑也,以緑爲質。晉灼曰:盭,草名也。出琅邪平昌縣,似艾,可染緑,因以爲綬名也……)

④ 禹錫:**《蜀本》見《證類》卷11"藎草"** 《爾雅疏》云:菉,鹿蓐也。今呼鴟脚莎。《詩·衛風》云:"瞻彼淇澳,緑竹猗猗"是也。

⑤ 别録:見1281頁注⑩。

⑥ 普:**《御覽》卷997"王芻"** 《吴氏本草》曰……生太山山谷……

⑦ 恭:**《唐本草》見《證類》卷11"藎草"** 《唐本》注云:此草葉似竹而細薄,莖亦圓小。生平澤溪澗之側,荆襄人煮以染黄,色極鮮好。洗瘡有效。俗名菉蓐草。

⑧ 吴氏:**《御覽》卷997"王芻"** 《吴氏本草》曰……神農、雷公:苦。

⑨ 之才:**古本《藥對》**見1281頁注⑩括號中七情文。

⑩ 本經:見1281頁注⑩白字。

⑪ 吴普:**《御覽》卷997"王芻"** 《吴氏本草》曰……治身熱邪氣,小兒身熱氣。

⑫ 大明:**《藥性論》見《證類》卷11"藎草"** 藎草,使。治一切惡瘡。(**按**:時珍誤注出處。)

⑬ 本經:**《本經》《别録》(《藥對》)見《證類》卷7"蒺蔾子"** 味苦、辛,温、微寒,無毒。主惡血,破癥結積聚,喉痺,乳難,身體風癢,頭痛,欬逆傷肺,肺痿,止煩下氣,小兒頭瘡,癰腫陰㿉,可作摩粉。其葉主風癢,可煮以浴。久服長肌肉,明目,輕身。一名旁通,一名屈人,一名止行,一名豺羽,一名升推,一名即蔾,一名茨。生馮翊平澤或道傍。七月、八月採實,暴乾。(烏頭爲之使。)

⑭ 爾雅:**《爾雅·釋草》** 茨,蒺藜。

⑮ 本經:見本頁注⑬白字。(**按**:"釋名"項下"本經"皆同此。)

⑯ 弘景:**《集注》見《證類》卷7"蒺蔾子"** 陶隱居云:多生道上,而葉布地,子有刺,狀如菱而小。長安最饒,人行多著木屐。今軍家乃鑄鐵作之,以布敵路,亦呼蒺蔾。《易》云:據于蒺蔾。言其凶傷。《詩》云:牆有茨,不可掃也。以刺梗穢也。方用甚稀爾。

家乃鑄鐵作之,以布敵路,名鐵蒺藜。《易》云"據于蒺藜",言其兇傷。詩云"墻有茨,不可掃也",以刺梗穢。方用甚稀。【時珍曰】蒺,疾也;藜,利也;茨,刺也。其刺傷人,甚疾而利也。屈人、止行,皆因其傷人也。

【集解】【《别録》①曰】蒺藜子生馮翊平澤或道旁,七月、八月采實,暴乾。【頌②曰】冬月亦采之,黄白色。郭璞注《爾雅》云,布地蔓生,細葉,子有三角,刺人是也。又一種白蒺藜,今生同州沙苑,牧馬草地最多,而近道亦有之。緑葉細蔓,綿布沙上。七月開花黄紫色,如豌豆花而小,九月結實作莢,子便可采。其實味甘而微腥,褐緑色,與蠶種子相類而差大。又與馬藻子酷相類,但馬藻子微大,不堪入藥,須細辨之。【宗奭③曰】蒺藜有二等。一等杜蒺藜,即今之道旁布地而生者,開小黄花,結芒刺。一種白蒺藜,出同州 沙苑牧馬處。子如羊内腎,大如黍粒,補腎藥今人多用。風家惟用刺蒺藜也。【時珍曰】蒺藜葉如初生皂莢葉,整齊可愛。刺蒺藜狀如赤根菜子及細菱,三角四刺,實有仁。其白蒺藜結莢長寸許,内子大如脂麻,狀如羊腎而帶緑色,今人謂之沙苑蒺藜。以此分别。

子。【修治】【斅④曰】凡使揀净蒸之。從午至酉,日乾,木臼舂令刺盡,用酒拌再蒸,從午至酉,日乾用。【大明⑤曰】入藥不計丸散,並炒去刺用。

【氣味】苦,温,無毒。【《别録》⑥曰】辛,微温。【權⑦曰】甘,有小毒。【志⑧曰】其性宣通,久服不冷而無壅熱,當以性温爲是。【之才⑨曰】烏頭爲之使。【主治】惡血,破癥積聚,喉痺,乳難。久服長肌肉,明目輕身。《本經》⑩。身體風癢,頭痛,欬逆傷肺,肺痿,止煩下氣。小兒頭瘡,癰腫陰㿗,可作摩粉。《别録》⑪。治諸風癧瘍,

---

① 别録:見 1282 頁注⑬。

② 頌:**《圖經》見《證類》卷 7"蒺藜子"** 蒺藜子,生馮翊平澤或道傍。七月、八月採實,暴乾。又冬採。黄白色,類軍家鐵蒺藜。此《詩》所謂牆有茨者。郭璞注《爾雅》云:布地蔓生,細葉,子有三角刺人是也。又一種白蒺藜,今生同州沙苑,牧馬草地最多,而近道亦有之。緑葉細蔓,綿布沙上,七月開花,黄紫色,如豌豆花而小。九月結實,作莢子便可採。其實味甘而微腥,褐緑色,與蠶種子相類而差大。又與馬藻子酷相類,但馬藻子微大,不堪入藥,須細辨之……

③ 宗奭:**《衍義》卷 8"蒺藜"** 有兩等:一等杜蒺藜,即今之道傍布地而生,或生牆上,有小黄花,結芒刺,此正是牆有茨者。花收摘,蔭乾爲末,每服三二錢,飯後以温酒調服,治白癜風。又一種白蒺藜,出同州沙苑牧馬處。黄紫花,作莢,結子如羊内腎。補腎藥,今人多用。風家惟用刺蒺藜。

④ 斅:**《炮炙論》見《證類》卷 7"蒺藜子"** 雷公云:凡使,採後净揀擇了,蒸,從午至酉出,日乾。於木臼中舂,令皮上刺盡,用酒拌再蒸,從午至酉出,日乾用。

⑤ 大明:**《日華子》見《證類》卷 7"蒺藜子"** ……入藥不計丸散,並炒,去刺用。

⑥ 别録:見 1282 頁注⑬。

⑦ 權:**《藥性論》見《證類》卷 7"蒺藜子"** 白蒺藜子,君,味甘,有小毒……

⑧ 志:**《開寶》見《證類》卷 7"蒺藜子"** 今按《别本》注云:《本經》云温,《别録》云寒。此藥性宣通,久服不冷而無壅熱,則其温也。

⑨ 之才:**古本《藥對》**見 1282 頁注⑬括號中七情文。

⑩ 本經:見 1282 頁注⑬白字。

⑪ 别録:見 1282 頁注⑬。

療吐膿,去燥熱。甄權①。治奔豚腎氣,肺氣胸膈滿,催生墮胎,益精,療水藏冷,小便多,止遺瀝泄精,溺血腫痛。大明②。痔漏陰汗,婦人發乳帶下。蘇頌③。治風秘及蚘蟲心腹痛。時珍。

白蒺藜。【氣味】甘,温,無毒。【主治】補腎,治腰痛泄精,虚損勞乏。時珍。

【發明】【頌④曰】古方皆用有刺者,治風明目最良。神仙方亦有單服蒺藜法,云不問黑白,但取堅實者,舂去刺用。【時珍曰】古方補腎治風,皆用刺蒺藜。後世補腎多用沙苑蒺藜,或以熬膏和藥,恐其功亦不甚相遠也。刺蒺藜炒黄去刺,磨麪作餅,或蒸食,可以救荒。

【附方】舊九,新八。服食法。蒺藜子一碩,七八月熟時收取,日乾,舂去刺,杵爲末。每服二錢,新汲水調下,日三服,勿令中絶,斷穀長生。服之一年以後,冬不寒,夏不熱。二年,老者復少,髮白復黑,齒落更生。服之三年,身輕長生。《神仙秘旨》⑤。腰脊引痛。蒺藜子擣末,蜜和丸胡豆大。酒服二丸,日三服。《外臺秘要》⑥。通身浮腫。杜蒺藜日日煎湯洗之。《聖惠方》⑦。卒中五尸。蒺藜子擣末,蜜丸胡豆大。每服二丸,日三服。《肘後方》⑧。大便風秘。蒺藜子炒一兩,豬牙皂莢去皮酥炙五錢,爲末。每服一錢,鹽茶湯下。《普濟方》⑨。月經不

---

① 甄權:**《藥性論》見《證類》卷 7"蒺藜子"** ……治諸風癧瘍,破宿血,療吐膿,主難産,去躁熱,不入湯用。

② 大明:**《日華子》見《證類》卷 7"蒺〔藜〕子"** 治賁豘腎氣,肺氣胸膈滿,催生并墮胎,益精,療腫毒及水藏冷,小便多,止遺瀝泄精,溺血……

③ 蘇頌:**《圖經》見《證類》卷 7"蒺藜子"** ……今人多用。然古方云:蒺藜子皆用有刺者,治風明目最良。《神仙方》亦有單餌蒺藜,云不問黑白,但取堅實者,舂去刺用。兼主痔漏,陰汗及婦人髮乳,帶下……

④ 頌:見上注。

⑤ 神仙秘旨:**《證類》卷 7"蒺藜子"** 《神仙秘旨》云:服蒺藜子一碩,當七、八月熟時收,日乾,舂去刺,然後杵爲末。每服二錢,新汲水調下,日三服,勿令中絶,斷穀長生。服之一年已後,冬不寒,夏不熱。服之二年,老者復少,髮白復黑,齒落重生。服之三年,身輕長生。

⑥ 外臺秘要:**《證類》卷 7"蒺藜子"** 《外臺秘要》:治急引腰脊痛,擣末,蜜和丸,酒服胡豆大二丸,日三服。(**按**:查《外臺》卷 13"五尸方"下此方出《肘後》,而《肘後》卷 1"治卒中五尸方"有此方同。時珍或轉引自《證類》。)

⑦ 聖惠方:**《普濟方》卷 193"水氣遍身腫滿附論"** 治四肢浮腫:用杜蒺藜不拘多少,煎湯洗,去腫。(**按**:《聖惠方》無此方,誤注出處。)

⑧ 肘後方:**《肘後方》卷 1"治卒中五屍方第六"** 凡五屍,即身中死鬼接引也,共爲病害……又方:擣蒺藜子,蜜丸服如胡豆,二丸,日三。

⑨ 普濟方:**《普濟方》卷 39"大便秘澀不通"** 皂莢散:治大便不通。豬牙皂莢(去皮酥炙,半兩)、蒺藜子(炒,去角,一兩),右爲末,每服一錢,鹽茶湯調下。

通。杜蒺藜、當歸等分，爲末，米飲每服三錢。《儒門事親》①。**催生下衣**。難產，胎在腹中，并包衣不下及胎死者，蒺藜子、貝母各四兩，爲末，米湯服三錢。少頃不下，再服。《梅師方》②。**蚘蟲心痛**，吐清水。七月七日采蒺藜子，陰乾，燒作灰，先食服方寸匕，日三服。《外臺秘要》③。**萬病積聚**④。七八月收蒺藜子，水煮熟，曝乾，蜜丸梧子大。每酒服七丸，以知爲度。其汁煎如飴，服之。**三十年失明**。補肝散：用蒺藜子七月七日收，陰乾擣散。食後水服方寸匕，日二。《外臺秘要》⑤。**牙齒動摇**，疼痛及打動者。土蒺藜去角生研五錢，淡漿水半盌，蘸水入鹽温漱，甚效。或以根燒灰，貼牙即牢也。《御藥院方》⑥。**牙齒出血**不止，動摇。白蒺藜末，旦旦擦之。《道藏經》⑦。**打動牙疼**。蒺藜子或根爲末，日日揩之。《瑞竹堂方》⑧。**鼻塞出水**，多年不聞香臭。蒺藜二握，當道車碾過，以水一大盞，煮取半盞。仰卧，先滿口含飯，以汁一合灌鼻中。不過再灌，嚏出一兩箇息肉，似赤蛹蟲，即愈。《聖惠方》⑨。**面上瘢痕**。蒺藜子、山巵子各一合，爲末，醋和，夜塗旦洗。《救急方》⑩。**白癜風疾**。白蒺藜子六兩，生擣爲末。每湯服二錢，日二服。一月絶根，服至半月，白處見紅點，神效。《孫真人食忌》⑪。**一切丁腫**。蒺藜子一升，熬擣，以醋和

---

① 儒門事親：**《儒門事親》卷12"獨治於內者"** 又當歸散行經：當歸、杜蒺藜（各等份），右爲末，米飲湯調服，食前。

② 梅師方：**《證類》卷7"蒺藜子"** 《梅師方》：治難產礙胎在腹中，如已見兒，并胞衣不出，胎死：蒺藜子、貝母各四兩，爲末，米湯下一匙。相去四五里不下，再服。

③ 外臺秘要：**《外臺》卷26"蟯蟲方六首"** 陶氏療蟲方：取七月七日蒺藜子，陰乾，燒作灰，先食，服方寸匕，一服，三日止。

④ 萬病積聚：**《千金方》卷11"堅癥積聚第五"** 治萬病積聚方：七八月收蒺藜子，不限多少，以水煮過熟，取滓，曝令乾，擣篩，蜜丸如梧子大，酒服七丸，以知爲度。其汁煎如飴服之。（**按**：原無出處，今溯得其源。）

⑤ 外臺秘要：**《證類》卷7"蒺藜子"** 《外臺秘要》……又方：補肝散，治三十年失明，蒺藜子七月七日收，陰乾，擣散，食後水服方寸匕。（**按**：《外臺》卷21"失明方"有同方。時珍或轉引自《證類》。）

⑥ 御藥院方：**《御藥院方》卷9"治咽喉口齒門"** 土蒺藜散：治牙齒疼痛，齗腫動摇。土蒺藜（去角，生用，不以多少），右爲粗末，每服五錢，淡漿水半碗，煎七八沸，去滓，入鹽末一撚，帶熱時時漱之，别無所忌……

⑦ 道藏經：（**按**：已檢索《道藏》《續道藏》電子本，未能溯得其源。）

⑧ 瑞竹堂方：**《瑞竹堂方》卷10"發齒門"** 蒺藜散：治打動牙齒。蒺藜根，右燒灰，貼動牙即牢。

⑨ 聖惠方：**《聖惠方》卷37"治鼻塞氣息不通諸方"** 治鼻塞，多年不聞香臭，水出不止，灌鼻蒺藜汁方：蒺藜（二握，當道車碾過者），右件藥以水一大盞煮取半盞，仰卧，先滿口含飯，以汁一合灌入鼻中，不過再灌之，大嚏，出一兩個瘜肉，似赤蛹蟲，即差。

⑩ 救急方：**《普濟方》卷52"滅瘢痕"** 《救急》滅瘢方：蒺藜子、山梔子（各一兩），右爲散，醋漿和如泥，臨卧時以塗之，旦洗去。

⑪ 孫真人食忌：**《證類》卷7"蒺藜子"** 《孫真人食忌》：治白癜風。以白蒺藜子生擣爲末，作湯服之。

封頭上，拔根。《外臺秘要》①。

花。【主治】陰乾爲末。每温酒服二三錢，治白癜風。宗奭②。

苗。【主治】煮湯，洗疥癬風瘡作癢。時珍。

【附方】舊二，新一。鼻流清涕。蒺藜苗二握，黄連二兩，水二升，煎一升，少少灌鼻中，取嚏，不過再服。《聖惠方》③。諸瘡腫毒。蒺藜蔓洗，三寸截之，取得一斗，以水五升，煮取二升，去滓，納銅器中，又煮取一升，納小器中，煮如飴狀，以塗腫處。《千金方》④。蠼螋尿瘡，遶身匝即死。以蒺藜葉擣傅之。無葉用子。《備急方》⑤。

穀精草宋《開寶》⑥

【釋名】戴星草《開寶》⑦、文星草《綱目》、流星草。【時珍曰】穀田餘氣所生，故曰穀精。【志⑧曰】白花似星，故有戴星諸名。

【集解】【頌⑨曰】處處有之。春生於穀田中，葉、莖俱青，根、花並白色。二月、三月采花用，花白小圓似星。可餧馬令肥，主蟲顙毛焦病。又有一種，莖梗長有節，根微赤，出秦隴間。【時珍曰】此草收穀後，荒田中生之，江湖南北多有。一科叢生，葉似嫩穀秧。抽細莖，高四五寸。莖頭有小白花，點點如亂星。九月采花，陰乾。云二三月采者，誤也。

花。【氣味】辛，温，無毒。【藏器⑩曰】甘、平。【大明⑪曰】可結水銀成砂子。【主

---

① 外臺秘要：**《外臺》卷30"十三種丁腫方一十二首"**　又療一切丁腫方……又方：蒺藜子一升，作灰，以釅醋和，封塗瘡上，一宿差。（**按**：《證類》卷7"蒺藜子"引《外臺秘要》亦有此方。）

② 宗奭：**《衍義》卷8"蒺藜"**　……花收摘，蔭乾爲末，每服三二錢，飯後以温酒調服，治白癜風……

③ 聖惠方：**《聖濟總録》卷116"鼻流清涕"**　治鼻塞，清水久不止，灌鼻，蒺藜汁方：蒺藜苗（一握），右一味細剉，以水三盞，煮至一盞，去滓，仰面先滿口含飯，取汁一合，灌鼻中，不過再灌，嚏出息肉差。（**按**：《聖惠方》無此方，誤注出處。）

④ 千金方：**《千金翼方》卷23"薄貼第八"**　治萬種癰腫方：蒺藜蔓浄洗，三寸截之，取得一斗，以水三升，煮取二升，去滓，内銅器中煮取一升，内小器中，煎如稠糖，下取塗瘡腫上，大良。（**按**：《千金方》無此方，《證類》注出《千金方》，《綱目》因袭之。）

⑤ 備急方：**《證類》卷7"蒺藜子"**　《外臺秘要》……又方：《備急》：小兒蠼螋瘡，繞身匝即死。以蒺藜擣葉傅之，無葉用子亦可。（**按**：《千金方》卷5"小兒雜病第九"亦有此方。）

⑥ 開寶：**《開寶》見《證類》卷11"穀精草"**　味辛，温，無毒。主療喉痺，齒風痛，及諸瘡疥。飼馬主蟲顙毛焦等病。二月、三月于穀田中採之。一名戴星草。花白而小圓似星，故有此名爾。

⑦ 開寶：見上注。

⑧ 志：見上注。

⑨ 頌：**《圖經》見《證類》卷11"穀精草"**　穀精草，舊不載所出州土，今處處有之。春生於穀田中，葉、莖俱青，根、花並白色。二月、三月内採花用。一名戴星草。以其葉細，花白而小圓似星，故以名爾。又有一種，莖梗差長有節，根微赤，出秦隴間，古方稀用，今口齒藥多使之。

⑩ 藏器：**《拾遺》見《證類》卷11"穀精草"**　陳藏器云：味甘，平……

⑪ 大明：**《日華子》見《證類》卷11"穀精草"**　凉。喂飼馬肥，二、三月于田中生白花者，結水銀成沙子。

治】喉痺，齒風痛，諸瘡疥。《開寶》①。頭風痛，目盲翳膜，痘後生翳，止血。時珍。

【發明】【時珍曰】穀精體輕性浮，能上行陽明分野。凡治目中諸病，加而用之，甚良。明目退翳之功，似在菊花之上也。

【附方】舊一，新七。腦痛眉痛。穀精草二錢，地龍三錢，乳香一錢，爲末。每用半錢，燒煙筒中，隨左右熏鼻。《聖濟録》②。偏正頭痛。《集驗方》③用穀精草一兩爲末，以白麪糊調攤紙花上，貼痛處，乾换。○《聖濟方》④用穀精草末、銅緑各一錢，硝石半分，隨左右㗜鼻。鼻衄不止。穀精草爲末，熟麪湯服二錢。《聖惠方》⑤。目中翳膜。穀精草、防風等分，爲末，米飲服之，甚驗。《明目方》⑥。痘後目翳，隱澀淚出，久而不退。用穀精草爲末，以柿或豬肝片蘸食。一方，加蛤粉等分，同入豬肝内煮熟，日食之。又方：見“夜明沙”。邵真人《濟急方》⑦。小兒雀盲。至晚忽不見物。用羯羊肝一具，不用水洗，竹刀剖開，入穀精草一撮，瓦罐煮熟，日食之，屢效。忌鐵器。如不肯食，炙熟，擣作丸緑豆大。每服三十丸，茶下。○《衛生家寶方》⑧。小兒中暑，吐泄煩渴。穀精草燒存性，用器覆之，放冷爲末。每冷米飲服半錢。《保幼大全》⑨。

---

① 開寶：見1286頁注⑥。

② 聖濟録：**《聖濟總録》卷108“眼眉骨及頭痛”** 治眼眉骨，及頭腦俱痛，地龍散方：地龍（三錢，去土）、穀精草（二錢）、乳香（剉，一錢），右三味擣研爲細散，每用半錢，於燒香餅子上取煙，用紙筒子罩熏鼻中，偏痛隨左右用之。

③ 集驗方：**《證類》卷11“穀精草”** 《集驗方》：治偏正頭痛：穀精草一兩，爲末，用白麵調攤紙花子上，貼痛處，乾又换。

④ 聖濟方：**《聖濟總録》卷15“腦風”** 治腦風頭痛，吹鼻穀精草散方：穀精草（末）、銅緑（研，各一錢）、消石（半錢，研），右三味擣研和匀，每用一字，吹入鼻内。或偏頭疼，隨病左右吹鼻中。

⑤ 聖惠方：**《聖惠方》卷37“治鼻衄諸方”** 治鼻衄終日不止，心神煩悶……又方：右用穀精草擣羅爲末，以熱麵湯調下二錢。

⑥ 明目方：**《明目神驗方·明目諸經丸散類》** 穀精草散：治翳如神。防風、穀精草（各等分）。右爲細末，空心米飲調下，翳自散。

⑦ 濟急方：**《仙傳外科》卷11“治諸雜證品”** 小兒痘眼，以穀精草爲末，以白柿，或豬肝，或餳糖點吃。/**《秘傳經驗方》** 治小兒痘入眼，用兔糞一粒，水化服之，即能退消。（**按**：《綱目》所引“加蛤粉”一方，未能溯得其源。）

⑧ 衛生家寶方：**《衛生家寶方》卷5“治一切眼疾”** 治大人小兒雀目攀睛，穀精元：穀精草（二兩，爲末　羊肝一具，薄切作片了三指大，用黑豆二合，同穀精草以水二大碗同煮乾爲度，取出控乾），右和黑豆，不以多少，時嚼吃。如恐人不肯吃時，煮乾取出，乘熱入臼内擣成元如緑豆大，每服三十元，茶清湯下，食後臨卧服。小兒加減，隨大小便。

⑨ 保幼大全：**《小兒衛生總微論》卷10“治瀉方”** 烏爐散：治中暑喝，煩躁悶亂，吐瀉。右以穀精草不限多少，燒存性，用器覆之，放冷，研爲細末，每服半錢或一錢，冷米飲調下，無時。

海金沙宋《嘉祐》①

【釋名】竹園荽。【時珍曰】其色黄如細沙也。謂之海者，神異之也。俗名竹園荽，象葉形也。

【集解】【禹錫②曰】出黔中郡，湖南亦有。生作小株，高一二尺。七月收其全科，於日中暴之，小乾，以紙襯承，以杖擊之，有細沙落紙上，且暴且擊，以盡爲度。【時珍曰】江、浙、湖、湘、川、陝皆有之，生山林下。莖細如線，引于竹木上，高尺許。其葉細如園荽葉而甚薄，背面皆青，上多皺文。皺處有沙子，狀如蒲黄粉，黄赤色。不開花，細根堅强。其沙及草皆可入藥。方士采其草取汁，煮砂、縮賀。

【氣味】甘，寒，無毒。【主治】通利小腸。得巵子、馬牙硝、蓬沙，療傷寒熱狂，或丸，或散。《嘉祐》③。治濕熱腫滿，小便熱淋、膏淋、血淋、石淋莖痛，解熱毒氣。時珍。

【發明】【時珍曰】海金沙，小腸、膀胱血分藥也。熱在二經血分者宜之。

【附方】舊一，新五。熱淋急痛。海金沙草陰乾，爲末，煎生甘草湯調服二錢，此陳總領方也。一加滑水。《夷堅志》④。小便不通，臍下滿悶。海金沙一兩，臘面茶半兩，擣碎，每服三錢，生薑、甘草煎湯下，日二服。亦可末服。《圖經本草》⑤。膏淋如油。海金沙、滑石各一兩，甘草稍二錢半，爲末。每服二錢，麥門冬煎湯服。日二次。《仁存方》⑥。血淋痛澀。但利水道，則清濁自分。海金沙末，新汲水或砂糖水服一錢。《普濟方》⑦。脾濕腫滿，腹脹如鼓，喘不得卧。海金沙散：用海金沙三錢，白术四兩，甘草半兩，黑牽牛頭末一兩半，爲末。每服一錢，煎倒流水調下，得利爲妙。東垣《蘭室秘藏》⑧。痘瘡變黑。歸腎。用竹園荽草煎酒，傅其身，即發起。《直

---

① 嘉祐：**《嘉祐》見《證類》卷 11“海金沙”** 主通利小腸。得梔子、馬牙消、蓬沙共療傷寒熱狂。出黔中郡。七月收採。生作小株，才高一二尺。收時全科於日中暴之，令小乾紙襯，以杖擊之，有細沙落紙上，旋收之，且暴且擊，以沙盡爲度。用之或丸或散。（新定）

② 禹錫：見上注。

③ 嘉祐：見上注。

④ 夷堅志：**《婦人良方》卷 8“婦人淋瀝小便不通方論第一”** 治淋，金沙散：海金沙草陰乾爲末，煎生甘草湯，調二錢。甚者不過三四服。（……出陳總領方。）（**按**：《夷堅志》無此方。）

⑤ 圖經本草：**《圖經》見《證類》卷 11“海金沙”** ……今醫治小便不通，臍下滿悶方：海金沙一兩，臘麵茶半兩，二味擣碾令細。每服三錢，煎生薑甘草湯調下，服無時，未通再服。

⑥ 仁存方：**《普濟方》卷 215“膏淋”** 治膏淋，小便肥如膏，海金沙散（出《仁存方》）：滑石末（一兩）、甘草末（一分），右研勾，每末二錢，用麥門冬湯調下。燈心湯調服亦可。

⑦ 普濟方：**《普濟方》卷 215“小便出血”** 治小便出血……又方：用海金沙爲末，以新汲水調下。一方用沙糖水調下。

⑧ 蘭室秘藏：**《玉機微義》卷 12“濕證治法”** 東垣海金沙散：治脾濕太過，通身腫滿，喘不得卧，及腹脹如鼓。牽牛（一兩五錢，微炒）、甘遂（五錢）、白术（一兩）、海金沙（三錢），右爲末，每二錢，煎倒流水調下，得利止後服。（**按**：《蘭室秘藏》無此方，誤注出處。）

指方》①。

地楊梅《拾遺》②

【集解】【藏器③曰】生江東濕地,苗如莎草,四五月有子,似楊梅也。

【氣味】辛,平,無毒。【主治】赤白痢,取莖、子煎湯服。藏器④。

水楊梅《綱目》

【釋名】地椒。

【集解】【時珍曰】生水邊,條葉甚多,生子如楊梅狀。《庚辛玉册》云:地椒,一名水楊梅,多生近道陰濕處,荒田野中亦有之。叢生,苗葉似菊。莖端開黄花,實類椒而不赤。實可結伏三黄、白礬,制丹砂、粉霜。

【氣味】辛,温,無毒。【主治】疔瘡腫毒。時珍。

地蜈蚣草《綱目》

【集解】【時珍曰】生村落塍野間。左蔓延右,右蔓延左。其葉密而對生,如蜈蚣形,其穗亦長,俗呼過路蜈蚣。其延上樹者,呼飛天蜈蚣。根、苗皆可用。

【氣味】苦,寒,無毒。【主治】解諸毒及大便不通,擣汁。療癰腫,擣塗,并末服,能消毒排膿。蜈蚣傷者,入鹽少許擣塗,或末傅之。時珍。

【附方】新一。一切癰疽及腸癰奶癰,赤腫未破,或已破而膿血不散,發熱疼痛能食者,並宜排膿托裹散。用地蜈蚣、赤芍藥、當歸、甘草等分,爲末。每服二錢,温酒下。《和劑局方》⑤。

半邊蓮《綱目》

【集解】【時珍曰】半邊蓮,小草也。生陰濕塍塹邊。就地細梗引蔓,節節而生細葉。秋開小花,淡紅紫色,止有半邊,如蓮花狀,故名。又呼急解索。

---

① 直指方:《仁齋小兒方》卷5"瘡疹證治" 加味宣風散:治腎證瘡痘變黑……又以竹園荽煎酒,敷其身,即得發起。

② 拾遺:《證類》卷6"四十六种陈藏器餘·地楊梅" 味辛,平,無毒。主赤白痢。取莖、子煎服。生江東温濕地。四、五月有子似楊梅,苗如蓑草也。

③ 藏器:見上注。

④ 藏器:見上注。

⑤ 和劑局方:《局方》卷8"治瘡腫傷折" 排膿托裹散:治一切瘡癤癰毒,及腸癰背疽,或赤腫而未破,或已破而膿血不散,渾身發熱,疼痛不可堪忍者。並治婦人奶癰,一切毒腫,並宜服之。地蜈蚣、赤芍藥、當歸、甘草(各等分),右爲細末,每服二錢,温酒調下,不拘時候。

【氣味】辛，平，無毒。【主治】蛇虺傷，擣汁飲，以滓圍塗之。又治寒𪗋氣喘及瘧疾寒熱，同雄黄各二錢，擣泥，盌内覆之，待色青，以飯丸梧子大。每服九丸，空心鹽湯下。時珍。○《壽域方》①。

紫花地丁《綱目》

【釋名】箭頭草《綱目》、獨行虎《綱目》、羊角子《秘韞》②、米布袋。

【集解】【時珍曰】處處有之。其葉似柳而微細，夏開紫花結角。平地生者起莖，溝壑邊生者起蔓。《普濟方》③云：鄉村籬落生者，夏秋開小白花，如鈴兒倒垂，葉微似木香花之葉。此與紫花者相戾，恐别一種也。

【氣味】苦、辛，寒，無毒。【主治】一切癰疽發背，疔腫瘰癧，無名腫毒惡瘡。時珍。

【附方】新八。黄疸内熱。地丁末，酒服三錢。《乾坤秘韞》④。稻芒粘咽不得出者。箭頭草嚼嚥下。同上方⑤。癰疽惡瘡。紫花地丁連根，同蒼耳葉等分，擣爛，酒一鍾，攪汁服。楊誠《經驗方》⑥。癰疽發背，無名諸腫，貼之如神。紫花地丁草，三伏時收，以白麪和成，鹽、醋浸一夜，貼之。昔有一尼發背，夢得此方。數日而痊。孫天仁《集效方》⑦。一切惡瘡。紫花地丁根，日乾，以罐盛，燒烟對瘡熏之，出黄水，取盡愈。《衛生易簡方》⑧。瘰癧丁瘡，發背諸腫。紫花地丁根去粗皮，同白蒺藜爲末，油和塗神效。《乾坤秘韞》⑨。丁瘡腫毒。《永類方》⑩

---

① 壽域方：**《延壽神方》卷1"齁部"** 治呴喘……一方：用半邊蓮草、雄黄（各二錢），二味擣爲泥，放銅器内，用碗覆之，待其青色，飯糊爲丸如梧桐子大，每服九丸，空心鹽湯送下。

② 秘韞：**《乾坤秘韞》"諸瘡"** 紫花地丁散……紫花地丁（一名獨行虎，一名羊角子……）

③ 普濟方：**《普濟方》卷61"喉痺"** 治喉痹方：用箭頭草葉，研入醬少許，筆蘸入喉，吐。其草生於鄉村沿籬，夏秋開小白花，有鈴兒倒垂下，其葉略似木香花葉。

④ 乾坤秘韞：（**按**：查《乾坤秘韞》及《乾坤生意》，未能溯得其源。）

⑤ 同上方：（**按**：查《乾坤秘韞》及《乾坤生意》，未能溯得其源。）

⑥ 經驗方：（**按**：書佚，無可溯源。）

⑦ 集效方：**《萬應方》卷1"五行論"** 紫花地丁膏：昔鞏昌府南門内有一普安禪院，一尼僧忽患發背，晝夜呻吟，夢金甲神人唤僧，你於庵北取專一片書方救汝。僧曰：自不能動止，可令人去取。醒覺，至天明，後院果有一方書於磚上，名曰紫花地丁膏。尼僧依方修合，貼之如神，數日痊可。僧後復夢，神人曰：吾乃漢朝壽亭侯也。有詩一首：紫花地丁草，三伏方得好。將來白麵和，鹽醋浸到曉。若還貼瘡上。一似掃一掃。專治發背癰疽，無名腫毒，貼上如神。

⑧ 衛生易簡方：**《衛生易簡方》卷9"瘡瘍"** 治惡瘡：用紫花地丁根，曬乾，以四個半頭磚壘成爐子，燒著地丁，用絡垛磚一塊蓋了，使磚眼内煙出，熏瘡，出黄水自愈。

⑨ 乾坤秘韞：**《乾坤秘韞·諸瘡》** 紫花地丁散：治搭背瘰癧疔瘡，並皆治之。紫花地丁（一名獨行虎，一名羊角子，其形似柳葉，微細，色開紫花，結角，平地爲乾，生溝壑，起蔓）、白蒺藜（取其根，去粗皮，取浮皮），焙乾，爲細末，清油調塗其瘡，神效。

⑩ 永類方：**《永類鈐方》卷7"疔腫"** 《肘後方》療疔腫垂死……又：紫花地丁草擂水，危極有效。

用紫花地丁草擣汁服，危極者亦效。○《楊氏方》①用紫花地丁草、葱頭、生蜜共擣貼之。若瘤瘡，加新黑牛屎。**喉痺腫痛**。箭頭草葉，入醬少許，研膏，點入取吐。《普濟方》②。

鬼針草《拾遺》③

【集解】【藏器④曰】生池畔，方莖，葉有椏，子作釵脚，著人衣如針。北人謂之鬼針，南人謂之鬼釵。

【氣味】苦，平。無毒。【主治】蜘蛛、蛇咬，杵汁服，併傅。藏器⑤。塗蠍蠆傷。時珍。

【附方】新一。**割甲傷肉**不愈。鬼針草苗、鼠粘子根擣汁，和臘猪脂塗。《千金》⑥。

獨用將軍《唐本草》⑦

【集解】【恭⑧曰】生林野中，節節穿葉心生苗，其葉似楠，無時采根、葉用。

【氣味】辛，無毒。【主治】毒腫乳癰，解毒，破惡血。恭⑨。

【附方】新一。**下痢噤口**。獨將軍草根，有珠如豆者，取珠擣汁三匙，以白酒半杯和服。《簡便方》⑩。

【附録】**留軍待**。【恭⑪曰】生劍州山谷，葉似楠而細長。采無時。味辛，温，無毒。主肢節風痛，折傷瘀血，五緩攣痛。

---

① 楊氏方：（**按**：查《楊氏家藏方》無此方，或出《楊氏經驗方》，書佚，無可溯源。）

② 普濟方：見 1290 頁注③。

③ 拾遺：**《證類》卷 10"二十五種陳藏器餘·鬼釵草"** 味苦，平，無毒。主蛇及蜘蛛咬，杵碎傅之。亦杵絞汁服。生池畔。葉有椏，方莖，子作釵脚，著人衣如針，北人呼爲鬼針。

④ 藏器：見上注。

⑤ 藏器：見上注。

⑥ 千金：**《千金方》卷 22"瘭疽第六"** 割甲侵肉不瘥方……又方：搗鬼針草苗汁、鼠粘草根，和臘月豬脂敷之。

⑦ 唐本草：**《證類》卷 7"五種唐本餘·獨用將軍"** 味辛，無毒。主治毒腫奶癰，解毒，破惡血。生林野，採無時，節節穿葉心生苗，其葉似楠，根並採用。

⑧ 恭：見上注。

⑨ 恭：見上注。

⑩ 簡便方：（**按**：查《經驗奇效單方》，未能溯得其源。）

⑪ 恭：**《證類》卷 7"五種唐本餘·留軍待"** 味辛，温，無毒。主肢節風痛，筋脉不遂，折傷瘀血，五緩攣痛。生劍州山谷，其葉似楠木而細長。採無時。

見腫消宋《圖經》①

【集解】【頌②曰】生筠州。春生苗葉,莖紫色,高一二尺,葉似桑而光,面青紫赤色,采無時。

【氣味】酸,澀,有微毒。【主治】消癰疽腫及狗咬,擣葉貼之。頌③。

【附方】新一。一切腫毒,及傷寒遺毒,發于耳之前後,及項下腫硬。用見腫消草、生白及、生白斂、土大黄、生大薊根、野苧麻根擣成餅,入芒消一錢,和貼留頭,乾即易之。若加金線重樓及山慈姑尤妙。《傷寒藴要》④。

攀倒甑《圖經》⑤

【集解】【頌⑥曰】生宜州郊野,莖葉如薄荷。一名班杖,一名接骨。【時珍曰】斑杖名同虎杖,接骨名同蒴藋,不知是一類否。

【氣味】苦,寒,無毒。【主治】解利風熱,煩渴狂躁,擣汁服,甚效。頌⑦。

水甘草《圖經》⑧

【集解】【頌⑨曰】生筠州,多在水旁。春生苗,莖青,葉如柳,無花。土人七月、八月采。單用,不入衆藥。

【氣味】甘,寒,無毒。【主治】小兒風熱丹毒,同甘草煎飲。頌⑩。

---

① 圖經:**《圖經》見《證類》卷30“外草類・見腫消”** 生筠州。味酸、澀,有微毒。治狗咬瘡,消癰腫。春生苗,葉、莖紫色,高一二尺,葉似桑而光,面青紫赤色,採無時。土人多以生苗葉爛擣,貼瘡。

② 頌:見上注。

③ 頌:見上注。

④ 傷寒藴要:**《傷寒藴要》卷4“傷寒瘥後遺毒例”** 凡傷寒出汗不徹,邪熱結耳後一寸二三分,或耳下俱鞕者,名曰發頤。此爲遺熱成毒之所致也。宜速消散則可,若緩則成膿,又爲害也。一方用:風腫消草 生白及、白斂、生大黄、生大薊根、野苧麻根,共搗成餅,入皮朴一錢,和勻,貼腫上。留頭勿貼。如乾,即又换之。若更加山慈姑、金線重樓根,尤妙。

⑤ 圖經:**《圖經》見《證類》卷30“外草類・攀倒甑”** 生宜州郊野。味苦,性寒。主解利風壅,熱盛煩渴,狂躁。春夏採葉,研擣,冷水浸,絞汁服之,甚效。其莖、葉如薄荷,一名斑骨草,一名斑杖絲。

⑥ 頌:見上注。

⑦ 頌:見上注。

⑧ 圖經:**《圖經》見《證類》卷30“外草類・水甘草”** 生筠州。味甘,無毒。治小兒風熱丹毒瘡,與甘草同煎,飲服。春生苗,莖青色,葉如楊柳,多生水際,無花。七月、八月採。彼土人多單使,不入衆藥。

⑨ 頌:見上注。

⑩ 頌:見上注。

本草綱目草部目録第十七卷

草之六　毒草類四十七種

大黄《本經》　商陸《本經》　狼毒《本經》　防葵《本經》

狼牙《本經》　蔄茹《本經》　大戟《本經》　澤漆《本經》

甘遂《本經》　續隨子《開寶》　莨菪《本經》○即天仙子　雲實《本經》

蓖麻《唐本》○博落迴附　常山蜀漆《本經》○杜莖山、土紅山附

藜蘆《本經》○山慈石、參杲根、馬腸根附　木藜蘆《拾遺》　附子《本經》

天雄《本經》　側子《別録》　漏藍子《綱目》　烏頭《本經》

白附子《別録》　虎掌天南星《本經》　由跋《本經》　蒟蒻《開寶》○菩薩草附

半夏《本經》　蚤休《本經》　鬼臼《本經》　射干《本經》

鳶尾《本經》　玉簪《綱目》　鳳仙《綱目》　坐拏草《圖經》○押不蘆附

曼陀羅花《綱目》　羊躑躅《本經》○山躑躅、羊不喫草附　芫花《本經》

蕘花《本經》　醉魚草《綱目》　莽草《本經》　茵蕷《本經》

石龍芮《本經》○即胡椒菜　毛茛《拾遺》○海薑附

牛扁《本經》○虱建草附　蕁麻《圖經》　格注草《唐本》

海芋《綱目》○透山根附　鉤吻《本經》

右附方舊一百三十四，新四百九十五。

本草綱目草部第十七卷

草之六　毒草類四十七種

大黄《本經》①下品

【釋名】黄良《本經》②、將軍當之③、火参吴普、膚如吴普。【弘景④曰】大黄,其色也。將軍之號,當取其駿快也。【杲⑤曰】推陳致新,如戡定禍亂,以致太平,所以有將軍之號。

【集解】【《别録》⑥曰】大黄生河西山谷及隴西。二月、八月采根,火乾。【普⑦曰】生蜀郡北部或隴西。二月卷生黄赤,其葉四四相當,莖高三尺許。三月花黄,五月實黑,八月采根。根有黄汁,切片陰乾。【弘景⑧曰】今采益州北部汶山及西山者,雖非河西、隴西,好者猶作紫地錦色,味甚苦澀,色至濃黑。西川陰乾者勝。北部日乾,亦有火乾者,皮小焦不如,而耐蛀堪久。此藥至勁利,粗者便不中服。【恭⑨曰】葉、子、莖並似羊蹄,但莖高六七尺而脆,味酸,堪生啖。葉粗長而厚。根

---

① 本經:**《本經》《别録》**(**《藥對》**)**見《證類》卷10"大黄"**　味苦,寒、大寒,無毒。主下瘀血,血閉,寒熱,破癥瘕積聚,留飲宿食,蕩滌腸胃,推陳致新,通利水穀,調中化食,安和五藏。平胃下氣,除痰實,腸間結熱,心腹脹滿,女子寒血閉脹,小腹痛,諸老血留結。一名黄良。生河西山谷及隴西。二月、八月、採根,火乾。(得芍藥、黄芩、牡蠣、細辛、茯苓,療驚恚怒,心下悸氣。得消石、紫石英、桃人,療女子血閉。黄芩爲之使,無所畏。)

② 本經:見上注白字。

③ 當之:**《御覽》卷992"大黄"**　《吴氏本草》曰:大黄,一名黄良,一名火参,一名膚如……季氏:小寒。爲藥中將軍……(**按**:"釋名"項下"吴普"同此。)

④ 弘景:**《集注》見《證類》卷10"大黄"**　……將軍之號,當取其駿快矣。

⑤ 杲:**《湯液本草》卷4"大黄"**　《液》云……推陳致新,去陳垢而安五臟,謂如戡定禍亂以致太平無異,所以有將軍之名。(**按**:此王好古之論,時珍誤注出處。)

⑥ 别録:見本頁注①。

⑦ 普:**《御覽》卷992"大黄"**　《吴氏本草》曰……或生蜀郡北部,或隴西。二月卷生黄赤葉,四四相當。黄莖,高三尺許,三月華黄,五月實黑。三月採根,根有黄汁,切,陰乾。

⑧ 弘景:**《集注》見《證類》卷10"大黄"**　陶隱居云:今採益州北部汶山及西山者,雖非河西、隴西,好者猶作紫地錦色,味甚苦澀,色至濃黑。西川陰乾者勝。北部日乾,亦有火乾者,皮小焦,不如,而耐蛀堪久。此藥至勁利,粗者便不中服,最爲俗方所重……

⑨ 恭:**《唐本草》見《證類》卷10"大黄"**　《唐本》注云:大黄,性濕潤而易壞蛀,火乾乃佳。二月、八月日不烈,恐不時燥,即不堪矣。葉、子、莖並似羊蹄,但粗長而厚。其根細者亦似宿羊蹄,大者乃如椀,長二尺。作時燒石使熱,横寸截,著石上煿之,一日微燥,乃繩穿眼之,至乾(轉下頁注)

細者亦似宿羊蹄，大者乃如盌，長二尺。其性濕潤而易蛀壞，火乾乃佳。作時燒石使熱，横寸截，著石上煿之，一日微燥，以繩穿晾乾。今出宕州、凉州、西羌、蜀地者皆佳。幽、并以北者漸細，氣力不及蜀中者。陶言蜀地不及隴西，誤矣。【藏器①曰】凡用當分别之。若取和厚深沈能攻病者，可用蜀中似牛舌片緊硬者；若取瀉洩駿快、推陳去熱者，當取河西錦文者。【頌②曰】今蜀川、河東、陜西州郡皆有之。以蜀川錦文者佳。其次秦隴來者，謂之土番大黄。正月内生青葉，似蓖麻，大者如扇。根如芋，大者如盌，長一二尺。其細根如牛蒡，小者亦如芋。四月開黄花，亦有青紅似蕎麥花者。莖青紫色，形如竹。二、八月采根，去黑皮，切作横片，火乾。蜀大黄乃作緊片如牛舌形，謂之牛舌大黄。二者功用相等。江淮出者曰土大黄，二月開花，結細實。【時珍曰】宋祁《益州方物圖》③言蜀大山中多有之，赤莖大葉，根巨若盌，藥市以大者爲枕，紫地錦文也。今人以莊浪出者爲最。莊浪即古涇，原隴西地，與《别録》相合。

【正誤】【頌④曰】鼎州出一種羊蹄大黄，治疥瘙甚效。初生苗葉如羊蹄，累年長大，即葉似商陸而狹尖。四月内抽條出穗，五七莖相合，花葉同色。結實如蕎麥而輕小，五月熟即黄色，呼爲金蕎麥。三月采苗，五月采實，陰乾。九月采根，破之亦有錦文。亦呼爲土大黄。【時珍曰】蘇説即老羊蹄根也。因其似大黄，故謂之羊蹄大黄，實非一類。又一種酸模，乃山大黄也。狀似羊蹄而生山上，所謂土大黄或指此，非羊蹄也。俱見本條。

根。【修治】【雷⑤曰】凡使細切。以文如水旋斑緊重者，剉片蒸之，從巳至未，晒乾，又洒臘水蒸之，從未至亥，如此凡七次。晒乾，却洒淡蜜水再蒸一伏時，其大黄必如烏膏樣，乃晒乾用。【藏器⑥

(接上頁注)爲佳。幽、并已北漸細，氣力不如蜀中者。今出宕州、凉州、西羌、蜀地皆有，其莖味酸，堪生啖，亦以解熱，多食不利人。陶稱蜀地者不及隴西，誤矣。

① 藏器：**《拾遺》見《證類》卷 10“大黄”**　《陳藏器本草》云：大黄，用之當分别其力。若取和厚深沉，能攻病者，可用蜀中似牛舌片緊硬者。若取瀉洩駿快，推陳去熱，當取河西綿紋者……

② 頌：**《圖經》見《證類》卷 10“大黄”**　大黄，生河西山谷及隴西，今蜀川、河東、陜西州郡皆有之，以蜀川錦文者佳。其次秦隴來者，謂之土蕃大黄。正月内生青葉，似蓖麻，大者如扇。根如芋，大者如椀，長一二尺。傍生細根如牛蒡，小者亦如芋。四月開黄花，亦有青紅似蕎麥花者。莖青紫色，形如竹。二月、八月採根，去黑皮，火乾。江淮出者曰土大黄，二月開花結細實……

③ 益州方物圖：**《益部方物略記》**　葉大莖赤，根若巨皿。治疾則多，方家所詺（音暝）。右大黄（蜀大山中多有之，尤爲東方所貴。苗根皆長，盈二尺。本草言之尤詳。藥市所見大者，治之爲枕，紫地錦文。唐人以爲産蜀者性和厚沉深，可以治病。形似牛舌，緊緻者善。蜀所生藥尚多，如川之巴豆，峽之椒，梓之厚朴，尚數十輩。）

④ 頌：**《圖經》見《證類》卷 10“大黄”**　……又鼎州出一種羊蹄大黄，療疥瘙甚效。初生苗葉如羊蹄，累年長大，即葉似商陸而狹尖。四月内於抻條上出穗，五、七莖相合，花、葉同色。結實如蕎麥而輕小，五月熟即黄色，亦呼爲金蕎麥。三月採苗，五月收實，並陰乾。九月採根，破之亦有錦文，日乾之，亦呼爲土大黄……

⑤ 雷：**《炮炙論》見《證類》卷 10“大黄”**　雷公云：凡使，細切，内文如水旋斑緊重，剉蒸，從巳至未，曬乾，又灑臈水蒸，從未至亥。如此蒸七度，曬乾，却灑薄蜜水再蒸一伏時，其大黄擘如烏膏樣，于日中曬乾，用之爲妙。

⑥ 藏器：**《拾遺》見《證類》卷 10“大黄”**　……凡有蒸、有生、有熟，不得一概用之。

曰】凡用有蒸、有生、有熟，不得一概用之。【承①曰】大黄采時，皆以火石焨乾貨賣，更無生者，用之亦不須更多炮炙蒸煮。

【氣味】苦，寒。無毒。【《别録》②曰】大寒。【普③曰】神農、雷公：苦，有毒。扁鵲：苦，無毒。李當之：大寒。【元素④曰】味苦氣寒，氣味俱厚。沉而降，陰也。用之須酒浸煨熟者，寒因熱用。酒浸入太陽經，酒洗入陽明經，餘經不用酒。【杲⑤曰】大黄苦峻下走，用之于下必生用。若邪氣在上，非酒不至，必用酒浸引上至高之分，驅熱而下。如物在高巔，必射以取之也。若用生者，則遺至高之邪熱，是以愈後或目赤，或喉痺，或頭腫，或膈上熱疾生也。【時珍曰】凡病在氣分，及胃寒血虚，並妊娠産後，並勿輕用。其性苦寒，能傷元氣、耗陰血故也。【之才⑥曰】黄芩爲之使，無所畏。【權⑦曰】忌冷水，惡乾漆。【主治】下瘀血血閉，寒熱，破癥瘕積聚，留飲宿食，蕩滌腸胃，推陳致新，通利水穀，調中化食，安和五臟。《本經》⑧。平胃下氣，除痰實，腸間結熱，心腹脹滿，女子寒血閉脹，小腹痛，諸老血留結。《别録》⑨。通女子經候，利水腫，利大小腸，貼熱腫毒，小兒寒熱時疾，煩熱蝕膿。甄權⑩。通宣一切氣，調血脉，利關節，泄壅滯水氣，温瘴熱瘧。大明⑪。瀉諸實熱不通，除下焦濕熱，消宿食，瀉心下痞滿。元素⑫。下痢赤白，裏急腹痛，小

---

① 承：**陳承"别説"見《證類》卷10"大黄"** 謹按：大黄收採時，皆以火燒石焨乾。欲速貨賣，更無生者，用之不須更多炮炙，少蒸煮之類也。

② 别録：見1294頁注①。

③ 普：**《御覽》卷992"大黄"** 《吴氏本草》曰……神農、雷公：苦，有毒。扁鵲：苦，無毒。李氏：小寒。爲藥中將軍……

④ 元素：**《醫學啓源》卷下"用藥備旨・大黄"** ……性寒味苦，氣味俱厚，沉而降，陰也……用之須酒浸煨熟，寒因熱用也……酒浸入太陽，酒洗入陽明，餘經不用。

⑤ 杲：**《湯液本草》卷4"大黄"** 《液》云……人以苦泄之，性峻至於下。以酒將之，可行至高之分，若物在巔，人跡不及，必射以取之也……/**《此事難知》卷上"太陽六傳・陽明証"** 大承氣湯……大黄（用酒浸，治不大便，地道不通行，上引大黄至巔而下）……調胃承氣湯……大黄（酒浸。邪氣居高，非酒不至。譬如物在高巔，人力之所不及，則射以取之。故以酒炒，用大黄生者，苦泄峻必下，則遺高之分邪熱也。是以愈後或目赤，或喉痹，或頭腫，或膈食上熱疾生矣。）（**按**：二書均證明此爲王好古之論，時珍誤注出處。）

⑥ 之才：**古本《藥對》**見1294頁注①括號中七情文。

⑦ 權：**《藥性論》見《證類》卷10"大黄"** 蜀大黄，使，去寒熱，忌冷水，味苦、甘……

⑧ 本經：見1294頁注①白字。

⑨ 别録：見1294頁注①。

⑩ 甄權：**《藥性論》見《證類》卷10"大黄"** ……消食，煉五藏，通女子經候，利水腫，能破痰實，冷熱結聚宿食，利大小腸。貼熱毒腫。主小兒寒熱時疾，煩熱蝕膿，破留血。

⑪ 大明：**《日華子》見《證類》卷10"大黄"** 通宣一切氣，調血脉、利關節，泄壅滯水氣，四肢冷熱不調，温瘴熱疾，利大小便。并傅一切瘡癤癰毒……

⑫ 元素：**《醫學啓源》卷下"用藥備旨・大黄"** ……其性走而不守，瀉諸實熱不通……其用有四：去實熱，一也；除下焦濕，二也；推陳致新，三也；消宿食，四也。

便淋瀝，實熱燥結，潮熱譫語，黄疸諸火瘡。時珍。

【發明】【之才①曰】得芍藥、黄芩、牡蠣、細辛、伏苓，療驚恚怒，心下悸氣。得消石、紫石英、桃仁，療女子血閉。【宗奭②曰】張仲景治心氣不足，吐血衄血，瀉心湯，用大黄、黄芩、黄連。或曰心氣既不足，而不用補心湯，更用瀉心何也？答曰：若心氣獨不足，則當不吐衄也。此乃邪熱因不足而客之，故令吐衄。以苦泄其熱，以苦補其心，蓋一舉而兩得之。有是證者，用之無不效。惟在量其虚實而已。【震亨③曰】大黄苦寒善泄，仲景用之瀉心湯者，正因少陰經不足，本經之陽亢甚無輔，以致陰血妄行飛越，故用大黄瀉去亢甚之火，使之平和，則血歸經而自安。夫心之陰氣不足，非一日矣，肺與肝俱各受火而病作。故黄芩救肺，黄連救肝。肺者陰之主，肝者心之母、血之合也。肝肺之火既退，則陰血復其舊矣。寇氏不明説而云邪熱客之，何以明仲景之意而開悟後人也？【時珍曰】大黄乃足太陰、手足陽明、手足厥陰五經血分之藥。凡病在五經血分者宜用之。若在氣分用之，是謂誅伐無過矣。瀉心湯治心氣不足吐血衄血者，乃真心之氣不足，而手厥陰心包絡、足厥陰肝、足太陰脾、足陽明胃之邪火有餘也。雖曰瀉心，實瀉四經血中之伏火也。又仲景治心下痞滿按之軟者，用大黄黄連瀉心湯主之。此亦瀉脾胃之濕熱，非瀉心也。病發於陰而反下之，則作痞滿，乃寒傷營血，邪氣乘虚結于上焦。胃之上脘在于心，故曰瀉心，實瀉脾也。《素問》云"太陰所至爲痞滿"，又云"濁氣在上，則生䐜脹"是矣。病發於陽而反下之，則成結胸，乃熱邪陷入血分，亦在上脘分野。仲景大陷胸湯丸皆用大黄，亦瀉脾胃血分之邪而降其濁氣也。若結胸在氣分，則只用小陷胸湯；痞滿在氣分則用半夏瀉心湯矣。成無己註釋《傷寒論》，亦不知分别此義。【成無己④曰】熱淫所勝，以苦泄之。大黄之苦，以蕩滌瘀熱，下燥結而泄胃强。【頌⑤曰】本草稱大黄推陳致新，其效最神，故古方下積滯多用之，張仲景治傷寒用處尤多。古人用毒藥攻病，必隨人之虚實寒熱而處置，非一切輕

---

① 之才：古本《藥對》見1294頁注①括號中七情文。

② 宗奭：**《衍義》卷11"大黄"**　損益前書已具。仲景治心氣不足，吐血衄血，瀉心湯用大黄、黄芩、黄連。或曰：心氣既不足矣，而不用補心湯，更用瀉心湯，何也？答曰：若心氣獨不足，則不當須吐衄也。此乃邪熱因不足而客之，故吐衄。以苦泄其熱，就以苦補其心，蓋兩全之。有是證者用之，無不效，量虚實用藥。

③ 震亨：**《衍義補遺·大黄》**　屬水屬火。苦寒而善泄，仲景用之，以心氣不足而吐衄者，名曰瀉心湯。正是因少陰經不足，本經之陽亢甚無輔者，以致血妄行飛越，故用大黄泄去離甚之火，使之平和，則血歸經而自安。夫心之陰氣不足，非一日矣。肺與肝俱各受火而病作，故芩救肺，連救肝。故肺者陰之主，肝者心之母，血之舍也。肝肺之火既退，宜其陰血復其舊。《衍義》不明説，而曰邪熱因不足而客之，何以明仲景之意，開後人之盲聵也。

④ 成無己：**《註解傷寒論》卷5"辨陽明病脉證并治法第八"**　茵陳蒿湯方（……宜下必以苦，宜補必以酸。大黄之苦寒，以下瘀血。）/麻仁丸方（……腸燥胃强，以苦泄之。枳實、厚朴、大黄之苦，下燥結而泄胃强也。）

⑤ 頌：**《圖經》見《證類》卷10"大黄"**　……《本經》稱大黄推陳致新，其效最神。故古方下積滯多用之。張仲景治傷寒，用處尤多……古人用毒藥攻病，必隨人之虚實而處置，非一切而用也。姚僧垣初仕，梁武帝因發熱欲服大黄。僧垣曰：大黄乃是快藥，至尊年高，不可輕用。帝弗從，幾至委頓。元帝常有心腹疾，諸醫咸謂宜用平藥，可漸宣通。僧垣曰：脉洪而實，此有宿妨，非用大黄無差理。帝從而遂愈。以此言之，今醫用一毒藥而攻衆病，其偶中病，便謂此方之神奇，其差誤，乃不言用藥之失，如此者衆矣，可不戒哉？

用也。梁武帝因發熱欲服大黄,姚僧坦曰:大黄乃是快藥,至尊年高,不可輕用。帝弗從,幾至委頓。梁元帝常有心腹疾。諸醫咸謂宜用平藥,可漸宣通。僧坦曰:脉洪而實,此有宿妨,非用大黄無瘥理。帝從之,遂愈。以此言之。今醫用一毒藥而攻衆病,其偶中,便謂此方神奇。其差誤,則不言用藥之失,可不戒哉?

【附方】舊十四,新三十七。吐血衄血。治心氣不足,吐血衄血者,瀉心湯主之。大黄二兩,黄連、黄芩各一兩,水三升,煮一升,熱服取利。張仲景《金匱玉函》①。吐血刺痛。川大黄一兩,爲散。每服一錢,以生地黄汁一合,水半盞,煎三五沸,無時服。《簡要濟衆方》②。傷寒痞滿。病發於陰,而反下之,心下滿而不痛,按之濡,此爲痞也,大黄黄連瀉心湯主之。大黄二兩,黄連一兩,以麻沸湯二升漬之,須臾絞汁,分作二次温服。仲景《傷寒論》③。熱病譫狂。川大黄五兩,剉炒微赤,爲散。用臘雪水五升,煎如膏。每服半匙,冷水下。《聖惠方》④。傷寒發黄。方同上。○氣壯者大黄一兩,水二升,漬一宿,平旦煎汁一升,入芒硝一兩,緩服,須臾當利下。《傷寒類要》⑤。腰脚風氣,作痛。大黄二兩,切如棋子,和少酥炒乾,勿令焦,擣篩。每用二錢,空心以水三大合,入薑三片,煎十餘沸,取湯調服,當下冷膿惡物即痛止。崔元亮《海上方》⑥。一切壅滯。《經驗後方》⑦治風熱積壅,化痰涎,治痞悶消食,化氣導血。用大黄四兩,牽牛子半炒半生四兩,爲末,煉蜜丸如梧子大。每服十丸,白湯下,並不損人。如要微利,加一二十丸。○《衛生寶鑑》⑧用皂莢熬膏和丸,名墜痰丸,又名全真丸。金宣宗服之有驗,賜名保安丸。痰爲百病。滚

---

① 金匱玉函:**《金匱·驚悸吐衄下血胸滿瘀血病脉證治》** 心氣不足,吐血衄血,瀉心湯主之。瀉心湯方:大黄(二两)、黄連、黄芩(各一两),右三味,以水三升,煮取一升,頓服之。

② 簡要濟衆方:**《證類》卷10"大黄"** 《簡要濟衆》:治吐血。川大黄一兩,擣羅爲散。每服一錢,以生地黄汁一合,水半盞,煎三五沸,無時服。

③ 傷寒論:**《傷寒論·辨太陽病脉證并治下》** 心下痞,按之濡,其脉關上浮者,大黄黄連瀉心湯主之。大黄黄連瀉心湯:大黄(二兩)、黄連(一兩),右二味以麻沸湯二升漬之,須臾絞去滓,分温再服。

④ 聖惠方:**《聖惠方》卷17"治熱病狂言諸方"** 治熱病狂語及諸黄,雪煎方:川大黄(五兩,剉碎微炒),右件藥擣細羅爲散,用臘月雪水五升煎如膏,每服不計時候,以冷水調半匙服之。

⑤ 傷寒類要:**《證類》卷10"大黄"** 《傷寒類要》:療急黄病。大黄粗切二兩,水三升半漬一宿,平旦煎,絞汁一升半,内芒消二兩,絞服,須臾當快利。

⑥ 海上方:**《圖經》見《證類》卷10"大黄"** ……崔元亮《海上方》:治腰脚冷風氣。以大黄二大兩,切如棋子,和少酥炒令酥,盡入藥中,切不得令黄焦則無力,擣篩爲末,每日空腹以水大三合,入生薑兩片如錢,煎十餘沸,去薑,取大黄末兩錢,別置椀子中,以薑湯調之,空腹頓服。如有餘薑湯,徐徐呷之令盡,當下冷膿及惡物等,病即差止……

⑦ 經驗後方:**《證類》卷10"大黄"** 《經驗後方》:解風熱,疏積熱風壅,消食,化氣,導血,大解壅滯。大黄四兩,牽牛子四兩,半生半熟,爲末,煉蜜丸如梧子大。每服茶下一十丸,如要微動,喫十五丸。冬月中最宜服,並不搜攪人。

⑧ 衛生寶鑑:**《衛生寶鑑》卷12"咳嗽論"** 全真丸:金朝興定年間,宣宗賜名保安丸。治五臟積熱,洗滌腸垢,潤燥利澀,風毒攻疰,手足浮腫。或頑痹不仁,痰涎不利,涕唾稠粘,胸膈痞悶,腹脅脹滿,減食嗜卧,困倦無力。凡所内傷,並宜服之。大黄(三兩,米泔浸三日,逐日换水,(轉下頁注)

痰丸：治痰爲百病，惟水瀉、胎前産後不可服用。大黄酒浸蒸熟，切晒八兩，生黄芩八兩，沉香半兩。青礞石二兩，以焰硝二兩，同入砂罐固濟，煅紅研末二兩。右各取末，以水和丸梧子大。常服一二十丸，小病五六十丸，緩病七八十丸，急病一百二十丸，温水吞下，即卧勿動。候藥逐上焦痰滯。次日先下糟粕，次下痰涎，未下再服。王隱君歲合四十餘斤，愈疾數萬也。《養生主論》①。**男女諸病**。無極丸：治婦人經血不通，赤白帶下，崩漏不止，腸風下血，五淋，産後積血，癥瘕腹痛，男子五勞七傷，小兒骨蒸潮熱等證，其效甚速。宜六癸日合之。用錦紋大黄一斤，分作四分。一分用童尿一盌，食鹽二錢，浸一日，切晒。一分用醇酒一盌，浸一日，切晒，再以巴豆仁三十五粒同炒，豆黄，去豆不用。一分用紅花四兩，泡水一盌，浸一日，切晒。一分用當歸四兩，入淡醋一盌，同浸一日，去歸，切晒。爲末，煉蜜丸梧子大。每服五十丸，空心温酒下。取下惡物爲驗，未下再服。此武當高士孫碧雲方也。《醫林集要》②。**心腹諸疾**。三物備急丸：治心腹諸疾，卒暴百病。用大黄、巴豆、乾薑各一兩，擣篩，蜜和擣一千杵，丸小豆大，每服三丸。凡中惡客忤，心腹脹滿，痛如錐刀，氣急口噤，停尸卒死者，以暖水或酒服之，或灌之。未知更服三丸，腹中鳴轉，當吐下便愈。若口已噤者，折齒灌之，入喉即瘥。此乃仲景方，司空裴秀改爲散用，不及丸也。《圖經本草》③。**腹中痞塊**。大黄十兩爲散，醋三升，蜜兩匙，和煎，丸梧子大。每服三十丸，生薑湯下，吐利爲度。《外臺秘要》④。**腹脇積塊**。風化石灰末半斤，瓦器炒極熱，稍冷，入大黄末一兩炒熱，入桂心末半兩略炒，下米醋

(接上頁注)焙乾爲末。一法以酒浸透，切片焙乾爲末　黑牽牛八兩，净，輕炒四兩，生用四兩，同取頭末四兩)，右以皂角二兩，輕炒，去皮子，水一大碗浸一宿，入蘿蔔一兩，切片，同皂角一處熬至半碗，去渣，再熬至二盞，投藥末，丸桐子大，每服二三十丸至五十丸，諸般飲下，無時。

① 養生主論：**《普濟方》卷 164"一切痰飲"**　滚痰丸：治諸痰疾爲患，胸膈痞悶，心神不寧，頭目眩暈，不美飲食。常服滋潤腸胃，安心神。大黄(半斤，蒸熟)、黄芩(半斤，去腐净)、青礞石(一兩，用硝煨)、沉香(半兩)、上好硃砂(三兩，研)，右爲末，滴水丸如麻子大，硃砂衣，每服七十丸，食後臨卧白湯送下。温茶清送下亦可，漸加至一百丸。(**按**：查《泰定養生主論》卷 14，有滚痰圓詩括及服法。然時珍或并非引自原著，乃從《普濟》。)

② 醫林集要：**《醫林集要》卷 17"血閉寒熱"**　無極散(一名通經甘露散，一名四順丹，方士孫碧云傳)：治婦人經血不通，崩漏，腸風，赤白帶下，血風五淋，産後積血，男女五勞七傷，小兒骨蒸勞熱，夫婦陰血陽精不交，諸疾百病，審證用之，玄妙如神，不能盡述。凡備合此藥用，六癸日擇一日取錦文大黄一斤，净分四處，(四兩，用頭紅花四兩，入水取汁〔浸〕大黄一日，不用紅花，曬乾；四兩，用童便入鹽二錢浸大黄一日，取出曬乾，不用便；四兩，用好酒浸一日，令大黄軟，切作方塊如杏核大，曬半乾；巴豆好者三十五粒，去皮，同炒豆黄色，不用豆)，右四分同爲一處，入南木香一兩，百草霜五錢，爲細末，每服三錢，好酒空心調下，量病虚實加減。又煉蜜爲丸如桐子大，每服三四十丸，空心温酒下，即四順丹也。

③ 圖經本草：**《圖經》見《證類》卷 10"大黄"**　……又有三物備急丸，司空裴秀爲散，用療心腹諸疾，卒暴百病。其方用大黄、乾薑、巴豆各一兩，須精新好者，擣篩，蜜和，更擣一千杵，丸如小豆，服三丸，老小斟量之。爲散不及丸也。若中惡客忤，心腹脹滿，卒痛如錐刀刺痛，氣急口噤，停屍卒死者，以暖水若酒服之。若不下，捧頭起灌令下喉，須臾差。未知，更與三丸，腹當鳴轉，即吐下，便愈。若口已噤，亦須折齒灌之，藥入喉即差……

④ 外臺秘要：**《外臺》卷 12"療癖方五首"**　《必效》療癖方……又方：大黄十兩，右一味擣篩，醋三升和煎調，内白蜜兩匙，煎堪丸如梧子，一服三十丸，以利爲度，小者減之。

攪成膏，攤布貼之。○又方：大黄二兩，朴硝一兩，爲末，以大蒜同搗膏和貼之。或加阿魏一兩，尤妙。《丹溪心法》①。久患積聚。二便不利，氣上搶心，腹脹滿，害食。大黄、白芍各二兩，爲末。水丸梧子大，每湯下四十丸，日三，以知爲度。《千金方》②。脾癖疳積。不拘大人小兒，錦紋大黄三兩爲末，醋一盞，沙鍋内文武火熬成膏，傾瓦上，日晒夜露三日，再研。用舶上硫黄一兩形如琥珀者，官粉一兩，同研匀。十歲以下小兒半錢，大人一錢半，米飲下。忌一切生冷、魚肉，只食白粥半月。如一服不愈，半月之後再服。若不忌口，不如勿服。《聖濟總録》③。小兒無辜，閃癖瘰癧，或頭乾黄聳，或乍痢乍瘥，諸狀多者，大黄煎主之。大黄九兩錦紋新實者，若微朽即不中用，削去皮，搗篩爲散。以好米醋三升，和置瓦盌中，於大鐺内浮湯上，炭火慢煮，候至成膏，可丸，乃貯器中。三歲兒一服七丸，梧子大，日再服，以下出青赤膿爲度。若不下，或下少，稍稍加丸。若下多，又須減之。病重者七八劑方盡根。大人亦可用之。此藥惟下宿膿，不令兒利也。須禁食毒物，乳母亦禁之。一加木香一兩半。《崔知悌方》④。小兒諸熱。大黄煨熟、黄芩各一兩，爲末，煉蜜丸麻子大。每服五丸至十丸，蜜湯下。加黄連，名三黄丸。錢氏《小兒方》⑤。骨蒸積熱，漸漸黄瘦。大黄四分，以童子小便五六合，煎取四合，去滓。空腹分爲二服，如人行五里，再服。《廣利方》⑥。赤白濁淋。好大黄爲末。每服六分，以雞子一個，破頂入藥，攪匀蒸熟，空心食之。不過三服愈。

---

① 丹溪心法：**《丹溪心法》卷3"積聚痞塊五十四"** 三聖膏：未化石灰半斤，爲末，瓦器中炒令淡紅色，提出火，候熱稍減，次下大黄末一兩，就爐外炒，候熱減，下桂心末半兩，略炒，入米醋熬攪成黑膏，厚紙攤貼患處。痞塊在皮裹膜外，須用補氣藥香附開之，兼二陳湯加補氣藥。先須斷厚味……又方，琥珀膏：大黄、朴硝（各一兩），右爲末，大蒜搗膏和貼。

② 千金方：**《千金方》卷11"堅癥積聚第五"** 神明度命丸：治久患腹内積聚，大小便不通，氣右搶心，腹中脹滿，逆害飲食，服之甚良方：大黄、芍藥（各二兩），右二味，末之蜜丸。服如梧子四丸，日三。不知，可加至六七丸，以知爲度。

③ 聖濟總録：**《普濟方》卷174"癖氣"** 千金散，右治大人小兒脾癖，並有疳者，宜服：錦文大黄三兩，爲極細末，陳醋二大碗，用砂鍋内文武火熬成膏子，傾在新磚瓦上，日曬夜露三朝夜，將上項藥起下來，再研爲細末。後用上高舶上硫黄一兩，形如琥珀者極妙，官粉一兩，將前項大黄末一兩，三味再研爲細末。十歲以下小兒每服可重半錢，食後臨卧米飲湯調服。此藥忌生硬冷、葷魚雞鵝、一切發病之物。服藥之後，服半月白米軟粥。如一服不愈時，半月之後再服。（**按**：《聖濟總録》無此方，誤注出處。）

④ 崔知悌方：**《圖經》見《證類》卷10"大黄"** ……崔知悌療小兒無辜閃癖，瘰癧，或頭乾黄聳，或乍痢乍差，諸狀多者，皆大黄煎主之。大黄九兩，錦文新實者，若微朽即不中用，削去蒼皮乃秤，搗篩爲散。以上好米醋三升和之，置銅椀中，於大鐺中浮湯上，炭火煮之，火不用猛，又以竹木篦攪藥候任丸乃停，於小瓷器中貯。兒年三歲一服七丸，如梧子，日再服，當以下青赤膿爲度。若不下膿，或下膿少者，稍稍加丸。下膿若多，丸又須減。病重者或至七八劑方盡根本。大人、小兒，以意量之。此藥惟下膿宿結，不令兒利。須禁食毒物，食乳者乳母亦同忌法……

⑤ 小兒方：**《小兒藥證直訣》卷下"三黄圓"** 治諸熱：黄芩（半兩，去心）、大黄（去皮，濕紙裹煨）、黄連（去須，各壹錢），右同爲細末，麵糊圓菉豆大或麻子大，每服五柒圓至拾五丸、二拾圓，食後米飲送下。

⑥ 廣利方：**《證類》卷10"大黄"** 《廣利方》：治骨節熱積，漸黄瘦。大黄四分，以童子小便五大合，煎取四合，去滓，空腹分爲兩服，如人行四五里再服。

《簡便方》①。**相火秘結**。大黄末一兩,牽牛頭末半兩,每服三錢。有厥冷者,酒服。無厥冷,五心煩,蜜湯服。劉河間《保命集》②。**諸痢初起**。大黄煨熟、當歸各二三錢,壯人各一兩,水煎服,取利。或加檳榔。《集簡方》。**熱痢裹急**。大黄一兩,浸酒半日,煎服取利。《集簡方》。**忽喘悶絶**,不能語言,涎流吐逆,牙齒動摇,氣出轉大,絶而復蘇,名傷寒併熱霍亂。大黄、人參各半兩,水二盞,煎一盞,熱服,可安。《危氏得效方》③。**食已即吐**。胸中有火也。大黄一兩,甘草二錢半,水一升,煮半升,温服。仲景《金匱玉函方》④。**婦人血癖**作痛。大黄一兩,酒二升,煮十沸,頓服取利。《千金翼》⑤。**産後血塊**。大黄末一兩,頭醋半升,熬膏,丸梧子大。每服五丸,温醋化下,良久當下。《千金方》⑥。**乾血氣痛**。錦紋大黄酒浸晒乾四兩,爲末,好醋一升,熬成膏,丸芡子大。卧時酒化一丸服,大便利一二行,紅漏自下,乃調經仙藥也。或加香附。董氏《集驗方》⑦。**婦人嫁痛**,小户腫痛也。大黄一兩,酒一升,煮一沸,頓服。《千金方》⑧。**男子偏墜**作痛。大黄末和醋塗之,乾則易。《梅師方》⑨。**濕熱眩運**,不可當者。酒炒大黄爲末,茶清服二錢,急則治其標也。《丹溪纂要》⑩。**小兒腦熱**,常欲閉目。大黄一分,水三合,浸一夜。一歲兒服半合,餘者塗頂上,乾即再上。姚和衆《至寶方》⑪。**暴赤目痛**。四物湯加大黄,酒煎服之。《傳信適

---

① 簡便方:**《奇效單方》卷下“十八五疸”** 治赤白淋,用:錦紋大黄,爲細末,每服六分,以雞子一個破頂,入藥,以銀簪攪勻,蒸熟,空心細嚼食之。重者三服愈。

② 保命集:**《保命集》卷中“熱論第十四”** 大黄牽牛散:治相火之氣遊走臟腑,大便秘結。大黄(一兩)、牽牛(頭末,五錢),右爲細末,每服三錢。有厥冷,用酒調三錢。無厥冷而手足煩熱者,蜜湯調下,食後,微利爲度。此謂不時而熱者,濕熱也。

③ 危氏得效方:**《得效方》卷 10“怪疾”** 忽然氣上喘,不能語言,口中汁流,吐逆,齒皆摇動,氣出轉大則悶絶,蘇復如是,名曰傷寒併熱霍亂:用大黄、人參末各半兩,水三盞,煎至一盞,去滓熱服,可安。

④ 金匱玉函方:**《金匱·嘔吐噦下利病脉證治》** 食已即吐者,大黄甘草湯主之。大黄甘草湯方:大黄(四兩)、甘草(一兩),右二味,以水三升,煮取一升,分温再服。

⑤ 千金翼:**《證類》卷 10“大黄”** 《千金翼》:治婦人血癖痛,大黄三兩,搗篩,以酒二升,煮十沸,頓服。(**按**:查《千金翼方》卷 8“損傷第三”下有此方,治婦人嫁痛,大黄用量作“三分”。時珍或轉引自《證類》。)

⑥ 千金方:**《證類》卷 10“大黄”** 《千金方》:治産後惡血衝心,或胎衣不下,腹中血塊等。用錦紋大黄一兩,杵羅爲末,用頭醋半升,同熬成膏,丸如梧桐子大。患者用温醋七分盞化五丸,服之,良久下。亦治馬墜内損。(**按**:今本《千金方》無此方。《婦人良方》卷 18“胞衣不出方論”引《備急》方與此方多同。)

⑦ 集驗方:(**按**:書佚,無可溯源。)

⑧ 千金方:**《千金方》卷 3“雜治第八”** 治嫁痛單行方:大黄十八銖〔三分〕,以好酒一升,煮三沸,頓服之良。

⑨ 梅師方:**《證類》卷 10“大黄”** 《梅師方》:治卒外腎偏腫疼痛。大黄末和醋塗之,乾即易之。

⑩ 丹溪纂要:**《丹溪纂要》卷 2“第三十四眩暈”** 眩運不可當者,以大黄酒炒爲末,茶湯調下。

⑪ 至寶方:**《證類》卷 10“大黄”** 姚和衆:治小兒腦熱,常閉目。大黄一分,粗剉,以水三合浸一宿,一歲兒每日與半合,服餘者塗頂上,乾即更塗。

用方》①。**胃火牙痛**。口含冰水一口,以紙撚蘸大黄末,隨左右嗃鼻,立止。《儒門事親》②。**風熱牙痛**。紫金散:治風熱積壅,一切牙痛,去口氣,大有奇效。好大黄瓶内燒存性,爲末,早晚揩牙,漱去。都下一家專貨此藥,兩宫常以數千贖之,其門如市也。《千金家藏方》③。**風蟲牙痛**,齦常出血,漸至崩落,口臭,極效。大黄米泔浸軟、生地黄各旋切一片,合定貼上,一夜即愈,未愈再貼。忌説話,恐引入風。《本事方》④。**口瘡糜爛**。大黄、枯礬等分,爲末,擦之吐涎。《聖惠方》⑤。**鼻中生瘡**。生大黄、杏仁擣匀,豬脂和塗。○又方:生大黄、黄連各一錢,麝香少許,爲末,生油調搽。《聖惠方》⑥。**仙茅毒發**,舌脹出口。方見《仙茅》下。**傷損瘀血**。《三因方》⑦雞鳴散:治從高墜下,木石壓傷,及一切傷損,血瘀凝積,痛不可忍,並以此藥推陳致新。大黄酒蒸一兩,杏仁去皮尖三七粒。細研,酒一盌,煎六分,雞鳴時服。至曉取下瘀血,即愈。○《和劑》⑧方治跌壓瘀血在内脹滿。大黄、當歸等分,炒研。每服四錢,温酒服,取下惡物愈。**打撲傷痕**,瘀血滚注,或作潮熱者。大黄末,薑汁調塗。一夜黑者紫,二夜紫者白也。《瀕湖集簡方》。**杖瘡腫痛**。大黄末,醋調塗之。童尿亦可調。《醫方摘玄》⑨。**金瘡煩痛**,大便不利。大黄、

---

① 傳信適用方:**《傳信適用方》卷上"治眼目耳鼻"** 治赤眼(周光亨傳):用四物湯,每服加熟大黄一塊,如粟子大者,同煎服,食後。

② 儒門事親:**《儒門事親》卷15"口齒咽喉第二"** 治牙痛:口噙冰水一口,用大黄末紙撚,隨左右痛處,鼻内嗅之,立止。

③ 千金家藏方:**《普濟方》卷69"齒齗宣露"** 牙藥紫金散:解風熱,散積壅,去口氣,止牙宣,揩牙白,瘵齗腫,及一切疼痛處。右用生大黄不拘多少,入罐口,煅存性,研爲細末,早晚用少許擦之,温水漱口,大有奇效。路(鈐)〔鈐〕梁園材云:都下一家,專貨此藥,兩宫常以數千來贖,其門如市。鄰人咸訝其不曾見修製之,上密叩厥子,遂得是方。(**按**:《婦人千金家藏方》書佚。《普濟方》所引或即其佚文。)

④ 本事方:**《本事方後集》卷4"治諸口舌牙齒等患"**. 治一切牙疼,風齲熱齦,常出鮮血,漸至崩落,口臭不可近人者,並皆治之:大黄(米泔浸令軟)、生地黄(大者,薄切),右二味度娘,各用一片二片,合定,貼所患牙上,一夜即愈。未全則可再如前法再用。忌説話,恐引風。要津液漬痛處。

⑤ 聖惠方:**《普濟方》卷365"口瘡等疾"** 必效散(出《濟生拔萃方》):治口糜。白礬、大黄(等分),右爲細末,臨卧乾貼,瀝涎盡,温水漱之。(**按**:《聖惠方》無此方,誤注出處。)

⑥ 聖惠方:**《聖惠方》卷37"治鼻中生瘡諸方"** 治肺壅,鼻中生瘡腫痛,方:川大黄(一分,生用)、黄連(一分,去須)、麝香(一錢,細研),右件藥擣細羅爲散,研入麝香令匀,以生油旋調,塗於鼻中。/又方:杏人(一分,湯浸,去皮尖、雙人研爲膏)、川大黄(一分,生,爲末),右件藥相和研令匀,以豬脂調塗鼻中。

⑦ 三因方:**《三因方》卷9"折傷瘀血證治"** 雞鳴散:治從高墜下,及木石所壓。凡是傷損,血瘀凝積,氣絶欲死。並久積瘀血,煩躁疼痛,叫呼不得,並以此藥利去瘀血即愈。此藥推陳致新,治折傷神效。大黄(一兩,酒蒸)、杏仁(三七粒,去皮尖),右研細,酒一碗,煎至六分,碗裂去滓,雞鳴時服,次日取下瘀血即愈。若便覺氣絶,不能言,取藥不及,急掰口開,以熱小便灌之。

⑧ 和劑:**《局方》卷8"治瘡腫傷折"** 導滯散:治重物壓迮,或從高墜下,作熱在内,吐血下血,出不禁止。或瘀血在内,胸腹脹滿,喘粗氣短。當歸、大黄,右等分,炒,爲末,每二錢,温酒調下,不拘時候。

⑨ 醫方摘玄:(**按**:書佚,無可溯源。)

黄芩等分，爲末，蜜丸。先食水下十丸，日三服。《千金方》[①]。**凍瘡破爛**。大黄末，水調塗之。《衛生寶鑑》[②]。**湯火傷灼**。莊浪大黄生研，蜜調塗之。不惟止痛，又且滅瘢。此乃金山寺神人所傳方。洪邁《夷堅志》[③]。**灸瘡飛蝶**。因艾灸訖，火痂便退，瘡内鮮肉片飛如蝶形而去，痛不可忍，是火毒也。大黄、朴硝各半兩，爲末，水服取利即愈。張杲《醫説》[④]。**蠼螋咬瘡**。大黄末塗之。《醫説》[⑤]。**火丹赤腫**遍身者。大黄磨水，頻刷之。《急救方》[⑥]。**腫毒初起**。大黄、五倍子、黄蘗等分，爲末。新汲水調塗，日四五次。《簡便方》[⑦]。**癰腫焮熱**作痛。大黄末，醋調塗之。燥即易，不過數易即退，甚驗，神方也。《肘後方》[⑧]。**乳癰腫毒**。金黄散：用川大黄、粉草各一兩爲末，好酒熬成膏收之。以絹攤貼瘡上，仰卧。仍先以温酒服一大匙，明日取下惡物。《婦人經驗方》[⑨]。**大風癩瘡**。大黄煨一兩，皂角刺一兩，爲末。每服方寸匕，空心温酒下，取出惡毒物如魚腦狀。未下再服，即取下如亂髮之蟲。取盡，乃服雄黄、花蛇藥，名通天再造散。《十便良方》[⑩]。

---

① 千金方：**《千金方》卷25"火瘡第四"** 治金瘡煩痛，大便不利方：大黄、黄芩，右二味等分，末之，蜜和，先食服如梧桐子十丸，日三。

② 衛生寶鑑：**《衛生寶鑑》卷13"瘡腫門"** 如神散：治凍瘡皮膚破爛，痛不可忍。川大黄，右爲末，新汲水調，搽凍破瘡上。

③ 夷堅志：**《夷堅志》甲卷2"神告方"** 建昌人黄襲云：有鄉人爲賈，泊舟潯陽。月下髣髴見二人對語曰：昨夕金山修供甚盛，吾往赴之，飲食皆血腥，不可近。吾怒庖者不謹，漬其手鼎中，今已潰爛矣。其一曰：彼固有罪，責之亦太過。曰：吾比悔之，顧無所及。其一曰：何難之有，吾有藥可治，但擣生大黄，調以美醋，傅瘡上，非唯愈痛，亦且滅瘢，兹方甚良，第無由使聞之耳。賈人適欲之金山，聞其語，意冥冥之中，假手以告。後詣寺詢之，乃是夜設水陸，庖人揮刀誤傷指，血落食中。恍惚之際，手若爲人所掣入鑊内，痛楚徹骨，號呼欲死。賈人依神言療之，兩日而愈。

④ 醫説：**《傳信適用方》卷下"夏子益治奇疾方三十八道"** 第二十：因著灸訖，火痂便退落，瘡内鮮肉片子飛如蝶狀，騰空去了，手捉壞痛不可忍，是血肉俱熱。治用大黄、朴硝各半兩，爲末，水調下，微利即愈。（**按**：《醫説》無此方，誤注出處。）

⑤ 醫説：**《醫説》卷7"壁鏡咬"** 壁鏡咬，醋磨大黄塗之。

⑥ 急救方：**《普濟方》卷279"丹毒"** 治一切丹疹毒……又方（出《百一選方》）：用大黄爲末，水和敷之。（**按**：《是齋百一選方》無此方，誤注出處。）

⑦ 簡便方：**《奇效單方》卷上"十二瘡瘍"** 治一切腫毒初起無頭者：五倍子、大黄、黄柏，右等分，爲細末，新汲水調如糊，日搽三五次。

⑧ 肘後方：**《肘後方》卷5"治癰疽妒乳諸毒腫方第三十六"** 癰腫振焮不可棖方：大黄，擣篩，以苦酒和，貼腫上。燥易，不過三即瘥減，不復作，濃自消除，甚神驗也。

⑨ 婦人經驗方：**《婦人良方》卷23"乳癰方論第十五"** 金黄散：治奶癰。（出《婦人經驗方》）。川大黄、粉草（各一兩），右爲細末，以好酒熬成膏，傾在盞中，放冷，攤紙上貼痛處，仰面卧至五更。未貼時，先用温酒調一大匙，就患處卧，明日取下惡物。相度强弱用藥，羸弱不宜服。

⑩ 十便良方：**《十便良方》卷9"大風疾"** 通天再造散：治大風（《家藏方》）。綿紋大黄（一兩，濕紙裹，煨熟，片切，焙乾）、皂角刺（一兩，去獨皮，取獨莖者秤，碎剉，炒），右件藥爲細末，每服十錢，空心冷酒下一方寸匕。至午時，取下毒物如魚腦膠之類。未未取，再服五錢，即取下如亂髮之蟲、惡物取盡，然後服補藥。

葉。【氣味】酸,寒,無毒。【主治】置薦下,辟虱蟲。《相感志》①。

商陸《本經》②下品

【釋名】蓫募音逐湯、當陸《開寶》③、章柳《圖經》④、白昌《開寶》、馬尾《廣雅》⑤、夜呼《本經》⑥。【時珍曰】此物能逐蕩水氣,故曰蓫募。訛爲商陸,又訛爲當陸,北音訛爲章柳。或云枝枝相值,葉葉相當,故曰當陸。或云多當陸路而生也。

【集解】【《别録》⑦曰】商陸生咸陽川谷。如人形者有神。【恭⑧曰】此有赤白二種。白者入藥用,赤者見鬼神,甚有毒。【保昇⑨曰】所在有之。葉大如牛舌而厚脆,赤花者根赤,白花者根白。二月、八月采根,日乾。【頌⑩曰】俗名章柳根,多生於人家園圃中。春生苗,高三四尺,青葉如牛舌而長。莖青赤,至柔脆。夏秋開紅紫花,作朵。根如蘿蔔而長,八九月采之。《爾雅》謂之蓫募,《廣雅》謂之馬尾,《易經》謂之莧陸。【斅⑪曰】一種赤昌,苗葉絶相類,不可服之,有傷筋骨消腎之毒。惟花白年多者,仙人采之作脯,可下酒也。【時珍曰】商陸昔人亦種之爲蔬,取白根及紫色者擘破,作畦栽之,亦可種子。根、苗、莖並可洗蒸食,或用灰汁煮過亦良。服丹砂、乳石人食之尤利。其赤與黄色者有毒,不可食。按周(憲)〔定〕王《救荒本草》⑫云:章柳幹粗似雞冠花幹,微有線楞,色微紫赤,極易生植。

根。【修治】【斅⑬曰】取花白者根,銅刀刮去皮,薄切,以東流水浸兩宿,漉出,架甑蒸,以

---

① 相感志:**《物類相感志·藥品》** 收大黄葉,鋪薦上,去壁虱。

② 本經:**《本經》《别録》見《證類》卷11"商陸"** 味辛、酸,平,有毒。主水脹疝瘕痺,熨除癰腫,殺鬼精物。療胸中邪氣,水腫,痿痺,腹滿洪直,疏五藏,散水氣。如人形者有神。一名葛根,一名夜呼。生咸陽川谷。

③ 開寶:**《開寶》見《證類》卷11"商陸"** 今注:商陸一名白昌,一名當陸。(**按**:"釋名"項下"開寶"同此。)

④ 圖經:**《圖經》見《證類》卷11"商陸"** 商陸,俗名章柳根……

⑤ 廣雅:**《廣雅》卷10"釋草"** 常蓼、馬尾,蔏(商)蕯(六)也。

⑥ 本經:見本頁注②白字。

⑦ 别録:見本頁注②。

⑧ 恭:**《唐本草》見《證類》卷11"商陸"** 《唐本》注云:此有赤白二種,白者入藥用,赤者見鬼神,甚有毒,但貼腫外用,若服之傷人,乃至痢血不已而死也。

⑨ 保昇:**《蜀本草》見《證類》卷11"商陸"** 《蜀本》:《圖經》云:葉大如牛舌而厚脆,有赤花者根赤,白花者根白。今所在有之。二月、八月採根,日乾。

⑩ 頌:**《圖經》見《證類》卷11"商陸"** 商陸,俗名章柳根,生咸陽山谷,今處處有之,多生於人家園圃中。春生苗,高三四尺,葉青如牛舌而長。莖青赤,至柔脆。夏秋開紅紫花,作朵。根如蘆菔而長,八月、九月内採根,暴乾……《爾雅》謂之蓫薚,《廣雅》謂之馬尾,《易》謂之莧陸,皆謂此商陸也……

⑪ 斅:**《炮炙論》見《證類》卷11"商陸"** 雷公云:凡使,勿用赤菖。緣相似,其赤菖花、莖有消筋腎之毒,故勿餌。章陸花白,年多後仙人採之用作脯,可下酒也……

⑫ 救荒本草:**《救荒》卷上之後"章柳根"** ……今處處有之。苗高三四尺,簳粗似雞冠花簳,微有線楞,色微紫赤,葉青如牛舌,微闊而長。根如人形者有神……

⑬ 斅:**《炮炙論》見《證類》卷11"商陸"** ……每修事,先以銅刀刮去上皮了,薄切,以東流水浸兩宿,然後漉出,架甑蒸,以豆葉一重了,與章陸一重,如斯蒸從午至亥,出,仍去豆葉暴乾了,細剉用。若無豆葉,只用豆代之。

黑豆葉一重，商陸一重，如此蒸之，從午至亥，取出去豆葉，暴乾剉用。無豆葉，以豆代之。

【氣味】辛，平，有毒。【《别録》①曰】酸。【權②曰】甘，有大毒。忌犬肉。【大明③曰】白者苦冷，得大蒜良。赤者有毒，能伏硇砂、砒石、雌黄，拔錫。【恭④曰】赤者但可貼腫，服之傷人，痢血不已殺人，令人見鬼神。【張仲景⑤曰】商陸以水服，殺人。【杲⑥曰】商陸有毒，陽中之陰。其味酸辛，其形類人。其用療水，其效如神。

【主治】水腫疝瘕痺，熨除癰腫，殺鬼精物。《本經》⑦。療胸中邪氣，水腫痿痺，腹滿洪直，疏五臟，散水氣。《别録》⑧。瀉十種水病。喉痺不通，薄切醋炒，塗喉外，良。甄權⑨。通大小腸，瀉蠱毒，墮胎，熁腫毒，傅惡瘡。大明⑩。

【發明】【弘景⑪曰】方家不甚用，惟療水腫，切生根，雜鯉魚煮作湯服。道家乃散用之，及煎醸服，皆能去尸蟲，見鬼神。其實子亦入神藥。花名募花，尤良。【頌⑫曰】古方術家多用之，亦可單服。五月五日采根，竹篾盛，掛屋東北角，陰乾百日，搗篩，井華水調服，云神仙所秘法也。【時珍曰】商陸苦寒，沉也，降也，陰也。其性下行，專於行水。與大戟、甘遂，蓋異性而同功。胃氣虚弱者不可用。方家治腫滿、小便不利者，以赤根搗爛，入麝香三分，貼於臍心，以帛束之，得小便利即腫消。又治濕水以指畫肉上，隨散不成文者。用白商陸、香附子炒乾，出火毒，以酒浸一夜，日乾爲末。每服二錢，米飲下。或以大蒜同商陸煮汁服亦可。其莖葉作蔬食，亦治腫疾。【嘉謨⑬曰】古讚云："其味酸辛，其形類人。療水貼腫，其效如神。"斯言盡之矣。

【附方】舊九。新六。濕氣脚軟。章柳根切小豆大，煮熟，更以緑豆同煮爲飯。每日食

---

① 别録：見1304頁注②。

② 權：**《藥性論》見《證類》卷11"商陸"** 當陸，使，忌犬肉，味甘，有大毒……

③ 大明：**《日華子》見《證類》卷11"商陸"** 白章陸，味苦，冷，得大蒜良……赤者有毒。/**《丹房鑑源》卷下"諸草汁篇第二十"** 章陸（拔錫）。（**按**：《證類》無商陸伏煉諸石内容，疑從煉丹書補入。除"拔錫"之外，未能溯得其源。）

④ 恭：見1304頁注⑧。

⑤ 張仲景：**《金匱·果實菜穀禁忌并治》** 商陸以水服，殺人。

⑥ 杲：**《珍珠囊·諸品藥性主治指掌》(《醫要集覽》本)"商陸"** ……有毒。降也，陽中之陰也。其味酸辛，其形類人，其用療水，其效如神。

⑦ 本經：見1304頁注②白字。

⑧ 别録：見1304頁注②。

⑨ 甄權：**《藥性論》見《證類》卷11"商陸"** ……能瀉十種水病，喉痺不通，薄切醋熬，喉腫處外薄之差。

⑩ 大明：**《日華子》見《證類》卷11"商陸"** ……通大小腸，瀉蠱毒，墮胎，熁腫毒，傅惡瘡……

⑪ 弘景：**《集注》見《證類》卷11"商陸"** 陶隱居云：近道處處有。方家不甚乾用，療水腫，切生根雜生鯉魚煮作湯。道家乃散用及煎醸，皆能去尸蟲，見鬼神。其實亦入神藥。花名募花，尤良。

⑫ 頌：**《圖經》見《證類》卷11"商陸"** ……其用歸表。古方術家多用之，亦可單服。五月五日採根，竹篾盛，掛屋東北角陰乾百日，擣篩，井華水調服，云神仙所秘法……

⑬ 嘉謨：**《蒙筌》卷3"商陸"** （謨）按……古贊云：其味酸辛，其形類人。療水貼腫，其效如神。斯言盡之矣。

之,以瘥爲度,最效。《斗門方》①。**水氣腫滿**。《外臺秘要》②用白商陸根去皮,切如豆大一大盞,以水二升,煮一升。更以粟米一大盞,同煮成粥。每日空心食之,取微利,不得雜食。○《千金髓》③用白商陸六兩,取汁半合,和酒半升,看人與服。當利下水,取效。○《梅師方》④用白商陸一升,羊肉六兩,水一斗,煮取六升,去滓,和葱、豉作臛食之。**腹中暴癥**,有物如石,痛刺啼呼,不治,百日死。多取商陸根搗汁或蒸之,以布藉腹上,安藥,勿覆,冷即易,晝夜勿息。孫真人《千金方》⑤。**痃癖如石**,在脇下堅硬。生商陸根汁一升,杏仁一兩,浸去皮,搗如泥,以商陸汁絞杏泥,火煎如餳。每服棗許,空腹熱酒服,以利下惡物爲度。《聖惠方》⑥。**產後腹大**,堅滿,喘不能卧。白聖散:用章柳根三兩,大戟一兩半,甘遂炒一兩,爲末。每服二三錢,熱湯調下,大便宣利爲度。此乃主水聖藥也。潔古《保命集》⑦。**五尸注痛**。腹痛脹急,不得喘息,上攻心胸,旁攻兩脅,痛或磥塊涌起。用商陸根熬,以囊盛,更互熨之,取效。《肘後方》⑧。**小兒痘毒**。小兒將痘發熱,失表,忽作腹痛,及膨脹弩氣,乾霍亂,由毒氣與胃氣相搏,欲出不得出也。以商陸根和葱白搗傅臍上,斑止痘出,方免無虞。《摘玄方》⑨。**耳卒熱腫**。生商陸,削尖納入,日再易。《聖濟録》⑩。**喉卒攻痛**。商陸切根炙熱,隔布熨之,冷即易,立愈。《圖經本草》⑪。**瘰癧喉痺**,攻痛。生商陸

① 斗門方:**《證類》卷 11“商陸”** 《斗門方》:治脚軟。用章柳根,細切如小豆大,煮令熟,更入菉豆同爛煮爲飯。每日如此修事服餌,以差爲度。其功最效。

② 外臺秘要:**《外臺》卷 20“水氣方六首”** 《近效》療水氣方。商陸根(去皮,取白者,不用赤色,切如小豆,一大盞),右一味以水三升,煮取一升以上,爛即取粟米一大盞煮成粥,仍空腹服。若一日兩度服,即恐利多,每日服一頓即微利。不得吃生冷等。

③ 千金髓:**《證類》卷 11“商陸”** 《千金髓》:治水氣浮腫。白菖六兩,取汁半合,和酒半升,看大小相度與服,當利下水差。

④ 梅師方:**《證類》卷 11“商陸”** 《梅師方》:治水腫不能服藥。商陸一升,羊肉六兩,以水一斗煮取六升,去滓,和肉、葱、豉作臛,如常法食之,商陸白者妙。

⑤ 千金方:**《千金方》卷 11“堅癥積聚第五”** 治卒暴癥方:取商陸根搗碎,蒸之,以新布籍腹上,以新藥鋪著布上,以衣物覆其上,冷復易之,數日用之,旦夕勿息。

⑥ 聖惠方:**《聖惠方》卷 49“治痃癖諸方”** 治痃癖不差,脅下痛硬如石,方:生商陸根汁(一升)、杏人(一兩,湯浸,去皮尖),右件藥研杏人令爛,以商陸根汁相和研,濾取汁,以火煎如餳,每服取棗許大,空腹以熱酒調服之,漸加,以利惡物爲度。

⑦ 保命集:**《保命集》卷下“婦人胎產論第二十九”** 治產後腹大堅滿,喘不能卧,白聖散:樟柳根(三兩)、大戟(一兩半)、甘遂(一兩,炒),右爲極細末,每服二三錢,熱湯調下,取大便宣利爲度。此藥主水氣之勝藥也。

⑧ 肘後方:**《肘後方》卷 1“治卒中五尸方第六”** 五尸者(飛尸、遁尸、風尸、沉尸、尸注也。今所載方兼治之),其狀腹痛脹急,不得氣息,上冲心胸,旁攻兩脅,或磥塊湧起,或攣引腰脊,兼治之方……又方:理商陸根,熬以囊貯,更番熨之,冷復易。

⑨ 摘玄方:(**按**:查《丹溪摘玄》,未能溯得其源。)

⑩ 聖濟録:**《聖濟總録》卷 115“耳腫”** 治耳腫,商陸塞耳方:商陸(生者,洗),右一味,以刀子削如棗核,内耳中,日二易之。

⑪ 圖經本草:**《圖經》見《證類》卷 11“商陸”** ……喉中卒被毒氣攻痛者。切根炙令熱,隔布熨之,冷輒易,立愈……

根搗作餅，置瘻上，以艾炷于上灸三四壯，良。《外臺秘要》①。**一切毒腫**。章陸根和鹽少許，搗傅，日再易之。孫真人《千金方》②。**石癰如石**，堅硬不作膿者。生章陸根搗擦之，燥即易，取軟爲度。亦治濕漏諸癧。《张文仲方》③。**瘡傷水毒**。章陸根搗炙，布裹熨之，冷即易之。《千金方》④。

葍花。【主治】人心昏塞，多忘喜誤，取花陰乾百日，搗末，日暮水服方寸匕乃卧，思念所欲事，即於眠中醒悟也。蘇頌⑤。

狼毒《本經》⑥下品

【釋名】【時珍曰】觀其名，知其毒矣。

【集解】【《别録》⑦曰】狼毒生秦亭山谷及奉高。二月、八月采根，陰乾。陳而沉水者良。【弘景⑧曰】宕昌亦出之。乃言止有數畝地生，蝮蛇食其根，故爲難得。亦用太山者。今用出漢中及建平。云與防葵同根，但置水中沉者是狼毒，浮者是防葵。俗用亦稀，爲療腹内要藥耳。【恭⑨曰】今出秦州、成州，秦亭原在二州之界。秦隴地寒，元無蝮蛇。此物與防葵都不同類，生處又别，太山、漢中亦不聞有，陶説謬矣。【志⑩曰】狼毒葉似商陸及大黄，莖葉上有毛，根皮黄，肉白。以實重者爲

---

① 外臺秘要：**《外臺》卷 23“灸瘰癧法六首”** 《千金》灸瘰癧法……又方：搗生章陸根，撚作餅子，置漏上，以艾炷灸餅子上，乾熟易之，灸三四炷。

② 千金方：**《證類》卷 11“商陸”** 《孫真人食忌》：主一切熱毒腫。章陸根和鹽少許傅之，日再易。

③ 張文仲方：**《證類》卷 11“商陸”** 張文仲：治石癰堅如石，不作膿者。生章陸根擣擦之，燥即易，取軟爲度。

④ 千金方：**《證類》卷 11“商陸”** 《孫真人食忌》……又方：主瘡中毒。切章陸根汁，熱布裹熨之，冷即易。（**按**：今本《千金方》未見此方。）

⑤ 蘇頌：**《圖經》見《證類》卷 11“商陸”** ……其花，主人心惛塞，多忘喜誤。取花陰乾百日，擣末。日暮水服方寸匕，卧思念所欲事，即於眼中自覺……

⑥ 本經：**《本經》《别録》（《藥對》）見《證類》卷 11“狼毒”** 味辛，平，有大毒。主欬逆上氣，破積聚飲食，寒熱水氣，脅下積癖，惡瘡鼠瘻疽蝕，鬼精蠱毒，殺飛鳥走獸。一名續毒。生秦亭山谷及奉高。二月、八月採根，陰乾。陳而沉水者良。（大豆爲之使，惡麥句薑。）

⑦ 别録：見上注。

⑧ 弘景：**《集注》見《證類》卷 11“狼毒”** 陶隱居云：秦亭在隴西，亦出宕昌，乃言止有數畝地生，蝮蛇食其根，故爲難得。亦用太山者，今用出漢中及建平。云與防葵同根類，但置水中沉者便是狼毒，浮者則是防葵。俗用稀，亦難得，是療腹内要藥爾。

⑨ 恭：**《唐本草》見《證類》卷 11“狼毒”** 《唐本》注云：此物與防葵都不同類，生處又别。狼毒今出秦州、成州，秦亭故在二州之界，其太山、漢中亦不聞有。且秦隴寒地，元無腹蛇。復云數畝地生，蝮蛇食其根，謬矣。

⑩ 志：**《開寶》見《證類》卷 11“狼毒”** 今按《别本》注云：與麻黄、橘皮、吴茱萸、半夏、枳實爲六陳也。又按：狼毒，葉似商陸及大黄，莖、葉上有毛，根皮黄，肉白。以實重者爲良，輕者力劣。秦亭在隴西，奉高乃太山下縣。亦出宕昌及漢中，建平。舊經陶云：與防葵同根，以置水中，浮者即是防葵，沉者即是狼毒，此不足爲信。假使防葵秋冬採者堅實，得水皆沉。狼毒春夏採者輕虚，得水乃浮爾。按此與防葵全别，生處不同，故不可將爲比類。

良，輕者爲力劣。秦亭在隴西，奉高是太山下縣。陶云"沉者是狼毒，浮者是防葵"，此不足爲信。假使防葵秋冬采者堅實，得水皆沉；狼毒春夏采者輕虚，得水皆浮。且二物全别，不可比類。此與麻黄、橘皮、半夏、枳實、吴茱萸爲六陳也。【保昇①曰】根似玄參，惟浮虚者爲劣也。【頌②曰】今陝西州郡及遼、石州亦有之，狀如馬志所説。【時珍曰】狼毒出秦、晋地。今人往往以草蔄茹爲之，誤矣。見《蔄茹》下也。

根。【氣味】辛，平，有大毒。【大明③曰】苦，辛，有毒。【之才④曰】大豆爲之使，宜醋炒，惡麥句薑，畏占斯、蜜佗僧也。

【主治】欬逆上氣，破積聚飲食，寒熱水氣，惡瘡鼠瘻疽蝕，鬼精蠱毒，殺飛鳥走獸。《本經》⑤。除胸下積僻。《别録》⑥。治痰飲癥瘕，亦殺鼠。大明⑦。合野葛納耳中，治聾。《抱朴子》⑧。

【附方】舊四，新六。心腹連痛，作脹。用狼毒二兩，附子半兩，搗篩，蜜丸梧子大。一日服一丸，二日二丸，三日三丸止。又從一丸起，至三丸止，以瘥爲度。《肘後方》⑨。九種心痛。一蟲，二蛀，三風，四悸，五食，六飲，七冷，八熱，九氣也。又治連年積冷，流注心胸，及落馬墮車，瘀血中惡等證。九痛丸：用狼毒炙香，吴茱萸湯泡，巴豆去心，炒取霜，乾薑炮，人參各一兩，附子炮去皮三兩，爲末，煉蜜丸梧子大，每空腹温酒下一丸。《和劑局方》⑩。腹中冷痛，水穀陰結，心下停痰，兩脇痞滿，按之鳴轉，逆害飲食。用狼毒三兩，附子一兩，旋復花三兩，搗末，蜜丸梧子大。每服

---

① 保昇：**《蜀本草》見《證類》卷 11"狼毒"**　《蜀本》：《圖經》云：根似玄參，浮虚者爲劣也。

② 頌：**《圖經》見《證類》卷 11"狼毒"**　狼毒，生秦亭山谷及奉高，今陝西州郡及遼、石州亦有之。苗葉似商陸及大黄，莖、葉上有毛，四月開花，八月結實，根皮黄，肉白。二月、八月採，陰乾。以陳而沉水者良……

③ 大明：**《藥性論》見《證類》卷 11"狼毒"**　狼毒，使，味苦、辛，有毒……（**按**：誤注出處。）

④ 之才：**古本《藥對》**見 1307 頁注⑥括號中七情文。（**按**：《證類》卷 2"〔七情表〕"有"占斯解狼毒毒"。但狼毒"畏密陀僧"未能溯得其源。）

⑤ 本經：見 1307 頁注⑥白字。

⑥ 别録：見 1307 頁注⑥。

⑦ 大明：**《藥性論》見《證類》卷 11"狼毒"**　……治痰飲癥瘕，亦殺鼠。（**按**：誤注出處。）

⑧ 抱朴子：**《抱朴子内篇》卷 15"雜應"**　……其既聾者，以元龜薫之，或以棘頭、羊糞桂、毛雀桂成裹塞之，或以狼毒、冶葛，或以附子、葱涕合内耳中，或以蒸鯉魚腦灌之，皆愈也……

⑨ 肘後方：**《肘後方》卷 1"治心腹俱痛方第十"**　治心腹相連常脹痛方：野狼毒（二兩）、附子（半兩），搗篩，蜜丸如梧子大，日一服一丸，二日二丸，三日後服三丸。再一丸，至六日服三丸，自一至三以常服，即瘥。

⑩ 和劑局方：**《局方》卷 2"治一切氣"**　九痛圓：治九種心痛，一蟲心痛，二疰心痛，三風心痛，四悸心痛，五食心痛，六飲心痛，七冷心痛，八熱心痛，九去来心痛。又治連年積冷流注心胸痛，并療冷衝上氣，落馬墮車瘀血等疾。附子（炮裂，去皮臍，三兩）、巴豆（去皮心膜，炒乾後，稱一兩，取霜）、狼毒（炙香）、人參（去蘆頭）、乾薑（炮）、吴茱萸（湯洗七次，各一兩，炒），右爲細末，煉蜜和圓如梧桐子大，每服空腹温酒下一圓。卒中惡，心腹脹痛，口不能言者，服二圓，立瘥。

三丸,食前白湯下,日三服。《肘後方》①。**陰疝欲死**。丸縮入腹,急痛欲死。狼毒四兩,防風二兩,附子三兩燒,以蜜丸梧子大。每服三丸,日夜三度,白湯下。《肘後方》②。**兩脅氣結**。方同腹中冷痛方。**一切蟲病**。川狼毒杵末,每服一錢,用餳一皂子大,沙糖少許,以水化開,卧時空腹服之,次早即下蟲也。《集效方》③。**乾濕蟲疥**。狼毒不拘多少,擣爛,以豬油、馬油調搽患處。方睡勿以被蒙頭,恐藥氣傷面。此維揚 潘氏所傳方。《藺氏經驗方》④。**積年疥癩**。狼毒一兩,一半生研,一半炒研,輕粉三合,水銀三錢,以茶末少許,於瓦器内,以津液擦化爲末,同以清油浸藥,高一寸,三日,待藥沉油清,遇夜不見燈火,蘸油塗瘡上,仍以口鼻於藥盞上吸氣,取效。《永類方》⑤。**積年乾癬**生痂,搔之黄水出,每逢陰雨即痒。用狼毒末塗之。《聖惠方》⑥。**惡疾風瘡**。狼毒、秦艽等分,爲末。每服方寸匕,温酒下,日一二服。《千金方》⑦。

防葵《本經》⑧上品

【釋名】房苑《别録》⑨、梨蓋《本經》⑩、利茹《吴普》⑪。又名爵離、方蓋、農果。【恭⑫曰】根葉似葵花子根,香味似防風,故名防葵。

---

① 肘後方:**《肘後方》卷4"治心腹寒冷食飲積聚結癖方第二十七"** 治腹中冷癖,水穀癃結,心下停痰,兩脅痞滿,按之鳴轉,逆害飲食……又方:野狼毒(三兩)、附子(一兩)、旋復花(三兩),擣,蜜丸,服如梧子大,食前三丸,日三服。

② 肘後方:**《肘後方》卷5"治卒陰腫痛癩卵方第四十二"** 陰丸卒縮入腹,急痛欲死,名陰疝:野狼毒(四兩)、防風(二兩)、附子(三兩,燒),蜜丸,服三丸如桐子大,日夜三度。

③ 集效方:**《證類》卷11"狼毒"** 《集效方》:治藏腑内一切蟲病。川狼毒杵末,每服一大錢,用餳一皂子大,沙糖少許,以水同化,臨卧空腹服之。服時先喫微緊,食藥一服,來日早取下蟲,效。

④ 藺氏經驗方:(**按**:書佚,無可溯源。)

⑤ 永類方:**《永類鈐方》卷14"諸癰疽瘡瘺疥癩"** 《經驗方》治積年疥癩不愈者:狼毒(一兩,置沿水中取沉者,半生半炒,爲末)、輕粉(三合)、水銀(三錢),用茶末於瓦器内用津唾擦化爲末,同清油出藥一寸高,浸藥三日,候藥沉油清,遇夜不見燈,只點清油塗瘡上,仍口鼻於藥器上吸受藥氣。

⑥ 聖惠方:**《聖惠方》卷65"治乾癬諸方"** 治乾癬積年生痂,搔之黄水出,每逢陰雨即癢……又方:右以狼毒醋磨塗之。

⑦ 千金方:**《千金方》卷23"惡疾大風第五"** 治惡疾,狼毒散方:狼毒、秦艽(等分),右二味治下篩。酒服方寸匕,日三。五十日愈。

⑧ 本經:**《本經》《别録》見《證類》卷6"防葵"** 味辛,甘、苦,寒,無毒。主疝瘕,腸洩,膀胱熱結,溺不下,欬逆,温瘧,癲癇,驚邪狂走,療五藏虚氣,小腹支滿,臚脹,口乾,除腎邪,强志。久服堅骨髓,益氣輕身。中火者不可服,令人恍惚見鬼。一名梨蓋,一名房慈,一名爵離,一名農果,一名利茹,一名方蓋。生臨淄川谷及嵩高、太山、少室。三月三日採根,暴乾。

⑨ 别録:見上注。

⑩ 本經:見上注白字。

⑪ 吴普:**《御覽》卷993"房葵"** 《吴氏本草經》曰:房葵,一名梁蓋,一名爵離,一名房苑,一名(晨草)〔農果〕,一名利如,一名方蓋……

⑫ 恭:**《唐本草》見《證類》卷6"防葵"** ……其根葉似葵花子根,香味似防風,故名防葵……

【集解】【《别録》①曰】防葵生臨淄川谷，及嵩高、太山、少室。三月三日采根，暴乾。【普②曰】莖葉如葵，上黑黄。二月生根，根大如桔梗根，中紅白。六月花白，七月、八月實白。三月采根。【恭③曰】此物亦稀有，襄陽、望楚、山東及興州西方有之。興州者乃勝南者，爲鄰蜀地也。【頌④曰】今惟出襄陽地，他郡不聞也。其葉似葵，每莖三葉，一本十數莖，中發一幹，其端開花，如葱花、景天輩而色白，六月開花即結實。根似防風，香味亦如之，依時采者乃沉水。今乃用枯朽狼毒當之，極爲謬矣。【時珍曰】唐時隴西 成州貢之。蘇頌所説詳明可據。

【正誤】【弘景⑤曰】防葵今用建平者。本與狼毒同根，猶如三建，其形亦相似，但置水中不沉爾。而狼毒陳久者亦不能沉矣。【斅⑥曰】凡使防葵，勿誤用狼毒，緣真相似，而驗之有異，效又不同，切須審之，恐誤人疾。其防葵在蔡州沙土中生，采得二十日便生蚛，用之惟輕爲妙。【恭⑦曰】狼毒與防葵都不同類，生處亦别。【藏器⑧曰】二物一是上品，善惡不同，形質又别。陶氏以浮沉爲别，後人因而用之，將以防葵破堅積爲下品之物，與狼毒同功。今古因循，遂無甄别，殊爲謬誤。

根。【修治】【斅⑨曰】凡使，須揀去蚛末，用甘草湯浸一宿，漉出暴乾，用黄精自然汁一二升拌了，土器中炒至汁盡用。

【氣味】辛，寒，無毒。【《别録》⑩曰】甘、苦。【普⑪曰】神農：辛、寒。桐君、扁鵲：無毒。岐伯、雷公、黄帝：辛、苦，無毒。【權⑫曰】有小毒。【主治】疝瘕腸洩，膀胱熱結，溺不

---

① 别録：見1309頁注⑧。

② 普：**《御覽》卷993"房葵"** 《吴氏本草經》曰……莖葉如葵，上黑黄。二月生根，根大如桔梗根，中紅白。六月花白，七月、八月實白，三月三日採根。

③ 恭：**《唐本草》見《證類》卷6"防葵"** ……此物亦稀有，襄陽、望楚、山東及興州西方有之。其興州採得乃勝南者，爲鄰蜀土也。

④ 頌：**《圖經》見《證類》卷6"防葵"** ……今惟出襄陽，諸郡不聞有之。其葉似葵，每莖三葉，一本十數莖，中發一幹，其端開花，如葱花、景天輩而色白。根似防風，香味亦如之，依時採者乃沉水。陶隱居云：與狼毒同根，但置水不沉耳。今乃用枯朽狼毒當之，極爲謬矣。三月三日採，六月開花即結實，採根爲藥。

⑤ 弘景：**《集注》見《證類》卷6"防葵"** 陶隱居云：北信斷，今用建平間者，云本與狼毒同根，猶如三建，今其形亦相似，但置水中不沉爾，而狼毒陳久亦不能沉矣。

⑥ 斅：**《炮炙論》見《證類》卷6"防葵"** 雷公云：凡使，勿誤用狼毒，緣真似防葵，而驗之有異，效又不同，切須審之，恐誤疾人。其防葵在蔡州沙土中，生採得，二十日便蚛，用之唯輕爲妙……

⑦ 恭：**《唐本草》見《證類》卷11"狼毒"** 唐本注云：此物與防葵都不同類，生處又别……

⑧ 藏器：**《拾遺》見《證類》卷6"防葵"** 陳藏器云：按此二物，一是上品，而陶云防葵與狼毒根同，但置水中不沉爾。然此二物善惡不同，形質又别，陶既爲此説，後人因而用之。防葵將以破堅積爲下品之物，與狼毒同功，今古因循，遂無甄别，此殊誤也。

⑨ 斅：**《炮炙論》見《證類》卷6"防葵"** ……欲使，先須揀去蚛末後，用甘草湯浸一宿，漉出暴乾，用黄精自然汁一二升拌了，土器中炒令黄精汁盡。

⑩ 别録：見1309頁注⑧。

⑪ 普：**《御覽》卷993"房葵"** 《吴氏本草經》曰……神農：辛，小寒。桐君、扁鵲：無毒。岐伯、雷公、黄帝：苦，無毒……

⑫ 權：**《藥性論》見《證類》卷6"防葵"** 防葵，君。有小毒……

下，欬逆温瘧，癲癇驚邪狂走。久服堅骨髓，益氣輕身。《本經》①。療五臟虚氣，小腹支滿臚脹，口乾，除腎邪，强志。中火者不可服，令人恍惚見鬼。《别録》②。久服主邪氣驚狂。蘇恭③。主痃癖氣塊，膀胱宿水，血氣瘤大如盌者，悉能消散。治鬼瘧，百邪鬼魅精怪，通氣。甄權④。

【發明】【時珍曰】防葵乃神農上品藥，黄帝、岐伯、桐君、雷公、扁鵲、吴普皆言其無毒。獨《别録》言中火者服之，令人恍惚見鬼。陳延之《小品方》⑤云：防葵多服，令人迷惑恍惚如狂。按《難經》⑥云，重陽者狂，脱陽者見鬼，是豈上品養性所宜乎？是豈寒而無毒者乎？不然，則《本經》及蘇恭所列者，是防葵功用，而《别録》所列者，乃似防葵之狼毒功用，非防葵也。狼毒之亂防葵，其來亦遠矣，不可不辨。古方治蛇瘕、鱉瘕大方中，多用防葵，皆是狼毒也。

【附方】舊一，新二。腫滿洪大。防葵研末，温酒服一刀圭，至二三服。身瞤及小不仁爲效。《肘後方》⑦。癲狂邪疾。方同上⑧。傷寒動氣。傷寒汗下後，臍左有動氣。防葵散：用防葵一兩，木香，黄芩、柴胡各半兩。每服半兩，水一盞半，煎八分，温服。雲岐子《保命集》⑨。

狼牙《本經》⑩下品

【釋名】牙子《本經》⑪、狼齒《别録》⑫、狼子《别録》、犬牙吴普⑬、抱牙吴普、支

---

① 本經：見 1309 頁注⑧白字。

② 别録：見 1309 頁注⑧。

③ 蘇恭：**《唐本草》見《證類》卷 6“防葵”**　《唐本》注云：此藥上品，無毒。久服主邪氣驚狂之患……

④ 甄權：**《藥性論》見《證類》卷 6“防葵”**　……能治疝氣，痃癖氣塊，膀胱宿水，血氣瘤大如椀，悉能消散。治鬼瘧，主百邪鬼魅精怪，通氣。

⑤ 小品方：**《外臺》卷 13“鬼魅精魅方八首”**　《小品》療鬼魅，四物鳶頭散方。東海鳶頭（是由跋根）、黄牙石（又名金牙）、莨菪、防葵（各一分），右藥擣下篩，以酒服方寸匕。欲令病人見鬼，增防葵一分。欲令知鬼主者，復增一分，立有驗。防葵、莨菪並令人迷惑，恍惚如狂，不可多服。

⑥ 難經：**《難經・二十難》**　重陽者狂，重陰者癲。脱陽者見鬼，脱陰者目盲。

⑦ 肘後方：**《普濟方》卷 193“卒浮腫”**　治卒腫身面皆洪大方……又方（出《肘後方》）：防葵末，温酒服一兩，或多至二三服，身潤。又治小不仁，亦效。（**按**：今本《肘後方》無此方。）

⑧ 方同上：**《肘後方》卷 3“治卒發癲狂病方第十七”**　又《小品》癲狂……又方：末防葵，温酒服一刀圭，至二三。身潤又小不仁爲候。（**按**：《證類》卷 6“防葵”亦引《肘後》此方。）

⑨ 保命集：**《雲岐子保命集》卷下“傳變諸證并方”**　傷寒汗下後，臍左有動氣者，防葵散：防葵（一兩）、木香（五錢）、柴胡、黄芩（各半兩），右剉細，每服五錢，水煎。

⑩ 本經：**《本經》《别録》（《藥對》）見《證類》卷 10“牙子”**　味苦、酸，寒，有毒。主邪氣熱氣，疥瘙惡瘍，瘡痔，去白蟲。一名狼牙，一名狼齒，一名狼子，一名犬牙。生淮南川谷及冤句。八月採根，暴乾。中濕腐爛生衣者，殺人。（蕪荑爲之使，惡地榆、棗肌。）

⑪ 本經：見上注白字。

⑫ 别録：見上注。（**按**：“釋名”項下“别録”同此。）

⑬ 吴普：**《御覽》卷 993“狼牙”**　《吴氏本草經》曰：狼牙，一名支蘭，一名狼齒，一名犬牙，一名抱牙……（**按**：“釋名”項下“吴普”、“李當之”同此。）

蘭李當之。【弘景[①]曰】其牙似獸之齒牙，故有諸名。

【集解】【《别録》[②]曰】狼牙生淮南川谷及宛句。八月采根，暴乾。中濕腐爛生衣者殺人。【普[③]曰】葉青，根黄赤，六月、七月華，八月實黑，正月、八月采根。【保昇[④]曰】所在有之。苗似蛇莓而厚大，深緑色。根黑若獸之牙。三月、八月采根，日乾。【頌[⑤]曰】今江東、汴東州郡多有之。【時珍曰】《范子計然》[⑥]云：建康及三辅，色白者善。

根。【氣味】苦，寒，有毒。【《别録》[⑦]曰】酸。【普[⑧]曰】神農、黄帝：苦，有毒。桐君：辛。岐伯、雷公，扁鵲：苦，無毒。【之才[⑨]曰】蕪荑爲之使。惡地榆、棗肌。【主治】邪氣熱氣，疥瘙，惡瘍，瘡痔，去白蟲。《本經》[⑩]。治浮風瘙痒，煎汁洗惡瘡。甄權[⑪]。殺腹臟一切蟲，止赤白痢，煎服。大明[⑫]。

【附方】舊六。新四。金瘡出血。狼牙草莖葉，熟擣貼之。《肘後方》[⑬]。小便溺血。金粟狼牙草焙乾，入蚌粉、炒槐花、百藥煎，等分爲末。每服三錢，米泔空心調服。亦治酒病。《衛生易簡方》[⑭]。寸白諸蟲。狼牙五兩擣末，蜜丸麻子大。隔宿不食，明旦以漿水下一合，服盡即瘥。《外臺秘要》[⑮]。蟲瘡瘙癢。六月以前采狼牙葉，以後用根，生㕮咀，以木葉裹之，煻火炮

① 弘景：**《集注》見《證類》卷10“牙子”** 陶隱居云：近道處處有之，其根牙亦似獸之牙齒也。

② 别録：見1311頁注⑩。

③ 普：**《御覽》卷993“狼牙”** 《吴氏本草經》曰……或生宛句。葉青根黄赤，六月、七月華，八月實黑，正月、八月採根。

④ 保昇：**《蜀本草》見《證類》卷10“牙子”** 《蜀本》：《圖經》云：苗似蛇莓而厚大，深緑色。根萌芽若獸之牙。今所在有之。二月、三月採牙，日乾。

⑤ 頌：**《圖經》見《證類》卷10“牙子”** 牙子，即狼牙子。生淮南川谷及宛句，今江東、京東州郡多有之……

⑥ 范子計然：**《御覽》卷993“狼牙”** 范子計然曰：狼牙出三輔，色白者善。

⑦ 别録：見1311頁注⑩。

⑧ 普：**《御覽》卷993“狼牙”** 《吴氏本草經》曰……神農、黄帝：苦，有毒。桐君：鹹。岐伯、雷公、扁鵲：苦，無毒……

⑨ 之才：**古本《藥對》**見1311頁注⑩括號中七情文。

⑩ 本經：見1311頁注⑩白字。

⑪ 甄權：**《藥性論》見《證類》卷10“牙子”** 狼牙，使，味苦，能治浮風瘙癢，殺寸白蟲。煎汁洗惡瘡。

⑫ 大明：**《日華子》見《證類》卷10“牙子”** 殺腹藏一切蟲，止赤白痢，煎服。

⑬ 肘後方：**《外臺》卷29“金瘡方一十一首”** 《肘後》療金瘡方：狼牙草莖葉熟擣，敷貼之。兼止血。（**按**：今本《肘後》無此方。）

⑭ 衛生易簡方：**《衛生易簡方》卷4“溺血”** 治便血……又方：用金粟野狼牙草（焙乾，入蚌粉炒）、槐花、百藥煎，爲末，每服三錢，米泔調，空心服。亦治酒病。

⑮ 外臺秘要：**《外臺》卷26“寸白蟲方一十九首”** 范汪療白蟲……又方：狼牙五兩，右一味擣篩，蜜丸如麻子大，宿不食，明旦空腹以漿水下一合，服盡差。

熟，於瘡上熨之，冷即止。楊炎《南行方》①。**小兒陰瘡**。狼牙草濃煮汁洗之。《千金方》②。**婦人陰癢**。狼牙二兩，蛇牀子三兩，煎水熱洗。《外臺秘要》③。**婦人陰蝕**瘡爛者。狼牙湯：用狼牙三兩，水四升，煮取半升，以筯纏綿浸湯瀝洗，日四五遍。張仲景《金匱玉函》④。**聤耳出汁**。狼牙研末，綿裹，日塞之。《聖惠方》⑤。**毒蛇傷螫**。獨莖狼牙根或葉，搗爛，臘豬脂和塗，立瘥。《崔氏方》⑥。**射工中人**，有瘡。狼牙，冬取根，夏取葉，搗汁飲四五合，并傅之。《千金方》⑦。

䕡茹《本經》⑧下品

【釋名】離婁《别録》⑨、掘據音結居。白者名草䕡茹。【時珍曰】䕡茹本作藘蕠，其根牽引之貌。掘據，當作拮據，《詩》⑩云："予手拮據。"手口共作之狀也。

【集解】【《别録》⑪曰】䕡茹生代郡川谷。五月采根，陰乾。黑頭者良。【普⑫曰】草高四五尺，葉圓黄，四四相當。四月華，五月實黑。根黄，有汁亦黄色。三月采葉，四月、五月采根。【弘景⑬曰】

---

① 南行方：**《圖經》見《證類》卷10"牙子"** ……又楊炎《南行方》云：六月以前用葉，以後用根，生㕮咀，以木葉裹之，煻火炮令熱，用熨瘡上，冷即止……

② 千金方：**《千金方》卷5"小兒雜病第九"** 治小兒陰瘡方：取狼牙濃煮汁洗之。

③ 外臺秘要：**《外臺》卷34"陰癢方五首"** 崔氏療陰痒痛不可忍方……又方：取狼牙、蛇牀子，煮作湯洗，日三。（**按**：《婦人良方》卷8"婦人陰癢方"下有此方，亦出崔氏，狼牙作二兩，細剉，蛇床子作三兩。以水三升，煮十沸，熱洗。與時珍所引更合。）

④ 金匱玉函：**《金匱·婦人雜病脉證並治》** 少陰脉滑而數者，陰中即生瘡。陰中蝕瘡爛者，狼牙湯洗之。狼牙湯方：狼牙（三兩），右一味以水四升，煮取半升，以綿纏筯如繭，浸湯瀝陰中，日四遍。

⑤ 聖惠方：**《聖惠方》卷89"治小兒聤耳諸方"** 治小兒聤耳……又方：右取狼牙草搗羅爲末，以輕疏生絹裹塞耳中。

⑥ 崔氏方：**《外臺》卷40"蛇螫方六首"** 崔氏療被蛇螫驗方……又方：取狼牙草，六月以前用葉，以後用根，生㕮咀，以葉裹，煻火炮令熱用，冷即易之。

⑦ 千金方：**《千金方》卷25"蛇毒第二"** 射工中人已有瘡者方……又方：取狼牙葉，冬取根，搗之令熟，薄所中處。又飲四五合汁。

⑧ 本經：**《本經》《别録》（《藥對》）見《證類》卷11"䕡茹"** 味辛、酸，寒、微寒，有小毒。主蝕惡肉敗瘡死肌，殺疥蟲，排膿惡血，除大風熱氣，善忘不樂，去熱痺，破癥瘕，除息肉。一名屈据，一名離婁。生代郡川谷。五月採根，陰乾。黑頭者良。（甘草爲之使，惡麥門冬。）

⑨ 别録：見上注。

⑩ 詩：**《詩·豳風·鴟鴞》** 予手拮據……

⑪ 别録：見本頁注⑧。

⑫ 普：**《御覽》卷991"閭茹"** 《吴氏本草經》曰……葉員黄，高四五尺，葉四四相當。四月華黄，五月實黑。根黄有汁，亦同黄。三月、五月採根，黑頭者良。

⑬ 弘景：**《集注》見《證類》卷11"䕡茹"** 陶隱居云：今第一出高麗，色黄，初斷時汁出凝黑如漆，故云漆頭。次出近道，名草䕡茹，色白，皆燒鐵爍頭令黑以當漆頭，非真也。葉似大戟，花黄，二月便生，根亦療瘡。

今第一出高麗,色黄。初斷時汁出凝黑如漆,故云漆頭。次出近道,名草蕳茹,色白,皆燒鐵爍頭令黑,以當漆頭,非真也。【頌①曰】今河陽、淄、齊州亦有之。二月生苗,葉似大戟而花黄色。根如蘿蔔,皮赤黄,肉白。初斷時,汁出凝黑如漆。三月開淺紅花,亦淡黄色,不着子。陶隱居謂出高麗者,此近之。又有一種草蕳茹,色白。古方兩用之。故姚僧坦治癰疽生惡肉,有白蕳茹散,傅之看肉盡便停止,但傅諸膏藥。若不生肉,又傅黄耆散。惡肉仍不盡者,可以漆頭赤皮蕳茹爲散半錢,和白蕳茹散三錢合傅之。觀此,則赤白皆可用也。【時珍曰】《范子計然》②云:藘茹出武都,黄色者善。草蕳茹出建康,白色。今亦處處有之,生山原中。春初生苗,高二三尺。根長大如蘿蔔、蔓菁壯,或有岐出者,皮黄赤,肉白色,破之有黄漿汁。莖葉如大戟,而葉長微闊,不甚尖,折之有白汁。抱莖,有短葉相對,團而出尖。葉中出莖,莖中分二三小枝。二三月開細紫花,結實如豆大,一顆三粒相合,生青熟黑,中有白仁如續隨子之狀。今人往往皆呼其根爲狼毒,誤矣。狼毒葉似商陸、大黄輩,根無漿汁。

根。【氣味】辛,寒,有小毒。【《别録》③曰】酸。【普④曰】神農:辛。岐伯:酸、鹹、有毒。李當之:大寒。【之才⑤曰】甘草爲之使,惡麥門冬。**【主治】蝕惡肉敗瘡死肌,殺疥蟲,排膿惡血,除大風熱氣,善忘不寐。**《本經》⑥。**去熱痺,破癥瘕,除息肉。**《别録》⑦。

【發明】【宗奭⑧曰】治馬疥尤善,服食方用至少。【時珍曰】《素問》⑨治婦人血枯痛,用烏鰂骨、藘茹二物丸服,方見"烏鰂魚"下。王冰言藘茹取其散惡血。又《齊書》⑩云:郡王子隆年二十,

---

① 頌:**《圖經》見《證類》卷11"蕳茹"** 蕳茹,生代郡川谷,今河陽、淄、齊州亦有之。二月生苗,葉似大戟,而花黄色。根如蘿蔔,皮赤黄,肉白。初斷時汁出凝黑如漆,三月開淺紅花,亦淡黄色,不著子。陶隱居謂:出高麗者,此近之也。四月、五月採根,陰乾。漆頭者良。又有一種草蕳茹,色白,採者燒鐵爍頭令黑,以當漆頭,非真也。然古方有用兩種者。姚僧垣治癰疽生臭惡肉,以白蕳茹散傅之,看肉盡便停,但傅諸膏藥。若不生肉,又傅黄耆散。惡肉仍不盡者,可以漆頭赤皮蕳茹爲散,用半錢匕和白蕳茹散三錢匕合傅之,差。是赤、白皆可用也。

② 范子計然:**《御覽》卷991"蕳茹"** 《建康記》曰:建康出草盧茹。/范子計然曰:閭茹出武都。黄色者善。

③ 别録:見1313頁注⑧。

④ 普:**《御覽》卷991"蕳茹"** 《吴氏本草經》曰……神農:辛。岐伯:酸,鹹,有毒。季氏:大寒……

⑤ 之才:**古本《藥對》**見1313頁注⑧括號中七情文。

⑥ 本經:見1313頁注⑧白字。

⑦ 别録:見1313頁注⑧。

⑧ 宗奭:**《衍義》卷12"蕳茹"** 治疥,馬疥尤善。服食方用者至少。

⑨ 素問:**《素問·腹中論》** ……岐伯曰:病名血枯……帝曰:治之奈何? 復以何術? 岐伯曰:以四烏鰂骨一藘茹二物并合之,丸以雀卵,大如小豆,以五丸爲後飯,飲以鮑魚汁,利腸中及傷肝也……

⑩ 齊書:**《南史》卷44"列傳第三十四"** 隨郡王子隆,字雲興,武帝第八子也……子隆年二十一,而體過充壯,常使徐嗣伯合蘆茹丸以服,自銷損,猶無益……(**按**:《南齊書》卷40亦記有此文,但未記載是"徐嗣伯"所合方。)

身體過充。徐嗣伯合蘆茹丸服之自消。則蘆茹亦可服食，但要斟酌爾。孟詵《必效方》①：治甲疽生于脚趾邊腫爛，用蔄茹三兩，黄芪二兩，苦酒浸一宿，以豬脂五合合煎，取膏三合。日三塗之，即消。又《聖惠方》②，治頭風旋眩，鴟頭丸中亦用之。

【附方】舊二，新二。**緩疽腫痛**。蔄茹一兩爲散，温水服二錢匕。《聖惠方》③。**傷寒咽痛**，毒攻作腫。真蔄茹爪甲大，納口中，嚼汁嚥之。當微覺爲佳。張文仲《備急方》④。**中焦熱痞**，善忘不禁。蔄茹三分，甘草炙二兩，消石爲末。每服一錢，雞鳴時温酒下，以知爲度。《聖惠方⑤》。**疥瘡瘙痒**。蔄茹末，入輕粉，香油調傅之。《多能鄙事》⑥。

大戟《本經》⑦下品

【釋名】**邛鉅**《爾雅》⑧、**下馬仙**《綱目》。【時珍曰】其根辛苦，戟人咽喉，故名。今俚人呼爲下馬仙，言利人甚速也。郭璞注《爾雅》⑨云：蕎，邛鉅，即大戟也。

【集解】【《别録》⑩曰】大戟生常山。十二月采根，陰乾。【保昇⑪曰】苗似甘遂而高大，葉有白汁，花黄。根似細苦參，皮黄黑，肉黄白。五月采苗，二月、八月采根用。【頌⑫曰】近道多有之。

---

① 必效方：**《外臺》卷29“甲疽方五首”** 《必效》……又療甲疽瘡腫爛，生脚指甲邊，赤肉出，時差時發者方：黄芪（二兩）、蔄茹（三兩），右二味切，以苦酒浸一宿，以豬脂五合，微火上煎取三合，絞去滓，以塗瘡上，日三兩度，其息肉即消散。

② 聖惠方：**《聖惠方》卷22“治風頭旋諸方”** 治風頭旋，每發眩冒，宜服鴟頭圓方：鴟頭（一枚，炙令黄）、蔄茹（一兩）、白术（一兩）、川椒（一兩，去目及閉口者，微炒去汗），右件藥擣羅爲末，煉蜜和擣五七百杵，圓如梧桐子大，每服食前以温酒下二十圓。

③ 聖惠方：**《聖惠方》卷62“治緩疽諸方”** 治緩疽……又方：漆頭蔄茹（一兩），右擣細羅爲散，不計時候以温水調下二錢。

④ 備急方：**《外臺》卷2“傷寒咽痛方八首”** 文仲療傷寒毒攻喉咽腫痛方兼主天行……又方，真蔄茹爪甲大，内口中，以牙小嚼汁以漬喉，當微覺異爲佳也。亦主天行。《肘後》同。

⑤ 聖惠方：**《聖濟總録》卷54“中焦熱結”** 治中焦熱痹，善忘不樂，蔄茹散方：蔄茹（三兩）、甘草（炙，二兩）、消石（研，一兩），右三味擣羅爲散，于初更時及雞鳴後各用温酒調下一錢匕，稍增至二錢匕，以知爲度。（**按**：《聖惠方》無此方，誤注出處。）

⑥ 多能鄙事：**《多能鄙事》卷6“百藥類·經效方”** 治疥瘡方：以蔄茹細研，入輕粉，用香油調付，濕則乾糁。

⑦ 本經：《本經》《别録》（《藥對》）見《證類》卷10“大戟”味苦、甘，寒、大寒，有小毒。主蠱毒，十二水，腹滿急痛，積聚，中風，皮膚疼痛，吐逆。頸腋癰腫，頭痛，發汗，利大小腸。一名邛鉅。生常山。十二月採根，陰乾。（反甘草。）

⑧ 爾雅：**《爾雅·釋草》（郭注）** 蕎，邛鉅。（今藥草大戟也。）

⑨ 爾雅：見上注。

⑩ 别録：見本頁注⑦。

⑪ 保昇：**《蜀本草》見《證類》卷10“大戟”** 《蜀本》：《圖經》云：苗似甘遂高大，葉有白汁，花黄。根似細苦參，皮黄黑，肉黄白。五月採苗，二月、八月採根用。

⑫ 頌：**《圖經》見《證類》卷10“大戟”** 大戟，澤漆根也。生常山，今近道多有之。春生紅芽，漸長作叢，高一尺已來。葉似初生楊柳小團。三月、四月開黄紫花，團圓似杏花，又似蕪荑。根似細苦參，皮黄黑，肉黄白色，秋冬採根，陰乾。淮甸出者莖圓，高三四尺，花黄，葉至心亦如百合苗。江南生者葉似芍藥……

春生紅芽，漸長叢，高一尺以來，葉似初生楊柳小團。三月、四月開黄紫花，團圓似杏花，又似蕪荑。根似細苦參，秋冬采根，陰乾。淮甸出者莖圓，高三四尺，花黄，葉至心亦如百合苗。江南生者葉似芍藥。【時珍曰】大戟生平澤甚多。直莖高二三尺，中空，折之有白漿。葉長狹如柳葉而不團，其稍葉密攢而上。杭州紫大戟爲上，江南土大戟次之。北方綿大戟色白，其根皮柔韌如綿，甚峻利，能傷人。弱者服之，或至吐血，不可不知。

根。【修治】【斆①曰】凡使勿用附生者，誤服令人洩氣不禁，即煎薺苨湯解之。采得後，于槐砧上細剉，與海芋葉拌蒸，從巳至申，去芋葉，晒乾用。【時珍曰】凡采得以漿水煮軟，去骨，晒乾用。海芋葉麻而有毒，恐不可用也。

【氣味】苦，寒，有小毒。【《别録》②曰】甘，大寒。【權③曰】苦、辛，有大毒。【元素④曰】苦，甘、辛，陰中微陽。瀉肺，損真氣。【時珍曰】得棗即不損脾。【之才⑤曰】反甘草，用菖蒲解之。【恭⑥曰】畏昌蒲、蘆葦、鼠屎。【大明⑦曰】赤小豆爲之使，惡薯蕷。【主治】蠱毒，十二水，腹滿急痛，積聚，中風，皮膚疼痛，吐逆。《本經》⑧。頸腋癰腫，頭痛，發汗，利大小便。《别録》⑨。瀉毒藥，泄天行黄病温瘧，破癥結。大明⑩。下惡血癖塊，腹内雷鳴，通月水，墮胎孕。甄權⑪。治隱癣風，及風毒脚腫，並煮水，日日熱淋，取愈。蘇頌⑫。

【發明】【成無己⑬曰】大戟、甘遂之苦以泄水者，腎所主也。【好古⑭曰】大戟與甘遂同爲泄水之藥，濕勝者苦燥除之也。【時珍曰】痰涎之爲物，隨氣升降，無處不到。入于心，則迷竅而成癲

---

① 斆：**《炮炙論》見《證類》卷 10“大戟”** 雷公云：凡使，勿用附生者，若服，冷洩氣不禁，即煎薺苨子湯解。夫採得後，於槐砧上細剉，與細剉海芋葉拌蒸，從巳至申，去芋葉，曬乾用之。

② 别録：見 1315 頁注⑦。

③ 權：**《藥性論》見《證類》卷 10“大戟”** ……味苦、辛，有大毒……

④ 元素：**《醫學啓源》卷下“用藥備旨・法象餘品”** 大〔戟〕：苦、甘。陰中微陽，瀉肺，損真氣。

⑤ 之才：**古本《藥對》**見 1315 頁注⑦括號中七情文。（**按**：“得菖蒲解之”，**見《證類》卷 10“大戟”引《藥性論》**“大戟，使，反芫花、海藻，毒用菖蒲解之。”

⑥ 恭：**《唐本草》見《證類》卷 10“大戟”** 畏菖蒲、蘆草、鼠屎。

⑦ 大明：**《日華子》見《證類》卷 10“大戟”** 小豆爲之使，惡薯蕷……

⑧ 本經：見 1315 頁注⑦白字。

⑨ 别録：見 1315 頁注⑦。

⑩ 大明：**《日華子》見《證類》卷 10“大戟”** ……瀉毒藥，洩天行黄病温瘧，破癥結。

⑪ 甄權：**《藥性論》見《證類》卷 10“大戟”** ……破新陳，下惡血癖塊，腹内雷鳴，通月水，善治瘀血，能墮胎孕。

⑫ 蘇頌：**《圖經》見《證類》卷 10“大戟”** ……醫家用治隱疹風，及風毒脚腫，並煮水熱淋，日再三便愈……

⑬ 成無己：**《註解傷寒論》卷 4“辨太陽病脉證并治法下第七”** 十棗湯方……（苦以泄之，甘遂、大戟之苦以泄水。水者，腎所主也。）

⑭ 好古：**《湯液本草》卷 4“大戟”** 《液》云：與甘遂同爲泄水之藥，濕勝者苦燥除之。

癎，妄言妄見。入于肺，則塞竅而成欬唾稠粘，喘急背冷。入于肝，則留伏蓄聚而成脅痛乾嘔，寒熱往來。入于經絡，則麻痺疼痛。入于筋骨，則頸項、胸背、腰脇、手足牽引隱痛。陳無擇《三因方》並以控涎丹主之，殊有奇效。此乃治痰之本。痰之本，水也，濕也。得氣與火則凝滯而爲痰，爲飲，爲涎，爲涕，爲癖。大戟能泄臟腑之水濕，甘遂能行經隧之水濕，白芥子能散皮裏膜外之痰氣。惟善用者，能收奇功也。又錢仲陽謂腎爲真水，有補無瀉，而復云痘瘡變黑歸腎一證，用百祥膏下之以瀉腎。非瀉腎也，瀉其腑則臟自不實。愚按：百祥惟用大戟一味。大戟能行水，故曰瀉其腑則臟自不實，腑者膀胱也。竊謂百祥非獨瀉腑，正實則瀉其子也，腎邪實而瀉其肝也。大戟味苦澁，浸水色青緑，肝膽之藥也。故百祥膏又治嗽而吐青緑水。夫青緑者，少陽風木之色也。仲景亦云：心下痞滿，引脅下痛，乾嘔短氣者，十棗湯主之。其中亦有大戟。夫乾嘔脇痛非肝膽之病乎？則百祥之瀉肝膽也，明矣。肝乃東方，宜瀉不宜補。况瀉青、瀉黄皆瀉其子，同一瀉也，何獨腎只瀉腑乎？潔古老人治變黑歸腎證，用宣風散代百祥膏，亦是瀉子之意。蓋毒勝火熾則水益涸，風挾火勢則土受虧。故津血内竭不能化膿，而成青黑乾陷之證。瀉其風火之毒，所以救腎扶脾也。或云脾虚腎旺，故瀉腎扶脾者，非也。腎之真水不可瀉，瀉其陷伏之邪毒爾。

【附方】新一十一。**百祥膏**①。治嗽而吐青緑水，又治痘瘡歸腎，紫黑乾陷，不發寒者，宜下之。不黑者，慎勿下。紅芽大戟不以多少，陰乾，漿水煮極軟，去骨日乾，復納原汁中煮，汁盡，焙爲末，水丸粟米大。每服一二十丸，研赤脂麻湯下。〇潔古《活法機要》②棗變百祥丸：治斑瘡變黑，大便秘結。用大戟一兩，棗三枚，水一盌同煮，暴乾，去大戟，以棗肉焙丸服，從少至多，以利爲度。**控涎丹**。治痰涎留在胸膈上下，變爲諸病，或頸項、胸背、腰脅、手足、胯髀隱痛不可忍，筋骨牽引釣痛走易，及皮膚麻痺，似乎癱瘓，不可誤作風氣風毒及瘡疽施治。又治頭痛不可舉，或睡中流涎，或欬唾喘息，或痰迷心竅，並宜此藥。數服痰涎自失，諸疾尋愈。紫大戟、白甘遂、白芥子微炒各一兩，爲末，薑汁打麪糊丸梧子大。每服七丸，或二十丸，以津液嚥下。若取利則服五六十丸。《三因方》③。**水腫喘急**，小便澁及水蠱。大戟炒二兩，乾薑炮半兩，爲散。每服三錢，薑湯下，大小便

---

① 百祥膏：**《小兒藥證直訣》卷下"百祥圓"**　百祥圓（一名南陽圓）：治瘡疹倒壓黑陷。用紅芽大戟，不以多少，陰乾，漿水軟去骨，日中曝乾，復内汁中煮，汁盡焙乾爲末，水圓如粟米大。每服壹貳拾圓，研赤脂麻湯下，吐利止，無時。（**按**：原無出處，今溯得其源。）

② 活法機要：**《保命集》卷下"小兒斑疹論第三十一"**　棗變百祥丸：治斑疹大便秘結。大戟（去骨，一兩）、棗（三個，去核），右二味用水一碗，煎至水盡爲度，去大戟不用，將棗焙乾，可和劑旋丸，從少至多，以利爲度。

③ 三因方：**《三因方》卷13"痰飲治法"**　控涎丹：凡人忽患胸背、手脚、頸項、腰胯隱痛不可忍，連筋骨牽引釣痛，坐卧不寧，時時走易不定。俗醫不曉，謂之走注，便用風藥及針灸，皆無益。又疑是風毒結聚，欲爲癰疽，亂以藥貼，亦非也。此乃是痰涎伏在心膈上下，變爲此疾。或令人頭痛不可舉，或神意昏倦多睡，或飲食無味，痰唾稠粘，夜間喉中如鋸聲，多流睡涎，手脚重，腿冷痹，氣脉不通，誤認爲癱瘓，亦非也。凡有此疾，但以是藥，不過數服，其疾如失。甘遂（去心）、紫大戟（去皮）、白芥子（真者，各等分），右爲末，煮糊丸如梧子大，曬乾，食後臨卧淡姜湯或熟水下五七丸至十丸。如疾猛氣實，加丸數不妨，其效如神。

利爲度。《聖濟總録》①。**水病腫滿**，不問年月淺深。大戟、當歸、橘皮各一兩切，以水二升，煮取七合，頓服。利下水二三升，勿怪。至重者，不過再服便瘥。禁毒食一年，永不復作。此方出張尚客。李絳《兵部手集》②。**水氣腫脹**③。大戟一兩，廣木香半兩，爲末。五更酒服一錢半，取下碧水後，以粥補之。忌鹹物。○《簡便方》④用大戟燒存性，研末，每空心酒服一錢匕。**水腫腹大**如鼓，或遍身浮腫。用棗一斗，入鍋内以水浸過，用大戟根苗蓋之，瓦盆合定，煮熟，取棗無時食之，棗盡决愈。○又大戟散：用大戟、白牽牛、木香等分，爲末。每服一錢，以猪腰子一對，批開摻末在内，濕紙煨熟，空心食之。左則塌左，右則塌右。張潔古《活法機要》⑤。**牙齒摇痛**。大戟咬於痛處，良。《生生編》⑥。**中風發熱**。大戟、苦參各四兩，白酢漿一斗，煮熟洗之，寒乃止。《千金方》⑦。

澤漆《本經》⑧下品

【釋名】漆莖《本經》⑨、貓兒眼睛草《綱目》、緑葉緑花草《綱目》、五鳳草。【弘景⑩曰】是大戟苗。生時摘葉有白汁，故名澤漆，亦齧人。○餘見下。

---

① 聖濟總録：**《聖濟總録》卷80“水氣遍身腫滿”** 治通身腫滿，喘急，小便澀，大戟散方：大戟（去皮，細切，微炒，二兩）、乾薑（炮裂，半兩），右二味擣羅爲散，每服三錢匕，用生薑湯調下，良久糯米飲投之，以大小便利爲度。

② 兵部手集：**《圖經》見《證類》卷10“大戟”** ……李絳《兵部手集方》療水病，無問年月深淺，雖復脉惡亦主之。大戟、當歸、橘皮各一大兩切，以水二大升，煮取七合，頓服。利水二三斗，勿怪。至重，不過再服便差。禁毒食一年，水下後更服，永不作。此方出張尚客。

③ 水氣腫脹：**《普濟方》卷192“水氣”** 治一切水氣脹腫：大戟（一兩）、木香（五錢，右加黑牽牛净末半兩，病深者加，淺者不加）。爲末，每服錢半重，五更鼓鳴好酒半盞調下，至明取下碧緑水或惡物，三四行爲度，後用粥補之。忌鹽醬、豆腐、麵筋六十日。（**按**：原無出處，今溯得其源。）

④ 簡便方：**《奇效單方》卷下“十八五疸”** 一用紅芽大戟燒存性，爲末，每服一錢，空心好酒下。

⑤ 活法機要：**《保命集》卷下“腫脹論第二十四”** 治腫，木香散：木香、大戟、白牽牛（各等分），右爲細末，每（周）〔用〕三錢，豬腰子一對，劈開摻藥在内，燒熟，空心服之。如左則塌左，右則塌右。如水腫不能全去，於腹上涂甘遂末，在繞臍滿腹，少飲甘草水，其腫便去也。/又方：棗（一斗，鍋内入水），上有四指，用大戟并根苗蓋之遍，盆合之，煮熟爲度，去大戟不用，旋煮旋吃，無時，盡棗决愈，神效。

⑥ 生生編：（**按**：僅見《綱目》引録。）

⑦ 千金方：**《千金方》卷8“諸風第二”** 治中風發熱，大戟洗湯方：大戟、苦參，右二味等分，末之，以藥半升，白酢漿一斗，煮三沸，適寒温洗之，從右下寒乃止，立瘥。小兒三指撮，漿水四升煮，洗之。

⑧ 本經：**《本經》《别録》（《藥對》）見《證類》卷10“澤漆”** 味苦、辛，微寒，無毒。主皮膚熱，大腹水氣，四肢面目浮腫，丈夫陰氣不足，利大小腸，明目，輕身。一名漆莖，大戟苗也。生太山川澤。三月三日、七月七日採莖葉，陰乾。（小豆爲之使，惡薯蕷。）

⑨ 本經：見上注白字。

⑩ 弘景：**《集注》見《證類》卷10“澤漆”** 陶隱居云：此是大戟苗，生時摘葉有白汁，故名澤漆。亦能齧人肉。

【集解】【《别録》①曰】澤漆，大戟苗也。生太山川澤。三月三日、七月七日，采莖葉，陰乾。【大明②曰】此即大戟花也。川澤中有。莖梗小，花黄色，葉似嫩菜，五月采之。【頌③曰】今冀州、鼎州、明州及近道皆有之。【時珍曰】《别録》、陶氏皆言澤漆是大戟苗，《日華子》又言是大戟花，其苗可食。然大戟苗泄人，不可爲菜。今攷《土宿本草》④及《寶藏論》⑤諸書，並云澤漆是貓兒眼睛草，一名緑葉緑花草，一名五鳳草。江湖原澤平陸多有之。春生苗，一科分枝成叢，柔莖如馬齒莧，緑葉如苜蓿葉，葉圓而黄緑，頗似猫睛，故名貓兒眼。莖頭凡五葉中分，中抽小莖五枝，每枝開細花青緑色，復有小葉承之，齊整如一，故又名五鳳草、緑葉緑花草。掐莖有白汁粘人，其根白色有硬骨。或以此爲大戟苗者，誤也。五月采汁煮雄黄，伏鍾乳，結草砂。據此，則澤漆是貓兒眼睛草，非大戟苗也。今方家用治水蠱、脚氣有效。尤與神農本文相合。自漢人集《别録》，誤以爲大戟苗，故諸家襲之爾。用者宜審。

莖葉。【氣味】**苦，微寒，無毒**。【《别録》⑥曰】辛。【大明⑦曰】冷，有小毒。【之才⑧曰】小豆爲之使，惡薯蕷。【主治】**皮膚熱，大腹水氣，四肢面目浮腫，丈夫陰氣不足**。《本經》⑨。**利大小腸，明目輕身**。别録⑩。**主蠱毒**。蘇恭⑪。**止瘧疾，消痰退熱**。大明⑫。

【發明】【時珍曰】澤漆利水，功類大戟，故人見其莖有白汁，遂誤以爲大戟。然大戟根苗皆有毒泄人，而澤漆根硬不可用，苗亦無毒，可作菜食而利丈夫陰氣，甚不相侔也。

【附方】舊二，新六。**肺欬上氣**，脉沉者，澤漆湯主之。澤漆三斤，以東流水五斗，煮取一斗五升，去滓。入半夏半升，紫參、白前、生薑各五兩，甘草、黄芩、人參、桂心各三兩，煎取五升。每服五合，日三服。張仲景《金匱要略方》⑬。**心下伏瘕**，大如盃，不得食者。澤漆四兩，大黄、葶藶

---

① 别録：見 1318 頁注⑧。

② 大明：**《日華子》見《證類》卷 10“澤漆”** ……此即大戟花。川澤中有。莖梗小，有葉花黄，葉似嫩菜，四、五月採之。

③ 頌：**《圖經》見《證類》卷 10“澤漆”** 澤漆，大戟苗也。生泰山川澤，今冀州、鼎州、明州及近道亦有之。生時摘葉，有白汁出，亦能齧人，故以爲名……

④ 土宿本草：（**按**：未見原書，待考。）

⑤ 寶藏論：（**按**：書佚，無可溯源。）

⑥ 别録：見 1318 頁注⑧。

⑦ 大明：**《日華子》見《證類》卷 10“澤漆”** 冷，微毒……

⑧ 之才：**古本《藥對》**見 1318 頁注⑧括號中七情文。

⑨ 本經：見 1318 頁注⑧白字。

⑩ 别録：見 1318 頁注⑧。

⑪ 蘇恭：**《證類》卷 10“澤漆”** 《唐本餘》：有小毒。逐水，主蠱毒。（**按**：據考《唐本餘》即《蜀本草》，非蘇恭之言。）

⑫ 大明：**《日華子》見《證類》卷 10“澤漆”** ……止瘧疾，消痰退熱……

⑬ 金匱要略方：**《圖經》見《證類》卷 10“澤漆”** ……然張仲景治肺欬上氣，脉沉者，澤漆湯主之。澤漆三斤，以東流水五斗，煮取一斗五升，然後用半夏半升，紫參、生薑、白前各五兩，甘草、黄芩、人參、桂各三兩，八物㕮咀之，内澤漆汁中，煎取五升。每服五合，日三，至夜服盡。（**按**：《金匱·肺痿肺癰咳嗽上氣病脉證治》下有方同。）

熬各三兩，搗篩，蜜丸梧子大。每服二丸，日三服。葛洪《肘後方》①。**十種水氣**。澤漆十斤，夏月取嫩莖葉，入酒一斗，研汁約二斗，於銀鍋内，慢火熬如稀餳，入瓶内收。每日空心温酒調下一匙，以愈爲度。《聖惠方》②。**水氣蠱病**。生鮮貓眼睛草，晒乾爲末，棗肉丸彈子大。每服二丸，白湯化下，日二服。覺腹中暖，小便利爲度。《乾坤秘韞》③。**脚氣赤腫**，行步脚痛。貓兒眼睛草、鷺鷥藤、蜂窠等分。每服一兩，水五盌，煎三盌，薰洗之。○《衛生易簡方》④。**牙齒疼痛**。貓兒眼睛草一搦，研爛，湯泡取汁，含漱吐涎。《衛生易簡方》⑤。**男婦瘰癧**。貓兒眼睛草一二綑，井水二桶，五月五日午時，鍋内熬至一桶，去滓澄清，再熬至一盌，瓶收。每以椒、葱、槐枝煎湯洗瘡净，乃搽此膏，數次愈。《便民圖纂方》⑥。**癬瘡有蟲**。貓兒眼睛草，晒乾爲末，香油調搽之。《衛生易簡方》⑦。

甘遂《本經》⑧下品

【釋名】甘藁《别録》⑨、陵藁吴普⑩、陵澤《别録》、甘澤吴普、重澤《别録》、苦澤吴普、白澤吴普、主田《别録》、鬼醜吴普。【時珍曰】諸名義多未詳。

---

① 肘後方：**《肘後方》卷4“治卒心腹癥堅方第二十六”** 治心下有物，大如杯，不得食者：葶藶（二兩，熬之）、大黄（二兩）、澤漆（四兩），搗篩，蜜丸，和搗千杵，服如梧子大二丸，日三服，稍加。

② 聖惠方：**《聖惠方》卷54“治十水腫諸方”** 治十種水氣方：澤漆（一十斤，于夏間採取嫩葉，入酒一斗研，取汁約二斗），右於銀鍋内以慢火熬如稀餳即止，於甆器内收，每日空心以温酒調下一茶匙，以愈爲度。

③ 乾坤秘韞：**《乾坤秘韞・蠱脹》** 七聖散……或尋新貓眼睛根一掘，搗爲末，入棗肉就和杵千下，丸如彈子大，每服二丸，細嚼，白湯送下，日進三服，覺腹中暖，小便利爲度。

④ 衛生易簡方：**《衛生易簡方》卷3“脚氣”** 治脚氣赤腫，行步作疼：用貓兒眼睛草、鷺鷥藤、蜂窩（等分），每服一兩，水五碗，煎三碗，熱熏洗。

⑤ 衛生易簡方：**《衛生易簡方》卷7“牙齒”** 治牙疼或蟲痛又方：用貓兒眼草一撚，爛搗，湯泡去滓，含漱良久，吐之，不可咽。

⑥ 便民圖纂方：**《便民圖纂》卷12“瘡腫”** 瘰癧……又方：不分男婦用貓兒眼草一二綑，并水二桶，五月五日午時，鍋内熬至一桶，盆内澄清，再下鍋熬至一椀，盛放瓷瓶内，另用川椒、葱、槐枝三件放在一處熬湯，將瘡洗净，用藥膏搽二三次即愈。

⑦ 衛生易簡方：（**按**：已查原書，未能溯得其源。）

⑧ 本經：**《本經》《别録》（《藥對》）見《證類》卷10“甘遂”** 味苦、甘，寒、大寒，有毒。主大腹疝瘕腹滿，面目浮腫，留飲宿食，破癥堅積聚，利水穀道，下五水，散膀胱留熱，皮中痞，熱氣腫滿。一名甘藁，一名陵藁，一名凌澤，一名重澤，一名主田。生中山川谷。二月採根，陰乾。（瓜蒂爲之使，惡遠志，反甘草。）

⑨ 别録：見上注。（**按**：“釋名”項下“别録”皆同此。）

⑩ 吴普：**《御覽》卷993“甘遂”** 《吴氏本草經》曰：甘遂，一名主田，一名日澤，一名重澤，一名鬼醜，一名陵藁，一名甘藁，一名苦澤。（**按**：“釋名”項下“吴普”皆同此。）

【集解】【《别録》①曰】甘遂生中山川谷。二月采根,陰乾。【普②曰】八月采。【弘景③曰】中山在代郡。第一本出太山、江東。比來用京口者,大不相似。赤皮者勝,白皮者都下亦有,名草甘遂,殊惡,蓋贋僞者也。【恭④曰】甘遂苗似澤漆,其根皮赤肉白,作連珠實重者良。草甘遂乃是蚤休,療體全别,苗亦不同,俗名重臺,葉似鬼臼、蓖麻,根皮白色。【大明⑤曰】西京者上,汴、滄、吴者次之,形似和皮甘草。【頌⑥曰】今陝西、江東亦有之。苗似澤漆,莖短小而葉有汁,根皮赤肉白,作連珠,大如指頭。

根。【修治】【斅⑦曰】凡采得去莖,於槐砧上細剉,用生甘草湯、薺苨自然汁二味,攪浸三日,其水如墨汁,乃漉出,用東流水淘六七次,令水清爲度。漉出,于土器中熬脆用之。【時珍曰】今人多以麪煨熟用,以去其毒。

【氣味】苦,寒,有毒。【《别録》⑧曰】甘,大寒。【普⑨曰】神農、桐君:苦,有毒。岐伯、雷公:甘,有毒。【元素⑩曰】純陽也。【之才⑪曰】瓜蒂爲之使,惡遠志,反甘草。【主治】大腹疝瘕,腹滿,面目浮腫,留飲宿食,破癥堅積聚,利水穀道。《本經》⑫。下五水,散膀胱留熱,皮中痞,熱氣腫滿。《别録》⑬。能瀉十二種水疾,去痰水。甄權⑭。瀉腎經及隧道水濕,脚氣,陰囊腫墜,痰迷癲癇,噎膈痞塞。時珍。

---

① 别録:見1320頁注⑧。

② 普:**《御覽》卷993"甘遂"** 《吴氏本草經》曰……須二月、八月採。

③ 弘景:**《集注》見《證類》卷10"甘遂"** 陶隱居云:中山在代郡。先第一本出太山,江東比來用京口者,大不相似。赤皮者勝,白皮者都下亦有,名草甘遂,殊惡,蓋謂贋僞之草,非言草石之草也。

④ 恭:**《唐本草》見《證類》卷10"甘遂"** 《唐本》注云:所謂草甘遂者,乃蚤休也,療體全别。真甘遂苗似澤漆草,甘遂苗一莖,莖〔端〕六七葉,如蓖麻、鬼臼葉。生食一升亦不能利,大療癰疽蛇毒。且真甘遂皆以皮赤肉白,作連珠,實重者良。亦無皮白者,皮白乃是蚤休,俗名重臺也。

⑤ 大明:**《日華子》見《證類》卷10"甘遂"** 京西者上,汴、滄、吴者次,形似和皮甘草,節節切之。

⑥ 頌:**《圖經》見《證類》卷10"甘遂"** 甘遂生中山川谷,今陝西、江東亦有之。或云京西出者最佳,汴、滄、吴者爲次。苗似澤漆,莖短小而葉有汁,根皮赤肉白,作連珠……

⑦ 斅:**《炮炙論》見《證類》卷10"甘遂"** 雷公云:凡採得後去莖,於槐砧上細剉,用生甘草湯、小薺苨自然汁,二味攪浸三日,其水如墨汁,更漉出,用東流水淘六七次,令水清爲度。漉出,於土器中熬令脆用之。

⑧ 别録:見1320頁注⑧。

⑨ 普:**《御覽》卷993"甘遂"** ……神農、桐君:苦,有毒。岐伯、雷公:有毒……

⑩ 元素:**《醫學啓源》卷下"用藥備旨·法象餘品"** 甘遂:苦純陽……

⑪ 之才:**古本《藥對》**見1320頁注⑧括號中七情文。

⑫ 本經:見1320頁注⑧白字。

⑬ 别録:見1320頁注⑧。

⑭ 甄權:**《藥性論》見《證類》卷10"甘遂"** 京甘遂,味苦,能瀉十二種水疾,能治心腹堅滿,下水,去痰水,主皮肌浮腫。

【發明】【宗奭①曰】此藥專于行水攻決爲用。【元素②曰】味苦氣寒。苦性泄，寒勝熱，直達水氣所結之處，乃泄水之聖藥。水結胸中，非此不能除，故仲景大陷胸湯用之。但有毒不可輕用。【時珍曰】腎主水，凝則爲痰飲，溢則爲腫脹。甘遂能泄腎經濕氣，治痰之本也。不可過服，但中病則止可也。張仲景治心下留飲，與甘草同用，取其相反而立功也。劉河間《保命集》③云：凡水腫服藥未全消者，以甘遂末塗腹，繞臍令滿，内服甘草水，其腫便去。又王璆《百一選方》④云：脚氣上攻，結成腫核，及一切腫毒。用甘遂末，水調傅腫處，即濃煎甘草汁服，其腫即散。二物相反而感應如此。清流韓詠病脚疾用此，一服病去七八，再服而愈也。

【附方】舊三，新一十九。**水腫腹滿**。甘遂炒二錢二分，黑牽牛一兩半，爲末，水煎，時時呷之。《普濟方》⑤。**膜外水氣**。甘遂末、大麥麪各半兩，水和作餅，燒熟食之，取利。《聖濟總録》⑥。**身面洪腫**。甘遂二錢，生研爲末。以豮豬腎一枚，分爲七臠，入末在内，濕紙包煨令熟，食之，日一服。至四五服，當覺腹鳴，小便利，是其效也。《肘後方》⑦。**腎水流注**，腿膝攣急，四肢腫痛。即上方加木香四錢。每用二錢，煨熟，温酒嚼下。當利黄水爲驗。《御藥院方》⑧傳。**正**

---

① 宗奭：**《衍義》卷11“甘遂”**　今惟用連珠者，然經中不言。此藥專于行水，攻決爲用，入藥須斟酌

② 元素：**《醫學啓源》卷下“用藥備旨·法象餘品”**　甘遂……水結胸中，非此不能除。/**《湯液本草》卷4“甘遂”**　氣大寒，味苦、甘。甘，純陽。有毒。/《液》云：可以通水，而其氣直透達所結處。（**按**：時珍糅合兩家之論，且略加發揮。）

③ 保命集：**《保命集》卷下“腫脹論第二十四”**　治腫木香散：木香、大戟、白牽牛（各等分），右爲細末，每用三錢，豬腰子一對，批開摻藥在内，燒熟，空心服之。如左則塌左，右則塌右。如水腫不能全去，于腹上塗甘遂末，在繞臍滿腹，少飲甘草水，其腫便去也。

④ 百一選方：**《百一選方》卷11“第十七門”**　治脚氣上攻，流注四肢，結成腫核不散，赤熱焮痛，及治一切腫毒。甘遂（爲細末，以水調敷腫處）。右濃煎甘草一味，服之，其腫即散。二物本相反，須兩人買，各處安頓，切不可相和。清流片子韓詠苦此，一服病去七八，再服而愈。云得之一牛馬牙人。醫者之意，正取其相反，故以甘遂傅其外，而以甘草引之於内，所以作效，如磁石引針之義也。（**按**：“清流片子”，《普濟方》卷244引同方作“清流斤子”。然考《續名醫類案》卷60“……是齋宰清流日，以授直廳醫，救欲死者數人”，故此片、斤均为“廳”簡寫之形誤。此“清流廳子”，乃指清流縣直廳小吏之兒子。）

⑤ 普濟方：**《普濟方》卷191“水腫”**　二氣湯：治水腫腹滿。牽牛子、甘遂（一分，微炒），右粗擣篩，分作二服，每服水二盞，煎至五分，放温細細服，不拘時候。

⑥ 聖濟總録：**《聖濟總録》卷80“膜外氣”**　治膜外水氣，甘遂餅方：甘遂、大麥面（各半兩），右二味擣羅爲末，以水和作餅子，燒熟，熱服之。如不利，以熟飲投之。如利，以冷水洗手面即止。

⑦ 肘後方：**《肘後方》卷3“治卒身面腫滿方第二十四”**　治卒腫滿，身面皆洪大方……又方：豬腎（一枚，分爲七臠）、甘遂（一分，以粉之），火炙令熟，一日一食，至四五，當覺腹脅鳴，小便利。不爾，更進。盡熱剥去皮食之，須盡爲佳。不爾，再之。勿食鹽。

⑧ 御藥院方：**《御藥院方》卷6“補虚損門”**　煨腎散：治腎經積水不散，流於經絡，腿膝攣急，腫悶，往來疼痛服之。甘遂（半兩，生）、木香（一兩），右件擣羅爲細末，每服用藥二錢，以豘豬腰子一隻，薄批開，去筋膜，摻藥在内，淹匀，用荷葉裹定，外用濕紙五重，以麻縷纏定，更用水蘸過乾濕得所，于文武火内煨熟，紙乾爲度。臨卧細嚼，少用温酒送下。當下黄水是其效也。

水脹急，大小便不利欲死。甘遂五錢，半生半炒，胭脂坯子十文，研匀，每以一錢，白麪四兩，水和作棋子大，水煮令浮，淡食之。大小便利後，用平胃散加熟附子，每以二錢煎服。《普濟方》①。**小兒疳水**。珠子甘遂炒，青橘皮等分，爲末。三歲用一錢，以麥芽湯下，以利爲度。忌酸鹹三五日。名水寶散。《總微論》②。**水蠱喘脹**。甘遂、大戟各一兩，慢火炙研。每服一字，水半盞，煎三五沸服。不過十服。《聖濟録》③。**水腫喘急**，大小便不通。十棗丸：用甘遂、大戟、芫花等分，爲末，以棗肉和丸梧子大。每服四十丸，侵晨熱湯下，利去黄水爲度。否則次午再服。《三因方》④。**妊娠腫滿**，氣急，少腹滿，大小便不利，已服豬苓散不瘥者。用太山赤皮甘遂二兩，搗篩，白蜜和丸梧子大，每服五十丸，得微下，仍服豬苓散，不下再服之。豬苓散見"豬苓"下。《小品方》⑤。**心下留飲**，堅滿脉伏，其人欲自利反快。甘遂半夏湯：用甘遂大者三枚，半夏十二個，以水一升，煮半升，去滓。入芍藥五枚，甘草一節，水二升，煮半升，去滓。以蜜半升，同煎八合，頓服取利。○張仲景《金匱玉函》⑥。**脚氣腫痛**，腎臟風氣，攻注下部瘡痒。甘遂半兩，木鼈子仁四個，爲末。豬腰子一個，去皮膜，切片，用藥四錢摻在内，濕紙包煨熟，空心食之，米飲下。服後便伸兩足。大便行後，吃白粥二三日爲妙。《本事方》⑦。**二便不通**。甘遂末，以生麪糊調傅臍中及丹田内，仍艾三

---

① 普濟方：**《普濟方》卷 191"水腫"** 桃紅散：治正水脹急，大小便不利，逆欲死方。甘遂（半兩，半生半炒用）、坯（十二兩，研），右爲末，研匀，用一錢，以白麵四兩，水調入藥，揉和切作棋子大，白水煮浮。更不得使鹽料物，只淡飲。候大小便利去五六分，却用後藥調補。

② 總微論：**《全嬰方論》卷 15"論諸腫"** 水寶散：治小兒疳水，通身虚腫，狀如熟李。童子青橘皮、珠子甘遂（微炒），右等分爲末，叁歲壹錢，用麥糵煎湯，點臘茶清調下，食前通利爲效。忌鹹酸食三伍日……（**按**：《小兒衛生總微論方》無此方。）

③ 聖濟録：**《聖濟總録》卷 80"水蠱"** 治水蠱水腫，大戟湯方：大戟（去皮，炒）、甘遂（炒），右二味等分，粗搗篩，每服一錢匕，水一盞半，入大棗三枚，擘破，煎至七分，去滓，温服。

④ 三因方：**《醫方選要》卷 4"方腫脹滿門"** 十棗丸：治水氣，四肢浮腫，上氣喘急，大小便不通。甘遂、大戟、芫花（各等分），右爲細末，用紅棗煮爛去皮核，搗成膏和藥爲丸如梧桐子大，每服四十丸，空心白湯送下，以利去黄水爲度，否則次早再服。（**按**：《三因方》未見"十棗丸"方，唯卷 13"痰飲治法"下有"十棗湯"治懸飲方，與《綱目》所引異。）

⑤ 小品方：**《圖經》見《證類》卷 10"甘遂"** ……《小品》：療妊娠小腹滿，大小便不利，氣急，已服豬苓散不差者，以甘遂散下之方：泰山赤皮甘遂二兩，擣篩，以白蜜二兩，和丸如大豆粒，多覺心下煩，得微下者，日一服之。下後還將豬苓散。不得下，日再服，漸加可至半錢匕，以微下爲度，中間將散也。豬苓散見豬苓條中。

⑥ 金匱玉函：**《金匱·痰飲咳嗽病脉證并治》** 病者脉伏，其人欲自利，利反快，雖利心下續堅滿，此爲留飲欲去故也。甘遂半夏湯主之。甘遂半夏湯方：甘遂（大者，三枚）、半夏（十二枚，以水一升，煮取半升，去滓）、芍藥（五枚）、甘草（如指大一枚，炙，一本作無），右四味，以水二升，煮取半升，去滓，以蜜半升和藥汁，煎取八合，頓服之。

⑦ 本事方：**《本事方》卷 4"腎臟風及足膝腰腿脚氣"** 治腎臟風攻注脚膝方：連珠甘遂（一兩）、木鱉子（二個，一雌一雄，去殼，研），右爲末，豮豬腰子二箇批開，藥末一錢摻匀，濕紙裹數重，漫火煨熟，放温，五更初細呑，米飲下。積水多則利多，少則少也。宜軟飯將息。若患一脚，切看左右，如左脚用左邊腰子，右用右邊者，藥末只一錢……

壯,飲甘草湯,以通爲度。又太山赤皮甘遂末一兩,煉蜜和勻,分作四服,日一服取利。《聖惠方》①。**小便轉脬**。甘遂末一錢,豬苓湯調下,立通。筆峰《雜興方》②。**疝氣偏腫**。甘遂、茴香等分,爲末,酒服二錢。《儒門事親》③。**婦人血結**。婦人少腹滿如敦狀,小便微難而不渴,此爲水與血俱結在血室。大黄二兩,甘遂、阿膠各一兩,水一升半,煮半升,頓服,其血當下。張仲景④方。**膈氣哽噎**。甘遂麪煨五錢,南木香一錢,爲末。壯者一錢,弱者五分,水酒調下。《怪病奇方》⑤。**痞證發熱**,盗汗,胸背疼痛。甘遂麪包,漿水煮十沸,去麪,以細糠火炒黄爲末。大人三錢,小兒一錢,冷蜜水卧時服。忌油膩魚肉。《普濟方》⑥。**消渴引飲**。甘遂麸炒半兩,黄連一兩,爲末,蒸餅丸緑豆大。每薄荷湯下二丸。忌甘草。《楊氏家藏方》⑦。**癲癇心風**。遂心丹:治風痰迷心,癲癇,及婦人心風血邪。用甘遂二錢,爲末,以豬心取三管血和藥,入豬心内縛定,紙裹煨熟,取末,入辰砂末一錢,分作四丸。每服一丸,將心煎湯調下。大便下惡物爲效,不下再服。《濟生方》⑧。**馬脾風病**。小兒風熱喘促,悶亂不安,謂之馬脾風。甘遂麪包煮一錢半,辰砂水飛二錢半,輕粉一角,爲末。每服一字,漿水少許,滴油一小點,抄藥在上,沉下,去漿灌之。名無價散。《全幼心鑑》⑨。**麻木疼痛**。萬靈膏:用甘遂二兩,蓖麻子仁四兩,樟腦一兩,搗作餅貼之。内飲甘草湯。《摘玄方》⑩。**耳卒聾閉**。甘遂半寸,綿裹插入兩耳内,口中嚼少甘草,耳卒自然通也。《永

---

① 聖惠方:**《普濟方》卷39“大小便不通附論”** 貼臍膏:用甘遂爲細末,以生面調爲糊,攤紙上,摻末在上,塗臍中,及塗臍下硬處。别煎甘草水,温凉隨意服之,以通爲度。(**按**:《聖惠方》無此方,誤注出處。)

② 雜興方:(**按**:書佚,無可溯源。)

③ 儒門事親:**《儒門事親》卷15“小腸疝氣第十”** 治偏腫:茴香、甘遂,右二味各等份爲末,酒調二錢,食前服之。

④ 張仲景:**《金匱·婦人雜病脉證并治》** 婦人少腹滿如敦狀,小便微難而不渴,生後者,此爲水與血俱結在血室也,大黄甘遂湯主之。大黄甘遂湯方:大黄(四兩)、甘遂(二兩)、阿膠(二兩),右三味以水三升,煮取一升,頓服之,其血當下。

⑤ 怪病奇方:**《怪證奇方》卷下** 膈食膈氣,梅核氣:甘遂(五錢,面裹煨)、木香一錢,爲末,壯者用一錢,弱者五分,酒調下。

⑥ 普濟方:**《普濟方》卷170“痞氣”** 别脾散:治痞證,發熱盗汗,胸背疼痛。右以甘遂不以多少,用麵包於漿内,煮十數沸,去面後將細米糠火炒黄色,爲末,大人每服三錢,小兒一錢,用冷蜜水卧服。忌油膩、濕麵、腥物。

⑦ 楊氏家藏方:**《楊氏家藏方》卷10“消渴方六道”** 縮水丸:治消渴。甘遂(半兩,用麸炒透,裹黄褐色)、黄連(去須,一兩),右件爲細末,水浸蒸餅爲丸如緑豆大,每服二丸,薄荷湯下,不拘時候。忌甘草三日。

⑧ 濟生方:(**按**:查《嚴氏濟生方》及《濟生續方》,未能溯得其源。)

⑨ 全幼心鑑:**《全幼心鑑》卷2“喘急”** 無價散:治嬰孩小兒風熱喘促,悶亂不安,俗言謂之馬脾風。辰砂(水飛,二錢半)、輕粉(一角)、甘遂(麵裹煮,一錢半),右爲極細末,每服一字,用漿水少許,上滴油一小點,抄藥在上,沉下去,却漿灌之。

⑩ 摘玄方:**《丹溪摘玄》卷2“大風麻木門”** 萬靈膏:治麻木疼痛。麻肉(四兩)、樟腦(二兩)、甘遂(一兩),右搗成餅子,貼罨麻木并疼痛處,(因)〔内〕飲甘草濃汁。

類方》①。

續隨子宋《開寶》②

【釋名】千金子《開寶》③、千兩金《日華》④、菩薩豆《日華》、拒冬《開寶》、聯步。【頌⑤曰】葉中出葉，數數相續而生，故名。冬月始長，故又名拒冬。

【集解】【志⑥曰】續隨子生蜀郡，處處亦有之。苗如大戟。【頌⑦曰】今南中多有，北土産少。苗如大戟，初生一莖，莖端生葉，葉中復出葉。花亦類大戟，自葉中抽幹而生，實青有殻。人家園亭中多種以爲飾。秋種冬長，春秀夏實。【時珍曰】莖中亦有白汁，可結水銀。

【修治】【時珍曰】凡用去殻，取色白者，以紙包，壓去油，取霜用。

【氣味】辛，温，有毒。【主治】婦人血結月閉，瘀血癥瘕痃癖，除蠱毒鬼疰，心腹痛，冷氣脹滿，利大小腸，下惡滯物。《開寶》⑧。積聚痰飲，不下食，嘔逆，及腹内諸疾。研碎酒服，不過三顆，當下惡物。《蜀本》⑨。宣一切宿滯，治肺氣水氣，日服十粒。瀉多，以酸漿水或薄醋粥喫，即止。又塗疥癬瘡。大明⑩。

【發明】【頌⑪曰】續隨下水最速，然有毒損人，不可過多。【時珍曰】續隨與大戟、澤漆、甘遂莖葉相似，主療亦相似，其功皆長于利水。惟在用之得法，亦皆要藥也。

---

① 永類方：**《永類鈐方》卷2“雜病耳”**　諸蟲入耳：用甘遂半寸，綿裹插入兩耳内，口中嚼少甘草，自然通聽，極妙。

② 開寶：**《開寶》見《證類》卷11“續隨子”**　味辛，温，有毒。主婦人血結月閉，癥瘕痃癖瘀血，蠱毒鬼疰，心腹痛，冷氣脹滿，利大小腸，除痰飲積聚，下惡滯物。莖中白汁，剥人面皮，去皯黯。生蜀郡及處處有之。苗如大戟。一名拒冬，一名千金子。

③ 開寶：見上注。（**按**：“釋名”項下“開寶”同此。）

④ 日華：**《日華子》見《證類》卷11“續隨子”**　……一名菩薩豆、千兩金……（**按**：“釋名”項下“日華”同此。）

⑤ 頌：**《圖經》見《證類》卷11“續隨子”**　續隨子，生蜀郡，及處處有之。今南中多有，北土差少。苗如大戟，初生一莖，莖端生葉，葉中復出數莖相續。花亦類大戟，自葉中抽幹而生，實青有殻。人家園亭中多種以爲飾。秋種冬長，春秀夏實，故又名拒冬……

⑥ 志：見本頁注②。

⑦ 頌：見本頁注⑤。

⑧ 開寶：見本頁注②。

⑨ 蜀本：**《蜀本草》見《證類》卷11“續隨子”**　積聚痰飲，不下食，嘔逆及腹内諸疾。研碎酒服之，不過三顆，當下惡物。

⑩ 大明：**《日華子》見《證類》卷11“續隨子”**　宣一切宿滯，治肺氣、水氣，傅一切惡瘡疥癬，單方日服十粒。瀉多，以酸漿水并薄醋粥喫即止……

⑪ 頌：**《圖經》見《證類》卷11“續隨子”**　……實入藥，採無時，下水最速，然有毒損人，不可過多……

【附方】舊二，新四。**小便不通**，臍腹脹痛不可忍，諸藥不效者，不過再服。用續隨子去皮一兩，鉛丹半兩，同少蜜擣作團，瓶盛埋陰處，臘月至春末取出，研，蜜丸梧子大。每服三三十丸，木通湯下，化破尤妙。病急亦可旋合。《聖濟録》①。**水氣腫脹**。聯步一兩，去殼研，壓去油，重研，分作七服。每治一人用一服，丈夫生餅子酒下，婦人荆芥湯。五更服之，當下利，至曉自止，後以厚朴湯補之。頻喫益善，忌鹽、醋一百日，乃不復作。聯步即續隨子也。《斗門方》②。**陽水腫脹**。續隨子炒去油二兩，大黄一兩，爲末，酒水丸緑豆大。每白湯下五十丸，以去陳莝。《摘玄方》③。**涎積癥塊**。續隨子三十枚，膩粉二錢，青黛炒一錢，研勾，糯米飯丸芡子大。每服一丸，打破，以大棗一枚，燒熟去皮核，同嚼，冷茶送下。半夜後，取下積聚惡物爲效。《聖濟録》④。**蛇咬腫悶**欲死。用重臺六分，續隨子仁七粒，擣篩爲散。酒服方寸匕。兼唾和少許，塗咬處，立效。崔元亮《海上方》⑤。**黑子疣贅**。續隨子熟時塗之，自落。《普濟方》⑥。

葉及莖中白汁。【主治】剥人面皮，去鼾黵。《開寶》⑦。**傅白癜癧瘍**。大明⑧。**擣葉，傅蠍螫立止**。時珍。

① 聖濟録：**《聖濟總録》卷95“小便不通”** 治小便不通，臍腹脹痛不可忍，諸藥不效者，續隨子丸方：續隨子（去皮，一兩）、鉛丹（半兩），右二味，先研續隨子細，次入鉛丹同研勾，用少蜜和作團，盛瓷罐内密封，于陰處掘地坑埋之，上堆冰雪，惟多是妙，臘月合，至春末取出，研勾，别煉蜜丸如梧桐子大，每服十五丸至二十丸，煎木通湯下，不拘時，甚者不過再服。要效速即化破服，病急即旋合亦得。

② 斗門方：**《證類》卷11“續隨子”** 《斗門方》：治水氣。用聯步一兩，去殼，研以紙裹，用物壓出油，重研末，分作七服。每治一人，只可一服，丈夫生餅子酒下，婦人荆芥湯下。凡五更服之，至晚自止。後以厚朴湯補之。頻喫益善。仍不用喫鹽、醋一百日差。聯步，續隨子是也。

③ 摘玄方：**《丹溪摘玄》卷16“水腫門”** 去菀陳歷，續隨子丸主之：隨子（炒，去油）、大黄，右末之，酒水丸緑豆大，每五十丸，空心白湯送下。

④ 聖濟録：**《聖濟總録》卷72“諸癥”** 治積聚癥塊，及涎積等，續隨子丸方：續隨子（三十枚，去皮）、膩粉（二錢）、青黛（炒，一錢匕，研），右三味，先研續隨子令爛，次下二味，合研勾細，以燒糯米軟飯和丸如雞頭大，每服先燒大棗一枚，剥去皮核，爛嚼，取藥一丸椎破，並棗同用，冷臘茶清下，服後便卧，至中夜後，取下積聚惡物爲效。

⑤ 海上方：**《圖經》見《證類》卷11“續隨子”** ……崔元亮《海上方》治蛇咬腫毒，悶欲死。用重台六分，續隨子七顆，去皮，二物擣篩爲散。酒服方寸匕，兼唾和少許，傅咬處，立差。莖中白汁，剥人面，去鼾黵，甚效。

⑥ 普濟方：**《普濟方》卷51“靨痣”** 治黑子去疣贅方：用續隨子熟時壞破之，以塗其上，便落。

⑦ 開寶：見1325頁注②。

⑧ 大明：**《日華子》見《證類》卷11“續隨子”** ……葉汁薄白癜，面皯。

莨菪音浪蕩○《本經》①下品

【釋名】天仙子《圖經》②、横唐《本經》③、行唐《别録》④。【時珍曰】莨菪，一作蒗蔼。其子服之，令人狂狼放宕，故名。

【集解】【《别録》⑤曰】莨菪子生海濱川谷及雍州。五月采子。【弘景⑥曰】今處處有之。子形頗似五味核而極小。【保昇⑦曰】所在皆有之。葉似菘藍，莖葉皆有細毛，花白色，子殼作罌狀，結實扁細，若粟米大，青黄色，六月、七月采子，日乾。【頌⑧曰】處處有之。苗莖高二三尺。葉似地黄、王不留行、紅藍等，而闊如三指。四月開花，紫色，莖莢有白毛。五月結實，有殼作罌子狀，如小石榴。房中子至細，青白色，如粟米粒。【斅⑨曰】凡使勿用蒼蓂子，其形相似，只是微赤，服之無效，時人多以雜之。【時珍曰】張仲景《金匱要略》⑩言：菜中有水莨菪，葉圓而光，有毒，誤食令人狂亂，狀如中風，或吐血，以甘草汁解之。

子。【修治】【斅⑪曰】修事莨菪子十兩，以頭醋一鎰，煮乾爲度。却用黄牛乳汁浸一宿，至明日乳汁黑，即是真者。晒乾擣篩用。

【氣味】苦，寒，無毒。【《别録》⑫曰】甘。【權⑬曰】苦、辛，微熱，有大毒。【藏器⑭曰】

---

① 本經：《本經》《别録》見《證類》卷10“莨菪子” 味苦、甘，寒，有毒。主齒痛出蟲，肉痺拘急，使人健行，見鬼，療癲狂風癇，顛倒拘攣。多食令人狂走。久服輕身，走及奔馬，强志益力，通神。一名横唐，一名行唐，生海濱川谷及雍州。五月採子。

② 圖經：《圖經》見《證類》卷10“莨菪子” ……一名天仙子……

③ 本經：見本頁注①白字。

④ 别録：見本頁注①。

⑤ 别録：見本頁注①。

⑥ 弘景：《集注》見《證類》卷10“莨菪子” 陶隱居云：今處處有。子形頗似五味核而極小……

⑦ 保昇：《蜀本草》見《證類》卷10“莨菪子” 《蜀本》：《圖經》云：葉似王不留行、菘藍等。莖、葉有細毛，花白，子殼作罌子形，實扁細，若粟米許，青黄色。所在皆有。六月、七日採子，日乾。

⑧ 頌：《圖經》見《證類》卷10“莨菪子” 莨菪子，生海濱川谷及雍州，今處處有之。苗莖高二三尺。葉似地黄、王不留行、紅藍等，而三指闊。四月開花，紫色。苗、莢、莖有白毛。五月結實，有殼作罌子狀，如小石榴。房中子至細，青白色，如米粒……

⑨ 斅：《炮炙論》見《證類》卷10“莨菪子” 雷公云：凡使，勿令使蒼冥子，其形相似，只是服無效，時人多用雜之。其蒼冥子，色微赤……

⑩ 金匱要略：《金匱·果實菜穀禁忌并治》 鉤吻生地傍無他草，其莖有毛者，以此别之。菜中有水莨菪，葉圓而光，有毒，誤食之，令人狂亂，狀如中風，或吐血。治之方：甘草煮汁，服之即解。

⑪ 斅：《炮炙論》見《證類》卷10“莨菪子” ……若修事十兩，以頭醋一鎰，煮盡醋爲度。却用黄牛乳汁浸一宿，至明看牛乳汁黑，即是莨菪子，大毒。曬乾，别擣重篩用……

⑫ 别録：見本頁注①。

⑬ 權：《藥性論》見《證類》卷10“莨菪子” 莨菪亦可單用，味苦、辛，微熱，有大毒……

⑭ 藏器：《拾遺》見《證類》卷10“莨菪子” ……性温不寒……

性温不寒。【大明①曰】温,有毒。服之熱發,以緑豆汁、甘草、升麻、犀角並解之。【斅②曰】有大毒。誤服之,衝人心,大煩悶,眼生暹火。【頌③曰】《本經》言性寒,後人多云大熱。而《史記·淳于意傳》云:淄川王美人懷子不乳。飲以浪蕩藥一撮,以酒飲,旋乳。且不乳豈熱藥所治?又古方主卒顛狂亦多單用莨菪,豈果性寒耶?【主治】齒痛出蟲,肉痺拘急。久服輕身,使人健行,走及奔馬,强志益力,通神見鬼。多食令人狂走。《本經》④。療癲狂風癇,顛倒拘攣。《别録》⑤。安心定志,聰明耳目,除邪逐風,變白,主痃癖。取子洗晒,隔日空腹,水下一指捻。亦可小便浸令泣盡,暴乾,如上服。勿令子破,破則令人發狂。藏器⑥。炒焦研末,治下部脱肛,止冷痢。主蛀牙痛,咬之蟲出。甄權⑦。燒熏蟲牙,及洗陰汗。大明⑧。

【發明】【弘景⑨曰】入療顛狂方用,然不可過劑。久服自無嫌,通神健行,足爲大益,而仙經不見用。【權⑩曰】以石灰清煮一伏時,掬出,去芽暴乾,以附子、乾薑、陳橘皮、桂心、厚朴爲丸服。去一切冷氣,積年氣痢,甚温暖也。不可生服,傷人見鬼,拾鍼狂亂。【時珍曰】莨菪之功,未見如所説,而其毒有甚焉。煮一二日而芽方生,其爲物可知矣。莨菪、雲實、防葵、赤商陸皆能令人狂惑見鬼者,昔人未有發其義者。蓋此類皆有毒,能使痰迷心竅,蔽其神明,以亂其視聽故耳。唐 安禄山⑪誘奚 契丹,飲以莨菪酒,醉而坑之。又嘉靖四十三年二月,陝西遊僧武如香,挾妖術至昌黎縣民張柱家,見其妻美。設飯間,呼其全家同坐,將紅散入飯内食之。少頃舉家昏迷,任其奸污。復將魘法吹入柱耳中。柱發狂惑,見舉家皆是妖鬼,盡行殺死,凡一十六人,並無血迹。官司執柱囚之。

---

① 大明:**《日華子》見《證類》卷 10"莨菪子"** 温,有毒。甘草、升麻、犀角並能解之。燒熏蚛牙及洗陰汗。

② 斅:**《炮炙論》見《證類》卷 10"莨菪子"** ……勿誤服,衝人心,大煩悶,眼生暹火。

③ 頌:**《圖經》見《證類》卷 10"莨菪子"** ……謹按《本經》云:莨菪性寒,後人多云大熱。而《史記·淳於意傳》云:淄川王美人懷子而不乳,意飲以浪蕩藥一撮,以酒飲之,旋乳。且不乳豈熱藥所治?又古方主卒癲狂亦多單用莨菪,不知果性寒邪……

④ 本經:見 1327 頁注①白字。

⑤ 别録:見 1327 頁注①。

⑥ 藏器:**《拾遺》見《證類》卷 10"莨菪子"** 《陳藏器本草》云:莨菪子,主痃癖,安心定志,聰明耳目,除邪逐風,變白……取子洗暴乾。隔日空腹水下一指,捻勿令子破,破即令人發狂。亦用小便浸之令泣,小便盡,暴乾,依前服之。

⑦ 甄權:**《藥性論》見《證類》卷 10"莨菪子"** ……生能瀉人見鬼,拾針狂亂。熱炒止冷痢,主齒痛,蚛牙孔子,咬之蟲出。石灰清煮一伏時,掬出,去芽暴乾。以附子、乾薑、陳橘皮、桂心、厚朴爲丸,去一切冷氣,積年氣痢,甚温暖。熱發用菉豆汁解之,焦炒碾細末,治下部脱肛。

⑧ 大明:見本頁注①。

⑨ 弘景:**《集注》見《證類》卷 10"莨菪子"** ……惟入療癲狂方用尋此,乃不可多食過劑爾。久服自無嫌,通神健行,足爲大益,而《仙經》不見用。今方家多作狼蓎。

⑩ 權:見本頁注⑦。

⑪ 安禄山:**《舊唐書》卷 200"安禄山"** 前後十餘度欺誘契丹,宴設酒中着莨菪子。预掘一坑,待其昏醉,斬首埋之。

十餘日,杜吐痰二椀許,聞其故,乃知所殺者皆其父母、兄嫂、妻子、姊姪也。杜與如香皆論死。世宗肅皇帝命榜示天下。觀此妖藥,亦是莨菪之流爾。方其痰迷之時,視人皆鬼矣。解之之法,可不知乎?

【附方】舊二,新二十。**卒發顛狂**。莨菪三升爲末,以酒一升漬數日,絞去滓,煎令可丸,如小豆三丸,日三服。當覺面急,頭中如有蟲行,額及手足有赤色處,如此並是瘥候也。未知再服,取盡神良。陳延之《小品方》①。**風痺厥痛**。天仙子三錢炒,大草烏頭、甘草半兩,五靈脂一兩,爲末,糊丸梧子大,以螺青爲衣。每服十丸,男子菖蒲酒下,女子芫花湯下。《聖濟録》②。**久嗽不止**,有膿血。莨菪子五錢,淘去浮者,煮令芽出,炒研,真酥一雞子大,大棗七枚,同煎令酥盡,取棗日食三枚。○又方:莨菪子三撮,吞之,日五六度。光禄李丞服之神驗。孟詵《必效方》③。**年久呷嗽**,至三十年者。莨菪子、木香、熏黄等分,爲末。以羊脂塗青紙上,撒末於上,卷作筒,燒烟熏吸之。崔行功《纂要方》④。**水腫蠱脹**。方見獸部"麢羊"下。**積冷痃癖**,不思飯食,羸困者。莨菪子三分,水淘去浮者,大棗四十九個,水三升,煮乾,只取棗去皮核。每空心食一箇,米飲下,覺熱即止。《聖濟録》⑤。**水瀉日久**。青州乾棗十個去核,入莨菪子填滿札定,燒存性。每粟米飲服一錢。《聖惠方》⑥。**冷疳痢下**。莨菪子爲末,臘豬脂和丸,綿裹棗許,導下部。因痢出,更納新者。不過三度瘥。孟詵《必效方》⑦。**赤白下痢**,腹痛,腸滑後重。大黄煨半兩,莨菪子炒黑一

① 小品方:**《圖經》見《證類》卷10"莨菪子"** ……《小品》載治癲狂方云:取莨菪三升作末,酒一升漬數日,出搗之,以向汁和絞去滓,湯上煎令可丸服,如小豆三丸,日三。當覺口面急,頭中有蟲行,額及手足有赤色處,如此並是差候。未知再服取盡,神良……

② 聖濟録:**《普濟方》卷187"痹氣"** 治痹痛:大烏頭(半兩)、天仙子(三錢,炒)、五靈脂(一兩)、甘草(半兩),右爲細末,麵糊爲丸,用羅青爲衣,如梧桐子大,每服三十丸,男子石菖蒲湯下,婦人芫花湯下。(**按**:《聖濟總録》無此方,誤注出處。)

③ 必效方:**《外臺》卷9"積年久欬方二十一首"** 《必效》療欬嗽積年不差者,胸膈乾痛,不利方……又方:莨菪(二分,以水淘去浮者,水煮令牙出,焙乾,炒令黄黑色)、酥(一雞子許)、大棗(七枚),右三味鐺中煎令酥盡,取棗去皮,食之,日二。又方:取莨菪子三指撮,吞唾嚥之,日五六度。光禄李丞自服之,極神效。

④ 纂要方:**《外臺》卷9"呷咳方二首"** 崔氏三十年以來呷咳,並療之方:莨菪子(新者)、南青木香(真者)、薫黄(無石臭者),右三味等分,擣篩爲散,以羊脂塗青紙一張,以散藥著紙上,卷裹之。平旦空腹燒,裹頭令煙出,吸取十咽,日中時復吸十咽,日晚後吸十咽。七日内禁生冷、醋滑。三日則瘥。

⑤ 聖濟録:**《聖惠方》卷49"治痃癖諸方"** 治積冷痃癖,不思飲食,四肢羸困,宜服此方:莨菪子(三分,水淘去浮者)、大棗(四十九枚),右件藥以水三升相和,煮水盡,即取棗去皮核,每於食前吃一枚,粥飲下亦得,覺熱即止。(**按**:《聖濟總録》無此方,誤注出處。)

⑥ 聖惠方:**《聖濟總録》卷74"水瀉"** 治水瀉方:右用青州乾棗十枚,去核,入莨菪子填滿,以麻纏却,用炭火燒令煙盡,研令細,每服一錢半匕,煎陳粟米稀粥飲調下。(**按**:《聖惠方》無此方,誤注出處。)

⑦ 必效方:**《外臺》卷25"疳痢方六首"** 《必效》療冷疳痢方:取莨菪子(熬令色黄),右一味搗爲末,和臘月豬脂更搗令熟,爲丸,綿裹如棗許大,以内下部。因痢出,即更内新者,不過三度即差。

抄，爲末。每服一錢，米飲下。○《普濟方》①。**久痢不止**，變種種痢，兼脱肛。莨菪丸：用莨菪子一升，淘去浮者，煮令芽出，晒乾，炒黄黑色，青州棗一升，去皮核，釅醋二升，同煮，搗膏丸梧子大。每服二十丸，食前米飲下。《聖惠方》②。**腸風下血**。莨菪煎：用莨菪實一升，暴乾搗篩，生薑半斤，取汁，銀鍋中更以無灰酒二升搜之，上火煎如稠餳，即旋投酒。度用酒可及五升即止。慢火煎令可丸，大如梧子，每旦酒飲通下三丸，增至五七丸止。若丸時粘手，則以兔絲粉襯隔之。火候忌緊，藥焦則失力也。初服微熱，勿怪。疾甚者，服過三日，當下利。疾去，利亦止。絶有效。《篋中方》③。**脱肛不收**。莨菪子炒研傅之。《聖惠方》④。**風牙蟲牙**。《瑞竹堂方》⑤用天仙子一撮，入小口瓶内燒烟，竹筒引煙，入蟲孔内熏之即死，永不發。○《普濟方》⑥用莨菪子入瓶内，以熱湯淋下，口含瓶口，令氣熏之。冷更作，盡三合乃止。有涎津吐去，甚效。○《備急方》⑦用莨菪子數粒納孔中，以蠟封之，亦效。**牙齒宣落**風痛。莨菪子末，綿裹咬之，有汁勿嚥。《必效方》⑧。**風毒咽腫**，嚥水不下，及瘰癧咽腫。水服莨菪子末兩錢匕，神良。《外臺秘要》⑨。**乳癰堅硬**。

---

① 普濟方：**《普濟方》卷211“下赤痢白痢”** 妙功散：治赤白痢，臍腹疼痛，腸滑後重。大黄（半兩）、莨菪子（一兩），右搗羅爲散，每服一錢，米飲調下，食前。

② 聖惠方：**《聖惠方》卷59“治痢下脱肛諸方”** 治痢疾時久不差，變種種痢，兼脱肛，莨菪圓方：莨菪子（一升，水淘去浮者，水煮令芽出，曝乾，炒令黄黑色，細研）、釅醋（二升）、青州棗（一升，煮去皮核），右以醋煮二味爲膏，候可圓即圓如梧桐子大，每於食前以粥飲下二十圓。

③ 篋中方：**《圖經》見《證類》卷10“莨菪子”** ……又《篋中方》主腸風。莨菪煎：取莨菪實一升，治之。暴乾搗篩，生薑半斤取汁，二物相合，銀鍋中更以無灰酒二升投之，上火煎令如稠餳，即旋投酒，度用酒可及五升以來，即止煎。令可丸大如梧子。每旦酒飲通下三丸，增至五、七丸止。若丸時粘手，則菟絲襯隔煎熬，切戒火緊，則藥易焦而失力矣。初服微熱，勿怪。疾甚者，服過三日，當下利。疾去，利亦止。絶有效。

④ 聖惠方：**《普濟方》卷40“脱肛”** 治下部脱肛：用莨菪子焦炒，研細末，敷之。（**按**：《聖惠方》卷92“治小兒脱肛诸方”有一方，但用法有異。）

⑤ 瑞竹堂方：**《瑞竹堂方》卷10“發齒門”** 蟲牙疼：天仙子（不以多少），燒煙，用竹筒抵牙，引煙熏之，其蟲即死，永不再發。

⑥ 普濟方：**《千金方》卷6“齒病第六”** 治蟲齒方：莨菪子三合。如無，葱子、韭子並得，以青錢七文，燒令赤，取小口罌子，令可口含得者，將錢納罌子中，取一撮許莨菪子安錢右，令炮聲，仍與半合許水淋，令氣右從罌出，將口含罌口，令氣莫出，用熏齒。冷復更作，取三合藥盡爲劑，非止蟲齒得瘥，或風齒、齲齒，齒中病悉主之，口中多津即吐之。（**按**：《普濟方》卷68“蟲蝕牙齒”有方同，出《千金》。）

⑦ 備急方：**《外臺》卷22“齒痛有孔方四首”** 《備急》療牙齒有孔方：莨菪子數粒，内齒孔中，以臘封之，即差。

⑧ 必效方：**《外臺》卷22“牙齒疼痛方八首”** 《必效》……又療牙齒疼，肉宣露，風疼效方：莨菪子搗末，綿裹著痛上，吐却汁，勿嚥之，良。

⑨ 外臺秘要：**《普濟方》卷63“咽喉腫痛”** 治風毒，咽水不下：用水服莨菪子末二錢匕，神良。（**按**：《外臺》無此方，誤注出處。）

新莨菪子半匙，清水一盞，服之。不得嚼破。《外臺秘要》①。**石癰堅硬**，不作膿者。莨菪子爲末，醋和，傅瘡頭，根即拔出。《千金方》②。**惡瘡似癩**，十年不愈者。莨菪子燒研，傅之。《千金方》③。**打撲折傷**。羊脂調莨菪子末，傅之。《千金方》④。**惡犬咬傷**。莨菪子七枚吞之，日三服。《千金方》⑤。

根。【氣味】苦、辛，有毒。【主治】邪瘧，疥癬，殺蟲。時珍。

【附方】新六。**瘧疾不止**。莨菪根燒灰，水服一合，量人强弱用。《千金方》⑥。**惡癬有蟲**。莨菪根搗爛，蜜和傅之。○《千金翼》⑦。**趾間肉刺**。莨菪根搗汁塗之。○《雷公炮炙論·序》⑧云：脚生肉刺，裩繫菪根。謂繫于裩帶上也。**狂犬咬人**。莨菪根和鹽搗傅，日三上。《外臺秘要》⑨。**惡刺傷人**。莨菪根水煮汁浸之，冷即易，神方也。《千金方》⑩。**箭頭不出**。萬聖神應丹：端午前一日，不語，尋見莨菪科，根本枝葉花實全好者。道云："先生你却在這裏。"道罷，用柴灰自東南起圍了，以木椑子掘取根下周迴土，次日日未出時，依前不語，用钁頭取出，洗净，勿令雞、犬、婦人見，于净室中，以石臼搗如泥，丸彈子大，黄丹爲衣，以紙袋封，懸高處陰乾。遇有箭頭不出者，先以象牙末貼瘡口，後用緋帛袋盛此藥，放臍中，綿兜肚繫了，當便出也。張子和《儒門事親》⑪方。

---

① 外臺秘要：**《外臺》卷34"乳癰腫方一十八首"**　又療乳癰堅硬，痛不可忍方：莨菪子半大匙，當年新者，服時不得嚼破，以清水一大盞和，頓服，痛即止。

② 千金方：**《千金方》卷22"癰疽第二"**　治石癰堅如石，不作膿者方……又方：醋和莨菪子末敷頭上，即拔出根矣。

③ 千金方：**《千金方》卷22"瘭疽第六"**　治惡瘡十年不瘥似癩者方……又方：燒莨菪子末敷之。

④ 千金方：**《千金方》卷25"被打第三"**　治被打傷破，腹中有瘀血方……又方：末莨菪子敷瘡上。

⑤ 千金方：**《千金方》卷25"蛇毒第二"**　治犬毒方……又方：服莨菪子七枚，日一。

⑥ 千金方：**《千金方》卷10"温瘧第六"**　治瘧無問新久者方：搗莨菪根燒爲灰，和水服一合，量人大小强弱用之。

⑦ 千金翼：**《千金翼方》卷24"疥癬第八"**　治癬方……又方：搗莨菪，蜜和封之，良。

⑧ 雷公炮炙論序：**《證類》卷1"《雷公炮炙論序》"**　……脚生肉㭘，裩系菪根（脚有肉㭘者，取莨菪根，於裩帶上系之，感應永不痛。）

⑨ 外臺秘要：**《外臺》卷40"狂犬咬人方二十二首"**　又療狂犬咬人方……又方：搗莨菪根，和鹽以敷之，日三度。

⑩ 千金方：**《千金方》卷25"被打第三"**　治惡刺方……又方：莨菪根水煮浸之，冷復易，神方。

⑪ 儒門事親：**《儒門事親》卷15"瘡瘍癰腫第一"**　萬聖神應丹：出箭頭。莨菪科（一名天仙子，取著中一棵，根、本、枝、葉、花、實全者佳），右於端午日前一日，持不語，尋見莨菪科言道：先生你却在這裏。那道罷，用柴灰自東南爲頭圍了，用木椑子撅取了根周回土，次日端午，日未出時，依前持不語，用钁口一钁取出土，用净水洗了，不令雞犬婦人見，於净室中以石臼搗爲泥，丸如彈子大，黄丹爲衣，以紙袋封了，懸于高處陰乾。如有人著箭不能出者，用緋絹盛此藥訖，放臍中，用綿裹肚系了，先用象牙末於瘡口上貼之，後用前藥。如瘡口生合，用刀子利開貼之。

雲實《本經》①上品

【釋名】員實《别録》②、雲英《别録》、天豆吴普③、馬豆《圖經》④、羊石子《圖經》。苗名草雲母《唐本》⑤、臭草《圖經》、粘刺《綱目》。【時珍曰】員亦音雲，其義未詳。豆以子形名。羊石當作羊矢，其子肖之故也。

【集解】【《别録》⑥曰】雲實生河間川谷。十月采，暴乾。【普⑦曰】莖高四五尺，大莖中空，葉如麻，兩兩相值。六月花，八月、九月實，十月采。【弘景⑧曰】處處有之。子細如葶藶子而小黑，其實亦類莨菪，燒之致鬼，未見其法術。【恭⑨曰】雲實大如黍及大麻子等，黄黑似豆，故名天豆。叢生澤旁，高五六尺。葉如細槐，亦如苜蓿。枝間微刺，俗謂苗爲草雲母。陶云似葶藶者，非也。【保昇⑩曰】所在平澤有之。葉似細槐，花黄白色，其莢如豆，其實青黄色，大若麻子。五月、六月采實。【頌⑪曰】葉如槐而狹長，枝上有刺。苗名臭草，又名羊石子草。實名馬豆。三月、四月采苗，十月采實，過時即枯落也。【時珍曰】此草山原甚多，俗名粘刺。赤莖中空，有刺，高者如蔓。其葉如槐。三月開黄花，纍然滿枝。莢長三寸許，狀如肥皂莢。内有子五六粒，正如鵲豆，兩頭微尖，有黄黑斑紋，厚殼白仁，咬之極堅，重有腥氣。

實。【修治】【斅⑫曰】凡采得，粗擣，相對拌渾顆橡實，蒸一日，揀出暴乾。

---

① 本經：**《本經》《别録》見《證類》卷7“雲實”**　味辛、苦，温，無毒。主泄痢腸澼，殺蟲蠱毒，去邪惡結氣，止痛，除寒熱，消渴。花：主見鬼精物，多食令人狂走，殺精物，下水。燒之致鬼。久服輕身，通神明。益壽。一名員實，一名雲英，一名天豆。生河間川谷。十月採。暴乾。

② 别録：見上注。（**按**：“釋名”項下“别録”同此。）

③ 吴普：**《御覽》卷992“雲實”**　《吴氏本草經》曰：雲實，一名員實，一名天豆……

④ 圖經：**《圖經》見《證類》卷7“雲實”**　雲實，生河間川谷。高五六尺，葉如槐而狹長，枝上有刺。苗名臭草，又名羊石子草。花黄白色，實若麻子大，黄黑色，俗名馬豆。十月採，暴乾用。今三月、四月採苗，五月、六月採實，實過時即枯落……（**按**：“釋名”項下“圖經”皆同此。）

⑤ 唐本：**《唐本草》見《證類》卷7“雲實”**　……俗謂苗爲草雲母……

⑥ 别録：見本頁注①。

⑦ 普：**《御覽》卷992“雲實”**　《吴氏本草經》……葉如麻，兩兩相值，高四五尺，大莖空中，六月花，八月、九月實，十月採。

⑧ 弘景：**《集注》見《證類》卷7“雲實”**　陶隱居云：今處處有。子細如葶藶子而小黑，其實亦類莨菪。燒之致鬼，未見其法術。

⑨ 恭：**《唐本草》見《證類》卷7“雲實”**　《唐本》注云：雲實大如黍及大麻子等，黄黑似豆，故名天豆。叢生澤傍，高五六尺。葉如細槐，亦如苜蓿。枝間微刺。俗謂苗爲草雲母。陶云似葶藶，非也。

⑩ 保昇：**《蜀本草》見《證類》卷7“雲實”**　《蜀本》：《圖經》云：葉似細槐，花黄白，其莢如大豆，實青黄色，大若麻子。今所在平澤中有。五月、六月採實。

⑪ 頌：見本頁注④。

⑫ 斅：**《炮炙論》見《證類》卷7“雲實”**　雷公云：凡使，採得後粗擣，相對拌渾顆豫實，蒸一日後出用。

【氣味】辛，温，無毒。【《别録》①曰】苦。【普②曰】神農：辛，小温。黄帝：鹹。雷公：苦。【主治】泄痢腸澼，殺蟲蠱毒，去邪惡結氣，止痛，除寒熱。《本經》③。消渴。《别録》④。治瘧多用。蘇頌⑤。主下䘌膿血。時珍。

【附方】新一。䘌下不止。雲實、女萎各一兩，桂半兩，川烏頭二兩，爲末，蜜丸梧子大。每服五丸，水下。日三服。《肘後方》⑥。

花。【主治】見鬼精。多食令人狂走。久服輕身通神明。《本經》⑦。殺精物，下水。燒之致鬼。《别録》⑧。

【發明】【時珍曰】雲實花既能令人見鬼發狂，豈有久服輕身之理？此古書之訛也。

根。【主治】骨哽及咽喉痛。研汁嚥之。時珍。

蓖麻蓖音卑○《唐本草》⑨

【釋名】【頌⑩曰】葉似大麻，子形宛如牛蜱，故名。【時珍曰】蓖亦作螕。螕，牛虱也。其子有麻點，故名蓖麻。

【集解】【恭⑪曰】此人間所種者，葉似大麻葉而甚大，結子如牛蜱。今胡中來者，莖赤，高丈餘，子大如皂莢核，用之益良。【保昇⑫曰】今在處有之。夏生苗，葉似葎草而大厚。莖赤有節如甘蔗，高丈餘。秋生細花，隨便結實，殼上有刺，狀類巴豆，青黄斑褐。夏采莖葉，秋采實，冬采根，日乾用。【時珍曰】其莖有赤有白，中空。其葉大如瓠葉，每葉凡五尖。夏秋間椏裏抽出花穗，纍纍黄

---

① 别録：見1332頁注①。
② 普：**《御覽》卷992"雲實"** 《吴氏本草經》……神農：辛，小温。黄帝：鹹。雷公：苦……
③ 本經：見1332頁注①白字。
④ 别録：見1332頁注①。
⑤ 蘇頌：**《圖經》見《證類》卷7"雲實"** ……治瘧藥中多用之。
⑥ 肘後方：**《肘後方》卷2"治傷寒時氣温病方第十三"** 又有病䘌，下不止者：烏頭（二兩）、女萎、雲實（各一兩）、桂（二分），蜜丸如桐子，水服五丸，一日三服。
⑦ 本經：見1332頁注①白字。
⑧ 别録：見1332頁注①。
⑨ 唐本草：**《唐本草》見《證類》卷11"蓖麻子"** 味甘、辛，平，有小毒。主水癥。水研二十枚服之，吐惡沫。加至三十枚。三日一服，差則止。又主風虚寒熱，身體瘡癢，浮腫，尸疰惡氣，笮取油塗之……
⑩ 頌：**《圖經》見《證類》卷11"蓖麻子"** ……實類巴豆，青黄斑褐，形如牛蜱，故名……
⑪ 恭：**《唐本草》見《證類》卷11"蓖麻子"** 《唐本》注云：此人間所種者，葉似大麻葉而甚大，其子如蜱，又名萆麻。今胡中來者，莖赤，樹高丈餘，子大如皂莢核，用之益良……
⑫ 保昇：**《圖經》見《證類》卷11"蓖麻子"** ……今在處有之。夏生苗，葉似葎草而厚大。莖赤有節如甘蔗，高丈許。秋生細花，隨便結實，殼上有刺，實類巴豆，青黄斑褐，形如牛蜱，故名。夏採莖葉，秋採實，冬採根，日乾。（**按**：保昇所引唐《圖經》文義或同，然本條實取自宋《圖經》，誤注出處。）

色。每枝結實數十顆，上有刺，攢族如蝟毛而軟。凡三四子合成一顆，枯時劈開，狀如巴豆，殼内有子大如豆。殼有斑點。狀如牛螕。再去斑殼，中有仁，嬌白如續隨子仁，有油，可作印色及油紙。子無刺者良，子有刺者毒。

子。【修治】【斅①曰】凡使勿用黑天赤利子，緣在地蔓上生，是顆兩頭尖，有毒。其蓖麻子，節節有黄黑斑。凡使以鹽湯煮半日，去皮取子研用。【時珍曰】取蓖麻油法：用蓖麻仁五升擣爛，以水一斗煮之，有沫撇起，待沫盡乃止。去水，以沫煎至點燈不炸、滴水不散爲度。

【氣味】甘、辛，平，有小毒。【時珍曰】凡服蓖麻者，一生不得食炒豆，犯之必脹死。其油能伏丹砂、粉霜。【主治】水癥。以水研二十枚服之，吐惡沫，加至三十枚，三日一服，瘥則止。又主風虚寒熱，身體瘡痒浮腫，尸疰惡氣，榨取油塗之。《唐本》②。研傅瘡痍疥癩。塗手足心，催生。大明③。治瘰癧。取子炒熟去皮，每卧時嚼服二三枚，漸加至十數枚，有效。宗奭④。主偏風不遂，口眼喎斜，失音口噤，頭風耳聾，舌脹喉痺，齁喘脚氣，毒腫丹瘤，湯火傷，鍼刺入肉，女人胎衣不下，子腸挺出，開通關竅經絡，能止諸痛，消腫追膿拔毒。時珍。

【發明】【震亨⑤曰】蓖麻屬陰，其性善收，能追膿取毒，亦外科要藥。能出有形之滯物，故取胎産胞衣、剩骨膠血者用之。【時珍曰】蓖麻仁甘辛有毒熱，氣味頗近巴豆，亦能利人，故下水氣。其性善走，能開通諸竅經絡，故能治偏風、失音、口噤、口目喎斜、頭風、七竅諸病，不止于出有形之物而已。蓋鵜鶘油能引藥氣入内，蓖麻油能拔病氣出外，故諸膏多用之。一人病偏風，手足不舉。時珍用此油同羊脂、麝香、鯪鯉甲等藥，煎作摩膏，日摩數次，一月餘漸復。兼服搜風化痰養血之劑，三月而愈。一人病手臂一塊腫痛，亦用蓖麻擣膏貼之，一夜而愈。一人病氣鬱偏頭痛，用此同乳香、食鹽擣跻太陽穴，一夜痛止。一婦産後子腸不收，擣仁貼其丹田，一夜而上。此藥外用屢奏奇勛，但内服不可輕率爾。或言擣膏以筯點于鵝馬六畜舌根下，即不能食，或點肛内，即下血死，其毒可知矣。

【附方】舊九，新二十九。半身不遂，失音不語。取蓖麻子油一升，酒一斗，銅鉢盛油，着酒中一日，煮之令熟，細細服之。○《外臺秘要》⑥。口目喎斜。蓖麻子仁擣膏，左貼右，右貼左，

---

① 斅：**《炮炙論》見《證類》卷11“蓖麻子”** 雷公云：凡使，勿用黑天赤利子，緣在地蔓上生，是顆兩頭尖，有毒，藥中不用。其蓖麻子，形似巴豆，節節有黄黑斑點。凡使先須和皮用鹽湯煮半日，去皮取子，研過用。

② 唐本：見1333頁注⑨。

③ 大明：**《日華子》見《證類》卷11“蓖麻子”** ……催生，傅産人手足心，産後速拭去。瘡痍疥癩亦可研傅。

④ 宗奭：**《衍義》卷12“蓖麻子”** 取子炒熟，去皮，爛嚼，臨睡服三二枚，漸加至十數枚。治瘰癧，必效。

⑤ 震亨：**《衍義補遺·草麻》** 屬陰，能出有形之滯物，故取胎産胞衣、剩骨膠血者用之。其葉治脚風腫……

⑥ 外臺秘要：**《千金方》卷8“偏風第四”** 治猥退風，半身不遂，失音不語者方……又方：蓖麻子脂一升，酒一斗，銅鉢盛，著酒中一日，煮之令熟，服之。（**按**：《證類》卷11“蓖麻子”附方出《外臺》，《外臺》卷14“風猥退”此方出《千金》。）

即正①。○《婦人良方》②用蓖麻子仁七七粒，研作餅。右喎安在左手心，左喎安在右手心，却以銅盂盛熱水坐藥上，冷即换，五六次即正也。一方③：用蓖麻子仁七七粒，巴豆十九粒，麝香五分，作餅如上用。**風氣頭痛**不可忍者。乳香、蓖麻仁等分，搗餅隨左右貼太陽穴，解髮出氣，甚驗。○《德生堂方》④用蓖麻油紙剪花，貼太陽亦效。○又方⑤：蓖麻仁半兩，棗肉十五枚，搗塗紙上，捲筒插入鼻中，下清涕即止。**八種頭風**。蓖麻子、剛子各四十九粒去殼，雀腦芎一大塊，搗如泥，糊丸彈子大，線穿掛風處陰乾。用時先將好末茶調成膏子塗盞内，後將炭火燒前藥烟起，以盞覆之。待烟盡，以百沸葱湯點盞内茶藥服之。後以綿被裹頭卧，汗出避風。○《袖珍方》⑥。**鼻窒不通**。蓖麻子仁三百粒，大棗去皮一枚，搗匀綿裹塞之。一日一易，三十日聞香臭也。《聖濟録》⑦。**天柱骨倒**。小兒疳疾及諸病後，天柱骨倒，乃體虚所致，宜生筋散貼之。木鼈子六箇去殼，蓖麻子六十粒去殼，研匀。先包頭，擦項上令熱，以津調藥貼之。《鄭氏小兒方》⑧。**五種風癇**，不問年月遠近。用蓖麻仁二兩，黄連一兩，銀石器内水一盌，文武火煮之。乾即添水，三日兩夜取出，去黄連，只用蓖麻風乾，勿令見日，以竹刀每個切作四段。每服二十段，食後荆芥湯下，日二服。終身忌

① 口目喎斜：《聖惠方》卷19“治中風口面喎斜諸方” 治中風，吹著口偏方：上取蓖麻東西枝上子，各七粒，研碎，手心中塗，用熱水一瓷碗安在手心上，良久，看口正便住。患左治右，患右治左。（**按**：原無出處，今録近似方以備參。）

② 婦人良方：《婦人良方》卷3“婦人偏風口喎方論第九” 治口眼喎斜：用蓖麻子七粒，去皮殼，細研作餅，安在手心，右喎安左手，左喎安右手，却用銅盂乘湯坐於藥上，才正即洗去……

③ 又方：《普濟方》卷92“風口眼喎斜” 蓖麻膏：治口眼喎斜不正。大蓖麻子（一十四枚，正東南枝上取七枚，正西枝上取七枚）、巴豆（七枚，去皮），右爲泥成膏子後，加麝香半錢，一處和成膏子，左患搐安藥於右手勞宫穴内，用紙七重，蓋定藥丸上，碗坐在藥上，碗用熱沸水蒸之。如右患用左手。略坐一時，用手托碗便正也。（**按**：此方不見於《婦人良方》，似從《普濟方》節録。）

④ 德生堂方《普濟方》卷45“偏正頭痛” 立效散（出《德生堂方》）：治偏正頭疼。右用蓖麻子不拘多少，去殼研爛，紙上攤，貼在左右太陽穴上，即住疼……

⑤ 又方：《聖惠方》卷40“治頭偏痛諸方” 治頭偏痛不可忍方：蓖麻子半兩、去皮，棗十五枚、去核。右件藥都搗令熟，塗在紙上，用箸一隻卷之，去箸，内在鼻中良久，取下清涕。（**按**：此非《德生堂方》，另溯其源。）

⑥ 袖珍方：《袖珍方》卷2“頭痛” 治八種頭風（秘方）：雀腦芎（一大塊）、江子（四十九粒）、蓖麻子（四十九粒），右搗如泥，用糊爲丸如彈子大，將線穿掛於通風處陰乾。如用時，先將好末茶調成膏子，塗於盞内，後將炭火燒前藥煙起，將茶盞蓋在煙上，待煙過，可將百沸葱湯點盞内茶藥，服後以綿衣被裹頭卧，出汗。

⑦ 聖濟録：《食療》見《證類》卷23“大棗” 孟詵云……療耳聾、鼻塞，不聞音聲、香臭者，取大棗十五枚，去皮核，萆麻子三百顆，去皮，二味和擣，綿裹塞耳鼻。日一度易，三十餘日聞聲及香臭。先治耳，後治鼻，不可并塞之。（**按**：誤注出處。）

⑧ 鄭氏小兒方：《全嬰方論》卷14“論疳病” 金靈散：治小兒久患疾，體虚可食，及諸病後天柱骨倒，醫者不識，謂之五軟。白殭蠶（直者，炒），右爲末，叁歲半錢，薄苛酒調下，後用生筋散貼之。生筋散：木鱉子（陸箇，去殼）、萆麻子（陸拾粒，去殼），右研細，先急抱頭捺項上令熱，津唾調貼之。

食豆,犯之必腹脹死。《衛生寶鑑》①。**舌上出血**。蓖麻子油紙撚,燒烟熏鼻中,自止。○《摘玄方》②。**舌脹塞口**。蓖麻仁四十粒,去殼研油塗紙上,作撚燒烟熏之。未退再熏,以愈爲度。有人舌腫出口外,一村人用此法而愈。《經驗良方》③。**急喉痺塞**,牙關緊急不通,用此即破。以蓖麻子仁研爛,紙卷作筒,燒烟熏吸即通。或只取油作撚,尤妙。名聖烟筒④。**咽中瘡腫**。《杜壬方》⑤用蓖麻子仁一枚,朴硝一錢,同研,新汲水服之,連進二三服,效。○《三因方》⑥用蓖麻仁、荆芥穗等分,爲末,蜜丸,綿包噙嚥之。《千金》。**水氣脹滿**。蓖麻子仁研,水解得三合。清旦一頓服盡,日中當下青黄水也。或云壯人止可服五粒。《外臺秘要》⑦。**脚氣作痛**。蓖麻子七粒,去殼研爛,同蘇合香丸貼足心,痛即止也。《外臺秘要》⑧。**小便不通**。蓖麻仁三粒,研細,入紙撚内,插入莖中即通。《摘玄方》⑨。**齁喘咳嗽**。蓖麻子去殼炒熟,揀甜者食之,須多服見效,終身不可食炒豆。《衛生易簡方》⑩。**催生下胞**。崔元亮《海上集驗方》⑪:取蓖麻子七粒,去殼研膏,

---

① 衛生寶鑑:**《衛生寶鑑》卷9"風癎"** 法煮蓖麻子:治諸癎病,不問年深日近。蓖麻子(取仁,二兩)、黄連(一兩,剉如豆大),右用銀石器,内水一大碗,慢火熬,水盡即添水,熬三日兩夜爲度,取出黄連,只用蓖麻子仁,風乾,不得見日,用竹刀切,每個作四段,每服五粒,作二十段,荆芥湯下,食後,日二服。(服蓖麻子者,終身忌食豆。若犯之則腹脹而死。)

② 摘玄方:**《丹溪摘玄》卷18"舌門"** 舌須忽伸出不入者,蓖麻者末之,作紙燃燒,熏冲鼻中,自然收入也。

③ 經驗良方:**《普濟方》卷59"舌腫强"** 治舌腫懸下尺許,及傷寒熱毒攻心,舌出數寸……又方(出《經驗良方》):用蓖麻仁三四十粒,乳鉢研細取油,塗紙上二幅,炭火上燒紙一幅,熏舌上。未退又燒一幅,取令此證退。如未愈,再合用之,令愈爲度。

④ 聖煙筒:**《普濟方》卷61"咽喉生癰"** 聖煙筒:治懸癰腫脹,腫閉塞……以蓖麻子打碎,用紙卷作筒,一頭燒煙起,竟以煙熏咽喉内,自然可開内……或只以蓖麻子、巴豆二藥,榨油在紙上,作紙撚子燒用。(**按**:原無出處,今溯得其源。)

⑤ 杜壬方:**《證類》卷11"蓖麻子"** 《杜壬》……又方:治咽中瘡腫,蓖麻子一枚去皮,朴消一錢,同研,新汲水作一服,連進二三服效。

⑥ 三因方:**《三因方》卷16"咽喉病證治"** 神效散:治喉閉熱腫,語聲不出。荆芥穗(别爲末)、蓖麻(生去皮,别研,各等分),右入生蜜少許,丸如皂子大,以綿裹含化,急則嚼化。(**按**:此方後"《千金》"二字,查《千金》無此方,當衍。)

⑦ 外臺秘要:**《證類》卷11"蓖麻子"** 《外臺秘要》……又方:治水氣。取蓖麻子去皮研,令熟水解得三合。清旦一頓服之盡,日中當下青黄水。/《日華子》云:治水脹腹滿。細研水服。壯人可五粒。(**按**:此條乃糅合二書而成。)

⑧ 外臺秘要:**《衛生易簡方》卷3"脚氣"** 治脚氣止痛:用蓖麻子七粒,去殼研爛,同蘇合香丸打糊,貼脚心,痛即止。(**按**:《外臺》無此方,誤注出處。)

⑨ 摘玄方:**《丹溪摘玄》卷7"小便不通門"** 治小便不通,蓖麻子三粒,舂細,捻於紙捻内,插入莖眼,立通。

⑩ 衛生易簡方:**《衛生易簡方》卷3"咳嗽"** 治呴嘎:用草麻子去殼炒熱揀甜者吃,多服見效。

⑪ 海上集驗方:**《圖經》見《證類》卷11"蓖麻子"** ……崔元亮《海上方》治難産及胞衣不下,取蓖麻子七枚,研如膏,塗脚心底,子及衣纔下,便速洗去。不爾腸出,即用此膏塗頂,腸當自入。

塗脚心。若胎及衣下，便速洗去，不爾，則子腸出，即以此膏塗頂，則腸自入也。○《肘後方》①云：產難，取蓖麻子十四枚，兩手各把七枚，須臾立下也。**子宫脱下**。蓖麻子仁、枯礬等分，爲末，安紙上托入。仍以蓖麻子仁十四枚，研膏塗頂心即入。《摘玄》②。**盤腸生産**。塗頂方同上。**催生下胎**。不拘生胎死胎。蓖麻二個，巴豆一個，麝香一分，研貼臍中并足心。○又下生胎：一月一粒，温酒吞下。《集簡方》。**一切毒腫**，痛不可忍。蓖麻子仁搗傅，即止也。《肘後方》③。**癘風鼻塌**，手指攣曲，節間痛不可忍，漸至斷落。用蓖麻子一兩去皮，黄連一兩剉豆大，以小瓶子入水一升，同浸。春夏二日，秋冬五日後，取蓖麻子一枚擘破，面東以浸藥水吞之。漸加至四五枚，微利不妨。瓶中水盡更添。兩月後喫大蒜、猪肉試之，如不發是效也。若發動再服，直候不發乃止。○《杜壬方》④。**小兒丹瘤**。蓖麻子五個，去皮研，入麪一匙，水調塗之，甚效。《修真秘旨》⑤。**瘰癧結核**。蓖麻子炒去皮，每睡時服二三枚，取效。一生不可喫炒豆。《阮氏經驗方》⑥。**瘰癧惡瘡**及軟癤。用白膠香一兩，瓦器溶化，去滓，以蓖麻子六十四個，去殼研膏，溶膠投之，攪勻，入油半匙頭，柱點水中試軟硬，添减膠油得所，以緋帛量瘡大小攤貼，一膏可治三五癤也。《儒門事親》⑦。**肺風面瘡**，起白屑，或微有赤瘡。用蓖麻子仁四十九粒，白果、膠棗各三粒，瓦松三錢，肥皂一個，搗爲丸。洗面用之良。吴旻《扶壽方》⑧。**面上雀斑**。蓖麻子仁、密陀僧、硫黄各一錢，爲末。用羊髓和勻，夜夜傅之。《摘玄方》⑨。**髮黄不黑**。蓖麻子仁，香油煎焦，去

---

① 肘後方：**《證類本草》卷11"蓖麻子"** 《肘後方》……又方：產難。取蓖麻子二枚，兩手各把一枚，須臾立下。

② 摘玄：（**按**：查《丹溪摘玄》，未能溯得其源。）

③ 肘後方：**《肘後方》卷5"治癰疽妒乳諸毒腫方第三十六"** 一切毒腫，疼痛不可忍者……又方：搗蓖麻人敷之，立瘥。

④ 杜壬方：**《證類》卷11"蓖麻子"** 《杜壬》：治癘風，手指攣曲，節間痛不可忍，漸至漸落。方：蓖麻一兩，去皮，黄連一兩，剉如豆，以小瓶子入水一升，同浸。春夏三日，秋冬五日後，取蓖麻子一枚擘破，面東以浸藥水，平旦時一服。漸加至四五枚，微利不妨。瓶中水少更添。忌動風食，累用得效。

⑤ 修真秘旨：**《證類》卷11"蓖麻子"** 《修真秘旨》：治小兒丹瘤，蓖麻子五個，去皮研，入麵一匙，水調涂之，甚效。

⑥ 阮氏經驗方：（**按**：書佚，無可溯源。）

⑦ 儒門事親：**《儒門事親》卷15"瘡瘍癰腫第一"** 玉餅子：治瘰癧，一切惡瘡軟癤。上用白膠一兩，瓷器内溶開，去滓，再於溶開後，以蓖麻子六十四個，作泥，入膠内攪勻，入小油半匙，頭柱點水中，試硬軟添減膠油。如得所，量瘡大小，以緋帛攤膏藥貼之。一膏藥可治三五癤。

⑧ 扶壽方：**《扶壽精方》卷下"雜方門"** 治肺風臉上起風屑，或微有赤瘡：蓖麻子仁（四十九粒）、白果、膠棗（各三枚）、瓦松（三錢）、肥皂（一個），搗爲丸，早洗面用之。内服洗肺散，三五日見效。

⑨ 摘玄方：**《丹溪摘玄》卷19"髮门"** 治面皯……又方：蓖麻子、密佗僧、硫黄（各二錢），用羊髓和勻，臨睡傅上，次早洗去。

淬，三日後頻刷之。《摘玄方》①。**耳卒聾閉**。蓖麻子一百個去殼，與大棗十五枚搗爛，入乳小兒乳汁，和丸作鋌。每以綿裹一枚塞之，覺耳中熱爲度。一日一易，二十日瘥。《千金方》②。**湯火灼傷**。蓖麻子仁、蛤粉等分，研膏。湯傷以油調，火灼以水調，塗之。《古今録驗》③。**鍼刺入肉**。蓖麻子去殼研爛，先以帛襯傷處，傅之。頻看，若見刺出，即拔去，恐藥緊弩出好肉。或加白梅肉同研尤好。《衛生易簡方》④。**竹木骨哽**⑤。蓖麻子仁一兩，凝水石二兩，研勻。每以一捻置舌根噙嚥，自然不見。○又方：蓖麻油、紅麴等分，研細，沙糖丸皂子大，綿裹含嚥，痰出大良。**雞魚骨哽**①。蓖麻子仁研爛，入百藥煎研，丸彈子大。井花水化下半丸，即下。**惡犬咬傷**。蓖麻子五十粒去殼，以井花研膏。先以鹽水洗吹痛處，乃貼此膏。《袖珍方》②。

葉。【氣味】有毒。【主治】脚氣風腫不仁，蒸搗裹之，日二三易，即消。又油塗炙熱，熨顖上，止鼻衄，大驗。蘇恭③。治痰喘欬嗽。時珍。

【附方】新一。**齁喘痰嗽**。《儒門事親》④方用九尖蓖麻葉三錢，入飛過白礬二錢，以豬肉四兩薄批，摻藥在内，荷葉裹之，文武火煨熟。細嚼，以白湯送下。名九仙散。○《普濟方》⑤治欬

---

① 摘玄方：**《丹溪摘玄》卷19"唇門"** 髮黄旋黑：蓖麻子肉，以香油炒草麻焦色，去草麻，用治停三五日去火氣後，頻刷髮上，旋黑之。

② 千金方：**《千金方》卷6"耳疾第八"** 治耳聾方……又方：蓖麻（一百顆，去皮）、大棗（十五枚，去皮核），右二味熟搗，丸如杏仁，納耳中，二十日瘥。

③ 古今録驗：**《證類》卷11"蓖麻子"** 初虞世：治湯火傷神妙。蓖麻子、蛤粉等分，末，研膏。湯損用油調涂，火瘡用水調涂。（**按**：時珍誤將《古今録驗》作初虞世撰。此方實出初虞世《養生必用方》。）

④ 衛生易簡方：**《衛生易簡方》卷10"箭刺傷"** 治諸般針刺入肉不出……又方：用蓖麻子去殼，爛研，先以帛襯傷處，敷上。頻看，若見刺出即拔去。恐藥緊弩出好肉，或加白梅肉同研敷尤好。

⑤ 竹木骨哽：**《聖濟總録》卷124"骨鯁"** 治一切骨鯁，或竹木簽刺喉中不下。玉錯散方：蓖麻子（去殼，一兩）、凝水石（研如粉，二兩），右二味，先研蓖麻爲膏，旋入石末，同研成散即止，每取一撚，置舌根深處，以冷水咽之，其鯁自然不見。/治一切鯁，蓖麻丸方：蓖麻仁、細曲，右二味等分，研細，用沙糖和丸如皂子大，以綿裹含之，痰出立效。（**按**：原無出處，今溯得其源。）

① 雞魚骨哽：**《普濟方》卷64"骨鯁"** 麻煎丸（出《海上名方》）：治骨并魚刺鯁在喉中，取研草麻子仁爛，入百藥煎，成劑即止，丸如彈子大，青黛爲衣，井花水磨下半丸，嚥之即下。（**按**：原無出處，今溯得其源。）

② 袖珍方：**《袖珍方》卷4"救急諸方"** 治犬咬傷（《經驗方》）：用蓖麻子五十粒，去殼，以井水研成膏，先以鹽水洗咬處，次以此膏敷貼。

③ 蘇恭：**《唐本草》見《證類》卷11"蓖麻子"** ……葉主脚氣，風腫不仁，擣蒸傅之。/……油塗葉炙熱熨囟上，止衄尤驗也。

④ 儒門事親：**《儒門事親》卷15"咳嗽痰涎第八"** 九仙散：九尖蓖麻子葉（三錢，飛過）、白礬（二錢），右用豬肉四兩，薄批，棋盤利開摻藥，二味荷葉裹，文武火煨熱，細嚼，白湯送下後，用乾食壓之。

⑤ 普濟方：**《普濟方》卷162"咳嗽不得卧"** 無憂丸：治年深日遠，咳嗽延喘，夜卧不安。經霜桑葉、經霜草麻葉、御米殼（去蒂，蜜炒，各一兩），右爲細末，煉蜜爲丸如彈子大，每服一丸，食後白湯化下，日進一服。

嗽涎喘,不問年深日近。用經霜萞麻葉、經霜桑葉、御米殼蜜炒各一兩,爲末,蜜丸彈子大。每服一丸,白湯化下,日一服。名無憂丸。

【附録】**博落迴**拾遺①。【藏器②曰】有大毒。主惡瘡瘻根,瘤贅瘜肉,白癜風,蠱毒精魅,溪毒,瘡瘻。和百丈青、雞桑灰等分,爲末傅之。蠱毒精魅當别有法。生江南山谷。莖葉如萞麻。莖中空,吹之作聲如博落迴。折之有黄汁,藥人立死,不可輕用入口。

常山《本經》③下品　蜀漆同上④

【釋名】**恒山**吴普⑤、**互草**《本經》⑥、**鷄尿草**《日華》⑦、**鴨尿草**《日華》。【時珍曰】恒亦常也。恒山乃北岳名,在今定州。常山乃郡名,亦今真定。豈此藥始産于此得名歟?蜀漆乃常山苗,功用相同,今併爲一。

【集解】【《别録》⑧曰】常山生益州川谷及漢中。二月、八月采根,陰乾。又曰,蜀漆生江林山川谷及蜀漢中,常山苗也。五月采葉,陰乾。【弘景⑨曰】常山出宜都、建平。細實黄者,呼爲雞骨常山,用之最勝。蜀漆是常山苗而所出又異者,江林山即益州 江陽山名,故是同處爾。彼人采得,縈結作丸,得時燥者佳。【恭⑩曰】常山生山谷間。莖圓有節,高者不過三四尺。葉似茗而狹長,兩兩相當。二月生白花,青萼。五月結實青圓,三子爲房。其草暴燥色青白堪用,若陰乾便黑爛鬱壞

---

① 拾遺:**《拾遺》見《證類》卷8"二十二種陳藏器餘·博落回"**　有大毒。主惡瘡瘻根,瘤贅瘜肉,白癜風,蠱毒,精魅溪毒。已上瘡瘻者,和百丈青、雞桑灰等爲末,傅瘻瘡、蠱毒、精魅,當有别法。生江南山谷,莖葉如萆麻,莖中空,吹作聲如博落迴,折之有黄汁,藥人立死,不可入口也。

② 藏器:見上注。

③ 本經:**《本經》《别録》(《藥對》)見《證類》卷10"常山"**　味苦、辛,寒、微寒,有毒。主傷寒寒熱,熱發,温瘧鬼毒,胸中痰結,吐逆。療鬼蠱往來,水脹,洒洒惡寒,鼠瘻。一名互草。生益州川谷及漢中。八月採根,陰乾。(畏玉札。)

④ 同上:**《本經》《别録》(《藥對》)見《證類》卷10"蜀漆"**　味辛,平、微温,有毒。主瘧及欬逆寒熱,腹中癥堅痞結,積聚邪氣,蠱毒鬼疰。療胸中邪結氣,吐出之。生江林山川谷及蜀漢中。常山苗也。五月採葉,陰乾。(栝樓爲之使,惡貫衆。)

⑤ 吴普:**《御覽》卷992"恒山"**　《吴氏本草》曰:恒山,一名七葉……

⑥ 本經:見本頁注③白字。

⑦ 日華:**《日華子》見《證類》卷10"蜀漆"**　……又名雞尿草,鴨尿草……(**按**:"釋名"項下"日華"同此。)

⑧ 别録:見本頁注③、注④。

⑨ 弘景:**《集注》見《證類》卷10"常山"**　陶隱居云:出宜都、建平。細實黄者,呼爲雞骨常山,用最勝。/**卷10"蜀漆"**　陶隱居云:是常山苗,而所出又異者,江林山即益州江陽山名,故是同處爾。彼人採仍縈結作丸,得時燥者佳。

⑩ 恭:**《唐本草》見《證類》卷10"常山"**　《唐本》注云:常山,葉似茗狹長,莖圓,兩葉相當。三月生白花,青萼。五月結實,青圓,三子爲房……/**卷10"蜀漆"**　《唐本》注云:此草日微萎則把束,暴使燥色青白堪用。若陰乾,便黑爛鬱壞矣……

矣。【保昇①曰】今出金州、房州、梁州 中江縣。樹高三四尺，根似荆根，黄色而破。五六月采葉，名蜀漆也。【李含光②曰】蜀漆是常山莖，八月、九月采之。【頌③曰】今汴西、淮、浙、湖南州郡亦有之，並如上説。而海州出者，葉似楸葉。八月有花，紅白色，子碧色，似山楝子而小。今天台山出一種草，名土常山，苗葉極甘。人用爲飲，甘味如蜜，又名蜜香草，性涼益人，非此常山也。

【修治】【斅④曰】采時連根苗收。如用莖葉，臨時去根，以甘草細剉，同水拌濕蒸之。臨時去甘草，取蜀漆細剉，又拌甘草水勻，再蒸，日乾用。其常山，凡用以酒浸一宿，漉出日乾，熬搗用。【時珍曰】近時有酒浸蒸熟或瓦炒熟者，亦不甚吐人。又有醋制者，吐人。

常山。【氣味】苦，寒，有毒。【《别録》⑤曰】辛，微寒。【普⑥曰】神農、岐伯：苦。桐君：辛，有毒。李當之：大寒。【權⑦曰】苦，有小毒。【炳⑧曰】得甘草，吐瘧。【之才⑨曰】畏玉札。【大明⑩曰】忌葱菜及菘菜。伏砒石。【主治】傷寒寒熱，熱發温瘧鬼毒，胸中痰結吐逆。《本經》⑪。療鬼蠱往來，水脹，洒洒惡寒，鼠瘻。《别録》⑫。治諸瘧，吐痰涎，治項下瘤瘿。甄權⑬。

蜀漆。【氣味】辛，平，有毒。【《别録》⑭曰】微温。【權⑮曰】苦，有小毒。【元素⑯

---

① 保昇：**《蜀本草 》見《證類》卷 10"常山"** 《蜀本》：《圖經》云：樹高三四尺，根似荆根，黄色而破，今出金州、房州、梁州。五月、六月採葉，名蜀漆也。

② 李含光：**《本草音義》見《證類》卷 10"蜀漆"** ……李含光云：常山莖也。八月、九月採。

③ 頌：**《圖經》見《證類》卷 10"蜀漆"** ……今京西、淮、浙、湖南州郡亦有之……而海州出者，葉似楸葉，八尺，有花紅白色，子碧色，似山楝子而小……今天臺山出一種草，名土常山，苗葉極甘，人用爲飲香，其味如蜜，又名蜜香草，性亦凉，飲之益人，非此常山也。

④ 斅：**《炮炙論》見《證類》卷 10"蜀漆"** 雷公云：凡採得後，和根、苗。臨用時即去根，取莖并葉，同拌，甘草四兩，細剉用，拌水令濕同蒸。臨時去甘草，取蜀漆五兩，細剉，又拌甘草水勻，又蒸了任用……/**卷 10"常山"** 雷公云：凡使，春使根、葉，夏秋冬一時用，使酒浸一宿，至明漉出，日乾，熬搗……

⑤ 别録：見 1339 頁注③。

⑥ 普：**《御覽》卷 992"恒山"** 《吴氏本草》曰……神農、岐伯：苦。李氏：大寒。桐君：辛，有毒。二月、八月採。

⑦ 權：**《藥性論》見《證類》卷 10"常山"** 常山忌葱，味苦，有小毒……

⑧ 炳：**《四聲本草》見《證類》卷 10"常山"** 蕭炳云：得甘草，吐瘧。

⑨ 之才：**古本《藥對》**見 1339 頁注③括號中七情文。

⑩ 大明：**《日華子》見《證類》卷 10"常山"** 忌菘菜。（**按**：《證類》卷 2"〔七情表〕"有《藥性論》常山"忌葱"，疑將此忌誤入本條。"伏砒石"未能溯得其源。）

⑪ 本經：見 1339 頁注③白字。

⑫ 别録：見 1339 頁注③。

⑬ 甄權：**《藥性論》見《證類》卷 10"常山"** ……治諸瘧，吐痰涎，去寒熱。用小麥、竹葉三味合煮，小兒甚良。主瘧、洒洒寒熱不可進多，令人大吐，治項下瘤瘿。

⑭ 别録：見 1339 頁注④。

⑮ 權：**《藥性論》見《證類》卷 10"蜀漆"** 蜀漆，使，畏橐吾。味苦，有小毒……

⑯ 元素：**《醫學啓源》卷下"用藥備旨·法象餘品"** 蜀漆：辛，純陽……

曰】辛，純陽。【炳①曰】桔梗爲之使。【之才②曰】栝樓爲之使。惡貫衆。【主治】瘧及欬逆寒熱，腹中癥堅痞結，積聚邪氣，蠱毒鬼疰。《本經》③。療胸中邪結氣，吐去之。《别録》④。治鬼瘧多時，温瘧寒熱，下肥氣。甄權⑤。破血，洗去腥。與苦酸同用，導膽邪。元素⑥。

【發明】【斅⑦曰】蜀漆春夏用莖葉，秋冬用根。老人久病切忌服之。【頌⑧曰】常山、蜀漆爲治瘧之最要。不可多進，令人吐逆。【震亨⑨曰】常山性暴悍，善驅逐，能傷真氣。病人稍近虚怯，不可用也。《外臺》乃用三兩作一服，殊昧雷公老人久病切忌之戒。【時珍曰】常山、蜀漆有刼痰截瘧之功，須在發散表邪及提出陽分之後。用之得宜，神妙立見；用失其法，真氣必傷。夫瘧有六經瘧、五臟瘧、痰濕、食積、瘴疫、鬼邪諸瘧，須分陰陽虚實，不可一概論也。常山、蜀漆生用則上行必吐，酒蒸炒熟用則氣稍緩，少用亦不致吐也。得甘草則吐，得大黄則利，得烏梅、鯪鯉甲則入肝，得小麥、竹葉則入心，得秫米、麻黄則入肺，得龍骨、附子則入腎，得草果、檳榔則入脾。蓋無痰不作瘧，二物之功，亦在驅逐痰水而已。楊士瀛《直指方》⑩云：常山治瘧，人皆薄之。瘧家多蓄痰涎黄水，或停瀦心下，或結澼脅間，乃生寒熱。法當吐痰逐水，常山豈容不用？水在上焦，則常山能吐之。水在脇下，則常山能破其澼而下其水。但須行血藥品佐助之，必收十全之功。其有純熱發瘧或蘊熱内實之證，投以常山，大便點滴而下，似泄不泄者，須用北大黄爲佐，泄利數行，然後獲愈也。又待制李燾⑪云：嶺南瘴氣，寒熱所感，邪氣多在營衛皮肉之間。欲去皮膚毛孔中瘴氣根本，非常山不可。但性吐人，

---

① 炳：**《四聲本草》見《證類》卷10"蜀漆"** 蕭炳云：桔梗爲使。

② 之才：**古本《藥對》**見1339頁注④括號中七情文。

③ 本經：見1339頁注④白字。

④ 别録：見1339頁注④。

⑤ 甄權：**《藥性論》見《證類》卷10"蜀漆"** ……能主治瘴、鬼瘧多時不差，去寒熱瘧，治温瘧寒熱。不可多進，令人吐逆。主堅癥，下肥氣，積聚。

⑥ 元素：**《醫學啓源》卷下"用藥備旨·法象餘品"** 蜀漆……破血。/**《湯液本草》卷4"蜀漆"** 《珍》云：破血。/《心》云：洗去腥，與苦酸同用，導膽。（**按**：時珍糅合元素、好古兩家之論。）

⑦ 斅：**《炮炙論》見《證類》卷10"常山"** 雷公云：凡使，春使根、葉，夏秋冬一時用……少用，勿令老人、久病服之，切忌也。

⑧ 頌：**《圖經》見《證類》卷10"蜀漆"** ……此二味爲治瘧之最要……/**《藥性論》見《證類》卷10"蜀漆"** ……不可多進，令人吐逆……

⑨ 震亨：**《衍義補遺·常山》** 屬金而有火與水。性暴悍，善驅逐，能傷其真氣，切不可偃過多也，病人稍近虚怯，勿用可也。惟雷公云老人與久病切忌之，而不明言其害。《外臺秘要》乃用三兩作一服煎，頓服，以治瘧子，恐世人因《秘要》之言，而不知雷公之意云。

⑩ 直指方：**《直指方》卷2"瘧痢用常山罌粟殼"** 常山治瘧，罌粟殼治痢，人皆薄之，固也……瘧以痰水作恙，法當吐痰逐水，又豈容不爲之吐下？於斯時也，不有罌粟殼、常山之劑，其何以爲對治乎？但中間有藥輔之耳。

⑪ 李燾：**《嶺南衛生方》卷上"李待制瘴瘧論"** ……常山藥，惟七寶剉散爲妙。蓋常山能去皮膚毛孔中瘴氣，而寒熱所感邪氣，多在榮衛皮肉之間，欲除根本，非常山不可也。但常山服之必吐人，惟七寶剉散，冷服之，不吐，亦屢驗矣……（**按**：其末署"大梁李璆西美"，故"李燾"當爲"李璆"之誤。）

惟以七寳散冷服之,即不吐且驗也。

【附方】舊三,新二十三。截瘧諸湯。《外臺秘要》①用常山三兩,漿水三升,浸一宿,煎取一升,欲發前頓服,取吐。○《肘後方》②用常山一兩,秫米一百粒,水六升,煮三升,分三服。先夜未發臨發時服盡。○《養生主論》③王隱者驅瘧湯云:予用此四十年,奇效不能盡述,切勿加減,萬無一吐者。常山酒煮晒乾、知母、貝母、草果各一錢半,水一鍾半,煎半熟,五更熱服。渣以酒浸,發前服。截瘧諸酒。《肘後方》④用常山一兩,酒一升,漬二三日,分作三服,平旦一服,少頃再服,臨發又服。或加甘草,酒煮服之。○宋俠《經心録》⑤醇醨湯,治間日瘧。支太醫云:乃桂广州方也,甚驗。恒山一錢二分,大黄二錢半,炙甘草一錢二分。水一盞半,煎減半,曰醇,發日五更温服。再以水一盞,煎減半,曰醨,未發時温服。○虞摶醫學正傳⑥治久瘧不止。常山一錢半,檳榔一錢,丁香五分,烏梅一個,酒一盞,浸一宿,五更飲之。一服便止,永不再發,如神。截瘧諸丸。《千金方》⑦恒山丸:治數年不瘥者,兩劑瘥。一月以來者,一劑瘥。恒山三兩,研末,雞子白和丸梧子大,瓦器煮熟,殺腥氣,則取晒乾收之。每服二十丸,竹葉湯下,五更一服,天明一服,發前一服,或吐或否即止。○《肘後》⑧丹砂丸:恒山擣末三兩,真丹一兩研,白蜜和杵百下,丸梧子大。先發時三丸,

① 外臺秘要:**《外臺》卷5"療瘧方二十一首"** 又療瘧常山湯方:常山三兩,右一味切,以漿水三升浸經一宿,煎取一升,欲發前頓服之,後微吐,差止。

② 肘後方:**《肘後方》卷3"治寒熱諸瘧方第十六"** 治瘧病方……又方:常山(三兩)、秫米(三百粒),以水六升,煮取三升,分服之,至發時令盡。

③ 養生主論:**《養生主論》卷16"歷用得效方"** 驅瘧湯:治一切久新瘧疾……至今四十年矣:常山、草菓(煨)、知母(去毛)、貝母(去心),已上等分,每服四錢,虛弱老人、小兒只須三錢,酒一盞,略煎八分,不可過熟,熟則不效。發日天明後去滓熱服。滓以酒浸,至將發前再煎熱服,奇效如神,不能備述……不可例謂常山爲吐藥而不用,萬萬無一人曾吐者。蓋瘧者痰疾也,常山專能治痰。有微吐者,乃痰藥相敵而然。亦有自然吐者,世俗命曰醉瘧,豈常山之使然乎?

④ 肘後方:**《肘後方》卷3"治寒熱諸瘧方第十六"** 治瘧病方……又方:常山(三兩,剉),以酒三升,漬二三日,平旦作三合服。欲嘔之,臨發又服二合,便斷。舊酒亦佳,急亦可煮。/又方:常山(三兩)、甘草(半兩),水酒各半升,合煮取半升,先發時一服,比發令三服盡。

⑤ 經心録:**《外臺》卷5"間日瘧方二首"** 又桂廣州法醇醨湯方:大黄(三分)、甘草(一分半,炙)、常山(一分半),右三味以水三升,煮取一升,去滓,更以水二升煮滓,取一升。未發服醨,醨是後煮者。相次服醇,醇是前煮者。差。忌菘菜、海藻、生葱、生菜。(支云極驗。文仲、《經心録》方無甘草,用石膏三銖,餘同。一方有桂心一分半。)

⑥ 醫學正傳:**《醫學正傳》卷2"瘧證"** 又方:治久瘧不愈,一服便止,永不發,其效如神。常山(一錢半)、檳榔(一錢)、丁香(半錢)、烏梅(一個),右細切,作一服,用好酒一盞,浸一宿,臨發日清晨飲之。

⑦ 千金方:**《千金方》卷10"温瘧第六"** 主瘧經數年不瘥者,兩劑瘥,一月以來一劑瘥方……丸方:恒山三兩,末之,以雞子白和,並手丸如梧子,置銅碗中,於湯中煮之令熟,殺腥氣則止。以竹葉飲服二十丸,欲吐但吐,至發令得三服,時早可斷食,時晚不可斷食,可竹葉汁煮糜,少食之。

⑧ 肘後:**《肘後方》卷3"治寒熱諸瘧方第十六"** 治瘧病方……又方:常山(擣,下篩成末,三兩)、真丹(一兩),白蜜和擣百杵,丸如梧子,先發服三丸,中服三丸,臨卧服三丸,無不斷者。常用效。

少頃再服三丸，臨時服三丸，酒下，無不斷者。○曾世榮《活幼心書》①黄丹丸：治大小久瘧。恒山二兩，黄丹半兩，烏梅連核瓦焙一兩，爲末，糯米粉糊丸梧子大。每服三五十丸，凉酒下，隔一夜一服，平旦一服。午後方食。○葛洪《肘後方》②用恒山三兩，知母一兩，甘草半兩，搗末，蜜丸梧子大。先發時服十丸，次服七丸，後服五六丸，以瘥爲度。○《和劑局方》③瞻仰丸：治一切瘧。常山四兩，炒存性，草果二兩，炒存性，爲末，薄糊丸梧子大。每卧時冷酒服五十丸，五更再服。忌鵝羊熱物。○又勝金丸：治一切瘧，胸膈停痰，發不愈者。常山八兩，酒浸蒸焙，檳榔二兩生，研末，糊丸梧子大，如上法服。《集簡方》二聖丸：治諸瘧不拘遠近大小。雞骨恒山、雞心檳榔各一兩，生研，鯪鯉甲煨焦一兩半，爲末，糯粉糊丸緑豆大，黄丹爲衣。每服三五十丸，如上法服。**厥陰肝瘧**。寒多熱少，喘息如死狀，或少腹滿，小便如癃，不問久近，不吐不泄，如神。恒山一兩，醋浸一夜，瓦器煮乾。每用二錢，水一盞，煎半盞，五更冷服。趙真人《濟急方》④。**太陰肺瘧**。痰聚胸中，病至令人心寒，寒甚乃熱，熱間善驚，如有所見。恒山三錢，甘草半錢，秫米三十五粒，水二鍾，煎一鍾，發日早分三次服。《千金方》⑤。**少陰腎瘧**。淒淒然寒，手足寒，腰脊痛，大便難，目眴眴然。恒山二錢半，豉半兩，烏梅一錢，竹葉一錢半，葱白三根，水一升半，煎一升，發前分三服。《千金方》⑥。**牝瘧獨寒**不熱者。蜀漆散：用蜀漆、雲母煅三日夜、龍骨各二錢，爲末。每服半錢，臨發日旦一服，發前一

---

① 活幼心書：**《活幼心書》卷3“丹飲門·丹類”** 祛瘧丹：治瘧疾經久不瘥：常山（二兩，細剉）、烏梅（和核一兩，薄切）、紅丹半兩，右除烏梅，屋瓦别焙常山，或曬或焙，仍同烏梅、紅丹研爲細末，糯米粉煮糊圓麻仁大，每服三十圓至五十圓，未發前，凉酒空心送下。或隔晚酒下，重則二服，輕則一服。忌雞、麵、羊、生冷飲食、毒物。

② 肘後方：**《肘後方》卷3“治寒熱諸瘧方第十六”** 老瘧久不斷者……又方：常山（三兩）、甘草（半兩）、知母（一兩），搗蜜丸。至先發時服如梧子大十丸，次服減七丸八丸，後五六丸，即瘥。

③ 和劑局方：**《局方》卷8“治雜病”** 勝金丸：治一切瘧病，發作有時……或痰聚胸中，煩滿欲嘔，並皆治之。檳榔（四兩）、常山（酒浸，蒸，焙，一斤），右爲末，水麵糊爲丸如梧桐子大，每服三十丸，於發前一日晚臨卧，用冷酒吞下便睡。不得吃熱物、茶、湯之類，至四更盡，再用冷酒吞下十五丸……/**《普濟方》卷197“諸瘧”** （膽）〔瞻〕仰丸：治一切瘧。常山（四兩）、草果（二兩，各炒存性），右爲末，薄糊爲丸如梧子大。臨卧冷酒下四十丸，五更時再服三十丸。忌熱物食并羊肉。（**按**：《和劑局方》無“瞻仰丸”方。）

④ 濟急方：**《仙傳外科》卷10“救解諸毒傷寒雜病一切等證”** 治瘧……又方：不問久年近日，神效。右用常山一兩重，瘦如雞骨者，剉碎，用好醋浸一宿，瓦器内煮乾，剉爲散，每服二錢重，水一盞，煎至半盞，去滓停冷，五更初服之，不吐不瀉，神效。

⑤ 千金方：**《千金方》卷10“温瘧第六”** 治肺熱痰聚胸中，來去不定，轉爲瘧，其狀令人心寒，寒甚則發熱，熱間則善驚，如有所見者，恒山湯方：恒山（三兩）、秫米（二百二十粒）、甘草（半兩），右三味，㕮咀，以水七升，煮取三升，分三服，至發時令三服盡。

⑥ 千金方：**《千金方》卷10“温瘧第六”** 治腎熱發爲瘧，令人淒淒然，腰瘮脊痛宛轉，大便難，目眴眴然，身掉不定，手足寒，恒山湯方：恒山（三兩）、烏梅（三七枚）、香豉（八合）、竹葉（切，一升）、葱白（一握），右五味，㕮咀，以水九升，煮取三升，分三服，至發令盡。

服，酢漿水調下。温瘧又加蜀漆一錢。張仲景《金匱要略》①。**牡瘧獨熱**不冷者。蜀漆一錢半，甘草一錢，麻黄二錢，牡蠣粉二錢，水二鍾，先煎麻黄、蜀漆，去沫入藥再煎至一鍾，未發前温服，得吐則止。王燾《外臺秘要》②。**温瘧熱多**。恒山一錢，小麥三錢，淡竹葉二錢，水煎，五更服，甚良。《藥性論》③。**三十年瘧**。《肘後方》④治三十年老瘧及積年久瘧。常山、黄連各一兩，酒三升，漬一宿，以瓦釜煮取一升半。發日早服五合，發時再服。熱當吐，冷當利，無不瘥者。○張文仲《備急方》⑤用恒山一兩半，龍骨五錢，附子炮二錢半，大黄一兩，爲末，雞子黄和丸梧子大。未發時五丸，將發時五丸，白湯下。支太醫云：此方神驗，無不斷者。**瘴瘧寒熱**。劉長春《經驗方》⑥常山一寸，草果一枚，熱酒一盌，浸一夜，五更望東服之，蓋卧，酒醒即愈。○談埜翁《試驗方》⑦用常山、檳榔、甘草各二錢，黑豆一百粒，水煎服之。乃彭司寇所傳。○葛稚川《肘後方》⑧用常山、黄連、香豉各一兩，附子炮七錢，搗末，蜜丸梧子大。空腹飲服四丸，欲發時三丸。至午後乃食。**妊娠瘧疾**。酒蒸常山、石膏煅各一錢，烏梅炒五分，甘草四分，水一盞，酒一盞，浸一夜，平旦温服。姚僧坦《集驗方》⑨。**百日兒瘧**。《水鑑仙人歌》⑩曰：瘧是邪風寒熱攻，直須術治免成空。常山刻作人形狀，釘在孩兒生氣宮。如金生人，金生在巳，即釘巳上，木生人釘亥上，火生人釘寅上，水土生人釘

---

① 金匱要略：**《金匱·瘧病脉證并治》** 瘧多寒者，名曰牡瘧，蜀漆散主之。蜀漆散方：蜀漆（洗，去腥）、雲母（燒二日夜）、龍骨（等分），右三味杵爲散，未發前以漿水服半錢。温瘧加蜀漆半分，臨發時，服一錢匕。

② 外臺秘要：**《千金方》卷10“温瘧第六”** 牡瘧者多寒，牡蠣湯主之，方：牡蠣、麻黄（各四兩）、蜀漆（三兩，無，以恒山代之）、甘草（二兩），右四味，先洗蜀漆三過去腥，㕮咀，以水八升煮蜀漆、麻黄，得六升，去沫，乃納餘藥，煮取二升，飲一升，即吐出，勿復飲之。（**按**：《外臺》卷5“牡瘧方二首”出方同，出《傷寒論》，但查《傷寒論》無此方。）

③ 藥性論：**《藥性論》見《證類》卷10“常山”** ……治諸瘧，吐痰涎，去寒熱。用小麥、竹葉三味合煮，小兒甚良……

④ 肘後方：**《肘後方》卷3“治寒熱諸瘧方第十六”** 無問年月，可治三十年者：常山、黄連（各三兩），酒一斗，宿漬之，曉以瓦釜煮取六升，一服八合，比發時令得三服。熱當吐，冷當利，服之無不瘥者。半料合服得。

⑤ 備急方：**《外臺》卷5“久瘧方八首”** 《備急》龍骨丸：療久瘧不斷者方。龍骨（一兩）、常山（三兩）、大黄（二兩）、附子（二分，炮），右四味擣末，以雞子黄丸如梧子大，先發、臨發各飲服五丸，無不斷。長將服之。支云神驗，療三十年瘧。忌生葱、生菜、豬肉等。

⑥ 經驗方：（**按**：查《秘傳經驗方》，未能溯得其源。）

⑦ 試驗方：（**按**：未見原書，待考。）

⑧ 肘後方：**《肘後方》卷3“治寒熱諸瘧方第十六”** 治瘴瘧：常山、黄連、豉（熬，各三兩）、附子（二兩，炮），擣篩，蜜丸，空腹服四丸，欲發三丸，飲下之。服藥後至過發時，勿吃食。

⑨ 集驗方：**《外臺》卷33“妊娠患瘧方二首”** 《集驗》療妊娠患瘧湯方：常山（二兩）、甘草（一兩，炙）、黄芩（三兩）、烏梅（十四枚，擘）、石膏（八兩），右五味切，以水一升半，合漬藥一宿，煮三四沸，去滓，初服六合，次服四合，後服二合，凡三服。忌海藻、菘菜、生葱。

⑩ 水鑑仙人歌：**《幼幼新書》卷17”瘧疾第九”** 《仙人水鑑》小兒百日内患瘧方：瘧是邪風寒熱攻，宜須術治免成空。常山刻作人形狀，丁釘孩兒生氣宮。

申上也。**小兒驚忤**。暴驚,卒死,中惡。用蜀漆炒二錢,左顧牡蠣一錢二分,漿水煎服,當吐痰而愈。名千金湯。阮氏①。**胸中痰飲**。恒山、甘草各一兩,水五升,煮取一升,去滓,入蜜二合,温服七合,取吐。不吐更服。《千金方》②。

【附録】**杜莖山**《圖經》③。【頌④曰】葉味苦性寒,主温瘴寒熱,作止不定,煩渴,頭痛心躁。杵爛,新酒浸,絞汁服,吐出惡涎,甚效。生宜州。苗高四五尺,葉似苦蕒菜。秋有花,紫色。實如枸杞子,大而白。**土紅山**。【頌⑤曰】葉甘,微寒,無毒。主骨節疼痛,勞熱瘴瘧。生南恩州山野中。大者高七八尺,葉似枇杷而小,無毛,秋生白花如粟粒,不實。福州生者作細藤,似芙蓉葉,其葉上青下白,根如葛頭。土人取根,米泔浸一宿,以清水再浸一宿,炒黄爲末。每服一錢,水一盞,生薑一片,同煎服。亦治勞瘴,甚效。【時珍曰】杜莖山即土恒山,土紅山又杜莖山之類,故並附之。

藜蘆《本經》⑥下品

【釋名】山葱《别録》⑦、葱苒同、葱荾音毯、葱葵普⑧、豐蘆普、憨葱《綱目》、鹿葱。【時珍曰】黑色曰黎,其蘆有黑皮裹之,故名。根際似葱,俗名葱管藜蘆是矣。北人謂之憨葱,南人謂之鹿葱。

---

① 阮氏:**《千金方》卷 5“客忤第四”** 千金湯:治小兒暴驚啼絶死,或有人從外來邪氣所逐,令兒得疾,衆醫不治方。蜀椒、左顧牡蠣(各六銖,碎〔一分〕),右二味以醋漿水一升,煮取五合,每服一合。(**按**:《阮氏小兒方》書佚無可考。而《小兒衛生總微論方》及《普濟方》引同方均作“蜀椒”,而非“蜀漆”。)

② 千金方:**《千金方》卷 18“痰飲第六”** 蜜煎主寒熱方:恒山、甘草(各一兩),右二味,㕮咀,以水一斗,煮取二升,去滓,納蜜五合,温服七合,吐即止。不吐更服七合。勿與冷水。

③ 圖經:**《圖經》見《證類》卷 30“外木蔓類·杜莖山”** 生宜州。味苦,性寒。主温瘴寒熱發歇不定,煩渴頭疼心躁。取其葉擣爛,以新酒浸,絞汁服之,吐出惡涎,甚效。其苗高四五尺,葉似苦蕒菜,秋有花,紫色,實如枸杞子,大而白。

④ 頌:見上注。

⑤ 頌:**《圖經》見《證類》卷 30“外木蔓類·土紅山”** 生福州及南恩州山野中。味甘、苦,微寒,無毒。主骨節疼痛,治勞熱瘴瘧。大者高七八尺,葉似枇杷而小,無毛。秋生白花如粟粒,不實。用其葉擣爛,酒漬服之。採無時。福州生者作細藤,似芙蓉葉,其葉上青下白。根如葛頭,薄切,用米泔浸二宿,更用清水浸一宿,取出切,炒令黄色,擣末。每服一錢,水一盞,生薑一小片,同煎服,治勞瘴甚佳。

⑥ 本經:**《本經》《别録》(《藥對》)見《證類》卷 10“藜蘆”** 味辛、苦,寒、微寒,有毒。主蠱毒,欬逆,洩痢腸澼,頭瘍疥瘙惡瘡,殺諸蟲毒,去死肌,療噦逆,喉痺不通,鼻中息肉,馬刀爛瘡。不入湯。一名葱苒,一名葱荾(音毯),一名山葱。生太山山谷。三月採根,陰乾。(黄連爲之使。反細辛、芍藥、五參。惡大黄。)

⑦ 别録:見上注。(**按**:“釋名”項下“别録”同此。)

⑧ 普:**《證類》卷 10“藜蘆”** 吴氏云:藜蘆,一名葱葵,一名豊蘆,一名蕙葵……(**按**:“釋名”項下“普”同此。)

【集解】【《别録》①曰】藜蘆生太山山谷。三月采根，陰乾。【普②曰】大葉，小根相連。【弘景③曰】近道處處有之。根下極似葱而多毛。用之止剔取根，微炙之。【保昇④曰】所在山谷皆有。葉似鬱金、秦艽、蘘荷等，根若龍膽，莖下多毛。夏生冬凋，八月采根。【頌⑤曰】今陝西、山南、東、西州郡皆有之，遼州、均州、解州者尤佳。三月生苗葉，似初出椶心，又似車前，莖似葱白，青紫色，高五六寸，上有黑皮裹莖，似椶皮。有花肉紅色，根似馬腸根，長四五寸許，黄白色。二月、三月采根，陰乾。此有二種。一種水藜蘆，莖葉大同，只是生在近水溪澗石上，根鬚百餘莖，不中藥用。今用者名葱白藜蘆，根鬚甚少，只是三二十莖，生高山者爲佳，均州土俗亦呼爲鹿葱。《范子計然》⑥云：出河東，黄白者善。

根。【修治】【雷⑦曰】凡采得去頭，用糯米泔汁煮之。從巳至未，晒乾用。

【氣味】辛，寒，有毒。【《别録》⑧曰】苦，微寒。【普⑨曰】神農、雷公：辛，有毒。岐伯：鹹，有毒。李當之：大寒，大毒。扁鵲：苦，有毒。【之才⑩曰】黄連爲之使。反細辛、芍藥、人參、沙參、紫參、丹參、苦參。惡大黄。【時珍曰】畏葱白。服之吐不止，飲葱湯即止。

【主治】蠱毒，欬逆，洩痢腸澼，頭瘍，疥瘙，惡瘡，殺諸蟲毒，去死肌。《本經》⑪。療噦逆，喉痺不通，鼻中息肉，馬刀爛瘡。不入湯用。《别録》⑫。主上氣，去積年膿血泄痢。權⑬。吐上膈風涎，暗風癇病，小兒鰕齁痰疾。頌⑭。

---

① 别録：見1345頁注⑥。

② 普：**《證類》卷10“藜蘆”** 吴氏云……大葉，根小相連。

③ 弘景：**《集注》見《證類》卷10“藜蘆”** 陶隱居云：近道處處有。根下極似葱而多毛。用之止剔取根，微炙之。

④ 保昇：**《蜀本草》見《證類》卷10“藜蘆”** 《蜀本》：《圖經》云：葉似鬱金、秦艽、蘘荷等，根若龍膽，莖下多毛。夏生，冬凋枯。今所在山谷皆有。八月採根，陰乾。

⑤ 頌：**《圖經》見《證類》卷10“藜蘆”** 藜蘆，生泰山山谷，今陝西、山南東西州郡皆有之。三月生苗。葉青，初出椶心，又似車前。莖似葱白，青紫色，高五六寸，上有黑皮裹莖，似椶皮。其花肉紅色。根似馬腸根，長四五寸許，黄白色。二月、三月採根，陰乾。此有二種：一種水藜蘆，莖葉大同，只是生在近水溪澗石上，根鬚百餘莖，不中入藥用。今用者名葱白藜蘆，根鬚甚少，只是三二十莖。生高山者爲佳。均州土俗亦呼爲鹿葱……

⑥ 范子計然：**《證類》卷10“藜蘆”** 范子曰：藜蘆出河東，黄白者善。

⑦ 雷：**《炮炙論》見《證類》卷10“藜蘆”** 雷公云：凡採得，去頭，用糯米泔汁煮，從巳至未，出，曬乾用之。

⑧ 别録：見1345頁注⑥。

⑨ 普：**《證類》卷10“藜蘆”** 吴氏云……神農、雷公：辛，有毒。岐伯：鹹，有毒。季氏：大毒，大寒。扁鵲：苦，有毒……

⑩ 之才：**古本《藥對》**見1345頁注⑥括號中七情文。

⑪ 本經：見1345頁注⑥白字。

⑫ 别録：見1345頁注⑥。

⑬ 權：**《藥性論》見《證類》卷10“藜蘆”** 藜蘆，使，有大毒。能主上氣，去積年膿血泄痢。治惡風瘡疥癬頭禿，殺蟲。

⑭ 頌：**《圖經》見《證類》卷10“藜蘆”** ……此藥大吐上膈風涎，闇風癇病，小兒鮐齁……

末，治馬疥癬。宗奭①。

【發明】【頌②曰】藜蘆服錢匕一字則惡吐人，又用通頂令人嚏，而《別本》云治噦逆，效未詳。【時珍曰】噦逆用吐藥，亦反胃用吐法去痰積之義。吐藥不一：常山吐瘧痰，瓜丁吐熱痰，烏附尖吐濕痰，萊菔子吐氣痰，藜蘆則吐風痰者也。按張子和《儒門事親》③云：一婦病風癇。自六七歲得驚風後，每一二年一作，至五七年，五七作。三十歲至四十歲則日作，或甚至一日十餘作。遂昏癡健忘，求死而已。值歲大飢，采百草食。于野中見草若葱狀，采歸蒸熟飽食。至五更，忽覺心中不安，吐涎如膠，連日不止，約一二斗，汗出如洗，甚昏困。三日後，遂輕健，病去食進，百脉皆和。以所食葱訪人，乃憨葱苗也，即本草藜蘆是矣。《圖經》言能吐風病，此亦偶得吐法耳。我朝荆和王妃劉氏，年七十，病中風不省人事，牙關緊閉，群醫束手。先考太醫吏目月池翁診視，藥不能入，自午至子，不獲已，打去一齒，濃煎藜蘆湯灌之。少頃，噫氣一聲，遂吐痰而甦，調理而安。藥弗瞑眩，厥疾弗瘳，誠然。

【附方】舊六，新十三。**諸風痰飲。**藜蘆十分，鬱金一分，爲末。每以一字，温漿水一盞和服，探吐。《經驗方》④。**中風不省**，牙關緊急者。藜蘆一兩去蘆頭，濃煎防風湯浴過，焙乾切，炒微褐色，爲末。每服半錢，小兒減半，温水調灌，以吐風涎爲效。未吐再服。《簡要濟衆》⑤。**中風不語**，喉中如曳鋸聲，口中涎沫。取藜蘆一分，天南星一個，去浮皮。于臍上剜一坑，納入陳醋二橡斗，四面火逼黄色，研爲末，生麪丸小豆大。每服三丸，温酒下。《經驗》⑥。**諸風頭痛。**和州藜蘆一莖，日乾研末，入射香少許，吹鼻。○又方，通頂散：藜蘆半兩，黄連三分，嗃鼻。《聖惠方》⑦。**久**

---

① 宗奭：《衍義》卷11"藜蘆" 爲末，細調，治馬疥癢。

② 頌：《圖經》見《證類》卷10"藜蘆" ……用錢匕一字，則惡吐人。又用通頂令人嚏，而古經本草云：療嘔逆，其效未詳……

③ 儒門事親：《儒門事親》卷2"偶有所遇厥疾獲瘳記十一" ……又有一婦病風癇，從六七歲因驚風得之。自後三二年，間一二作，至五七年，五七作。逮三十餘歲至四十歲日作，或一日十餘作，以至昏癡健忘，求死而已。會興定歲大饑，遂采百草而食，于水瀕采一種草，狀若葱屬，泡蒸而食之。食訖，向五更覺心中不安，吐涎如膠，連日不止，約一二斗，汗出如洗，初昏困，後三日，輕健非曩之比。病去食進，百脉皆和。省其所食，不知何物。訪問諸人，乃憨葱苗也。憨葱苗者，《本草》所謂藜蘆苗是也……

④ 經驗方：《證類》卷9"鬱金" 《經驗後方》：治風痰。鬱金（一分）、藜蘆（十分），各爲末，和令勻，每服一字，用温漿水一盞，先以少漿水調下，餘者水漱口。都服，便以食壓之。

⑤ 簡要濟衆：《證類》卷10"藜蘆" 《簡要濟衆》：治中風不省人事，牙關緊急者。藜蘆一兩去蘆頭，濃煎防風湯浴過，焙乾碎切，炒微褐色，擣爲末。每服半錢，温水調下，以吐出風涎爲效。如人行三里未吐，再服。

⑥ 經驗：《證類》卷10"藜蘆" 《經驗後方》：治中風不語，喉中如拽鋸聲，口中涎沫。取藜蘆一分，天南星一箇，去浮皮，於臍子上陷一箇坑子，内入陳醋二橡斗子，四面用火逼令黄色，同一處擣，再研極細，用生麵爲丸如赤豆大。每服三丸，温酒下。

⑦ 聖惠方：《聖濟總録》卷16"風頭痛" 治頭痛不可忍，吹鼻麝香散方：藜蘆（和州者，一莖），右一味暴乾，擣羅爲散，入麝香麻子許，研勻，吹鼻中。/治頭痛，鼻塞腦悶，通頂散方：藜蘆（研，半兩）、黄連（去須，三分），右二味擣研爲散，每用少許，搐入鼻中。（按：《聖惠方》無此方，誤注出處。）

瘧痰多，不食，欲吐不吐。藜蘆末半錢，温虀水調下，探吐。《保命集》①。痰瘧積瘧。藜蘆、皂莢炙各一兩，巴豆二十五枚，熬黄，研末，蜜丸小豆大。每空心服一丸，未發時一丸，臨發時又服一丸。勿用飲食。《肘後》②。黄疸腫疾。藜蘆灰中炮，爲末。水服半錢匕，小吐，不過數服效。《百一方》③。

胸中結聚，如駭駭不去者。巴豆半兩，去皮心炒，擣如泥，藜蘆炙研一兩，蜜和擣丸麻子大，每吞一二丸。《肘後》④。

身面黑痣。藜蘆灰五兩，水一大盌淋汁，銅器重湯煮成黑膏，以針微刺破，點之，不過三次效。《聖惠》⑤。

鼻中息肉。藜蘆三分，雄黄一分，爲末，蜜和點之。每日三上自消，勿點兩畔。《聖濟》⑥。

牙齒蟲痛。藜蘆末，内入孔中，勿吞汁，神效。《千金翼》⑦。

白秃蟲瘡。藜蘆末，猪脂調塗之。《肘後》⑧。頭生蟣虱。藜蘆末摻之。《直指》⑨。

頭風白屑，痒甚。藜蘆末，沐頭摻之，緊包二日夜，避風，效。《本事方》⑩。

---

① 保命集：**《保命集》卷中"諸瘧論第十六"** 治久瘧不能飲食，胸中鬱鬱如吐，欲吐不能吐者，宜吐則已，當以藜蘆散、雄黄散吐之。藜蘆散：大藜蘆（末，半錢），温齏水調下，以吐爲度……

② 肘後：**《肘後方》卷3"治寒熱諸瘧方第十六"** 老瘧久不斷者……又方：藜蘆、皂莢（各一兩，炙）、巴豆（二十五枚），並擣，熬令黄，依法擣蜜丸如小豆，空心服一丸，未發時一丸，臨發時又一丸。勿飲食。

③ 百一方：**《肘後方》卷4"治卒發黄膽諸黄病第三十一"** 治黄膽方……又方：取藜蘆著灰中炮之，令小變色，擣下篩末，服半錢匕，當小吐。不過數服，此秘方也。

④ 肘後：**《肘後方》卷4"治胸膈上痰諸方第二十八"** 膈中有結積，覺駭駭不去者：藜蘆（一兩，炙，末之）、巴豆（半兩，去皮心，熬之），先擣巴豆如泥，入藜蘆末又擣萬杵，蜜丸如麻子大，服一丸至二三丸。

⑤ 聖惠：**《聖惠方》卷40"治粉刺諸方"** 治黑痣生於身面上，宜用此方：藜灰（五兩），右以水一大碗淋灰汁，於銅器中盛，以重湯煮令如黑膏，以針微撥破痣處點之，大者不過三遍，神驗。

⑥ 聖濟：**《聖惠方》卷37"治鼻中生瘜肉諸方"** 治鼻中瘜肉漸大，氣息不通妨悶，方：藜蘆（三分，去蘆頭，擣羅爲末）、雄黄（一分，細研）、雌黄（一分，細研），右件藥同研令匀，每用時即以蜜調散，用紙撚子展藥，點於瘜肉上，每日三度，則自消化。不得塗藥在於兩畔，恐涕落於藥上。（**按**：《聖濟總録》無此方，誤注出處。）

⑦ 千金翼：**《千金翼方》卷11"齒病第七"** 治牙疼方……又方：内藜蘆末于牙孔中，勿咽汁，神良。

⑧ 肘後：**《肘後方》卷5"治瘑癬疥漆瘡諸惡瘡方第三十九"** 葛氏療白秃方……又方：末藜蘆，以臘月豬膏和塗之。

⑨ 直指：**《直指方》卷25"中諸毒證治"** 頭蝨方：藜蘆末摻髮。

⑩ 本事方：**《本事方後集》卷2"治諸風等疾"** 此乃氣虚風邪侵于皮表而生焉，須用此藥治之，甚妙。藜蘆根，右一味不拘多少，爲末。先洗頭，須避風，好最候未至十分幹時，用藥摻定，須用藥末入髮至皮，方得緊縛之兩日夜，次日全無，亦不燥癢。如尚有些少，可再用一次，立效。

反花惡瘡。惡肉反出如米。藜蘆末，猪脂和傅，日三五上。《聖濟録》①。疥癬蟲瘡。藜蘆末，生油和塗。《斗門方》②。

羊疽瘡痒。藜蘆二分，附子八分，爲末傅之，蟲自出也。陶隱居方③。

誤吞水蛭。藜蘆炒，爲末。水服一錢，必吐出。《德生堂方》④。

【附録】山慈石。【《别録⑤·有名未用》曰】苦，平，無毒。主女子帶下。生山之陽。正月生葉如藜蘆，莖有衣。一名爰茈。

参果根。【又曰⑥】苦，有毒。主鼠瘻。生百餘根，根有衣裹莖。三月三日采根。一名百連，一名烏蓼，一名鼠莖，一名鹿蒲。

馬腸根宋《圖經》⑦。【頌曰】苦，辛，寒，有毒。主蠱除風。葉療瘡疥。生秦州。葉似桑。三月采葉，五月、六月采根。

木黎蘆《拾遺》⑧

【釋名】黄黎蘆《綱目》、鹿驪。

【集解】【藏器⑨曰】陶弘景注漏蘆云：一名鹿驪。山南人用苗，北人用根。按鹿驪乃木黎蘆，非漏蘆也。乃樹生，如茱萸樹，高二尺，有毒。【時珍曰】鹿驪，俚人呼爲黄黎蘆，小樹也。葉如櫻桃葉，狹而長，多皺文。四月開細黄花。五月結小長子，如小豆大。

【氣味】苦、辛，温，有毒。【主治】疥癬，殺蟲。藏器⑩。

---

① 聖濟録：《聖濟總録》卷 132“反花瘡” 治反花瘡，藜蘆傅方：藜蘆末、豬脂（各二兩），右二味相和，調如糊，塗瘡上，日三五度。

② 斗門方：《證類》卷 10“藜蘆” 《斗門方》：治疥癬：用藜蘆細擣爲末，以生油塗傅之。

③ 陶隱居方：《肘後方》卷五“治癰疽妬乳諸毒腫方第三十六” 隱居效方：治羊疽瘡，有蟲痒。附子八分，藜蘆二分，右二味擣末，傅之，蟲自然出。

④ 德生堂方：《普濟方》卷 64“誤吞諸物” 治誤吞水蛭（即馬蝗蜞）……又方（出《德生堂》）：用藜蘆末二錢，熬水一盞，服之後則必吐，其物遂出，無恙。

⑤ 别録：《别録》見《證類》卷 30“有名未用·山慈石” 味苦，平，無毒。主女子帶下。一名爰茈。生山之陽，正月生葉如藜蘆，莖有衣。

⑥ 又曰：《别録》見《證類》卷 30“有名未用·参果根” 味苦，有毒。主鼠瘻。一名百連，一名烏蓼，一名鼠莖，一名鹿蒲。生百餘根，根有衣裹莖。三月三日採根。

⑦ 圖經：《圖經》見《證類》卷 30“外草類·馬腸根” 生秦州。味苦、辛，寒，有毒。主蠱毒，除風，五月、六月採根用，其葉似桑，性熱。三月採，以療瘡疥。

⑧ 拾遺：《拾遺》見《證類》卷 14“二十六種陳藏器餘·木藜蘆” 漏蘆注陶云：漏蘆一名鹿驪。生山南人用苗，北人用根。功在本經，木梨蘆有毒。非漏蘆。樹生如茱萸，樹高三尺，有毒。殺蟲，山人以瘡疥用之。

⑨ 藏器：見上注。

⑩ 藏器：見上注。

附子《本經》①下品

【釋名】其母名烏頭。【時珍曰】初種爲烏頭,象烏之頭也。附烏頭而生者爲附子,如子附母也。烏頭如芋魁,附子如芋子,蓋一物也。别有草烏頭、白附子,故俗呼此爲黑附子、川烏頭以别之。諸家不分烏頭有川、草兩種,皆混雜註解,今悉正之。

【集解】【《别録》②曰】附子生犍爲山谷及廣漢。冬月采爲附子,春月采爲烏頭。【弘景③曰】烏頭與附子同根。附子八月采,八角者良。烏頭四月采。春時莖初生有腦頭,如烏鳥之頭,故謂之烏頭。有兩岐,其蒂狀如牛角者,名烏喙。取汁煎爲射罔。天雄似附子,細而長,乃至三四寸。側子即附子邊角之大者。並是同根,而本經附子出犍爲,天雄出少室,烏頭出朗陵,分生三處,當各有所宜也。今則無别矣。【恭④曰】天雄、附子、烏頭,並以蜀道 綿州、龍州者佳,俱以八月采造。餘處雖有造得者,力弱,都不相似。江南來者,全不堪用。【大明⑤曰】天雄大而長,少角刺而虚。附子大而短,有角平穩而實。烏喙似天雄,烏頭次于附子,側子小於烏頭,連聚生者名爲虎掌,並是天雄一裔,子母之類,氣力乃有殊等,即宿根與嫩者爾。【斅⑥曰】烏頭少有莖苗,身長而烏黑,少有旁尖。烏喙皮上蒼色,有尖頭,大者孕八九箇,周圍底陷,黑如烏鐵。天雄身全矮,無尖,周匝四面有附子,孕十一箇,皮蒼色。側子只是附子旁,有小顆如棗核者。木鼈子是喙、附、烏、雄、側中毗患者,不入

---

① 本經:**《本經》**《别録》(《藥對》)見《證類》卷 10“**附子**”　**味辛**、甘,**温**、大熱,有大毒。**主風寒,欬逆邪氣,温中,金瘡,破癥堅積聚血瘕,寒濕踒躄拘攣,膝痛,**脚疼冷弱,**不能行步**,腰脊風寒,心腹冷痛,霍亂轉筋,下痢赤白,堅肌骨,强陰。又墮胎。爲百藥長。生犍爲山谷及廣漢。冬月採爲附子,春採爲烏頭。(地膽爲之使。惡蜈蚣。畏防風、黑豆、甘草、黄耆、人參、烏韭。)

② 别録:見上注。

③ 弘景:《證類》卷 10“附子”　陶隱居云:附子,以八月上旬採,八角者良……/**卷 10“烏頭”**　陶隱居云:今採用四月。烏頭與附子同根,春時莖初生,有腦形似烏鳥之頭,故謂之烏頭。有兩歧共蒂,狀如牛角,名烏喙。喙即烏之口也。亦以八月採,擣笮莖取汁,日煎爲射罔……/**卷 10“天雄”**　陶隱居云:今採用八月中旬。天雄似附子,細而長便是。長者乃至三四寸許。此與烏頭、附子三種,本並出建平,故謂之三建……

④ 恭:《唐本草》見《證類》卷 10“天雄”　《唐本》注云:天雄、附子、烏頭等,並以蜀道綿州、龍州出者佳。餘處縱有造得者,力弱,都不相似。江南來者,全不堪用……

⑤ 大明:《日華子》見《證類》卷 10“天雄”　……又云:天雄大長,少角刺而虚,烏喙似天雄,而附子大,短有角,平穩而實,烏頭次於附子,側子小於烏頭,連聚生者名爲虎掌,並是天雄一裔,子母之類,力氣乃有殊等,即宿根與嫩者耳。已上並忌豉汁。

⑥ 斅:《炮炙論》見《證類》卷 10“附子”　雷公云:凡使,先須細認,勿誤用。有烏頭、烏喙、天雄、側子、木鼈子。烏頭少有莖苗,長身烏黑,少有傍尖。烏喙皮上蒼,有大豆許者,孕八九箇,周圍底陷,黑如烏鐵,宜於文武火中炮令皴坼,即劈破用。天雄身全矮,無尖,周匝四面有附,孕十一箇,皮蒼色即是天雄。宜炮皴坼後,去皮尖底用。不然,陰制用並得。側子只是附子傍,有小顆附子,如棗核者是,宜生用。治風疹神妙。木鼈子,只是諸喙、附、雄、烏、側中毗槵者,號曰木鼈子,不入藥中用……

藥用。【保昇①曰】正者爲烏頭，兩岐者爲烏喙，細長三四寸者爲天雄，根旁如芋散生者爲附子，旁連生者爲側子，五物同出而異名。苗高二尺許，葉似石龍芮及艾。【宗奭②曰】五者皆一物，但依大小長短以象而名之爾。【頌③曰】五者今並出蜀土，都是一種所産，其種出于龍州。冬至前，先將陸田耕五七遍，以豬糞糞之，然後布種，逐月耘耔，至次年八月後方成。其苗高三四尺，莖作四稜，葉如艾，其花紫碧色作穗，其實細小如桑椹狀，黑色。本只種附子一物，至成熟後乃有四物。以長二三寸者爲天雄，割削附子旁尖角爲側子，附子之絶小者亦名側子，元種者爲烏頭。其餘大小者皆爲附子，以八角者爲上。綿州 彰明縣多種之，惟赤水一鄉者最佳。然收采時月與本草不同。謹按本草冬采爲附子，春采爲烏頭。《博物志》言：附子、烏頭、天雄一物也。春秋冬夏采之各異。而《廣雅》云：奚毒，附子也。一歲爲側子，二年爲烏喙，三年爲附子，四年爲烏頭，五年爲天雄。今一年種之，便有此五物。豈今人種蒔之法，用力倍至，故爾繁盛乎？【時珍曰】烏頭有兩種。出彰明者即附子之母，今人謂之川烏頭是也。春末生子，故曰春采爲烏頭。冬則生子已成，故曰冬采爲附子。其天雄、烏喙、側子，皆是生子多者，因象命名；若生子少及獨頭者，即無此數物也。其産江左、山南等處者，乃《本經》所列烏頭，今人謂之草烏頭者是也，故曰其汁煎爲射罔。陶弘景不知烏頭有二，以附子之烏頭，註射罔之烏頭，遂致諸家疑貳，而雷斅之説尤不近理。宋人楊天惠著《附子記》④甚悉，今撮其要，

---

① 保昇：**《蜀本草》見《證類》卷10“側子”** ……似烏鳥頭爲烏頭，兩歧者爲烏喙，細長乃至三四寸者爲天雄，根傍如芋散生者名附子，傍連生者名側子，五物同出而異名。苗高二尺許，葉似石龍芮及艾，其花紫赤，其實紫黑……

② 宗奭：**《衍義》卷11“烏頭、烏喙、天雄、附子、側子”** 凡五等，皆一物也。止以大小、長短、似像而名之。

③ 頌：**《圖經》見《證類》卷10“側子”** 烏頭、烏喙，生朗陵山谷，天雄，生少室山谷，附子、側子，生犍爲山谷及廣漢，今並出蜀土。然四品都是一種所産，其種出於龍州。種之法：冬至前，先將肥腴陸田耕五、七遍，以豬糞糞之，然後布種，逐月耕耔，至次年八月後方成。其苗高三四尺已來，莖作四稜，葉如艾，花紫碧色，作穗，實小紫黑色，如桑椹。本只種附子一物，至成熟後有此四物……其長三二寸者爲天雄，割削附子傍尖芽角爲側子，附子之絶小者亦名爲側子。元種者，母爲烏頭，其餘大、小者皆爲附子，以八角者爲上。如方藥要用，須炮令裂，去皮臍使之。綿州彰明縣多種之，惟赤水一鄉者最佳。然收採時月與本經所説不同。蓋今時所種如此。其内地所出者，與此殊别，今亦稀用。謹按本經冬採爲附子，春採爲烏頭。而《廣雅》云：奚毒，附子也。一歲爲萴（與側同）子，二歲爲烏喙，三歲爲附子，四歲爲烏頭，五歲爲天雄。今一年種之，便有此五物，豈今人種蒔之法，用力倍至，故爾繁盛也。雖然藥力當緩，於歲久者耳……

④ 附子記：**《賓退録》卷3** 東蜀楊天惠譔《彰明縣附子記》云：綿州故廣漢地領縣八，惟彰明出附子。彰明領鄉二十，惟赤水、廉水、會昌、昌明宜附子……合四鄉之産，得附子一十六萬斤已上，然赤水爲多，廉水次之，而會昌、昌明所出微甚。凡上農夫歲以善田代，處前期，輒空田一再耕之，蒔薺麥若巢縻其中。比苗稍壯，并根葉耨覆土下，復耕如初，乃布種……種出龍安及龍州、齊歸、木門、青堆、小平者良。其播種以冬盡十一月止，採擷以秋盡九月止。其莖類野艾而澤，其葉類地麻而厚，其花紫，葉黄，甤長包而圓。蓋其實之美惡，視功之勤窳，以故富室之人常美，貧者雖接畛，或不盡然。又有七月採者，謂之早水，拳縮而小，蓋附子之未成者。然此物畏惡猥，多不能常熟，或種美而苗不茂，或苗秀而實不充，或已釀而腐，或已暴而攣，若有物焉陰爲之，故園人將採，常禱於神，或目爲藥妖云。其釀法：用醯醅安密室，淹覆彌月乃發，以時暴涼，久乃乾定。方出釀時，其大有如拳者，已定輒不盈握，故及兩者極難得。蓋附子之品有七，實本同（轉下頁注）

讀之可不辯而明矣。其説云：綿州乃故廣漢地，領縣八，惟彰明出附子。彰明領鄉二十，惟赤水、廉水、昌明、會昌四鄉産附子，而赤水爲多。每歲以上田熟耕作壟，取種於龍安、龍州、齊歸、木門、青堆、小坪諸處。十一月播種，春月生苗。其莖類野艾而澤，其葉類地麻而厚。其花紫瓣黄蕤，長苞而圓。七月采者，謂之早水，拳縮而小，蓋未長成也。九月采者乃佳。其品凡七，本同而末異。其初種之化者爲烏頭，附烏頭而旁生者爲附子，又左右附而偶生者爲鬲子，附而長者爲天雄，附而尖者爲天錐，附而上出者爲側子，附而散生者爲漏籃子，皆脉絡連貫，如子附母，而附子以貴，故專附名也。凡種一而子六七以上則皆小，種一而子二三則稍大，種一而子特生，則特大。附子之形，以蹲坐正、節角少者爲上，有節多鼠乳者次之，形不正而傷缺風皺者爲下。本草言附子八角者爲良，其角爲側子之説，甚謬矣。附子之色，以花白者爲上，鐵色者次之，青緑者爲下。天雄、烏頭、天錐，皆以豐實盈握者爲勝。漏籃、側子，則園人以乞役夫，不足數也。謹按此記所載漏籃，即雷斅所謂木鼈子，大明所謂虎掌者也。其鬲子即烏喙也。天錐即天雄之類，醫方亦無此名，功用當相同爾。

【修治】【保昇①曰】附子、烏頭、天雄、側子、烏喙，采得，以生熟湯浸半日，勿令滅氣，出以白灰裛之，數易使乾。又法：以米粥及糟麴等淹之。並不及前法。【頌②曰】五物收時，一處造釀。其法：先於六月内，造大小麫麴。未采前半月，用大麥煮成粥，以麴造醋，候熟去糟。其醋不用太酸，酸則以水解之。將附子去根鬚，於新甕内淹七日，日攪一遍，撈出以疏篩攤之，令生白衣。乃向慢風日中晒之百十日，以透乾爲度。若猛日則皺而皮不附肉。【時珍曰】按《附子記》③云：此物畏恶最多，不能常熟。或種美而苗不茂，或苗秀而根不充，或已釀而腐，或已曝而攣，若有神物陰爲之者。故園人常禱於神，目爲藥妖。其釀法：用醋醅安密室中，淹覆彌月，乃發出眼乾。方出釀時，其大有如拳者，已定輒不盈握，故及一兩者極難得。土人云：但得半兩以上者皆良。蜀人餌者少，惟秦陝、閩、浙人宜之。然秦人纔市其下者，閩、浙纔得其中者，其上品則皆貴人得之矣。○【弘景④曰】凡用附子、

(接上頁注)而末異。其種之化者爲烏頭，附烏頭而傍生者爲附子，又左右附而偶生者爲鬲子，又附而長者爲天雄，又附而尖者爲天佳，又附而上出者爲側子，又附而散生者爲漏籃，皆脉絡連貫，如子附母，而附子以貴故，獨專附名，自餘不得與焉。凡種一而子六七以上，則其實皆小。種一而子二三，則其實稍大。種一而子特生，則其實特大，此其凡也。附子之形，以蹲坐正節角少爲上，有節多鼠乳者次之。形不正，而傷缺風皺者爲下。附子之色，以花白爲上，鐵色次之，青緑爲下。天雄、烏頭、天佳以豐實過握爲勝，而漏籃、側子，園人以乞棄役夫，不足數也。大率蜀人餌附子者少，惟陝輔、閩浙宜之。陝輔之賈纔市其下者。閩浙之賈纔市其中者。其上品則皆士大夫求之，蓋貴人金多喜奇，故非得大者不厭。然土人有知藥者，云小者固難用，要之半兩以上皆良，不必及兩乃可，此言近之……

① 保昇：**《蜀本草》見《證類》卷10“側子”** ……今以龍州、綿州者爲佳。作之法：以生、熟湯浸半日，勿令滅氣出。以白灰裛之，數易使乾。又法：以米粥及糟麴等，並不及前法。

② 頌：**《圖經》見《證類》卷10“側子”** ……收時仍一處造釀方成。釀之法：先於六月内，踏造大、小麥麴，至收採前半月，預先用大麥者成粥後，將上件麴造醋，候熟淋，去糟。其醋不用太酸，酸則以水解之。便將所收附子等去根須，於新潔甕内淹浸七日，每日攪一遍，日足撈出，以蹋疏篩攤之，令生白衣。後向慢風，日中曬之百十日，以透乾爲度。若猛日曬，則皺而皮不附肉……

③ 附子記：見1351頁注④。

④ 弘景：**《證類》卷10“附子”** 陶隱居云……凡用三建，皆熱灰微炮令拆，勿過焦，惟薑附湯生用之。俗方每用附子，皆須甘草、人參、生薑相配者，正制其毒故也。

烏頭、天雄，皆熱灰微炮令拆，勿過焦，惟薑附湯生用之。俗方每用附子，須甘草、人參、生薑相配者，正制其毒故也。【斆①曰】凡使烏頭，宜文武火中炮令皴拆，擘破用。若用附子，須底平有九角如鐵色，一個重一兩者，即是氣全。勿用雜木火，只以柳木灰火中炮令皴拆，以刀刮去上孕子，并去底尖，擘破，於屋下午地上掘一土坑安之，一宿取出，焙乾用。若陰制者，即生去皮尖底，薄切，以東流水并黑豆浸五日夜，漉出，日中曬乾用。【震亨②曰】凡烏、附、天雄，須用童子小便浸透煮過，以殺其毒，并助下行之力，入鹽少許尤好。或以小便浸二七日，揀去壞者，以竹刀每箇切作四片，井水淘净，逐日换水，再浸七日，晒乾用。【時珍曰】附子生用則發散，熟用則峻補。生用者須如陰制之法，去皮臍入藥。熟用者以水浸過，炮令發拆，去皮臍，乘熱切片再炒，令内外俱黄，去火毒入藥。又法；每一箇，用甘草二錢，鹽水、薑汁、童尿各半盞，同煮熟，出火毒一夜用之，則毒去也。

【氣味】辛，温，有大毒。【《别録》③曰】甘，大熱，【普④曰】神農：辛。岐伯、雷公：甘，有毒。李當之：苦，大温，有大毒。【元素⑤曰】大辛大熱，氣厚味薄，可升可降，陽中之陰，浮中沉，無所不至，爲諸經引用之藥。【好古⑥曰】入手少陽三焦命門之劑，其性走而不守，非若乾薑止而不行。【趙嗣真⑦曰】熟附配麻黄，發中有補，仲景麻黄附子細辛湯、麻黄附子甘草湯是也。生附配乾薑，補中有發，仲景乾薑附子湯、通脉四逆湯是也。【戴原禮⑧曰】附子無乾薑不熱，得甘草則性緩，得桂則補命門。【李燾⑨曰】附子得生薑則能發散，以熱攻熱，又導虚熱下行，以除冷病。【之才⑩曰】地膽

---

① 斆：**《炮炙論》見《證類》卷10"附子"** ……若附子底平，有九角，如鐵色，一箇箇重一兩，即是氣全，堪用。夫修事十兩，于文武火中炮令皴坼者去之，用刀刮上孕子，并去底尖，微細劈破，於屋下午地上掘一坑，可深一尺，安於中一宿，至明取出，焙乾用。夫欲炮者，灰火勿用雜木火，只用柳木最妙。若陰制使，即生去尖皮底了，薄切，用東流水并黑豆浸五日夜，然後漉出，於日中曬令乾用。凡使，須陰制去皮尖了，每十兩，用生烏豆五兩，東流水六升。

② 震亨：**《衍義補遺·附子》** 《衍義》論五等同一物，以形像命名，而爲用至哉。斯言猶有未善……治寒治風有必用者，予每以童便煮而浸之，以殺其毒，且可助下行之力。入鹽尤捷……（**按**：《綱目》所引"或以小便浸二七日……曬乾用"句，未能溯得其源。）

③ 别録：見1350頁注①。

④ 普：**《御覽》卷990"附子"** 《吴氏本草》曰：附子名茛。神農：辛。岐伯、雷公：甘，有毒。季氏：苦，有毒，大温。或生廣漢，八月採，皮黑肌白。

⑤ 元素：**《醫學啓源》卷下"用藥備旨·黑附子"** 氣熱，味大辛，其性走而不守……通行諸經，引用藥也……《主治秘要》云……性大熱，味辛，甘，氣〔厚〕味薄，輕重得宜，可升可降，陽也……/**《湯液本草》卷3"黑附子"** 《液》云……浮中沉，無所不至……（**按**：《本草發揮》卷2所引"潔古云"，可補《醫學啓源》個别文字脱誤。）

⑥ 好古：**《湯液本草》卷3"黑附子"** 《液》云：入手少陽三焦、命門之劑，浮中沉，無所不至。附子味辛大熱，爲陽中之陽，故行而不止，非若乾薑止而不行也……

⑦ 趙嗣真：**《玉機微義》卷14"寒門·論傷寒陰分發熱爲反用温汗法"** 趙嗣真曰……又可見熟附配麻黄，發中有補。生附配乾薑，補中有發。仲景之旨微矣。（**按**：時珍引文中仲景諸湯名，乃時珍爲注釋趙氏"發中有補"、"補中有發"所舉之例。）

⑧ 戴原禮：（**按**：未能溯得其源，待考。）

⑨ 李燾：**《嶺南衛生方》卷上"李待制瘴瘧論"** ……蓋附子得生薑則能發散，以熱攻熱，又導虚熱向下焦，除宿冷，又能固接元氣……

⑩ 之才：**古本《藥對》**見1350頁注①括號中七情文。

爲之使。惡蜈蚣。畏防風、黑豆、甘草、人參、黄耆。【時珍曰】畏緑豆、烏韭、童溲、犀角。忌豉汁。得蜀椒、食鹽，下達命門。

【主治】風寒欬逆邪氣，寒濕踒躄，拘攣膝痛，不能行步，破癥堅積聚血瘕，金瘡。《本經》①。腰脊風寒，脚氣冷弱，心腹冷痛，霍亂轉筋，下痢赤白，温中强陰，堅肌骨，又墮胎，爲百藥長。《别録》②。温暖脾胃，除脾濕腎寒，補下焦之陽虚。元素③。除臟腑沉寒，三陽厥逆，濕淫腹痛，胃寒蚘動，治經閉，補虚散壅。李杲④。督脉爲病，脊强而厥。好古⑤。治三陰傷寒，陰毒寒疝，中寒中風，痰厥氣厥，柔痓癲癇，小兒慢驚，風濕麻痺，腫滿脚氣，頭風，腎厥頭痛，暴瀉脱陽，久痢脾泄，寒瘧瘴氣，久病嘔噦，反胃噎膈，癰疽不斂，久漏冷瘡。合葱涕，塞耳治聾。時珍。

烏頭即附子母。【主治】諸風，風痺，血痺，半身不遂，除寒冷，温養臟腑，去心下堅痞，感寒腹痛。元素⑥。除寒濕，行經，散風邪，破諸積冷毒。李杲⑦。補命門不足，肝風虚。好古⑧。助陽退陰，功同附子而稍緩。時珍。

【發明】【宗奭⑨曰】補虚寒須用附子，風家即多用天雄，大略如此。其烏頭、烏喙、附子，則

---

① 本經：見 1350 頁注①白字。

② 别録：見 1350 頁注①。

③ 元素：**《醫學啓源》卷下"用藥備旨·黑附子"** ……除寒濕之〔聖〕藥〔也〕……温〔暖〕脾胃……/**《本草發揮》卷 2"黑附子"** 潔古云……除寒濕之聖藥也……温煖脾胃……非附子不能補下焦之陽虚。/**《湯液本草》卷 3"黑附子"** 《珍》云：治脾濕腎寒。

④ 李杲：**《本草發揮》卷 2"黑附子"** 東垣云……治脾中大寒，主風寒咳逆，温中。又云：散藏府沉寒，……辛熱，以温少陰經，以温陽氣，散寒，發陰，必以辛熱。濕淫所勝，腹中痛，用之補虚勝寒。蚘動胃虚……補陽散壅。（**按**：此條附子功效，多有未溯得其源者。待考。）

⑤ 好古：**《湯液大法》卷 3"奇經八脉"** 督絡……爲病脊强而厥（……烏頭、附子……）。

⑥ 元素：**《醫學啓源》卷下"用藥備旨·川烏頭"** ……療風痹半身不遂，引經藥也。/《主治秘要》云……其用有六：除寒〔疾〕，一也；去心下堅痞，二也；温養臟腑，三也；治〔諸〕風四也。破積〔聚〕滯氣五也。〔治〕感寒腹痛六也。/**《本草發揮》卷 2"烏頭"** 潔古云：治風痺、血痺、寒痺，半身不遂，行經藥也。《主治秘訣》云……其用有六：除寒疾，一也；去心下痞堅，二也；温養藏府，三也；治諸風，四也；破積聚滯氣，五也；感寒腹痛，六也。

⑦ 李杲：**《本草發揮》卷 2"烏頭"** 東垣云……主中風，除寒濕痺，行經，散風邪……/**《珍珠囊·諸品藥性主治指掌》(《醫要集覽》本)"川烏"** ……其用有二：散諸風之寒邪；破諸積之冷痛。

⑧ 好古：**《湯液大法》卷 3"腎"** 命門不足（附子、川烏、天雄、烏喙……）。/**卷 3"肝"** 風虚則補（……川烏……）。

⑨ 宗奭：**《衍義》卷 11"烏頭、烏喙、天雄、附子、側子"** 後世補虚寒，則須用附子，仍取其端平而圓，大及半兩以上者，其力全不僭。風家即多用天雄，亦取其大者。以其尖角多熱性，不肯就下，故取敷散也。此用烏頭、附子之大略如此。餘三等，則量其材而用之……

量其材而用之。【時珍曰】按王氏《究原方》[①]云：附子性重滯，温脾逐寒。川烏頭性輕疏，温脾去風。若是寒疾即用附子，風疾即用川烏頭。一云：凡人中風，不可先用風藥及烏、附。若先用氣藥，後用烏、附乃宜也。又凡用烏、附藥，並宜冷服者，熱因寒用也。蓋陰寒在下，虚陽上浮。治之以寒，則陰氣益甚而病增；治之以熱，則拒格而不納。熱藥冷飲，下嗌之後，冷體既消，熱性便發，而病氣隨愈。不違其情而致大益，此反治之妙也。昔張仲景治寒疝内結，用蜜煎烏頭。《近效方》[②]治喉痺，用蜜炙附子，含之嚥汁。朱丹溪[③]治疝氣，用烏頭、巵子。並熱因寒用也。李東垣[④]治馮翰林姪陰盛格陽傷寒，面赤目赤，煩渴引飲，脉來七八至，但按之則散。用薑附湯加人參，投半斤服之，得汗而愈。此則神聖之妙也。【吴綬[⑤]曰】附子乃陰證要藥。凡傷寒傳變三陰，及中寒夾陰，雖身大熱而脉沉者，必用之。或厥冷腹痛，脉沉細，甚則唇青囊縮者，急須用之，有退陰回陽之力，起死回生之功。近世陰證傷寒，往往疑似，不敢用附子，直待陰極陽竭而用之，已遲矣。且夾陰傷寒，内外皆陰，陽氣頓衰。必須急用人參，健脉以益其原，佐以附子，温經散寒。捨此不用，將何以救之？【劉完素[⑥]曰】俗方治麻痺多用烏附，其氣暴能衝開道路，故氣愈麻。及藥氣盡而正氣行，則麻病愈矣。【張元素[⑦]曰】附子以白术爲佐，乃除寒濕之聖藥。濕藥宜少加之引經。又益火之原，以消陰翳，則便溺有節，烏、附是也。【虞摶[⑧]曰】附子禀雄壯之質，有斬關奪將之氣。能引補氣藥行十二經，以追復散失之元陽；引補血藥入血分，以滋養不足之真陰；引發散藥開腠理，以驅逐在表之風寒；引温暖藥達下焦，

---

① 究原方：**《普濟方》卷 198“寒瘧”**　七棗湯(一名烏頭七棗湯)……大概附子能温脾逐寒，川烏温脾去風，附子性重滯，川烏性輕疏。若寒痰當用附子，是風當用川烏……(**按**：原書佚。今録類似論説以備參。)

② 近效方：**《外臺》卷 23“喉痺方”**　《近效》療喉痺方：大附子一個，刮去皮，作四片，右一味以蜜塗，火上炙，稍熱即含咽汁。甜盡，又取一片準前含。如已作頭，即膿出。如未作頭，立消，神驗。忌豬肉、冷水。

③ 朱丹溪：**《丹溪纂要》卷 3“第四十一疝”**　……右以烏頭、山梔作湯服之，其效亦敏。

④ 李東垣：**《東垣試效方》卷 9“陰盛格陽”**　馮内翰叔獻之侄櫟童，年十六，病傷寒，目赤而煩渴，脉七八至……岐伯曰：脉至而從按之不鼓，諸陽皆然。此陰盛格陽於外，非熱也。速持薑附來，吾以熱因寒用之法處治。藥味就，而閏者爪甲變青。頓服八兩，汗尋出而愈。朝賢多爲作詩紀之……

⑤ 吴綬：**《傷寒藴要》卷 1“傷寒或問”**　或問陰症傷寒……蓋近世患陰證傷寒，往往疑似參差，初便不敢用附子，直待陰極陽竭而用之，則爲遲矣。大抵治法有是病而投是藥，豈可狐疑而誤治也哉？且夾陰傷寒，先因欲事，伏陰於内，却又著寒，内外皆陰，陰氣獨盛，則陽氣以衰，故脉沉而足冷也。必須急用人參健脉，以益元氣爲主，佐以附子温腎經，散寒邪以退陰而廻陽也。若捨此二味不用，將何以救之哉……

⑥ 劉完素：**《素問玄機原病式·六氣爲病·燥類》**　澀……俗方治麻病，多用烏、附者，令氣行之暴甚，以故轉麻。因之衝開道路，以得通利，藥氣盡則平，氣行通而麻愈也。

⑦ 張元素：**《本草發揮》卷 2“黑附子”**　……以白术爲佐，謂之术附湯，除寒濕之聖藥也。治濕藥中，宜少加之。通行諸經，引用藥也……(**按**：以上亦見《醫學啓源》，然略有脱文。另時珍所引後半部分尚未能溯得其源。)

⑧ 虞摶：**《醫學正傳》卷 1“中風”**　……故本方用附子，以其稟雄壯之資，而有斬關奪將之勢，能引人參輩並行於十二經，以追復其散失之元陽，又能引麻黄、防風、杏仁輩發表，開腠理，以驅散其在表之風寒，引當歸、芍藥、川芎輩入血分，行血養血，以滋養其虧損之真陰。

以祛除在裹之冷濕。【震亨①曰】氣虚熱甚者，宜少用附子，以行參、耆。肥人多濕，亦宜少加烏、附行經。仲景八味丸用爲少陰嚮導，後世因以附子爲補藥，誤矣。附子走而不守，取其健悍走下之性，以行地黄之滯，可致遠爾。烏頭、天雄皆氣壯形偉，可爲下部藥之佐。無人表其害人之禍，相習用爲治風之藥及補藥，殺人多矣。【王履②曰】仲景八味丸，兼陰火不足者設。錢仲陽六味地黄丸爲陰虚者設。附子乃補陽之藥，非爲行滯也。【好古③曰】烏、附非身涼而四肢厥者不可僭用。服附子以補火，必妨涸水。〇【時珍曰】烏、附毒藥，非危病不用，而補藥中少加引導，其功甚捷。有人纔服錢匕，即發燥不堪，而昔人補劑用爲常藥，豈古今運氣不同耶？荆府 都昌王體瘦而冷，無他病。日以附子煎湯飲，兼嚼硫黄，如此數歲。蘄州衛 張百户，平生服鹿茸、附子藥，至八十餘，康健倍常。宋張杲《醫説》④載，趙知府耽酒色，每日煎乾薑熟附湯，吞硫黄金液丹百粒，乃能健啖，否則倦弱不支，壽至九十。他人服一粒即爲害。若此數人，皆其臟腑禀賦之偏，服之有益無害，不可以常理概論也。又《瑣碎録》⑤言：滑臺風土極寒，民啖附子如啖芋、栗。此則地氣使然爾。

【附方】舊二十六，新八十七。少陰傷寒。初得二三日，脉微細，但欲寐，小便色白者，麻黄附子甘草湯微發其汗。麻黄去節二兩，甘草炙二兩，附子炮去皮一枚，水七升，先煮麻黄去沫，納二味，煮取三升，分作三服，取微汗。張仲景《傷寒論》⑥。少陰發熱。少陰病始得，反發熱脉沉者，麻黄附子細辛湯發其汗。麻黄去節二兩，附子炮去皮一枚，細辛二兩，水一斗，先煮麻黄去沫，乃納二味，同煮三升，分三服。同上⑦。少陰下利。少陰病，下利清穀，裹寒外熱，手足厥逆，脉微

① 震亨：**《金匱鉤玄》卷1“中風”** 肥白人多濕，少用附子、烏頭行經。/**《金匱鉤玄》卷1“傷寒”** 氣虚熱甚者，少用附子，以行參芪之劑。/**《衍義補遺·附子》** ……仲景八味丸，附子爲少陰之嚮導，其補自是地黄。後世因以附子爲補，誤矣。附子走而不守，取健悍走下之性，以行地黄之滯，可致遠。亦若烏頭、天雄，皆氣壯形偉，可爲下部藥之佐，無表證其害人之禍，相習用爲治風之藥，殺人多矣……（**按**：“表證”二字，嘉靖本作“人表”，似更義長。）

② 王履：**《醫經溯洄集》卷下“八味丸用澤瀉論”** ……然錢仲陽六味地黄丸，豈有附子乎？夫八味丸，蓋兼陰火不足者設，六味地黄丸則惟陰虚者用之也。

③ 好古：**《湯液本草》卷3“黑附子”** 《液》云……附子味辛大熱，爲陽中之陽，故行而不止，非若乾薑止而不行也。非身表凉而四肢厥者，不可僭用。如用之者，以其治四逆也。

④ 醫説：**《普濟方》卷226“補益諸疾”** 大金液丹（出《澹寮方》）……嘗聞有一趙知府，雖平生酒色作喪，然其服藥亦甚有不可曉處，每日早晨煎乾薑熟附湯，吞此丹百粒，方能健啖，否則身體倦弱，不能支持，遂與此丹相依爲命，壽至九十。他人進一粒半粒尚恐爲害，此老服之，猶家常茶飯，賴之以壽。其身臟腑之不同如此，然而不可不曉也。（**按**：《醫説》無此説，另溯其源。）

⑤ 瑣碎録：**《説郛》弖37《賈氏談録》** ……又曰：滑臺風水性寒冷尤甚，土民共啖附子如啗芋栗。（**按**：此條曾被《瑣碎録》摘引。）

⑥ 傷寒論：**《傷寒論·辨少陰病脉證并治》** 少陰病，得之二三日，麻黄附子甘草湯微發汗，以二三日無證，故微發汗也。麻黄附子甘草湯方：麻黄（二兩，去節）、甘草（二兩，炙）、附子（一枚，炮，去皮，破八片），右三味以水七升，先煮麻黄一兩沸，去上沫，内諸藥煮取三升，去滓，温服一升，日三服。

⑦ 同上：**《傷寒論·辨少陰病脉證并治》** 少陰病始得之，反發熱，脉沉者，麻黄細辛附子湯主之。麻黄細辛附子湯方：麻黄（二兩，去節）、細辛（二兩）、附子（一枚，炮，去皮，破八片），右三味以水一斗，先煮麻黄，減二升，去上沫，内諸藥煮取三升，去滓，温服一升，日三服。

欲絶，身反不惡寒，其人面赤色，或腹痛，或乾嘔，或咽痛，或利止脉不出者，通脉四逆湯。用大附子一個去皮生破八片，甘草炙二兩，乾薑三兩，水三升，煮一升，分温再服，其脉即出者愈。面赤加葱九莖，腹痛加芍藥二兩，嘔加生薑二兩，咽痛加桔梗一兩，利止脉不出，加人參二兩。同上①。**陰病惡寒**。傷寒已發汗不解，反惡寒者，虚也，芍藥甘草附子湯補之。芍藥三兩，甘草炙三兩，附子炮去皮一枚，水五升，煮取一升五合，分服。同上②。**傷寒發躁**。傷寒下後，又發其汗，晝日煩躁不得眠，夜而安静，不嘔不渴，無表證，脉沉微，身無大熱者，乾薑附子湯温之。乾薑一兩，生附子一枚。去皮破作八片，水三升，煮取一升，頓服。《傷寒論》③。**陰盛格陽**。傷寒陰盛格陽，其人必躁熱而不欲飲水，脉沉手足厥逆者，是此證也。霹靂散：用大附子一枚，燒存性，爲末，蜜水調服。逼散寒氣，然後熱氣上行而汗出，乃愈。孫兆《口訣》④。**熱病吐下**及下利，身冷脉微，發躁不止者。附子炮一枚，去皮臍，分作八片，入鹽一錢，水一升，煎半升，温服，立效。《經驗後方》⑤。**陰毒傷寒**。孫兆《口訣》⑥云：房後受寒，少腹疼痛，頭疼腰重，手足厥逆，脉息沉細，或作呃逆，並宜退陰散。用川烏頭、乾薑等分，切炒，放冷爲散。每服一錢，水一盞，鹽一撮，煎取半盞，温服，得汗解。○《本事方》⑦玉女散：治陰毒心腹痛，厥逆惡候。川烏頭去皮臍，冷水浸七日，切晒，紙裹收之。遇有患者，取爲末，一錢入鹽八分，水一盞，煎八分服，壓下陰毒如猪血相似，再進一服。○濟生回陽

---

① 同上：**《傷寒論·辨少陰病脉證并治》** 少陰病，下利清穀，裏寒外熱，手足厥逆，脉微欲絶，身反不惡寒，其人面色赤，或腹痛，或乾嘔，或咽痛，或利止，脉不出者，通脉四逆湯主之。通脉四逆湯方：甘草（二兩，炙）、附子（大者一枚，生用，去皮，破八片）、乾薑（三兩，强人可四兩），右三味以水三升，煮取一升二合，去滓，分温再服。其脉即出者愈。面色赤者加葱九莖。腹中痛者去葱，加芍藥二兩。嘔者加生薑二兩。咽痛者去芍藥，加桔梗一兩。利止，脉不出者，去桔梗，加人參二兩。病皆與方相應者，乃服之。

② 同上：**《傷寒論·辨太陽病脉證并治中》** 發汗病不解，反惡寒者，虚故也。芍藥甘草附子湯主之。芍藥甘草附子湯方：芍藥　甘草（各三兩，炙）、附子（一枚，炮，去皮，破八片），右三味以水五升，煮取一升五合，去滓，分温三服。疑非仲景方。

③ 傷寒論：**《傷寒論·辨太陽病脉證并治中》** 下之後，復發汗，晝日煩躁不得眠，夜而安静，不嘔不渴，無表證，脉沉微，身無大熱者，乾薑附子湯主之。乾薑附子湯方：乾薑（一兩）、附子（一枚，生用，去皮，切八片），右二味以水三升，煮取一升，去滓頓服。

④ 口訣：**《證類》卷10"附子"** 孫兆《口訣》云：治陰盛膈陽傷寒，其人必躁熱，而不欲飲水者是也。宜服霹靂散：附子一枚，燒爲灰存性，爲末，蜜水調下爲一服而愈。此逼散寒氣，然後熱氣上行而汗出，乃愈。

⑤ 經驗後方：**《證類》卷10"附子"** 《經驗後方》……又方：治熱病，吐下水及下利，身冷脉微，發躁不止。附子一枚，去皮臍，分作八片，入鹽一錢，水一升，煎半升，温服，立效。

⑥ 口訣：**《證類》卷10"烏頭"** 孫兆《口訣》：治陰毒傷寒，手足逆冷，脉息沉細，頭疼腰重，兼治陰毒欬逆等疾。川烏頭，乾薑等分，右爲粗散，炒令轉色，放冷再擣爲細散，每一錢，水一盞，鹽一撮，煎取半盞，温服。

⑦ 本事方：**《本事方》卷9"傷寒"** 玉女散：治陰毒氣攻上腹痛。四肢逆冷惡候並治之。川烏去皮臍，冷水浸七日後，薄切曝乾，紙袋盛。有患者，取碾末一大錢，入鹽一小錢，水一盞半，煎至七分，通口服。壓下陰毒，所往如豬血相似。未已，良久再進一服。

散①:治陰毒傷寒,面青,四肢厥逆,腹痛身冷,一切冷氣。大附子三枚,炮裂去皮臍,爲末。每服三錢,薑汁半盞,冷酒半盞,調服。良久,臍下如火暖爲度。○《續傳信方》②治陰毒傷寒,煩躁迷悶,急者用半兩重附子一個,生破作四片,生薑一大塊作三片,糯米一撮,以水一升,煎六合,温服,暖卧,或汗出,或不出。候心定,則以水解散之類解之,不得與冷水。如渴,更煎滓服。屢用多效。**中風痰厥**。昏不知人,口眼喎斜,并體虚之人患瘧疾寒多者,三生飲。用生川烏頭、生附子,並去皮臍各半兩,生南星一兩,生木香二錢五分。每服五錢,生薑十片,水二盞,煎一盞,温服。《和劑局方》③。**中風氣厥**,痰壅,昏不知人,六脉沉伏。生附子去皮、生南星去皮各一兩,生木香半兩。每服四錢,薑九片,水二盞,煎七分,温服之。《濟生方》④。**中風偏廢**。羌活湯:用生附子一個,去皮臍,羌活、烏藥各一兩。每服四錢,生薑三片,水一盞,煎七分服。王氏《簡易方》⑤。**半身不遂**,遂令癖疰。用附子一兩,以無灰酒一升,浸一七日,隔日飲一合。《延年秘録》⑥。**風病癱緩**。手足軃曳,口眼喎斜,語音蹇澀,步履不正,宜神驗烏龍丹主之。川烏頭去皮臍、五靈脂各五兩,爲末。入龍腦、麝香五分,滴水爲丸,如彈子大。每服一丸,先以生薑汁研化,暖酒調服,一日二服。至五七丸,便覺擡得手,移得步,十丸可以梳頭也。《梅師方》⑦。**風寒濕痺**。麻木不仁,或

---

① 濟生回陽散:**《聖濟總録》卷27"傷寒陰毒"** 治陰毒傷寒,面青四逆,及臍腹疠痛,身體如冰。並療一切卒暴冷氣,附子回陽散方:附子(二枚,炮裂,去皮臍),右一味擣羅爲細散,每服三錢匕,取生薑自然汁半盞,冷酒攪匀,共一盞調服,更以冷清酒一盞送下,相次更進一服,良久臍下如火,遍身和暖爲度。(**按**:原無出處。録近似方以備參。)

② 續傳信方:**《證類》卷10"側子"** 《續傳信方》:治陰毒傷寒,煩躁,迷悶不主悟人。急者用大附子一個,可半兩者,立劈作四片,生薑一大塊,立劈作三片,如中指長,糯米一撮,三味以水一升,煎取六合,去滓,如人體温,頓服,厚衣覆之。或汗出,或不出,候心神定,即别服水解散、太白通關散之類。不得與冷水,如渴,更將滓煎與喫。今人多用有效,故詳著之。

③ 和劑局方:**《局方》卷1"治諸風"** 三生飲:治卒中,昏不知人,口眼喎斜,半身不遂,咽喉作聲,痰氣上壅。無問外感風寒,内傷喜怒,或六脉沉伏,或指下浮盛,並宜服之。兼治痰厥氣厥,及氣虚眩暈,大有神效。南星(生用,一兩)、木香(一分)、川烏(生,去皮)、附子(生,去皮,各半兩),右㕮咀,每服半兩,水二大盞,薑十五片,煎至八分,去滓温服,不拘時候。

④ 濟生方:**《濟生方》"諸風門·中風論治"** 星附湯:治因虚中風,痰涎壅塞,不省人事,脉來沉伏,服涼藥不得者。附子(去皮,生用)、天南星(生用,各一兩)、木香(半兩,不見火),右㕮咀,每服四錢,水二盞,生薑九片,煎至七分,去滓温服,不拘時候。

⑤ 簡易方:**《黎居士簡易方》卷10"諸風"** 治中風偏廢,名羌活散:用附子(一雙)、羌活、 烏藥(各一兩),㕮咀,每半兩,水四盞,慢火煎至兩盞,去滓,分二服。(**按**:王碩《易簡方》無此方。)

⑥ 延年秘録:**《外臺》卷14"偏風方九首"** 《延年》療偏風半身不遂,冷痺疰等方……又方:生附子(一兩)、無灰酒(一升),右二味㕮咀,附子内酒中,經一七日,隔日飲之一小合,有病出,無所怪,特忌豬肉,生冷、醋滑。

⑦ 梅師方:**《證類》卷10"烏頭"** 《梅師方》……又方:療癱緩風,手足軃曳,口眼喎斜,語言蹇澀,履步不正,神驗。烏龍丹:川烏頭去皮臍了,五靈脂各五兩,右爲末,入龍腦、麝香研令細匀,滴水丸如彈子大。每服一丸,先以生薑汁研化,次暖酒調服之,一日兩服,空心、晚食前服。治一人只三十丸,服得五、七丸,便覺抬得手,移得步,十丸可以自梳頭。

手足不遂。生川烏頭末，每以香白米煮粥一碗，入末四錢，慢熬得所，下薑汁一匙，蜜三大匙，空腹啜之。或入薏苡末二錢。《左傳》云：風淫末疾，謂四末也。脾主四肢，風淫客肝，則侵脾而四肢病也。此湯極有力，予每授人，良驗。許學士《本事方》①。**體虚有風**，外受寒濕，身如在空中。生附子、生天南星各二錢，生薑十片，水一盞半，慢火煎服。予曾病此，醫博士張子發授此方，二服愈。《本事方》②。**口眼喎斜**。生烏頭、青礬各等分，爲末。每用一字，搐入鼻内，取涕吐涎，立效無比，名通關散。《箧中秘寶方》③。**口卒噤瘖**，卒忤停尸。並用附子末，吹入喉中，瘥。《千金翼》④。**産後中風**。身如角弓反張，口噤不語。川烏頭五兩，剉塊，黑大豆半升，同炒半黑，以酒三升，傾鍋内急攪，以絹濾取酒，微温，服一小盞取汗。若口不開，拗開灌之。未效，加烏雞糞一合炒，納酒中服，以瘥爲度。《小品方》⑤。**諸風血風**。烏荆丸：治諸風縱緩，言語蹇澁，遍身麻痛，皮膚瘙痒，及婦人血風，頭痛目眩。腸風臟毒，下血不止者，服之尤效。有痛風攣搐，頤頷不收者，服六七服即瘥也。川烏頭炮去皮臍一兩，荆芥穗二兩，爲末，醋麪糊丸梧子大。温酒或熟水，每服二十丸。《和劑方》⑥。**婦人血風**。虚冷，月候不匀，或手脚心煩熱，或頭面浮腫頑麻。用川烏頭一斤，清油四兩，鹽四兩，鐺内同熬，令裂，如桑椹色爲度，去皮臍，五靈脂四兩，爲末，擣匀，蒸餅丸如梧子大。空

---

① 本事方：**《本事方》卷3“風寒濕痹白虎歷節走注諸病”** 治風寒濕痹，麻木不仁粥法：川烏（生，爲末），右用香熟白米作粥半椀，藥末四錢，同米用漫火熬熟，稀薄，不要稠，下薑汁一茶脚許，蜜三大匙，攪匀，空心啜之，温爲佳。如是中濕，更入薏苡人末二錢，增米作一中椀服。此粥大治手足四肢不隨，痛重不能舉者，有此證預服防之。左氏云：風淫末疾。謂四肢爲四末也，脾主四肢，風邪客於肝則淫脾，脾爲肝克，故疾在末。穀氣引風濕之藥徑入脾經，故四肢得安。此湯劑極有力，予常製此方以授人，服者良驗。

② 本事方：**《本事方》卷1“中風肝膽筋骨諸風”** 治體虚有風，外受寒濕，身如在空中，二生散：生附子（去皮臍）、生天南星（各等分），右二味㕮咀，每服四大錢，水一盞半，生薑十片，熳火煎至八分，去滓服。戊午年予在新安有此疾，張醫博子發授此方，三服愈。

③ 箧中秘寶方：**《聖濟總録》卷6“風口喎”** 治賊風吹著，口眼喎斜，一字散方：烏頭（生用）、青礬（各半兩），右二味併擣羅爲細散，每用一字，搐入鼻内，取出涕，吐涎。（**按**：另溯其源。）

④ 千金翼：**《證類》卷10“附子”** 《千金翼》……又方：治口噤卒不開，擣附子末，内管中，開口吹喉中差。/《百一方》：治卒忤停屍不能言，口噤不開：生附子末置管中，吹内舌下，即差。（**按**：查《千金翼》卷11“口病第五”有此方，但文略異，時珍所引，乃自《證類》此二方之揉合。）

⑤ 小品方：**《聖惠方》卷78“治産後中風角弓反張諸方”** 治産後中風，身如角弓反張，口噤不語，方：川烏頭（五兩，剉如豆大），右取黑豆半升，同炒半黑，以酒三大升瀉於鐺中急攪，以絹濾取酒，微温服一小盞，取汗。若口不開者，抝開口灌之。未效，加雞糞一合炒，内酒中再服之，以差爲度。（**按**：未見《小品方》有此方，另溯其源。）

⑥ 和劑方：**《局方》卷1“治諸風”** 烏荆丸：治諸風緩縱，手足不遂，口眼喎斜，言語謇澀，眉目瞤動，頭昏腦悶，筋脉拘攣，不得屈伸，遍身麻痹，百節疼痛，皮膚瘙癢，抓成瘡瘍。又治婦人血風，渾身痛癢，頭疼眼暈。又腸風藏毒，下血不止，服之尤效。久服令人顔色和悦，力强輕健，鬚髮不白。川烏（炮，去皮臍，一兩）、荆芥穗（二兩），右爲細末，醋麵糊丸如梧桐子大，每服二十粒，酒或熟水下。有疾食空時，日三四服，無疾早晨一服。

心温酒、鹽湯下二十丸。亦治丈夫風疾。《梅師方》①。**諸風癇疾**②。生川烏頭去皮二錢半,五靈脂半兩,爲末,猪心血丸梧子大。每薑湯化服一丸。**小兒慢驚**。搐搦,涎壅,厥逆。川烏頭生去皮臍一兩,全蠍十個去尾,分作三服,水一盞,薑七片,煎服。湯氏《嬰孩寶鑑》③。**小兒項軟**。乃肝腎虚,風邪襲入。用附子去皮臍、天南星各二錢,爲末,薑汁調攤,貼天柱骨。内服瀉青丸。《全幼心鑑》④。**小兒顖陷**。綿烏頭、附子,並生去皮臍二錢,雄黄八分,爲末,葱根搗和作餅,貼陷處。《全幼心鑑》⑤。**麻痺疼痛**。仙桃丸:治手足麻痺,或癱瘓疼痛,腰膝痺痛,或打撲傷損閃肭,痛不可忍。生川烏不去皮、五靈脂各四兩,威靈仙五兩,洗焙,爲末,酒糊丸梧子大。每服七丸至十丸,鹽湯下,忌茶。此藥常服,其效如神。《普濟方》⑥。**風痺肢痛**,營衛不行。川烏頭炮,去皮,以大豆同炒至汗出爲度,去豆焙乾,全蠍半錢焙,爲末,釅醋熬稠,丸緑豆大。每温酒下七丸,日一服。《聖惠方》⑦。**腰脚冷痺**,疼痛,有風。川烏頭三個,生,去皮臍,爲散,醋調塗帛上,貼之。須臾痛止。《聖惠方》⑧。**大風諸痺**,痰澼脹滿。大附子半兩者二枚,炮拆,酒漬之,春冬五日,夏秋

---

① 梅師方:**《證類》卷10"烏頭"** 《梅師方》……又方:治婦人血風虚冷,月候不匀,或即脚手心煩熱,或頭面浮腫頑麻。川烏頭一斤,清油四兩,鹽四兩,一處鐺内熬令裂,如桑椹色爲度,去皮臍,五靈脂四兩,合一處爲末,入臼中搗令匀後,蒸餅丸如梧桐子大。空心温酒、鹽湯下二十丸,亦治丈夫風疾。

② 諸風癇疾:**《普濟方》卷100"癇"** 保安丸:治風癇不問久遠。草烏(去皮)、五靈脂,右等分,爲細末,以豬心血丸如雞頭子大,每服一丸,薄荷生薑浸湯,食後服……(**按**:原無出處,今擇録近似方以備參。)

③ 嬰孩寶鑑:**《普濟方》卷371"慢驚風"** 治小兒慢驚,百藥不效者,及驚風,手足搐搦,涎潮上壅(一名烏頭丸,出《醫方集成》)。大川烏頭(去皮臍,生用)、全蝎(各等分),右㕮咀,每服半兩,水兩大碗,生薑五十片,煎至三四分,去渣,逐旋以藥注灌之。(**按**:《嬰孩寶書》書佚,其佚文存《諸家嬰兒病證幼幼方論》查無此方。今擇録近似方以備參。)

④ 全幼心鑑:**《全幼心鑑》卷2"天柱骨倒"** ……忽然天柱倒何如,此病皆因肝腎虚,外有風邪容易襲,故傅項軟不相隨。貼項散:附子(去皮臍,二錢)、天南星(去臍,二錢),右爲極細末,用生薑汁調攤項患處,服瀉青圓。

⑤ 全幼心鑑:**《全幼心鑑》卷2"解顱"** 烏附膏:理顖門陷。綿川烏、附子、雄黄,右爲極細末,用生葱根葉搗爛,入藥末同在掌心調成膏,貼陷處。

⑥ 普濟方:**《普濟方》卷116"諸風雜治"** 仙桃丸:治男女手足麻痹,時發疼痛,腰膝氣閉作痛不止。或冷地冰身,血氣不運,打撲閃肭,痛不可忍,及癱瘓等疾。生川烏(三兩,不去皮臍)、五靈脂(四兩)、威靈仙(五兩),右各洗焙,同研爲末,以醋糊丸如梧桐子大,每服七粒,加至十粒,鹽湯呑下。婦人當歸醋湯呑下。空心服。病甚者加至十五粒。忌茶。此藥予家常用,其效如神。

⑦ 聖惠方:**《聖惠方》卷19"治風痹諸方"** 治風痹,榮衛不行,四肢疼痛……又方:川烏頭(二兩,去皮切碎,以大豆同炒,候豆汁出即住)、乾蠍(半兩,微炒),右件藥搗羅爲末,以釅醋一中盞熬成膏,可圓即圓如菉豆大,每服不計時候以温酒下七圓。

⑧ 聖惠方:**《聖惠方》卷21"治風腰脚疼痛冷痹諸方"** 治風腰脚冷痹疼痛,宜用貼熁烏頭散,方:川烏頭(三分,去皮臍,生用),右搗細羅爲散,以釅醋調塗於故帛上傅之,須臾痛止。

三日，每服一合，以瘥爲度。《聖惠方》①。**脚氣腿腫**，久不瘥者。黑附子一個，生，去皮臍，爲散，生薑汁調如膏，塗之。藥乾再塗，腫消爲度。《簡要濟衆》②。**十指疼痛**，麻木不仁。生附子去皮臍、木香各等分，生薑五片，水煎温服。王氏《簡易方》③。**搜風順氣**。烏附丸：用川烏頭二十個，香附子半斤，薑汁淹一宿，炒焙爲末，酒糊丸梧子大。每温酒下十丸。肌體肥壯有風疾者，宜常服之。《澹寮方》④。**頭風頭痛**。《外臺秘要》⑤用臘月烏頭一升，炒令黄，末之，以絹袋盛，浸三斗酒中，逐日温服。○孫兆《口訣》⑥用附子炮、石膏煅等分，爲末，入腦、麝少許。每服半錢，茶、酒任下。○《修真秘旨》⑦用附子一個，生，去皮臍，绿豆一合，同入銚子内煮，豆熟爲度，去附子，食绿豆，立瘥。每個可煮五次，後爲末服之。**風毒頭痛**。《聖惠方》⑧治風毒攻注頭目，痛不可忍。大附子一枚，炮去皮，爲末。以生薑一兩，大黑豆一合，炒熟，同酒一盞，煎七分，調附末一錢，温服。○又方⑨：治二三十年頭風不愈者，用大川烏頭生，去皮四兩，天南星炮一兩，爲末。每服二錢，細茶三錢，薄荷七葉，鹽梅一個，水一盞，煎七分，臨卧温服。○《朱氏集驗方》⑩治頭痛連睛者。生烏頭一

---

① 聖惠方：**《千金方》卷 8“風痹第八”**　附子酒，治大風冷痰癖脹滿諸痹方：大附子一枚，重二兩者（亦云二枚），酒五升漬，春五日。每服一合，日再，以瘥爲度。（**按**：《聖惠方》無此方，誤注出處。）

② 簡要濟衆：**《證類》卷 10“附子”**　《簡要濟衆》：治脚氣連腿腫滿，久不差方：黑附子一兩，去皮臍，生用搗爲散，生薑汁調如膏，塗傅腫上，藥乾再調塗之，腫消爲度。

③ 簡易方：**《百一選方》卷 3“第四門”**　治手足十指疼痛麻木，孫盈仲嘗患此，其祖善醫，云有風而非虚，以此藥治之而愈。附子、木香，右二味等分，剉爲粗末，用薑如常法煎。木香隨氣虚實加減。如治足弱，去附子，用烏頭，甚妙。（**按**：查王碩《易簡方》無此方，《黎居士簡易方論》卷 10“諸風”下此方同，出《是齋方》。）

④ 澹寮方：**《澹寮方》卷 1“中風門”**　烏附圓：去風踈氣。川烏（二十個，或用草烏一斤，弟功效稍劣，油潠，有心一點白）、香附子（半斤，薑汁浸一宿，炒），右焙乾，細末，酒糊爲圓，量數服之。若只使草烏，當防其麻木人也。然肌體肥壯之人，及有風疾人，宜常服。

⑤ 外臺秘要：**《證類》卷 10“烏頭”**　《外臺秘要》：治頭風頭痛。臘月烏頭一升，炒令黄，末之，絹袋盛，酒三升浸，温服。（**按**：今本《外臺》卷 15“頭風及頭痛方”下有此方，然主藥爲“烏雞屎”，云出《千金》。《千金方》卷 13“頭面風第八”有此方，全同《外臺》。）

⑥ 口訣：**《證類》卷 10“附子”**　孫兆《口訣》……又方：治頭痛。附子炮，石膏煅，等分爲末，入腦、麝少許。茶、酒下半錢。

⑦ 修真秘旨：**《證類》卷 10“附子”**　《修真秘旨》：治頭風，至驗。以附子一箇，生去皮臍，用菉豆一合，同入銚子内，煮豆熟爲度，去附子服豆，即立差。每箇附子，可煮五服，後爲末服之。

⑧ 聖惠方：**《聖惠方》卷 40“治頭痛諸方”**　治風毒攻注頭目，痛不可忍者，宜服此方：黑豆（一合，揀令浄）、附子（一兩，炮裂，去皮臍，别擣細羅爲末）、生薑（一兩，切，與豆同炒，豆熟爲度），右件藥以酒一大盞，煎薑、豆至七分，去滓，分爲二服，每服調附子末一錢，不計時候服之。

⑨ 又方：**《普濟方》卷 46“首風附論”**　治諸般頭風，二三十年不愈者：天南星（一兩，炮）、川烏（生用，大者，去皮尖四兩），右爲細末，水一盞，好茶三錢，薄荷七葉，鹽梅一個，同煎至五分，食後臨卧放冷服。藥熟加生薑汁少許。一方無茶薄荷。（**按**：《聖惠方》無此方，誤注出處。）

⑩ 朱氏集驗方：**《普濟方》卷 44“頭痛”**　白芷散（《朱氏集驗方》）：治頭痛及目睛痛。白芷（四錢）、生烏頭（一錢），右爲末，每服一字，茶調服。有人患眼睛痛者，先含水，次用此藥嗜入鼻中，其效更速。（**按**：《類編朱氏集驗醫方》卷 9“頭痛門”有“金花一聖散”，較此方多一味川芎，且服法亦異。疑時珍轉引《普濟方》此方。）

錢,白芷四錢,爲末,茶服一字。仍以末嗃鼻。有人用之得效。**風寒頭痛**。《十便良方》①治風寒客于頭中,清涕,項筋急硬,胸中寒痰,嘔吐清水。用大附子或大川烏頭二枚,去皮蒸過,川芎藭、生薑各一兩,焙研,以茶湯調服一錢。或剉片,每用五錢,水煎服。隔三四日一服。或加防風一兩。○《三因方》②必效散:治風寒流注,偏正頭痛,年久不愈,最有神效。用大附子一個,生切四片,以薑汁一盞浸炙,再浸再炙,汁盡乃止,高良薑等分,爲末。每服一錢,臘茶清調下,忌熱物少時。**頭風摩散**。沐頭中風,多汗惡風,當先風一日則痛甚。用大附子一個炮、食鹽等分,爲末。以方寸匕摩顖上,令藥力行。或以油調稀亦可,一日三上。張仲景方③。**年久頭痛**。川烏頭、天南星等分,爲末。葱汁調塗太陽穴。《經驗方》④。**頭風斧劈**難忍。川烏頭末燒烟熏盌内,温茶泡服之。《集簡方》。**痰厥頭痛**⑤如破,厥氣上衝,痰塞胸膈。炮附子三分,釜墨四錢,冷水調服方寸匕,當吐即愈。忌猪肉、冷水。**腎厥頭痛**。《指南方》⑥用大附子一個,炮熟去皮,生薑半兩,水一升半煎,分三服。○《經驗良方》⑦韭根丸:治元陽虚,頭痛如破,眼睛如錐刺。大川烏頭去皮微炮,全蠍以糯米炒過去米,等分爲末,韭根汁丸緑豆大。每薄荷茶下十五丸,一日一服。**氣虚頭痛**⑧。氣虚上壅,偏正頭痛,不可忍者。大附子一枚,去皮臍,研末,葱汁麪糊丸緑豆大。每服十

---

① 十便良方:**《十便良方》卷10“傷寒總治上”** 芎藭附子湯:治風寒客於頭中,清涕,項筋拘急堅硬。及治胸中寒痰,嘔吐清水等疾。(《雞峰方》)附子、芎藭(各半兩)、生薑一兩,右三味細切如麻子大,拌匀,每服五錢,水二大盞,慢火同煎至一盞,去滓,食後温服。間日三四服,不得並服。嘔逆食前服。

② 三因方:**《普濟方》卷45“偏正頭痛”** 必勝散(一名必效散):治風寒流注陽經,以致偏正頭疼,久年不愈,此藥最有神效。附子(大者一隻,生去皮臍,切爲四段,以自然生薑汁一大盞浸一宿,火炙乾,再於薑汁内蘸,再炙再蘸,以盡爲度)、高良薑(與附子等分),右爲末,每服二錢,臘茶清調下,食後連進二服。忌熱物少時。(**按**:《三因方》無此方,另溯其源。)

③ 張仲景方:**《金匱·中風歷節病脉證并治》** 頭風摩散方:大附子(一枚,炮)、鹽(等分),右二味爲散,沐了,以方寸匕已摩疾上,令藥力行。

④ 經驗方:**《醫方大成》卷5“頭痛”** 《經驗秘方》止痛太陽丹:川烏、天南星,右等分,爲細末,葱白連鬚搗爛,調末藥貼於太陽痛處。

⑤ 痰厥頭痛:**《外臺》卷8“痰厥頭痛方八首”** 《備急》葛氏主卒頭痛如破,非中冷,又非中風,是胸膈中痰厥氣上衝所致,名厥頭痛,吐即差。療方:釜下墨(四分)、附子(三分,炮),右二味擣散,以冷水服方寸匕,當吐愈。一方有桂心一分。忌豬肉、冷水。(**按**:原無出處,今溯得其源。)

⑥ 指南方:**《普濟方》卷44“頭痛”** 薑附湯(出《指南方》):治腎厥頭痛。大附子(不去皮臍)、生薑(半兩),右㕮咀,以水一升,煎至半升,分三服。

⑦ 經驗良方:**《普濟方》卷44“頭痛”** 薤根丸(出《經驗良方》):治頭疼眼痛如刀刺。大川烏(去皮尖,微炒)、全蠍(糯米炒,各等分),右爲末,薤根汁丸,每服十五丸,薄荷茶清食後下。

⑧ 氣虚頭痛:**《澹寮方》卷9“頭痛門”** 大附圓(一曰葱涎圓):治元氣虚壅上攻,偏正頭疼不可忍。大附子(一隻,炮去皮臍),右爲末,葱涎爲圓如梧子大,每服十五圓至二十圓,臨卧茶清送下。(**按**:原無出處。今溯得其源。)

丸，茶清下。○僧繼洪《澹寮方》[①]蠍附丸：元氣虚頭痛，惟此方最合造化之妙。附子助陽扶虚，鍾乳補陽鎮墜，全蠍取其鑽透，葱涎取其通氣。湯使用椒以達下，鹽以引用，使虚氣下歸。對證用之，無不作效。大附子一枚剜心，入全蠍去毒三枚在内，以餘附末同鍾乳粉二錢半，白麪少許，水和作劑，包附煨熟，去皮研末，葱涎和丸梧子大。每椒鹽湯下五十丸。**腎氣上攻**，頭項不能轉移，椒附丸。用大熟附子一枚，爲末。每用二錢，以椒二十粒，用白麪填滿椒口，水一盞半，薑七片，煎七分，去椒入鹽，空心點服。椒氣下達，以引逆氣歸經也。《本事方》[②]。**鼻淵腦泄**。生附子末，葱涎和如泥，盦涌泉穴。《普濟方》[③]。**耳鳴不止**，無晝夜者。烏頭燒作灰、菖蒲等分，爲末，綿裹塞之，日再用，取效。《楊氏産乳》[④]。**耳卒聾閉**。附子醋浸，削尖插之。或更於上灸二七壯。《本草拾遺》[⑤]。**聤耳膿血**。生附子爲末，葱涕和，灌耳中。《肘後方》[⑥]。**喉痺腫塞**。附子去皮，炮令拆，以蜜塗上，炙之令蜜入，含之勿嚥汁。已成者即膿出，未成者即消。《本草拾遺》[⑦]。**久患口瘡**。生附子爲末，醋麪調貼足心，男左女右，日再换之。《經驗後方》[⑧]。**風蟲牙痛**。《普濟方》[⑨]用附子一兩燒灰、枯礬一分，爲末，揩之。○又方：川烏頭、川附子生研，麪糊丸小豆大。每綿包一丸咬之。○《删繁方》[⑩]用炮附子末納孔中，乃止。**眼暴赤腫**，碜痛不得開，淚出不止。削附

---

① 澹寮方：**《澹寮方》卷9“頭痛門”** 乳附全蝎散：治氣虚頭疼。大附子（壹箇）、全蝎（去毒，貳箇）、鍾乳（壹分），右將附子剜去心，入全蝎在内，以所剜附子末同鍾乳并麵少許，水和裹炮熟，以焦黄爲末，葱茶調下壹錢或半錢。（**按**：《普濟方》卷44“頭痛”引此方作丸劑。）

② 本事方：**《本事方》卷2“肺腎經病”** 治腎氣上攻，項背不能轉側，椒附散：大附子（一枚，六錢以上者，炮，去皮臍，末之），右每末二大錢，好川椒二十粒，用白麪填滿，水一盞半，生薑七片，同煎至七分，去椒入鹽，通口空心服……用椒以引歸經則安矣。藞氣上達，椒下達。詩言：椒聊且貽我握椒。皆是此意也。

③ 普濟方：**《普濟方》卷57“鼻淵”** 治鼻淵腦瀉：用生附子爲末，煨葱涎和如泥，傅湧泉。夜間用妙。

④ 楊氏産乳：**《證類》卷10“烏頭”** 《楊氏産乳》：療耳鳴無晝夜。烏頭燒作灰，菖蒲等分爲末，綿裹塞耳中，日再用，效也。

⑤ 本草拾遺：**《拾遺》見《證類》卷10“附子”** 《陳藏器本草》云：附子醋浸，削如小指，内耳中，去聾。

⑥ 肘後方：**《肘後方》卷6“治卒耳聾諸病方第四十四”** 耳中膿血出方：細附子末，以葱涕和，灌耳中良。單葱涕亦佳，側耳令入耳。

⑦ 本草拾遺：**《拾遺》見《證類》卷10“附子”** 《陳藏器本草》云：附子……去皮，炮令拆，以蜜涂上炙之，令蜜入内，含之，勿咽其汁，主喉痺。

⑧ 經驗後方：**《證類》卷10“附子”** 《經驗後方》：治大人久患口瘡。生附子爲末，醋、麵調，男左女右，貼脚心，日再换。

⑨ 普濟方：**《普濟方》卷69“齒風腫痛”** 治熱毒風攻牙齒疼痛：附子（燒灰，一枚）、礬石（燒灰，一分），右爲細末，每用少許揩齒。/**《聖惠方》卷34“治牙疼諸方”** 治牙疼，烏頭圓方：川烏頭（一分，生用）、 附子（一分，生用），右件藥擣羅爲末，用麵糊和圓如小豆大，以綿裹一圓，於痛處咬之，以差爲度。（**按**：《普濟方》卷66“牙齒疼痛”同方出《聖惠》。）

⑩ 删繁方：**《外臺》卷22“齒蟲方五首”** 《删繁》療齲齒蟲方……又附子塞蟲孔丸方：附子一枚，炮，末，以蠟和之爲丸，準齒蟲孔大小，内之，取差止。

子赤皮，末，如蠶砂大，着眦中，以定爲度。張文仲《備急方》①。**一切冷氣**。去風痰，定遍身疼痛，益元氣，强力，固精，益髓，令人少病。川烏頭一斤，用五升大瓷鉢子盛，以童子小便浸七日，逐日添令溢出，揀去壞者不用。餘以竹刀切作四片，新汲水淘七次，乃浸之，日日換水，日足，取焙，爲末，酒煮麪糊丸緑豆大。每服十丸，空心鹽湯下，少粥飯壓之。《經驗方》②。**升降諸氣**。暖則宣流。熟附子一大個，分作二服，水二盞，煎一盞，入沉香汁温服。《和劑局方》③。**中寒昏困**。薑附湯：治體虚中寒，昏不知人，及臍腹冷痛，霍亂轉筋，一切虚寒之病。生附子一兩去皮臍，乾薑炮一兩，每服三錢，水二鍾，煎一鍾，温服。《和劑局方》④。**心腹冷痛**。冷熱氣不和。山巵子、川烏頭等分，生研爲末，酒糊丸梧子大。每服十五丸，生薑湯下。小腸氣痛，加炒茴香，葱酒下二十丸。王氏《博濟方》⑤。**心痛疝氣**。濕熱因寒鬱而發，用巵子降濕熱，烏頭破寒鬱，烏頭爲巵子所引，其性急速，不留胃中也。川烏頭、山巵子各一錢，爲末。順流水入薑汁一匙，調下。《丹溪纂要》⑥。**寒厥心痛**，及小腸膀胱痛不可止者。神砂一粒丹：用熟附子去皮、鬱金、橘紅各一兩，爲末，醋麪糊丸如酸棗大，朱砂爲衣。每服一丸，男子酒下，女人醋湯下。《宣明方》⑦。**寒疝腹痛**繞臍，手足厥冷，白汗出，脉弦而緊，用大烏頭煎主之。大烏頭五枚，去臍，水三升，煮取一升，去滓，納蜜二升，煎令水

① 備急方：**《證類》卷 10“附子”** 張文仲：療眼暴赤腫，磣痛不得開，又淚出不止。削附子赤皮，末如蠶屎，著眥中，以定爲度。

② 經驗方：**《證類》卷 10“烏頭”** 《經驗方》：治一切冷氣，去風痰，定遍身疼痛，益元氣，强精力，固精益髓，令人少病。川烏頭一斤，用五升許大瓷鉢子盛，以童子小便浸，逐日添注，任令溢出，浸二七日，其烏頭通軟，揀去爛壞者不用，餘以竹刀切破，每箇作四片，却用新汲井水淘七遍後浸之，每日换，七日，通前浸二十一日，取出焙乾，其藥潔白，搗羅爲末，酒煮麵糊丸緑豆大。每服十丸，空心鹽湯，酒下，少粥飯壓之。如冷氣稍盛，加丸數服之。

③ 和劑局方：（**按**：查《和劑局方》，未能溯得其源。）

④ 和劑局方：**《局方》卷 2“治傷寒”** 薑附湯：治傷寒已經轉下，又曾發汗，内外俱虚，邪氣未解，表證不見，身無大熱，晝日煩躁，不得眠睡，夜即安静，不嘔不渴，脉候沉微者，宜服之。又治暴中風冷，久積痰水，心腹冷痛，霍亂轉筋，一切虚寒，並皆治之。乾薑（一兩）、附子（生，去皮、臍，細切，一枚），右令匀，每服三錢，水一盞半，煎至一盞，去查温服，食前。

⑤ 博濟方：**《博濟方》卷 2“諸氣”** 勝金丸：治冷熱氣不和，不思飲食，或腹痛疞刺。小梔子、川烏頭（各等分），右同生杵爲細末，酒糊爲丸如梧桐子大，每服十五丸，炒生薑湯下。如小腸氣痛，炒茴香葱酒下二十丸。

⑥ 丹溪纂要：**《丹溪纂要》卷 3“第四十一疝”** ……有以烏頭、梔子作湯服之，其效亦敏。後因此方隨形證加減與之，無不驗……劫藥神效，蓋濕熱因寒鬱而發，用梔子以降濕，烏頭以破寒鬱，況二藥皆下焦之藥，而烏頭爲梔子所引，其性急速，不容胃中停留也。

⑦ 宣明方：**《宣明論方》卷 13“諸痛總論”** 神砂一粒丹：治一切厥心痛，小腸、膀胱痛，不可止者。附子（一兩，炮）、鬱金、橘紅（等附子用），右爲末，醋麵糊爲丸如酸棗大，以朱砂爲衣，每服一丸，男子酒下，婦人醋湯下，服罷又服散子。

氣盡。强人服七合，弱人服五合，不瘥，明日更服。張仲景《金匱玉函方》①。**寒疝身痛**，腹痛，手足逆冷不仁，或身痛不能眠，用烏頭桂枝湯主之。烏頭一味，以蜜二斤，煎減半，入桂枝湯五合解之，得一升，初服二合，不知再服，又不知加至五合。其知者如醉狀，得吐爲中病也。《金匱玉函》②。**寒疝引脇**肋，心、腹皆痛，諸藥不效者。大烏頭五枚，去角四破，以白蜜一斤，煎令透，取焙爲末，别以熟蜜和丸梧子大。每服二十丸，冷鹽湯下，永除。《崔氏方》③。**寒疝滑泄**，腹痛腸鳴，自汗厥逆。熟附子去皮臍、玄胡索炒各一兩，生木香半兩。每服四錢，水二盞，薑七片，煎七分，温服。《濟生方》④。**小腸諸疝**。倉卒散⑤：治寒疝腹痛，小腸氣、膀胱氣、脾腎諸痛，攣急難忍，汗出厥逆。大附子炒，去皮臍一枚，山巵子炒焦四兩。每用三錢，水一盞，酒半盞，煎七分，入鹽一捻，温服。〇《宣明方》⑥治陰疝小腹腫痛，加蒺藜子等分。〇虚者加桂枝等分，薑糊爲丸，酒服五十丸。**虚寒腰痛**⑦。鹿茸去毛酥炙微黄、附子炮去皮臍各二兩，鹽花三分，爲末，棗肉和丸梧子大。每

---

① 金匱玉函方：**《金匱·腹滿寒疝宿食病脉證治》** 腹痛，脉弦而緊，弦則衛氣不行，即惡寒，緊則不欲食，邪正相搏，即爲寒疝，寒疝遶臍痛。若發則白汗出，手足厥冷，其脉沉弦者，大烏頭煎主之。烏頭煎方：烏頭（大者五枚 熬，去皮，不㕮咀），右以水三升，煮取一升，去滓，内蜜二升，煎令水氣盡，取二升。强人服七合，弱人服五合。不差，明日更服。不可一日再服。

② 金匱玉函：**《金匱·腹滿寒疝宿食病脉證治》** 寒疝腹中痛，逆冷，手足不仁。若身疼痛，灸刺諸藥不能治，抵當烏頭桂枝湯主之。烏頭桂枝湯方：烏頭，右一味，以蜜二斤，煎減半，去滓，以桂枝湯五合解之，令得一升後，初服二合，不知即服三合。又不知，復加至五合。其知者如醉狀，得吐者爲中病。桂枝湯方：桂枝（三两，去皮）、芍藥（三两）、甘草（二两，炙）、生薑（三两）、大棗（十二枚），右五味，剉，以水七升，微火煮取三升，去滓。

③ 崔氏方：**《圖經》見《證類》卷10"側子"** ……崔氏治寒疝心腹脅引痛，諸藥不可近者，蜜煎烏頭主之。以烏頭五枚大者，去芒角及皮，四破，以白蜜一斤，煎令透潤，取出焙乾，搗篩，又以熟蜜丸，冷鹽湯吞二十丸如梧子，永除……

④ 濟生方：**《濟生方》"諸疝門·諸疝論治"** 玄附湯：治七疝，心腹冷痛，腸鳴氣走，身寒自汗，大腑滑泄。玄胡索（炒、去皮）、附子（炮，去皮臍，各一兩）、木香不（見火，半兩），右㕮咀，每服四錢，水一盞半，生薑七片，煎至七分，去滓温服，不拘時候。

⑤ 倉卒散：**《蘇沈良方》卷8"倉卒散"** 治小腸氣。山梔子（四十九枚，燒半過）、大附子（一枚，炮），右每服二錢，酒一小盞，煎至七分，入鹽一撚，温服。脾腎氣攣急，極痛不可屈伸，腹中冷，重如石，痛不可忍，白汗如瀉。手足冰冷，久不瘥，卧欲死者，服此藥一劑，忽如失去，甚者兩服瘥，予自得效。亦屢以治人，皆驗。（**按**：原脱出處，今溯得其源。）

⑥ 宣明方：**《宣明論方》卷2"陰疝證"** 蒺藜湯主之。治陰疝，牽引小腹痛。諸厥疝，即陰疝也。欲勞，痛不可忍之。蒺藜（去角，炒）、附子（炮，去皮臍）、梔子（各一兩），右爲末，每服二錢，水一盞半，煎至六分，去滓，每日三服。（**按**：此方即上方"倉卒散"加味。）

⑦ 虚寒腰疼：**《聖惠方》卷44"治五種腰痛諸方"** 治五種腰痛，輕身，利脚膝……又方：鹿茸（二兩，去毛，塗酥炙微黄）、附子（二兩，炮裂，去皮臍）、鹽花（三分），右件藥搗羅爲末，煮棗肉和圓如梧桐子大，每日空心以温酒下三十圓，晚食前再服。（**按**：原無出處，今溯得其源。）

服三十丸，空心温酒下。○《夷堅志》①云：時康祖大夫病心胸一漏，數竅流汁，已二十年。又苦腰痛，行則傴僂，形神憔悴，醫不能治。通判韓子温爲檢《聖惠方》，得此方令服。旬餘，腰痛減。久服遂瘥，心漏亦瘥。精力倍常，步履輕捷。此方本治腰而效乃如此。**元臟傷冷**。《經驗方》②用附子炮，去皮臍，爲末，以水二盞，入藥二錢，鹽、葱、薑、棗同煎，取一盞，空心服。去積冷，暖下元，肥腸益氣，酒食無礙。○《梅師方》③二虎丸：補元臟，進飲食，壯筋骨。用烏頭、附子各四兩，釅醋浸三宿，切作片子。掘一小坑，炭火燒赤，以醋三升，同藥傾入坑内，用盆合之。一宿取出，去沙土，入青鹽四兩，同炒赤黄色，爲末，醋打麪糊丸如梧子大。空心冷酒下十五丸。婦人亦宜。**胃冷有痰**，脾弱嘔吐。生附子、半夏各二錢，薑十片，水二盞，煎七分，空心温服。一方：並炮熟，加木香五分。《奇效良方》④。**久冷反胃**。《經驗方》⑤用大附子一個，生薑一斤，剉細同煮，研如麪糊。每米飲化服一錢。○《衛生家寶方》⑥用薑汁打糊，和附子末爲丸，大黄爲衣。每温水服十丸。○《斗門方》⑦用長大附子一個，坐于磚上，四面着火漸逼，以生薑自然汁淬之。依前再逼再淬，約薑汁盡半盌乃止，研末。每服一錢，粟米飲下，不過三服瘥。或以猪腰子切片，炙熟蘸食。○《方便集》⑧用大附子一個，切下頭子，剜一竅，安丁香四十九個在内，仍合定，線紥，入砂銚内，以薑汁浸過，文火熬乾，爲

---

① 夷堅志：**《夷堅志》再補“鹿茸治心漏”**　時康祖大夫患心漏二十年，當胸數竅，血液長流，醫皆莫能治……坐此形神困瘁，又積苦腰痛，行則傴僂……通判温州郡守韓子温見而憐之，爲檢《聖惠方》……取一方，用鹿茸者服之，踰旬痛減……洎月餘，腰屈復伸，無復呼痛，心漏亦愈……則精力倍昔，飲啖無所忌，云漏愈之後，日勝一日……其方本治腰痛，用鹿茸去毛，酥炙微黄，附子炮去皮臍，皆二兩，鹽花三分，爲末，棗肉丸三十丸，空心酒下。（己志。）

② 經驗方：**《證類》卷10“附子”**　《斗門方》……又方：治元藏傷冷及開胃。附子炮過，去皮尖，擣羅爲末，以水兩盞，入藥二錢，鹽、葱、棗、薑同煎，取一盞，空心服。大去積冷，暖下元，肥腸益氣，酒食無礙。（**按**：誤注出處。）

③ 梅師方：**《證類》卷10“烏頭”**　《梅師方》……又方：補益元藏，進飲食，壯筋骨。二虎丸：烏頭、附子各四兩，釅醋浸三宿，取出切作片子，穿一小坑，以炭火燒令通赤，用好醋三升，同藥傾入熱坑子内，盆合之，經一宿取出，去砂土，用好青鹽四兩，研與前藥同炒，令赤黄色，杵爲末，醋、麵糊丸如梧子大。空心冷酒下十五丸，鹽湯亦得，婦人亦宜。

④ 奇效良方：**《奇效良方》卷31“痰飲通治方”**　二生湯：治胃冷有痰。附子（生，去皮臍）、半夏（生用，各等分），右㕮咀，每服四錢，水二盞，生薑十片，煎至七分，去滓，空心温服。加木香少許煎尤佳。

⑤ 經驗方：**《證類》卷10“附子”**　《經驗方》：嘔逆翻胃。用大附子一個，生薑一斤，細剉煮研如麵糊，米飲下之。

⑥ 衛生家寶方：**《衛生家寶方》卷2“治翻胃”**　治翻胃嘔吐，黄附元：附子炮去皮臍尖，右爲末，糊元如梧桐子大，以大黄爲衣，每服十元，温水下。

⑦ 斗門方：**《證類》卷10“附子”**　《斗門方》：治翻胃。用附子一個，最大者，坐於塼上，四面著火漸逼碎，入生薑自然汁中，又依前火逼乾，復淬之，約生薑汁可盡半碗許，擣羅爲末。用粟米飲下一錢，不過三服差。

⑧ 方便集：**《永類鈐方》卷12“五噎五膈”**　《方便集》香附子散：治翻胃，不納飲食。大附子一枚，切上小截作蓋子，勿令碎，以下截剜一竅，安丁香四十九粒在内，以小蓋蓋之，線絆子，置砂銚内，用生薑汁浸過附子爲則，慢火熬至乾，取附子爲末，和勾，每挑少許，掌心舌舔吃，日十數次。忌毒物、生冷。

末。每挑少許,置掌心舐喫,日十數次。忌毒物、生冷。**脾寒瘧疾**。《濟生方》[①]云:五臟氣虚,陰陽相勝,發爲痎瘧,寒多熱少,或但寒不熱,宜七棗湯主之。用附子一枚,炮七次,鹽湯浸七次,去皮臍,分作二服。水一盌,生薑七片,棗七枚,煎七分,露一宿。發日空心温服,未久再進一服。王璆《百一選方》[②]云:寒痎宜附子,風痎宜烏頭。若用烏頭,則寒多者火炮七次,熱多者湯泡七次,去皮焙乾,如上法用。烏頭性熱,炮多則熱散也。○又果附湯:用熟附子去皮、草果仁各二錢半,水一盞,薑七片,棗一枚,煎七分,發日早温服。○《肘後方》[③]:臨發時,以醋和附子塗于背上。**寒熱瘧疾**。附子一枚重五錢者,麪煨,人參、丹砂各一錢,爲末,煉蜜丸梧子大。每服二十丸,未發前連進三服。中病則吐,或身體麻木。未中病,來日再服。龐安常《傷寒論》[④]。**瘴瘧寒熱**。冷瘴,寒熱往來,頭痛身疼,嘔痰,或汗多引飲,或自利煩躁,宜薑附湯主之。大附子一枚,四破,每以一片,水一盞,生薑十片,煎七分,温服。李待制云:此方極妙。章傑云:嶺南以啞瘴爲危急,不過一二日而死。醫謂極熱感寒也,用生附子一味治之多愈。得非以熱攻熱而發散寒邪乎?真起死回生之藥也。《嶺南衛生方》[⑤]。**小便虚閉**,兩尺脉沉微,用利小水藥不效者,乃虚寒也。附子一個炮,去皮臍,鹽水浸良久,澤瀉一兩。每服四錢,水一盞半,燈心七莖,煎服即愈。《普濟方》[⑥]。**腫疾喘滿**。大人小兒男女腫因積得,既取積而腫再作,小便不利。若再用利藥性寒,而小便愈不通矣,醫者到此多

---

① 濟生方:**《濟生方》"諸瘧門・諸瘧論治"** 七棗湯:治五臟氣虚,陰陽相勝作爲痎瘧,不問寒熱先後,與夫獨作、疊作、間日,悉主之。附子(一枚,炮裂,以鹽水浸再炮,如此七次。不浸,去皮臍),右㕮咀,水半碗,生薑七片,棗七枚,煎至八分盞,當發日,去滓,空心温服。川烏亦可用。

② 百一選方:**《普濟方》卷198"諸瘧門"** 菓附湯《醫方集成》:治氣虚脾寒,瘧疾不愈,振寒少熱,面青,或單寒者,或大便澀、小便反多,不下食。草菓仁、附子炮(去皮臍),右等分,㕮咀,每服半兩,水二鍾,薑七片,棗二枚,煎七分,去滓温服,不拘時。/七棗湯……用川烏一隻,熱多寒少者湯泡七次,寒多熱少者火炮七次……大概附子能温脾逐寒,川烏温脾去風。附子性重滯,川烏性輕疏。若寒痎當用附子,是風當用川烏。雖然烏頭性熱,以七次炮熟,散其熱性,服之必效。(**按**:《是齋百一選方》無此方,誤注出處。)

③ 肘後方:**《肘後方》卷3"治寒熱諸瘧方第十六"** 治瘧病方……又方:臨發時擣大附子,下篩,以苦酒和之,塗背上。

④ 傷寒論:**《傷寒總病論》卷5"傷寒感異氣成温病壞候並瘧證"** 寒熱相半者,丹砂丸(兼治間日瘧子):丹砂、人參(各一錢)、附子(一個,半兩者),細末,蜜丸梧桐子大,煎竹葉湯,吞下二三十丸,發前三服。中病則吐,或身習習麻木。未中病,加至四十丸。間日發前如法服,中病即止。

⑤ 嶺南衛生方:**《嶺南衛生方》卷中"治瘴續説"** 續洪南游既久,愈知瘴疾不易用藥,故直述之於兹焉。其證身熱而後寒,謂之冷瘴……李待制生薑附子湯最妙,凡初病則生薑附子湯,能發散耳……生薑附子湯:治嶺南瘴癘,内弱發熱,或寒熱往來,痰逆嘔吐,身疼,或汗多煩躁,或自利小便赤。兼主卒中風。黑附子(一箇,生,去皮臍,切片),右每一箇作四服,每一服,水一盞,生薑十片,煎七分,温服,不拘時候。/**卷中"嶺表十説"** 瘴類不一,而土人以瘂瘴最爲危急。其狀初得之即失音,不過一二日不救。醫者多言極熱所致,或云蘊熱而感寒所激。近見北醫有用生附子一味愈此疾者,得非以熱治熱而發散寒邪乎……(以上吴興章傑。)

⑥ 普濟方:**《普濟方》卷216"小便不通"** 附子散:治小便不通,兩尺脉俱沉微,乃陰虚之故。用淋閉通滑之劑不效者。綿附子(一兩,重炮去皮,鹽水内浸良久)、澤瀉(不蛀者,一兩重),右剉散,每服四錢,水一盞半,燈心七莖,煎服,隨通而愈。

束手。蓋中焦、下焦氣不升降,爲寒痞隔,故水凝而不通。惟服沉附湯,則小便自通,喘滿自愈。用生附子一個,去皮臍,切片,生薑十片,入沉香一錢,磨水同煎,食前冷飲。附子雖三五十枚亦無害。小兒每服三錢,水煎服。《朱氏集驗方》①。**脾虚濕腫**。大附子五枚,去皮四破,以赤小豆半升,藏附子于中,慢火煮熟,去豆,焙研末,以薏苡仁粉打糊丸梧子大。每服十丸,蘿蔔湯下。《朱氏集驗方》②。**陰水腫滿**。烏頭一升,桑白皮五升,水五升,煮一升,去滓,銅器盛之,重湯煎至可丸,丸小豆大。每服三五丸,取小便利爲佳。忌油膩、酒、麪、魚肉。○又方:大附子童便浸三日夜,逐日换尿,以布擦去皮,搗如泥,酒糊和丸小豆大。每服三十丸,煎流氣飲送下。《普濟方》③。**大腸冷秘**。附子一枚炮,去皮,取中心如棗大,爲末二錢,蜜水空心服之。《聖濟總録》④。**老人虚泄**不禁。熟附子一兩,赤石脂一兩,爲末,醋糊丸梧子大。米飲下五十丸,《楊氏家藏方》⑤。**冷氣洞泄**。生川烏頭一兩,木香半兩,爲末,醋糊丸梧子大。每陳皮湯下二十丸。《本事方》⑥。**臟寒脾泄**⑦,及老人中氣不足,久泄不止。肉豆蔻二兩煨熟,大附子去皮臍一兩五錢,爲末,粥丸梧子大。

---

① 朱氏集驗方:**《朱氏集驗方》卷4“虚腫”** 沉附湯:治腫病。大凡腫病,因積而得,先用積藥,積既除而腫再作,小便不利,到此束手矣。若用利小便藥,性寒而小便愈不通。故小便不利則中焦、下焦不升降,痞隔爲寒氣所結,故水凝而不通,但用沉附湯:附子(一支,生,去皮臍,切成片),右用生薑十數片,水三盞,煎八分,次用沉香濃磨二錢許,加入藥,再煎二沸,去滓,空心服。如此,則小便自通,喘滿自去矣。沉附湯一向吃三五十支附子無礙,男子婦人皆可服。(梁國佐方。)

② 朱氏集驗方:**《朱氏集驗方》卷4“虚腫”** 單方:治脾虚受濕發腫,一切虚腫皆治。(張斗南方。)大附子(十枚,生,削去皮,破四塊,用赤小豆半方,藏附子於中,慢火煮,附子透熟軟,去豆,焙乾附子),右爲末,用薏苡仁粉煮糊丸梧桐子大,每服百十丸,空心冬瓜湯下。或蘿蔔湯下。

③ 普濟方:**《普濟方》卷191“水腫”** 療水病方:烏頭(一大升,粒小者)、桑根白皮(五大升,細切),右爲末,以水五升和煮汁,濾去滓,於銅器中重湯煎如餳,可作丸即成。服取利小便爲度。禁房室及生死馬肉、油膩、面酒等。/**《直指方》卷17“虚腫證治”** 虚腫方:以大香附杵浄,以童尿浸一日夜,取出,别换童尿又浸一日夜,再取出,又换童尿浸一日夜,次以生布錢袋牽擦去皮,於臼中搗細,用米醋煮飛白麵糊丸桐子大,每服七十丸,煎和劑流氣飲送下。(**按**:原引“又方”不見於《普濟方》。今另溯得其源。)

④ 聖濟總録:**《聖濟總録》卷97“大便秘澀”** 治大便冷秘,附子散方:附子(一枚,炮裂,去皮臍),右一味,削去外面,留中心如棗大,碾爲細散,蜜水調下一錢匕。

⑤ 楊氏家藏方:**《家藏方》卷7“泄瀉方二十道”** 附子赤石脂圓:治老人、虚人腸胃虚寒,洞泄不禁。附子(炮,去皮臍,取末二兩)、赤石脂(研細,一兩),右件拌匀,醋煮麵糊爲丸如梧桐子大,每服五十丸,温米飲下,食前。

⑥ 本事方:**《本事方》卷4“臟腑泄滑及諸痢”** 治冷氣下瀉,木香圓:木香(半兩)、川烏(一兩,生),右細末,醋糊圓如梧子大,陳皮醋湯下三五十圓。

⑦ 臟寒脾泄:**《百一選方》卷6“第八門”** 肉附丸。治腹瀉不止。肉豆蔻(一兩二錢,麪裹煨)附子(一枚,重七錢者,炮,去皮臍)。右二味並爲細末,打糊爲丸,如梧桐子大,候乾,每服五六十丸,米湯吞下,不拘時候,立效。江州高端朝方。(**按**:原無出處。今溯得其近似方以備參。)

每服八十丸，蓮肉煎湯下。○《十便良方》①治脾胃虚冷，大腸滑泄，米穀不化，乏力。用大附子十兩連皮，同大棗二升，於石器内以水煮一日，常令水過兩指。取出，每個切作三片，再同煮半日，削去皮，切焙爲末。别以棗肉和丸梧子大。每空心米飲服三四十丸。**小兒吐泄**，注下，小便少。白龍丸：用熟附子五錢，白石脂煅、龍骨煅各二錢半，爲末，醋麪糊丸黍米大。每米飲，量兒大小服。《全幼心鑑》②。**霍亂吐泄**不止。附子重七錢者，炮去皮臍，爲末。每服四錢，水二盞，鹽半錢，煎一盞，温服，立止。孫兆《秘寶方》③。**水泄久痢**。川烏頭二枚，一生用，一以黑豆半合同煮熟，研，丸緑豆大。每服五丸，黄連湯下。《普濟方》④。**久痢赤白**。獨聖丸：用川烏頭一個，灰火燒烟盡，取出地上，盞蓋良久，研末，酒化蠟丸如大麻子大，每服三丸。赤痢，黄連、甘草、黑豆煎湯，放冷吞下。白痢，甘草、黑豆煎湯，冷吞。如瀉及肚痛，以水吞下。並空心服之。忌熱物。《經驗方》⑤。**久痢休息**。熟附子半兩，研末，雞子白二枚，擣和丸梧子大。傾入沸湯，煮數沸，漉出，作兩服，米飲下。《聖濟總録》⑥。**下痢欬逆**⑦，脉沈陰寒者，退陰散主之。陳自明云：一人病此不止，服此兩服而愈。方見前"陰毒傷寒"下。**下血虚寒**：日久腸冷者。熟附子一兩去皮、枯白礬一兩，爲末。每服三錢，米飲下。○又方：熟附子一枚去皮，生薑三錢半，水煎服。或加黑豆一百粒。

---

① 十便良方：**《家藏方》卷7"泄瀉方二十道"** 棗附丸：治胃氣虚弱，大腸冷滑，臟腑泄瀉，米穀不化，飲食無味，乏力短氣。常服益脾壯氣。附子七錢以上者，稱一十兩，不去皮，同大棗二升於銀石器内，用水慢火同煮，藥上常令有兩指許水面，水耗則旋添熱湯，煮一日取出。附子每個切作三片，再同棗一處又煮半日，取附子削去皮，薄切片，焙乾爲末，别煮棗肉，爛研和丸如梧桐子大。每服五十丸，漸加至一百丸，空心米飲下。（**按**：《十便良方》卷15"泄瀉"所引同方出《楊氏方》。）

② 全幼心鑑：**《全幼心鑑》卷4"吐瀉"** 白龍圓：治嬰孩小兒吐瀉不定，滑泄注水，小便少。附子（炮去臍尖，五錢）、白石脂（煅）、龍骨（煅，各二錢半），右爲極細末，醋煮麵糊圓如黍米大，用米飲食前服。一方加礬煅，二錢半。

③ 秘寶方：**《證類》卷10"附子"** 孫用和：治大瀉霍亂不止。附子一枚重七錢，炮去皮臍，爲末，每服四錢，水兩盞，鹽半錢，煎取一盞，温服立止。

④ 普濟方：**《普濟方》卷212"久痢"** 治久赤白痢，及水瀉方。川烏頭一枚，右以黑豆浄半合，入水同煮黑豆熟，一炷香爲度，同研爛丸，每服五丸。

⑤ 經驗方：**《證類》卷10"烏頭"** 《經驗後方》：治痢獨聖丸：川烏頭一箇，好者，柴灰火燒煙欲盡取出，地上盞子合，良久，細研，用酒，蠟丸如大麻子，每服三丸。赤痢用黄連、甘草、黑豆煎湯放冷吞下。如白，用甘草、黑豆煎湯放冷吞下。如瀉及肚疼，水吞下。每於空心服之。忌熱物。

⑥ 聖濟總録：**《聖濟總録》卷77"休息痢"** 治休息痢，及赤白痢，附子丸方：附子（炮裂，去皮臍，半兩）、雞子（二枚，去黄取白），右二味，先將附子擣羅爲末，以雞子白和爲丸如梧桐子大，一時傾入沸湯内，煮數沸漉出，分作兩服，米飲下，空心、日午各一服。

⑦ 下痢欬逆：**《婦人良方》卷8"痢後嘔噦方論第十一"** 僕嘗治一痢疾，欬逆不止，六脉沉弱。諸醫用藥、灼艾皆無效。僕投退陰散兩服愈。退陰散……乾薑、川烏，右等分，爲粗末，炒令黄，候冷擣爲末。每服一錢，水一盞，鹽一撚，煎至半盞服。（**按**：原無出處。今據"陳自明云"溯得其源。）

並《聖惠方》①。**陽虚吐血**。生地黄一斤,搗汁,入酒少許,以熟附子一兩半,去皮臍,切片入汁内,石器煮成膏。取附片焙乾,入山藥三兩,研末,以膏和搗丸梧子大。每空心米飲下三十丸。昔葛察判妻苦此疾,百藥皆試,得此而愈,屢發屢效。余居士《選奇方》②。**溲數白濁**。熟附子爲末,每服二錢,薑三片,水一盞,煎六分,温服。《普濟方》③。**虚火背熱**。虚火上行,背内熱如火炙者。附子末,津調,塗涌泉穴。《摘玄方》④。**經水不調**,血臟冷痛,此方平易捷徑。熟附子去皮、當歸等分。每服三錢,水煎服。《普濟方》⑤。**斷産下胎**。生附子爲末,淳酒和塗右足心,胎下去之。《小品方》⑥。**折踠損傷**。卓氏膏:用大附子四枚,生切,以猪脂一斤,三年苦醋同漬三宿,取脂煎三上三下,日摩傅之。《深師方》⑦。**癰疽腫毒**。川烏頭炒、黄蘗炒各一兩,爲末,唾調塗之,留頭,乾則以米泔潤之。同上⑧。**癰疽久漏**。瘡口冷,膿水不絶,内無惡肉。大附子以水浸透,切作大片,厚三分,安瘡口上,以艾灸之。隔數日一灸,灸至五七次。仍服内托藥,自然肌肉長滿。研末作餅子,亦可。薛己《外科心法》⑨。**癰疽弩肉**,如眼不斂,諸藥不治,此法極妙。附子削如

① 聖惠方:**《聖惠方》卷60“治腸風下血諸方”** 治腸風下血久不止,大腸虚冷,宜服此方:附子(一兩,炮裂,去皮臍)、白礬(一兩,燒灰),右件藥搗細羅爲散,每於食前以粥飲調下二錢。/治大腸風毒,下血不止……又方:附子(一枚,炮裂,去皮臍)、生薑(半分),右件藥搗碎,以水一大盞,煎至五分,去滓,食前温服。

② 選奇方:**《普濟方》卷188“吐血”** 地黄煎丸(出余居士《選奇方》):治吐血遍服藥不效者。用生地黄一觔,洗浄,細搗取汁,其滓再入好酒少許,又取汁令盡。附子一兩半,炮去皮臍,切作片子,入在地黄汁内,用銀石器熬成膏。其附子取出焙乾,更用乾山藥三兩,同爲細末。却以地黄膏子和成劑,木臼杵一二千下,丸如梧桐子大,每服三十丸,漸漸加至五十丸,空心米飲下。昔葛察判妻苦此疾,百藥皆試,得此方服之取效。後雖發,屢服有驗。

③ 普濟方:(**按**:查《普濟方》,未能溯得其源。)

④ 摘玄方:**《丹溪摘玄》卷4“諸虚門”** 治虚火起,皆養内熱,炙如火:附子爲末,津調塗涌泉穴,即止。

⑤ 普濟方:**《得效方》卷15“求嗣”** 小温經湯:治經血不調,血臟冷痛。此方甚平易,用藥徑捷。當歸(去尾)、附子(炮,去皮臍。各等分),右剉散,每服三錢,水一盞半煎,空心温服。(**按**:《普濟方》卷332“月水不調”引同方,云出《危氏方》。)

⑥ 小品方:**《外臺》卷34“婦人欲斷産方”** 《小品》斷産方……又方:附子二枚,搗爲屑,以淳苦酒和塗右足,去之大良。

⑦ 深師方:**《外臺》卷29“折腕方一首”** 《深師》卓氏膏:大附子(四枚,生用,去皮),右一味切,苦酒漬三宿,以脂膏一斤煎之,三上三下,膏成敷之。亦療卒中風,口噤,頸項强。

⑧ 同上:**《儒門事親》卷15“瘡瘍癰腫第一”** 治臁瘡久不愈者,以川烏頭、黄蘗各等分,爲末,用唾津調涂紙上,貼之。(**按**:未見他書轉引此方出“深師”。今另溯得其源。)

⑨ 外科心法:**《外科心法》卷2“論瘡瘍灸法”** **按**:謂癰疽所發,宜灸之也。然諸瘡患久成漏者,常有膿水不絶,其膿不臭,内無歹肉。尤宜用附子浸透,切作大片,厚三二分,於瘡上著艾灸之。仍服内托之藥。隔三二日再灸之,不五七次,自然肌肉長滿矣……

棋子大，以唾粘貼上，用艾火灸之。附子焦，復唾濕再灸，令熱氣徹内，即瘥。《千金方》①。**瘻疽肉突**。烏頭五枚，濃醋三升，漬三日，洗之，日夜三四度。《古今録驗》②。**丁瘡腫痛**。醋和附子末塗之。乾再上。《千金翼》③。**久生疥癬**。川烏頭生切，以水煎洗，甚驗。《聖惠方》④。**手足凍裂**。附子去皮爲末，以水、麪調塗之，良。談埜翁《試驗方》⑤。**足釘怪疾**。兩足心凸腫，上生黑豆瘡，硬如釘，脛骨生碎孔，髓流出，身發寒顫，惟思飲酒，此是肝腎冷熱相吞。用炮川烏頭末傅之，内服韭子湯，效。夏氏《奇疾方》⑥。

烏頭附子尖。【主治】爲末，茶服半錢，吐風痰癲癇。時珍。

【發明】【時珍曰】烏、附用尖，亦取其鋭氣直達病所爾，無他義也。《保幼大全》⑦云：小兒慢脾驚風，四肢厥逆。用附子尖一個，硫黄棗大一個，蠍稍七個，爲末，薑汁、麪糊丸黄米大。每服十丸，米飲下。亦治久瀉尫羸。凡用烏、附，不可執謂性熱。審其手足冷者，輕則用湯，甚則用丸，重則用膏，候手足暖，陽氣回，即爲佳也。按此方乃《和劑局方》碧霞丹變法也，非真慢脾風不可輒用，故初虞世有金虎碧霞之戒。

【附方】舊一，新七。**風厥癲癇**。凡中風痰厥，癲癇驚風，痰涎上壅，牙關緊急，上視搐搦，並宜碧霞丹主之。烏頭尖、附子尖、蠍稍各七十個，石緑研九度飛過十兩，爲末，麪糊丸芡子大。每用一丸，薄荷汁半盞化下，更服温酒半合，須臾吐出痰涎爲妙。小兒驚癇，加白僵蠶等分。《和劑局方》⑧。**臍風撮口**。生川烏尖三個，全足蜈蚣半條，酒浸炙，麝香少許，爲末。以少許吹鼻得

---

① 千金方：**《千金方》卷22"瘻疽第二"** 治瘻肉中如眼，諸藥所不效者方：取附子削令如棋子，安腫上，以唾貼之，乃灸之，令附子欲焦，復唾濕之，乃重灸之，如是三度，令附子熱氣徹内即瘥。此法極妙。

② 古今録驗：**《證類》卷10"烏頭"** 《古今録驗》：治瘻攻腫，若有瘜肉突出者。烏頭五枚，以苦酒三升，漬三日，洗之，日夜三四度。

③ 千金翼：**《千金翼方》卷24"惡核第四"** 丁腫方……又方：末附子，醋和傅上，燥即塗。

④ 聖惠方：**《聖惠方》卷65"治久癬諸方"** 治久疥癬……又方：川烏頭（七枚，生用），右搗碎，以水三大盞，煎至一大盞去滓，温温洗之。

⑤ 試驗方：（**按**：未見原書，待考。）

⑥ 奇疾方：**《傳信適用方》卷下"夏子益治奇疾方三十八道"** 第五：兩足心凸如腫，上面生黑色豆瘡，硬似丁子釘了，履地不得，脛骨生碎眼，髓流出，身發寒顫，唯思飲酒。此是肝腎氣冷熱相吞。治用炮川烏頭末，傅之。煎韭子湯，服一盞，愈。

⑦ 保幼大全：**《活幼口議》卷15"慢脾風候治法截要"** 附硫圓：治嬰孩小兒慢脾風候附硫圓散方，四肢冷厥服之尤佳。黑附子尖（二個，去皮，生用）、蝎梢（七個）、熟硫黄末（一錢），右件爲細末，生薑自然汁和圓如菉豆大，每一歲二十圓，米飲下。（**按**：《保幼大全》即《小儿總微論方》。該書卷10"白附子丸"用白附子、蝎梢、硫黄，主治及製備法與"附硫圓"不甚貼合。今溯此文之源爲《活幼口議》。）

⑧ 和劑局方：**《局方》卷1"治諸風"** 碧霞丹：治卒中急風，眩暈僵僕，痰涎壅塞，心神迷悶，牙關緊急，目睛上視，及五種癇病，涎潮搐搦。石緑（研九度，飛，十兩）、附子尖、烏頭尖、蠍梢（各七十個），右將三味爲末，入石緑令勻，麵糊爲丸如雞頭大，每服急用薄荷汁半盞化下一丸，更入酒半合温暖服之，須臾吐出痰涎，然後隨證治之。如牙關緊急，斡開灌之立驗。

噫,乃以薄荷湯灌一字。《永類方》①。**木舌腫脹**。川烏尖、巴豆研細,醋調塗刷。《集簡方》。**牙痛難忍**。附子尖、天雄尖、全蠍各七個,生研爲末,點之。《永類方》②。**奔豚疝氣**作痛,或陰囊腫痛。去鈴丸:用生川烏尖七個,巴豆七枚去皮油,爲末,糕糊丸梧子大,朱砂、麝香爲衣。每服二丸,空心冷酒或冷鹽湯下。三兩日一服,不可多。《澹寮方》③。**割甲成瘡**,連年不愈。川烏頭尖、黄蘗等分,爲末。洗了貼之,以愈爲度。《古今録驗》④。**老幼口瘡**⑤。烏頭尖一個,天南星一個,研末,薑汁和,塗足心,男左女右,不過二三次即愈。

天雄《本經》⑥下品

【釋名】白幕《本經》⑦。【時珍曰】天雄乃種附子而生出或變出,其形長而不生子,故曰天雄。其長而尖者,謂之天錐,象形也。

【集解】【《别録》⑧曰】天雄生少室山谷。二月采根,陰乾。【弘景⑨曰】今采用八月中旬。天雄似附子細而長,乃至三四寸許。此與烏頭、附子三種,本出建平,故謂之三建。今宜都 佷山者最好,謂爲西建。錢塘間者謂爲東建,氣力小弱,不相似,故曰西冰猶勝東白也。其用灰殺之時有冰

① 永類方:**《永類鈐方》卷20“小兒臍風撮口噤風三證”** 定命散:治臍風以致唇青撮口。金赤蜈蚣(半條,酒浸炙乾)、生川烏尖(三個)、麝香(少許,别研),爲末和合,先吹入鼻内,噫啼可治,産用薄荷湯調下。

② 永類方:**《永類鈐方》卷2“齒牙”** 齒痛不可忍:附子及天雄尖、全蠍七個,作末,點痛處。皆生用。

③ 澹寮方:**《澹寮方》卷6“疝氣門”** 去鈴圓:治奔豚疝氣,或陰囊腫大。川烏尖(柒個)、巴豆(柒枚,去皮,只去九分油),右(下來)〔爲〕末,糕糊爲圓如梧子大,用硃砂、麝香爲衣,每服貳圓,同青木香圓叁拾粒,空心冷鹽酒,或冷鹽水下,三兩日壹服,不可多。

④ 古今録驗:**《證類》卷10“烏頭”** 初虞世:治陷甲,割甲成瘡,連年不差。川烏頭尖、黄檗等分,爲末,洗了貼藥。((**按**:時珍誤將《古今録驗》作初虞世撰。此方實出初虞世《養生必用方》。)

⑤ 老幼口瘡:**《普濟方》卷365“口瘡等疾”** 治奶下小兒口瘡:烏頭尖(七個)、天南星(一個),右爲末,以藥合生薑汁調,于男左女右脚心内塗之,不過三兩次立愈。(**按**:原無出處,今溯得其源。)

⑥ 本經:**《本經》《别録》(《藥對》)見《證類》卷10“天雄”** 味辛、甘,温,大温,有大毒。主大風,寒濕痺,歷節痛,拘攣緩急,破積聚邪氣,金瘡,强筋骨,輕身健行,療頭面風去來疼痛,心腹結積,關節重,不能行步,除骨間痛,長陰氣,强志,令人武勇力作不倦。又墮胎。一名白幕。生少室山谷。二月採根,陰乾。(遠志爲之使,惡腐婢。)

⑦ 本經:見上注白字。

⑧ 别録:見上注。

⑨ 弘景:**《集注》見《證類》卷10“天雄”** 陶隱居云:今採用八月中旬。天雄似附子,細而長便是。長者乃至三四寸許。此與烏頭、附子三種,本並出建平,故謂之三建。今宜都佷山最好,謂爲西建。錢塘間者謂爲東建,氣力劣弱不相似,故曰西冰猶勝東白也。其用灰殺之,時有冰强者,不佳。

强者，不佳。【恭①曰】天雄、附子、烏頭，並以蜀道 綿州、龍州出者佳。餘處縱有，力弱不相似。陶以三物俱出建平故名之者，非也。烏頭苗名堇，音靳。《爾雅》云，芨，堇草是也。今訛堇爲建，遂以建平譯之矣。【承②曰】天雄諸説悉備。但始種而不生附子、側子，經年獨長大者是也。蜀人種之，尤忌生此，以爲不利，如養蠶而成白殭之意。【時珍曰】天雄有二種。一種是蜀人種附子而生出長者，或種附子而盡變成長者，即如種芋形狀不一之類。一種是他處草烏頭之類，自生成者，故《別録》註烏喙云，長三寸已上者爲天雄是也。入藥須用蜀産曾經釀制者。或云須重一兩半有象眼者乃佳。餘見"附子"下。

【修治】【斆③曰】宜炮皴去皮、尖、底用，或陰制如附子法亦得。【大明④曰】凡丸散炮去皮用，飲藥即和皮生使甚佳。【時珍曰】熟用一法：每十兩以酒浸七日。掘土坑，用炭半秤煅赤，去火，以醋二升沃之，候乾，乘熱入天雄在内，小盆合一夜，取出，去臍用之。

【氣味】辛，温，有大毒。【《別録》⑤曰】甘，大温。【權⑥曰】大熱。宜乾薑制之。○【之才⑦曰】遠志爲之使。惡腐婢。忌豉汁。

【主治】大風，寒濕痺，歷節痛，拘攣緩急，破積聚邪氣，金瘡。强筋骨，輕身健行。《本經》⑧。療頭面風去來疼痛，心腹結聚，關節重，不能行步，除骨間痛。長陰氣，强志，令人武勇，力作不倦。《別録》⑨。【禹錫⑩曰】按《淮南子》云：天雄、雄雞志氣益。注云：取天雄一枚，納雄雞腸中，擣食之，令人勇。治風痰冷痺，軟脚

---

① 恭：**《唐本草》見《證類》卷 10"天雄"**　《唐本》注云：天雄、附子、烏頭等，並以蜀道綿州、龍州出者佳。餘處縱有造得者，力弱，都不相似。江南來者，全不堪用。陶以三物俱出建平，故名之，非也。按《國語》寘堇於肉，注云：烏頭也。《爾雅》云：芨，堇（音靳）草。郭注云：烏頭苗也。此物本出蜀漢，其本名堇。今訛爲建，遂以建平釋之……

② 承：**陳承"别説"見《證類》卷 10"天雄"**　謹按此數條説，前項悉備。但天雄者，始種烏頭，而不生諸附子、側子之類。經年獨生長大者是也。蜀人種之忌生此，以爲不利。如養蠶而爲白殭之類也。

③ 斆：**《炮炙論》見《證類》卷 10"附子"**　……天雄身全矮，無尖，周匝四面有附，孕十一個，皮蒼色即是天雄。宜炮皴坼後，去皮尖底用。不然，陰制用並得……若陰制使，即生去尖皮底了，薄切，用東流水並黑豆浸五日夜，然後漉出，于日中曬令乾用。凡使，須陰制去皮尖了，每十兩，用生烏豆五兩，東流水六升。

④ 大明：**《日華子》見《證類》卷 10"天雄"**　凡丸散，炮去皮臍用，飲藥即和皮生使，甚佳，可以便驗……

⑤ 別録：見 1372 頁注⑥。

⑥ 權：**《藥性論》見《證類》卷 10"天雄"**　天雄，君，忌豉汁，大熱，有大毒。乾薑制……

⑦ 之才：**古本《藥對》**見 1372 頁注⑥括號中七情文。

⑧ 本經：見 1372 頁注⑥白字。

⑨ 別録：見 1372 頁注⑥。

⑩ 禹錫：**《嘉祐》見《證類》卷 10"天雄"**　淮南子云：天雄雄雞志氣益。注云，取天雄三枚，内雄雞腸中，擣生食之，令人勇。

毒風，能止氣喘促急，殺禽蟲毒。甄權①。治一切風，一切氣，助陽道，暖水臟，補腰膝，益精明目，通九竅，利皮膚，調血脉，四肢不遂，下胸膈水，破痃癖癥結，排膿止痛，續骨，消瘀血，背脊傴僂，霍亂轉筋，發汗，止陰汗。炮含，治喉痺。大明②。

【發明】【宗奭③曰】補虚寒須用附子。風家多用天雄，亦取其大者，以其尖角多，熱性不肯就下，故取其敷散也。【元素④曰】非天雄不能補上焦之陽虚。【震亨⑤曰】天雄、烏頭，氣壯形偉，可爲下部之佐。【時珍曰】烏、附、天雄，皆是補下焦命門陽虚之藥，補下所以益上也。若是上焦陽虚，即屬心肺之分，當用參、芪，不當用天雄也。且烏、附、天雄之尖，皆是向下生者，其氣下行。其臍乃向上生苗之處。寇宗奭言其不肯就下，張元素言其補上焦陽虚，皆是誤認尖爲上爾。惟朱震亨以爲下部之佐者得之，而未發出此義。雷斅《炮炙論·序》⑥云：咳逆數數，酒服熟雄。謂以天雄炮研，酒服一錢也。

【附方】新三。三建湯。治元陽素虚，寒邪外攻，手足厥冷，大小便滑數，小便白渾，六脉沉微，除固冷，扶元氣，及傷寒陰毒。用烏頭、附子、天雄並炮裂，去皮臍，等分，㕮咀，每服四錢。水二盞，薑十五片，煎八分，温服。《肘後方》⑦。男子失精。天雄三兩炮，白术八兩，桂枝六兩，龍骨三兩，爲散。每酒服半錢。張仲景《金匱要略》⑧。大風惡癩⑨。三月、四月采天雄、烏頭苗及

---

① 甄權：**《藥性論》見《證類》卷 10“天雄”** ……用之能治風痰冷痺，軟脚毒風，能止氣喘促急，殺禽蟲毒。

② 大明：**《日華子》見《證類》卷 10“天雄”** 治一切風，一切氣，助陽道，暖水藏，補腰膝，益精明目，通九竅，利皮膚，調血脉，四肢不遂，破痃癖癥結，排膿止痛，續骨消瘀血，補冷氣虚損，霍亂轉筋，背脊僂傴，消風痰，下胸膈水，發汗，止陰汗，炮含治喉痺……

③ 宗奭：**《衍義》卷 11“烏頭、烏喙、天雄、附子、側子”** 後世補虚寒，則須用附子……風家即多用天雄，亦取其大者。以其尖角多熱性，不肯就下，故取敷散也。此用烏頭、附子之大略如此……

④ 元素：**《本草發揮》卷 2“天雄”** 潔古云：非天雄不能補上焦之陽虚。

⑤ 震亨：**《衍義補遺·附子》** ……亦若烏頭、天雄，皆氣壯形偉，可爲下部藥之佐……

⑥ 炮炙論·序：**《證類》卷 1“雷公炮炙論序”** ……咳逆數數，酒服熟雄。（天雄炮過，以酒調一錢匕服，立定也。）

⑦ 肘後方：**《局方》卷 5“續添諸局經驗秘方”** 三建湯：治真氣不足，元陽久虚，寒邪攻冲，肢節煩疼，腰背酸痛，自汗厥冷，大便滑泄，小便白濁，及中風涎潮，不省人事，傷寒陰證，厥逆脉微，皆可服之。天雄（炮，去皮臍）、附子（炮，去皮臍）、大川烏（炮，去皮臍，各等分），右爲粗末，每服四錢，水二盞，生薑十五片，煎至八分，去滓温服，不拘時候。（**按**：《肘後》無此方，另溯其源。）

⑧ 金匱要略：**《金匱·血痹虚勞病脉證并治》** 男子脉浮弱而濇，爲無子，精氣清冷。夫失精家，少腹弦急，陰頭寒，目眩，發落，脉極虚芤遲，爲清穀亡血失精。天雄散方：天雄（三兩，炮）、白术（八兩）、桂枝（六兩）、龍骨（三兩），右四味杵爲散，酒服半錢匕，日三服。不知稍增之。

⑨ 大風惡癩：**《千金方》卷 23“惡疾大風第五”** 茵豆治惡疾方：右用細粒烏豆，擇取摩之皮不落者，取三月四月天雄、烏頭苗及根，净去土，勿洗，擣絞取汁，漬豆一宿，漉出曝乾，如此七反，始堪服。初服三枚，漸加至六七枚，日一服。禁房室、猪、魚、雞、蒜，畢身毛髮即生。犯藥不瘥。（**按**：原無出處，今溯得其源。《普濟方》卷 110“大風癩病”同方“茵豆”作“黑豆”。）

根，去土勿洗，擣汁，漬細粒黑豆，摩去皮不落者，一夜取出，晒乾又浸，如此七次。初吞三枚，漸加至六七枚。禁房室、猪、魚、雞、蒜，犯之即死。

側子《别録》①下品

【釋名】茢子。【時珍曰】生于附子之側，故名。許慎《説文》②作茢子。

【集解】【弘景③曰】此附子邊角之大者，削取之。昔時不用，比來醫家以療脚氣多驗。【恭④曰】側子、附子，皆是烏頭下旁出者。以小者爲側子，大者爲附子。今以附子角爲側子，理必不然。若當陽以下，江左、山南、嵩高、齊魯間，附子時復有角如大豆許。夔州以上，劍南所出者，附子之角但如黍粟，豈可充用？比來都下皆用細附子有效，未嘗取角也。【保昇⑤曰】今附子邊果有角如大棗核及檳榔以來者，形狀自是一顆，且不小。乃烏頭旁出附子，附子旁出側子，甚明。【時珍曰】側子乃附子旁粘連小者爾，故吴普、陶弘景皆指爲附子角之大者。其又小于側子者，即漏籃子矣。故楊氏《附子記》⑥言：側子、漏籃，園人皆不重之，以乞役夫。

【修治】同附子。

【氣味】辛，大熱，有大毒。【普⑦曰】神農、岐伯：有大毒。八月采。畏惡與附子同。

【主治】癰腫，風痺歷節，腰脚疼冷，寒熱鼠瘻。又墮胎。《别録》⑧。療脚氣，冷風濕痺，大風筋骨攣急。甄權⑨。冷酒調服，治遍身風癉神妙。雷斅⑩。

---

① 别録：**《别録》見《證類》卷 10"側子"**　味辛，大熱，有大毒。主癰腫，風痺歷節，腰脚疼冷，寒熱，鼠瘻。又墮胎。

② 説文：**《説文·艸部》**　茢，烏喙也。

③ 弘景：**《集注》見《證類》卷 10"側子"**　陶隱居云：此即附子邊角之大者脱取之。昔時不用，比來醫家以療脚氣多驗……

④ 恭：**《唐本草》見《證類》卷 10"側子"**　《唐本》注云：側子，只是烏頭下共附子、天雄同生。小者側子，與附子皆非正生，謂從烏頭傍出也。以小者爲側子，大者爲附子。今稱附子角爲側子，理必不然。若當陽已下，江左及山南嵩高、齊、魯間，附子時復有角，如大豆許。夔州已上，劍南所出者，附子之角，曾微黍粟，持此爲用，誠亦難充。比來京下，皆用細附子有效，未嘗取角。若然，方須八角附子，應言八角側子，言取角用，不近人情也。

⑤ 保昇：**《蜀本草》見《證類》卷 10"側子"**……今據附子邊，果有角大如棗核及檳榔已來者，形狀亦自是一顆，仍不小。是則烏頭傍出附子，附子旁出側子，明矣……

⑥ 附子記：**《賓退録》卷 3**　……天雄、烏頭、天佳以豐實過握爲勝，而漏籃、側子園人以乞棄役夫，不足數也……

⑦ 普：**《證類》卷 10"側子"**　吴氏云：側子一名莨。神農、岐伯：有大毒。八月採，陰乾。是附子角之大者，畏惡與附子同。

⑧ 别録：見本頁注①。

⑨ 甄權：**《藥性論》見《證類》卷 10"側子"** 側子，使。能治冷風濕痺，大風筋骨攣急。

⑩ 雷斅：**《炮炙論》見《證類》卷 10"天雄"**　……宜生用，治風疹神妙也。/**卷 10"天雄"**　陳藏器云：側子，冷酒調服，治遍身風。（**按**：此條糅合二家之説。）

【發明】【機[①]曰】烏頭乃原生之腦，得母之氣，守而不移，居乎中者也。側子散生旁側，體無定在，其氣輕揚，宜其發散四肢，充達皮毛，爲治風之藥。天雄長而尖，其氣親上，宜其補上焦之陽虚。木鼈子則餘氣所結，其形摧殘，宜其不入湯服，令人喪目也。【時珍曰】唐 元希聲侍郎治癱瘓風，有側子湯，見《外臺秘要》[②]，藥多不録。

漏籃子《綱目》

【釋名】木鼈子《炮炙論》[③]、虎掌《日華》[④]。【時珍曰】此乃附子之瑣細未成者，小而漏籃，故名。南星之最小者名虎掌，此物類之，故亦同名。《大明會典》[⑤]載：四川 成都府，歲貢天雄二十對，附子五十對，烏頭五十對，漏籃二十斤。不知何用。

【氣味】苦、辛，有毒。【斅[⑥]曰】服之令人喪目。【主治】惡痢，冷漏瘡，惡瘡癘風。時珍。

【發明】【時珍曰】按楊士瀛《直指方》[⑦]云：凡漏瘡年久者，復其元陽，當用漏籃子輩，加減用之。如不當用而輕用之，又恐熱氣乘虚變移結核，而爲害尤甚也。又按《類編》[⑧]云：一人兩足生瘡，臭潰難近。夜宿五夫人祠下，夢神授方：用漏籃子一枚，生研爲末，入膩粉少許，井水調唾。依法治之，果愈。蓋此物不堪服餌，止宜入瘡科也。

【附方】新一。一切惡痢雜下及休息痢。百歲丸：用漏籃子一個大者，阿膠、木香、黄連、罌粟殼各半兩，俱炒焦存性，入乳香少許爲末，糊丸梧子大。每一歲一丸，米飲下。羅天益《衛

---

① 機：（**按**：或出《本草會編》。書佚，無可溯源。）

② 外臺秘要：**《外臺》卷 14“癱瘓風方四首”**　元侍郎《希聲集》療癱瘓風，神驗方：側子（一兩，去皮）、五加白皮（四兩）、磁石（一斤，碎，綿裹）、甘菊花（一升）、漢防己、羚羊角屑、杏仁（去皮尖，各三兩）、乾薑（一方作乾葛）、芍藥、麻黄（去節，各四兩）、薏苡仁（一升）、防風、芎藭、秦艽、甘草（炙，各一兩），右十五味切，以水一斗二升，煮麻黄，去上沫，内諸藥煎取三升，分温三服，相去十里久，將息取汗訖，傅粉。勿當風，慎熱物及豬、魚、蒜、酒。

③ 炮炙論：**《炮炙論》見《證類》卷 10“側子”**　……木鼈子，只是諸喙附雄烏側中毗槵者，號曰木鼈子，不入藥用……

④ 日華：**《日華子》見《證類》卷 10“天雄”**　……側子小於烏頭，連聚生者名爲虎掌，並是天雄一裔子母之類……

⑤ 大明會典：**《大明會典》卷 113“歲進”**　四川成都府歲進藥材七味，内：天雄二十對、附子五十對、川烏三十對、漏藍二十斤、仙茅二十一斤、補骨脂十五斤、巴豆四斤。

⑥ 斅：**《炮炙論》見《證類》卷 10“側子”**　……若服之，令人喪目。

⑦ 直指方：**《直指方》卷 22“漏瘡”**　漏者，諸瘻之潰漏也……久者復其元陽，亦當以漏（監）〔藍〕輩加減而用之。如其不當用而輕用，又恐熱氣乘虚變移結核，旁緣相通而孔竅爲尤甚……

⑧ 類編：**《普濟方》卷 300“手足諸瘡”**　昔人嚴黄七，兩足生瘡，臭穢潰爛，衆驅逐不得容迹。一日至京，潛投宿於五夫人祠下。夜半遭黄衣吏叱逐，一曰：何人敢以腐穢脚觸污此間？謝曰：不幸纒惡疾，無處見容，冒昧來此紛嚷次。夫人抗聲，令勿逐，且呼使前，曰：吾授汝方，用漏藍子一枚，生燒，乾爲末，入膩粉少許，井水調塗，當效。嚴拜謝，依而用之，果愈。（《類編》）

生寳鑑》①。

烏頭《本經》②下品【校正】併入《拾遺③·獨白草》。

【釋名】**烏喙**《本經》④即兩頭尖、**草烏頭**《綱目》、**土附子**《日華》⑤、**奚毒**《本經》、**耿子**吴普⑥、**毒公**吴普又名帝秋、**金鵶**《綱目》。**苗名莨**音艮、**芨**音及、**堇**音近、**獨白草**《拾遺》⑦、**鴛鴦菊**《綱目》。**汁煎名射罔**。【普⑧曰】烏頭,形如烏之頭也。有兩岐相合如烏之喙者,名曰烏喙。喙即烏之口也。【恭⑨曰】烏喙,即烏頭異名也。此有三歧者,然兩歧者少。若烏頭兩歧者名烏喙,則天雄、附子之兩歧者,復何以名之?【時珍曰】此即烏頭之野生于他處者,俗謂之草烏頭,亦曰竹節烏頭,出江北者曰淮烏頭,《日華子》所謂土附子者是也。烏喙即偶生兩歧者,今俗呼爲兩頭尖,因形而名,其實乃一物也。附子、天雄之偶生兩歧者,亦謂之烏喙,功亦同于天雄,非此烏頭也。蘇恭不知此義,故反疑之。草烏頭取汁,晒爲毒藥,射禽獸,故有射罔之稱。《後魏書》⑩言遼東

---

① 衛生寳鑑:**《普濟方》卷 210"諸痢"** 百歲丸(出《衛生寳鑑》):治一切惡痢雜下,及脾泄等症。漏蘭子(一個大者)、阿膠(半兩)、木香(半兩)、黄連(半兩)、罌粟殼(半兩)、乳香(少許别研),右除乳香外,將其餘五味剉成小塊,炒令焦黑色存性,不令煙絶,爲末,乳香和匀,麵糊丸桐子大,每服一歲一丸,因其年數服之,不拘時候,米飲下。(**按**:《衛生寳鑑》無此方,另溯其源。)

② 本經:**《本經》《别録》(《藥對》)見《證類》卷 10"烏頭"** 味辛、甘,温、大熱,有大毒。主中風,惡風洗洗出汗,除寒濕痺,欬逆上氣,破積聚寒熱,消胸上痰冷,食不下,心腹冷疾,臍間痛,肩胛痛不可俛仰,目中痛不可久視。又墮胎。其汁煎之,名射罔,殺禽獸/射罔:味苦,有大毒。療尸疰癥堅,及頭中風痺痛。一名奚毒,一名即子,一名烏喙。(臣禹錫等謹按"中蠱毒通用藥"云:射罔:温,大熱。)/烏喙(音諱):味辛,微温,有大毒。主風濕,丈夫腎濕陰囊癢,寒熱歷節,掣引腰痛,不能行步,癰腫膿結。又墮胎。生朗陵山谷,正月、二月採,陰乾。長三寸已上爲天雄。(莽草爲之使,反半夏、栝樓、貝母、白斂、白及、惡藜蘆。)

③ 拾遺:**《證類》卷 8"獨自草"** 有大毒。煎傅箭鏃,人中之立死。生西南夷中,獨莖生。《續漢書》曰:出西夜國,人中之輒死。今西南夷獠中,猶用此藥傅箭鏃。解之法在《拾遺》石部鹽藥條中。(**按**:《綱目》"獨白草",《大觀》《政和》均作"獨自草"。《後漢書》卷 88"西夜":"西夜國……地生白草,有毒,國人煎以爲藥,傅箭鏃,所中即死……"《御覽》卷 994 引《續漢書·五行志》作"獨白草"。似以"白"字爲正。)

④ 本經:見本頁注②白字。(**按**:"釋名"項下"本經"同此。)

⑤ 日華:**《日華子》見《證類》卷 10"烏頭"** 土附子……

⑥ 吴普:**《證類》卷 10"烏頭"** 吴氏云:烏頭一名莨,一名千秋,一名毒公,一名果負,一名耿子……(**按**:"釋名"項下"吴普"同此。)

⑦ 拾遺:見本頁注③。

⑧ 普:**《證類》卷 10"烏頭"** 吴氏云……形如烏頭,有兩歧,相合如烏之喙,名曰烏喙也。所畏、惡、使,盡與烏頭同。

⑨ 恭:**《唐本草》見《證類》卷 10"烏頭"** 《唐本》注云:烏喙,即烏頭異名也。此物同苗或有三歧者,然兩歧者少。縱天雄、附子有兩歧者,仍依本名。如烏頭兩歧,即名烏喙,天雄、附子若有兩歧者,復云何名之?

⑩ 後魏書:**《魏書》卷 103"匈奴宇文莫槐"** ……出於遼東塞外……秋收烏頭爲毒藥,以射禽獸。

塞外秋收烏頭爲毒藥射禽獸，陳藏器所引《續漢·五行志》①，言西國生獨白草，煎爲藥，敷箭射人即死者，皆此烏頭，非川烏頭也。《菊譜》②云鴛鴦菊，即烏喙苗也。

【集解】【《别録》③曰】烏頭、烏喙生朗陵山谷。正月、二月采，陰乾。長三寸以上者爲天雄。【普④曰】正月始生，葉厚，莖方中空，葉四四相當，與蒿相似。【弘景⑤曰】今采用四月，亦以八月采。擣笮莖汁，日煎爲射罔。獵人以傅箭，射禽獸十步即倒，中人亦死，宜速解之。朗陵屬汝南郡。【大明⑥曰】土附子生去皮擣，濾汁澄清，旋添晒乾取膏，名爲射罔，以作毒箭。【時珍曰】處處有之，根苗花實並與川烏頭相同。但此係野生，又無釀造之法，其根外黑内白，皺而枯燥爲異爾，然毒則甚焉。段成式《酉陽雜俎》⑦言：雀芋狀如雀頭，置乾地反濕，濕地反乾，飛鳥觸之墮，走獸遇之僵。似亦草烏之類，而毒更甚也。又言：建寧郡 烏勾山有牧靡草，鳥鵲誤食烏喙中毒，必急食此草以解之。牧靡不知何藥也？

【修治】【時珍曰】草烏頭或生用，或炮用，或以烏大豆同煮熟，去其毒用。

烏頭。【氣味】**辛，温，有大毒**。【《别録》⑧曰】甘，大熱，大毒。【普⑨曰】神農、雷公、桐君、黄帝：甘，有毒。【權⑩曰】苦、辛，大熱，有大毒。【大明⑪曰】味莶、辛，熱，有毒。【之才⑫曰】莽草、遠志爲之使。反半夏、栝樓、貝母、白斂、白及。惡藜蘆。【時珍曰】伏丹砂、砒石。忌豉汁。畏飴糖、黑豆、冷水，能解其毒。【主治】**中風惡風，洗洗出汗，除寒濕痺，欬逆上氣，破積聚寒熱。其汁煎之名射罔，殺禽獸**。《本經》⑬。**消胸上痰冷，食不下，心腹冷痰，臍間痛，不可俛仰，目中痛，不可久視。又墮胎**。《别録》⑭。**主**

---

① 續漢·五行志：**《御覽》卷994“草”** 《續漢書·五行志》曰……又曰：西夜國生獨白草，煎以爲藥，傅箭，所射輒死。

② 菊譜：**劉蒙《菊譜》“説疑”** …… 若夫馬蘭爲紫菊，瞿麥爲大菊，烏喙苗爲鴛鴦菊，旋覆花爲艾菊，與其他妄濫而竊菊名者，皆所不取云。

③ 别録：見1377頁注②。

④ 普：**《證類》卷10“烏頭”** 吴氏云……正月始生，葉厚，莖方中空，葉四四相當，與蒿相似……

⑤ 弘景：**《集注》見《證類》卷10“烏頭”** ……亦以八月採，擣笮莖取汁，日煎爲射罔。獵人以傅箭，射禽獸。中人亦死，宜速解之。

⑥ 大明：**《日華子》見《證類》卷10“烏頭”** ……生去皮，擣濾汁澄清，旋添，曬乾取膏，名爲射罔。獵人將作毒箭使用……

⑦ 酉陽雜俎：**《酉陽雜俎》卷19“草篇”** 雀芋：狀如雀頭，置乾地反濕，置濕處復乾，飛鳥觸之墮，走獸遇之僵。/牧靡：建寧郡烏句山南五百里，牧靡草可以解毒。百卉方盛，烏鵲誤食烏喙中毒，必急飛牧靡上，啄牧靡以解也。

⑧ 别録：見1377頁注②。

⑨ 普：**《證類》卷10“烏頭”** 吴氏云……神農、雷公、桐君、黄帝：甘，有毒……

⑩ 權：**《藥性論》見《證類》卷10“烏頭”** 烏頭，使，遠志爲之使，忌豉汁，味苦、辛，大熱，有大毒……

⑪ 大明：**《日華子》見《證類》卷10“烏頭”** 土附子，味莶、辛，熱，有毒……

⑫ 之才：**古本《藥對》**見1377頁注②括號中七情文。

⑬ 本經：見1377頁注②白字。

⑭ 别録：見1377頁注②。

惡風憎寒，冷痰包心，腸腹㽲痛，痃癖氣塊，齒痛。益陽事，强志。甄權①。治頭風喉痺，癰腫疔毒。時珍。

烏喙，一名兩頭尖。【氣味】辛，微温，有大毒。【普②曰】神農、雷公、桐君、黄帝：有毒。【權③曰】苦、辛，大熱。○畏惡同烏頭。【主治】風濕，丈夫腎濕陰囊癢，寒熱歷節，掣引腰痛，不能行步，癰腫膿結。又墮胎。《别録》④。男子腎氣衰弱，陰汗，瘰癧歲月不消。甄權⑤。主大風頑痺。時珍。

射罔。【氣味】苦，有大毒。【之才⑥曰】温。【大明⑦曰】人中射罔毒，以甘草、藍汁、小豆葉、浮萍、冷水、薺苨，皆可一味禦之。【主治】尸疰癥堅，及頭中風痺。《别録》⑧。瘻瘡瘡根，結核瘰癧，毒腫及蛇咬。先取塗肉四畔，漸漸近瘡，習習逐病至骨。瘡有熟膿及黄水，塗之。若無膿水，有生血，及新傷破，即不可塗，立殺人。藏器⑨。

【發明】【時珍曰】草烏頭、射罔，乃至毒之藥。非若川烏頭、附子，人所栽種，加以釀制殺其毒性之比。自非風頑急疾，不可輕投。甄權《藥性論》言其"益陽事"，"治男子腎氣衰弱"者，未可遽然也。此類止能搜風勝濕，開頑痰，治頑瘡，以毒攻毒而已，豈有川烏頭、附子補右腎命門之功哉？吾蘄 郝知府自負知醫，因病風癬，服草烏頭、木鼈子藥過多，甫入腹而麻痺，遂至不救，可不慎乎。【機⑩曰】烏喙形如烏嘴，其氣鋒鋭。宜其通經絡，利關節，尋蹊達徑，而直抵病所。煎爲射罔，能殺禽獸。非氣之鋒鋭捷利，能如是乎？【楊清叟⑪曰】凡風寒濕痺，骨内冷痛，及損傷入骨，年久發痛，

---

① 甄權：**《藥性論》見《證類》卷 10"烏頭"** ……能治惡風憎寒，濕痺逆氣，冷痰包心，腸腹㽲痛，痃癖氣塊，益陽事，中風洗洗惡寒，除寒熱，主胸中痰滿，冷氣，不下食，治欬逆上氣，治齒痛，破積聚寒，主强志……

② 普：**《證類》卷 10"烏頭"** 吴氏云……又云：烏喙，神農、雷公、桐君、黄帝：有毒……

③ 權：**《藥性論》見《證類》卷 10"烏頭"** ……又云：烏喙，使，忌豉汁，味苦、辛，大熱……

④ 别録：見 1377 頁注②。

⑤ 甄權：**《藥性論》見《證類》卷 10"烏頭"** ……能治男子腎氣衰弱，陰汗，主療風温濕邪痛，治寒熱，癰腫歲月不消者。

⑥ 之才：見 1377 頁注②括號中"中蠱通用藥云"。

⑦ 大明：**《日華子》見《證類》卷 10"烏頭"** ……或中者，以甘草、藍青、小豆葉、浮萍，冷水、薺苨，皆可禦也。

⑧ 别録：見 1377 頁注②。

⑨ 藏器：**《拾遺》見《證類》卷 10"烏頭"** 陳藏器云：射罔本功外。主瘻瘡瘡根，結核瘰癧，毒腫及蛇咬。先取藥塗肉四畔，漸漸近瘡，習習逐病至骨。瘡有熟膿及黄水出，塗之。若無膿水，有生血，及新傷肉破，即不可塗，立殺人，亦如殺走獸，傅箭鏃射之，十步倒也。

⑩ 機：(**按**：或出《本草會編》。書佚，無可溯源。)

⑪ 楊清叟：**《仙傳外科》卷 3"敷貼熱藥第四"** ……一法只用南星、草烏，加少肉桂，能去黑爛潰膿，謂之小玉龍……如初發之時，宜於此方中，用南星、薑汁酒兩停調匀熱敷 ，即可内消。欲急，則又佐以草烏。此藥味性烈，能破惡塊，逐寒熱，遇冷即消，遇熱即潰。如已成癰腫，易又從衝和，依常法用之。或加此草烏、南星二味亦可……

或一切陰疽腫毒。並宜草烏頭、南星等分，少加肉桂爲末，薑汁、熱酒調塗。未破者能内消，久潰者能去黑爛。二藥性味辛烈，能破惡塊，逐寒熱，遇冷即消，遇熱即潰。

【附方】舊四，新四十八。陰毒傷寒。生草烏頭爲末，以葱頭蘸藥納穀道中，名提盆散。王海藏《陰證略例》①。二便不通。即上方，名霹靂箭。中風癱瘓。手足顫掉，言語蹇澁。左經丸：用草烏頭炮去皮四兩，川烏頭炮去皮二兩，乳香、没藥各一兩，爲末。生烏豆一升，以斑蝥三七個，去頭翅，同煮，豆熟去蝥，取豆焙乾爲末。和勻，以醋麪糊丸梧子大。每服三十丸，温酒下。《簡易方》②。癱瘓頑風，骨節疼痛，下元虚冷，諸風痔漏下血，一切風瘡。草烏頭、川烏頭、兩頭尖各三錢，硫黄、麝香、丁香各一錢，木鱉子五個，爲末。以熟蘄艾揉軟，合成一處，用鈔紙包裹，燒熏病處。名雷丸。孫天仁《集效方》③。諸風不遂。《朱氏集驗方》④用生草烏頭、晚蠶沙等分，爲末。取生地龍搗和，入少醋糊丸梧子大。每服四五丸，白湯下，甚妙。勿多服，恐麻人。名鄂渚小金丹。○《經驗濟世方》⑤用草烏頭四兩去皮，大豆半升，鹽一兩，同以沙瓶煮三伏時，去豆，將烏頭入木臼搗三百杵，作餅焙乾爲末，酒糊丸梧子大，每空心鹽湯下十丸。名至寶丹。一切頑風。神應丹：用生草烏頭、生天麻各洗，等分，擂爛絞汁傾盆中。砌一小坑，其下燒火，將盆放坑上。每日用竹片攪一次，夜則露之。晒至成膏，作成小鋌子。每一鋌分作三服，用葱、薑自然汁和好酒熱服。《乾坤秘韞》⑥。一切風證。不問頭風痛風，黄鴉吊脚風痺。生淮烏頭一斤，生川烏頭一枚，生附子一枚，並爲末。葱一斤，薑一斤，擂如泥，和作餅子。以草鋪盤内，加楮葉於上，安餅於葉上，又鋪草葉蓋之。待出汗黄一日夜，乃晒之，舂爲末，以生薑取汁煮麪糊和丸梧子大。初服三十丸，日二

① 陰證略例：**《普濟方》卷147“傷寒雜治”** 急提盆散（出《千金方》）：雜病非陰候者，主之。右用草烏頭不以多少，生研極細，爲末，葱一枝肥者，削去鬚頭，圓上有葱汁，温蘸之，縱入穀道中。（**按**：《陰證略例》《千金方》皆無此方。今《普濟方》引此方。）

② 簡易方：**《黎居士簡易方》卷10“諸風”** 《和劑》方：左經丸，治左癱右瘓，手足顫掉，言語謇澀，渾身疼痛，筋骨拘攣，不得屈伸，項背强直，下疰脚膝，行履難艱，骨節煩痛，不能轉側，跌撲閃腑，外傷内損，並皆治之。草烏（炮，四兩）、川烏（炮，去皮臍，二兩）、乳香（研　没藥各一兩）、生黑豆（一升，以斑蝥二十一個，去頭足，同煮，候豆脹爲度，去斑蝥，取豆焙乾，入藥），右細末，醋糊丸如梧桐子大，每服三十丸，温酒吞下，不拘時。常服通經絡，活血脉，疏風順氣，壯骨輕身。

③ 集效方：**《萬應方》卷3“大麻風論”** 專治男婦左癱右瘓，手足頑麻，半身不遂，骨節疼痛，下元虚冷，諸風痔漏，下血臟毒，一切瘡疾，並皆治之。雷火神針法，又雷九方：用兩頭尖、川烏、草烏（各三錢）、硫黄、麝香、丁香（各一錢）、木别子（五個）、蘄艾（揉軟），右爲細末，合成一處，用鈔包裹，燃薰。

④ 朱氏集驗方：**《朱氏集驗方》卷1“治方”** 鄂渚小金丹：治諸風。晚蠶砂（炒熟）、草烏頭（生用），右各等分，爲末，生地龍爲丸。如少，則加醋糊爲丸。每服四五丸，白湯下。多則麻人，甚妙。

⑤ 經驗濟世方：（**按**：查《經驗濟世良方》，未能溯得其源。）

⑥ 乾坤秘韞：**《乾坤秘韞・諸風》** 神應丹：治諸風疾。生草烏（清水洗浄，用刀削去皮，切）、生天麻（水洗浄，此二味各等分，切成片），右擂爛，用細浄布裹擠汁。去柤，晾乾。將汁用好浄盆一個，傾入盆内，於露地砌一小坑，坑下燒火，將盆放於坑上，每日用竹片攪一次，曬，夜間不用蓋，露之。如下雨，用蓋蓋盆。直曬至成膏，搓搜光潤，拔作小挺子，一挺作三服，薑葱自然汁和好酒熱調，臨卧服。前晾乾藥柤，搗羅爲細末，每服一銅錢，熱酒調之，臨卧服。

服，服後身痺汗出即愈。避風。《乾坤秘韞》①。**破傷風病**。《壽域方》②用草烏頭爲末，每以一二分温酒服之，出汗。○《儒門事親》③方用草烏尖、白芷，并生研末。每服半錢，冷酒一盞，入葱白一根，同煎服。少頃以葱白熱粥投之，汗出立愈。**年久麻痺**，或歷節走氣，疼痛不仁，不拘男女。神授散：用草烏頭半斤，去皮爲末。以袋一個，盛豆腐半袋，入烏末在内，再將豆腐填滿壓乾，入鍋中煮一夜，其藥即堅如石，取出晒乾爲末，每服五分。冷風濕氣，以生薑湯下。麻木不仁，以葱白湯下之。《活人心統》④。**風濕痺木**。黑神丸：草烏頭連皮生研、五靈脂等分，爲末，六月六日滴水丸彈子大。四十歲以下分六服，病甚一丸作二服，薄荷湯化下，覺微麻爲度。《本事方》⑤。**風濕走痛**。黑弩箭丸：用兩頭尖、五靈脂各一兩，乳香、没藥、當歸各三錢，爲末，醋糊丸梧子大。每服十丸至三十丸，臨卧温酒下。忌油膩、濕麪。孕婦勿服。《瑞竹堂方》⑥。**腰脚冷痛**。烏頭三個，去皮臍，研末，醋調貼，須臾痛止。《十便良方》⑦。**膝風作痛**。草烏、細辛、防風等分，爲末，摻靴襪中，及安護膝内，能除風濕健步。《扶壽方》⑧。**遠行脚腫**。草烏、細辛、防風等分，爲末，摻鞋底内。如草鞋，以水微濕摻之。用之可行千里，甚妙。《經驗方》⑨。**脚氣掣痛**，或胯間有核。生草烏頭、大黄、木鱉子作末，薑汁煎茶調貼之。○又法：草烏一味爲末，以薑汁或酒糟同搗貼之。《永類

---

① 乾坤秘韞：**《乾坤秘韞·諸風》** 治風證方：大附子（一個，生用，去皮爲末）、大川烏（一個，生用，去皮爲末）、葱薑（各一斤）、淮烏（一斤，去皮生用），葱薑切碎，入舂臼杵爛如泥，方將附、烏、淮末入内調合，再杵臼舂爛，將作餅子，用箱盤將草鋪了，加郭葉在上，安餅於上，又郭葉草蓋之，出汗黄，停之一日夜過，再曬了茶黄色，出汗了，餅舂爲末，却用生薑四兩作自然汁，煮麵糊爲丸如梧桐子大，用除破開，三日服之。初服三十粒，每日三服，服後從身麻痹汗出，初服後無閉汗住，逐日服之，其證即愈。不問男女，癧風痛風，黄鴉，吊脚風，多有手痹痛風，脚痛，並皆治之。

② 壽域方：**《延壽神方》卷1“破傷風部”** 破傷風抽搐，角弓反張……一方：用草烏頭不以多少，研爲細末，每用一二次，温酒調服，出汗，神效。

③ 儒門事親：**《儒門事親》卷15“破傷風邪第十三”** 治破傷風……又方：白芷（生用）、草烏頭尖（生用，去皮，二味等份），右爲末，每用半錢，冷酒一盞，入葱白少許，同煎服之。如人行十里，以葱白熱粥投之，汗出立愈。甚者不過二服。

④ 活人心統：**《活人心統》卷2“論病”** 神授散：治男子、婦人久年痹，麻木或曆節走氣疼痛，諸風，手足不仁。草烏一斤或半斤，爲末，用袋一個，先入豆腐將半，却將末藥入在中間，再入豆腐花凑滿，包起押乾，放鍋中煮一宿，其草烏即堅如石，取出曬乾，爲細末，每服五分。冷風濕氣，以生薑湯調下。上木下痹，以葱湯調下。四肢用酒調下。

⑤ 本事方：**《本事方》卷1“中風肝膽筋骨諸風”** 黑神丸：草烏頭（不去皮，生）、五靈脂（各等分），右爲末，六月六日滴水爲圓如彈子大，四十歲以下分六服，病甚一圓分二服，薄荷酒磨下，覺微麻爲度。

⑥ 瑞竹堂方：**《瑞竹堂方》卷1“諸風門”** 黑弩箭丸：治風濕證。兩頭尖、五靈脂（各一兩）、没藥（另研）、當歸、乳香（以上各三錢，研），右爲細末，醋糊爲丸如梧桐子大，每服一十丸，至五十丸，臨卧温酒送下。忌油膩、濕面，孕婦勿服。

⑦ 十便良方：（**按**：今《十便良方》乃殘本，未能溯得其源。）

⑧ 扶壽方：**《扶壽精方》卷下“風門”** 膝風：防風、細辛、草烏（等分），爲末，擦靴襪中。能除風濕，健步。

⑨ 經驗方：**《百一選方》卷11“第十七門”** 治遠行脚腫痛方：用之可行千里，輕便甚妙。（小四侄傳）。防風、細辛、草烏頭，右等分，爲細末，摻在鞋底内。如著草鞋，即以水微濕過，然後摻藥。

方》①。**濕滯足腫**，早輕晚重。用草烏頭一兩，以生薑一兩同研，交感一宿。蒼术一兩，以葱白一兩同研，交感一宿。各焙乾爲末，酒糊丸梧子大。每服五十丸，酒下。艾元英《如宜方》②。**除風去濕**。治脾胃虚弱，久積冷氣，飲食減少。用草烏頭一斤，蒼术二斤，以去白陳皮半斤，生甘草四兩，黑豆三升，水一石，同煮乾，只揀烏、术晒焙爲末，酒糊丸梧子大，焙乾收之。每空心温酒下二三十丸，覺麻即漸減之。名烏术丸。《集簡方》。**偏正頭風**。草烏頭四兩，川芎藭四兩，蒼术半斤，生薑四兩，連鬚生葱一把，搗爛，同入瓷瓶，封固埋土中。春五、夏三、秋五、冬七日，取出晒乾。揀去葱、薑，爲末，醋麪糊和丸梧子大。每服九丸，臨卧温酒下，立效。戴古渝《經驗方》③。**久患頭風**。草烏頭尖生用一分，赤小豆三十五粒，麝香一字，爲末。每服半錢，薄荷湯冷服。更隨左右㗜鼻。《指南方》④。**風痰頭痛**。體虚傷風，停聚痰飲，上厥頭痛，或偏或正。草烏頭炮去皮尖半兩，川烏頭生去皮尖一兩，藿香半兩，乳香三皂子大，爲末。每服二錢，薄荷薑湯下，食後服。陳言《三因方》⑤。**女人頭痛**，血風證。草烏頭、巵子等分，爲末。自然葱汁，隨左右調塗太陽及額上，勿過眼，避風。《濟生方》⑥。**腦洩臭穢**。草烏去皮半兩，蒼术一兩，川芎二兩，並生研末，麪糊丸緑豆大。每服十丸，茶下。忌一切熱物。《聖濟總録》⑦。**耳鳴耳癢**，如流水及風聲，不治成聾。用生烏頭掘得，乘濕削如棗核大，塞之。日易二次。不過三日愈。《千金方》⑧。**喉痺口噤**不開，

① 永類方：**《永類鈐方》卷7"雜病脚氣"**　掣痛，腫加掣疼，或胯間作癧子，麝香交加散：生草烏、木鱉子、大黄，作末，薑汁煎，茶調服。/膏貼法，止痛，又：草烏一味，爲末，以曲酒糟搗爛，貼痛處。

② 如宜方：**《普濟方》卷244"脚氣腫滿"**　四金丸（出《如宜方》）：專治濕氣留滯，脚腿腫浮，早輕晚重。草烏、生薑（八兩，研薑，同草烏一處交盛一宿）、葱（六兩，同蒼术交盛過一宿）、蒼术（製），右爲末，糊如梧桐子大，每服五十丸，空心服。

③ 經驗方：（**按**：書佚，無可溯源。）

④ 指南方：**《普濟方》卷44"偏頭痛"**　烏豆散：治久患偏頭痛。草烏頭尖（一分，生用）、赤小豆（三十五粒）、麝香（一匙，研），右麝香外，爲細末，研勾，每服半錢，煎薄荷茶清，放冷調下。更於痛處一邊鼻内搐少許。（**按**：《普濟方》引此方，然未注出《指南方》。）

⑤ 三因方：**《三因方》卷16"頭痛證治"**　藿香散：治傷風挾涎飲上厥頭疼，偏正夾腦諸風。藿香（半兩）、川烏頭（湯浸七次，去皮尖，一兩）、乳香（三皂角子大）、草烏頭（炮製去皮尖，半兩），右爲末，每服一字，薄荷茶清調下，食後服。

⑥ 濟生方：（**按**：查《嚴氏濟生方》，未能溯得其源。）

⑦ 聖濟總録：**《普濟方》卷57"鼻淵"**　川芎丸：治腦瀉臭穢。服藥後忌一時久熱食。草烏（生用，半兩，去皮尖）、术（生，一兩）、川芎（生用，二兩），右爲細末，麵糊爲丸如梧桐子，食後茶清下十丸。（**按**：《聖濟總録》無此方，誤注出處。）

⑧ 千金方：**《千金方》卷6"耳疾第八"**　治耳鳴如流水聲，不治久成聾方：生烏頭掘得，乘濕削如棗核大，納耳中，日一易之，不過三日愈。亦療癢及卒風聾。

欲死。草烏頭、皂莢等分，爲末，入麝香少許。擦牙并𠯗鼻内，牙關自開也。○《濟生方》①用草烏尖、石膽等分，爲末。每用一錢，醋煮皂莢汁調稀，掃入腫上，流涎數次，其毒即破也。**虚壅口瘡**，滿口連舌者。草烏一個，南星一個，生薑一大塊，爲末，睡時以醋調塗手心足心。或以草烏頭、吴茱萸等分，爲末，蜜調塗足心。《本事方》②。**疳蝕口鼻**穿透者。草烏頭燒灰，入麝香等分，爲末貼之③。**風蟲牙痛**。草烏炒黑一兩，細辛一錢，爲末揩之，吐出涎。○一方：草烏、食鹽同炒黑，摻之。《海上方》④。**寒氣心疝**三十年者。射罔、食茱萸等分，爲末，蜜丸麻子大。每酒下二丸，日三服。劉國英所秘之方。范汪《東陽方》⑤。**寒瘧積瘧**。巴豆一枚去心皮，射罔如巴豆大，大棗去皮一枚，搗成丸梧子大。清旦、先發時各服一丸，白湯下。《肘後方》⑥。**脾寒厥瘧**。先寒後熱，名寒瘧。但寒不熱，面色黑者名厥瘧。寒多熱少，面黄腹痛，名脾瘧。三者並宜服此。賈耘老用之二十年，累試有效。不蛀草烏頭削去皮，沸湯泡二七度，以盞蓋良久，切焙研，稀糊丸梧子大。每服三十丸，薑十片，棗三枚，葱三根，煎湯清早服，以棗壓之。如人行十里許，再一服。絶勿飲湯，便不發也。蘇東坡《良方》⑦。**腹中癥結**。害妨飲食，羸瘦。射罔二兩，椒三百粒，搗末，雞子白

---

① 濟生方：**《得效方》17“虚熱”** 去涎方（並碎法）：草烏尖、鴨嘴青膽礬，爲末，先用釅醋煮皂角調，鵝翎刷傅赤腫處，開口流去涎，即將綿毬一指頭大，以布線系定，蘸前藥末，吞咽至腫毒處，即抽出。凡如此一二次，其毒即破，開口流出，去盡涎血。却以前合瘡口藥點上，停久，温鹽水灌漱后，進食亦可。（**按**：《嚴氏濟生方》無此方，另溯其源。）

② 本事方：**《本事方後集》卷4“治諸口舌牙齒諸患”** 治滿口生瘡，此因虚壅上攻，口舌生瘡：草烏（一個）、南星（一個）、生薑（一塊），右焙乾爲末，每服二錢，臨睡時用醋調作掩子，貼手心脚心，來日便效。/**《普濟方》卷299“口瘡”** 川烏散（出《仁存方》，一名二聖散）：治口瘡滿口，比虚壅上攻，貼手足心法，小兒口瘡咽痛。川烏、茱萸（等分），右爲末，臨卧時，用醋調成膏，貼脚心並手心，用油單隔片帛系定，來日便可……

③ 疳蝕口鼻：**《普濟方》卷57“疳蟲蝕鼻生瘡”** 烏香散：治鼻疳瘡侵蝕鼻柱。草烏頭（燒灰）、麝香（研，等分），右同研細，以少許貼瘡上。（**按**：原無出處，今溯得其源。）

④ 海上方：**《瑞竹堂方》卷8“髮齒門”** 風牙疼：細辛（去葉）、草烏頭各等分，右爲細末，先以冷水漱淨，用手指點藥擦牙，須臾立愈。/**《普濟方》卷66“牙齒疼痛”** 治牙疼：鹽（一兩）、草烏（一兩），右同炒，令草烏黑色，同爲細末，以擦患處。（**按**：《綱目》出處所指不明。查温大明、孫真人《海上方》皆無此方。）

⑤ 東陽方：**《外臺》卷7“心疝方四首”** 范汪療心疝……又療三十年心疝神方：真射罔（釅好者）、新好茱萸（一名殺子），右二味等分，搗篩，蜜和丸，服如麻子二丸，日三，藥勢盡乃熱食良，已用得差。（劉國英所秘。）

⑥ 肘後方：**《肘後方》卷3“治寒熱諸瘧方第十六”** 治瘧病方……又方：巴豆（一枚，去心皮）、射罔（如巴豆大）、棗（一枚，去皮），合搗成丸，先發各服一丸如梧子大也。

⑦ 良方：**《蘇沈良方》卷3“七棗散”** 治脾寒瘧疾。川烏頭（大者一個，炮良久，移一處再炮，凡七處炮滿，去皮臍），爲細末，都作一服。用大棗七個，生薑十片，葱白七寸，水一碗，同煎至一盞。疾發前，先食棗，次温服，只一服瘥……又長興賈耘老傳一方，與此方同。只烏頭不炮，却用沸湯泡，以物蓋之，候温更泡。滿十四遍，去皮，切焙乾，依上法作一服。耘老云，施此藥三十年，治千餘人，皆一服瘥。

和丸麻子大。每服一丸，漸至三丸，以愈爲度。《肘後方》①。**水泄寒痢**。大草烏一兩，以一半生研，一半燒灰，醋糊和丸緑豆大。每服七丸，井華水下。忌生冷魚肉。《十便良方》②。**泄痢注下**。三神丸：治清濁不分，泄瀉注下，或赤或白，腹臍刺痛，裏急後重。用台烏頭三個去皮尖，以一個火炮，一個醋煮，一個燒灰，爲末，醋糊丸緑豆大，每服二十丸。水瀉流水下，赤痢甘草湯下，白痢薑湯下。忌魚腥生冷。《和劑局方》③。**結陰下血**，腹痛。草烏頭，蛤粉炒，去皮臍切一兩，茴香炒三兩。每用三錢，水一盞，入鹽少許，煎八分，去滓，露一夜，五更冷服。《聖濟録》④。**老人遺尿**不知出者。草烏頭一兩，童便浸七日，去皮，同鹽炒，爲末，酒糊丸緑豆大。每服二十丸，鹽湯下。《普濟方》⑤。**内痔不出**。草烏爲末，津調點肛門内，痔即反出，乃用枯痔藥點之。《外科集驗方》⑥。**疔毒初起**。草烏頭七個，川烏頭三個，杏仁九個，飛羅麪一兩，爲末。無根水調搽，留口以紙蓋之，乾則以水潤之。《唐瑶經驗方》⑦。**疔毒惡腫**。生烏頭切片，醋熬成膏，攤貼。次日根出。○又方：兩頭尖一兩，巴豆四個，搗貼。疔自拔出。《普濟方》⑧。**疔瘡發背**。草烏頭去皮爲末，用葱白連鬚和搗，丸豌豆大，以雄黄爲衣。每服一丸，先將葱一根細嚼，以熱酒送下。或有惡心，嘔三四口，用冷水一口止之。即卧，以被厚蓋，汗出爲度。亦治頭風。《乾坤秘韞》⑨。**惡毒諸瘡**，及發背、疔瘡、便毒等證。二烏膏：用草烏頭、川烏頭，于瓦上以井華水磨汁塗之。如有口，即塗

---

① 肘後方：**《肘後方》卷4“治卒心腹症堅方第二十六”** 凡癥堅之起，多以漸生，如有卒覺，便牢大自難治也。腹中癥有結積，便害飲食，轉羸瘦，治之多用陷冰、玉壺、八毒諸大藥，今止取小易得者……又方：射罔（二兩）、椒（三百粒），搗末，雞子白和爲丸如大麻子，服一丸，漸至如大豆大，一丸至三丸爲度。

② 十便良方：**《普濟方》卷208“水瀉”** 治水瀉並赤白痢（出《十便良方》）：草烏（大者一兩半），右將一半燒灰，一半生用，爲末醋糊爲丸如緑豆大，每服七丸，赤痢甘草湯下，白痢乾薑湯下，水瀉井花水下。並宜服後忌腥臊、熱膩、生冷之物。（**按**：今存《十便良方》殘本無此方。）

③ 和劑局方：**《局方》卷6“治瀉痢”** 三神丸：治清濁不分，泄瀉注下，或赤或白，臍腹㽲痛，裏急後重，並宜服之。草烏（三枚，各去皮尖，一生、一炮、一燒作灰用），右爲細末，醋糊丸如蘿蔔子大，大人五七丸，小兒三丸。水瀉，倒流水下。赤痢，甘草湯下。白痢，乾薑湯下。

④ 聖濟録：**《聖濟總録》卷97“結陰”** 治結陰下血腹痛，蘹香子湯方：蘹香子（炒，三兩）、草烏頭（蛤粉同炒裂，去皮臍，剉，一兩），右二味拌令匀，每服三錢匕，水一盞，入鹽少許，煎至八分，去滓，露至五更，冷服。

⑤ 普濟方：**《普濟方》卷216“小便遺失”** 治老人尿出不知（出鄭氏家傳渴濁方）：揀草烏（二兩，以童便浸七日，便再浸，去尖皮，切碎，同鹽炒），右爲末，酒糊丸，每服二十丸，空心鹽湯下。

⑥ 外科集驗方：（**按**：查《外科集驗方》，未能溯得其源。）

⑦ 唐瑶經驗方：（**按**：書佚，無可溯源。）

⑧ 普濟方：**《普濟方》卷274“諸疔瘡”** 治冷疔瘡：用生烏頭切片，醋熬成膏子，塗瘡上。絹帛貼，次日去絹，疔根自出。/治緩疔：兩頭尖（一兩，系兩頭尖）、巴豆（四個），右爲細末，貼瘡上，紙封。

⑨ 乾坤秘韞：**《乾坤生意》卷下“癰疽諸瘡”** 鐵柱杖：治丁瘡發背，頭風。用草烏頭不拘多少，去皮浄，爲末，用葱白去鬚葉，搗爛，爲丸如豌豆大，以雄黄爲衣，每服一丸，先將葱細嚼，熱酒送下。或有惡心，吐三四口，用冷水一口止之，即卧，以被厚蓋，汗出爲度。

四邊。乾再上。亦可單用草烏磨醋塗之。《永類方》①。**大風癬瘡**，遍身黑色，肌體麻木，痺痛不常。草烏頭一斤，刮洗去皮極浄，攤乾。以清油四兩，鹽四兩，同入銚内，炒令深黄色。傾出剩油，只留鹽并藥再炒，令黑烟出爲度。取一枚擘破，心内如米一點白者始好，白多再炒。乘熱杵羅爲末，醋麪糊丸梧子大。每服三十丸，空心温酒下。草烏性毒難制，五七日間，以黑豆煮粥食解其毒。繼洪《澹寮方》②。**遍身生瘡**，陰囊、兩脚尤甚者。草烏一兩，鹽一兩化水，浸一夜，炒赤爲末。猪腰子一具，去膜煨熟，竹刀切搗，醋糊丸緑豆大。每服三十丸，空心鹽湯下。《澹寮方》③。**一切諸瘡**未破者。草烏頭爲末，入輕粉少許，臘猪油和搽。《普濟方》④。**瘰癧初作**，未破，作寒熱。草烏頭半兩，木鼈子二個，以米醋磨細，入搗爛葱頭、蚯蚓糞少許，調勻傅上，以紙條貼，令通氣孔，妙。《醫林正宗》⑤。**馬汗入瘡**，腫痛，急療之，遲則毒深。以生烏頭末傅瘡口，良久有黄水出，即愈。《靈苑方》⑥。**蛇蝎螫人**。射罔傅之，頻易，血出愈。《梅師方》⑦。**中沙虱毒**。射罔傅之佳。《千金》⑧。

白附子《别録》⑨下品

【**釋名**】見後“發明”下。

---

① 永類方：**《永類鈐方》卷14“諸癧疽瘡瘑疥癩”** 二烏膏：消惡毒諸瘡。用川烏、草烏於瓦上，井華水磨塗。瘡如有口，塗四邊。乾即加塗，以新水潤之。單用草烏亦可，用醋磨。

② 澹寮方：**《澹寮方》卷12“瘡疥門”** 治宿患風癬，遍身黑色，肌體如木，皮膚粗澀，及四肢麻痹，宜服烏頭圓：草烏頭壹斤，入竹籠子内，以水浸，用瓦子於籠内，就水中瀧洗，如打菱角法，直候瀧洗去大皮及尖，控起令乾，用麻油肆兩，鹽肆兩，入銚内炒令深黄色，你傾出油，只留鹽併烏頭，再炒令黑色，煙出爲度。取一枚劈破，心内如米粒一點白，恰好也。如白多，再炒。趁熱杵羅爲末，用醋糊丸如梧子大，乾之。每服叁拾丸，空心晚食前，温酒下。真州資福文雅白老，元祐間有此疾，服數年，肌體黑䵟頓除，脚力强健，視不衰。有一宗人遍身紫癜風，身如墨，服踰年，體悦澤。教予服之，亦得一年許，諸風疹瘡瘍皆除。然性熱，難制去毒。要之五七日作烏豆粥啜之爲佳。粥法用豫章集中者。

③ 澹寮方：**《澹寮方》卷12“瘡疥門”** 煨腎圓：治遍身生瘡，陰囊兩脚尤甚，耳癢目赤等證。草烏（壹兩，鹽壹兩，入水少許，作鹵汁浸貳宿壹日，壹次播轉，切，用銚子炒黄赤色，爲末）、豬腰（竹刀去膜，入鹽煨熟，竹刀碎，研爛，入草烏内），右貳味研均，醋糊圓梧子大，大人叁拾粒，小兒伍柒丸，空心鹽酒吞下。

④ 普濟方：**《普濟方》卷272“諸瘡”** 搽瘡藥：小草烏（小指面塊，挫碎），右以臘月豬膏，入少許輕粉，量用搽末瘡上。

⑤ 醫林正宗：**《醫林正宗》卷8“合瘡口”** 天傅方：治瘰癧初作，未破，更作寒熱。木鱉子（二個）、草烏（半兩，以米醋磨），入擂爛葱白連根、蚯蚓糞少許，調勻，傅疽瘡上，以紙條貼，令通氣孔，尤妙。

⑥ 靈苑方：**《證類》卷10“烏頭”** 《靈苑方》：治馬汗入瘡，腫痛漸甚，宜急療之，遲則毒深難理。以生烏頭末傅瘡口，良久有黄水出，立愈。

⑦ 梅師方：**《證類》卷10“烏頭”** 《梅師方》：治蛇虺螫人，以射罔塗螫處，頻易。

⑧ 千金：**《證類》卷10“烏頭”** 《千金方》……又方：治沙蝨毒，以射罔傅之佳。（**按**：今本《千金方》無此方。）

⑨ 别録：**《别録》見《證類》卷11“白附子”** 主心痛血痺，面上百病，行藥勢。生蜀郡，三月採。

【集解】【《别録》①曰】白附子生蜀郡。三月采。【弘景②曰】此物久絶,無復真者。【恭③曰】本出高麗,今出凉州以西,蜀郡不復有。生砂磧下濕地,獨莖似鼠尾草,細葉周匝,生於穗間,根形似天雄。【珣④曰】徐表《南州異物記》云:生東海、新羅國及遼東。苗與附子相似。【時珍曰】根正如草烏頭之小者,長寸許,乾者皺文有節。

【氣味】辛、甘,大温,有小毒。【保昇⑤曰】甘、辛,温。【大明⑥曰】無毒。【珣⑦曰】小毒。入藥炮用。【杲⑧曰】純陽,引藥勢上行。

【主治】心痛血痺,面上百病,行藥勢。《别録》⑨。中風失音,一切冷風氣,面皯瘢疵。大明⑩。諸風冷氣,足弱無力,疥癬風瘡,陰下濕癢,頭面痕,入面脂用。李珣⑪。補肝風虚。好古⑫。風痰。震亨⑬。

【發明】【時珍曰】白附子乃陽明經藥,因與附子相似,故得此名,實非附子類也。按《楚國先賢傳》⑭云:孔休傷頰有瘢。王莽賜玉屑、白附子香,與之消瘢。

【附方】新十二。中風口喎,半身不遂。牽正散:用白附子、白僵蠶、全蝎並等分,生研爲末。每服二錢,熱酒調下。《楊氏家藏方》⑮。小兒暑風。暑毒入心,痰塞心孔,昏迷搐搦,此乃危急之證,非此丸生料瞑眩之劑不能伐之。三生丸:用白附子、天南星、半夏,並去皮,等分,生研,猪

---

① 别録:見前頁注⑨。

② 弘景:**《集注》見《證類》卷 11“白附子”**　陶隱居云:此物乃言出芮,芮久絶,俗無復真者,今人乃作之獻用。

③ 恭:**《唐本草》見《證類》卷 11“白附子”**　《唐本》注云:此物本出高麗,今出凉州已西,形似天雄。本經:出蜀郡,今不復有。凉州者生沙中,獨莖鼠尾草,葉生穗間。

④ 珣:**《海藥》見《證類》卷 11“白附子”**　按《南州記》云:生東海,又新羅國。苗與附子相似,大温,有小毒……

⑤ 保昇:**《蜀本草》見《證類》卷 11“白附子”**　味甘、辛,温……

⑥ 大明:**《日華子》見《證類》卷 11“白附子”**　無毒……

⑦ 珣:見本頁注④。/**《日華子》見《證類》卷 11“白附子”**　……入藥炮用。新羅出者佳。

⑧ 杲:**《醫學啓源》卷下“用藥備旨·法象餘品”**　白附子:陽,温。主血痹,藥勢。/**《湯液本草》卷 4“白附子”**　《珍》云:主血痹,行藥勢。(**按**:據以上二書,時珍誤將“元素”注爲“杲”。)

⑨ 别録:見 1385 頁注⑨。

⑩ 大明:**《日華子》見《證類》卷 11“白附子”**　……主中風失音,一切冷風氣,面皯瘢疵……

⑪ 李珣:**《海藥》見《證類》卷 11“白附子”**　……主治疥癬,風瘡,頭面痕,陰囊下濕,腿無力,諸風冷氣,入面脂皆好也。

⑫ 好古:**《湯液大法》卷 3“肝”**　風虚則補(……川烏……白附子……)

⑬ 震亨:**《丹溪心法》卷 2“痰十三”**　凡風痰病,幾用風痰藥,如白附子、天麻、雄黄、牛黄、片芩、僵蠶、豬牙皂角之類。

⑭ 楚國先賢傳:**《御覽》卷 990“附子”**　《楚國先賢傳》曰:孔休傷頰有瘢,王莽曰:玉屑、白附子香消瘢,乃以劍㧗(音滯),并香與之。

⑮ 楊氏家藏方:**《楊氏家藏方》卷 1“中風方四十一道”**　牽正散:治口眼喎斜。白附子、白僵蠶、全蠍(去毒,各等分,並生用),右爲細末,每服一錢,熱酒調下,不拘時候。

膽汁和丸黍米大。量兒大小，以薄荷湯下。令兒側卧，嘔出痰水即甦。《全幼心鑑》①。風痰眩運，頭痛氣鬱，胸膈不利。白附子炮去皮臍半斤，石膏煅紅半斤，朱砂二兩二錢半，龍腦一錢，爲末，粟米飯丸小豆大。每服三十丸，食後茶、酒任下。《御藥院方》②。偏正頭風。白附子、白芷、猪牙皂角去皮，等分爲末。食後茶清服，仰卧少頃。《普濟方》③。痰厥頭痛。白附子、天南星、半夏等分，生研爲末，生薑自然汁浸蒸餅丸緑豆大。每服四十丸，食後薑湯下。《濟生方》④。赤白汗斑。白附子、硫黄等分，爲末，薑汁調稀，茄蒂蘸擦，日數次。《簡便方》⑤。面上皯䵳。白附子爲末，卧時漿水洗面，以白蜜和塗紙上，貼之。久久自落。《衛生易簡方》⑥。耳出膿水。白附子炮、羌活各一兩，爲末。猪、羊腎各一個，每個入末半錢，濕紙包，煨熟，五更食，温酒下。《聖濟録》⑦。喉痺腫痛。白附子末、枯礬等分，研末，塗舌上，有涎吐出。《聖惠方》⑧。偏墜疝氣。白附子一個，爲末，津調填臍上，以艾灸三壯或五壯，即愈。楊起《簡便方》⑨。小兒吐逆不定，虚風喘急。白附子、藿香等分，爲末。每米飲下半錢。《保幼大全方》⑩。慢脾驚風。白附子

---

① 全幼心鑑：**《全幼心鑑》卷 2"暑"** 三生圓：治嬰孩小兒暑毒入心，痰塞心竅，昏困迷悶，不能言語，搐搦。天南星（去皮臍）、半夏（去臍）、白附子，右各生用，爲極細末，豬膽汁糊圓如黍米大，曬乾，用薄荷煎湯，不拘時候，服後可令小兒側卧，若嘔出痰水即醒。蓋此乃□危急之證，若非生料藥瞑眩之劑，不足以代病也，幸毋忽。

② 御藥院方：**《御藥院方》卷 1"治風藥門"** 生朱丹：治諸風痰甚，頭痛目眩，旋暈欲倒，肺氣鬱滯，胸膈不利，嘔噦噁心，恍惚健忘，頸項强直，偏正頭痛，面目浮腫，筋脉拘急，涕唾稠粘，咽喉不利。常服清神爽志。白附子（炮製，去皮臍，半斤）、石膏（燒通紅，放冷，半斤）、龍腦（一字）、朱砂（一兩二錢半，爲衣），右件三味爲細末，燒粟米飯爲丸如小豆大，朱砂爲衣，每服三十丸，食後茶酒任下。

③ 普濟方：**《普濟方》卷 45"偏正頭痛"** 治偏正頭疼：豬牙皂莢（去皮弦）、香白芷、白附子（各等分），右爲末，每服二錢，食後臘茶清調下。右痛右側卧，左痛左側卧，兩邊皆痛仰卧。

④ 濟生方：**《濟生方》"頭面門・頭痛論治"** 三生丸：治痰厥頭痛。半夏、白附子、天南星（各等分），右細末，生薑自然汁浸，蒸餅爲丸如緑豆大，每服四十丸，食後薑湯送下。

⑤ 簡便方：**《奇效單方》卷上"第一風門"** 治赤白癜風及汗斑：白附子、硫黄（各等分），右爲細末，入薑汁調匀，茄蒂蘸擦數次。

⑥ 衛生易簡方：**《衛生易簡方》卷 8"頭面"** 治面上皯䵳：用白附子爲末，臨卧先以漿水洗面，後以白蜜調末，塗紙上貼之，漸次自落。

⑦ 聖濟録：**《聖濟總録》卷 114"耳聾有膿"** 治耳内出膿水，聖散方：白附子（炮）、羌活（去蘆頭，一兩），右二味，同爲細散，用豬羊腎各一隻切開，每只入藥末半錢，不得著鹽，濕紙裹煨熟，五更初，温酒嚼下，續吃粥壓。

⑧ 聖惠方：**《聖惠方》卷 35"治喉痹諸方"** 治喉痹，咽喉腫痛，上焦風熱，痰唾不利……又方：白礬灰（一兩）、白附子（一兩，炮裂），右件藥擣細羅爲散，塗在舌上，勿咽津，有涎即吐之。

⑨ 簡便方：**《奇效單方》卷下"十九疝氣"** 治偏墜疝氣，用：白附子一個，爲末，津唾調填臍上，以艾丸灸三壯或五壯，即愈。

⑩ 保幼大全方：**《小兒衛生總微論》卷 10"治吐方"** 白附散：治小兒吐逆不定，虚風喘急。白附子、藿香葉（去土，等分），右爲細末，每服半錢或一錢，米飲調下，無時。

半兩,天南星半兩,黑附子一錢,並炮去皮,爲末。每服二錢,生薑五片,水煎服。亦治大人風虚,止吐化痰。宣和間,真州李博士用治吴内翰女孫甚效。康州陳侍郎病風虚極昏,吴内翰令服三四服,即愈。《楊氏家藏》①。

虎掌《本經》②下品　天南星宋《開寶》③

【釋名】虎膏《綱目》、鬼蒟蒻《日華》④。【恭⑤曰】其根四畔有圓牙,看如虎掌,故有此名。【頌⑥曰】天南星即本草虎掌也,小者名由跋。古方多用虎掌,不言天南星。南星近出唐人中風痰毒方中用之,乃後人采用,别立此名爾。【時珍曰】虎掌因葉形似之,非根也。南星因根圓白,形如老人星狀,故名南星,即虎掌也。蘇頌説甚明白。宋《開寶》不當重出南星條,今併入。

【集解】【《别録》⑦曰】虎掌生漢中山谷及冤句。二月、八月采,陰乾。【弘景⑧曰】近道亦有。形似半夏,但大而四邊有子如虎掌。今用多破作三四片。方藥不甚用也。【恭⑨曰】此是由跋宿根。其苗一莖,莖頭一葉,枝丫脥莖,根大者如拳,小者如雞卵,都似扁柿。四畔有圓牙,看如虎掌。由跋是新根,大如半夏二三倍,四畔無子牙。陶説似半夏,乃由跋也。【保昇⑩曰】莖頭有八九

---

① 楊氏家藏:**《百一選方》卷 3“第四門”**　治大人小兒虚風呵欠,止吐化涎,白附子散:白附子(半兩,炮)、天南星(半兩,炮)、黑附子(炮,去皮臍,一分),右爲細末,每服二錢,水一盞,薑五片,慢火煎六分,不拘時候服。小兒一錢,水一盞,薑三片,慢火煎,不住手攪匀,至小半盞,分三服。吴内翰宣和癸卯在真州,李博士景開以治其孫,甚效。紹興辛亥,康州陳侍郎彦修病風虚極昏,服三四服,醒然,遂安。(**按**:《楊氏家藏方》無此方,另溯其源。)

② 本經:**《本經》《别録》(《藥對》)見《證類》卷 10“虎掌”**　味苦,温,微寒,有大毒。主心痛,寒熱,結氣積聚伏梁,傷筋,痿,拘緩,利水道,除陰下濕,風眩。生漢中山谷及冤句。二月、八月採,陰乾。(蜀漆爲之使,惡莽草。)

③ 開寶:**《開寶》見《證類》卷 11“天南星”**　味苦、辛,有毒。主中風,除痰,麻痺,下氣,破堅積,消癰腫,利胸膈,散血,墜胎。生平澤,處處有之。葉似蒻葉,根如芋,二月、八月採之。

④ 日華:**《日華子》見《證類》卷 11“天南星”**　……又名鬼蒟蒻。

⑤ 恭:《唐本草》見《證類》卷 10“虎掌”　根大者如拳,小者如雞卵,都似扁柿,四畔有圓牙,看如虎掌,故有此名……

⑥ 頌:**《圖經》見《證類》卷 11“天南星”**　……一説天南星如本草所説,即虎掌也。小者名由跋,後人採用,乃别立一名爾……古方多用虎掌,不言天南星。天南星近出唐世,中風痰毒方中多用之……

⑦ 别録:見本頁注②。

⑧ 弘景:**《集注》見《證類》卷 10“虎掌”**　陶隱居云:近道亦有。形似半夏,但皆大,四邊有子如虎掌。今用多破之或三四片爾。方藥亦不正用也。

⑨ 恭:**《唐本草》見《證類》卷 10“虎掌”**　《唐本》注云:此藥是由跋宿者。其苗一莖,莖頭一葉,枝丫脥莖。根大者如拳,小者如雞卵,都似扁柿,四畔有圓牙,看如虎掌,故有此名。其由跋是新根,猶大於半夏二三倍,但四畔無子牙爾。陶云虎掌似半夏,即由來以由跋爲半夏,釋由跋苗,全説鳶尾,南人至今猶用由跋爲半夏也。

⑩ 保昇:**《蜀本草》見《證類》卷 10“虎掌”**　《蜀本》:《圖經》云:其莖端有八九葉,花生莖間。根周圍有芽,然若獸掌也。

葉，花生莖間。【藏器①曰】天南星生安東山谷，葉如荷，獨莖，用根。【頌②曰】虎掌今河北州郡有之。初生根如豆大，漸長大似半夏而扁，年久者根圓及寸，大者如雞卵。周匝生圓牙二三枚或五六枚。三四月生苗，高尺餘。獨莖上有葉如爪，五六出分布，尖而圓。一窠生七八莖，時出一莖，作穗直上如鼠尾。中生一葉如匙，裹莖作房，旁開一口，上下尖。中有花，微青褐色。結實如麻子大，熟即白色，自落布地，一子生一窠。九月苗殘取根。今冀州人菜圃中種之，呼爲天南星。又曰：天南星，處處平澤有之。二月生苗，似荷梗，其莖高一尺以來。葉如蒟蒻，兩枝相抱。五月開花似蛇頭，黄色。七月結子作穗似石榴子，紅色。二月、八月采根，似芋而圓扁，與蒟蒻相類，人多誤采，了不可辨。但蒟蒻莖斑花紫，南星根小，柔膩肌細，炮之易裂，爲可辨爾。南星即《本經》虎掌也。大者四邊皆有牙子，采時削去之。江州一種草，葉大如掌，面青背紫，四畔有牙如虎掌，生三四葉爲一本，冬青，不結花實，治心疼寒熱積氣，亦與虎掌同名，故附見之。【時珍曰】大者爲虎掌、南星，小者爲由跋，乃一種也。今俗又言大者爲鬼臼，小者爲南星，殊爲謬誤。

【修治】【頌③曰】九月采虎掌根，去皮臍，入器中湯浸五七日，日换三四遍，洗去涎，暴乾用。或再火炮裂用。【時珍曰】凡天南星須用一兩以上者佳。治風痰有生用者，須以温湯洗净，仍以白礬湯，或入皂角汁，浸三日夜，日日换水，暴乾用。若熟用者，須於黄土地掘一小坑，深五六寸，以炭火燒赤，以好酒沃之。安南星於内，瓦盆覆定，灰泥固濟一夜取出用。急用即以濕紙包，於煻灰火中炮裂也。一法：治風熱痰以酒浸一宿，桑柴火蒸之，常洒酒入甑内，令氣猛。一伏時取出，竹刀切開，味不麻舌爲熟。未熟再蒸，至不麻乃止。脾虚多痰，則以生薑渣和黄泥包南星煨熟，去泥焙用。造南星麴法：以薑汁、礬湯，和南星末作小餅子，安籃内，楮葉包蓋，待上黄衣，乃取晒收之。造膽星法：以南星生研末，臘月取黄牯牛膽汁和劑，納入膽中，繫懸風處乾之。年久者彌佳。

---

① 藏器：**《拾遺》見《證類》卷 11“天南星”** ……生安東山谷。葉如荷，獨莖，用根最良。

② 頌：**《圖經》見《證類》卷 10“虎掌”** 虎掌，生漢中山谷及冤句，今河北州郡亦有之。初生根如豆大，漸長大似半夏而扁，累年者，其根圓及寸，大者如雞卵。周回生圓芽二三枚，或五六枚。三月、四月生苗，高尺餘。獨莖上有葉如爪，五六出分布，尖而圓。一窠生七八莖，時出一莖作穗，直上如鼠尾。中生一葉如匙，裹莖作房，傍開一口，上下尖中有花，微青褐色。結實如麻子大，熟即白色，自落布地，一子生一窠。九月苗殘取根，以湯入器中，漬五、七日，湯冷乃易。日换三四遍，洗去涎，暴乾用之。或再火炮。今冀州人菜園中種之，亦呼爲天南星。江州有一種草，葉大如掌，面青背紫，四畔有芽如虎掌，生三五葉，爲一本冬青，治心痛寒熱積氣，不結花實，與此名同，故附見之。/**《圖經》見《證類》卷 11“天南星”** 天南星，《本經》不載所出州土，云生平澤，今處處有之。二月生苗，似荷梗，莖高一尺以來。葉如蒟蒻，兩枝相抱。五月開花似蛇頭，黄色。七月結子作穗似石榴子，紅色。根似芋而圓，二月、八月採根，亦與蒟蒻根相類，人多誤採。莖斑花紫是蒟蒻……今天南星大者四邊皆有子，採時盡削去之……江南吴中又有白蒟蒻，亦曰鬼芋，根都似天南星，生下平澤極多，皆雜採以爲天南星，了不可辨。市中所收，往往是也。但天南星小，柔膩肌細，炮之易裂，差可辨爾……

③ 頌：見上注。

【氣味】苦，温，有大毒。【《别録》①曰】微寒。【普②曰】虎掌：神農、雷公：苦，有毒。岐伯、桐君：辛，有毒。【大明③曰】辛烈，平。【杲④曰】苦、辛，有毒。陰中之陽，可升可降，乃肺經之本藥。【震亨⑤曰】欲其下行，以黄蘗引之。【之才⑥曰】蜀漆爲之使。惡莽草。【大明⑦曰】畏附子、乾薑、生薑。【時珍曰】得防風則不麻，得牛膽則不燥，得火炮則不毒。生能伏雄黄、丹砂、焰硝。

【主治】心痛，寒熱結氣，積聚伏梁，傷筋痿拘緩，利水道。《本經》⑧。除陰下濕，風眩。《别録》⑨。主疝瘕腸痛，傷寒時疾，强陰。甄權⑩。天南星：主中風麻痺，除痰下氣，利胸膈，攻堅積，消癰腫，散血墮胎。《開寶》⑪。金瘡折傷瘀血，擣傅之。藏器⑫。蛇蟲咬，疥癬惡瘡。大明⑬。去上焦痰及眩運。元素⑭。主破傷風，口噤身强。李杲⑮。補肝風虚，治痰，功同半夏。好古⑯。治驚癇，口眼喎斜，喉痺，口舌瘡糜，結核，解顱。時珍。

【發明】【時珍曰】虎掌、天南星，乃手足太陰脾肺之藥。味辛而麻，故能治風散血；氣温而燥，故能勝濕除涎；性緊而毒，故能攻積拔腫而治口喎舌糜。楊士瀛《直指方》⑰云：諸風口噤，宜用南星，更以人參、石菖蒲佐之。

【附方】舊十，新二十九。中風口噤，目瞑，無門下藥者。開關散：用天南星爲末，入白龍

---

① 别録：見1388頁注②。

② 普：**《證類》卷10"虎掌"**　吴氏云：虎掌，神農、雷公：苦，無毒。岐伯、桐君：辛，有毒。立秋，九月採。

③ 大明：**《日華子》見《證類》卷11"天南星"**　味辛烈，平，畏附子、乾薑、生薑……

④ 杲：**《本草發揮》卷2"天南星"**　東垣云：南星，味甘辛，陰中之陽……乃肺經之本藥。/**《珍珠囊·諸品藥性主治指掌》(見《醫要集覽》本)"南星"**　味苦辛，性温。有毒。可升可降，陰中之陽也……

⑤ 震亨：**《衍義補遺·天南星》**　欲其下行，以黄柏引之……

⑥ 之才：**古本《藥對》**見1388頁注②括號中七情文。

⑦ 大明：見本頁注③。

⑧ 本經：見1388頁注②白字。

⑨ 别録：見1388頁注②。

⑩ 甄權：**《藥性論》見《證類》卷10"虎掌"**　虎掌，使，味甘。不入湯服。能治風眩目轉，主疝瘕腸痛，主傷寒時疾，强陰。

⑪ 開寶：見1388頁注③。

⑫ 藏器：**《拾遺》見《證類》卷11"天南星"**　陳藏器云：天南星，主金瘡，傷折瘀血，取根碎傅傷處……

⑬ 大明：**《日華子》見《證類》卷11"天南星"**　……署撲損瘀血，主蛇蟲咬，疥癬惡瘡。入藥炮用……

⑭ 元素：**《醫學啓源》卷下"用藥備旨·法象餘品"**　天南星……去上焦痰及頭眩運。

⑮ 李杲：**《珍珠囊·諸品藥性主治指掌》(《醫要集覽》本)"南星"**　……其用有二：墜中風不省之痰涎；主破傷如屍之身强。(**按**：時珍所引，乃取其意而簡其文。)

⑯ 好古：**《湯液大法》卷3"肝"**　風虚則補(……天南星……)/**《湯液本草》卷4"天南星"**　《珍》云：治同半夏。

⑰ 直指方：**《仁齋小兒方論》卷2"急慢脾風證治"**　星蘇散：治諸風口噤不語……治慢風不語，只用南星，更以人參、石菖蒲爲佐。

腦等分，五月五日午時合之。每用中指點末，揩齒三二十遍，揩大牙左右，其口自開。又名破棺散。《經驗方》①。**諸風口噤**。天南星炮剉，大人三錢，小兒三字，生薑五片，蘇葉一錢，水煎減半，入雄猪膽汁少許，温服。《仁齋直指方》②。**小兒口噤**，牙關不開。《譚氏方》③：天南星一枚，煨熟，紙裹斜包，剪一小孔，透氣于口中，牙關自開也。○一方：用生南星同薑汁擦之，自開。**小兒驚風**。墜涎散：用天南星一兩重一個，换酒浸七伏時，取出安新瓦上，週迴炭火炙裂，合濕地出火毒，爲末，入硃砂一分。每服半錢，荆芥湯調下。每日空心一服，午時一服。《經驗方》④。**吐瀉慢驚**。天王散：治小兒吐瀉，或誤服冷藥，脾虚生風痰慢驚。天南星一個，重八九錢者，去臍。黄土坑深三寸，炭火五斤，煅赤，入好酒半盞。安南星在内，仍架炭三條在上，候發裂取剉，再炒熟爲末，用五錢。天麻煨熟研末一錢，麝香一字，和匀。三歲小兒用半錢，以生薑、防風煎湯調下。亦治久嗽惡心。錢乙《小兒方》⑤。**風癇痰迷**。墜痰丸：用天南星九蒸九晒，爲末，薑汁麵糊丸梧子大。每服二十丸，人參湯下。石菖蒲、麥門冬湯亦可。《衛生寶鑑》⑥。**小兒癇瘖**。癇後瘖不能言。以天南星濕紙包煨，爲末。雄猪膽汁調服二字。《全幼心鑑》⑦。**治癇利痰**。天南星煨香一兩，朱砂一錢，爲末，猪心血丸梧子大。每防風湯化下一丸。《普濟方》⑧。**口眼喎斜**。天南星生研末，自

① 經驗方：**《證類》卷11“天南星”** 《經驗方》：治急中風，目瞑牙噤，無門下藥者。用此末子，以中指點末，揩齒三二十，揩大牙左右，其口自開，始得下藥，名開開散：天南星擣爲末，白龍腦，二件各等分研，自五月五日午時合。患者只一字至半錢。

② 仁齋直指方：**《仁齋小兒方論》卷2“急慢驚風證治”** 星蘇散：治諸風口噤不語。天南星略炮，剉散，每服三字，薑四片，紫蘇五葉，煎取其半，却入雄豬膽汁少許，温和服。凡不語者，大小便須要調導。治慢風不語，只用南星，更以人參、石菖蒲爲佐。

③ 譚氏方：**《證類》卷11“天南星”** 譚氏方：治小兒牙關不開。天南星一箇，煨熱紙裹，斜角未要透氣，於細處剪雞頭一大竅子，透氣於鼻孔中，牙關立開。

④ 經驗方：**《證類》卷11“天南星”** 《經驗方》……又方：治驚風墜涎。天南星一箇，重一兩，换酒浸七伏時取出，於新瓦上周迴炭火炙令乾裂，置於濕地去火毒，用甆器合盛之，冷擣末，用朱砂一分研同拌。每服半錢，荆芥湯調下，每日空心、午時進一二服。

⑤ 小兒方：**《小兒藥證直訣》卷下“虚風方”** 治小兒吐瀉，或誤服冷藥，脾虚生風，因成慢驚。大天南星（壹個，重八九錢以上者良），右用地坑子一個，深三寸許，用炭火五斤燒通赤，入好酒半盞在内，然後入天南星，却用炭火叁貳條蓋却坑子，候南星微裂，取出剌碎，再炒匀熟，不可稍生，候冷爲細末，每服五分或一字，量兒大小，濃煎生薑、防風湯，食前調下，無時。

⑥ 衛生寶鑑：**《衛生寶鑑》卷9“風癇”** 墜痰丸：治風癇。天南星（九蒸九曝），右爲末，薑汁丸桐子大，每服二十丸，人參湯下。菖蒲、麥門冬湯亦得。

⑦ 全幼心鑑：**《全幼心鑑》卷3“癇”** 豬膽南星散：治嬰孩小兒癇後瘖，不能言。天南星（濕紙裹煨），右爲極細末，用雄豬膽汁調化，食遠服。

⑧ 普濟方：**《普濟方》卷376“一切癇”** 星硃散：定癇利痰。南星（濕紙炮香熟，一兩）、朱砂（一錢），右爲末，用帶性豬心血爲丸桐子大，每服一丸，煎防風湯調下。

然薑汁調之。左貼右,右貼左。《仁存方》①。**角弓反張**。南星、半夏等分,爲末。薑汁、竹瀝灌下一錢。仍灸印堂。《摘玄方》②。**破傷中風**。胡氏奪命散,又名玉真散,治打撲金刃傷,及破傷風傷濕,發病强直如癇狀者。天南星、防風等分,爲末。水調敷瘡,出水爲妙。仍以温酒調服一錢。已死心尚温者,熱童便調灌二錢。鬭毆内傷墜壓者,酒和童便連灌三服即甦。亦可煎服。《三因方》③。**破傷風瘡**。生南星末,水調塗瘡四圍,水出有效。《普濟方》④。**婦人頭風**,攻目作痛。天南星一個,掘地坑燒赤,安藥於中,以醋一盞沃之,蓋定勿令透氣,候冷研末。每服一字,以酒調下。重者半錢。《千金方》⑤。**風痰頭痛**不可忍。天南星一兩,荆芥葉一兩,爲末,薑汁糊丸梧子大。每食後薑湯下二十丸。○又上清丸:用天南星、茴香等分,生研末,鹽、醋煮麵糊丸。如上法服。並出《經效濟世方》⑥。**風痰頭運**,目眩,吐逆,煩懣,飲食不下。玉壺丸:用生南星、生半夏各一兩,天麻半兩,白麵三兩,爲末,水丸梧子大。每服三十丸,以水先煎沸,入藥煮五七沸,漉出放温,以薑湯吞之。《惠民和劑局方》⑦。**腦風流涕**。邪風入腦,鼻内結硬,遂流髓涕。大白南星切片,沸湯泡二次,焙乾。每用二錢,棗七個,甘草五分,同煎服。三四服,其硬物自出,腦氣流轉,髓涕自收。以大蒜、蓽茇末作餅,隔紗貼顖前,熨斗熨之。或以香附、畢茇末頻吹鼻中。《直指方》⑧。

---

① 仁存方:**《楊氏家藏方》卷 1“中風方四十一道”** 天南星膏:治暴中風,口眼喎斜。天南星不拘多少,爲細末,生薑自然汁調,攤紙上貼之,左喎貼右,右喎貼左,才正便洗去。(**按**:《普濟方》卷 91“卒中風”引同方出《楊氏家藏方》,非《仁存方》。)

② 摘玄方:(**按**:查《丹溪摘玄方》無此方,未能溯得其源。)

③ 三因方:**《三因方》卷 7“破傷風濕治法”** 防風散:治風自諸瘡口入,爲破傷風,項强,牙關緊,欲死。防風(去叉)、天南星(湯,各等分),右爲末,每服三錢,童子小便一大盞,煎至七分,熱服。/**《衛生易簡方》卷 10“破傷風”** 治破傷風强直,用防風、天南星等分,爲末,以醋調作靨貼上。及用二三匙,童便煎服極效。(**按**:《普濟方》卷 113“破傷風”下之“玉真散,一名奪命散,一名防風散”,時珍所引,或綜上諸説化裁之。)

④ 普濟方:**《普濟方》卷 113“破傷風”** 治破傷風……又方:生天南星一個,爲細末,水調塗四面,水出爲效。

⑤ 千金方:**《證類》卷 11“天南星”** 《經驗方》……又方:治婦人一切風攻頭目痛。天南星一箇,掘地坑子,火燒令赤,安於坑中,以醋一盞,以盞蓋之,不令透氣,候冷取出爲末,每服一字,以酒調下,重者半錢匕。(**按**:今本《千金方》無此方。)

⑥ 經驗濟世方:**《普濟方》卷 45“風頭痛”** 上清丸(出《經效濟世方》):治風痰頭痛不可忍者。大天南星、茴香(等分),右生用爲末,鹽醋煮糊爲丸如梧桐子大,食後薑湯下二粒。/又方:南荆散(出《經效濟世方》):天南星(一箇,重一兩)、荆芥穗(各等分),右爲末,生薑汁煮糊爲丸如梧桐子大,食後薑湯下二十丸。

⑦ 惠民和劑局方:**《局方》卷 4“治痰飲”** 化痰玉壺丸:治風痰吐逆,頭痛目眩,胸膈煩滿,飲食不下,及咳嗽痰盛,嘔吐涎沫。天南星(生)、半夏(生,各一兩)、天麻(半兩)、頭白麪(三兩),右爲細末,滴水爲丸如梧桐子大,每服三十丸,用水一大盞,先煎令沸,下藥煮五七沸,候藥浮即熟,漉出放温,别用生薑湯下,不計時候。

⑧ 直指方:**《直指方》卷 21“鼻病證治”** 南星飲:治風邪入腦,宿冷不消,鼻内結硬物窒塞,腦氣不宣,遂流髓涕。上等大白南星,切成片,用沸湯蕩兩次,焙乾,每服二錢,用棗七個,甘草少許,同煎,食後服。三四服後,其硬物自出,腦氣流轉,髓涕自收。仍以大蒜、蓽茇末杵作餅,用紗襯炙熱,貼囟前,熨斗火熨透。或香附、蓽茇末入鼻。

小兒風痰，熱毒壅滯，凉心壓驚。抱龍丸：用牛膽南星一兩，入金錢薄荷十片，丹砂一錢半，龍腦、麝香各一字，研末，煉蜜丸芡子大。每服一丸，竹葉湯化下。《全幼心鑑》①。**壯人風痰**及中風、中氣初起。星香飲：用南星四錢，木香一錢，水二盞，生薑十四片，煎六分，温服。王碩《易簡方》②。**痰迷心竅**。壽星丸：治心膽被驚，神不守舍，或痰迷心竅，恍惚健忘，妄言妄見。天南星一斤，先掘土坑一尺，以炭火三十斤燒赤，入酒五升，滲乾。乃安南星在内，盆覆定，以灰塞之，勿令走氣。次日取出，爲末。琥珀一兩，朱砂二兩，爲末。生薑汁打麵糊丸梧子大。每服三十丸至五十丸，煎人參、石菖蒲湯下。一日三服。《和劑局方》③。**風痰注痛**。方見"羊躑躅"下。**痰濕臂痛**右邊者。南星制、蒼术等分，生薑三片，水煎服之。《摘玄方》④。**風痰欬嗽**。大天南星一枚，炮裂研末。每服一錢，水一盞，薑三片，煎五分，温服。每日早、午、晚各一服。《十全博救方》⑤。**氣痰欬嗽**。玉粉丸：南星麴、半夏麴、陳橘皮各一兩，爲末，自然薑汁打糊丸如梧子大。每服四十丸，薑湯下。寒痰，去橘皮，加官桂。東垣《蘭室秘藏》⑥。**清氣化痰**。三仙丸：治中脘氣滯，痰涎煩悶，頭目不清。生南星去皮、半夏各五兩，並湯泡七次，爲末。自然薑汁和作餅，鋪竹篩内，以楮葉包覆，待生黄成麴，晒乾。每用二兩，入香附末一兩，糊丸梧子大。每服四十丸，食後薑湯下。王璆《百一選方》⑦。**温中散滯**，消導飲食。天南星炮、高良薑炮各一兩，砂仁二錢半，爲末，薑汁糊丸梧子大。

---

① 全幼心鑑：**《普濟方》卷385"風熱"** 抱龍丸：治小兒風熱壅遏，關膈滯塞，凉心壓驚。右以臘月豬膽一枚，天南星好者，炮去皮臍，擣爲細末，填滿膽中，緊紮通風處陰乾，去膽皮，取藥，每一兩以金銀箔小者各十片，丹砂一錢半，龍腦、麝香各一字，同研細，煉蜜和丸如雞頭實大，每服一丸，竹葉水化下。歲數小者半丸。（**按**：《全幼心鑑》無此方，另溯其源。時珍所引與此略異。）

② 易簡方：**《黎居士簡易方》卷10"諸風"** 治卒中，昏不知人，口眼喎斜，半身不遂，咽喉作聲，痰氣上壅……氣盛人用：天南星（八錢）、木香（二錢），㕮咀，分兩服，每用水二大盞，生薑十四片，煎至六分，去滓温服。名星香飲。（**按**：王碩《易簡方》無此方，誤注出處。）

③ 和劑局方：**《局方》卷1"治諸風"** 壽星圓：治心腹因驚，神不守舍，風涎潮作，手足抽掣，事多健忘，舉止失常，神情昏塞，並宜服之。天南星（一斤，先用炭火三十斤，燒一地坑通紅，去炭，以酒五升傾坑内，候滲酒盡，下南星在坑内，以盆覆坑，周回用灰擁定，勿令走氣，次日取出爲末）、朱砂（别研，二兩）、琥珀（别研，一兩），右研停，生薑汁煮麵糊圓如梧桐子大，每服三十圓，加至五十圓，煎石菖蒲人參湯送下，食後臨卧服。

④ 摘玄方：**《丹溪摘玄》卷2"痛風門"** 右臂疼，屬移濕，屬血虚。天南星、蒼术，右剉，水、薑三片煎。

⑤ 十全博救方：**《證類》卷11"天南星"**《十全博救方》：治欬嗽。天南星一箇大者，炮令裂爲末。每服一大錢，水一盞，生薑三片，煎至五分，温服，空心、日午、臨卧時各一服。

⑥ 蘭室秘藏：**《保命集》卷下"咳嗽論第二十一"** 玉粉丸：治氣痰咳嗽，脉濇面白，上喘氣促，灑淅惡寒，愁不樂，宜服之。南星、半夏（俱洗，各一兩）、官桂（去皮，一兩），右爲細末，麵糊爲丸如桐子大。每服五七十丸，生薑湯下，食後……（**按**：《蘭室秘藏》無此方，另溯其源。）

⑦ 百一選方：**《百一選方》卷5"第六門"** 三仙元：治中脘氣滯，胸膈煩滿，痰涎不利，頭目不清。天南星（生，去皮）、半夏（沸湯泡七遍，二味各五兩，碾爲細末，用生薑自然汁和，不可太軟，但手捏得聚爲度，攤在篩内，令楮葉蓋之，令發黄色，曬乾收之，須是五、六月内做曲如醬黄法）、香附子（略炒，於磚上磨去毛，五兩），右用南星、半夏麯餅子二兩，浄香附子一兩，同爲細末，水煮麵糊爲元如梧桐子大，每服二十至三十元，食後臨卧薑湯下。

每薑湯下五十丸。《和劑方》①。**酒積酒毒**。服此即解。天南星丸:用正端天南星一斤。土坑燒赤,沃酒一斗入坑,放南星,盆覆,泥固濟,一夜取出,酒和水洗净,切片,焙乾,爲末,入朱砂末一兩,薑汁麵糊丸梧子大。每服五十丸,薑湯下。蔡丞相、吕丞相嘗用有驗。《楊氏家藏方》②。**吐泄不止**,四肢厥逆,虚風不省人事,服此則陽回,名回陽散。天南星爲末,每服三錢,京棗三枚,水二鍾,煎八分,温服。未省再服。《集效方》③〇又方:醋調南星末,貼足心。《普濟方》④。**腸風瀉血**,諸藥不效。天南星石灰炒焦黄色,爲末,酒糊丸梧子大,每酒下二十丸。《普濟方》⑤。**吐血不止**。天南星一兩,剉如豆大,以爐灰汁浸一宿,洗焙研末。每服一錢,以自然銅磨酒調下。《勝金方》⑥。**初生貼顖**。頭熱鼻塞者。天南星炮,爲末,水調貼顖上,炙手熨之。《危氏得效方》⑦。**小兒解顱**。顖開不合,鼻塞不通。天南星炮去皮,爲末,淡醋調緋帛上,貼顖門,炙手頻熨之,立效。錢乙《小兒直訣》⑧。**解頤脱臼**,不能收上。用南星末,薑汁調塗兩頰,一夜即上。《醫説》⑨。**小兒口瘡**。白屑如鵝口,不須服藥。以生天南星去皮臍,研末,醋調塗足心,男左女

---

① 和劑方:**《局方》卷4"治痰飲"** 縮砂圓:温中散滯,消飲進食。治胸膈噎悶,心腹冷疼,大能暖化生冷果食,夏月不可闕此。縮砂仁(一兩)、高良薑、天南星(湯洗七次,焙乾,各四兩),右爲細末,生薑自然汁煮麵糊爲圓如梧桐子大。每服五十圓至七十圓,生薑湯下,不拘時候。

② 楊氏家藏方:**《普濟方》卷169"積聚"** 天南星丸(出《家藏經驗方》):去酒積酒毒。天南星(一斤,端正者,净洗),先于平實地上掘窟,闊五寸,深一尺,取土,用剛炭於窟中,簇煅過半,除火去灰令净,以煮酒一升澆之,將天南星於其中,覆以瓦盆,用所掘土泥封盆縫,勿令透氣。一宿來早取出,用酒並水各二升,和洗净切作片子,焙乾,研爲細末,入水飛辰砂一兩,薑糊爲丸如桐子大,以水飛辰砂一兩爲衣。每服五十丸,至百丸,生薑湯下,不拘時候。先公記前輩云:宣和間一朝士作殿試官,時蔡攸爲大試官,入赴内宴,夜時出歸幕次,衆官迎揖。蔡指喉以示,謂酒至此,就坐索天南星丸。執事者供一藥,視其色紅,薑湯送下,假寐少頃即醒,遂趁朝班。衆官但神其藥。而不敢請其方。紹興間先公守贛,倅車鄭顯中,其子因酒致疾,統軍中輔達云:正好服天南星丸。遂叩之,口傳其法,云得之吕丞相。余侍在側,親聞之,亦曾修合而服,果有奇效。(**按**:《楊氏家藏方》無此方,不明《普濟方》所引《家藏經驗方》出自何人。)

③ 集效方:**《證類》卷11"天南星"** 《集效方》:治吐瀉不止,或取轉多,四肢發厥,虚風不省人事。服此四肢漸暖,神識便省,回陽散:天南星爲末。每服三錢,入京棗三枚,同煎八分温服,未省再服。

④ 普濟方:**《普濟方》卷203"霍亂轉筋"** 治霍亂轉筋……又方:用醋調南星末敷之。及用老壁土佳。

⑤ 普濟方:**《普濟方》卷38"臟毒下血"** 保應丸:治腸風瀉血,諸藥不效。用天南星不拘多少,用石灰炒令焦黄色爲末,煮酒麵糊丸梧桐子大,每服二十丸,食前温酒服。

⑥ 勝金方:**《證類》卷11"天南星"** 《勝金方》:治吐血。天南星一兩,剉如豆大,以爐灰汁浸一宿,取出洗净,焙乾擣末,用酒磨自然銅下一錢,愈。

⑦ 危氏得效方:**《普濟方》卷364"鼻塞不通"** 天南星散 治囟開不合,鼻塞不通:用天南星大者,微泡去皮,爲細末,淡醋調塗緋帛上,貼囟上。火炙熱手,頻熨之。(**按**:《世醫得效方》無此方,另溯其源。)

⑧ 小兒直訣:**《小兒藥證直訣》"附方"** 治囟開不合,鼻塞不通方:天南星大者,微炮去皮,爲細末,淡醋調,塗緋帛上,貼囟上,火炙手頻熨之。

⑨ 醫説:(**按**:《醫説》無此方,未能溯得其源。)

右。閻孝忠《集效方》①。**走馬疳蝕**，透骨穿腮。生南星一個，當心剜空，入雄黄一塊，麵裹燒，候雄黄作汁，以盞子合定，出火毒，去麵爲末，入麝香少許，拂瘡數日，甚驗。《經驗方》②。**風蟲牙痛**。南星末塞孔，以霜梅𥁞住，去涎。《摘玄方》③。**喉風喉痺**。天南星一個，剜心，入白僵蠶七枚，紙包煨熟，研末。薑汁調服一錢，甚者灌之，吐涎愈。名如聖散。《博濟方》④。**痰瘤結核**。南星膏：治人皮肌頭面上生瘤及結核，大者如拳，小者如栗，或軟或硬，不疼不痒，宜用此藥，不可輒用針灸。生天南星大者一枚，研爛，滴好醋五七點。如無生者，以乾者爲末，醋調。先用針刺令氣透，乃貼之。覺痒則頻貼，取效。嚴子禮《濟生方》⑤。**身面疣子**。醋調南星末塗之。《簡易方》⑥。

由跋《本經》⑦下品

【釋名】

【集解】【恭⑧曰】由跋是虎掌新根，大于半夏一二倍，四畔未有子牙，其宿根即虎掌也。【藏器⑨曰】由跋生林下，苗高一尺，似蒟蒻，根如雞卵。【保昇⑩曰】春抽一莖，莖端有八九葉，根圓扁而肉白。【時珍曰】此即天南星之小者，其氣未足，不堪服食，故醫方罕用；惟重八九錢至一兩餘者，氣

---

① 集效方：**《小兒藥證直訣·附方·閻孝忠》** 治口瘡：大天南星（去皮，只取中心如龍眼大，爲細末），右用醋調塗脚心。

② 經驗方：**《證類》卷11“天南星”** 《經驗方》……又方：治小兒走馬疳，蝕透損骨及小攻蝕必效方：天南星一箇，當心作坑子，安雄黄一塊在内，用麴裹燒，候雄黄作汁，以盞子合定出火毒去麴，研爲末，入麝香少許，拂瘡，驗。

③ 摘玄方：**《丹溪摘玄》卷19“齒門”** 治牙痛……又方：南星爲末，以霜梅𥁞過，引其涎。

④ 博濟方：**《普濟方》卷60“喉痹”** 立應丸（一名如聖散，出《十便良方》）：治纏喉風，及急喉閉。南星（一個，刮去皮，一方炮，地埋出火毒一夜）、白僵蠶（七個），右挖南星心空，作孔子，入蠶於内，濕紙裹，文武火煨熟取出……又爲末，每一字，以生薑汁調下。如開喉不得，以小竹管擘口灌之，涎自出……（**按**：《博濟方》如聖飲子與《十便良方》卷21“咽喉”一字散，用藥均同立應丸，但均爲生杵末，生薑汁調下。）

⑤ 濟生方：**《濟生方》“癭瘤瘰癧門·瘰癧論治”** 南星膏：治皮膚頭面生瘤，大者如拳，小者如粟，或軟或硬，不疼不痛，無藥可療，不可輒有針灸。生南星（大者一枚，去土，薄切），右細研，稠粘如膏，滴好醋五七滴。如無生者，以乾者爲末，投醋研如膏，先將小針刺病處，令氣透，以藥膏攤紙上，象瘤大小貼，覺癢，三五易瘥。

⑥ 簡易方：**《奇效單方》卷下“廿三雜治”** 治瘊子，或以天南星爲末，釅醋調搽。

⑦ 本經：**《别録》見《證類》卷10“由跋”** 主毒腫結熱。（**按**：《本經》無此藥，當出《别録》。）

⑧ 恭：**《唐本草》見《證類》卷10“虎掌”** 《唐本》注云：此藥是由跋宿者……其由跋是新根，猶大於半夏二三倍，但四畔無子牙爾……

⑨ 藏器：**《拾遺》見《證類》卷10“由跋”** 《陳藏器本草》云……由跋苗高一二尺，似苣蒻，根如雞卵，生林下，所謂由跋也。

⑩ 保昇：**《蜀本草》見《證類》卷10“由跋”** 《蜀本》：《圖經》云：春抽一莖，莖端直八九葉，根圓扁而肉白。

足乃佳。正如附子之側子不如附子之義也。

【正誤】【弘景①曰】由跋本出始興，今人亦種之。狀如烏翣而布地，花紫色，根似附子。苦酒摩塗腫，亦效。○【恭②曰】陶氏所説，乃鳶尾根，即鳶頭也。又言虎掌似半夏，是以鳶尾爲由跋，以由跋爲半夏，非惟不識半夏，亦不識鳶尾與由跋也。今南人猶以由跋爲半夏。【時珍曰】陳延之《小品方》③亦以東海鳶頭爲由跋，則其訛誤久矣。

【氣味】辛、苦，温，有毒。【主治】毒腫結熱。《本經》④。

蒟蒻宋《開寶》⑤

【釋名】蒻頭《開寶》⑥、鬼芋《圖經》⑦、鬼頭。

【集解】【志⑧曰】蒻頭出吴、蜀。葉似由跋、半夏，根大如盌，生陰地，雨滴葉下生子。又有斑杖，苗相似，至秋有花直出，生赤子，根如蒻頭，毒猛不堪食。虎杖亦名斑杖，與此不同。【頌⑨曰】江南吴中出白蒟蒻，亦曰鬼芋，生平澤極多。人采以爲天南星，了不可辨，市中所收往往是此。但南星肌細膩，而蒟蒻莖斑花紫，南星莖無斑花黄爲異爾。【時珍曰】蒟蒻出蜀中，施州亦有之，呼爲鬼頭，閩中人亦種之。宜樹陰下掘坑積糞，春時生苗，至五月移之。長一二尺，與南星苗相似，但多斑點，宿根亦自生苗。其滴露之説，蓋不然。經二年者，根大如盌及芋魁，其外理白，味亦麻人。秋後采根，須净擦，或搗或片段，以釅灰汁煮十餘沸，以水淘洗，换水更煮五六遍，即成凍子，切片，以苦酒、五味淹食，不以灰汁則不成也。切作細絲，沸湯汋過，五味調食，狀如水母絲。馬志言其苗似半

---

① 弘景：**《集注》見《證類》卷10“由跋”** 陶隱居云：本出始興，今都下亦種之。狀如烏翣而布地，花紫色，根似附子。苦酒摩塗腫，亦效。不入餘藥。

② 恭：**《唐本草》見《證類》卷10“由跋”** 《唐本》注云：由跋根，尋陶所注，乃是鳶尾根，即鳶頭也。由跋，今南人以爲半夏，頓爾乖越，非惟不識半夏，亦不知由跋與鳶尾也。/**《唐本草》見《證類》卷10“虎掌”** ……陶云虎掌似半夏，即由來以由跋爲半夏，釋由跋苗全説鳶尾，南人至今猶用由跋爲半夏也。

③ 小品方：**《外臺》卷13“鬼魅精魅方八首”** 《小品》療鬼魅四物鳶頭散方：東海鳶頭（是由跋根）……

④ 本經：見1395頁注⑦。

⑤ 開寶：**《開寶》見《證類》卷11“蒻頭”** 味辛，寒，有毒。主癰腫風毒，摩傅腫上。擣碎，以灰汁煮成餅，五味調和爲茹食，性冷，主消渴。生戟人喉，出血。生吴、蜀。葉似由跋、半夏，根大如椀，生陰地，雨滴葉下生子。一名蒟蒻。又有斑杖，苗相似，至秋有花直出，生赤子。其根傅癰腫毒甚好。根如蒻頭，毒猛，不堪食。

⑥ 開寶：見上注。

⑦ 圖經：**《圖經》見《證類》卷11“天南星”** ……江南吴中又有白蒟蒻，亦曰鬼芋……

⑧ 志：見本頁注⑤。/**《日華子》見《證類》卷11“蒻頭”** 斑杖者，虎杖之别名。即前條虎杖是也。

⑨ 頌：**《圖經》見《證類》卷11“天南星”** ……根似芋而圓，二月、八月採根，亦與蒟蒻根相類，人多誤採。莖斑花紫是蒟蒻……江南吴中又有白蒟蒻，亦曰鬼芋，根都似天南星，生下平澤極多，皆雜採以爲天南星，了不可辨，市中所收往往是也。但天南星小，柔膩肌細，炮之易裂，差可辨爾。

夏，楊慎《丹鉛録》①言蒟醬即此者，皆誤也。王禎《農書》②云：救荒之法，山有粉葛、蒟蒻、橡、栗之利。則此物亦有益于民者也。其斑杖，即天南星之類有斑者。

根。【氣味】辛，寒，有毒。【李(廷)〔鵬〕飛③曰】性冷，甚不益人，冷氣人少食之。生則戟人喉出血。【主治】癰腫風毒，摩傅腫上。搗碎，以灰汁煮成餅，五味調食，主消渴。《開寶》④。

【發明】【機⑤曰】按《三元延壽書》云：有人患瘵，百物不忌，見鄰家修蒟蒻，求食之美，遂多食而瘵愈。又有病腮癰者數人，多食之，亦皆愈。

【附録】菩薩草宋《圖經》⑥。【頌⑦曰】生江、浙州郡。凌冬不凋，秋冬有花直出，赤子如蒻頭。冬月采根用。味苦，無毒。主中諸毒食毒，酒研服之。又諸蟲傷，搗汁飲，并傅之。婦人妊娠欬嗽，搗篩蜜丸服，神效。

半夏《本經》⑧下品

【釋名】守田《本經》⑨、水玉《本經》⑩、地文《别録》⑪、和姑《本經》⑫。【時珍曰】《禮記·月令》⑬：五月半夏生。蓋當夏之半也，故名。守田會意，水玉因形。

---

① 丹鉛録：(**按**：查《丹鉛録》書，未見"蒟蒻"即"蒟醬"之説。)

② 農書：**《農書》卷 36"備荒論"** ……棲於山者，有葛粉(取葛根肉爲粉)、蕨萁(取蕨根，擣碎，以水淘汰，停粉爲萁)、蒟篛、橡栗之利。瀕於水者，有魚、鱉、蝦、蟹、蛤、螺、芹、藻之饒，皆可以濟飢救儉……

③ 李(廷)〔鵬〕飛：**《延壽書》卷 3"菜蔬"** 蒟蒻，冷氣人少食之。

④ 開寶：見 1396 頁注⑤。

⑤ 機：(**按**：查汪機今存諸書，未能溯得其源。然此條内容可見於元·李鵬飛《三元參贊延壽書》卷 3"菜蔬"："蒟蒻，冷氣人少食之。曾有患瘵，自謂無生，是物不忌，鄰家修蒟蒻，求食之，美，遂多食，竟愈。有病腮癰者數人，余教多食此而愈。")

⑥ 圖經：**《圖經》見《證類》卷 30"菩薩草"** 生江浙州郡，近京亦有之。味苦，無毒。中諸藥食毒者，酒研服之。又治諸蟲蛇傷，飲其汁及研傅之，良。亦名尺二。主婦人妊娠咳嗽，擣篩，蜜丸服之，立效。此草凌冬不凋，秋中有花直出，赤子似蒻頭，冬月採根用。

⑦ 頌：見上注。

⑧ 本經：**《本經》**《别録》(《藥對》)見《證類》卷 10"**半夏**" **味辛，平。**生微寒，熟温，有毒。**主傷寒寒熱，心下堅，下氣，喉咽腫痛，頭眩，胸脹欬逆，腸鳴，止汗**，消心腹胸膈痰熱滿結，欬嗽上氣，心下急痛堅痞，時氣嘔逆，消癰腫，墮胎，療痿黄。悦澤面目。生令人吐，熟令人下。用之，湯洗令滑盡。一名守田，**一名地文，一名水玉，**一名示姑。生槐里川谷。五月、八月採根，暴乾。(射干爲之使。惡皂莢。畏雄黄、生薑、乾薑、秦皮、龜甲。反烏頭。)

⑨ 本經：見上注。(**按**：時珍誤注出處，實出《别録》。)

⑩ 本經：見上注白字。

⑪ 别録：見上注白字。(**按**：時珍誤注出處，當出《本經》。)

⑫ 本經：見上注。(**按**：時珍誤注出處，或將《别録》"示姑"誤作"和姑"。然《御覽》卷 992 引《吴氏本草》曰："一名和姑"。)

⑬ 禮記·月令：**《禮記·月令》** ……鹿角解，蟬始鳴，半夏生，木堇榮。

【集解】【《别録》①曰】半夏生槐里川谷。五月、八月采根,暴乾。【普②曰】生微丘或生野中,二月始生葉,三三相偶。白花圓上。【弘景③曰】槐里屬扶風。今第一出青州,吴中亦有,以肉白者爲佳,不厭陳久。【恭④曰】所在皆有。生平澤中者,名羊眼半夏,圓白爲勝。然江南者大乃徑寸,南人特重之。頃來互用,功狀殊異。其苗似是由跋,誤以爲半夏也。【頌⑤曰】在處有之,以齊州者爲佳。二月生苗一莖,莖端三葉,淺緑色,頗似竹葉,而生江南者似芍藥葉。根下相重,上大下小,皮黄肉白。五月、八月采根,以灰裛二日,湯洗暴乾。《蜀圖經》云:五月采則虚小,八月采乃實大。其平澤生者甚小,名羊眼半夏。由跋絶類半夏,而苗不同。【斅⑥曰】白傍䈂子真似半夏,只是咬着微酸,不入藥用。

【修治】【弘景⑦曰】凡用,以湯洗十許過,令滑盡。不爾有毒,戟人咽喉。方中有半夏必須用生薑者,以制其毒故也。【斅⑧曰】修事半夏四兩,用白芥子末二兩,釅醋二兩,攪濁,將半夏投中,洗三遍用之。若洗涎不盡,令人氣逆,肝氣怒滿。【時珍曰】今治半夏,惟洗去皮垢,以湯泡浸七日,逐日换湯,晾乾切片,薑汁拌焙入藥。或研爲末,以薑汁入湯浸澄三日,瀝去涎水,晒乾用,謂之半夏粉。或研末以薑汁和作餅子,日乾用,謂之半夏餅。或研末以薑汁、白礬湯和作餅,楮葉包置籃中,待生黄衣,日乾用,謂之半夏麴。白飛霞《醫通》⑨云:痰分之病,半夏爲主,造而爲麴尤佳。治濕痰,

---

① 别録:見1397頁注⑧。

② 普:**《御覽》卷992"半夏"** 《吴氏本草經》曰:半夏,一名和姑。生微丘或生野中。葉三三相偶,二月始生白華員上。

③ 弘景:**《集注》見《證類》卷10"半夏"** 陶隱居云:槐里屬扶風,今第一出青州,吴中亦有。以肉白者爲佳,不厭陳久……

④ 恭:**《唐本草》見《證類》卷10"半夏"** 《唐本》注云:半夏,所在皆有,生平澤中者,名羊眼半夏,圓白爲勝。然江南者大乃徑寸,南人特重之。頃來互用,功狀殊異。問南人,説苗乃是由跋。陶注云:虎掌極似半夏。注:由跋乃説鳶尾,於此注中似説由跋,三事混淆,陶終不識。

⑤ 頌:**《圖經》見《證類》卷10"半夏"** 半夏,生槐里川谷,今在處有之,以齊州者爲佳。二月生苗一莖,莖端出三葉,淺緑色,頗似竹葉而光,江南者似芍藥葉。根下相重生,上大下小,皮黄肉白。五月、八月内採根,以灰裛二日,湯洗暴乾。一云五月採者虚小,八月採者實大。然以圓白、陳久者爲佳。其平澤生者甚小,名羊眼半夏。又由跋絶類半夏,而苗高近一二尺許,根如雞卵大,多生林下……/**《嘉祐》見《證類》卷10"半夏"** 《蜀本》云:熟可以下痰。《圖經》云:苗一莖,莖端三葉,有二根相重,上小下大,五月採則虚,八月採則實大。採得當以灰裛二日,湯洗,暴乾之。(**按**:時珍偶將兩種《圖經》之文混淆。)

⑥ 斅:**《炮炙論》見《證類》卷10"半夏"** 雷公云:凡使,勿誤用白傍䈂子,真似半夏,只是咬着微酸,不入藥用……

⑦ 弘景:**《集注》見《證類》卷10"半夏"** ……用之皆先湯洗十許過,令滑盡,不爾,戟人咽喉。方中有半夏,必須生薑者,亦以制其毒故也。

⑧ 斅:**《炮炙論》見《證類》卷10"半夏"** ……若修事半夏四兩,用搗了白芥子末二兩,頭醋六兩,二味攪令濁,將半夏投於中,洗三遍用之。半夏上有隟涎,若洗不浄,令人氣逆,肝氣怒滿。

⑨ 醫通:**《韓氏醫通》卷下"藥性裁成章第七"** 痰分爲病,半夏爲主。脾主濕,每惡濕,濕生痰,而寒又生濕,故半夏之辛燥濕也。然必造而爲麴,以生薑自然汁、生白礬湯等分,共和造麴,楮葉包裹風乾,然後入藥。風痰以豬牙皂角煮汁,去渣煉膏如餳。入薑汁,火痰。黑色老痰膠,以竹瀝,或荆瀝入薑汁。濕痰白色,寒痰清,以老薑煎濃湯,加煅白礬三分之一(如半夏三兩,煅礬一兩),俱造麴如前……

以薑汁、白礬湯和之。治風痰,以薑汁及皂莢煮汁和之。治火痰,以薑汁、竹瀝,或荆瀝和之。治寒痰,以薑汁、礬湯入白芥子末和之,此皆造麴妙法也。

根。【氣味】辛,平,有毒。【《别録》①曰】生微寒,熟温。生令人吐,熟令人下。湯洗盡滑用。【元素②曰】味辛、苦,性温,氣味俱薄,沈而降,陰中陽也。【好古③曰】辛厚苦輕,陽中陰也。入足陽明、太陰、少陽三經。【之才④曰】射干爲之使。惡皂莢。畏雄黄、生薑、乾薑、秦皮、龜甲。反烏頭。【權⑤曰】柴胡爲之使。忌羊血、海藻、飴糖。【元素⑥曰】熱痰佐以黄芩,風痰佐以南星,寒痰佐以乾薑,痰痞佐以陳皮、白术。多用則瀉脾胃。諸血證及口渴者禁用,爲其燥津液也。孕婦忌之,用生薑則無害。【主治】傷寒寒熱,心下堅,胸脹欬逆,頭眩,咽喉腫痛,腸鳴,下氣止汗。《本經》⑦。消心腹胸膈痰熱滿結,欬嗽上氣,心下急痛堅痞,時氣嘔逆,消癰腫,療痿黄,悦澤面目,墮胎。《别録》⑧。消痰,下肺氣,開胃建脾,止嘔吐,去胸中痰滿。生者:摩癰腫,除瘤癭氣。甄權⑨。治吐食反胃,霍亂轉筋,腸腹冷,痰瘧。大明⑩。治寒痰及形寒飲冷傷肺而欬,消胸中痞,膈上痰,除胸寒,和胃氣,燥脾濕,治痰厥頭痛,消腫散結。元素⑪。治眉稜骨痛。震亨⑫。補肝風虚。好古⑬。除腹脹,目不得瞑,白濁夢遺,帶下。時珍。

【發明】【權⑭曰】半夏使也。虚而有痰氣,宜加用之。【頌⑮曰】胃冷嘔噦,方藥之最要。

---

① 别録:見1397頁注⑧。

② 元素:**《本草發揮》卷2"半夏"** 潔古云……性凉,味辛苦,氣味俱薄,沉而降,陰中陽也。

③ 好古:**《湯液本草》卷4"半夏"** ……辛厚苦輕,陽中陰也。生微寒,熟温。有毒。入足陽明經、太陰經、少陽經。

④ 之才:**古本《藥對》**見1397頁注⑧括號中七情文。

⑤ 權:**《藥性論》見《證類》卷10"半夏"** 半夏,使,忌羊血、海藻、飴糖,柴胡爲之使,有大毒……

⑥ 元素:**《本草發揮》卷2"半夏"** 潔古云……去痰用半夏,熱痰加黄芩,風痰加南星,胸中寒痰痞塞,用陳皮、白术。然多用瀉脾胃。(**按**:口渴禁半夏,見《醫學啓源》卷下"半夏"條,云"渴則忌之"。有"生薑"條云可制半夏毒。然張元素之諸血證、孕婦禁忌半夏之説,尚未溯得其源。諸血證禁服半夏可見於《衍義補遺》。)

⑦ 本經:見1397頁注⑧白字。

⑧ 别録:見1397頁注⑧。

⑨ 甄權:**《藥性論》見《證類》卷10"半夏"** ……能消痰涎,開胃建脾,止嘔吐,去胸中痰滿,下肺氣,主欬結。新生者,摩塗癰腫不消,能除瘤癭氣。虚而有痰氣,加而用之。

⑩ 大明:**《日華子》見《證類》卷10"半夏"** 味瘷、辛。治吐食反胃,霍亂轉筋,腸腹冷,痰瘧。

⑪ 元素:**《醫學啓源》卷下"用藥備旨·半夏"** ……治寒痰,及形寒飲冷傷肺而咳,大和胃氣,除胃寒,進飲食,治太〔陰〕痰厥頭痛,非此不能除。/《主治秘要》云……其用有四;燥〔脾〕胃濕一也。化痰二也。益脾胃之氣三也。消腫散結四也……除胸中痰涎……

⑫ 震亨:(**按**:查朱震亨諸書,未能溯得其源。)

⑬ 好古:**《湯液大法》卷3"肝"** 風虚則補(……半夏……)

⑭ 權:見本頁注⑤及⑨。

⑮ 頌:**《圖經》見《證類》卷10"半夏"** ……半夏主胃冷嘔噦,方藥之最要……

【成無己①曰】辛者散也，潤也。半夏之辛，以散逆氣結氣，除煩嘔，發音聲，行水氣而潤腎燥。【好古②曰】經云，腎主五液，化爲五濕。自入爲唾，入肝爲泣，入心爲汗，入脾爲痰，入肺爲涕。有痰曰嗽，無痰曰欬。痰者，因欬而動脾之濕也。半夏能泄痰之標，不能泄痰之本。泄本者，泄腎也。欬無形，痰有形。無形則潤，有形則燥，所以爲流濕潤燥也。俗以半夏爲肺藥，非也。止嘔吐爲足陽明，除痰爲足太陰。柴胡爲之使，故小柴胡湯中用之，雖爲止嘔，亦助柴胡、黄芩主往來寒熱，是又爲足少陽、陽明也。【宗奭③曰】今人惟知半夏去痰，不言益脾，蓋能分水故也。脾惡濕，濕則濡困，困則不能治水。經云：水勝則瀉。一男子夜數如厠，或教以生薑一兩，半夏、大棗各三十枚，水一升，瓷瓶中慢火燒爲熟水，時呷之，便已也。【趙繼宗④曰】丹溪言二陳湯治一身之痰，世醫執之，凡有痰者皆用。夫二陳内有半夏，其性燥烈。若風痰、寒痰、濕痰、食痰則相宜。至于勞痰、失血諸痰，用之反能燥血液而加病，不可不知。【機⑤曰】俗以半夏性燥有毒，多以貝母代之。貝母乃太陰肺經之藥，半夏乃太陰脾經、陽明胃經之藥，何可代也？夫欬嗽吐痰，虚勞吐血，或痰中見血，諸鬱，咽痛喉痺，肺癰肺痿，癰疽，婦人乳難，此皆貝母爲向導，半夏乃禁用之藥。若涎者脾之液，美味膏粱炙煿，皆能生脾胃濕熱，故涎化爲痰，久則痰火上攻，令人昏憒口噤，偏廢僵仆，蹇澀不語，生死旦夕，自非半夏、南星，曷可治乎？若以貝母代之，則翹首待斃矣。【時珍曰】脾無留濕不生痰，故脾爲生痰之源，肺爲貯痰之器。半夏能主痰飲及腹脹者，爲其體滑而味辛性温也。涎滑能潤，辛温能散亦能潤，故行濕而通大便，利竅而泄小便。所謂辛走氣，能化液，辛以潤之是矣。潔古張氏⑥云：半夏、南星治其痰，

---

① 成無己：**《註解傷寒論》卷4“辨太陽病脉證并治法下第七”** 半夏瀉心湯方（……辛入肺而散氣，半夏之辛，以散結氣。）/**卷3“辨太陽病脉證并治法第六”** 小柴胡湯方（……邪半入裏則裏氣逆，辛以散之，半夏以除煩嘔……）/大柴胡湯方（……辛者散也，半夏之辛，以散逆氣……）/小青龍湯方（……水停心下而不行，則腎氣燥内……乾薑、細辛、半夏之辛，以行水氣而潤腎……）/**卷6“辨太陰病脉證并治法第十”** 苦酒湯方（……辛以散之，半夏之辛，以發聲音。）

② 好古：**《湯液本草》卷4“半夏”** 《藥性論》云：半夏使。忌羊血、海藻、飴糖。柴胡爲之使。俗用爲肺藥，非也。止吐爲足陽明，除痰爲足太陰。小柴胡中雖爲止嘔，亦助柴胡能止惡寒，是又爲足少陽也。又助黄芩能去熱，是又爲足陽明也。往來寒熱在表裏之中，故用此有各半之意，本以治傷寒之寒熱，所以名半夏。《經》云：腎主五液，化爲五濕，自入爲唾，入肝爲泣，入心爲汗，入脾爲痰，入肺爲涕。有涎曰嗽，無涎曰咳，痰者因咳而動脾之濕也。半夏能泄痰之標，不能泄痰之本。泄本者，泄腎也。咳無形，痰有形，無形則潤，有形則燥，所以爲流濕潤燥也。

③ 宗奭：**《衍義》卷11“半夏”** 今人惟知去痰，不言益脾，蓋能分水故也。脾惡濕，濕則濡而困，困則不能制水。《經》曰：濕勝則瀉。一男子夜數如厠，或教以生薑一兩，碎之，半夏，湯洗，與大棗各三十枚，水一升，瓷瓶中慢火燒爲熟水，時時呷，數日便已。

④ 趙繼宗：**《儒醫精要·藥餌》** 論二陳湯：二陳湯，謂一身之痰都治。世醫執之，凡有痰者，皆以二陳湯治之。夫二陳湯内有半夏，性煨熱，若風痰、寒痰與食痰則相宜，若勞痰、吐血、鼻血、瀉血、尿血、血崩，皆不可用，以其能燥血氣，乾津液，病不能愈而反加。

⑤ 機：（**按**：或出《本草會編》。書佚，無可溯源。）

⑥ 潔古張氏：（**按**：未能溯得其源，疑時珍代爲歸納。）

而欬嗽自愈。丹溪 朱氏①云：二陳湯能使大便潤而小便長。聊攝 成氏②云：半夏辛而散，行水氣而潤腎燥。又《和劑局方》用半硫丸治老人虚秘，皆取其滑潤也。世俗皆以南星、半夏爲性燥，誤矣。濕去則土燥，痰涎不生，非二物之性燥也。古方治咽痛喉痺，吐血下血，多用二物，非禁劑也。二物亦能散血，故破傷打撲皆主之。惟陰虚勞損，則非濕熱之邪，而用利竅行濕之藥，是乃重竭其津液，醫之罪也，豈藥之咎哉！《甲乙經》用治夜不眠，是果性燥者乎？岐伯③云：衛氣行于陽，陽氣滿，不得入于陰，陰氣虚，故目不得瞑。治法：飲以半夏湯一劑，陰陽既通，其卧立至。方用流水千里者八升，揚之萬遍，取清五升，煮之，炊以葦薪，大沸，入秫米一升，半夏五合，煮一升半，飲汁一盃，日三，以知爲度。病新發者，覆盃則卧，汗出則已。久者三飲而已。

【附方】舊十五，新五十三。**法制半夏**。清痰化飲，壯脾順氣。用大半夏，湯洗七次，焙乾再洗，如此七轉，以濃米泔浸一日夜。每一兩用白礬一兩半，温水化，浸五日。焙乾，以鉛白霜一錢，温水化，又浸七日。以漿水慢火内煮沸，焙乾收之。每嚼一二粒，薑湯送化下。《御藥院方》④。**紅半夏法**。消風熱，清痰涎，降氣利咽。大半夏湯浸焙制如上法。每一兩入龍腦五分，朱砂爲衣染之。先鋪燈草一重，約一指厚，排半夏于上，再以燈草蓋一指厚。以炒豆焙之，候乾取出。每嚼一兩粒，温水送下。《御藥院方》⑤。**化痰鎮心**，祛風利膈。辰砂半夏丸：用半夏一斤，湯泡七次，爲末篩過，以水浸三日，生絹濾去滓，澄清去水，晒乾，一兩，入辰砂一錢，薑汁打糊丸梧子大。每薑湯下七十丸。此周府方也。《袖珍方》⑥。**化痰利氣**。三仙丸，方見“虎掌”下。**消痰開胃**，去

---

① 丹溪朱氏：**《丹溪心法》卷3“赤白濁四十四”** 半夏丸……二陳湯治濁，能使大便潤而小便長……

② 成氏：**《註解傷寒論》卷3“辨太陽病脉證并治法第六”** 小青龍湯方（……乾薑、細辛、半夏之辛，以行水氣而潤腎……）

③ 岐伯：**《靈樞·邪客》** 伯高曰……衛氣獨衛其外，行於陽不得入於陰……陰虚故目不瞑。黄帝曰：善！治之奈何？伯高曰……飲以半夏湯一劑。陰陽已通。其卧立至……其湯方，以流水千里以外者八升，揚之萬遍，取其清五升煮之，炊以葦薪，火沸，置秫米一升，治半夏五合，徐炊，令竭爲一升半，去其滓，飲汁一小杯，日三，稍益，以知爲度。故其病新發者，覆杯則卧，汗出則已矣。久者，三飲而已也。（**按**：時珍誤注出“岐伯”。）

④ 御藥院方：**《御藥院方》卷5“治痰飲門”** 法制白半夏：治觸冒感寒，咳嗽，消飲化痰。右用上好半夏，湯洗一遍，去臍，輕焙乾，再洗，如此七遍。用濃米泔浸一日夜，取出控乾，每半夏一兩，用白礬一兩半，研細，温水化浸半夏，上留水兩指許，頻攪。冬月於暖處頓放，浸五日夜，取出輕焙乾，用鉛白霜一錢，温水化，又浸一日夜，通七日，盡取出，再用漿水於慢火内煮，勿令滾，候漿水極熟，取出放乾，于銀石或磁器内收貯。每服一兩粒，細嚼，温生薑湯送下，食後。

⑤ 御藥院方：**《御藥院方》卷5“治痰飲門”** 法制紅半夏：治風熱，止咳嗽，清頭目，利咽膈，消痰降氣。右只依造白半夏法造成，未乾時，每半夏一兩，用龍腦半錢，研極細，展在半夏上。又用水飛朱砂於半夏上，再爲衣。先鋪長燈草一重，約厚一指，單排半夏在燈草上，又用燈草蓋，約厚一指，以煮豆焙之，候乾取出，於器内收貯。每服一兩粒，細嚼，食後温水或冷水送下。

⑥ 袖珍方：**《袖珍方》卷1“痰氣”** 周府秘製方，辰砂半夏圓：治一切痰飲咳嗽。大半夏一斤，湯泡七次，曬乾，爲細末，用生絹袋盛，貯於磁盆内，用净水洗出，去粗，將洗出半夏末就於盆内日曬夜露，每日换新水，七日七夜了，澄去水，將半夏粉曬乾，每半夏一兩，入飛過細硃砂末一錢，用生薑汁糊爲圓如梧桐子大，每七十圓用淡生薑湯送下，食後服。

胸膈壅滯。《斗門方》①用半夏洗泡,焙乾爲末,自然薑汁和作餅,濕紙裹,煨香。以熟水二盞,同餅二錢,入鹽五分,煎一盞,服之。大壓痰毒及酒食傷,極驗。○《經驗》②用半夏、天南星各二兩爲末,水五升,入壜内浸一宿,去清水,焙乾重研。每服二錢,水二盞,薑三片,煎服。**中焦痰涎**。利咽,清頭目,進飲食。半夏泡七次四兩,枯礬一兩爲末,薑汁打糊,或煮棗肉,和丸梧子大。每薑湯下十五丸。寒痰加丁香五錢,熱痰加寒水石煅四兩。名玉液丸。《和劑局方》③。**老人風痰**。大腑熱,不識人,及肺熱痰實不利。半夏泡七次焙,硝石各半兩,爲末,入白麵一兩搗勻,水和丸緑豆大。每薑湯下五十丸。《普濟》④。**膈壅風痰**。半夏半斤,酸漿浸一宿,温湯洗五十遍,去惡氣,日乾爲末。漿水搜作餅,日乾,再研爲末。每五兩入生龍腦一錢,以漿水濃脚和丸雞頭子大。紗袋盛,避風處陰乾。每服一丸,好茶或薄荷湯嚼下。《御藥院方》⑤。**搜風化痰**,定志安神,利頭目。辰砂化痰丸:用半夏麴三兩,天南星炮一兩,辰砂、枯礬各半兩,爲末,薑汁打糊丸梧子大。每服三十丸,食後薑湯送下。《和劑局方》⑥。**痰厥中風**。省風湯:用半夏湯泡八兩,甘草炙二兩,防風四兩。每服半兩,薑二十片,水二盞,煎服。《奇效良方》⑦。**風痰頭運**,嘔逆目眩,面色青黄,脉弦者。水煮金花丸:用生半夏、生天南星、寒水石煅各一兩、天麻半兩,雄黄二錢,小麥麵三兩爲末,水和成餅,水煮浮起,漉出,搗丸梧子大。每服五十丸,薑湯下,極效。亦治風痰咳嗽,二便不通,風痰頭痛。

---

① 斗門方:**《證類》卷10“半夏”** 《斗門方》:治胸膈壅滯,去痰開胃。用半夏浄洗後焙乾,搗羅爲末,以生薑自然汁和爲餅子,用濕紙裹,於慢火中煨令香熟。水兩盞,用餅子一塊如彈丸大,入鹽半錢,煎取一盞,温服。能去胸膈壅逆,大壓痰毒及治酒食所傷,其功極驗。

② 經驗:**《證類》卷10“半夏”** 《經驗後方》:正胃。半夏二兩,天南星二兩,右以爲末,用水五升,入罎子内,與藥攪勻,浸一宿,去清水,焙乾,重碾令細。每服水二盞,藥末二錢,薑三片同煎至八分,温服,至五服效。

③ 和劑局方:**《局方》卷4“治痰飲”** 玉液丸:治風壅,化痰涎,利咽膈,清頭目,除咳嗽,止煩熱。寒水石(燒令赤,出大毒,水飛過,三十兩)、白礬(枯過,研細)、半夏(湯洗七次,爲細末,各十兩),右合研,以白麵糊爲丸如梧桐子大,每服十丸,温生薑湯下,食後臨卧服。每服三十丸亦得。

④ 普濟:**《普濟方》卷28“肺臟痰毒壅滯”** 硝石半夏丸:治肺熱胸中痰實,咽喉不利,化痰。硝石、半夏(湯浸七次,去滑,焙,各半兩),右先搗半夏爲末,次入硝石同研令細,再入白麵一兩,三味拌勻,更羅過,滴水丸如緑豆大。老兒風痰逆上,大腑熱不識人,薑湯下二十丸,常吃三丸。

⑤ 御藥院方:**《證類》卷10“半夏”** 《御藥院》:治膈壅風痰:半夏不計多少,酸漿浸一宿,温湯洗五七遍,去惡氣,日中曬乾,搗爲末,漿水搜餅子,日中乾之,再爲末。每五兩入生腦子一錢,研勻,以漿水濃脚,丸雞頭大,紗袋盛,通風處陰乾。每一丸,好茶或薄荷湯下。(**按:此**《御藥院方》乃北宋之書,非元代同名書。)

⑥ 和劑局方:**《局方》卷4“治痰飲”** 辰砂化痰圓:治風化痰,安神定志,利咽膈,清頭目,止咳嗽,除煩悶。白礬(枯過,别研)、辰砂(飛研,各半兩)、南星(炮,一兩)、半夏(洗七次,薑汁搗,作曲,三兩),右以白礬、半夏麴、天南星爲末,合和勻,用生薑汁煮麵糊圓如梧桐子大,别用朱砂末爲衣。每服十圓,生薑湯下,食後服。亦治小兒風壅痰嗽,一歲兒服一圓,槌碎,用生薑薄荷湯下。

⑦ 奇效良方:**《奇效良方》卷31“痰飲通治方”** 省風湯:治痰厥。半夏(八兩)、防風(四兩)、甘草(二兩,炙),右爲細末,每服三錢,水一大盞,生薑二十片,煎至七分,去滓,不拘時服。一方用南星代半夏。

潔古《活法機要》①方。**風痰濕痰**。清壺丸：半夏一斤，天南星半兩，各湯泡，晒乾爲末，薑汁和作餅，焙乾，入神麴半兩，白术末四兩，枳實末二兩，薑汁麵糊丸梧子大。每服五十丸，薑湯下。《葉氏方》②。**風痰喘逆**，兀兀欲吐，眩運欲倒。半夏一兩，雄黄三錢爲末。薑汁浸，蒸餅丸梧子大。每服三十丸，薑湯下。已吐者加檳榔。《活法機要》③。**風痰喘急**。千緡湯：用半夏湯洗七個，甘草炙、皂莢炒各一寸，薑三片，水一盞，煎七分，温服。《和劑局方》④。**上焦熱痰**，欬嗽。制過半夏一兩，片黄芩末二錢，薑汁打糊丸緑豆大。每服七十丸，淡薑湯食後服。此周(憲)〔定〕王親製方也。《袖珍方》⑤。**肺熱痰嗽**。制半夏、栝樓仁各一兩，爲末，薑汁打糊丸梧子大。每服二三十丸，白湯下。或以栝樓瓤煮熟丸。《濟生方》⑥。**熱痰欬嗽**，煩熱面赤，口燥心痛，脉洪數者。小黄丸：用半夏、天南星各一兩，黄芩一兩半，爲末，薑汁浸蒸餅丸梧子大。每服五七十丸，食後薑湯下。潔古《活法機要》⑦。**小兒痰熱**，欬嗽驚悸。半夏、南星等分，爲末。牛膽汁和，入膽内，懸風處待乾，蒸餅丸緑豆大。每薑湯下三五丸。《摘玄方》⑧。**濕痰欬嗽**，面黄體重，嗜卧，驚，兼食不消，脉緩者。白术丸：用半夏、南星各一兩，白术一兩半，爲末，薄糊丸梧子大。每服五七十丸，薑湯

---

① 活法機要：**《保命集》卷下"咳嗽論第二十一"** 治風痰熱咳嗽，其脉弦，面青，四肢滿悶，便溺秘澀，心多躁怒，水煮金花丸：南星、半夏(各一兩，生用)、天麻(五錢)、雄黄(二錢)、白麵(三兩)、寒水石(一兩，燒存性)，右爲細末，滴水爲丸，每服五七十丸至百丸，煎漿水沸，下藥煮，令沸爲度，濾出，淡漿水浸，另用生薑湯下。或通聖加半夏。及《局方》中川芎丸、防風丸皆可用也。

② 葉氏方：**《葉氏録驗方》卷中"痰飲咳嗽"** 清壺元，治痰飲。半夏(壹斤)、天南星(半斤)、神麯(半斤)，右爲末，生薑自然汁和餅焙乾。每麯肆兩，入白术貳兩、枳實壹兩，爲末，薑糊元如梧桐子大。每服叁伍十元，薑湯下。

③ 活法機要：**《保命集》卷下"咳嗽論第二十一"** 半夏丸：治因傷風而痰作喘逆，兀兀欲吐，噁心欲倒。已吐加檳榔三錢。半夏(一兩，湯洗，切)、雄黄(研，三錢)，右同爲末，生薑汁浸，蒸餅，爲丸桐子大，每服三十丸，生薑湯下。小兒丸如黍米大。

④ 和劑局方：**《蘇沈良方》卷5"半夏湯"** 治急下涎。齊州半夏(七枚，炮裂，四破之)、皂角(去皮，炙，寸半)、甘草(一寸)、生薑(兩指大)，右同以水一碗，煮去半，頓服。沈興宗待制常病痰喘，不能卧，人扶而坐數日矣。客有見之者曰：我曾如此，得藥一服瘥。以千緡酬之，謂之千緡湯，可試爲之。興宗得湯，一啜而愈。(**按**：《和劑局方》無此方，誤注出處。)

⑤ 袖珍方：**《袖珍方》卷1"痰氣"** 周府親製方，黄芩半夏圓：治上焦有熱，咳嗽生痰。黄芩末(二錢)、製過半夏粉(一兩)，右二味和勾，用生薑汁爲圓如梧桐子大，每服七十圓，用淡生薑湯送下，食後服。

⑥ 濟生方：**《濟生方》"咳嗽痰飲門・咳嗽論治"** 半夏丸：治肺藏蘊熱痰嗽，胸膈塞滿。栝蔞子(去殼，别研)、半夏(湯泡七次，焙，取末)，各一兩，上件和勾，生薑自然汁打麵糊爲丸，如梧桐子大，每服五十丸，食後用薑湯送下。

⑦ 活法機要：**《保命集》卷下"咳嗽論第二十一"** 小黄丸：治熱痰咳嗽，脉洪面赤，煩熱心痛，唇口乾燥，多喜笑，宜小黄丸。南星(湯洗)、半夏(洗，各一兩)、黄芩(一兩半)，右爲細末，生薑汁浸，蒸餅爲丸桐子大，每服五十丸至七十丸，食後薑湯下。及小柴胡湯中加半夏亦可。

⑧ 摘玄方：(**按**：查《丹溪摘玄》無此方，未能溯得其源。)

下。《活法機要》①。**氣痰欬嗽**，面白氣促，洒淅惡寒，愁憂不樂，脉濇者。玉粉丸：用半夏、南星各一兩，官桂半兩，爲末，糊丸梧子大。每服五十丸，薑湯下。《活法機要》②。**小結胸痛**，正在心下，按之則痛，脉浮滑者，小陷胸湯主之。半夏半升，黄連一兩，栝樓實大者一個，水六升，先煮栝樓取三升，去滓，内二味煮取二升，分三服。仲景《傷寒論》③。**濕痰心痛**喘急者。半夏油炒爲末，粥糊丸緑豆大。每服二十丸，薑湯下。《丹溪心法》④。**急傷寒病**。半夏四錢，生薑七片，酒一盞，煎服。胡洽居士《百病方》⑤。**結痰不出**，語音不清，年久者亦宜。玉粉丸：半夏半兩，桂心一字，草烏頭半字，爲末。薑汁浸蒸餅丸芡子大。每服一丸，夜卧含嚥。《活法機要》⑥。**停痰冷飲**，嘔逆。橘皮半夏湯：用半夏水煮熟、陳橘皮各一兩。每服四錢，生薑七片，水二盞，煎一盞，温服。《和劑局方》⑦。**停痰留飲**，胸膈滿悶，氣短惡心，飲食不下，或吐痰水。伏苓半夏湯：用半夏泡五兩，伏苓三兩。每服四錢，薑七片，水一鍾半，煎七分，甚捷徑。《和劑局方》⑧。**支飲作嘔**。嘔家本渴，不渴者，心下有支飲也。或似喘不喘，似嘔不嘔，似噦不噦，心下憒憒，並宜小半夏湯。用半夏泡七次，一升，生薑半升，水七升，煮一升五合，分服。張仲景《金匱要略》⑨。**噦逆欲死**。半

① 活法機要：**《保命集》卷下"咳嗽論第二十一"** 白术丸：治痰濕咳嗽，脉緩面黄，肢體沉重，嗜卧不收，腹脹而食不消化，宜白术丸。南星、半夏（俱湯洗，各一兩）、白术（一兩半），右爲細末，麵糊爲丸桐子大。每服五七十丸，生薑湯下。及《局方》中防己丸亦可用。

② 活法機要：**《保命集》卷下"咳嗽论第二十一"** 玉粉丸：治氣痰咳嗽，脉濇面白，上喘氣促，灑淅惡寒，愁不樂，宜服之。南星、半夏（俱洗，各一兩）、官桂（去皮，一兩），右爲細末，麵糊爲丸如桐子大。每服五七十丸，生薑湯下，食後……

③ 傷寒論：**《傷寒論·辨太陽病脉證并治下》** 小結胸病，正在心下，按之則痛，脉浮滑者，小陷胸湯主之。小陷胸湯方：黄連（一兩）、半夏（半升，洗）、栝樓實（大者一枚），右三味以水六升，先煮栝樓，取三升，去滓，内諸藥煮取二升，去滓，分温三服。

④ 丹溪心法：**《丹溪心法》卷2"痰十三"** 治濕痰喘急，止心痛：半夏（一味，不拘多少，香油炒），右爲末，粥丸梧子大，每服三五十丸，薑湯下。

⑤ 百病方：**《易簡方》卷1"傷寒"** 治急傷寒，用半夏四錢，生薑七片，酒煎服。（**按**：胡洽《百病方》書佚，查《外臺》《證類》未見其佚文。另溯其源。）

⑥ 活法機要：**《保命集》卷下"咳嗽論第二十一"** 玉粉丸：治痰結，咽喉不利，語音不出。半夏（洗，五錢）、草烏（一字，炒）、桂（一字），右同爲末，生薑汁浸蒸餅，爲丸如雞頭大。每服一丸，至夜含化。多歲不愈者，亦效。

⑦ 和劑局方：**《局方》卷4"治痰飲"** 橘皮半夏湯：治肺胃虚弱，好食酸冷，寒痰停積，嘔逆噁心，涎唾稠粘。或積吐，粥藥不下，手足逆冷，目眩身重。又治傷寒時氣，欲吐不吐，欲嘔不嘔，昏憒悶亂。或引酒過多，中寒停飲，喉中涎聲，乾噦不止。陳皮（去白）、半夏（煮，各七兩），右二件剉爲粗散。每服三錢，生薑十片，水二盞，煎至一中盞，去查温服，不拘時候。留二服滓並作一服，再煎服。

⑧ 和劑局方：**《局方》卷4"治痰飲"** 茯苓半夏湯：治停痰留飲，胸膈滿悶，咳嗽嘔吐，氣短噁心，以致飲食不下，並宜服之。茯苓（去皮，三兩）、半夏（湯浸七次，五兩），右爲粗末，每服四大錢，水一大盞，生薑七片，煎至七分，去滓，空心服。

⑨ 金匱要略：**《金匱·痰飲咳嗽病脉證并治》** 嘔家本渴，渴者爲欲解，今反不渴，心下有支飲故也，小半夏湯主之。小半夏湯方：半夏（一升）、生薑（半斤），右二味以水七升，煮取一升半，分温再服。

夏生薑湯主之。即上方也。**痘瘡噦氣**。方同上。**嘔噦眩悸**，穀不得下。半夏加伏苓湯：半夏一升，生薑半斤，伏苓三兩，切，以水七升，煎一升半，分温服之。《金匱要略》①。**目不得眠**。見"發明"下。**心下悸忪**。半夏麻黄丸：半夏、麻黄等分，爲末，蜜丸小豆大。每服三十丸，日三。《金匱要略》②。**傷寒乾啘**。半夏熟洗，研末。生薑湯服一錢匕。《深師方》③。**嘔逆厥逆**，内有寒痰。半夏一升洗滑焙研，小麥麵一升，水和作彈丸，水煮熟。初吞四五枚，日三服。稍增至十五枚，旋煮旋吞。覺病減，再作。忌羊肉、餳糖。此乃許仁則方也。《外臺秘要》④。**嘔吐反胃**。大半夏湯：半夏三升，人參三兩，白蜜一升，水一斗二升和，揚之一百二十遍。煮取三升半，温服一升，日再服。亦治膈間支飲。《金匱要略》⑤。**胃寒噦逆**，停痰留飲。藿香半夏湯：用半夏湯泡炒黄二兩，藿香葉一兩，丁皮半兩，每服四錢，水一盞，薑七片，煎服。《和劑局方》⑥。**小兒吐瀉**，脾胃虚寒。齊州半夏泡七次、陳粟米各一錢半，薑十片，水琖半，煎八分，温服。錢乙《小兒》⑦。**小兒痰吐**，或風壅所致，或欬嗽發熱，飲食即嘔。半夏泡七次半兩，丁香一錢，以半夏末水和包丁香，用麵重包，煨熟，去麪爲末，生薑自然汁和丸麻子大。每服二三十丸，陳皮湯下。《活幼口議》⑧。**妊娠嘔吐**。半夏二兩，人參、乾薑各一兩，爲末。薑汁麪糊丸梧子大，每飲服十丸，日三服。仲景

---

① 金匱要略：**《金匱·痰飲咳嗽病脉證并治》** 卒嘔吐，心下痞，膈間有水，眩悸者，半夏加茯苓湯主之。小半夏加茯苓湯方：半夏（一升）、生薑（半斤）、茯苓（三兩，一法四兩），右三味以水七升，煮取一升五合，分温再服。

② 金匱要略：**《金匱·驚悸吐衄下血胸滿瘀血病脉證治》** 心下悸者，半夏麻黄丸主之。半夏麻黄丸方：半夏、麻黄（等分），右二味末之，煉蜜和丸小豆大，飲服三丸，日三服。

③ 深師方：**《證類》卷10"半夏"** 《深師方》：治傷寒病啘不止：半夏熟洗，乾末之，生薑湯服一錢匕。

④ 外臺秘要：**《外臺》卷6"許仁則療嘔吐方四首"** 又積冷在胃，嘔逆不下食，宜合半夏等二味丸服之方：半夏（一升，制）、小麥麪（一升），右擣半夏爲散，以水溲面，丸如彈子大，以水煮令面熟，則是藥成。初吞四五丸，日二服。稍稍加至十四五丸。旋煮旋服，服此覺病減。欲更重合服亦佳。忌羊肉、餳。

⑤ 金匱要略：**《金匱·嘔吐噦下利病脉證治》** 胃反嘔吐者，大半夏湯主之。大半夏湯方：半夏（二升，洗，完用）、人參（三兩）、白蜜（一升），右三味以水一斗二升，和蜜揚之二百四十遍，煮藥取二升半，温服一升，餘分再服。

⑥ 和劑局方：**《局方》卷3"治一切氣"** 藿香半夏散：治胃虚中寒，停痰留飲，噦逆嘔吐，胸滿噎痞，短氣倦怠，不入飲食。丁香皮（半兩）、藿香葉（一兩）、半夏（湯浸洗七遍，微炒黄色，二兩），右爲散，每服二錢，水一盞，生薑七片，煎七分，去查温服，食前。

⑦ 小兒：**《小兒藥證直訣》"附方"** 治脾胃虚寒，吐瀉等病，及治冷痰：齊州半夏（湯浸柒次，切焙，壹兩）、陳粟米（叁分，陳粳米亦可），右㕮咀，每服叁錢，水壹大盞半，生薑拾片，同煎至捌分，食前温熱服。

⑧ 活幼口議：**《活幼口議》卷19"小兒吐證方議"** 治嬰孩小兒痰吐風壅所致，或因感風痰盛，咳嗽作熱，煩悶，神不安穩，睡眠不寧，可進飲食，或欲飲食，食之即嘔。蓋由風痰在膈，飲食不下。先服半丁圓，次用正胃散，及正氣温中散。半丁圓良方：半夏（半服者半兩，湯洗七次，爲末）、丁香（一錢重，碾碎），右將半夏末水搜作劑，包丁香，再以麵劑裹煨令熱，去麵爲末，生薑自然汁圓麻子大，每服三二十圓，淡生薑湯下。

《金匱要略》①。**霍亂腹脹**。半夏、桂等分,爲末。水服方寸匕。《肘後方》②。**小兒腹脹**。半夏末少許,酒和丸粟米大。每服二丸,薑湯下。不瘥,加之。或以火炮研末,薑汁調貼臍,亦佳。《子母秘録》③。**黄疸喘滿**,小便自利,不可除熱。半夏、生薑各半斤,水七升,煮一升五合,分再服。有人氣結而死,心下暖,以此少許入口,遂活。張仲景④方。**伏暑引飲**,脾胃不利。消暑丸:用半夏醋煮一斤,伏苓半斤,生甘草半斤,爲末,薑汁麵糊丸梧子大。每服五十丸,熱湯下。《和劑局方》⑤。**老人虚秘**,冷秘,及痃癖冷氣。半硫丸:半夏泡炒、生硫黄等分,爲末,自然薑汁煮糊丸如梧子大。每空心温酒下五十丸。《和劑局方》⑥。**失血喘急**。吐血下血,崩中帶下,喘急痰嘔,中滿宿瘀。用半夏搥扁,以薑汁和麪包煨黄,研末,米糊丸梧子大。每服三十丸,白湯下。《直指方》⑦。**白濁夢遺**。半夏一兩,洗十次,切破,以木猪苓二兩,同炒黄,出火毒,去猪苓,入煅過牡蠣一兩,以山藥糊丸梧子大。每服三十丸,伏苓湯送下。腎氣閉而一身精氣無所管攝,妄行而遺者,宜用此方。蓋半夏有利性,猪苓導水,使腎氣通也。與下元虚憊者不同。許學士《本事方》⑧。**八般頭風**。三次見效。半夏末,入百草霜少許,作紙撚燒烟,就鼻内嗃之。口中含水,有涎吐去,再

---

① 金匱要略:**《金匱·婦人妊娠病脉證并治》** 妊娠嘔吐不止,乾薑人參半夏丸主之。乾薑人參半夏丸方:乾薑、人參(各一兩)、半夏(二兩),右三味末之,以生薑汁糊爲丸如梧子大,飲服十丸,日三服。

② 肘後方:**《肘後方》卷2"治卒霍亂諸急方第十二"** 治霍亂心腹脹痛,煩滿短氣,未得吐下方,若轉筋方……又方:桂、半夏(等分),末,方寸匕,水一升和服之瘥。

③ 子母秘録:**《證類》卷10"半夏"** 《子母秘録》:治小兒腹脹:半夏少許,洗,擣末,酒和丸如粟米大。每服二丸,生薑湯吞下。不差,加之,日再服。又若以火炮之爲末,貼臍亦佳。

④ 張仲景:**《金匱·黄疸病脉證并治》** 黄疸病,小便色不變,欲自利,腹滿而喘,不可除熱,熱除必噦。噦者,小半夏湯主之。小半夏湯方:半夏(一升)、生薑(半斤),右二味以水七升,煮取一升半,分温再服。

⑤ 和劑局方:**《局方》卷2"治傷寒"** 消暑圓:治傷暑,發熱頭疼。半夏(醋五升煮乾)、甘草(生)、茯苓(去皮,各半斤),右細末,生薑汁作薄糊爲圓如梧桐子大,每服五十粒,水下……

⑥ 和劑局方:**《局方》卷6"治瀉痢"** 半硫圓:除積冷,暖元藏,温脾胃,進飲食。治心腹一切痃癖冷氣,及年高風秘冷秘或泄瀉等,並皆治之。半夏(湯浸七次,焙乾,爲細末)、硫黄(明浄好者,研令極細,用柳木槌子殺過),右等分,以生薑自然汁同熬,入乾蒸餅末,攪和匀,入臼内杵數百下,圓如梧桐子大。每服空心,温酒或生薑湯下十五圓至二十圓,婦人醋湯下。

⑦ 直指方:**《直指方》卷26"血疾證治"** 半夏丸:治吐血、下血、崩中帶下,喘急痰嘔,中滿虚腫,亦消宿淤,百病通用。圓白半夏(刮浄,捶扁,以生薑汁調和飛白麵作軟餅,包掩半夏,慢火炙令色黄,去面,取半夏爲末),右末,米糊丸緑豆大,曬乾。每三四十丸,温熟水下。

⑧ 本事方:**《本事方》卷3"膀胱疝氣小腸精漏"** 豬苓丸:右用半夏一兩,破如豆大,用木豬苓四兩,先將一半炒半夏黄色,不令焦,地上出火毒半日,取半夏爲末,糊圓如梧子大,候乾。更再用前豬苓末二兩,炒微裂,同用不泄沙瓶養之,空心温酒鹽湯下三四十元。常服于申未間,冷酒下。此藥治夢遺……今也腎氣閉,則一身之精氣無所管攝,故妄行而出不時也。豬苓丸一方,正爲此設,此古方也。今盛行於時,而人多莫測其用藥之意。蓋半夏有利性,而豬苓導水,蓋導腎氣使通之意也……

含。《衛生寶鑑》[①]。**少陰咽痛**,生瘡,不能言語,聲不出者,苦酒湯主之。半夏七枚打碎,雞子一枚,頭開一竅,去黄,納苦酒令小滿,入半夏在内,以鐶子坐于炭火上,煎三沸,去滓,置盃中,時時嚥之,極驗。未瘥更作。仲景《傷寒論》[②]。**喉痺腫塞**。生半夏末嗃鼻内,涎出效。《集簡方》。**骨哽在咽**。半夏、白芷等分,爲末。水服方寸匕,當嘔出。忌羊肉。《外臺秘要》[③]。**重舌木舌**[④],脹大塞口。半夏煎醋,含漱之。○又方:半夏二十枚,水煮過,再泡片時,乘熱以酒一升浸之,密封良久,熱漱冷吐之。**小兒顖陷**[⑤]。乃冷也。水調半夏末,塗足心。**面上黑氣**。半夏焙研,米醋調敷。不可見風,不計遍數,從早至晚,如此三日,皂角湯洗下,面瑩如玉也。《摘玄方》[⑥]。**癩風眉落**。生半夏、羊屎燒焦等分,爲末,自然薑汁日調塗。《聖濟録》[⑦]。**盤腸生産**。産時子腸先出,産後不收者,名盤腸産。以半夏末頻嗃鼻中,則上也。《婦人良方》[⑧]。**産後運絶**。半夏末,冷水和丸大豆大,納鼻中即愈,此扁鵲法也。《肘後方》[⑨]。**小兒驚風**。生半夏一錢,皂角半錢,爲末。吹少許入鼻,名嚏驚散,即甦。《直指方》[⑩]。**卒死不寤**[⑪]。半夏末吹鼻中,即活。

---

① 衛生寶鑑:**《普濟方》卷46"首風"** 通關散(出《衛生寶鑑》方):治八般頭風,用:半夏爲末,百草霜少許,以紙一條,入藥半錢,作紙撚子,焙極乾。每用藥時,先含水一口,將紙撚子點著,鼻中搐之。如有涎即吐去。再含水再搐,如此用三次,見效。(**按**:《衛生寶鑑》無此方,不明《普濟方》所本。)

② 傷寒論:**《傷寒論·辨少陰病脉證并治》** 少陰病,咽中傷生瘡,不能語言,聲不出者,苦酒湯主之。苦酒湯方:半夏(洗,破如棗核,十四枚)、雞子(一枚,去黄,内上苦酒,著雞子殻中),右二味,内半夏著苦酒中,以雞子殻置刀環中,安火上,令三沸,去滓,少少含咽之。不差,更作三劑。

③ 外臺秘要:**《外臺》卷8"諸骨哽方三十五首"** 又療哽方:半夏(五兩,洗)、白芷(五兩),右二物擣篩,服方寸匕,則嘔出。忌羊肉、餳。

④ 重舌木舌:**《普濟方》卷59"重舌"** 半夏酒:治重舌滿口。右用半夏二十枚,水煑過,再於水泡片時,乘熱用好酒一升浸,密封頭良久,取酒乘熱含,冷時即吐,又含熱者,以差爲度……/**《普濟方》卷59"舌腫强"** 治舌腫滿口,氣息不通,須臾殺人……用半夏十二枚,以苦酒一升,煑取八合,稍稍漱口,熱含冷吐……(**按**:原無出處,今溯得其源。)

⑤ 小兒顖陷:**《普濟方》卷363"顖填陷"** 治顖填陷方……如陷,則用半夏膏塗足心。乃嬰兒腎涇冷,邪氣干心致此,皆爲末,冷水調。(**按**:原無出處,今溯得其源。)

⑥ 摘玄方:**《丹溪摘玄》卷19"髮門"** 面上黑氣,半夏不拘多少,焙乾,末之,米醋調敷。不可通見風也。不記遍數,早晨至晚,過夜,來日清早再敷。如此三日,用肥皂湯洗下,面瑩如玉。

⑦ 聖濟録:**《儒門事親》卷15"諸風疾症第十四"** 治癩塗眉法:半夏(生用)、羊糞(燒,以上各等份),右爲末,生薑自然汁調塗。(**按**:《聖濟總録》無此方,《普濟方》卷111"大風眉鬚墮落"引同方,云出《儒門事親》。)

⑧ 婦人良方:**《婦人良方》卷17"楊子建《十産論》第二"** 治推腸生方:又名盤腸産。右以半夏爲末,嗃鼻中,則腸上也。

⑨ 肘後方:**《證類本草》卷10"半夏"** 《産書》:治産後運絶:半夏一兩,搗爲末,冷水和丸如大豆,内鼻孔中,即愈。此是扁鵲法。(**按**:《肘後》卷1"救卒中惡死方"有此方,但"救卒死",而治産後運絶無此方。)

⑩ 直指方:**《仁齋小兒方》卷1"通關定驚證治"** 嚏驚散:半夏(生,一錢)、皂角(半錢),右爲末,用一豆許,用管子吹入鼻,立惺。

⑪ 卒死不寤:**《證類》卷10"半夏"** 紫靈元君《南岳夫人内傳》:治卒死。半夏末,如大豆許,吹鼻中。

南岳夫人紫靈魏元君方也。**五絶急病**。一曰自縊，二曰墻壓，三曰溺水，四曰魘魅，五曰産乳。並以半夏末，納大豆一丸入鼻中。心温者一日可活也。《子母秘録》①。**癰疽發背**及乳瘡。半夏末，雞子白調塗之。《肘後方》②。**吹奶腫痛**。半夏一個煨研，酒服立愈。一方：以末，隨左右嗃鼻，效。劉長春《經驗方》③。**打撲瘀痕**。水調半夏末塗之，一宿即没也。《永類鈐方》④。**遠行足趼**。方同上。《集簡方》。**金刃不出**，入骨脉中者。半夏、白斂等分，爲末。酒服方寸匕，日三服。至二十日自出。李筌《太白經》⑤。**飛蟲入耳**。生半夏末，麻油調，塗耳門外。《本事方》⑥。**蝎蠆螫人**。半夏末，水調塗之，立止。錢相公《篋中方》⑦。**蝎瘻五孔**相通者。半夏末，水調塗之，日二。《聖惠方》⑧。**咽喉骨哽**。半夏、白芷等分，爲末。水服方寸匕，當嘔出。忌羊肉。《外臺秘要》⑨。

莖涎。【主治】煉取塗髮眉，墮落者即生。雷斆⑩。

蚤休《本經》⑪下品

【釋名】**蚩休**《别録》⑫、**螫休**《日華》⑬、**紫河車**《圖經》⑭、**重臺**《唐本》⑮、**重樓金**

① 子母秘録：**《證類》卷 10“半夏”**　《子母秘録》……又方：治五絶：一曰自縊，二曰牆壁壓，三曰溺水，四曰魘魅，五曰産乳。凡五絶，皆以半夏一兩，擣篩爲末，丸如大豆，内鼻中愈。心温者，一日可治。

② 肘後方：**《肘後方》卷 6“治癰疽妒乳諸毒腫方第三十六”**　葛氏療奶發，諸癰疽發背及乳方……又方：末半夏，雞子白和塗之。水磨敷，並良。

③ 經驗方：**《秘傳經驗方》**　半夏散：治婦人吹乳，用半夏一箇，煨，爲末，以酒調服之，立愈。（**按**：“一方”未能溯得其源。）

④ 永類鈐方：**《永類鈐方》卷 22“敷貼藥”**　打撲傷有瘀痕，瘀血流注：半夏末，水調塗傷處一宿，不痕。

⑤ 太白經：**《太白陰經》卷 7“治人藥方”**　療金刃中骨脉中不出方：白斂、半夏（各等分），右爲末，酒服方寸匕，日三服，至二十日自出，立愈。

⑥ 本事方：**《本事方後集》卷 5“治諸鼻耳等患”**　蜒蚰入耳：半夏（生），右一味爲末，麻油調塗耳門外，蟲聞香自出。

⑦ 篋中方：**《證類》卷 10“半夏”**　錢相公《篋中方》：治蠍螫人，取半夏，以水研塗之，立止。

⑧ 聖惠方：**《聖惠方》卷 66“治一切瘻諸方”**　治蠍瘻，五孔皆相通……又方：半夏（一分），右擣羅爲末，以甲煎調塗之。

⑨ 外臺秘要：**《外臺》卷 8“諸骨哽方三十五首”**　又療哽方：半夏（五兩，洗）、白芷（五兩），右二物擣篩，服方寸匕，則嘔出。忌羊肉、餳。（**按**：本條前“骨哽在咽”之方與此方同，重出。）

⑩ 雷斆：**《證類》卷 1“雷公炮炙論序”**　……髮眉墮落，涂半夏而立生。（眉髮墮落者，以半夏莖煉之，取涎涂髮落處，立生。）

⑪ 本經：**《本經》《别録》見《證類》卷 11“蚤休”**味苦，微寒，有毒。主驚癇，搖頭弄舌，熱氣在腹中，癲疾，癰瘡陰蝕，下三蟲，去蛇毒。一名蚩休。生山陽川谷及冤句。

⑫ 别録：見上注白字。（**按**：當出《本經》。）

⑬ 日華：**《日華子》見《證類》卷 11“蚤休”**　……又名蚤休、螫休也。

⑭ 圖經：**《圖經》見《證類》卷 11“蚤休”**　蚤休，即紫河車也，俗呼重樓金線……

⑮ 唐本：**《唐本草》見《證類》卷 11“蚤休”**　《唐本》注云：今謂重樓者是也。一名重臺，南人名草甘遂……（**按**：“釋名”項下“唐本”皆同此。）

線《唐本》、三層草《綱目》、七葉一枝花《蒙筌》①、草甘遂《唐本》、白甘遂。【時珍曰】蟲蛇之毒，得此治之即休，故有蚤休、螫休諸名。重臺、三層，因其葉狀也。金線重樓，因其花狀也。甘遂，因其根狀也。紫河車，因其功用也。

【集解】【《别録》②曰】蚤休生山陽川谷及冤句。【恭③曰】今謂重樓金線者是也。一名重臺，南人名草甘遂。一莖六七葉，似王孫、鬼臼、蓖麻輩，葉有二三層。根如肥大菖蒲，細肌脆白。【保昇④曰】葉似鬼臼、牡蒙，年久者二三重。根如紫參，皮黄肉白。五月采根，日乾。【大明⑤曰】根如尺二蜈蚣，大如肥紫菖蒲。【頌⑥曰】即紫河車也。今河中、河陽、華、鳳、文州及江淮間亦有之。葉似王孫、鬼臼等，作二三層。六月開黄紫花，蕊赤黄色，上有金絲垂下。秋結紅子。根似肥薑，皮赤肉白。四月、五月采之。【宗奭⑦曰】蚤休無旁枝，止一莖挺生，高尺餘，顛有四五葉。葉有岐，似苦杖。中心又起莖，亦如是生葉。惟根入藥用。【時珍曰】重樓金線處處有之，生于深山陰濕之地。一莖獨上，莖當葉心。葉緑色似芍藥，凡二三層，每一層七葉。莖頭夏月開花，一花七瓣，有金絲蕊，長三四寸。王屋山産者至五七層。根如鬼臼、蒼术狀，外紫中白，有粘、糯二種。外丹家采製三黄、砂、汞。入藥洗切焙用。俗諺云"七葉一枝花，深山是我家。癰疽如遇者，一似手拈拏"，是也。

根。【氣味】苦，微寒，有毒。【大明⑧曰】冷，無毒。伏雄黄、丹砂、蓬砂及鹽。【主治】驚癇，摇頭弄舌，熱氣在腹中。《本經》⑨。癲疾，癰瘡，除蝕，下三蟲，去蛇毒。《别録》⑩。生食一升，利水。《唐本》⑪。治胎風手足搐，能吐泄瘰癧。大明⑫。去瘧疾寒熱。時珍。

---

① 蒙筌：**《蒙筌》卷3"蚤休"** ……俗呼七葉一枝花也。

② 别録：見1408頁注⑪。

③ 恭：**《唐本草》見《證類》卷11"蚤休"** 《唐本》注云：今謂重樓者是也。一名重臺，南人名草甘遂。苗似王孫、鬼臼等。有二三層。根如肥大菖蒲，細肌脆白……

④ 保昇：**《蜀本草》見《證類》卷11"蚤休"** 《蜀本》：《圖經》云：葉似鬼臼、牡蒙輩。年久者二三重。根似紫參，皮黄肉白。五月採根，日乾用之。

⑤ 大明：**《日華子》見《證類》卷11"蚤休"** ……根如尺二蜈蚣，又如肥紫菖蒲……

⑥ 頌：**《圖經》見《證類》卷11"蚤休"** 蚤休，即紫河車也，俗呼重樓金線。生山陽川谷及冤句，今河中、河陽、華、鳳、文州及江淮間亦有之。苗葉似王孫、鬼臼等，作二三層。六月開黄紫，花蘂赤黄色，上有金絲垂下，秋結紅子。根似肥薑，皮赤肉白。四月、五月採根，日乾用。

⑦ 宗奭：**《衍義》卷12"蚤休"** 無旁枝，止一莖挺生，高尺餘，顛有四五葉，葉有歧，似虎杖。中心又起莖，亦如是生葉。惟根入藥用。

⑧ 大明：**《日華子》見《證類》卷11"蚤休"** 重臺根，冷，無毒……（**按**：《綱目》所引"伏雄黄……及鹽"一句未能溯得其源。）

⑨ 本經：見1408頁注⑪白字。

⑩ 别録：見1408頁注⑪。

⑪ 唐本：**《唐本草》見《證類》卷10"甘遂"** 《唐本》注云：所謂草甘遂者，乃蚤休也，療體全别……生食一升亦不能利，大療癰疽蛇毒……

⑫ 大明：**《日華子》見《證類》卷11"蚤休"** ……治胎風搐手足，能吐瀉，瘰癧……

【發明】【恭[①]曰】摩醋,傅癰腫蛇毒,甚有效。【時珍曰】紫河車,足厥陰經藥也。凡本經驚癇、瘧疾、瘰癧、癰腫者宜之。而道家有服食法,不知果有益否也。

【附方】新五。**服食法**[②]。紫河車根以竹刀刮去皮,切作骰子大塊,麪裹入瓷瓶中,水煮候浮漉出,凝冷,入新布袋中,懸風處待乾。每服三丸,五更初面東念呪,井水下,連進三服,即能休粮。若要飲食,先以黑豆煎湯飲之,次以藥丸煮稀粥,漸漸食之。呪曰:“天朗氣清金雞鳴,吾今服藥欲長生。吾今不飢復不渴,賴得神仙草有靈。”**小兒胎風**,手足搐搦。用蚤休即紫河車爲末。每服半錢,冷水下。《衛生易簡方》[③]。**慢驚發搐**,帶有陽證者。白甘遂末即蚤休一錢,栝樓根末二錢,同于慢火上炒焦黄,研勾。每服一字,煎射香、薄荷湯調下。錢乙《小兒方》[④]。**中鼠莽毒**。金線重樓根,磨水服,即愈。《集簡方》。**咽喉穀賊**。腫痛。用重臺赤色者、川大黄炒、木鼈子仁、馬牙消各半兩,半夏泡一分,爲末,蜜丸芡子大,含之。《聖惠方》[⑤]。

鬼臼《本經》[⑥]下品【校正】併入《圖經[⑦]·璚田草》。

【釋名】九臼《本經》[⑧]、天臼《别録》[⑨]、鬼藥《綱目》、解毒《别録》、爵犀《本經》、馬目毒公《本經》、害母草《圖經》[⑩]、羞天花《綱目》、朮律草《綱目》、璚田草《綱目》、

---

① 恭:**《唐本草》見《證類》卷11“蚤休”** ……醋摩療癰腫,傅蛇毒有效。

② 服食法:**《事林廣記》(和刻)巳集卷2“神仙服紫荷車休糧法”** 紫河車,一名金錢草。右取根,以竹刀刮去皮,切作骰子塊,麪裹如石蓮大,入瓷瓶煮,候藥浮,漉出凝冷,入新布袋,當風掛乾。每三圓,五更初面東念呪,井花水下,連進三服,已試良驗。若要飲食,先以黑豆煎湯飲,次以藥圓煮稀粥,漸漸飲食。呪曰……又曰:“天朗氣清金雞鳴,吾今服藥欲長生。吾今不飢復不渴,賴得神仙草自榮。”(**按**:原無出處,今溯得其源。)

③ 衛生易簡方:**《衛生易簡方》卷12“急慢驚風”** 治小兒胎風,手足搐搦:用蚤休爲末(即紫河車,又名金線重樓),每服半錢,冷水調下。

④ 小兒方:**《小兒藥證直訣》卷下“栝蔞湯”** 治慢驚。栝蔞根(貳錢)、白甘遂(壹錢),右用慢火炒焦黄色,研匀,每服壹匙,煎麝香、薄荷湯調下,無時。凡藥性雖冷,炒焦用之,乃温也。

⑤ 聖惠方:**《聖惠方》卷35“治咽喉生谷賊諸方”** 治咽喉生穀賊腫痛,方:芸薹(半兩,赤色者)、木鱉子人(半兩)、川大黄(半兩,剉碎微炒)、馬牙消(半兩)、半夏(一分,湯洗七遍去滑),右件藥擣羅爲末,煉蜜和圓如櫻桃大,以綿裹一圓,含嚥津。

⑥ 本經:**《本經》《别録》(《藥對》)見《證類》卷11“鬼臼”** 味辛,温、微温,有毒。主殺蠱毒,鬼疰精物,辟惡氣不祥,逐邪,解百毒。療欬嗽喉結,風邪煩惑,失魄妄見,去目中膚翳,殺大毒。不入湯。一名爵犀,一名馬目毒公,一名九臼,一名天臼,一名解毒。生九真山谷及冤句。二月、八月採根。(畏垣衣。)

⑦ 圖經:**《圖經》見《證類》卷30“外草類·瓊田草”** 生福州。春生苗葉,無花。三月採根、葉,焙乾。土人用治風。生擣羅,蜜丸服之。

⑧ 本經:見本頁注⑥白字。(**按**:“釋名”項下“本經”皆同此。)

⑨ 别録:見本頁注⑥。(**按**:“釋名”項下“别録”同此。)

⑩ 圖經:**《圖經》見《證類》卷11“鬼臼”** ……俗又名曰害母草……

獨脚蓮《土宿本草》①、獨荷草土宿、山荷葉《綱目》、旱荷《綱目》、八角盤《綱目》、唐婆鏡。【弘景②曰】鬼臼根如射干，白而味甘，九臼相連，有毛者良，故名。【時珍曰】此物有毒，而臼如馬眼，故名馬目毒公。殺蠱解毒，故有犀名。其葉如鏡、如盤、如荷，而新苗生則舊苗死，故有鏡、盤、荷、蓮、害母諸名。《蘇東坡詩集》③云"璚田草俗號唐婆鏡"，即本草鬼臼也。歲生一臼，如黄精根而堅瘦，可以辟穀。宋祁《劍南方物贊》④云：羞天花，蜀地處處有之。依莖綴花，蔽葉自隱，俗名羞天，予改爲羞寒花，即本草鬼臼也。贊云："冒寒而茂，莖修葉廣。附莖作花，葉蔽其上。"以其自蔽，若有羞狀。○别有羞天草，與此不同，即海芋也。

【集解】【《别録》⑤曰】鬼臼生九真山谷及冤句。二月、八月采根。【弘景⑥曰】鬼臼生山谷中。八月采，陰乾。似射干、术輩，又似鉤吻。有兩種：出錢塘、近道者，味甘，上有叢毛，最勝；出會稽、吴興者，大而味苦，無叢毛，力劣。今馬目毒公狀如黄精根，其臼處似馬眼而柔潤。今方家多用鬼臼而少用毒公，不知此那，復乖越如此。【恭⑦曰】鬼臼生深山巖石之陰。葉如蓖麻、重樓輩。生一莖，莖端一葉，亦有兩岐者。年長一莖，莖枯則爲一臼。假令生來二十年，則有二十臼，豈惟九臼耶？根肉皮鬚並似射干，今俗用多是射干。而江南别送一物，非真者。今荆州 當陽縣、硤州 遠安縣、襄州 荆山縣山中並貢之，亦極難得。【頌⑧曰】今江寧府、滁、舒、商、齊、杭、襄、峽州、荆門軍亦

---

① 土宿本草：(**按**：未見原書存世，無可溯源。"釋名"項下"土宿"同此。)

② 弘景：**《集注》見《證類》卷 11"鬼臼"** 陶隱居曰：鬼臼如射干，白而味甘，温，有毒。主風邪，鬼疰蠱毒。九臼相連，有毛者良……

③ 蘇東坡詩集：**《全芳備祖・後集》卷 11"紀要"** ……子瞻詩所記：胡送土玉芝，一名瓊田草，俗號其葉云唐婆鏡，《本草》云鬼臼也。歲生一臼，如黄精之堅瘦，可以辟穀。(山谷詩序)

④ 劍南方物贊：**《益部方物略記》** 冒寒而茂，莖脩葉廣，附莖作花，葉蔽其上，以其自蔽，若有羞狀。右羞寒花(蜀地處處有之，不爲人所愛。根莖綴花，蔽葉自隱。俗曰：羞天花，予易爲羞寒花。按《本草》名曰鬼臼。)

⑤ 别録：見 1410 頁注⑥。

⑥ 弘景：**《集注》見《證類》卷 11"鬼臼"** ……一名九臼。生山谷，八月採，陰乾。又似鉤吻。今馬目毒公如黄精，根臼處似馬眼而柔潤。鬼臼似射干、术輩。有兩種：出錢塘近道者，味甘，上有叢毛，最勝。出會稽、吴興者乃大，味苦，無叢毛，不如，略乃相似而乖異毒公。今方家多用鬼臼，少用毒公，不知此郍復頓爾乖越也。

⑦ 恭：**《唐本草》見《證類》卷 11"鬼臼"** 《唐本》注云：此藥生深山巖石之陰。葉如蓖麻、重樓輩。生一莖，莖端一葉，亦有兩歧者。年長一莖，莖枯爲一臼。假令生來二十年，則有二十臼，豈惟九臼耶？根肉皮鬚並似射干，今俗用皆是射干。及江南别送一物，非真者。今荆州當陽縣、硤州遠安縣、襄州荆山縣山中並有之，極難得也。

⑧ 頌：**《圖經》見《證類》卷 11"鬼臼"** 鬼臼，生九真山谷及冤句，今江寧府、滁、舒、商、齊、杭、襄、峽州、荆門軍亦有之……花生莖間，赤色，三月開，後結實……一説鬼臼生深山陰地，葉六出或五出，如雁掌。莖端一葉如繖蓋，旦時東向，及暮則西傾，蓋隨日出没也。花紅紫如荔枝，正在葉下，常爲葉所蔽，未常見日。一年生一葉，既枯則爲一臼，及八九年則八九臼矣。然一年一臼生而一臼腐，蓋陳新相易也，故俗又名曰害母草。如芋魁、烏頭輩亦然，新苗生則舊苗死，前年之魁腐矣。而《本草》注謂全似射干，今射干體狀雖相似，然臼形淺薄，大異鬼臼，鬼臼如八九天南星側比相疊，而色理正如射干。要者，當使人求苗採之，市中不復有也。

有之，並如蘇恭所説。花生莖間，赤色，三月開後結實。又一説：鬼臼生深山陰地，葉六出或五出，如雁掌。莖端一葉如繖，旦時東向，及暮則西傾，蓋隨日出没也。花紅紫如荔枝，正在葉下，常爲葉所蔽，未常見日。一年生一莖，既枯則爲一臼，及八九年則八九臼矣。然一年一臼生而一臼腐，蓋陳新相易也，故俗名害母草。如芋魁、烏頭輩亦然，新苗生則舊苗死，前年之臼腐矣。而本草注謂全似射干，今射干體狀雖相似，然臼形淺薄，與鬼臼大異。鬼臼如八九個南星側比相疊，而色理正如射干。用者當使人求苗采之，市中不復有也。【時珍曰】鬼臼根如天南星相疊之狀，故市人道謂小者爲南星，大者爲鬼臼，殊爲謬誤。按《黄山谷集》①云：唐婆鏡葉底開花，俗名羞天花，即鬼臼也。歲生一臼，滿十二歲，則可爲藥。今方家乃以鬼燈檠爲鬼臼，誤矣。又鄭樵《通志》②云：鬼臼葉如小荷，形如鳥掌，年長一莖，莖枯則根爲一臼，亦名八角盤，以其葉似之也。據此二説，則似是今人所謂獨脚蓮者也。又名山荷葉、獨荷草、旱荷葉、八角鏡。南方處處深山陰密處有之，北方惟龍門山、(至)〔王〕屋山有之。一莖獨上，莖生葉心而中空。一莖七葉，圓如初生小荷葉，面青背紫，揉其葉作瓜李香。開花在葉下，亦有無花者。其根全似蒼术、紫河車。丹爐家采根制三黄、砂、汞。或云其葉八角者更靈。或云其根與紫河車一様，但以白色者爲河車，赤色者爲鬼臼，恐亦不然。而《庚辛玉册》③謂蚤休陽草，旱荷陰草，亦有分别。陶弘景以馬目毒公與鬼臼爲二物，殊不知正是一物而有二種也。又唐 獨孤滔《丹房鏡源》④云：术律車有二種，根皆似南星，赤莖直上，莖端生葉。一種葉凡七瓣，一種葉作數層。葉似蓖麻，面青背紫而有細毛。葉下附莖開一花，狀如鈴鐸倒垂，青白色，黄蕊中空，結黄子。風吹不動，無風自摇。可制砂、汞。按此即鬼臼之二種也。其説形狀甚明。

根。【氣味】辛，温，有毒。【《别録》⑤曰】微温。【弘景⑥曰】甘，温，有毒。【權⑦曰】苦。【之才⑧曰】畏垣衣。【主治】殺蠱毒，鬼疰精物，辟惡氣不祥，逐邪，解百毒。《本經》⑨。殺大毒，療欬嗽喉結，風邪煩惑，失魄妄見，去目中膚翳。不入湯。《别録》⑩。主尸疰，殗殜勞疾，傳尸瘦疾。甄權⑪。下死胎，治邪瘧癰疽，蛇毒，射工毒。時珍。

---

① 黄山谷集：**《黄氏日抄》卷65“讀文集(七)·七卷詩註”** ……唐婆鏡，葉底開花，號羞天花。《山谷》云：此鬼臼也。歲生一臼，滿十二歲可爲藥。今方家所用，乃鬼燈檠草耳。(**按**：《四庫》《山谷集》卷7“瓊芝軒”亦記此，意同而文繁，時珍引文與《日抄》更合。)

② 通志：**《通志·昆蟲草木略·草類》** 鬼臼曰雀犀，曰馬目毒公，曰九臼，曰天臼，曰解毒。葉如荷葉，形似鳥掌，年長一莖，莖枯則根爲一臼。服食家用之，以九臼相連者爲佳。亦名八角盤，以其葉然也。

③ 庚辛玉册：(**按**：未見原書，待考。)

④ 丹房鏡源：(**按**：查《丹房鑑源》，未能溯得其源。)

⑤ 别録：見1410頁注⑥。

⑥ 弘景：見1411頁注②。

⑦ 權：**《藥性論》見《證類》卷11“鬼臼”** 鬼臼，使，味苦……

⑧ 之才：**古本《藥對》**見1410頁注⑥括號中七情文。

⑨ 本經：見1410頁注⑥白字。

⑩ 别録：見1410頁注⑥。

⑪ 甄權：**《藥性論》見《證類》卷11“鬼臼”** ……能主尸疰，殗殜勞疾，傳尸瘦疾，主辟邪氣，逐鬼。

【發明】【頌①曰】古方治五尸鬼疰、百毒惡氣多用之。又曰，今福州人三月采璚田草根葉，焙乾擣末，蜜丸服，治風疾。

【附方】新三。**子死腹中**，胞破不生，此方累效，救人歲萬數也。鬼臼不拘多少，黄色者，去毛爲細末，不用篩羅，只撚之如粉爲度。每服一錢，無灰酒一盞，同煎八分，通口服，立生如神。名一字神散。《婦人良方》②。**射工中人**，寒熱發瘡。鬼臼葉一把，苦酒漬，擣取汁。服一升，日二次。《千金方》③。**黑黄急病**。黑黄，面黑黄，身如土色，不妨食，脉沉，若青脉入口者死。宜烙口中黑脉、百會、玉泉、章門、心俞。用生鬼臼擣汁一小盞服。乾者爲末，水服。《三十六黄方》④。

射干《本經》⑤下品

【釋名】**烏扇**《本經》⑥、**烏翣**《别録》⑦、**烏吹**《别録》、**烏蒲**《本經》、**鳳翼**《拾遺》⑧、**鬼扇**土宿⑨、**扁竹**《綱目》、**仙人掌**土宿、**紫金牛**土宿、**野萱花**《綱目》、**草薑**《别録》、**黄遠**吴普⑩。【弘景⑪曰】射干方書多音夜。【頌⑫曰】射干之形，莖梗疏長，正如射之長竿之狀，得名由此爾。而陶氏以夜音爲疑，蓋古字音多通呼，若漢官僕射，主射事，而亦音夜，非有别義也。【時珍曰】其葉叢生，横鋪一面，如烏翅及扇之狀，故有烏扇、烏翣、鳳翼、鬼扇、仙人掌諸名。俗呼扁竹，謂其葉扁生而根如竹也。根葉又如蠻薑，故曰草薑。〇翣音所甲切，扇也。

---

① 頌：**《圖經》見《證類》卷 11"鬼臼"** ……古方治五尸鬼疰，百毒惡氣方用之……/見 90 頁注①圖經。

② 婦人良方：**《婦人良方》卷 17"産難子死腹中方論第五"** 一字神散：治子死胎不下，胞破不生。此方累有效，救人幾萬數。鬼臼（不拘多少，黄色者，去毛），碾爲末，以手指撚之如粉，極細爲度。每服二錢，用無灰酒一盞，同煎至八分，通口服，立生如神。此藥不用羅，只碾令極細。

③ 千金方：**《千金方》卷 25"蛇毒第二"** 治射工中人寒熱，或發瘡偏在一處，有異于常，方：取鬼臼葉一把，納苦酒漬之，熟擣，絞取汁，服一升，日三。

④ 三十六黄方：**《聖濟總録》卷 61"三十六黄"** 黑黄二十七，病人身面黑黄，口唇兩頰上有青脉起，出於口角者，十無一生。亦有脉息沉細，吃食不妨，身如土色，宜先烙口中黑脉，次烙百會穴，又烙玉泉、足陽明穴、章門、心俞、下廉。不差，宜服後鬼臼汁方：生鬼臼（一兩），右一味擣絞取汁一小盞，服之即差。如無生鬼臼，即用乾者，擣羅爲末，每服二錢匕，新汲水調下，不拘時。

⑤ 本經：**《本經》《别録》見《證類》卷 10"射干"** 味苦，平、微温，有毒。主欬逆上氣，喉痺咽痛，不得消息，散結氣，腹中邪逆，食飲大熱，療老血在心脾間，欬唾，言語氣臭，散胸中熱氣。久服令人虚。一名烏扇，一名烏蒲，一名烏翣，一名烏吹，一名草薑。生南陽川谷田野。三月三日採根，陰乾。

⑥ 本經：見上注白字。（**按**："釋名"項下"本經"同此。）

⑦ 别録：見上注。（**按**："釋名"項下"别録"同此。）

⑧ 拾遺：**《拾遺》見《證類》卷 10"射干"** ……亦名鳳翼……

⑨ 土宿：（**按**：未見該書存世，待考。"釋名"項下"土宿"皆同此。）

⑩ 吴普：**《御覽》卷 992"射干"** 《吴氏本草》曰：射干，一名黄遠。

⑪ 弘景：**《集注》見《證類》卷 10"射干"** ……方多作夜干字，今射亦作夜音……

⑫ 頌：**《圖經》見《證類》卷 10"射干"** ……今觀射干之形，其莖梗疏長，正如長竿狀，得名由此耳。而陶以夜音爲疑，且古字音呼，固多相通，若漢官僕射主射，而亦音夜，非有别義也……

【集解】【《别録》①曰】射干生南陽山谷田野。三月三日采根,陰乾。【弘景②曰】此是烏翣根,黄色,庭臺多種之。人言其葉是鳶尾,而復有鳶頭,此若相似爾,恐非烏翣也。又别有射干相似而花白莖長,似射人之執竿者,故阮公詩云"射干臨層城"。此不入藥用。【恭③曰】鳶尾葉都似射干,而花紫碧色,不抽高莖,根似高良薑而肉白,名鳶頭。【保昇④曰】射干高二三尺,花黄實黑。根多鬚,皮黄黑,肉黄赤。所在皆有,二月、八月采根,去皮日乾。【藏器⑤曰】射干、鳶尾二物相似,人多不分。射干即人間所種爲花草名鳳翼者,葉如鳥翅,秋生紅花、赤點。鳶尾亦人間所種,苗低下於射干,狀如鳶尾,夏生紫碧花者是也。【大明⑥曰】射干根潤,形似高良薑大小,赤黄色淡硬,五、六、七、八月采。【頌⑦曰】今在處有之,人家種之。春生苗,高一二尺。葉大類蠻薑而狹長横張,疏如翅羽狀,故名烏翣。葉中抽莖,似萱草莖而强硬。六月開花,黄紅色,瓣上有細文。秋結實作房,中子黑色。一説射干多生山崖之間,其莖雖細小,亦類木。故荀子云"西方有木,名曰射干,莖長四寸,生於高山之上"是也。陶弘景所説花白者,自是射干之類。【震亨⑧曰】根爲射干,葉爲烏翣,紫花者是,紅花者非。【機⑨曰】按諸注則射干非一種,有花白者,花黄者,花紫者,花紅者。丹溪獨取紫花者,必曾試有驗也。【時珍曰】射干即今扁竹也。今人所種,多是紫花者,呼爲紫蝴蝶。其花三四月開,六出,大如萱花。結房大如拇指,頗似泡桐子,一房四隔,一隔十餘子。子大如胡椒而色紫,極硬,咬之不破。七月始枯。陶弘景謂射干、鳶尾是一種。蘇恭、陳藏器謂紫碧花者是鳶尾,紅花者是射干。韓保昇謂黄花者是射干。蘇頌謂花紅黄者是射干,白花者亦其類。朱震亨謂紫花者是射干,

① 别録:見1413頁注⑤。
② 弘景:**《集注》見《證類》卷10"射干"** 陶隱居云:此即是烏翣根,庭臺多種之,黄色。亦療毒腫。人言其葉是鳶尾,而復又有鳶頭,此蓋相似爾,恐非烏翣者,即其葉名矣。又别有射干,相似而花白莖長,似射人之執竿者。故阮公詩云:射干臨層城。此不入藥用。根亦無塊,惟有其質。
③ 恭:**《唐本草》見《證類》卷10"射干"** 《唐本》注云:射干,此説者,是其鳶尾葉都似射干,而花紫碧色,不抽高莖,根似高良薑而肉白,根即鳶頭。陶説由跋都論此爾。
④ 保昇:**《蜀本草》見《證類》卷10"射干"** 射干,微寒。《圖經》云高二三尺。花黄實黑,根多鬚,皮黄黑,肉黄赤。今所在皆有。二月、八月採根,去皮,日乾用之。
⑤ 藏器:**《拾遺》見《證類》卷10"射干"** 陳藏器云:射干、鳶尾,按此二物相似,人多不分……本草射干,即人間所種爲花卉,亦名鳳翼,葉如鳥翅,秋生紅花,赤點。鳶尾亦人間多種,苗低下於射干,如鳶尾,春夏生紫碧花者是也……
⑥ 大明:**《日華子》見《證類》卷10"射干"** ……根潤,亦有形似高良薑大小,赤黄色淡硬,五、六、七、八月採。
⑦ 頌:**《圖經》見《證類》卷10"射干"** 射(音夜)干,生南陽山谷田野,今在處有之,人家庭砌間亦多種植。春生苗,高二三尺。葉似蠻薑,而狹長横張,疏如翅羽狀,故一名烏翣,謂其葉耳。葉中抽莖,似萱草而强硬。六月開花,黄紅色,瓣上有細文。秋結實作房,中子黑色……又按《荀子》云:西方有木焉,名曰射干……又射干多生山崖之間,其莖雖細小,亦類木梗。故荀子名木,而蘇謂陶説爲鳶尾。鳶尾花亦不白,其白者自是射干之類,非鳶尾也……
⑧ 震亨:……紫花者是,紅花者非。此即烏翣,根爲射干,葉爲烏翣,爲烏扇,又名草薑……
⑨ 機:(**按**:或出《本草會編》。書佚,無可溯源。)

紅花者非。各執一説，何以憑依？謹按張揖《廣雅》[①]云：鳶尾，射干也。《易通卦驗》[②]云：冬至射干生。《土宿真君本草》[③]云：射干即扁竹，葉扁生，如側手掌形，莖亦如之，青緑色。一種紫花，一種黄花，一種碧花。多生江南、湖、廣、川、浙平陸間。八月取汁，煮雄黄，伏雌黄，制丹砂，能拒火。據此則鳶尾、射干本是一類，但花色不同。正如牡丹、芍藥、菊花之類，其色各異，皆是同屬也。大抵入藥功不相遠。〇【藏器[④]曰】射干之名有三：佛經云射干貂獄，此是惡獸，似青黄狗，食人，能緣木；阮公云"射干臨層城"者，是樹，殊有高大者；本草射干是草，即今人所種者也。

根。**【修治】**【斅[⑤]曰】凡采根，先以米泔水浸一宿，漉出，然後以篁竹葉煮之，從午至亥，日乾用。

【氣味】苦，平，有毒。【《别録》[⑥]曰】微温。久服令人虚。【保昇[⑦]曰】微寒。【權[⑧]曰】有小毒。【元素[⑨]曰】苦，陽中陰也。【時珍曰】寒。多服瀉人。**【主治】欬逆上氣，喉痺咽痛，不得消息，散結氣，腹中邪逆，食飲大熱**。《本經》[⑩]。**瘵老血在心脾間，欬唾，言語氣臭，散胸中熱氣**。《别録》[⑪]。**苦酒摩塗毒腫**。弘景[⑫]。**治疰氣，消瘀血，通女人月閉**。甄權[⑬]。**消痰，破癥結，胸膈滿，腹脹氣喘，痃癖，開胃下食，鎮肝明目**。大明[⑭]。**治肺氣喉痺爲佳**。宗奭[⑮]。**去胃中癰瘡**。元素[⑯]。**利積痰疝毒，消結核**。震亨[⑰]。**降實火，利大腸，治瘧母**。時珍。

---

① 廣雅：**《廣雅》卷 10"釋草"** 鳶（悦專）尾、烏蓮（所夾），射干也。

② 易通卦驗：**《御覽》卷 992"射干"** 《易通卦驗》曰：冬至射干生。

③ 土宿真君本草：（**按**：未見該書存世，待考。）

④ 藏器：**《拾遺》見《證類》卷 10"射干"** ……射干，總有三物。佛經云：夜干貂獄，此是惡獸，似青黄狗，食人。郭云能緣木。又阮公詩云：夜干臨層城，此即是樹，今之射干殊高大者。《本草》射干，即人間所種爲花卉……

⑤ 斅：**《炮炙論》見《證類》卷 10"射干"** 雷公云：凡使，先以米泔水浸一宿，漉出，然後用篁竹葉煮，從午至亥，漉出日乾用之。

⑥ 别録：見 1413 頁注⑤。

⑦ 保昇：見 1414 頁注④。

⑧ 權：**《藥性論》見《證類》卷 10"射干"** 射干，使，有小毒……

⑨ 元素：**《醫學啓源》卷下"用藥備旨・法象餘品"** 射干：苦，陽中之陰。去胃中癰瘡。

⑩ 本經：見 1413 頁注⑤白字。

⑪ 别録：見 1413 頁注⑤。

⑫ 弘景：見 1414 頁注②。

⑬ 甄權：**《藥性論》見《證類》卷 10"射干"** ……能治喉痹，水漿不入，能通女人月閉，治疰氣，消瘀血。

⑭ 大明：**《日華子》見《證類》卷 10"射干"** 消痰，破癥結，胸膈滿，腹脹氣喘，痃癖，開胃下食，消腫毒，鎮肝明目……

⑮ 宗奭：**《衍義》卷 11"射干"** 今治肺氣、喉痹爲佳……

⑯ 元素：見本頁注⑨。

⑰ 震亨：**《衍義補遺・射干》** 屬金而有水與火。水行太陰厥陰之積痰，使結核自消甚捷。又治便毒。此足厥陰濕氣因疲勞而發，取射干三寸，與生薑同煎，食前服，利三兩行效……

【發明】【震亨①曰】射干屬金，有木與火，行太陰、厥陰之積痰，使結核自消甚捷。又治便毒，此足厥陰濕氣，因疲勞而發。取射干三寸，與生薑同煎，食前服，利三兩行，甚效。【時珍曰】射干能降火，故古方治喉痺咽痛爲要藥。孫真人《千金方》②治喉痺有烏翣膏。張仲景《金匱玉函方》③治欬而上氣，喉中作水雞聲，有射干麻黄湯。又治瘧母鼈甲煎丸，亦用烏扇燒過。皆取其降厥(陽)〔陰〕相火也。火降則血散腫消，而痰結自解，癥瘕自除矣。

【附方】舊二，新八。咽喉腫痛。射干花根、山豆根，陰乾爲末，吹之如神。《袖珍方》④。傷寒咽閉，腫痛。用生射干、猪脂各四兩，合煎令焦，去滓，每噙棗許，取瘥。龐安常《傷寒論》⑤。喉痺不通，漿水不入。《外臺秘要》⑥用射干一片，含嚥汁，良。○《醫方大成》⑦用扁竹新根擂汁嚥之，大腑動即解。或醋研汁噙，引涎出亦妙。○《便民方》⑧用紫蝴蝶根一錢，黄芩、生甘草、桔梗各五分，爲末，水調頓服，立愈。名奪命散。二便不通，諸藥不效。紫花扁竹根生水邊者佳，研汁一盞服，即通。《普濟方》⑨。水蠱腹大，動摇水聲，皮膚黑。用鬼扇根搗汁，服一盃，水即下。《肘後方》⑩。陰疝腫刺。發時腫痛如刺。用生射干搗汁與服，取利。亦可丸服。《肘後方》⑪。

① 震亨：見前頁注⑰。

② 千金方：**《千金方》卷 6"喉病第七"**　喉嚨者，脾胃之候。若脏熱，喉則腫塞，神氣不通，烏翣膏主之，方：生烏翣(十兩)、升麻(三兩)、羚羊角(二兩)、薔薇根(切，一升)、艾葉(六銖，生者尤佳)、芍藥(二兩)、通草(二兩)、生地黄(切，五合)、豬脂(二斤)，右九味，㕮咀，綿裹，苦酒一升，淹浸一宿，納豬脂中，微火煎，取苦酒盡，膏不鳴爲度，去滓，薄綿裹膏似大杏仁，納喉中，細細吞之。

③ 金匱玉函方：**《金匱·肺痿肺癰咳嗽上氣病脉證治》**　欬而上氣，喉中水雞聲，射干麻黄湯主之。射干麻黄湯方：射干(十三枚，一法，三两)、麻黄(四两)、生薑(四两)、細辛、紫苑、款冬花(各三两)、五味子(半升)、大棗(七枚)、半夏(大者洗，八枚，一法，半升)，右九味，以水一斗二升，先煮麻黄兩沸，去上沫，内諸藥，煮取三升，分温三服。

④ 袖珍方：**《袖珍方》卷 3"咽喉"**　治咽喉腫痛(秘方)：山豆根、射干花根，右同陰乾，爲末，吹入喉中，如神。

⑤ 龐安常傷寒論：**《傷寒總病論》卷 3"發汗吐下後雜病證"**　傷寒喉中痛，閉塞不通，射干煎：生射干、豬脂(各半斤)，合煎，令射干色微焦，去滓，取一棗大，綿裹含，稍稍咽之。

⑥ 外臺秘要：**《外臺》卷 23"喉痹方二十一首"**　又療喉痹方：射干一片，含咽汁。

⑦ 醫方大成：**《醫方大成》卷 7"咽喉"**　治喉痹：曾用射干(即扁竹根也)，旋取新者，不拘多少，擂爛，取汁吞下，或動大腑，即解。或用釅醋同研，取汁噙，引出涎更妙。

⑧ 便民方：**《便民圖纂》卷 11"咽喉"**　奪命丹：紫蝴蝶根(南方多栽護墻頭)、甘草(生)、桔梗、黄芩(各等分，蝴蝶根多用)。共爲末椀内，頓服立愈。治喉痺。

⑨ 普濟方：**《普濟方》卷 39"大小便不通"**　治男女水道不通，諸藥不能療。用扁竹生紫花者根，水邊生者爲佳，研自然汁一盞，服通即止藥。不可便服補藥。

⑩ 肘後方：**《肘後方》卷 4"治卒大腹水病方第二十五"**　若唯腹大動摇水聲，皮膚黑，名曰水蠱……又方：鬼扇細搗絞汁，服如雞子，即下水，更(復)〔服〕取水盡。若(湯)〔渴〕，研麻子汁飲之。

⑪ 肘後方：**《肘後方》卷 5"治卒陰腫痛㿗卵方第四十二"**　小兒陰疝，發時腫痛，隨痛如刺方：但服生夜干汁，取下。亦可服丸藥下之。云作走馬湯，亦在尸注中有。

乳癰初腫。扁竹根如僵蠶者，同萱草根爲末，蜜調傅之，神效。《永類方》①。中射工毒，生瘡者。烏翣、升麻各二兩，水三升，煎二升，温服。以滓敷瘡上。姚僧坦《集驗方》②。

鳶尾《本經》③下品

【釋名】烏園《本經》④。根名鳶頭。【時珍曰】並以形命名。烏園當作烏鳶。

【集解】【《别録》⑤曰】烏鳶生九疑山谷。五月采。【弘景⑥曰】方家言是射干苗，而主療亦異，當别是一種。方用鳶頭，當是其根，療體相似，而本草不題。【恭⑦曰】此草所在有之，人家亦種。葉似射干而闊短，不抽長莖，花紫碧色。根似高良薑，皮黄肉白，嚼之戟人咽喉，與射干全别。射干花紅，抽莖長，根黄有臼。【保昇⑧曰】草名鳶尾，根名鳶頭，亦謂之鳶根。葉似射干，布地生。黑根似高良薑而節大，數個相連。九月、十月采根，日乾。【時珍曰】此即射干之苗，非别一種也。肥地者莖長根粗，瘠地者莖短根瘦。其花自有數色。諸家皆是强分。陳延之《小品方》⑨言，東海鳶頭即由跋者，亦訛也。東海出之故耳。

【氣味】苦，平，有毒。【恭⑩曰】有小毒。【主治】蠱毒邪氣，鬼疰諸毒，破癥瘕積聚，去水，下三蟲。《本經》⑪。殺鬼魅，療頭眩。《别録》⑫。

【附方】舊一，新一。飛尸遊蠱着喉中，氣欲絶者。鳶尾根削去皮，納喉中，摩病處，令血

---

① 永類方：**《永類鈐方》卷7"乳癰"** 又有患此糜爛見骨膜垂死者：用萱草（根其葉柔，其根如麥門冬子），並用萹蓄（根如僵蠶，葉硬如劍者），二味爲末，敷之神效。

② 集驗方：**《外臺》卷40"射工毒方一十九首"** 《集驗》又療射工中人，瘡有三種：一種瘡正黑如壓墨子，皮周遍悉赤，或衣犯之如有刺痛；一種作瘡，瘡久則穿，或晡間寒熱；一種如火灼熛起，此者最急，數日殺人。此病令人寒熱，方：烏翣根（二兩）、升麻（二兩），右二味切，以水三升，煮取一升，適寒温頓服之，滓薄瘡上……

③ 本經：《本經》《别録》見《證類》卷10"鳶尾" 味苦，平，有毒，主蠱毒邪氣，鬼疰諸毒，破癥瘕積聚大水，下三蟲。療頭眩，殺鬼魅。一名烏園。生九疑山谷。五月採。

④ 本經：見上注。

⑤ 别録：見上注。

⑥ 弘景：**《集注》見《證類》卷10"鳶尾"** 陶隱居云：方家云是射干苗，無鳶尾之名。主療亦異，當别一種物。方亦有用鳶頭者，即應是其根，療體相似，而本草不顯之。

⑦ 恭：**《唐本草》見《證類》卷10"鳶尾"** 《唐本》注云：此草葉似射干而闊短，不抽長莖，花紫碧色。根似高良薑，皮黄肉白，有小毒，嚼之戟人咽喉，與射干全别。人家亦種，所在有之。射干花紅，抽莖長，根黄有臼……

⑧ 保昇：**《蜀本草》見《證類》卷10"鳶尾"** 此草葉名鳶尾，根名鳶頭，亦謂之鳶根。又《圖經》云：葉似射干，布生地。黑根似高良薑而節大，數個相連。今所在皆有。九月、十月採根，日乾。

⑨ 小品方：**《外臺》卷13"鬼魅精魅方八首"** 《小品》療鬼魅，四物鳶頭散方。東海鳶頭（是由跋根……）

⑩ 恭：見本頁注⑦。

⑪ 本經：見本頁注③白字。

⑫ 别録：見本頁注③。

出爲佳。陳藏器《本草拾遺》①。鬼魅邪氣。四物鳶頭散：東海鳶頭、黄牙即金牙、莨菪子、防葵各一分，爲末，酒服方寸匕。欲令病人見鬼，增防葵一分。欲令知鬼，又增一分，立驗。不可多服。陳延之《小品方》②。

玉簪《綱目》

【釋名】白鶴仙。【時珍曰】並以花象命名。

【集解】【時珍曰】玉簪處處人家栽爲花草。二月生苗成叢，高尺許，柔莖如白菘。其葉大如掌，團而有尖，葉上紋如車前葉，青白色，頗嬌瑩。六七月抽莖，莖上有細葉。中出花朶十數枚，長二三寸，本小末大。未開時，正如白玉搔頭簪形，又如羊肚蘑菇之狀；開時微綻四出，中吐黄蕊，頗香，不結子。其根連生，如鬼臼、射干、生薑輩，有鬚毛。舊莖死則根有一臼，新根生則舊根腐。亦有紫花者，葉微狹。皆鬼臼、射干之屬。

根。【氣味】甘、辛，寒，有毒。【主治】擣汁服，解一切毒，下骨哽，塗癰腫。時珍。

【附方】新五。乳癰初起。内消花，即玉簪花，取根擂酒服，以渣傅之。《海上方》③。婦人斷産。白鶴仙根、白鳳仙子各一錢半，紫葳二錢半，辰砂二錢，擣末，蜜和丸梧子大。産内三十日，以酒半盞服之。不可着牙齒，能損牙齒也。《摘玄方》④。解斑蝥毒。玉簪根擂水服之，即解。趙真人《濟急方》⑤。下魚骨哽。玉簪花根、山裏紅果根，同擣自然汁，以竹筒灌入咽中，其骨自下。不可着牙齒。臞仙《乾坤生意》⑥。刮骨取牙。玉簪根乾者一錢，白砒三分，白硇七分，蓬砂二分，威靈仙三分，草烏頭一分半，爲末。以少許點疼處，即自落也。余居士《選奇方》⑦。

葉。【氣味】同根。【主治】蛇虺螫傷，擣汁和酒服，以渣傅之，中心留孔洩氣。時珍。

---

① 本草拾遺：**《拾遺》見《證類》卷 10“鳶尾”** 陳藏器云：鳶尾，主飛尸遊蠱著喉中，氣欲絶者，以根削去皮，内喉中，摩病處，令血出爲佳。

② 小品方：**《外臺》卷 13“鬼魅精魅方八首”** 《小品》療鬼魅，四物鳶頭散方。東海鳶頭（是由跋根）、黄牙石（又名金牙）、莨菪、防葵（各一分），右藥擣下篩，以酒服方寸匕。欲令病人見鬼，增防葵一分。欲令知鬼主者，復增一分，立有驗。防葵、莨菪並令人迷惑，恍惚如狂，不可多服。

③ 海上方：（**按**：温氏《海上方》無此方。餘名《海上方》諸書皆佚，無可溯源。）

④ 摘玄方：（**按**：《丹溪摘玄》無此方，未能溯得其源。）

⑤ 濟急方：**《仙傳外科》卷 10“救解諸毒傷寒雜病一切等證”** 解班貓毒：大小黑豆汁飲之。玉簪花根擂水，亦能解諸毒。

⑥ 乾坤生意：**《乾坤生意》卷下“諸鯁”** 治魚刺並骨鯁在喉内：用山裹紅樹獨根向下者，與玉簪花根同搗，取自然汁，用匙或竹筒盛汁，放入口内，不可著牙，著牙皆化。

⑦ 選奇方：（**按**：《選奇方後集》殘本無此方，查存其佚文諸書，亦未能溯得其源。）

鳳仙《綱目》

【釋名】急性子《救荒》①、旱珍珠《綱目》、金鳳花《綱目》、小桃紅《救荒》、夾竹桃《救荒》、海蒳音納、染指甲草《救荒》、菊婢。【時珍曰】其花頭翅尾足俱具，翹然如鳳狀，故以名之。女人采其花及葉包染指甲。其實狀如小桃，老則迸裂，故有指甲、急性、小桃諸名。宋光宗 李后諱鳳，宫中呼爲好女兒花。張宛丘呼爲菊婢。韋居呼爲羽客。

【集解】【時珍曰】鳳仙人家多種之，極易生。二月下子，五月可再種。苗高二三尺，莖有紅白二色，其大如指，中空而脆。葉長而尖，似桃、柳葉而有鋸齒。椏間開花，或黄或白，或紅或紫，或碧或雜色，亦自變易，狀如飛禽，自夏初至秋盡，開謝相續。結實纍然，大如櫻桃，其形微長，色如毛桃，生青熟黄，犯之即自裂。皮卷如拳，苞中有子似蘿蔔子而小，褐色。人采其肥莖汋醃，以充萵笋。嫩葉渫，浸一宿，亦可食。但此草不生蟲蠹，蜂蝶亦不近，恐亦不能無毒也。

子。【氣味】微苦，温，有小毒。【主治】産難，積塊噎膈，下骨哽，透骨通竅。時珍。

【發明】【時珍曰】鳳仙子其性急速，故能透骨軟堅。庖人烹魚肉硬者，投數粒即易軟爛，是其驗也。緣其透骨，最能損齒，與玉簪根同，凡服者不可着齒也。多用亦戟人咽。

【附方】新五。産難催生。鳳仙子二錢，研末。水服，勿近牙。外以蓖麻子隨年數搗塗足心。《集簡方》。噎食不下。鳳仙花子酒浸三宿，晒乾爲末，酒丸緑豆大。每服八粒，温酒下。不可多用，即急性子也。《摘玄方》②。咽中骨哽欲死者。白鳳仙子研水一大呷，以竹筒灌入咽，其物即軟。不可近牙。或爲末吹之。《普濟方》③。牙齒欲取。金鳳花子研末，入砒少許，點疼牙根，取之。《摘玄方》④。小兒痞積。急性子、水葒花子、大黄各一兩，俱生研末。每味取五錢，外用皮硝一兩拌匀。將白鵓鴿一個，或白鴨亦可，去毛屎，剖腹，勿犯水，以布拭净，將末裝入内，用綫紮定，沙鍋内入水三盌，重重紙封，以小火煮乾，將鴿、鴨翻調焙黄色，冷定。早辰食之，日西時疾

① 救荒：**《救荒》卷上之後“草部”** 小桃紅：一名鳳仙花，一名夾竹桃，又名海蒳（音納），俗名染指甲草。人家園圃多種，今處處有之……有子似蘿蔔子，取之易迸（北諍切）散，俗名急性子……（**按**：“釋名”項下“救荒”皆同此。）

② 摘玄方：**《丹溪摘玄》卷 12“翻胃門”** 治噎食病：鳳仙花子不拘多少，酒浸三宿，曬乾，末之，每服八九〔粒〕，酒調下。不可多用。鳳仙子即急性子也，五月間收的最驗。

③ 普濟方：**《普濟方》卷 64“誤吞諸物”** 治喉中物鯁欲死：用白鳳仙子，研水大呷，以竹管灌入，硬物即軟去。切勿經牙。

④ 摘玄方：**《丹溪摘玄》卷 19“齒門”** 取牙：金鳳子末點疼牙上，即落。不可點好牙上。

軟,三日大便下血,病去矣。忌冷物百日。孫天仁《集效方》①。

花。【氣味】甘,滑,温,無毒。【主治】蛇傷,擂酒服即解。又治腰脇引痛不可忍者,研餅晒乾爲末,空心每酒服三錢,活血消積。時珍。

【附方】新一。風濕卧牀不起。用金鳳花、柏子仁、朴硝、木瓜煎湯洗浴,每日二三次。内服獨活寄生湯。吴旻《扶壽精方》②。

根、葉。【氣味】苦、甘、辛,有小毒。【主治】雞魚骨哽,誤吞銅鐵,杖撲腫痛,散血通經,軟堅透骨。時珍。

【附方】新三。咽喉物哽。金鳳花根嚼爛嚥嚥,骨自下,雞骨尤效。即以温水漱口,免損齒也。亦治誤吞銅鐵。《危氏得效方》③。打杖腫痛。鳳仙花葉搗如泥,塗腫破處,乾則又上,一夜血散即愈。冬月收取乾者,研末水和塗之。葉廷器《通變要法》④。馬患諸病。白鳳仙花連根葉熬膏,遇馬有病,抹其眼四角上,即汗出而愈。《衛生易簡方》⑤。

坐拏草宋《圖經》⑥

【集解】【頌⑦曰】生江西及滁州。六月開紫花結實。采其苗入藥,江西甚易得。後因人用有效,今頗貴重。【時珍曰】按《一統志》⑧云:出吉安 永豐縣。

【氣味】辛,熱,有毒。【主治】風痺,壯筋骨,兼治打撲傷損。蘇頌。

---

① 集效方:**《萬應方》卷4"小兒科"** 治小兒痞疾方……後藥製法不可見鉄器。急性子、大黄、水紅花子(各一兩,俱生用),右爲末,每味五錢,外用皮硝一兩拌均,將白鵓(鴿)〔鴿〕一個,或白鴨亦可,去毛屎,剖腹勿粘水,以布拭浄,將末裝入,内用線綁住,放在砂鍋内,水三碗,紙重卦口,用小火煮之,水乾,將鴿子翻調,焙黄色,冷定,早晨食之,日西疾軟時刻住熱,三日大便下血,病去。忌冷物百日。

② 扶壽精方:**《扶壽精方》卷下"風門"** 獨活寄生湯:治風濕卧床不起,七日見效。獨活、 桑寄生、杜仲(炒去絲)、牛膝(酒浸)、秦艽、茯苓、川芎、人參、防風、細辛、 桂心(各二兩)、芍藥、當歸、熟地黄(各三兩)、甘草(炙,五錢),右剉,每一兩,薑三片,水二鐘,煎至一鐘,通口熱服,每日一劑。外用金鳳花、柏子仁、朴硝、木瓜,煎湯洗浴,每日二三次。

③ 危氏得效方:**《得效方》卷10"骨鯁"** 骨鯁入喉……又方:用金鳳花子嚼爛嚥下。無子用根亦可,口中骨自下,便用温水灌嗽,免損齒。雞骨尤效。

④ 通變要法:**《世醫通變要法》卷下"杖丹一百七十四"** 主方經驗:治打破脚腿腫痛,用鳳仙花(婦人常用染指甲是也),用花葉并根搗爛如泥,塗腫破處。如乾,又塗上,一夜血散即愈。如冬天無鮮草,秋月收,陰乾,爲末,水和塗上即效。

⑤ 衛生易簡方:**《衛生易簡方》附録"六畜"** 治馬諸病:用白鳳仙花連根葉熬成膏,馬有病,抹馬眼角上,馬即汗出,立愈。

⑥ 圖經:**《圖經》見《證類》卷30"外草類・坐拿草"** 生江西及滁州。六月開紫花結實。採其苗爲藥。土人用治打撲所傷,兼壯筋骨。治風痺。江西北甚易得,後因人用之有效,今頗貴重。《神醫普救》治風方中,已有用者。

⑦ 頌:見上注。

⑧ 一統志:**《明一統志》卷56"吉安府"** 土産……坐拏草(永豐縣秋田出……)

【發明】【頌①曰】《神醫普救方》治風藥中已有用者。【時珍曰】《危氏得效方》②麻藥煮酒方中用之。《聖濟録》③治膈上虚熱,咽喉噎塞,小便赤濇,神困多睡,有坐拏丸。用坐拏草、大黄、赤芍藥、木香、升麻、麥門冬、黄芪、木通、酸棗仁、薏苡仁、枳殻等分,爲末。蜜丸梧子大。每服二十丸,麥門冬湯下。

【附録】押不蘆。【時珍曰】按周密《癸辛雜志》④云:漠北回回地方有草名押不蘆。土人以少許磨酒飲,即通身麻痺而死,加以刀斧亦不知。至三日則以少藥投之即活。御藥院中亦儲之。貪官污吏罪甚者,則服百日丹,皆用此也。昔華陀能刳腸滌胃,豈不有此等藥耶?

曼陀羅花《綱目》

【釋名】風茄兒《綱目》、山茄子。【時珍曰】《法華經》⑤言佛説法時,天雨曼陀羅花。又道家北斗有陀羅星使者,手執此花,故後人因以名花。曼陀羅,梵言雜色也。茄乃因葉形爾。姚伯聲花品⑥呼爲"惡客"。

【集解】【時珍曰】曼陀羅生北土,人家亦栽之。春生夏長,獨莖直上,高四五尺,生不旁引,緑莖碧葉,葉如茄葉。八月開白花,凡六瓣,狀如牽牛花而大,攢花中(折)〔坼〕,駢葉外包,而朝開夜合。結實圓而有丁拐,中有小子。八月采花,九月采實。

花、子。【氣味】辛,温,有毒。【主治】諸風及寒濕脚氣,煎湯洗之。又主驚癇及脱肛,并入麻藥。時珍。

【發明】【時珍曰】相傳此花笑采釀酒飲,令人笑;舞采釀酒飲,令人舞。予常試之,飲須半酣,更令一人或笑或舞引之,乃驗也。八月采此花,七月采火麻子花,陰乾,等分爲末。熱酒調服三錢,少頃昏昏如醉。割瘡灸火,宜先服此,則不覺苦也。

---

① 頌:見 1420 頁注⑥。

② 危氏得效方:**《得效方》卷 18"麻藥"** 草烏散:治損傷骨節不歸窠者,用此麻之,然後用手整頓。豬牙皂角、木鱉子、紫金皮、白芷、半夏、烏藥、川芎、杜當歸、川烏(各五兩)、舶上茴香、坐拏(酒煎熱)、草烏(各壹兩)、木香(叁錢,傷重刺痛,手近不得者,更加坐拏、草烏各五錢,及曼它羅花五錢,入藥)……

③ 聖濟録:**《普濟方》卷 215"小便赤澀"** 酸棗仁丸:治膈上虚熱,咽喉結塞,小便赤澀,神困多睡。酸棗仁、薏苡仁、木通、枳殻、黄蓍、升麻、大黄(剉炒)、麥門冬(去心,焙)、木香、赤茯苓、生拏草(各一兩),右爲末,煉蜜和丸如梧桐子大,每服二十丸,加至三十丸,煎麥門冬湯下。(**按**:《聖濟總録》無此方。然於該書卷 7"肥氣"下有一含"坐拏草"方,主治及方組與《綱目》所引略異。

④ 癸辛雜志:**《癸辛雜識》續集卷上"押不蘆"** 回回國之西數千里地,産一物極毒,全類人形,若人參之狀,其酋名之曰押不蘆……每以少許磨酒,飲人則通身麻痺而死,雖加以刀斧亦不知也。至三日後,别以少藥投之即活。蓋古華陀能刳腸滌胃以治疾者,必用此藥也。今聞御藥院中亦儲之。白廷玉聞之,盧松厓或云:今之貪官汚吏,臧過盈溢,被人所訟,則服百日丹者,莫非用此。

⑤ 法華經:**《妙法蓮華經·序品第一》** 佛説……身心不動,是時天雨曼陀羅花……

⑥ 姚伯聲花品:**《西溪叢語》卷上** ……予長兄伯聲,嘗得三十客……曼陀羅爲惡客,孤燈爲窮客,棠梨爲鬼客。

【附方】新三。面上生瘡。曼陀羅花晒乾研末，少許貼之。《衛生易簡方》①。小兒慢驚。曼陀羅花七朶，重一字，天麻二錢半，全蝎炒十枚，天南星炮、丹砂、乳香各二錢半，爲末。每服半錢，薄荷湯調下。《御藥院方》②。大腸脱肛。曼陀羅子連殼一對，橡斗十六個，同剉，水煎三五沸，入朴硝少許，洗之。《儒門事親》③。

羊躑躅《本經》④下品

【釋名】黄躑躅《綱目》、黄杜鵑《蒙筌》⑤、羊不食草《拾遺》⑥、鬧羊花《綱目》、驚羊花《綱目》、老虎花《綱目》、玉枝《别録》⑦。【弘景⑧曰】羊食其葉，躑躅而死，故名。鬧，當作惱。惱，亂也。

【集解】【《别録》⑨曰】羊躑躅生太行山川谷及淮南山。三月采花，陰乾。【弘景⑩曰】近道諸山皆有之。花黄似鹿葱，不可近眼。【恭⑪曰】花亦不似鹿葱，正似旋花色黄者也。【保昇⑫曰】小樹高二尺，葉似桃葉，花黄似瓜花。三月、四月采花，日乾。【頌⑬曰】所在有之。春生苗似鹿葱，葉似紅花，莖高三四尺。夏開花似凌霄花、山石榴葷，正黄色，羊食之則死。今嶺南、蜀道山谷遍生，皆

---

① 衛生易簡方：**《衛生易簡方》卷9"瘡瘍"**　治面上生瘡：用曼陀羅曬乾，爲末，少許貼患處。(**按**：此方原出《履巉巖本草》卷下"曼陀羅"。)

② 御藥院方：**《御藥院方》卷11"治小兒諸疾門"**　乾蠍天麻散：治小兒慢驚風。乾蠍(全者，十枚，炒)、蔓陀羅(十朶，重一字)、天麻(二錢半)、乳香(研)、天南星(炮)、丹砂(研，各一分)，右六味搗研爲細散，每服半錢匕，薄荷湯調下，不拘時候。

③ 儒門事親：**《儒門事親》卷15"腸風下血第十一"**　治脱肛：蔓陀羅花子蓮殼(一對)、橡碗(十六個)，右搗碎，水煎三五沸，入朴硝，熱洗其肛，自上。

④ 本經：**《本經》《别録》見《證類》卷10"羊躑躅"**　**味辛，温**，有大毒。**主賊風在皮膚中淫淫痛，温瘧，惡毒諸痺**，邪氣鬼疰蠱毒。一名玉支。生太行山川谷及淮南山。三月採花，陰乾。

⑤ 蒙筌：**《蒙筌》卷3"羊躑躅"**　……故《本經》竟名羊躑躅，今南人又呼黄杜鵑……

⑥ 拾遺：**《拾遺》見《證類》卷6"四十六種陳藏器餘·羊不喫草"**　……在諸草中羊不喫者是。

⑦ 别録：見本頁注④。

⑧ 弘景：**《集注》見《證類》卷10"羊躑躅"**　陶隱居云：近道諸山皆有之。花、苗似鹿葱，羊誤食其葉，躑躅而死，故以爲名。不可近眼。

⑨ 别録：見本頁注④。

⑩ 弘景：見本頁注⑧。

⑪ 恭：**《唐本草》見《證類》卷10"羊躑躅"**　《唐本》注云：玉支、躑躅一名。陶於梔子注云：是躑躅子，名玉支，非也。花亦不似鹿葱，正似旋葍花，色黄者也。

⑫ 保昇：**《蜀本草》見《證類》卷10"羊躑躅"**　《蜀本》：《圖經》云：樹生高二尺，葉似桃葉，花黄似瓜花。三月、四月採花，日乾。今所在有之。

⑬ 頌：**《圖經》見《證類》卷10"羊躑躅"**　羊躑躅，生太行山川谷及淮南山，今所在有之。春生苗似鹿葱，葉似紅花，(葉)〔莖〕高三四尺。夏開花，似凌霄、山石榴、旋葍葷，而正黄色。羊誤食其葉，則躑躅而死，故以爲名。三月、四月採花，陰乾。今嶺南、蜀道山谷遍生，皆深紅色如錦繡。然或云此種不入藥……

深紅色如錦綉。然或云此種不入藥。【時珍曰】韓保昇所説似桃葉者最的。其花五出，蕊瓣皆黄，氣味皆惡。蘇頌所謂深紅色者，即山石榴名紅躑躅者，無毒，與此别類。張揖《廣雅》①謂躑躅一名决光者，誤矣。决光，决明也。按唐《李紳文集》②言：駱谷多山枇杷，毒能殺人，其花明艷，與杜鵑花相似，樵者識之。其説似羊躑躅，未知是否？要亦其類耳。

花。【氣味】辛，温，有大毒。【權③曰】惡諸石及麪，不入湯使。伏丹砂、硇砂、雌黄。畏巵子。【主治】賊風在皮膚中淫淫痛，温瘧惡毒，諸痺。《本經》④。邪氣鬼疰蠱毒。《别録》⑤。

【發明】【頌⑥曰】古之大方多用躑躅。如胡洽治時行赤散，及治五嗽四滿丸之類，并治風諸酒方皆雜用之。又治百病風濕等，魯王酒中亦用躑躅花。今醫方捋脚湯中多用之。南方治蠱毒下血，有躑躅花散，云甚勝。【時珍曰】此物有大毒，曾有人以其根入酒飲，遂至于斃也。《和劑局方》⑦治中風癱瘓伏虎丹中亦用之，不多服耳。

【附方】新四。風痰注痛。躑躅花、天南星，並生時同搗作餅，甑上蒸四五遍，以稀葛囊盛之。臨時取焙爲末，蒸餅丸梧子大。每服三丸，温酒下。腰脚骨痛，空心服。手臂痛，食後服。大良。《續傳信方》⑧。痛風走注。黄躑躅根一把，糯米一盞，黑豆半盞，酒、水各一盌，徐徐服。大吐大泄，一服便能動也。《醫學集成》⑨。風濕痺痛，手足身體收攝不遂，肢節疼痛，言語蹇澀。

---

① 廣雅：**《廣雅》卷10“釋草”** 羊蹢（直戟）躅（逐録），英光也。

② 李紳文集：**《追昔遊集》卷上“南梁行”** ……秭歸山路煙嵐隔，山木幽深晚花坼。澗底紅光奪火燃，摇風扇毒愁行客。（駱谷中多毒樹，名山琵琶，其花明艷，與杜鵑花同。樵者識之，言曰早花殺人。）

③ 權：**《藥性論》見《證類》卷10“羊躑躅”** 羊躑躅，惡諸石及麪，不入湯服也。（**按**：“伏丹砂……畏巵子。”一句未能溯得其源。）

④ 本經：見1422頁注④白字。

⑤ 别録：見1422頁注④。

⑥ 頌：**《圖經》見《證類》卷10“羊躑躅”** ……古大方多用躑躅。如胡洽治時行赤散，乃治五嗽四滿丸之類，及治風諸酒方皆雜用之。又，治百病風濕等。魯王酒中亦用躑躅花。今醫方捘脚湯中多用之。南方治蠱毒下血，有躑躅花散，甚勝。

⑦ 和劑局方：**《局方》卷1“治諸風”** 伏虎丹：專治左癱右瘓。（張徽猷方。）草烏頭、天南星、躑躅花、白膠香（各壹兩）、五靈脂（半兩）、蔓荆子（去白）、生乾地黄、白殭蠶（各壹分），右爲細末，酒煑半夏末爲糊，圓如龍眼大，每一圓，分肆服酒吞下日進貳服……

⑧ 續傳信方：**《圖經》見《證類》卷11“天南星”** ……《續傳信方》：治風痛，用天南星、躑躅花，並生時同擣，羅作餅子，甑上蒸四五過，以絺葛囊盛之。候要，即取焙擣爲末，蒸餅，丸如梧桐子，温酒下三丸。腰脚骨痛，空心服。手臂痛，食後服。大良。

⑨ 醫學集成：**《醫學集成》卷7“痺六十”** 一方，治痛風：黄躑躅（即羊躑躅）根（一把）、糯米（一盞）、黑豆（半盞），酒水各一椀，徐徐服之，大吐大瀉，一服便能行動。

躑躅花酒拌蒸一炊久，晒乾爲末。每以牛乳一合，酒二合，調服五分。《聖惠方》①。**風蟲牙痛**。躑躅一錢，草烏頭二錢半，爲末，化蠟丸豆大。綿包一丸咬之，追涎。《海上仙方》②。

【附録】**山躑躅**。【時珍曰】處處山谷有之。高者四五尺，低者一二尺。春生苗葉，淺緑色。枝少而花繁，一枝數萼，二月始開花如羊躑躅，而蒂如石榴花，有紅者、紫者、五出者、千葉者。小兒食其花，味酸無毒。一名紅躑躅，一名山石榴，一名映山紅，一名杜鵑花。其黄色者，即有毒羊躑躅也。**羊不喫草**《拾遺》③。【藏器④曰】生蜀川山谷，葉細長，在諸草中羊不喫者是也。味苦、辛，温，無毒。主一切風血，補益，攻諸病。煮之，亦浸酒服。【時珍曰】此草似羊躑躅而云無毒，蓋别有此也。

芫花《本經》⑤下品【校正】自木部移入此。

【釋名】杜芫《别録》⑥、赤芫吴普⑦、去水《本經》⑧、毒魚《别録》、頭痛花《綱目》、兒草吴普、敗華吴普。根名黄大戟吴普、蜀桑《别録》。【時珍曰】芫或作杬，其義未詳。去水言其功，毒魚言其性，大戟言其似也。俗人因其氣惡，呼爲頭痛花。《山海經》⑨云“首山其草多芫”是也。

【集解】【《别録》⑩曰】芫花生淮源川谷。三月三日采花，陰乾。【普⑪曰】芫根生邯鄲。二

---

① 聖惠方：**《聖惠方》卷19“治風寒濕痹身體手足不遂諸方”**　治風濕痹，身體手足收攝不遂，肢節疼痛，言語蹇澀……又方：躑躅花（不限多少，以酒拌蒸一炊久，取出曬乾），右搗羅爲末，用牛乳一合，酒二合暖令熱，調下一錢。

② 海上仙方：**《聖惠方》卷34“治牙疼諸方”**　治牙疼，草烏頭圓方：草烏頭（半兩，炮裂）、躑躅花（二錢），右件藥搗羅爲末，以黄蠟消汁，和丸如菉豆大，綿裹一圓，於痛處咬之，有涎即吐却。（**按**：孫氏及温氏《海上仙方》均無此方。）

③ 拾遺：**《拾遺》見《證類》卷6“四十六種陳藏器餘·羊不喫草”**　味苦、辛，温，無毒。主一切風血，補益，攻諸病。煮之，亦浸酒。生蜀川山谷。葉細長，在諸草中羊不喫者是。

④ 藏器：見上注。

⑤ 本經：**《本經》《别録》（《藥對》）見《證類》卷14“芫花”**　味辛、苦，温、微温，有小毒。主欬逆上氣，喉鳴喘，咽腫，短氣，蠱毒，鬼瘧，疝瘕，癰腫，殺蟲魚，消胸中痰水，喜（音戲）唾，水腫，五水在五藏皮膚及腰痛，下寒毒肉毒。久服令人虚。一名去水，一名毒魚，一名杜芫。其根名蜀桑根，療疥瘡。可用毒魚。生淮源川谷。三月日採花，陰乾。（决明爲之使，反甘草。）

⑥ 别録：見上注。（**按**：“釋名”項下“别録”皆同此。）

⑦ 吴普：**《御覽》卷992“芫華”**　《吴氏本草》曰：芫華，一名去水，一名敗華，一名兒草根，一名黄大戟……芫花根一名赤芫根……（**按**：“釋名”項下“吴普”皆同此。）

⑧ 本經：見本頁注⑤白字。

⑨ 山海經：**《山海經》卷5“中山經”**　東三百里曰首山……其陰多穀柞，草多茮芫。（茮，山薊也。芫華，中藥。）

⑩ 别録：見本頁注⑤。

⑪ 普：**《御覽》卷992“芫華”**　《吴氏本草》曰……二月生，葉青，加厚則黑。華有紫、赤、白者。三月實落盡，葉乃生。三月、五月採華生……邯鄲，八月、九月採，陰乾……

月生葉，青色，加厚則黑。華有紫、赤、白者。三月實落盡，葉乃生。三月采花，五月采葉，八月、九月采根，陰乾。【保昇①曰】近道處處有之。苗高二三尺，葉似白前及柳葉，根皮黄似桑根。正月、二月花發，紫碧色，葉未生時收采，日乾。葉生花落，即不堪用也。【頌②曰】在處有之。宿根舊枝莖紫，長一二尺。根入土深三五寸，白色，似榆根。春生苗葉，小而尖，似楊柳枝葉。二月開紫花，頗似紫荆而作穗，又似藤花而細。今絳州出者花黄，謂之黄芫花。【時珍曰】顧野王《玉篇》③云：杬木出豫章，煎汁藏果及卵不壞。洪邁《容齋隨筆》云：今饒州處處有之。莖幹不純是木。小人爭鬬者，取葉挼擦皮膚，輒作赤腫如被傷以誣人。至和鹽擦卵，則又染其外若赭色也。

【修治】【弘景④曰】用當微熬。不可近眼。【時珍曰】芫花留數年陳久者良，用時以好醋煮十數沸，去醋，以水浸一宿，晒乾用，則毒滅也。或以醋炒者次之。

【氣味】根同。辛，温，有小毒。【《别録》⑤曰】苦，微温。【普⑥曰】神農、黄帝、雷公：苦，有毒。扁鵲、岐伯：苦。李當之：有大毒，多服令人泄。【之才⑦曰】决明爲之使。反甘草。【主治】欬逆上氣，喉鳴喘，咽腫短氣，蠱毒鬼瘧，疝瘕癰腫，殺蟲魚。《本經》⑧。消胸中痰水，喜唾，水腫，五水在五臟皮膚及腰痛，下寒毒肉毒。根療疥瘡。可用毒魚。《别録》⑨。治心腹脹滿，去水氣寒痰，涕唾如膠，通利血脉，治惡瘡風痺濕，一切毒風，四肢攣急，不能行步。甄權⑩。療欬嗽，瘴瘧。大明⑪。治水飲痰澼，脇下痛。時珍。

---

① 保昇：**《蜀本草》見《證類》卷 14“芫花”**　《蜀本》：《圖經》云：苗高二三尺，葉似白前及柳葉，根皮黄似桑根。正月、二月花發，紫碧色，葉未生時收，日乾。三月即葉生花落，不堪用也。

② 頌：**《圖經》見《證類》卷 14“芫花”**　芫花，生淮源川谷，今在處有之。宿根舊枝莖紫，長一二尺。根入土深三五寸，白色，似榆根。春生苗葉，小而尖，似楊柳枝葉。二月開紫花，頗似紫荆而作穗，又似藤花而細……而今絳州出者花黄，謂之黄芫花……

③ 玉篇：**《容齋隨筆·續筆》卷 16“鹹杬子”**　《玉篇》：《唐韻》釋杬字云：木名，出豫章。煎汁藏果及卵不壞。《異物志》云：杬子，音元。鹽鴨子也。以其用杬木皮汁和鹽漬之。今吾鄉處處有此，乃如蒼耳、益母，莖幹不純是木。小人爭鬭者，取其葉，挼擦皮膚，輒作赤腫，如被傷，以誣賴其敵。至藏鴨卵，則又以染其外，使若赭色云。（**按**：《容齋筆記》已引《玉篇》，故不另溯其源。）

④ 弘景：**《集注》見《證類》卷 14“芫花”**　陶隱居云：近道處處有，用之微熬，不可近眼。

⑤ 别録：見 1424 頁注⑤。

⑥ 普：**《御覽》卷 992“芫華”**　《吴氏本草》曰……神農、黄帝：有毒。扁鵲、岐伯：苦。季氏：大寒……神農、雷公：苦，有毒……久服令人泄。可用毒殺魚。

⑦ 之才：**古本《藥對》**見 1424 頁注⑤括號中七情文。

⑧ 本經：見 1424 頁注⑤白字。

⑨ 别録：見 1424 頁注⑤。

⑩ 甄權：**《藥性論》見《證類》卷 14“芫花”**　芫花，使，有大毒。能治心腹脹滿，去水氣，利五藏，寒痰涕唾如膠者，主通利血脉，治惡瘡，風痺濕，一切毒風，四肢攣急，不能行步，能瀉水腫脹滿。

⑪ 大明：**《日華子》見《證類》卷 14“芫花”**　療嗽，瘴瘧……

【發明】【時珍曰】張仲景①治傷寒太陽證,表不解,心下有水氣,乾嘔發熱而欬,或喘或利者,小青龍湯主之。若表已解,有時頭痛出汗,不惡寒,心下有水氣,乾嘔,痛引兩脇,或喘或欬者,十棗湯主之。蓋小青龍治未發散表邪,使水氣自毛竅而出,乃《内經》所謂開鬼門法也。十棗湯驅逐裏邪,使水氣自大小便而洩,乃《内經》所謂潔浄府、去陳莝法也。夫飲有五,皆由内啜水漿,外受濕氣,鬱蓄而爲留飲。流于肺則爲支飲,令人喘欬寒熱,吐沫背寒。流于肺則爲懸飲,令人欬唾,痛引缺盆兩脇。流于心下則爲伏飲,令人胸滿嘔吐,寒熱眩運。流于腸胃則爲痰飲,令人腹鳴吐水,胸脇支滿,或作泄瀉,忽肥忽瘦。流于經絡則爲溢飲,令人沉重注痛,或作水氣胕腫。芫花、大戟、甘遂之性,逐水洩濕,能直達水飲窠囊隱僻之處。但可徐徐用之,取效甚捷。不可過劑,洩人真元也。陳言《三因方》以十棗湯藥爲末,用棗肉和丸,以治水氣喘急浮腫之證,蓋善變通者也。楊士瀛《直指方》云:破癖須用芫花,行水後便養胃可也。【好古②曰】水者,肺、腎、脾三經所主,有五臟六腑十二經之部分。上而頭,中而四肢,下而腰脚。外而皮毛,中而肌肉,内而筋骨。脉有尺寸之殊,浮沉之别,不可輕瀉。當知病在何經何臟,方可用之。若誤投之,則害深矣。芫花與甘草相反,而胡洽居士方治痰癖飲癖,以甘遂、大戟、芫花、大黄、甘草同用。蓋欲其大吐以泄濕,相反而相激也。

【正誤】【慎微③曰】《三國志》云:魏 初平中,有青牛先生,常服芫花,年百餘歲,常如五六十人。○【時珍曰】芫花乃下品毒物,豈堪久服?此方外迂怪之言,不足信也。

【附方】舊五,新一十九。卒得欬嗽。芫花一升,水三升,煮汁一升,以棗十四枚,煮汁乾。日食五枚,必愈。《肘後方》④。卒嗽有痰。芫花一兩,炒,水一升,煮四沸,去滓,白糖入半斤。每服棗許。勿食酸鹹物。張文仲《備急方》⑤。喘嗽失音。暴傷寒冷,喘嗽失音。取芫花連根一虎口,切,暴乾。令病人以薦自裹,舂令灰飛揚,入其七孔中。當眼淚出,口鼻皆辣,待芫根盡乃

① 張仲景:**《傷寒論·辨太陽病脉證并治法中》** 傷寒表不解,心下有水氣,乾嘔發熱而欬,或渴或利,或噎,或小便不利,少腹滿,或喘者,小青龍湯主之。/**《傷寒論·辨太陽病脉證并治法下》** 太陽中風,下利嘔逆,表解者乃可攻之,其人漐漐汗出,發作有時,頭痛,心下痞鞕滿,引脇下痛,乾嘔,短氣汗出,不惡寒者,此表解裏未和也,十棗湯主之。

② 好古:**《湯液本草》卷5"芫花"** 《液》云:胡洽治痰癖飲,加以大黄、甘草,五物同煎,以相反主之,欲其大吐也。治之大略:水者,肺、腎、胃三經所主,有五臟六腑、十二經之部分,上而頭,中而四肢,下而腰臍,外而皮毛,中而肌肉,内而筋骨。脉有尺寸之殊,浮沉之異。不可輕瀉,當知病在何經何臟,誤用則害深。然大意泄濕,内云五物者,即甘遂、大戟、芫花、大黄、甘草也。

③ 慎微:**《證類》卷14"芫花"** 《三國志》:魏初平中,有青牛先生常服芫花,年如五六十人,或親識之,謂其已百餘歲矣。

④ 肘後方:**《肘後方》卷3"治卒上氣咳嗽方第二十三"** 治卒得咳嗽方……又方:芫花一升,水三升,煮取一升,去滓,以棗十四枚,煎令汁盡。一日一食之,三日訖。

⑤ 備急方:**《外臺》卷9"卒咳嗽方"** 《備急》卒欬嗽方:芫花(二兩,熬),右一物,水二升,煮四沸,去滓,内白糖一斤。服如棗大,勿食鹹酸物。亦療久欬。

止。病即愈。《古今録驗》①。**乾嘔脇痛**。傷寒有時頭痛,心下痞滿,痛引兩脇,乾嘔短氣,汗出不惡寒者,表解裹未和也,十棗湯主之。芫花熬、甘遂、大戟各等分,爲散。以大棗十枚,水一升半,煮取八合,去滓納藥。强人服一錢,羸人半錢,平旦服之,當下利病除。如不除,明旦更服。仲景《傷寒論》②。**水腫支飲**及癖飲。用十棗湯加大黄、甘草,五物各一兩,大棗十枚同煮,如法服。一方加芒硝一兩。胡洽《百病方》③。**天行煩亂**。凝雪湯:治天行毒病七八日,熱積胸中,煩亂欲死。用芫花一斤,水三升,煮取一升半,漬故布薄胸上。不過再三薄,熱則除。當温四肢,護厥逆也。《千金方》④。**久瘧結癖**在腹脇,堅痛者。芫花炒二兩,朱砂五錢,爲末,蜜丸梧子大。每服十丸,棗湯下。《直指方》⑤。**水蠱脹滿**。芫花、枳殼等分,以醋煮芫花至爛,乃下枳殼煮爛,擣丸梧子大。每服三十丸,白湯下。《普濟方》⑥。**酒疸尿黄**。發黄,心懊痛,足脛滿。芫花、椒目等分,燒末。水服半錢,日二服。《肘後方》⑦。**背腿間痛**。一點痛,不可忍者。芫花根末,米醋調傅之。如不住,以帛束之。婦人産後有此,尤宜。《袖珍方》⑧。**諸般氣痛**。芫花醋煮半兩,玄胡索炒一兩半,爲末。每服一錢。男子元臟痛,葱酒下。瘧疾,烏梅湯下。婦人血氣痛,當歸酒下。諸氣痛,香

---

① 古今録驗:**《外臺》卷9"欬失聲方"** 《古今録驗》:療暴中冷傷寒,鼻塞喘欬,喉中瘂塞,失音聲者方。取芫花根(一虎口,切,暴),右一味,令病人以薦自縈,就裹舂芫花根令飛揚,入其七孔中,當眼淚出,口鼻皆羅剌(郎達切)畢畢耳,勿住,令芫花根盡則止,病必於此差。

② 傷寒論:**《傷寒論・辨太陽病脉證并治下》** 太陽中風,下利嘔逆,表解者,乃可攻之。其人漐漐汗出,發作有時,頭痛,心下痞鞕滿,引脅下痛,乾嘔短氣,汗出不惡寒者,此表解裏未和也。十棗湯主之。十棗湯方:芫花(熬)、甘遂、大戟,右三味等分,各别擣爲散,以水一升半,先煮大棗肥者十枚,取八合,去滓,内藥末,强人服一錢匕,羸人服半錢,温服之,平旦服。若下少病不除者,明日更服,加半錢。得快下利後,糜粥自養。

③ 百病方:**《圖經》見《證類》卷14"芫花"** ……張仲景治太陽中風,吐下嘔逆者,可攻,十棗湯主之……胡洽治水腫及支飲、澼飲,加大黄、甘草并前五物各一兩,棗十枚同煮,如法。一方:又加芒硝一兩,湯成下之……

④ 千金方:**《千金方》卷10"傷寒雜治第一"** 凝雪湯,治時行毒病七八日,熱積聚胸中,煩亂欲死,起死人,湯方:芫花一升,以水三升,煮取一升半,漬故布,薄胸上,不過三薄,熱即除。當温暖四肢,護厥逆也。

⑤ 直指方:**《直指方》卷12"痎瘧證治"** 消癖丸:治瘧母停水結癖,腹脅堅痛。芫花(炒)、朱砂(研細,等分),右爲末,煉蜜丸小豆許,每十丸,濃煎棗湯下。去癖須用芫花、大戟破水之劑,下後即與養胃湯。

⑥ 普濟方:**《普濟方》卷194"蠱病"** 枳殼丸:治蠱脹。枳殼、芫花(各等分),右用釅醋浸芫花透,將醋再煮枳殼爛,擂芫花末,和爲丸如梧桐子大,每服數丸,温白湯送下。

⑦ 肘後方:**《肘後方》卷4"治卒發黄膽諸黄病第三十一"** 酒疸者,心懊痛,足脛滿,小便黄,飲酒發赤斑黄黑,由大醉當風入水所致。治之方……又方:芫花、椒目(等分),燒末,服半錢,日一兩遍。

⑧ 袖珍方:**《袖珍方》卷2"腰脇痛"** 治背腿間一兩點痛不可忍者:用芫花根末,米醋調敷。如不住,以帛扎之。婦人産後有此疾者妙。

附湯下。小腸氣痛,茴香湯下。《仁存方》①。**鬼胎癥瘕**,經候不通。芫花根三兩剉,炒黄爲末。每服一錢,桃仁煎湯調下。當利惡物而愈。《聖惠方》②。**催生去胎**。芫花根剥皮,以綿裹,點麝香,套入陰穴三寸,即下。《攝生妙用方》③。**産後惡物**不下。芫花、當歸等分,炒,爲末。調一錢服。《保命集》④。**心痛有蟲**。芫花一兩醋炒,雄黄一錢,爲末。每服一字,温醋湯下。《乾坤生意》⑤。**牙痛難忍**。諸藥不效。芫花末擦之,令熱痛定,以温水漱之。《永類方》⑥。**白秃頭瘡**。芫花末,猪脂和傅之。《集效方》⑦。**癰腫初起**。芫花末,和膠塗之。《千金方》⑧。**癰癤已潰**。芫花根皮搓作撚,插入,則不生合,令膿易竭也。《集簡方》。**痔瘡乳核**。芫根一握,洗净,入木臼搗爛,入少水絞汁,於石器中慢火煎成膏。將絲線於膏内度過,以線繫痔,當微痛。候痔乾落,以紙撚蘸膏納竅内,去根,當永除根也。一方,只搗汁浸線一夜用,不得使水。《經驗方》⑨。**瘰癧初起**。氣壯人用芫根擂水一盞服,大吐利,即平。黄州陳大用所傳。《瀕湖集簡方》。**便毒初起**。芫根擂水服,以渣傅之,得下即消。黄州 熊珍所傳。《瀕湖集簡方》。**贅瘤焦法**。甘草煎膏,筆粧瘤之四圍,上三次。乃用芫花、大戟、甘遂等分,爲末,醋調。别以筆粧其中,勿近甘草。次日縮小,又以甘草膏粧小暈三次如前,仍上此藥,自然焦縮。《危氏得效方》⑩。**一切菌毒**。因蛇蟲毒氣,熏蒸所致。用芫花生研,新汲水服一錢,以利爲度。《危氏得效方》⑪。

---

① 仁存方:(**按**:孫氏《仁存堂經驗方》書佚,《普濟方》未見存有此方。明·孫一奎《赤水元珠》卷 9“九氣見症”下“二聖散”與時珍所引同,却未明出《仁存方》。)

② 聖惠方:**《聖惠方》卷 77“治婦人腹内有鬼胎諸方”** 治婦人虚羸,有鬼胎癥塊,經候不通,方:右以芫花根(三兩,剉炒令黄色),搗細羅爲散,每服以桃人湯調下一錢,當下惡物。

③ 攝生妙用方:(**按**:《攝生衆妙方》無此方,未能溯得其源。)

④ 保命集:**《保命集》卷下“婦人胎産論第二十九”** 治婦人惡物不下。當歸(炒)、芫花(炒),右細末,酒調三錢。又好墨、醋碎末之。小便、酒調下妙。

⑤ 乾坤生意:**《乾坤秘韞·心疼》** 急心痛,大不可忍者:紫芫花(一兩,好米醋拌勾,炒黄) 好雄黄(一錢),右爲細末,每服一字,用温醋湯調下,無時候。

⑥ 永類方:**《永類鈐方》卷 11“齒牙”** 牙痛諸藥不效:芫花爲末,擦痛處令熱,痛定,温水漱之。

⑦ 集效方:**《聖惠方》卷 91“治小兒白秃瘡諸方”** 治小兒白秃瘡方……又方:上用芫花搗末,以臘月豬脂和塗之。(**按**:書名《集效方》者多種,録此備參。)

⑧ 千金方:**《千金方》卷 22“癰疽第二”** 治癰方:芫花爲末,膠和如粥敷之。

⑨ 經驗方:**《證類》卷 14“芫花”** 《經驗方》:治痔瘻有頭方:用芫花入土根不限多少,以净水洗却,入木臼擣,用少許水絞取汁,於銀、銅器内慢火煎成膏,將絲線於膏内度過繫痔,繫時微痛,候心躁落時,以紙撚子入膏藥於竅内,永除根本。未落不得使水。

⑩ 危氏得效方:**《得效方》卷 19“瘤贅”** 治小瘤方:先用甘草煎膏,筆蘸粧瘤旁四圍,乾後復粧,凡三次後以藥:大戟、芫花、甘遂,右爲末,米醋調,别筆粧傅其中,不得近著甘草處。次日縮小,又以甘草膏粧小暈三次。中間仍用大戟、芫花、甘遂如前法,自然焦縮……

⑪ 危氏得效方:**《得效方》卷 10“中毒”** 解一切菌毒……又方:用芫花生爲末,每服壹錢,汲新水下,以利爲准。菌之毒者,蓋因蛇蟲毒氣薰蒸所致。

蕘花音饒○《本經》①下品

【釋名】【時珍曰】蕘者，饒也。其花繁饒也。

【集解】【時珍曰】蕘花生咸陽川谷及河南 中牟。六月采花，陰乾。【弘景②曰】中牟者，時從河上來，形似芫花而極細，白色。【恭③曰】苗似胡荽，莖無刺。花細，黄色，四月、五月收，與芫花全不相似也。【保昇④曰】所在有之，以雍州者爲好。生岡原上，苗高二尺許。【宗奭⑤曰】今京洛間甚多。【時珍曰】按蘇頌《圖經》⑥言：絳州所出芫花黄色，謂之黄芫花。其圖小株，花成簇生，恐即此蕘花也。生時色黄，乾則如白，故陶氏言細白也。或言無蕘花，以桃花代之，取其利耳。

【氣味】苦，寒，有毒。【《别録》⑦曰】辛，微寒，有毒。【主治】傷寒温瘧，下十二水，破積聚大堅癥瘕，蕩滌腸中留癖、飲食、寒熱邪氣，利水道。《本經》⑧。療痰飲欬嗽。《别録》⑨。治欬逆上氣，喉中腫滿，疰氣蠱毒，痃癖氣塊。甄權⑩。

【發明】【宗奭⑪曰】張仲景《傷寒論》以蕘花治利者，取其行水也。水去則利止，其意如此。今用之當斟酌，不可過使與不及也，須有是證乃用之。【好古⑫曰】仲景小青龍湯云：若微利，去麻黄，加蕘花如雞子大，熬令赤色。用之蓋利水也。【時珍曰】蕘花蓋亦芫花之類，氣味主治大略相近。

醉魚草《綱目》

【釋名】鬧魚花《綱目》、魚尾草《綱目》、樚木。

---

① 本經：《本經》《别録》見《證類》卷10“**蕘花**” 味苦、辛，寒、微寒，有毒。主傷寒温瘧，下十二水，破積聚大堅癥瘕，蕩滌腸胃中留癖飲食，寒熱邪氣，利水道，療痰飲欬嗽。生咸陽川谷及河南中牟。六月採花，陰乾。

② 弘景：《集注》見《證類》卷10“**蕘花**” 陶隱居云：中牟者，平時惟從河上來，形似芫花而極細，白花。比來隔絶，殆不可得。

③ 恭：《唐本草》見《證類》卷10“**蕘花**” 《唐本》注云：此藥苗似胡荽，莖無刺，花細，黄色，四月、五月收，與芫花全不相似也。

④ 保昇：《蜀本草》見《證類》卷10“**蕘花**” 《蜀本》：《圖經》云：苗高二尺許，生崗原上，今所在有之，見用雍州者好。

⑤ 宗奭：《衍義》卷11“**蕘花**” 今京洛間甚多。

⑥ 圖經：《圖經》見《證類》卷14“**芫花**” ……而今絳州出者花黄，謂之黄芫花……

⑦ 别録：見本頁注①。

⑧ 本經：見本頁注①白字。

⑨ 别録：見本頁注①。

⑩ 甄權：《藥性論》見《證類》卷10“**蕘花**” 蕘花，使。治欬逆上氣，喉中腫滿，疰氣蠱毒，痃癖氣塊，下水腫等。

⑪ 宗奭：《衍義》卷11“**蕘花**” 張仲景《傷寒論》以蕘花治利者，以其行水也，水去則利止，其意如此。然今人用時，當以意斟酌，不可使過與不及也，仍須是有是證者方可用。

⑫ 好古：《湯液本草》卷4“**蕘花**” 仲景小青龍湯：若微利，去麻黄，加蕘花如雞子，熬令赤色用之。蓋利水也。

【集解】【時珍曰】醉魚草南方處處有之。多在塹岸邊，作小株生，高者三四尺。根狀如枸杞。莖似黄荆，有微稜，外有薄黄皮。校易繁衍，葉似水楊，對節而生，經冬不凋。七八月開花成穗，紅紫色，儼如芫花一樣。結細子。漁人采花及葉以毒魚，盡圉圉而死，呼爲醉魚兒草。池沼邊不可種之。此花色狀氣味並如芫花，毒魚亦同，但花開不同時爲異爾。按《中山經》①云：熊耳山有草焉，其狀如蘇而赤華，名曰葶薴，可以毒魚。其此草之類與？

花、葉。【氣味】辛、苦，温，有小毒。【主治】痰飲成齁，遇寒便發，取花研末，和米粉作粿，炙熟食之，即效。又治誤食石斑魚子中毒，吐不止，及諸魚骨鯁者，搗汁，和冷水少許嚥之，吐即止，骨即化也。久瘧成癖者，以花填鯽魚腹中，濕紙裹煨熟，空心食之，仍以花和海粉搗貼，便消。時珍。

莽草《本經》②下品【校正】自木部移入此。

【釋名】㒽草音罔、芒草《山海經》③、鼠莽。【弘景④曰】莽本作㒽字，俗訛呼爾。【時珍曰】此物有毒，食之令人迷罔，故名。山人以毒鼠，謂之鼠莽。

【正誤】【《别録》⑤曰】一名葞，一名春草。【禹錫⑥曰】按《爾雅》云：葞，春草。孫炎注云：藥草也，俗呼爲㒽草。郭璞注云：一名芒草。所見異也。○【時珍曰】葞，音尾，白薇也。薇、葞字音相近爾。《别録·白薇》下云：一名春草。而此又以爲㒽草，蓋因孫炎之誤也。今正之。

【集解】【《别録》⑦曰】莽草生上谷山谷及冤句。五月采葉，陰乾。【弘景⑧曰】今東間處處皆有，葉青辛烈者良。人用搗以和陳粟米粉，納水中，魚吞即死浮出，人取食之無妨。【頌⑨曰】今南中州郡及蜀川皆有之。木若石南而葉稀，無花實。五月、七月采葉，陰乾。一説藤生，繞木石間。既

---

① 中山經：**《山海經》卷5"中山經"** ……又西二百里曰熊耳之山……有草焉，其狀如蘇而赤華，名曰葶薴（亭寧，耵聹二音）……可以毒魚。

② 本經：**《本經》《别録》見《證類》卷14"莽草"** 味辛，苦，温，有毒。主風頭癰腫，乳癰疝瘕，除結氣疥瘙。殺蟲魚。療喉痺不通，乳難。頭風癢，可用沐，勿令入眼。一名葞，一名春草。生上谷山谷及冤句。五月採葉，陰乾。

③ 山海經：**《山海經》卷5"中山經"** ……有木焉，其狀如棠而赤，葉名曰芒（音忘）草，可以毒魚……

④ 弘景：**《集注》見《證類》卷14"莽草"** ……莽草字亦作㒽（音罔）字，今俗呼爲㒽草也。

⑤ 别録：見本頁注②。

⑥ 禹錫：**《嘉祐》見《證類》卷14"莽草"** 按《爾雅》云：葞，春草。釋曰：藥草也，今俗呼爲㒽草。郭云：一名芒草者，所見本異也。

⑦ 别録：見本頁注②。

⑧ 弘景：**《集注》見《證類》卷14"莽草"** 陶隱居云：今東間處處皆有，葉青新烈者良。人用擣以和米，内水中，魚吞即死浮出，人取食之無妨……

⑨ 頌：**《圖經》見《證類》卷14"莽草"** 莽草，亦曰㒽草。出上谷及冤句，今南中州郡及蜀川皆有之。木若石南而葉稀，無花實。五月、七月採葉，陰乾。一説：藤生，繞木石間……然謂之草者，乃蔓生者是也。

謂之草，乃蔓生者是也。【宗奭①曰】莽草諸家皆謂之草，而本草居木部。今世所用，皆木葉如石南葉，枝梗乾則皺，揉之其臭如椒。【斅②曰】凡用葉，勿用尖及攣生者。【時珍曰】《范子計然》③云：莽草出三輔，青色者善。

葉。【修治】【斅④曰】凡使，取葉細剉，以生甘草、水蓼二味，同盛入生稀絹袋中，甑中蒸一日，去二件，曬乾用。

【氣味】辛，温，有毒。【普⑤曰】神農：辛。雷公、桐君：苦，有毒。【時珍曰】莽草制雌黄、雄黄而有毒，誤食害人。惟紫河車磨水服，及黑豆煮汁服，可解。豆汁澆其根即爛，性相制也。【主治】風頭，癰腫乳癰，疝瘕，除結氣疥瘙。殺蟲魚。《本經》⑥。療喉痺不通，乳難。頭風癢，可用沐，勿令入眼。《别録》⑦。治風疽，疝氣，腫墜凝血，治瘰癧，除濕風，不入湯服。主頭瘡白禿殺蟲。與白斂、赤小豆爲末，雞子白調如糊，熁毒腫，乾更易上。甄權⑧。治皮膚麻痺，煎濃湯淋。風蟲牙痛。大明⑨。

【發明】【頌⑩曰】古方治風毒痺厥諸酒，皆用茵草。今醫家取葉煎湯，熱含少頃吐之，治牙齒風蟲及喉痺甚效。【宗奭⑪曰】濃煎湯，淋渫皮膚麻痺。《周禮》⑫翦氏掌除蠹物，以莽草熏之則死。【時珍曰】古方治小兒傷寒，有莽草湯。又《瑣碎録》⑬云：思村王氏之子，生七日而兩腎縮入。一醫云：此受寒氣而然也。以硫黄、茱萸、大蒜研塗其腹，以茵草、蛇牀子燒烟，熏其下部而愈也。

---

① 宗奭：**《衍義》卷15“莽草”** 今人呼爲菵草。濃煎湯，淋渫皮膚麻痹。本經一名春草。諸家皆謂爲草，今居木部，《圖經》亦然。今世所用者，皆木葉也。如石南，枝、梗幹則縐，揉之，其嗅如椒……

② 斅：**《炮炙論》見《證類》卷14“莽草”** 雷公云：凡使，採得後便取葉細剉，又生甘草，水蓼二味並細剉之，用生稀絹袋盛毒木葉，於甑中上，甘草、水蓼同蒸一日，去諸藥二件，取出曬乾用之。勿用尖有攣生者。

③ 范子計然：**《御覽》卷993“莽草”** 范子計然曰：莽草出三輔，青色者善。

④ 斅：見本頁注②。

⑤ 普：**《御覽》卷993“莽草”** 《吴氏本草經》曰：莽，一名春草。神農：辛。雷公、桐君：苦，有毒……

⑥ 本經：見1430頁注②白字。

⑦ 别録：見1430頁注②。

⑧ 甄權：**《藥性論》見《證類》卷14“莽草”** 菵草，臣。能治風疽，疝氣腫墜凝血，治瘰癧，除濕風，不入湯服。主頭瘡白禿，殺蟲。與白斂、赤小豆爲末，雞子白調如糊，熁毒腫，乾即更易上。

⑨ 大明：**《日華子》見《證類》卷14“莽草”** 治皮膚麻痺，並濃煎湯淋。風蚛牙痛，喉痺，亦濃煎汁，含後淨漱口。

⑩ 頌：**《圖經》見《證類》卷14“莽草”** ……古方治風毒痺厥諸酒，皆用菵草。今醫家取其葉煎湯，熱含少頃間吐之，以治牙齒風蚛甚效……

⑪ 宗奭：**《衍義》卷15“莽草”** 今人呼爲菵草。濃煎湯，淋渫皮膚麻痹。

⑫ 周禮：**《證類》卷14“莽草”** 《周禮》：翦氏掌除蠹物，以菵草熏之則死。

⑬ 瑣碎録：**《醫説》卷7“兒生腎縮”** 思村王氏之子，生七日，兩腎縮。一醫云：硫黄、茱茰研大蒜，塗其腹，仍以菵草、蛇牀子薰之，遂愈。蓋初生受寒氣而然也。（《瑣碎録》）

【附方】舊四,新五。賊風腫痺。風入五臟恍惚,宜莽草膏主之。莽草一斤,烏頭、附子、躑躅各二兩,切,以水和醋一升,漬一宿。猪脂一斤,煎三上三下,絞去滓。向火,以手摩病上三百度,應手即瘥。若耳鼻疾,可以綿裹塞之。疥癬雜瘡,並宜摩之。《肘後方》①。小兒風癇,掣瘲戴眼,極者日數十發,又治大人賊風。莽草、雷丸各一雞子黄大,化猪脂一斤,煎七沸,去滓,摩痛處,勿近目及陰,日凡三四次。《外臺秘要》②。頭風久痛。莽草煎湯沐之,勿令入目。《聖惠方》③。風蟲牙痛。《肘後方》④用莽草煎湯,熱漱冷吐。○一加山椒皮。○一加獨活。○一加郁李仁。○一加芫花。○一加川椒、細辛各等分。煎湯熱漱冷吐。○《聖惠》⑤用莽草半兩,皂角三挺去皮子,漢椒七粒,爲末,棗肉丸芥子大。每以一丸塞孔中,吐涎取效。瘰癧結核。莾草一兩爲末,雞子白調塗帛上,貼之。日二易,取效止。《聖惠方》⑥。癰瘡未潰。方同上,得痛爲良。《肘後方》⑦。乳腫不消。莽草、小豆等分,爲末,苦酒和,傅之。《衛生易簡方》⑧。狗咬昏悶。浸椒水調莽草末,傅之。《便民圖纂》⑨。

---

① 肘後方:**《肘後方》卷8“治百病備急丸散膏諸要方第六十九”** 莽草膏:療諸賊風,腫痹,風入五臟,恍惚方。莽草(一斤)、烏頭、附子、躑躅(各三兩),四物切,以水苦酒一升,漬一宿,豬脂四斤,煎三上三下,絞去滓,向火以手摩病上三百度,應手即瘥。耳鼻病,可以綿裹塞之。療諸疥癬,雜瘡。隱居效驗方,云:並療手脚攣不得舉動,及頭惡風,背脅卒痛等。

② 外臺秘要:**《普濟方》卷377“風癇”** 雷丸膏:治小兒風癇,掣疭戴眼,極者日數十發。雷丸、莽草(各如雞子黄大)、豬脂(一斤),右先煎豬脂,去滓,下藥,微火上煎七沸,去滓,逐痛處摩之。小兒不知痛處,先摩腹背,乃摩餘處五十遍。勿近陰及目。一歲以帛包膏摩,微炙身。及治大人賊風。(**按**:《外臺》無此方,另溯其源。)

③ 聖惠方:**《普濟方》卷46“首風附論”** 治頭風癢(出《本草》):以莽草煎湯沐之。勿令入眼。(**按**:《聖惠方》無此方,誤注出處。)

④ 肘後方:**《證類》卷14“莽草”** 《肘後方》……又風齒疼,頰腫:用莽草五兩,水一斗煮取五升,熱含漱吐之,一日盡。/梅師方:治齒腫痛,莾草、郁李人各四兩,水六升,煎服二升,去滓,熱含冷吐。/**《外臺》卷22“齒痛有孔方四首”** 《古今録驗》療齒痛有孔,不可食飲,面腫,莽草湯方:莽草(七葉)、蜀椒(九個),右二味以漿水二升,煮取一升,適寒温含滿口,冷即吐之,日二三含之。(**按**:《肘後方》無後二方,時珍所引“加山椒皮、獨活、芫花、细辛”者,未能溯得其源。)

⑤ 聖惠:**《聖惠方》卷34“治齒風疼痛諸方”** 治齒風痛,或蟲痛不可忍,根下有孔,皂莢圓方:豬牙皂莢(三挺,去皮子)、漢椒(七枚,去目)、莽草(半兩),右件藥擣羅爲末,以棗肉和圓如芥於大,每用一圓内蚛孔中,有涎即吐却。

⑥ 聖惠方:**《聖惠方》卷66“治瘰癧結核諸方”** 治瘰癧,發腫而堅結成核,宜用貼熁方:莽草(一兩),右擣羅爲末,以雞子白和塗於帛上貼之,一日二易。

⑦ 肘後方:**《肘後方》卷5“治癰疽妒乳諸毒腫方第三十六”** 又癰未潰方:莽草末,和雞子白塗紙令厚,貼上。燥復易,得痛自瘥。

⑧ 衛生易簡方:**《衛生易簡方》卷8“癰疽”** 治乳癰成膿,痛不可忍……又方:用赤小豆、莽草(等分),爲末,苦酒調塗。

⑨ 便民圖纂:**《便民圖纂》卷12“諸傷”** 猫咬傷:用薄荷汁塗之。或浸椒水,調莽草末傅。

茵芋《本經》①下品

【釋名】莞草《别録》②、卑共《别録》。【時珍曰】茵芋本作因預,未詳其義。莞草與莔莞名同。

【集解】【《别録》③曰】茵蕷生太山川谷。三月三日采葉,陰乾。【弘景④曰】好者出彭城,今近道亦有。莖葉狀似莽草而細軟,連細莖采之。方用甚稀,惟合療風酒。【大明⑤曰】出自海鹽。形似石南,樹生,葉厚,五、六、七月采。【頌⑥曰】今雍州、絳州、華州、杭州亦有之。春生苗,高三四尺,莖赤。葉似石榴而短厚,又似石南葉。四月開細白花,五月結實。二月、四月、七月采莖葉,日乾。

莖、葉。【氣味】苦,温,有毒。【《别録》⑦曰】微温,有毒。【權⑧曰】苦、辛,有小毒。【主治】五臟邪氣,心腹寒熱,羸瘦,如瘧狀,發作有時,諸關節風濕痺痛。《本經》⑨。療久風濕走四肢,脚弱。别録⑩。治男子女人軟脚毒風,拘急攣痛。甄權⑪。一切冷風,筋骨怯弱羸顫。入藥炙用。大明⑫。

【發明】【時珍曰】《千金》、《外臺》諸古方,治風癇有茵蕷丸,治風痺有茵蕷酒,治婦人産後中風有茵蕷膏,風濕諸方多用之。茵蕷、石南、莽草皆古人治風妙品,而近世罕知,亦醫家疏缺也。

【附方】舊一,新二。茵蕷酒。治賊風,手足枯痺拘攣。用茵蕷、附子、天雄、烏頭、秦艽、女萎、防風、防己、石南葉、躑躅花、細辛、桂心各一兩,十二味切,以絹袋盛,清酒一斗漬之。冬七、夏

---

① 本經:《本經》《别録》見《證類》卷10"茵芋" 味苦,温、微温,有毒。主五藏邪氣,心腹寒熱,羸瘦,如瘧狀發作有時,諸關節風濕痺痛,療久風濕走四肢,脚弱。一名莞草,一名卑共。生太山川谷。三月三日採葉,陰乾。

② 别録:見上注。(按:"釋名"項下"别録"同此。)

③ 别録:見上注。

④ 弘景:《集注》見《證類》卷10"茵芋" 陶隱居云:好者出彭城,今近道亦有。莖葉狀如莽草而細軟,取用之皆連細莖。方用甚稀,惟以合療風酒散。

⑤ 大明:《日華子》見《證類》卷10"茵芋" ……出自海鹽。形似石南,樹生,葉厚,五、六、七月採。

⑥ 頌:《圖經》見《證類》卷10"茵芋" 茵芋,出泰山川谷,今雍州、絳州、華州、杭州亦有之。春生苗、高三四尺,莖赤。藥似石榴而短厚,又似石南葉。四月開細白花,五月結實。三月、四月、七月採葉連細莖,陰乾用。或云日乾……

⑦ 别録:見本頁注①。

⑧ 權:《藥性論》見《證類》卷10"茵芋" 茵芋,味苦、辛,有小毒……

⑨ 本經:見本頁注①白字。

⑩ 别録:見本頁注①。

⑪ 甄權:《藥性論》見《證類》卷10"茵芋" ……能治五藏寒熱似瘧,諸關節中風痺,拘急攣痛,治男子、女人軟脚毒風,治温瘧發作有時。

⑫ 大明:《日華子》見《證類》卷10"茵芋" 治一切冷風,筋骨怯弱羸顫。入藥炙用……

三、春秋五日，藥成。每服一合，日二服，以微痺爲度。方出胡洽居士《百病方》。《圖經本草》①。

茵芋丸。治風氣積滯成脚氣，發則痛者。茵芋葉、炒薏苡仁各半兩，郁李仁一兩，牽牛子三兩，朱砂末半兩。右爲末，煉蜜丸如梧子大。每服二十丸，五更薑棗湯下，取利。未利再服，取快。《本事方》②。**産後中風**。茵芋五兩，木防己半斤，苦酒九升，漬一宿。猪脂四升，煎三上三下，膏成。每炙，熱摩千遍。《千金方》③。

石龍芮《本經》④中品【校正】併入菜部"水堇"。

【釋名】**地椹**《本經》⑤、**天豆**《别録》⑥、**石能**《别録》、**魯果能**《别録》、**水堇**吴普⑦、音謹，又音芹。**苦堇**《爾雅》⑧、**堇葵**郭璞、**胡椒菜**《救荒》⑨、**彭根**《别録》。【弘景⑩曰】生于石上，其葉芮芮短小，故名。【恭⑪曰】實如桑椹，故名地椹。【禹錫⑫曰】《爾雅》云：齧，苦堇也。郭璞云：即堇葵也。本草言味甘，而此云苦者，古人語倒，猶甘草謂之大苦也。【時珍曰】芮芮，細皃。其椹之子細芮，故名。地椹以下，皆子名也。水堇以下，皆苗名也。苗作蔬食，味辛而滑，故有椒、葵之名。《唐本草》菜部"水堇"係重出，今依《吴普本草》合併爲一。

---

① 圖經本草：**《圖經》見《證類》卷 10"茵芋"** ……胡洽：治賊風，手足枯痺，四肢拘攣。茵芋酒主之。其方：茵芋、附子、天雄、烏頭、秦艽、女萎、防風、防己、躑躅、石南、細辛、桂心各一兩，凡十二味切，以絹袋盛，清酒一斗漬之。冬七日，夏三日，春秋五日，藥成。初服一合，日三，漸增之，以微痺爲度。

② 本事方：**《本事方》卷 4"腎臟風及足膝腰腿脚氣"** 治風氣積滯成脚氣，常覺微腫，發則或痛。茵芋圓：茵芋葉（剉，炒）、薏苡人（各半兩）、郁李人（一兩）、牽牛子（三兩，生取末一兩半），右細末，煉蜜圓如梧子大。每服二十圓，五更薑棗湯下。未利加至三十圓，日三。快利爲度，白粥補。

③ 千金方：**《千金方》卷 3"産後中風"** 治産後中風，木防已膏方：木防已（半斤）、茵芋（五兩），右二味㕮咀，以苦酒九升漬一宿，豬膏四升，煎三上三下膏成，炙手摩千遍，瘥。

④ 本經：**《本經》《别録》（《藥對》）見《證類》卷 8"石龍芮"** 味苦，平，無毒。主風寒濕痺，心腹邪氣，利關節，止煩滿。平腎、胃氣，補陰氣不足，失精莖冷。久服輕身，明目，不老，令人皮膚光澤，有子。一名魯果能，一名地椹，一名石能，一名彭根，一名天豆。生太山川澤石邊。五月五日採子，二月、八月採皮，陰乾。（大戟爲之使，畏蛇蜕皮、吴茱萸。）

⑤ 本經：見上注白字。（**按**："釋名"項下"魯果能"同此，非出《别録》。）

⑥ 别録：見上注。（**按**："釋名"項下"别録"皆同此。）

⑦ 吴普：**《御覽》卷 993"地椹"** 《吴氏本草經》曰：石龍芮，一名薑苔，一名天豆……

⑧ 爾雅：**《爾雅·釋草》（郭注）** 齧，苦堇。（今堇葵也，葉似柳，子如米，汋食之滑。）（**按**："釋名"項下"郭璞"同此。）

⑨ 救荒：（**按**：查《救荒本草》無此名。明末姚可成《救荒野譜補遺》新立"胡椒菜"條，云此名見《救荒本草》，恐亦據《綱目》所載也。）

⑩ 弘景：**《集注》見《證類》卷 8"石龍芮"** 陶隱居云：今出近道。子形粗，似蛇牀子而扁，非真好者，人言是蓄菜子爾。東山石上所生，其葉芮芮短小，其子狀如葶藶，黄色而味小辛，此乃實是也。

⑪ 恭：**《唐本草》見《證類》卷 8"石龍芮"** ……實如桑椹，故名地椹……

⑫ 禹錫：**《嘉祐》見《證類》卷 29"堇汁"** 按《爾雅》云：齧，苦堇。注：今堇葵也，葉似柳，子如米，汋之滑……《本草》云：味甘，此苦者，古人語倒，猶甘草謂之大苦也。

【集解】【《别録》①曰】石龍芮生太山川澤石邊。五月五日采子,二月、八月采皮,陰乾。【弘景②曰】今出近道。子形粗,似蛇牀子而扁,非真好者,人言是蓄菜子也。東山石上所生者,其葉芮芮短小,其子狀如葶藶,黄色而味小辛,此乃是真也。【恭③曰】今用者,俗名水堇。苗似附子,實如桑椹,生下濕地,五月熟,葉、子皆味辛。山南者粒大如葵子。關中、河北者細如葶藶,氣力劣於山南者。陶以細者爲真,未爲通論。又曰:堇菜野生,非人所種。葉似蕺,花紫色。【藏器④曰】《爾雅》云:芨,堇草。注云:烏頭苗也。蘇恭注天雄亦云:石龍芮葉似堇草,故名水堇。據此,則堇草是烏頭苗,水堇定是石龍芮,更非别草也。【頌⑤曰】今惟出兖州。一叢數莖,莖青紫色,每莖三葉,其葉短小多刻缺,子如葶藶而色黄。蘇恭所説乃水堇,非石龍芮也。兖州所上者,正與《本經》及陶氏説合,爲得其真。【宗奭⑥曰】石龍芮有兩種:水中生者,葉光而末圓;陸地生者,葉毛而末鋭。入藥須水生者。陸生者又謂之天灸,而補不足,莖冷失精。【時珍曰】蘇恭言水堇即石龍芮,蘇頌非之,非矣。按漢《吴普本草》石龍芮一名水堇,其説甚明。《唐本草》菜部所出水堇,言其苗也。《本經》石龍芮,言其子也。寇宗奭所言陸生者,乃是毛堇,有大毒,不可食。水堇即俗稱胡椒菜者,處處有之,多生近水下濕地。高者尺許,其根如薺。二月生苗,叢生。圓莖分枝,一枝三葉。葉青而光滑,有三尖,多細缺。江淮人三四月采苗,瀹過,晒蒸黑色爲蔬。四五月開細黄花,結小實,大如豆,狀如初生桑椹,青緑色。搓散則子甚細,如葶藶子,即石龍芮也。宜半老時采之。《范子計然》⑦云:石龍芮出三輔,色黄者善。

子根皮同。【氣味】苦,平,無毒。【普⑧曰】神農:苦,平。岐伯:酸。扁鵲:大寒。雷

① 别録:見1434頁注④。

② 弘景:見1434頁注⑩。

③ 恭:**《唐本草》見《證類》卷8“石龍芮”** 《唐本》注云:今用者,俗名水堇(音謹)……生下濕地,五月熟,葉、子皆味辛。山南者粒大如葵子,關中、河北者細如葶藶,氣力劣于山南者。陶以細者爲真,未爲通論……/**卷29“堇汁”** 《唐本》注云:此菜野生,非人所種。俗謂之堇菜,葉似蕺,花紫色。

④ 藏器:**《拾遺》見《證類》卷8“石龍芮”** ……且水堇如蘇所注,定是石龍芮,更非别草。《爾雅》云:芨,堇草。郭注云:烏頭苗也。蘇又注天雄云:石龍芮,葉似堇草,故名水堇。如此則依蘇所注是水堇,附子是堇草。水堇、堇草二物同名也。

⑤ 頌:**《圖經》見《證類》卷8“石龍芮”** 石龍芮……今惟出兖州。一叢數莖,莖青紫色,每莖三葉,其葉芮芮短小多刻缺。子如葶藶而色黄。五月採子,二月、八月採皮,陰乾用。能逐諸風,除心熱躁。蘇恭云:俗名水堇,苗如附子,實如桑椹,生下濕地,此乃水堇,非石龍芮也。今兖州所生者,正與本經陶説相合,爲得其真矣。

⑥ 宗奭:**《衍義》卷9“石龍芮”** 今有兩種:水中生者,葉光而末圓。陸生者,葉有毛而末鋭。入藥須生水者。陸生者又謂之天灸,取少葉揉系臂上,一夜作大泡,如火燒者是。惟陸生者,補陰不足,莖常冷,失精。餘如經。

⑦ 范子計然:**《御覽》卷993“地椹”** 范子計然曰:石龍芮出三輔,色黄者善。

⑧ 普:**《御覽》卷993“地椹”** 《吴氏本草經》曰……神農:苦,平。岐伯:酸。扁鵲、李氏:大寒。雷公:鹹,無毒。五月五日採。

公:鹹,無毒。【之才①曰】大戟爲之使,畏茱萸、蛇蜕皮。【主治】風寒濕痺,心腹邪氣,利關節,止煩滿。久服輕身,明目不老。《本經》②。平腎胃氣,補陰氣不足,失精莖冷。令人皮膚光澤,有子。《别録》③。逐諸風,除心熱燥。大明④。

【發明】【時珍曰】石龍芮乃平補之藥,古方多用之。其功與枸杞、覆盆子相埒,而世人不知用,何哉?

水堇。【氣味】甘,寒,無毒。【時珍曰】微辛、苦,濇。【主治】擣汁,洗馬毒瘡,并服之。又塗蛇蝎毒及癰腫。《唐本》⑤。久〔食除〕心下煩熱。主寒熱鼠瘻,瘰癧生瘡,結核聚氣,下瘀血,止霍亂。又生擣汁半升服,能殺鬼毒,即吐出。孟詵⑥。

【發明】【詵⑦曰】堇葉止霍亂,與香茙同功。香茙即香薷也。

【附方】舊二,新一。結核氣。堇菜日乾爲末,油煎成膏。摩之,日三五度便瘥。孟詵《食療》⑧。蛇咬傷瘡。生堇杵汁塗之。《萬畢術》⑨。血疝初起。胡椒菜葉挼按揉之。《集簡方》。

毛茛音艮○《拾遺》⑩【校正】併入"毛建草"。

【釋名】毛建草《拾遺》⑪、水茛《綱目》、毛堇音芹、天灸《衍義》⑫、自灸《綱目》、

---

① 之才:古本《藥對》見1434頁注④括號中七情文。

② 本經:本經:見1434頁注④白字。

③ 别録:見1434頁注④。

④ 大明:**《藥性論》見《證類》卷8"石龍芮"** 石龍芮,能逐諸風,主除心熱躁。(**按**:時珍誤注出處。)

⑤ 唐本:**《唐本草》見《證類》卷29"堇汁"** 味甘,寒,無毒。主馬毒瘡,擣汁洗之,并服之。堇,菜也。出《小品方》。《萬畢方》云:除蛇蠍毒及癰腫。

⑥ 孟詵:**《食療》見《證類》卷29"堇汁"** 孟詵云:堇,久食除心煩熱,令人身重懈惰……又,殺鬼毒,生取汁半升服,即吐出。/《食療》:堇菜,味苦。主寒熱,鼠瘻瘰癧,生瘡,結核聚氣,下瘀血。葉主霍亂,與香茙同功……又,乾末和油煎成,摩結核上,三五度差。

⑦ 詵:見上注。

⑧ 食療:見上注。

⑨ 萬畢術:見本頁注⑤引《萬畢方》。

⑩ 拾遺:**《拾遺》見《證類》卷11"一十一種陳藏器餘·毛茛"** 鈎吻注陶云:鈎吻或是毛茛。蘇云:毛茛,是有毛石龍芮也。《百一方》云:菜中有水茛,葉圓而光,有毒。生水旁,蟹多食之。蘇云:又注,似水茛,無毛,其毛茛似龍芮而有毒也。

⑪ 拾遺:**《拾遺》見《證類》卷8"二十二種陳藏器餘·毛建草及子"** 味辛,温,有毒。主惡瘡、癰腫疼痛未潰,煎擣葉傅之,不得入瘡,令人肉爛。主瘧,令病者取一握,微碎,縛臂上,男左女右,勿令近肉,便即成瘡。子和薑擣破,破冷氣。田野間呼爲猴蒜。生江東澤畔,葉如芥而大,上有毛,花黄。子如蒺藜。又有建,有毒。生水旁。葉似胡芹,未聞餘功,大相似。

⑫ 衍義:**《衍義》卷9"石龍芮"** ……陸生者又謂之天灸……

猴蒜。【時珍曰】茛乃草烏頭之苗，此草形狀及毒皆似之，故名。《肘後方》謂之水茛，又名毛建，亦茛字音訛也。俗名毛堇，似水堇而有毛也。山人截瘧，采葉挼貼寸口，一夜作泡如火燎，故呼爲天灸、自灸。

【集解】【藏器①曰】陶注鈎吻云：或是毛茛。蘇恭云：毛茛是有毛石龍芮也，有毒，與鈎吻無干。葛洪《百一方》云：菜中有水茛，葉圓而光，生水旁，有毒，蟹多食之。人誤食之，狂亂如中風狀，或吐血，以甘草汁解之。又曰：毛建草，生江東地，田野澤畔。葉如芥而大，上有毛。花黄色。子如蒺藜。【時珍曰】毛建、毛茛即今毛堇也，下濕處即多。春生苗，高者尺餘，一枝三葉，葉有三尖及細缺。與石龍芮莖葉一樣，但有細毛爲别。四五月開小黄花，五出，甚光艷。結實狀如欲綻青桑椹而有尖峭，與石龍芮子不同。人以爲鵝不食草者，大誤也。方士取汁煮砂伏硫。沈存中《筆談》②所謂石龍芮“有兩種：水生者葉光而末圓，陸生者葉毛而末鋭”，此即葉毛者，宜辨之。

【附録】海薑，陰命。【藏器③曰】陶注鈎吻云：海薑生海中，赤色，狀如石龍芮，有大毒。又曰：陰命生海中，赤色，着木懸其子，有大毒。今無的識者。

葉及子。【氣味】辛，温，有毒。【主治】惡瘡癰腫，疼痛未潰，擣葉傅之，不得入瘡令肉爛。又患瘧人，以一握微碎，縛於臂上，男左女右，勿令近肉，即便成瘡。和薑擣塗腹，破冷氣。藏器④。

牛扁《本經》⑤下品

【釋名】扁特《唐本》⑥、扁毒《唐本》。

【集解】【《别録》⑦曰】牛扁生桂陽川谷。【弘景⑧曰】今人不復識此。【恭⑨曰】此藥似堇草、石龍芮輩，根如秦艽而細，生平澤下濕地。田野人名爲牛扁，療牛虱甚效。太常名扁特，或名扁

---

① 藏器：見 1436 頁注⑩、⑪。

② 筆談：**《夢溪筆談》卷 26“藥議”** 石龍芮，今有兩種：水中生者，葉光而末圓。陸生者，葉毛而末鋭。入藥用生水者……

③ 藏器：**《拾遺》見《證類》卷 11“一十一種陳藏器餘・蔭命”** 鈎吻注陶云：有一物名陰命，赤色，著木懸其子。生海中，有毒。又云：海薑生海中，赤色，狀如龍芮，亦大毒，應是此也。今無的識之者。

④ 藏器：見 1436 頁注⑪。

⑤ 本經：**《本經》《别録》見《證類》卷 11“牛扁”** **味苦，微寒**，無毒，**主身皮瘡熱氣，可作浴湯，殺牛蝨小蟲，又療牛病。**生桂陽川谷。

⑥ 唐本：**《唐本草》見《證類》卷 11“牛扁”** ……太常貯名扁特，或名扁毒。（**按**：“釋名”項下“唐本”同此。）

⑦ 别録：見本頁注⑤。

⑧ 弘景：**《集注》見《證類》卷 11“牛扁”** 陶隱居云：今人不復識此……

⑨ 恭：**《唐本草》見《證類》卷 11“牛扁”** 《唐本》注云：此藥似三堇、石龍芮等。根如秦艽而細。生平澤下濕地，田野人名爲牛扁。療牛蝨甚效。太常貯名扁特，或名扁毒。

毒。【保昇①曰】今出寧州。葉似石龍芮、附子等。二月、八月采根,日乾。【頌②曰】今潞州一種名便特,六月有花,八月結實。采其根苗,擣末油調,殺蟣虱。主療大都相似,疑即扁特也,但聲近而字訛耳。

【氣味】苦,微寒。無毒。【主治】身皮瘡熱氣,可作浴湯。殺牛虱小蟲,又療牛病。《本經》③。

【附録】虱建草《拾遺》④。【藏器⑤曰】苦,無毒。主蟣虱。挼汁沐頭,虱盡死。人有誤吞虱成病者,擣汁服一小合。亦主諸蟲瘡。生山足濕地,發葉似山丹,微赤,高一二尺。又有水竹葉,生水中。葉如竹葉而短小,可生食,亦去蟣虱。

蕁麻蕁音燖○宋《圖經》⑥

【釋名】毛蕀。【時珍曰】蕁字本作蕀。杜子美有《除蕀草》詩,是也。

【集解】【頌⑦曰】蕁麻生江寧府山野中。【時珍曰】川、黔諸處甚多。其莖有刺,高二三尺。葉似花桑,或青或紫,背紫者入藥。上有毛芒可畏,觸人如蜂蠆螫蠚,以人溺濯之即解。有花無實,冒冬不凋。挼投水中,能毒魚。

【氣味】辛、苦,寒,有大毒。吐利人不止。【主治】蛇毒,擣塗之。蘇頌⑧。風瘮初起,以此點之,一夜皆失。時珍。

格注草《唐本草》⑨

【集解】【恭⑩曰】出齊魯山澤間,葉似蕨。根紫色,若紫草根,一株有二寸許。二月、八月采

---

① 保昇:**《蜀本草》見《證類》卷11"牛扁"** 《蜀本》:《圖經》云:葉似石龍芮、附子等。今出寧州。二月、八月採根,日乾。

② 頌:**《圖經》見《證類》卷11"牛扁"** ……今潞州止一種,名便特。六月有花,八月實,採其根,擣末,油調,殺蟣蝨。根苗主療大都相似。疑此即是牛扁,但扁、便不同,豈聲近而字訛乎?今以附之。

③ 本經:見1437頁注⑤白字。

④ 拾遺:**《拾遺》見《證類》卷9"一十種陳藏器餘·虱建草"** 味苦,無毒。去蟣蝨,挼取汁沐頭,盡死。人有誤吞蝨成病者,擣絞汁,服一小合。亦主諸蟲瘡。生山足濕地,莖葉似山丹,微赤,高一二尺。又有水竹葉,如竹葉而短小。生水中,亦云去蝨,人取水竹葉生食。

⑤ 藏器:見上注。

⑥ 圖經:**《圖經》見《證類》卷30"外草類·蕁麻"** 生江寧府山野中。村民云療蛇毒。然有大毒,人誤服之,吐利不止。

⑦ 頌:見上注。

⑧ 蘇頌:見上注。

⑨ 唐本草:**《唐本草》見《證類》卷11"格注草"** 味辛、苦,温,有大毒。主蠱疰諸毒疼痛等。生齊魯山澤。/《唐本》注云:葉似蕨,根紫色,若紫草根。一株有二寸許,二月、八月採根,五月、六月採苗,日乾。

⑩ 恭:見上注。

根，五月、六月采苗，日乾用。

【氣味】辛、苦，温，有大毒。【主治】蠱疰諸毒疼痛等。《唐本》①。

海芋《綱目》

【釋名】觀音蓮《綱目》、羞天草《玉册》②、天荷《綱目》、隔河仙見下。

【集解】【時珍曰】海芋生蜀中，今亦處處有之。春生苗，高四五尺。大葉如芋葉而有幹。夏秋間抽莖開花，如一瓣蓮花，碧色。花中有蕊，長作穗，如觀音像在圓光之狀，故俗呼爲觀音蓮。方士號爲隔河仙，云可變金。其根似芋魁，大者如升盌，長六七寸，蓋野芋之類也。《庚辛玉册》③云：羞天草，陰草也。生江廣深谷澗邊。其葉極大，可以禦雨，葉背紫色。花如蓮花。根葉皆有大毒。可煅粉霜、硃砂。小者名野芋。宋祁《海芋贊》④云：木幹芋葉，擁腫盤戾。《農經》弗載，可以治癘。

【氣味】辛，有大毒。【主治】瘧瘴毒腫風癩。伏硇砂。時珍。

【附録】透山根。【時珍曰】按《岣嶁神書》⑤云：透山根生蜀中山谷。草類蘼蕪，可以點鐵成金。昔有人采藥，誤斫此草，刀忽黄軟成金也。又《庚辛玉册》⑥云：透山根出武都。取汁點鐵，立成黄金。有大毒，人誤食之，化爲紫水。又有金英草，亦生蜀中。狀如馬齒莧而色紅，摸鐵成金。亦有大毒，入口殺人，須臾爲紫水也。又何薳《春渚紀聞》⑦云：劉均父吏部罷官歸成都。有水銀一篋，過峽篋漏，急取渡旁叢草塞之。久而開視，盡成黄金矣。宋初有軍士在澤州澤中割馬草歸，鐮皆成金。以草燃釜，亦成黄金。又臨安 僧法堅言：有客過於潛山中，見一蛇腹脹，齧一草以腹磨之而消。念此草必能消脹，取置篋中。夜宿旅館，聞鄰房有人病腹脹呻吟，以釜煎藥一盃與服。頃之不復聞聲，念已安矣。至旦視之，其人血肉俱化爲水，獨骸骨在牀爾。視其釜，則通體成金矣。觀何氏所載，即是透山根(乃)〔及〕金英草之類。如此毒草，不可不知，故備載之耳。

---

① 唐本：見 1438 頁注⑨。

② 玉册：(**按**：《庚辛玉册》書佚，無可溯源。)

③ 庚辛玉册：(**按**：書佚，無可溯源。)

④ 海芋贊：**《益部方物略記》**　木榦芋葉，擁踵盤戾。《農經》弗載，不用治厲。右海芋(生不高，四五尺，葉似芋而有榦，根皮不可食。方家號隔河仙，云可用變金，或云能止瘧。)

⑤ 岣嶁神書：(**按**：查《岣嶁神書》，未能溯得其源。)

⑥ 庚辛玉册：(**按**：書佚，無可溯源。)

⑦ 春渚紀聞：**《春渚紀聞》卷 10"記丹藥"**　朝奉郎劉均國，言侍其父吏部公罷官成都，行李中水銀一篋，偶過溪渡，篋塞遽脱，急求不獲，即攬取渡傍叢草塞之，而渡至都。久之，偶欲汞用，傾之不復出，而斤重如故也。破篋視之，盡成黄金矣。本朝太宗征澤潞時，軍士於澤中鎌取馬草，晚歸，鎌刀透成金色，或以草燃釜底，亦成黄金焉。又臨安僧法堅言：有歙客經於潛山中，見一蛇其腹漲甚，蜿蜒草中，徐遇一草，便嚙破，以腹就磨，頃之漲消如故，蛇去。客念此草必消漲毒之藥，取至篋中。夜宿旅邸，鄰房有過人方呻吟牀笫間，客就訊之云：正爲腹漲所苦。即取藥就釜煎一盃湯，飲之，頃之不復聞聲，意謂良。已至曉，但聞鄰房滴水聲，呼其人不復應，即起燭燈視之，則其人血肉俱化爲水，獨遺骸卧牀，急挈裝而逃。至明，客邸主人視之，了不測其何爲。至此及潔釜炊飯，則釜通體成金。乃密瘞其骸，既久經赦。客至邸共語其事，方傳外人也。

鉤吻《本經》①下品

【釋名】野葛《本經》②、毒根吴普③、胡蔓草《圖經》④、斷腸草《綱目》、黄藤《綱目》、火把花。【弘景⑤曰】言其入口則鉤人喉吻也。或言"吻"當作"挽"字,牽挽人腸而絶之也。【時珍曰】此草雖名野葛,非葛根之野者也,或作冶葛。王充《論衡》⑥云:冶,地名也,在東南。其説甚通。廣人謂之胡蔓草,亦曰斷腸草。入人畜腹内,即粘腸上,半日則黑爛,又名爛腸草。滇人謂之火把花,因其花紅而性熱如火也。岳州謂之黄藤。

【集解】【《别録》⑦曰】鉤吻生傅高山谷及會稽東野,折之青烟出者名固活。二月、八月采。【普⑧曰】秦鉤吻一名除辛,生南越山及寒石山,或益州。葉如葛,赤莖大如箭而方,根黄色,正月采之。【恭⑨曰】野葛生桂州以南,村墟閭巷間皆有。彼人通名鉤吻,亦謂苗爲鉤吻,根名野葛。蔓生,其葉如柿。其根新采者,皮白骨黄。宿根似地骨,嫩根如漢防己,皮節斷者良。正與白花藤相類,不深别者,頗亦惑之。新者折之無塵氣。經年以後則有塵起,從骨之細孔中出。今折枸杞根亦然。本草言折之青烟起者名固活爲良,亦不達之言也。人誤食其葉者致死,而羊食其苗大肥,物有相伏如此。《博物志》云"鉤吻蔓生,葉似鳧葵"是也。【時珍曰】嵇含《南方草木狀》⑩云:野葛蔓生,葉如羅

---

① 本經:**《本經》《别録》(《藥對》)見《證類》卷10"鉤吻"** 味辛,温,有大毒。主金瘡,乳痓,中惡風,欬逆上氣,水腫,殺鬼疰蠱毒,破癥積,除脚膝痺痛,四肢拘攣,惡瘡疥蟲,殺鳥獸。一名野葛。折之青烟出者名固活。甚熱,不入湯。生傅高山谷及會稽東野。(半夏爲之使,惡黄芩。)

② 本經:見上注白字。

③ 吴普:**《證類》卷10"鉤吻"** 吴氏云:秦鉤吻,一名毒根……

④ 圖經:**《證類》卷10"鉤吻"** 《嶺表録異》云:野葛,毒草也,俗呼爲胡蔓草……

⑤ 弘景:**《集注》見《證類》卷10"鉤吻"** 陶隱居云:《五符》中亦云鉤吻是野葛。言其入口則鉤人喉吻。或言:吻作挽字,牽挽人腸而絶之……

⑥ 論衡:**《論衡》卷23"言毒篇"** ……冶葛、巴豆皆有毒螫,故冶在東南,巴在西南……

⑦ 别録:見本頁注①。

⑧ 普:**《證類》卷10"鉤吻"** 吴氏云:秦鉤吻,一名毒根……生南越山或益州。葉如葛,赤莖,大如箭,根黄,正月採。/**《嘉祐》見《證類》卷10"鉤吻"** 《蜀本》……一名除辛……

⑨ 恭:**《唐本草》見《證類》卷10"鉤吻"** 《唐本》注云:野葛生桂州以南,村墟閭巷間皆有。彼人通名鉤吻,亦謂苗名鉤吻,根名野葛,蔓生。人或誤食其葉者皆致死,而羊食其苗大肥,物有相伏如此。若巴豆,鼠食則肥也。陶云:飛鳥不得集之,妄矣。其野葛,以時新採者,皮白骨黄。宿根似地骨,嫩根如漢防己,皮節斷者良。正與白花藤根相類,不深别者,頗亦惑之。其新取者,折之無塵氣。經年已後則有塵起,根骨似枸杞,有細孔者,人折之則塵氣從孔中出。今折枸杞根亦然。《經》言折之青煙起者名固活爲良,此亦不達之言也。且黄精直生如龍膽、澤漆,兩葉或四五葉相對,鉤吻蔓生,葉如柿葉。《博物志》云:鉤吻葉似鳧葵,並非黄精之類。毛茛是有毛,石龍芮何干鉤吻?

⑩ 南方草木狀:**《南方草木狀》卷上** 冶葛,毒草也。蔓生,葉如羅勒,光而厚。一名胡蔓草。寘毒者多雜以生蔬進之。悟者速以藥解,不爾,半日輒死……

勒，光而厚，一名胡蔓草。人以雜生蔬中毒人，半日輒死。段成式《酉陽雜俎》①云：胡蔓草生邕州、容州之間。叢生。花扁如巵子而稍大，不成朶，色黄白。其葉稍黑。又按《嶺南衛生方》②云：胡蔓草葉如茶，其花黄而小。一葉入口，百竅潰血，人無復生也。時珍又訪之南人云：鉤吻即胡蔓草，今人謂之斷腸草是也。蔓生，葉圓而光。春夏嫩苗毒甚，秋冬枯老稍緩。五六月開花似櫸柳花，數十朶作穗。生嶺南者花黄，生滇南者花紅，呼爲火把花。此數説皆與吴普、蘇恭説相合。陶弘景等别生分辨，並正于下。

【正誤】【弘景③曰】《五符經》亦言鉤吻是野葛。覈事而言，似是兩物。野葛是根，狀如牡丹，所生處亦有毒，飛鳥不得集，今人用合膏服之無嫌。鉤吻别是一物，葉似黄精而莖紫，當心抽花，黄色，初生極類黄精，故人采多惑之，遂致死生之反。或云鉤吻是毛茛，參錯不同，未詳云何？【斅④曰】凡使黄精勿用鉤吻，真似黄精，只是葉有毛鉤子二個。黄精葉似竹葉。又曰：凡使鉤吻，勿用地精，莖苗相同。鉤吻治人身上惡毒瘡，其地精殺人也。【恭⑤曰】鉤吻蔓生，葉如柿。陶言飛鳥不集者，妄也。黄精直生，葉似柳及龍膽草，殊非比類。毛茛乃有毛石龍芮，與鉤吻何干？【頌⑥曰】江南人説黄精莖苗稍類鉤吻。但鉤吻葉頭極尖而根細，與蘇恭所説不同，恐南北之産異也。【禹錫⑦曰】陶説鉤吻似黄精者，當是。蘇説似柿葉者，别是一物也。又言苗名鉤吻，根名野葛者，亦非通論。【時珍曰】《神農本草》鉤吻"一名野葛"，一句已明。《草木狀》又名胡蔓草，顯是藤生。吴普、蘇恭所説正合本文。陶氏以藤生爲野葛，又指小草爲鉤吻，復疑是毛茛，乃祖雷斅之説。諸家遂無定見，不辨其蔓生、小草，相去遠也。然陶、雷所説亦是一種有毒小草，但不得指爲鉤吻爾。昔天姥對黄帝言：黄精益壽，鉤吻殺人。乃是以二草善惡比對而言。陶氏不審，疑是相似，遂有此説也。餘見"黄精"下。

---

① 酉陽雜俎：**《酉陽雜俎》卷19"草篇"**　胡蔓草，生邕容間。叢生，花偏如梔子稍大，不成朵，色黄白，葉稍黑……

② 嶺南衛生方：**《嶺南衛生方》卷中"治胡蔓草毒方"**　胡蔓草葉如茶，其花黄而小，一葉入口，百竅潰血，人無復生也……

③ 弘景：**《集注》見《證類》卷10"鉤吻"**　陶隱居云：《五符》中亦云鉤吻是野葛……覈（胡革切）事而言，乃是兩物。野葛是根，狀如（壯）〔牡〕丹，所生處亦有毒，飛鳥不得集之，今人用合膏服之無嫌。鉤吻别是一草，葉似黄精而莖紫，當心抽花，黄色，初生既極類黄精，故以爲殺生之對也。或云鉤吻是毛茛，此本及後説參錯不同，未詳云何……

④ 斅：**《炮炙論》見《證類》卷6"黄精"**　《雷公》云：凡使，勿用鉤吻，真似黄精，只是葉有毛鈎子二個，是别認處，若誤服害人。黄精葉似竹葉……/**卷10"鉤吻"**　雷公云：凡使，勿用地精，苗莖與鉤吻同。其鉤吻治人身上惡毒瘡效。其地精煞人……

⑤ 恭：見1440頁注⑨。

⑥ 頌：**《圖經》見《證類》卷6"黄精"**　……江南人説：黄精苗葉稍類鉤吻，但鉤吻葉頭極尖而根細。蘇恭注云：鉤吻蔓生。殊非比類，恐南北所産之異耳……

⑦ 禹錫：**《嘉祐》見《證類》卷10"鉤吻"**　《蜀本》……據陶注云：鉤吻葉似黄精而莖紫，當心抽花，黄色者是。蘇云：野葛出桂州，葉似柿葉，人食之即死者，當别是一物爾。又云：苗名鉤吻，根名野葛，亦非通論……

【氣味】辛,温,大有毒。【普①曰】神農:辛。雷公:有毒殺人。【時珍曰】其性大熱。本草毒藥止云有大毒,此獨變文曰大有毒,可見其毒之異常也。【之才②曰】半夏爲之使,惡黄芩。

【主治】金瘡乳痓,中惡風,欬逆上氣,水腫,殺鬼疰蠱毒。《本經》③。破癥積,除脚膝痺痛,四肢拘攣,惡瘡疥蟲,殺鳥獸。搗汁入膏中,不入湯飲。《别録》④。主喉痺咽塞,聲音變。吴普⑤。

【發明】【藏器⑥曰】鈎吻食葉,飲冷水即死,冷水發其毒也。彼土毒死人懸尸樹上,汁滴地上生菌子,收之名菌藥,烈於野葛也。蕹菜搗汁,解野葛毒。取汁滴野葛苗即萎死。南人先食蕹菜,後食野葛,二物相伏,自然無苦。魏武帝噉野葛至尺,先食此菜也。【時珍曰】按李石《續博物志》⑦云:胡蔓草出二廣。廣人負債急,每食此草而死,以誣人。以急水吞即死急,慢水吞死稍緩。或取毒蛇殺之,覆以此草,澆水生菌,爲毒藥害人。葛洪《肘後方》⑧云:凡中野葛毒口不可開者,取大竹筒洞節,以頭拄其兩脇及臍中。灌冷水入筒中,數易水。須臾口開,乃可下藥解之。惟多飲甘草汁、人屎汁,白鴨或白鵝斷頭,瀝血入口中,或羊血灌之。《嶺南衛生方》⑨云:即時取雞卵抱未成雛者,研爛和麻油灌之。吐出毒物乃生,稍遲即死也。

---

① 普:**《證類》卷 10"鈎吻"** 吴氏云……神農:辛。雷公:有毒,殺人……

② 之才:**古本《藥對》**見 1440 頁注①括號中七情文。

③ 本經:見 1440 頁注①白字。

④ 别録:見 1440 頁注①。

⑤ 吴普:**《嘉祐》見《證類》卷 10"鈎吻"** 《蜀本》:秦鈎吻,主喉痹,咽中塞,聲變,欬逆氣,温中……(**按**:此《蜀本草》文,非出"吴普"。)

⑥ 藏器:**《拾遺》見《證類》卷 10"鈎吻"** 陳藏器云:人食其葉,飲冷水即死。冷水發其毒也。彼人以野葛飼人,勿與冷水,至肥大,以冷水飲之,至死,懸屍於樹,汁滴地生菌子,收之名菌藥,烈于野葛……/《嘉祐》**見《證類》卷 29"雍菜"** 云南人先食雍菜,後食野葛,二物相伏,自然無苦……張司空云:魏武帝啖野葛至一尺。應是先食此菜也。(新補,見孟詵、陳藏器、陳士良、日華子。)

⑦ 續博物志:**《續博物志》卷 6** 二廣有草名胡蔓,以急水吞之即死,慢水即緩死。取毒蛇殺之,以此草覆之,灑水,菌生其上,末爲毒藥,殺人。

⑧ 肘後方:**《肘後方》卷 7"治卒中諸藥毒救解方第六十五"** 治食野葛已死方……又方:取生鴨,就口斷鴨頭,以血瀝口中,入咽則活。若口不可開者,取大竹筒洞節,以頭注其脇,取冷水竹筒中,數易水,須臾口開,則可得下藥。若人多者,兩脇及臍中各與筒甚佳。又方:多飲甘草汁佳。姚方:中諸毒藥及野葛已死方。新小便和人屎,絞取汁一升,頓服,入腹即活。解諸毒,無過此汁。

⑨ 嶺南衛生方:**《嶺南衛生方》卷中"治胡蔓草毒方"** ……廣西愚民私怨,茹以自斃,家人覺之,即時取雞卵抱未成雛者,研爛,和麻油灌之,吐出毒物乃生,稍遲即死也。

本草綱目草部目録第十八卷

草之七　蔓草類七十三種　附十九種

---

① 骨路支：正文"紫葳"後脱此附藥，補放於本卷之末。

紫金藤《圖經》　南藤《開寶》○烈節附　清風藤《圖經》　百稜藤《圖經》

省藤《拾遺》　紫藤《開寶》　落雁木《唐本》○折傷木、風延母、每始王木附

千里及《拾遺》○即千里光　藤黄《拾遺》

右附方舊一百三十七,新三百二十八。

【附録】諸藤一十九種。

本草綱目草部第十八卷

草之七　蔓草類七十三種，附一十九種

菟絲子《本經》①上品

【釋名】菟縷《别録》②、菟蘽《别録》、菟蘆《本經》③、兔丘《廣雅》④、赤網《别録》、玉女《爾雅》⑤、唐蒙《爾雅》、火焰草《綱目》、野狐絲《綱目》、金線草。【禹錫⑥曰】按《吕氏春秋》云：或謂菟絲，無根也。其根不屬地，伏苓是也。《抱朴子》云：菟絲之草，下有伏菟之根。無此菟，則絲不得生于上，然實不屬也。伏菟抽則兔絲死。又云：菟絲初生之根，其形似兔。掘取割其血以和丹服，立能變化。則菟絲之名因此也。○【弘景⑦曰】舊言下有伏苓，上有菟絲，不必爾也。【頌⑧曰】《抱朴》所説今未見，豈别一類乎？孫炎釋《爾雅》云：唐也，蒙也，女蘿也，兔絲也。一物四名，而本草唐蒙爲一名。《詩》云：蔦與女蘿。毛萇云：女蘿，兔絲也。而本草兔絲無女蘿之

---

① 本經：《本經》《别録》（《藥對》）見《證類》卷6“菟絲子”　味辛、甘，平，無毒。主續絶傷，補不足，益氣力，肥健。汁去面䵟。養陞，崒陰，藾騢屓，礷莖庢鴡，缡舐鬻，湔籭餘俦，瞉睮蕿舩，鴡萘繗熄。久服明目，輕身延年。一名菟蘆，一名菟縷，一名蓎蒙，一名玉女，一名赤網，一名菟累（音贏）。生朝鮮川澤田野，蔓延草木之上，色黄而細爲赤網，色淺而大爲菟累，九月採實，暴乾。（得酒良，署預、松脂爲之使，惡雚菌。）

② 别録：見上注。（**按**：“釋名”項下“别録”皆同此。）

③ 本經：見上注白字。

④ 廣雅：**《廣雅》卷10“釋草”**　……兔丘，兔絲也。

⑤ 爾雅：**《爾雅・釋草》（郭注）**　唐蒙，女蘿。女蘿，菟絲……蒙，玉女。（蒙，即唐也。女蘿别名。）（**按**：“釋名”項下“爾雅”同此。）

⑥ 禹錫：**《嘉祐》見《證類》卷6“菟絲子”**　按《吕氏春秋》云：或謂菟絲無根也，其根不屬地，茯苓是也。《抱朴子》云：菟絲之草，下有伏兔之根，無此兔，則絲不得生於上，然實不屬也。又《内篇》云：菟絲初生之根，其形似兔，掘取割其血，以和丹，服之立變化。

⑦ 弘景：**《集注》見《證類》卷6“菟絲子”**　……舊言下有茯苓，上生菟絲，今不必爾……

⑧ 頌：**《圖經》見《證類》卷6“菟絲子”**　……謹按《爾雅》云：唐蒙，女蘿。女蘿，菟絲。釋曰：唐也，蒙也，女蘿也，菟絲也，一物四名。而本經並以唐蒙爲一名。又《詩》云：蔦與女蘿。《毛傳》云：女蘿，菟絲也。陸機云：今合藥菟絲也，而《本經》菟絲無女蘿之名。别有松蘿條，一名女蘿，自是木類寄生松上者，亦如菟絲寄生草上，豈二物同名，《本經》脱漏乎……

名，惟松蘿一名女蘿。豈二物皆是寄生同名，而本草脱漏乎？【震亨①曰】兔絲未嘗與伏苓共類，女蘿附松而生，不相關涉，皆承訛而言也。【時珍曰】《毛詩》②注女蘿即兔絲。《吴普本草》③兔絲一名松蘿。陸佃④言在木爲女蘿，在草爲兔絲。二物殊别，皆由《爾雅》釋《詩》誤以爲一物故也。張揖《廣雅》⑤云：兔丘，兔絲也。女蘿，松蘿也。陸機《詩疏》言"兔絲蔓草上，黄赤如金；松蘿蔓松上，生枝正青，無雜蔓"者，皆得之。詳見木部"松蘿"下。又兔絲伏苓説，見"伏苓"下。

【集解】【《别録》⑥曰】兔絲子生朝鮮川澤田野，蔓延草木之上。九月采實，暴乾。色黄而細者爲赤網，色淺而大者爲菟藟。功用並同。【弘景⑦曰】田野墟落中甚多，皆浮生藍、紵、麻、蒿上。其實仙經、俗方並以爲補藥，須酒浸一宿用，宜丸不宜煮。【大明⑧曰】苗莖似黄絲，無根株，多附田中，草被纏死，或生一葉，開花結子不分明，子如碎黍米粒，八月、九月以前采之。【頌⑨曰】今近道亦有之，以冤句者爲勝。夏生苗，初如細絲，遍地不能自起。得他草梗則纏繞而生，其根漸絶於地而寄空中，或云無根，假氣而生，信然。【時珍曰】按寧獻王《庚辛玉册》⑩云：火焰草即兔絲子，陽草也。多生荒園古道。其子入地，初生有根，及長延草物，其根自斷。無葉有花，白色微紅，香亦襲人。結實如粃豆而細，色黄，生于梗上尤佳，惟懷孟林中多有之，入藥更良。

子。【修治】【斆⑪曰】凡使勿用天碧草子。真相似，只是味酸澁并粘也。兔絲采得，去殼了，用苦酒浸二日。漉出，以黄精自然汁相對，浸一宿。至明，用微火煎至乾。入臼中，燒熱鐵杵，一去三千餘杵，成粉用之。【時珍曰】凡用以温水淘去沙泥，酒浸一宿，曝乾搗之。不盡者，再浸曝搗，須臾悉細。又法：酒浸四五日，蒸曝四五次，研作餅，焙乾再研末。或云：曝乾時，入紙條數枚同搗，

---

① 震亨：**《衍義補遺・菟絲子》** 未嘗與茯苓相共，種類分明，不相干涉。女蘿附松而生，遂成訛而言也……

② 毛詩：**《毛詩草木鳥獸蟲魚疏》卷上"蔦與女蘿"** ……女蘿，今兔絲，蔓連草上生，黄赤如金，今合藥兔絲子是也，非松蘿。松蘿自蔓松上生，枝正青，與兔絲殊異。

③ 吴普本草：**《御覽》卷993"菟絲"** 《吴氏本草經》曰：菟絲實，一名玉女，一名松蘿……

④ 陸佃：**《埤雅》卷18"菟絲"** 在木爲女蘿，在草爲菟絲……

⑤ 廣雅：**《廣雅》卷10"釋草"** 女蘿，松蘿也……兔丘，兔絲也。

⑥ 别録：見1445頁注①。

⑦ 弘景：**《集注》見《證類》卷6"菟絲子"** 陶隱居云：宜丸不宜煮，田野墟落中甚多，皆浮生藍紵、麻蒿上……其莖挼以浴小兒，療熱痱用。其實，先須酒漬之一宿，《仙經》俗方並以爲補藥。

⑧ 大明：**《日華子》見《證類》卷6"菟絲子"** ……苗莖似黄麻線，無根株，多附田中草被纏死，或生一叢如席闊。開花結子不分明，如碎黍米粒。八月、九月已前採。

⑨ 頌：**《圖經》見《證類》卷6"菟絲子"** 菟絲子，生朝鮮川澤田野，今近京亦有之，以冤句者爲勝。夏生苗，如絲綜蔓延草木之上。或云無根，假氣而生……

⑩ 庚辛玉册：（**按**：書佚，無可溯源。）

⑪ 斆：**《炮炙論》見《證類》卷6"菟絲子"** 雷公曰：勿用天碧草子，其樣真相似，只是天碧草子味酸澀并粘，不入藥用。其菟絲子稟中和凝正陽氣受結，偏補人衛氣，助人筋脉，一莖從樹感枝成，又從中春上陽結實，其氣大小受七鎰二兩。全採得，去粗薄殼了，用苦酒浸二日，漉出，用黄精自然汁浸一宿，至明，微用火煎至乾，入臼中，熱燒鐵杵，一去三千餘杵成粉，用苦酒并黄精自然汁，與菟絲子相對用之。

即刻成粉，且省力也。

【氣味】辛、甘，平，無毒。【之才①曰】得酒良。薯蕷、松脂爲之使。惡雚菌。【主治】續絶傷，補不足，益氣力，肥健人。《本經》②。養肌强陰，堅筋骨，主莖中寒，精自出，溺有餘瀝，口苦躁渴，寒血爲積。久服明目，輕身延年。《别録》③。治男女虚冷，添精益髓，去腰疼膝冷，消渴熱中。久服去面䵟，悦顔色。甄權④。補五勞七傷，治鬼交泄精，尿血，潤心肺。大明⑤。補肝臟風虚。好古⑥。

【發明】【斅⑦曰】兔絲子禀中和凝正陽之氣，一莖從樹感枝而成，從中春上陽結實，故偏補人衛氣，助人筋脉。【頌⑧曰】抱朴子仙方單服法：取實一斗，酒一斗浸，暴乾再浸，又暴，令酒盡乃止，搗篩。每酒服二錢，日二服。此藥治腰膝去風，兼能明目。久服令人光澤，老變爲少。十日外，飲啖如湯沃雪也。

【附方】舊六。新五。消渴不止。兔絲子煎汁，任意飲之，以止爲度。《事林廣記》⑨。陽氣虚損。《簡便方》⑩用兔絲子、熟地黄等分，爲末，酒糊丸梧子大。每服五十丸。氣虚，人參湯下。氣逆，沈香湯下。《經驗後方》⑪用兔絲子二兩，酒浸十日，水淘，杜仲焙研蜜炙一兩，以薯蕷末酒煮糊丸梧子大。每空心酒下五十丸。白濁遺精。伏兔丸：治思慮太過，心腎虚損，真陽不固，漸有遺瀝，小便白濁，夢寐頻泄。兔絲子五兩，白伏苓三兩，石蓮肉二兩，爲末，酒糊丸梧子大。

---

① 之才：**古本《藥對》**見1445頁注①括號中七情文。

② 本經：見1445頁注①白字。

③ 别録：見1445頁注①。

④ 甄權：**《藥性論》見《證類》卷6“菟絲子”** 菟絲子，君。能治男子、女人虚冷，添精益髓，去腰疼膝冷。久服延年，駐悦顔色。又主消渴，熱中。

⑤ 大明：**《日華子》見《證類》卷6“菟絲子”** 補五勞七傷，治鬼交泄精，尿血，潤心肺……

⑥ 好古：**《湯液大法》卷3“肝”** 風虚則補（……兔絲子……）

⑦ 斅：見1446頁注⑪。

⑧ 頌：**《圖經》見《證類》卷6“菟絲子”** ……仙方多單服者，取實酒浸，暴乾再浸，又暴，令酒盡，篩末，酒服，久而彌佳，兼明目。其苗生研汁，塗面斑神效。/**《修真方》**：神仙方：菟絲子一斗，酒一斗，浸良久，漉出暴乾，又浸，以酒盡爲度。每服二錢，温酒下，日二服，後喫三五匙水飯壓之。至三七日，加至三錢匕。服之令人光澤，三年老變爲少。此藥治腰膝去風，久服延年。（**按**：《修真方》并非《圖經》文）

⑨ 事林廣記：**《事林廣記》戊集卷下“用藥效驗”** 消渴……又方：兔絲子煎汁，任意服之，渴止爲度。

⑩ 簡便方：**《奇效單方》卷上“七諸虚”** 一〔用〕：兔絲子、熟地（等分），爲末，酒糊丸桐子大，每服五十丸，氣虚人參湯下，氣逆沉香湯下。

⑪ 經驗後方：**《證類》卷6“菟絲子”** 《經驗後方》……又方：固陽丹：菟絲子二兩，酒浸十日，水淘，焙乾爲末，更入杜仲一兩，蜜炙搗，用署預末酒煮爲糊，丸如梧桐子大，空心用酒下五十丸。

每服三五十丸，空心鹽湯下。《和劑局方》①。**小便淋瀝**。兔絲子煮汁飲。《范汪方》②。**小便赤濁**③，心腎不足，精少血燥，口乾煩熱，頭運怔忡。兔絲子、麥門冬等分，爲末，蜜丸梧子大。鹽湯每下七十丸。**腰膝疼痛**，或頑麻無力。兔絲子洗一兩，牛膝一兩，同入銀器内。酒浸過一寸，五日，暴，爲末。將原酒煮糊丸梧子大。每空心酒服三二十丸。《經驗後方》④。**肝傷目暗**。兔絲子三兩，酒浸三日，暴乾爲末，雞子白和丸梧子大。空心温酒下三十丸。《聖惠方》⑤。**身面卒腫洪大**。用兔絲子一升，酒五升，漬二三宿。每飲一升，日三服。不消再造。《肘後方》⑥。**婦人横生**。兔絲子末，酒服二錢。一加車前子等分。《聖惠方》⑦。**眉鍊癬瘡**。兔絲子炒研，油調傅之。《山居四要》⑧。**穀道赤痛**。兔絲子熬黄黑，爲末，雞子白和塗之。《肘後方》⑨。**痔如蟲咬**。方同上。

苗。【氣味】甘，平，無毒。《玉册》⑩云：汁伏三黄、硫、汞，結草砂。【主治】研汁塗面，去面䵟。《本經》⑪。挼碎煎湯，浴小兒，療熱痱。弘景⑫。

---

① 和劑局方：**《局方》卷5“治諸虛”**　茯菟丸：治心氣不足，思慮太過，腎經虛損，真陽不固，溺有餘瀝，小便白濁，夢寐頻泄。菟絲子（五兩）、白茯苓（三兩）、石蓮子（去殼，二兩），右爲細末，酒煮糊爲丸如梧桐子大，每服三十丸，空心鹽湯下。常服鎮益心神，補虛養血，清小便。

② 范汪方：**《外臺》卷27“諸淋方三十五首”**　范汪療淋方：取蘩縷草滿兩手把，以水煮服之，可常作飲，勿不飲也。又方：煮菟絲子服之，如蘩縷法。

③ 小便赤濁：**《濟生方》“諸虛門・虛損論治”**　心腎丸：治心腎不足，精少血燥，心下煩熱，怔忡不安，或口乾生瘡，目赤頭暈，小便赤濁，五心煩熱，多渴引飲，但是精虛血少，不受峻補者，悉宜服之。菟絲子（淘，酒蒸，擂，二兩）、麥門冬（去心，二兩），右爲細末，煉蜜爲丸，如梧桐子大，每服七十丸，空心食前，用鹽湯送下，熱水亦得。（**按**：原無出處，今溯得其源。《普濟》《奇效良方》諸書所引均同。）

④ 經驗後方：**《證類》卷6“菟絲子”**　《經驗後方》：治丈夫腰膝積冷痛，或頑麻無力。菟絲子洗秤一兩，牛膝一兩，同浸於銀器内，用酒過一寸五，日暴乾爲末，將元浸酒再入少醇酒，作糊，搜和丸如梧桐子大，空心酒下二十丸。

⑤ 聖惠方：**《聖惠方》卷33“治眼昏暗諸方”**　治勞傷肝氣，目暗……又方：菟絲子（三兩，酒浸三日，曝乾），右搗羅爲末，用雞子白和圓如梧桐子大，每服空心以温酒下三十圓。

⑥ 肘後方：**《肘後方》卷3“治卒身面腫滿方第二十四”**　治卒腫滿，身面皆洪大方，若但足腫者……又方：菟絲子一升，酒五升，漬二三宿，服一升，日三服，瘥。

⑦ 聖惠方：**《聖惠方》卷77“治産難諸方”**　治逆生，手足先見……又方：右以菟絲子搗末，以温酒調下一錢效。

⑧ 山居四要：**《山居四要》卷3“新增諸證雜方一類”**　治小兒眉練瘡：眉練粘瘡治不難，單方一味療平安。菟絲子炒研爲末，洗浄油調掃便乾。

⑨ 肘後方：**《外臺》卷26“痔下部如蟲齧方九首”**　《肘後》療痔，下部癢痛如蟲齧方……又方：以菟絲子熬令黄黑，末，以雞子黄和塗之。（**按**：今本《肘後方》無此方。）

⑩ 玉册：（**按**：書佚，無可溯源。）

⑪ 本經：見1445頁注①白字。

⑫ 弘景：見1446頁注⑦。

【附方】舊二,新一。面瘡粉刺。兔絲子苗絞汁塗之,不過三上。《肘後方》①。小兒頭瘡。兔絲苗煮湯頻洗之。○《子母秘録》②。目中赤痛。野狐漿草擣汁點之。《聖惠方》③。

【附録】難火蘭《拾遺》④。【藏器⑤曰】味酸,温,無毒。主冷氣風痺,開胃下食,去腹脹。久服明目。生巴西胡國。狀似兔絲子而微長。

五味子《本經》⑥上品

【釋名】荎藸《爾雅》⑦音知除、玄及《别録》⑧、會及。【恭⑨曰】五味,皮肉甘、酸,核中辛、苦,都有鹹味,此則五味具也。《本經》但云味酸,當以木爲五行之先也。

【集解】【《别録》⑩曰】五味子生齊山山谷及代郡。八月采實,陰乾。【弘景⑪曰】今第一出高麗,多肉而酸甜。次出青州、冀州,味過酸。其核並似豬腎。又有建平者,少肉,核形不相似,味苦,亦良。此藥多膏潤,烈日暴之,乃可擣篩。【恭⑫曰】蔓生木上。其葉似杏而大。子作房如落葵。大如蘡子。出蒲州及藍田山中,今河中府歲貢之。【保昇⑬曰】蔓生。莖赤色,花黄白,子生青熟紫,

---

① 肘後方:**《肘後方》卷6"治面皰髮秃身臭心惛鄙醜方第四十九"** 又療面上粉刺方:擣生菟絲絞取汁,塗之,不過三五上。

② 子母秘録:**《證類》卷6"菟絲子"** 《子母秘録》:治小兒頭瘡及女人面瘡,菟絲湯洗。

③ 聖惠方:**《聖惠方》卷32"治眼赤諸方"** 治眼赤痛,點眼方……又方:右取野狐漿草,擣取汁點之,立差。

④ 拾遺:**《拾遺》見《證類》卷6"四十六種陳藏器餘·難火蘭"** 味酸,温,無毒。主冷氣風痺,開胃下食,去腹脹,久服明目。生巴西胡國。似菟絲子,長少許。

⑤ 藏器:見上注。

⑥ 本經:**《本經》《别録》(《藥對》)見《證類》卷7"五味子"** 味酸,温,無毒。主益氣,欬逆上氣,勞傷羸瘦,補不足,强陰,益男子精,養五藏,除熱,生陰中肌。一名會及。一名玄及。生齊山山谷及代郡。八月採實,陰乾。(蓯蓉爲之使,惡萎蕤,勝烏頭。)

⑦ 爾雅:**《爾雅·釋草》(郭注)** 菋,荎藸。(五味也。蔓生,子叢在莖頭。)

⑧ 别録:見本頁注⑥。

⑨ 恭:**《唐本草》見《證類》卷7"五味子"** 《唐本》注云:五味,皮肉甘酸,核中辛苦,都有鹹味,此則五味具也。《本經》云味酸,當以木爲五行之先也……

⑩ 别録:見本頁注⑥。

⑪ 弘景:**《集注》見《證類》卷7"五味子"** 陶隱居云:今第一出高麗,多肉而酸甜。次出青州,冀州,味過酸,其核並似豬腎。又有建平者少肉,核形不相似,味苦,亦良。此藥多膏潤,烈日暴之,乃可擣篩,道方亦須用。

⑫ 恭:**《唐本草》見《證類》卷7"五味子"** ……其葉似杏而大,蔓生木上。子作房如落葵,大如蘡子。一出蒲州及藍田山中。/**《拾遺》見《證類》卷7"五味子"** 今按:今河中府歲貢焉。

⑬ 保昇:**《蜀本草》見《證類》卷7"五味子"** 《蜀本》:《圖經》云:莖赤色,蔓生,花黄白,生青熟紫,味甘者佳。八月採子,日乾。

亦具五色。味甘者佳。【頌①曰】今河東、陝西州郡尤多，杭、越間亦有之。春初生苗，引赤蔓於高木，其長六七尺。葉尖圓似杏葉。三四月開黄白花，類蓮花狀。七月成實，叢生莖端，如豌豆許大，生青熟紅紫，入藥生曝，不去子。今有數種，大抵相近。雷斆言小顆皮皺泡者，有白撲鹽霜一重，其味酸鹹苦辛甘皆全者爲真也。【時珍曰】五味今有南北之分，南産者色紅，北産者色黑，入滋補藥必用北産者乃良。亦可取根種之，當年就旺。若二月種了，次年乃旺，須以架引之。

【修治】【斆②曰】凡用以銅刀劈作兩片，用蜜浸蒸，從巳至申，却以漿浸一宿，焙乾用。【時珍曰】入補藥熟用，入嗽藥生用。

【氣味】酸，温，無毒。【好古③曰】味酸，微苦、鹹。味厚氣輕，陰中微陽，入手太陰血分、足少陰氣分。【時珍曰】酸鹹入肝而補腎，辛苦入心而補肺，甘入中宫益脾胃。【之才④曰】蓯蓉爲之使。惡萎蕤。勝烏頭。【主治】益氣，欬逆上氣，勞傷羸瘦，補不足，强陰，益男子精。《本經》⑤。養五臟，除熱，生陰中肌。《别録》⑥。治中下氣，止嘔逆，補虚勞，令人體悦澤。甄權⑦。明目，暖水臟，壯筋骨，治風消食，反胃，霍亂轉筋，痃癖，奔豚冷氣，消水腫心腹氣脹，止渴，除煩熱，解酒毒。大明⑧。生津止渴，治瀉痢，補元氣不足，收耗散之氣，瞳子散大。李杲⑨。治喘欬燥嗽，壯水鎮陽。好古⑩。

---

① 頌：**《圖經》見《證類》卷 7“五味子”** 五味子，生齊山山谷及代郡，今河東、陝西州郡尤多，而杭越間亦有。春初生苗，引赤蔓于高木，其長六七尺。葉尖圓似杏葉。三、四月開黄白花，類小蓮花。七月成實如豌豆許大，生青熟紅紫。《爾雅》云：菋，荎藸。注云：五味也。蔓生子叢莖端。疏云：一名菋，一名荎藸。今有數種，大抵相近，而以味甘者爲佳。八月採，陰乾用。一説小顆皮皺泡者，有白色鹽霜一重，其味酸、鹹、苦、辛、甘，味全者真也……

② 斆：**《炮炙論》見《證類》卷 7“五味子”** ……凡用，以銅刀劈作兩片，用蜜浸蒸，從巳至申，却以漿水浸一宿，焙乾用。

③ 好古：**《湯液本草》卷 4“五味子”** 氣温，味酸，陰中陽。酸而微苦，味厚氣輕，陰中微陽。無毒。入手太陰經，入足少陰經。

④ 之才：**古本《藥對》**見 1449 頁注⑥括號中七情文。

⑤ 本經：見 1449 頁注⑥白字。

⑥ 别録：見 1449 頁注⑥。

⑦ 甄權：**《藥性論》見《證類》卷 7“五味子”** 五味子，君。能治中下氣，止嘔逆，補諸虚勞，令人體悦澤，除熱氣，病人虚而有氣兼嗽，加用之。

⑧ 大明：**《日華子》見《證類》卷 7“五味子”** 明目，暖水藏，治風下氣，消食，霍亂轉筋，痃癖，賁豘，冷氣，消水腫，反胃，心腹氣脹，止渴，除煩熱，解酒毒，壯筋骨。

⑨ 李杲：**《本草發揮》卷 1“五味子”** 東垣云……其用有六：收散氣，一也；止嗽，二也；補元氣不足，三也；止瀉痢，四也；生津液，五也；止渴，六也。/**《珍珠囊·諸品藥性主治指掌》〔《醫要集覽》〕“五味子”** 其用有四：滋腎經不足之水，收肺氣耗散之金，除煩熱生津止渴，補虚勞益氣强陰。/**《蘭室秘藏》卷上“眼耳鼻門·内障眼論”** ……加五味子以收瞳人開大。

⑩ 好古：**《湯液大法》卷 3“肺”** 欬—燥（烏梅、五味子、杏仁）；喘—虚，在血（木瓜、五味子）。/**卷 3“腎”** 消腎，八味丸加五味子（五味子、地黄，壯水制陽）

【發明】【成無己①曰】肺欲收，急食酸以收之，以酸補之。芍藥、五味之酸，以收逆氣而安肺。【杲②曰】收肺氣，補氣不足，升也。酸以收逆氣，肺寒氣逆，則宜此與乾薑同治之。又五味子收肺氣，乃火熱必用之藥，故治嗽以之爲君。但有外邪者不可驟用，恐閉其邪氣，必先發散而後用之乃良。有痰者以半夏爲佐，喘者阿膠爲佐，但分兩少不同耳。【宗奭③曰】今華州以西至秦州多産之。方紅熟時，彼人采得，蒸爛，研濾汁，熬成稀膏，量酸甘入蜜煉匀，待冷收器中。肺虚寒人，作湯時時飲之。作果可以寄遠。《本經》言其性温，今食之多致虚熱，小兒益甚。《藥性論》謂其除熱氣，《日華子》謂其暖水臟，除煩熱，後學至此多惑。今既用治肺虚寒，則更不取其除熱之説。【震亨④曰】五味大能收肺氣，宜其有補腎之功。收肺氣，非除熱乎？補腎，非暖水臟乎？乃火熱嗽必用之藥。寇氏所謂食之多致虚熱者，蓋收補之驟也，何惑之有？又黄昏嗽乃火氣浮入肺中，不宜用凉藥，宜五味子、五倍子斂而降之。【思邈⑤曰】五六月宜常服五味子湯，以益肺金之氣，在上則滋源，在下則補腎。其法：以五味子一大合，木臼擣細，瓷瓶中以百沸湯投之，入少蜜，封置火邊良久，湯成任飲。【元素⑥曰】孫真人《千金月令》言：五月常服五味，以補五臟之氣。遇夏月季夏之間，困乏無力，無氣以動。與黄芪、麥門冬，少加黄蘗，煎湯服之。使人精神頓加，兩足筋力涌出也。蓋五味子之酸，

---

① 成無己：**《註解傷寒論》卷3“辨太陽病脉證并治法第六”** 小青龍湯方……（咳逆而喘，則肺氣逆。《内經》曰：肺欲收，急食酸以收之。芍藥、五味子之酸，以收逆氣而安肺。）

② 杲：**《湯液本草》卷4“五味子”** 《心》云：收肺氣，補氣不足，升也。酸以收逆氣，肺寒氣逆，則以此藥與乾薑同用治之。（**按**：上條亦見《本草發揮》卷1引用。）/**《醫學啓源》卷下“主治心法·用藥凡例”** 凡嗽，以五味子爲君，有痰者半夏爲佐；喘者阿膠爲佐；有熱無熱，俱用黄芩爲佐，但〔分〕兩多寡不同耳。（**按**：上條亦見《湯液本草》卷2“東垣先生用藥心法·用藥凡例”引用。然時珍引文中已增添若干理論闡釋，其來源尚待考查。）

③ 宗奭：**《衍義》卷8“五味子”** 今華州之西至秦州皆有之。方紅熟時，采得蒸爛，研濾汁，去子，熬成稀膏，量酸甘入蜜，再上火，待蜜熟，俟冷，器中貯。作湯，肺虚寒人可化作湯，時時服。作果，可以寄遠。《本經》言温，今食之多致虚熱，小兒益甚。《藥性論》以謂除熱氣。《日華子》云：謂暖水藏，又曰除煩熱。後學至此多惑。今既用之治肺虚寒，則更不取除煩熱之説。補下藥亦用之。入藥生曝，不去子。

④ 震亨：**《衍義補遺·五味子》** 屬水而有木與金。今謂五味，實所未曉，以其大能收肺氣，宜其有補腎之功，收肺氣非除熱乎？補腎非暖水藏乎？食之多致虚熱，蓋收補之驟也，何惑之有？又云：火熱嗽必用之……/**《丹溪心法》卷2“咳嗽十六”** ……黄昏嗽者，是火氣浮於肺，不宜用凉藥，宜五味子、五倍子斂而降之……

⑤ 思邈：**《圖經》見《證類》卷7“五味子”** ……《千金·月令》：五月宜服五味湯。取五味子一大合，以木杵臼細擣之，置小瓷瓶中，以百沸湯投之，入少蜜，即密封頭，置火邊良久，湯成堪飲。

⑥ 元素：**《醫學啓源》卷下“用藥備旨·五味子”** 〔孫真人曰〕：五月常服五味子，以補五臟之氣。遇夏月季〔夏〕之間，令人困乏〔無〕力，無氣以動，〔與〕黄耆、人參、麥門冬，少加黄蘗，剉〔煎〕湯服之，使人精神、元氣兩足，筋力湧出。生用。（**按**：上條亦見《湯液本草》卷4、《本草發揮》卷1引用，二書之文可補《醫學啓源》若干缺文。時珍引“蓋五味子之酸”及其以下文，不見於上三書所載。考李杲《脾胃論》卷中“黄芪人參湯”引“孫思邈云”，與上引之文多同。其末有“人參之甘，補元氣，瀉熱火也；麥門冬之苦寒，補水之源而清肅燥金也；五味子之酸以瀉火，補庚大腸與肺金也。”疑時珍將此化裁補作元素之論。）

輔人参，能瀉丙火而補庚金，收斂耗散之氣。【好古①曰】張仲景八味丸用此補腎，亦兼述類象形也。【機②曰】五味治喘嗽，須分南北。生津止渴，潤肺補腎，勞嗽，宜用北者；風寒在肺，宜用南者。○【慎微③曰】《抱朴子》云：五味者，五行之精，其子有五味。淮南公 羨門子服之十六年，面色如玉女，入水不霑，入火不灼。

【附方】新一十一。久欬肺脹。五味二兩，粟殼白餳炒過半兩，爲末，白餳丸彈子大。每服一丸，水煎服。《衛生家寶方》④。久欬不止。丹溪方⑤用五味子五錢，甘草一錢半，五倍子、風化硝各二錢，爲末，乾噙。○《攝生方》⑥用五味子一兩，真茶四錢，晒研爲末。以甘草五錢煎膏，丸緑豆大。每服三十丸，沸湯下，數日即愈也。痰嗽并喘。五味子、白礬等分，爲末。每服三錢，以生猪肺炙熟，蘸末細嚼，白湯下。漢陽庫兵 黄六病此，百藥不效。於岳陽遇一道人傳此，兩服，病遂不發。《普濟方》⑦。陽事不起。新五味子一斤，爲末。酒服方寸匕，日三服。忌猪、魚、蒜、醋。盡一劑，即得力。百日以上，可御十女。四時勿絶，藥功能知。《千金方》⑧。腎虚遺精。北五味子一斤洗净，水浸，挼去核。再以水洗核，取盡餘味。通置砂鍋中，布濾過，入好冬蜜二斤，炭火慢熬成膏，瓶收五日，出火性。每空心服一二茶匙，百滚湯下。劉松石《保壽堂方》⑨。腎虚白濁，及兩脅并背脊穿痛。五味子一兩，炒赤爲末，醋糊丸梧子大。每醋湯下三十丸。《經驗良

---

① 好古：**《湯液本草》卷4“五味子”** ……仲景八味丸用此爲腎氣丸，述類象形也。

② 機：（**按**：或出《本草會編》。書佚，無可溯源。）

③ 慎微：**《證類》卷7“五味子”** 《抱朴子》：移門子服五味子十六年，面色如玉女，入水不霑，入火不灼。

④ 衛生家寶方：**《衛生家寶》卷3“治咳嗽”** 治嗽，五味子元：大櫻粟殼（去穰，四兩，擘，破用白餳少許，入水將殼浴過令净，炒黄色）、五味子（新鮮者，去梗，二兩，須地方者爲妙），右爲細末，拌匀，用白糖爲元如彈子大，每服一元，水一盞，擦破，煎六分澄清，臨睡温服，不拘時候。

⑤ 丹溪方：**《丹溪心法》卷2“咳嗽十六”** 治咳嗽劫藥：五味子（五錢）、甘草（二錢半）、五倍子、風化硝（各四錢），右爲末，蜜丸，噙化。又云乾噙。

⑥ 攝生方：**《攝生衆妙方》卷6“哮喘門”** 治男婦哮喘痰嗽……又方：五味子（八兩）、細茶（四兩），右二味曬乾爲末，用甘草四兩煎極濃，湯如飴爲丸，不拘時候每服三十丸，沸水送下，數日即愈。

⑦ 普濟方：**《普濟方》卷163“喘門・總論”** 五礬散（一名炙肝散）：治喘並痰嗽。五倍子、白礬，右各等分，爲末，和匀，每服三錢，以生豬肺火上炙熟，蘸藥末細嚼吃，食後服。一方用生豬肝蘸藥亦可。漢陽公庫兵黄六者，舊苦此疾，百藥不效，於岳陽路上遇一道人傳此方，兩服不復發。

⑧ 千金方：**《千金方》卷20“雜補第七”** 治陽不起方……又方：五味子一斤新好者，治下篩，酒服方寸匕，日三，稍加至三匕。無所慎。忌食豬魚、大蒜、大醋。服一斤盡，即得力。百日以上可禦十女。服藥常令相續不絶，四時勿廢，功能自知。

⑨ 保壽堂方：**《保壽堂方》卷4“瘟疫门”** 五味膏：北五味子一斤洗净，水浸一宿，以手拔去核。再用温水将核洗取餘味。通置砂鍋内，用布濾過，入好冬蜜二斤，炭火慢熬成膏，待數日後畧去火性。每服一二茶匙，空心白滚湯調服……（**按**：原書错简，此方當歸卷3“遺精門”。）

方》①。**五更腎泄**。凡人每至五更即溏泄一二次。經年不止者,名曰腎泄,蓋陰盛而然。脾惡濕,濕則濡而困,困則不能治水。水性下流,則腎水不足。用五味子以强腎水,養五臟;吴茱萸以除脾濕,則泄自止矣。五味去梗二兩,茱萸湯泡七次五錢,同炒香,爲末。每旦陳米飲服二錢。許叔微《本事方》②。**女人陰冷**。五味子四兩爲末,以口中玉泉和丸兔矢大,頻納陰中,取效。《近效方》③。**爛弦風眼**。五味子、蔓荆子煎湯,頻洗之。談野翁④種子方。**赤遊風丹**:漸漸腫大。五味子焙研,熱酒调服一錢自消,神效。《保幼大全》⑤。

蓬虆音纍○《本經》⑥上品【校正】自果部移入此。

【釋名】覆盆《别録》⑦、陵虆《别録》、陰虆《别録》、寒莓《會编》⑧、割田藨音苞。【時珍曰】蓬虆與覆盆同類,故《别録》謂一名覆盆。此種生于丘陵之間,藤葉繁衍,蓬蓬纍纍,異於覆盆,故曰蓬虆、陵虆,即藤也。其實八月始熟,俚人名割田藨。

【集解】【《别録》⑨曰】蓬虆生荆山平澤及冤句。【弘景⑩曰】蓬虆是根名,方家不用,乃昌容所服以易顔者也。覆盆是實名。李當之云:是人所食莓子。以津汁爲味,其核微細。今藥中用覆盆小異,未詳孰是。【恭⑪曰】覆盆、蓬虆,乃一物異名,本謂實,非根也。李云莓子者,近之矣。然生處

---

① 經驗良方:**《普濟方》卷33“腎虚漏濁遺精”** 五味子丸(《經驗良方》):治白濁及腎虚,兩腰及背脊穿痛。用五味子一兩,炒赤,爲末,用醋糊爲丸,醋湯送下三十丸。瀉用蘄艾湯吞下。

② 本事方:**《本事方》卷4“臟腑泄滑及諸痢”** 治腎泄,五味子散:五味子(二兩,揀)、吴茱萸(半兩,細粒緑色者),右二味同炒香熟爲度,細末,每服二錢,陳米飲下。頃年有一親識,每五更初欲曉時必溏痢一次,如是數月。有人云:此名腎泄,腎感陰氣而然,得此方服之而愈。

③ 近效方:**《婦人良方》卷8“婦人陰冷方論第十七”**《近效》坐導藥:主陰冷,子門痒閉方……又方:五味子四兩,爲細末,每用以口中玉泉和如兔屎大,内陰中,熱即效。

④ 談野翁:(**按**:未見其所撰原書,待考。)

⑤ 保幼大全:**《小兒衛生總微論》卷20“赤遊論”** 又方:治如前(治赤遊成片渦,赤色如染,腫毒漸漸引大)。右以五味子去枝梗,焙乾爲末,熱酒調下一錢,痛自消,神效。

⑥ 本經:**《本經》《别録》見《證類》卷23“蓬虆”** 味酸,鹹,平,無毒。主安五藏,益精氣,長陰令堅,强志倍力,有子。又療暴中風,身熱大驚。久服輕身不老。一名覆盆,一名陵虆,一名陰虆。生荆山平澤及冤句。

⑦ 别録:見上注。(**按**:“釋名”項下“别録”皆同此。)

⑧ 會编:(**按**:或出《本草會编》。書佚,無可溯源。)

⑨ 别録:見本頁注⑥。

⑩ 弘景:**《集注》見《證類》卷23“覆盆子”** 陶隱居云:蓬虆是根名,方家不用,乃昌容所服以易顔者也。覆盆是實名,李云是莓子,乃似覆盆之形。而以津汁爲味,其核微細。藥中用覆盆子小異。此未詳孰是?

⑪ 恭:**《唐本草》見《證類》卷23“覆盆子”** 《唐本》注云:覆盆,蓬虆,一物異名,本謂實,非根也。李云莓子,近之矣。其根不入藥用。然生處不同,沃地則子大而甘,瘠地則子細而酸。此乃子有甘、酸,根無酸味。陶景以根酸、子甘,將根入果,重出子條,殊爲孟浪。

不同,沃地則子大而甘,瘠地則子細而酸。此乃子有酸味,根無酸味。陶以根酸、子甘,列入果部,重出二條,殊爲孟浪。【志①曰】蓬虆乃覆盆之苗莖,覆盆乃蓬虆之子也。按切韻:苺,音茂,其子覆盆也。虆者,藤也。則蓬虆明是藤蔓矣。陶言蓬虆是根,蘇言是子,一物異名,皆非矣。【頌②曰】蓬虆是覆盆苗,處處有之,秦、吴尤多。苗短不過尺,莖葉皆有刺,花白,子赤黄,如半彈丸大,而下有蒂承之,如柿蒂,小兒多食之。五月采實,其苗葉采無時。江南謂之苺,然其地所生差晚,三月始有苗,八九月花開,十月實,用則同。【士良③曰】今觀采取之家説,蓬虆似蠶苺子,紅色而大,其味酸甘,葉似野薔薇,有刺。覆盆子小,其苗各别。諸家本草不識,故皆説蓬虆是覆盆子之根。【大明④曰】苺子是蓬虆子也。樹苺是覆盆子也。【宗奭⑤曰】蓬虆非覆盆也,别是一種,雖枯敗而枝梗不散,今人不見用此。【藏器⑥曰】其類有三種,惟四月熟,狀如覆盆而味甘美者,爲是覆盆子。餘不堪入藥。【機⑦曰】蓬虆,徽人謂之寒苺。沿塹作叢蔓生,莖小葉密多刺。其實四五十顆作一朶,一朶大如盞面,霜後始紅。蘇頌《圖經》以此注覆盆,誤矣。江南覆盆亦四五月熟,何嘗差晚耶?覆盆莖粗葉疏,結實大而疏散。不似寒苺,莖細葉密,結實小而成朶。一則夏熟,一則秋熟。豈得同哉!【時珍曰】此類凡五種。予嘗親采,以《爾雅》所列者校之,始得其的。諸家所説,皆未可信也。一種藤蔓繁衍,莖有倒刺,逐節生葉,葉大如掌,狀類小葵葉,面青背白,厚而有毛,六七月開小白花,就蒂結實,三四十顆成簇,生則青黄,熟則紫黯,微有黑毛,狀如熟椹而扁,冬月苗葉不凋者,俗名割田藨,即本草所謂蓬虆也。一種蔓小於蓬虆,亦有鉤刺,一枝五葉,葉小而面背皆青,光薄而無毛,開白花,四五月實成,子亦小於蓬虆稀疏,生則青黄,熟則烏赤,冬月苗凋者,俗名插田藨,即本草所謂覆盆子。《爾雅》⑧所謂"茥,缺盆"也。此二者俱可入藥。一種蔓小於蓬虆,一枝三葉,葉面青,背淡白而微

---

① 志:**《開寶》見《證類》卷23"蓬虆"**　今注:是覆盆苗莖也。陶言蓬虆是根名,乃昌容所服以易顏者。蓋根、苗相近爾,李云苺也。按《切韻》苺是覆盆草也。又虆者,藤也。今據蓬虆之名,明其藤蔓也。《唐本》注云蓬虆、覆盆,一物異名,本謂實,而非根。此亦誤矣。亦如蜀漆與常山異條,芎藭與蘼蕪各用。今此附入果部者,蓋其子是覆盆也。

② 頌:**《圖經》見《證類》卷23"蓬虆"**　蓬虆,覆盆苗莖也。生荆山平澤及冤句。覆盆子,舊不著所出州土,今並處處有之,而秦、吴地尤多。苗短不過尺,莖葉皆有刺。花白,子赤黄,如半彈丸大,而下有莖承如柿蒂狀。小兒多食其實。五月採其苗,葉採無時。江南人謂之苺,然其地所生差晚,三月始有苗,八、九月花開,十月而實成。功用則同,古方多用……

③ 士良:**《食性》見《證類》卷23"蓬虆"**　陳士良云:諸家本草皆説是覆盆子根,今觀採取之家,按草木類所説,自有蓬虆,似蠶苺子,紅色。其葉似野薔薇,有刺,食之酸、甘。恐諸家不識,誤説是覆盆也。

④ 大明:**《日華子》見《證類》卷23"覆盆子"**　苺子,安五藏,益顏色,養精氣,長髮,强志,療中風身熱及驚。又有樹苺,即是覆盆子。

⑤ 宗奭:**《衍義》卷18"蓬虆"**　非覆盆也。自别是一種,雖枯敗而枝梗不散,今人不見用……

⑥ 藏器:**《拾遺》見《證類》卷23"蓬虆"**　……其類三種,四月熟,甘美如覆盆子者是也。餘不堪入藥,今人取茅苺當覆盆,誤矣。

⑦ 機:(**按**:或出《本草會編》。書佚,無可溯源。)

⑧ 爾雅:**《爾雅·釋草》(郭注)**　苗蓨,(未詳。)茥,蒛葐。(覆葐也。實似苺而小,可食。)/藨,麃。(麃,即苺也。今江東呼爲藨苺。子似覆盆而大,赤,酢甜,可啖。)/葥,牡蘩。(未詳。)葥,山苺。(今之木苺也。實似藨苺而大,亦可食。)

有毛，開小白花，四月實熟，其色紅如櫻桃者，俗名藞田藨，即《爾雅》所謂藨者也。故郭璞註云：藨即莓也。子似覆盆而大，赤色，酢甜可食。此種不入藥用。一種樹生者，樹高四五尺，葉似櫻桃葉而狹長，四月開小白花，結實與覆盆子一樣，但色紅爲異，俗亦名藨，即《爾雅》所謂山莓，《陳藏器本草》所謂懸鉤子者也。詳見本條。一種就地生蔓，長數寸，開黄花，結實如覆盆而鮮紅，不可食者，本草所謂蛇苺也。見本條。如此辨析，則蓬蘽、覆盆自定矣。李當之、陳士良、陳藏器、寇宗奭、汪機五説近是，而欠明悉。陶弘景以蓬蘽爲根，覆盆爲子；馬志、蘇頌以蓬蘽爲苗，覆盆爲子；蘇恭以爲一物；大明以樹生者爲覆盆，皆臆説，不可據。

【氣味】酸，平，無毒。【《别録》①曰】鹹。【士良②曰】甘、酸，微熱。【主治】安五臟，益精氣，長陰令人堅，强志倍力，有子。久服輕身不老。《本經》③。療暴中風，身熱大驚。《别録》④。益顔色，長髮，耐寒濕。恭⑤。

【發明】見“覆盆子”下。

【附方】新一。長髮不落。蓬蘽子榨油，日塗之。《聖惠方》⑥。

苗、葉同覆盆。

覆盆子《别録》⑦上品【校正】自果部移入此。

【釋名】䓻《爾雅》⑧。音奎、缺盆《爾雅》、西國草《圖經》⑨、畢楞伽《圖經》、大麥莓音母、插田藨音苞、烏藨子《綱目》。【當之⑩曰】子似覆盆之形，故名之。【宗奭⑪曰】益腎臟，縮小便，服之當覆其溺器，如此取名也。【時珍曰】五月子熟，其色烏赤，故俗名烏藨、大麥莓、插

---

① 别録：見1453頁注⑥。

② 士良：見1454頁注③。

③ 本經：見1453頁注⑥白字。

④ 别録：見1453頁注⑥。

⑤ 恭：**《證類》卷23“蓬蘽”** 《唐本餘》：耐寒濕，好顔色。（**按**：《唐本餘》乃《蜀本草》文，非出“蘇恭”。）

⑥ 聖惠方：**《拾遺》見《證類》卷23“蓬蘽”** 陳藏器云：變白，不老，佛説云蘇蜜那花點燈，正言此花也。榨取汁，合成膏，塗髮不白，食其子，令人好顔色……（**按**：《聖惠方》無此方，誤注出處。）

⑦ 别録：**《别録》見《證類》卷23“覆盆子”** 味甘，平，無毒。主益氣輕身，令髮不白。五月採。

⑧ 爾雅：**《爾雅·釋草》（郭注）** 䓻，蒛葐。（覆葐也。實似莓而小，可食。）（**按**：“釋名”項下“爾雅”同此。）

⑨ 圖經：**《圖經》見《證類》卷23“蓬蘽”** 崔元亮《海上方》著此三名，一名西國草，一名畢楞伽，一名覆盆子……（**按**：“釋名”項下“圖經”同此。）

⑩ 當之：**《集注》見《證類》卷23“覆盆子”** ……覆盆是實名，李云是莓子，乃似覆盆之形……

⑪ 宗奭：**《衍義》卷18“覆盆子”** 長條，四五月紅熟，秦州甚多，永興華州亦有。及時，山中人采來賣。其味酸甘，外如荔枝，櫻桃許大，軟紅可愛，失采則就枝生蛆。益腎臟，縮小便，服之當覆其溺器，如此取名。食之多熱，收時五六分熟便可采。烈日曝，仍須薄綿蒙之。今人取汁作煎爲果，仍少加蜜，或熬爲稀湯點服，治肺虚寒。采時著水則不堪煎。

田藨，亦曰栽秧藨。《甄權本草》①一名馬瘻，一名陸荆，殊無義意。

【集解】【《别録》②曰】五月采。【藏器③曰】佛説蘇密那花點燈，正言此花也。其類有三種，以四月熟，狀如覆盆，味甘美者爲是，餘不堪入藥。今人取茅苺當覆盆，誤矣。【宗奭④曰】處處有之，秦州、永興、華州尤多。長條，四五月紅熟，山中人及時采來賣。其味酸甘，外如荔枝，大如櫻桃，軟紅可愛。失時則就枝生蛆，食之多熱。收時五六分熟便可采，烈日曝乾。今人取汁作煎爲果。采時着水則不堪煎。【時珍曰】蓬蘽子以八九月熟，故謂之割田藨。覆盆以四五月熟，故謂之插田藨，正與《别録》五月采相合。二藨熟時色皆烏赤，故能補腎。其四五月熟而色紅者，乃薅田藨也，不入藥用。陳氏所謂以茅苺當覆盆者，蓋指此也。

【正誤】【詵⑤曰】覆盆江東名懸鉤子，大小形狀氣味功力同。北土無懸鉤，南地無覆盆，是土地有前後生，非兩種物也。【時珍曰】南土覆盆極多。懸鉤是樹生，覆盆是藤生，子狀雖同，而覆盆色烏赤，懸鉤色紅赤，功亦不同，今正之。

【修治】【詵⑥曰】覆盆子五月采之。烈日暴乾，不爾易爛。【雷⑦曰】凡使用東流水淘去黄葉并皮蒂，取子以酒拌蒸一宿，以東流水淘兩遍，又晒乾方用。【時珍曰】采得擣作薄餅，晒乾密貯，臨時以酒拌蒸尤妙。

【氣味】甘，平，無毒。【權⑧曰】甘、辛，微熱。

【主治】益氣輕身，令髮不白。《别録》⑨。補虚續絶，强陰健陽，悦澤肌膚，安和五臟，温中益力，療勞損風虚，補肝明目。並宜擣篩，每旦水服三錢。馬志⑩。男子腎精虚竭陰痿，能令堅長。女子食之有子。權⑪。食之令人

① 甄權本草：**《御覽》卷998“覆盆”** 《甄氏本草》曰：覆葐子，一名馬瘻，一名陸荆。

② 别録：見1455頁注⑦。

③ 藏器：**《拾遺》見《證類》卷23“蓬蘽”** 陳藏器云：變白，不老，佛説云蘇蜜那花點燈，正言此花也……其類三種，四月熟，甘美好覆盆子者是也，餘不堪入藥，今人取茅苺當覆盆誤矣。

④ 宗奭：見1455頁注⑪。

⑤ 詵：**《食療》見《證類》卷23“覆盆子”** 孟詵云：覆盆子，味酸，五月於麥田中得之良。採得及烈日曬乾，免爛不堪。江東亦有，名懸鈎子。大小形異，氣味、功力同。北土即無懸鈎，南地無覆盆，是土地有前後生，非兩種物耳。

⑥ 詵：見上注。

⑦ 雷：**《炮炙論》見《證類》卷23“覆盆子”** 雷公云：凡使，用東流水淘去黄葉并皮、蒂盡了，用酒蒸一宿，以東流水淘兩遍，又曬乾方用爲妙也。

⑧ 權：**《藥性論》見《證類》卷23“覆盆子”** 覆盆子，臣，微熱，味甘、辛……

⑨ 别録：見1455頁注⑦。

⑩ 馬志：**《開寶》見《證類》卷23“覆盆子”** ……今用覆盆子補虚續絶，强陰健陽，悦澤肌膚，安和臟腑，温中益力，療勞損風虚，補肝明目。

⑪ 權：**《藥性論》見《證類》卷23“覆盆子”** ……能主男子腎精虚竭，女子食之有子。主陰痿，能令堅長。

好顏色，榨汁塗髮不白。藏器①。益腎臟，縮小便，取汁同少蜜煎爲稀膏，點服，治肺氣虚寒。宗奭②。

【發明】【時珍曰】覆盆、蓬蘽，功用大抵相近，雖是二物，其實一類而二種也。一早熟，一晚熟，兼用無妨，其補益與桑椹同功。若樹莓則不可混采者也。

【附方】新一。陽事不起。覆盆子，酒浸焙研爲末，每旦酒服三錢。《集簡方》。

葉。【氣味】微酸、鹹，平，無毒。【主治】挼絞取汁，滴目中，去膚赤，出蟲如絲線。藏器③。明目止淚，收濕氣。時珍。

【發明】【頌④曰】按崔元亮《海上集驗方》：治目暗不見物，冷淚浸淫不止，及青盲、天行目暗等疾。取西國草，一名畢楞伽，一名覆盆子，日暴乾，搗極細，以薄綿裹之，用飲男乳汁浸，如人行八九里久。用點目中，即仰卧。不過二四日，視物如少年。禁酒、麪、油物。【時珍曰】按洪邁《夷堅志》⑤云：潭州 趙太尉家乳母病爛弦疳眼二十年。有老媪云：此中有蟲，吾當除之。入山取草蔓葉，咀嚼，留汁入筒中。還以皂紗蒙眼，滴汁漬下弦。轉盼間蟲從紗上出，數日下弦乾。復如法滴上弦，又得蟲數十而愈。後以治人多驗，乃覆盆子葉也，蓋治眼妙品。

【附方】新二。牙疼點眼。用覆盆子嫩葉搗汁，點目眦三四次，有蟲隨眵淚出成塊也。無新葉，乾者煎濃汁亦可。即大麥苺也。《摘玄方》⑥。臁瘡潰爛。覆盆葉爲末。用酸漿水洗後

---

① 藏器：《拾遺》見《證類》卷23“覆盆子” 陳藏器云：榨取汁，合成膏，塗髮不白。食其子令人好顏色。葉挼絞取汁，滴目中，去膚赤，有蟲出如絲線。

② 宗奭：見1455頁注⑪。

③ 藏器：見本頁注①。

④ 頌：《圖經》見《證類》卷23“蓬蘽” ……崔元亮《海上方》著此三名，一名西國草，一名畢楞伽，一名覆盆子。治眼暗不見物，冷淚浸淫不止及青盲、天行目暗等。取西國草，日暴乾，擣令極爛，薄綿裹之，以飲男乳汁中浸，如人行八九里久，用點目中，即仰卧。不過三四日，視物如少年。禁酒、油、麪。

⑤ 夷堅志：《夷堅志》再補“賣藥媪治眼蟲” 潭州宗室趙太尉家乳母，苦爛縁風眼近二十年。有賣藥老媪過門，云：此眼有蟲，其細如絲，色赤而長，久則滋生不已。吾能談笑除之。入山取藥，晚下當爲治療。趙使僕陰尾之，見媪沿道掇叢蔓木葉，以手挼碎，入口咀嚼，而留汁滓於小竹筒内。俄復還，索皂紗蒙乳母眼，取筆畫雙眸於紗上，然後滴藥汁漬眼下縁，轉盼間蟲從紗中出，其數十七，狀如先所云。數日再至，下縁肉乾如常人，復用前法滴上縁，又得蟲十數。家人大喜。後傳與醫者上官彦誠，遍呼鄰婦病此者，驗試皆差。其藥乃覆盆子葉一味，著於《本草》。陳藏器云：治眼暗不見物，冷淚浸淫不止，及青盲等。取此草日曝乾，搗令極爛，薄綿裹之，以人乳汁浸，如人行八九里久，用點目中，即仰面卧，不過三四日，視物如少年。但禁酒、麪、油。蓋治眼妙品也。(《癸志》。)

⑥ 摘玄方：《丹溪摘玄》卷19“齒門” 牙痛：覆盆子水用葉搗汁，滴眼(皆)〔眥〕三四次，其蟲隨眼淚流出成塊。無新葉煎濃汁亦妙。又覆盆子，嫩頭即大麥苺子，搗汁，滴入孔子，却以新水以鵝毛拂於眼皮四周，其蟲自目中出，大治蛀牙有效。

摻之,日一次,以愈爲度。《直指方》[1]。

根。【主治】痘後目瞖,取根洗擣,澄粉日乾,蜜和少許,點於瞖丁上,日二三次,自散。百日内治之,久即難療。時珍。○《活幼口議》[2]。

懸鉤子《拾遺》[3]【校正】自果部移入此。

【釋名】沿鉤子《日用》[4]、葥《爾雅》[5]音箭、山苺《爾雅》、木苺郭璞、樹苺《日華》[6]。【藏器[7]曰】莖上有刺如懸鉤,故名。

【集解】【藏器[8]曰】生江淮林澤間。莖上有刺。其子如梅子酸美,人多食之。【機[9]曰】樹苺枝梗柔軟有刺,頗類金櫻。四五月結實如覆盆子,采之擎蒂而中實,味酸。覆盆則蒂脱而中虚,味甘爲異。【時珍曰】懸鉤樹生,高四五尺。其莖白色,有倒刺。其葉有細齒,青色無毛,背後淡青,頗似櫻桃葉而狹長,又似地棠花葉。四月開小白花。結實色紅,今人亦通呼爲藨子。《爾雅》[10]云:葥,山苺也。郭璞注云:今之木苺也。實似藨、苺而大,可食。孟詵、大明並以此爲覆盆,誤矣。

【氣味】酸,平,無毒。

【主治】醒酒止渴,除痰,去酒毒。藏器[11]。搗汁服,解射工、沙虱毒。時珍。

莖。【主治】燒研水服,主喉中塞。藏器[12]。

---

① 直指方:**《直指方》卷 24“諸瘡證治”** 又臁瘡方……又方:先用酸漿水温暖淋洗,次用:生覆盆子葉(瓦上煅乾),右碾極細,乾摻,紗紮。次日以新水濕,去痂,又用温漿水洗拭,摻藥。

② 活幼口議:**《活幼口議》卷 20“眼患證候方議”** 治斑瘡眼患,只在百日内治之容易,久即氣定難以療理。大效點明膏良方:覆盆根(處處有,史路傍柱高五七尺者),右掘取土中根,净洗,搗取粉,澄濾令細,日乾,每用蜜和,以少許點白丁上,令其自消自散,日二三次點用。

③ 拾遺:**《拾遺》見《證類》卷 23“一十三種陳藏器餘·懸鉤根皮”** 味苦,平,無毒。主子死腹中不下,破血,殺蠱毒,卒下血,婦人赤帶下,久患痢,不問赤白膿血,腹痛。並濃煮服之。子如梅酸美,人食之醒酒,止渴,除痰唾,去酒毒。莖上有刺如鉤。生江淮林澤。取莖燒爲末服之,亦主喉中塞也。

④ 日用:**《日用本草》卷 6“覆盆子”** ……樹生者名樹苺,乾之名覆盆子。秋熟,沿塹多刺,味酸,名沿鈎子……

⑤ 爾雅:**《爾雅·釋草》(郭注)** 葥,山苺。(今之木苺也。實似藨苺而大,亦可食。)(**按**:“釋名”項下“爾雅”及“郭璞”皆同此。)

⑥ 日華:**《日華子》見《證類》卷 23“覆盆子”** ……又有樹苺,即是覆盆子。

⑦ 藏器:見本頁注③。

⑧ 藏器:見本頁注③。

⑨ 機:(**按**:或出《本草會編》。書佚,無可溯源。)

⑩ 爾雅:見本頁注⑤。

⑪ 藏器:見本頁注③。

⑫ 藏器:見本頁注③。

根皮。【氣味】苦，平，無毒。【主治】子死腹中不下，破血，婦人赤帶下，久患赤白痢膿血，腹痛，殺蠱毒，卒下血。並濃煮汁飲之。藏器①。

【附方】新二。血崩不止。木莓根四兩，酒一盌，煎七分。空心温服。臞仙《乾坤生意》②。崩中痢下。治婦人崩中及下痢，日夜數十起欲死者，以此入腹即活。懸鉤根、薔薇根、柿根、菝葜各一斛，剉，入釜中，水淹上四五寸，煮減三之一，去滓取汁，煎至可丸，丸梧子大。每温酒服十丸，日三服。《千金翼》③。

蛇莓《别録》④下品

【釋名】蛇藨音苞、地莓《會編》⑤、蠶莓。【機⑥曰】近地而生，故曰地莓。【瑞⑦曰】蠶老時熟紅于地，其中空者爲蠶莓；中實極紅者爲蛇殘莓，人不噉之，恐有蛇殘也。

【集解】【弘景⑧曰】蛇莓園野多有之。子赤色極似莓子而不堪啖，亦無以此爲藥者。【保昇⑨曰】所在有之，生下濕地。莖頭三葉，花黄子赤，儼若覆盆子，根似敗醬。四月、五月采子，二月、八月采根。【宗奭⑩曰】田野道旁處處有之。附地生葉，如覆盆子，但光潔而小，微有皺紋。花黄，比蒺藜花差大。春末夏初，結紅子如荔枝色。【機⑪曰】蛇莓莖長不盈尺，莖端惟結實一顆，小而光潔，誤食脹人。非若覆盆，苗長大而結實數顆，微有黑毛也。【時珍曰】此物就地引細蔓，節節生根。每枝三葉，葉有齒刻。四五月開小黄花，五出。結實鮮紅，狀似覆盆而面與蒂則不同也。其根甚細，本

① 藏器：見1458頁注③。

② 乾坤生意：**《乾坤生意》卷下"濟陰"** 治血崩不止：用烏苞倒垂根，多生圍塹，其子如桑椹，秋後可食，取其根洗浄，切碎，以四兩，好酒一碗煎，空心服。

③ 千金翼：**《千金翼方》卷8"崩中第一"** 治婦人崩中及痢，一日夜數十起，大命欲死，多取諸根煎丸，得入腹即活。若諸根難悉得者，第一取薔薇根，令多多乃合之。遇有酒以酒服，無酒以飲服。其種種根當得二斗爲佳。薔薇根煎方：薔薇根、柿根、菝瘈、懸鉤根各一斗，右四味皆剉，合著釜中，以水淹，使上餘四五寸，水煮使三分減一，去滓。無大釜，稍煮如初法，都畢，會汁煎如飴，可爲丸如梧桐子大，服十丸，日三服。

④ 别録：**《别録》見《證類》卷11"蛇莓汁"** 大寒。主胸腹大熱不止。

⑤ 會編：（**按**：或出《本草會編》。書佚，無可溯源。）

⑥ 機：（**按**：或出《本草會編》。書佚，無可溯源。）

⑦ 瑞：**《日用本草》卷6"覆盆子"** 蠶老時紅熟於地中，空者名蠶莓，中實極紅者名蛇殘茆，人不敢食，恐有蛇殘……

⑧ 弘景：**《集注》見《證類》卷11"蛇莓汁"** 陶隱居云：園野亦多。子赤色，極似莓而不堪啖，人亦無服此爲藥者……

⑨ 保昇：**《蜀本草》見《證類》卷11"蛇莓汁"** 《蜀本》：《圖經》云：生下濕處。莖端三葉，花黄子赤，若覆盆子，(撮)〔根〕似敗醬。二月、八月採根，四月、五月收子，所在有之。

⑩ 宗奭：**《衍義》卷12"蛇莓"** 今田野道傍處處有之，附地生。葉如覆盆子，但光潔而小，微有縐紋。花黄，比蒺藜花差大。春末夏初，結紅子如荔枝色。餘如經。

⑪ 機：（**按**：或出《本草會編》。書佚，無可溯源。）

草用汁，當是取其莖葉并根也。仇遠《稗史》①訛作蛇繆草，言有五葉、七葉者。又言俗傳食之能殺人，亦不然，止發冷涎耳。

汁。【氣味】甘、酸、大寒，有毒。【主治】胸腹大熱不止。《别録》②。傷寒大熱，及溪毒、射工毒，甚良。弘景③。通月經，熁瘡腫，傅蛇傷。大明④。主孩子口噤，以汁灌之。孟詵⑤。傅湯火傷，痛即止。時珍。

【附方】舊二，新一。口中生瘡，天行熱甚者。蛇苺自然汁半升，稍稍嚥之。《傷寒類要》⑥。傷寒下䘌，生瘡。以蛇苺汁服二合，日三服。仍水漬烏梅令濃，入崖蜜飲之。《肘後方》⑦。水中毒病。蛇苺根擣末服之，并導下部。亦可飲汁一二升。夏月欲入水，先以少末投中流，更無所畏。又辟射工。家中以器貯水、浴身亦宜投少許。《肘後》⑧。

使君子宋《開寶》⑨

【釋名】留求子。【志⑩曰】俗傳潘州郭使君療小兒多是獨用此物，後醫家因號爲使君子也。【時珍曰】按嵇含《南方草木狀》⑪謂之留求子，療嬰孺之疾。則自魏晉已用，但名異耳。

【集解】【志⑫曰】生交、廣等州。形如巵子，稜瓣深而兩頭尖，似訶梨勒而輕。【頌⑬曰】今

---

① 稗史：《説郛》卷 21《稗史・志疾》 ……知其名蛇繆草，須五葉、七葉者爲佳。此草春時結實如圓鈎，毒者俗傳食之能殺人。謬曰要食死蛇毒，嘗詢之。耆樵言此物不致殺人，但能發冷涎身黑……

② 别録：見 1459 頁注④。

③ 弘景：**《集注》見《證類》卷 11"蛇苺汁"** ……療溪毒射工，傷寒大熱，甚良。

④ 大明：**《日華子》見《證類》卷 11"蛇苺汁"** 味甘、酸，冷，有毒。通月經，熁瘡腫，傅蛇蟲咬。

⑤ 孟詵：**《食療》見《證類》卷 11"蛇苺汁"** ……主孩子口噤，以汁灌口中，死亦再活。

⑥ 傷寒類要：**《證類》卷 11"蛇苺汁"** 《傷寒類要》：治天行熱甚，口中生瘡。飲蛇苺自然汁，擣絞一斗，煎取五升，稍稍飲之。

⑦ 肘後方：**《肘後方》卷 2"治傷寒時氣温病方第十三"** 毒病下部生瘡者……又方，擣蛇苺汁，服三合，日三。水漬烏梅令濃，並納崖蜜，數數飲。

⑧ 肘後：**《肘後方》卷 7"治卒中溪毒方第六十一"** 病中水毒方……又方：取蛇苺草根，擣作末，服之。並以導下部。亦可飲汁一二升。夏月常行，欲入水浴，先以少末投水中流，更無所畏。又辟射工。家中雖以器貯水浴，亦宜少末投水中，大佳。

⑨ 開寶：**《開寶》見《證類》卷 9"使君子"** 味甘，温，無毒。主小兒五疳，小便白濁，殺蟲，療瀉痢。生交廣等州。形如梔子，稜瓣深而兩頭尖，亦似訶梨勒而輕。俗傳始因潘州郭使君療小兒，多是獨用此物，後來醫家因號爲使君子也。

⑩ 志：見上注。

⑪ 南方草木狀：**《南方草木狀》卷上** 留求子……治嬰孺之疾。南海交趾俱有之。

⑫ 志：見本頁注⑨。

⑬ 頌：**《圖經》見《證類》卷 9"使君子"** 使君子，生交廣等州，今嶺南州郡皆有之，生山野中及水岸。其葉青，如兩指頭，長二寸。其莖作藤，如手指，三月生花，淡紅色，久乃深紅，有五瓣。七、八月結子如拇指，長一寸許，大類梔子而有五稜，其殼青黑色，内有人，白色，七月採實。

嶺南州郡皆有之，生山野中及水岸。其莖作藤，如手指大。其葉如兩指頭，長二寸。三月生花淡紅色，久乃深紅，有五瓣。七八月結子如拇指大，長一寸許，大類卮子而有五稜，其殼青黑色，内有仁白色，七月采之。【宗奭①曰】其仁味如椰子。醫家亦兼用殼。【時珍曰】原出海南、交阯。今閩之紹武，蜀之眉州皆栽種之，亦易生。其藤如葛，繞樹而上。葉青如五加葉。五月開花，一族一二十葩，紅色輕盈如海棠。其實長寸許，五瓣合成，有稜，先時半黄，老則紫黑。其中仁長如榧仁，色味如栗。久則油黑，不可用。

【氣味】甘，温，無毒。【主治】小兒五疳，小便白濁，殺蟲，療瀉痢。《開寶》②。健脾胃，除虚熱，治小兒百病瘡癬。時珍。

【發明】【時珍曰】凡殺蟲藥多是苦辛，惟使君子、榧子甘而殺蟲，亦異也。凡大人小兒有蟲病，但每月上旬侵晨空腹食使君子仁數枚，或以殼煎湯嚥下，次日蟲皆死而出也。或云：七生七煨食亦良。忌飲熱茶，犯之即瀉。此物味甘氣温，既能殺蟲，又益脾胃，所以能斂虚熱而止瀉痢，爲小兒諸病要藥。俗醫乃謂殺蟲至盡，無以消食，鄙俚之言也。樹有蠹，屋有蟻，國有盜，福耶禍耶？修養者先去三尸，可類推矣。

【附方】新六。小兒脾疳。使君子、盧會等分，爲末。米飲每服一錢。《儒門事親》③。小兒痞塊，腹大，肌瘦面黄，漸成疳疾。使君子仁三錢，木鼈子仁五錢，爲末，水丸龍眼大。每以一丸，用雞子一箇破頂，入藥在内，飯上蒸熟，空心食之。楊起《簡便單方》④。小兒蛔痛，口流涎沫。使君子仁爲末，米飲五更調服一錢。《全幼心鑑》⑤。小兒虚腫，頭面陰囊俱浮。用使君子一兩，去殼，蜜五錢炙盡，爲末。每食後米湯服一錢。《簡便方》⑥。鼻皶面瘡。使君子仁，以香油少許，浸三五個。臨卧時細嚼，香油送下，久久自愈。《普濟方》⑦。蟲牙疼痛。使君子煎湯頻漱。《集簡方》。

---

① 宗奭：**《衍義》卷 10“使君子”** ……其仁味如椰子肉。《經》不言用仁，爲復用皮。今按文味甘，即是用肉，然難得仁，蓋絶小。今醫家或兼用殼。

② 開寶：見 1460 頁注⑨。

③ 儒門事親：**《儒門事親》卷 15“小兒病證第十二”** 治小兒脾疳：蘆薈、使君子（以上各等分），右爲細末，米飲調下一二錢，服之。

④ 簡便單方：**《奇效單方》卷下“廿二小兒”** 治小兒痞證腹大，面黄肌瘦，漸成痼疾：木鱉子（肉，五錢）、史君子（肉，三錢），右爲細末，水丸龍眼大，每一丸以雞子一個，破頂入藥，銀簪調匀，飯上蒸熱，空心食之。

⑤ 全幼心鑑：**《全幼心鑑》卷 2“蛔厥腹痛”** 史君子散：治嬰孩小兒蛔蟲咬痛，口吐涎沫。史君子（去殼），右爲極細末，用米飲調，五更空心服。

⑥ 簡便方：**《奇效單方》卷下“廿二小兒”** 治小兒渾身頭面及陰囊濕腫，用：史君子一兩，去殼，蜜五錢炙盡，爲細末，每一錢，食後米湯下。

⑦ 普濟方：**《普濟方》卷 57“鼻皰酒皶”** 療治鼻皶面部生瘡，俗呼酒皶鼻。用使君子去皮，不以多少，用香油一盞，浸三五個，臨卧時細嚼，用香油送下。

木鼈子宋《開寶》①【校正】自木部移入此。

【釋名】木蟹。【志②曰】其核似鼈、蟹狀,故以爲名。

【集解】【志③曰】出朗州及南中,七八月采實。【頌④曰】今湖、廣諸州及杭、越、全、岳州皆有之。春生苗,作籐生。葉有五椏,狀如山藥,青色面光。四月生黄花,六月結實,似栝樓而極大,生青,熟紅黄色,肉上有軟刺。每一實有核三四十枚,其狀扁而如鼈,八九月采之。嶺南人取嫩實及苗葉作茹蒸食。【宗奭⑤曰】木鼈子蔓歲一枯,但根不死,春旋生苗。葉如蒲萄。其子一頭尖者爲雄。凡植時須雌雄相合,麻纏定。及其生也,則去雄者方結實。【時珍曰】木鼈核形扁礧砢,大如圍棋子。其仁青緑色,入藥去油者。

仁。【氣味】甘,温,無毒。【時珍曰】苦、微甘,有小毒。【主治】折傷,消結腫惡瘡,生肌,止腰痛,除粉刺䵟䵳,婦人乳癰,肛門腫痛。《開寶》⑥。醋摩,消腫毒。大明⑦。治疳積痞塊,利大腸瀉痢,痔瘤瘰癧。時珍。

【發明】【機⑧曰】按劉績《霏雪録》云:木鼈子有毒,不可食。昔薊門有人生二子,恣食成痞。其父得一方,以木鼈子煮豬肉食之。其幼子當夜、長子明日死。友人馬文誠方書亦載此方。因著此爲戒。【時珍曰】南人取其苗及嫩實食之無恙,則其毒未應至此。或者與豬肉不相得,或犯他物而然,不可盡咎木鼈也。

【附方】舊一,新十九。酒疸脾黄。木鼈子磨醋,服一二盞,見利效。劉長春《濟急方》⑨。

---

① 開寶:**《開寶》見《證類》卷 14“木鼈子”** 味甘,温,無毒。主折傷,消結腫惡瘡,生肌,止腰痛,除粉刺䵟䵳,婦人乳癰,肛門腫痛。藤生。葉有五花,狀如薯蕷,葉青色面光。花黄。其子似栝樓而極大,生青熟紅,肉上有刺。其核似鼈,故以爲名。出朗州及南中。七、八月採之。

② 志:見上注。

③ 志:見上注。

④ 頌:**《圖經》見《證類》卷 14“木鼈子”** 木鼈子,出朗州及南中,今湖、嶺諸州及杭、越、全、岳州亦有之。春生苗,作蔓,葉有五花,狀如山芋,青色面光。四月生黄花,六月結實,似栝樓而極大,生青熟紅,肉上有刺。其核似鼈,故以爲名。每一實,有核三四十枚,八月、九月採。嶺南人取嫩實及苗葉作茹蒸食之。

⑤ 宗奭:**《衍義》卷 15“木鱉子”** 蔓生,歲一枯。葉如蒲桃……但根不死,春旋生苗,其子一頭尖者爲雄。凡植時,須雌雄相合,麻縷纏定。及其生也,則去其雄者,方結實。

⑥ 開寶:見本頁注①。

⑦ 大明:**《日華子》見《證類》卷 14“木鼈子”** 醋摩,消酒毒。

⑧ 機:(**按**:查汪機今存諸書,未能溯得其源。或出已佚之《本草會編》。此條所引《霏雪録》,原文爲:“木鱉不可服。薊門一人生二子,皆切愛之,恣其食啖,遂成痞疾。其父得一方,以木鱉煮豬肉食之,其幼子當夜死,明日長者死。愚人不謹,輕信妄爲,至殺其二子,悲哉!友人馬君文誠得方書一帙,亦載此方,因評註其事于左以爲戒。此仁之一端也。”

⑨ 濟急方:**《急救仙方》卷 6“雜證”** 治酒疸脾黄:木鼈子,右用醋磨,服一二盞,必能見功。(**按**:此乃《四庫》版之《急救仙方》。)

脚氣腫痛。木鼈子仁，每個作兩邊，麩炒過，切碎再炒，去油盡爲度。每兩入厚桂半兩，爲末。熱酒服二錢，令醉，得汗愈。夢秘授方也。《永類方》①。**濕瘡脚腫**，行履難者。木鼈子四兩去皮，甘遂半兩，爲末。以豬腰子一個，去膜切片，用藥四錢在中，濕紙包，煨熟，空心米飲送下，服後便申兩脚。如大便行者，只喫白粥二三日爲妙。楊拱《醫方摘要》②。**陰疝偏墜**，痛甚者。木鼈子一箇磨醋，調黄蘗、芙蓉末傅之，即止。《壽域神方》③。**久瘧有母**。木鼈子、穿山甲炮等分，爲末。每服三錢，空心温酒下。《醫方摘要》④。**腹中痞塊**。木鼈子仁五兩，用豶豬腰子二付，批開入在内，簽定，煨熟，同搗爛，入黄連三錢，末，蒸餅和丸緑豆大。每白湯下三十丸。《醫方集成》⑤。**小兒疳疾**。木鼈子仁、使君子仁等分，搗泥，米飲丸芥子大。每服五分，米飲下，一日二服。孫(真)〔天〕仁《集效方》⑥。**疳病目矇**，不見物。用木鼈子仁二錢，胡黄連一錢，爲末，米糊丸龍眼大，入雞子内蒸熟，連雞子食之爲妙。同上⑦。**倒睫拳毛**。因風入脾經，致使風痒，不住手擦，日久赤爛，拳毛入内。將木鼈子仁搥爛，以絲帛包作條，左患塞右鼻，右患塞左鼻，其毛自分上下，次服蟬蜕藥爲妙。孫天仁《集效方》⑧。**肺虚久嗽**。木鼈子、款冬花各一兩，爲末。每用三錢，焚之吸煙。良久吐涎，以茶潤喉。如此五六次，後服補肺藥。一方：用木鼈子一箇，雄黄一錢。《聖濟録》⑨。**小兒**

---

① 永類方：**《永類鈐方》卷7“雜病脚氣”**　秘方夢授：木別子，每個作兩邊，麩炒切碎，再炒，去油盡爲度。每兩同厚桂一兩，爲末，熱酒調服，醉而得汗愈。

② 醫方摘要：**《醫方摘要》卷4“脚氣”**　又方，治下癢瘡，脚腫痛，行履難者。甘遂(半兩)、木鱉子(四兩，去皮)，右爲末，用豬腰子一個，去皮膜，片切，用藥四錢在心，濕紙包定煨熟，空心米飲送下。量虚實加減。服後便伸直兩脚如行，下便利者只吃白粥二三日爲妙。

③ 壽域神方：**《延壽神方》卷3“下部”**　治大陰或偏墜大小子，痛欲死者，用木鱉子一個，取肉淡醋磨，芙蓉葉末、黄柏末，將木鱉醋調二藥末，傅核子上，其痛隨手而止，妙。

④ 醫方摘要：**《醫方摘要》卷7“瘧”**　鱉甲散：治久瘧成塊，名曰瘧母，服此立效。穿山甲(炮)、木鱉子(各等分)，右爲末，每服三錢，空心温酒調下。

⑤ 醫方集成：**《醫學集成》卷5“積塊三十五”**　消痞塊：木鱉子二十箇，去殼，用豶豬腰批開，煅熱，搗爛，入黄連三錢，和丸如菉豆大，湯下三十丸。

⑥ 集效方：**《萬應方》卷4“小兒科”**　五疳保童丸：木鱉子、使君子，右二味不拘多〔少〕，搗如泥，米飲丸如芥子大，每服五分，米湯送下。

⑦ 同上：**《萬應方》卷4“小兒科”**　雞旦丸：小兒疳症，眼目翳矇不見者：胡黄(一錢)、木鱉子(二錢)，右爲末，米糊丸如龍眼大，入雞旦内蒸熟，連旦同食爲妙。

⑧ 集效方：**《萬應方》卷4“眼科”**　倒睫拳毛：因邪風攻入脾經，致使兩〔眼〕風癢不住，雙手背揉，日久赤爛，拳毛入眼内。將木鱉子去殼，搥爛，用絲綿包，撚成條，左患塞右鼻，右患塞左鼻，其毛自分上下。次服五退散爲妙。

⑨ 聖濟録：**《聖濟總録》卷65“咳嗽”**　治肺虚咳嗽日久，款冬花熏方：款冬花、木鱉子(各一兩)，右二味細剉，每用二錢匕，燒香餅慢火焚之，吸煙良久，吐出涎。凡如是熏五六次，每次以茶清潤喉，次服補肺藥。/**《普濟方》卷158“暴咳嗽”**　治暴嗽不愈，煙筒方：雄黄(一錢)、木鱉(一個，去殼)，右用瓷缽内研細，雞子清調成膏，攤紙上，用紙如筆管，火燒煙，吸入口中，以冷茶清咽下。(**按**：《聖濟録》無後一方，誤注出處。)

鹹齁。大木鼈子三四箇,磨水飲,以雪糕壓下,即吐出痰。重者三服效。《摘玄方》①。**水瀉不止**。木鼈仁五個,母丁香五個,麝香一分,研末,米湯調作膏,納臍中貼之,外以膏藥護住。吴旻《扶壽精方》②。**痢疾禁口**。木鼈仁六箇研泥,分作二分。用麪燒餅一箇,切作兩半,只用半餅作一竅,納藥在内,乘熱覆在病人臍上,一時,再换半箇熱餅。其痢即止,遂思飲食。邵真人《經驗方》③。**腸風瀉血**。木鼈子以桑柴燒存性,候冷爲末。每服一錢,煨葱白酒空心服之。名烏金散。《普濟方》④。**肛門痔痛**。孫用和《秘寶方》⑤用木鼈仁三枚,砂盆擂如泥,入百沸湯一盌,乘酒先熏後洗,日用三次,仍塗少許。○《瀕湖集簡方》用木鼈仁帶潤者,雌雄各五箇,乳細作七丸,盌覆濕處,勿令乾。每以一丸,唾化開,貼痔上,其痛即止,一夜一丸自消也。江夏鐵佛寺蔡和尚病此,痛不可忍,有人傳此而愈。用治數人皆有效。**瘰癧經年**⑥。木鼈人二箇,去油研,以雞子白和,入瓶内,安甑中蒸熟。食後食之,每日一服,半月效。**小兒丹瘤**。木鼈子仁研如泥,醋調傅之,一日三五上效。《外科精義》⑦。**耳卒熱腫**。木鼈子仁一兩,赤小豆、大黄各半兩,爲末。每以少許生油調塗之。《聖惠方》⑧。**風牙腫痛**。木鼈子仁磨醋搽之。《普濟方》⑨。

番木鼈《綱目》

【釋名】馬錢子《綱目》、苦實把豆《綱目》、火失刻把都。【時珍曰】狀似馬之連錢,故名馬錢。

---

① 摘玄方:**《丹溪摘玄》卷18“哮門”**　鹽哮:大木鱉子三五個,磨水飲水,以雪糖壓下,即吐。

② 扶壽精方:**《扶壽精方》卷下“泄瀉門”**　貼臍膏:治水瀉不止。木鱉仁(五個)、母丁香(五個)、麝(一分),右爲末,米湯調作膏,納臍中,外以膏藥掩之。

③ 經驗方:**《秘傳經驗方》**　治禁口痢,累用神效:木(痢)〔鱉〕子六箇,去殼,研爲泥,分作二分,用熱麵燒餅一箇,分作兩半,只用一半,餅心去空一竅,納木鱉子泥在内,乘熱覆在病人臍上,飯時久在换半箇熱餅及前藥,其痢即止,遂思飲食。

④ 普濟方:**《普濟方》卷38“臟毒下血”**　烏金散:治腸風瀉血。用木鱉子不拘多少,桑柴燒過,微存性,便用磁器收之,候冷碾爲末,每服一錢,用煨葱白酒調下,空心服。

⑤ 秘寶方:**《證類》卷14“木鱉子”**　孫用和:治痔方:以木鼈子三枚,去皮杵碎,砂盆内研如泥,以百沸湯一大碗,以上入盆器内,坐上薰之,至通手即洗,一日不過三二次。

⑥ 瘰癧經年:**《直指方》卷22“瘰癧證治”**　木鱉膏:治瘰癧經年發歇無已。木鱉仁(二個,用厚紙捍去油,研碎),右以烏雞子清調和,瓷盞盛之,甑内蒸熟,每日食後吃一次,服之半月,自然消靡。(**按**:原無出處,今溯得其源。)

⑦ 外科精義:**《外科精義》卷下**　治小兒丹瘤　木鱉子(新者,去殼),右研如泥,淡醋調傅之,一日三五次,便效。

⑧ 聖惠方:**《聖惠方》卷36“治耳腫諸方”**　治兩耳卒腫熱痛,宜用此方:木鱉子人(一兩,研如膏)、赤小豆末(半兩)、川大黄末(半兩),右件藥同研令匀,以生油旋調塗之。

⑨ 普濟方:**《普濟方》卷69“齒風腫痛”**　治風牙疼痛方:用木鱉子去殼,磨稀,調上患處。

【集解】【時珍曰】番木鼈生回回國，今西土邛州諸處皆有之。蔓生，夏開黄花。七八月結實如栝樓，生青熟赤，亦如木鼈。其核小於木鼈而色白。彼人言治一百二十種病，每證各有湯引。或云以豆腐制過用之良。或云能毒狗至死。

仁。【氣味】苦，寒，無毒。【主治】傷寒熱病，咽喉痺痛，消痞塊。並含之嚥汁，或磨水噙嚥。時珍。

【附方】新四。喉痺作痛。番木鼈、青木香、山豆根等分，爲末吹之。楊拱《醫方摘要》①。纏喉風腫。番木鼈仁一箇，木香三分，同磨水，調熊膽三分，膽礬五分。以雞毛掃患處，取效。《唐瑶經驗方》②。瘢瘡入目。苦實把豆兒即馬錢子半箇，輕粉、水花、銀朱各五分，片腦、麝香、枯礬少許爲末。左目吹右耳，右目吹左耳，日二次。田日華《飛鴻集》③。病欲去胎。苦實把豆兒研膏，納入牝户三四寸。《集簡方》。

馬兜鈴宋《開寳》④【校正】併入《唐本草⑤·獨行根》。

【釋名】都淋藤《肘後》⑥、獨行根《唐本》⑦、土青木香《唐本》⑧、雲南根《綱目》、三百兩銀藥。【宗奭⑨曰】蔓生，附木而上，葉脱時其實尚垂，狀如馬項之鈴，故得名也。【時珍曰】其根吐利人，微有香氣，故有獨行、木香之名。嶺南人用治蠱，隱其名爲三百兩銀藥。《肘後方》作都淋，蓋誤傳也。

【集解】【志⑩曰】獨行根生古堤城旁，所在平澤叢林中皆有之。山南名爲土青木香，一名兜鈴根。蔓生，葉似蘿藦而圓且濇，花青白色。其子大如桃、李而長，十月以後枯，則頭開四系若囊，其

---

① 醫方摘要：**《醫方摘要》卷7"喉痹"** 喉痹，用：番木鱉、青木香、山豆根（各等分），爲末，吹用。

② 唐瑶經驗方：（**按**：書佚，無可溯源。）

③ 飛鴻集：（**按**：查《鴻飛集論眼科》，未能溯得其源。）

④ 開寳：**《開寳》見《證類》卷11"馬兜鈴"** 味苦，寒，無毒。主肺熱欬嗽，痰結喘促，血痔瘻瘡。生關中，藤繞樹而生。子狀如鈴，作四五瓣。

⑤ 唐本草：**《唐本草》見《證類》卷11"獨行根"** 味辛、苦，冷，有毒。主鬼疰，積聚，諸毒熱腫，蛇毒。水摩爲泥封之。日三四，立差。水煮一二兩，取汁服，吐蠱毒。

⑥ 肘後：**《肘後方》卷7"治卒中諸藥毒救解方第六十五"** ……都淋藤（……嶺南皆有，土人悉知，俚人呼爲三百兩銀，其葉細長，有三尺微藤……）

⑦ 唐本：見本頁注⑤。

⑧ 唐本：**《證類》卷11"獨行根"** ……山南名爲土青木香……

⑨ 宗奭：**《衍義》卷12"馬兜鈴"** 蔓生，附木而上。葉脱時，鈴尚垂之，其狀如馬項鈴，故得名……

⑩ 志：**《唐本草》見《證類》卷11"獨行根"** 《唐本》注云：蔓生，葉似蘿藦，其子如桃李，枯則頭四開，懸草木上。其根扁長尺許，作葛根氣，亦似漢防己。生古堤城傍，山南名爲土青木香，療丁腫大效。一名兜零根。/**《嘉祐》見《證類》卷11"獨行根"** 《蜀本》：《圖經》云……子名馬兜零，十月已後頭開四系若囊，中實似榆莢，二月、八月採根，日乾，所在平澤草木叢林中有。（**按**：非出"馬志"，乃糅合《唐本草》及《蜀本》引唐《圖經》之文而成。）

中實薄扁似榆莢。其根扁而長尺許,作葛根氣,亦似漢防己。二月、八月采根。【頌①曰】馬兜鈴今關中、河東、河北、江、淮、夔、浙州郡皆有之。春生苗作蔓,繞樹而生。葉如山蕷葉而厚大背白。六月開黄紫花,頗類枸杞花。七月結實如棗大,狀似鈴,作四五瓣。其根名雲南根,微似木香,大如小指,赤黄色。七八月采實,暴乾。

實。【修治】【斅②曰】凡采得實,去葉及蔓,以生絹袋盛於東屋角畔,待乾劈開,去革膜,只取净子焙用。

【氣味】苦,寒,無毒。【權③曰】平。【時珍曰】微苦、辛。【杲④曰】味厚氣薄,陰中微陽,入手太陰經。【主治】肺熱欬嗽,痰結喘促,血痔瘻瘡。《開寶》⑤。肺氣上急,坐息不得,欬逆連連不止。甄權⑥。清肺氣,補肺,去肺中濕熱。元素⑦。

【發明】【時珍曰】馬兜鈴體輕而虚,熟則懸而四開,有肺之象,故能入肺。氣寒味苦微辛,寒能清肺熱,苦辛能降肺氣。錢乙補肺阿膠散用之,非取其補肺,乃取其清熱降氣也,邪去則肺安矣。其中所用阿膠、糯米,則正補肺之藥也。湯劑中用多亦作吐,故《崔氏方》用以吐蠱。其不能補肺,又可推矣。

【附方】舊三,新二。水腫腹大,喘急。馬兜鈴煎湯,日服之。《千金方》⑧。肺氣喘急。馬兜鈴二兩,去殼及膜,酥半兩,入盌内拌匀,慢火炒乾,甘草炙一兩,爲末。每服一錢,水一盞,煎六分,温呷或噙之。《簡要濟衆》⑨。一切心痛,不拘大小男女。大馬兜鈴一箇,燈上燒存性,爲末。温酒服,立效。《摘玄方》⑩。解蛇蠱毒。飲食中得之,咽中如有物,嚥不下,吐不出,

① 頌:**《圖經》見《證類》卷 11“馬兜鈴”** 馬兜鈴,生關中,今河東,河北、江淮、夔、浙州郡亦有之。春生苗如藤蔓,葉如山芋葉,六月開黄紫花,頗類枸杞花,七月結實,棗許大如鈴,作四五瓣。其根名雲南根,似木香,小指大,赤黄色,亦名土青木香。七月、八月採實,暴乾。主肺病。三月採根,治氣下膈,止刺痛。

② 斅:**《炮炙論》見《證類》卷 11“馬兜鈴”** 雷公云:凡使,採得後去葉并蔓了,用生綃袋盛,於東屋角畔,懸令乾了,劈作片,取向裹子,去隔膜並令净,用子。勿令去革膜不盡,用之并皮。

③ 權:**《藥性論》見《證類》卷 11“馬兜鈴”** 馬兜鈴,平……

④ 杲:(**按**:本藥在《醫學啓源》卷下引作“陰中之陽”。《本草發揮》卷 2 引“東垣曰”作“陰中微陽”。《湯液本草》卷 4 引作“陰中微陽”。其餘氣味歸經均未溯得其源。)

⑤ 開寶:見 1465 頁注④。

⑥ 甄權:**《藥性論》見《證類》卷 11“馬兜鈴”** ……能主肺氣上急,坐息不得,主欬逆連連不可。

⑦ 元素:**《醫學啓源》卷下“用藥備旨·法象餘品”** 馬兜鈴……主肺濕熱,温肺氣,補肺。/**《本草發揮》卷 2“馬兜零”** 潔古云……主肺熱,清肺氣,補肺。

⑧ 千金方:**《千金方》卷 21“水腫第四”** 治久水,腹肚如大鼓者方……又方:水煮馬兜鈴服之。

⑨ 簡要濟衆:**《證類》卷 11“馬兜鈴”** 《簡要濟衆》:治肺氣喘嗽。兜鈴二兩,只用裹面子,去却殼,酥半兩,入椀内拌和匀,慢火炒乾,甘草一兩炙,二味爲末,每服一錢,水一盞,煎六分,温呷。或以藥末含咽津,亦得。

⑩ 摘玄方:**《丹溪摘玄》卷 13“心氣痛”** 治男子婦人、小兒一切心氣疼痛……又方:馬兜鈴大者二個,小者三個,用鐵線於燈上燒藥存性,爲末,好酒調服,立效。

心下熱悶。兜鈴一兩,煎水服,即吐出。崔行功《纂要方》①。**痔瘻腫痛**。以馬兜鈴於瓶中燒煙,熏病處,良。《日華本草》②。

獨行根。【氣味】辛、苦,冷,有毒。【大明③曰】無毒。【志④曰】有毒。不可多服,吐利不止。【主治】鬼疰積聚,諸毒熱腫,蛇毒。水磨爲泥封之,日三四次,立瘥。水煮一二兩,取汁服,吐蠱毒。又搗末水調,塗丁腫,大效。《唐本》⑤。治血氣。大明⑥。利大腸,治頭風瘙痒禿瘡。時珍。○出《精義》⑦。

【附方】舊一,新四。**五種蠱毒**。《肘後方》⑧云:席辨刺史言,嶺南俚人,多於食中毒,人漸不能食,胸背漸脹,先寒似瘴。用都淋藤十兩,水一斗,酒二升,煮三升,分三服。毒逐小便出。十日慎食毒物。不瘥更服。土人呼爲三百兩銀藥。○又支太醫云:兜鈴根一兩爲末,水煎頓服,當吐蠱出,未盡再服。或爲末,水調服,亦驗。**中草蠱毒**。此術在西凉之西及嶺南。人中此毒,入咽欲死者。用兜鈴苗一兩,爲末。温水調服一錢,即消化蠱出,神效。《聖惠方》⑨。**腸風漏血**。马兜铃藤、穀精草、荆三稜,用烏頭炒過,三味各等分,煎水,先熏後洗之。《普濟方》⑩。**丁腫復發**。馬兜鈴根搗爛,用蜘蛛網裹傅,少時根出。《肘後方》⑪。**惡蛇所傷**。青木香半兩,煎湯飲之。《袖珍方》⑫。

---

① 纂要方:**《外臺》卷28"五蠱方一十二首"** 崔氏療五蠱毒方:一曰蛇蠱,食中得之,咽中如有物,咽之不入,吐之不出,悶亂不得眠,心熱不能食方:服馬兜苓根,即吐出……

② 日華本草:**《日華子》見《證類》卷11"馬兜鈴"** 治痔瘻瘡,以藥於瓶中燒熏病處……

③ 大明:**《日華子》見《證類》卷11"獨行根"** 無毒。治血氣。

④ 志:**《開寶》見《證類》卷11"獨行根"** 今按《别本》注云:不可多服,吐痢不止。

⑤ 唐本:見1465頁注⑤。

⑥ 大明:見本頁注②。

⑦ 精義:**《外科精義》卷下"論炮製諸藥及單方主療瘡腫法"** 土青木香(即馬兜苓根):主頭風掻癢禿瘡。

⑧ 肘後方:**《肘後方》卷7"治卒中諸藥毒救解方第六十五"** 席辯刺史云:嶺南俚人,毒皆因食得之。多不即覺,漸不能食,或更心中漸脹,並背急悶,先寒似瘴……又方:都淋藤(十兩,嶺南皆有,土人悉知,俚人呼爲三百兩銀,其葉細長,有三尺微藤,生切),以水一斗,和酒二升,煮取三升,分三服。服訖,毒藥並逐小便出。十日慎毒食。不瘥更服之,即愈。/**《肘後方》卷7"治中蠱毒方第六十"** 支太醫有十數傳用方:取馬兜鈴根,搗末,水服方寸匕,隨吐則出,極神驗。此物苗似葛蔓,緣柴生,子似橘子。

⑨ 聖惠方:**《聖惠方》卷56"治五蠱諸方"** 治草蠱術,在西凉更西及嶺南人多行此毒,入人咽刺痛求死……又方:馬兜零苗(一兩),右件藥搗細羅爲散,以温水調服一錢,自消。

⑩ 普濟方:**《普濟方》卷37"腸風下血"** 治腸風漏。荆三棱(用烏頭炒過,切片子)、馬兜鈴藤、穀精草,右各等分,用水煎沸,熏洗,大效。

⑪ 肘後方:**《普濟方》卷274"諸疔瘡"** 療疔腫犯之重發方……又方(出《肘後方》):以馬兜鈴搗根,以蜘蛛網裹之,敷瘡,少時根自出。(**按:**今本《肘後方》無此方。)

⑫ 袖珍方:**《袖珍方》卷4"救急諸方"** 治惡蛇所傷,痛不可忍,效不可述(秘方):右以青木香不拘多少,煎服。

榼藤子宋《開寶》①【校正】自木部移入此。

【釋名】象豆《開寶》②、榼子《日華》③、合子《拾遺》④。【時珍曰】其子象榼形，故名之。

【集解】【藏器⑤曰】按《廣州記》云：榼藤子生廣南山林間。作藤着樹，如通草藤。其實三年方熟，角如弓袋，子若雞卵，其外紫黑色。其殻用貯丹藥，經年不壞。取其中仁入藥，炙用。【時珍曰】子紫黑色，微光，大一二寸，圓而褊。人多剔去肉作藥瓢，垂于腰間也。

仁。【氣味】澀，甘，平，無毒。【主治】五痔蠱毒，飛尸喉痺。以仁爲粉，微熬，水服一二匕。亦和大豆澡面，去鼾黷。藏器⑥。治小兒脱肛，血痢瀉血，並燒灰服。或以一枚割瓤熬研，空腹熱酒服二錢。不過三服，必效。《開寶》⑦。解諸藥毒。時珍。○《草木狀》⑧。

【附方】舊三，新一。喉痺腫痛。榼藤子燒研，酒服一錢。《聖惠方》⑨。五痔下血。榼藤子燒存性。米飲服二錢，有功。寇氏《衍義》⑩。腸風下血。《華佗中藏經》⑪用榼藤子二箇，不蛀皂莢子四十九箇。燒存性，爲末，每服二錢。温酒下，少頃再飲酒一盞，趁口服，極效。

① 開寶：**《開寶》見《證類》卷 14“榼藤子”**　味澀、甘，平，無毒。主蠱毒，五痔，喉痺及小兒脱肛，血痢，並燒灰服。瀉血宜服一枚，以刀剜内瓤，熬研爲散。空腹熱酒調二錢，不過三服必效。又宜入澡豆，善除鼾黷。其殻用貯丹藥，經載不壞。按《廣州記》云：生廣南山林間，樹如通草藤也。三年方始熟，紫黑色。一名象豆。

② 開寶：見上注。

③ 日華：（**按**：見下注《拾遺》，非出《日華子》。）

④ 拾遺：**《拾遺》見《證類》卷 13“四十五種陳藏器餘・象豆”**　……一名榼子，一名合子……

⑤ 藏器：**《拾遺》見《證類》卷 13“四十五種陳藏器餘・象豆”**　味甘，平，無毒。主五野雞病，蠱毒，飛尸喉痺。取子中人碎爲粉，微熬水，服一二匕。亦和大豆藻面去鼾。生嶺南山林。作藤著樹，如通草藤，三年一熟，角如弓袋。子若雞卵。皮紫色，剖中人用之。（**按**：原引“按《廣州記》云：榼藤子生廣南山林間”一句，乃《開寶・榼藤子》文，被糅入“藏器”文中。）

⑥ 藏器：**見上注。**

⑦ 開寶：見本頁注①。

⑧ 草木狀：**《南方草木狀》卷中**　榼藤……生南海。解諸藥毒。

⑨ 聖惠方：**《普濟方》卷 61“喉痹”**　治喉痹（本草）：以榼藤子燒灰。研細爲末。酒調服一錢許。（**按**：此方原見《開寶・榼藤子》，云“喉痺……燒灰服”。《普濟方》據此立方。時珍引用時誤注出《聖惠方》。）

⑩ 衍義：**《衍義》卷 15“榼藤子”**　……治五痔有功，燒成黑灰，微存性，米飲調服……

⑪ 華佗中藏經：**《普濟方》卷 38“臟風下血”**　治腸風下血（出華陀《中藏經》方）：榼藤子（二箇，可當三錢大者，如更大，只用一箇，取瓤，别研極細）、不蛀皂角子（四十九粒，燒灰存性，别研細），右拌匀，每服二錢，温酒調下。如人行五里，再以温酒一杯趁之，日三服，極效。

○《聖惠方》①用榼藤子三枚厚重者,濕紙七重包,煨熟去殼,取肉爲末。每服一錢,食前黄芪湯下,日一服。

【附録】合子草拾遺。【藏器②曰】子及葉有小毒。主蠱毒及蛇咬,搗傅瘡上。蔓生岸旁,葉尖花白,子中有兩片如合子。

預知子宋《開寶》③

【釋名】聖知子《日華》④、聖先子《日華》、盍合子《日華》、仙沼子《日華》。【志⑤曰】相傳取子二枚綴衣領上,遇有蠱毒,則聞其有聲,當預知之,故有諸名。【時珍曰】仙沼,疑是仙棗之訛耳。

【集解】【志⑥曰】預知子有皮殼,其實如皂莢子。【頌⑦曰】舊不著所出州土,今淮、蜀、黔、壁諸州皆有之。作蔓生,依大木上。葉緑,有三角,面深背淺。七月、八月有實作房,生青,熟深紅色,每房有子五七枚,如皂莢子,斑褐色,光潤如飛蛾。今蜀人極貴重之,云亦難得。采無時。其根冬月采之,陰乾。治蠱,其功勝於子也。山民目爲聖無憂。

子仁。【氣味】苦,寒,無毒。【大明⑧曰】温。雙仁者可帶。【主治】殺蟲療蠱,治諸毒。去皮研服,有效。《開寶》⑨。治一切風,補五勞七傷,其功不可備述。治痃癖氣塊,消宿食,止煩悶,利小便,催生,中惡失音,髮落,天行温疾。塗一切蛇蟲蠶咬,治一切病,每日吞二七粒,不過三千粒,永瘥。大明⑩。

---

① 聖惠方:**《聖惠方》卷60"治腸風下血諸方"** 治大腸風毒,瀉血不止……又方:榼藤子(三枚,厚重者),右以七八重濕紙裹煨,良久脹起,取去殼用肉,細切,碾羅爲散,每於食前以黄耆湯調下一錢。

② 藏器:**《拾遺》見《證類》卷7"一十種陳藏器餘·合子草"** 有小毒,子及葉主蠱毒螫咬,擣傅瘡上。蔓生岸傍,葉尖花白,子中有兩片如合子。

③ 開寶:**《開寶》見《證類》卷11"預知子"** 味苦,寒,無毒。殺蟲療蠱,治諸毒。傳云:取二枚綴衣領上,遇蠱毒物,則聞其有聲,當便知之。有皮殼,其實如皂莢子。去皮研服之,有效。

④ 日華:**《日華子》見《證類》卷11"預知子"** 盍合子,温……又名仙沼子、聖知子、預知子、聖先子。(**按**:"釋名"項下"日華"皆同此。)

⑤ 志:見本頁注③。

⑥ 志:見本頁注③。

⑦ 頌:**《圖經》見《證類》卷11"預知子"** 預知子,舊不載所出州土,今淮、蜀、漢、黔、壁諸州有之。作蔓生,依大木上。葉緑,有三角,面深背淺。七月、八月有實作房,初生青,至熟深紅色。每房有子五七枚,如皂莢子,斑褐色,光潤如飛蛾……今蜀人極貴重,云亦難得。採無時。其根味苦,性極冷,其效愈於子。山民目爲聖無憂。冬月採,陰乾……

⑧ 大明:見本頁注⑩。

⑨ 開寶:見本頁注③。

⑩ 大明:**《日華子》見《證類》卷11"預知子"** 盍合子,温。治一切風,補五勞七傷,其功不可備述。并治痃癖氣塊,天行温疾,消宿食,止煩悶,利小便,催生,解毒藥中惡,失音,髮落,傅一切蛇蟲蠶咬。雙人者可帶。單方服,治一切病,每日取人二七粒。患者服,不過三千粒,永差……

【附方】新三。預知子丸。治心氣不足,精神恍惚,語言錯妄,忪悸煩鬱,憂愁慘戚,喜怒多恐,健忘少睡,夜多異夢,寤即驚魇,或發狂眩暴不知人,並宜服此。預知子去皮、白伏苓、枸杞子、石菖蒲、伏神、柏子仁、人參、地骨皮、遠志、山藥、黄精蒸熟、朱砂水飛,等分,爲末。煉蜜丸芡子大。每嚼一丸,人參湯下。《和劑局方》①。耳卒聾閉。八九月取石榴開一孔,留蓋,入米醋滿中,蓋定,麪裹煻火中煨熟取出,入少仙沼子、黑李子末,取水滴耳中,腦痛勿驚。如此二夜,又點一耳。《聖惠方》②。癘風有蟲,眉落聲變。預知子膏:用預知子、雄黄各二兩,爲末。以乳香二兩,同水一斗,銀鍋煮至五升。入二末熬成膏,瓶盛之。每服一匙,温酒調下。有蟲如馬尾,隨大便而出。《聖惠方》③。

根。【氣味】苦,冷,無毒。【主治】解蠱毒。石臼搗篩,每用三錢,温水服,立已。蘇頌④。

牽牛子《别録》⑤下品

【釋名】黑丑《綱目》、草金鈴《炮炙論》⑥、盆甑草《綱目》、狗耳草《救荒》⑦。【弘景⑧曰】此藥始出田野人牽牛謝藥,故以名之。【時珍曰】近人隱其名爲黑丑,白者爲白丑,蓋以丑屬牛也。金鈴象子形,盆甑、狗耳象葉形。段成式《酉陽雜俎》⑨云,盆甑草蔓如薯蕷,結實後斷之,狀

① 和劑局方:**《局方》卷5"治諸虚"** 預知子丸:治心氣不足,志意不定,神情恍惚,語言錯妄,忪憒煩鬱,愁憂慘戚,喜怒多恐,健忘少睡,夜多異夢,寤即驚魇,或發狂眩暴不知人,並宜服之。枸杞子(浄)、白茯苓(去皮)、黄精(蒸熟)、朱砂(研,水飛)、預知子(去皮)、石菖蒲、茯神(去木)、人參(去蘆)、柏子仁、地骨皮(去土)、遠志(去心)、山藥(各等分),右件一十二味搗羅爲細末,煉蜜丸如龍眼核大,更以朱砂爲衣,每服一丸,細嚼,人參湯下,不計時候。

② 聖惠方:**《普濟方》卷53"耳聾諸疾"** 治耳聾法:以九月收石榴一,開上作孔如球子大,留原靨子,内米醋滿石榴中,却以原靨子蓋之。然後和麵裹却石榴,無令醋出,煻灰火中燒,面熟藥成。入少黑李子、仙沼子末,取出水,滴點耳内,不得輒轉。腦中痛勿驚。如此二夜,又點别耳,依前法佳。(**按**:《聖惠方》無此方,另溯其源。)

③ 聖惠方:**《聖惠方》卷24"治大風疾諸方"** 治大風,腹臟有蟲,令人皮膚生瘡,語聲變,眉鬢落,並宜服乳香煎方:乳香(三兩,細研)、雄黄(二兩,細研)、預知子(二兩,搗末),右件藥先以香末用水一斗於銀鍋内,以慢火煎至五升,入預知子並雄黄慢火熬成膏,入甆器中盛,每日空心以温酒調下一茶匙,後有蟲如馬尾隨大便出,即愈。

④ 蘇頌:**《圖經》見《證類》卷11"預知子"** ……石臼内擣下篩,凡中蠱毒,則水煎三錢匕,温服立已。

⑤ 别録:**《别録》見《證類》卷11"牽牛子"** 味苦,寒,有毒。主下氣,療脚滿水腫,除風毒,利小便。

⑥ 炮炙論:**《炮炙論》見《證類》卷11"牽牛子"** 雷公云:草金零,牽牛子是也……

⑦ 救荒:(**按**:《救荒本草》有"狗兒秧"一名,乃"葍子根"别名。此植物花類似牽牛花,疑入牽牛子之下。)

⑧ 弘景:**《集注》見《證類》卷11"牽牛子"** ……此藥始出田野,人牽牛易藥,故以名之……

⑨ 酉陽雜俎:**《酉陽雜俎》卷19"草篇"** 盆甑草,即牽牛子也。結實後斷之,狀如盆甑,其中有子似龜。蔓如薯蕷。

如盆甑是矣。

【集解】【弘景①曰】牽牛作藤生花，狀如藊豆，黄色。子作小房，實黑色，形如梂子核。【恭②曰】此花似旋花，作碧色，不黄，亦不似藊豆。【頌③曰】處處有之。二月種子，三月生苗，作藤蔓繞籬墻，高者或二三丈。其葉青，有三尖角。七月生花，微紅帶碧色，似鼓子花而大。八月結實，外有白皮裹作毬。每毬内有子四五枚，大如蕎麥，有三稜，有黑白二種，九月後收之。【宗奭④曰】花朵如鼓子花，但碧色，日出開，日西萎。其核如木猴梨子而色黑，謂子似蕎麥非也。【時珍曰】牽牛有黑白二種。黑者處處野生尤多，其蔓有白毛，斷之有白汁。葉有三尖如楓葉。花不作瓣，如旋花而大。其實有蒂裹之，生青枯白。其核與棠梂子核一樣，但色深黑爾。白者人多種之。其蔓微紅，無毛有柔刺，斷之有濃汁。葉團有斜尖，並如山藥莖葉。其花小于黑牽牛花，淺碧帶紅色。其實蒂長寸許，生青枯白。其核白色，稍粗。人亦采嫩實蜜煎爲果食，呼爲天茄，因其蒂似茄也。

子。【修治】【斅⑤曰】凡采得子，晒乾，水淘去浮者，再晒，拌酒蒸，從巳至未，晒乾收之。臨用舂去黑皮。【時珍曰】今多只碾取頭末，去皮麩不用。亦有半生半熟用者。

【氣味】苦，寒，有毒。【權⑥曰】甘，有小毒。【詵⑦曰】多食稍冷。【杲⑧曰】辛熱雄烈，泄人元氣。【大明⑨曰】味莶。得青木香、乾薑良。【主治】下氣，療脚滿水腫，除風毒，利小便。《别録》⑩。治痃癖氣塊，利大小便，除虚腫，落胎。甄權⑪。取腰痛，下

① 弘景：《集注》見《證類》卷11"牽牛子" 陶隱居云：作藤生，花狀如藊豆，黄色。子作小房，實黑色，形如梂子核……

② 恭：《唐本草》見《證類》卷11"牽牛子" 《唐本》注云：此花似旋葍花，作碧色，又不黄，不似藊豆……

③ 頌：《圖經》見《證類》卷11"牽牛子" 牽牛子，舊不著所出州土，今處處有之。二月種子，三月生苗，作藤蔓繞籬牆，高者或三二丈。其葉青，有三尖角。七月生花，微紅帶碧色，似鼓子花而大。八月結實，外有白皮，裹作毬，每毬内有子四五枚，如蕎麥大，有三稜，有黑白二種，九月後收之……

④ 宗奭：《衍義》卷12"牽牛子" 諸家之説紛紛不一，陶隱居尤甚。言花狀如藊豆，殊不相當。花朵如鼓子花，但碧色，日出開，日西合。今注又謂其中子類喬麥，亦非也。蓋直如木猴梨子，但黑色。

⑤ 斅：《炮炙論》見《證類》卷11"牽牛子" ……凡使，其藥秋末即有實，冬收之。凡用曬乾，却入水中淘，浮者去之，取沉者曬乾，拌酒蒸，從巳至未，曬乾，臨用舂去黑皮用。

⑥ 權：《藥性論》見《證類》卷11"牽牛子" 牽牛子，使，味甘，有小毒……

⑦ 詵：《食療》見《證類》卷11"牽牛子" 多食稍冷……

⑧ 杲：《本草發揮》卷2"牽牛" 東垣云……或殊不知牽牛辛烈，瀉人元氣，比之諸辛藥，瀉氣尤甚。/《湯液本草》卷4"牽牛" 羅謙甫云……牽牛辛烈，瀉人元氣……（**按**：今考東垣諸書及羅謙甫《衛生寶鑑》均未見有此論。）

⑨ 大明：《日華子》見《證類》卷11"牽牛子" 葉苦、瘀，得青木香、乾薑良……

⑩ 别録：見1470頁注⑤。

⑪ 甄權：《藥性論》見《證類》卷11"牽牛子" ……能治痃癖氣塊，利大小便，除水氣虚腫，落胎。

冷膿,瀉蠱毒藥,并一切氣壅滯。大明①。和山茱萸服,去水病。孟詵②。除氣分濕熱,三焦壅結。李杲③。逐痰消飲,通大腸氣秘風秘,殺蟲,達命門。時珍。

【發明】【宗奭④曰】牽牛丸服,治大腸風秘壅結。不可久服,亦行脾腎氣故也。【好古⑤曰】牽牛以氣藥引則入氣,以大黄引則入血。利大腸,下水積。色白者瀉氣分濕熱上攻喘滿,破血中之氣。【震亨⑥曰】牽牛屬火善走。黑者屬水,白者屬金。若非病形與證俱實,不脹滿、不大便秘者,不可輕用。驅逐致虚,先哲深戒。【杲⑦曰】牽牛非神農藥也。名醫續注云:味苦寒,能除濕氣,利小便,治下注脚氣。此説氣味主治俱誤矣。何也? 凡用牽牛,少則動大便,多則泄下如水,乃瀉氣之

---

① 大明:**《日華子》**見**《證類》卷 11"牽牛子"** ……取腰痛,下冷膿,瀉蠱毒藥,并一切氣壅滯。

② 孟詵:**《食療》**見**《證類》卷 11"牽牛子"** ……和山茱萸服之,去水病。

③ 李杲:**《湯液本草》卷 4"牽牛"**《心》云:瀉元氣,去氣中濕熱。/**《本草發揮》卷 2"牽牛"** 東垣云……此物但能瀉氣中之濕熱,不能瀉血中之濕熱。(**按**:以上二書均無"三焦壅結"之文,待考。)

④ 宗奭:**《衍義》卷 12"牽牛子"** 可微炒,搗取其中粉一兩,别以麸,炒去皮尖者,桃人末半兩,以熟蜜和丸如梧桐子,温水服三二十丸,治大腸風秘,壅熱結澀。不可久服,亦行脾腎氣故也。

⑤ 好古:**《湯液本草》卷 4"牽牛"** 海藏云:以氣藥引之則入氣,以大黄引之則入血……**《湯液大法》卷 3"大腸"** 實……牽牛。/**卷 4"五積"**水積(甘遂、黑牽牛)/**《本草發揮》卷 2"牽牛子"** 東垣云……又云:白牽牛瀉氣分濕熱,上攻喘滿。(**按**:此条"色白者"以下,或错入东垣之言,或誤將《本草發揮》卷 2"京三棱"引海藏云"其色白,破血中之氣"作牽牛之功。)

⑥ 震亨:**《衍義補遺·牽牛》** 屬火。善走。有兩種,黑者屬水,白者屬金。若非病形與證俱實者,勿用也。稍涉虚,以其驅逐之致虚,先哲深戒之。不脹滿,不大便秘者,勿用。

⑦ 杲:**《普濟方》卷 5"用藥偏勝論"** ……牽牛非神農藥也。本草名醫續注云:味苦寒,能除濕,利小便,治下注脚氣。此説氣味主治俱誤矣。何以明之? 凡藥用牽牛者,少則動大便,多則泄下如水,乃瀉氣之藥,試取嘗之,便得辛辣之味,久而嚼之,猛烈雄壯,漸漸不絶,非辛而何? 續注:味苦寒,果安在哉。若以爲濕家,瀉藥尤不知其的也。何則? 能瀉氣中之濕熱,不能除血中之濕熱。況濕從下受之,下焦主血,是血中之濕,宜苦寒家之味。今反以辛藥瀉之,其傷必矣。夫濕者,地之别名,有形者也。若肺先受濕,則宜用之。或有濕無濕,但傷食,或動大便,或有熱證,或只常服尅化之藥,但用牽牛,豈不誤哉? 殊不知,牽牛辛烈,瀉人元氣,比之諸辛藥尤甚,以辛之雄烈故也。《經》云:辛泄氣,辛走氣,辛瀉肺氣。肺病者,無多食辛。況飲食失節,勞役所傷,是胃氣不行,心火乘之,腸胃受火邪,名曰熱中肺。《經》云:脾胃主血,當血中瀉火,潤燥補血,瀉胃經之濕熱,及胸中熱是。肺受火邪,以黄芩之苦寒抑之,以當歸之辛温和血,以生地黄苦寒凉血。益血少加紅花之辛温以瀉血絡,以桃仁之辛温油膩之藥除燥潤大便。然猶不可專用,須於補中益氣湯瀉陰火之藥内兼而用之。何則? 上焦元氣已自虚弱,若反用牽牛大辛辣,氣味俱陽之藥,以瀉水瀉氣,可乎? 津液已不知足,口燥舌乾,而重瀉其津液,利其小便,元氣傷竭,致陰火愈甚。今重爲備言之,牽牛感南政熱火之化所生者也……古人有云:牽牛不可耽嗜,則脱人元氣……張仲景治七種濕證,小便不利,無一藥犯牽牛者,仲景豈不知牽牛能瀉濕利小便,爲濕病之根在下焦,是血分中氣病不可用辛辣氣藥,瀉上焦太陰之氣故也。仲景尚不敢輕用如此,世醫一概用之,可乎? /**《湯液本草》卷中"牽牛"** ……張文懿云:不可躭嗜,脱人元氣。余初亦疑此藥不可躭嗜,後見人有酒食病痞,多服食藥以導其氣,及服藏用神芎丸,及犯牽牛等丸,如初服即快,藥過再食,其病痞依然。依前又服,其痞隨藥而效,藥過後病復至,以至久服則脱人元氣,而猶不知悔,戒之……《經》所謂毋盛盛,毋虚虚,毋絶人長命,此之謂也。用者戒之。白者亦同。(**按**:李杲諸書未見此文,録此備考。)

藥。其味辛辣，久嚼猛烈雄壯，所謂苦寒安在哉？夫濕者，水之别稱，有形者也。若肺先受濕，濕氣不得施化，致大小便不通，則宜用之。蓋牽牛感南方熱火之化所生，火能平金而泄肺，濕去則氣得周流。所謂五臟有邪更相平也。今不問有濕無濕，但傷食或有熱證，俱用牽牛尅化之藥，豈不誤哉？况牽牛止能泄氣中之濕熱，不能除血中之濕熱。濕從下受之，下焦主血，血中之濕，宜苦寒之味，反以辛藥泄之，傷人元氣。且牽牛辛烈，比之諸辛藥泄氣尤甚，其傷人必矣。《經》云：辛泄氣，辛走氣，辛泄肺，氣病者無多食辛。况飲食失節，勞役所傷，是胃氣不行，心火乘之。腸胃受火邪，名曰熱中。脾胃主血，當血中泄火。以黄芩之苦寒泄火，當歸身之辛温和血，生地黄之苦寒凉血益血，少加紅花之辛温以泄血絡，桃仁之辛温除燥潤腸。仍不可專用，須于補中益氣泄陰火之藥内加而用之。何則？上焦元氣已自虚弱，若反用牽牛大辛熱氣味俱陽之藥，以泄水泄元氣，利其小便，竭其津液，是謂重虚。重則必死，輕則夭人。故張文懿云：牽牛不可耽嗜，脱人元氣。見人有酒食病痞者，多服牽牛丸散，取快一時。藥過仍痞，隨服隨效，效後復痞。以致久服脱人元氣，猶不知悔也。張仲景治七種濕熱，小便不利，無一藥犯牽牛者。仲景豈不知牽牛能泄濕利小便乎。爲濕病之根在下焦，是血分中氣病，不可用辛辣之藥，泄上焦太陰之氣。是血病瀉氣，使氣血俱損也。《經》云：毋盛盛，毋虚虚，毋絶人長命。此之謂也，用者戒之。白牽牛亦同。【時珍曰】牽牛自宋以後，北人常用取快。及劉守真、張子和出，又倡爲通用下藥。李明之目擊其事，故著此説極力闢之。然東漢時此藥未入本草，故仲景不知。假使知之，必有用法，不應捐棄。况仲景未用之藥亦多矣。執此而論，蓋矯枉過中矣。牽牛治水氣在肺，喘滿腫脹，下焦鬱遏，腰背脹重，及大腸風秘氣秘，卓有殊功。但病在血分，及脾胃虚弱而痞滿者，則不可取快一時及常服，暗傷元氣也。一宗室夫人，年幾六十。平生苦腸結病，旬日一行，甚於生産。服養血潤燥藥則泥膈不快，服硝、黄通利藥則若罔知，如此三十餘年矣。時珍胗其人體肥膏粱而多憂鬱，日吐酸痰盌許乃寬，又多火病。此乃三焦之氣壅滯，有升無降，津液皆化爲痰飲，不能下滋腸腑，非血燥比也。潤劑留滯，硝、黄徒入血分，不能通氣，俱爲痰阻，故無效也。乃用牽牛末、皂莢膏丸與服，即便通利。自是但覺腸結，一服就順，亦不妨食，且復精爽。蓋牽牛能走氣分，通三焦。氣順則痰逐飲消，上下通快矣。外甥柳喬，素多酒色。病下極脹痛，二便不通，不能坐卧，立哭呻吟者七晝夜。醫用通利藥不效。遣人叩予。予思此乃濕熱之邪在精道，壅脹隧路，病在二陰之間，故前阻小便，後阻大便，病不在大腸、膀胱也。乃用楝實、茴香、穿山甲諸藥，入牽牛加倍，水煎服。一服而減，三服而平。牽牛能達右腎命門，走精隧。人所不知，惟東垣 李明之知之。故明之治下焦陽虚天真丹，用牽牛以鹽水炒黑，入佐沉香、杜仲、破故紙、官桂諸藥，深得補瀉兼施之妙。方見《醫學發明》。又東垣治脾濕太過，通身浮腫，喘不得卧，腹如鼓，海金沙散，亦以牽牛爲君。則東垣未盡棄牽牛不用，但貴施之得道耳。

【附方】舊八，新三十。**搜風通滯**。風氣所攻，臟腑積滯。用牽牛子以童尿浸一宿，長流水上洗半日，生絹袋盛，掛風處令乾。每日鹽湯下三十粒。極能搜風，亦消虚腫。久服令人體清瘦。《斗門方》①。**三焦壅塞**。胸膈不快，頭昏目眩，涕唾痰涎，精神不爽。利膈丸：用牽牛子四兩，半

① 斗門方：《證類》卷11“牽牛子” 《斗門方》：治風氣所攻，臟腑積滯。用牽牛子以童子小便浸一宿後，長流水上洗半日，却用生絹袋盛，掛於當風處，令好乾。每日鹽湯下三十粒。極能搜風，亦善消虚腫。久服令人體清爽。

生半炒，不蛀皂莢酥炙二兩，爲末，生薑自然汁煮糊，丸梧子大。每服二十丸，荆芥湯下。王衮《博濟方》①。**一切積氣**，宿食不消。黑牽牛頭爲末四兩，用蘿蔔剜空，安末蓋定，紙封蒸熟取出，入白豆蔻末一錢，擣丸梧子大。每服一二十丸，白湯下。名順氣丸。《普濟方》②。**男婦五積**。五般積氣成聚。用黑牽牛一斤，生擣末八兩，餘滓以新瓦炒香，再擣取四兩，煉蜜丸梧子大。至重者三十五丸，陳橘皮、生薑煎湯，卧時服。半夜未動，再服三十丸，當下積聚之物。尋常行氣，每服十丸甚妙。《博濟方》③。**胸膈食積**。牽牛末一兩，巴豆霜三箇，研末，水丸梧子大。每服二三十丸，食後隨所傷物湯下。《儒門事親》④。**氣築奔衝**不可忍。牛郎丸：用黑牽牛半兩炒，檳榔二錢半，爲末。每服一錢，紫蘇湯下。《普濟方》⑤。**追蟲取積**。方同上，用酒下。亦消水腫。**腎氣作痛**。黑白牽牛等分，炒，爲末。每服三錢，用豬腰子切，縫入茴香百粒，川椒五十粒，摻牽牛末入内扎定，紙包煨熟。空心食之，酒下。取出惡物效。楊仁齋《直指方》⑥。**傷寒結胸**，心腹硬痛。用牽牛頭末一錢，白糖化湯調下。《鄭氏家傳方》⑦。**大便不通**。《簡要方》⑧用牽牛子半生半熟，

---

① 博濟方：**《證類》卷 11“牽牛子”**　《王氏博濟》：治三焦氣不順，胸膈壅塞，頭昏目眩，涕唾痰涎，精神不爽。利膈丸：牽牛子四兩，半生半熟，不蚛皂莢塗酥炙二兩，爲末，生薑自然汁煮糊丸如桐子大。每服二十丸，荆芥湯下。（**按**：查《博濟方》卷 2 下之“利膈丸”與此多同。然時珍或轉引自《證類》。）

② 普濟方：**《普濟方》卷 172“積聚宿食不消”**　順氣丸：治一切積氣，宿食不消。右用黑牽牛一斤，取頭末，用蘿蔔存頂蓋，剜令空，内藥末，不許納實，蓋頂紙封，蒸熟，取出藥末，將蘿蔔擂碎，取自然汁，加白豆蔻末二三錢，和丸如梧桐子大，每服三十丸，任意加減服之。

③ 博濟方：**《證類》卷 11“牽牛子”**　《王氏博濟》……又方：治男子、婦人五般積氣成聚。黑牽牛一斤，生擣末八兩，餘滓於新瓦上炒令香熟，放冷再擣，取四兩，熟末十二兩拌令勻，煉蜜和丸如桐子大。患積氣至重者三五十丸，煎陳橘皮、生薑湯下，臨卧空心服之。如二更至三更已來藥行時效應未動，再與三十丸投之，轉下積聚之物。常服十丸至十五丸行氣甚妙。小兒十五已下至七歲已上，服五丸至七丸，年及五十已上不請服。（**按**：今本《博濟方》無此方。）

④ 儒門事親：**《儒門事親》卷 12“下劑”**　進食丸：牽牛（一兩）、巴豆（三粒，去油、心、膜），右爲末，水丸，每服二三十丸，食後，隨所傷物送下。

⑤ 普濟方：**《普濟方》卷 192“水氣”**　牛榔丸：專治水氣腫滿。檳榔、枳殼、黑牽牛、白牽牛（各半兩炒），右爲末，煉蜜爲丸如梧桐子大。每服水煎大腹皮湯下二十丸，日四五服。（**按**：未能溯得此方之源。今録近似方以備參。）

⑥ 直指方：**《直指方》卷 18“腎氣證治”**　腰子散：治腎氣作痛。黑牽牛（炒熟）、白牽牛（炒熟，等分），右爲末，每服挑三錢匕，豬腰一副，薄切開縫，入川椒五十粒，茴香一百粒，以牽牛末遍摻入腎中，線系濕紙數重裹煨，香熟，出火氣後，空腹嚼吃，好酒送下，少頃就枕，天明取下惡物即愈。

⑦ 鄭氏家藏方：**《全嬰方論》卷 15“論諸腫”**　……又治結胸傷寒，心腹硬痛……右以牽牛生爲末，叁歲壹錢，青橘皮湯調下，食前。結胸傷寒白糖調下……（**按**：《鄭氏家傳方》書佚。今録近似方以備參。）

⑧ 簡要方：**《證類》卷 11“牽牛子”**　《簡要濟衆》：治大便澀不通。牽牛子半生半熟，擣爲散。每服二錢，煎薑湯調下。如未通再服，改以熱茶調下，量虚實，無時候，加減服。/**《聖濟總録》卷 17“風秘”**　治風秘大便不通，發躁引飲，檳榔丸方：檳榔（剉，兩枚，爲細末）、黑牽牛子（四兩，搗取末二兩），右二味拌勻，煉蜜和丸，如梧桐子大，每服二十丸，溫生薑湯下，不計時服，（轉下頁注）

爲末。每服二錢，薑湯下。未通，再以茶服。〇一方：加大黄等分。〇一方：加生檳榔等分。**大腸風秘**結澀。牽牛子微炒，搗頭末一兩，桃仁去皮尖麩炒半兩，爲末，熟蜜丸梧子大。每湯服三十丸。寇氏《衍義》①。**水蠱脹滿**。白牽牛、黑牽牛各取頭末二錢，大麥麪四兩，和作燒餅，卧時烙熟食之，以茶下。降氣爲驗。河間《宣明方》②。**諸水飲病**。張子和云：病水之人。如長川泛溢，非盃杓可取，必以神禹决水之法治之，故名禹功散。用黑牽牛頭末四兩，茴香一兩，炒，爲末。每服一二錢，以生薑自然汁調下，當轉下氣也。《儒門事親》③。**陰水陽水**。黑牽牛頭末三兩，大黄末三兩，陳米飯鍋糕一兩，爲末，糊丸梧子大。每服五十丸，薑湯下。欲利服百丸。《醫方捷徑》④。**水腫尿澀**。牽牛末，每服方寸匕，以小便利爲度。《千金方》⑤。**濕氣中滿**，足脛微腫，小便不利，氣急欬嗽。黑牽牛末一兩，厚朴制半兩，爲末。每服二錢，薑湯下。或臨時水丸，每棗湯下三十丸。《普濟方》⑥。**水氣浮腫**，氣促，坐卧不得。用牽牛子二兩，微炒搗末。以烏牛尿浸一宿，平旦入葱白一握，煎十餘沸。空心分二服，水從小便中出。《聖惠方》⑦。**脾濕腫滿**。方見"海金沙"下。**風毒脚氣**，捻之没指者。牽牛子搗末，蜜丸小豆大。每服五丸，生薑湯下，取小便利乃止。亦可吞之。其子黑色，正如棣小核。《肘後方》⑧。**小兒腫病**，大小便不利。黑牽牛、白牽牛

(接上頁注)更看藏府虚實加減。/**《普濟方》卷 39"大便秘澀不通"**　牛黄散：治上焦積熱，臟腑秘結。大黄(一兩)、白牽牛(頭末，五錢)，右爲末，有厥冷用酒調下三錢，無厥冷，手足熱，蜜湯調下。(**按**：其中"一方"非《簡要濟衆》方，另溯其源。)

① 衍義：**《衍義》卷 12"牽牛子"**　可微炒，搗取其中粉一兩，别以麩，炒去皮尖者，桃人末半兩，以熟蜜和丸如梧桐子，温水服三二十丸，治大腸風秘，壅熱結澀。不可久服，亦行脾腎氣故也。

② 宣明方：**《宣明論方》卷 8"水濕總論"**　二氣散：治水氣蠱脹滿。白牽牛、黑牽牛(各二錢)，右爲末，用大麥麵四兩，同一處爲燒餅，臨卧用茶湯一盞下，降氣爲驗。

③ 儒門事親：**《儒門事親》卷 6"停飲腫滿七十六"**　……戴人曰：病水之人，其勢如長川泛溢，欲以杯勺取之，難矣。必以神禹决水之法，斯愈矣。/**《儒門事親》卷 12"下劑"**　禹功散：黑牽牛(頭末，四兩)、茴香(一兩，炒，或加木香一兩)，右爲細末，以生薑自然汁調一二錢，臨卧服。

④ 醫方捷徑：**《醫方捷徑》卷 4"水腫"**　牛黄散：黑牽牛、大黄三兩、陳米飯鍋焦一兩，右爲末，麵糊丸如梧桐子大，常服四五十丸，淡薑湯下。欲通利，加至百丸。

⑤ 千金方：**《千金方》卷 21"水腫第四"**　治水腫利小便方……又方：牽牛子末之，水服方寸匕，日一，以小便利爲度。

⑥ 普濟方：**《普濟方》卷 193"濕腫"**　牽牛湯：專治腹中有濕氣，足脛微腫，中滿氣急，咳嗽喘息，小便不利。黑牽牛(頭末，一兩)、厚朴(薑制，半兩)，右爲末，每服二錢，煎薑湯調下。或臨時水丸如梧桐子大，薑棗湯下三十丸。

⑦ 聖惠方：**《聖惠方》卷 54"治水氣遍身浮腫諸方"**　治水氣遍身浮腫，氣促，坐卧不得，方：牽牛子(二兩，微炒)，右搗羅爲末，以烏牛尿一升浸一宿，平旦入葱白一握煎十餘沸，去滓，空腹分爲二服，水從小便利下大效。

⑧ 肘後方：**《肘後方》卷 3"治風毒脚弱痹滿上氣方第二十一"**　若脛已滿，捏之没指者……又方：取牽牛子，搗蜜丸如小豆大，五丸，取令小便利。亦可正爾吞之。其子黑色，正似棣子核形，市人亦賣之。

各二兩，炒取頭末，井華水和丸緑豆大。每服二十丸，蘿蔔子煎湯下。《聖濟總録》①。小兒腹脹，水氣流腫，膀胱實熱，小便赤澁。牽牛生研一錢，青皮湯空心下。一加木香減半，丸服。《鄭氏小兒方》②。疳氣浮腫。常服自消。黑牽牛、白牽牛各半生半炒，取末，陳皮、青皮等分，爲末，糊丸緑豆大。每服，三歲兒服二十丸，米湯下。《鄭氏小兒方》③。疳氣耳聾。疳氣攻腎，耳聾陰腫。牽牛末一錢，豬腰子半箇，去膜薄切，摻入内，加少鹽，濕紙包煨，空心食。《鄭氏方》④。小兒雀目。牽牛子末，每以一錢用羊肝一片，同麪作角子二箇，炙熟食，米飲下。《普濟方》⑤。風熱赤眼。白牽牛末，以葱白煮研丸緑豆大。每服五丸，葱湯下。服訖睡半時。《衛生家寶方》⑥。面上風刺。黑牽牛酒浸三宿，爲末。先以薑汁擦面，後用藥塗之。《摘玄方》⑦。面上粉刺，𤺥子如米粉。黑牽牛末對入面脂藥中，日日洗之。《聖惠方》⑧。面上雀斑。黑牽牛末，雞子清調，夜傅旦洗。《摘玄方》⑨。馬脾風病。小兒急驚，肺脹喘滿，胸高氣急，脅縮鼻張。悶亂欬嗽，煩渴，痰潮聲嗄，俗名馬脾風，不急治，死在旦夕。白牽牛半生半炒，黑牽牛半生半炒，大黄煨，檳榔，各取末一錢。每用五分，蜜湯調下。痰盛加輕粉一字。名牛黄奪命散。《全幼心鑑》⑩。小兒夜

① 聖濟總録：**《普濟方》卷 386“諸腫”** 二牛丸，治小兒腫病，大小便不利：黑牽牛、白牽牛（各四兩，炒），右爲末，井花水爲丸如緑豆大，每服二十丸，蘿蔔子煎湯下。（**按**：《聖濟總録》無此方，誤注出處。）

② 鄭氏小兒方：**《全嬰方論》卷 15“論諸腫”** 治小兒膀胱實熱，腹脹，小便赤澀，水氣流腫……右以牽牛生爲末，叁歲壹錢，青橘皮湯調下，食前……

③ 鄭氏小兒方：**《全嬰方論》卷 15“論諸腫”** 牽牛圓：治小兒疳氣，頭面浮，及四肢腫。黑牽牛、白牽牛（各半生半炒）、青皮、陳皮，右等分爲末，糊圓如小豆大，三歲三圓，米湯下。

④ 鄭氏方：**《全嬰方論》卷 15“論諸腫”** ……又治結胸傷寒，心腹硬痛。又治疳氣攻腎，耳聾。右以牽牛生爲末，叁歲壹錢，青橘皮湯調下，食前……耳聾，陰腫，并用豬腰子半個，薄批，糁藥壹大錢重，令遍，外以少許鹽擦之，濕紙裹煨熟，空心喫……

⑤ 普濟方：**《普濟方》卷 363“雀目”** 治小兒雀目立效方……又方：用牽牛子一兩，擣羅爲散，用羊子肝一片切，將末一錢拌肝，以白麵作角子兩個，炙令黄色，候冷服之，粥飲下。量兒大小加減。

⑥ 衛生家寶方：**《衛生家寶方》卷 5“治一切眼疾”** 治赤眼方：白牽牛，右爲細末，爛煮葱白，研如泥，和末爲元如緑豆大，每服五粒，食後用葱湯下。服訖仰睡半時。如要速效，加至十粒止。

⑦ 摘玄方：**《丹溪摘玄》卷 19“髮門”** 治面上風刺，用黑牽牛酒浸一宿之，先以薑汁擦面，次用藥末調塗患處。

⑧ 聖惠方：**《普濟方》卷 51“麵粉渣附論”** 治大粉痣方（出《海上方》）：用黑牽牛爲末，對入面藥中洗面，能去粉痣。（**按**：《聖惠方》無此方，誤注出處。）

⑨ 摘玄方：**《丹溪摘玄》卷 19“髮門”** 治面䵟，又方：以牽牛子末，雞子清調搽之。

⑩ 全幼心鑑：**《全幼心鑑》卷 3“驚風方論”** 牛黄奪命散：治嬰孩小兒急驚風，肺脹喘滿，胸高氣急，兩脅扇動，陷下作坑，兩鼻竅張，悶亂嗽渴，聲嗄不鳴，痰涎潮塞。俗云馬脾風，若不急治，死在朝夕。白牽牛（半生半熟，頭末）、檳榔（去臍）、黑牽牛（半生半熟，頭末）、大黄（煨，各五錢），右爲極細末，用白蜜煎湯調化，食前服。痰盛加輕粉一字。

啼。黑牽牛末一錢,水調,傅臍上,即止。《生生編》①。**臨月滑胎**。牽牛子一兩,赤土少許,研末。覺胎轉痛時,白榆皮煎湯下一錢。王衮《博濟方》②。**小便血淋**。牽牛子二兩,半生半炒,爲末。每服二錢,薑湯下。良久,熱茶服之。《經驗良方》③。**腸風瀉血**。牽牛五兩,牙皂三兩,水浸三日,去皂,以酒一升煮乾,焙,研末,蜜丸梧子大。每服七丸,空心酒下,日三服。下出黄物,不妨。病減後,日服五丸,米飲下。《本事方》④。**痔漏有蟲**:黑白牽牛各一兩,炒,爲末,以豬肉四兩,切碎炒熟,蘸末食盡,以白米飯三匙壓之。取下白蟲爲效。〇又方:白牽牛頭末四兩,没藥一錢,爲細末。欲服藥時,先日勿夜飯。次早空心,將豬肉四兩炙切片,蘸末細細嚼食。取下膿血爲效。量人加減用。忌酒色油膩三日。《儒門事親》⑤。**漏瘡水溢**,乃腎虚也。牽牛末二錢半,入切開豬腎中,竹葉包定煨熟。空心食,温酒送下。借腎入腎,一縱一横,兩得其便。惡水既泄,不復淋瀝。《直指方》⑥。**一切癰疽**發背,無名腫毒,年少氣壯者。用黑白牽牛各一合,布包搥碎,以好醋一盌,熬至八分,露一夜,次日五更温服。以大便出膿血爲妙。名濟世散。《張三丰仙方》⑦。**濕熱頭痛**。黑牽牛七粒,砂仁一粒,研末,井華水調汁,仰灌鼻中,待涎出即愈。《聖濟録》⑧。**氣滯腰痛**。牽牛不拘多少,以新瓦燒赤,安于上,自然一半生一半熟,不得撥動。取末一兩,入硫黄末二錢半,同研匀,分作三分。每分用白麪三匙,水和捍開,切作棋子。五更初以水一盞煮熟,連湯温

---

① 生生編:(**按**:僅見《綱目》引録。)

② 博濟方:**《證類》卷11"牽牛子"** 《王氏博濟》……又方:治産前滑胎。牽牛子一兩,赤土少許,研令細。每覺轉痛頻,煎白榆皮湯調下一錢匕。(**按**:《博濟方》卷4"胎産"下"滑胎散"與此多同。然時珍或轉引自《證類》。)

③ 經驗良方:**《普濟方》卷215"小便出血"** 治血淋小便秘……又方(出《經驗良方》):用牽牛子二兩半,爲末,每服二錢,薑湯調下,良久熱茶服之。

④ 本事方:**《本事方後集》卷9"治諸腸風酒痔等疾"** 治腸風瀉血:牽牛(五兩)、牙皂(三兩,不蛀者),右二味水浸三日後,除皂角將酒一升煮令乾,焙,爲末,煉蜜丸如梧子大,每服七丸,空心温酒下,空心日午夜卧各一服,或轉下黄物不妨,病可後每日服五丸,飯飲送下。

⑤ 儒門事親:**《儒門事親》卷15"腸風下血第十一"** 治痔漏:白牽牛(頭末,四兩)、没藥(一錢),右同爲細末。如欲服藥,先一日不食晚飯,明日空心,將獖豬精肉四兩,燒令香熟,薄批,摻藥末在内裹之,漸又細嚼食盡,然後用宿蒸餅壓之,取下膿血爲效。量病大小虚實,加減服之。忌油膩、濕面、酒色,三日外不忌。一服必效。或用淡水煮肉熟,用上法亦可。又云:服前一日,不食午飯並夜飯,明日空心用之。/又方:黑白牽牛一合,炒黄,爲末,豬肉四兩,切碎炒熟,與藥末攪匀,只作一服,用新白米飯三二匙壓之,取下白蟲爲效。

⑥ 直指方:**《直指方》卷22"漏瘡證治"** 豬腎酒:通行漏瘡中惡水自大腸出。黑牽牛碾細,去皮,取末一分,入豬腎中,以線紮,青竹葉包,上慢火煨熟,空心温酒嚼下。

⑦ 張三丰仙方:**《萬應方》卷首"仙方"** 專治一切癰疽發背,無名腫毒,醫無所識者,治效如神:黑牽牛(一合)、白牽牛(一合),用布包裹,搥碎,好醋一碗,熬至八分,露一宿,次日五更重温服之,以大便出濃血爲度。

⑧ 聖濟録:**《普濟方》卷46"首風"** 治頭風痛:黑牽牛子(七粒)、縮砂(一顆),右細研,井花水調服。仰眠灌鼻中,待涎沫出即愈。(**按**:《聖濟總録》無此方,誤注出處。)

下,痛即已。未住,隔日再作。予常有此疾,每發一服,痛即止。許學士《本事方》①。

旋花《本經》②上品

【釋名】旋葍蘇恭③、筋根《本經》④、續筋根《圖經》⑤、鼓子花《圖經》、㹠腸草《圖經》、美草《别録》⑥、天劍草《綱目》、纏枝牡丹。【恭⑦曰】旋花即平澤旋葍也。其根似筋,故一名筋根。【炳⑧曰】旋葍當作葍旋,音福鏇,用根入藥。别有旋覆,音璇伏,用花入藥。今云旋葍,誤矣。【頌⑨曰】《别録》言其根主續筋,故南人呼爲續筋根。一名㹠腸草,象形也。【宗奭⑩曰】世俗謂之鼓子花,言其花形肖也。【時珍曰】其花不作瓣狀,如軍中所吹鼓子,故有旋花、鼓子之名。一種千葉者,色似粉紅牡丹,俗呼爲纏枝牡丹。

【集解】【《别録》⑪曰】旋花生豫州平澤。五月采,陰乾。【保昇⑫曰】此旋葍花也。所在川澤皆有。蔓生,葉似薯蕷而狹長。花紅色。根無毛節,蒸煮堪啖,味甘美,名筋根。二月、八月采根,日乾。【宗奭⑬曰】今河北、汴西、關陝田野中甚多,最難鋤艾,治之又生。四五月開花。其根寸截,置土灌溉,涉旬苗生。韓保昇説是矣。【時珍曰】旋花田野塍塹皆生,逐節延蔓,葉如波菜葉而小。至秋開花,如白牽牛之花,粉紅色,亦有千葉者。其根白色,大如筋。不結子。○【頌⑭曰】黔南 施

---

① 本事方:**《本事方》卷4"腎臟風及足膝腰腿脚氣"** 治腰腿痛氣滯,藥碁子:牽牛不拘多少,用新瓦入火煿,得通赤,便以牽牛頓在瓦上,自然一半生,一半熟,不得撥動。取末一兩,入細研硫黄一分,同研勻。分三分,每用白麪一匙,水和捍開,切作碁子,五更初以水一盞煮熟,連湯温送下。住即已,未住,隔日再作。予嘗有此疾,每發只一服痛止。《病源》曰:腿腰痛者,或墮傷腰,是以痛。

② 本經:**《本經》《别録》見《證類》卷7"旋花"** 味甘,温,無毒。主益氣,去面皯黑色,媚好。其根味辛,主腹中寒熱邪氣,利小便。久服不飢,輕身。一名筋根。花,一名金沸,一名美草。生豫州平澤。五月採,陰乾。

③ 蘇恭:**《圖經》見《證類》卷7"旋花"** ……蘇恭云:此即平澤所生旋葍是也……

④ 本經:見本頁注②。

⑤ 圖經:**《圖經》見《證類》卷7"旋花"** ……《别録》云:根主續筋,故南人皆呼爲續筋根。……一名肫腸草,俗謂皷子花也……(**按**:"釋名"項下"圖經"皆同此。)

⑥ 别録:見本頁注②。

⑦ 恭:**《唐本草》見《證類》卷7"旋花"** 《唐本》注云:此即生平澤,旋葍是也。其根似筋,故一名筋根……

⑧ 炳:**《四聲本草》見《證類》卷7"旋花"** 蕭炳云:旋復用花,葍旋用根,今云旋復根即葍旋,誤矣。

⑨ 頌:見本頁注⑤。

⑩ 宗奭:**《衍義》卷8"旋花"** 蔓生,今河北、京西、關陝田野中甚多,最難鋤艾,治之又生。世又謂之鼓子花,言其形肖也。四五月開花,亦有多葉者。其根寸截置土下,頻灌溉,方涉旬,苗已生。《蜀本圖經》是矣。

⑪ 别録:見本頁注②。

⑫ 保昇:**《蜀本草》見《證類》卷7"旋花"** 《蜀本》:《圖經》云:旋葍花根也,蔓生,葉似暑預而多狹長,花紅白色,根無毛節,蒸煮堪噉,味甘美,根名筋根。今所在川澤皆有,二月、八月採根,日乾。

⑬ 宗奭:見本頁注⑩。

⑭ 頌:**《圖經》見《證類》卷7"旋花"** ……黔南出一種旋花,粗莖,大葉,無花,不作蔓,恐别是一物也。

州出一種旋花，粗莖大葉無花，不作蔓，恐别是一物也。

【正誤】【《别録》①曰】花，一名金沸。【弘景②曰】旋花東人呼爲山薑，南人呼爲美草。根似杜若，亦似高良薑。腹中冷痛，煮服甚效。作丸散服，辟穀止飢。近有人從江南還，用此術與人斷穀，皆得半百日不飢不瘦。但志淺嗜深，不能久服爾。其葉似薑。花赤色，味辛，狀如豆蔻，此旋花即其花也。今山東甚多。又註旋覆花曰：别有旋葍根，出河南來，北國亦有，形似芎藭，惟合旋葍膏用之，餘無所入。○【恭③曰】旋花乃旋葍花也，陶説乃山薑爾。山薑味辛，都非此類。又因旋覆花名金沸，遂作此花别名，皆誤矣。又云從北國來者根似芎藭，與高良薑全無仿佛，亦誤也。

【氣味】花：甘。根：辛，温，無毒。【時珍曰】花、根、莖、葉並甘滑微苦，能制雄黄。

【主治】面皯黑色，媚好益氣。根：主腹中寒熱邪氣。《本經》④。利小便，久服不飢輕身。續筋骨，合金瘡。《别録》⑤。搗汁服，主丹毒熱。藏器⑥。補勞損，益精氣。時珍。

【發明】【時珍曰】凡藤蔓之屬，象人之筋，所以多治筋病。旋花根細如筋可啖，故《别録》言其久服不飢。時珍自京師還，見北土車夫每載之。云暮歸煎湯飲，可補損傷。則益氣續筋之説尤可徵矣。

【附方】舊一。新一。被斫斷筋。旋葍根搗汁，瀝瘡中，仍以滓傅之。日三易，半月即斷筋便續。此方出蘇景中療奴有效者。王燾《外臺秘要》⑦。秘精益髓。太乙金锁丹：用五色龍骨五兩，覆盆子五兩，蓮花蕊四兩，未開者，陰乾，鼓子花三兩，五月五日采之，雞頭子仁一百顆，並爲末。以金櫻子二百枚，去毛，木臼搗爛，水七升，煎濃汁一升，去渣。和藥，杵二千下，丸梧子大。每空心温鹽酒下三十丸。服之至百日，永不泄。如要泄，以冷水調車前末半合服之。忌葵菜。薩謙齋

---

① 别録：見1478頁注②白字。（**按**：誤注出處，實出《本經》。）

② 弘景：**《集注》見《證類》卷7“旋花”**　陶隱居云：東人呼爲山薑，南人呼爲美草。根似杜若，亦似高良薑。腹中冷痛，煮服甚效。作丸散服之，辟穀止飢。近有人從南還，遂用此術與人斷穀，皆得半年、百日不飢不瘦。但志淺嗜深，不能久服爾。其葉似薑，花赤色。殊辛美，子狀如豆蔻，此旋花之名，既是其花也。今山東甚多。/**卷10“旋覆花”**　陶隱居云：又别有旋葍根，出河南來，北國亦有，形似芎藭，惟合旋葍膏用之，餘無所入。

③ 恭：**《唐本草》見《證類》卷7“旋花”**　……旋花，陶所證真山薑爾。陶復於下品旋葍注中云：此根出河南，北國來，根似芎藭，惟膏中用。今復道似高良薑，二説自相矛楯。且此根味甘，山薑味辛，都非此類。……又將旋葍花名金沸，作此别名，非也……

④ 本經：見1478頁注②白字。

⑤ 别録：見1478頁注②。

⑥ 藏器：**《拾遺》見《證類》卷7“旋花”**　《陳藏器本草》云：旋花，本功外，取根食之不飢。又取根、苗擣絞汁服之，主丹毒，小兒毒熱。根，主續筋骨，合金瘡。陶注誤，而唐注是也。

⑦ 外臺秘要：**《外臺》卷29“金瘡續筋骨方三首”**　《必效》療被斫筋斷者，續筋方：旋復根搗汁，瀝瘡中，仍用滓封瘡上，即封裹之，十五日即斷筋便續矣，更不須開易。

《瑞竹堂方》①。

紫葳《本經》②中品【校正】自木部移入此。

【釋名】凌霄蘇恭③、陵苕《本經》④、陵時郭璞⑤、女葳甄權⑥、茇華《本經》、武威吴普⑦、瞿陵吴普、鬼目吴氏。【時珍曰】俗謂赤艷曰紫葳葳，此花赤艷，故名。附木而上，高數丈，故曰凌霄。

【正誤】【弘景⑧曰】是瞿麥根，方用至少。《博物志》云：郝晦行太行山北，得紫葳華。必當奇異。今瞿麥處處有之，不應乃在太行山。【恭⑨曰】紫葳、瞿麥皆《本經》藥，體性既乖，生處亦不相關。《爾雅》云：苕，一名陵苕。郭璞注云：一名陵時，又名陵霄。此爲真也。【頌⑩曰】孔穎達《詩疏》亦云：苕，一名陵時。今本草無陵時之名，惟鼠尾草有之。豈所傳不同，抑陶、蘇之誤耶？【時珍曰】按《吴氏本草》：紫葳一名瞿陵，陶弘景誤作瞿麥字爾。鼠尾止名陵翹，無陵時，蘇頌亦誤矣。並正之。

【集解】【《别録》⑪曰】紫葳生西海川谷及山陽。【恭⑫曰】此凌霄花也，連莖葉用。《詩》云

---

① 瑞竹堂方：**《瑞竹堂方》卷7"羨補門"** 加减太乙金鎖丹：專治秘精，益髓大有功效。蓮花芯（四兩，未開者，陰乾秤）、五色龍骨（五兩，細研）、復盆子（五兩）、鼓子花（三兩，五月五日采）、雞頭（一百顆，生，取肉，作餅子，曬乾），右爲細末，取金櫻子二百枚，去毛、子，木臼内搗爛，水七升，煎取濃汁一升，去滓和藥，再入臼内，杵一千杵，丸如梧桐子大，每服三十丸，空心鹽酒送下，服百日，永不泄。如要通，即以冷水調車前子末半合服之。如欲秘，再服之。忌葵菜。

② 本經：**《本經》《别録》見《證類》卷13"紫葳"** 味酸，微寒，無毒。主婦人産乳餘疾，崩中，癥瘕血閉，寒熱羸瘦，養胎。莖、葉 味苦，無毒。主痿蹶，益氣。一名陵苕，一名茇華。生西海川谷及山陽。

③ 蘇恭：**《唐本草》見《證類》卷13"紫葳"** 《唐本》注云：此即凌霄花也……

④ 本經：見本頁注②本經。（**按**：誤注出處。**按**："釋名"項下"本經"同此。）

⑤ 郭璞：**《爾雅·釋草》（郭注）** 苕，陵苕。（一名陵時……）

⑥ 甄權：**《藥性論》見《證類》卷13"紫葳"** 紫葳，臣，一名女葳……

⑦ 吴普：**《御覽》卷992"紫葳"** 《吴氏本草》曰：紫葳，一名武威，一名瞿麦……（**按**："釋名"項下"吴普"同此。）

⑧ 弘景：**《集注》見《證類》卷13"紫葳"** 陶隱居云：李云是瞿麥根，今方用至少。《博物志》云：郝晦行華草於太行山北，得紫葳華，必當奇異。今瞿麥華乃可愛，而處處有，不應乃在太行山……

⑨ 恭：**《唐本草》見《證類》卷13"紫葳"** ……按《爾雅·釋草》云：苕，一名陵苕。……且紫葳、瞿麥，皆《本經》所載。若用瞿麥根爲紫葳，何得復用莖、葉？體性既與瞿麥乖異，生處亦不相關。郭云凌霄，此爲真説也。

⑩ 頌：**《圖經》見《證類》卷13"紫葳"** ……《本草》云而無陵霄之説，豈古今所傳書有異同邪？又據陸機及孔穎達《疏義》亦云：苕，一名陵時。陵時乃是鼠尾草之别名，郭又謂苕爲陵時。本草云：今紫葳無陵時之名，而鼠尾草有之。乃知陶、蘇所引，是以陵時作陵霄耳。又陵霄，非是草類，益可明其誤矣……

⑪ 别録：見本頁注②本經。

⑫ 恭：**《唐本草》見《證類》卷13"紫葳"** 《唐本》注云：此即凌霄花也。及莖、葉俱用。按《爾雅·釋草》云：苕，一名陵苕。黄花蔈；白華茇。郭云：一名陵時，又名凌霄。本經云：一名陵苕。茇華即用花，不用根也。山中亦有白花者。按瞿麥花紅，無黄、白者……

"有苕之華",云其黄矣。《爾雅》云:陵苕,黄華。蔈,白華。茇,山中亦有白花者。【頌①曰】今處處皆有,多生山中,人家園圃亦或栽之。初作蔓生,依大木,久延至巔。其花黄赤,夏中乃盈。今醫家多采花乾之,入女科藥用。【時珍曰】凌霄野生,蔓纔數尺,得木而上,即高數丈,年久者藤大如杯。春初生枝,一枝數葉,尖長有齒,深青色。自夏至秋開花,一枝十餘朶,大如牽牛花,而頭開五瓣,赭黄色,有細點,秋深更赤。八月結莢如豆莢,長三寸許,其子輕薄如榆仁、馬兜鈴仁。其根長亦如兜鈴根狀,秋後采之,陰乾。

花根同。【氣味】酸,微寒,無毒。【普②曰】神農、雷公、岐伯:辛。扁鵲:苦、鹹。黄帝:甘,無毒。【權③曰】畏鹵鹹。【時珍曰】花不可近鼻聞,傷腦。花上露入目,令人昏矇。【主治】婦人産乳餘疾,崩中,癥瘕血閉,寒熱羸瘦,養胎。《本經》④。産後奔血不定,淋瀝,主熱風風癎,大小便不利,腸中結實。甄權⑤。酒皻,熱毒風,刺風,婦人血膈遊風,崩中帶下。大明⑥。

莖葉。【氣味】苦,平,無毒。【主治】痿躄,益氣。《别録》⑦。熱風身痒,遊風風瘮,瘀血帶下。花及根功同。大明⑧。治喉痺熱痛,凉血生肌。時珍。

【發明】【時珍曰】凌霄花及根,甘酸而寒,莖葉帶苦,手、足厥陰經藥也。行血分,能去血中伏火。故主産乳崩漏諸疾,及血熱生風之證也。

【附方】舊二。新十一。婦人血崩。凌霄花爲末。每酒服二錢,後服四物湯。《丹溪纂要》⑨。糞後下血。凌霄花浸酒頻飲之。《普濟方》⑩。消渴飲水。凌霄花一兩,搗碎,水一盞半,煎一盞,分二服。《聖濟録》⑪。嬰兒不乳。百日内,小兒無故口青不飲乳。用凌霄花、大

---

① 頌:**《圖經》見《證類》卷13"紫葳"** 紫葳,陵霄花也。生西海川谷及山陽,今處處皆有,多生山中,人家園圃亦或種蒔。初作藤蔓生,依大木,歲久延引至巔而有花。其花黄赤,夏中乃盛……今醫家多採其花乾之,入婦人血崩風毒藥,又治少女血熱風毒,四肢、皮膚生癮疹。并行經脉方:陵霄花不以多少,擣羅爲散。每服二錢,温酒調下,食前服甚效。

② 普:**《御覽》卷992"紫葳"** ……神農、雷公:酸。岐伯:辛。扁鵲:苦、鹹。黄帝:甘,無毒……

③ 權:**《藥性論》見《證類》卷13"紫葳"** ……畏鹵鹹,味甘……

④ 本經:見1480頁注②白字。

⑤ 甄權:**《藥性論》見《證類》卷13"紫葳"** ……畏鹵鹹,味甘。主熱風風癎,大小便不利,腸中結實,止産後奔血不定淋瀝,安胎。

⑥ 大明:**《日華子》見《證類》卷13"紫葳"** ……又云:凌霄花,治酒皻熱毒風刺風,婦人血膈遊風,崩中帶下。

⑦ 别録:見1480頁注②。

⑧ 大明:**《日華子》見《證類》卷13"紫葳"** 根,治熱風身癢,遊風風疹,治瘀血帶下。花、葉功用同……

⑨ 丹溪纂要:(**按**:查《丹溪纂要》,未能溯得其源。)

⑩ 普濟方:**《普濟方》卷38"臟毒下血"** 治糞後鮮紅……又方:用凌霄花浸酒服。

⑪ 聖濟録:**《聖惠方》卷53"治痟渴飲水過度諸方"** 治痟渴飲水過多不差,方:凌霄花(一兩,搗碎),以水一大盞半,煎至一盞,去滓,分温三服。(**按**:《聖濟總録》無此方,另溯其源。)

藍葉、芒硝、大黄等分，爲末，以羊髓和丸梧子大。每研一丸，以乳送下，便可喫乳。熱者可服，寒者勿服。昔有人休官後雲遊湖 湘，修合此方，救危甚多。《普濟方》①。久近風癎。凌霄花或根葉爲末。每服三錢，温酒下。服畢，解髮不住手梳，口噙冷水，温則吐去，再噙再梳，至二十口乃止。如此四十九日絶根。百無所忌。〇方賢《奇效方》②。通身風痒。凌霄花爲末，酒服一錢。《醫學正傳》③。大風癘疾。《潔古家珍》④用凌霄花五錢，地龍焙、僵蠶炒、全蠍炒，各七個，爲末。每服二錢，温酒下。先以藥湯浴過，服此出臭汗爲效。〇《儒門事親》⑤加蟬蜕，五品各九個，作一服。鼻上酒皶。王璆《百一選方》⑥用凌霄花、山巵子等分，爲末。每茶服二錢，日二服，數日除根。臨川 曾子仁用之有效。〇《楊氏家藏方》⑦用凌霄花半兩，硫黄一兩，胡桃四個，膩粉一錢，研膏，生絹包揩。走皮趨瘡。滿頰滿頂，浸淫濕爛，延及兩耳，痒而出水，發歇不定，田野名悲羊瘡。用凌霄花并葉煎湯，日日洗之。楊仁齋《直指方》⑧。婦人陰瘡。紫葳爲末，用鯉魚腦或膽調搽。《摘玄方》⑨。耳卒聾閉。凌霄葉，杵取自然汁，滴之。《斗門方》⑩。女經不行：凌霄花爲末，每服二錢，食前温酒下。《徐氏胎産方》⑪。

---

① 普濟方：**《普濟方》卷 365“唇瘡等疾”** 治小兒百日内，無故唇口青，不思飲乳。大藍（採取陰乾）、凌霄、牙硝、蜀大黄（各一分），右爲散，以羊髓爲丸，將一丸研碎灌之，便可吃乳。熱者可服，而寒者難用也。昔人休官去後，曾遊湖湘三江，長憶雲水，修合此方，特行救懸危者千餘人，皆表功效殊妙。

② 奇效方：**《奇效良方》卷 3“治癎疾”** 右用凌霄花爲末，每服三錢，空心用温酒調下。每服藥時，解開頭髮，用木梳不住手梳，以冷水一大碗在側，含水口中，温即换，以一碗水盡，則住梳。如此法服四十九日，永絶根本，不以受病淺深皆愈，百無所忌。

③ 醫學正傳：**《醫學正傳》卷 6“瘡瘍”** 又方，治通身癢：用凌霄花爲末，酒調服一錢。

④ 潔古家珍：**《潔古家珍》“癘風論”** 凌霄散：治癘風。蟬殼、地龍（炒）、白殭蠶、全蝎（各柒個）、凌霄花（半兩），右爲極細末，每服二錢，酒調下，於浴室内常在湯中，住一時許，服藥效。

⑤ 儒門事親：**《儒門事親》卷 15“諸風疾症第十四”** 五九散：治癩。地龍去土、蟬殼、白僵蠶 凌霄、全蠍（以上各等九個），右同爲末。只作一服，熱酒調下。浴室中汗出粘臭氣爲效。

⑥ 百一選方：**《百一選方》卷 9“第十二門”** 治酒瘡鼻。臨川曾景仁嘗苦此疾，一日得此方於都下異人，不三次遂去根本。趙太叔親服見效，但藥差寒，須量虚實。凌霄花、山梔子，右等分，爲細末，每服二錢，食後茶調下，日進二服。

⑦ 楊氏家藏方：**《楊氏家藏方》卷 2“頭面風方四十四道”** 紫葳散：治肺有風熱，鼻生皻皰。凌霄花（半兩，取末）、硫黄（一兩，别研）、膩粉（一錢重）、胡桃（四枚，去殼），右件先將前三味和匀，後入胡桃肉同研如膏子，用生絹蘸藥，頻頻揩之。

⑧ 直指方：**《直指方》卷 24“諸瘡方論”** ……或滿頰滿項發如豆梅，癢而多汁，延蔓兩耳，内外濕爛，如浸淫瘡之狀，曰走皮瘑瘡，田野呼爲悲羊瘡。以上數種，名目不同，治各有方，條列於後。/又瘑瘡發歇不止：凌霄藤並葉煎湯温洗。凌霄旁松柏榠生，數次洗，效。

⑨ 摘玄方：（**按**：查《丹溪摘玄》無此方，未能溯得其源。）

⑩ 斗門方：**《證類》卷 13“紫葳”** 《斗門方》：治暴耳聾。凌霄葉，爛杵自然汁，灌耳内，差。

⑪ 徐氏胎産方：**《急救仙方》卷 3“婦女雜病品”** 催經散：治婦人經脉不行。凌霄花不以多少，搗羅爲末，右每服二錢，温酒調下，食前服。

營實 墻蘼音眉○《本經》①上品

【釋名】薔薇《别録》②、山棘《别録》③、牛棘《本經》、牛勒《别録》、刺花《綱目》。【時珍曰】此草蔓柔靡,依墻援而生,故名墻蘼。其莖多棘刺勒人,牛喜食之,故有山刺、牛勒諸名。其子成簇而生,如營星然,故謂之營實。

【集解】【《别録》④曰】營實生零陵川谷及蜀郡。八月、九月采,陰乾。【弘景⑤曰】營實即薔薇子也,以白花者爲良。莖葉可煮作飲,其根亦可煮釀酒。【保昇⑥曰】所在有之。蔓生,莖間多刺。其花有百葉,八出六出,或赤或白。子若杜棠子。【時珍曰】薔薇野生林塹間。春抽嫩蕻,小兒掐去皮刺食之。既長則成叢似蔓,而莖硬多刺。小葉尖薄有細齒。四五月開花,四出,黄心,有白色、粉紅二者。結子成簇,生青熟紅。其核有白毛,如金櫻子核,八月采之。根采無時。人家栽玩者,莖粗葉大,延長數丈。花亦厚大,有白、黄、紅、紫數色。花最大者名佛見笑,小者名木香,皆香艷可人,不入藥用。南番有薔薇露,云是此花之露水,香馥異常。

營實【氣味】酸,温,無毒。【别録⑦曰】微寒。【主治】癰疽惡瘡,結肉跌筋,敗瘡熱氣,陰蝕不瘳,利關節。《本經》⑧。久服輕身益氣。《别録》⑨。治上焦有熱,好瞑。時珍。

【附方】新一。眼熱昏暗。營實、枸杞子、地膚子各二兩,爲末。每服三錢,温酒下。《聖惠方》⑩。

根。【氣味】苦,濇,冷,無毒。【主治】止洩痢腹痛,五臟客熱,除邪逆氣,疽癩諸惡瘡,金瘡傷撻,生肉復肌。《别録》⑪。治熱毒風,除邪氣,止赤白

---

① 本經:**《本經》《别録》見《證類》卷7"營實"** 味酸,温、微寒,無毒。主癰疽惡瘡,結肉跌筋,敗瘡熱氣,陰蝕不瘳,利關節。久服輕身益氣。根止洩痢腹痛,五藏客熱,除邪逆氣,疽癩,諸惡瘡,金瘡傷撻,生肉復肌。一名牆薇,一名牆麻,一名牛棘,一名牛勒,一名薔蘼,一名山棘。生零陵川谷及蜀郡。八月、九月採,陰乾。

② 别録:見上注①白字。(**按**:誤注出處,實出《本經》。"釋名"項下"本經"同此。)

③ 别録:見上注。(**按**:"釋名"項下"别録"同此。)

④ 别録:見上注。

⑤ 弘景:**《集注》見《證類》卷7"營實"** 陶隱居云:營實即是牆薇子,以白花者爲良。根亦可煮釀酒,莖、葉亦可煮作飲。

⑥ 保昇:**《蜀本草》見《證類》卷7"營實"** 《蜀本》:《圖經》云:即薔薇也。莖間多刺,蔓生,子若杜棠子,其花有百葉,八出、六出,或赤或白者,今所在有之。

⑦ 别録:見本頁注①。

⑧ 本經:見本頁注①白字。

⑨ 别録:見本頁注①。

⑩ 聖惠方:**《聖惠方》卷33"治眼昏暗諸方"** 治眼熱目暗,明目……又方:地膚子、枸杞子、營實(已上各二兩),右件藥擣細羅爲散,每服不計時候以温酒調下二錢。

⑪ 别録:見本頁注①。

痢，腸風瀉血，通結血，治牙齒痛，小兒疳蟲肚痛，癰疽疥癬。大明①。頭瘡白禿。甄權②。除風熱濕熱，縮小便，止消渴。時珍。

【發明】【時珍曰】營實、薔薇根，能入陽明經，除風熱濕熱，生肌殺蟲，故癰疽瘡癬古方常用，而泄痢、消渴、遺尿、好瞑，亦皆陽明病也。

【附方】舊七，新五。消渴尿多。薔薇根一把，水煎，日服之。《千金方》③。小便失禁。薔薇根煮汁飲，或爲末酒服。野生白花者更良。《聖惠方》④。少小尿床。薔薇根五錢，煎酒夜飲。《外臺秘要》⑤。小兒疳痢頻數。用生薔薇根洗切，煎濃汁，細飲，以愈爲度。《千金方》⑥。尸咽痛痒，語聲不出。薔薇根皮、射干各一兩，甘草炙半兩，每服二錢，水煎服之。《普濟方》⑦。口舌糜爛。薔薇根，避風打去土，煮濃汁，温含冷吐。冬用根皮，夏用枝葉。口瘡日久，延及胸中生瘡，三年已上不瘥者皆效。《千金方》⑧。小兒月蝕。薔薇根四兩，地榆二錢，爲末。先以鹽湯洗過，傅之。《全幼心鑑》⑨。癰腫癤毒，潰爛疼痛。用薔薇皮更炙熨之。《千金方》⑩。筋骨毒痛。因患楊梅瘡服輕粉毒藥成者。野薔薇根白皮洗三斤，水酒十斤，煮一炷香。每日任飲，以愈爲度。○鄧筆峰《雜興方》⑪用刺薔薇根三錢，五加皮、木瓜、當歸、伏苓各二錢。以酒二盞，煎一盞，日服一次。金瘡腫痛。薔薇根燒灰，每白湯服方寸匕，一日三服。《抱朴子》⑫。箭刺

---

① 大明：**《日華子》見《證類》卷7"營實"** ……治熱毒風，癰疽惡瘡，牙齒痛，治邪氣，通血經，止赤白痢，腸風瀉血，惡瘡疥癬，小兒疳蟲肚痛。野白者用良。

② 甄權：**《藥性論》見《證類》卷7"營實"** 薔薇，使，味苦。子，治頭瘡白禿，主五藏客熱。

③ 千金方：**《千金方》卷21"消渴第一"** 治渴小便利，復非淋方……又方：薔薇根水煎服之佳。

④ 聖惠方：**《千金方》卷21"消渴第一"** 治渴小便利，復非淋者方……又方：取薔薇根，水煎服之，佳。（《肘後》以治睡中遺尿。）（**按**：《聖惠方》卷58"治小便不禁"一方多"鵲巢中草灰"調服。）

⑤ 外臺秘要：**《外臺》卷11"睡中尿床不自覺方六首"** 《肘後》療少小睡中遺尿不自覺方……又方：薔薇根隨多少，剉擣，以酒飲之。

⑥ 千金方：**《證類》卷七"營實"** 《千金方》……又方：治小兒疳痢，行數暴多。生薔薇根洗浄切，以適多少濃煎汁，稍稍飲之差。（**按**：今本《千金方》無此方。）

⑦ 普濟方：**《普濟方》卷62"尸咽喉"** 治尸咽喉癢痛。射干（一兩）、薔薇根皮（一兩）、甘草（半兩，炙微赤，剉），右爲散，每服三錢，水一中盞，煎至六分，去滓，不計時候温服。

⑧ 千金方：**《千金方》卷6"口病第三"** 治口中瘡久不瘥，入胸中並生瘡，三年以上不瘥者方：濃煎薔薇根汁，含之，又稍稍咽之，日三夜一。冬用根，夏用莖葉。

⑨ 全幼心鑑：**《全幼心鑑》卷2"月蝕瘡"** 薔薇散：治嬰孩小兒月蝕瘡。薔薇根（四錢）、地榆皮（二錢）、輕粉（半錢），右爲極細末，先用鹽湯洗過，後傅。

⑩ 千金方：**《證類》卷七"營實"** 《千金方》……又方：諸癰腫發背及癰癤已潰爛，疼痛。薔薇殼更炙熨之，即愈。（**按**：今本《千金方》無此方。）

⑪ 雜興方：（**按**：書佚，無可溯源。）

⑫ 抱朴子：**《證類》卷7"營實"** 葛洪治金創方：用薔薇灰末一方寸匕，日三服之。

入肉，膿囊不出。以薔薇根末摻之服。鼠撲十日即穿皮出也。《外臺秘要》①。骨哽不出。薔薇根末，水服方匕，日三。同上②。

葉。【主治】下疳瘡。焙研，洗傅之。黄花者更良。《攝生方》③。

月季花《綱目》

【釋名】月月紅見下、勝春、瘦客、鬭雪紅。

【集解】【時珍曰】處處人家多栽插之，亦薔薇類也。青莖長蔓硬刺，葉小於薔薇而花深紅，千葉厚瓣，逐月開放，不結子也。

【氣味】甘，温，無毒。【主治】活血，消腫，傅毒。時珍。

【附方】新一。瘰癧未破。用月季花頭二錢，沉香五錢，芫花炒三錢，碎剉，入大鯽魚腹中，就以魚腸封固，酒、水各一盞，煮熟食之，即愈。魚須安糞水内遊死者方效。此是家傳方，活人多矣。談埜翁《試驗方》④。

栝樓《本經》⑤中品【校正】併入《圖經⑥·天花粉》。

【釋名】果蠃音裸、瓜蔞《綱目》、天瓜《别録》⑦、黄瓜《别録》、地樓《本經》⑧、澤姑《别録》。根名白藥《圖經》⑨、天花粉《圖經》⑩、瑞雪。【時珍曰】蠃與蓏同。許慎云：木上曰果，地下曰蓏。此物蔓生附木，故得兼名。《詩》⑪云"果蠃之實，亦施于宇"，是矣。栝樓即果蠃

---

① 外臺秘要：**《外臺》卷8"諸骨哽方三十五首"** 又療哽及刺不出方：服薔薇灰末方寸匕，日三。亦療折箭刺入，膿囊不出，堅燥及鼠撲，服之十日，哽刺皆穿皮出效。

② 同上：見上注。

③ 攝生方：**《攝生衆妙方》卷8"諸瘡門"** 治下疳瘡……又方：用黄薔薇葉不拘多少，焙乾，爲極細末，洗浄敷上。

④ 試驗方：（**按**：未見原書，待考。）

⑤ 本經：**《本經》《别録》（《藥對》）見《證類》卷8"栝樓根"** 味苦，寒，無毒。主消渴，身熱煩滿，大熱，補虚安中，續絶傷，除腸胃中痼熱，八疸，身面黄，唇乾口燥，短氣，通月水，止小便利。一名地樓，一名果蠃，一名天瓜，一名澤姑。/實名黄瓜，主胸痺，悦澤人面。/莖、葉療中熱傷暑。生洪農川谷及山陰地，入土深者良，生鹵地者有毒。二月、八月採根，曝乾，三十日成。（枸杞爲之使。惡乾薑。畏牛膝、乾漆。反烏頭。）

⑥ 圖經：**《圖經》見《證類》卷30"外草類·天花粉"** 生明州。味苦，寒，無毒。主消渴，身熱煩滿，大熱，補氣安中，續絶傷，除腸中固熱，八疸身面黄，唇乾口燥，短氣，通月水，止小便利。十一月、十二月採根用。

⑦ 别録：見本頁注⑤。（**按**："釋名"項下"别録"皆同此。）

⑧ 本經：見本頁注⑤白字。

⑨ 圖經：**《圖經》見《證類》卷8"栝樓"** ……根亦名白藥，皮黄肉白……

⑩ 圖經：見本頁注⑥。

⑪ 詩：**《詩·豳风·東山》** ……果蠃之實，亦施于宇……

二字音轉也，亦作菰蓏，後人又轉爲瓜蔞，愈轉愈失其真矣。古者瓜、姑同音，故有澤姑之名。齊人謂之天瓜，象形也。雷斅《炮炙論》"以圓者爲栝，長者爲樓"，亦出牽强，但分雌雄可也。其根作粉，潔白如雪，故謂之天花粉。蘇頌《圖經》重出天花粉，謬矣。今削之。

【集解】【《别録》①曰】栝樓生弘農川谷及山陰地。根入土深者良。生鹵地者有毒。二月、八月采根，曝乾，三十日成。【弘景②曰】出近道。藤生，狀如土瓜而葉有叉。入土六七尺，大二三圍者，服食亦用之。實入摩膏用。【恭③曰】出陝州者白實，最佳。【頌④曰】所在有之。三四月生苗引藤蔓。葉如甜瓜葉而窄，作叉，有細毛。七月開花，似壺蘆花，淺黄色。結實在花下，大如拳，生青，至九月熟，赤黄色。其形有正圓者，有鋭而長者，功用皆同。根亦名白藥，皮黄肉白。【時珍曰】其根直下生，年久者長數尺。秋後掘者結實有粉，夏月掘者有筋無粉，不堪用。其實圓長，青時如瓜，黄時如熟柿，山家小兒亦食之。内有扁子，大如絲瓜子，殼色褐，仁色緑，多脂，作青氣。炒乾搗爛，水熬取油，可點燈。

實。【修治】【斅⑤曰】凡使皮、子、莖、根，其效各别。其栝圓黄皮厚蒂小，樓則形長赤皮蒂粗。陰人服樓，陽人服栝，並去殼皮革膜及油。用根亦取大二三圍者，去皮搗爛，以水澄粉用。【時珍曰】栝樓古方全用，後世乃分子瓤各用。

【氣味】苦，寒，無毒。【時珍曰】味甘，不苦。【主治】胸痺，悦澤人面。《别録》⑥。潤肺燥，降火，治欬嗽，滌痰結，利咽喉，止消渴，利大腸，消癰腫瘡毒。時珍。子：炒用，補虚勞口乾，潤心肺，治吐血，腸風瀉血，赤白痢，手面皺。大明⑦。

【發明】【震亨⑧曰】栝樓實治胸痺者，以其味甘性潤。甘能補肺，潤能降氣。胸中有痰者，

---

① 别録：見1485頁注⑤。

② 弘景：**《集注》見《證類》卷8"栝樓"** 陶隱居云：出近道，藤生，狀如土瓜而葉有叉……其實，今以雜作手膏用。根入土六七尺，大二三圍者，服食亦用之。

③ 恭：**《唐本草》見《證類》卷8"栝樓"** ……今出陝州者，白實最佳。

④ 頌：**《圖經》見《證類》卷8"栝樓"** 栝樓，生洪農山谷及山陰地，今所在有之。實名黄瓜，《詩》所謂"果蓏之實"是也。根亦名白藥，皮黄肉白。三、四月内生苗，引藤蔓。葉如甜瓜葉，作叉，有細毛。七月開花，似葫蘆花，淺黄色。實在花下，大如拳，生青，至九月熟，赤黄色。二月、八月採根，刮去皮，曝乾，三十日成。其實有正圓者，有鋭而長者，功用皆同。其根惟歲久入土深者佳，鹵地生者有毒……

⑤ 斅：**《炮炙論》見《證類》卷8"栝樓"** 雷公云：栝樓，凡使皮、子、莖、根，效各别。其栝并樓樣全别。若栝，自圓，黄皮厚，蒂小。若樓，唯形長，赤皮蒂粗，是陰人服。若修事，去上殼皮革膜并油了。使根，待構二三圍，去皮細搗作煎攪取汁，冷飲任用也。

⑥ 别録：見1485頁注⑤。

⑦ 大明：**《日華子》見《證類》卷8"栝樓"** 栝樓子，味苦，冷，無毒。補虚勞，口乾，潤心肺，療手面皺，吐血，腸風瀉血，赤白痢，並炒用……

⑧ 震亨：**《衍義補遺·栝蔞實》** 屬土而有水。《本草》言治胸痹，以味甘性潤，甘能補肺，潤能降氣。胸有痰者，以肺受逼，失降下之令，今得甘緩潤下之助，則痰自降，宜其爲治嗽之要藥也。又云：洗滌胸膈中垢膩，治消渴之細藥也……

乃肺受火逼，失其降下之令。今得甘緩潤下之助則痰自降，宜其爲治嗽之要藥也。且又能洗滌胸膈中垢膩鬱熱，爲治消渴之神藥。【時珍曰】張仲景治胸痺痛引心背，欬唾喘息，及結胸滿痛，皆用栝樓實。乃取其甘寒不犯胃氣，能降上焦之火，使痰氣下降也。成無己不知此意，乃云苦寒以瀉熱。蓋不嘗其味原不苦，而隨文傅會爾。

【附方】舊十二，新二十八。**痰欬不止**。瓜蔞仁一兩，文蛤七分爲末，以薑汁澄濃脚丸彈子大，噙之。《摘玄方》①。**乾欬無痰**。熟瓜蔞搗爛絞汁，入蜜等分，加白礬一錢，熬膏。頻含嚥汁。楊起《簡便方》②。**欬嗽有痰**。熟瓜蔞十個，明礬二兩，搗和餅陰乾，研末，糊丸梧子大。每薑湯下五七十丸。《醫方摘要》③。**痰喘氣急**。菰薽二個，明礬一棗大，同燒存性研末。以熟蘿蔔蘸食，藥盡病除。《普濟方》④。**熱欬不止**。用濃茶湯一鍾，蜜一鍾，大熟瓜蔞一個去皮，將瓤入茶蜜湯洗去子，以盌盛于飯上蒸，至飯熟取出。時時挑三四匙嚥之。《摘玄方》⑤。**肺熱痰欬**，胸膈塞滿。用瓜蔞仁，半夏湯泡七次焙研，各一兩，薑汁打麪糊丸梧子大。每服五十丸，食後薑湯下。嚴用和《濟生方》⑥。**肺痿欬血**不止。用栝樓五十個連瓤瓦焙，烏梅肉五十個焙，杏仁去皮尖炒二十一個，爲末。每用一捻，以豬肺一片切薄，摻末入内炙熟，冷嚼嚥之，日二服。《聖濟録》⑦。**酒痰欬嗽**。用此救肺。瓜蔞仁、青黛等分，研末，薑汁、蜜丸芡子大。每噙一丸。《丹溪心法》⑧。**飲酒發熱**。即上方研膏，日食數匙。一男子年二十病此，服之而愈。《摘玄方》⑨。**飲酒痰澼**。兩脅脹滿，時復嘔吐，腹中如水聲。栝樓實去殼焙一兩，神麴炒半兩，爲末。每服二錢，葱白湯

---

① 摘玄方：**《丹溪摘玄》卷 7“咳嗽門”** 止嗽：瓜蔞仁一兩　文蛤七分，右末之，生薑汁澄（膿）〔濃〕脚，就丸如彈大，噙之。

② 簡便方：**《奇效單方》卷下“十四咳嗽”** 治無痰乾咳，用瓜蔞子穰搗，布絞汁，用蜜等分，加白礬一錢，熬成膏，頻服。

③ 醫方摘要：**《醫方摘要》卷 3“咳嗽”** 一方，治咳嗽屢驗者。用熟瓜蔞五七個，明礬二兩，共搗如泥，懸吊陰乾，爲末，蜜丸梧桐子大，每服五七十丸，食遠淡薑湯下。

④ 普濟方：**《普濟方》卷 163“喘門”** 栝蔞散：治喘。右用栝蔞二個，入明礬一塊如棗子大，入栝蔞内燒煅存性，爲末，將蘿蔔爛煮，蘸藥末服之。汁過口，藥盡病除。

⑤ 摘玄方：（**按**：查《丹溪摘玄》無此方，未能溯得其源。）

⑥ 濟生方：**《濟生方》“咳嗽痰飲門・咳嗽論治”** 半夏丸：治肺藏蘊熱痰嗽，胸膈塞滿。栝蔞子（去殼，别研）、半夏（湯泡七次，焙，取末），各一兩，右件和匀，生薑自然汁打麵糊爲丸，如梧桐子大，每服五十丸，食後用薑湯送下。

⑦ 聖濟録：**《普濟方》卷 27“肺痿”** 炙肝散，治咳嗽血不止：瓜蔞（不去皮，用瓤，瓦上焙乾）、烏梅（大者，五個，去核，同煎藥焙）、杏仁（二十枚，去皮尖，熬炒，别研），右爲末，每一撚，豬肝一片切開，入藥在肝内，火上炙熟，放冷，嚼津液吞下，食後及臨夜服。（**按**：《聖濟總録》無此方，另溯其源。）

⑧ 丹溪心法：**《丹溪心法》卷 2“痰十三”** 治酒痰：青黛、栝蔞，右爲末，薑蜜丸，噙化。救肺。

⑨ 摘玄方：**《丹溪摘玄》卷 15“發熱門”** ……一男子二十三歲，因酒肉發熱，用青黛、瓜蔞仁，入薑汁，每以七桃，入口數口，三月而愈。

下。《聖惠方》①。**小兒痰喘**，欬嗽，膈熱久不瘥。瓜蔞實一枚，去子爲末，以寒食麪和作餅子，炙黄再研末。每服一錢，温水化下，日三服，效乃止。劉河間《宣明方》②。**婦人夜熱**，痰嗽，月經不調，形瘦者。用瓜蔞仁一兩，青黛、香附童尿浸晒一兩五錢，爲末。蜜調，噙化之。《丹溪心法》③。**胸痺痰嗽**，胸痛徹背，心腹痞滿，氣不得通，及治痰嗽。大瓜蔞去瓤取子炒熟，和殼研末，麪糊丸梧子大。每米飲下二三十丸，日二服。《杜壬方》④。**胸中痺痛**引背，喘息欬唾，短氣，寸脉沉遲，關上緊數。用大栝樓實一枚切，薤白半斤，以白酒七斤，煮二升，分再服。加半夏四兩更善。仲景《金匱方》⑤。**清痰利膈**，治欬嗽。用肥大栝樓洗取子切焙，半夏四十九個湯洗十次搥焙，等分爲末，用洗栝樓水并瓤同熬成膏，和丸梧子大。每薑湯下三五十丸，良。楊文蔚⑥方。**中風喎斜**。用瓜蔞絞汁，和大麥麪作餅，炙熱熨之。正便止，勿令太過。○《聖惠方》⑦。**熱病頭痛**，發熱進退。用大栝樓一枚，取瓤細剉，置瓷盌中，用熱湯一盞沃之，蓋定良久，去滓服。《聖惠方》⑧。**時疾發黄**，狂悶煩熱，不識人者。大瓜蔞實黄者一枚，以新汲水九合浸淘取汁，入蜜半合，朴消八分，合攪令消盡。分再服，便瘥。蘇頌《圖經本草》⑨。**小兒黄疸**，眼黄脾熱。用青瓜蔞焙研。每服一錢，水半盞，煎七分，卧時服。五更瀉下黄物，立可。名逐黄散。《普濟方》⑩。**酒黄疸疾**。方同上。**小便不通**，腹脹。用瓜蔞焙研。每服二錢，熱酒下。頻服，以通爲度。紹興 刘驻云：魏

---

① 聖惠方：**《聖惠方》卷49“治酒癖諸方”**　治酒癖，痰吐不止，兩脅脹痛，氣喘上奔，不下食飲……又方：菰瓤瓤（一兩）、神麴末（半兩，微炒），右件藥搗細羅爲散，每服以葱白酒調下二錢。

② 宣明方：**《宣明論方》卷9“痰飲總論”**　潤肺散：治小兒膈熱，咳嗽痰喘甚者，久不瘥者。栝蔞實（一枚，去子用），右爲末，以寒食麵和爲餅子，炙黄，爲末，每服一錢，温水化乳糖下，日三服，效乃止。

③ 丹溪心法：**《丹溪心法》卷2“咳嗽十六”**　治婦人形瘦，有時夜熱痰嗽，月經不調。青黛、栝蔞仁、香附（童便浸，曬乾），右爲末，薑蜜調，噙化。

④ 杜壬方：**《證類》卷8“栝樓”**　杜壬：治胸膈痛徹背，心腹痞滿，氣不得通及治痰嗽。大栝樓去穰取子熟炒，别研和子皮，麵糊爲丸，如梧桐子大，米飲下十五丸。

⑤ 金匱方：**《金匱·胸痹心痛短氣病脉證治》**　胸痹之病，喘息咳唾，胸背痛，短氣，寸口脉沉而遲，關上小緊數，栝蔞薤白白酒湯主之。栝蔞薤白白酒湯方：栝蔞實（一枚，搗）、薤白（半斤）、白酒（七升），右三味同煮取二升，分温再服。

⑥ 楊文蔚：**《證類》卷8“栝樓”**　楊文蔚：治痰嗽，利胸膈方：栝樓肥實大者，割開，子浄洗，搥破括皮，細切焙乾，半夏四十九箇，湯洗十遍，搥破焙乾，搗羅爲末，用洗栝樓熟水并瓤同熬成膏，研細爲丸如梧子大，生薑湯下二十丸。

⑦ 聖惠方：**《聖惠方》卷19“治中風口面喎斜諸方”**　治中風口眼喎斜……又方：右以菰瓤絞取汁，和大麥面和作餅子，炙令熱，熨正便止，勿令太過。

⑧ 聖惠方：**《聖惠方》卷17“治熱病頭痛諸方”**　治熱病頭痛，發熱進退，方：菰瓤（一枚大者，取瓤），右件剉置瓷碗中，用熱酒一盞沃之，蓋之良久，去滓，不計時候頓服，未效再服。

⑨ 圖經本草：**《圖經》見《證類》卷8“栝樓”**　……又療時疾發黄，心狂煩熱，悶不認人者。取大實一枚黄者，以新汲水九合，浸淘取汁，下蜜半大合，朴消八分，合攪令消盡，分再服，便差。

⑩ 普濟方：**《普濟方》卷386“黄疸病”**　逐黄散：治小兒黄疸，脾熱眼黄。右以栝蔞青者，焙爲末，每服一錢，水一盞，煎七分，去滓，臨卧服，立效，五更初瀉下黄立可。治酒黄極妙。

明州病此，御醫用此方治之，得效。《聖惠方》①。**消渴煩亂**。黄栝樓一個，酒一盞，洗去皮子，取瓤煎成膏，入白礬末一兩，丸梧子大。每米飲下十丸。《聖惠方》②。**燥渴腸秘**。九月、十月熟菰瓤實，取瓤拌乾葛粉，銀石器中慢火炒熟，爲末。食後、夜卧各以沸湯點服二錢。寇宗奭《衍義》③。**吐血不止**。栝樓泥固煅存性研三錢，糯米飲服，日再服。《聖濟録》④。**腸風下血**。栝樓一個燒灰，赤小豆半兩，爲末。每空心酒服一錢。《普濟方》⑤。**久痢五色**。大熟瓜蔞一個，煅存性，出火毒，爲末，作一服，温酒服之。胡大卿一僕患痢半年，杭州一道人傳此而愈。《本事方》⑥。**大腸脱肛**。生栝樓擣汁，温服之。以猪肉汁洗手挼之令暖，自入。葛洪《肘後方》⑦。**小兒脱肛**。唇白齒焦，久則兩頰光，眉赤唇焦，啼哭。黄瓜蔞一個，入白礬五錢在内，固濟煅存性，爲末，糊丸梧子大。每米飲下二十丸。《摘玄方》⑧。**牙齒疼痛**。瓜蔞皮、露蜂房燒灰擦牙，以烏桕根、荆柴根、葱根煎湯嗽之。《危氏得效方》⑨。**咽喉腫痛**，語聲不出。經進方用栝樓皮、白殭蠶炒、甘草炒各二錢半，爲末。每服三錢半，薑湯下。或以綿裹半錢，含嚥。一日二服。名發聲散。《御藥院方》⑩。**堅齒烏鬚**。大栝樓一個，開頂，入青鹽二兩、杏仁去皮尖三七粒，原頂合扎定，蚯蚓泥和鹽固濟，炭火煅存性，研末。每日揩牙三次，令熱，百日有驗。如先有白鬚，拔去以藥投之，即生黑

---

① 聖惠方：**《百一選方》卷6"第八門"** 治腹脹，小便不通。苽蔞不拘多少，焙乾，碾爲細末，每服三錢重，熱酒調下。不能飲者，以米飲調下。頻進數服，以通爲度。紹興劉駐泊汝翼云：魏邸知明州時，宅庫之妻患此疾垂殆，隨行御醫某人治此藥，令服遂愈。（**按**：《聖惠方》無此方，另溯其源。）

② 聖惠方：**《聖惠方》卷52"治痟渴諸方"** 治痟渴熱，或心神煩亂……又方：黄肥菰瓤一顆，以酒一中盞，洗取瓤，去皮子，煎成膏，入白礬末一兩，和圓如梧桐子大，每服不計時候以粥飲下十圓。

③ 衍義：**《衍義》卷9"栝樓實"** 九月、十月間取穰，以乾葛粉拌，焙乾，銀石器中熳火炒熟爲末，食後、夜卧，以沸湯點一二錢服，治肺燥、熱渴、大腸秘。

④ 聖濟録：**《聖濟總録》卷68"吐血"** 治吐血，黑神散方：栝樓（取端正者，紙筋和泥通裹，於頂間留一眼子，煅存性，地坑内合一宿），右一味去泥，擣羅爲散，每服三錢匕，糯米飲調下，再服止。

⑤ 普濟方：**《普濟方》卷38"臟毒下血"** 治腸風下血：栝蔞（一個，燒爲末）、赤小豆（各半兩），右爲末，空心酒調服一錢。

⑥ 本事方：**《朱氏集驗方》卷6"治痢諸方"** 瓜蔞散：治五色痢疾，久不愈者。瓜蔞（一個，黄色者以炭火煅存性，用碗蓋定，地下一宿出去火毒），右研爲什麽細末，作一服，用温酒調服。胡大卿有一僕，患痢半年，至杭州遇一道人傳此方而愈。（**按**：《本事方》《本事方後集》均無此方，另溯其源。）

⑦ 肘後方：**《外臺》卷26"腸肛俱出方二首"** 《肘後》療若腸隨肛出，轉廣不可入一尺來者方：擣生栝樓，取汁温服之。以豬肉汁洗手，隨抑按自得入，效。（**按**：《肘後方》無此方，誤注出處。）

⑧ 摘玄方：**《丹溪摘玄》卷5"脱肛門"** 瓜蔞丸：治初病脱肛，鼻梁青脉，唇白，齒根焦黄，久病兩頰光，唇赤唇焦，多啼哭。黄瓜蔞（一個）、明白礬（五錢），右以白礬入瓜蔞内，濟火煅，末之，米糊丸，每三十丸，米飲下。

⑨ 危氏得效方：**《得效方》卷17"齒病"** 已驗方：治牙疼：露蜂房、栝蔞皮，右等分，燒灰，去火毒，擦牙。或以烏桕根、韭菜根、荆柴根、葱根四味煎湯，温漱。

⑩ 御藥院方：**《御藥院方》卷9"治咽喉口齒門"** 發聲散：治咽喉語聲不出。栝蔞皮（細剉，慢火炒赤黄）、白僵蠶（去頭，微炒黄）、甘草（剉，炒黄色，各等分），右爲極細末，每服一二錢，用温酒調下，或濃生薑湯調服，更用半錢。綿裹噙化咽津亦得，並不計時候，日三兩服。

者。其治口齒之功,未易具陳。《普濟方》①。**面黑令白**。栝樓瓤三兩,杏仁一兩,猪胰一具,同研如膏。每夜塗之,令人光潤,冬月不皴。《聖濟録》②。**胞衣不下**。栝樓實一箇,取子細研,以酒與童子小便各半琖,煎七分,温服。無實,用根亦可。陳良甫《婦人良方》③。**乳汁不下**。瓜蔞子淘洗,控乾炒香,瓦上搶令白色,爲末,酒服一錢匕,合面卧一夜,流出。○姚僧坦《集驗方》④。**乳癰初發**。大熟栝樓一枚熟搗,以白酒一斗,煮取四升,去滓温服一升,日三服。《子母秘録》⑤。**諸癰發背**,初起微赤。栝樓搗末,井華水服方寸匕。《梅師方》⑥。**便毒初發**。黄瓜蔞一個,黄連五錢,水煎,連服效。李仲南《永類方》⑦。**風瘡疥癩**。生栝樓一二個打碎,酒浸一日夜。熱飲。臞仙《乾坤秘韞》⑧。**熱遊丹腫**。栝樓子仁末二大兩,釅醋調塗。楊氏《産乳集驗方》⑨。**楊梅瘡痘**,小如指頂,遍身者。先服敗毒散,後用此解皮膚風熱,不過十服愈。用栝樓皮爲末,每服三錢,燒酒下,日三服。《集簡方》。

根。【修治】天花粉。【周(憲)〔定〕王⑩曰】秋冬采根,去皮寸切,水浸,逐日换水,四五

---

① 普濟方:**《普濟方》卷50“鬚髮黄白”** 栝蔞散:治鬚黄白揩牙。取栝蔞實一枚,開頂作蓋子,取瓤並子,用青鹽一兩,細研,杏仁去皮尖,三七粒,同栝蔞瓤並子納入栝蔞内,却將頂蓋蓋了,麻線系定,鹽泥固濟,炭火煅煙盡,去泥,取膏爲末,早夜揩牙。一方無青鹽。一方用濕紙兩三重包裹,次用蚯蚓泥並紙筋,一處搗爲筋泥,包裹於濕紙上,厚一指許,用酒圓匀,不破紙綻,于日中曬乾,用熱炭二斤,四邊上下煅之,火多則恐曝裂,徐徐添火,候泥球通紅,有青煙焰出即藥成,去火,掃淨地尺許,置泥球其上,以新瓦盆蓋,食頃,系去泥皮,取藥細研,晨起、日中、臨睡以指蘸藥擦牙,令極熱,即取效速。仍不輟用之,百日髭鬢可致如黑。先有白者摘去,以餘藥搽於鬢間,後來髮不生白矣。其治口齒之功,未易具陳。

② 聖濟録:**《聖惠方》卷40“令面光澤潔白諸方”** 手膏令手光潤,冬不粗皴,方:菰𤬏瓤二兩 杏人一兩,湯浸,去皮,右件藥同研如膏,以蜜令稀稠得所,每夜塗手。(**按**:《聖濟總録》無此方,另溯其源。此方時珍所引多“豬胰”一味,疑爲時珍自加。)

③ 婦人良方:**《婦人良方》卷18“胞衣不出方論第四”** 療胞衣不下:栝蔞實(一個,取子,研令細),右酒與童子小便各半盞,煎至七分,去滓温服。如無實,根亦得。

④ 集驗方:**《證類》卷8“栝樓”** 《集驗方》:下乳汁:栝樓子淘洗控乾,炒令香熟,瓦上令白色,爲末,酒調下一匕,合面卧少時。

⑤ 子母秘録:**《證類》卷8“栝樓”** 《子母秘録》:治乳腫痛:栝樓黄色老大者,一枚,熟搗,以白酒一斗煮取四升,去滓,温一升,日三服。若無大者,小者二枚,黄熟爲上。

⑥ 梅師方:**《證類》卷8“栝樓”** 《梅師方》:治諸癰背發,乳房初起微赤:搗栝樓作末,以井華水調方寸匕。

⑦ 永類方:**《永類鈐方》卷7“偏癰”** 又名瘡痃,挾癧生兩胯間,結核掣痛,風毒與腎邪相搏,破爲癰漏,余月不得安……又方:黄瓜蔞(一個)、黄連(五錢),水煎,連服效。

⑧ 乾坤秘韞:**《乾坤秘韞·諸瘡》** 治風瘡疥癩之類:用新瓜蔞一二個,打碎,浸好酒,於鍋内頓一晝,飲盡。

⑨ 産乳集驗方:**《證類》卷8“栝樓”** 楊氏産乳:治熱,遊丹赤腫。栝樓末二大兩,釅醋調塗之。

⑩ 周定王:**《救荒》卷上之後“瓜樓根”** 救饑:采根削皮至白處,寸切之,水浸,一日一次换水,浸經四五日,取出爛搗研,以絹袋盛之,澄濾令極細如粉。或將根曬乾,搗爲面,水浸澄濾二十餘遍,使極膩如粉。爲燒餅或作煎餅,切細面皆可食。采栝樓穰煮粥食極甘。取子炒乾,搗爛,用水熬油用亦可。(**按**:“秋冬采根”爲時珍自加。)

日取出，搗泥，以絹袋濾汁澄粉，晒乾用。

【氣味】苦，寒，無毒。【時珍曰】甘、微苦、酸，微寒。【之才①曰】枸杞爲之使。惡乾薑。畏牛膝、乾漆。反烏頭。【主治】消渴身熱，煩滿大熱，補虚安中，續絶傷。《本經》②。除腸胃中痼熱，八疸身面黄，脣乾口燥短氣，止小便利，通月水。《别録》③。治熱狂時疾，通小腸，消腫毒，乳癰發背，痔瘻瘡癤，排膿生肌長肉，消撲損瘀血。大明④。

【發明】【恭⑤曰】用根作粉，潔白美好，食之大宜虚熱人。【杲⑥曰】栝樓根純陰，解煩渴，行津液。心中枯涸者，非此不能除。與辛酸同用，導腫氣。【成無己⑦曰】津液不足則爲渴。栝樓根味苦微寒，潤枯燥而通行津液，是爲渴所宜也。【時珍曰】栝樓根味甘微苦酸。其莖葉味酸。酸能生津，感召之理，故能止渴潤枯。微苦降火，甘不傷胃。昔人只言其苦寒，似未深察。

【附方】舊十二，新十二。消渴飲水。《千金方》⑧作粉法：取大栝樓根去皮寸切，水浸五日，逐日易水，取出搗研，濾過澄粉，晒乾。每服方寸匕，水化下，日三服。亦可入粥及乳酪中食之。○《肘後方》⑨用栝樓根薄切炙，取五兩，水五升，煮四升，隨意飲之。○《外臺秘要》⑩用生栝樓根三十斤，以水一碩，煮取一斗半，去滓，以牛脂五合，煎至水盡。用暖酒先食服如雞子大，日三服，最妙。○《聖惠方》⑪用栝樓根、黄連三兩，爲末蜜丸梧子大。每服三十丸，日二。○又玉壺丸⑫：用

---

① 之才：古本《藥對》見1485頁注⑤括號中七情文。

② 本經：見1485頁注⑤白字。

③ 别録：見1485頁注⑤。

④ 大明：**《日華子》見《證類》卷8"栝樓"** ……又栝樓根，通小腸，排膿，消腫毒，生肌長肉，消撲損瘀血，治熱狂時疾，乳癰發背，痔瘻瘡癤。

⑤ 恭：**《唐本草》見《證類》卷8"栝樓"** 《唐本》注云：今用根作粉，大宜服石，虚熱人食之。作粉如作葛粉法，潔白美好……

⑥ 杲：**《湯液本草》卷4"栝蔞根"** ……《心》云：止渴，行津液。苦寒，與辛酸同用，導腫氣。/《珍》云：苦，純陰。若心中枯渴者，非此不能除。

⑦ 成無己：**《註解傷寒論》卷4"辨太陽病脉證并治法下第七"** 柴胡桂枝乾薑湯方：(《内經》曰……津液不足而爲渴，苦以堅之，栝樓之苦，以生津液。)

⑧ 千金方：**《千金方》卷21"消渴第一"** 栝樓粉治大渴秘方：深掘大栝樓根，厚削皮至白處止，以寸切之，水浸一日一夜，易水，經五日取出，爛搗碎，研之，以絹袋濾之，如出粉法，乾之，水服方寸匕，日三四。亦可作粉粥，乳酪中食之，不限多少，取瘥止。

⑨ 肘後方：**《證類》卷8"栝樓"** 《肘後方》……又方：消渴，小便多。栝樓薄切，炙取五兩，水五升，煮取四升，隨意飲之良。(**按**：今本《肘後方》無此方。)

⑩ 外臺秘要：**《外臺》卷11"渴利虚經脉澀成癰膿方一十一首"** 又消渴利方：生栝樓根三十斤，右一味切，以水一石，煮取一斗半，去滓，以牛脂五合，煎取水盡，以暖酒先食後服如雞子大，日三服。

⑪ 聖惠方：**《聖惠方》卷53"治熱渴諸方"** 治熱渴不止，心神煩燥……又方：黄連(去須)、菰瓞根(各等分)，右件藥搗羅爲末，以麥門冬去心煮熟爛研，和圓如梧桐子大，每於食後煎小麥湯下三十圓。

⑫ 玉壺丸：**《普濟方》卷179"痟渴飲水過度"** 玉壺丸，治痟渴，飲水無度：人參、栝蔞根(各等分)，右末煉蜜丸如梧桐子大，每服三十丸，麥門冬湯下。(**按**：《聖惠方》無此方，另溯其源。)

栝樓根、人參等分，爲末，蜜丸梧子大。每服三十丸，麥門冬湯下。**傷寒煩渴**引飲。栝樓根三兩，水五升，煮一升，分二服。先以淡竹瀝一斗，水二升，煮好銀二兩半，冷飲汁，然後服此。《外臺秘要》①。**百合病渴**。栝樓根、牡蠣熬等分，爲散。飲服方寸匕。《永類方》②。**黑疸危疾**。瓜蔞根一斤，搗汁六合，頓服。隨有黄水從小便出。如不出，再服。楊起《簡便方》③。**小兒發黄**。皮肉面目皆黄。用生栝樓根搗取汁二合，蜜二大匙和勻。暖服，日一服。《廣利方》④。**小兒熱病**，壯熱頭痛。用栝樓根末，乳汁調服半錢。《聖惠方》⑤。**虚熱欬嗽**。天花粉一兩，人參三錢，爲末。每服一錢，米湯下。《集簡方》。**偏疝痛極**。刼之立住。用綿袋包暖陰囊。取天花粉五錢，以醇酒一盌浸之，自卯至午，微煎滚，露一夜。次早低凳坐定，兩手按膝，飲下即愈，未效再一服。《本草蒙筌》⑥。**小兒囊腫**。天花粉一兩，炙甘草一錢半，水煎，入酒服。《全幼心鑑》⑦。**耳卒烘烘**。栝樓根削尖，以臘豬脂煎三沸，取塞耳，三日即愈。《肘後方》⑧。**耳聾未久**。栝樓根三十斤細切，以水煮汁，如常釀酒，久服甚良。《肘後方》⑨。**産後吹乳**，腫硬疼痛，輕則爲妬乳，重則爲乳癰。用栝樓根末一兩，乳香一錢，爲末。温酒每服二錢。李仲南《永類方》⑩。**乳汁不下**。

---

① 外臺秘要：**《外臺》卷2“傷寒煩渴方九首”**　范汪栝樓湯，主渴飲方：栝樓根内黄脉少者，三兩，右一味切，以水五升，煮取一升，分二服。先以青淡竹瀝一升，合水二升，煮好銀二兩，减半去銀，先與病人飲之訖，須臾後乃服栝樓湯。其銀汁須冷服。

② 永類方：**《永類鈐方》卷8“《南陽活人書》傷寒集要方”**　栝蔞牡蠣散：治百合病，渴不瘥。栝蔞根、牡蠣（熬，等分），右爲散，飲服方寸匕。

③ 簡便方：**《奇效單方》卷下“十八五疸”**　治黑疸，多死，宜速治，用：瓜蔞根一斤，搗絞汁六合，頓服，隨有黄水從小便出。如未再服。

④ 廣利方：**《證類》卷8“栝樓”**　《廣利方》：治小兒忽發黄，面目皮肉並黄，生栝樓根搗取汁二合，蜜一大匙，二味煖相和，分再服。

⑤ 聖惠方：**《聖惠方》卷84“治小兒熱病諸方”**　治小兒熱病煩渴方：右取菰𤬪根末，不計時候以乳汁調半錢，量兒大小加減服之。

⑥ 本草蒙筌：**《蒙筌》卷2“栝蔞實”**　又天花粉，即栝蔞根……仍治偏疝，酒浸微煎。如法服之，住痛如劫。（先以錦袋包暖陰囊，取天花粉五錢，以醇酒一碗，早晨漬至下午，微煎滚，於天空下露過一宿，次早低凳坐定，雙手按膝，飲下即愈。如未效，再服一劑。）

⑦ 全幼心鑑：**《全幼心鑑》卷4“陰囊痛”**　天花散：治嬰孩小兒外腎膚囊。天花粉（一兩）、甘草（炙，一錢半），右㕮咀，用水煎，入酒食前服。

⑧ 肘後方：**《肘後方》卷6“治卒耳聾諸病方第四十四”**　若卒得風，覺耳中恍恍者……又方：栝蔞根削令可入耳，以臘月豬脂煎三沸，出塞耳，每日作，三七日即愈。

⑨ 肘後方：**《證類》卷8“栝樓”**　《肘後方》……又方：治二三年聾耳方：栝樓根三十斤，細切之，以水煮，用釀酒如常法，久久服之，甚良。

⑩ 永類方：**《永類鈐方》卷19“産後乳汁或行或不行”**　瓜蔞散：治産後吹奶，腫硬疼痛，欲結癰，輕則爲吹奶，重則爲乳癰。乳香（一錢，研）、瓜蔞根（末，一兩），温酒調二錢。

栝樓根燒存性,研末,飲服方寸匕。或以五錢,酒水煎服。《楊氏産乳》①。**癰腫初起**。孟詵《食療》②用栝樓根苦酒熬燥。搗篩,以苦酒和,塗紙上,貼之。〇楊文蔚③方:用栝樓根、赤小豆等分,爲末,醋調塗之。**天泡濕瘡**。天花粉、滑石等分,爲末,水調搽之。《普濟方》④。**楊梅天泡**。天花粉、川芎藭各二兩,槐花一兩,爲末,米糊丸梧子大。每空心淡薑湯下七八十丸。《簡便方》⑤。**折傷腫痛**。栝樓根搗塗,重布裹之。熱除,痛即止。葛洪《肘後方》⑥。**箭鏃不出**。栝樓根搗傅之,日三易,自出。崔元亮《海上方》⑦。**鍼刺入肉**。方同上。**痘後目障**。天花粉、蛇蜕洗焙,等分,爲末。羊子肝批開,入藥在内,米泔水煮熟,切食。次女病此,服之旬餘而愈。周密《齊東野語》⑧。

莖、葉。【氣味】酸,寒,無毒。【主治】中熱傷暑。《别録》⑨。

王瓜《本經》⑩中品

【釋名】**土瓜**《本經》⑪、**鉤𧄍**郭璞⑫、**老鵶瓜**《圖經》⑬、**馬瓟瓜**瓟音雹、**赤雹子**《衍義》⑭、**野甜瓜**《綱目》、**師姑草**土宿⑮、**公公鬚**。【頌⑯曰】《月令》"四月王瓜生",即此

---

① 楊氏産乳:**《證類》卷 8"栝樓"** 《楊氏産乳》……又方:治乳無汁。栝樓根燒灰,米飲服方寸匕。

② 食療:**《證類》卷 8"栝樓"** 《食療》:子,下乳汁。又,治癰腫。栝樓根苦酒中熬燥,搗篩之,苦酒和,塗紙上攤貼。服金石人宜用。

③ 楊文蔚:**《證類》卷 8"栝樓"** 楊文蔚……又方:治癰未潰。栝樓根、赤小豆,等分爲末,醋調塗。

④ 普濟方:**《普濟方》卷 272"諸瘡"** 治天皰瘡:天花粉、軟滑石,各等分,爲末,水調搽。

⑤ 簡便方:**《奇效單方》卷上"十二瘡瘍"** 治楊梅瘡用:天花粉、川芎(各二兩)、槐花(一兩),共爲末,米糊丸桐子大,每七八十丸,空心淡薑湯下。

⑥ 肘後方:**《外臺》卷 29"筋骨俱傷方七首"** 《肘後》療腕折,四肢骨破碎,及筋傷蹉跌方……又方:取生栝樓根,搗之,以塗損上,以重布裹之,熱除痛止。

⑦ 海上方:**《圖經》見《證類》卷 8"栝樓"** ……又唐・崔元亮療箭鏃不出,搗根傅瘡,日三易,自出……

⑧ 齊東野語:**《齊東野語》卷 8"小兒痘瘡"** 小兒瘡痘……既而次女,瘡後餘毒上攻,遂成内障,目不辨人……得老醫一方,用蛇蜕一具,浄洗,焙令燥,又天花粉(即瓜蔞根)等分細末之,以羊子肝破開,入藥在内,麻皮縛定,用米泔水熟煮,切食之,凡旬餘而愈。其後程甥亦用此取效,真奇劑也。

⑨ 别録:見 1485 頁注⑤。

⑩ 本經:**《本經》《别録》見《證類》卷 9"王瓜"** 味苦,寒,無毒。主消渴内痺,瘀血月閉,寒熱酸疼,益氣愈聾,療諸邪氣熱結,鼠瘻,散癰腫留血,婦人帶下不通,下乳汁,止小便數不禁,逐四肢骨節中水,療馬骨刺人瘡。一名土瓜。生魯地平澤田野及人家垣牆間。三月採根,陰乾。

⑪ 本經:見上頁注白字。

⑫ 郭璞:**《爾雅・釋草》(郭注)** 鉤,藈菇。(鉤瓠也,一名王瓜,實如瓝瓜,正赤味苦。)

⑬ 圖經:**《圖經》見《證類》卷 9"王瓜"** ……均、房間人呼爲老鵶瓜,亦曰菟瓜……

⑭ 衍義:**《衍義》卷 10"王瓜"** ……今人又謂之赤雹子,其根即土瓜根也……

⑮ 土宿:(**按**:未見該書存世,待考。)

⑯ 圖經:**《圖經》見《證類》卷 9"王瓜"** 王瓜,生魯地平澤田野及人家垣牆間,今處處有之。《月令・四月》王瓜生,即此也……均、房間人呼爲老鵶瓜,亦曰菟瓜。謹按《爾雅》曰:黄,菟瓜。郭璞注云:似土瓜。而土瓜自謂之藈菇,又名鉤菇,蓋菟瓜别是一種也。又云:芴,菲,亦謂之土瓜,自别是一物。《詩》所謂"採葑採菲"者,非此土瓜也。大凡物有異類,同名甚多,不可不辨也……

也。均、房間人呼爲老鵶瓜,亦曰菟瓜。按《爾雅》云:黄,菟瓜。郭璞注云:似土瓜。而土瓜自謂之蔈姑,又名鉤薽,則菟瓜别是一物也。又曰:芴,菲,亦謂之土瓜。别是一物,非此土瓜也。異類同名甚多,不可不辨。【時珍曰】土瓜其根作土氣,其實似瓜也。或云根味如瓜,故名土瓜。王字不知何義。瓜似雹子,熟則色赤,鵶喜食之,故俗名赤雹、老鵶瓜。一葉之下一鬚,故俚人呼爲公公鬚。與地黄苗名婆婆奶,可爲屬對。

【集解】【《别録》[①]曰】生魯地平澤田野,及人家垣墻間。三月采根,陰乾。【弘景[②]曰】今土瓜生籬院間。子熟時赤如彈丸。其根不入大方,正單行小小爾。鄭玄注《月令》四月王瓜生,以爲菝葜,殊謬矣。【恭[③]曰】四月生苗延蔓,葉似栝樓葉,但無叉缺,有毛刺。五月開黄花。花下結子如彈丸,生青熟赤。根似葛而細多糁,謂之土瓜根。北間者,其實纍纍相連,大如棗,皮黄肉白。苗子相似,根狀不同。若療黄疸破血,南者大勝也。【宗奭[④]曰】王瓜其殼徑寸,長二寸許,上微圓,下尖長,七八月熟,紅赤色。殼中子如螳螂頭者,今人又謂之赤雹子。其根即土瓜根也。於細根上又生淡黄根,三五相連,如大指許。根與子兩用。【時珍曰】王瓜三月生苗,其蔓多鬚,嫩時可茹。其葉圓如馬蹄而有尖,面青背淡,澀而不光。六七月開五出小黄花成簇。結子纍纍,熟時有紅黄二色,皮亦粗澀。根不似葛,但如栝樓根之小者,澄粉甚白膩,須深掘二三尺乃得正根。江西人栽之沃土,取根作蔬食,味如山藥。

根。【氣味】苦,寒,無毒。【權[⑤]曰】平。【藏器[⑥]曰】有小毒,能吐下人。取汁制雄、汞。【主治】消渴内痺,瘀血月閉,寒熱酸疼,益氣愈聾。《本經》[⑦]。療諸邪氣,熱結鼠瘻,散癰腫留血,婦人帶下不通,下乳汁,止小便數不禁,逐四肢骨節中水,治馬骨刺人瘡。《别録》[⑧]。天行熱疾,酒黄病,壯熱心煩悶,熱勞,排膿,消撲損瘀血,破癥癖,落胎。大明[⑨]。主蠱毒,小兒閃癖,痞滿痰瘧。并取

---

① 别録:見 1493 頁注⑩。

② 弘景:**《集注》見《證類》卷 9“王瓜”** 陶隱居云:今土瓜生籬院間,亦有子,熟時赤,如彈丸大。根今多不預乾,臨用時乃掘取。不堪入大方,正單行小小爾。《禮記·月令》云“王瓜生”,此之謂也。鄭玄云:菝葜,殊爲繆矣。

③ 恭:**《唐本草》見《證類》卷 9“王瓜”** 《唐本》注云:此物蔓生,葉似栝蔞,圓無叉缺,子如梔子,生青熟赤,但無稜爾。根似葛,細而多糁。北間者,累累相連,大如棗,皮黄肉白,苗子相似,根狀不同。試療黄疸,破血。南者大勝也。/**《圖經》見《證類》卷 9“王瓜”** 《圖經》曰……葉似栝樓,圓無叉缺,有刺如毛。五月開黄花。花下結子如彈丸,生青熟赤……(**按**:本條糅合二家之説。)

④ 宗奭:**《衍義》卷 10“王瓜”** 體如栝樓,其殼徑寸。一種長二寸許,上微圓,下尖長,七八月間熟,紅赤色。殼中子如螳螂頭者,今人又謂之赤雹子,其根即土瓜根也。於細根上又生淡黄根,三五相連,如大指許。根與子兩用。紅子同白土子,治頭風。

⑤ 權:**《藥性論》見《證類》卷 9“王瓜”** 土瓜根,使,平……

⑥ 藏器:**《拾遺》見《證類》卷 9“王瓜”** ……宜少進之,有小毒故也。(**按**:“取汁制雄、汞”未能溯得其源。)

⑦ 本經:見 1493 頁注⑩白字。

⑧ 别録:見 1493 頁注⑩。

⑨ 大明:**《日華子》見《證類》卷 9“王瓜”** ……又云:土瓜根,通血脉,天行熱疾,酒黄病,壯熱,心煩悶,吐痰痰瘧,排膿,熱勞,治撲損,消瘀血,破癥癖,落胎。

根及葉擣汁,少少服,當吐下。藏器①。利大小便,治面黑面瘡。時珍。

【附方】舊五,新七。小兒發黄。土瓜根生擣汁三合與服,不過三次。蘇頌《圖經》②。黄疸變黑,醫所不能治。用土瓜根汁,平旦温服一小升,午刻黄水當從小便出。不出再服。《肘後方》③。小便如泔。乃腎虚也。王瓜散:用王瓜根一兩,白石脂二兩,兔絲子酒浸二兩,桂心一兩,牡蠣粉一兩,爲末。每服二錢,大麥粥飲下。《衛生寶鑑》④。小便不通。土瓜根擣汁,入少水解之,筒吹入下部。《肘後方》⑤。大便不通。上方吹入肛門内。二便不通,前後吹之,取通。《肘後》⑥。乳汁不下。土瓜根爲末。酒服一錢,一日二服。《楊氏産乳方》⑦。經水不利,帶下,少腹滿,或經一月再見者,土瓜根散主之。土瓜根、芍藥、桂枝、䗪蟲各三兩,爲末。酒服方寸匕,日三服。仲景《金匱方》⑧。婦人陰㿗。方同上。一切漏疾。土瓜根擣傅之,燥則易。《千金方》⑨。中諸蠱毒。土瓜根大如指,長三寸,切,以酒半升,漬一宿,服,當吐下。《外臺秘要》⑩。面上痱㾦。土瓜根擣末,漿水和匀。入夜別以漿水洗面塗藥,旦復洗之。百日光彩射人,夫妻不相識也。曾用有效。《肘後方》⑪。耳聾灸法。濕土瓜根,削半寸塞耳内,以艾灸七壯,每旬一灸,愈乃止。《聖濟録》⑫。

子。【氣味】酸、苦,平,無毒。【主治】生用:潤心肺,治黄病。炒用:治

---

① 藏器:**《拾遺》見《證類》卷9"王瓜"** 《陳藏器本草》云:王瓜,主蠱毒,小兒閃癖,痞滿并瘧。取根及葉,擣絞汁服,當吐下。宜少進之……

② 圖經:**《圖經》見《證類》卷9"王瓜"** ……小兒四歲發黄。生擣絞汁三合與飲,不過三飲已。

③ 肘後方:**《肘後方》卷4"治卒發黄膽諸黄病第三十一"** 若變成疸者多死,急治之方。土瓜根擣取汁,頓服一升,至三服,須(病)〔發〕汗,當小便去。不爾,更服之。

④ 衛生寶鑑:**《衛生寶鑑》卷15"白淫諸證"** 王瓜散:治小便自利如泔色,此腎虚也。王瓜根、桂心(各一兩)、白石脂、菟絲子(酒浸)、牡蠣(鹽泥裹,燒赤,候冷去泥,各二兩),右爲末,每服二錢,大麥煎粥湯調下,一日三服,食前。

⑤ 肘後方:**《證類》卷9"王瓜"** 《肘後方》……又方:治小便不通及關格方:生土瓜根擣取汁,以少水解之筒中,吹下部取通。(**按**:今本《肘後方》無此方。)

⑥ 肘後方:**《普濟方》卷39"大便秘澀不通"** 土瓜根用内方,治大便不通:用生土瓜根擣汁少許,水解之竹筒中,傾入下部即通。(**按**:《肘後方》無此方,另溯其源。)

⑦ 楊氏産乳方:**《證類》卷9"王瓜"** 《産書》:下乳汁。土瓜根爲末,酒服一錢,一日三。

⑧ 金匱方:**《金匱·婦人雜病脉證并治》** 帶下,經水不利,少腹滿痛,經一月再見者,土瓜根散主之。土瓜根散方(陰㿗腫亦主之):土瓜根、芍藥、桂枝、䗪蟲各三分,右四味杵爲散,酒服方寸匕,日三服。

⑨ 千金方:**《千金方》卷23"九漏第一"** 治諸漏方……又方:擣土瓜根,薄之,燥則易,不限時節。

⑩ 外臺秘要:**《外臺》卷28"中蠱毒方二十一首"** 《小品》療蠱方……又方:土瓜根,大如拇指,長三寸,切,以酒半升,漬一宿,一服當吐下。

⑪ 肘後方:**《肘後方》卷6"治面皰髮秃身臭心昏鄙醜方第四十九"** 面上痱㿬子化面並療,仍得光潤皮急方。土瓜根擣篩,以漿水和令調匀,入夜漿水以洗面,塗藥,旦復洗之,百日光華射人,夫妻不相識。

⑫ 聖濟録:**《聖濟總録》卷114"久聾"** 治耳聾不問久近,塞耳土瓜根方:濕土瓜根,右一味截長半寸,塞耳中向上,以艾炷灸七壯,每日勿絶,以差爲度。

肺痿吐血，腸風瀉血，赤白痢。大明①。主蠱毒。甄權②。反胃吐食。時珍。

【附方】新八。消渴飲水。雹瓜去皮。每食後嚼二三兩，五七度瘥。《聖惠方》③。傳尸勞瘵。赤雹兒，俗名王瓜，焙爲末。每酒服一錢。《十藥神書》④。反胃吐食。馬雹兒燈上燒存性一錢，入好棗肉、平胃散末二錢，酒服，食即可下。即野甜瓜，北方多有之。《丹溪纂要》⑤。痰熱頭風⑥。懸栝樓一個，赤雹兒七個焙，大力子即牛蒡子焙四兩，爲末。每食後茶或酒服三錢。忌動風發熱之物。筋骨痛攣。馬雹兒子炒開口，爲末。酒服一錢，日二服。《集簡方》。赤目痛澀不可忍。小圓瓜蔞，籬上大如彈丸、紅色、皮上有刺者，九月、十月采，日乾，槐花炒、赤芍藥等分，爲末。每服二錢，臨卧温酒下。《衛生家寶方》⑦。瘀血作痛。赤雹兒燒存性，研末。無灰酒空心服二錢。《集簡方》。大腸下血。王瓜一兩燒存性，地黄二兩，黄連半兩，爲末，蜜丸梧子大。米飲下三十丸。《指南方》⑧。

葛《本經》⑨中品【校正】併入《開寶⑩·葛粉》。

【釋名】雞齊《本經》⑪、鹿藿《别録》⑫、黄斤《别録》。【時珍曰】葛從曷，諧聲也。鹿食

---

① 大明：**《日華子》見《證類》卷9“王瓜”** 王瓜子，潤心肺，治黄病，生用。肺痿，吐血，腸風瀉血，赤白痢，炒用。

② 甄權：**《藥性論》見《證類》卷9“王瓜”** ……一名王瓜子，主蠱毒。治小便數，遺不禁。

③ 聖惠方：（**按**：《聖惠方》無此方，未能溯得其源。）

④ 十藥神書：**《易簡方》卷4“癆瘵”** 治傳尸勞瘵……又方：用赤雹兒，俗名王瓜，焙乾爲末，温酒調服，有效。（**按**：查《十藥神書》無此方，另溯其源。）

⑤ 丹溪纂要：**《丹溪纂要》卷2“第十八噎膈”** 一法用馬剥兒（即野甜瓜，味帶酸，黄時香，其皮肉色味一似家園甜瓜，如雞子大而略小，藤類瓜，北方多有之）。燒存性，一錢，平胃散二錢，酒服。然後隨證調理，神效。

⑥ 痰熱頭風：**《普濟方》卷45“偏正頭痛”** 治偏正頭疼……懸樓散：懸樓（一枚，焙乾剉細）、赤瓜子（七枚，焙乾）、大力子（四兩，焙黄色，牛蒡子是也），右爲細末，每服三錢，食後温酒茶清任下。忌動風熱之食。（**按**：原無出處，今溯得其源。）

⑦ 衛生家寶方：**《衛生家寶》卷5“治一切眼疾”** 瓜蔞散：治赤眼痛不可忍。小團瓜蔞（籬上生藤蔓，結實如彈子大，色紅，皮上有毛，九、十月間採，曝乾）、槐花（炒）、赤芍藥，右等分，爲末，每服二錢，臨卧温酒下。

⑧ 指南方：**《普濟方》卷38“臟風下血”** 治遠血，地黄丸（出《指南方》）：地黄（二兩）、王瓜（一兩，新瓦内用炭火燒灰存性，研）、黄連（五錢），右爲細末，煉蜜丸梧桐子大，每服三十丸，米飲下。

⑨ 本經：**《本經》《别録》（《藥對》）見《證類》卷8“葛根”** 味甘，平，無毒。主消渴，身大熱，嘔吐，諸痺，起陰氣，解諸毒，療傷寒中風頭痛，解肌發表出汗，開腠理，療金瘡，止痛脅風痛。/生根汁：大寒。療消渴，傷寒壯熱。/葛穀：主下痢十歲已上。/葉：主金瘡止血。/花：主消酒。一名雞齊根，一名鹿藿，一名黄斤。生汶山川谷。五月採根，曝乾。（殺野葛、巴豆、百藥毒。）

⑩ 開寶：**《開寶》見《證類》卷8“葛粉”** 味甘，大寒，無毒。主壓丹石，去煩熱，利大小便，止渴。小兒熱痞，以葛根浸，擣汁飲之良。

⑪ 本經：見本頁注⑨白字。

⑫ 别録：見本頁注⑨。（**按**：“釋名”項下“别録”同此。）

九草，此其一種，故曰鹿藿。黄斤未詳。

【集解】【《别録》①曰】葛根生汶山山谷，五月采根，暴乾。【弘景②曰】即今之葛根，人皆蒸食之。當取入土深大者，破而日乾之。南康、廬陵間最勝，多肉而少筋，甘美，但爲藥不及耳。【恭③曰】葛雖除毒，其根入土五六寸已上者，名葛脰，脰者頸也。服之令人吐，以有微毒也。《本經》葛穀，即是其實也。【頌④曰】今處處有之，江 浙尤多。春生苗，引藤蔓，長一二丈，紫色。葉頗似楸葉而小，色青。七月着花，粉紫色，似豌豆花，不結實。根形大如手臂，紫黑色，五月五日午時采根，暴乾，以入土深者爲佳，今人多作粉食。【宗奭⑤曰】澧、鼎之間，冬月取生葛，搗爛入水中，揉出粉，澄成垜，入沸湯中良久，色如膠，其體甚韌，以蜜拌食，捺入生薑少許尤妙。又切入茶中待賓，雖甘而無益。又將生葛根煮熟，作果實賣。吉州、南安亦然。【時珍曰】葛有野生，有家種。其蔓延長，取治可作絺綌。其根外紫内白，長者七八尺。其葉有三尖，如楓葉而長，面青背淡。其花成穗，纍纍相綴，紅紫色。其莢如小黄豆莢，亦有毛。其子緑色，扁扁如鹽梅子核，生嚼腥氣，八九月采之。《本經》所謂葛穀是也。唐 蘇恭亦言葛穀是實，而宋 蘇頌謂葛花不結實，誤矣。其花晒乾亦可煠食。

葛根。【氣味】甘、辛，平，無毒。【《别録》⑥曰】生根汁：大寒。【好古⑦曰】氣平味甘，升也，陽也，陽明經行經的藥也。

【主治】消渴，身大熱，嘔吐，諸痺，起陰氣，解諸毒。《本經》⑧。療傷寒中風頭痛，解肌發表出汗，開腠理，療金瘡，止脇風痛。《别録》⑨。治天行上氣嘔逆，開胃下食，解酒毒。甄權⑩。治胸膈煩熱發狂，止血痢，通小腸，排膿破

---

① 别録：見 1496 頁注⑨。

② 弘景：**《集注》見《證類》卷 8"葛根"**　陶隱居云：即今之葛根，人皆蒸食之。當取入土深大者，破而日乾之……南康、廬陵間最勝，多肉而少筋，甘美，但爲藥用之不及此間爾……

③ 恭：**《唐本草》見《證類》卷 8"葛根"**　《唐本》注云：葛穀，即是實爾，陶不言之。葛雖除毒，其根入土五六寸已上者，名葛脰。脰，頸也。服之令人吐，以有微毒也……

④ 頌：**《圖經》見《證類》卷 8"葛根"**　葛根，生汶山川谷，今處處有之，江浙尤多。春生苗，引藤蔓，長一二丈，紫色。葉頗似楸葉而青，七月著花似豌豆花，不結實。根形如手臂，紫黑色。五月五日午時採根。曝乾。以入土深者爲佳，今人多以作粉食之，甚益人。下品有葛粉條，即謂此也……

⑤ 宗奭：**《衍義》卷 9"葛根"**　澧、鼎之間，冬月取生葛，以水中揉出粉，澄成垜，先煎湯使沸，後擘成塊下湯中，良久，色如膠，其體甚韌，以蜜湯中拌食之。擦少生薑尤佳。大治中熱，酒、渴疾。多食行小便，亦能使人利。病酒及渴者，得之甚良。彼之人又切入煮茶中以待賓，但甘而無益。又將生葛根煮熟者，作果賣。虔、吉州、南安軍亦如此賣。

⑥ 别録：見 1496 頁注⑨。

⑦ 好古：**《湯液本草》卷 3"葛根"**　氣平，味甘。無毒。陽明經引經藥，足陽明經行經的藥。

⑧ 本經：見 1496 頁注⑨白字。

⑨ 别録：見 1496 頁注⑨。

⑩ 甄權：**《藥性論》見《證類》卷 8"葛根"**　乾葛，臣。能治天行，上氣嘔逆，開胃下食，主解酒毒，止煩渴。熬屑治金瘡，治時疾，解熱。

血。傅蛇蟲齧,罯毒箭傷。大明①。殺野葛、巴豆、百藥毒。之才②。生者:墮胎。蒸食:消酒毒,可斷穀不飢。作粉尤妙。藏器③。作粉:止渴,利大小便,解酒,去煩熱,壓丹石,傅小兒熱瘡。擣汁飲,治小兒熱痞。《開寶》④。猘狗傷,擣汁飲,并末傅之。蘇恭⑤。散鬱火。時珍。

【發明】【弘景⑥曰】生葛擣汁飲,解温病發熱。五月五日日中時,取根爲屑,療金瘡斷血爲要藥,亦療瘧及瘡,至良。【頌⑦曰】張仲景治傷寒有葛根湯,以其主大熱,解肌、發腠理故也。【元素⑧曰】升陽生津,脾虚作渴者,非此不除。勿多用,恐傷胃氣。張仲景治太陽陽明合病,桂枝湯内加麻黄、葛根,又有葛根黄芩黄連解肌湯,是用此以斷太陽入陽明之路,非即太陽藥也。頭顱痛如破,乃陽明中風,可用葛根葱白湯,爲陽明仙藥。若太陽初病,未入陽明而頭痛者,不可便服升麻、葛根發之,是反引邪氣入陽明,爲引賊破家也。【震亨⑨曰】凡癍痘已見紅點,不可用葛根升麻湯,恐表虚反增斑爛也。【杲⑩曰】乾葛其氣輕浮,鼓舞胃氣上行,生津液,又解肌熱,治脾胃虚弱泄瀉聖藥也。【徐用誠⑪曰】葛根氣味俱薄,輕而上行,浮而微降,陽中陰也。其用有四:止渴一也,解酒二也,發散表邪三也,發瘡疹難出四也。【時珍曰】本草《十劑》云:輕可去實,麻黄、葛根之屬。蓋麻黄乃太陽經藥,兼入肺經,肺主皮毛;葛根乃陽明經藥,兼入脾經,脾主肌肉。所以二味藥皆輕揚發散,而所入迥然不同也。

【附方】舊十五,新八。數種傷寒。庸人不能分别,今取一藥兼治。天行時氣,初覺頭

---

① 大明:**《日華子》見《證類》卷 8“葛根”** 葛,冷。治胸膈熱,心煩悶,熱狂,止血痢,通小腸,排膿破血,傅蛇蟲齧,解罯毒箭。乾者力同。

② 之才:**古本《藥對》**見 1496 頁注⑨括號中七情文。

③ 藏器:**《拾遺》見《證類》卷 8“葛根”** 《陳藏器本草》云:葛根生者破血,合瘡,墮胎,解酒毒,身熱赤,酒黄,小便赤澀。可斷穀不飢,根堪作粉。

④ 開寶:見 1496 頁注⑩。/**《證類》卷 8“葛根”** 陳藏器《拾遺》云:用裛小兒熱瘡妙。

⑤ 蘇恭:**《唐本草》見《證類》卷 8“葛根”** ……根,末之,主猘狗齧,并飲其汁,良……

⑥ 弘景:**《集注》見《證類》卷 8“葛根”** ……生者擣取汁飲之,解温病發熱……五月五日日中時,取葛根爲屑,療金瘡、斷血爲要藥。亦療瘧及瘡,至良。

⑦ 頌:**《圖經》見《證類》卷 8“葛根”** ……古方多用根。張仲景治傷寒,有葛根及加半夏、葛根黄芩黄連湯,以其主大熱,解肌開腠理故也……

⑧ 元素:**《湯液本草》卷 3“葛根”** 《珍》云:益陽生津,勿多用,恐傷胃氣。虚渴者,非此不能除。/易老云:用此以斷太陽入陽明之(絡)〔路〕,即非太陽藥也。故仲景治太陽、陽明合病,桂枝湯内加麻黄、葛根也。又有葛根、黄芩、黄連解肌湯,是知葛根非太陽藥,即陽明藥。/易老又云:太陽初病未入陽明,頭痛者,不可便服葛根發之;若服之,是引賊破家也。若頭顱痛者,可服之。葛根湯,陽明自中風之仙藥也。

⑨ 震亨:**《金匱鉤玄》卷 3“痘瘡”** 但見紅點,便忌升麻葛根湯,發得表虚也。

⑩ 杲:**《本草發揮》卷二“葛根”** 東垣云……又云:乾葛其氣輕浮,鼓舞胃氣上行,生津液而解肌熱。(**按**:末句“治脾胃虚弱泄瀉聖藥也”未能溯得其源。)

⑪ 徐用誠:**《本草發揮》卷 2“葛根”** ……《主治秘訣》云:性寒,味甘,氣味俱薄,體輕上行,浮而微降,陽中陰也。其用有四:止渴一也,解酒二也,發散表邪三也,發散小兒瘡疹難出四也。益陽生津,不可多服,恐損胃氣。(**按**:《主治秘訣》即出《潔古珍珠囊》。)

痛,内熱脉洪者。葛根四兩,水二升,入豉一升,煮取半升服。擣生根汁尤佳。《傷寒類要》①。**時氣頭痛**,壯熱。生葛根洗净,搗汁一大盞,豉一合,煎六分,去滓分服,汗出即瘥。未汗再服。若心熱,加卮子仁十枚。《聖惠方》②。**傷寒頭痛**,二三日發熱者。葛根五兩,香豉一升,以童子小便八升,煎取二升,分三服。食葱粥取汗。《梅師方》③。**妊娠熱病**。葛根汁二升,分三服。《傷寒類要》④。**預防熱病**、急黄、賊風。葛粉二升,生地黄一升,香豉半升,爲散。每食後米飲服方寸匕,日三服。有病五服。龐安常《傷寒論》⑤。**辟瘴不染**。生葛搗汁一小盞服,去熱毒氣也。《聖惠方》⑥。**煩躁熱渴**。葛粉四兩,先以水浸粟米半升,一夜漉出,拌匀,煮熟,以糜飲和食。《食醫心鏡》⑦。**小兒熱渴**久不止。葛根半兩,水煎服。《聖惠方》⑧。**乾嘔不息**。葛根搗汁服一升,瘥。《肘後方》⑨。**小兒嘔吐**,壯熱食癇。葛粉二錢,水二合,調匀。傾入錫鑼中,重湯煮熟,以糜飲和食。昝殷《食醫心鏡》⑩。**心熱吐血**,不止。生葛搗汁半升,頓服,立瘥。《廣利方》⑪。**衄血不止**。生葛搗汁服,三服即止。《聖惠方》⑫。**熱毒下血**,因食熱物發者。生葛

---

① 傷寒類要:**《證類》卷8“葛根”** 《傷寒類要》:治傷寒有數種,庸人不能分别,今取一藥兼治。天行病,若初覺頭痛,内熱,脉洪,起至二日。取葛根四兩,水三升,内豉一升,煮取半升服。搗生根汁尤佳。

② 聖惠方:**《聖惠方》卷15“治時氣一日諸方”** 治時氣一日,頭痛壯熱,方:右取生葛根净洗,搗取汁一大盞,内豉一合,煎至六分,去豉,不計時候分爲二服,有汗即差。未得汗,即再服。若心中熱,加梔子人十枚,内葛根汁中同煎,去滓服之。

③ 梅師方:**《證類》卷8“葛根”** 《梅師方》……又方:治傷寒初患二三日,頭痛壯熱。葛根五兩,香豉一升細剉,以童子小便六升,煎取二升,分作三服,取汗。觸風,食葱豉粥。

④ 傷寒類要:**《證類》卷8“葛根”** 《傷寒類要》……又方:治妊娠熱病心悶。取葛根汁二升,分作三服。

⑤ 龐安常傷寒論:**《傷寒總病論》卷4“暑病表證”** 預防熱病,急黄賊風,葛粉散:葛粉(二升)、生乾地黄(一升)、香豉(半升),細末,食後服方寸匕,牛乳蜜湯、竹瀝米飲、烏梅湯任性調下,日三服。有病者日五服。

⑥ 聖惠方:**《聖惠方》卷52“治山瘴瘧諸方”** 治山瘴瘧不相染,除毒氣……又方:生葛根不限多少,右搗絞取汁,極意飲之,去熱毒氣,自然而差。

⑦ 食醫心鏡:**《聖惠方》卷96“食治煩熱諸方”** 治胸中煩熱,或渴心躁,葛粉粥方:葛粉(四兩)、粟米(半升),右以水浸粟米經宿,來日漉出,與葛粉同拌令匀,煮粥食之。(**按**:《聖惠》此方亦見《證類》卷8“葛粉”引用,置於所引《食醫心鏡》之前,非出《食醫心鏡》。)

⑧ 聖惠方:**《聖惠方》卷83“治小兒熱渴不止諸方”** 治小兒熱渴久不止……又方:葛根(半兩,細剉),右以水一中盞,煎至六分,去滓,不計時候分減温服。

⑨ 肘後方:**《肘後方》卷4“治卒胃反嘔啘方第三十”** 葛氏治卒乾嘔不息方……又方:搗葛根,絞取汁,服一升許。

⑩ 食醫心鏡:**《證類》卷8“葛粉”** 《食醫心鏡》:治小兒壯熱,嘔吐不住食,驚癇方:葛粉二大錢,以水二合調令匀,瀉向鏊鑼中,傾側令遍,重湯中煮令熟,以糜飲相和食之。

⑪ 廣利方:**《證類》卷8“葛根”** 《廣利方》:治心熱吐血不止,生葛根汁半大升,頓服,立差。

⑫ 聖惠方:**《聖惠方》卷37“治鼻衄諸方”** 治鼻衄終日不止,心神煩悶……又方:右取生葛根搗取汁,每服一小盞,三服即止。

根二斤,擣汁一升,入藕汁一升,和服。《梅師方》①。傷筋出血。葛根擣汁飲。乾者煎服。仍熬屑傅之。《外臺秘要》②。臀腰疼痛。生葛根嚼之嚥汁,取效乃止。《肘後方》③。金創中風,痙强欲死。生葛根四大兩,以水三升,煮取一升,去滓分服。口噤者灌之。若乾者,擣末調三指撮。仍以此及竹瀝多服,取效。《貞元廣利方》④。服藥過劑,苦煩。生葛汁飲之。乾者煎汁服。《肘後方》⑤。酒醉不醒。生葛汁,飲二升便愈。《千金方》⑥。諸藥中毒,發狂煩悶,吐下欲死。葛根煮汁服。《肘後方》⑦。解中鴆毒,氣欲絶者。葛粉三合,水三盞,調服。口噤者灌之。《聖惠方》⑧。虎傷人瘡。生葛煮濃汁洗之。仍擣末,水服方寸匕,日夜五六服。《梅師方》⑨。

葛穀。【氣味】甘,平,無毒。【主治】下痢十歲已上。《本經》⑩。解酒毒。時珍。

葛花。【氣味】同穀。【主治】消酒。《别録》⑪。【弘景⑫曰】同小豆花乾末酒服,飲酒不醉也。腸風下血。時珍。

葉。【主治】金瘡止血,挼傅之。《别録》⑬。

蔓。【主治】卒喉痺。燒研,水服方寸匕。蘇恭⑭。消癧腫。時珍。

---

① 梅師方:**《證類》卷 8"葛根"** 《梅師方》……又方:治熱毒下血,或因喫熱物發動。用生葛根二斤,擣取汁一升,并藕汁一升,相和服。

② 外臺秘要:**《外臺》卷 29"傷筋方三首"** 療被傷筋絶方……又方:擣葛根汁飲之。葛白屑熬令黄,敷瘡止血。

③ 肘後方:**《肘後方》卷 4"治卒患腰脅痛諸方第三十二"** 治臀腰痛:生葛根嚼之,咽其汁,多多益佳。

④ 貞元廣利方:**《圖經》見《證類》卷 8"葛根"** ……《正元廣利方》金創中風痙欲死者,取生根四大兩切,以水三升煮取一升,去滓,分温四服,口噤者灌下即差。

⑤ 肘後方:**《肘後方》卷 7"治卒服藥過劑煩悶方第六十四"** 服藥失度,心中苦煩方:飲生葛根汁,大良。無生者,乾葛爲末,水服五合,亦可煮服之。

⑥ 千金方:**《千金方》卷 25"卒死第一"** 治酒醉不醒方:葛根汁一斗二升,飲之,取醒止。

⑦ 肘後方:**《肘後方》卷 7"治食中諸毒方第六十六"** 食諸菜中毒,發狂煩悶,吐下欲死方:又煮葛根飲汁。

⑧ 聖惠方:**《聖惠方》卷 39"解諸藥毒諸方"** 治中鴆毒,氣欲絶者方:右用葛粉(三合),水三中盞相和飲之。如口噤者,物以拗開口灌之。

⑨ 梅師方:**《證類》卷 8"葛根"** 《梅師方》……又方:治虎傷人瘡。取生葛根煮濃汁,洗瘡。兼擣葛末,水服方寸匕,日夜五六服。

⑩ 本經:見 1496 頁注⑨白字。

⑪ 别録:見 1496 頁注⑨。

⑫ 弘景:**《集注》見《證類》卷 8"葛根"** ……其花并小豆花乾末,服方寸匕,飲酒不知醉……

⑬ 别録:見 1496 頁注⑨。

⑭ 蘇恭:**《唐本草》見《證類》卷 8"葛根"** ……蔓,燒爲灰,水服方寸匕,主喉痺。

【附方】新三。婦人吹乳。葛蔓燒灰，酒服二錢，三服效。《衛生易簡方》①。癤子初起。葛蔓燒灰，水調傅之，即消。《千金方》②。小兒口噤，病在咽中，如麻豆許，令兒吐沫，不能乳食。葛蔓燒灰一字，和乳汁點之，即瘥。《聖惠方》③。

【附録】鐵葛《拾遺》④。【藏器⑤曰】根：味甘，温，無毒。主一切風，血氣羸弱，令人性健。久服，治風緩偏風。生山南峽中。葉似枸杞，根如葛，黑色。

黄環《本經》⑥下品狼跋子《别録》⑦下品

【釋名】凌泉《本經》⑧、大就《本經》、就葛《唐本》⑨、生芻吴普⑩、根韭吴普。實名狼跋子《别録》⑪、度穀《唐本》。【時珍曰】此物葉黄而圓，故名黄環，如蘿藦呼白環之義。亦是葛類，故名就葛。跋乃狼足名，其莢似之，故曰狼跋子。

【集解】【《别録》⑫曰】黄環生蜀郡山谷。三月采根，陰乾。【普⑬曰】蜀黄環一名生芻。二月生苗，正赤，高二尺。葉黄圓端大，經日葉有汁黄白。五月實圓。三月采根，黄色從理，如車輻解。【弘景⑭曰】似防己，亦作車輻理解。《蜀都賦》云"青珠黄環"，即此。或云是大戟花，定非矣。用甚

---

① 衛生易簡方：**《衛生易簡方》卷11"吹乳"** 治吹乳憎寒壯熱……又方：用葛蔓燒灰，爲末，每服二錢匕，熱酒調下，不過三服愈。

② 千金方：**《千金方》卷22"癰疽第二"** 治癤子方……又方：燒葛蔓灰，封上自消。牛烘灰封之亦佳。

③ 聖惠方：**《聖惠方》卷82"治小兒口噤諸方"** 治小兒口噤，其病在咽中如麻豆許，令兒吐沫，不能乳哺……又方：右燒葛蔓灰細研，以一字和乳汁，點口中即差。

④ 拾遺：**《拾遺》見《證類》卷6"四十六種陳藏器餘·鐵葛"** 味甘，温，無毒。主一切風，血氣羸弱，令人性健。久服風緩及偏風並正。生山南峽中。葉似枸杞，根如葛，黑色也。

⑤ 藏器：見上注。

⑥ 本經：**《本經》《别録》（《藥對》）見《證類》卷14"黄環"** **味苦，平**，有毒。**主蠱毒，鬼疰鬼魅，邪氣在藏中，除欬逆寒熱。一名凌泉，一名大就。**生蜀郡山谷。三月採根，陰乾。（鳶尾爲之使，惡茯苓、防己。）

⑦ 别録：**《别録》見《證類》卷11"狼跋子"** 有小毒。主惡瘡蝸疥，殺蟲魚。

⑧ 本經：見本頁注⑥白字。（**按**："釋名"項下"本經"同此。）

⑨ 唐本：**《唐本草》見《證類》卷14"黄環"** 《唐本》注云：此物襄陽、巴西人謂之就葛……/**《唐本草》見《證類》卷11"狼跋子"** 《唐本》注云：此今京下呼黄環子爲之亦謂度谷，一名就葛……（**按**："釋名"項下"唐本"同此。）

⑩ 吴普：**《御覽》卷993"黄環"** 《吴氏本草經》曰：蜀黄環，一名生蒭，一名根韭……（**按**："釋名"項下"吴普"同此。）

⑪ 别録：**《唐本草》見《證類》卷14"黄環"** ……謂其子名狼跋子……（**按**：此非《别録》文，誤注出處。）

⑫ 别録：見本頁注⑥。

⑬ 普：**《御覽》卷993"黄環"** 《吴氏本草經》曰……二月生，初出正赤，高二尺，葉黄員端大，莖葉有汁黄白，五月實員。三月採根，根黄，從理如車輻解。治蠱毒……

⑭ 弘景：**《集注》見《證類》卷14"黄環"** 陶隱居云：似防己，亦作車輻理解。《蜀都賦》云：青珠黄環者，或云是大戟花，定非也。用甚稀，市人鮮有識者。/**卷11"狼跋子"** 陶隱居云：出交廣，形扁扁爾。擣以雜米投水中，魚無大小皆浮出而死……

稀,市人尠有識者。又曰:狼跋子出交廣,形扁扁。制擣以雜米投水中,魚無大小皆浮出而死。【恭①曰】黄環惟襄陽大有,餘處雖有亦稀。巴西人謂之就葛,今園庭亦種之。作藤生,大者莖徑六七寸。根亦葛類,陶云似防已者近之。取葛根誤食之,吐利不止,土漿解之。此真黄環也。今太常收劍南來者,乃雞屎葛根,非黄環也。其花紫色,其子名狼跋子,角生似皂莢。交廣送入太常者,正是黄環子也。花實與葛同時。【時珍曰】吴普所説甚詳,而唐 宋本草不收,何也?《范子計然》②云:黄環出《魏郡》,以黄色者爲善。

黄環根也。【氣味】苦,平,有毒。【普③曰】神農、黄帝:有毒。桐君、扁鵲:苦。【權④曰】大寒,有小毒。【之才⑤曰】鳶尾爲之使。惡伏苓、防已、乾薑。【主治】蠱毒鬼疰鬼魅,邪氣在臟中,除欬逆寒熱。《本經》⑥。治上氣急及百邪。甄權⑦。治痰嗽,消水腫,利小便。時珍。

【附方】新一。水腫。黄環根晒乾。每服五錢,水煎服,小便利爲效。《儒門事親》⑧。

狼跋子。【氣味】苦,寒,有小毒。【主治】惡瘡蝸疥。殺蟲魚。《别録》⑨。苦酒摩,塗瘡疥效。弘景⑩。

天門冬《本經》⑪上品

【釋名】虋冬音門、顛勒《本經》⑫、顛棘《爾雅》⑬、天棘《綱目》、萬歲藤。【禹

---

① 恭:**《唐本草》見《證類》卷14"黄環"**　《唐本》注云:此物襄陽、巴西人謂之就葛。作藤生,根亦葛類,所云似防已,作車輻解者近之。人取葛根,誤得食之,吐痢不止,用土漿解乃差,此真黄環也。餘處亦稀,惟襄陽大有。本經用根。今云大戟花,非也。其子作角生,似皂莢。花、實與葛同時矣。今園庭種之,大者莖徑六七寸,所在有之。謂其子名狼跋子。今太常科劍南來者,乃雞屎葛根,非也。/**《唐本草》見《證類》卷11"狼跋子"**　……陶云出交廣,今交廣送入太常,正是黄環子,非餘物爾。(**按**:時珍將兩位藥下的《唐本草》文字打亂重組而成此條。)

② 范子計然:**《御覽》卷993"黄環"**　范子計然曰:黄環出魏郡。黄色者善。

③ 普:**《御覽》卷993"黄環"**　《吴氏本草經》曰……神農、黄帝、岐伯、桐君、扁鵲:辛。一經:味苦,有毒……

④ 權:**《藥性論》見《證類》卷14"黄環"**　黄環,使,惡乾薑,大寒,有小毒……

⑤ 之才:**古本《藥對》**見1501頁注⑥括號中七情文。

⑥ 本經:見1501頁注⑥白字。

⑦ 甄權:**《藥性論》見《證類》卷14"黄環"**　……治上氣急,寒熱及百邪。

⑧ 儒門事親:(**按**:查《儒門事親》無此方,未能溯得其源。)

⑨ 别録:見1501頁注⑦。

⑩ 弘景:**《證類》卷11"狼跋子"**　……人用苦酒摩療疥亦效。

⑪ 本經:**《本經》《别録》(《藥對》)見《證類》卷6"天門冬"**味苦、甘、平、大寒、無毒。主諸暴風濕偏痹,强骨髓,殺三蟲,去伏尸,保定肺氣,去寒熱,養肌膚,益氣力,利小便,冷而能補。久服輕身,益氣延年,不飢。一名顛勒。生奉高山谷。二月、三月、七月、八月採根,暴乾。(垣衣、地黄爲之使,畏曾青。)

⑫ 本經:見上注白字。

⑬ 爾雅:**《爾雅·釋草》(郭注)**　髦,顛蕀。(細葉,有刺,蔓生……)

錫①曰】按《爾雅》云:蘠蘼,虋冬。注云:門冬也,一名滿冬。《抱朴子》云:一名顛棘,或名地門冬,或名筵門冬。在東岳名淫羊藿,在中岳名天門冬,在西岳名管松,在北岳名無不愈,在南岳名百部,在京陸山阜名顛勒,在越人名浣草。雖處處有之,其名不同,其實一也。别有百部草,其根有百許如一而苗小異,其苗似菝葜,惟可治欬,不中服食,須分别之。【時珍曰】草之茂者爲虋,俗作門。此草蔓茂,而功同麥門冬,故曰天門冬,或曰天棘。《爾雅》云:髦,顛棘也。因其細葉如髦,有細棘也。顛、天,音相近也。按《救荒本草》②云:俗名萬歲藤,又名婆蘿樹。其形與治肺之功頗同百部,故亦名百部也。蘠蘼乃營實苗,而《爾雅》指爲門冬,蓋古書錯簡也。

【集解】【《别録》③曰】天門冬生奉高山谷。二月、三月、七月、八月采根,暴乾。【弘景④曰】奉高,泰山下縣名也。今處處有之,以高地大根味甘者爲好。《桐君藥録》云:蔓生,葉有刺,五月花白,十月實黑,根數十枚。張華《博物志》云:天門冬莖間有逆刺。若葉滑者,名絺(體)〔休〕,一名顛棘。挼根入湯,可以浣縑,素白如絨,紵類也。今越人名爲浣草,勝於用灰。此非門冬,乃相似爾。按此説與桐君之説相亂。今人所采皆是有刺者,本名顛勒,亦粗相似,用此浣衣則净,不復更有門冬。恐門冬自一種,或即是浣草耶？又有百部,根亦相類,但苗異爾。【恭⑤曰】此有二種,一種苗有刺而濇,一種無刺而滑,皆是門冬。俗云顛棘、浣草者,形貌誵之。雖作數名,終是一物。二根浣垢俱净,門冬、浣草,互名也。誵,音命,目之也。【頌⑥曰】處處有之。春生藤蔓,大如釵股,高至丈餘。

---

① 禹錫:**《嘉祐》見《證類》卷 6“天門冬”** 謹按《爾雅》云:薔蘼,虋冬。注云:門冬,一名滿冬。虋(音門)。抱朴子云:或名地門冬,或名莚門冬,或名巔棘,或名淫羊食,或名管松……/**《圖經》見《證類》卷 6“天門冬”** ……金城人名爲浣草……在東嶽名淫羊食,在中嶽名天門冬,在西嶽名管松,在北嶽名無不愈,在南嶽名百部,在京陸山阜名顛棘。雖處處皆有,其名各異,其實一也……/**《抱朴子内篇》卷 11“仙藥”** ……楚人呼天門冬爲百部,然自有百部草,其根俱有百許相似如一也,而其苗小異也。真百部苗似拔楔,唯中以治欬及辟蝨耳,不中服食,不可誤也……(**按**:時珍轉引乃揉合了以上數節而成文。)

② 救荒本草:**《救荒》卷上之後“天門冬”** 俗名萬歲藤,又名娑蘿樹。《本草》一名顛勒,或名地門冬,或名筳門冬,或名巔棘,或名淫羊食,或名管松……

③ 别録:見 1502 頁注⑪。

④ 弘景:**《集注》見《證類》卷 6“天門冬”** 陶隱居云:奉高,太山下縣名也。今處處有,以高地大根味甘者爲好。張華《博物志》云:天門冬,逆捋有逆刺。若葉滑者,名絺休,一名顛棘。可以浣縑,素白如絨(音越,紵類)。金城人名爲浣草。擘其根,温湯中挼之,以浣衣勝灰。此非門冬,相似爾。**按**:如此説,今人所採皆是有刺者,本名顛勒,亦粗相似,以浣垢衣則净。《桐君藥録》又云:葉有刺,蔓生,五月花白,十月實黑,根連數十枚。如此殊相亂,而不復更有冬門,恐門冬自一種,不即是浣草耶。又有百部根亦相類,但苗異爾。門冬,蒸,剥去皮,食之甚甘美,止飢。雖暴乾,猶脂潤難擣,必須薄切,暴于日中,或火烘之也。俗人呼苗爲棘刺,煮作飲乃宜人,而終非真棘刺爾。服天門冬,禁食鯉魚。

⑤ 恭:**《唐本草》見《證類》卷 6“天門冬”** 《唐本》注云:此有二種,苗有刺而澀者,無刺而滑者,俱是門冬。俗云顛刺、浣草者,形皃誵(音暝)之。雖作數名,終是一物。二根浣垢俱净,門冬、浣草,互名之也。

⑥ 頌:**《圖經》見《證類》卷 6“天門冬”** 天門冬,生奉高山谷,今處處有之。春生藤蔓,大如釵股,高至丈餘,葉如茴香,極尖細而疏滑,有逆刺,亦有澀而無刺者。其葉如絲杉而細散,皆名天門冬。夏生白花,亦有黄色者。秋結黑子,在其根枝傍。入伏後無花,暗結子。其根白或黄(轉下頁注)

葉如茴香，極尖細而疏滑，有逆刺。亦有澀而無刺者，其葉如絲杉而細散，皆名天門冬。夏生細白花，亦有黄色及紫色者。秋結黑子，在其根枝旁。入伏後無花，暗結子。其根白或黄紫色，大如手指，圓實而長二三寸，大者爲勝，一科一二十枚同撮，頗與百部根相類。洛中出者，大葉粗幹，殊不相類。嶺南者無花，餘無他異。【禹錫①曰】《抱朴子》言：生高地，根短味甜氣香者爲上。生水側下地，葉似細藴而微黄，根長而味多苦氣臭者次之，若以服食，令人下氣，爲益又遲也。入山便可蒸煮，啖之斷穀。或爲散，仍取汁作酒服散尤佳。【時珍曰】生苗時，亦可以沃地栽種。子亦堪種，但晚成耳。

根。【**修治**】【弘景②曰】門冬采得蒸，剥去皮食之，甚甘美，止飢。雖暴乾，猶脂潤難擣，必須暴於日中或火烘之。今人呼苗爲棘刺，煮作飲宜人，而終非真棘刺也。【頌③曰】二、三、七、八月采根，蒸，剥去皮，四破去心，暴乾用。【斅④曰】采得去皮心，用柳木甑及柳木柴蒸一伏時，洒酒令遍，更添火蒸。作小架去地二尺，攤于上，暴乾用。【**氣味**】苦，平，無毒。【《别録》⑤曰】甘，大寒。【好古⑥曰】氣寒，味微苦而辛。氣薄味厚，陽中之陰。入手太陰、足少陰經氣分之藥。【之才⑦曰】垣衣、地黄、貝母爲之使。畏曾青。【損之⑧曰】服天門冬，禁食鯉魚。誤食中毒者，浮萍汁解之。擣汁，制雄黄、硇砂。【**主治**】諸暴風濕偏痺，强骨髓，殺三蟲，去伏尸。久服輕身益氣，延年不飢。《本經》⑨。保定肺氣，去寒熱，養肌膚，利小便，冷而能補。《别録》⑩。肺氣欬逆，喘息促急，肺痿生癰吐膿，除熱，通腎氣，止消渴，去熱中風，治濕疥，宜久服。煮食之，令人肌體滑澤白净，除身上一切惡

（接上頁注）紫色，大如手指，長二三寸，大者爲勝，頗與百部根相類，然圓實而長，一二十枚同撮。二月、三月、七月、八月採根，四破之，去心，先蒸半炊間，暴乾，停留久仍濕潤。入藥時，重炕焙令燥。洛中出者，葉大幹粗，殊不相類。嶺南者無花，餘無它異……

① 禹錫：**《嘉祐》見《證類》卷6“天門冬”**　《抱朴子》云……其生高地，根短味甜氣香者上。其生水側下地者，葉細似藴而微黄，根長而味多苦氣臭者下。亦可服食，然善令人下氣，爲益又遲也。服之百日，皆丁壯兼倍，駃於术及黄精也。入山便可蒸，若煮啖之，取足以斷穀。若有力，可餌之。亦作散，并擣絞其汁作液以服散尤益。

② 弘景：見1503頁注④。

③ 頌：見1503頁注⑥。

④ 斅：**《炮炙論》見《證類》卷6“天門冬”**　雷公云：採得了，去上皮一重，便劈破，去心，用柳木甑，燒柳木柴，蒸一伏時，洒酒令遍，更添火蒸，出曝，去地二尺已來，作小架，上鋪天門葉，將蒸了天門冬，攤令乾用。

⑤ 别録：見1502頁注⑪。

⑥ 好古：**《湯液本草》卷4“天門冬”**　氣寒，味微苦。苦而辛，氣薄味厚，陰也。甘平，大寒。無毒，陽中之陰。入手太陰經，足少陰經。

⑦ 之才：**古本《藥對》**見1502頁注⑪括號中七情文。

⑧ 損之：**《證類》卷6“天門冬”**　楊損之云：服天門冬，誤食鯉魚中毒，浮萍解之。（**按**：“擣汁制雄黄、硇砂”未能溯得其源。）

⑨ 本經：見1502頁注⑪白字。

⑩ 别録：見1502頁注⑪。

氣不潔之疾。甄權[①]。鎮心，潤五臟，補五勞七傷，吐血，治嗽消痰，去風熱煩悶。大明[②]。主心病，嗌乾心痛，渴而欲飲，痿蹷嗜卧，足下熱而痛。好古[③]。潤燥滋陰，清金降火。時珍。陽事不起，宜常服之。思邈[④]。

【發明】【權[⑤]曰】天門冬冷而能補，患人五虚而熱者，宜加用之。和地黄爲使，服之耐老頭不白。【宗奭[⑥]曰】治肺熱之功爲多。其味苦，專泄而不專收，寒多人禁服之。【元素[⑦]曰】苦以泄滯血，甘以助元氣，及治血妄行，此天門冬之功也。保定肺氣，治血熱侵肺，上氣喘促，宜加人参、黄芪爲主，用之神效。【嘉謨[⑧]曰】天、麥門冬並入手太陰，驅煩解渴，止欬消痰。而麥門冬兼行手少陰，清心降火，使肺不犯邪，故止欬立效。天門冬復走足少陰，滋腎助元，全其母氣，故清痰殊功。蓋腎主津液，燥則凝而爲痰，得潤劑則化，所謂治痰之本也。【好古[⑨]曰】入手太陰、足少陰經。營衛枯涸，宜以濕劑潤之。天門冬、人参、五味、枸杞子同爲生脉之劑，此上焦獨取寸口之意。【趙繼宗[⑩]曰】五藥雖爲生脉之劑，然生地黄、貝母爲天門冬之使，地黄、車前爲麥門冬之使，茯苓爲人参之使。若有君無使，是獨行無功也。故張三丰與胡濙尚書長生不老方，用天門冬三斤，地黄一斤，乃有君而

---

① 甄權：**《藥性論》見《證類》卷 6“天門冬”**　天門冬，君。主肺氣欬逆，喘息促急，除熱，通腎氣。療肺痿，生癰吐膿，治濕疥，止消渴，去熱中風，宜久服。煮食之，令人肌體滑澤，除身中一切惡氣，不潔之疾，令人白浄……

② 大明：**《日華子》見《證類》卷 6“天門冬”**　貝母爲使。鎮心，潤五藏，益皮膚，悦顔色，補五勞七傷。治肺氣并嗽，消痰，風痺，熱毒遊風，煩悶吐血。去心用。

③ 好古：**《湯液大法》卷 3“心”**　是动則病嗌乾心痛，渴而欲飲……（……天門冬……）/**卷 3“腎”**　是動則病……痿厥嗜卧，足下熱而痛（……麥門冬）。

④ 思邈：**《千金方》卷 20“雜補第七”**　治陽不起方……又方：常服天門冬亦佳。

⑤ 權：**《藥性論》見《證類》卷 6“天門冬”**　……蜀人使浣衣如玉，和地黄爲使，服之耐老，頭不白，能冷補，患人體虚而熱，加而用之。

⑥ 宗奭：**《衍義》卷 7“天門冬”**　……治肺熱之功爲多。其味苦，但專泄而不專收，寒多人禁服。餘如二《經》。

⑦ 元素：**《醫學啓源》卷下“用藥備旨・天門冬”**　保肺氣，治血熱侵肺，上喘氣促，加人參、黄耆，用之爲主，如神。/**《湯液本草》卷 4“天門冬”**　《象》云：保肺氣，治血熱侵肺，上喘氣促。加人参、黄芪爲主，用之神效。/《心》云：苦以泄滯血，甘以助元氣，及治血妄行，此天門冬之功也。（**按**：《湯液本草》所引“心云”當屬李杲之語。）

⑧ 嘉謨：**《蒙筌》卷 1“麥門冬”**　謨按：天、麥門冬並入手太陰經，而能驅煩解渴，止咳消痰。功用似同，實亦有偏勝也。麥門冬兼行手少陰心，每每清心降火，使肺不犯於賊邪，故止咳立效。天門冬復走足少陰腎，屢屢滋腎助元，令肺得全其母氣，故消痰殊功。蓋痰系津液凝成，腎司津液者也，燥盛則凝，潤多則化。天門冬潤劑，且復走腎經。津液縱凝，亦能化解。麥門冬雖藥劑滋潤則一，奈經絡兼行相殊。故上而止咳，不勝於麥門冬，下而消痰，必讓於天門冬爾。先哲亦曰：痰之標在脾，痰之本在腎……

⑨ 好古：**《湯液本草》卷 4“天門冬”**　《本草》云……入手太陰、足少陰經。榮衛枯涸，濕劑所以潤之。二門冬、人参、北五味子、枸杞子，同爲生脉之劑，此上焦獨取寸口之意。

⑩ 趙繼宗：**《儒醫精要・論生脉之劑》**　天門冬、麥門冬、人参、枸杞子、北五味，爲生脉之劑也。愚嘗考之，地黄、貝母爲天門冬之使，地黄、車前子又爲麥門冬之使，茯苓爲人参之使。蓋有君而無使，是獨行而無功，是以張仙與胡榮尚書長生不老之方：天門冬三斤，熟地黄一斤，有君而無使也。

有使也。【禹錫①曰】《抱朴子》言:入山便可以天門冬蒸煮啖之,取足以斷穀。若有力可餌之。或作散,酒服。或搗汁作液,膏服。至百日丁壯兼倍,駃于术及黄精也。二百日强筋髓,駐顔色。與煉成松脂同蜜丸服,尤善。杜紫微服之,御八十妾,一百四十歲,日行三百里。【慎微②曰】《列仙傳》云:赤須子食天門冬,齒落更生,細髮復出。太原 甘始服天門冬,在人間三百餘年。《聖化經》云:以天門冬、茯苓等分,爲末,日服方寸匕。則不畏寒,大寒時單衣汗出也。【時珍曰】天門冬清金降火,益水之上源,故能下通腎氣,入滋補方合群藥用之有效。若脾胃虚寒人,單餌既久,必病腸滑,反成痼疾。此物性寒而潤,能利大腸故也。

【附方】舊三,新十四。服食法。孫真人《枕中記》③云:八九月采天門冬根,暴乾爲末。每服方寸匕,日三服。無問山中人間,久服補中益氣,治虚勞絶傷,年老衰損,偏枯不隨,風濕不仁,冷痺,惡瘡癰疽。癩疾鼻柱敗爛者,服之皮脱蟲出。釀酒服,去癥病積聚,風痰顛狂,三蟲伏尸,除濕痺,輕身益氣,令人不飢。百日,還年耐老。釀酒初熟微酸,久停則香美,諸酒不及也。忌鯉魚。○《臞仙神隱》④云:用乾天門冬十斤,杏仁一斤,搗末,蜜漬。每服方寸匕。名仙人粮。辟穀不飢⑤。天門冬二斤,熟地黄一斤,爲末,煉蜜丸彈子大。每温酒化三丸,日三服。居山遠行,辟穀良。服至十日,身輕目明。二十日,百病愈,顔色如花。三十日,髮白更黑,齒落重生。五十日,行及奔馬。百日,延年。○又法⑥:天門冬搗汁,微火煎取五斗,入白蜜一斗,胡麻炒末二升,合煎至可丸,即止火。下大豆黄末,和作餅,徑三寸,厚半寸。一服一餅,一日三服,百日已上有益。○又法:天門冬末一升,松脂末一升,蠟蜜一升和煎,丸如梧子大。每日早午晚各服三十丸。天門冬

① 禹錫:見1504頁注①。/**《證類》卷6"天門冬"** 《抱朴子》云:杜紫微服天門冬,禦八十妾,有男一百四十人,日行三百里。

② 慎微:**《證類》卷6"天門冬"** 《道書·八帝聖化經》:欲不畏寒者,取天門冬、茯苓等分爲末。服方寸匕,日再服。大寒時,單衣汗出。/《列仙傳》赤頂子食天門冬,齒落更生,細髮復出。/《神仙傳》甘始者,太原人,服天門冬,在人間三百餘年。

③ 枕中記:**《證類》卷6"天門冬"** 孫真人《枕中記》:天門冬,末,服方寸匕,日三。無問山中人間,恒勿廢,久服益。若釀酒服之,去癥瘕積聚,風痰癲狂,三蟲伏尸,除瘟痺,輕身益氣,令人不飢,百日還年耐老。

④ 臞仙神隱:**《神隱》卷上"仙家服食"** 服食天門冬法:乾天門冬十斤,杏仁一斤,搗末,蜜漬服方寸匕,日三服。一名曰仙人糧。

⑤ 辟穀不飢:**《事林廣記》(和刻)巳集卷2"神仙服天門冬居山辟粒不飢法"** 天門冬二斤,熟乾地黄一斤。右件藥搗羅爲末,煉蜜爲丸如彈子大。每服三丸,以温酒化破服之。日三服。如居山遠行,辟穀不飢,服至十日,身輕目明。二十日,百病愈,顔色如花。三十日,髮白更黑,齒落重生。四十日,行及奔馬。百日服之,延年矣。(**按**:原無出處,今溯得其源。)

⑥ 又法:**《太清經斷穀法》見《道藏·洞神部·方法類》** 又法:天門冬三石,去心皮,擣窄取汁一石,微火煎得五升,出浮湯上,納白蜜一升,熬胡麻屑二升,合和煎攪勿息,令可丸,以大豆卷屑餅圓三寸,厚半寸,日服一枚,百日不飢,肌肉潤澤,延年。亦可加地黄汁三升合煎,此方云最佳,出五符中。(**按**:《千金方》卷82"服天門冬法"此方幾同。)/又法:天門冬末一升,松脂一升,蠟蜜各一升,合和煎可丸如梧桐子大,旦中暮服三丸如彈丸,即不飢,美色。此云崔文手中秘方。天門冬去皮心。(**按**:原無出處,今從《道藏》溯得其源。)

酒①。補五臟、調六腑，令人無病。天門冬三十斤，去心搗碎，以水二石，煮汁一石，糯米一斗，細麴十斤，如常炊釀，酒熟，日飲三盃。**天門冬膏**。去積聚風痰，補肺，療欬嗽失血，潤五臟，殺三蟲伏尸，除瘟疫。輕身益氣，令人不飢。以天門冬流水泡過，去皮心，搗爛取汁，砂鍋文武炭火煮，勿令大沸。以十斤爲率，熬至三斤，却入蜜四兩，熬至滴水不散。瓶盛，埋土中一七，去火毒。每日早晚白湯調服一匙。若動大便，以酒服之。《醫方摘要》②。**肺痿欬嗽**，吐涎沫，心中温温，咽燥而不渴。生天門冬搗汁一斗，酒一斗，飴一升，紫苑四合，銅器煎至可丸。每服杏仁大一丸，日三服。《肘後方》③。**陰虚火動**，有痰，不堪用燥劑者。天門冬一斤，水浸洗，去心，取肉十二兩，石臼搗爛，五味子水洗，去核，取肉四兩，晒乾，不見火，共搗丸梧子大。每服二十丸，茶下。日三服。《簡便方》④。**滋陰養血**，温補下元。三才丸：用天門冬去心，生地黄各二兩，二味用柳甑箄，以酒洒之，九蒸九晒，待乾秤之。人參一兩，共爲末，蒸棗肉搗和丸梧子大。每服三十丸，食前温酒下，日三服。潔古《活法機要》⑤。**虚勞體痛**。天門冬末，酒服方寸匕，日三。忌鯉魚。《千金方》⑥。**肺勞風熱**。止渴去熱。天門冬去皮心，煮食。或暴乾爲末，蜜丸服，尤佳。亦可洗面。孟詵《食療》⑦。**婦人骨蒸**，煩熱寢汗，口乾引飲，氣喘。天門冬十兩，麥門冬八兩，並去心爲末，以生地黄三斤，取汁

① 天門冬酒：**《聖惠方》卷95“天門冬酒”** 補五藏六腑不調，亦令無病，方：天門冬（三十斤，去心搗碎，以米二碩煮取汁一碩）、糯米（一碩，浄淘）、細麯（十斤，搗碎），右炊米熟，三味相拌入甕，密封三七日，候熟壓漉。冬温夏冷，日飲三杯。（**按**：原無出處，今溯得其源。）

② 醫方摘要：**《醫方摘要》卷8“養老”** 天門冬膏：去積聚風痰，補肺，療咳嗽失血，潤五臟，三蟲伏尸，除瘟疫，輕身益氣，令人不饑，延年不老。生天門冬不拘多少，用滚水泡過，去皮心，搗爛絞汁，以砂鍋盛之，用炭文武火煮，勿令大沸。以十斤爲率。熬至三斤，却入蜜四兩，熬成膏，滴水不散。取以磁瓶盛之，埋地中一七，去火毒。每早晚用一匙白湯調下。若動大便，以酒調服。

③ 肘後方：**《肘後方》卷3“治卒上氣咳嗽方第二十三”** 治肺痿咳嗽，吐涎沫，心中温温，咽燥而不渴者……又方：生天門（冬搗取汁，一斗）、酒（一斗）、飴（一升、紫菀（四合），銅器於湯上煎可丸，服如杏子大一丸，日可三服。

④ 簡便方：**《奇效單方》卷下“十三痰飲”** 治陰虚火動之痰不堪用燥劑者：天門冬（一斤，水浸洗去心，取肉十一兩，搗爛，勿犯鐵）、五味子（一斤，水洗去核，取肉四兩，曬乾，爲末，不見火），右共和爲丸桐子大，每二十丸，日進三服，不拘時茶清送下。

⑤ 活法機要：**《御藥院方》卷6“補虚損門”** 滋陰養血，潤補不燥，養氣和血，養神。天門冬（三兩，去心）、生地黄（三兩），右用柳甑箅以酒灑之，九蒸九曝乾　人參（去蘆，二兩），右同爲末，以棗肉爲丸如梧桐子大，每服三十丸，食前温酒送下，日進三服，歲久爲驗。（**按**：查《活法機要》及張元素諸書無此方。另溯其源。）

⑥ 千金方：**《千金方》卷19“骨虚實第六”** 治虚勞冷，骨節疼痛無力方……又方：天門冬爲散，酒服方寸匕，日三，一百日瘥。

⑦ 食療：**《證類》卷6“天門冬”** 《食療》：補虚勞，治肺勞，止渴，去熱風。可去皮、心，入蜜煮之，食後服之。若曝乾，入蜜丸尤佳。亦用洗面，甚佳。

熬膏,和丸梧子大。每服五十丸,以逍遥散去甘草,煎湯下。《活法機要》①。**風顛發作**則吐,耳如蟬鳴,引脇牽痛。天門冬去心皮,暴擣爲末。酒服方寸匕,日三服,久服食。《外臺秘要》②。**小腸偏墜**。天門冬三錢,烏藥五錢,以水煎服。吴球《活人心統》③。**面黑令白**。天門冬暴乾,同蜜擣作丸,日用洗面。《聖濟總録》④。**口瘡連年**不愈者。天門冬、麥門冬並去心,玄參等分,爲末,煉蜜丸彈子大。每噙一丸。乃僧居寮所傳方也。齊德之《外科精義》⑤。**諸般癰腫**。新掘天門冬三五兩,洗浄,沙盆擂細,以好酒濾汁,頓服。未效再服,必愈。此祖傳經驗方也。虞摶《醫學正傳》⑥。

百部《别録》⑦中品

【釋名】婆婦草《日華》⑧、**野天門冬**《綱目》。【時珍曰】其根多者百十連屬,如部伍然,故以名之。

【集解】【弘景⑨曰】山野處處有之。其根數十相連,似天門冬而苦强,但苗異爾。《博物志》云:九真一種草似百部,但長大爾。懸火上令乾,夜取四五寸切短,含嚥汁,主暴嗽甚良,名爲嗽藥。疑此即百部也。其土肥潤,是以長大也。【藏器⑩曰】天門冬根有十餘莖,圓短實潤,味甘。百部多

---

① 活法機要:**《保命集》卷下"咳嗽論第二十一"** 天門冬丸:治婦人喘,手足煩熱,骨蒸寢汗,口乾引飲,面目浮腫。天門冬(十兩,去心秤)、麥門冬(去心,八兩)、生地黄(三斤,取汁爲膏子),右二味爲末,膏子和丸如梧子大,每服五十丸,煎逍遙散送。逍遙散中去甘草,加人參……

② 外臺秘要:**《外臺》卷15"風癲方七首"** 又天門冬酒,通治五藏六腑大風洞虚,五勞七傷,癥結滯氣,冷熱諸風,癲癇惡疾,耳聾頭風……散方如左:天門冬去心、皮,暴乾,擣篩,以上件酒服方寸匕,日三,加至三匕。久服長生。凡酒亦得服之。

③ 活人心統:**《諸證辨疑》卷4"治疝得要論"** 方治小腸及偏墜法:烏藥(五錢)、麥門冬(新掘者,三錢),二味俱剉碎,以新汲井水煎服。(**按**:《活人心統》《諸證辨疑》皆爲吴球著。《活人心统》卷4"疝氣門"有"脉沉而数,乌药、天门冬为君"之説,未見用麥門冬。故疑《諸證辨疑》此方所用麥門冬乃天門冬之誤。)

④ 聖濟總録:**《普濟方》卷52"面膏"** 洗面方:用天門冬曝乾,蜜丸,用以洗面。(**按**:《聖濟總録》無此方,另溯其源。)

⑤ 外科精義:**《外科精義》卷下** 玄參丸(出僧居泰傳):治口瘡連年不愈者。天門冬(去心)、麥門冬(去心)、玄參(已上各等分),右爲細末,鍊蜜爲丸如彈子大,每服一丸,噙化。

⑥ 醫學正傳:**《醫學正傳》卷6"瘡瘍"** 治諸般癰腫神效:新掘天門冬一味,約三五兩,洗浄,入沙盆内研細,以好酒蕩起,濾去渣,頓服。未效,再服一二服必愈。

⑦ 别録:**《别録》見《證類》卷9"百部根"** 微温。主欬嗽上氣。

⑧ 日華:**《日華子》見《證類》卷9"百部根"** ……又名婆婦草。一根三十來莖。

⑨ 弘景:**《集注》見《證類》卷9"百部根"** 陶隱居云:山野處處有,根數十相連,似天門冬而苦强,亦有小毒……《博物志》云:九真有一種草似百部,但長大爾,懸火上令乾,夜取四五寸短切,含咽汁,勿令人知,主暴嗽甚良,名爲嗽藥。疑此是百部,恐其土肥潤處,是以長大爾。

⑩ 藏器:**《拾遺》見《證類》卷6"天門冬"** 《陳藏器本草》云:天門冬,陶云百部根亦相類,苗異爾。**按**:天門冬根有十餘莖,百部多者五六十莖,根長尖,内虚,味苦。天門冬根圓短實潤,味甘不同,苗蔓亦别。如陶所説,乃是同類。今人或以門冬當百部者,説不明也。

者五六十莖，長尖内虚，味苦不同，苗蔓亦别。今人以門冬當百部，説不明也。【頌①曰】今江、湖、淮、陜、齊、魯州郡皆有之。春生苗，作藤蔓。葉大而尖長，頗似竹葉，面青色而光。根下一撮十五六枚，黄白色，二、三、八月采，暴乾用。【時珍曰】百部亦有細葉如茴香者，其莖青，肥嫩時亦可煮食。其根長者近尺，新時亦肥實，但乾則虚瘦無脂潤爾。生時擘開，去心暴之。鄭樵《通志》②言葉如薯蕷者，謬矣。

根。【修治】【斅③曰】凡采得以竹刀劈，去心皮，花作數十條，懸簷下風乾。却用酒浸一宿，漉出焙乾，剉用。或一窠八十三條者，號曰地仙苗。若脩事餌之，可千歲也。【氣味】甘，微温，無毒。【權④曰】甘，無毒。【大明⑤曰】苦，無毒。【恭⑥曰】微寒，有小毒。【時珍曰】苦、微甘，無毒。【主治】欬嗽上氣，火炙酒漬飲之。《别録》⑦。治肺熱，潤肺。甄權⑧。治傳尸骨蒸勞，治疳，殺蚘蟲、寸白、蟯蟲，及一切樹木蛀蟲，燼之即死。殺虱及蠅蠓。大明⑨。【弘景⑩曰】作湯洗牛犬，去虱。火炙酒浸空腹飲，治疥癬，去蟲蠶蛟毒。藏器⑪。

【發明】【時珍曰】百部亦天門冬之類，故皆治肺病殺蟲。但百部氣温而不寒，寒嗽宜之；天門冬性寒而不熱，熱嗽宜之。此爲異耳。

【附方】舊五，新五。暴欬嗽。《張文仲方》⑫：用百部根漬酒。每温服一升，日三

---

① 頌：**《圖經》見《證類》卷9"百部根"**　百部根，舊不著所出州土，今江、湖、淮、陜、齊、魯州郡皆有之。春生苗作藤蔓，葉大而尖長，頗似竹葉，面青色而光，根下作撮如芋子。一撮乃十五六枚，黄白色，二月、三月、八月採，暴乾用……

② 通志：**《通志·昆蟲草木略·草類》**　百部曰婆婦草，能去諸蟲，可以殺蠅蠓。其葉似薯蕷，根似天門冬。故天門冬亦有百部之名，一物足以相紊。

③ 斅：**《炮炙論》見《證類》卷9"百部根"**　雷公云：凡使，採得後，用竹刀劈破，去心、皮、花，作數十條，於簷下懸令風吹，待土乾後，却用酒浸一宿，漉出焙乾，細剉用。忽一窠自有八十三條者，號曰地仙苗，若修事餌之，可千歲也。

④ 權：**《藥性論》見《證類》卷9"百部根"**　百部，使，味甘，無毒……

⑤ 大明：**《日華子》見《證類》卷9"百部根"**　味苦，無毒……

⑥ 恭：**《嘉祐》見《證類》卷9"百部根"　按《蜀本》**云：微寒。/**《集注》見《證類》卷9"百部根"**　……亦有小毒……（**按**：《證類》"百部根"無《唐本》之説，誤注出處。時珍揉合《集注》《蜀本》之文而成此條。）

⑦ 别録：見1508頁注⑦。

⑧ 甄權：**《藥性論》見《證類》卷9"百部根"**　……能治肺家熱，上氣欬逆，主潤益肺。

⑨ 大明：**《日華子》見《證類》卷9"百部根"**　……治疳蚘，及傳尸骨蒸勞，殺蚘蟲、寸白、蟯蟲，并治一切樹木蛀蚛，燼之亦可殺蠅蠓……

⑩ 弘景：**《集注》見《證類》卷9"百部根"**　……亦主去蝨，煮作湯，洗牛、犬蝨即去……

⑪ 藏器：**《拾遺》見《證類》卷9"百部根"**《陳藏器本草》云：百部根，火炙浸酒，空腹飲，去蟲蠶咬，兼疥癬瘡。

⑫ 張文仲方：**《圖經》見《證類》卷9"百部根"**　……葛洪主卒嗽……張文仲單用百部根，酒漬再宿。大温，服一升，日再。

服。○《葛洪方》①:用百部、生薑各擣汁等分,煎服二合。○《續十全方》②用百部藤根擣自然汁,和蜜等分,沸湯煎膏噙嚥。○《普濟方》③治卒欬不止,用百部根懸火上炙乾,每含嚥汁,勿令人知。**小兒寒嗽**。百部丸:用百部炒,麻黄去節,各七錢半,爲末。杏仁去皮尖炒,仍以水略煮三五沸,研泥。入熟蜜和丸皂子大。每服二三丸,温水下。錢乙《小兒方》④。**三十年嗽**。百部根二十斤,擣取汁,煎如飴。服方寸匕,日三服。深師加蜜二斤。《外臺》加飴一斤。《千金方》⑤。**遍身黄腫**。掘新鮮百條根,洗擣,罨臍上。以糯米飯半升,拌水酒半合,揉軟蓋在藥上,以帛包住。待一二日後,口内作酒氣,則水從小便中出,腫自消也。百條根一名野天門冬,一名百奶,狀如葱頭,其苗葉柔細,一根下有百餘個數。《楊氏經驗方》⑥。**誤吞銅錢**。百部根四兩,酒一升,漬一宿,温服一升,日再服。《外臺秘要》⑦。**百蟲入耳**。百部炒研,生油調一字于耳門上。《聖濟録》⑧。**熏衣去虱**。百部、秦艽爲末,入竹籠燒烟熏之,自落。亦可煮湯洗衣。《經驗方》⑨。

【附録】**白并**。【《别録》⑩曰】味苦,無毒。主肺欬上氣,行五藏,令百病不起。一名王富,一名箭簳。生山陵。葉如小竹,根黄皮白。三月、四月采根,暴乾。【時珍曰】此物氣味主治俱近百部,故附之。

---

① 葛洪方:**《肘後方》卷3"治卒上氣咳嗽方第二十三"** 治卒得咳嗽方……又方:生薑汁、百部汁,和同合煎,服二合。

② 續十全方:**《證類》卷9"百部根"** 《續十全方》:治暴嗽。百部藤根擣自然汁,和蜜等分,沸湯煎成膏嚥之。

③ 普濟方:**《普濟方》卷158"暴咳嗽"** 治暴嗽:以百部根懸火上炙乾,夜取四五寸,細切,含咽下,勿令人知,甚良。

④ 小兒方:**《小兒藥證直訣》卷下"百部圓"** 百部圓:治肺寒壅嗽,微有痰。百部(叁兩,炒)、麻黄(去節)、杏仁(四十個,去皮尖,微炒,煮三五沸),右爲末,煉蜜丸如芡實大,熱水化下。加松子仁肉五十粒,糖圓之,含化大妙。

⑤ 千金方:**《千金方》卷18"咳嗽第五"** 治三十年嗽方:百部根二十斤,擣取汁,煎如飴,服一方寸匕,日三服。(《外台》和飴一斤煎成煎,以點摩飲調下。《深師方》以白蜜二升,更煎五六沸,服三合。)

⑥ 楊氏經驗方:(**按**:未見原書,待考。)

⑦ 外臺秘要:**《證類》卷9"百部根"** 《外臺秘要》:治誤吞錢:百部根四兩,酒一升,漬一宿,温服一升,日再服。(**按**:今本《外臺》無此方。)

⑧ 聖濟録:**《聖濟總録》卷115"百蟲入耳"** 治蚰蜒入耳,塗耳百部方:百部(切,焙),右一味擣羅爲末,以一字生油調,塗於耳門上,其蟲自出。

⑨ 經驗方:**《普濟方》卷268"祛虱法"** 熏衣虱法:以百部、秦艽各一兩,爲末,煙熏,衣虱自落。(**按**:此經驗方來源不明。今另溯其方之源。)

⑩ 别録:**《别録》見《證類》卷30"白并"** 味苦,無毒。主肺欬上氣,行五藏,令百病不起。一名玉簫,一名箭悍。葉如小竹,根黄皮白。生山陵。三月、四月採根,暴乾。

何首烏宋《開寶》①

【釋名】交藤本傳②、夜合本傳、地精本傳、陳知白《開寶》③、馬肝石《綱目》、桃柳藤《日華》④、九真藤《綱目》、赤葛《斗門》⑤、瘡帚《綱目》、紅内消。【大明⑥曰】其藥本草無名,因何首烏見藤夜交,便即采食有功,因以采人爲名爾。【時珍曰】漢武時,有馬肝石能烏人髮,故後人隱此名,亦曰馬肝石⑦。赤者能消腫毒,外科呼爲瘡帚、紅内消。《斗門方》⑧云:取根若獲九數者,服之乃仙。故名九真藤。

【集解】【頌⑨曰】何首烏本出順州 南河縣,今在處有之,嶺外、江南諸州皆有,以西洛、嵩山及河南 柘城縣者爲勝。春生苗,蔓延竹木墻壁間,莖紫色。葉葉相對如薯蕷而不光澤。夏秋開黄白花如葛勒花。結子有稜,似蕎麥而雜小,纔如粟大。秋冬取根,大者如拳,各有五稜瓣,似小甜瓜。有赤白二種:赤者雄,白者雌。一云:春采根,秋采花。九蒸九暴乃可服。此藥本名交藤,因何首烏服而得名也。唐 元和七年,僧文象遇茅山老人,遂傳此事。李翱乃著《何首烏傳》⑩。云:何首烏者,

---

① 開寶:**《開寶》見《證類》卷 11“何首烏”** 味苦、澀,微温,無毒。主瘰癧,消癰腫,療頭面風瘡,五痔,止心痛,益血氣,黑髭鬢,悦顔色。久服長筋骨,益精髓,延年不老。亦治婦人産後及帶下諸疾。本出順州南河縣,今嶺外,江南諸州皆有。蔓紫,花黄白,葉如署預而不光。生必相對,根大如拳,有赤白二種,赤者雄,白者雌。一名野苗,一名交藤,一名夜合,一名地精,一名陳知白。春夏採。臨用之以苦竹刀切,米泔浸經宿,暴乾。木杵臼擣之。忌鐵。

② 本傳:**《證類》卷 11“何首烏”** 《何首烏傳》……一名野苗,二名交藤,三名夜合,四名地精,五名首烏……(**按**:“釋名”項下“本傳”皆同此。)

③ 開寶:見本頁注①。

④ 日華:**《日華子》見《證類》卷 11“何首烏”** ……又名桃柳藤。

⑤ 斗門:**《證類》卷 11“何首烏”** 《斗門方》……又名赤葛。

⑥ 大明:**《日華子》見《證類》卷 11“何首烏”** ……本草無名,因何首烏見藤夜交,便即採食有功,因以採人爲名耳……

⑦ 馬肝石:**《洞冥記》卷 2** 元鼎五年,郅支國貢馬肝石……以之拂髮,白者皆黑……

⑧ 斗門方:**《證類》卷 11“何首烏”** 《斗門方》……其藥久服黑髮延年。或取其頭獲之九數者,服之乃仙矣……

⑨ 頌:**《圖經》見《證類》卷 11“何首烏”** 何首烏,本出順州南河縣,嶺外、江南諸州亦有,今在處有之,以西洛、嵩山及南京柘城縣者爲勝。春生苗,葉葉相對,如山芋而不光澤,其莖蔓延竹木牆壁間。夏秋開黄白花,似葛勒花。結子有稜,似蕎麥而細小,纔如粟大。秋冬取根,大者如拳,各有五稜瓣,似小甜瓜。此有二種:赤者雄,白者雌……一云:春採根,秋採花,九蒸九暴,乃可服。此藥本名交藤,因何首烏服而得名……唐元和七年,僧文象遇茅山老人,遂傳其事……

⑩ 何首烏傳:**《證類》卷 11“何首烏”** 《何首烏傳》:昔何首烏者,順州南河縣人。祖名能嗣,父名延秀。能嗣常慕道術,隨師在山。因醉夜卧山野,忽見有藤二株,相去三尺餘,苗蔓相交,久而方解,解了又交。驚訝其異,至旦遂掘其根歸。問諸人,無識者。後有山老忽來,示之。答曰:子既無嗣,其藤乃異,此恐是神仙之藥,何不服之?遂杵爲末,空心酒服一錢。服數月似强健,因此常服,又加二錢。服之經年,舊疾皆愈,髮烏容少。數年之内,即有子,名延秀,秀生首烏,首烏之名,因此而得。生數子,年百餘歲,髮黑。有李安期者,與首烏鄉里親善,竊得方服,其壽至長,遂敘其事。何首烏,味甘,生温,無毒。茯苓爲使。治五痔,腰膝之病,冷氣心痛,積年勞(轉下頁注)

順州 南河縣人。祖名能嗣,父名延秀。能嗣本名田兒,生而閹弱,年五十八,無妻子,常慕道術,隨師在山。一日醉卧山野,忽見有藤二株,相去三尺餘,苗蔓相交,久而方解,解了又交。田兒驚訝其異,至旦遂掘其根歸。問諸人,無識者。後有山老忽來,示之,荅曰:子既無嗣,其藤乃異,此恐是神仙之藥,何不服之?遂杵爲末,空心酒服一錢。七日而思人道,數月似强健。因此常服,又加至二錢。經年舊疾皆痊,髮烏容少。十年之内,即生數男,乃改名能嗣。又與其子延秀服,皆壽百六十歲。延秀生首烏。首烏服藥,亦生數子,年百三十歲,髮猶黑。有李安期者,與首烏鄉里親善,竊得方服,其壽亦長,遂叙其事傳之云。何首烏,味甘,性温,無毒。茯苓爲使。治五痔腰膝之病,冷氣心痛,積年勞瘦痰癖,風虚敗劣,長筋力,益精髓,壯氣駐顔,黑髮延年。婦人惡血痿黄,産後諸疾,赤白帶下,毒氣入腹,久痢不止,其功不可具述。一名野苗,二名交藤,三名夜合,四名地精,五名何首烏。本出處州,江南諸道皆有。苗如木藁,葉有光澤,形如桃柳,其背偏,皆單生不相對。有雌雄。雄者苗色黄白,雌者黄赤。根遠不過三尺,夜則苗蔓相交,或隱化不見。春末、夏中、秋初三時,候晴明日兼雌雄采之。乘潤以布帛拭去泥土,勿損皮,烈日暴乾,密器貯之,每月再暴。用時去皮爲末,酒下最良。遇有疾,即用茯苓湯下爲使。凡服用偶日,二、四、六、八日,服訖,以衣覆汗出,導引尤良。忌猪肉血、羊血、無鱗魚,觸藥無力。其根形大如拳連珠,其有形如鳥獸山岳之狀者,珍也。掘得去皮生喫,得味甘甜,可休粮。讃曰:神效助道,著在仙書。雌雄相交,夜合晝疏。服之去穀,日居月諸。返老還少,變安病軀。有緣者遇,最爾自如。明州刺史李遠附録云:何首烏以出南河縣及嶺南 恩州、韶州、潮州、賀州、廣州、潘州、四會縣者爲上。邕州、桂州、康州、春州、高州、勤州、循州、晉興縣出者次之。真仙草也。五十年者如拳大,號山奴,服之一年,髮髭青黑。一百年者如盌大,號山哥,服之一年,顔色紅悦。一百五十年者如盆大,號山伯,服之一年,齒落更生。二百年者如斗栲栳大,號山翁,服之一年,顔如童子,行及奔馬。三百年者如三斗栲栳大,號山精,純陽之體,久服成地仙也。【時珍曰】凡諸名山、深山産者,即大而佳也。

(接上頁注)瘦,痰癖,風虚敗劣,長筋力,益精髓,壯氣,駐顔黑髮,延年,婦人惡血痿黄,産後諸疾,赤白帶下,毒氣入腹,久痢不止,其功不可具述。一名野苗,二名交藤,三名夜合,四名地精,五名首烏。本出虔州,江南諸道皆有之。苗葉有光澤,又如桃李葉。雄苗赤,根遠不過三尺,春秋可採,日乾。去皮爲末,酒下最良。有疾即用茯苓湯下爲使。常杵末,新瓷器盛。服之忌豬肉血、無鱗魚,觸藥無力。此藥形大如拳、連珠,其中有形鳥獸山岳之狀,珍也。掘得去皮,生喫,得味甘甜,休粮。讃曰:神效助道,著在仙書。雌雄相交,夜合晝疏。服之去穀,日居月諸。返老還少,變安病軀。有緣者遇,傳之勿泄,最爾自如。明州刺史李遠傳録經驗:何首烏所出順州南河縣、韶州、潮州、恩州、賀州、廣州、四會縣、潘州,已上出處爲上。邕州、晉興縣、桂州、康州、春州、勒州、高州、循州,已上所出次之。其仙草五十年者如拳大,號山奴,服之一年,髭鬢青黑。一百年如椀大,號山哥,服之一年,顔色紅悦。一百五十年者如盆大,號山伯,服之一年,齒落重生。二百年如斗栲栳大,號山翁,服之一年,顔如童子,行及奔馬。三百年如三斗栲栳大,號山精,服之一年延齡,純陽之體,久服成地仙。/**《圖經》見《證類》卷 11"何首烏"** 《圖經》曰:何首烏……其生相遠,夜則苗蔓交,或隱化不見。春末、夏中、初秋三時,候晴明日兼雌雄採之。烈日暴乾。散服酒下,良。採時盡其根,乘潤以布帛拭去泥土,勿損皮,密器貯之,每月再暴。凡服偶日,二、四、六、八日是。服訖,以衣覆汗出,導引。尤忌豬、羊血……

根。【修治】【志①曰】春夏秋采其根，雌雄並用。乘濕以布拭去土，暴乾。臨時以苦竹刀切，米泔浸經宿，暴乾，木杵臼擣之。忌鐵器。【慎微②曰】方用新采者，去皮，銅刀切薄片，入甑内，以瓷鍋蒸之。旋以熱水從上淋下，勿令滿溢，直候無氣息，乃取出暴乾用。【時珍曰】近時治法：用何首烏赤白各一斤，竹刀刮去粗皮，米泔浸一夜，切片。用黑豆三斗，每次用三升三合三勺，以水泡過。砂鍋内鋪豆一層，首烏一層，重重鋪盡，蒸之。豆熟，取出去豆，將何首烏晒乾，再以豆蒸。如此九蒸九晒乃用。

【氣味】苦、濇，微温，無毒。【時珍曰】茯苓爲之使。忌諸血、無鱗魚、蘿蔔、蒜、葱、鐵器，同于地黄。能伏硃砂。【主治】瘰癧，消癰腫，療頭面風瘡，治五痔，止心痛，益血氣，黑髭髮，悦顔色。久服長筋骨，益精髓，延年不老。亦治婦人産後及帶下諸疾。《開寶》③。久服令人有子，治腹臟一切宿疾，冷氣腸風。大明④。瀉肝風。好古⑤。

【發明】【時珍曰】何首烏，足厥陰、少陰藥也。白者入氣分，赤者入血分。腎主閉藏，肝主疏泄。此物氣温，味苦濇。苦補腎，温補肝，能收斂精氣。所以能養血益肝，固精益腎，健筋骨，烏髭髮，爲滋補良藥。不寒不燥，功在地黄、天門冬諸藥之上。氣血太和，則風虚癰腫瘰癧諸疾可知矣。此藥流傳雖久，服者尚寡。嘉靖初，邵應節真人以七寶美髯丹方上進。世宗 肅皇帝服餌有效，連生皇嗣。於是何首烏之方天下大行矣。宋 懷州知州李治⑥與一武臣同官。怪其年七十餘而輕健，面如渥丹，能飲食。叩其術，則服何首烏丸也。乃傳其方。後治得病，盛暑中半體無汗已二年，竊自憂之。造丸服至年餘，汗遂浹體。其活血治風之功，大有補益。其方用赤白何首烏各半斤，米泔浸三夜，竹刀刮去皮，切焙，石臼爲末，煉蜜丸梧子大。每空心温酒下五十丸。亦可末服。

【附方】舊四，新十二。七寶美髯丹。烏鬚髮，壯筋骨，固精氣，續嗣延年。用赤白何首烏各一斤，米泔水浸三四日，瓷片刮去皮，用淘净黑豆二升，以砂鍋木甑，鋪豆及首烏，重重鋪盡蒸

---

① 志：見 1511 頁注①。

② 慎微：**《證類》卷 11"何首烏"**　《經驗方》：何首烏新採者，去皮土後，用銅、竹刀薄切片，上甑如炊飯，蒸下用瓷石鍋。忌鐵。旁更别燒一鍋，常滿添水，候藥甑氣上，逐旋以熱水從上淋下，勿令滿溢，直候首烏絶無氣味，然後取下一匙頭汁，白湯亦可，此是藥之精英，與常不同……

③ 開寶：見 1511 頁注①。

④ 大明：**《日華子》見《證類》卷 11"何首烏"**　味甘。久服令人有子。治腹藏宿疾，一切冷氣及腸風……

⑤ 好古：**《湯液大法》卷 3"肝"**　風實則泄（……何首烏……）

⑥ 李治：**《普濟方》卷 116"諸風雜治"**　何首烏丸：治風活血，大補益。何首烏（十斤，赤白色者各半兩，米泔浸三宿，取竹刀刮去皮，切，焙乾），右爲末，煉蜜爲丸如梧桐子大，每服三十丸至五十丸，食後温酒或飯飲下，一日三服。只忌鐵器，須細細修合。知懷州李括，與一武弁同官，怪其年七十餘而輕健，面如渥丹，能飲食，叩其故，乃得方。先是李括盛暑中半體無汗者二年，竊自憂之，服此藥一年許，汗遂浹體。初不知其能治此也，蓋其活血之驗。李公予舅氏也，面授此方，已試之效，可决然無疑。何首烏久服，頗作欲念，更宜慎之。王古尚書云。（**按**：本條李時珍引而未注出處，今溯其源。）

之。豆熟，取出去豆，暴乾，换豆再蒸，如此九次，暴乾爲末。赤白茯苓各一斤，去皮研末，以水淘去筋膜及浮者，取沉者捻塊，以人乳十盌浸匀，晒乾研末。牛膝八兩去苗，酒浸一日，同何首烏第七次蒸之，至第九次止，晒乾。當歸八兩，酒浸晒。枸杞子八兩，酒浸晒。兔絲子八兩，酒浸生芽，研爛晒。補骨脂四兩，以黑脂麻炒香。並忌鐵器，石臼爲末，煉蜜和丸彈子大，一百五十丸。每日三丸。侵晨温酒下，午時薑湯下，卧時鹽湯下。其餘並丸梧子大，每日空心酒服一百丸，久服極驗。忌見前。《積善堂方》①。服食滋補。《和劑局方》②何首烏丸：專壯筋骨，長精髓，補血氣。久服黑鬚髮，堅陽道，令人多子，輕身延年。月計不足，歲計有餘。用何首烏三斤，銅刀切片，乾者以米泔水浸軟切之。牛膝去苗一斤，切。以黑豆一斗，淘净。用木甑鋪豆一層，鋪藥一層，重重鋪盡，瓦鍋蒸至豆熟。取出去豆暴乾，換豆又蒸，如此三次。爲末，蒸棗肉和丸梧子大。每服三五十丸，空心温酒

① 積善堂方：**《萬氏積善堂秘驗滋補諸方》卷上**　七珍至寶丹：切效，甚大，不能細録。與延壽丹差二味。何首烏（赤白一斤，酒浸竹刀刮去皮，同牛膝蒸）、川牛膝（半斤去蘆，同何首烏用黑豆三升，用甑蒸，取出共搗成泥）、赤茯苓（赤一斤，用牛乳五升煮乾，乳乾爲度）、白茯苓（一斤，用人乳五升，亦煮乾爲度。用金銀器煮作棋子大）、破故紙（半斤，炒香爲末）、當歸（四兩，全，用酒浸，焙乾）、兔絲子（半斤，酒浸，研成泥，焙乾爲末）、枸杞子（四兩，洗，酒淨，焙乾）。俱不犯鐵器，製出爲細末，拌匀煉蜜爲丸如雞頭子大，每服一丸，日進三服。空心温酒。午後薑湯下；卧睡鹽湯。服三五、半月後，必有異效。/**卷下**　却老烏髮健陽丹：何首烏（赤白各一斤，水潤，用竹刮去皮，打碎如棋子大）、牛膝（半斤同研首烏，用黑豆五升，木甑砂鍋蒸三次爲末）、枸杞子（半斤，酒浸洗淨，曬乾爲末）、茯苓（赤一斤，牛乳浸；白一斤，人乳浸，俱一宿，曬乾。）、兔絲子（半斤，酒浸二日，晒乾爲末）、破故子（五兩，炒黄色爲末）、當歸（半斤，酒浸一宿，加茯神半斤）。右七味，各不犯鐵器，煉蜜爲丸，如彈子大，日進三丸。早一丸，空心酒下。午後一丸，薑湯下；卧睡一丸，鹽湯下。初服二日，小便雜色，是去五臟雜病……/**《扶壽精方》卷1"補益門"**　七珍至寶丹（一名烏髮健陽丹）：何首烏（赤白各一斤，濃米泔水浸三四日，磁瓦刮去皮，舂碎黑豆五升，同牛膝三味同蒸。）牛膝（川中肥大者，去蘆，半斤，砂鍋、木甑，一層豆，一層烏膝，蒸二炷香，以黑透爲度。去豆不用。）茯苓（赤一斤，去皮，舂如圓眼大，牛乳五升，浸透訖方曬乾。白一斤，去皮舂如前，人乳五升浸透，曬乾。凡用乳，須作兩三次則易透。）兔絲子（半斤，酒浸一日，蒸二炷香，取出，石臼舂去皮，曬，搗皮淨，復以好酒浸二日，晒乾，搗爛爲末。）破故紙（半斤，炒香爲末。）當歸（半斤，酒浸一日，搗爛曬乾。）枸杞子（半斤，酒洗曬乾。）右七味，皆勿犯鐵，爲極細末，煉蜜和匀，於石臼内，木石杵搗千餘下，每一丸重一錢二分，每服一丸，日進三次，空心酒下。午間薑湯，卧睡淡鹽湯，必如此引，不可錯亂。久服漸漸加大，初服三四日，小便多或雜色，是五臟中雜病出。（**按**：《萬氏積善堂集驗方》《萬氏家抄濟世良方》無此方。《萬氏積善堂秘驗滋補諸方》有"七珍至寶丹""却老烏髮健陽丹"二方，與"七寶美髯丹"藥味全同，製取服用法皆似，唯名有異。同時之《扶壽精方》所載"七珍至寶丹（一名烏髮健陽丹）"較積善堂二方均詳，故亦録之備參。）

② 和劑局方：**《局方》卷5"治諸虚"**　何首烏丸：補暖腑藏，祛逐風冷，利腰膝，强筋骨，黑髭髮，駐顔容。何首烏（三斤，用銅刀或竹刀切如棋子大，木杵臼搗）、牛膝（去苗，剉，一斤），右件藥以黑豆一斗淨淘洗，曝乾，用甑一所，先以豆薄鋪在甑底，然後薄鋪何首烏，又鋪豆，又薄鋪牛膝，如此重重鋪，令藥豆俱盡，安於釜上蒸之，令豆熟爲度。去黑豆，取藥曝乾，又換豆蒸之，如此三遍，去豆取藥，候乾爲末，蒸棗肉和丸如梧桐子大。每服三十丸，温酒下，食前服。忌蘿蔔、葱、蒜。此藥性温，無毒，久服輕身，延年不老。

下。忌見前。○鄭巖山中丞方①:只作赤白何首烏各半斤,去粗皮陰乾,石臼杵末。每旦無灰酒服二錢。○《積善堂方②》用赤白何首烏各半,極大者,八月采,以竹刀削去皮,切片,用米泔水浸一宿,晒乾。以壯婦男兒乳汁拌晒三度,候乾,木臼舂爲末。以密雲棗肉和杵,爲丸如梧子大。每服二十丸,每十日加十丸,至百丸止,空心温酒、鹽湯任下。一方不用人乳。○筆峰《雜興方》③用何首烏雌雄各半斤,分作四分。一分用當歸汁浸,一分生地黄汁浸,一分旱蓮汁浸,一分人乳浸。三日取出,各暴乾,瓦焙,石臼爲末,蒸棗肉和丸梧子大。每服四十丸,空心百沸湯下。禁忌見前。**骨軟風疾**,腰膝疼,行步不得,遍身瘙痒。用何首烏大而有花紋者,同牛膝各一斤,以好酒一升,浸七宿,暴乾,木臼杵末,棗肉和丸梧子大。每一服三五十丸,空心酒下。《經驗方》④。**寬筋治損**。何首烏十斤,生黑豆半斤,同煎熟,皂莢一斤燒存性,牽牛十兩炒取頭末,薄荷十兩,木香、牛膝各五兩,川烏頭炮二兩,爲末,酒糊丸梧子大。每服三十丸,茶湯下。《永類方》⑤。**皮裹作痛**,不問何處。用何首烏末,薑汁調成膏塗之,以帛裹住,火炙鞋底熨之。《經驗方》⑥。**自汗不止**。何首烏末,津調,封臍中。《集簡方》。**腸風臟毒**,下血不止。何首烏二兩,爲末。食前米飲服二錢。《聖惠方》⑦。**小兒龜背**。龜尿調紅内消,點背上骨節,久久自安。**破傷血出**。何首烏末,傅之,即止,神效。筆峰《雜興方》⑧。**瘰癧結核**,或破或不破,下至胸前者皆治之。用九真藤,一名赤葛,即何首烏。其葉如杏,其根如雞卵,亦類癧子。取根洗净,日日生嚼,并取葉搗塗之,數服即

---

① 鄭巖山中丞方:**《萬氏積善堂秘驗滋補諸方》卷上** 何首烏散:鄭巖山中丞所服。白何首烏,角如赤茯苓,自無純白者云粗皮,陰乾。忌鐵,以石臼杵末。赤何首烏去粗皮,製如前,作末,各八兩,每日侵早用無灰酒調服三錢……

② 積善堂方:**《萬氏積善堂滋補諸方》卷上** 何首烏丸:八月採赤白各半極大者佳,以竹刀削去皮,切碎,用米泔水浸一宿,漉出晒乾,以壯婦生男乳汁拌晒三度,候乾,用木臼舂爲末,羅細,以北紅棗,密(露)〔雲〕者佳,於沙鍋内煮熟,去皮核,取肉和藥末,千杵爲丸,焙燥,以磁器盛之。初服二十丸,每十日加十丸,至一百丸止,空心鹽、酒、鹽湯任下。忌鐵、諸血、蘿蔔。

③ 雜興方:(**按**:書佚,無可溯源。)

④ 經驗方:**《證類》卷11"何首烏"** 《經驗方》……治骨軟風,腰膝疼,行履不得,遍身瘙癢。首烏大而有花紋者,同牛膝剉,各一斤,以好酒一升,浸七宿,暴乾。於木臼内擣末蜜丸,每日空心食前酒下三五十丸。

⑤ 永類方:**《永類鈐方》卷22"風損藥"** 寬筋,治風損:何首烏(十斤)、生黑豆(半斤,同煎)、薄荷(二十兩)、青木香、牛膝(各五兩)、皂莢(一斤,燒存性)、牽牛(十兩,炒取頭末)、川烏(二兩,炮),酒糊丸,葱湯、薄荷茶下三十丸。

⑥ 經驗方:**《證類》卷11"何首烏"** 《經驗方》……又方:治諸處皮裹面痛。首烏末、薑汁調成膏,痛處以帛子裹之。用火炙鞋底熨之,妙。

⑦ 聖惠方:**《聖惠方》卷60"治腸風下血諸方"** 治大腸風毒,瀉血不止……又方:何首烏(二兩),右擣細羅爲散,每於食前以温粥飲調下一錢。

⑧ 雜興方:(**按**:書佚,無可溯源。)

止。其藥久服，延年黑髮，用之神效。《斗門方》①。**癧疽毒瘡**。紅内消不限多少，瓶中文武火熬煎，臨熟入好無灰酒相等，再煎數沸，時時飲之。其滓焙研爲末，酒煮麪糊丸梧子大。空心温酒下三十丸，疾退宜常服之。即赤何首烏也，建昌産者良。陳自明《外科精要》②。**大風癘疾**。何首烏大而有花文者一斤，米泔浸一七，九蒸九晒，胡麻四兩，九蒸九晒，爲末。每酒服二錢，日二。《聖惠》③。**疥癬滿身**，不可治者。何首烏、艾葉等分，水煎濃湯洗浴。甚能解痛，生肌肉。王衮《博濟方》④。

莖、葉。【主治】風瘡疥癬作痒，煎湯洗浴，甚效。時珍。

萆薢《別録》⑤中品

【釋名】赤節《別録》⑥、百枝吴普⑦、竹木《炮炙論》⑧、白菝葜。【時珍曰】萆薢名義未詳。《日華本草》⑨言時人呼爲白菝葜，象形也。赤節、百枝，與狗脊同名。

【集解】【《別録》⑩曰】萆薢生真定山谷。二月、八月采根，暴乾。【弘景⑪曰】今處處有之。

---

① 斗門方：**《證類》卷 11"何首烏"** 《斗門方》：治瘰癧，或破不破，以至下胸前者，皆治之。用九真藤取其根如雞卵大，洗，生嚼，常服。又取葉擣覆瘡上，數服即止。其藥久服黑髮延年。或取其頭獲之九數者，服之乃仙矣。其葉如杏，其根亦類癧子，用之如神。又堪爲利術，伏沙子，自有法。一名何首烏，又名赤葛。

② 外科精要：**《外科精要》卷上"初發癰疽即灸之後首宜服藥以護臟腑第十一"** 紅内消：每用不限多少，納甆瓶中，入水用文武火濃煎，臨熟入好無灰酒與藥汁相半再煎數十沸，去滓，時時服之。留滓焙乾，爲細末，酒煮麵糊丸如梧桐子大，空心温酒吞下三十丸。爲疾退常服之藥，蓋力輕故也。藥産建昌者良。

③ 聖惠：**《聖惠方》卷 24"治大風癩諸方"** 治大風癩惡疾，何首烏散方：何首烏（一斤，入白米泔浸七日，夏月逐日换水，用竹刀子刮令碎，九蒸九曝）、胡麻子（四兩，九蒸九曝），右件藥擣細羅爲散，每服食前以温酒調下二錢，荆芥薄荷湯，茶調下亦得。

④ 博濟方：**《博濟方》卷 5"瘡科"** 治疥癬，滿身瘡不可療者：何首烏、艾（各等分，剉爲末），右相度瘡多少，用藥並水煎令濃，盆内盛洗。甚解痛生肌。（**按**：《證類》卷 11"何首烏"亦引此方，稍簡略。）

⑤ 別録：**《本經》《別録》（《藥對》）見《證類》卷 8"萆薢"** 味苦、甘，平，無毒。主腰背痛，强骨節，風寒濕周痺，惡瘡不瘳，熱氣，傷中，恚怒，陰痿，失溺，關節老血，老人五緩。一名赤節。生真定山谷。二月、八月採根，暴乾。（薏苡爲之使，畏葵根、大黄、茈胡、牡蠣。）（**按**：非出《別録》，當出《本經》。）

⑥ 別録：見上注。

⑦ 吴普：**《御覽》卷 990"狗脊"** 《吴氏本草》曰：狗脊，一名狗青，一名萆薢，一名赤節，一名强膂……

⑧ 炮炙論：**《證類》卷 1"雷公炮炙論序"** ……（多小便者，夜煎萆薢一件服之，永不夜起也。）

⑨ 日華本草：**《日華子》見《證類》卷 8"萆薢"** ……時人呼爲白菝葜。

⑩ 別録：見本頁注⑤。

⑪ 弘景：**《集注》見《證類》卷 8"萆薢"** 陶隱居云：今處處有，亦似菝葜而小異，根大，不甚有角節，色小淺。

根似菝葜而小異，根大，不甚有角節，色小淺。【恭①曰】此有二種，莖有刺者根白實，無刺者根虚軟，軟者爲勝。蔓生，葉似薯蕷。【頌②曰】今河、陝、汴東、荆、蜀諸郡皆有之。作蔓生，苗葉俱青。葉作三叉，似山薯，又似緑豆葉。花有黄、紅、白數種，亦有無花結白子者。根黄白色，多節，三指許大。春秋采根，暴乾。今成德軍所産者，根亦如山薯而體硬。其苗引蔓，葉似蕎麥，子三稜，不拘時月采根，利刀切片，暴乾用。【時珍曰】萆薢蔓生，葉似菝葜而大如盌，其根長硬，大者如商陸而堅。今人皆以土茯苓爲萆薢，誤矣。莖、葉、根、苗皆不同。《吴普本草》③又以萆薢爲狗脊，亦誤矣。詳"狗脊"下。《宋史》以懷慶萆薢充貢。

根。【**氣味**】**苦，平，無毒**。【《别録》④曰】甘。【之才⑤曰】薏苡爲之使。畏葵根、大黄、柴胡、前胡。【**主治**】**腰脊痛强，骨節風寒濕周痺，惡瘡不瘳，熱氣**。《本經》⑥。**傷中恚怒，陰痿失溺，老人五緩，關節老血**。《别録》⑦。**冷風𤸷痺，腰脚癱緩不遂，手足驚掣，男子臂腰痛，久冷，腎間有膀胱宿水**。甄權⑧。**頭旋癇疾，補水臟，堅筋骨，益精明目，中風失音**。大明⑨。**補肝虚**。好古⑩。**治白濁莖中痛，痔瘻壞瘡**。時珍。

【**發明**】【時珍曰】萆薢，足陽明、厥陰經藥也。厥陰主筋屬風，陽明主肉屬濕。萆薢之功，長于去風濕。所以能治緩弱𤸷痺、遺濁惡瘡諸病之屬風濕者。萆薢、菝葜、土茯苓三物，形雖不同，而主治之功不相遠，豈亦一類數種乎？雷斆《炮炙論·序》⑪云：囊皺漩多，夜煎竹木。竹木，萆薢也。漩多白濁，皆是濕氣下流。萆薢能除陽明之濕而固下焦，故能去濁分清。楊倓《家藏方》治真元不

---

① 恭：**《唐本草》見《證類》卷8"萆薢"** 《唐本》注云：此藥有二種：莖有刺者根白實，無刺者根虚軟，内軟者爲勝。葉似署預，蔓生。

② 頌：**《圖經》見《證類》卷8"萆薢"** 萆薢，生真定山谷，今河、陝、京東、荆、蜀諸郡有之。根黄白色，多節，三指許大。苗葉俱青，作蔓生，葉作三叉，似山芋，又似菉豆葉。花有黄、紅、白數種，亦有無花結白子者。春、秋採根，暴乾……今成德軍所産者，根亦如山芋，體硬，其苗引蔓，葉似蕎麥，子三稜，不拘時月採其根，用利刀切作片子，暴乾用之……

③ 吴普本草：見1516頁注⑦。

④ 别録：見1516頁注⑤。

⑤ 之才：**古本《藥對》**見1516頁注⑤括號中七情文。

⑥ 本經：見1516頁注⑤白字。

⑦ 别録：見1516頁注⑤。

⑧ 甄權：**《藥性論》見《證類》卷8"萆薢"** 萆薢，能治冷風𤸷痺，腰脚不遂，手足驚掣，主男子臂腰痛，久冷，是腎間有膀胱宿水。

⑨ 大明：**《日華子》見《證類》卷8"萆薢"** 治癱，緩軟，頭風旋，癇疾，補水藏，堅筋骨，益精明目，中風失音……

⑩ 好古：**《湯液大法》卷3"肝"** 風虚則補(……萆薢……)

⑪ 炮炙論·序：**《證類》卷1"雷公炮炙論序"** 囊皺旋多，夜煎竹木。

足，下焦虚寒，小便頻數，白濁如膏，有萆薢分清飲，正此意也。又楊子建《萬全護命方》①云：凡人小便頻數，不計度數，便時莖内痛不可忍者，此疾必先大腑秘熱不通，水液只就小腸，大腑愈加乾竭，甚則渾身熱，心躁思凉水，如此即重證也。此疾本因貪酒色，積有熱毒腐物瘀血之類，隨虚水入于小腸，故便時作痛也。不飲酒者，必平生過食辛熱葷膩之物，又因色傷而然。此乃小便頻數而痛，與淋證澀而痛者不同也。宜用萆薢一兩，水浸少時，以鹽半兩同炒，去鹽爲末。每服二錢，水一盞，煎八分，和滓服之，使水道轉入大腸。仍以葱湯頻洗穀道，令氣得通，則小便數及痛自減也。

【附方】舊二，新三。**腰脚痺軟**，行履不隱者。萆薢二十四分，杜仲八分，擣篩。每旦温酒服三錢匕，禁牛肉。唐德宗《貞元廣利方》②。**小便頻數**。川萆薢一斤，爲末，酒糊丸梧子大。每鹽酒下七十丸。《集玄方》③。**白濁頻數**④，漩面如油，澄下如膏，乃真元不足，下焦虚寒。萆薢分清飲：用萆薢、石菖蒲、益智仁、烏藥等分。每服四錢，水一盞，入鹽一捻，煎七分，食前温服，日一服，效乃止。**腸風痔漏**。如聖散：用萆薢、貫衆去土，等分爲末。每服二錢，温酒空心服之。孫尚藥《傳家秘寶方》⑤。**頭痛發汗**。萆薢、旋覆花、虎頭骨酥炙，等分爲散。欲發時，以温酒服二錢，暖卧取汗，立瘥。《聖濟録》⑥。

---

① 萬全護命方：**《普濟方》卷 41“小腸虚”**　治小腸頻數，不計度數，臨小便時，即陰莖内疼痛不可勝忍。凡人得此疾，必先大腑秘熱不通，水只就小腸中行，大腑乾渴即不通也。大腑熱甚，即渾身熱，心煩，常思凉處，愛吃凉水，如此即得之重也。詳此候本因貪酒好色，臟腑中有熱毒之氣，流行於小腸，故小便時令痛也。若不因貪酒，必平生愛吃葷膩辛熱毒之物，腸中行引此熱毒積如腐爛者，瘀血之類，又因色傷小腸氣虚，水就小腸行，致有斯疾。此與淋病不同，俱小便頻數，每度止有一盞半盞已來。若是澀而疼痛者，治之不同也。治小便頻數，不計度數，臨小便時疼痛不可勝忍，宜服此方（出楊子建《護命方》）：萆薢（一兩，用水浸少時，漉出，用鹽半兩相裹，鍋内炒乾，去鹽不用），右件細杵羅爲末，每服三錢，水一盞同煎，取八分，和滓空心服此藥兩盞後，便喫後方。

② 貞元廣利方：**《圖經》見《證類》卷 8“萆薢”**　……《正元廣利方》：療丈夫腰脚痺，緩急，行履不穩者。以萆薢二十四分，合杜仲八分，擣篩。每旦温酒和服三錢匕，增至五匕。禁食牛肉……

③ 集玄方：（**按**：僅見《綱目》引録。）

④ 白濁頻數：**《家藏方》卷 9“補益方叁拾陸道”**　萆薢分清飲：治真元不足，下焦虚寒，小便白濁，頻數無度，漩面如油，光彩不定，漩即澄下，凝如這是糊。或小便頻數，雖不白濁，亦能治療。益智仁、川萆薢、石菖蒲、烏藥，右件各等分，爲細末，每服叁錢，水壹盞半，入鹽壹捻同煎，至柒分，温服，食前。（**按**：原未注出處，此即“發明”項下時珍提及“楊倓《家藏方》……萆薢分清飲”。）

⑤ 傳家秘寶方：**《證類》卷 8“萆薢”**　孫尚藥：治腸風痔漏。如聖散：萆薢細剉，貫衆逐葉擘下了，去土，等分，擣羅爲末。每服二錢，温酒調下，空心食前服。

⑥ 聖濟録：**《聖惠方》卷 40“治頭痛諸方”**　治頭偏痛方：旋覆花（半兩）、萆薢（半兩，剉）、虎頭骨（半兩，塗酥炙令黄），右件藥搗細羅爲散，欲發時以温酒調下兩錢，衣蓋出汗，立差。（**按**：《聖濟總録》無此方。另溯其源。）

菝葜上蒲八切，下棄八切○《别録》①中品

【釋名】菝葀同葜、金剛根《日華》②、鐵菱角《綱目》、王瓜草《日華》。【時珍曰】菝葀猶㧞结也。㧞结，短也。此草莖蔓强堅短小。故名菝葀。而江 浙人謂之菝葜根，亦曰金剛根，楚人謂之鐵菱角，皆狀其堅而有尖刺也。鄭樵《通志》③云：其葉頗近王瓜，故名王瓜草。

【集解】【《别録》④曰】生山野。二月、八月采根，暴乾。【弘景⑤曰】此有三種，大略根苗並相類。菝葜莖紫而短小，多刺，小减萆薢而色深，人用作飲。【恭⑥曰】陶云三種，乃狗脊、菝葜、萆薢相類，非也。萆薢有刺者，葉粗相類，根不相類。萆薢細長而白色，菝葜根作塊結，黄赤色，殊非狗脊之流。【頌⑦曰】今近道及江 浙州郡多有之。苗莖成蔓，長二三尺，有刺。其葉如冬青、烏藥葉而差大。秋生黄花，結黑子如櫻桃大。其根作塊，人呼金剛根。【時珍曰】菝葜山野中甚多。其莖似蔓而堅强，植生有刺。其葉團大，狀如馬蹄，光澤似柿葉，不類冬青。秋開黄花，結紅子。其根甚硬，有硬鬚如刺。其葉煎飲酸濇。野人采其根葉，入染家用，名鐵菱角。《吴普本草》以菝葜爲狗脊，非矣。詳見"狗脊"下。

根。【氣味】甘、酸，平、温，無毒。【主治】腰背寒痛，風痺，益血氣，止小便利。《别録》⑧。治時疾瘟瘴。大明⑨。補肝經風虚。好古⑩。治消渴，血崩，下痢。時珍。

【發明】【時珍曰】菝葜，足厥陰、少陰藥。氣温味酸，性濇而收，與萆薢仿佛。孫真人元旦所

---

① 别録：**《别録》見《證類》卷8"菝葜"** 味甘，平、温，無毒。主腰背寒痛，風痺，益血氣，止小便利。生山野。二月、八月採根，暴乾。

② 日華：**《日華子》見《證類》卷8"菝葜"** ……又名金剛根，又名王瓜草。（**按**："釋名"項下"日華"同此。）

③ 通志：**《通志·昆蟲草木略·草類》** ……菝葜曰金剛根，謂其根堅。曰王瓜草，謂其苗葉與王瓜相近。

④ 别録：見本頁注①。

⑤ 弘景：**《集注》見《證類》卷8"菝葜"** 陶隱居云：此有三種，大略根、苗並相類。菝葜莖紫，短小，多細刺，小减萆薢而色深，人用作飲。

⑥ 恭：**《唐本草》見《證類》卷8"菝葜"** 《唐本》注云：陶云三種相類，非也。萆薢有刺者，葉粗相類，根不相類。萆薢細長而白，菝葜根作結塊，黄赤色，殊非狗脊之流也。

⑦ 頌：**《圖經》見《證類》卷8"菝葜"** 菝葜，舊不載所出州土，但云生山野，今近京及江浙郡多有之。苗莖成蔓，長二三尺，有刺。其葉如冬青、烏藥葉，又似菱葉差大。秋生黄花，結黑子，櫻桃許大。其根作塊，赤黄色。二月、八月採根，暴乾用。江浙間人呼爲金剛根……

⑧ 别録：見本頁注①。

⑨ 大明：**《日華子》見《證類》卷8"菝葜"** 治時疾瘟瘴。葉治風腫，止痛，撲損，惡瘡，以鹽塗傅，佳……

⑩ 好古：**《湯液大法》卷3"肝"** 風虚則補（……芰葜……）

飲辟邪屠蘇酒中亦用之。【頌①曰】取根浸赤汁,煮粉食,辟瘴。

【附方】新五。**小便滑數**。金剛骨爲末。每服三錢,温酒下,睡時。《儒門事親》②方。**沙石淋疾**,重者,取去根本。用菝葜二兩,爲末。每米飲服二錢,後以地椒煎湯浴腰腹,須臾即通也。《聖濟録》③。**消渴不止**。拔穀即菝葜,㕮咀半兩,水三盞,烏梅一個,煎一盞,温服。《普濟方》④。**下痢赤白**。金剛根、蠟茶等分,爲末。白梅肉擣丸芡子大。每服五七丸,小兒三丸,白痢甘草湯下,赤痢烏梅湯下。《衛生易簡方》⑤。**風毒脚弱**,痺滿上氣,田舍貧家用此最良。菝葜洗剉一斛,以水三斛,煮取九斗,漬麴去滓,取一斛漬飯,如常醸酒。任意日飲之。《肘後方》⑥。

土茯苓《綱目》【校正】併入《拾遺⑦·草禹餘粮》。

【釋名】土萆薢《綱目》、刺猪苓《圖經》⑧、山猪糞《綱目》、草禹餘粮《拾遺》⑨、仙遺粮《綱目》、冷飯糰《綱目》、硬飯《綱目》、山地栗《綱目》。【時珍曰】按陶弘景⑩注石部"禹餘粮"云:南中平澤有一種藤生,葉如菝葜,根作塊有節,似菝葜而色赤,味如薯蕷,亦名禹餘粮。言昔禹行山乏食,采此充粮而棄其餘,故有此名。觀陶氏此説,即今土茯苓也。故今尚有仙遺粮、冷飯團之名,亦其遺意。《陳藏器本草》草禹餘粮,蘇頌《圖經·猪苓》下刺猪苓,皆此物也,今皆

---

① 頌:**《圖經》見《證類》卷8"菝葜"** ……浸赤汁以煮粉食,云噉之可以辟瘴。其葉以鹽擣,傅風腫惡瘡等,俗用有效。田舍貧家亦取以醸酒,治風毒脚弱痺滿上氣,殊佳。

② 儒門事親:**《儒門事親》卷15"諸雜方藥第十七"** 治小便多,滑數不禁:金剛骨爲末,以好酒調下三錢,服之。

③ 聖濟録:**《聖濟總録》卷98"石淋"** 治沙石淋重者,取出根本,菝葜散方:菝葜(二兩),右一味擣羅爲細散,每服一錢匕,米飲調下,服畢用地椒煎湯,浴連腰浸,須臾即通。

④ 普濟方:**《普濟方》卷177"痟渴"** 專治渴:扒殼一名菝葜,右㕮咀,每服半兩,水三盞,烏梅一個,煎一盞。

⑤ 衛生易簡方:**《衛生易簡方》卷2"諸痢"** 治赤白痢……又方:用金剛根和好蠟茶,等分爲末,白梅肉丸如雞頭大,每服五七丸,小兒三丸。赤痢甘草湯下;白痢烏梅湯下;赤白痢烏梅甘草湯下。

⑥ 肘後方:**《肘後方》卷3"治風毒脚弱痹滿上氣方第二十一"** 若田舍貧家,此藥可醸。菝葜及松節、松葉皆善。菝葜(浄洗,剉之,一斛),以水三斛,煮取九斗,以漬曲及煮,去滓,取一斛漬飯,醸之如酒法,熟即取飲,多少任意。可頓作三五斛。若用松節、葉,亦根據准此法,其汁不厭濃也。患脚屈積年不能行,腰脊攣痹,及腹内緊結者,服之不過三五劑皆平復。如無醸,水邊商陸亦佳。

⑦ 拾遺:**《拾遺》見《證類》卷11"一十一種陳藏器餘·草禹餘粮"** 注陶公云:南人又呼平澤中一藤如菝葜爲餘粮。言禹採此當粮,根如盞連綴,半在土上,皮如茯苓,肉赤,味澀,人取以當穀,不飢,調中止洩,健行不睡。云昔禹會諸侯,棄粮於地,化爲此草,故名餘粮。今多生海畔山谷。

⑧ 圖經:**《圖經》見《證類》卷13"豬苓"** ……今施州有一種刺豬苓……

⑨ 拾遺:見本頁注⑦。

⑩ 陶隱居:**《集注》見《證類》卷3"禹餘粮"** 陶隐居云……南人又呼平澤中有一種藤,葉如菝葜,根作塊有節,似菝葜而色赤,根形似署預,謂爲禹餘粮。言昔禹行山乏食,採此以充粮,而弃其餘,此云白餘粮也……

併之。茯苓、猪苓、山地栗，皆象形也。俗又名過岡龍，謬稱也。

【集解】【藏器①曰】草禹餘粮生海畔山谷。根如盞連綴，半在土上，皮如茯苓，肉赤味澀。人取以當穀食，不飢。【頌②曰】施州一種刺猪苓，蔓生。春夏采根，削皮焙乾。彼土人用傅瘡毒，殊效。【時珍曰】土茯苓，楚、蜀山箐中甚多，蔓生如蓴，莖有細點。其葉不對，狀頗類大竹葉而質厚滑，如瑞香葉而長五六寸。其根狀如菝葜而圓，其大若雞鴨子，連綴而生，遠者離尺許，近或數寸，其肉軟，可生啖。有赤白二種，入藥用白者良。按《東山經》③云：鼓證之山有草焉，名曰榮莫，其葉如柳，其本如雞卵，食之已風。恐即此也。昔人不知用此。近時弘治、正德間，因楊梅瘡盛行，率用輕粉藥取效，毒留筋骨，潰爛終身，至人用此，遂爲要藥。諸醫無從考證，往往指爲萆薢及菝葜。然其根苗迥然不同，宜參考之。但其功用亦頗相近，蓋亦萆薢、菝葜之類也。

根。【**氣味**】**甘、淡，平，無毒**。【時珍曰】忌茶茗。【**主治**】**食之當穀不飢，調中止洩，健行不睡**。藏器④。**健脾胃，强筋骨，去風濕，利關節，止泄瀉，治拘攣骨痛，惡瘡癰腫。解汞粉、銀朱毒**。時珍。

【發明】【機⑤曰】近有好淫之人，多病楊梅毒瘡，藥用輕粉，愈而復發，久則肢體拘攣，變爲癰漏，延綿歲月，竟致廢篤。惟剉土萆薢三兩，或加皂莢、牽牛各一錢，水六盌，煎三盌，分三服，不數劑，多瘥。蓋此疾始由毒氣干於陽明而發，加以輕粉燥烈，久而水衰，肝挾相火來凌脾土。土屬濕，主肌肉，濕熱鬱蓄于肌腠，故發爲癰腫，甚則拘攣，《内經》所謂濕氣害人皮肉筋骨是也。土萆薢甘淡而平，能去脾濕，濕去則營衛從而筋脉柔，肌肉實而拘攣癰漏愈矣。初病服之不效者，火盛而濕未鬱也。此藥長于去濕，不能去熱，病久則熱衰氣耗而濕鬱爲多故也。【時珍曰】楊梅瘡古方不載，亦無病者。近時起于嶺表，傳及四方。蓋嶺表風土卑炎，嵐瘴熏蒸，飲啖辛熱，男女淫猥。濕熱之邪積畜既深，發爲毒瘡，遂致互相傳染，自南而北，遍及海宇，然皆淫邪之人病之。其類有數種，治之則一也。其證多屬厥陰、陽明二經而兼乎他經。邪之所在，則先發出。如兼少陰、太陰則發于咽喉，兼太陽、少陽則發于頭耳之類。蓋相火寄于厥陰，肌肉屬于陽明故也。醫用輕粉、銀朱刼劑，五七日即愈。蓋水銀性走而不守，加以鹽、礬升爲輕粉、銀朱，其性燥烈，善逐痰涎。涎乃脾之液，此物入胃，氣歸陽明，故涎被刼，隨火上升，從喉頰齒縫而出，故瘡即乾痿而愈。若服之過劑，及用不得法，則毒氣竄入經絡筋骨之間，莫之能出。痰涎既去，血液耗涸，筋失所養，營衛不從，變爲筋骨攣痛，發爲癰毒疳漏。久則生蟲爲癬，手足皴裂，遂成廢痼。惟土茯苓氣平味甘而淡，爲陽明本藥。能健脾胃，去風濕。脾胃健則營衛從，風濕去則筋骨利，故諸證多愈，此亦得古人未言之妙也。今醫家有搜風解

---

① 藏器：見 1520 頁注⑦。

② 頌：**《圖經》見《證類》卷 13“豬苓”** ……今施州有一種刺豬苓，蔓生。春夏採根，削皮焙乾。彼土人用傳瘡毒，殊效，云味甘，性涼，無毒。

③ 東山經：**《山海經》卷 5“中山經”** 又東北四百里，曰鼓鐙之山……有草焉，名曰榮草，其葉如柳，其本如雞卵。食之已風。

④ 藏器：見 1520 頁注⑦。

⑤ 機：(**按**：今查汪機《外科理例》《石山醫案》，雖有土萆薢治楊梅毒瘡之方，然無此論。疑出《本草會編》。書佚，無可溯源。)

毒湯治楊梅瘡,不犯輕粉。病深者月餘,淺者半月即愈。服輕粉藥筋骨攣痛、癱瘓不能動履者,服之亦效。其方用土茯苓一兩,薏苡仁、金銀花、防風、木瓜、木通、白鮮皮各五分,皂莢子四分,氣虚加人參七分,血虚加當歸七分,水二大盌煎飲,一日三服。惟忌飲茶及牛、羊、雞、鵝、魚肉、燒酒、法麪、房勞。蓋秘方也。

【附方】新六。**楊梅毒瘡**。鄧筆峰《雜興方》①用冷飯團四兩,皂角子七個,水煎代茶飲。淺者二七,深者四七,見效。○一方:冷飯團一兩,五加皮、皂角子、苦參各三錢,金銀花一錢,用好酒煎。日一服。**小兒楊梅**。瘡起于口内,延及遍身。以土萆薢末,乳汁調服。月餘自愈。《外科發揮》②。**骨攣癰漏**。薛己《外科發揮》③云:服輕粉致傷脾胃氣血,筋骨疼痛,久而潰爛成癰,連年累月,至于終身成廢疾者。土萆薢一兩,有熱加芩、連,氣虚加四君子湯,血虚加四物湯,水煎代茶。月餘即安。○《朱氏集驗方》④用過山龍四兩即硬飯,加四物湯一兩,皂角子七個,川椒四十九粒,燈心七根,水煎日飲。**瘰癧潰爛**。冷飯團切片或爲末,水煎服或入粥内食之。須多食爲妙。江西所出色白者良。忌鐵器、發物。陸氏《積德堂方》⑤。

白斂《本經》⑥下品

【釋名】白草《本經》⑦、白根《别録》⑧、兔核《别録》、貓兒卵《綱目》、崑崙《别録》。【宗奭⑨曰】白斂,服餌方少用,惟斂瘡方多用之,故名白斂。【時珍曰】兔核、貓兒卵,皆象形也。崑崙,言其皮黑也。

---

① 雜興方:(**按**:書佚,無可溯源。)

② 外科發揮:**《外科發揮》卷6"咽喉"**　一彌月小兒先於口内患,之後延於身,年餘不愈,以萆薢爲末,乳汁調服,母以白湯調服,月餘而愈。

③ 外科發揮:**《外科發揮》卷6"咽喉"**　一男子咽間先患,及於身,服輕粉之劑,稍愈。已而復發,仍服之,亦稍愈。後大發,上齶潰蝕,與鼻相通,臂腿數枚,其狀如桃,大潰,年餘不斂。神思倦怠,飲食少思,虚證悉具,投以萆薢湯爲主,以健脾胃之劑兼服之,月餘而安。/**《外科發揮》卷6"楊梅瘡"**　萆薢湯:治楊梅瘡,不問新舊,潰爛,或筋骨作痛,並效。用川萆薢(俗呼土茯苓),每用一兩,以水三鐘,煎二鐘,去柤,不拘時,徐徐温服。(若患久,或服攻擊之劑,致傷脾胃氣血等症者,以此一味爲主,而加以兼症之劑。)/又捷法:治楊梅瘡不問新舊並效,不過旬日……愈後服萆薢湯,有熱加芩、連。氣虚,參、芪。血虚,四物之類。(**按**:時珍乃揉合此數節而成文。)

④ 朱氏集驗方:(**按**:查《類編朱氏集驗醫方》無此方,未能溯得其源。)

⑤ 積德堂方:(**按**:僅見《綱目》引録。)

⑥ 本經:**《本經》《别録》(《藥對》)見《證類》卷10"白斂"**　味苦、甘,平、微寒,無毒。主癰腫疽瘡,散結氣,止痛,除熱,目中赤,小兒驚癇,温瘧,女子陰中腫痛,下赤白,殺火毒。一名菟核,一名白草,一名白根,一名崑崙。生衡山山谷。二月、八月採根,暴乾。(代赭爲之使,反烏頭。)

⑦ 本經:見上注白字。(**按**:"釋名"項下"菟核"同此,均出《本經》。)

⑧ 别録:見上注。(**按**:"釋名"項下"别録"同此。)

⑨ 宗奭:**《衍義》卷11"白斂、白及"**　古今服餌方少有用者,多見於斂瘡方中。二物多相須而行。

【集解】【《别録》①曰】白斂生衡山山谷。二月、八月采根，暴乾。【弘景②曰】近道處處有之。作藤生，根如白芷，破片竹穿，日乾。【恭③曰】根似天門冬，一株下有十許根，皮赤黑，肉白如芍藥，不似白芷。蔓生，枝端有五葉，所在有之。【頌④曰】今江淮及荆、襄、懷、孟、商、齊諸州皆有之。二月生苗，多在林中作蔓，赤莖，葉如小桑。五月開花，七月結實。根如雞鴨卵而長，三五枚同一窠，皮黑肉白。一種赤斂，花實功用皆同，但表裹俱赤爾。

根。【氣味】苦，平，無毒。【《别録》⑤曰】甘，微寒。【權⑥曰】有毒。【之才⑦曰】代赭爲之使。反烏頭。【主治】癰腫疽瘡，散結氣，止痛除熱，目中赤，小兒驚癇，温瘧，女子陰中腫痛，帶下赤白。《本經》⑧。殺火毒。《别録》⑨。治發背瘰癧，面上疱瘡，腸風痔漏，血痢，刀箭瘡，撲損，生肌止痛。大明⑩。解狼毒毒。時珍。

【發明】【弘景⑪曰】生取根搗，傅癰腫，有效。【頌⑫曰】今醫治風及金瘡、面藥方多用之。往往與白及相須而用。

【附方】舊三，新十。發背初起。水調白斂末，塗之。《肘後方》⑬。丁瘡初起。方同上。《聖惠方》⑭。一切癰腫。權⑮曰：白斂、赤小豆、莔草爲末，雞子白調塗之。○《陶隱

---

① 别録：見1522頁注⑥。

② 弘景：**《集注》見《證類》卷10“白斂”** 陶隱居云：近道處處有之。作藤生，根如白芷，破片以竹穿之，日乾……

③ 恭：**《唐本草》見《證類》卷10“白斂”** 《唐本》注云：此根似天門冬，一株下有十許根，皮赤黑，肉白如芍藥，殊不似白芷。/**《蜀本》**：《圖經》云蔓生，枝端有五葉，今所在有之。

④ 頌：**《圖經》見《證類》卷10“白斂”** 白蘞，生衡山山谷，今江淮州郡及荆、襄、懷、孟、商、齊諸州皆有之。二月生苗，多在林中作蔓，赤莖，葉如小桑。五月開花，七月結實。根如雞鴨卵，三五枚同窠，皮赤黑，肉白。二月、八月採根，破片暴乾。今醫治風，金瘡及面藥方多用之。濠州有一種赤蘞，功用與白蘞同，花實亦相類，但表裹俱赤耳。

⑤ 别録：見1522頁注⑥。

⑥ 權：**《藥性論》見《證類》卷10“白斂”** 白蘞，使，殺火毒，味苦，平，有毒……

⑦ 之才：**古本《藥對》**見1522頁注⑥括號中七情文。

⑧ 本經：見1522頁注⑥白字。

⑨ 别録：見1522頁注⑥。

⑩ 大明：**《日華子》見《證類》卷10“白斂”** 止驚邪，發背瘰癧，腸風痔瘻，刀箭瘡，撲損，温熱瘧疾，血痢，湯火瘡，生肌止痛。

⑪ 弘景：**《集注》見《證類》卷10“白斂”** ……生取根，搗傅癰腫亦效。

⑫ 頌：見本頁注④。

⑬ 肘後方：**《肘後方》卷5“治癰疽妒乳諸毒腫方第三十六”** 癰腫雜效方，療熱腫……又方：白斂末敷，並良。

⑭ 聖惠方：**《聖惠方》卷64“治丁瘡諸方”** 治丁瘡……又方：搗白斂末，水調傅腫上，神效。

⑮ 權：**《藥性論》見《證類》卷10“白斂”** ……能主氣壅腫。用赤小豆、莔草爲末，雞子白調塗一切腫毒，治面上皰瘡。子治温瘧，主寒熱，結壅熱腫。

居》[1]方用白歛二分，藜蘆一分，爲末。酒和貼之，日三上。**面鼻酒皶**。白歛、白石脂、杏仁各半兩，爲末，雞子清調塗，旦洗。《御藥院方》[2]。**面生粉刺**。白歛二分，杏仁半分，雞屎白一分，爲末，蜜和雜水拭面。《肘後方》[3]。**凍耳成瘡**。白歛、黄蘗等分，爲末，生油調搽。《談埜翁方》[4]。**湯火灼爛**。白歛末傅之。《外臺》[5]。**諸物哽咽**。白歛、白芷等分，爲末。水服二錢。《聖惠方》[6]。**鐵刺諸哽**及竹木哽在咽中。白歛、半夏泡，等分爲末。酒服半錢，日二服。《聖惠方》[7]。**刺在肉中**。方同上。**胎孕不下**。白歛、生半夏等分爲末，滴水丸梧子大。每榆皮湯下五十丸。《保命集》[8]。**風痺筋急**，腫痛，展轉易常處。白歛二分，熟附子一分，爲末。每酒服半刀圭，日二服。以身中熱行爲候，十日便覺。忌猪肉、冷水。《千金》[9]。**諸瘡不歛**。白歛、赤歛、黄蘗各三錢炒研，輕粉一錢，用葱白、漿水洗净，傅之。《瑞竹堂方》[10]。

女萎《李當之本草》[11]

【集解】【恭[12]曰】女萎葉似白歛，蔓生，花白子細。荆 襄之間名爲女萎，亦名蔓楚。用苗不用

---

① 陶隱居：**《肘後方》卷5"治癰疽妬乳諸毒腫方第三十六"** 隱居效方：消癰腫。白歛（二分）、藜蘆（一分），爲末，酒和如泥，貼腫上，日三，大良。（**按**：此方或由陶弘景補入《肘後方》。）

② 御藥院方：**《聖濟總録》卷101"面皶"** 治麵粉皶，白歛膏塗方：白歛、白石脂、杏人（湯浸去皮尖、雙人，研，各半兩），右三味擣羅爲末，更研極細，以雞子白調和稀稠得所，瓷合盛，每臨卧塗面上，明旦以井華水洗之，良。（**按**：《御藥院方》無此方。另溯其源。）

③ 肘後方：**《肘後方》卷6"治面皰髮秃身臭心昏鄙醜方第四十九"** 又方：白歛（二分）、杏仁（半分）、雞屎白（一分），擣下，以蜜和之，雜水以拭面，良。

④ 談埜翁方：（**按**：未見原書，待考。）

⑤ 外臺：**《外臺》卷29"湯火爛瘡方五首"** 《備急》湯火灼爛方：白歛末，塗之，立有效。

⑥ 聖惠方：**《聖濟總録》卷124"骨鯁"** 治諸鯁，二白散方：白芷、白歛（各一分），右二味擣羅爲散，每服一錢匕，水調下。（**按**：《聖惠方》無此方。另溯其源。）

⑦ 聖惠方：**《聖惠方》卷68"治箭鏃金刃入肉及骨不出諸方"** 治金瘡，箭不出，方：白歛（一兩）、半夏（一兩，湯洗七遍去滑），右件藥擣細羅爲散，每服以温酒調下一錢，日三服，淺即十日出，深者二十日出。（**按**：《聖濟總録》卷124"骨鯁"一方與此同，治鐵棘、竹木諸鯁在喉中不下，及刺在肉中拆不出。）

⑧ 保命集：**《保命集》卷下"婦人胎産論第二十九"** 下胎丸：半夏（生）、白歛（各半兩），右爲細末，滴水爲丸如桐子大。食後用半夏湯下三二丸，續續加至五七丸。如有未效者，須廣大其藥，榆白皮散主之。又不效，大聖散主之。有宿熱人，宜服人參荆芥散。

⑨ 千金：**《千金方》卷8"風痹第八"** 白歛散治風痹腫，筋急展轉易常處方：白歛半兩、附子六銖，右二味治下篩，酒服半刀圭，日三。不知，增至一刀圭，身中熱行爲候，十日便覺。

⑩ 瑞竹堂方：**《瑞竹堂方》卷13"瘡腫門"** 桃花散：治諸瘡不合，生肌散。赤歛（炒）、白歛（炒）、黄柏（炒，以上各三錢）、輕粉（一錢），右爲細末，用葱白漿水净洗，上藥。

⑪ 李當之本草：**《唐本草》見《證類》卷8"女萎"** 味辛，温。主風寒洒洒，霍亂洩痢，腸鳴遊氣上下無常，驚癇，寒熱百病，出汗。《李氏本草》云止下消食。

⑫ 恭：**《唐本草》見《證類》卷8"女萎"** 《唐本》注云：其葉似白歛，蔓生，花白子細。荆、襄之間名爲女萎，亦名蔓楚。止痢有效。用苗不用根，與萎蕤全别。今太常謬以爲白頭翁者是也。

根。與萎蕤全别，今太常謬以爲白頭翁者是也。【時珍曰】諸家誤以女萎解葳蕤，正誤見"葳蕤"下。

【修治】【斅①曰】凡采得陰乾。去頭并白蕊，於槐砧上剉，拌豆淋酒蒸之。從巳至未出，曬乾。【氣味】辛，温，無毒。【主治】止下痢，消食。當之②。風寒洒洒，霍亂洩痢腸鳴，遊氣上下無常，驚癇，寒熱百病，出汗。《唐本》③。

【附方】新三。久痢脱肛。女萎切一升，燒熏之。《楊氏産乳方》④。䘌下不止。女萎、雲實各一兩，川烏頭二兩，桂心五錢，爲末，蜜丸梧子大。每服五丸，水下，一日三服。《肘後方》⑤。身體癧瘍斑駁。女葳膏：用魯國女葳、白芷各一分，附子一枚，雞舌香、木香各二分，爲末，臘猪脂七合，和煎，入麝香一錢。以浮石磨破，日擦之。《古今録驗》⑥。

赭魁《本經》⑦下品

【釋名】【時珍曰】其根如魁，有汁如赭，故名。魁乃酒器名。

【集解】【《别録》⑧曰】生山谷中。二月采。【弘景⑨曰】狀如小芋，肉白皮黄，近道亦有。【恭⑩曰】赭魁大者如斗，小者如升。蔓生草木上，葉似杜衡。陶所説乃土卵也。土卵不堪藥用，梁漢人蒸食之，名黄獨，非赭魁也。【保昇⑪曰】苗蔓延生，葉似蘿摩，根若菝葜，皮紫黑，肉黄赤，大者輪囷如升，小者如拳，所在有之。【時珍曰】赭魁，閩人用入染青缸中，云易上色。沈括《筆談》⑫云：

---

① 斅：**《炮炙論》見《證類》卷8"女萎"** 雷公云：凡採得，陰乾，去頭并白蘂，於槐砧上剉，拌豆淋酒蒸，從巳至未，出，曬令乾用。

② 當之：見1524頁注⑪。

③ 唐本：見1524頁注⑫。

④ 楊氏産乳方：**《證類》卷6"女萎、萎蕤"** 《楊氏産乳》：療久痢脱肛不止，取女萎，切一升，燒薰之。

⑤ 肘後方：**《肘後方》卷2"治傷寒時氣温病方第十三"** 又有病䘌下不止者：烏頭（二兩）、女萎、雲實（各一兩）、桂（二分），蜜丸如桐子，水服五丸，一日三服。

⑥ 古今録驗：**《外臺》卷15"癧瘍風方一十五首"** 《古今録驗》療身體癧瘍班駮，女葳膏方：女葳（一分）、附子（一枚，炮）、雞舌香、青木香（各二分）、麝香（方寸匕）、白芷（一分），右六味㕮咀，以臘月豬膏七合煎，内五物，微火煎令小沸，急下去滓，内麝香攪調，復三上三下，膏成。以浮石摩令小傷，以傅之。

⑦ 本經：**《别録》見《證類》卷10"赭魁"** 味甘，平，無毒。主心腹積聚，除三蟲。生山谷。二月採。（**按**：此爲《别録》藥。非出《本經》。）

⑧ 别録：見上注。

⑨ 弘景：**《集注》見《證類》卷10"赭魁"** 陶隱居云：狀如小芋子，肉白皮黄，近道亦有。

⑩ 恭：**《唐本草》見《證類》卷10"赭魁"** 《唐本》注云：赭魁，大者如斗，小者如升。葉似杜蘅，蔓生草木上。有小毒。陶所説者，乃土卵爾，不堪藥用。梁、漢人名爲黄獨，蒸食之，非赭魁也。

⑪ 保昇：**《蜀本草》見《證類》卷10"赭魁"** 《蜀本》：《圖經》云：苗蔓延生，葉似蘿摩，根若菝葜，皮紫黑，肉黄赤，大者輪囷如升，小者若拳，今所在有之……

⑫ 筆談：**《夢溪筆談》卷26"藥議"** 《本草》所論赭魁，皆未詳審。今赭魁南中極多，膚黑肌赤，似何首烏，切破，其中赤白，理如檳榔，有汁赤如赭，南人以染皮製韡，閩嶺人謂之餘糧。《本草》禹餘糧注中所引，乃此物也。

本草所謂赭魁，皆未詳審。今南中極多，膚黑肌赤，似何首烏。切破中有赤理如檳榔，有汁赤如赭，彼人以染皮製靴。閩人謂之餘粮。本草石部"禹餘粮"陶氏所引，乃此物也。謹按：沈氏所説赭魁甚明，但謂是禹餘粮者，非矣。禹餘粮乃今之土茯苓，可食，故得粮名。赭魁不可食，豈得稱粮耶？土卵即土芋也，見菜部。

根。【氣味】甘，平，無毒。【恭①曰】有小毒。【主治】心腹積聚，除三蟲。《本經》②。

鵝抱宋《圖經》③

【集解】【頌④曰】生宜州山林下，附石而生，作蔓，葉似大豆。其根形似萊菔，大者如三升器，小者如拳。二月、八月采根，切片陰乾用。【氣味】苦，寒，無毒。【主治】風熱上壅，咽喉腫痛，及解蠻箭藥毒，擣末酒服有效。亦消風熱結毒，酒摩塗之，立愈。蘇頌⑤。

伏雞子根《拾遺》⑥

【釋名】承露仙。

【集解】【藏器⑦曰】生四明 天台山。蔓延生，葉圓薄似錢，根似鳥形者良。【氣味】苦，寒，無毒。【主治】解百藥毒，諸熱煩悶，急黄，天行黄疸，瘧瘴中惡，寒熱頭痛，疽瘡。馬黄牛瘡。水磨服之，新者尤佳。亦傅癰腫，與陳家白藥同功。藏器⑧。

【附録】仰盆《拾遺》⑨。【藏器⑩曰】味辛，温，有小毒。水磨服少許，治蠱，飛尸喉痺，亦

---

① 恭：見1525頁注⑩。

② 本經：見1525頁注⑦。（**按**：當出《别録》。）

③ 圖經：**《圖經》見《證類》卷30"圖經本經外木蔓類·鵝抱"** 生宜州山洞中。味苦，性寒。主風熱上壅，咽喉腫痛及解蠻箭藥毒，篩末，以酒調服之，有效。亦消風熱結毒赤腫，用酒摩塗之，立愈。此種多生山林中，附石而生，作蔓，葉似大豆，根形似萊菔，大者如三升器，小者如拳。二月、八月採根，切片陰乾。

④ 頌：見上注。

⑤ 蘇頌：見上注。

⑥ 拾遺：**《拾遺》見《證類》卷6"四十六種陳藏器餘·伏雞子根"** 味苦，寒，無毒。主解百藥毒，諸熱煩悶急黄，天行黄疸，疽瘡，瘧瘴中惡，寒熱頭痛，馬急黄及牛疫，並水磨服。生者尤佳。亦傅癰腫，與陳家白藥同功。但霍亂諸冷，不可服耳。生四明、天臺。葉圓薄似錢，蔓延，根作鳥形者良，一名承露仙。

⑦ 藏器：見上注。

⑧ 藏器：見上注。

⑨ 拾遺：**《拾遺》見《證類》卷8"二十二種陳藏器餘·仰盆"** 味辛，温，有小毒。主蠱，飛尸，喉閉，水磨服少許。亦磨傅皮膚惡腫。生東陽山谷。苗似承露仙，根圓如仰盆，子大如雞卵。

⑩ 藏器：見上注。

磨傅皮膚惡腫。生東陽山谷。苗似承露仙,根圓如仰盆狀,大如雞卵。**人肝藤**《拾遺》①。【藏器②曰】主解諸藥毒,遊風,手脚軟痺。並生研服之,塗之。生嶺南山石間。引蔓而生,葉有三椏,花紫色。與伏雞子同名承露仙,而伏雞子葉圓。【時珍曰】以根三兩,磨汁或煎濃汁服。並解蠱毒。

千金藤宋《開寶》③【校正】自木部移入此。

【集解】【藏器④曰】千金藤有數種,南北名模不同,大略主療相似,或是皆近于藤也。生北地者,根大如指,色似漆。生南土者,黄赤如細辛。舒、廬間有一種藤似木蓼,又有烏虎藤,繞樹生,冬青,亦名千金藤。江西林間有草生葉,頭有瘻子,似鶴膝,葉如柳,亦名千金藤。又一種似荷葉,只大如錢許,亦呼爲千金藤,又名古藤,主痢及小兒大腹。千金者,以貴爲名。豈俱一物,亦狀異而名同耶?若取的稱,未知孰是。又嶺南有陳思岌,亦名千金藤。【氣味】缺。【主治】一切血毒諸氣,霍亂中惡,天行虛勞瘧瘴,痰嗽不利,癰腫大毒,藥石發,癲癇,悉主之。藏器⑤。

【附録】**陳思岌**《拾遺》⑥。【藏器⑦曰】出嶺南山野。蔓生如小豆,根及葉辛香。一名石黄香,一名千金藤。其根味辛,平,無毒。解諸藥毒熱毒,丹毒癰腫,天行壯熱,喉痺蠱毒,並磨汁服之。亦磨塗瘡腫。【珣⑧曰】味苦,平。浸酒服,治風,補益輕身。

九仙子《綱目》

【釋名】仙女嬌。

---

① 拾遺:**《證類》卷7"一十種陳藏器餘・人肝藤"** 主解諸毒藥,腫遊風,脚手軟痺。並研服之,亦煮服之,亦傅病上。生嶺南。葉三椏,花紫色。一名承露仙。又有伏雞子,亦名承靈仙,葉圓,與此名同物異。

② 藏器:見上注。

③ 開寶:**《開寶》見《證類》卷14"千金藤"** 主一切血毒諸氣,霍亂中惡,天行虛勞瘧瘴,痰嗽不利,癰腫,蛇犬毒,藥石發,癲癇,悉主之。生北地者根大如指,色黑似漆。生南土者黄赤如細辛。

④ 藏器:**《拾遺》見《證類》卷14"千金藤"** 陳藏器:有數種,南北名模不同,大略主痰相似,或是皆近於藤。主一切毒氣,其中霍亂中惡,天行虛勞瘴瘧,痰嗽不利,腫疽大毒,藥石發,癲、雜、疹、悉主之。生北地者根大如指,色似漆。生南土者黄赤如細辛。舒、廬間有一種藤似本蓼,又有烏虎藤,繞樹,冬青,亦名千金藤。又,江西山林間有草生葉,頭有瘻子,似鶴膝,葉如柳,亦名千金藤。似荷葉,只錢許大,亦呼爲千金藤,一名古藤。主痢及小兒大腹。千金者,以貴爲名。豈俱一物,亦狀異而功名同。南北所用若取的稱,未知孰是?其中有草,今併入木部,草部亦重載也。/**《拾遺》見《證類》卷6"四十六種陳藏器餘・陳思岌"** ……出嶺南。一名千金藤……

⑤ 藏器:見上注。

⑥ 拾遺:**《拾遺》見《證類》卷6"四十六種陳藏器餘・陳思岌"** 味辛,平,無毒。主解諸藥毒熱毒,丹毒癰腫,天行壯熱,喉痺,蠱毒,除風血,補益。已上並煮服之,亦磨傅瘡上,亦浸酒。出嶺南。一名千金藤,一名石黄香。今江東又有千金藤,一名鳥虎藤,與所主頗有異同,終非一物也。陳思岌蔓生,如小豆,根及葉辛香也。

⑦ 藏器:見上注。

⑧ 珣:**《海藥》見《證類》卷14"千金藤"** ……味苦,平,無毒……浸酒治風,輕身也。

【集解】【時珍曰】九仙子，出均州 太和山。一根連綴九枚，大者如雞子，小者如半夏，白色。二月生苗，蔓高六七尺，莖細而光。葉如烏桕葉而短扁不團。每葉椏生子枝，或一或二，裊裊下垂。六七月開碎青黄色花，隨即結實。碎子叢簇，如穀精草子狀。九月采根。【氣味】苦，凉，無毒。【主治】咽痛喉痺，散血。以新汲水或醋磨汁含嚥，甚良。時珍。

山豆根宋《開寶》①

【釋名】解毒《綱目》、黄結《綱目》、中藥。【頌②曰】其蔓如大豆，因以爲名。

【集解】【頌③曰】山豆根，生劍南及宜州、果州山谷，今廣西亦有，以忠州、萬州者爲佳。苗蔓如豆，葉青，經冬不凋，八月采根。廣南者如小槐，高尺餘，石鼠食其根。故嶺南人捕鼠，取腸胃暴乾，解毒攻熱，甚效。

【氣味】甘，寒，無毒。【時珍曰】按沈括《筆談》④云：山豆根味極苦，本草言味甘，大誤矣。【主治】解諸藥毒，止痛，消瘡腫毒，發熱欬嗽，治人及馬急黄，殺小蟲。《開寶》⑤。含之嚥汁，解咽喉腫毒，極妙。蘇頌⑥。研末湯服五分，治腹脹喘滿。酒服三錢，治女人血氣腹脹，又下寸白諸蟲。丸服，止下痢。磨汁服，止卒患熱厥，心腹痛，五種痔痛。研汁塗諸熱腫禿瘡，蛇狗蜘蛛傷。時珍。

【附方】舊十，新三。解中蠱毒。密取山豆根和水研服少許，未定再服。已禁聲者亦愈。五般急黄。山豆根末，水服二錢。若帶蠱氣，以酒下。霍亂吐利。山豆根末，橘皮湯下三錢。赤白下痢。山豆根末，蜜丸梧子大。每服二十丸，空腹白湯下，三服自止。已上並《備急方》⑦。水蠱腹大有聲而皮色黑者。山豆根末，酒服二錢。《聖惠方》⑧。卒患腹痛。山豆根，水研半盞服，入口即定。頭風熱痛。山豆根末，油調，塗兩太陽。頭上白屑。山豆根末，

---

① 開寶：**《開寶》見《證類》卷11“山豆根”** 味甘，寒，無毒。主解諸藥毒，止痛，消瘡腫毒，人及馬急黄發熱，欬嗽，殺小蟲。生劍南山谷。蔓如豆。

② 頌：**《圖經》見《證類》卷11“山豆根”** 山豆根，生劍南山谷，今廣西亦有，以忠、萬州者佳。苗蔓如豆根，以此爲名。葉青，經冬不凋。八月採根用。今人寸截，含以解咽喉腫痛極妙。廣南者如小槐，高尺餘，石鼠食其根，故嶺南人捕石鼠，破取其腸胃暴乾，解毒攻熱，甚效。

③ 頌：見上注。

④ 筆談：**《夢溪筆談》卷26“藥議”** 山豆根味極苦，《本草》言味甘者，大誤也。

⑤ 開寶：見本頁注①。

⑥ 蘇頌：見本頁注②。

⑦ 備急方：**《證類》卷11“山豆根”** 《經驗方》：《備急》治一切疾患，山豆根方：右用山大豆根不拘多少，依下項治療。一名解毒，二名黄結，三名中藥。患蠱毒，密遣人和水研，已禁聲，服少許，不止再服……患赤白痢，擣末蜜丸，空心煎水下二十丸，三服自止……患五般急黄，空心以水調二錢。患霍亂，橘皮湯下三錢……

⑧ 聖惠方：**《證類》卷11“山豆根”** 《經驗方》：《備急》……患蠱氣，酒下二錢……（**按**：今本《聖惠方》無此方。）

浸油，日塗之。**牙齦腫痛**。山豆根一片，含于痛所。已上並《備急方》①。**喉中發癰**。山豆根磨醋噙之，追涎即愈。勢重不能言者，頻以雞翎掃入喉中，引涎出，就能言語。《永類方》②。**麩豆諸瘡**，煩熱甚者。水研山豆根汁，服少許。《經驗方》③。**疥癬蟲瘡**。山豆根末，臘猪脂調塗。《備急方》④。**喉風急證**，牙關緊閉，水穀不下。山豆根、白藥等分，水煎噙之，嚥下，二三口即愈。楊清叟《外科》⑤。

黄藥子宋《開寶》⑥【校正】自木部移入此。

【釋名】木藥子《綱目》、大苦《綱目》、赤藥《圖經》⑦、紅藥子。【時珍曰】按沈括《筆談》⑧云：本草甘草注，引郭璞注《爾雅》云"蘦，大苦者"，云即甘草也。蔓生，葉似薄荷而色青黄，莖赤有節，節有枝相當。此乃黄藥也，其味極苦，故曰大苦，非甘草也。

【集解】【頌⑨曰】黄藥原出嶺南，今夔、峽州郡及明、越、秦、隴山中亦有之，以忠州、萬州者爲勝。藤生，高三四尺，根及莖似小桑，十月采根。秦州出者謂之紅藥子，施州謂之赤藥，葉似蕎麥，枝梗赤色，七月開白花，其根濕時紅赤色，暴乾即黄。《本經》有藥實根，云生蜀郡山谷。蘇恭云：即藥子也，用其核仁。疑即黄藥之實。但言葉似杏，其花紅白色，子肉味酸，此爲不同。【時珍曰】黄藥子今處處人栽之。其莖高二三尺，柔而有節，似藤實非藤也。葉大如拳，長三寸許，亦不似桑。其根長者尺許，大者圍二三寸，外褐内黄，亦有黄赤色者，肉色頗似羊蹄根。人皆擣其根入染藍缸中，云易變色也。唐 蘇恭言藥實根即藥子，宋 蘇頌遂以爲黄藥之實。然今黄藥冬枯春生，開碎花無實。蘇恭所謂藥子，亦不專指黄藥。則蘇頌所以言，亦未可憑信也。

---

① 備急方：**《證類》卷11"山豆根"** 《經驗方》：《備急》……患齒痛，含一片於痛處……患頭風，擣末，油調塗之……患頭上白屑，擣末油浸塗，如是孩兒，即乳汁調半錢……卒患腹痛，水研半盞，入口差……

② 永類方：**《永類鈐方》卷2"雜病咽喉"** 喉中發癰腫……川山豆根磨醋噙，出涎。

③ 經驗方：**《證類》卷11"山豆根"** 《經驗方》：《備急》……患麩痘等瘡，水研服少許……

④ 備急方：**《證類》卷11"山豆根"** 《經驗方》：《備急》……患瘡癬，擣末，臘月豬脂調涂之。

⑤ 外科：**《仙傳外科》卷7"經驗治咽喉方法"** 治急時氣纏喉風，漸入咽塞，水穀不下，牙關緊急，不省人事，並皆治之……又方：用白藥、山豆根同煎，噙之，灌漱後嚥下一二口即愈。

⑥ 開寶：**《開寶》見《證類》卷14"黄藥根"** 味苦，平，無毒。主諸惡腫瘡瘻，喉痺，蛇犬咬毒。取根研服之，亦含亦塗。藤生，高三四尺，根及莖似小桑，生嶺南。

⑦ 圖經：**《圖經》見《證類》卷14"黄藥根"** 《圖經》曰……秦州出者謂之紅藥子。（**按**：《圖經》只有"紅藥子"一名。"赤藥"下出處當移至"紅藥子"名下）。

⑧ 筆談：**《夢溪筆談》卷26"藥議"** 《本草》注引《爾雅》云：蘦，大苦。注：甘草也。蔓延生，葉似荷，莖青赤。此乃黄藥也。其味極苦，謂之大苦，非甘草也。

⑨ 頌：**《圖經》見《證類》卷14"黄藥根"** 黄藥根，生嶺南，今夔、峽州郡及明、越、秦、隴州山中亦有之，以忠、萬州者爲勝。藤生，高三四尺，根及莖似小桑，十月採根。秦州出者謂之紅藥子，葉似蕎麥，枝梗赤色，七月開白花，其根初採濕時紅赤色，暴乾即黄……本經誤載，根字疑即黄藥之實，然云生葉似杏，花紅白色，子肉味酸，此爲不同。今亦稀用，故附於此……（**按**：《綱目》所引"施州謂之赤藥"恐系自加。《圖經》"獨用藤"下雖提及"小赤藥頭"一名，但與黄藥無關。）

根。【氣味】苦，平，無毒。【大明曰】凉。治馬心肺熱疾。【主治】諸惡腫瘡瘻，喉痺，蛇犬咬毒。研水服之，亦含亦塗。《開寶》①。凉血降火，消癭解毒。時珍。

【發明】【頌②曰】孫思邈《千金月令》方：療忽生癭疾一二年者，以萬州黄藥子半斤，須緊重者爲上。如輕虚，即是他州者，力慢，須用加倍。取無灰酒一斗，投藥入中，固濟瓶口。以糠火燒一復時，待酒冷乃開。時時飲一盃，不令絶酒氣。經三五日後，常把鏡自照，覺消即停飲，不爾便令人項細也。劉禹錫《傳信方》亦著其效，云得之邕州從事張岧。岧目擊有效，復試其驗如神。其方並同，惟小有異處，是燒酒候香出外，瓶頭有津出即止，不待一宿，火不得太猛耳。

【附方】舊三，新三。項下癭氣。黄藥子一斤洗剉，酒一斗浸之。每日早晚常服一盞。忌一切毒物，及戒怒。仍以線逐日度之，乃知其效也。《斗門方》③。吐血不止。藥子一兩，水煎服。《聖惠方》④。咯血吐血。《百一選方》⑤用蒲黄、黄藥子等分，爲末，掌中舐之。○王衮《博濟方》⑥用黄藥子、漢防己各一兩，爲末。每服一錢，小麥湯食後調服，一日二服。鼻衄不止。黄藥子爲末。每服二錢，煎淡膠湯下。良久，以新水調麪一匙頭服之。《兵部手集》方只以新汲水磨汁一盌，頓服。《簡要濟衆方》⑦。産後血運。惡物冲心，四肢冰冷，脣青腹脹，昏迷。紅藥子一兩，頭紅花一錢，水二盞，婦人油釵二隻，同煎一盞服。大小便俱利，血自下也。《禹講師經驗方》⑧。

---

① 開寶：見1529頁注⑥。

② 頌：**《圖經》見《證類》卷14"黄藥根"** ……孫思邈《千金月令》療忽生癭疾一二年者。以萬州黄藥子半斤，須緊重者爲上。如輕虚，即是他州者，力慢，須用一倍。取無灰酒一斗，投藥其中，固濟瓶口。以糠火燒一復時，停騰，待酒冷即開。患者時時飲一盞，不令絶酒氣。經三五日後，常須把鏡自照，覺消即停飲，不爾便令人項細也。劉禹錫《傳信方》亦著其效，云得之邕州從事張岧。岧目擊有效。復已試，其驗如神。其方並同，有小異處，惟燒酒候香氣出外，瓶頭有津出即止，不待一宿，火仍不得太猛，酒有灰。

③ 斗門方：**《證類》卷14"黄藥根"** 《斗門方》：治癭氣。用黄藥子一斤浸洗浄，酒一斗浸之。每日早晚常服一盞。忌一切毒物及不得喜怒。但以線子逐日度癭，知其效。

④ 聖惠方：**《聖濟總録》卷68"吐血不止"** 治吐血不止，黄藥湯方：黄藥子(萬州者，一兩)，右一味搗碎，用水二盞，煎至一盞，去滓，温熱服。(**按**：《聖惠方》無此方。誤注出處。)

⑤ 百一選方：**《百一選方》卷6"第七門"** 治吐血，掌中金：真蒲黄、黄藥子等分，用生麻油於手心内調，以舌舐之。

⑥ 博濟方：**《博濟方》卷1"血證"** 漢防己散：治咯血。漢防己、萬州黄(蘗)〔藥〕各一兩，右件同細搗爲末，每服一錢，水一盞，小麥二十粒同煎七分，食後温服。(**按**："萬州黄藥"原作"萬州黄蘗"，據《聖濟總録》卷68"吐血"下同方改。)

⑦ 簡要濟衆方：**《證類》卷14"黄藥根"** 《簡要濟衆》：治鼻衄不止。黄藥子爲末。每服二錢匕，煎薄膠湯下。良久，以新汲水調麪末一匙頭服之。/《兵部手集》：治鼻衄出血，兩頭不止，謂之血汗，王郎中得方：以新汲水摩黄藥子一碗，勿令絶稀，頓服立差。

⑧ 禹講師經驗方：**《華陀内照圖》附《新添長葛禹講師益之、晉陽郭教授之才三先生經驗婦人産育名方并小兒名方》** 紅花湯：治婦人産後惡物衝心，四支冰冷，(省)〔脣〕青腹脹，飲食不下，昏迷者急服之。頭紅花(一錢)、紅藥子(一兩)，右爲粗末，每服五錢，水二盞，用婦人油頭釵二隻，同煎至一盞，去滓温服。大小便俱利，血自下也。

天泡水瘡。黄藥子末，搽之。《集簡方》。

解毒子《唐本草》①

【釋名】地不容《唐本》②、苦藥子《圖經》③。

【集解】【恭④曰】地不容生川西山谷，采無時，鄉人呼爲解毒子也。【頌⑤曰】出戎州。蔓生，葉青如杏葉而大，厚硬，凌冬不凋，無花實。根黄白色，外皮微粗褐，纍纍相連，如藥實而圓大，采無時。又開州 興元府出苦藥子，大抵與黄藥相類，春采根，暴乾，亦入馬藥用。【時珍曰】《四川志》⑥云：苦藥子出忠州。性寒，解一切毒。川蜀諸處皆有。即解毒子也。或云邛州苦藥子即黄藥子，方言稱呼不同耳，理亦近之。

根。【氣味】苦，大寒，無毒。【主治】解蠱毒，止煩熱，辟瘴癘，利喉閉及痰毒。《唐本》⑦。治五臟邪氣，清肺壓熱。蘇頌⑧。消痰降火，利咽喉，退目赤。時珍。

【附方】新二。咽喉腫痛，水漿不下。苦藥、山豆根、甘草、消石各一分，射干、柑皮、升麻各半兩，爲末，蜜丸，噙之。《聖惠方》⑨。眉棱骨痛，熱毒攻眼，頭痛眉痛，壯熱不止。解毒子、木香、川大黄各三分，爲末，漿水調膏攤貼，乾即易之。《普濟方》⑩。

【附録】奴會子《海藥》⑪。【珣⑫曰】味辛，平，無毒。主小兒無辜冷疳，虚渴脱肛，骨立瘦

---

① 唐本草：**《唐本草》見《證類》卷7"五種《唐本餘》·地不容"** 味苦，大寒，無毒。主解蠱毒，止煩熱，辟瘴癘，利喉閉及痰毒。一名解毒子。生山西谷。採無時。

② 唐本：見上注。

③ 圖經：**《圖經》見《證類》卷14"黄藥根"** ……開州興元府又産一種苦藥子，大抵與黄藥相類……

④ 恭：見本頁注①。

⑤ 頌：**《圖經》見《證類》卷7"五種《唐本餘》·地不容"** 地不容，生戎州。味苦，大寒，無毒。蔓生，葉青，如杏葉而大，厚硬，凌冬不凋，無花實。根黄白色，外皮微粗褐，累累相連，如藥實而圓大。採無時……/**《圖經》見《證類》卷14"黄藥根"** ……開州興元府又産一種苦藥子，大抵與黄藥相類……亦入馬藥用。春採根暴乾……

⑥ 四川志：**《明一統志》卷69"叙州府·土産"** ……苦藥子忠州出，性寒不熱，解一切毒……

⑦ 唐本：見本頁注①。

⑧ 蘇頌：**《圖經》見《證類》卷14"黄藥根"** ……主五藏邪氣，治肺壓熱，除煩燥……

⑨ 聖惠方：**《聖惠方》卷35"治咽喉生谷賊諸方"** 治咽喉生穀賊腫痛，含化射干圓方：射干（半兩）、山柑皮（半兩）、山豆根（一分）、黄藥（一分）、川升麻（半兩）、消石（一分）、甘草（一分，炙微赤，剉），右件藥搗羅爲末，煉餳和圓如櫻桃大，不計時候綿裹一圓，含化咽津。

⑩ 普濟方：**《普濟方》卷74"暴赤眼"** 大黄膏：治暴赤眼痛腦熱。大黄、解毒子、木香（各等分），右搗羅，漿水調如膏，於生絹上貼瞼，頻易之。

⑪ 海藥：**《海藥》見《證類》卷12"八種《海藥》餘·奴會子"** 謹按《拾遺》云：生西國諸戎。大小如苦藥子。味辛，平，無毒。主治小兒無辜疳冷虚渴，脱肛，骨立瘦損，脾胃不磨。劉五娘方用爲煎，治孩子瘦損也。

⑫ 珣：見上注。

損,脾胃不磨。刘五娘方用爲煎服。生西國諸戎,大小如苦藥子。**藥實根**。【《本經》①曰】味辛,温,無毒。主邪氣,諸痺疼酸,續絶傷,補骨髓。一名連木。【《别録》②曰】生蜀郡山谷。采無時。【恭③曰】此藥子也,當今盛用,胡名那疏,出通州、渝州。其子味辛,平,無毒。主破血止痢消腫,除蠱疰蛇毒。樹生,葉似杏,花紅白色,子肉味酸,止用其仁。《本經》誤載"根"字。【時珍曰】此藥子雖似黄藥、苦藥子,而稍有不同。二藥子不結子,此則樹之子也。葛洪《肘後方》④云:婆羅門名那疏樹子,中國人名藥子。去皮取中仁,細研服,治諸病也。

白藥子《唐本草》⑤

【集解】【恭⑥曰】白藥子出原州。三月生苗,葉似苦苣。四月抽赤莖,長似壺盧蔓。六月開白花。八月結子,亦名瓜蔞。九月葉落枝折,采根洗切,日乾。根皮黄色,名白藥子。【頌⑦曰】今夔、施、合州、江西、嶺南亦有之。江西出者,葉似烏桕,子如緑豆,至六月變成赤色,治馬熱方用之。

根。【氣味】辛,温,無毒。【權⑧曰】苦、冷。【主治】金瘡生肌。《唐本》⑨。消腫毒喉痺,消痰止嗽,治渴并吐血。大明⑩。治喉中熱塞不通,咽中常痛腫。甄權⑪。解野葛、生金、巴豆藥毒。刀斧折傷,乾末傅之。能止血、痛。馬志⑫。

---

① 本經:《本經》《别録》見《證類》卷14"藥實根"　味辛,温,無毒。主邪氣,諸痺疼酸,續絶傷,補骨髓。一名連木。生蜀郡山谷。採無時。

② 别録:見上注。

③ 恭:**《唐本草》見《證類》卷14"藥實根"**　《唐本》注云:此藥子也,當今盛用,胡名那綻,出通州、渝州。《本經》用根。恐誤載根字。子、味辛,平,無毒。主破血,止痢,消腫,除蠱疰蛇毒。樹生,葉似杏,花紅白色,子肉味酸甘,用其核人。

④ 肘後方:**《肘後方》卷8"治百病備急丸散膏諸要方第七十二"**　藥子一物方:婆羅門胡名那疏樹子,國人名藥〔子〕。療病唯須細研,勿令粗,皆取其中人,去皮用之。

⑤ 唐本草:**《唐本草》見《證類》卷9"白藥"**　味辛,温,無毒。主金瘡生肌。出原州。

⑥ 恭:見上注。/**《唐本草》見《證類》卷9"白藥"**　《唐本》注云:三月苗生,葉似苦苣,四月抽赤莖,花白,根皮黄,八月葉落,九月枝折,採根,日乾。/**《圖經》見《證類》卷9"白藥"**　……三月生苗,似苦苣葉,四月而赤,莖長似葫蘆蔓,六月開白花。八月結子,亦名瓜蔞……(**按**:此條時珍糅入宋《圖經》内容。)

⑦ 頌:**《圖經》見《證類》卷9"白藥"**　白藥,出原州,今夔、施、江西、嶺南亦有之……九月採根,以水洗,切碎,暴乾,名白藥子。江西出者,葉烏臼,子如菉豆,至八月,其子變成赤色……

⑧ 權:**《藥性論》見《證類》卷9"白藥"**　白藥亦可單用,味苦……/**《日華子》見《證類》卷9"白藥"**　白藥,冷……

⑨ 唐本:見本頁注⑤。

⑩ 大明:**《日華子》見《證類》卷9"白藥"**　……消痰止嗽,治渴並吐血,喉閉,消腫毒。

⑪ 甄權:**《藥性論》見《證類》卷9"白藥"**　……能治喉中熱塞,噎痺不通,胸中隘塞,咽中常痛,腫脹。

⑫ 馬志:**《開寶》見《證類》卷9"白藥"**　今按《别本》注云:解野葛、生金、巴豆藥毒,刀斧折傷,能止血、痛,乾末傅之。

散血降火，消痰解毒。時珍。

【附方】舊四，新八。天行熱病。白藥爲末，漿水一盞，冷調二錢服，仰卧少頃，心悶或腹鳴㽲痛，當吐利數行。如不止，喫冷粥一盌止之。《聖濟録》①。心痛解熱。白藥根、野猪尾二味，洗去粗皮焙乾等分，擣篩。酒服一錢，甚效。黔人用之。蘇頌《圖經》②。風熱上壅，咽喉不利。白藥三兩，黑牽牛半兩，同炒香，去牽牛一半，爲末，防風末三兩，和匀。每茶服一錢。《聖惠方》③。喉中熱塞，腫痛，散血消痰。白藥、朴消等分，爲末。吹之，日四五次。《直指方》④。咽喉腫痛。白藥末一兩，龍腦一分，蜜和丸芡子大。每含嚥一丸。《聖惠方》⑤。吐血不止。白藥燒存性，糯米飲服三錢。《聖惠方》⑥。衄血不止。紅棗、白藥各燒存性，等分爲末，糯米飲服。或煎湯洗鼻，頻頻縮藥令入。《經驗良方》⑦。胎熱不安。鐵罩散：用白藥子一兩，白芷半兩，爲末。每服二錢，紫蘇湯下。心煩熱，入砂糖少許。《聖惠方》⑧。一切疳眼，赤爛生瞖。白藥子一兩，甘草半兩，爲末。猪肝一具，批開摻末五錢，煮熟食之。《直指方》⑨。小兒疳瀉，吐利。方同上。諸骨哽咽。白藥煎米醋細嚥。在上即吐出，在下即下出。《普濟方》⑩。癰腫不散。生

---

① 聖濟録：**《圖經》見《證類》卷9“白藥”** ……崔元亮《海上方》治一切天行。取白藥研如麪，漿水一大盞，空腹頓服之，便仰卧一食頃，候心頭悶亂，或惡心，腹内如車鳴㽲刺痛，良久當有吐利數行，勿怪。欲服藥時，先令煮漿水粥於井中懸著待冷。若吐利過度，即喫冷粥一椀止之，不喫即困人。（**按**：《聖濟總録》無此方。誤注出處。）

② 圖經：**《圖經》見《證類》卷9“白藥”** ……施州人取根，并野豬尾二味，洗净去粗皮，焙乾，等分停，擣篵，酒調服錢匕。療心氣痛，解熱毒，甚效……

③ 聖惠方：**《普濟方》卷64“咽喉不利附論”** 秘方防風散，治一切風熱上壅，咽喉不利：防風（去蘆，一兩）、白藥（三兩，黑牽牛半兩同炒香熟爲度，去牽牛一半），右爲細末。每服一錢匕，茶酒任下，食後服。（**按**：《聖惠方》無此方。另溯其源。）

④ 直指方：**《直指方》卷21“咽喉證治”** 白藥散：治喉中熱塞腫痛，散血消痰。白藥、朴硝，右爲末，以小管吹入喉。

⑤ 聖惠方：**《聖惠方》卷35“治咽喉腫痛諸方”** 治咽喉腫痛，立效龍腦圓方：龍腦（一分）、白藥（一兩），擣羅爲末，右件藥同研令匀，煉蜜和圓如雞頭實大，常含一圓咽津。

⑥ 聖惠方：**《聖惠方》卷37“治吐血不止諸方”** 治吐血不止……又方：右以白藥一兩，旋燒地赤，安之，以物合定，不得洩氣，良久取出，擣細羅爲散，每服以粥飲調下一錢。

⑦ 經驗良方：**《普濟方》卷189“鼻衄”** 治鼻衄……又方（出《經驗良方》）：用白藥煎剉碎，燒灰存性，大紅棗剉碎，燒灰存性，二味爲末，糯米飲湯温服。一方煎湯洗鼻，頻縮藥入鼻。

⑧ 聖惠方：**《普濟方》卷342“安胎”** 安胎鐵罩散：白藥子（一兩）、白芷（半兩），右爲細末，每服二錢，紫蘇湯調下。或胎熱心煩悶，入砂糖少許煎。（**按**：《聖惠方》無此方。另溯其源。）

⑨ 直指方：**《衛生易簡方》卷7“眼目”** 治一切疳眼赤爛，目生翳膜，内外障，並小兒吐利疳瀉，用：白藥子（一兩）、甘草（半兩），爲末，用豬肝一葉批開，摻藥五錢，水一碗，煮熟食後服。（**按**：楊仁齋二書無此方。另溯其源。）

⑩ 普濟方：**《普濟方》卷64“骨鯁”** 治骨鯁入喉……又方（出《經驗良方》）：用白藥剉細，用米醋煎，細細吞下，在上即出，在下即下。

白藥根擣貼,乾則易之。無生者,研末水和貼。《圖經》①。

【附録】**陳家白藥**《拾遺》②。【藏器③曰】味苦,寒,無毒。主解諸藥毒,水研服之。入腹與毒相攻,必吐出。未盡更服。亦去心胸煩熱,天行瘟瘴。出蒼梧 陳家,故有"陳家"之號。明山有之。蔓及根並似土瓜,葉如錢,根似防己,緊小者良,人亦采食之。與婆羅門白藥及赤藥,功用並相似。【時珍曰】按劉恂《嶺表録》④云:陳家白藥善解毒,諸藥皆不及之,救人甚多。封州、康州有種之者。廣府每歲充土貢。按此藥當時充貢,今無復有。或有之,古今名謂不同耳。**甘家白藥**《拾遺》⑤。【藏器⑥曰】味苦,大寒,有小毒。解諸藥毒,水研服,即吐出。未盡再吐。與陳家白藥功相似。二物性冷,與霍亂下利人相反。出龔州以南,生陰處,葉似車前,根如半夏,其汁飲之如蜜,因人而名。嶺南多毒物,亦多解毒物,豈天資之乎?**會州白藥**《拾遺》⑦。【藏器⑧曰】主金瘡,生膚止血,碎末傅之。出會州,葉如白歛。**衝洞根**《拾遺》⑨。【藏器⑩曰】味苦,平,無毒。主熱毒,蛇犬蠱瘻瘡等毒。出嶺南 恩州。取根,陰乾。功用同陳家白藥,而苗蔓不相似。【珣⑪曰】苗蔓如土瓜,

---

① 圖經:**《圖經》見《證類》卷9"白藥"** ……又諸瘡瘻腫不散者,取生根爛擣傅貼,乾則易之。無生者用末水調塗之亦可……

② 拾遺:**《拾遺》見《證類》卷6"四十六種陳藏器餘·陳家白藥"** 味苦,寒,無毒。主解諸藥毒。水研服之,入腹與毒相攻必吐,疑毒未止,更服。亦去心胸煩熱,天行温瘴。出蒼梧。陳家解藥用之,故有陳家之號。蔓及根並似土瓜,緊小者良,冬春採取,一名吉利菜,人亦食之。與婆羅門白藥及赤藥功用並相似,葉如錢,根如防己,出明山。

③ 藏器:見上注。

④ 嶺表録:**《御覽》卷984"藥"** 《嶺表録異》曰:……陳家白藥子(一名吉利),本梧州陳氏有此藥,是善攻蠱毒,每有中者即求之,前後救人多矣,遂以爲名。今封、康州有得其種者,廣府每歲常爲土貢焉。諸解毒藥,功力皆不及陳家白藥。

⑤ 拾遺:**《拾遺》見《證類》卷6"四十六種陳藏器餘·甘家白藥"** 味苦,大寒,小有毒。主解諸藥毒,與陳家白藥功用相似。人吐毒物,疑不穩,水研服之。即當吐之,未盡又服。此二藥性冷,與霍亂下痢相反。出龔州已南。甘家亦因人爲號。葉似車前,生陰處,根形如半夏。嶺南多毒物,亦多解物,豈天資乎?

⑥ 藏器:見上注。

⑦ 拾遺:**《拾遺》見《證類》卷6"四十六種陳藏器餘·會州白藥"** 主金瘡,生膚,止血,碎末傅瘡上。藥如白歛,出會州也。

⑧ 藏器:見上注。

⑨ 拾遺:**《拾遺》見《證類》卷10"二十五種陳藏器餘·衝洞根"** 味苦,平,無毒。主熱毒,蛇、犬、蠱、瘻瘡等毒。功用同陳家白藥。苗蔓不相似。〔出〕嶺南恩州。取根,陰乾。

⑩ 藏器:見上注。

⑪ 珣:**《海藥》見《證類》卷10"二十五種陳藏器餘·衝洞根"** 謹按《廣州記》云:生嶺南及海隅。苗蔓如土瓜,根相似,味辛,温,無毒。主一切毒氣及蛇傷,並取其根磨服之。應是著諸般毒,悉皆吐出。

根亦相似。味辛，温。主一切毒氣及蛇傷，取根磨水服之，諸毒悉皆吐出也。**突厥白**宋《開寶》①。【藏器②曰】味苦。主金瘡，生血止血，補腰續筋。出突厥國。色白如灰，乃云石灰共諸藥合成者。【志③曰】今所用者，出潞州。其根黄白色，狀似伏苓而虚軟。苗高三四尺，春夏葉如薄荷，花似牽牛而紫，上有白稜。二月、八月采根，暴乾。

威靈仙宋《開寶》④

【釋名】【時珍曰】威，言其性猛也。靈仙，言其功神也。

【集解】【志⑤曰】出商州 上洛山及華山并平澤，以不聞水聲者良。生先于衆草，方莖，數葉相對。冬月丙丁戊己日采根用。【恭⑥曰】九月末至十二月，采根陰乾。餘月並不堪采。【頌⑦曰】今陝西及河東、河北、汴東、江、湖州郡皆有之。初生作蔓，莖如釵股，四稜。葉如柳葉，作層，每層六七葉，如車輪，有六層至七層者。七月内生花六出，淺紫或碧白色，作穗似莆臺子，亦有似菊花頭者。實青色。根稠密多鬚似穀，每年朽敗。九月采根。【時珍曰】其根每年旁引，年深轉茂。一根叢鬚數百條，長者二尺許。初時黄黑色，乾則深黑，俗稱鐵脚威靈仙以此。别有數種，根鬚一樣，但色或黄或白，皆不可用。

根。【氣味】苦，温，無毒。【元素⑧曰】味甘純陽，入太陽經。【杲⑨曰】可升可降，陰中陽也。【時珍曰】味微辛、鹹、不苦。忌茗、麪湯。【主治】諸風，宣通五臟，去腹内冷

---

① 開寶：**《開寶》見《證類》卷 14"突厥白"** 味苦。主金瘡，生肉止血，補腰續筋。出突厥國，色白如灰，乃云石灰共諸藥合成之。夷人以合金瘡，中國用之。（今醫家見用經效者，潞州出焉。其根黄白色，狀似茯苓而虚軟。苗高三四尺，春夏葉如薄荷。花似牽牛而紫，上有白稜。二月、八月採根，暴乾。）

② 藏器：見上注。（**按**：此下爲《開寶》文。非出"藏器"。）

③ 志：見上注。

④ 開寶：**《開寶》見《證類》卷 11"威靈仙"** 味苦，温，無毒。主諸風，宣通五藏，去腹内冷滯，心膈痰水，久積癥瘕，痃癖氣塊，膀胱宿膿惡水，腰膝冷疼，及療折傷。一名能消。久服之無温疫瘧。出商州上洛山及華山并平澤，不聞水聲者良。生先於衆草，莖方，數葉相對。花淺紫，根生稠密，歲久益繁，冬月丙丁戊己日採。忌茗。

⑤ 志：見上注。

⑥ 恭：**《唐本草》見《證類》卷 11"威靈仙"** ……出商州洛陽縣，九月末至十二月採，陰乾。餘月並不堪採。每年傍引，年深轉茂，根苗漸多，經數年亦折敗。（**按**：唐慎微引《唐本》實爲《蜀本草》）

⑦ 頌：**《圖經》見《證類》卷 11"威靈仙"** 威靈仙，出商州上洛山及華山并平澤，今陝西州軍等及河東、河北、京東、江湖州郡或有之。初生比衆草最先，莖梗如釵股，四稜。葉似柳葉，作層，每層六七葉，如車輪，有六層至七層者。七月内生花，淺紫或碧白色。作穗似莆臺子，亦有似菊花頭者。實青，根稠密，多鬚，似穀，每年亦朽敗，九月採根，陰乾。仍以丙丁戊己日採，以不聞水聲者佳……

⑧ 元素：**《醫學啓源》卷下"用藥備旨·威靈仙"** ……《主治秘要》云：味甘，純陽。去太陽之風。

⑨ 杲：**《珍珠囊·諸品藥性主治指掌》（《醫要集覽》本）"威靈仙"** ……可升可降，陰中之陽也。其用有四：推腹中新舊之滯；消胸中痰唾之痞；散苛癢皮膚之風；利冷疼腰膝之氣。

滯，心膈痰水，久積癥瘕，痃癖氣塊，膀胱宿膿惡水，腰膝冷疼，療折傷。久服無有温疾瘧。《開寶》①。推新舊積滯，消胸中痰唾，散皮膚大腸風邪。李杲②。

【發明】【頌③曰】唐 貞元中，嵩陽子 周君巢作《威靈仙傳》云：威靈仙去衆風，通十二經脉，朝服暮效。疏宣五臟冷膿宿水變病，微利，不瀉人。服此四肢輕健，手足微暖，並得清凉。先時，商州有人病手足不遂，不履地者數十年。良醫殫技莫能療。所親置之道旁以求救者。遇一新羅僧見之，告曰：此疾一藥可活，但不知此土有否？因爲之入山求索，果得，乃威靈仙也。使服之，數日能步履。其後山人鄧思齊知之，遂傳其事。此藥治丈夫婦人中風不語，手足不遂，口眼喎斜，言語蹇滯，筋骨節風，繞臍風，胎風，頭風，暗風，心風，風狂，大風，皮膚風痒，白癜風，熱毒風瘡，頭旋目眩，手足頑痺，腰膝疼痛，久立不得，曾經損墜，臂腰痛，腎臟風壅，傷寒瘴氣，憎寒壯熱，頭痛流涕，黄疸黑疸，頭面浮腫，腹内宿滯，心頭痰水，膀胱宿膿，口中涎水，冷熱氣壅，肚腹脹滿，好喫茶滓，心痛，注氣，膈氣，冷氣攻衝，脾肺諸氣，痰熱欬嗽，氣急，坐卧不安，氣衝眼赤，攻耳成膿，陰汗盜汗，大小腸秘，服此立通，氣痢痔疾，瘰癧疥癬，婦人月水不來，動經多日，氣血衝心，産後秘塞，孩子無辜，並皆治之。其法：采得根，陰乾月餘，擣末。温酒調一錢匕，空腹服之。如人本性殺藥，可加及六錢。利過兩行則減之，病除乃停服。其性甚善，不觸諸藥，但惡茶及麪湯，以甘草、巵子代飲可也。又以一味洗，焙爲末，以好酒和令微濕，入在竹筒内緊塞，九蒸九暴。如乾，添酒洒之。以白蜜和丸梧子大。每服二十

① 開寶：見 1535 頁注④。

② 李杲：見 1535 頁注⑨。

③ 頌：**《圖經》見《證類》卷 11“威靈仙”** ……唐正元中，嵩陽子周君巢作《威靈仙傳》云：先時，商州有人重病，足不履地者數十年，良醫殫技莫能療，所親置之道傍以求救者，遇一新羅僧見之，告曰：此疾一藥可活，但不知此土有否？因爲之入山求索，果得，乃威靈仙也。使服之，數日能步履。其後山人鄧思齊知之，遂傳其事。崔元亮《海上方》著其法云：採得，陰乾月餘，擣篩。温清酒和二錢匕，空腹服之。如人本性殺藥，可加及六錢匕。利過兩行則減之，病除乃停服。其性甚善，不觸諸藥，但惡茶及麪湯，以甘草、梔子代飲可也。/**《證類》卷 11“威靈仙”** 崔氏《海上集》：威靈仙去衆風，通十二經脉。此藥朝服暮效，疏宣五藏冷膿宿水變病，微利不瀉。人服此四肢輕健，手足温暖，並得清凉。時商州有人患重足不履地，經十年不差。忽遇新羅僧見云：此疾有藥可理，遂入山求之，遣服數日平復，後留此藥名而去。此藥治丈夫、婦人中風不語，手足不隨，口眼喎斜，筋骨節風，胎風，頭風，暗風，心風，風狂人，傷寒頭痛，鼻清涕，服經二度，傷寒即止，頭旋目眩，白癜風。極治大風，皮膚風癢，大毒又熱毒風瘡，深治勞疾，連腰骨節風，繞腕風，言語澀滯，痰積，宣通五藏，腹内宿滯，心頭痰水，膀胱宿膿，口中涎水，好喫茶滓，手足頑痹，冷熱氣壅，腰膝疼痛，久立不得，浮氣瘴氣，憎寒壯熱，頭痛尤甚，攻耳成膿而聾。又衝眼赤，大小腸秘，服此立通。飲食即住，黄疸黑疸，面無顏色，瘰癧遍項，産後秘澀概(**按**："大觀"作"臂")腰痛，曾經損墜，心痛，注氣膈氣，冷氣攻衝，腎臟風壅，腹肚脹滿，頭面浮腫，注毒脾、肺氣，痰熱欬嗽氣急，坐卧不安，疥癬等瘡。婦人月水不來，動經多日，血氣衝心，陰汗盜汗，鵶臭穢甚，氣息不堪，勤服威靈仙，更用熱湯，盡日頻洗，朝以苦唾調藥塗身上内外，每日一次塗之，當得平愈。孩子無辜，令母含藥灌之，痔疾秘澀，氣痢絞結，並皆治之。威靈仙一味洗焙爲末，以好酒和令微濕，入在竹筒内，牢塞口，九蒸九暴。如乾，添酒重洒之，以白蜜和爲丸如桐子大，每服二十至三十丸，湯酒下。

至三十丸，温酒下。崔元亮《海上集驗方》著其詳如此。【恭①曰】腰腎脚膝積聚，腸内諸冷病，積年不瘥者，服之無不立效。【宗奭②曰】其性快，多服疏人五臟真氣。【震亨③曰】威靈仙屬木，治痛風之要藥也，在上下者皆宜，服之尤效。其性好走，亦可横行，故崔元亮言其去衆風，通十二經脉，朝服暮效。凡采得聞流水聲者，知其性好走也，須不聞水聲者乃佳。【時珍曰】威靈仙氣温，味微辛鹹。辛泄氣，鹹泄水。故風濕痰飲之病，氣壯者服之有捷效。其性大抵疏利，久服恐損真氣，氣弱者亦不可服之。

【附方】舊四，新一十六。**脚氣入腹**，脹悶喘急。用威靈仙末，每服二錢，酒下。痛減一分，則藥亦減一分。《簡便方》④。**腰脚諸痛**。《千金方》⑤用威靈仙末空心温酒服一錢。逐日以微利爲度。○《經驗方》⑥用威靈仙一斤，洗乾，好酒浸七日，爲末，麪糊丸梧子大。以浸藥酒，每服二十丸。**腎臟風壅**，腰膝沉重。威靈仙末，蜜丸梧子大。温酒服八十丸。平明微利惡物如青膿膠，即是風毒積滯。如未利，再服一百丸。取下後，食粥補之。一月仍常服温補藥。孫兆方名放杖丸。《集驗方》⑦。**筋骨毒痛**。因患楊梅瘡，服輕粉毒藥，年久不愈者。威靈仙三斤，水酒十瓶，封煮一炷香，出火毒。逐日飲之，以愈爲度。《集簡方》。**破傷風病**。威靈仙半兩，獨頭蒜一個，香油一錢，同搗爛，熱酒衝服。汗出即愈。《衛生易簡方》⑧。**手足麻痺**，時發疼痛，或打撲傷損，痛不可忍，或癱瘓等證。威靈仙炒五兩，生川烏頭、五靈脂各四兩，爲末，醋糊丸梧子大。每服七丸，用鹽湯下。忌茶。《普濟方》⑨。**男婦氣痛**，不拘久近。威靈仙五兩，生韭根二錢半，烏藥五分，

---

① 恭：**《唐本草》見《證類》卷 11"威靈仙"**　腰腎脚膝積聚，腸内諸冷病，積年不差者，服之無不立效……

② 宗奭：**《衍義》卷 12"威靈仙"**　治腸風。根，性快，多服疏人五藏真氣。

③ 震亨：**《衍義補遺·威靈仙》**　屬木。治痛之要藥，量病之稍虚者禁用。採得流水聲響者，知其性好走也。採不聞水聲者佳。（痛風在上者服之。此藥去衆風，通十二經脉，朝服暮效。）

④ 簡便方：**《奇效單方》卷下"十九疝氣"**　治脚氣入腹，脹悶喘急……一用：威靈仙爲末，每服二錢酒下。痛減一分，藥減一分。

⑤ 千金方：**《證類》卷 11"威靈仙"**　《千金方》：治腰脚痛，威靈仙爲末，空心温酒調下錢匕，逐日以微利爲度。（**按**：今本《千金方》無此方。）

⑥ 經驗方：**《證類》卷 11"威靈仙"**　《經驗方》……又方：治腰脚：威靈仙一斤，洗乾，好酒浸七日，爲末，麵糊丸桐子大，以浸藥酒下二十丸。

⑦ 集驗方：**《證類》卷 11"威靈仙"**　《集驗方》：治腎臟風壅積，腰膝沉重：威靈仙末，蜜和丸桐子大。初服温酒下八十丸，平明微利惡物，如青濃膠，即是風毒積滯也。如未利，夜再服一百丸。取下後，喫粥藥補之。一月仍常服温補藥。孫兆放杖丸同。

⑧ 衛生易簡方：**《衛生易簡方》卷 10"破傷風"**　治破傷風及金刀傷打撲損……又方：用威靈仙末半兩，獨蒜一枚，香油一錢同搗，熱酒調服，汗出即效。

⑨ 普濟方：**《普濟方》卷 116"諸風雜治"**　仙桃丸：治男女手足麻痹，時發疼痛，腰膝氣閉作痛不止。或冷地冰身，血氣不運，打撲閃肭，痛不可忍。及癱瘓等疾。生川烏（三兩，不去皮臍）、五靈脂（四兩）、威靈仙（五兩），右各洗焙，同研爲末，以醋糊丸如梧桐子大，每服七粒，加至十粒，鹽湯吞下。婦人當歸醋湯吞下。空心服。病甚者加至十五粒。忌茶。此藥予家常用，其效如神。

好酒一盞，雞子一個，灰火煨一宿，五更視雞子殼軟爲度。去渣温服，以乾物壓之，側睡向塊邊。渣再煎，次日服。覺塊刺痛，是其驗也。《摘玄方》①。**噎塞膈氣**。威靈仙一把，醋、蜜各半盌，煎五分，服之。吐出宿痰，愈。《唐瑶經驗方》②。**停痰宿飲**③。喘欬嘔逆，全不入食。威靈仙焙，半夏薑汁浸焙，爲末，用皂角水熬膏，丸緑豆大。每服七丸至十丸，薑湯下，一日三服，一月爲驗。忌茶、麪。**腹中痞積**。威靈仙、楮桃兒各一兩，爲末。每温酒服三錢。名化鐵丸。《普濟》④。**大腸冷積**。威靈仙末，蜜丸梧子大。一更時生薑湯下十丸至二十丸。《經驗良方》⑤。**腸風瀉血久者**。威靈仙、雞冠花各二兩，米醋二升，煮乾，炒爲末，以雞子白和作小餅，炙乾再研。每服二錢，陳米飲下，日二服。《聖濟》⑥。**痔瘡腫痛**。威靈仙三兩，水一斗，煎湯，先熏後洗，冷再温之。《外科精義》⑦。**諸骨哽咽**⑧。威靈仙一兩二錢，砂仁一兩，沙糖一盞，水二鍾，煎一鍾。温服。○《乾坤生意》⑨用威靈仙米醋浸二日，晒，研末，醋糊丸梧子大。每服二三丸，半茶半湯下。如欲吐，以銅青末半匙，入油一二點，茶服，探吐。○《聖濟録》⑩治雞鵝骨哽，赤莖威靈仙五錢，井華水煎服，即軟如綿吞下也，甚效。**飛絲纏陰**，腫痛欲斷。以威靈仙搗汁，浸洗。一人病此得效。李

---

① 摘玄方：**《丹溪摘玄》卷10“積聚門”** 治痞塊，俗爲脾膀。又治男子，又治婦人久近氣痛。土威靈仙（五兩）、生韭根（一兩五分）、烏藥（些少），右剉，作一服，好酒一盞，雞子一個，入藥内煎，以糖同煨護一宿，早五更視雞子殼軟爲度，濾出柤，温服，以乾物壓之，側睡向塊邊。柤再如法煎。覺塊如物刺痛，是應驗也。

② 唐瑶經驗方：（**按**：書佚，無可溯源。）

③ 停痰宿飲：**《普濟方》卷165“一切痰飲”** 聖金丸：治停痰宿飲，上喘咳嗽，嘔逆頭痛，全不入食。半夏（用生薑自然汁浸兩宿，取出切成片子，新瓦上焙乾）、威靈仙（净洗，去根土，焙乾秤），右件各三兩，爲細末，用不蛀皂角五七定，河水一碗，揉皂角爲汁，濾去滓，用銀石器内熬成膏，和上件藥丸如菉豆大，每服七丸至十丸，生薑湯下，空心日午、臨卧各一服，至一月飲食增進爲驗。忌茶。（**按**：原無出處，今溯得其源。）

④ 普濟：**《普濟方》卷170“痞氣”** 化鐵散：治痞積。威靈仙、楮桃兒（各一兩），右爲細末，每服三錢重，用温酒調下。

⑤ 經驗良方：**《證類》卷11“威靈仙”** 《經驗方》：治大腸久冷，威靈仙蜜丸桐子大，於一更内，生薑湯下十丸至二十丸。

⑥ 聖濟：**《聖濟總録》卷143“腸風下血”** 治腸風病甚不差，靈仙散方：威靈仙（去土）、雞冠花（各二兩），右二味剉擘碎，以米醋二升煮乾，更炒過搗爲末，以生雞子清和作小餅子，炙乾再爲細末，每服二錢匕，空心陳米飲調下，午後更一服。

⑦ 外科精義：**《外科精義》卷下** 薰痔散：威靈仙（三兩），右用水一斗半，煎至七八沸，去火，就盆上坐，令氣薰之，候通手淋溺，冷即再暖。

⑧ 諸骨哽咽：（**按**：未能溯得其源。）

⑨ 乾坤生意：**《乾坤生意》卷下“諸鯁”** 金鈞釣食丸：治諸鯁。用威靈仙根不拘多少，以好米醋浸一二日，曬乾，爲末，醋糊爲丸如梧桐子大，每服一丸或二丸，半茶半湯下。如要吐，轉用沙銅青爲末半匙，滴油一二點，同茶湯調服，即吐出原物。如藥性來遲，令患人以兩手伏地，用清水盆，以鵝翎口中攪探，即吐出於盆内。

⑩ 聖济録：**《普濟方》卷64“骨鯁”** 治骨鯁：用赤華葉威靈仙心，以井花水二盞，煎至一盞。諸般雞鵝骨吞下，軟如綿。（**按**：《聖濟總録》無此方，另溯其源。）

樓《怪證方》①。痘瘡黑陷。鐵脚威靈仙炒研一錢,腦子一分,温水調服,取下瘡痂爲效。意同百祥丸。《儒門事親》②。

茜草《本經》③上品【校正】併入《有名未用・别録④・苗根》。

【釋名】蒨音茜、茅蒐音搜、茹藘音如閭、地血《别録》⑤、染緋草《蜀本》⑥、血見愁土宿⑦、風車草土宿、過山龍《補遺》⑧、牛蔓。【時珍曰】按陸佃⑨云:許氏《説文》言蒐乃人血所化,則草鬼爲蒐,以此也。《陶隱居本草》言東方有而少,不如西方多,則西草爲茜,又以此也。陸機⑩云:齊人謂之茜,徐人謂之牛蔓。又草之盛者爲蒨,牽引爲茹,連覆爲藘,則蒨、茹藘之名,又取此義也。人血所化之説,恐亦俗傳耳。《土宿真君本草》云:四補草,其根茜草也。一名西天王草,一名四岳近陽草,一名鐵塔草、風車兒草。【藏器⑪曰】"有名未用"苗根即茜根也。茜、苗二字相似,傳寫之誤爾。宜併之。

【集解】【《别録》⑫曰】茜根生喬山山谷。二月、三月采根,暴乾。又曰:苗根生山陰谷中,蔓草木上,莖有刺,實如椒。【弘景⑬曰】此即今染絳茜草也。東間諸處乃有而少,不如西多。《詩》

---

① 怪證方:**《怪證奇方》卷上** 治人在山亭裸體而卧,其陰莖被飛絲纏繞,陰頭腫欲斷,以威靈仙搗汁,入水浸洗而愈。

② 儒門事親:**《儒門事親》卷12"小兒病證第十二"** 治瘡疹黑陷:鐵脚威靈仙(一錢,炒末)、腦子(一分),右爲末,用温水調下服之,取下瘡痂爲效。

③ 本經:**《本經》《别録》(《藥對》)見《證類》卷7"茜根"** 味苦,寒。無毒。主寒濕風痺,黄疸,補中,止血,内崩下血,膀胱不足,踒跌,蠱毒。久服益精氣,輕身。可以染絳。一名地血,一名茹藘,一名茅蒐,一名蒨。生喬山川谷。二月、三月採根,暴乾。(畏鼠姑。)

④ 别録:**《别録》見《證類》卷30"有名未用・苗根"** 味鹹,平,無毒。主痺及熱中,傷跌折。生山陰谷中。蔓草木上,莖有刺,實如椒。

⑤ 别録:見本頁注③。

⑥ 蜀本。**《蜀本草》見《證類》卷7"茜根"** 《蜀本》:《圖經》云:染緋草……

⑦ 土宿:(**按**:未見該書存世,待考。"釋名"項下"土宿"同此。)

⑧ 補遺:(**按**:誤注出處。此名見朱震亨《格致餘論・痛風論》。)

⑨ 陸佃:**《埤雅》卷17"釋草・茹藘"** 《爾雅》曰:茹藘,茅蒐。蓋茹藘一名茅蒐,其葉似棘,可以染絳。《説文》曰:人血所生,故蒐从艸,从鬼。齊人謂之茜。陶隱居以爲東方諸處乃有而少,不如西多。夫文西草爲茜,其或又以此乎……

⑩ 陸機:**《毛詩草木鳥獸蟲魚疏》卷上"茹藘在阪"** 茹藘,茅蒐,蒨草也。一名地血。齊人謂之茜,徐州人謂之牛蔓……

⑪ 藏器:**《嘉祐》見《證類》卷30"有名未用・苗根"** 按陳藏器云:茜字從西,與苗字相似,人寫誤爲苗,此即茜也。

⑫ 别録:見本頁注③、注④。

⑬ 弘景:**《集注》見《證類》卷7"茜根"** 陶隱居云:此則今染絳茜草也。東間諸處乃有而少,不如西多。今俗道、經方不甚服用。此當以其爲療少而豐賤故也。《詩》云"茹藘在阪"者是。

云"茹藘在阪"者,是也。【保昇①曰】染緋草,葉似棗葉,頭尖下闊,莖葉俱濇,四五葉對生節間,蔓延草木上。根紫赤色,所在皆有,八月采。【頌②曰】今圃人亦作畦種蒔。故《史記》云"千畝卮、茜,其人與千户侯"等,言其利厚也。【時珍曰】茜草十二月生苗,蔓延數尺。方莖中空有筋,外有細刺,數寸一節。每節五葉,葉如烏藥葉而糙澀,面青背緑。七八月開花,結實如小椒大,中有細子。

根。【脩治】【斅③曰】凡使,用銅刀於槐砧上剉,日乾,勿犯鉛、鐵器。勿用赤柳草根,真相似,只是味酸濇。誤服令人患内障眼,速服甘草水解之,即毒氣散。【氣味】苦,寒,無毒。【權④曰】甘。【大明⑤曰】酸。入藥炒用。【震亨⑥曰】熱。【元素⑦曰】微酸、鹹,温。陰中之陰。【《别録》⑧曰】苗根:鹹,平,無毒。【之才⑨曰】畏鼠姑。汁,制雄黄。【主治】寒濕風痺,黄疸,補中。《本經》⑩。止血,内崩下血,膀胱不足,踒跌,蠱毒。久服益精氣,輕身。可以染絳。又苗根:主痺及熱中,傷跌折。《别録》⑪。治六極傷心肺,吐血瀉血。甄權⑫。止鼻洪尿血,産後血運,月經不止,帶下,撲損淤血,泄精,痔瘻瘡癤,排膿。酒煎服。大明⑬。通經脉,治骨節風痛,活血行血。時珍。

【發明】【藏器⑭曰】茜草主蠱毒,煮汁服。《周禮》:庶氏掌除蠱毒,以嘉草攻之。嘉草者,蘘

---

① 保昇:**《蜀本草》見《證類》卷7"茜根"** 《蜀本》:《圖經》云:染緋草,葉似棗葉,頭尖下闊,莖葉俱澀,四五葉對生節間,蔓延草木上,根紫赤色。今所在有,八月採根。

② 頌:**《圖經》見《證類》卷7"茜根"** ……今圃人或作畦種蒔。故《貨殖傳》云:"卮茜千石,亦比千乘之家",言地利之厚也……

③ 斅:**《炮炙論》見《證類》卷7"茜根"** 雷公云:凡使,勿用赤柳草根,真似茜根,只是味酸澀,不入藥中用。若服,令人患内障眼,速服甘草水解之,即毒氣散。凡使茜根,用銅刀於槐砧上剉,日乾,勿犯鐵并鉛。

④ 權:**《藥性論》見《證類》卷7"茜根"** 茜根,味甘……

⑤ 大明:**《日華子》見《證類》卷7"茜根"** 味酸……入藥剉,炒用。

⑥ 震亨:(**按**:查朱震亨相關書,未能溯得其源。)

⑦ 元素:**《醫學啓源》卷下"用藥備旨・茜根"** 陰中之陰。/**《本草發揮》卷2"茜根"** 潔古云:味苦,寒,陰中之陽。/**《湯液本草》卷4"茜根"** 味苦,陰中微陽。(**按**:金元諸家之説每相混淆或牴牾,此藥可見一斑。"微酸、鹹"三字亦未溯得其源。)

⑧ 别録:見1539頁注④。

⑨ 之才:**古本《藥對》**見1539頁注③括號中七情文。(**按**:"汁制雄黄"未能溯得其源。)

⑩ 本經:見1539頁注③白字。

⑪ 别録:見1539頁注③、注④。

⑫ 甄權:**《藥性論》見《證類》卷7"茜根"**……主治六極傷心肺,吐血、瀉血用之。

⑬ 大明:**《日華子》見《證類》卷7"茜根"** ……止鼻洪,帶下,産後血運,乳結,月經不止,腸風痔瘻,排膿,治瘡癤,泄精尿血,撲損瘀血,酒煎服。殺蠱毒……

⑭ 藏器:**《拾遺》見《證類》卷7"茜根"** 陳藏器云:茜根,主蠱,煮汁服之。今之染緋者,字亦作蒨。《周禮・庶氏》掌除蠱毒,以嘉草攻之。嘉草、蘘荷與茜,主蠱爲最也。

荷與茜也，主蠱爲最。【震亨①曰】俗人治痛風，用草藥取速效。如石絲爲君，過山龍等佐之。皆性熱而燥，不能養陰，却能燥濕病之淺者。濕痰得燥而開，淤血得熱而行，故亦暫效。若病深而血少者，則愈劫愈虚而病愈深矣。【時珍曰】茜根赤色而氣温，味微酸而帶鹹。色赤入營，氣温行滯，味酸入肝而鹹走血，手足厥陰血分之藥也，專于行血活血。俗方用治女子經水不通，以一兩煎酒服之，一日即通，甚效。《名醫别録》言其久服益精氣輕身，《日華子》言其泄精，殊不相合，恐未可憑。

【附方】舊三，新八。**吐血不定**。茜根一兩搗末。每服二錢，水煎冷服。亦可水和二錢服。周應《簡要濟衆方》②。**吐血躁渴**及解毒。用茜根、雄黑豆去皮、甘草炙，等分爲末，井水丸彈子大。每温水化服一丸。《聖濟録》③。**鼻血不止**。茜根、艾葉各一兩，烏梅肉二錢半，爲末，煉蜜丸梧子大。每烏梅湯下五十丸。《本事方》④。**五旬行經**。婦人五十後，經水不止者，作敗血論。用茜根一名過山薑一兩，阿膠、側柏葉、炙黄芩各五錢，生地黄一兩，小兒胎髪一枚燒灰，分作六帖。每帖水一盞半，煎七分，入髪灰服之。《唐瑶經驗方》⑤。**女子經閉**。方見前"發明"。**心痺心煩**内熱。茜根煮汁服。《傷寒類要》⑥。**解中蠱毒**，吐下血如猪肝。茜草根、蘘荷葉各三分，水四升，煮二升，服即愈。自當呼蠱主姓名也。陳延之《小品方》⑦。**黑髭烏髪**。茜草一斤，生地黄三斤，取汁。以水五大盌，煎茜絞汁，將滓再煎三度。以汁同地黄汁，微火煎如膏，以瓶盛之。每日空心温酒服半匙，一月髭髪如漆也。忌蘿蔔、五辛。《聖濟録》⑧。**螻蛄漏瘡**。茜根燒

① 震亨：**《格致餘論·痛風論》** 或曰：比見鄰人用草藥研酒飲之，不過數帖亦有安者，如子之言類，皆經久取效，無乃太迂緩乎？予曰：此劫病草藥，石上采石絲爲之君，過山龍等佐之，皆性熱而燥者，不能養陰，却能燥濕。病之淺者，濕痰得燥即開，熱血得熱則行，亦可取效，彼病深而血少者，愈劫愈虚，愈劫愈深，若朱之病是也。予以我爲迂緩乎？

② 簡要濟衆方：**《證類》卷7"茜根"** 《簡要濟衆》：治吐血不定。茜草一兩，生擣羅爲散。每服二錢，水一中盞，煎至七分，放冷，食後服之良。

③ 聖濟録：**《聖濟總録》卷69"吐血後虚熱胸中痞口燥"** 治吐血後，虚熱躁渴，及解毒，茜草丸方：茜草(剉)、雄黑豆(去皮)、甘草(炙，剉，各等分)，右三味擣羅爲細末，井華水和丸如彈子大，每服一丸，温熟水化下，不拘時服。

④ 本事方：**《本事方》卷5"衄血吐血咯血方"** 治衄血無時，茜梅圓：茜草根、艾葉(各一兩)、烏梅肉(焙乾，半兩)，右細末，煉蜜圓如梧子大，烏梅湯下三十圓。

⑤ 唐瑶經驗方：(**按**：書佚，無可溯源。)

⑥ 傷寒類要：**《證類》卷7"茜根"** 《傷寒類要》：治心癉煩心，心中熱，茜根主之。

⑦ 小品方：**《肘後方》卷7"治中蠱毒方第六十"** 療中蠱毒吐血或下血，皆如爛肝方：茜草根、蘘荷根(各三兩)，㕮咀，以水四升，煮取二升，去滓，適寒温頓服，即愈。又自當呼蠱主姓名。茜草即染絳草也。(《小品》並姚方同也。)

⑧ 聖濟録：**《聖惠方》卷41"治髪白令黑諸方"** 黑髭髪方……又方：生地黄(二斤，浄洗，擣絞取汁)、茜根(一斤)，右件藥擣，將茜根細剉，以水五大盞微煎，研絞取汁，更將滓再研煎，如此三度，取汁入銀鍋内，與地黄汁緩火煎如膏，以甆器盛之，每日空腹以温酒調半匙，服一百日，髭髪如漆。忌生葱、蘿蔔、大蒜等。(**按**：《聖濟總録》無此方。另溯其源。)

灰、千年石灰等分爲末。油調傅之。《儒門事親》①方。脱肛不收。茜根、石榴皮各一握,酒一盞,煎七分,温服。《聖惠方》②。預解瘡疹。時行瘡疹正發,服此則可無患。茜根煎汁,入少酒飲之。《奇效良方》③。

【附録】血藤宋《圖經》④。【頌⑤曰】生信州。葉如蔞蔄葉,根如大拇指,其色黄。彼人五月采用,攻血治氣塊。【時珍曰】按虞摶⑥云,血藤即過山龍,理亦相近,未知的否。姑附之。

剪草《日華》⑦

【集解】【藏器⑧曰】剪草生山澤間,葉如茗而細,江東用之。【頌⑨曰】生潤州。二月、三月采,暴乾用。【時珍曰】按許叔微《本事方》⑩言:剪草狀如茜草,又如細辛。婺、台二州皆有之,惟婺州者可用。其説殊詳,今遍詢訪無識者。或云即茜草也,未有的據。

根。【氣味】苦,凉,無毒。【頌⑪曰】平。【主治】諸惡瘡,疥癬風瘙,瘻蝕有蟲,浸酒服。大明⑫。主一切失血。時珍。

【發明】【元素⑬曰】上部血,須用剪草、牡丹皮、天門冬、麥門冬。【時珍曰】許學士《本事

---

① 儒門事親:**《儒門事親》卷15"瘡瘍癰腫第一"** 治螻蛄瘡……又方:千年石灰、茜根(燒灰),右爲細末,用水調,雞翎塗上。

② 聖惠方:**《聖惠方》卷60"治脱肛諸方"** 治脱肛不縮,方:石榴根、茜根(各一握),右件藥細剉,用好酒一大盞,煎至七分,去滓,分温二服。

③ 奇效良方:**《奇效良方》卷65"預截熱毒第一"** 欲不患瘡疹,服茜根汁。治時行瘟毒,瘡痘正發,欲不患瘡疹者,預煎汁,入酒以飲之,則解之,累用甚應。

④ 圖經:**《圖經》見《證類》卷30"圖經本經外木蔓類・血藤"** 生信州。葉如蔞蔄葉,根如大拇指,其色黄。五月採。攻血治氣塊。彼土人用之。

⑤ 頌:見上注。

⑥ 虞摶:**《醫學正傳》卷1"胃風"** 蠲風飲子……血藤(即過山龍也)……

⑦ 日華:**《嘉祐》見《證類》卷9"翦草"** 凉,無毒。治惡瘡,疥癬,風瘙。根名白藥。(新分條,見日華子。)

⑧ 藏器:**《拾遺》見《證類》卷9"翦草"** 陳藏器:剪草,味甚苦,平,無毒。主蟲瘡疥癬。浸酒服之。生山澤間,葉如茗而細,江東用之。

⑨ 頌:**《圖經》見《證類》卷9"翦草"** 翦草,生潤州。味苦、平,有毒。主諸瘡疥痂瘻蝕,及牛馬諸瘡。二月、三月採,暴乾用。

⑩ 本事方:**《本事方》卷5"衄血吐血咯血方"** 治勞瘵吐血損肺。及血妄行,神傳膏:剪草一斤,婺、台州皆有,惟婺州者可用。狀如茜草,又如細辛……

⑪ 頌:見本頁注⑨。

⑫ 大明:見本頁注⑦。

⑬ 元素:**《醫學啓源》卷上"主治心法・隨證治病用藥"** 上部血,防風使牡丹皮、剪草、天麥二門冬。

方》①云：剪草治勞瘵吐血損肺及血妄行，名曰神傳膏。其法：每用一斤净洗，晒爲末，入生蜜二斤和爲膏，以器盛之，不得犯鐵器，一日一蒸，九蒸九暴乃止。病人五更起，面東坐，不得語言，以匙抄藥四匙食之。良久，以稀粟米飲壓之。藥只冷服，米飲亦勿大熱，或吐或否不妨。如久病肺損咯血，只一服愈。尋常嗽血妄行，每服一匙可也。有一貴婦病瘵，得此方，九日藥成。前一夕，病者夢人戒令翌日勿亂服藥。次日將服藥，屋上土墜器中，不可用。再合成，將服，爲籍覆器，又不得食。再合未就，而夫人卒矣。此藥之異有如此。若小小血妄行，只一啜而愈也。此藥絶妙若此而世失傳，惜哉。

【附方】新二。**風蟲牙痛**。剪草、細辛、藁本等分，煎水熱漱，少頃自止。《中藏經》②。**風瘡瘙痒**。滑肌散：治風邪客于肌中，渾身瘙痒，致生瘡疥，及脾肺風毒攻衝，生瘡乾濕，日久不瘥。用剪草七兩不見火，輕粉一錢，爲末，摻之。乾者麻油調摻。《和劑局方》③。

防己《本經》④中品

【釋名】**解離**《本經》⑤、**石解**。【時珍曰】按東垣 李杲⑥云：防己如險健之人，幸灾樂禍，能首爲亂階，若善用之，亦可禦敵。其名或取此義。解離，因其紋解也。

---

① 本事方：**《本事方》卷5“衄血吐血咯血方”** 治勞瘵吐血損肺。及血妄行，神傳膏：剪草一斤，婺、台州皆有，惟婺州者可用。狀如茜草，又如細辛。每用一斤，洗淨爲末，入生蜜一斤，和爲膏，以器盛之。不得犯鐵。九蒸九曝，日一蒸曝。病人五更起，面東坐，不得語，用匙抄藥和粥服，每服四匙，良久用稀粟米飲壓之。藥冷服，粥飲亦不可太熱。或吐或下皆不妨，如久病肺損咯血，只一服愈。尋常咳嗽，血妄行，每服一匙可也。有一貴人，其國封病瘵，其尊人嘗以此方畀之，九日而藥成。前一夕，病者夢人戒令翌日勿令服藥。次日將服之，爲屋土墜器中，不可服。再合既成，又將服，爲貓覆器，又不可食。又再作未就，而是人卒矣。此藥之異如此。若小小血妄行，一啜而愈。或云是陸農師夫人卿人艾孚先嘗親説此事，渠後作《大觀本草》亦收入集中，但人未識，不若信爾。

② 中藏經：**《普濟方》卷69“齒風腫痛”** 治風氣攻注，牙齒腫痛(華陀《中藏經》方)。藁本、剪草、細辛，右等分，爲粗末，每服三錢，水二大盞，煎至一盞半以下，乘熱漱之，過後微覺痛，少頃自止。(**按**：今本《中藏經》無此方。)

③ 和劑局方：**《局方》卷8“治瘡腫傷折”** 滑肌散：治風邪客於肌中，渾身瘙癢，致生瘡疥，及脾肺風毒攻冲，遍身瘡疥皴裂，乾濕發瘡，日久不瘥，並皆治之。剪草(七兩，不見火)、輕粉(一錢)，右爲細末，瘡濕，用藥乾摻。瘡乾，用麻油調藥敷之。

④ 本經：**《本經》《别録》(《藥對》)見《證類》卷9“防己”** 味辛、苦，平、温，無毒。主風寒温瘧，熱氣，諸癇，除邪，利大小便。療水腫風腫，去膀胱熱，傷寒，寒熱邪氣，中風手脚攣急，止洩，散癰腫惡結，諸蝸疥癬，蟲瘡，通腠理，利九竅。一名解離。文如車輻理解者良。生漢中川谷。二月、八月採根，陰乾。(殷孽爲之使，殺雄黄毒，惡細辛，畏萆薢。)

⑤ 本經：見上注白字。

⑥ 李杲：**《本草發揮》卷2“漢防己”** 東垣云：漢防己……比之於人，則險而健者也。險健之人，幸災樂禍，遇風塵之驚，則借爲亂階。然而見善亦喜，逢惡亦怒，如善用之，則可以敵凶暴之人，突除固之地……

【集解】【《别録》①曰】防己生漢中川谷。二月、八月采根，陰乾。【當之②曰】其莖如葛蔓延。其根外白内黄如桔梗，内有黑紋如車輻解者良。【弘景③曰】今出宜都、建平。大而青白色、虚軟者好，黑點冰强者不佳。服食亦須之。【頌④曰】今黔中亦有之。但漢中出者，破之文作車輻解，黄實而香，莖梗甚嫩，苗葉小類牽牛。折其莖，一頭吹之，氣從中貫，如木通然。他處者青白虚軟，又有腥氣，皮皺，上有丁足子，名木防己。蘇恭言木防己不任用。而古方張仲景治傷寒有增減木防己湯，及防己地黄湯、五物防己湯、黄芪六物等湯。孫思邈治遺尿小便澀，亦有三物木防己湯。【藏器⑤曰】如陶所説，漢、木二防己，即是根苗爲名。

【修治】【斆⑥曰】凡使勿用木條，色黄，腥，皮皺，上有丁足子，不堪用。惟要心有花文黄色者，細剉，以車前草根相對蒸半日，晒乾取用。【時珍曰】今人多去皮剉，酒洗，晒乾用。【氣味】辛，平，無毒。【《别録》⑦曰】苦，温。【普⑧曰】神農：辛。黄帝、岐伯、桐君：苦，無毒。李當之：大寒。【權⑨曰】苦，有小毒。【元素⑩曰】大苦、辛，寒。陰也，泄也。【之才⑪曰】殷孽爲之使。殺雄黄毒。惡細辛。畏萆薢、女菀、鹵鹹。伏消石。【主治】風寒温瘧，熱氣諸癇，除邪，利

① 别録：見1543頁注④。

② 當之：**《御覽》卷991"防己"** 《吴氏本草經》……李氏：大寒。如葛莖，蔓延如芃，白根，外黄似桔梗，内黑文如車輻解……

③ 弘景：**《集注》見《證類》卷9"防己"** 陶隱居云：今出宜都、建平，大而青白色，虚軟者好，黯黑冰强者不佳。服食亦須之。是療風水家要藥爾。

④ 頌：**《圖經》見《證類》卷9"防己"** 防己，生漢中川谷，今黔中亦有之。但漢中出者，破之文作車輻解，黄實而香，莖梗甚嫩，苗葉小類牽牛。折其莖，一頭吹之，氣從中貫，如木通類。它處者青白虚軟，又有腥氣，皮皺，上有丁足子，名木防己。二月、八月採，陰乾用。木防己，雖今不入藥，而古方亦通用之。張仲景治傷寒，有增減木防己湯，及防己地黄、五物防己、黄耆六物等湯……孫思邈療遺溺小溲澀，亦用三物木防己湯。

⑤ 藏器：**《拾遺》見《證類》卷9"防己"** 陳藏器云：如陶所注，即是木防己，用體小同。按木、漢二防己，即是根、苗爲名。漢主水氣，木主風氣宣通，作藤著木生，吹氣通一頭如通草。

⑥ 斆：**《炮炙論》見《證類》卷9"防己"** 雷公云：凡使，勿使木條，以其木條已黄，腥，皮皺，上有丁足子，不堪用。夫使防己，要心花文黄色者。然細剉，又剉車前草根，相對同蒸，半日後出曬，去車前草根，細剉用之。

⑦ 别録：見1543頁注④。

⑧ 普：**《御覽》卷991"防己"** 《吴氏本草經》……神農：辛。黄帝、岐伯、桐君：苦，无毒。李氏：大寒……

⑨ 權：**《藥性論》見《證類》卷9"防己"** 漢防己，君，味苦，有小毒……

⑩ 元素：**《醫學啓源》卷下"用藥備旨·漢防己"** 氣寒，味大苦。療胸中以下至足濕熱腫盛，脚氣，膀胱，去留熱，通十二經。《主治秘〔要〕》云：辛、苦。陰。泄濕氣。/**《本草發揮》卷2"漢防己"** 潔古云：氣寒，味苦。療腰已下至足濕熱腫盛，脚氣，補膀胱，去留熱，通行十二經。《主治秘訣》云：辛苦，陰也。泄濕氣。去皮淨用。又云：去下焦濕腫與痛，並膀胱火邪，必用漢防己、龍膽、黄蘗、知母也。

⑪ 之才：**古本《藥對》**見1543頁注④括號中七情文。/**《藥性論》見《證類》卷9"防己"** ……又云：木防己，使，畏女菀、鹵鹹……（**按**："伏消石"一句未能溯得其源。）

大小便。《本經》①。療水腫風腫，去膀胱熱，傷寒熱邪氣，中風手脚攣急，通腠理，利九竅，止洩，散癰腫惡結，諸瘑疥癬蟲瘡。《别録》②。治濕風，口面喎斜，手足拘痛，散留痰，肺氣喘嗽。甄權③。治中下濕熱腫，洩脚氣，行十二經。元素④。木防己：主治男子肢節中風，毒風不語，散結氣擁腫，温瘧，風水腫，去膀胱熱。甄權⑤。

【發明】【弘景⑥曰】防己是療風水要藥。【藏器⑦曰】治風用木防己，治水用漢防己。【元素⑧曰】去下焦濕腫及痛，并泄膀胱火邪，必用漢防己、草龍膽爲君，黄蘗、知母、甘草佐之。防己乃太陽本經藥也。【杲⑨曰】本草《十劑》云：通可去滯，通草、防己之屬是也。夫防己大苦寒，能瀉血中濕熱，通其滯塞，亦能瀉大便，補陰瀉陽，助秋冬、瀉春夏之藥也。比之於人，則險而健者也。幸灾樂禍，能首爲亂階。然善用之，亦可敵兇突險。此瞑眩之藥也，故聖人存而不廢。大抵聞其臭則可惡，下咽則令人身心煩亂，飲食減少。至于十二經有濕熱壅塞不通，及下注脚氣，除膀胱積熱而庇其基本，非此藥不可，真行經之仙藥，無可代之者。若夫飲食勞倦，陰虚生内熱，元氣穀食已虧，以防己泄大便，則重亡其血，此不可用一也。如人大渴引飲，是熱在上焦肺經氣分，宜滲泄，而防己乃下焦血分藥，此不可用二也。外傷風寒，邪傳肺經，氣分濕熱，而小便黄赤，乃至不通，此上焦氣病，禁用血藥，此不可用三也。大抵上焦濕熱者皆不可用。下焦濕熱流入十二經，致二陰不通者，然後審而用之。

【附方】舊三，新九。皮水胕腫，按之没指，不惡風，水氣在皮膚中，四肢聶聶動者，防己

---

① 本經：見1543頁注④白字。
② 别録：見1543頁注④。
③ 甄權：**《藥性論》見《證類》卷9"防己"** ……能治濕風，口面喎斜，手足疼，散留痰，主肺氣嗽喘。
④ 元素：見1544頁注⑩。
⑤ 甄權：**《藥性論》見《證類》卷9"防己"** ……又云：木防己……能治男子肢節中風，毒風不語，主散結氣，癰腫，温瘧，風水腫，治膀胱。
⑥ 弘景：見1544頁注③。
⑦ 藏器：見1544頁注⑤。
⑧ 元素：見1544頁注⑩。（**按**：末句歸經，不見於上文。《本草發揮》卷2"漢防己"引"東垣云"有"又云：太陽經藥也。"）
⑨ 杲：**《醫學發明·本草十劑》** 通可以去滯，通草、防己之屬是也。防己大苦寒，能瀉血中大熱之滯也，亦能瀉大便……防己大苦寒，能瀉血中之濕熱，通血中之滯塞，補陰瀉陽，助秋冬、瀉春夏之藥也。比之於人，則險而健者。險健之小人，幸災樂禍，遇風塵之警，則首爲亂階。然而見善亦喜，逢惡亦怒。如善用之，亦可敵兇暴之人，保嶮固之地。此瞑眩之藥，聖人有所存而不廢耳。大抵聞其(真)〔臭〕則可惡，下咽則令人身心煩亂，飲食爲之減少。至於十二經有濕熱壅塞不通，及治下疰脚氣，除膀胱積熱而庇其基本，非此藥不可，真行經之仙藥，無可代之者。復有不可用者數事：若遇飲食勞倦，陰虚生内熱，元氣穀氣已虧之病，以防己泄大便，則重亡其血，此不可用一也。如人大渴引飲，是熱在上焦肺經氣分，宜淡滲之，此不可用二也。若人久病，津液不行，上焦虚渴，補以人參、葛根之甘温，用苦寒之劑則速危，此不可用三也。若下焦有濕熱流入十二經，致二陰不通，然後可審而用之耳。

伏苓湯主之。防己、黄芪、桂枝各三兩,伏苓六兩,甘草二兩,每服一兩,水一升,煎半升服,日二服。張仲景方①。**風水惡風**,汗出身重,脉浮,防己黄芪湯主之。防己一兩,黄芪二兩二錢半,白术七錢半,炙甘草半兩,剉散。每服五錢,生薑四片,棗一枚,水一盞半,煎八分,温服。良久再服。腹痛加芍藥。仲景方②。**風濕相搏**,關節沉痛,微腫惡風。方同上。**小便淋濇**。三物木防己湯:用木防己、防風、葵子各二兩,㕮咀,水五升,煮二升半,分三服。《千金方》③。**膈間支飲**,其人喘滿,心下痞堅,面黎黑,其脉沉緊,得之數十日,醫吐下之不愈,木防己湯主之。虚者即愈,實者三日復發,復與之不愈,去石膏,加伏苓、芒消主之。用木防己三兩,人參四兩,桂枝二兩,石膏雞子大十二枚,水六升,煮一升,分服。張仲景方④。**傷寒喘急**⑤。防己、人參等分,爲末。桑白湯服二錢,不拘老小。**肺痿喘嗽**。漢防己末二錢,漿水一琖,煎七分,細呷。《儒門事親》⑥。**肺痿咯血**,多痰者。漢防己、葶藶等分,爲末。糯米飲每服一錢。《古今録驗》⑦。**鼻衄不止**。生防己末,新汲水服二錢,仍以少許嗃之。《聖惠》⑧。**霍亂吐利**。防己、白芷等分,爲末。新汲水服二

① 張仲景方:**《金匱·水氣病脉證并治》** 皮水爲病,四肢腫,水氣在皮膚中,四肢聶聶動者,防已茯苓湯主之。防已茯苓湯方:防已(三兩)、黄芪(三兩)、桂枝(三兩)、茯苓(六兩)、甘草(二兩),右五味以水六升,煮取二升,分温三服。

② 仲景方:**《金匱·痙濕暍病脉證》** 風濕,脉浮身重、汗出惡風者,防已黄芪湯主之。防已黄芪湯方:防已黄芪湯,白术甘草鑲。防已(一兩)、甘草(半兩,炒)、白术(七錢半)、黄芪(一兩一分,去蘆),右剉麻豆大,每抄五錢匕,生薑四片,大棗一枚,水盞半,煎八分,去滓温服,良久再服。喘者加麻黄半兩;胃中不和者加芍藥三分;氣上冲者加桂枝三分;下有陳寒者加細辛三分。服後當如蟲行皮中,從腰下如冰,後坐被上,又以一被繞腰以下,温令微汗,差。

③ 千金方:**《千金方》卷21“淋閉第二”** 治遺尿,小便澀方……又方:防已、葵子、防風各一兩(各二兩),右三味,㕮咀,以水五升,煮取二升半,分三服。散服亦佳。

④ 張仲景方:**《金匱·痰飲咳嗽病脉證并治》** 膈間支飲,其人喘滿,心下痞堅,面色黧黑,其脉沉緊,得之數十日,醫吐下之不愈,木防已湯主之。虚者即愈,實者三日復發,復與不愈者,宜木防已湯去石膏加茯苓芒硝湯主之。木防已湯方:木防已(三兩)、石膏(十二枚,雞子大)、桂枝(二兩)、人參(四兩),右四味,以水六升,煮取二升,分温再服。/木防已去石膏加茯苓芒硝湯方:木防已(二兩)、桂枝(二兩)、人參(四兩)、芒硝(三合)、茯苓(四兩),右五味,以水六升,煮取二升,去滓,内芒硝,再微煎,分温再服,微利則愈。

⑤ 傷寒喘急:**《普濟方》卷368“總論”** 防已散:治傷寒喘急,及諸病喘促。防已、人參(各等分),右爲末,三歲一錢,桑白皮煎湯調下,無時。(**按**:原無出處,今溯得其源。)

⑥ 儒門事親:**《儒門事親》卷15“咳嗽痰涎第八”** 治肺痿喘嗽:漢防已,右爲細末,每服三錢,漿水一盞,同煎至七分,和滓温服之。

⑦ 古今録驗:**《證類》卷9“防已”** 初虞世方:治肺痿咯血,多痰。防已、葶藶等分爲末。糯米飲調下一錢。(**按**:時珍誤將《古今録驗》作初虞世撰。此實出初虞世《養生必用方》。

⑧ 聖惠:**《普濟方》卷189“鼻衄”** 防已散:治鼻衄。用防已三兩三,擣羅爲散,每服二錢,新汲水調下。老人小兒取一錢服。更用熱湯調少許,鼻中嗅氣佳。亦用糯米飲調下。(**按**:《聖惠方》無此方。另溯其源。)

錢。《聖惠》①。目睛暴痛。防己酒浸三次，爲末。每一服二錢，温酒下。《摘玄方》②。解雄黄毒。防己煎汁服之。《肘後方》③。

實。【主治】脱肛。焙，研，煎飲代茶。《肘後》④。

通草《本經》⑤中品

【釋名】木通士良⑥、附支《本經》⑦、丁翁吴普⑧、萬年藤甄權⑨。子名燕覆。【時珍曰】有細細孔，兩頭皆通。故名通草，即今所謂木通也。今之通草，乃古之通脱木也。《宋本草》混注爲一，名實相亂，今分出之。

【集解】【《别録》⑩曰】通草生石城山谷及山陽。正月、二月采枝，陰乾。【弘景⑪曰】今出近道。繞樹藤生，汁白。莖有細孔，兩頭皆通。含一頭吹之，則氣出彼頭者良。或云即葍藤莖也。【恭⑫曰】此物大者徑三寸，每節有二三枝，枝頭有五葉。子長三四寸，核黑瓤白，食之甘美，南人謂爲燕覆子。或名烏覆子。遇七八月采之。【藏器⑬曰】江東人呼爲畜葍子，江西人呼爲拏子，如筭袋。瓤黄子黑，食之去皮。蘇云色白者，乃猴葍也。【頌⑭曰】今澤、潞、漢中、江淮、湖南州郡亦有

---

① 聖惠：**《楊氏家藏方》卷3"中暑方"** 防己湯：治伏暑吐瀉，陰陽不分。防己(壹兩)、香白芷貳兩，右爲細末，每服壹錢，新汲水調下，不拘時候。(**按**：《聖惠方》無此方。另溯其源。)

② 摘玄方：(**按**：查《丹溪摘玄》無此方，未能溯得其源。)

③ 肘後方：**《肘後方》卷7"治卒中諸藥毒救解方第六十五"** 中雄黄毒，以防己汁解之。

④ 肘後方：**《證類》卷9"防己"** 《肘後方》……防己實焙乾爲末，如茶法煎服，俗用治脱肛。

⑤ 本經：**《本經》《别録》見《證類》卷8"通草"** 味辛、甘，平，無毒。主去惡蟲，除脾胃寒熱，通利九竅血脉關節，令人不忘。療脾疸，常欲眠，心煩，噦出音聲，療耳聾，散癰腫、諸結不消，及金瘡惡瘡，鼠瘻，踒折，齆鼻息肉，墮胎，去三蟲。一名附支，一名丁翁。生石城山谷及山陽。正月採枝，陰乾。

⑥ 士良：**《食性》見《證類》卷8"通草"** ……此是木通，實名桴棪子，莖名木通……

⑦ 本經：見本頁注⑤白字。

⑧ 吴普：**《御覽》卷992"蓪草"** 《吴氏本草》曰：通草，一名丁翁，一名附支……

⑨ 甄權：**《藥性論》見《證類》卷8"通草"** 木……一名王翁萬年……

⑩ 别録：見本頁注⑤。

⑪ 弘景：**《集注》見《證類》卷8"通草"** 陶隱居云：今出近道。繞樹藤生，汁白。莖有細孔，兩頭皆通。含一頭吹之，則氣出彼頭者良。或云即葍(音福)藤莖。

⑫ 恭：**《唐本草》見《證類》卷8"通草"** 《唐本》注云：此物大者徑三寸，每節有二三枝，枝頭有五葉。其子長三四寸，核黑穰白，食之甘美。南人謂爲鷰覆(芳服切)，或名烏覆，今言葍藤，葍、覆聲相近爾。

⑬ 藏器：**《拾遺》見《證類》卷8"通草"** ……江東人呼爲畜葍子，江西人呼爲拏子，如算袋，穰黄子黑，食之當去其皮。蘇云色白，乃猴葍也。

⑭ 頌：**《圖經》見《證類》卷8"通草"** 通草，生石城山谷及山陽，今澤、潞、漢中、江淮、湖南州郡亦有之。生作藤蔓，大如指，其莖幹大者徑三寸。每節有二三枝，枝頭出五葉，頗類石韋，又似芍藥，三葉相對。夏秋開紫花，亦有白花者。結實如小木瓜，核黑瓤白，食之甘美。南人謂之燕覆，亦云烏覆，正月、二月採枝，陰乾用。或以爲葡萄苗，非也。今人謂之木通，而俗間所謂通草，乃通脱木也……又按：張氏《燕吴行役記》：揚州大儀甘泉東院兩廊前有通草，其形如椿，少葉，子垂梢際如苦楝。與今所説殊别，不知是木通邪？通脱邪？或别是一種也。古方所用通草，皆今之木通，通脱稀有使者……

之。藤生，蔓大如指，其莖幹大者徑三寸。一枝五葉，頗類石韋，又似芍藥。三葉相對。夏秋開紫花，亦有白花者。結實如小木瓜，食之甘美，即《陳士良本草》所謂桴棪子也。其枝今人謂之木通，而俗間所謂通草乃通脱木也。古方所用通草，皆今之木通，其通脱木稀有用者。或以木通爲葡萄苗者，非矣。按張氏《燕吴行紀》載：揚州甘泉東院兩廊前有通草，其形如椿，少葉，子垂梢際，如苦楝。與今所説不同，或别一物也。【時珍曰】今之木通，有紫、白二色，紫者皮厚味辛，白者皮薄味淡。《本經》言味辛，《别録》言味甘，是二者皆能通利也。

【氣味】辛，平，無毒。【《别録》①曰】甘。【權②曰】微寒。【普③曰】神農、黄帝：辛。雷公：苦。【杲④曰】味甘而淡，氣平味薄。降也，陽中陰也。

【主治】除脾胃寒熱，通利九竅、血脉、關節，令人不忘。去惡蟲。《本經》⑤。療脾疸，常欲眠，心煩，噦出音聲，治耳聾，散癰腫諸結不消，及金瘡惡瘡，鼠瘻踒折。齆鼻瘜肉，墮胎，去三蟲。《别録》⑥。治五淋，利小便，開關格，治人多睡，主水腫浮大。甄權⑦。利諸經脉寒熱不通之氣。詵⑧。理風熱，小便數急疼，小腹虚滿，宜煎湯并葱飲之有效。士良⑨。安心除煩，止渴退熱，明耳目，治鼻塞，通小腸，下水，破積聚血塊，排膿，治瘡癤，止痛，催生下胞，女人血閉，月候不匀，天行時疾，頭痛目眩，羸劣乳結，及下乳。大明⑩。利大小便，令人心寬，下氣。藏器⑪。主諸瘻瘡，喉痺咽痛，濃煎含嚥。珣⑫。通經利竅，導小腸火。杲⑬。

---

① 别録：見1547頁注⑤。

② 權：**《藥性論》見《證類》卷8“通草”** 木通，臣，微寒……

③ 普：**《御覽》卷992“蓪草”** ……神農、黄帝：辛。雷公：苦……

④ 杲：**《珍珠囊·諸品藥性主治指掌》(《醫要集覽》本)“通草”** 味甘，平，性微寒。無毒。降也，陽中之陰也。/**《湯液本草》卷4“木通”** 氣平，味甘。甘而淡，性平，味薄，陽也。無毒。

⑤ 本經：見1547頁注⑤白字。

⑥ 别録：見1547頁注⑤。

⑦ 甄權：**《藥性論》見《證類》卷8“通草”** ……主治五淋，利小便，開關格，治人多睡，主水腫浮大，除煩熱……

⑧ 詵：**《食療》見《證類》卷8“通草”** ……其莖名通草，食之通利諸經脉，擁不通之氣……

⑨ 士良：**《食性》見《證類》卷8“通草”** ……主理風熱淋疾，小便數急疼，小腹虚滿。宜煎湯并葱食之，有效。野生。

⑩ 大明：**《日華子》見《證類》卷8“通草”** 木通，安心除煩，止渴退熱，治健忘，明耳目，治鼻塞，通小腸，下水，破積聚血塊，排膿，治瘡癤，止痛，催生下胞，女人血閉，月候不匀，天行時疾，頭痛目眩，羸劣，乳結及下乳……

⑪ 藏器：**《拾遺》見《證類》卷8“通草”** 陳藏器云：本功外，子味甘，利大小便，宣通去煩熱，食之令人心寬，止渴下氣……

⑫ 珣：**《海藥》見《證類》卷8“通草”** ……主諸瘻瘡，喉嚨痛及喉痺，並宜煎服之。磨亦得，急即含之。

⑬ 杲：**《湯液本草》卷4“木通”** 《象》云：主小便不利，導小腸熱。/《心》云：通經利竅。

【發明】【杲①曰】本草《十劑》，通可去滯，通草、防己之屬是也。夫防己大苦寒，能瀉血中濕熱之滯，又通大便。通草甘淡，能助西方秋氣下降，利小便，專瀉氣滯也。肺受熱邪，津液氣化之原絶，則寒水斷流。膀胱受濕熱，癃閉約縮，小便不通，宜此治之。其症胸中煩熱，口燥舌乾，咽乾，大渴引飲，小便淋瀝，或閉塞不通，脛痠脚熱，並宜通草主之。凡氣味與之同者，伏苓、澤瀉、燈草、猪苓、琥珀、瞿麥、車前子之類，皆可以滲濕利小便，泄其滯氣也。又曰：木通下行，泄小腸火，利小便，與琥珀同功，無他藥可比。【時珍曰】木通，手厥陰心包絡、手足太陽小腸膀胱之藥也。故上能通心清肺，治頭痛，利九竅；下能泄濕熱，利小便，通大腸，治遍身拘痛。《本經》及《别録》皆不言及利小便治淋之功，甄權、日華子輩始發揚之。蓋其能泄丙丁之火，則肺不受邪，能通水道。水源既清，則津液自化，而諸經之濕與熱，皆由小便泄去。故古方導赤散用之，亦瀉南補北、扶西抑東之意。楊仁齋《直指方》②言：人遍身胸腹隱熱，疼痛拘急，足冷，皆是伏熱傷血。血屬于心，宜木通以通心竅，則經絡流行也。

【附方】舊二，新一。心熱尿赤，面赤唇乾，咬牙口渴。導赤散：用木通、生地黄、炙甘草等分，入水竹葉七片，水煎服。《錢氏方》③。婦人血氣。木通濃煎三五盞，飲之即通。《孟詵本草》④。金瘡踒折。通草煮汁，釀酒，日飲。鼠瘻不消。方同上。

根。【主治】項下癭瘤。甄權⑤。

子。【氣味】甘，寒，無毒。【詵⑥曰】平。南人多食之，北人不知其功。【主治】厚腸胃，令人能食，下三焦惡氣，續五臟斷絶氣，使語聲足氣，通十二經脉。和核食

---

① 杲：**《醫學發明·本草十劑》** 通可以去滯，通草、防己之屬是也。防己大苦寒，能瀉血中大熱之滯也……可瀉血滯。通草甘淡，能助西方秋氣下降，利小便，專瀉氣滯也。小便氣化，若熱絶津液之源，於肺經源絶，則寒水斷流，故膀胱受濕熱，津液癃閉，約縮小便不通，宜此治之……其證胸中煩熱，口燥舌乾，咽嗌亦乾，大渴引飲，小便淋瀝，或閉塞不通，脛腹脚熱，此通草主之。凡與通草同者，茯苓、澤瀉、燈草、豬苓、琥珀、瞿麥、車前子之類，皆可以滲泄利其滯也……/**《珍珠囊·諸品藥性主治指掌》(《醫要集覽》本)"木通"** ……其用有二：瀉小腸火積而不散；利小便熱閉而不通。瀉小腸火無他藥可比，利小便閉與琥珀同功。

② 直指方：**《直指方》卷2"身體胸腹隱熱、隱疼、拘急、足冷"** 此血之爲病也。以其飲酒嗜欲，伏熱受暑得之。惟熱毒、暑毒、酒毒爲能傷血，淤血未去，新血不營身體，所以隱痛拘急。其裏熱足冷者，血之證也……血屬於心，木通以通其心竅，心竅既通，經絡之流行可知矣。

③ 錢氏方：**《小兒藥證直訣》卷下"導赤散"** 導赤散：治小兒心熱，視其睡，口中氣温，或合面睡，及上竄切牙，皆心熱也。心氣熱則心胸亦熱，欲言不能，而有就冷之意，故合面睡。生地黄、甘草(生)、木通(各等分)，右同爲末，每服三錢，水壹盞，入竹葉同煎至五分，食後温服。

④ 孟詵：**《食療》見《證類》卷8"通草"** 煮飲之，通婦人血氣。濃煎三五盞即便通。又除寒熱不通之氣，消鼠瘻、金瘡踒折，煮汁釀酒妙。

⑤ 甄權：**《藥性論》見《證類》卷8"通草"** ……用根治項下瘤癭。

⑥ 詵：**《食療》見《證類》卷8"通草"** 孟詵云：蔦蘡子，平。厚腸胃，令人能食，下三焦，除惡氣。和子食之更好。江北人多不識，江南人多食。又，續五藏斷絶氣，使語聲足氣，通十二經脉。其莖名通草，食之通利諸經脉，擁不通之氣……

之。孟詵①。除三焦客熱,胃口熱閉,反胃不下食。士良②。止渴,利小便。時珍。

通脱木《法象》③

【釋名】通草《綱目》、活莌音奪、離南。【頌④曰】《爾雅》:離南,活莌,即通脱也。《山海經》名寇脱。又名倚商。【杲⑤曰】陰竅濇而不利,水腫閉而不行,用之立通,因有通草之名。與木通同功。【嘉謨⑥曰】白瓤中藏,脱木得之,故名通脱。

【集解】【藏器⑦曰】通脱木生山側。葉似蓖麻。其莖空心,中有白瓤,輕白可愛,女人取以飾物,俗名通草。【頌⑧曰】郭璞言:生江南,高丈許,大葉似荷而肥,莖中瓤正白。今園圃亦有種蒔者,或作蜜煎充果,食之甘美。【時珍曰】蔓生山中,莖大者圍數寸。

【氣味】甘、淡,寒,無毒。【杲⑨曰】甘,平。降也,陽中陰也。【主治】利陰竅,治五淋,除水腫癃閉,瀉肺。李杲⑩。解諸毒蟲痛。蘇頌⑪。明目退熱,下乳催生。汪機⑫。

【發明】【杲⑬曰】通草瀉肺利小便,甘平以緩陰血也。與燈草同功。宜生用之。【時珍曰】通草色白而氣寒,味淡而體輕,故入太陰肺經,引熱下降而利小便;入陽明胃經,通氣上達而下乳汁。其氣寒,降也;其味淡,升也。

---

① 孟詵:見前頁注⑥。

② 士良:**《食性》見《證類》卷8“通草”** 陳士良云:鷰覆子,寒,無毒。主胃口熱閉,反胃不下食,除三焦客熱……

③ 法象:**《拾遺》見《證類》卷8“通草”** 陳藏器云:通脱木,無毒……(**按**:查张元素、李東垣之書,無通脱木一名。此名首見《拾遺》。)

④ 頌:**《圖經》見《證類》卷8“通草”** ……《爾雅》云:離南,活莌(音脱)。釋云:離南,草也。一名活莌。《山海經》又名寇脱,生江南,高丈許,大葉似荷而肥,莖中有瓤正白者是也。又名倚商……

⑤ 杲:**《珍珠囊·諸品藥性主治指掌》(《醫要集覽》本)“通草”** 味甘,平,性微寒。無毒。降也,陽中之陰也。其用有二:陰竅澀而不利,水腫閉而不行。澀閉兩俱立驗,因有通草之名。

⑥ 嘉謨:**《蒙筌》卷2“通草”** ……通脱木因瓠中藏脱木得之,名竟直述……

⑦ 藏器:**《拾遺》見《證類》卷8“通草”** 陳藏器云:通脱木,無毒。花上粉,主諸蟲瘡野雞病,取粉内瘡中。生山側,葉似草麻,心中有瓤,輕白可愛,女工取以飾物……一本云:藥草,生江南,主蟲病,今俗亦名通草。

⑧ 頌:**《圖經》見《證類》卷8“通草”** ……生江南,高丈許,大葉似荷而肥,莖中有瓤正白者是也……今京師園圃間亦有種蒔者……古方所用通草,皆今之木通,通脱稀有使者。近世醫家多用利小便,南人或以蜜煎作果食之甚美,兼解諸藥毒。

⑨ 杲:見本頁注⑤。

⑩ 李杲:**《湯液本草》卷4“通草”** 《象》云:治陰竅不利,行小水,除水腫閉,治五淋。生用。

⑪ 蘇頌:見本頁注⑧。

⑫ 汪機:(**按**:或出《本草會編》。書佚,無可溯源。)

⑬ 杲:**《本草發揮》卷2“通草”** 東垣云……能泄肺,利小便……又云:通草甘平,以緩陰血。(**按**:“與燈草同功”恐系時珍自加。)

【附方】新一。洗頭風痛。新通草瓦上燒存性，研末二錢，熱酒下。牙關緊者，斡口灌之。王璆《百一選方》①。

花上粉。【主治】諸蟲瘻惡瘡痔疾，納之。藏器②。療瘰癧，及胸中伏氣攻胃咽。蘇頌③。

【附録】天壽根《圖經》④。【頌⑤曰】出台州，每歲土貢。其性凉，治胸膈煩熱，土人常用有效。

鈎藤《别録》⑥下品【校正】自木部移入此。

【釋名】【弘景⑦曰】出建平。亦作弔藤。療小兒，不入餘方。【時珍曰】其刺曲如釣鈎，故名。或作弔，從簡耳。

【集解】【恭⑧曰】鈎藤出梁州。葉細長，其莖間有刺若釣鈎。【頌⑨曰】今秦中興元府有之。三月采。【宗奭⑩曰】湖南、湖北、江南、江西山中皆有之。藤長八九尺或一二丈，大如拇指，其中空。小人用致酒甕中，盗取酒，以氣吸之，涓涓不斷。【時珍曰】狀如葡萄藤而有鈎，紫色。古方多用皮，後世多用鈎，取其力鋭爾。

【氣味】甘，微寒，無毒。【保昇⑪曰】苦。【權⑫曰】甘，平。【時珍曰】初微甘，後微苦，平。

【主治】小兒寒熱，十二驚癇。《别録》⑬。小兒驚啼，瘛瘲熱擁，客忤胎風。權⑭。大人頭旋目眩，平肝風，除心熱，小兒内釣腹痛，發班疹。時珍。

---

① 百一選方：**《百一選方》卷9"第十二門"** 治洗頭風：新通草（於新瓦上燒，存性），右爲灰，每服二錢，熱酒調下。牙關緊者，斡開口灌。

② 藏器：見1550頁注⑦。

③ 蘇頌：**《圖經》見《證類》卷8"通草"** ……《正元廣利方》：療瘰癧，及李絳《兵部》療胸伏氣攻胃咽不散方中，並用之……

④ 圖經：**《圖經》見《證類》卷30"外草類·天壽根"** 出台州。每歲土貢。其性凉。甚治胸膈煩熱。彼土常用有效。

⑤ 頌：見上注。

⑥ 别録：**《别録》見《證類》卷14"鈎藤"** 微寒，無毒。主小兒寒熱，十二驚癇。

⑦ 弘景：**《集注》見《證類》卷14"鈎藤"** 陶隱居云：出建平。亦作弔藤字。惟療小兒，不入餘方。

⑧ 恭：**《唐本草》見《證類》卷14"鈎藤"** 《唐本》注云：出梁州。葉細長，莖間有刺，若釣鈎者是。

⑨ 頌：**《圖經》見《證類》卷14"鈎藤"** 鈎藤，本經不載所出州土，蘇恭云：出梁州。今亦興元府有之。葉細莖長，節間有刺若釣鈎。三月採……

⑩ 宗奭：**《衍義》卷15"鈎藤"** 中空，二經不言之。長八九尺，或一二丈者。湖南、北，江南、江西山中皆有。小人有以穴隙間致酒甕中盗取酒，以氣吸之，酒既出，涓涓不斷。專治小兒驚熱。

⑪ 保昇：**《蜀本草》見《證類》卷14"鈎藤"** 味苦。

⑫ 權：**《藥性論》見《證類》卷14"鈎藤"** 鈎藤，臣，味甘，平……

⑬ 别録：見本頁注⑥。

⑭ 權：**《藥性論》見《證類》卷14"鈎藤"** ……能主小兒驚啼，瘛瘲熱擁。

【發明】【時珍曰】釣藤，手足厥陰藥也。足厥陰主風，手厥陰主火。驚癇眩運，皆肝風相火之病。釣藤通心包，平肝木，風静火息則諸證自除。或云：入數寸于小麥中蒸熟，喂馬易肥。

【附方】新三。小兒驚熱。釣藤一兩，消石半兩，甘草炙一分，爲散。每服半錢，温水服，日三服。名延齡散。《聖濟録》①。

卒得癇疾。釣藤、甘草炙各二錢。水五合，煎二合。每服棗許，日五、夜三度。《聖惠方》②。

斑疹不快。釣藤鉤子、紫草茸等分，爲末。每服一字或半錢，温酒服。《錢氏方》③。

【附録】倒掛藤《拾遺》④。【藏器⑤曰】味苦，無毒。主一切老血及産後諸疾，結痛，血上欲死，煮汁服之。生深山，有逆刺如懸鉤，倒掛于樹，葉尖而長。

黄藤《綱目》

【集解】【時珍曰】黄藤生嶺南，狀若防己。俚人常服此藤，縱飲食有毒，亦自然不發，席辨刺史⑥云甚有效。

【氣味】甘、苦，平，無毒。【主治】飲食中毒，利小便，煮汁頻服即解。時珍。

白兔藿《本經》⑦上品

【釋名】白葛普。

【集解】【《别録》⑧曰】生交州山谷。【弘景⑨曰】此藥解毒，莫之與敵，而人不復用，不聞識

---

① 聖濟録：**《聖惠方》卷85"治小兒驚熱諸方"** 治小兒驚熱，延齡散方：釣藤（一兩）、消石（半兩）、甘草（一分，炙微赤，剉），右件藥擣細羅爲散，每服以温水調下半錢，日三四服，量兒大小加減服之。（**按**：《聖濟總録》無此方。另溯其源。）

② 聖惠方：**《圖經》見《證類》卷14"釣藤"** ……葛洪治小兒方多用之，其赤湯治卒得癇，用弔藤、甘草炙，各二分，水五合，煮取二合，服如小棗大，日五夜三，大良……（**按**：《聖惠方》無此方。誤注出處。）

③ 錢氏方：**《小兒藥證直訣》卷下"紫草散"** 紫草散：發斑疹。釣藤鉤子、紫草茸（各等分），右爲細末，每服壹匙，或伍分、壹錢，温酒調下，無時。

④ 拾遺：**《拾遺》見《證類》卷13"四十五種陳藏器餘·倒掛藤"** 味苦，無毒。主一切老血及産後諸疾，結痛血上欲死。煮汁服。生深山。如懸鉤有逆刺，倒掛於樹葉尖而長也。

⑤ 藏器：見上注。

⑥ 席辨刺史：**《肘後方》卷7"治卒中諸藥毒救解方第六十五"** 席辯刺史云……此藤嶺南皆有，狀若防己。俚人藥常服此藤，縱得中飲食藥毒，亦自然不發。

⑦ 本經：**《本經》《别録》見《證類》卷7"白兔藿"** 味苦，平，無毒。主蛇虺、蜂蠆、猘狗、菜肉、蠱毒，鬼疰。風疰，諸大毒不可入口者，皆消除之。又去血，可末著痛上，立消。毒入腹者，煮飲之即解。一名白葛。生交州山谷。

⑧ 别録：見上注。

⑨ 弘景：**《集注》見《證類》卷7"白兔藿"** 陶隱居云：此藥療毒，莫之與敵，而人不復用，殊不可解，都不聞有識之者，想當似葛爾。須别廣訪，交州人未得委悉。

者。【恭①曰】荆襄山谷大有之。蔓生,山南人謂之白葛。苗似蘿摩,葉圓厚,莖有白毛,與衆草異,用藿療毒有效。而交廣又有白花藤,亦解毒,用根不用苗。【保昇②曰】蔓生,葉圓若蓴。今襄州北、汝州南岡上有。五月、六月采苗,日乾。

【氣味】苦,平,無毒。【主治】蛇虺、蜂蠆、猘狗、菜肉、蠱毒,鬼疰風疰,諸大毒不可入口者,皆消除之。又去血,可末着痛上,立消。毒入腹者,煮汁飲即解。《本經》③。風邪熱極,煮汁飲。搗末,傅諸毒妙。李珣④。

白花藤《唐本草》⑤

【集解】【恭⑥曰】生嶺南 交州、廣州平澤。苗似野葛,葉似女貞,莖葉俱無毛而白花。其根似葛,而骨柔皮厚肉白,大療毒,用根不用苗。【保昇⑦曰】蔓生,白花,葉有細毛,根似牡丹,骨柔皮白而厚,凌冬不凋。【斅⑧曰】凡使勿用菜花藤,真相似,只是味酸澀。白花藤味甘。采得去根細剉,陰乾用。

【氣味】苦,寒,無毒。【主治】解諸藥、菜、肉中毒。漬酒,主虚勞風熱。《唐本》⑨。

【發明】【時珍曰】蘇言用根,雷言用苗,都可用爾。按葛洪《肘後方》⑩云:席辨刺史在嶺南日久,言俚人皆因飲食入毒,多不即覺,漸不能食,或心中漸脹,先寒似瘴。急含白銀,一宿變色者即是也。銀青是藍藥,銀黄赤是菌藥。菌,音混,草名也。但取白花藤四兩,出嶲州者爲上,不得取近野葛生者,洗切,同乾藍實四兩,水七升,煮取半,空腹頓服。少悶勿怪,其毒即解。

---

① 恭:**《唐本草》見《證類》卷 7"白兔藿"** 《唐本》注云:此草荆、襄間山谷大有。苗似蘿摩,葉圓厚,莖俱有白毛,與衆草異,蔓生,山南俗謂之白葛。用療毒有效。而交廣又有白花藤,生葉似女貞,莖葉俱無毛,花白,根似野葛,云大療毒,而交州用根不用苗,則非藿也。用葉苗者,真矣……

② 保昇:**《蜀本草》見《證類》卷 7"白兔藿"** 《蜀本》:《圖經》云:蔓生,葉圓若蓴,今襄州北、汝州南崗上有。五月、六月採苗,日乾。

③ 本經:見 1552 頁注⑦白字。(**按**:《綱目》所引含"别録"内容。)

④ 李珣:**《海藥》見《證類》卷 7"白兔藿"** 主風邪熱極,宜煮白兔藿飲之。乾則擣末,傅諸毒妙。

⑤ 唐本草:**《唐本草》見《證類》卷 7"白花藤"** 味苦,寒,無毒。主解諸藥、菜、肉中毒。酒漬服之,主虚勞風熱。生嶺南、交州、廣州平澤。

⑥ 恭:見上注。/**《唐本草》見《證類》卷 7"白花藤"** 《唐本》注云:苗似野葛而白花。根皮厚,肉白,其骨柔于野葛。

⑦ 保昇:**《蜀本草》見《證類》卷 7"白花藤"** 《蜀本》:《圖經》云:葉有細毛,蔓生,花白。根似牡丹,骨柔,皮白而厚。味苦,用根不用苗,凌冬不凋。

⑧ 斅:**《炮炙論》見《證類》卷 7"白花藤"** 雷公云:凡使,勿用菜花藤,緣真似白花藤,只是味不同。菜花藤酸澀,不堪用。其白花藤,味甘香,採得後去根細剉,陰乾用之。

⑨ 唐本:見本頁注⑤。

⑩ 肘後方:**《肘後方》卷 7"治卒中諸藥毒救解方第六十八"** 席辯刺史云:嶺南俚人,毒皆因食得之。多不即覺,漸不能食,或更心中漸脹,并背急悶,先寒似瘴。微覺,即急取一片白銀含之,一宿銀變色,即是藥也。銀青是藍藥,銀黄赤是菌藥……又方,乾藍實四兩,白花藤四兩,出嶲州者上,不得取野葛同生者。切,以水七升,酒一升,煮取半升,空腹頓服之。少悶勿怪。

白英《本經》①上品【校正】併入《别録②・鬼目》。

【釋名】穀菜《别録》③、白草同上④、白幕《拾遺》⑤、排風同上⑥。子名鬼目。【時珍曰】白英謂其花色,穀菜象其葉文,排風言其功用,鬼目象其子形。《别録・有名未用》復出鬼目,雖苗子不同,實一物也。故併之。

【集解】【《别録》⑦曰】白英生益州山谷。春采葉,夏采莖,秋采花,冬采根。【又曰】鬼目一名來甘。實赤如五味,十月采。【弘景⑧曰】鬼目俗人呼爲白草子是矣。又曰白英方藥不復用。此有斛菜,生水中,可蒸食,非是此類。有白草,作羹飲,甚療勞,而不用根花。益州乃有苦菜,土人專食之,充健無病,疑或是此。【恭⑨曰】白英,鬼目草也。蔓生,葉似王瓜,小長而五椏,實圓,若龍葵子,生青,熟紫黑。東人謂之白草。陶云白草,似識之,而不力辨。【藏器⑩曰】白英,鬼目菜也。蔓生,三月延長。《爾雅》名苻。郭璞云:似葛,葉有毛,子赤色如耳璫珠。若云子熟黑,誤矣。江東夏月取其莖葉煮粥食,極解熱毒。【時珍曰】此俗名排風子是也。正月生苗,白色,可食。秋開小白花。子如龍葵子,熟時紫赤色。《吴志》⑪云:孫皓時有鬼目菜,緣棗樹,長丈餘,葉廣四寸,厚三分,人皆異之。即此物也。又羊蹄草一名鬼目。嶺南有木果亦名鬼目,葉似楮,子大如鴨子,七八月熟,黄色,味酸可食。皆與此同名異物也。

根、苗。【氣味】甘,寒,無毒。

---

① 本經:《本經》《别録》見《證類》卷6"白英" 味甘,寒,無毒。主寒熱八疸,消渴,補中益氣。久服輕身延年。一名穀菜,一名白草。生益州山谷。春採葉,夏採莖,秋採花,冬採根。

② 别録:《别録》見《證類》卷30"有名未用・鬼目" 味酸,平,無毒。主明目。一名來甘。實赤如五味,十月採。

③ 别録:見本頁注①白字。(按:誤注出處當見《本經》。《大觀》、《政和本草》均作"穀",而非"穀"。)

④ 同上:見本頁注①。

⑤ 拾遺:《拾遺》見《證類》卷30"有名未用・鬼目" 陳藏器云:一名排風,一名白幕……

⑥ 同上:見上注。

⑦ 别録:見本頁注①、注②。

⑧ 弘景:《集注》見《證類》卷30"有名未用・鬼目" 陶隱居云:俗人今附白草子亦爲鬼目,此乃相似也。/《集注》見《證類》卷6"白英" 陶隱居云:諸方藥不用。此乃有蘄菜,生水中,人蒸食之。此乃生山谷,當非是。又有白草,葉作羹飲,甚療勞,而不用根、華。益州乃有苦菜,土人專食之,皆充健無病,疑或是此。

⑨ 恭:《唐本草》見《證類》卷6"白英" 《唐本》注云:此鬼目草也。蔓生,葉似王瓜,小長而五椏。實圓,若龍葵子,生青,熟紫黑,煮汁飲,解勞。東人謂之白草。陶云白草,似識之而不的辨。

⑩ 藏器:《拾遺》見《證類》卷6"白英" 《陳藏器本草》云:白英,主煩熱,風疹丹毒,瘧瘴寒熱,小兒結熱,煮汁飲之。一名鬼目。《爾雅》云:苻,鬼目。注:似葛,葉有毛,子赤如耳璫珠,若云子熟黑,誤矣。又按《别本》注云:今江東人夏月取其莖、葉煮粥,極解熱毒。

⑪ 吴志:《三國志・吴書・孫皓》 有鬼目菜生工人黄耇家,依緣棗樹,長丈餘,莖廣四寸,厚三分……

【主治】寒熱八疸，消渴，補中益氣。久服輕身延年。《本經》①。葉：作羹飲，甚療勞。弘景②。煩熱，風瘮丹毒，瘴瘧寒熱，小兒結熱，煮汁飲之。藏器③。

鬼目子也。【氣味】酸，平，無毒。【主治】明目。别録④。

【附方】新一。目赤頭旋，眼花面腫，風熱上攻。用排風子焙、甘草炙、菊花焙各一兩，爲末。每服二錢，卧時温水下。《聖濟録》⑤。

蘿藦《唐本草》⑥【校正】併入《拾遺⑦·斫合子》。

【釋名】雚音貫、芄蘭《詩疏》⑧、白環藤《拾遺》⑨。實名雀瓢陸機⑩、斫合子《拾遺》⑪、羊婆奶《綱目》、婆婆鍼線包。【藏器⑫曰】漢高帝用子傅軍士金瘡，故名斫合子。【時珍曰】白環，即芄字之訛也。其實嫩時有漿，裂時如瓢。故有雀瓢、羊婆奶之稱。其中一子有一條白絨，長二寸許，故俗呼婆婆鍼線包，又名婆婆鍼袋兒也。

【集解】【弘景⑬曰】蘿藦作藤生，摘之有白乳汁，人家多種之，葉厚而大。可生啖，亦蒸煮食之。諺云：去家千里，勿食蘿藦、枸杞。言其補益精氣，强盛陰道，與枸杞葉同也。【恭⑭曰】按陸機

---

① 本經：見本頁注①白字。

② 弘景：見 1554 頁注⑧。

③ 藏器：見 1554 頁注⑩。

④ 别録：見 1554 頁注②。

⑤ 聖濟録：**《聖濟總録》卷 104"風毒冲目虚熱赤痛"** 治熱毒風上攻，目赤頭旋，眼花面腫，菊花散方：菊花（焙）、排風子（焙）、甘草（炮，各一兩），右三味，擣羅爲散，夜卧時，温水調下三錢匕。

⑥ 唐本草：**《唐本草》見《證類》卷 9"蘿摩子"** 味甘、辛，温，無毒。主虚勞。葉食之功同於子。陸機云：一名芄蘭。幽州謂之雀瓢。

⑦ 拾遺：**《拾遺》見《證類》卷 8"二十二種陳藏器餘·斫合子"** 無毒。主金瘡，生膚，止血。擣碎傅瘡上。葉主目熱赤，挼碎滴目中。云昔漢高帝戰時，用此傅軍士金瘡，故云斫合子。籬落間藤蔓生，至秋霜，子如柳絮。一名薰桑，一名雞腸。

⑧ 詩疏：見本頁注⑤引"陸機"。

⑨ 拾遺：**《拾遺》見《證類》卷 9"蘿摩子"** ……東人呼爲白環藤……

⑩ 陸機：見本頁注⑤引"陸機"。/**《毛詩草木鳥獸蟲魚疏》卷上"芄蘭之支** 芄蘭，一名蘿摩。幽州謂之雀瓢。

⑪ 拾遺：見本頁注⑥。

⑫ 藏器：見本頁注⑥。

⑬ 弘景：**《集注》見《證類》卷 12"枸杞"** 陶隱居云……俗諺云：去家千里，勿食蘿摩、枸杞。此言其補益精氣，强盛陰道也。蘿摩一名苦丸，葉厚大，作藤生，摘之有白乳汁，人家多種之。可生噉，亦蒸煮食也……

⑭ 恭：見本頁注⑤。/**《唐本草》見《證類》卷 11"女青"** 《唐本》注云：此草即雀瓢也。葉似蘿摩，兩葉相對。子似瓢形，大如棗許，故名雀瓢。根似白薇。生平澤。莖、葉並臭。其蛇銜根，都非其類。又《别録》云：葉嫩時似蘿摩，圓端大莖，實黑，莖、葉汁黄白。亦與前説相似……

《詩疏》云：蘿藦，一名芄蘭，幽州謂之雀瓢。然雀瓢是女青别名也。蘿藦葉似女青，故亦名雀瓢。女青葉似蘿藦，兩葉相對。子似瓢形，大如棗許，故名雀瓢。根似白薇，莖葉並臭。生平澤。《别録》云：葉嫩時似蘿藦，圓端，大莖，實黑。【藏器①曰】蘿藦，東人呼爲白環，藤生籬落間，折之有白汁，一名雀瓢。其女青終非白環，二物相似，不能分别。【又曰】斫合子作藤生，蔓延籬落間。至秋霜合，子如柳絮。一名雞腸，一名薰桑。【時珍曰】斫合子即蘿藦子也。三月生苗，蔓延籬垣，極易繁衍。其根白軟。其葉長而後大前尖。根與莖葉斷之皆有白乳如構汁。六七月開小長花，如鈴狀，紫白色。結實長二三寸，大如馬兜鈴，一頭尖。其殼青軟，中有白絨及漿。霜後枯裂則子飛，其子輕薄，亦如兜鈴子。商人取其絨作坐褥代綿，云甚輕暖。詩云：芄蘭之支，童子佩觿。芄蘭之葉，童子佩韘。觿，音畦，解結角錐也。此物實尖，垂于支間似之。韘，音涉，張弓指彄也。此葉後彎似之，故以比興也。一種莖葉及花皆似蘿藦，但氣臭根紫，結子圓大如豆，生青熟赤爲異，此則蘇恭所謂女青似蘿藦，陳藏器所謂二物相似者也。蘇恭言其根似白微，子似瓢形，則誤矣。當從陳説。此乃藤生女青，與蛇銜根之女青，名同物異，宜互攷之。

子葉同。【氣味】甘、辛，温，無毒。【時珍曰】甘、微辛。

【主治】虚勞，補益精氣，强陰道。葉煮食，功同子。《唐本》②。擣子，傅金瘡，生膚止血。搗葉，傅腫毒。藏器③。取汁，傅丹毒赤腫，及蛇蟲毒，即消。蜘蛛傷，頻治不愈者，搗封二三度，能爛絲毒，即化作膿也。時珍。

【附方】新二。補益虚損，極益房勞。用蘿藦四兩。枸杞根皮、五味子、柏子仁、酸棗仁、乾地黄各三兩，爲末。每服方寸匕，酒下，日三服。《千金方》④。損傷血出，痛不可忍。用籬上婆婆鍼袋兒，擂水服，渣罨瘡口，立效。《袖珍》⑤。

赤地利《唐本草》⑥【校正】併入《拾遺⑦·五毒草》。

【釋名】赤薛荔《綱目》、五毒草《拾遺》⑧、五蕺《拾遺》、蛇罔《拾遺》、山蕎麥《圖

---

① 藏器：**《拾遺》見《證類》卷9“蘿摩子”**　……東人呼爲白環藤，生籬落間，折有白汁，一名雀瓢。此注又云：雀瓢是女青，然女青終非白環，二物相似，不能分别。/見189頁注17拾遺。

② 唐本：見1555頁注⑤。

③ 藏器：見1555頁注⑥。

④ 千金：**《千金方》卷20“雜補第七”**　極益房，補虚損方……又方：蘿摩（六兩）、五味子、酸棗仁、柏子仁、枸杞根皮、乾地黄（各三兩），右六味治下篩，服方寸匕，强陰益精。

⑤ 袖珍：**《袖珍方》卷4“折傷”**　治諸般打撲傷損，皮破血出，痛不可忍……又方（秘方）：用路邊籬上婆婆針袋兒擂水，化服立效。渣罨瘡口上。

⑥ 唐本草：**《唐本草》見《證類》卷11“赤地利”**　味苦，平，無毒。主赤白冷熱諸痢，斷血破血，帶下赤白，生肌肉。所在山谷有之。

⑦ 拾遺：**《嘉祐》見《證類》卷11“五毒草”**　味酸，平，無毒。根主癧疽，惡瘡毒腫，赤白遊疹，蟲蠶蛇犬咬，並醋摩傅瘡上，亦擣莖、葉傅之。恐毒入腹，亦煮服之。生江東平地。花、葉如蕎麥，根緊硬似狗脊。一名五蕺，一名蛇罔。又别有蠶罔草，如苧麻，與蕺同名也。（新補，見陳藏器。）

⑧ 拾遺：見上注。（**按**：“釋名”項下“拾遺”皆同此。）

經》①。【時珍曰】並未詳。

【集解】【恭②曰】所在山谷有之。蔓生，葉似蘿藦。根皮赤黑，肉黄赤。二月、八月采根，日乾。【頌③曰】所在皆有，今惟華山出之。春夏生苗，作蔓繞草木上，莖赤。葉青，似蕎麥葉。七月開白花，亦如蕎麥。結子青色。根若菝葜，皮紫赤，肉黄赤。八月采根，晒乾收。【藏器④曰】五毒草生江東平地。花葉並如蕎麥。根緊硬似狗脊。亦名蛇罔，名同物異。【時珍曰】五毒草即赤地利，今併爲一。

根。【修治】【斅⑤曰】凡采得細剉，用藍葉并根，同入生絹袋盛之，蒸一伏時，去藍晒用。

【氣味】苦，平，無毒。【藏器⑥曰】酸，平。伏丹砂。【主治】赤白冷熱諸痢，斷血破血，帶下赤白，生肌肉。《唐本》⑦。主癰疽惡瘡毒腫，赤白遊瘮，蟲蠶蛇犬咬，並醋摩傅之。亦擣莖葉傅之。恐毒入腹，煮汁飲。藏器⑧。

【發明】【時珍曰】唐 張文仲《備急方》⑨，治青赤黄白等痢，鹿茸丸方中用之。則其功長于凉血解毒，可知矣。

【附方】舊二。小兒熱瘡。身面皆有，如火燒者。赤地利末，粉之。《外臺秘要》⑩。火瘡滅瘢。赤地利末，油調塗。《聖惠》⑪。

---

① 圖經：**《圖經》見《證類》卷11“赤地利”** ……亦名山蕎麥……
② 恭：**《唐本草》見《證類》卷11“赤地利”** 《唐本》注云：葉似蘿摩，蔓生。根皮赤黑，肉黄赤。二月、八月採根。日乾。
③ 頌：**《圖經》見《證類》卷11“赤地利”** 赤地利，舊不載所出州土，云所在山谷有之，今惟出華山。春夏生苗，作蔓繞草木上，莖赤葉青，似蕎麥葉。七月開白花，亦如蕎麥。根若菝葜，皮黑肉黄赤，八月内採根，曬乾用……
④ 藏器：見1556頁注⑦。
⑤ 斅：**《炮炙論》見《證類》卷11“赤地利”** 雷公云：凡採得後細剉，用藍葉并根並剉，唯赤地利細剉了，用生絹袋盛，同蒸一伏時，去藍，暴乾用。
⑥ 藏器：見1556頁注⑦。（**按**：“伏丹砂”未能溯得其源。）
⑦ 唐本：見1556頁注⑥。
⑧ 藏器：見1556頁注⑦。
⑨ 備急方：**《外臺》卷25“赤白痢方六首”** 文仲鹿茸散，治青黄白黑魚腦痢，日五十行方：鹿茸（二分，炙）、石榴皮（二兩）、乾薑（二分）、棗核中仁（七枚）、赤地利（一兩，燒作灰。《肘後》云：赤罽如三指），右五味擣篩爲散，先食，飲服方寸匕，日三夜一。若下數者，可五六服。（《肘後》同。）
⑩ 外臺秘要：**《外臺》卷36“小兒惡瘡方五首”** 又療小兒面及身上生瘡，如火燒方……又方：以赤地利搗末以粉之，佳。
⑪ 聖惠：**《聖惠方》卷40“滅瘢痕諸方”** 治火燒瘡，滅瘢方：赤地利（二兩），右搗羅爲末，以生麻油調傅瘡上，以瘢滅爲度。

紫葛《唐本草》①

【集解】【恭②曰】生山谷中。苗似葡萄,長丈許。根紫色,大者徑二三寸。【保昇③曰】所在皆有,今出雍州。葉似蘡薁,其根皮肉俱紫色。三、八月采根皮,日乾。【大明④曰】紫葛有二種,此是藤生者。【頌⑤曰】今惟江寧府及台州上之。春生冬枯,似葡萄而紫色。

根皮。【氣味】甘、苦,寒,無毒。【大明⑥曰】苦、滑,冷。燒灰,制消石。【主治】癰腫惡瘡,擣末醋和封之。恭⑦。主癱緩攣急,并熱毒風,通小腸。大明⑧。生肌散血。時珍。

【附方】舊二。産後煩渴。血氣上冲也。紫葛三兩,水二升,煎一升,去滓呷之。金瘡傷損。生肌破血。用紫葛二兩,順流水三盞,煎一盞半,分三服。酒煎亦妙。並《經效方》⑨。

烏蘞苺《唐本草》⑩

【釋名】五葉苺弘景⑪、蘢草同、拔《爾雅》⑫、龍葛同、赤葛《綱目》、五爪龍同、赤潑藤。【時珍曰】五葉如白蘞,故曰烏蘞,俗名五爪龍。江東呼龍尾,亦曰虎葛。曰龍、曰葛,並取蔓形。赤潑與赤葛及拔音相近。

【集解】【弘景⑬曰】五葉苺生籬墻間,作藤。擣根傅癰癤有效。【恭⑭曰】蔓生平澤,葉似白

---

① 唐本草:**《唐本草》見《證類》卷11"紫葛** 味甘、苦,寒,無毒。主癰腫惡瘡。取根皮擣爲末,醋和封之。生山谷中,不入方用。

② 恭:**《唐本草》見《證類》卷11"紫葛"** 《唐本》注云:苗似葡萄,根紫色,大者徑二三寸,苗長丈許。

③ 保昇:**《蜀本草》見《證類》卷11"紫葛"** 《蜀本》:《圖經》云:蔓生,葉似蘡薁。根皮肉俱紫色,所在山谷有之,今出雍州。三月、八月採根皮。日乾。

④ 大明:**《日華子》見《證類》卷11"紫葛"**……紫葛有二種,此即是藤生者。

⑤ 頌:**《圖經》見《證類》卷11"紫葛"** 紫葛,舊不載所出州土,云生山谷,今惟江寧府、台州有之。春生冬枯,似葡萄而紫色,長丈許,大者徑二、二寸,葉似蘡薁,根皮俱紫色。三月、八月採根皮,日乾。

⑥ 大明:**《日華子》見《證類》卷11"紫葛"** 味苦,滑冷……(**按**:"燒灰,制消石"未能溯得其源。)

⑦ 恭:見本頁注①。

⑧ 大明:**《日華子》見《證類》卷11"紫葛"** ……主癱緩攣急,并熱毒風,通小腸……

⑨ 經效方:**《證類》卷11"紫葛"** 《經效方》:治産後血氣衝心,煩渴。紫葛三兩,以水二升,煎取一升,去滓呷之。又方:治金瘡,生肌破血補損。用紫葛二兩,細剉,以順流水三大盞,煎取一盞半去滓,食前分温三服,酒煎亦妙。

⑩ 唐本草:**《唐本草》見《證類》卷11"烏蘞苺"** 味酸、苦,寒,無毒。主風毒熱腫,遊丹,蛇傷。擣傅,并飲汁。

⑪ 弘景:**《集注》見《證類》卷11"烏蘞苺"** 陶云:五葉苺……

⑫ 爾雅:**《爾雅·釋草》** 拔,蘢葛。(**按**:"釋名"項下"龍葛"同此。)

⑬ 弘景:**《集注》見《證類》卷11"烏蘞苺"** 陶云:五葉苺,生人家籬牆間。擣傅瘡腫,蛇蟲咬處。

⑭ 恭:**《唐本草》見《證類》卷11"烏蘞苺"** 《唐本》注云:蔓生,葉似白斂,生平澤。/今按《別本》注云:四月、五月採,陰乾。

蘞,四月、五月采之。【保昇[①]曰】莖端五葉,開花青白色,所在有之,夏采苗用。【時珍曰】塍塹間甚多。其藤柔而有棱,一枝一鬚,凡五葉。葉長而光,有疏齒,面青背淡。七八月結苞成簇,青白色。花大如粟,黄色四出。結實大如龍葵子,生青熟紫,内有細子。其根白色,大者如指,長一二尺,擣之多涎滑。傅滋《醫學集成》[②]謂即紫葛,楊起《簡便方》[③]謂即老鵶眼睛草,《斗門方》[④]謂即何首烏,並誤矣。

【氣味】酸、苦,寒,無毒。

【主治】癰癤瘡腫,蟲咬,擣根傅之。弘景[⑤]。風毒熱腫遊丹,擣傅并飲汁。恭[⑥]。凉血解毒,利小便。根擂酒服,消癤腫,神效。時珍。

【附方】新五。小便尿血。五葉藤陰乾爲末。每服二錢,白湯下。《衛生易簡方》[⑦]。喉痺腫痛。五爪龍草、車前草、馬蘭菊各一握,擣汁,徐嚥。祖傳方也。《醫學正傳》[⑧]。項下熱腫。俗名蝦蟆瘟。五葉藤擣,傅之。《丹溪纂要》[⑨]。一切腫毒,發背乳癰,便毒惡瘡初起者。並用五葉藤或根一握,生薑一塊,擣爛,入好酒一盌,絞汁,熱服取汗。以渣傅之,即散。一用大蒜代薑,亦可。《壽域神方》[⑩]。跌撲損傷。五爪龍擣汁,和童尿、熱酒服之。取汗。《簡便方》[⑪]。

葎草《唐本草》[⑫]【校正】併入《有名未用·勒草[⑬]》。

【釋名】勒草《别録》[⑭]、葛勒蔓《蜀圖經》[⑮]、來苺草《别本》[⑯]。【時珍曰】此草莖有細

---

① 保昇:《蜀本草》見《證類》卷11"烏蘞苺" 或生人家籬牆間,俗呼爲籠草。取根,擣以傅癰腫多效。又《圖經》云:蔓生,莖端五葉,花青白色,俗呼爲五葉苺,葉有五椏,子黑。一名烏蘞草,即烏蘞苺是也。

② 醫學集成:《醫學集成》卷11"瘡瘍附方" 紫葛湯:紫葛(即五葉藤)……

③ 簡便方:《簡便單方》卷下"廿三難治" 治跌撲傷損重者:用老鵶眼草(一葉五尖者,一名五爪龍)……

④ 斗門方:《證類》卷11"何首烏" 《斗門方》……一名何首烏,又名赤葛。

⑤ 弘景:見1558頁注⑬。

⑥ 恭:見1558頁注⑩。

⑦ 衛生易簡方:《衛生易簡方》卷4"溺血" 治便血:用五葉藤爲末,每服二錢,空心食前酒調服。

⑧ 醫學正傳:《醫學正傳》卷5"喉痺門" 祖傳經驗秘方:治喉痺神效。馬蘭菊、五爪龍草、車前草(俗名蝦蟆衣),右以三物杵汁,徐徐飲之。

⑨ 丹溪纂要:《丹溪纂要》卷1"第三瘟疫" 蛤蟆瘟屬風熱,解毒丸下之……又法……或五葉藤汁敷。或車前草汁服。

⑩ 壽域神方:《延壽神方》卷4"癰疽治法" 治奶癰、無名腫毒初生腫起,用赤葛根(一名五葉藤),生薑一塊,以酒一碗同擂爛,去柤,熱服,汗出爲妙。柤敷患處。

⑪ 簡便方:《簡便單方》卷下"廿三難治" 治跌撲傷損重者:用老鵶眼草(一葉五尖者,一名五爪龍),將頭搗汁,童便和熱熱調服。

⑫ 唐本草:《唐本草》見《證類》卷11"葎草" 味甘、苦,寒,無毒。主五淋,利小便,止水痢,除瘧虚熱渴。煮汁及生汁服之。生故墟道傍。

⑬ 勒草:《别録》見《證類》卷30"有名未用·勒草" 味甘,無毒。主瘀血,止精溢盛氣。一名黑草。生山谷,如栝樓。

⑭ 别録:見上注。

⑮ 蜀圖經:《蜀本草》見《證類》卷11"葎草" 《蜀本》:《圖經》云……俗名葛勒蔓……

⑯ 别本:《開寶》見《證類》卷11"葎草" 今按《别本》注又云:來苺草……

刺，善勒人膚，故名勒草。訛爲葎草，又訛爲來苺，皆方音也。《别録·勒草》即此。今併爲一。

【集解】【恭①曰】葎草生故墟道旁。葉似蓖麻而小且薄，蔓生，有細刺。亦名葛葎蔓。古方亦時用之。【保昇②曰】野處多有之。葉似大麻，花黄白色，子若大麻子。俗名葛勒蔓。夏采莖葉，暴乾用。【《别録》③曰】勒草生山谷，如栝樓。【時珍曰】二月生苗，莖有細刺勒人。葉對節生，一葉五尖。微似蓖麻而有細齒。八九月開細紫花成簇。結子狀如黄麻子。

【氣味】甘、苦，寒，無毒。【主治】勒草：主瘀血，止精溢盛氣。《别録》④。葎草：主五淋，利小便，止水痢，除瘧虚熱渴。煮汁或生擣汁服。恭⑤。生汁一合服，治傷寒汗後虚熱。宗奭⑥。療膏淋，久痢，疥癩。頌⑦。潤三焦，消五穀，益五臟，除九蟲，辟温疫，傅蛇蠍傷。時珍。

【附方】舊三，新六。小便石淋。葛葎掘出根，挽斷，以盃于坎中承取汁。服一升，石當出。不出更服。《范汪方》⑧。小便膏淋⑨。葎草擣生汁三升，酢二合，合和頓服，當尿下白汁。尿血淋瀝。同上。産婦汗血，污衣赤色。方同上。久痢成疳⑩。葛勒蔓末以管吹入肛門中，不過數次，如神。新久瘧疾⑪。用葛葎草一握，一名勒蔓，去兩頭，秋冬用乾者，恒山末等分，以淡漿水二大盞，浸藥，星月下露一宿，五更煎一盞，分二服。當吐痰愈。遍體癩瘡。葎草一擔，以水二石，煮取一石，漬之。不過三作愈。並韋宙《獨行方》⑫。烏癩風瘡。葛葎草三秤切

---

① 恭：見1559頁注⑫。/**《唐本草》見《證類》卷11"葎草"** 《唐本》注云：葉似草麻而小薄，蔓生，有細刺。俗名葛葎蔓。古方亦時用之。

② 保昇：**《蜀本草》見《證類》卷11"葎草"** 《蜀本》：《圖經》云：蔓生。葉似大麻，花黄白，子若大麻子，俗名葛勒蔓。夏採葉用。所在墟野處多有之。

③ 别録：見1559頁注⑬。

④ 别録：見1559頁注⑬。

⑤ 恭：見1559頁注⑫。

⑥ 宗奭：**《衍義》卷12"葎草"** 葛勒蔓也。治傷寒汗後虚熱，剉研，取生汁，飲一合愈。

⑦ 頌：**《圖經》見《證類》卷11"葎草"** ……唐·韋宙《獨行方》主癩遍體皆瘡者。用葎草一擔，以水二石，煮取一石以漬瘡，不過三作乃愈。而本經亦闕主瘡功用。又韋丹石主膏淋。擣生汁三升，酢二合相和，空腹頓服。當溺如白汁。又主久痢成疳。取乾蔓擣篩，量多少，管吹穀道中，不過三四差，已若神。

⑧ 范汪方：**《外臺》卷27"石淋方一十六首"** 范汪療石淋方……又方：取人家籬牆上連蔓葎，闊掘出見其根，挽斷，以杯於坎中承其汁，服之一升，石自當出。若不出，更服一升。

⑨ 小便膏淋：見本頁注⑦。

⑩ 久痢成疳：見本頁注⑦。

⑪ 當吐痰愈：**《聖惠方》卷52"治瘧發作無時諸方"** 治瘧無問新久百差方：恒山（一兩，末）、葎草（一握，去兩頭，俗名葛勒蔓，秋冬用乾者），右件藥以淡漿水二大盞浸藥，於星月下上横一刀經宿，明日早晨煎取一盞，去滓，空腹分爲二服，如人行七八裏再服，當快吐痰涎爲效，忍饑過午時已來，即漸食粥。（**按**：原無出處，今溯得其源。）

⑫ 獨行方：見本頁注⑦。

洗,益母草一秤切,以水二石五斗,煮取一石五斗,去滓。入瓮中浸浴,一時方出,坐密室中。又暖湯浴一時,乃出。暖卧取汗,勿令見風。明日又浴。如浴時瘙痒不可忍,切勿搔動,少頃漸定。後隔三日一作,以愈爲度。《聖濟録》①。

羊桃《本經》②下品

【釋名】鬼桃《本經》③、羊腸同、萇楚《爾雅》④、銚芅音姚弋,或作御弋、細子。並未詳。

【集解】【《别録》⑤曰】羊桃生山林川谷及田野。二月采,陰乾。【弘景⑥曰】山野多有。甚似家桃,又非山桃。花甚赤。子小細而苦,不堪食。《詩》云"隰有萇楚",即此。方藥不復用。【保昇⑦曰】生平澤中,處處有之。苗長而弱,不能爲樹。葉花皆似桃,子細如棗核,今人呼爲細子。其根似牡丹。郭璞云:羊桃葉似桃,其花白色,子如小麥,亦似桃形。陸機《詩疏》云:葉長而狹,花紫赤色,其枝莖弱,過一尺引蔓于草上。今人以爲汲灌,重而善没,不如楊柳也。近下根,刀切其皮,着熱灰中脱之,可韜筆管也。【時珍曰】羊桃莖大如指,似樹而弱如蔓,春長嫩條柔軟。葉大如掌,上緑下白,有毛,狀似苧麻而團。其條浸水有涎滑。

莖、根。【氣味】苦,寒,有毒。【藏器⑧曰】甘,無毒。【主治】熛熱,身暴赤色,除小兒熱,風水積聚,惡瘍。《本經》⑨。去五臟五水,大腹,利小便,益氣,

---

① 聖濟録:**《聖濟總録》卷18"烏癩"** 治烏癩,葛葎草浴方:葛葎草(二秤,剉細,淘)、益母草(一秤,剉細,淘),右二味,葛葎取籬垣上者,益母取近屋者,用水二石五斗,煮取一石五斗,漉去滓,盆甕中浸浴一時辰久,方出著舊布袍,用被衣覆之;又再暖令熱,復浸浴一時辰久,方出入温室,著舊布袍,被衣蓋覆汗出,勿令見風,明日復作。如入湯後,舉身瘙癢不可忍,令傍人捉手,不令搔動,食頃漸定。後隔三日一浴,其藥水經浴兩次,即棄之。

② 本經:**《本經》《别録》見《證類》卷11"羊桃"** 味苦,寒,有毒。主熛熱,身暴赤色,風水積聚,惡瘍,除小兒熱,去五藏五水大腹,利小便,益氣。可作浴湯。一名鬼桃,一名羊腸,一名萇楚,一名御弋,一名銚(音姚)弋。生山林川谷及生田野。二月採,陰乾。

③ 本經:見上注白字。(**按**:"釋名"項下"同"同此。)

④ 爾雅:**《爾雅·釋草》(郭注)** 長楚,銚芅。(今羊桃也,或曰鬼桃。葉似桃,華白,子如小麥,亦似桃。)

⑤ 别録:見本頁注②。

⑥ 弘景:**《集注》見《證類》卷11"羊桃"** 陶隱居云:山野多有。甚似家桃,又非山桃。子小細,苦不堪噉,花甚赤。《詩》云:"隰有萇楚"者,即此也。方藥亦不復用。

⑦ 保昇:**《蜀本草》見《證類》卷11"羊桃"** 《蜀本》:《圖經》云:生平澤中。葉、花似桃,子細如棗核,苗長弱即蔓生,不能爲樹。今處處有,多生溪澗。今人呼爲細子,根似牡丹。療腫。《爾雅》云:萇楚,銚弋。郭云:今羊桃也。釋云:葉似桃,花白,子如小麥,亦似桃。陸機云:葉長而狹,華紫赤色,其枝莖弱,過一尺引蔓於草上。今人以爲汲灌,重而善没,不如楊柳也。近下根,刀切其皮,著熱灰中脱之,可韜筆管也。

⑧ 藏器:**《拾遺》見《證類》卷11"羊桃"** 陳藏器云:味甘,無毒……

⑨ 本經:見本頁注②白字。

可作浴湯。《别録》①。煮汁，洗風痒及諸瘡腫，極效。恭②。根：浸酒服，治風熱羸老。藏器③。

【附方】舊一，新三。**傷寒變䘌**，四支煩疼，不食多睡。羊桃十斤擣熟，浸熱湯三斗，日正午時，入坐一炊久。不過三次愈。《千金》④。**傷寒毒攻**，手足腫痛。羊桃煮汁，入少鹽豉漬之。《肘後》⑤。**水氣鼓脹**，大小便濇。羊桃根、桑白皮、木通、大戟炒各半斤剉，水一斗，煮五升，熬如稀餳。每空心茶服一匙。二便利，食粥補之。《聖惠》⑥。**蜘蛛咬毒**。羊桃葉擣，傅之，立愈。《備急方》⑦。

絡石《本經》⑧上品

【釋名】石鯪吴普⑨作鯪石、石龍藤《别録》⑩、懸石同⑪、耐冬恭⑫、雲花普、雲英普、雲丹普、石血恭、雲珠《别録》⑬。又名略石、領石、明石、石磋。【恭⑭曰】俗名耐冬。以其

---

① 别録：見1561頁注②。

② 恭：**《唐本草》見《證類》卷11"羊桃"** 《唐本》注云：此物多生溝渠隍塹之間。人取煮以洗風癢及諸瘡腫，極效……

③ 藏器：**《拾遺》見《證類》卷11"羊桃"** ……主風熱羸老。浸酒服之……

④ 千金：**《千金方》卷18"九蟲第七"** 治傷寒熱病多睡，變成濕䘌，四肢煩疼，不得食方：羊桃十斤，切，搗令熟，暖湯三斗，淹浸之。日正午時入中坐一炊久，不過三度瘥。

⑤ 肘後：**《肘後方》卷2"治傷寒時氣温病方第十三"** 治毒攻手足腫，疼痛欲斷方……又方：煮羊桃汁漬之，雜少鹽豉，尤好。

⑥ 聖惠：**《聖惠方》卷54"治水氣心腹鼓脹諸方"** 治水氣心腹鼓脹，大小便澀，宜服此方：羊桃根(半斤，剉)、桑根白皮(半斤，剉)、木通(半斤，剉)、大戟(半斤，剉碎微炒)，右件藥搗令碎，以水二斗煮至五升，去滓，熬如稀餳，每服空心以茶清調下一茶匙，得大小便一時通利三兩行爲效。宜且吃漿水粥補之。

⑦ 備急方：**《外臺》卷40"蜘蛛咬方六首"** 《備急》療蜘蛛咬人方：取羊桃葉搗敷之，立愈。

⑧ 本經：**《本經》《别録》(《藥對》)見《證類》卷7"絡石"** 味苦，温、微寒，無毒。主風熱，死肌癰傷，口乾舌焦，癰腫不消，喉舌腫，不通，水漿不下，大驚入腹，除邪氣，養腎，主腰髖痛，堅筋骨，利關節。久服輕身，明目，潤澤好顏色，不老延年，通神。一名石鯪，一名石蹉，一名略石，一名明石，一名領石，一名懸石。生太山川谷，或石山之陰，或高山巖石上，或生人間。正月採。(杜仲、牡丹爲之使，惡鐵落，畏貝母、菖蒲。)

⑨ 吴普：**《御覽》卷993"落石"** 《吴氏本草經》曰：落石，一名鱗石，一名明石，一名縣石，一名雲華，一名雲珠，一名雲英，一名雲丹……(**按**："釋名"項下"普"皆同此。)

⑩ 别録：**《唐本草》見《證類》卷7"絡石"** ……《别録》謂之石龍藤……

⑪ 同：見本頁注⑧。

⑫ 恭：**《唐本草》見《證類》卷7"絡石"** ……俗名耐冬，山南人謂之石血……(**按**："釋名"項下"恭"同此。)

⑬ 别録：(**按**："雲珠"見本頁注⑨。此下"又名"見本頁注⑧。)

⑭ 恭：**《唐本草》見《證類》卷7"絡石"** ……俗名耐冬，山南人謂之石血，療産後血結，大良。以其苞絡石、木而生，故名絡石……

包絡石木而生，故名絡石。山南人謂之石血，療産後血結，大良也。

【集解】【《别録》①曰】絡石生太山川谷，或石山之陰，或高山巖石上。或生人間。正月采。【弘景②曰】不識此藥，方法無用者。或云是石類，既生人間，則非石，猶如石斛，繫石爲名耳。【恭③曰】此物生陰濕處。冬夏常青，實黑而圓，其莖蔓延繞樹石側，若在石間者，葉細厚而圓短。繞樹生者，葉大而薄。人家亦種之爲飾。【保昇④曰】所在有之，生木石間，凌冬不凋，葉似細橘葉。莖節着處，即生根鬚，包絡石旁。花白子黑。六月、七月采莖葉，日乾。【藏器⑤曰】在石者良，在木者隨木性有功，與薜荔相似。更有石血、地錦等十餘種藤，並是其類。大略皆主風血，暖腰脚，變白不老。蘇恭言石血即絡石，殊誤矣。絡石葉圓正青。石血葉尖，一頭赤色。【時珍曰】絡石貼石而生。其蔓折之有白汁。其葉小于指頭，厚實木强，面青背淡，澀而不光。有尖葉、圓葉二種，功用相同，蓋一物也。蘇恭所説不誤，但欠詳耳。

莖、葉。【修治】【雷⑥曰】凡采得，用粗布揩去毛了，以熟甘草水浸一伏時，切晒用。

【氣味】苦，温，無毒。【别録⑦曰】微寒。【普⑧曰】神農：苦，小温。雷公：苦，平，無毒。扁鵲、桐君：甘，無毒。【當之⑨曰】大寒。藥中君也。采無時。【時珍曰】味甘、微酸，不苦。【之才⑩曰】杜仲、牡丹爲之使。惡鐵落。畏貝母、昌蒲。殺殷孽毒。

【主治】風熱死肌癰傷，口乾舌焦，癰腫不消，喉舌腫閉，水漿不下。《本經》⑪。大驚入腹，除邪氣，養腎，主腰髖痛，堅筋骨，利關節。久服輕身明

---

① 别録：見1562頁注⑧。

② 弘景：**《集注》見《證類》卷7“絡石”**　陶隱居云：不識此藥，仙俗方法都無用者，或云是石類。既云或生人間，則非石，猶如石斛等，繫石以爲名爾。

③ 恭：**《唐本草》見《證類》卷7“絡石”**　《唐本》注云：此物生陰濕處，冬夏常青，實黑而圓，其莖蔓延繞樹石側。若在石間者，葉細厚而圓短；繞樹生者，葉大而薄。人家亦種之……

④ 保昇：**《蜀本草》見《證類》卷7“絡石”**　《蜀本》：《圖經》云：生木石間，凌冬不凋，葉似細橘，蔓延木石之陰，莖節著處，即生根鬚，包絡石傍，花白子黑。今所在有。六月、七月採莖、葉，日乾。

⑤ 藏器：**《拾遺》見《證類》卷7“絡石”**　《陳藏器本草》云：絡石，煮汁服之，主一切風，變白宜老。在石者良，在木者隨木有功。生山之陰，與薜荔相似。更有木蓮、石血、地錦等十餘種藤，並是其類，大略皆主風血，暖腰脚，變白不衰。若呼石血爲絡石，殊誤爾。石血葉尖，一頭赤，絡石葉圓，正青。

⑥ 雷：**《炮炙論》見《證類》卷7“絡石”**　雷公云：凡採得後，用粗布揩葉上莖蔓上毛了，用熟甘草水浸一伏時，出切，日乾任用。

⑦ 别録：見1562頁注⑧。

⑧ 普：**《御覽》卷993“落石”**　《吴氏本草經》云……神農：苦，小温。雷公：苦，無毒。扁鵲、桐君：甘，無毒。季氏：大寒。云藥中君。採無時。

⑨ 當之：見上注引“季氏”。

⑩ 之才：**古本《藥對》**見1562頁注⑧括號中七情文。/**《藥性論》見《證類》卷7“絡石”**　絡石君，惡鐵精，殺孽毒……

⑪ 本經：見1562頁注⑧白字。

目，潤澤好顔色，不老延年，通神。《别録》①。主一切風，變白宜老。藏器②。蝮蛇瘡毒，心悶，服汁并洗之。刀斧傷瘡，傅之立瘥。恭③。

【發明】【時珍曰】絡石性質耐久，氣味平和。神農列之上品，李當之稱爲藥中之君。其功主筋骨關節風熱癰腫，變白耐老。而醫家鮮知用者，豈以其近賤而忽之耶？服之當浸酒耳。《仁存堂方》④云：小便白濁，緣心腎不濟，或由酒色，遂至已甚，謂之上淫。蓋有虚熱而腎不足，故土邪干水。史載之言夏則土燥水濁，冬則土堅水清，即此理也。醫者往往峻補，其疾反甚。惟服博金散，則水火既濟，源潔而流清矣。用絡石、人參、伏苓各二兩，龍骨煅一兩，爲末。每服二錢，空心米飲下，日二服。

【附方】舊二，新二。小便白濁：方見上。

喉痺腫塞，喘息不通，須臾欲絶，神驗。方用絡石草一兩，水一升，煎一大盞，細細呷之。少頃即通。《外臺秘要》⑤。癰疽焮痛。止痛靈寶散：用鬼繫腰，生竹籬陰濕石岸間，絡石而生者好，絡木者無用，其藤柔細，兩葉相對，形生三角，用莖葉一兩，洗晒，勿見火，皂莢刺一兩，新瓦炒黄，甘草節半兩，大瓜蔞一個，取仁炒香，乳香、没藥各三錢。每服二錢，水一盞，酒半盞，慢火煎至一盞，温服。《外科精要》⑥。

木蓮《拾遺》⑦

【釋名】薜荔《拾遺》⑧、木饅頭《綱目》、鬼饅頭。【時珍曰】木蓮、饅頭，象其實形也。

---

① 别録：見1562頁注⑩。

② 藏器：見1563頁注⑤。

③ 恭：**《唐本草》見《證類》卷7“絡石”** ……主療蝮蛇瘡，絞取汁洗之，服汁亦去蛇毒心悶。刀斧傷諸瘡，封之立差。

④ 仁存堂方：**《普濟方》卷33“腎虚漏濁遺精”** 博金散（《仁存方》）：治便濁之疾，皆緣心腎不濟，或因酒色，遂至已甚，謂之土淫，蓋有虚熱而腎不交，故土邪干水。史載之嘗言，夏則土燥而水濁，冬則土堅而水清，此其理矣。醫者往往峻補，其疾反甚。此方中和，服之水火既濟而土自堅，其流清矣。人參（一兩）、白茯苓（二兩）、絡石（二兩）、龍骨（一兩，煅），右爲末，每服二錢，空心臨卧米飲調下。

⑤ 外臺秘要：**《外臺》卷23“咽喉中閉塞方三首”** 《近效》療喉痹，喉咽塞，喘息不通，須臾欲絶，神驗方：馬蔺根葉（二大兩），右一味切，以水一大升半，煮取一大盞，去滓，細細吃，須臾即通。絡石草亦療，煎法分兩亦同。

⑥ 外科精要：**《外科精要》卷中“論醫者貪利更易前方第三十八”** 止痛靈寶散：鬼繫腰（生竹籬陰濕石岸絡石而生者，好絡木者不用，其藤柔細，兩葉相對，形生三角，用藤葉一兩，洗浄曬乾，不可見火）、皂角刺（一兩，剉，新瓦上炒黄）、甘草節（半兩）、瓜蔞（大者一個，取仁，亦用新瓦炒香）、明乳香（三錢重，别研）、没藥（三錢，别研），右除乳香、没藥外，爲粗末，入乳香、没藥和令匀。每服二錢，水一盞，酒半盞，慢火煎至一盞，去滓，通口服，無時候。

⑦ 拾遺：**《拾遺》見《證類》卷7“絡石”** 陳藏器云……藤苗小時如洛石，薜荔夤緣樹木，三五十年漸大，枝葉繁茂，葉圓長二三寸，厚若石韋。生子似蓮房，中有細子，一年一熟。子亦入用，房破血。一名木蓮，打破有白汁，停久如漆，採取無時也。

⑧ 拾遺：見上注。

薜荔音壁利，未詳。《山海經》①作草荔。

【集解】【藏器②曰】薜荔夤緣樹木，三五十年漸大，枝葉繁茂。葉圓長二三寸，厚若石韋。生子似蓮房，打破有白汁，停久如漆。中有細子，一年一熟。子亦入藥，采無時。【頌③曰】薜荔、絡石極相類，莖葉粗大如藤狀。木蓮更大于絡石，其實若蓮房。【時珍曰】木蓮延樹木垣墻而生，四時不凋，厚葉堅强，大于絡石。不花而實，實大如盃，微似蓮蓬而稍長，正如無花果之生者。六七月實内空而紅。八月後則滿腹細子，大如稗子，一子一鬚。其味微濇，其殼虚輕，烏鳥童兒皆食之。

葉。【氣味】酸，平，無毒。

【主治】背癰，乾末服之，下利即愈。頌④。主風血，暖腰脚，變白不衰。器⑤。治血淋痛濇。藤葉一握，甘草炙一分，日煎服之。時珍。

【發明】【慎微⑥曰】《圖經》言薜荔治背瘡。近見宜興縣一老舉人，年七十餘，患發背。村中無醫藥。急取薜荔葉爛研絞汁，和蜜飲數升，以滓傅之。後用他藥傅帖遂愈。其功實在薜荔，乃知《圖經》之言不妄。

藤汁。【主治】白癜風，癧瘍風，惡瘡疥癬，塗之。大明⑦。

木蓮。【氣味】甘，平，濇，無毒。【時珍曰】嶺南人言：食之發瘴。【主治】壯陽道，尤勝。頌⑧。固精消腫，散毒止血，下乳，治久痢，腸痔，心痛，陰癩。時珍。

【附方】新八。驚悸遺精。木饅頭炒、白牽牛等分，爲末。每服二錢，用米飲調下。《乾坤秘韞》⑨。

陰癀囊腫。木蓮即木饅頭，燒研，酒服二錢。○又方：木饅頭子、小茴香等分，爲末。每空心酒服二錢，取效。《集簡》。酒痢腸風。黑散子：治風入臟，或食毒積熱，大便鮮血，疼痛肛出，或久患酒痢。木饅頭燒存性、椶櫚皮燒存性、烏梅去核、粉草炙等分，爲末。每服二錢，水一盞，煎

---

① 山海經：**《山海經》卷2“西山經”** 又西八十里，曰小華之山……其草有萆荔，（萆荔，香草也……）

② 藏器：見1564頁注⑦。

③ 頌：**《圖經》見《證類》卷7“絡石”** ……薜荔與此極相類，但莖葉粗大如藤狀，近人用其葉治背癰，乾末服之，下利即愈。木蓮更大如絡石，其實若蓮房，能壯陽道尤勝……

④ 頌：見上注。

⑤ 器：**《拾遺》見《證類》卷7“絡石”** 《陳藏器本草》云……大略皆主風血，暖腰脚，變白不衰……

⑥ 慎微：**《證類》卷7“絡石”** 背癰：《圖經》云：薜荔治背癰。晟頃寓宜興縣，張渚鎮有一老舉人聚村學，年七十餘，忽一日患發背，村中無他醫藥，急取薜荔葉，爛研絞汁，和蜜飲數升，以其滓傅瘡上，後以他藥傅貼，遂愈。醫者云：其本蓋得薜荔之力，乃知《圖經》所載不妄。（**按**：此文乃宋 艾晟所添。時珍不明，誤作慎微所引。）

⑦ 大明：**《日華子》見《證類》卷7“絡石”** 木蓮藤汁，傅白癜，癧瘍及風惡疥癬。

⑧ 頌：見本頁注③。

⑨ 乾坤秘韞：**《乾坤秘韞・遺精》** 鎖陽丹：驚悸健忘，遺脱皆用。白茯苓、木饅頭（和皮切細，炒，等分，爲末。）

服。《惠民和劑局方》①。腸風血下，大便更濇。木饅頭燒、枳殼炒，等分爲末。每服二錢，槐花酒下。楊倓《家藏方》②。大腸脱下。木饅頭連皮子切炒、茯苓、猪苓等分，爲末。每服二錢，米飲下。亦治夢遺，名鎖陽丹。《普濟方》③。一切癰疽初起，不問發於何處。用木蓮四十九個，揩去毛，研細，酒解開，温服。功與忍冬草相上下。陳自明《外科精要》④。乳汁不通。木蓮二個，猪前蹄一個，爛煮食之，并飲汁盡，一日即通。無子婦人食之亦有乳也。《集簡方》。

【附録】地錦《拾遺》⑤。【藏器⑥曰】味甘，温，無毒。主破老血，産後血結，婦人瘦損，不能飲食，腹中有塊，淋瀝不盡，赤白帶下，天行心悶。並煎服之，亦浸酒。生淮南林下，葉如鴨掌，藤蔓着地，節處有根，亦緣樹石，冬月不死。山人産後用之。一名地噤。【時珍曰】别有地錦草，與此不同。見草之六。

扶芳藤《拾遺》⑦

【釋名】滂藤。

【集解】【藏器⑧曰】生吴郡。藤苗小時如絡石，蔓延樹木。山人取楓樹上者用，亦如桑上寄生之意。忌采塚墓間者。隋朝 稠禪師作青飲進煬帝止渴者，即此。

莖、葉。【氣味】苦，小温，無毒。【主治】一切血，一切氣，一切冷，大主風血腰脚，去百病。久服延年，變白不老。剉細，浸酒飲。藏器⑨。

---

① 惠民和劑局方：**《局方》卷6“治瀉痢”** 腸風黑散：治榮衛氣虚，風邪冷氣進襲藏府之内，或食生冷，或啖炙爆，或飲酒過度，積熱腸間，致使腸胃虚弱，糟粕不聚，大便鮮血，臍腹疼痛，裹急後重，或肛門脱出，或久患酒痢，大便頻併，並皆療之。敗棕(燒)、木饅頭(燒)、烏梅肉(去核)、甘草(炙，各二兩)，右爲細末，每服二錢，水一盞，煎至七分，空心温服。

② 家藏方：**《家藏方》卷13“腸風痔漏方五十九道”** 枳殼散：治腸風下血不止，仍治大便急澀。枳殼(去穰麩炒)、木饅頭(麩炒，上件各等分)，爲細末，每服二錢，温酒調下，空心食前。

③ 普濟方：**《普濟方》卷33“腎虚漏濁遺精”** 茯苓散一名鎖陽丹：治泄精及治膀胱。茯苓、豬苓、木饅頭(去皮子，各等分)，右爲末，每服二錢，用米飲調。一方不用豬苓。

④ 外科精要：**《外科精要》卷上“初發癰疽既灸之後首宜服藥以護臟腑第十一”** 忍冬酒方：治癰疽發背，初發時便當服此……又木蓮四十九片，揩去毛，研細，酒解温服，功與忍冬草不相上下。

⑤ 拾遺：**《拾遺》見《證類》卷7“絡石”** 陳藏器云：地錦，味甘，温，無毒。主破老血，産後血結，婦人瘦損，不能飲食，腹中有塊，淋瀝不盡，赤白帶下，天行心悶，並煎服之，亦浸酒。生淮南林下，葉如鴨掌，藤蔓著地，節處有根，亦緣樹石，冬月不死，山人産後用之。一名地噤……

⑥ 藏器：見上注。

⑦ 拾遺：**《拾遺》見《證類》卷7“絡石”** 陳藏器云……又云：扶芳藤，味苦，小温。無毒。主一切血，一切氣，一切冷，去百病。久服延年，變白不老。山人取楓樹上者爲附楓藤，亦如桑上寄生。大主風血。一名滂藤。隋朝稠禪師作青飲，進煬帝以止渴。生吴郡。採之忌塚墓間者。取莖葉細剉，煎爲煎，性冷，以酒浸服。藤苗小時如絡石……

⑧ 藏器：見上注。

⑨ 藏器：見上注。

常春藤《拾遺》①

【釋名】土鼓藤《拾遺》②、龍鱗薜荔《日華》③。【藏器④曰】小兒取其藤於地打作鼓聲,故名土鼓。李邕改爲常春藤。

【集解】【藏器⑤曰】生林薄間,作蔓繞草木上。其葉頭尖。結子正圓,熟時如珠,碧色。

【氣味】莖、葉:苦。子:甘,温,無毒。【主治】風血羸老,腹内諸冷血閉,强腰脚,變白。煮服、浸酒皆宜。藏器⑥。凡一切癰疽腫毒初起,取莖葉一握,研汁和酒温服,利下惡物,去其根本。時珍。○《外科精要》⑦。

【附方】新二。丁瘡黑凹。用髮繩劄住。將尖葉薜荔擣汁,和蜜一盞服之。外以葱、蜜擣傅四圍。《聖惠方》⑧。衄血不止。龍鱗薜荔研水飲之。《聖濟録》⑨。

千歲虆《别録》⑩上品【校正】併入《有名未用·别録⑪·虆根》。

【釋名】虆蕪《别録》⑫、苣瓜《拾遺》⑬。【藏器⑭曰】此藤冬只凋葉,大者盤薄,故曰千歲虆。

---

① 拾遺:**《拾遺》見《證類》卷7"絡石"** 陳藏器云……又云:土鼓藤,味苦。子,味甘,温,無毒。主風血羸老,腹内諸冷血閉,强腰脚,變白。煮服,浸酒服。生林薄間,作蔓繞草木,葉頭尖,子熟如珠,碧色正圓。小兒取藤於地,打作鼓聲,李邕名爲常春藤。

② 拾遺:見上頁。

③ 日華:**《日華子》見《證類》卷7"絡石"** 又云:常春藤一名龍鱗薜荔。

④ 藏器:見本頁注①。

⑤ 藏器:見本頁注①。

⑥ 藏器:見本頁注①。

⑦ 外科精要:**《外科精要》卷上"初發癰疽既灸之後首宜服藥以護臟腑第十一"** 忍冬酒方:治癰疽發背,初發時便當服此……又龍鱗薜荔一握,細研,以酒解汁,温服,亦利惡物,去其根本。

⑧ 聖惠方:**《普濟方》卷274"諸疔瘡"** 治疔瘡凡黑者,中央凹,四畔黑腫:用頭髮繩劄住,將尖葉薜荔葉擣細取汁,和蜜調一盞服之。又用葱白和蜜擣,敷患處。(**按**:《聖惠方》無此方。另溯其源。)

⑨ 聖濟録:**《普濟方》卷189"鼻血不止"** 治鼻血不止:用龍鱗薜荔研,水飲之。大薜荔亦可。(**按**:《聖濟總録》無此方。另溯其源。)

⑩ 别録:**《别録》見《證類》卷7"千歲虆汁"** 味甘,平,無毒。主補五藏,益氣,續筋骨,長肌肉,去諸痺。久服輕身,不飢耐老,通神明。一名虆蕪。生太山川谷。

⑪ 别録:**《别録》見《證類》卷30"有名未用·虆根"** 主緩筋,令不痛。

⑫ 别録:見本頁注⑩。

⑬ 拾遺:**《拾遺》見《證類》卷7"千歲虆汁"** ……《草木疏》云:一名苣荒……/**《嘉祐》見《證類》卷30"有名未用·虆根"** 陳藏器云……一名巨荒,千歲虆是也。(**按**:《大觀證類》作"苽"。)

⑭ 藏器:**《拾遺》見《證類》卷7"千歲虆汁"** ……《毛詩》云:葛虆。注云:似葛之草也。此藤大者盤薄,故云千歲虆……

【集解】【《别録》①曰】千歲虆生太山山谷。【弘景②曰】藤生，如葡萄，葉似鬼桃，蔓延木上，汁白。今俗人方藥都不識用，仙經數處須之。【藏器③曰】蔓似葛，葉下白，其子赤，條中有白汁。陸機《草木疏》云：一名苣瓜。連蔓而生，蔓白，子赤可食，酢而不美。幽州人謂之推虆。《毛詩》云"葛虆"，注云"似葛之草"。蘇恭謂爲蘡薁，深是妄言。【頌④曰】處處有之。藤生，蔓延木上，葉如葡萄而小。四月摘其莖。汁白而味甘。五月開花。七月結實。八月采子，青黑微赤。冬惟凋葉。春夏間取汁用。陶、陳二氏所説得之。〇【宗奭⑤曰】唐 開元末，訪隱民姜撫，年幾百歲。召至集賢院，言服常春藤使白髮還黑，長生可致。藤生太湖終南。帝遣使多取，以賜老臣。詔天下使自求之。擢撫銀青光禄大夫，號冲和先生。又言終南山有旱藕，餌之延年，狀類葛粉。帝取之作湯餅，賜大臣。右驍騎將軍甘守誠云：常春藤乃千歲虆也。旱藕乃牡蒙也。方家久不用，故撫易名以神之。民以酒漬藤飲之，多暴死，乃止。撫内慙，乃請求藥牢山，遂逃去。今書此以備世疑。【時珍曰】按千歲虆，原無常春之名。惟《陳藏器本草·土鼓藤》下言：李邕名爲常春藤，浸酒服，羸老變白。則撫所用乃土鼓藤也。其葉與千歲虆不同，或名同耳。

【正誤】見果部"蘡薁"下。

【氣味】甘，平，無毒。【主治】補五臟，益氣，續筋骨，長肌肉，去諸痺。久服輕身不飢，耐老，通神明。《别録》⑥。

虆根。【主治】緩筋，令不痛。《别録》⑦。

---

① 别録：見 1567 頁注⑩。

② 弘景：**《集注》見《證類》卷 7"千歲虆汁"** 陶隱居云：作藤生，樹如葡萄，葉如鬼桃，蔓延木上，汁白。今俗人方藥，都不復識用此，《仙經》數處須之……

③ 藏器：**《拾遺》見《證類》卷 7"千歲虆汁"** ……《唐本》注即云：蘡薁藤得千歲者，汁甘子酸……千歲虆似葛蔓，葉下白，子赤，條中有白汁。《草木疏》云：一名苣荒，連蔓而生，子赤可食。《毛詩》云：葛虆。注云：似葛之草也。此藤大者盤薄，故云千歲虆，謂蘡薁者，深是妄言。（**按**："幽州人謂之推虆"一句，未能溯得其源。）

④ 頌：**《圖經》見《證類》卷 7"千歲虆汁"** 千歲虆，生泰山川谷。作藤生，蔓延木上，葉如葡萄而小。四月摘其莖，汁白而甘。五月開花，七月結實，八月採子，青黑微赤。冬惟凋葉。此即《詩》云葛虆者也。蘇恭謂是蘡薁藤，深爲謬妄。陶隱居、陳藏器説最得之。

⑤ 宗奭：**《衍義》卷 8"千歲虆"** 唐開元末，訪隱民薑撫，已幾百歲。召至集賢院。言服常春藤，使白髮還鬢，則長生可致。藤生太湖，終南往往有之。帝遣使多取，以賜老臣。詔天下使自求之。擢撫銀青光禄大夫，號冲和先生，又言終南山有旱藕，餌之延年，狀類葛粉。帝取之作湯餅，賜大臣。右驍騎將軍甘守誠曰：常春者千歲虆也，旱藕者牡蒙也。方家久不用，撫易名以神之。民間以酒漬藤飲者，多暴死，乃止。撫内慚，請求藥牢山，遂逃去。今書之以備世疑。

⑥ 别録：見 1567 頁注⑩。

⑦ 别録：見 1567 頁注⑪。

忍冬《别録》①上品

【釋名】金銀藤《綱目》、鴛鴦藤《綱目》、鷺鷥藤《綱目》、老翁鬚《綱目》、左纏藤《綱目》、金釵股《綱目》、通靈草土宿②、蜜桶藤。【弘景③曰】處處有之。藤生,凌冬不凋,故名忍冬。【時珍曰】其花長瓣垂鬚,黄白相半,而藤左纏,故有金銀、鴛鴦以下諸名。金釵股,貴其功也。土宿真君④云:蜜桶藤,陰草也。取汁能伏硫制汞,故有通靈之稱。

【集解】【《别録》⑤曰】忍冬,十二月采,陰乾。【恭⑥曰】藤生,繞覆草木上。莖苗紫赤色,宿蔓有薄皮膜之,其嫩蔓有毛。葉似胡豆,亦上下有毛。花白蕊紫。今人或以絡石當之,非矣。【時珍曰】忍冬在處有之。附樹延蔓,莖微紫色,對節生葉。葉似薜荔而青,有澀毛。三四月開花,長寸許,一蒂兩花二瓣,一大一小,如半邊狀,長蕊。花初開者,蕊瓣俱色白,經二三日,則色變黄。新舊相參,黄白相映,故呼金銀花,氣甚芬芳。四月采花,陰乾。藤葉不拘時采,陰乾。

【氣味】甘,温,無毒。【權⑦曰】辛。【藏器⑧曰】小寒。云温者非也。【主治】寒熱身腫。久服輕身,長年益壽。《别録》⑨。治腹脹滿,能止氣下澼。甄權⑩。熱毒血痢水痢,濃煎服。藏器⑪。治飛尸遁尸,風尸沉尸,尸注鬼擊,一切風濕氣,及諸腫毒癰疽,疥癬,楊梅諸惡瘡,散熱解毒。時珍。

【發明】【弘景⑫曰】忍冬,煮汁釀酒飲,補虚療風。此既長年益壽,可常采服,而仙經少用。凡易得之草,人多不肯爲之,更求難得者,貴遠賤近,庸人之情也。【時珍曰】忍冬莖葉及花,功用皆同。昔人稱其治風除脹,解痢逐尸爲要藥,而後世不復知用。後世稱其消腫散毒治瘡爲要藥,而昔

① 别録:**《别録》見《證類》卷7"忍冬"** 味甘,温,無毒。主寒熱身腫。久服輕身,長年益壽。十二月採,陰乾。

② 土宿:(**按**:未見該書存世,待考。)

③ 弘景:**《集注》見《證類》卷7"忍冬"** 陶隱居云:今處處皆有,似藤生,凌冬不凋,故名忍冬……

④ 土宿真君:(**按**:未見該書存世,待考。)

⑤ 别録:見本頁注①。

⑥ 恭:**《唐本草》見《證類》卷7"忍冬"** 《唐本》注云:此草藤生,繞覆草木上。苗莖赤紫色,宿者有薄白皮膜之。其嫩莖有毛,葉似胡豆,亦上下有毛。花白蘂紫。今人或以絡石當之,非也。

⑦ 權:**《藥性論》見《證類》卷7"忍冬"** 忍冬亦可單用。味辛……

⑧ 藏器:**《拾遺》見《證類》卷7"忍冬"** ……小寒,本條云温,非也。

⑨ 别録:見本頁注①。

⑩ 甄權:**《藥性論》見《證類》卷7"忍冬"** ……主治腹脹滿,能止氣下澼。

⑪ 藏器:**《拾遺》見《證類》卷7"忍冬"** 《陳藏器本草》云:忍冬,主熱毒血痢,水痢,濃煎服之……

⑫ 弘景:**《集注》見《證類》卷7"忍冬"** ……人惟取煮汁以釀酒,補虚療風。《仙經》少用。此既長年益壽,甚可常採服。凡易得之草,而人多不肯爲之,更求難得者,是貴遠賤近,庸人之情乎?

人並未言及。乃知古今之理,萬變不同,未可一轍論也。按陳自明《外科精要》①云:忍冬酒治癰疽發背,初發便當服此,其效甚奇,勝于紅内消。洪内翰邁、沈内翰括諸方,所載甚詳。如瘍醫丹陽僧、江西僧鑒清、金陵王琪、王尉子駿、海州劉秀才純臣等,所載療癰疽發背經效奇方,皆是此物。故張相公云,誰知至賤之中,乃有殊常之效。正此類也。

【附方】舊一,新十七。忍冬酒。治癰疽發背,不問發在何處,發眉發頤,或頭或項,或背或腰,或脇或乳,或手足,皆有奇效。鄉落之間,僻陋之所,貧乏之中,藥材難得,但虔心服之,俟其疽破,仍以神異膏貼之,其效甚妙。用忍冬藤生取一把,以葉入砂盆研爛,入生餅子酒少許,稀稠得所,塗于四圍,中留一口洩氣。其藤只用五兩,木槌槌損,不可犯鐵,大甘草節生用一兩,同入沙瓶内,以水二盌,文武火慢煎至一盌,入無灰好酒一大盌,再煎十數沸,去滓分爲三服,一日一夜喫盡。病勢重者,一日二劑。服至大小腸通利則藥力到。沈内翰云:如無生者,只用乾者,然力終不及生者效速。陳自明《外科精要》②。忍冬圓。治消渴愈後,預防發癰疽,先宜服此。用忍冬草根莖花葉皆可,不拘多少,入瓶内,以無灰好酒浸,以糠火煨一宿,取出晒乾,入甘草少許,碾爲細末。以浸藥酒打麪糊丸梧子大。每服五十丸至百丸,湯酒任下。此藥不特治癰疽,大能止渴。《外科精要》③。

---

① 外科精要:**《外科精要》卷上"初發癰疽既灸之後首宜服藥以護臟腑第十一"** 忍冬酒方:治癰疽發背,初發時便當服此……而《本草》中不言善治癰疽發背,而近代名人用之奇效,其功尤勝於紅内消。如洪内翰邁,沈内翰(存中)良方中所載甚詳。如瘍醫丹陽僧、江西僧(鑒清),金陵王醫(琪)王子淵,杜醫王尉(子駿),海州劉秀才(純臣),已上所載療癰疽發背經效奇方,皆是此物。如張泳伯公表云……誰知至賤之中,乃有殊常之效(云云),此之類也……/**《蘇沈良方》卷9"治癰瘡瘍久不合"** 忍冬嫩苗一握……一名金銀花……一名老翁鬚,一名金釵股……一名大薜荔……甘草(生用,半兩),右忍冬爛研,同甘草入酒一斤半,沙瓶中塞口煮兩食頃,温服。予在江西,有醫僧鑒清,善治發背疽,得其方,用老翁鬚。予頗神秘之。後十年過金陵,聞醫王琪亦善治瘍,其方用水楊藤。求得觀之,乃老翁鬚也。又數年,友人王子淵自言得神方,嘗活數人。方用大薜荔。又過歷陽,杜醫者治瘍,嘗以二萬錢活一人,用千金藤。過宣州,寧國尉王子駁傳一方,用金銀花。海州士人劉純臣傳一方,用金釵股。此數君皆自神其術。求其草視之,蓋一物也。予以本草考之,乃忍冬也。古人但爲補藥,未嘗治疽。其用甘草煮飲之法,製方皆同。若倉卒求不獲,只用乾葉爲散,每服三方寸匕,甘草方寸匕,酒煮服之亦可,然不及生者。(**按**:《蘇沈良方》一節,雖非時珍所引,但爲最原始之文,録此以備參。)

② 外科精要:**《外科精要》卷上"初發癰疽既灸之後首宜服藥以護臟腑第十一"** 忍冬酒方:治癰疽發背,初發時便當服此。不問疽發何處,發背發頤,或頭或項,或背或腰,或脅或婦人乳癰,或在手足,服之皆有奇效。如或於鄉落之間,僻陋之所,城市藥肆,又遠或居貧乏之中,無得藥材,但虔心服此,亦能取效。仍兼以麥飯石膏及神異膏塗付,其效甚奇。忍冬藤生取一把,以葉入沙盆内爛研,入餅子酒少許,生餅酒尤佳,調和稀稠得所,塗付四圍,中心大留一口泄其毒氣,其藤只用五兩,用木槌微微搥損,不可犯鐵、大甘草節一兩,生用,剉,右二味入沙瓶内以水三盌,用文武火慢慢煎至一盌,入無灰好酒一大盌,再煎十數沸,去滓,分爲三次温服,一日一夜連進喫盡。如病勢重,一日一夜要兩劑,服至大小腸通利,則藥力到。沈内翰云無生者,只用乾者,終不及生者力大而效速。

③ 外科精要:**《外科精要》卷下"論疽疾向安忽然發渴第四十八"** 忍冬圓:療渴疾既愈之後,須預防發癰疽,大宜服。此忍冬草不以多少,根莖花葉皆可用,右入瓶内,以無灰好酒浸,以糠火煨一宿,取出曬乾,入甘草少許,碾爲細末,以所浸酒打麵糊,丸如梧桐子大。每服五十丸至百丸,無時候酒飲任下。此藥不特治癰疽,大能止渴,並治五痔諸瘻等。

五痔諸瘻。方同上。一切腫毒，不問已潰未潰，或初起發熱。用金銀花俗名甜藤，采花連莖葉自然汁半盌，煎八分，服之，以渣傅上。敗毒托裏，散氣和血，其功獨勝。萬表《積善堂方》①。丁瘡便毒。方同上。喉痺乳蛾。方同上。敷腫拔毒。金銀藤大者燒存性、葉焙乾爲末各三錢，大黄焙爲末四錢。凡腫毒初發，以水酒調搽四圍，留心洩氣。楊誠《經驗方》②。癰疽托裏。治癰疽發背，腸癰奶癰，無名腫毒，焮痛實熱，狀類傷寒，不問老幼虚實服之，未成者内消，已成者即潰。忍冬葉、黄芪各五兩，當歸一兩，甘草八錢。爲細末，每服二錢，酒一盞半，煎一盞，隨病上下服，日再服，以渣傅之。《和劑局方》③。惡瘡不愈。左纏藤一把搗爛，入雄黄五分，水二升，瓦礶煎之。以紙封七重，穿一孔，待氣出，以瘡對孔熏之三時久，大出黄水後，用生肌藥取效。《選奇方》④。輕粉毒癰。方同上。瘡久成漏。忍冬草浸酒，日日常飲之。戴原禮《要訣》⑤。熱毒血痢。忍冬藤濃煎飲。《聖惠方》⑥。五種尸注。飛尸者，遊走皮膚，洞穿臟腑，每發刺痛，變動不常也。遁尸者，附骨入肉，攻鑿血脉，每發不可見死尸，聞哀哭便作也。風尸者，淫躍四末，不知痛之所在，每發恍惚，得風雪便作也。沉尸者，纏結臟腑，冲引心脇，每發絞切，遇寒冷便作也。尸注者，舉身沉重，精神錯雜，常覺昏廢，每節氣至則大作也。並是身中尸鬼，引接外邪。宜用忍冬莖葉剉數斛，煮取濃汁煎稠。每服雞子大許，温酒化下，一日二三服。《肘後方》⑦。鬼擊身青，作痛。用金銀花一兩，水煎飲之。李樓《怪病奇方》⑧。脚氣作痛，筋骨引痛。鷺鷥藤即金銀花爲末。每

① 積善堂方：**《積善堂方》卷下** 金銀花：治一切癰疽發背，疔瘡乳癰便毒，及喉閉乳蛾等證，不問已潰未潰，用金銀花連莖葉搗爛取汁半鍾，和熱酒半鍾，温服。甚者不過三五服，可保無虞。如秋冬時無鮮者，以收下乾者一握，用水一鍾，煎至五分，冲上熱酒半鍾，相和一鍾服之。金銀花即忍冬藤，俗呼爲甜藤，其花開黄白二色，故名金銀。三四月間採。江南多。

② 經驗方：（**按**：書佚，無可溯源。）

③ 和劑局方：**《局方》卷 8"治瘡腫傷折"** 神效托裏散：治癰疽發背，腸癰奶癰，無名腫毒，焮作疼痛，憎寒壯熱，類若傷寒，不問老幼虚人，並皆治之。忍冬草、黄芪（去蘆，各五兩）、當歸（一兩二錢）、甘草（炙，八錢），右爲細末，每服二錢，酒一盞半，煎至一盞。若病在上，食後服。病在下，食前服。少須再進第二服，留查外敷。未成膿者内消，已成膿者即潰。

④ 選奇方：（**按**：查《選奇方後集》殘存四卷無此方，《婦人良方》及《普濟方》亦無其佚文。）

⑤ 要訣：**《證治要訣》卷 11"瘡毒門·癰疽癤"** 瘡毒久不乾，成漏者，忍冬草浸酒，常服。

⑥ 聖惠方：**《普濟方》卷 112"血痢"** 治熱毒血痢水痢：用忍冬藤，濃煎服之。（**按**：《聖惠方》無此方。另溯其源。）

⑦ 肘後方：**《肘後方》卷 1"治卒中五尸方第六"** 雖有五尸之名，其例皆相似，而有小異者，（飛尸者，遊走皮膚，洞穿臟腑，每發刺痛，變作無常也。遁尸者，附骨入肉，攻鑿血脉，每發不可得近，見尸喪、聞哀哭便作也。風尸者，淫躍四肢，不知痛之所在，每發昏恍惚，得風雪便作也。沉尸者，纏結臟腑，冲心脅，每發絞切，遇寒冷便作也。尸注者，舉身沉重，精神錯雜，常覺昏廢，每節氣改變，輒致大惡。此一條别有治後熨也。）凡五尸，即身中死鬼接引也，共爲病害。經術甚有消滅之方，而非世徒能用，今復撰其經要，以救其敝方。又方：忍冬莖葉剉數斛，煮令濃，取汁煎之，服如雞子一枚，日二三服，佳也。

⑧ 怪病奇方：**《怪證奇方》卷上** 治鬼擊身有青痕作痛，以金銀花水煎服，愈。

服二錢，熱酒調下。《衛生易簡方》①。中野菌毒。急采鴛鴦藤啖之，即今忍冬草也。洪邁《夷堅志》②。口舌生瘡。赤梗蜜桶藤、高脚地銅盤、馬蹄香等分，以酒擣汁，雞毛刷上，取涎出即愈。《普濟方》③。忍冬膏。治諸般腫痛，金刃傷瘡，惡瘡。用金銀藤四兩，吸鐵石三錢，香油一斤，熬枯去滓，入黄丹八兩，待熬至滴水不散，如常攤用。《乾坤秘韞》④。

甘藤宋《嘉祐》⑤【校正】自木部移入此。

【釋名】甜藤《嘉祐》⑥、感藤。【時珍曰】甘、感音相近也。又有甜藤、甘露藤，皆此類，並附之。忍冬一名甜藤，與此不同。

【集解】【藏器⑦曰】生江南山谷。其藤大如雞卵，狀如木防己。斫斷吹之，氣出一頭。其汁甘美如蜜。

汁。【氣味】甘，平，無毒。【主治】調中益氣，通血氣，解諸熱，止渴。藏器⑧。除煩悶，利五臟，治腎釣氣。其葉研傅蛇蟲咬。大明⑨。解熱痢及膝腫。時珍。

【附録】甘露藤《嘉祐》⑩。【藏器⑪曰】生嶺南。藤蔓如筯。人服之得肥，一名肥藤。味

---

① 衛生易簡方：**《衛生易簡方》卷 3"脚氣"**　治脚氣及筋骨疼痛：用鷺鷥藤即金銀花爲末，每服二錢，熱酒調服。或剉碎，同木瓜、白芍藥、官桂、當歸、甘草，酒水各半盞，煎八分，去渣，空心食前熱服。

② 夷堅志：**《夷堅志》再補"金銀花解蕈毒"**　崇寧間，蘇州天平山白雲寺五僧行山間，得蕈一叢甚大，摘而煮食之，至夜發吐，三人急採鴛鴦草生啖，遂愈。二人不肯啖，吐至死。此草藤蔓而生，對開黄白花，傍水處多有之，治癰疽腫毒有奇功，或敷或洗皆可。今人謂之金銀花，又曰老翁鬚。（己志。）

③ 普濟方：**《普濟方》卷 58"口臭"**　治口痛。用高脚地銅盤、馬蹄香、赤梗蜜桶藤，以酒擣取汁，雞毛刷取出涎即愈。

④ 乾坤秘韞：**《乾坤秘韞・膏藥》**　神應膏：治諸般腫毒，金傷之類，治之立效。金銀藤（剉碎，用器）、好吸鐵石（研極細末，三錢）、黄丹（火飛黑色，用八兩）、香油（一斤），右用銅鍋一口，桑柴文武火熬，先將油熬沸，下金銀藤枯黑色，濾凈，下黄丹成膏，將鍋取下，入吸鐵石，用槐柳條一順攪勻爲度。

⑤ 嘉祐：**《嘉祐》見《證類》卷 14"感藤"**　味甘，平，無毒。調中益氣，主五藏，通血氣，解諸熱，止渴，除煩悶，治腎釣氣。如木防己。生江南山谷。如雞卵大，斫藤斷，吹氣出一頭，其汁甘美如蜜。葉生研，傅蛇蟲咬瘡。一名甘藤。甘、感聲近，又名甜藤也。（新補，見陳藏器、日華子。）

⑥ 嘉祐：見上注。

⑦ 藏器：見上注。

⑧ 藏器：見上注。

⑨ 大明：見上注。

⑩ 嘉祐：**《嘉祐》見《證類》卷 14"甘露藤"**　味甘，温，無毒。主風血氣諸病。久服調中温補，令人肥健，好顔色，止消渴，潤五藏，除腹内諸冷。生嶺南。藤蔓如筯，一名肥藤，人服之得肥也。（以上兩種新補，見陳藏器、日華子。）

⑪ 藏器：見上注。

甘,温,無毒。主風血氣諸病。久服,調中温補,令人肥健,好顔色。【大明①曰】止消渴,潤五臟,除腹内諸冷。**甜藤**《拾遺》②。【藏器③曰】生江南山林下。蔓如葛。味甘,寒,無毒。主熱煩,解毒,調中氣,令人肥健。搗汁和米粉作糗餌食,甜美,止洩。又治剥馬血毒入肉,及狂犬,牛馬熱黄。傅蛇咬瘡。又有小葉尖長,氣辛臭者,搗傅小兒腹中悶癖。

含水藤《海藥》④【校正】自木部移入此。併入《拾遺⑤·大瓠藤》。

【釋名】大瓠藤。

【集解】【珣⑥曰】按劉欣期《交州記》云:含水藤生嶺南及北海邊山谷。狀若葛,葉似枸杞。多在路旁,行人乏水處便喫此藤,故以爲名。【藏器⑦曰】越南、朱厓、儋耳無水處,皆種大瓠藤,取汁用之。藤狀如瓠,斷之水出,飲之清美。【時珍曰】顧微《廣州記》⑧云:水藤去地一丈,斷之更生,根至地水不絶。山行口渴,斷取汁飲之。陳氏所謂大瓠藤,蓋即此物也。

藤中水。【氣味】甘,平,無毒。【藏器⑨曰】寒。【主治】解煩渴心躁。瘴癘,丹石發動,亦宜服之。李珣⑩。止渴,潤五臟,去濕痺,天行時氣,利小便。其葉搗傅中水爛瘡皮皸。藏器⑪。治人體有損痛,沐髮令長。時珍。○《廣州記》⑫。

---

① 大明:見前頁注⑩。

② 拾遺:**《拾遺》見《證類》卷6"四十六種陳藏器餘·甜藤"** 味甘,寒,無毒。去熱煩,解毒,調中氣,令人肥健。又主剥馬血毒入肉,狂犬,牛馬熱黄。搗絞取汁,和米粉作糗餌,食之甜美,止洩。搗葉汁傅蛇咬瘡。生江南山林下,蔓如葛。又有小葉尖長,氣辛臭,搗傅小兒腹,除痞滿悶癖。

③ 藏器:見上注。

④ 海藥:**《海藥》見《證類》卷12"二十六種陳藏器餘·含水藤中水"** 謹按《交州記》云:生嶺南及諸海山谷。狀若葛,葉似枸杞。多在路行人乏水處,便喫此藤,故以爲名。主煩渴心躁。天行疫氣瘴癘,丹石發動,亦宜服之。

⑤ 拾遺:**《拾遺》見《證類》卷8"二十二種陳藏器餘·大瓠藤水"** 味甘,寒,無毒。主煩熱,止渴,潤五藏,利小便。藤如瓠,斷之水出。生安南。《太康地記》曰:朱崖,儋耳無水處種,用此藤取汁用之。

⑥ 珣:見本頁注④。

⑦ 藏器:見本頁注⑤。

⑧ 廣州記:**《齊民要術》卷10"五穀果蓏菜茹非中國物者第九十二·藤"** 顧微《廣州記》曰……即萪藤類,有十許種。續斷,草藤也,一曰諾藤,一曰水藤,山行渴則斷取汁飲之,治人體有損絶,沐則長髮。去地一丈斷之,輒便生根至地,永不死。

⑨ 藏器:見本頁注⑤。

⑩ 李珣:見本頁注④。

⑪ 藏器:**《拾遺》見《證類》卷12"二十六種陳藏器餘·含水藤中水"** 味甘,平,無毒。主止渴,潤五藏,山行無水處,斷之得水可飲,清美。去濕痺,煩熱。生嶺南。葉似狗蹄。煮汁服之,主天行時氣。擣葉傅中水爛瘡,皮皸。劉欣期《交州記》亦載之也。

⑫ 廣州記:見本頁注⑧。

【附録】**鼠藤**《拾遺》①。【珣②曰】顧微《廣州記》云：鼠愛食此藤，故名。其咬處人取爲藥。【藏器③曰】生南海海畔山谷。作藤繞樹，莖葉滑净似枸杞，花白，有節心虚，苗頭有毛。彼人食之如甘蔗。味甘，温，無毒。主丈夫五勞七傷，陰痿，益陽道，小便數白，腰脚痛冷，除風氣，壯筋骨，補衰老，好顏色。濃煮服之，取微汗。亦浸酒服。性温，稍令人悶，無苦也。

天仙藤宋《圖經》④

【集解】【頌⑤曰】生江淮及浙東山中。春生苗，蔓延作藤，葉似葛葉，圓而小，有白毛，四時不凋。根有鬚。夏月采取根苗。南人多用之。

【氣味】苦，温，無毒。【主治】解風勞。同麻黄，治傷寒，發汗。同大黄，墮胎氣。蘇頌⑥。流氣活血，治心腹痛。時珍。

【附方】新六。疝氣作痛。天仙藤一兩，好酒一盌，煮至半盌，服之神效。孫天仁《集效方》⑦。痰注臂痛。天仙藤、白术、羌活、白芷稍各三錢，片子薑黄六錢，半夏制五錢。每服五錢，薑五片，水煎服。仍間服千金五套丸。楊仁齋《直指方》⑧。妊娠水腫。始自兩足，漸至喘悶似水，足趾出水，謂之子氣。乃婦人素有風氣，或衝任有血風，不可作水妄投湯藥，宜天仙藤散主之。天仙藤洗微炒、香附子炒、陳皮、甘草、烏藥等分爲末。每服三錢，水一大盞，薑三片，木瓜三片，紫蘇三葉，煎至七分，空心服，一日三服。小便利，氣脉通，腫漸消，不須多服。此乃淮南名醫陳景初秘方也，得于李伯時家。陳自明《婦人良方》⑨。產後腹痛，兒枕痛。天仙藤五兩，炒焦爲末。每服二

---

① 拾遺：**《拾遺》見《證類》卷 12"二十六種陳藏器餘・鼠藤"** 味甘，温，無毒。主丈夫五勞七傷，腰脚痛冷，陰痿，小便數白，益陽道，除風氣，補衰老，好顏色。取根及莖，細剉濃煮，服之訖取微汗。亦浸酒如藥酒法，性極温，服訖稍令人悶，無苦。生南海海畔山谷。作藤繞樹，莖、葉滑净似枸杞，花白，有節心虚，苗頭有毛，南人皆識。其藤有鼠咬痕者良。但須嚼嗽其汁驗也。

② 珣：**《海藥》見《證類》卷 12"二十六種陳藏器餘・鼠藤"** 謹按《廣州記》云：生南海山谷。藤蔓而生，鼠愛食此，故曰鼠藤。咬處即人用入藥……

③ 藏器：見本頁注①。

④ 圖經：**《圖經》見《證類》卷 30"外木蔓類・天仙藤"** 生江淮及浙東山中。味苦，温，微毒。解風勞，得麻黄則治傷寒發汗，與大黄同服，墮胎氣。春生苗，蔓延作藤，葉似葛葉，圓而小，有毛白色，四時不凋。根有鬚，夏月採取根、苗，南人用之最多。

⑤ 頌：見上注。

⑥ 蘇頌：見上注。

⑦ 集效方：**《萬應方》卷 3"諸氣湯藥"** 治疝氣方：天仙藤，好酒一碗，煮至半碗，服之神妙。

⑧ 直指方：**《直指方》卷 18"身疼證治"** 天仙飲：治痰注臂痛。片子薑黄(六錢)、天仙藤、羌活、白术、白芷梢(各三錢)、半夏(制，半兩)，右剉，每服三錢，薑五片煎服，間下千金五套丸。

⑨ 婦人良方：**《婦人良方》卷 15"妊娠胎水腫滿方論第八《養子論》"** 妊娠自三月成胎之後，兩足自脚面漸腫腿膝以來，行步艱辛，以至喘悶，飲食不美，似水氣狀。至於脚指間有黄水出者，謂之子氣，直至分娩方消。此由婦人素有風氣，或冲任經有血風，未可妄投湯藥。亦恐大段甚者，慮將產之際費力，有不測之憂，故不可不治於未產之前也。故方論中少有言者……元豐(轉下頁注)

錢，用炒生薑汁、童子小便和細酒調服。《經驗婦人方》①。**一切血氣**，腹痛。即上方，用温酒調服。**肺熱鼻瘡**。桐油入黄連末，用天仙藤燒熱油傅之。《摘玄方》②。

紫金藤宋《圖經》③

【釋名】山甘草。

【集解】【頌④曰】生福州山中。春初單生葉青色，至冬凋落。其藤似枯條，采皮晒乾。

【氣味】缺。【主治】丈夫腎氣。蘇頌⑤。消損傷淤血。擣傅惡瘡腫毒。時珍。

【附方】新二。**紫金藤丸**。補腎臟，暖丹田，興陽道，減小便，填精髓，駐顔色，潤肌肉，治元氣虚，面目黎黑，口乾舌濇，夢想虚驚，耳鳴目淚，腰胯沉重，百節酸疼，項筋緊急，背胛勞倦，陰汗盜汗，及婦人子宫久冷，月水不調，或多或少，赤白帶下，並宜服之。用紫金藤十六兩，巴戟天去心三兩，吴茱萸、高良薑、肉桂、青鹽各二兩，爲末，酒糊丸梧子大。每温酒下二十丸，日三服。《和劑方》⑥。**死胎不下**。紫金藤、葵根各七錢，土牛膝三兩，土當歸四錢，肉桂二錢，麝香三分，爲末。米糊丸梧子大，硃砂爲衣。每服五十丸，乳香湯下。極驗。葛静觀方⑦。

(接上頁注)中，淮南陳景初，名醫也。獨有方論治此病。方名初謂之香附散，李伯時易名曰天仙藤散也。天仙藤散方：天仙藤（洗，略炒）、香附子（炒）、陳皮、甘草、烏藥（不須要天臺者，但得軟白、香而辣者良，右等分，浄秤爲細末）。每服三錢，水一大盞，薑三片，木瓜三片，紫蘇三葉，同煎至七分，放温澄清，空心食前服，日三服。小便利，氣脉通，體輕，腫漸消，更不須多服。

① 經驗婦人方：**《婦人良方》卷 20“産後兒枕心腹刺痛方論第七”** 天仙藤散：治産後腹痛不止，及一切血氣腹痛。（出《經驗婦人方》）。天仙藤（五兩，炒焦），爲細末，每服二錢，産後腹痛，用炒生薑，小便和細酒調下。常患血氣，用温酒調服效。

② 摘玄方：**《丹溪摘玄》卷 18“鼻門”** 丹溪云：酒皶鼻，乃血熱入肺也……又以桐油入黄連，用天(吊)〔仙〕藤燒熱油傅之。

③ 圖經：**《圖經》見《證類》卷 30“外木蔓類・紫金藤”** 生福州山中。春初單生葉，青色。至冬凋落。其藤似枯條，採其皮曬乾爲末。治丈夫腎氣。

④ 頌：見上注。

⑤ 蘇頌：見上注。

⑥ 和劑方：**《局方》卷 5“治痼冷”** 巴戟丸：補腎臟，暖丹田，興陽道，減小便，填精益髓，駐顔潤肌。治元氣虚憊，面目黧黑，口乾舌澀，夢想虚驚，眼中冷淚，耳作蟬鳴，腰胯沉重，百節酸疼，項筋緊急，背胛勞倦，陰汗盜汗，四肢無力。及治婦人子宫久冷，月脉不調，或多或少，赤白帶下，並宜服之。良薑（六兩）、紫金藤（十六兩）、巴戟（三兩）、青鹽（二兩）、肉桂（去粗皮）、吴茱萸（各四兩），右爲末，酒糊爲丸，每服二十丸，暖鹽酒送下，鹽湯亦得，日午夜卧各一服。

⑦ 葛静觀方：**《普濟方》卷 357“産難子死腹中”** 牛膝丸：治産數日，子死不出，母氣欲絶。杜牛膝（五升）、紫金藤（十錢）、厚肉桂（二錢）、土當歸（四錢）、葵根（十錢）、麝香（半錢），右末，米飲爲丸如梧桐子大，硃砂爲衣，每服五十丸，乳香湯下。（**按**：疑即《綱目・引據古今醫家書目》“蕭静觀方”之誤。未能溯及其源。今録近似方以備參。）

南藤宋《開寶》①

【校正】自木部移入此。併入《有名未用・别録②・丁公寄》、《圖經③・石南藤》。

【釋名】石南藤《圖經》④、丁公藤《開寶》⑤、丁公寄《别録》⑥、丁父《别録》、風藤。【志⑦曰】生依南樹,故號南藤。【藏器⑧曰】丁公寄即丁公藤也。始因丁公用有效,因以得名。

【集解】【《别録》⑨曰】丁公寄生石間,蔓延木上,葉細,大枝赤莖,母大如磧黄,有汁,七月七日采。【頌⑩曰】南藤,即丁公藤也。生南山山谷,今泉州、榮州有之。生依南木,莖如馬鞭,有節紫褐色,葉如杏葉而尖。采無時。又曰:天台石南藤,四時不凋。土人采葉治腰痛。【時珍曰】今江南、湖南諸大山有之,細藤圓膩,紫緑色,一節一葉。葉深緑色,似杏葉而微短厚。其莖貼樹處,有小紫瘤疣,中有小孔。四時不凋,莖葉皆臭而極辣。白花蛇食其葉。

【氣味】辛,温,無毒。【《别録》⑪曰】甘。【主治】金瘡痛。延年。《别録》⑫。主風血,補衰老,起陽,强腰脚,除痺,變白,逐冷氣,排風邪。煮汁服,冬月浸酒服。藏器⑬。煮汁服,治上氣欬嗽。時珍。

【發明】【志⑭曰】按《南史》云:解叔謙,雁門人。母有疾,夜禱,聞空中語云:得丁公藤治之即瘥。訪醫及本草皆無此藥。至宜都山中,見一翁伐木,云是丁公藤,療風。乃拜泣求。翁并示以漬酒法。受畢,失翁所在。母服之遂愈也。【時珍曰】近俗醫治諸風,以南藤和諸藥熬膏市之,號南

---

① 開寶:**《開寶》見《證類》卷14"南藤"** 味辛,温,無毒。主風血,補衰老,起陽,强腰脚,除痺,變白,逐冷氣,排風邪。亦煮汁服,亦浸酒。冬月用之。生依南樹,故號南藤,莖如馬鞭有節,紫褐色。一名丁公藤。生南山山谷。

② 别録:**《别録》見《證類》卷30"有名未用・丁公寄"** 味甘。主金瘡痛,延年。一名丁父。生石間,蔓延木上。葉細,大枝赤莖,母大如磧黄,有汁。七月七日採。

③ 圖經:**《圖經》見《證類》卷30"外木蔓類・石南藤"** 生天台山中。其苗蔓延木上,四時不凋。彼土人採其葉入藥,治腰疼。

④ 圖經:見上注。

⑤ 開寶:見本頁注①。

⑥ 别録:見本頁注②。(**按**:"釋名"項下"别録"同此。)

⑦ 志:見本頁注①。

⑧ 藏器:**《嘉祐》見《證類》卷30"有名未用・丁公寄"** 陳藏器云:丁公寄,即丁公藤也。

⑨ 别録:見本頁注②。

⑩ 頌:**《圖經》見《證類》卷14"南藤"** 南藤即丁公藤也。生南山山谷,今出泉州、榮州。生依南木,故名南藤。苗如馬鞭有節,紫褐色,葉如杏葉而尖。採無時……/見本頁注④。

⑪ 别録:見本頁注②。

⑫ 别録:見本頁注②。

⑬ 藏器:見本頁注①。(**按**:誤注出處,實出《開寶》。)

⑭ 志:**《開寶》見《證類》卷14"南藤"** ……《南史》:解叔謙,雁門人。母有疾,夜於庭中稽顙祈告,聞空中云:得丁公藤治即差。訪醫及《本草》皆無。至宜都山中,見一翁伐木,云是丁公藤,療風。乃拜泣求得之及漬酒法。受畢,失翁所在。母疾遂愈。

藤膏。白花蛇喜食其葉，故治諸風猶捷。

【附録】烈節宋《圖經》①。【頌②曰】生榮州，多在林箐中。春生蔓苗，莖葉俱似丁公藤而纖細，無花實。九月采莖，暴乾。味辛，温，無毒。主肢節風冷，筋脉急痛。作湯浴之佳。【時珍曰】楊倓《家藏經驗方》③有烈節酒，治歷節風痛。用烈節、松節、牛膝、熟地黄、當歸各一兩，爲粗末，絹袋盛之，以無灰酒二百盞，浸三日。每用一盞，入生酒一盞，温服。表弟武東叔，年二十餘，患此痛不可忍。涪城 馬東之，以此治之而安。

清風藤宋《圖經》④

【釋名】青藤《綱目》、尋風藤《綱目》。

【集解】【頌⑤曰】生台州 天台山中。其苗蔓延木上，四時常青。土人采莖用。

【氣味】缺。【主治】風疾。蘇頌⑥。治風濕流注，歷節鶴膝，麻痺瘙痒，損傷瘡腫，入酒藥中用。時珍。

【附方】新二。風濕痺痛。青藤根三兩，防己一兩，㕮咀，入酒一瓶，煮飲。《普濟方》⑦。一切諸風。青藤膏：用青藤，出太平荻港上者，二三月采之。不拘多少，入釜内，微火熬七日夜成膏，收入瓷器内。用時先備梳三五把，量人虚實，以酒服一茶匙畢，將患人身上拍一掌，其後遍身發痒，不可當，急以梳梳之。要痒止，即飲冷水一口便解，風病皆愈也。避風數日良。《集簡方》。

百稜藤宋《圖經》⑧

【釋名】百靈藤《綱目》。

---

① 圖經：**《圖經》見《證類》卷30"外木蔓類·烈節"** 生榮州。多在林箐中生。味辛，温，無毒。主肢節風冷，筋脉急痛。春生蔓苗，莖葉俱似丁公藤而纖細，無花實。九月採莖，暴乾，以作浴湯佳。

② 頌：見上注。

③ 家藏經驗方：**《普濟方》卷112"歷節風"** 松節浸酒方：當歸（一兩）、熟地黄（一兩）、松節（一兩）、列節（一兩）、牛膝（一兩），右爲粗末，以絹袋盛藥，使無灰酒二百盞，浸三日方可喫。如藥酒一盞，服時即以生酒一盞添入。予表弟武東叔年二十餘，患歷節風痛不可忍，涪城馬東之以此方療之。（**按**：《楊氏家藏方》無此方。另溯其源。）

④ 圖經：**《圖經》見《證類》卷30"外木蔓類·清風藤"** 生天台山中。其苗蔓延木上，四時常有。彼土人採其葉入藥，治風有效。

⑤ 頌：見上注。

⑥ 蘇頌：見上注。

⑦ 普濟方：**《普濟方》卷185"風濕痹"** 治風濕痹：青藤根（三兩）、防己（一兩），右㕮咀，酒瓶煮，徐徐服之。

⑧ 圖經：**《圖經》見《證類》卷30"外木蔓類·百稜藤"** 生台州。春生苗，蔓延木上，無花葉。冬採皮入藥，治盜汗，彼土人用之，有效。

【集解】【頌①曰】生台州山中。春生苗蔓，延木上，無花葉。冬采皮入藥，土人用。

【氣味】缺。【主治】盗汗。蘇頌②。治一切風痛風瘡。以五斤剉，水三斗，煮汁五升，熬膏。每酒服一匙，日三服。時珍。

【附方】新三。頭風腦痛。百靈藤十斤，水一石，煎汁三斗，入糯米三斗作飯。候冷，拌神麴炒末九兩，同入甕中，如常釀酒。經三五日，更炊一斗糯米飯，冷投之，待熟澄清。每温飲一小盞，服後渾身汗出爲效。《聖惠方》③。一切風痺，不拘久近。百靈藤五斤，水三斗，煎一斗，濾汁再煎至三升。入牛膝、附子、仙靈脾、赤箭、何首烏、乳香、鹿角膠各二兩爲末同煎。别入白蜜五合，熬如餳狀，瓷瓶收之。每服一匙，温酒下，一日二服。忌毒物、滑物。《聖惠方》④。大風瘡疾。百靈藤四兩，水一斗，煮三升，去滓，入粳米四合煮粥。於密室中浴畢乃食，暖卧取汗。汗後，皮膚起如麩片。每隔日一作，五六十日後漸愈，毛髮即生。《聖惠方》⑤。

省藤《拾遺》⑥【校正】自木部移入此。

【釋名】赤藤《綱目》、紅藤《綱目》。

【集解】【藏器⑦曰】生南地深山。皮赤，大如指，堪縛物，片片自解也。

【氣味】苦，平，無毒。【主治】蚘蟲，煮汁服之。齒痛，打碎含之。煮粥飼狗，去瘑。藏器⑧。治諸風，通五淋，殺蟲。時珍。

---

① 頌：見前頁注⑧。

② 蘇頌：見前頁注⑧。

③ 聖惠方：**《聖惠方》卷25“治一切風通用浸酒藥諸方”** 治風，百靈藤釀酒方：百靈藤（十斤，以水一石煎取三斗）、神曲（九兩，微炒黄色，擣末）、糯米（三斗，炊作飯），右候飯冷，即熟揉曲末入飯中，並藥汁同入於甕中，一如醞酒法，經三五日看沫盡，即更炊一斗糯米飯，候冷投入甕中，即熟澄清，更三日後，每日不計早晚温飲一小盞，服後覺渾身汗出爲效。

④ 聖惠方：**《聖惠方》卷25“治一切風通用煎藥諸方”** 治一切風，不以遠近，服之皆效，百靈藤牛膝煎方：百靈藤（五斤，細剉，以水三斗煎至一斗，濾去滓，更煎至三升）、牛膝（去苗）、附子（去皮臍）、赤箭、仙靈脾、何首烏、鹿角膠、乳香（已上各二兩），右件藥擣細羅爲末，入前煎中，别入白蜜五合同熬，以柳木篦攪令匀，如稀餳即止，收於甆器中，每服以温酒調下一茶匙，空心及晚食前服。忌毒滑物。

⑤ 聖惠方：**《聖惠方》卷24“治大風鬢眉墮落諸方”** 治大風疾，百靈藤粥方：百靈藤（四兩），右以水一斗煎至二升，去滓，入粳米四合煮作粥，於温室中澡浴了，服之，衣覆取汗，汗後皮膚風退如麩片，每隔日一服，五六十日後漸愈，毛髮即生。

⑥ 拾遺：**《拾遺》見《證類》卷13“四十五種陳藏器餘·省藤”** 味苦，平，無毒。主蚘蟲，煮汁服之。又主齒痛，打碎，口中含之。又取和米煮粥飼狗，去瘑。生南地深山。皮赤如指，堪縛物，片片自解也。

⑦ 藏器：見上注。

⑧ 藏器：見上注。

【發明】【時珍曰】赤藤善殺蟲，利小便，洪邁《夷堅志》①云：趙子山苦寸白蟲病。醫令戒酒而素性耽之。一日寓居邵武天王寺，夜半醉歸，口渴甚，見廡間甕水，映月瑩然，即連酌飲之，其甘如飴。迨曉蟲出盈席，心腹頓寬，宿疾遂愈。皆驚異之，視所飲水，乃寺僕織草履，浸紅藤根水也。

【附方】新一。五淋澀痛。赤藤即做草鞋者、白伏苓、苧麻根等分，爲末。百沸湯下，每服一錢，如神。《究原方》②。

紫藤宋《開寶》③

【集解】【藏器④曰】藤皮着樹，從心重重有皮。四月生紫花可愛，長安人亦種飾庭池，江東呼爲招豆藤。其子作角，角中仁熬香着酒中，令酒不敗。敗酒中用之亦正。其花挼碎，拭酒、醋白腐壞。

【氣味】甘，微温，有小毒。【主治】作煎如糖服，下水癊病。藏器⑤。

落雁木《海藥》⑥【校正】自木部移入此。

【釋名】【珣⑦曰】藤蘿高丈餘，雁過皆綴其中，或云雁銜至代州 雁门而生，以此爲名。

【集解】【珣⑧曰】按徐表《南州記》云：落雁木生南海山野中。蔓生，四邊如刀削。代州 雁門亦有之，蜀中 雅州亦有。【頌⑨曰】雅州出者，苗作蔓，纏繞大木，苗葉形色大都似茶，無花實。彼人四月采苗，入藥用。

---

① 夷堅志：**《夷堅志》再補“治寸白蟲方”**　趙子山，寓居邵武軍天王寺，苦寸白蟲爲撓。醫者戒云：是疾當止酒。而以素所躭嗜，欲罷不能。一夕，醉於外舍，歸已夜半，口乾咽燥，倉卒無湯飲。適廊廡間有甕水，月映瑩然可掬，即酌而飲之，其甘如飴。連盡數酌，乃就寢。迨曉，蟲出盈席，覺心腹頓寬，宿疾遂愈。驗其所由，蓋寺僕日織草屨，浸紅藤根水也。（庚志。）

② 究原方：**《黎居士簡易方》卷7“一清門”**　（《张氏究原方》）分清飲：治五淋如神。苧麻根、白茯苓、赤藤（街市賣作草鞋者），右等分爲末，每一大錢，百沸湯調下。（**按**：《究原方》佚，《黎居士簡易方》存其佚文。《普濟方》卷214又從《簡易方》轉引此方。）

③ 開寶：**《開寶》見《證類》卷13“紫藤”**　味甘，微温，有小毒。作煎如糖下水良。花挼碎拭酒醋，白腐壞。子作角。其中人熬令香，著酒中，令不敗，酒敗者用之亦正。四月生紫花，可愛。人亦種之。江東呼爲招豆藤，皮著樹，從心重重有皮。

④ 藏器：見上注。（**按**：誤注出“藏器”，實出《開寶》。）

⑤ 藏器：見上注。/**《拾遺》見《證類》卷13“紫藤”**　陳藏器云：主水癊病……

⑥ 海藥：**《海藥》見《證類》卷12“八種海藥餘·落雁木”**　謹按徐表《南州記》云：生南海山野中。藤蘿而生，四面如刀削，代州雁門亦有。藤蘿高丈餘，雁過皆綴其中，故曰落雁木。又云：雁銜至代州雁門，皆放落而生，以此爲名。蜀中雅州亦出。味平、温，無毒。主風痛傷折，脚氣腫，腹滿虚脹。以粉木同煮汁蘸洗，並立效。又主婦人陰瘡浮疱。以椿木同煮之妙也。

⑦ 珣：見上注。

⑧ 珣：見上注。

⑨ 頌：**《圖經》見《證類》卷12“八種海藥餘·落雁木”**　落雁木，生雅州。味甘，性平，無毒。治産後血氣痛，并折傷内損等疾。其苗作蔓纏繞大木，苗葉形色大都似茶，無花實。彼士人四月採，苗入藥用。

莖、葉。【氣味】甘，平、温，無毒。【主治】風痛傷折，脚氣腫，腹滿虚脹。以枌木皮同煮汁洗之，立效。又婦人陰瘡浮泡，以椿木皮同煮汁洗之。李珣①。産後血氣痛，并折傷内損諸疾，煮汁服。蘇頌②。

【附録】**折傷木**《唐本草》③。【恭④曰】生資州山谷。藤繞樹木上，葉似莽草葉而光厚。八月、九月采莖，日乾。味甘、鹹，平，無毒。主傷折，筋骨疼痛，散血補血，産後血悶，止痛。酒水各半，煮濃汁飲。**每始王木**《唐本草》⑤。【恭⑥曰】生資州。藤繞樹木上，葉似蘿摩葉。二月、八月采莖，陰乾。味苦，平，無毒。主傷折跌筋骨，生肌破血止痛。以酒水各半，煮濃汁飲之。**風延苺**⑦《拾遺》⑧。【藏器⑨曰】生南海山野中，他處無有也。蔓繞草木上，細葉。《南都賦》云"風衍蔓延于衡皋"，是也。味苦，寒，無毒。主小兒發熱發强，驚癇寒熱，熱淋，利小便，解煩明目，並煮服之。【珣⑩曰】主三消五淋，下痰，小兒赤白毒痢，蛇毒瘴溪毒，一切瘡腫，並宜煎服。

千里及《拾遺》⑪【校正】併入《圖經⑫・千里光》。

【集解】【藏器⑬曰】千里及，藤生道旁籬落間，葉細而厚。宣、湖間有之。【頌⑭曰】千里

---

① 李珣：見1579頁注⑥。
② 蘇頌：見1579頁注⑨。
③ 唐本草：**《唐本草》見《證類》卷13"折傷木"**　味甘，鹹，平，無毒。主傷折筋骨疼痛，散血補血，産後血悶，止痛。酒、水煮濃汁飲之。生資州山谷。
④ 恭：見上注。/**《唐本草》見《證類》卷13"折傷木"**　《唐本》注云：藤生繞樹上，葉似㑹草葉而光厚。八月、九月採莖，日乾。
⑤ 唐本草：**《唐本草》見《證類》卷13"每始王木"**　味苦，平，無毒。主傷折跌筋骨，生肌破血止痛。酒、水煮濃汁飲之。生資州山谷。
⑥ 恭：見上注。/**《唐本草》見《證類》卷13"每始王木"**　《唐本》注云：藤生，繞樹木上生，葉似蘿摩葉，二月、八月採。)
⑦ 苺：本卷分目録作"母"，《證類》卷八"風延母"亦作"母"。疑時珍有意改之。
⑧ 拾遺：**《拾遺》見《證類》卷8"二十二種陳藏器餘・風延母"**　味苦，寒，無毒。小兒發熱發强，驚癇寒熱，熱淋，解煩，利小便，明目。主蛇、犬毒，惡瘡癰腫，黄疸。並煮服之。細葉蔓生，纓繞草木。《南都賦》云"風衍蔓延於衡皋"是也。
⑨ 藏器：見上注。
⑩ 珣：**《海藥》見《證類》卷8"二十二種陳藏器餘・風延母"**　謹按《徐表南州記》生南海山野中。主三消五淋，下痰，小兒赤白毒痢，蛇毒瘴溪等毒，一切瘡腫。並宜煎服。祇出南中，諸無所出也。
⑪ 拾遺：**《拾遺》見《證類》卷6"四十六種陳藏器餘・千里及"**　味苦，平，小毒。主天下疫氣，結黄，瘧瘴蠱毒，煮服之吐下。亦搗傅瘡，蟲、蛇、犬等咬處。藤生，道旁籬落間有之，葉細厚，宣、湖間有之。
⑫ 圖經：**《圖經》見《證類》卷30"外草類・千里急"**　生天台山中。春生苗，秋有花。彼土人并其花、葉採入藥用。治眼有效。/**《圖經》見《證類》卷30"外草類・千里光"**　生筠州淺山及路傍。味苦、甘，寒，無毒。葉似菊葉而長，枝幹圓而青，背有毛，春生苗，秋生莖葉，有花黄色，不結實。花無用。彼土人多與甘草煮作飲服，退熱明目，不入衆藥用。
⑬ 藏器：見本頁注⑪。
⑭ 頌：見本頁注⑫。

急，生天台山中。春生苗，秋有花。土人采花、葉入眼藥。又筠州有千里光，生淺山及路旁。葉似菊而長，背有毛。枝幹圓而青。春生苗，秋有黄花，不結實。采莖葉入眼藥，名黄花演。蓋一物也。

【氣味】苦，平，有小毒。【頌①曰】苦、甘，寒，無毒。【主治】天下疫氣結黄，瘴瘧蠱毒，煮汁服，取吐下。亦搗傅蛇犬咬。藏器②。同甘草煮汁飲，退熱明目，不入衆藥。蘇頌③。同小青煎服，治赤痢腹痛。時珍。

【附方】新一。爛弦風眼。九里光草，以笋殼葉包，煨熟，捻汁滴入目中。《經驗良方》④。

藤黄《海藥》⑤【校正】自木部移入此。

【釋名】樹名海藤。【珣⑥曰】按郭義恭《廣志》云：出岳、鄂等州諸山崖。樹名海藤。花有蕊，散落石上，彼人收之，謂之沙黄。就樹采者輕妙，謂之臘黄。今人訛爲銅黄，銅、藤音謬也。此與石淚采之無異。畫家及丹竈家時用之。【時珍曰】今畫家所用藤黄皆經煎煉成者，舐之麻人。按周達觀《真臘記》⑦云：國有畫黄，乃樹脂，番人以刀斫樹枝滴下，次年收之。似與郭氏説微不同，不知即一物否也。

【氣味】酸、濇，有毒。【主治】蚛牙蛀齒，點之便落。李珣⑧。

附録諸藤一十九種

地龍藤《拾遺》⑨。【藏器⑩曰】生天目山。繞樹蟠屈如龍，故名。吴中亦有而小異。味苦，

---

① 頌：見1580頁注⑫。

② 藏器：見1580頁注⑪。

③ 蘇頌：見1580頁注⑫。

④ 經驗良方：**《普濟方》卷73“目赤爛”** 又方（出《經驗良方》）：治爛瞼風眼。用笋箬包九里光草，煨熟，撚入眼中。

⑤ 海藥：**《證類》卷12“八種海藥餘·藤黄”** 謹按《廣志》云：出鄂、岳等州諸山崖。其樹名海藤。花有蘂，散落石上，彼人收之謂沙黄。就樹採者輕妙，謂之臈草。酸濇，有毒。主蚛牙蛀齒，點之便落。據今所呼銅黄，謬矣。蓋以銅、藤語訛也。按此與石淚採無異也。畫家及丹竈家並時用之。

⑥ 珣：見上注。

⑦ 真臘記：**《説郛》弓62《真臘風土記·出産》** ……畫黄，乃一等樹間之脂，番人預先一年以刀斫樹，滴瀝其脂，至次年而始收……

⑧ 李珣：見本頁注⑤。

⑨ 拾遺：**《證類》卷13“四十五種陳藏器餘·地龍藤”** 味苦，無毒。主風血羸老，腹内及腰脚諸冷，食不作肌膚，浸酒服之。生天目山，蟠屈如龍，故號地龍藤。繞樹木生，似龍所生，與此頗同，小有異耳。吴中亦有也。

⑩ 藏器：見上注。

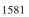

無毒。主風血羸老，腹内腰脚諸冷，食不調，不作肌膚。浸酒服之。**龍手藤**【藏器①曰】出安荔浦石上向陽者。葉如龍手。采無時。味甘，温，無毒。主偏風口喎，手足癱緩，補虚益陽，去冷氣風痺，以醇酒浸，近火令温，空心服之，取微汗。**牛領藤**【藏器②曰】生嶺南高山。形褊如牛領。取之陰乾。味甘，温，無毒。主腹内冷，腰膝痛弱，小便白數，陽道乏，煮汁或浸酒服。**牛奶藤**【藏器③曰】生深山，大如樹，牛好食之，其中有粉。味甘，温，無毒，主救荒，令人不飢。其根食之，令人髮落。**鬼膞藤**【藏器④曰】生江南林澗邊。葉如梨葉，子如樝子。藤：味苦，温，無毒。浸酒服，去風血。同葉搗，傅癰腫。**斑珠藤**。【藏器⑤曰】生山谷中，不凋。子如珠而斑，冬月取之。味甘，温，無毒。浸酒服，主風血羸瘦，婦人諸疾。**息王藤**。【藏器⑥曰】生嶺南山谷。冬月不凋。味苦，温，無毒。主産後腹痛，血露不盡。濃煮汁服。**萬一藤**。【藏器⑦曰】生嶺南。蔓如小豆。一名萬吉。主蛇咬。杵末，水和傅之。**曼遊藤**。【藏器⑧曰】生犍为 牙門山谷。狀如寄生着大樹。葉如柳，春花色紫，蜀人謂之沉藹藤。味甘，温，無毒。久服長生延年，去久嗽，治癬。**百丈青**。【藏器⑨曰】生江南林澤。藤蔓緊硬。葉如薯蕷，對生。味苦，平，無毒，解諸毒物，天行瘴瘧疫毒。並煮汁服，亦生搗汁服。其根令人下痢。**温藤**。【藏器⑩曰】生江南山谷，着樹不凋。莖葉味甘，温，無毒。浸酒

① 藏器：**《證類》卷12"二十六種陳藏器餘・龍手藤"** 味甘，温，無毒。主偏風口喎，手足癱緩，補虚益陽，去冷氣風痺。斟酌多少，以醇酒浸，近火令温，空心服之，取汗。出安荔浦山石上向陽者，葉如龍手，因以爲名，採之無時也。

② 藏器：**《證類》卷13"四十五種陳藏器餘・牛領藤"** 味甘，温，無毒。主腹内冷，腰膝疼弱，小便白數，陽道乏。煮汁浸酒服之。生嶺南高山，形褊如牛領，取之陰乾也。

③ 藏器：**《證類》卷12"二十六種陳藏器餘・牛奶藤"** 味甘，温，無毒。主荒年食之令人不飢。取藤中粉食之，如葛根，令人髮落。牛好食之。生深山。大如樹。

④ 藏器：**《拾遺》見《證類》卷13"四十五種陳藏器餘・鬼膞藤"** 味苦，温，無毒。主癰腫，搗莖、葉傅之。藤堪浸酒，去風血。生江南林澗中。葉如梨，子如柤子，山人亦名鬼薄者也。

⑤ 藏器：**《拾遺》見《證類》卷12"二十六種陳藏器餘・斑珠藤"** 味甘，温，無毒。主風血羸瘦，婦人諸疾，浸酒服之。生山谷中。不凋。子如珠而斑，冬取之。

⑥ 藏器：**《拾遺》見《證類》卷13"四十五種陳藏器餘・息王藤"** 味苦，温，無毒。主産後腹痛，血露不盡，濃煮汁服之。生嶺南山谷。冬月不凋。

⑦ 藏器：**《拾遺》見《證類》卷10"二十五種陳藏器餘・萬一藤"** 主蛇咬。杵篩以水和如泥，傅瘡上。藤蔓如小豆。生嶺南。亦名萬吉。

⑧ 藏器：**《拾遺》見《證類》卷12"二十六種陳藏器餘・曼游藤"** 味甘，温，無毒。久服長生延年，去久嗽。出犍爲牙門山谷，如寄生著大樹，春華色紫，葉如柳。張司空云：蜀人謂之沉藹藤，亦云治癬。

⑨ 藏器：**《拾遺》見《證類》卷8"二十二種陳藏器餘・百丈青"** 味苦，寒，平，無毒。主解諸毒物，天行瘴瘧疫毒。並煮服，亦生搗絞汁。生江南林澤，藤蔓緊硬，葉如薯預，對生。根服令人下痢。

⑩ 藏器：**《拾遺》見《證類》卷13"四十五種陳藏器餘・温藤"** 味甘，温，無毒。主風血積冷，浸酒服之。生江南山谷，不凋，著樹生也。

服，主風血積冷。**藍藤**。【藏器①曰】生新羅國。根如細辛。味辛，温，無毒。主冷氣咳欬嗽。煮汁服。**瓜藤**宋《圖經》②。【頌③曰】生施州。四時有葉無花。采皮無時。味甘，凉，無毒。主諸熱毒惡瘡。同刺猪苓洗，去粗皮，焙乾，等分，搗羅，用甘草水調貼之。**金稜藤**。【頌④曰】生施州。四時有葉無花，采無時。味辛，温，無毒。主筋骨疼痛。與續筋根、馬接脚同洗，去粗皮，焙乾，等分爲末。酒服二錢。無所忌。**含春藤**。【頌⑤曰】生台州。其苗延木，冬夏常青。采葉，治諸風有效。**獨用藤**。【頌⑥曰】生施州。四時有葉無花，葉上有倒刺。采皮無時。味苦、辛，熱，無毒。主心氣痛。和小赤藥頭葉焙，等分，研末。酒服一錢。**祁婆藤**。【頌⑦曰】生天台山中。蔓延木上。四時常有。土人采葉，治諸風，有效。**野猪尾**。【頌⑧曰】生施州。藤纏大木，四時有葉無花。味苦，澀，凉，無毒。主心氣痛，解熱毒。同百藥頭等分，焙研爲末。每酒服二錢。**石合草**。【頌⑨曰】生施州。藤纏木上，四時有葉無花。土人采葉。味甘，凉，無毒。主一切惡瘡，斂瘡口。焙研，温水調貼。

骨路支《拾遺》⑩。【藏器⑪曰】味辛，平，無毒。主上氣浮腫，水氣嘔逆，婦人崩中，餘血癥瘕，殺三蟲。生崑崙國。苗似凌霄藤，根如青木香。安南亦有之，名飛藤。○此條原附録紫葳之後，鈔書遺落，附于此也。

---

① 藏器：《拾遺》見《證類》卷6“四十六種陳藏器餘·藍藤根” 味辛，温，無毒。上氣冷嗽，煮服之。生新羅國，根如細辛。

② 圖經：《圖經》見《證類》卷30“外木蔓類·瓜藤” 生施州。四時有葉無花。其皮味甘，性凉，無毒。採無時。與刺豬零二味，洗浄去粗皮，焙乾，等分擣羅。用甘草水調貼，治諸熱毒惡瘡。

③ 頌：見上注。

④ 頌：《圖經》見《證類》卷30“外木蔓類·金稜藤” 生施州。四時有葉無花。其皮味辛，性温，無毒。採無時。與續筋、馬接脚三味，洗浄去粗皮，焙乾，等分擣羅。温酒調服二錢匕，治筋骨疼痛，無所忌。

⑤ 頌：《圖經》見《證類》卷30“外木蔓類·含春藤” 生台州。其苗蔓延木上，冬夏常青。彼土人採其葉入藥，治風有效。

⑥ 頌：《圖經》見《證類》卷30“外木蔓類·獨用藤” 生施州。四時有葉無花，葉上有倒刺。其皮味苦、辛，性熱，無毒。採無時。彼土人取此并小赤藥頭二味，洗浄焙乾，各等分，擣羅爲末。温酒調一錢匕，療心氣痛。

⑦ 頌：《圖經》見《證類》卷30“外木蔓類·祁婆藤” 生天台山中。其苗蔓延木上，四時常有。彼土人採其葉入藥，治風有效。

⑧ 頌：《圖經》見《證類》卷30“外木蔓類·野豬尾” 生施州。其苗纏木作藤生，四時有葉無花。味苦、澀，性凉，無毒。採無時。彼土人取此并百藥頭二味，洗浄去粗皮，焙乾，等分擣羅爲末。温酒調下一錢匕，療心氣痛，解熱毒。

⑨ 頌：《圖經》見《證類》卷30“外木蔓類·石合草” 生施州。其苗纏木作藤，四時有葉無花，其葉味甘，性凉，無毒。採無時。焙乾，擣羅爲末。温水調貼，治一切惡瘡腫及斂瘡口。

⑩ 拾遺：《拾遺》見《證類》卷7“一十種陳藏器餘·骨路支” 味辛，平，無毒。主上氣浮腫，水氣嘔逆，婦人崩中，餘血癥瘕，殺三蟲。生崑崙國，苗似凌霄藤，根如青木香。安南亦有，一名飛藤。

⑪ 藏器：見上注。

本草綱目草部目録第十九卷

草之八　水草類二十二種

本草綱目草部第十九卷

草之八　水草類二十二種

澤瀉《本經》①上品

【釋名】水瀉《本經》②、鵠瀉《本經》、及瀉《别録》③、藚音俞、芒芋《本經》、禹孫。【珍曰】去水曰瀉，如澤水之瀉也。禹能治水，故曰禹孫。餘未詳。

【集解】【《别録》④曰】澤瀉生汝南池澤。五月采葉，八月采根，九月采實，陰乾。【弘景⑤曰】汝南郡屬豫州。今近道亦有，不堪用。惟用漢中、南鄭、青州、代州者，形大而長，尾間必有兩岐爲好。此物易朽蠹，常須密藏之。叢生淺水中，葉狹而長。【恭⑥曰】今汝南不復采，惟以涇州、華州者爲善。【頌⑦曰】今山東、河、陝、江淮亦有之，漢中者爲佳。春生苗，多在淺水中。葉似牛舌，獨莖而長。秋時開白花，作叢似穀精草。秋末采根暴乾。

根。【修治】【斅⑧曰】不計多少，細剉，酒浸一宿，取出暴乾，任用。

---

① 本經：**《本經》《别録》(《藥對》)見《證類》卷6“澤瀉”**　味甘、鹹、寒，無毒。主風寒濕痺，乳難，消水，養五藏，益氣力，肥健，補虚損五勞，除五藏痞滿，起陰氣，止泄精、消渴、淋瀝，逐膀胱三焦停水。久服耳目聰明，不飢，延年，輕身，面生光，能行水上。扁鵲云：多服病人眼。一名水瀉，一名及瀉，一名芒芋，一名鵠瀉。生汝南池澤。五月、六月、八月採根，陰乾。（畏海蛤、文蛤。）葉：味鹹，無毒。主大風，乳汁不出，産難，强陰氣。久服輕身。五月採。實：味甘，無毒。主風痺、消渴，益腎氣，强陰，補不足，除邪濕。久服面生光，令人無子。九月採。

② 本經：見上注白字。（**按**：“釋名”項下“本經”皆同此。）

③ 别録：見上注。

④ 别録：見上注。

⑤ 弘景：**《集注》見《證類》卷6“澤瀉”**　陶隱居云：汝南郡屬豫州。今近道亦有，不堪用，惟用漢中、南鄭、青弋，形大而長，尾間必有兩岐爲好。此物易朽蠹，常須密藏之。葉狹長，叢生諸淺水中……

⑥ 恭：**《唐本草》見《證類》卷6“澤瀉”**　《唐本》注云：今汝南不復採用，惟以涇州、華州者爲善也。

⑦ 頌：**《圖經》見《證類》卷6“澤瀉”**　澤瀉，生汝南池澤，今山東、河、陝、江、淮亦有之，以漢中者爲佳。春生苗，多在淺水中，葉似牛舌草，獨莖而長。秋時開白花，作叢似穀精草。五月、六月、八月採根，陰乾。今人秋末採，暴乾用。此物極易朽蠹，常須密藏之。漢中出者，形大而長，尾間有兩岐最佳……

⑧ 斅：**《炮炙論》見《證類》卷6“澤瀉”**　雷公曰：不計多少，細剉酒浸一宿，漉出曝乾，任用也。

【氣味】甘,寒,無毒。【《别録》①曰】鹹。【權②曰】苦。【元素③曰】甘,平,沉而降,陰也。【杲④曰】甘、鹹,寒,降,陰也。【好古⑤曰】陰中微陽。入足太陽、少陰經。【扁鵲⑥曰】多服,病人眼。【之才⑦曰】畏海蛤、文蛤。【主治】風寒濕痺,乳難,養五臟,益力,肥健,消水。久服耳目聰明,不饑延年,輕身面生光,能行水上。《本經》⑧。補虚損五勞,除五臟痞滿,起陰氣,止洩精,消渴,淋瀝,逐膀胱三膲停水。《别録》⑨。主腎虚精自出,治五淋,宣通水道。甄權⑩。主頭旋耳虚鳴,筋骨攣縮,通小腸,止尿血,主難産,補女人血海,令人有子。大明⑪。入腎經,去舊水,養新水,利小便,消腫脹,滲洩止渴。元素⑫。去脬中留垢,心下水痞。李杲⑬。滲濕熱,行痰飲,止嘔吐瀉痢,疝痛脚氣。時珍。

【發明】【頌⑭曰】《素問》治酒風身熱汗出用澤瀉、术,《深師方》治支飲亦用澤瀉、术,但煮法小别爾。張仲景治雜病,心下有支飲苦冒,有澤瀉湯,治傷寒有大小澤瀉湯、五苓散輩,皆用澤瀉,行利停水,爲最要藥。【元素⑮曰】澤瀉乃除濕之聖藥,入腎經,治小便淋瀝,去陰間汗。無此疾服

---

① 别録:見1585頁注①。

② 權:**《藥性論》見《證類》卷6“澤瀉”** 澤瀉,君。味苦……

③ 元素:**《醫學啓源》卷下“用藥備旨·澤瀉”** 氣平味甘。除濕之〔聖〕藥也。治小便淋瀝,去陰間汗,無此疾服之,令人目〔盲〕。《主治秘〔要〕》云:味鹹,性寒,氣味俱厚,沉而降,陰也。其用有四:入腎經一也。去舊水,養新水二也。利小便三也。消腫瘡四也。又云:鹹,陰中微陽,滲泄止渴……/**《湯液本草》卷4“澤瀉”** 《象》云:除濕之聖藥。治小便淋瀝,去陰間汗。無此疾,服之令人目盲。(**按**:《湯液本草》所引“象云”,即《醫學啓源》首段。)

④ 杲:**《珍珠囊·諸品藥性主治指掌》(《醫要集覽》本)“澤瀉”** 味甘、鹹,性寒。無毒。降也,陽中之陰也。

⑤ 好古:**《湯液本草》卷4“澤瀉”** 陰中微陽。入足太陽、少陰經。

⑥ 扁鵲:見1585頁注①引“扁鵲”。

⑦ 之才:**古本《藥對》**見1585頁注①括號中七情文。

⑧ 本經:見1585頁注①白字。

⑨ 别録:見1585頁注①。

⑩ 甄權:**《藥性論》見《證類》卷6“澤瀉”** ……能主腎虚精自出,治五淋,利膀胱熱,宣通水道。

⑪ 大明:**《日華子》見《證類》卷6“澤瀉”** 治五勞七傷,主頭旋,耳虚鳴,筋骨攣縮,通小腸,止遺瀝,尿血,催生,難産,補女人血海,令人有子……

⑫ 元素:見本頁注③。

⑬ 李杲:(**按**:“去胞中留垢”,可見下文“好古曰”引“易老云”,此張元素之説。“心下水痞”未能溯得其源。)

⑭ 頌:**《圖經》見《證類》卷6“澤瀉”** ……《素問》身熱解墮,汗出如浴,惡風少氣,名曰酒風。治之以澤瀉、术各十分,麋銜五分,合以三指撮,爲後飯。後飯者,飯後藥先,謂之後飯。張仲景治雜病,心下有支飲,苦冒,澤瀉湯主之。澤瀉五兩,术二兩,水二升,煎取半升,分温再服。治傷寒有大、小澤瀉湯,五苓散輩,皆用澤瀉,行利停水爲最要……

⑮ 元素:見本頁注③。

之，令人目盲。【宗奭①曰】澤瀉之功長於行水。張仲景治水蓄渴煩，小便不利，或吐或瀉，五苓散主之，方用澤瀉，故知其長於行水。本草引扁鵲云多服病人眼。誠爲行去其水也。凡服澤瀉散人，未有不小便多者。小便既多，腎氣焉得復實？今人止洩精，多不敢用之。仲景八味丸用之者，亦不過引接桂、附等，歸就腎經，别無他意。【好古②曰】《本經》云久服明目，扁鵲云多服昏目，何也？易老云：去脬中留垢，以其味鹹能瀉伏水故也。瀉伏水，去留垢，故明目；小便利，腎氣虚，故昏目。【王履③曰】寇宗奭之説，王好古韙之。切謂八味丸以地黄爲君，餘藥佐之，非止補血，兼補氣也，所謂陽旺則能生陰血也。地黄、山茱萸、伏苓、牡丹皮皆腎經之藥，附子、官桂乃右腎命門之藥，皆不待澤瀉之接引而後至也。則八味丸之用此，蓋取其瀉腎邪，養五臟，益氣力，起陰氣，補虚損五勞之功而已。雖能瀉腎，從于諸補藥群衆之中，則亦不能瀉矣。【時珍曰】澤瀉氣平，味甘而淡。淡能滲洩，氣味俱薄，所以利水而洩下。脾胃有濕熱，則頭重而目昏耳鳴。澤瀉滲去其濕，則熱亦隨去，而土氣得令，清氣上行，天氣明爽，故澤瀉有養五臟、益氣力、治頭旋、聰明耳目之功。若久服，則降令太過，清氣不升，真陰潜耗，安得不目昏耶？仲景地黄丸用伏苓、澤瀉者，乃取其瀉膀胱之邪氣，非引接也。古人用補藥必兼瀉邪，邪去則補藥得力，一闢一闔，此乃玄妙。後世不知此理，專一于補，所以久服必致偏勝之害也。

【正誤】【弘景④曰】仙經服食斷穀皆用之。亦云身輕，能步行水上。【頌⑤曰】仙方亦單服澤瀉一物，擣篩取末，水調，日分服六兩，百日體輕而健行。【時珍曰】神農書列澤瀉于上品，復云久服輕身，面生光，能行水上。《典術》⑥云：澤瀉久服，令人身輕，日行五百里，走水上。一名澤芝。陶、蘇皆以爲信然。愚切疑之。澤瀉行水瀉腎，久服且不可，又安有此神功耶？其謬可知。

---

① 宗奭：**《衍義》卷7“澤瀉”**　其功尤長於行水。張仲景曰：水（搐）〔蓄〕渴煩，小便不利，或吐或瀉，五苓散主之。方用澤瀉，故知其用長於行水。本經又引扁鵲云，多服病人眼，誠爲行去其水。張仲景八味丸用之者，亦不過引接桂、附等歸就腎經，别無他意。凡服澤瀉散人，未有不小便多者，小便既多，腎氣焉得復實？今人止泄精，多不敢用。

② 好古：**《湯液本草》卷4“澤瀉”**　……小便既多，腎氣焉得復實。今人止泄精，多不敢用。《本經》云：久服明目。扁鵲謂多服昏目，何也？易老云：去胞中留垢，以其味鹹能泄伏水，故去留垢，即胞中陳積物也……

③ 王履：**《醫經溯洄集》卷下“八味丸用澤瀉論”**　張仲景八味丸用澤瀉，寇宗奭《本草衍義》云：不過接引桂附等歸就腎經，别無他意。而王海藏韙之。愚謂八味丸以地黄爲君，而以餘藥佐之，非止爲補血之劑，蓋兼補氣也。氣者，血之母。東垣所謂陽旺則能生陰血者，此也。若果專爲補腎而入腎經，則地黄、山茱萸、白茯苓、牡丹皮皆腎經之藥，固不待夫澤瀉之接引而後至也。其附子、官桂雖非是少陰經本藥，然附子乃右腎命門之藥，况浮、中、沉無所不至，又爲通行諸經引用藥，官桂能補下焦相火不足，是亦右腎命門藥也……是則八味丸之用澤瀉者非他，蓋取其瀉腎邪，養五臟，益氣力，起陰氣，而補虚損五勞之功而已。寇氏何疑其瀉腎，而爲接引桂、附等之説乎？且澤瀉固能瀉腎，然從於諸補藥群衆之中，雖欲瀉之，而力莫能施矣……

④ 弘景：**《集注》見《證類》卷6“澤瀉”**　……《仙經》服食斷穀皆用之。亦云身輕，能步行水上。

⑤ 頌：**《圖經》見《證類》卷6“澤瀉”**　……《仙方》亦單服澤瀉一物，搗篩取末，水調，日分服六兩，百日體輕，久而健行。

⑥ 典術：**《御覽》卷990“澤瀉”**　《典術》曰：食澤瀉身輕，日行五百里，走水上可遊無窮，致玉女神仙。（一名澤之。）

【附方】舊一,新五。酒風汗出:方見"麋銜"下。

水濕腫脹。白术、澤瀉各一兩,爲末,或爲丸。每服三錢,伏苓湯下。《保命集》①。

冒暑霍亂。小便不利,頭運引飲。三白散:用澤瀉、白术、白伏苓各三錢,水一盞,薑五片,燈心十莖,煎八分,温服。《局方》②。

支飲苦冒。仲景澤瀉湯③:用澤瀉五兩,术二兩,水二升,煮一升,分二服。○《深師方》④:先以水二升,煮二物,取一升,又以水一升煮澤瀉取五合,合此二汁分再服。病甚欲眩者,服之必瘥。

腎臟風瘡。澤瀉,皂莢水煮爛,焙研,煉蜜丸如梧子大。空心温酒下十五丸至二十丸。《經驗方》⑤。

瘧後怪症,口鼻中氣出,盤旋不散,凝如黑蓋色,過十日漸至肩,與肉相連,堅勝金石,無由飲食。煎澤瀉湯,日飲三盞,連服五日愈。夏子益《奇疾方》⑥。

葉。【氣味】鹹,平,無毒。【主治】大風,乳汁不出,産難,强陰氣。久服輕身。《别録》⑦。壯水臟,通血脉。大明⑧。

實。【氣味】甘,平,無毒。【主治】風痺消渴,益腎氣,强陰,補不足,除邪濕。久服面生光,令人無子。《别録》⑨。

【發明】【時珍曰】《别録》言澤瀉葉及實,强陰氣,久服令人無子。而《日華子》言澤瀉催生,補女人血海,令人有子,似有不同。既云强陰,何以令人無子?既能催生,何以令人有子?蓋澤瀉同補藥能逐下焦濕熱邪垢,邪氣既去,陰强海浄,謂之有子可也。若久服則腎氣大洩,血海反寒,謂之無子可也。所以讀書不可執一。

---

① 保命集:**《保命集》卷下"腫脹論第二十四"** ……治變水内……五七日後覺脹下再中,以白术散。白术、澤瀉(各半兩),右爲細末,煎服三錢,茯苓湯調下。或丸亦可,服三十丸。

② 局方:**《局方》卷2"治傷寒(附中暑)"** 解暑三白散:治冒暑伏熱,引飲過多,陰陽氣逆,霍亂嘔吐,小便不利,臟腑不調,噁心頭暈,並皆治之。澤瀉、白术、白茯苓(各等分),右㕮咀,每服一貼,水一盞,薑五片,燈心十莖,煎八分,去滓服,不拘時。每貼重半兩。

③ 仲景澤瀉湯:**《金匱·痰飲咳嗽病脉證并治》** 心下有支飲,其人苦冒眩,澤瀉湯主之。澤瀉湯方:澤瀉(五兩)、白术(二兩),右二味,以水二升,煮取一升,分温再服。

④ 深師方:**《圖經》見《證類》卷6"澤瀉"** ……深師治支飲,亦同用澤瀉、术,但煮法小别。先以水二升煮取二物,取一升,又以水一升煮澤瀉,取五合,合此二汁,爲再服。病甚欲眩者,服之必差……

⑤ 經驗方:**《證類》卷6"澤瀉"** 《經驗方》:常服澤瀉,皂莢水煮爛,焙乾爲末,煉蜜爲丸如桐子大。空心以温酒下十五丸至二十丸,甚妙。治腎臟風,生瘡尤良。

⑥ 奇疾方:**《傳信適用方》卷下"夏子益治奇疾方三十八道"** 口鼻中氣出,盤旋不散,凝如黑蓋色,過十日則漸漸至肩胸,與肉相連,堅勝金石鐵,無由飲食。此多因瘧後得也。治煎澤瀉湯,日飲三盞,連服五日愈。

⑦ 别録:見1585頁注①。

⑧ 大明:**《日華子》見《證類》卷6"澤瀉"** ……葉壯水藏,下乳,通血脉。

⑨ 别録:見1585頁注①。

【附録】酸惡。【《別録》① · 有名未用》曰】主惡瘡,去白蟲。生水旁,狀如澤瀉。

蔛草《唐本草》②

【釋名】蔛菜恭③、蔛榮。

【集解】【恭④曰】蔛菜所在有之,生水旁。葉似澤瀉而小。花青白色。亦堪蒸啖,江南人用蒸魚食甚美。五六月采莖葉,暴乾用。

【氣味】甘,寒,無毒。【主治】暴熱喘息,小兒丹腫。恭⑤。

羊蹄《本經》⑥下品

【釋名】蓄《別録》⑦、秃菜弘景⑧、敗毒菜《綱目》、牛舌菜同、羊蹄大黄《庚辛玉册》⑨、鬼目《本經》⑩、東方宿同、連蟲陸同、水黄芹俗。子名金蕎麥。【弘景⑪曰】今人呼爲秃菜,即蓄字音訛也。【時珍曰】羊蹄以根名,牛舌以葉形,名秃菜以治秃瘡名也。《詩 · 小雅》云:言采其蓫。陸機注云:蓫即蓄字,今之羊蹄也。幽州人謂之蓫。根似長蘆菔而莖赤。亦可汋爲茹,滑美。鄭樵《通志》⑫指蓫爲《爾雅》之菲及蕢者,誤矣。金蕎麥以相似名。

【集解】【《別録》⑬曰】羊蹄生陳留川澤。【保昇⑭曰】所在有之,生下濕地。春生苗,高者三

---

① 別録:**《別録》見《證類》卷 30"有名未用 · 酸惡"** 主惡瘡,去白蟲。生水傍,狀如澤瀉。

② 唐本草:**《唐本草》見《證類》卷 9"蔛草"** 味甘,寒,無毒。主暴熱喘息,小兒丹腫。一名蔛榮。生水傍。

③ 恭:(**按**:"恭"當注于"蔛榮"之下。"蔛菜"或爲"蔛榮"之誤。)

④ 恭:**《唐本草》見《證類》卷 9"蔛草"** 《唐本》注云:葉圓,似澤瀉而小。花青白,亦堪噉。所在有之。/**《開寶》見《證類》卷 9"蔛草"** 今按《別本》注云:江南人用蒸魚,食之甚美。五月、六月採莖,葉,暴乾。

⑤ 恭:見本頁注②。

⑥ 本經:**《本經》《別録》見《證類》卷 11"羊蹄"** 味苦,寒,無毒。主頭秃疥瘙,除熱,女子陰蝕,浸淫疽痔,殺蟲。一名東方宿,一名連蟲陸,一名鬼目,一名蓄。生陳留川澤。

⑦ 別録:見上注。

⑧ 弘景:**《集注》見《證類》卷 11"羊蹄"** 陶隱居云:今人呼名秃菜,即是蓄音之訛……

⑨ 庚辛玉册:(**按**:未見該書存世,待考。)

⑩ 本經:見本頁注⑥白字。(**按**:"釋名"項下"東方宿、連蟲陸"同此。)

⑪ 弘景:見本頁注⑧。

⑫ 通志:**《通志 · 昆蟲草木略 · 草類》** 羊蹄……《爾雅》曰:菲,莨菜。又曰:蕢。牛蘈,今人呼爲秃菜。蓫,秃音訛耳。

⑬ 別録:見本頁注⑥。

⑭ 保昇:**《蜀本草》見《證類》卷 11"羊蹄"** 《蜀本》:《圖經》云:生下濕地,高者三四尺。葉狹長,莖節間紫赤。花青白色,子三稜,夏中即枯。又有一種,莖葉俱細,節間生子若茺蔚子,療痢乃佳。今所在有之。/**《圖經》見《證類》卷 11"羊蹄"** ……夏中即枯,根似牛蒡而堅實……(**按**:本條糅入宋《圖經》之文。)

四尺。葉狹長,頗似萵苣而色深。莖節間紫赤。開青白花成穗,結子三棱,夏中即枯。根似牛蒡而堅實。【宗奭①曰】葉如菜中波棱,但無岐而色差青白,葉厚,花與子亦相似。葉可潔擦鍮石。子名金蕎麥,燒煉家用以制鉛、汞。【時珍曰】近水及濕地極多。葉長尺餘,似牛舌之形,不似波棱。入夏起薹,開花結子,花葉一色。夏至即枯,秋深即生,凌冬不死。根長近尺,赤黄色,如大黄、胡蘿蔔形。

根。【氣味】苦,寒,無毒。【恭②曰】辛、苦,有小毒。【時珍曰】能制三黄、砒石、丹砂、水銀。

【主治】頭禿疥瘙,除熱,女子陰蝕。《本經》③。浸淫疽痔,殺蟲。《别録》④。療蠱毒。恭⑤。治癬,殺一切蟲。醋磨,貼腫毒。大明⑥。擣汁二三匙,入水半盞煎之,空腹温服,治産後風秘殊驗。宗奭⑦。

【發明】【震亨⑧曰】羊蹄根屬水,走血分。【頌⑨曰】新采者,磨醋塗癬速效。亦煎作丸服。采根不限多少,擣絞汁一大升,白蜜半升,同熬如稠餳,更用防風末六兩,搜和令可丸,丸如梧子大。用栝樓、甘草煎酒下三二十丸,日二三服。

【附方】舊六,新七。大便卒結。羊蹄根一兩,水一大盞,煎六分,温服。《聖惠方》⑩。

腸風下血。敗毒菜根洗切,用連皮老薑各半盞,同炒赤,以無灰酒淬之,盌蓋少頃,去滓,任意飲。《永類方》⑪。

喉痺不語。羊蹄獨根者,勿見風日及婦人雞犬,以三年醋研如泥,生布拭喉外令赤,塗之。《千金方》⑫。

---

① 宗奭:**《衍義》卷 12“羊蹄”** 《經》不言根,《圖經》加根字。處處有。葉如菜中菠蔆,但無歧,而色差青白。葉厚,花與子亦相似。葉可潔擦鍮石器,根取汁塗疥癬。子謂之金蕎麥,燒煉家用以制鉛汞。

② 恭:**《唐本草》見《證類》卷 11“羊蹄”** ……根味辛、苦,有小毒……

③ 本經:見 1589 頁注⑥白字。

④ 别録:見 1589 頁注⑥。

⑤ 恭:**《唐本草》見《證類》卷 11“羊蹄”** ……《萬畢方》云:療蠱毒……

⑥ 大明:**《日華子》見《證類》卷 11“羊蹄”** 羊蹄根,治癬,殺一切蟲,腫毒,醋摩貼……

⑦ 宗奭:**《衍義》卷 12“羊蹄”** 又剉根,研,絞汁取三二匙,水半盞,煎一二沸,温温空肚服。治産後風秘,殊驗。

⑧ 震亨:**《衍義補遺·羊蹄草》** 屬水,走血分……

⑨ 頌:**《圖經》見《證類》卷 11“羊蹄”** ……今人生採根,醋摩塗癬速效。亦煎作丸服之。其方以新採羊蹄根,不限多少,擣研絞取汁一大升,白蜜半斤同熬如稠餳煎,更用防風末六兩,搜和令可丸大如梧子。用栝樓、甘草酒下三二十丸,日二三次,佳……

⑩ 聖惠方:**《聖惠方》卷 58“治大便卒不通諸方”** 治大便卒澀結不通方……又方:羊蹄根(一兩,剉),右以水一大盞,煎取六分,去滓,温温頓服之。

⑪ 永類方:**《永類鈐方》卷 13“腸風下血”** 治積年腸風下血不止,虚弱甚……一方:敗毒菜根洗,切片,用連皮老薑各半盞許,同炒赤,却用無灰小酒淬之,以碗蓋令數沸,去滓取酒,隨意飲。

⑫ 千金方:**《證類》卷十一“羊蹄”** 《千金方》:喉痺卒不語。羊蹄獨根者,勿見風日及婦人、雞、犬,以三年醋研和如泥,生布拭喉令赤,傅之。(**按**:今本《千金方》無此方。)

面上紫塊如錢大，或滿面俱有。野大黄四兩取汁，穿山甲十片燒存性，川椒末五錢，生薑四兩取汁和研，生絹包擦。如乾，入醋潤濕。數次如初，累效。陸氏《積德堂方》①。

癧瘍風駁。羊蹄草根，于生鐵上磨好醋，旋旋刮塗。入流黄少許，更妙。日日用之。《聖惠》②。

汗斑癜風。羊蹄根二兩，獨科掃帚頭一兩，枯礬五錢，輕粉一錢，生薑半兩，同杵如泥。以湯澡浴，用手抓患處起粗皮。以布包藥，著力擦之。暖卧取汗，即愈也。乃鹽山 劉氏方，比用流黄者更妙。《藺氏經驗方》③。

頭風白屑。羊蹄草根杵，同羊膽汁塗之，永除。《聖惠方》④。

頭上白秃。獨根羊蹄，勿見婦女、雞犬、風日，以陳醋研如泥，生布擦赤傅之，日一次。《肘後方》⑤。

癬久不瘥。《簡要濟衆方》⑥用羊蹄根杵，絞汁，入輕粉少許，和如膏，塗之。三五次即愈。○《永類方》⑦治癬經年者，敗毒菜根獨生者，即羊蹄根，擣三錢，入川百藥煎二錢，白梅肉擂勻，以井華水一盞，濾汁澄清。天明空心服之。不宜食熱物。其滓抓破擦之。三次即愈。○《千金方》⑧治細癬，用羊蹄根五升，桑柴灰汁煮三五沸，取汁洗之。仍以羊蹄汁和礬末塗之。

漏瘤濕癬。浸淫日廣，痒不可忍，愈後復發，出黄水。羊蹄根擣，和大醋，洗浄，塗上一時，以冷水洗之，日一次。《千金翼》⑨。

疥瘡有蟲。羊蹄根擣，和猪脂，入鹽少許，日塗之。《外臺秘要》⑩。

---

① 積德堂方：（**按**：僅見《綱目》引録。）

② 聖惠：**《聖惠方》卷 24“治癧瘍風諸方”** 治癧瘍風……又方：羊蹄草根，右件藥於生鐵上釅醋磨，旋旋刮取塗於患上。未差，更入硫黄少許同磨塗之。

③ 藺氏經驗方：（**按**：書佚，無可溯源。）

④ 聖惠方：**《聖惠方》卷 41“治頭風白屑諸方”** 治白屑立效方……又方：右用羊蹄草根曝乾，搗羅爲末，以羊膽汁調，揩塗頭上，永除根本。

⑤ 肘後方：**《肘後方》卷 5“治瘑癬疥漆瘡諸惡瘡方第三十九”** 葛氏療白秃方……又方：羊蹄草根，獨根者，勿見風日及婦女、雞犬，以三年醋研和如泥，生布拭瘡令赤，以敷之。

⑥ 簡要濟衆方：**《證類》卷 11“羊蹄”** 《簡要濟衆》：治癬瘡久不差。羊蹄根擣絞取汁，用調膩粉少許如膏，塗傅癬上，三五遍即差。如乾，即豬脂調和傅之。

⑦ 永類方：**《永類鈐方》卷 7“疥癬”** 治癬，經年不愈：獨根敗毒菜根（又名羊蹄根）多用、百藥煎、鹽梅肉（等分），後將二味並擂，以井花水一盞，濾過澄清，隔宿，天明空心服，服過不傢俱食熱物。其滓留，抓破瘡搽擦。服、擦三次愈。

⑧ 千金方：**《千金方》卷 23“疥癬第四”** 治細癬方……又方：羊蹄根五升，以桑柴灰汁煮四五沸，洗之。凡方中用羊蹄根，皆以日未出采之佳。治癬方……又方：搗羊蹄根和乳塗之。

⑨ 千金翼：**《千金翼方》卷 24“疥癬第八”** 治瘑疥濕瘡浸淫，日痛癢不可堪，瘙之黄水汁出，差復發方：取羊蹄根，勿令婦女、小兒、貓犬見之，浄去土，細切熟熬，以大酢和，浄洗，傅瘡上一時間，以冷水洗之，日一傅。凡方中用羊蹄根，皆以日未出前采者佳。

⑩ 外臺秘要：**《外臺》卷 30“疥風癢方七首”** 《集驗》療疥方：搗羊蹄根，和豬脂塗上。或著少鹽，佳。

葉。【氣味】甘，滑，寒，無毒。

【主治】小兒疳蟲，殺胡夷魚、鮭魚、檀胡魚毒。作菜多食，滑大腑。大明①。【時珍曰】胡夷、鮭魚皆河豚名。檀胡未詳。作菜，止痒。不宜多食，令人下氣。詵②。連根爛蒸一盌食，治腸痔瀉血甚效。時珍。

【附方】舊一。縣癰舌腫，咽生息肉。羊蹄草煮汁，熱含，冷即吐之。《聖惠》③。

實。【氣味】苦，濇，平，無毒。【主治】赤白雜痢。恭④。婦人血氣。時珍。

酸模《日華》⑤

【釋名】山羊蹄《綱目》、山大黄《拾遺》⑥、蕵蕪《爾雅》⑦、酸母《綱目》、蓚同、當藥。【時珍曰】蕵蕪乃酸模之音轉，酸模又酸母之轉，皆以味而名，與三葉酸母草同名。掌禹錫⑧以蕵蕪爲蔓菁菜，誤矣。

【集解】【弘景⑨曰】一種極似羊蹄而味醋，呼爲酸模，亦療疥也。【大明⑩曰】所在有之，生山岡上。狀似羊蹄葉而小黄。莖葉俱細。節間生子，若茺蔚子。【藏器⑪曰】即是山大黄，一名當藥。其葉酸美，人亦采食其英。《爾雅》：須，蕵蕪。郭璞注云：似羊蹄而稍細，味酸可食。一名蓚也。【時珍曰】平地亦有。根葉花形並同羊蹄，但葉小味酸爲異。其根赤黄色。連根葉取汁煉霜，可制雄、汞。

【氣味】酸，寒，無毒。【時珍曰】葉酸，根微苦。

---

① 大明：**《日華子》見《證類》卷 11"羊蹄"** ……葉治小兒疳蟲，殺胡夷魚、鮭魚、檀胡魚毒，亦可作菜食。

② 詵：**《食療》見《證類》卷 11"羊蹄"** 主癢。不宜多食。

③ 聖惠：**《聖惠方》卷 35"治懸癰腫諸方"** 治懸癰腫，及咽喉内有瘜肉方：右以羊蹄草煮汁，熱含冷吐，良。

④ 恭：**《唐本草》見《證類》卷 11"羊蹄"** 《唐本》注云：實味苦、澀，平，無毒。主赤白雜痢……

⑤ 日華：**《日華子》見《證類》卷 11"羊蹄"** 酸摸，味酸，凉，無毒。治小兒壯熱。生山崗。狀似羊蹄葉，而小黄。

⑥ 拾遺：**《拾遺》見《證類》卷 11"羊蹄"** ……葉似羊蹄，是山大黄。一名當藥……

⑦ 爾雅：**《爾雅·釋草》(郭注)** 須，蕵蕪。(蕵蕪似羊蹄，葉細，味酢，可食。)

⑧ 掌禹錫：**《嘉祐》見《證類》卷 27"蕪菁"** 禹錫等謹按……然則葑也、須也、蕪菁也、蔓菁也、蕵蕪也、蕘也、芥也，七者一物也。

⑨ 弘景：**《集注》見《證類》卷 11"羊蹄"** 陶隱居……又一種極相似而味酸，呼爲酸摸，根亦療疥也。

⑩ 大明：見本頁注⑤。

⑪ 藏器：**《拾遺》見《證類》卷 11"羊蹄"** 陳藏器云：酸摸，葉酸美。小兒折食其英……葉似羊蹄，是山大黄。一名當藥。《爾雅》云：須，殰蕪。注云：似羊蹄而細，味酸可食。

【主治】暴熱腹脹，生擣汁服，當下利。殺皮膚小蟲。藏器①。治疥。弘景②。療痢乃佳。保昇③。去汗斑，同紫萍擣擦，數日即没。時珍。

【附方】新。瘭疽毒瘡。肉中忽生黯子如粟豆，大者如梅李，或赤或黑，或青或白，其中有核，核有深根應心。腫泡紫黑色，能爛筋骨，毒入臟腑殺人。宜灸黯上百壯。以酸模葉薄其四面，防其長也。内服葵根汁，其毒自愈。《千金方》④。

【附録】牛舌實。【《别録⑤·有名未用》曰】味鹹，温，無毒。主輕身益氣。生水中澤旁。實大葉長尺，五月采實。一名豕首。【器⑥曰】今東土人呼田水中大葉如牛耳者，爲牛耳菜。【時珍曰】今人呼羊蹄爲牛舌菜，恐羊蹄是根，此是其實。否則是羊蹄之生水中者也。麢舌。【《别録》⑦曰】味辛，微温，無毒。主霍亂腹痛，吐逆心煩。生水中，五月采之。【弘景⑧曰】生小小水中。今人五月五日采，乾，以治霍亂，甚良。

龍舌草《綱目》

【集解】【時珍曰】龍舌生南方池澤湖泊中。葉如大葉菘菜及芣苢狀。根生水底，抽莖出水，開白花。根似胡蘿蔔根而香，杵汁能㬉鵝鴨卵，方家用煮丹砂，煅白礬，制三黄。

【氣味】甘，鹹，寒，無毒。【主治】癰疽，湯火灼傷，擣塗之。時珍。

【附方】新一。乳癰腫毒。龍舌草、忍冬藤研爛，蜜和傅之。《多能鄙事》⑨。

---

① 藏器：**《拾遺》見《證類》卷 11“羊蹄”** ……根主暴熱腹脹。生擣絞汁服。當下痢，殺皮膚小蟲……

② 弘景：見 1592 頁注⑨。

③ 保昇：**《蜀本草》見《證類》卷 11“羊蹄”** 《蜀本》：《圖經》云……又有一種，莖葉俱細，節間生子若茺蔚子，療痢乃佳。今所在有之。

④ 千金方：**《外台》卷 24“瘭疽方”** 《千金·瘭疽論》説曰：瘭疽者，肉中忽生點子如豆粒，小者如黍粟，劇者如梅李，或赤黑青白不定一種，其狀有根，不浮腫，痛疹應心，根深至肌，少久便四面悉腫，皰黯默紫黑色，能爛壞筋骨也，毒散逐脉，入臟殺人，南方人名爲榻著，毒著厚肉處，即割去之。亦燒鐵烙疱上令焦如炭，亦疱上灸百壯爲佳。單擣酸草葉敷腫四面，防其長大，飲葵根汁及藍青汁，若犀角汁、升麻汁、竹瀝汁、黄龍湯諸單療，折其勢耳……(**按**：《千金方》卷 22“瘭疽第六”論文與此幾同，唯脱“單擣酸草葉敷腫四面，防其長大”一句。)

⑤ 别録：**《别録》見《證類》卷 30“有名未用·牛舌實”** 味鹹，温，無毒。主輕身益氣。一名彖尸。生水中澤傍，實大，葉長尺。五月採。

⑥ 器：**《嘉祐》見《别録》見《證類》卷 30“有名未用·牛舌實”** 陳藏器云：今東人呼田水中大葉如牛耳，亦呼爲牛耳菜。

⑦ 别録：**《别録》見《證類》卷 30“唐本退二十種·麢舌”** 味辛，微温，無毒。主霍亂腹痛，吐逆心煩。生水中。五月採。

⑧ 弘景：**《集注》見《證類》卷 30“唐本退二十種·麢舌”** 陶隱居云：生小小水中，今人五月五日採，乾，以療霍亂良也。

⑨ 多能鄙事：**《多能鄙事》卷 6“百藥類·經效方”** 治乳癰……如未效，以龍舌草(即□尾草)、忍冬藤二件，研細，蜜調付，服托裹散。

菖蒲《本經》①上品

【釋名】昌陽《别録》②、堯韭普③、水劍草。【時珍曰】菖蒲，乃蒲類之昌盛者，故曰菖蒲。又《吕氏春秋》④云：冬至後五十七日，菖始生。菖者，百草之先生者，於是始耕。則菖蒲、昌陽又取此義也。《典術》⑤云：堯時天降精于庭爲韭，感百陰之氣爲菖蒲，故曰堯韭。方士隱爲水劍，因葉形也。

【集解】【别録⑥曰】菖蒲生上洛池澤及蜀郡嚴道。一寸九節者良，露根不可用。五月、十二月采根，陰乾。【弘景⑦曰】上洛郡屬梁州，嚴道縣在蜀郡，今乃處處有。生石磧上，穊節爲好。在下濕地，大根者名昌陽，不堪服食。真菖蒲葉有脊，一如劍刃，四月、五月亦作小蘁花也。東間溪澤又有名溪蓀者，根形氣色極似石上菖蒲，而葉正如蒲，無脊。俗人多呼此爲石上菖蒲者，謬矣。此止主欬逆，斷蚤虱，不入服食用。詩詠多云蘭蓀，正謂此也。【大明⑧曰】菖蒲，石澗所生堅小，一寸九節者上，出宣州。二月、八月采。【頌⑨曰】處處有之，而池州、戎州者佳。春生青葉，長一二尺許，其莖

---

① 本經：**《本經》《别録》(《藥對》)見《證類》卷6"昌蒲"** 味辛，温，(《嘉祐》**按**：久風濕痺通用藥云：昌蒲，平。)無毒。主風寒濕痺，欬逆上氣，開心孔，補五藏，通九竅，明耳目。出音聲，主耳聾，癰瘡，温腸胃，止小便利，四肢濕痺，不得屈伸，小兒温瘧，身積熱不解，可作浴湯。久服輕身，聰耳目，不忘，不迷惑，延年，益心智，高志不老。一名昌陽。生上洛池澤及蜀郡嚴道。一寸九節者良，露根不可用。五月、十二月採根，陰乾。(秦皮、秦艽爲之使，惡地膽、麻黄。)

② 别録：見上注。(**按**：誤注出《别録》，當出《本經》。)

③ 普：**《吴普本草》見《藝文類聚》卷81"菖蒲"** 《吴氏本草》曰：菖蒲，一名堯韭，一名陽昌。

④ 吕氏春秋：**《吕氏春秋》卷26"任地"** ……冬至後五旬七日，菖始生(菖，菖蒲，水草也)。(冬至後五十七日而挺生)。菖者，百草之先生者也，於是始耕。

⑤ 典術：**《御覽》卷999"菖蒲"** 《典術》曰：聖王仁功濟天下者，堯也。天降精於庭爲薤，感百陰之氣爲菖蒲焉。今之菖蒲是也。

⑥ 别録：見本頁注①。

⑦ 弘景：**《集注》見《證類》卷6"昌蒲"** 陶隱居云：上洛郡屬梁州，嚴道縣在蜀郡。今乃處處有，生石磧上，穊(音既)節爲好。在下濕地大根者，名昌陽，止主風濕，不堪服食。此藥甚去蝨并蚤蝨，而今都不言之。真昌蒲葉有脊，一如劍刃，四月、五月亦作小蘁華也。東間溪側又有名溪蓀者，根形氣色極似石上昌蒲而葉正如蒲，無脊，俗人多呼此爲石上菖蒲者，謬矣。此止主欬逆，亦斷蚤蝨爾，不入服御用。《詩》詠："多云蘭蓀"，正謂此也。

⑧ 大明：**《日華子》見《證類》卷6"昌蒲"** ……石昌蒲出宣州，二月、八月採取。/**《藥性論》見《證類》卷6"昌蒲"** ……石澗所生堅小，一寸九節者上，此昌蒲亦名昌陽。(**按**：此條糅合二家之説。)

⑨ 頌：**《圖經》見《證類》卷6"昌蒲"** 昌蒲，生上洛池澤及蜀郡嚴道，今處處有之，而池州、戎州者佳。春生青葉，長一二尺許，其葉中心有脊，狀如劍，無花實。五月、十二月採根，陰乾。今以五月五日收之。其根盤屈有節，狀如馬鞭大，一根傍引三四根，傍根節尤密，一寸九節者佳，亦有一寸十二節者。採之初虚軟，暴乾方堅實，折之中心色微赤，嚼之辛香少滓。人多植於乾燥沙石土中，臘月移之尤易活……黔、蜀蠻人亦常將隨行，卒患心痛，嚼一二寸，熱湯或酒送亦效。其生蠻谷中者尤佳，人家移種者亦堪用，但乾後辛香堅實不及蠻人持來者，此即醫方所用石昌蒲也。又有水昌蒲，生溪澗水澤中甚多，葉亦相似，但中心無脊，採之乾後輕虚多滓，殊不及石昌蒲，不堪入藥用，但可擣末，油調塗疥瘙。今藥肆所貨，多以兩種相雜，尤難辨也。

中心有脊,狀如劍。無花實。今以五月五日收之。其根盤屈有節,狀如馬鞭大。一根旁引三四根,旁根節尤密,亦有一寸十二節者。采之初虚軟,曝乾方堅實。折之中心色微赤,嚼之辛香少滓。人多植於乾燥沙石土中,臘月移之尤易活。黔、蜀蠻人常將隨行,以治卒患心痛。其生蠻谷中者尤佳。人家移種者亦堪用,但乾後辛香堅實不及蠻人持來者。此皆醫方所用石菖蒲也。又有水菖蒲,生溪澗水澤中,不堪入藥。今藥肆所貨,多以二種相雜,尤難辨也。【承①曰】今陽羡山中水石間者,其葉逆水而生,根鬚絡石,略無少泥土,根葉極緊細,一寸不啻九節,入藥極佳。二浙人家以瓦石器種之,旦暮易水則茂,水濁及有泥滓則萎。近方多用石菖蒲,必此類也。其池澤所生,肥大節疏粗慢,恐不可入藥。唯可作果盤,氣味不烈而和淡爾。【時珍曰】菖蒲凡五種。生於池澤,蒲葉,肥根,高二三尺者,泥菖蒲,白菖也。生於溪澗,蒲葉,瘦根,高二三尺者,水菖蒲,溪蓀也。生於水石之間,葉有劍脊,瘦根密節,高尺餘者,石菖蒲也。人家以砂栽之一年,至春剪洗,愈剪愈細,高四五寸,葉如韭,根如匙柄粗者,亦石菖蒲也。甚則根長二三分,葉長寸許,謂之錢蒲是矣。服食入藥須用二種石菖蒲,餘皆不堪。此草新舊相代,四時常青。《羅浮山記》②言:山中菖蒲一寸二十節。《抱朴子》③言:服食以一寸九節紫花者尤善。蘇頌④言:無花實。然今菖蒲,二三月間抽莖開細黄花成穗,而昔人言菖蒲難得見花,非無花也。應劭《風俗通》⑤云:菖蒲放花,人得食之長年。是矣。

根。【**修治**】【斅⑥曰】凡使,勿用泥菖、夏菖二件,如竹根鞭,形黑氣穢味腥。惟石上生者,根條嫩黄,緊硬節稠,一寸九節者,是真也。采得以銅刀刮去黄黑硬節皮一重,以嫩桑枝條相拌蒸熟,暴乾剉用。【時珍曰】服食須如上法制。若常用,但去毛微炒耳。

【**氣味**】**辛,温,無毒**。【權⑦曰】苦、辛,平。【之才⑧曰】秦皮、秦艽爲之使。惡地膽、麻黄。【大明⑨曰】忌粭糖、羊肉。勿犯鐵器,令人吐逆。【**主治**】**風寒濕痺,欬逆上氣,開心孔,補五臟,通九竅,明耳目,出音聲。主耳聾癰瘡,温腸胃,止小便利。久**

---

① 承:**陳承"别説"見《證類》卷6"昌蒲"** 謹按:今陽羡山中生水石間者,其葉逆水而生,根鬚略無,少泥土,根、葉極緊細,一寸不啻九節,入藥極佳。今二浙人家,以瓦石器種之,旦暮易水則茂,水濁及有泥滓則萎,近方多稱用石昌蒲,必此類也。其池澤所生,肥大節疏粗慢,恐不可入藥,唯可作果盤,蓋氣味不烈而和淡爾。

② 羅浮山記:**《證類》卷6"昌蒲"** 《羅浮山記》云:山中菖蒲,一寸二十節。

③ 抱朴子:**《抱朴子内篇》卷11"仙藥"** ……又菖蒲須得石上,一寸九節已上,紫花者,尤善也。

④ 蘇頌:見1594頁注⑨。

⑤ 風俗通:**《御覽》卷999"菖蒲"** 《風俗通》曰:菖蒲放花,人得食之長年。(**按**:今本《風俗通義》未見此説。)

⑥ 斅:**《炮炙論》見《證類》卷6"昌蒲"** 雷公云:凡使,勿用泥昌、夏昌,其二件相似,如竹根鞭,形黑、氣穢味腥,不堪用。凡使,採石上生者,根條嫩黄緊硬節稠,長一寸有九節者是真也。採得後,用銅刀刮上黄黑硬節皮一重了,用嫩桑枝條相拌蒸,出暴乾,去桑條,剉用。

⑦ 權:**《藥性論》見《證類》卷6"昌蒲"** 昌蒲,君。味苦、辛,無毒……

⑧ 之才:**古本《藥對》**見1594頁注①括號中七情文。

⑨ 大明:**《日華子》見《證類》卷6"昌蒲"** ……忌飴糖、羊肉……(**按**:"勿犯鐵器,令人吐逆"未得其源。)

服輕身,不忘不迷惑,延年。益心智,高志不老。《本經》①。四肢濕痺,不得屈伸,小兒温瘧,身積熱不解,可作浴湯。《别録》②。治耳鳴,頭風淚下,鬼氣,殺諸蟲,惡瘡疥瘙。甄權③。除風下氣,丈夫水臟、女人血海冷敗,多忘,除煩悶,止心腹痛。霍亂轉筋,及耳痛者,作末炒,乘熱裹罯甚驗。大明④。心積伏梁。好古⑤。治中惡卒死,客忤癲癇,下血崩中,安胎漏,散癰腫。擣汁服,解巴豆、大戟毒。時珍。

【發明】【頌⑥曰】古方有單服菖蒲法。蜀人治心腹冷氣搊痛者,取一二寸搥碎,同吴茱萸煎湯飲之。亦將隨行,卒患心痛,嚼一二寸,熱湯或酒送下,亦效。【時珍曰】國初周顛仙對太祖高皇帝常嚼菖蒲飲水。問其故,云服之無腹痛之疾。高皇御製碑中載之。菖蒲氣温味辛,乃手少陰、足厥陰之藥。心氣不足者用之,虚則補其母也。肝苦急以辛補之是矣。《道藏經》有《菖蒲傳》⑦一卷,其語粗陋。今略節其要云:菖蒲者,水草之精英,神仙之靈藥也。其法采緊小似魚鱗者一斤,以

---

① 本經:見1594頁注①白字。(**按**:含《别録》文。)

② 别録:見1594頁注①。

③ 甄權:**《藥性論》見《證類》卷6"昌蒲"** ……治風濕瘰痺,耳鳴,頭風,淚下,鬼氣,殺諸蟲,治惡瘡疥瘙……

④ 大明:**《日華子》見《證類》卷6"昌蒲"** 除風下氣,丈夫水藏、女人血海冷敗,多忘長智,除煩悶,止心腹痛,霍亂轉筋,治客風瘡疥,澀小便,殺腹藏蟲及蚤蝨。耳痛作末炒,承熱裹罯甚驗……

⑤ 好古:**《湯液大法》卷4"五積"** 伏梁心(菖蒲……)

⑥ 頌:**《圖經》見《證類》卷6"昌蒲"** ……古方亦有單服者,採得緊小似魚鱗者,治擇一斤許,以水及米泔浸各一宿,又刮去皮,切,暴乾擣篩,以糯米粥和匀,更入熟蜜,搜丸梧子大,絺葛袋盛,置當風處令乾。每旦酒飲任下三十丸,臨卧更服二十丸,久久得效,如本經所説。又蜀人用治心腹冷氣搊痛者,取一二寸搥碎,同吴茱萸煎湯飲之,良……

⑦ 菖蒲傳:**《神仙服食靈草菖蒲丸方傳》見《道藏·洞神部·方法類》** 夫菖蒲者財源滚滚之精,神仙之靈草,大聖之珍方。遊山隱士潛人皆服之……又一法:揀浄地生處採之,當日收採於當處,云根上毛令浄,以物盛之,水中浄洗云濁汁,豎頭薄切,以好日色曝乾,杵羅,好日合之。作糊法:用陳糯米經宿浸淘去泔汁,砂盆中細研,澄滓,煮熟,以散攪和熟溲,衆人爲丸如梧桐子大,曝乾,合中貯之。初服十丸,嚼一口飯,和丸一時咽下後,即酒下,便喫點心,飯尤佳,百無所忌。服經(十)〔一〕月能消食,兩月除冷疾,三月百病痊。而至四年,精神有餘,五年骨髓充滿,六年顔色光澤,狀如童子,七年髮白再黑,八年齒落重生,九年皮膚滑膩,十年面如桃花,十一年骨輕,十二年永是真人,長生度世,顔如芙蓉,役使萬靈,精邪不近,禍患永消……河内縣道者,葉敬原母,年三十五,因疾 風,四肢不舉,手足癱瘓,羸瘦弱損,一似鬼形。應是方書尋覽皆遍,千藥無效。時有少室仙人令服此藥,一年已復,百病並除,四體充悦,肌膚紅匀,步輕行速,耳目聰明,至五年形容轉少。其功莫能測度也。又治諸風,腰脚半身不遂,手足瘴痹,癱瘓偏風,五勞七傷,痔漏發來疼痛不可忍,痛切連心,汗濕衣裳,常如瘦病,眼澀脚疼,腹藏不調,或瀉或痢,如此疾狀,羸惙不差,服之永除根本。天行熱病,瘴氣時疫,傳尸相染,十不存一,但服此藥,獲時痊平。又治女人産後血暈衝心,赤白帶下,相連命絶,但以菖蒲丸和少當歸煎一椀,熱服之,立可痊差。又丈夫脚重頭痛,四肢沉重,百脉無力,行則欲倒,坐則人扶,但服此藥,不信而痊。但是男女諸疾,悉主之……寇天師每服菖蒲得仙,至今廟前生菖蒲。鄭魚服二十年得仙……魯原十年得仙……

水及米泔浸各一宿，刮去皮切，暴乾擣篩，以糯米粥和匀，更入熟蜜搜和，丸如梧子大，稀葛袋盛，置當風處令乾。每旦酒、飲任下三十丸，臨卧更服三十丸。服至一月，消食。二月，痰除。服至五年，骨髓充，顔色澤，白髮黑，落齒更生。其藥以五德配五行：葉青，花赤，節白，心黄，根黑。能治一切諸風，手足頑痺，癱緩不遂，五勞七傷，填血補腦，堅骨髓，長精神，潤五臟，裨六腑，開胃口，和血脉，益口齒，明耳目，澤皮膚，去寒熱，除三尸九蟲，天行時疾，瘴疫瘦病，瀉痢痔漏，婦人帶下，産後血運。並以酒服。河内 葉敬母中風，服之一年而百病愈。寇天師服之得道，至今廟前猶生菖蒲。鄭魚、曾原等皆以服此得道也。又按葛洪《抱朴子》①云：韓衆服菖蒲十三年，身上生毛，冬袒不寒，日記萬言。商丘子不娶，惟食菖蒲根，不飢不老，不知所終。《神仙傳》②云：咸陽 王典食菖蒲得長生。安期生采一寸九節菖蒲服，仙去。又按臞仙《神隱書》③云：石菖蒲置一盆於几上，夜間觀書則收烟無害目之患。或置星露之下，至旦取葉尖露水洗目，大能明視，久則白晝見星。端午日以酒服，尤妙。蘇東坡④云：凡草生石上，必須微土以附其根。惟石菖蒲濯去泥土，漬以清水，置盆中，可数十年不枯。節葉堅瘦，根鬚連絡，蒼然於几案間，久更可喜。其延年輕身之功，既非昌陽可比。至於忍寒淡泊，不待泥土而生，又豈昌陽所能仿佛哉！【楊士瀛⑤曰】下痢禁口，雖是脾虚，亦熱氣閉隔心胸所致。俗用木香失之温，用山藥失之閉。惟參苓白术散加石菖蒲，粳米飲調下。或用參、苓、石蓮肉，少入菖蒲服。胸次一開，自然思食。

【附方】舊九，新一十八。**服食法**。甲子日，取菖蒲一寸九節者，陰乾百日，爲末。每酒服方寸匕，日三服。久服耳目聰明，益智不忘。《千金方》⑥。**健忘益智**。七月七日取菖蒲爲末，

---

① 抱朴子：**《抱朴子内篇》卷 11“仙藥”** ……韓終服菖蒲十三年，身生毛，日視書萬言皆誦之，冬袒不寒。/**《列仙傳》卷下“商邱子胥”** 商邱子胥者，高邑人也。好牧豕吹竽，年七十不娶婦而不老，邑人多奇之，從受道問其要，言但食术，菖蒲根飲水，不飢不老。如此傳世，見之三百餘年……

② 神仙傳：**《神仙傳》卷 10“王興”** 王興者，陽城人也……唯王興聞仙人使武帝常服菖蒲，乃採服之不息，遂得長生。/**《南方草木狀》卷上** 菖蒲：番禺東有澗，澗中生菖蒲，皆一寸九節。安期生採服仙去，但留玉舄焉。

③ 神隱書：**《神隱》卷上“草堂清興”** 蒲草：西山天寶洞、天洪巖丹井二處所生石菖蒲九節者……置一盆於几上，如夜間觀書，則收煙而無害目之患。若夜置於星月之下，至旦取葉尖露珠以洗目，大能明目，久則可以白晝見星。/**卷下“五月”** 是月也，五日乃節，謂之端午。縛艾人、艾虎懸於門，飲蒲酒，入雄黄於内，以辟一年之毒……

④ 蘇東坡：**《東坡全集》卷 94“石菖蒲贊”** ……凡草木之生石上者，必須微土以附其根，如石韋、石斛之類，雖不待土，然去其本處輒槁死。惟石菖蒲，并石取之，濯去泥土，漬以清水，置盆中，可數十年不枯，雖不甚茂，而節葉堅瘦，根須連絡，蒼然於几案間，久而益可喜也。其輕身延年之功，既非昌陽之所能及。至於忍寒苦，安澹泊，與清泉白石爲伍，不待泥土而生者，亦豈昌陽之所能髣髴哉……

⑤ 楊士瀛：**《直指方》卷 2“噤口痢”** 下痢噤口不食，雖曰脾虚，蓋亦熱氣閉隔心胸所致也。俗用木香則失之温，用山藥則失之閉，惟真料參苓白术散加石菖蒲末，以道地粳米飲乘熱調下。或用人參、茯苓、石蓮子肉入些菖蒲與之。胸次一開，自然思食。

⑥ 千金方：**《千金方》卷 14“好忘第七”** 常以甲子日取石上菖蒲一寸九切節者，陰乾百日，治合下篩，服方寸匕，日三。耳目聰明不忘。出衢州石橋寺南山。

酒服方寸匕，飲酒不醉，好事者服而驗之。久服聰明。忌鐵器。《千金方》①。**三十六風**。有不治者，服之悉效。菖蒲薄切日乾三斤，盛以絹袋，玄水一斛，即清酒也，懸浸之，密封一百日，視之如菜緑色，以一斗熟黍米納中，封十四日，取出日飲。《夏禹神仙經》②。**癲癇風疾**。九節菖蒲不聞雞犬聲者，去毛，木臼擣末。以黑豶豬心一箇批開，砂礶煮湯，調服三錢，日一服。《醫學正傳》③。**尸厥魘死**。尸厥之病，卒死脉猶動，聽其耳目中如微語聲，股間暖者是也。魘死之病，卧忽不寤。勿以火照，但痛嚙其踵及足拇趾甲際，唾其面即甦。仍以菖蒲末吹鼻中，桂末納舌下，并以菖蒲根汁灌之。《肘後方》④。**卒中客忤**。菖蒲生根搗汁灌之，立止。《肘後方》⑤。**除一切惡**。端午日切菖蒲漬酒飲之。或加雄黄少許。《洞天保生録》⑥。**喉痺腫痛**。菖蒲根嚼汁，燒鐵秤錘淬酒一盃，飲之。《聖濟總録》⑦。**霍亂脹痛**。生菖蒲剉四兩，水和搗汁，分温四服。《聖惠方》⑧。**諸積鼓脹**。食積氣積血積之類。石菖蒲八兩剉，班蝥四兩去翅足，同炒黄，去斑蝥不用。以布袋盛，拽去蝥末，爲末，醋糊丸梧子大。每服三五十丸，温白湯下。治腫脹尤妙。或入香附末二錢。《奇效方》⑨。**肺損吐血**。九節菖蒲末、白麪等分。每服三錢，新汲水下，一日一服。《聖濟

---

① 千金方：**《千金方》卷14“好忘第七”** 治好忘，久服聰明益智方……又方：七月七日取菖蒲，酒服三方寸匕，飲酒不醉。

② 夏禹神仙經：**《證類》卷6“昌蒲”** 《夏禹神仙經》：昌蒲薄切，令日乾者三斤，以絹囊盛之，玄水一斛清者，玄水者酒也。懸此昌蒲密封閉一百日，出視之如緑菜色，以一斗熟黍米内中，封十四日，間出飲酒。則一切三十六種風，有不治者悉(較)〔效〕。

③ 醫學正傳：**《醫學正傳》卷5“癲狂癇證”** 祖傳經驗秘方：治癲癇神效。九節菖蒲一味(不拘多少，不聞雞犬聲者佳，去毛，焙乾)，右以木臼杵爲細末，不能犯鐵器，用黑豶豬心以竹刀批開，沙罐煮湯送下，每日空心服二三錢。

④ 肘後方：**《肘後方》卷1“救卒中惡死方第一”** 扁鵲云：中惡與卒死鬼擊亦相類，已死者爲治，皆參用此方：搗菖蒲生根，絞汁灌之，立瘥。尸厥之病，卒死脉猶動，聽其耳中如微語聲，股間暖是也，亦此方治之。**/卷1“治卒魘寐不寤方第五”** 卧忽不寤，勿以火照，火照之殺人，但痛齧其踵及足拇指甲際，而多唾其面即活……又方：菖蒲末，吹兩鼻中，又末納舌下。

⑤ 肘後方：**《肘後方》卷1“救卒客忤死方第三”** ……此病即今人所謂中惡者，與卒死鬼擊亦相類，爲治皆參取而用之。已死者：搗生菖蒲根，絞取汁，含之，立瘥。

⑥ 洞天保生録：(**按**：書佚，無可溯源。)

⑦ 聖濟總録：**《外臺》卷23“喉痹方二十一首”** 《肘後》療喉痹者，喉裹腫塞痹痛，水漿不下入，七八日即殺人，療之方……又方：菖蒲根嚼，燒秤錘令赤，内一杯酒中，沸止飲之。(**按**：《聖濟總録》無此方。另溯其源。)

⑧ 聖惠方：**《聖濟總録》卷38“霍亂心腹痛”** 治霍亂心腹痛急，如中惡，菖蒲汁方：生菖蒲(剉碎，四兩)，右一味以水同搗，絞取汁一盞，分爲四服，每用熱湯和温服，並三服。(**按**：《聖惠方》無此方。誤注出處。)

⑨ 奇效方：**《奇效良方》卷41“脹滿通治方”** 萬金丸：治諸食積、氣積、血積、鼓脹之類。石菖蒲(八兩，剉)、斑猫(四兩，去翅足，二味同炒焦黄色，揀去斑蝥不用)，右用粗布袋盛起，兩人牽掣去盡猫毒屑了，却將菖蒲爲細末，以醋煮糊和丸如梧桐子大，每服三五十丸，温酒或白湯送下。如治蠱脹，加香附子末一二錢，爲末調服。此藥治腫脹尤妙。

録》①。**解一切毒**。石菖蒲、白礬等分爲末,新汲水下。《事林廣記》②。**赤白帶下**。石菖蒲、破故紙等分,炒爲末。每服二錢,更以菖蒲浸酒調服,日一。《婦人良方》③。**胎動半産**。卒動不安,或腰痛胎轉搶心,下血不止,或日月未足而欲産。並以菖蒲根擣汁一二升服之。《千金方》④。**産後崩中**,下血不止。菖蒲一兩半,酒二盞,煎取一盞,去滓分三服,食前温服。《千金方》⑤。**耳卒聾閉**。菖蒲根一寸,巴豆一粒去心,同擣作七丸。綿裹一丸,塞耳,日一换。一方不用巴豆,用萞麻仁。《肘後方》⑥。**病後耳聾**。生菖蒲汁滴之。《聖惠方》⑦。**蚤虱入耳**。菖蒲末炒熱,袋盛,枕之即愈。《聖濟録》⑧。**諸般赤眼**,攀睛雲翳。菖蒲擂自然汁,文武火熬作膏,日點之效。《聖濟録》⑨。**眼瞼挑鍼**。獨生菖蒲根同鹽研,傅。《壽域神方》⑩。**飛絲入目**。石菖蒲搥碎。左目塞右鼻,右目塞左鼻。百發百中。《危氏得效方》⑪。**頭瘡不瘥**。菖蒲末,油調傅之,日三、夜二次。《法天生意》⑫。**癰疽發背**。生菖蒲擣貼之。瘡乾者,爲末,水調塗之。孫用和《秘寶方》⑬。**露岐便毒**。生菖蒲根擣傅之。《證治要訣》⑭。**熱毒濕瘡**。宗奭曰:有人遍身生瘡,痛而不痒,手足尤甚,粘着衣被,曉夕不得睡。有人教以菖蒲三斗,日乾爲末,布席上卧

---

① 聖濟録:**《聖濟總録》卷68"吐血不止"** 治吐血,肺損不止,白金散方:白麪、九節菖蒲末各一兩,右二味再研勻,每服二錢匕,新汲水調下,未止再服。如中暑毒氣,生薑蜜水調下。

② 事林廣記:**《事林廣記》戊集卷下"解一切毒"** 石菖蒲、白礬,等分爲末,新汲水下二錢。

③ 婦人良方:**《婦人良方》卷1"崩中漏下生死脉方論第十七"** 破故紙散:治赤白帶下。破故紙、石菖蒲(等分,並剉,炒),右爲末,每服二錢,用菖蒲浸酒調,温服。更入斑蝥(五分,去翅、頭、足,糯米同炒黄,去米)。

④ 千金方:**《證類》卷6"昌蒲"** 《千金方》:日月未足而欲産者。擣昌蒲根汁一二升,灌喉中。(**按**:今本《千金方》無此方。)

⑤ 千金方:**《千金方》卷3"惡露第五"** 治産後血不可止者方:乾菖蒲三兩,以清酒五升漬,煮取三升,分再服,即止。

⑥ 肘後方:**《肘後方》卷6"治卒耳聾諸病方第四十四"** 耳聾,菖蒲根丸:菖蒲根(一寸)、巴豆(一粒,去皮心),二物合擣篩,分作七丸,綿裹,卧即塞。夜易之,十日立愈。黄汁,立瘥。

⑦ 聖惠方:**《普濟方》卷53"耳聾諸疾附論"** 治大病後耳聾方:用生菖蒲裂汁,滴耳即效。(**按**:《聖惠方》無此方。另溯其源。)

⑧ 聖濟録:**《日華子》見《證類》卷6"昌蒲"** 《日華子》云……殺腹臟蟲及蚤蝨,耳痛,作末炒,承熱裹罯,甚驗。(**按**:《聖濟總録》無此方。時珍所引似從《日華子》化裁而來。)

⑨ 聖濟録:**《普濟方》卷86"一切眼疾難治"** 治諸般赤眼,攀睛雲翳。菖蒲根不拘多少,擂碎,濾自然汁,用文武火煉作膏子,點效。(**按**:《聖濟總録》無此方。另溯其源。)

⑩ 壽域神方:**《延壽神方》卷2"眼部"** 治眉眼邊生毒者,取獨生菖蒲根,同鹽研爛,傅之妙。

⑪ 危氏得效方:**《得效方》卷16"通治"** 飛絲入眼腫痛方……又方:飛絲害左目,以石菖蒲擣破,塞右鼻中。右目即塞左鼻中,百發百中。

⑫ 法天生意:(**按**:書佚,無可溯源。)

⑬ 秘寶方:**《證類》卷6"昌蒲"** 《經驗方》:治癰疽發背,生菖蒲擣貼。若瘡乾,擣末,以水調塗之。孫用和方同。

⑭ 證治要訣:**《證治要訣》卷11"瘡毒門·癰疽癤"** 露瘼,名爲羊核,生取石菖蒲爛研,盦之……

之,仍以衣被覆之。既不粘衣,又復得睡,不五七日,其瘡如失。後以治人,應手神驗。《本草衍義》①。**風癬有蟲**。菖蒲末五斤,酒三升漬,釜中蒸之,使味出。先絶酒一日,每服一升或半升。《千金方》②。**陰汗濕痒**。石菖蒲、蛇牀子等分,爲末。日搽二三次。《濟急仙方》③。

葉。【主治】洗疥、大風瘡。時珍。

白昌《别録④·有名未用》

【釋名】水昌蒲《别録》⑤、水宿《别録》、莖蒲《别録》、昌陽《拾遺》⑥、溪孫《拾遺》、蘭孫弘景⑦。【時珍曰】此即今池澤所生昌蒲,葉無劍脊,根肥白而節疏慢,故謂之白昌。古人以根菹食,謂之昌本,亦曰昌歜,文王好食之。其生溪澗者,名溪蓀。

【集解】【《别録》⑧曰】白昌十月采。【藏器⑨曰】即今之溪蓀也。一名昌陽。生水畔。人亦呼爲菖蒲,與石上昌蒲都别。根大而臭,色正白。【頌⑩曰】水昌蒲生溪澗水澤中甚多,失水則枯。葉似石昌,但中心無脊。其根乾後,輕虚多滓,不堪入藥。【時珍曰】此有二種。一種根大而肥白節疏者,白昌也,俗謂之泥昌蒲。一種根瘦而赤節稍密者,溪蓀也,俗謂之水昌蒲。葉俱無劍脊。溪蓀氣味勝似白昌,並可殺蟲,不堪服食。

【氣味】甘,無毒。【《别録》⑪曰】甘、辛,温。汁制雄黄、雌黄、砒石。【主治】食諸

---

① 本草衍義:**《衍義》卷7"菖蒲"** ……有人患遍身生熱毒瘡,痛而不癢,手足尤甚,然至頸而止,粘著衣被,曉夕不得睡,痛不可任。有下俚教以菖蒲三斗,剉,日乾之,舂羅爲末,布席上,使病瘡人恣卧其間,仍以被衣覆之。既不粘著衣被,又復得睡,不五七日間,其瘡如失。後自患此瘡,亦如此用,應手神驗。其石菖蒲根絡石而生者,節乃密,入藥須此等。

② 千金方:**《千金方》卷23"疥癬第四"** 治細癬方……又方:菖蒲末五斤,以酒三升漬,釜中蒸之使味出,先絶酒,一日一服,一升若半升。

③ 濟急仙方:**《仙傳外科》卷11"治諸雜證品"** 治陰汗……又方:蛇床子、石菖蒲等分,爲末,一日三兩次涂摻。

④ 别録:**《别録》見《證類》卷30"有名未用·白昌"** 味甘,無毒。主食諸蟲。一名水昌,一名水宿,一名莖蒲。十月採。

⑤ 别録:見上注。(**按**:"釋名"項下"别録"皆同此。)

⑥ 拾遺:**《拾遺》見《證類》卷30"有名未用·白昌"** 陳藏器云:白菖,即今之溪蓀也。一名昌陽……(**按**:"釋名"項下"拾遺"同此。)

⑦ 弘景:**《集注》見《證類》卷6"昌蒲"** ……《詩》詠:多雲蘭蓀,正謂此也。

⑧ 别録:見本頁注④。

⑨ 藏器:**《拾遺》見《證類》卷30"有名未用·白昌"** 陳藏器云:白菖,即今之溪蓀也。一名昌陽,生水畔,人亦呼爲昌蒲,與石上菖蒲都别。大而臭者是,亦名水昌蒲,根色正白……

⑩ 頌:**《圖經》見《證類》卷6"昌蒲"** ……又有水昌蒲,生溪澗水澤中甚多,葉亦相似,但中心無脊,採之乾後輕虚多滓,殊不及石昌蒲,不堪入藥用,但可擣末,油調塗疥瘙。今藥肆所貨,多以兩種相雜,尤難辨也。

⑪ 别録:見本頁注④。/**《本經》見《證類》卷6"昌蒲"** **味辛,温**……(**按**:"辛温"非《别録》文。"汁制雄黄、雌黄、砒石"未能溯得其源。)

蟲。《别録》①。主風濕欬逆，去蟲，斷蚤虱。弘景②。研末，油調，塗疥瘙。蘇頌③。

香蒲《本經》④上品蒲黄《本經》⑤上品

【釋名】甘蒲蘇恭⑥、醮石吴普⑦。花上黄粉名蒲黄。【恭⑧曰】香蒲即甘蒲，可作薦者。春初生，取白爲菹，亦堪蒸食。山南人謂之香蒲，以菖蒲爲臭蒲也。蒲黄即此蒲之花也。

【集解】【《别録》⑨曰】香蒲生南海池澤。蒲黄生河東池澤，四月采之。【頌⑩曰】香蒲，蒲黄苗也。處處有之，以泰州者爲良。春初生嫩葉，出水時紅白色茸茸然。取其中心入地白蒻，大如匕柄者，生啖之甘脆。又以醋浸，如食筍，大美。《周禮》謂之蒲菹，今人罕有食之者。至夏抽梗於叢葉中，花抱梗端，如武士棒杵，故俚俗謂之蒲槌，亦曰蒲萼花。其蒲黄，即花中蕊屑也，細若金粉，當欲開時便取之。市廛以蜜搜作果食貨賣。【時珍曰】蒲叢生水際，似莞而褊。有脊而柔，二三月苗。采其嫩根，瀹過作鮓，一宿可食。亦可煠食、蒸食及晒乾磨粉作餅食。《詩》⑪云"其蔌伊何，惟筍及蒲"是矣。八九月收葉以爲席，亦可作扇，軟滑而温。

【正誤】【弘景⑫曰】香蒲方藥不復用，人無采者，南海人亦不復識。江南貢菁茅，一名香茅，以供宗廟縮酒。或云是薰草，又云是燕麥，此蒲亦相類耳。○【恭⑬曰】陶氏所引菁茅，乃三脊茅也。香茅、燕麥、薰草，野俗皆識，都非香蒲類也。

---

① 别録：見1600頁注④。
② 弘景：**《集注》見《證類》卷6"昌蒲"**　陶隱居……主風濕……此止主欬逆，亦斷蚤蝨爾，不入服。
③ 蘇頌：見1600頁注⑩。
④ 本經：**《本經》《别録》見《證類》卷7"香蒲"**　味甘，平，無毒。主五藏，心下邪氣，口中爛臭，堅齒，明目聰耳。久服輕身耐老。一名睢，一名醮。生南海池澤。
⑤ 本經：**《本經》《别録》見《證類》卷7"蒲黄"**　味甘，平，無毒。主心腹膀胱寒熱，利小便，止血，消瘀血。久服輕身，益氣力，延年神仙。生河東池澤，四月採。
⑥ 蘇恭：**《唐本草》見《證類》卷7"香蒲"**　《唐本》注云：此即甘蒲……
⑦ 吴普：**《御覽》卷993"香蒲"**　《吴氏本草經》曰：醮，一名醮石，一名香蒲……
⑧ 恭：**《唐本草》見《證類》卷7"香蒲"**　《唐本》注云：此即甘蒲，作薦者，春初生，用白爲葅，亦堪蒸食。山南名此蒲爲香蒲，謂昌蒲爲臭蒲……蒲黄，即此香蒲花是也。
⑨ 别録：見本頁注④、⑤。
⑩ 頌：**《圖經》見《證類》卷7"蒲黄"**　蒲黄，生河東池澤。香蒲，蒲黄苗也。生南海池澤，今處處有之，而泰州者爲良。春初生嫩葉，未出水時，紅白色茸茸然。《周禮》以爲葅，謂其始生。取其中心入地，大如匕柄，白色，生噉之，甘脆。以苦酒浸，如食笋，大美。亦可以爲鮓，今人罕復有食者。至夏抽梗於叢葉中，花抱梗端，如武士捧杵，故俚俗謂蒲搥，亦謂之蒲釐花，黄即花中蘂屑也，細若金粉，當其欲開時，有便取之。市廛間亦採，以蜜搜作果食貨賣，甚益小兒。醫家又取其粉，下篩後有赤滓，謂之蒲萼。入藥以澀腸已洩，殊勝。
⑪ 詩：**《詩·大雅·韓奕》**　其蔌維何，維筍及蒲。
⑫ 弘景：**《集注》見《證類》卷7"香蒲"**　陶隱居云：方藥不復用，俗人無採，彼土人亦不復識者。江南貢菁茅，一名香茅，以供宗廟縮酒。或云是薰草，又云是燕麥，此蒲亦相類爾。
⑬ 恭：**《唐本草》見《證類》卷7"香蒲"**　……陶隱居所引菁茅，乃三脊茅也。其燕麥、薰草、香茅，野俗皆識，都不爲類此，並非例也……

蒲蒻，一名蒲筍食物①、蒲兒根《野菜譜》②。

【氣味】甘，平，無毒。【時珍曰】寒。【主治】五臟心下邪氣，口中爛臭，堅齒明目聰耳。久服輕身耐老。《本經》③。去熱燥，利小便。甯原④。生啖止消渴。汪穎⑤。補中益氣，和血脉。《正要》⑥。擣汁服，治妊婦勞熱煩躁，胎動下血。時珍。○出《産乳》⑦。

【附方】舊二。妬乳乳癰。蒲黄草根擣封之，并煎汁飲及食之。昝殷《産寶》⑧。熱毒下痢。蒲根二兩，粟米二合，水煎服，日二次。《聖濟總録》⑨。

蒲黄《本經》⑩上品。【修治】【斅⑪曰】凡使勿用松黄并黄蒿。其二件全似，只是味跙及吐人。真蒲黄須隔三重紙焙令色黄，蒸半日，却再焙乾用之妙。【大明⑫曰】破血消腫者生用之，補血止血者須炒用。

【氣味】甘，平，無毒。【主治】心腹膀胱寒熱，利小便，止血，消瘀血。久服輕身益氣力，延年神仙。《本經》⑬。治痢血，鼻衄吐血，尿血瀉血，利水道，通經脉，止女子崩中。甄權⑭。婦人帶下，月候不勻，血氣心腹痛，妊婦下血墜胎，血運血癥，兒枕氣痛，顛撲血悶，排膿，瘡癤，遊風腫毒，下乳汁，止

---

① 食物：**《食物本草》卷2“蒲蒻”** ……《詩》云“維筍及蒲”是也。（**按**：原書無“蒲筍”一名。“蒲筍”首見《飲膳正要》。）

② 野菜譜：**《救荒野譜》（姚可成《食物本草》卷首）** 蒲兒根（食根。即蒲草嫩根也……）

③ 本經：見1601頁注④白字。

④ 甯原：**《食鑒本草》卷下“蒲筍”** 去熱燥，利小便。

⑤ 汪穎：**《食物本草》卷2“蒲蒻”** 味甘，微寒。主消渴，生啖之脆美……

⑥ 正要：**《飲膳正要》卷3“菜品·蒲筍”** ……補中益氣，活血脉。

⑦ 産乳：**《證類》卷7“蒲黄”** 《楊氏産乳》：療母勞熱，胎動下血，手足煩躁。蒲黄根絞汁，服一二升。

⑧ 産寶：**《證類》卷7“蒲黄”** 《産寶》……又方：治産後妬乳并癰腫。蒲黄草熟杵，傅腫上，日二度易之。并煎葉汁飲之亦佳。食之亦得，並差。

⑨ 聖濟總録：**《聖濟總録》卷75“熱痢”** 治熱痢，蒲根湯方：蒲根（剉，二兩）、粟米（淘，二合），右二味以水三盞，煎取一盞半，去滓，分温二服，空心、日午再服。

⑩ 本經：見1601頁注⑤白字。

⑪ 斅：**《炮炙論》見《證類》卷7“蒲黄”** 雷公云：凡使，勿用松黄并黄蒿。其二件全似，只是味跙及吐人。凡欲使蒲黄，須隔三重紙焙令色黄，蒸半日，却焙令乾，用之妙。

⑫ 大明：**《日華子》見《證類》卷7“蒲黄”** ……此即是蒲上黄花。入藥要破血消腫即生使，要補血止血即炒用……

⑬ 本經：見1601頁注⑤白字。

⑭ 甄權：**《藥性論》見《證類》卷7“蒲黄”** 蒲黄，君。通經脉，止女子崩中不住，主痢血，止鼻衄，治尿血，利水道。

洩精。大明①。涼血活血，止心腹諸痛。時珍。

【發明】【弘景②曰】蒲黄即蒲釐，花上黄粉也。甚療血。仙經亦用之。【宗奭③曰】汴人初得，羅去滓，以水調爲膏，擘爲塊。人多食之，以解心臟虚熱，小兒尤嗜之。過月則燥，色味皆淡，須蜜水和。不可多食，令人自利，極能虚人。【時珍曰】蒲黄，手、足厥陰血分藥也，故能治血治痛。生則能行，熟則能止。與五靈脂同用，能治一切心腹諸痛，詳見禽部"寒號蟲"下。按許叔微《本事方》④云：有士人妻舌忽脹滿口，不能出聲。一老叟教以蒲黄頻掺，比曉乃愈。又芝隱方⑤云：宋度宗欲賞花，一夜忽舌腫滿口。蔡御醫用蒲黄、乾薑末等分，乾搽而愈。據此二説，則蒲黄之涼血活血可證矣。蓋舌乃心之外候，而手厥陰相火乃心之臣使，得乾薑是陰陽相濟也。

【附方】舊十四，新十一。舌脹滿口。方見上⑥。重舌生瘡。蒲黄末傅之。不過三上瘥。《千金方》⑦。肺熱衄血。蒲黄、青黛各一錢，新汲水服之。或去青黛，入油髮灰等分，生地黄汁調下。《簡便單方》⑧。吐血唾血。蒲黄末二兩，每日温酒或冷水服三錢，妙。《簡要濟衆方》⑨。老幼吐血。蒲黄末，每服半錢，生地黄汁調下，量人加減。或入髮灰等分。《聖濟總録》⑩。

---

① 大明：**《日華子》見《證類》卷7"蒲黄"** 蒲黄，治撲血悶，排膿，瘡癤，婦人帶下，月候不勾，血氣心腹痛，妊孕人下血墜胎，血運血癥，兒枕急痛，小便不通，腸風瀉血，遊風腫毒，鼻洪吐血，下乳，止泄精，血痢……

② 弘景：**《集注》見《證類》卷7"蒲黄"** 陶隱居云：此即蒲釐花上黄粉也，伺其有，便拂取之，甚療血。《仙經》亦用此。

③ 宗奭：**《衍義》卷8"蒲黄"** 處處有，即蒲槌中黄粉也。今京師謂槌爲蒲棒。初得黄，細羅，取萼别貯，以備他用。將蒲黄水調膏，擘爲塊，人多食之，以解心藏虚熱。小兒尤嗜。涉月則燥，色味皆淡，須蜜水和。然不可多食，令人自利，不益，極虚人。

④ 本事方：**《醫説》卷4"口齒喉舌耳·舌腫滿口"** 一士人沿汴東歸，夜泊村步，其妻熟寐，撼之，問何事，不答，又撼之，妻驚起視之，舌腫已滿口，不能出聲。急訪醫，得一叟負囊而至，用藥掺，比曉復舊。問之，乃蒲黄一味。須真者佳。(《本事方》)(**按**：查《普濟本事方》無此方。南宋·洪遵《洪氏集驗方》卷4"治舌腫方"與此合，但《綱目》未引此書。)

⑤ 芝隱方：**《普濟方》卷59"重舌"** 芝隱方(出《海上方》)：治重舌，或不能言。乾薑　蒲黄，右等分，爲末，乾搽即愈。蓋二藥陰陽得中。宋度宗春月欲賞花飲宴，不意一夜舌腫滿口，不能飲食，蔡御診進此方，立效，因此入内。

⑥ 方見上：(**按**：當指上《芝隱方》。)

⑦ 千金方：**《證類》卷7"蒲黄"** 《千金方》：治重舌，舌上生瘡，涎出。以蒲黄傅之，不過三度差。(**按**：今本《千金方》無此方。)

⑧ 簡便單方：**《奇效單方》卷上"六諸血"** 治肺經受熱鼻血不止：蒲黄、青黛各二錢，右爲細末，以新汲水調下。/治吐血咯血鼻衄：用藕節搗汁，飲之。或加京墨汁亦可。一用生蒲黄、油髮灰每一錢，暖生地黄汁調下。

⑨ 簡要濟衆方：**《證類》卷7"蒲黄"** 《簡要濟衆》：治吐血，唾血。蒲黄一兩，擣爲散。每服三錢，温酒或冷水調，妙。

⑩ 聖濟總録：**《證類》卷7"蒲黄"** 《簡要濟衆》……又方：治小兒吐血不止。蒲黄細研，每服半錢，用生地黄汁調下，量兒大小，加減進之。(**按**：《聖濟總録》無此方。)

小便出血。方同上。小便轉胞。以布包蒲黄裹腰腎,令頭致地,數次取通。《肘後方》①。金瘡出血,悶絶。蒲黄半兩,熱酒灌下。《危氏方》②。瘀血内漏。蒲黄末二兩,每服方寸匕,水調下,服盡止。《肘後方》③。腸痔出血。蒲黄末方寸匕,水服之,日三服。《肘後方》④。小兒嬭痔。蒲黄空心温酒服方寸匕,日三。《塞上方》⑤。脱肛不收。蒲黄和豬脂傅,日三五度。《子母秘録》⑥。胎動欲産,日月未足者。蒲黄二錢,井花水服。集一方⑦。産婦催生。蒲黄、地龍洗焙、陳橘皮等分,爲末,另收。臨時各抄一錢,新汲水調服,立産。此常親用,甚妙。唐慎微方⑧。胞衣不下。蒲黄二錢,井水服之。《集驗方》⑨。産後下血,羸瘦迨死。蒲黄二兩,水二升,煎八合,頓服。《産寶方》⑩。産後血瘀。蒲黄三兩,水三升,煎一升,頓服。《梅師方》⑪。兒枕血瘕。蒲黄三錢,米飲服。《産寶》⑫。産後煩悶。蒲黄方寸匕,東流水服,極良。《産寶》⑬。墜傷撲損,瘀血在内,煩悶者。蒲黄末,空心温酒服三錢。《塞上方》⑭。關節疼痛。蒲黄八兩,熟附子一兩,爲末。每服一錢,凉水下,日一。《肘後方》⑮。陰下濕癢。蒲

① 肘後方:**《證類》卷7"蒲黄"** 《葛氏方》:忍小便久致胞轉:以蒲黄裹腰腎,令頭致地,三度通。(**按**:今本《肘後》無此方。)

② 危氏方:**《得效方》卷18"刀斧棒杖傷"** 單方:治打撲傷,金瘡悶絶:右用蒲黄不以多少,爲末,熱酒灌下。

③ 肘後方:**《證類》卷7"蒲黄** 《葛氏方》……又方:若血内漏者:蒲黄二兩,水服方寸匕,立止。(**按**:今本《肘後》無此方。)

④ 肘後方:**《證類》卷7"蒲黄** 肘後方:治腸痔,每大便常血:水服蒲黄方寸匕,日三服良。(**按**:今本《肘後》無此方。)

⑤ 塞上方:**《證類》卷7"蒲黄"** 《塞上方》:治鼠奶痔。蒲黄末,空心温酒下方寸匕,日三服。

⑥ 子母秘録:**《證類》卷7"蒲黄"** 《子母秘録》……又方:治脱肛腸出:蒲黄和豬脂傅上,日三五度。

⑦ 集一方:**《證類》卷7"蒲黄"** 《子母秘録》:治日月未足而欲産者:蒲黄如棗許大,以井花水服。

⑧ 唐慎微方:**《證類》卷7"蒲黄"** 催生:蒲黄、地龍、陳橘皮等分,地龍洗去土,於新瓦上焙令微黄,各爲末,三處貼之。如經日不産,各抄一錢匕,新汲水調服,立産。此常親用之,甚妙。

⑨ 集驗方:**《千金方》卷2"胞衣不出第八"** 治胞衣不出方……又方:服蒲黄如棗許,以井花水。(**按**:未見引《集驗方》方中有此方者。誤注出處。)

⑩ 産寶方:**《證類》卷7"蒲黄"** 《産寶》:治産後下血,虚羸迨死。蒲黄二兩,水二升,煎取八合,頓服。

⑪ 梅師方:**《證類》卷7"蒲黄"** 《梅師方》:治産後血不下,蒲黄三兩,水三升,煎取一升,頓服。

⑫ 産寶:**《婦人良方》卷20"産後兒枕心腹刺痛方論第七"** ……俗谓之兒枕,乃血瘕也。蒲黄散:真蒲黄(研),飲調服二錢。如燥渴者,新水調。(**按**:未見《産寶》有此方,另溯其源。)

⑬ 産寶:**《婦人良方》卷20"産後虚煩方第十四"** 治産後煩悶,蒲黄散:蒲黄,以東流水和,服方寸匕,極良。(**按**:未見《産寶》有此方,另溯其源。)

⑭ 塞上方:**《證類》卷7"蒲黄"** 《塞上方》……又方:治墜傷樸損,瘀血在内,煩悶。蒲黄末,空心熱酒調下三錢匕服。

⑮ 肘後方:**《肘後方》卷3"治中風諸急方第十九"** 若關節疼痛:蒲黄(八兩)、附子(一兩,炮),合末之,服一錢匕,日三。稍增至方寸匕。

黄末,傅三四度,瘥。《千金方》①。**聤耳出膿**。蒲黄末摻之。《聖惠》②。**口耳大衄**。蒲黄、阿膠炙各半兩。每用二錢,水一盞,生地黄汁一合,煎至六分,温服。急以帛繫兩乳,止乃已。《聖惠方》③。**耳中出血**。蒲黄炒黑研末,摻入。《簡便方》④。

蒲黄滓。【大明⑤曰】蒲黄中篩出赤滓,名曰蒲萼也。**【主治】炒用澀腸,止瀉血、血痢甚妙**。大明⑥。

菰《别録》⑦下品

【釋名】茭草《説文》⑧、**蔣草**。【時珍曰】按許氏《説文》⑨菰本作苽,從瓜諧聲也。有米謂之彫菰,已見穀部"菰米"下。江南人呼菰爲茭,以其根交結也。"蔣"義未詳。

【集解】【保昇⑩曰】菰根生水中,葉如蔗、荻,久則根盤而厚。夏月生菌堪啖,名菰菜。三年者,中心生白臺如藕狀,似小兒臂而白軟,中有黑脉堪啖者,名菰首也。【藏器⑪曰】菰首小者,擘之内有黑灰如墨者,名烏鬱,人亦食之。晉 張翰思吴中蓴、菰,即此也。【頌⑫曰】菰根,江湖陂澤中皆有之。生水中,葉如蒲、葦輩,刈以秣馬甚肥。春末生白茅如筍,即菰菜也,又謂之茭白,生熟皆可

---

① 千金方:**《證類》卷7"蒲黄"** 《千金方》……又方:治丈夫陰下濕癢。蒲黄末傅之,三四良。(**按**:今本《千金方》無此方。)

② 聖惠:**《聖惠方》卷36"治聤耳諸方"** 治聤耳膿血出不止……又方:右以蒲黄末吹入耳中。

③ 聖惠方:**《聖惠方》卷37"治鼻大衄諸方"** 治大衄,口耳皆出血不止,阿膠散方:阿膠(半兩,搗碎,炒令黄燥)、蒲黄(一兩),右件藥搗細羅爲散,每服二錢,以水一中盞,入生地黄汁二合,煎至六分,不計時候温服。

④ 簡便方:**《奇效單方》卷下"十六眼目"** 一以蒲黄炒黑色,研細摻入。

⑤ 大明:**《日華子》見《證類》卷7"蒲黄"** ……蒲黄篩下後有赤滓,名爲萼。炒用,甚澀腸,止瀉血及血痢。

⑥ 大明:見上注。

⑦ 别録:**《别録》見《證類》卷11"菰根"** 大寒。主腸胃痼熱,消渴,止小便利。

⑧ 説文:**《説文·中部》** 苽,雕苽,一名蔣。從艸。瓜聲。(古胡切)(**按**:《説文》無"茭草"之説,此當爲《綱目》首出。)

⑨ 説文:見上注。

⑩ 保昇:**《蜀本草》見《證類》卷11"菰根"** 《蜀本》:《圖經》云:生水中,葉似蔗、荻,久根盤厚,夏月生菌細,堪噉,名菰菜。三年已上,心中生臺如藕,白軟,中有黑脉,堪噉,名菰首也。

⑪ 藏器:**《拾遺》見《證類》卷11"菰根"** 陳藏器……晉張翰見秋風起思之。又云:菰首……更有一種小者,擘肉如墨,名烏鬱,人亦食之,止小兒水痢。

⑫ 頌:**《圖經》見《證類》卷11"菰根"** 菰根,舊不著所出州土,今江湖陂澤中皆有之,即江南人呼爲茭草者。生水中,葉如蒲、葦輩,刈以秣馬甚肥。春亦生筍,甜美堪噉,即菰菜也。又謂之茭白。其歲久者,中心生白臺如小兒臂,謂之菰手。今人作菰首,非是。《爾雅》所謂蘧蔬,注云:似土菌,生菰草中,正謂此也。故南方人至今謂菌爲菰,亦緣此義也。其臺中有墨者,謂之茭鬱。其根亦如蘆根,冷利更甚。二浙下澤處,菰草最多,其根相結而生,久則并土浮于水上,彼人謂之菰葑。刈去其葉,便可耕蒔。其苗有莖梗者,謂之菰蔣草。至秋結實,乃雕胡米也。古人以爲美饌,今饑歲人猶採以當糧……

啖,甜美。其中心如小兒臂者,名菰手。作菰首者,非矣。《爾雅》云:出隧蘧蔬。註云:生菰草中,狀似土菌,江東人啖之,甜滑。即此也。故南方人至今謂菌爲菰,亦緣此義。其根亦如蘆根,冷利更甚。二浙下澤處,菰草最多。其根相結而生,久則并土浮於水上,彼人謂之菰葑。刈去其葉,便可耕蒔,又名葑田。其苗有莖梗者,謂之菰蔣草。至秋結實,乃彫胡米也。歲飢人以當糧。【宗奭①曰】菰乃蒲類。河朔邊人止以飼馬作薦。八月開花如葦。結青子,合粟爲粥食,甚濟飢。杜甫所謂"波漂菰米連雲黑"者,是也。

菰筍,一名茭筍《日用》②、茭白《圖經》③、菰菜同。

【氣味】甘,冷,滑,無毒。【詵④曰】滑中,不可多食。【頌⑤曰】菰之各類皆極冷,不可過食,甚不益人,惟服金石人相宜耳。【主治】利五臟邪氣,酒皶面赤,白癩癧瘍,目赤。熱毒風氣,卒心痛,可鹽、醋煮食之。孟詵⑥。去煩熱,止渴,除目黄,利大小便,止熱痢。雜鯽魚爲羹食,開胃口,解酒毒,壓丹石毒發。藏器⑦。

菰手,一名菰菜《日用》⑧、茭白《通志》⑨、茭粑俗名、蘧蔬音毬鏦。

【氣味】甘,冷,滑,無毒。【大明⑩曰】微毒。【詵⑪曰】性滑,發冷氣,令人下焦寒,傷陽道。禁蜜食,發痼疾。服巴豆人不可食。【主治】心胸中浮熱風氣,滋人齒。孟詵⑫。煮食,止渴及小兒水痢。藏器⑬。

菰根。【氣味】甘,大寒,無毒。【頌⑭曰】菰根亦如蘆根,冷利更甚。【主治】腸胃痛

---

① 宗奭:**《衍義》卷12"菰根"** 蒲類。四時取根擣,絞汁用。河朔邊人止以此苗飼馬,曰菰蔣,及作薦。花如葦,結青子,細若青麻黄,長幾寸。彼人收之,合粟爲粥,食之甚濟饑,此杜甫所謂"願作冷秋菰"者是也。

② 日用:**《日用本草》卷7"菰根"** 一名茭筍……

③ 圖經:見1605頁注⑫。(**按**:"釋名"項下"菰菜"同此。)

④ 詵:**《食療》見《證類》卷11"菰根"** 孟詵云:菰菜,利五藏,邪氣,酒皶,面赤,白癩,癧瘍,目赤等,效。然滑中,不可多食。熱毒風氣,卒心痛,可鹽醋煮食之。

⑤ 頌:**《圖經》見《證類》卷11"菰根"** ……大抵菰之種類皆極冷,不可過食,甚不益人。惟服金石人相宜耳。

⑥ 孟詵:見本頁注④。

⑦ 藏器:**《拾遺》見《證類》卷11"菰根"** 陳藏器云:菰菜,味甘,無毒。去煩熱,止渴,除目黄,利大小便,止熱痢。雜鯽魚爲羹,開胃口,解酒毒……

⑧ 日用:見1605頁注⑫。(**按**:誤注出處,實出《圖經》。)

⑨ 通志:**《通志·昆蟲草木略·蔬類》** 茭首,茭草之首。有一種可食,一名茭白,一名菰首,一名須……

⑩ 大明:**《日華子》見《證類》卷11"菰根"** 茭首,微毒……

⑪ 詵:**《食療》見《證類》卷11"菰根"** 孟詵……又云:茭首,寒。主心胸中浮熱風。食之發冷氣,滋人齒,傷陽道,令下焦冷滑,不食甚好。/**《日華子》見《證類》卷11"菰根"** ……食巴豆人不可食。(**按**:此條糅入《日華子》之説。)

⑫ 孟詵:見上注。

⑬ 藏器:見1605頁注⑪及見本頁注⑦。

⑭ 頌:見1605頁注⑫。

熱，消渴，止小便利。擣汁飲之。《别録》①。燒灰，和雞子白，塗火燒瘡。藏器②。

【附方】舊二。小兒風瘡，久不愈者。用菰蔣節燒研，傅之。《子母秘録》③。毒蛇傷齧。菰蔣草根燒灰，傅之。《外臺秘要》④。

葉。【主治】利五臟。大明⑤。

菰米見穀部。

苦草《綱目》

【集解】【時珍曰】生湖澤中，長二三尺，狀如茅、蒲之類。

【氣味】【主治】婦人白帶，煎湯服。又主好嗜乾茶不已，面黄無力，爲末，和炒脂麻不時乾嚼之。時珍。

水萍《本經》⑥中品

【釋名⑦】【《别録》⑧曰】水萍生雷澤池澤。三月采，暴乾。【弘景⑨曰】此是水中大萍，非今浮萍子。《藥録》云"五月有花白色"，即非今溝渠所生者。楚王渡江所得，乃斯實也。【藏器⑩曰】水萍有三種。大者曰蘋，葉圓，闊寸許。小萍子是溝渠間者。《本經》云水萍，應是小者。【頌⑪曰】

---

① 别録：見1605頁注⑦。

② 藏器：**《拾遺》見《證類》卷11"菰根"** ……主火燒瘡，燒爲灰和雞子白塗之。

③ 子母秘録：**《證類》卷11"菰根"** 《子母秘録》：小兒風瘡久不差，燒菰蔣節末以傅上。

④ 外臺秘要：**《證類》卷11"菰根"** 《廣濟方》：治毒蛇齧方：菰蔣草根灰，取以封之。其草似燕尾是。（**按**：《外臺》卷40"蛇囓人方"同方作"慈孤草"，出《廣濟》。）

⑤ 大明：**《日華子》見《證類》卷11"菰根"** ……葉利五藏……

⑥ 本經：**《本經》《别録》見《證類》卷9"水萍"** 味辛、酸，寒，無毒。主暴熱身癢，下水氣，勝酒，長鬚髮，止消渴，下氣。以沐浴，生毛髮。久服輕身。一名水花，一名水白，一名水蘇。生雷澤池澤。三月採，暴乾。

⑦ 釋名：（**按**：此後内容當屬"集解"。）

⑧ 别録：見本頁注⑥。

⑨ 弘景：**《集注》見《證類》卷9"水萍"** 陶隱居云：此是水中大萍爾，非今浮萍子。《藥録》云：五月有花，白色，即非今溝渠所生者。楚王渡江所得，非斯實也。

⑩ 藏器：**《拾遺》見《證類》卷9"水萍"** 《陳藏器本草》云：水萍有三種，大者曰蘋，葉圓，闊寸許，葉下有一點如水沫，一名芣菜。暴乾，與栝摟等分，以人乳爲丸，主消渴。擣絞取汁飲，主蛇咬毒入腹，亦可傅熱瘡。小萍子是溝渠間者。末傅面皯，擣汁服之，主水腫，利小便。又人中毒，取萍子暴乾，末，酒服方寸匕。又爲膏，長髮。《本經》云水萍，應是小者。

⑪ 頌：**《圖經》見《證類》卷9"水萍"** 水萍，生雷澤池澤，今處處溪澗水中皆有之。此是水中大萍，葉圓，闊寸許，葉下有一點如水沫，一名芣菜。《爾雅》謂之蘋，其大者曰蘋是也。《周南詩》云：於以採蘋。陸機云：海中浮萍粗大者謂之蘋。季春始生，可糝蒸，以爲茹。又可用苦酒淹，以按酒。三月採，暴乾。蘇恭云：此有三種：大者曰蘋；中者荇菜，即下鳧葵是也；小者水上浮（轉下頁注）

《爾雅》云：萍，蓱。其大者蘋。蘇恭言有三種：大者曰蘋，中者曰荇，小者即水上浮萍。今醫家鮮用大蘋，惟用浮萍。【時珍曰】本草所用水萍，乃小浮萍，非大蘋也。陶、蘇俱以大蘋註之，誤矣。萍之與蘋，音雖相近，字脚不同，形亦迥别，今釐正之，互見"蘋"下。浮萍處處池澤止水中甚多，季春始生。或云楊花所化。一葉經宿即生數葉，葉下有微鬚，即其根也。一種背面皆緑者。一種面青背紫赤若血者，謂之紫萍，入藥爲良，七月采之。《淮南萬畢術》①云：老血化爲紫萍。恐自有此種，不盡然也。《小雅》②"呦呦鹿鳴，食野之苹"者，乃蒿屬。陸佃指爲此萍，誤矣。

【修治】【時珍曰】紫背浮萍，七月采之，揀净，以竹篩攤晒，下置水一盆映之，即易乾也。

【氣味】辛，寒，無毒。【《别録》③曰】酸。【主治】暴熱身癢，下水氣，勝酒，長鬚髮，止消渴。久服輕身。《本經》④。下氣。以沐浴，生毛髪。《别録》⑤。治熱毒、風熱、熱狂，熁腫毒、湯火傷、風癮。大明⑥。擣汁服，主水腫，利小便。爲末酒服方寸匕，治人中毒。爲膏傅面皯。藏器⑦。主風濕麻痺，脚氣，打撲傷損，目赤翳膜，口舌生瘡，吐血衄血，癜風丹毒。時珍。

【發明】【震亨⑧曰】浮萍發汗，勝於麻黄。【頌⑨曰】俗醫用治時行熱病，亦堪發汗，甚有功。其方用浮萍一兩，四月十五日采之，麻黄去根節，桂心，附子炮裂去臍皮，各半兩，四物擣細篩。每服一錢，以水一中盞，生薑半分，煎至六分，和滓熱服，汗出乃瘥。又治惡疾瘋瘡遍身者，濃煮汁浴半日，多效。此方甚奇古也。【時珍曰】浮萍其性輕浮，入肺經，達皮膚，所以能發揚邪汗也。世傳宋時東京開河，掘得石碑，梵書大篆一詩，無能曉者。真人林靈素⑩逐字辨譯，乃是治中風方，名去風

(接上頁注)萍，即溝渠間生者是也。大蘋，今醫方鮮用……

① 淮南萬畢術：**《御覽》卷1000"萍"** 《淮南萬畢術》曰：老血爲萍。(聚血之精，至黄泉也。)

② 小雅：**《詩・小雅・鹿鳴》** 呦呦鹿鳴，食野之苹……

③ 别録：見1607頁注⑥。

④ 本經：見1607頁注⑥白字。

⑤ 别録：見1607頁注⑥。

⑥ 大明：**《日華子》見《證類》卷9"水萍"** 治熱毒風，熱疾熱狂，熁腫毒，湯火瘡，風癮。

⑦ 藏器：見1607頁注⑩。

⑧ 震亨：**《衍義補遺・水萍浮芹》** 發汗尤甚麻黄……

⑨ 頌：**《圖經》見《證類》卷9"水萍"** ……浮萍，俗醫用治時行熱病，亦堪發汗，甚有功。其方用浮萍草一兩，四月十五日者，麻黄去節、根，桂心、附子炮裂去臍皮，各半兩，四物擣，細篩，每服二錢，以水一中盞，入生薑半分，煎至六分，不計時候，和滓熱服，汗出乃差。又治惡疾遍身瘡者，取水中浮萍濃煮汁，漬浴半日，多效。此方甚奇古也。

⑩ 林靈素：**《普濟方》卷116"諸風雜治"** 去風丹(一名紫萍粒丹)：治癱瘓風、大風，一切諸風，仍治脚氣，并攧撲傷損，及破傷風，服過百粒，即爲全人，尤能出汗。世傳東京開河，掘得石碑，梵書天篆無人曉，有林靈素者，逐字辨解，乃是治中風方。(出《瑞竹堂方》。)天生靈草無根幹，不在山間不在岸。始因飛絮逐東風，泛梗青青飄水面。神仙一味去沉疴，採時須是七月半。選論癱風與大風，鐵幞頭上也出汗。右以紫色萍浮者爲上，攤於竹篩上，下着水盆曬方得乾，碾爲細末，煉蜜爲丸如彈子大，每服一粒，以豆淋酒化下，空心食前，累經效驗。(**按**：此故事原未(轉下頁注)

丹也。詩云:"天生靈草無根榦,不在山間不在岸。始因飛絮逐東風,汎梗青青飄水面。神仙一味去沉疴,采時須在七月半。選甚癱風與大風,些小微風都不算。豆淋酒化服三丸,鐵鏷頭上也出汗。"其法:以紫色浮萍晒乾爲細末,煉蜜和丸彈子大。每服一粒,以豆淋酒化下。治左癱右瘓,三十六種風,偏正頭風,口眼喎斜,大風癩風,一切無名風及脚氣,并打撲傷折,及胎孕有傷。服過百粒,即爲全人。此方後人易名紫萍一粒丹①。

【附方】舊七,新十八。**夾驚傷寒**。紫背浮萍一錢,犀角屑半錢,釣藤鉤三七箇,爲末。每服半錢,蜜水調下,連進三服,出汗爲度。《聖濟録》②。**消渴飲水**③,日至一石者。浮萍擣汁服之。○又方:用乾浮萍、栝蔞根等分,爲末,人乳汁和丸梧子大。空腹飲服二十丸。三年者,數日愈。《千金方》④。**小便不利**,膀胱水氣流滯。浮萍日乾爲末。飲服方寸匕,日二服。《千金翼》⑤。**水氣洪腫**,小便不利。浮萍日乾爲末。每服方寸匕,白湯下,日二服。《聖惠方》⑥。**霍亂心煩**。蘆根炙一兩半,水萍焙、人參、枇杷葉炙各一兩。每服五錢,入薤白四寸,水煎温服。《聖惠方》⑦。**吐血不止**。紫背浮萍焙半兩,黄芪炙二錢半,爲末。每服一錢,薑蜜水調下。《聖濟總録》⑧。**鼻衄不止**。浮萍末,吹之。《聖惠方》⑨。**中水毒病**。手足指冷至膝肘,即是。

(接上頁注)示出處,今溯其源。時珍引時又糅合《證類》卷9"水萍"所引"高供奉《採萍時日歌》",并略加潤飾。)

① 紫萍一粒丹:**《瑞竹堂經驗方》卷1"諸風門"** 紫萍一粒丹:治一切風疾,累經效驗。天生靈草無根榦,不在山間不在岸。始因飛絮逐東風,泛梗青青飄水面。神仙一味起沉疴,采時須是七月半。選甚癱風與大風,鐵幞頭上也出汗。右采紫背浮萍草,攤於竹篩内,下着水,曬乾爲細末,煉蜜爲丸如彈子大,每服一丸,用豆淋酒化下。及治脚氣打撲傷損,渾身麻痺。

② 聖濟録:**《普濟方》卷368"夾驚傷寒"** 無惜散,治夾驚傷寒:浮萍(紫背者,一錢)、犀角屑(半錢)、釣藤鉤(三七個),右爲末,每服一錢,蜜水調下,連三服,出汗爲度。後常服亦佳。(**按**:《聖濟總録》無此方。另溯其源。)

③ 消渴飲水:**《玉機微義》卷21"消渴門·雜方"** 秘方:用紫背浮萍擣汁,每頓服半盞,效。(**按**:原無出處,今溯得其源。)

④ 千金方:**《千金方》卷21"消渴第一"** 治消渴,浮萍丸方:乾浮萍、栝樓根(等分),右二味末之,以人乳汁和丸如梧子。空腹飲服二十丸,日三。三年病者三日愈,治虚熱大佳。

⑤ 千金翼:**《千金翼方》卷19"淋病第二"** 治小便不利,膀胱脹,水氣流腫方:水上浮萍乾末,服方寸匕,日三。

⑥ 聖惠方:**《聖惠方》卷58"治脬轉諸方"** 治脬轉,不得小便……又方:浮萍草(曝乾),右擣細羅爲散,不計時候以冷水調下二錢。若小便不通利,流(腫)〔膿〕,服之亦佳。

⑦ 聖惠方:**《聖濟總録》卷39"霍亂心煩"** 治霍亂心煩,蘆根飲方:蘆根(剉焙,一兩一分)、人參、水萍(紫者,焙乾)、枇杷葉(拭去毛,各一分),右四味粗擣篩,每服五錢匕,入薤白四寸,拍破,水一盞半,煎至八分,去滓,温服,日三。(**按**:《聖惠方》無此方。另溯其源。)

⑧ 聖濟總録:**《聖濟總録》卷68"吐血不止"** 治吐血不止,調胃散方:紫背荷葉(焙,半兩)、黄耆(剉,一分),右二味擣羅爲細散,每服一錢匕,生薑蜜水調下,不拘時候。

⑨ 聖惠方:**《聖惠方》卷37"治鼻久衄諸方"** 治鼻衄久不止……又方:烏賊魚骨(半兩,去甲),右擣細羅爲散,少少吹入鼻中即止。如未止,更著少許乾浮萍草末,吹入鼻中,即差。

以浮萍日乾爲末。飲服方寸匕良。姚僧坦集驗方①。**大腸脱肛**。水聖散:用紫浮萍爲末,乾貼之。《危氏得效方》②。**身上虚癢**。浮萍末一錢,以黄芩一錢,同四物湯煎湯調下。《丹溪纂要》③。**風熱癮瘮**。浮萍蒸過焙乾,牛蒡子酒煮晒乾炒,各一兩,爲末。每薄荷湯服一二錢,日二次。《古今録驗》④。**風熱丹毒**。浮萍搗汁,遍塗之。《子母秘録》⑤。**汗斑癜風**。端午日收紫背浮萍晒乾。每以四兩煎水浴,并以萍擦之。或入漢防己二錢亦可。《袖珍方》⑥。**少年面皰**。《外臺》⑦用浮萍日挼盦之,并飲汁少許。○《普濟方》⑧用紫背萍四兩,防己一兩,煎濃汁洗之。仍以萍於斑鼾上熱擦,日三五次。物雖微末,其功甚大,不可小看。《普濟方》。**粉滓面鼾**。溝渠小萍爲末。日傅之。《聖惠方》⑨。**大風癘疾**。浮萍草三月采,淘三五次,窨三五日,焙爲末,不得見日。每服三錢,食前温酒下。常持觀音聖號。忌豬、魚、雞、蒜。○又方:七月七日取紫背浮萍日乾爲末,半升,入好消風散五兩。每服五錢,水煎頻飲,仍以煎湯洗浴之。《十便良方》⑩。**癍瘡入目**。浮萍陰乾爲末,以生羊子肝半個,同水半盞煮熟,搗爛絞汁,調末服。甚者不過一服,

① 集驗方:**《肘後方》卷7"治卒中溪毒方六十"** 姚氏中水毒秘方:取水萍曝乾,以酒服方寸匕,差止。又云:中水,病手足指冷即是,若煖非也。其冷或一寸,極或竟指,未過肘膝一寸淺,至於肘膝爲劇。

② 危氏得效方:**《得效方》卷12"脱肛"** 水聖散子:治脱肛不收。右用浮萍草不以多少,杵爲細末,乾貼患處。

③ 丹溪纂要:**《丹溪纂要》卷4"第七十四瘡瘍"** 身上虚癢,四物湯加黄芩,調浮萍末一錢服之。

④ 古今録驗:**《證類》卷9"惡實"** 初虞世治皮膚風熱,遍身生癮疹:牛蒡子、浮萍等分,以薄荷湯調下二錢,日二服。(**按**:時珍誤將《古今録驗》作初虞世撰。此實出初虞世《養生必用方》。

⑤ 子母秘録:**《證類》卷9"水萍"** 《子母秘録》:熱毒:浮萍擣汁,傅之令遍。

⑥ 袖珍方:**《袖珍方》卷3"癧疽瘡癘"** 洗班沐浴方(秘方):漢防已、端午日收紫背浮萍曬乾,每用乾浮萍四兩,漢防已五錢,濃煎,浴就將浮萍於患處熱擦。如無防已,只用浮萍亦妙。如此熱洗三五次,其班即除。其藥雖微小,其功甚大,不可小看。

⑦ 外臺:**《聖惠方》卷40"治面皰諸方"** 治少年面上起細皰,方:右挼浮萍草擒之,亦可飲少許汁,良。

⑧ 普濟方:**《普濟方》卷52"澡豆"** 洗斑洗奸方:紫背浮萍(四兩)、防風(半兩),右濃煎洗浴。就以湯浮萍,於患處斑上熱擦。如無真防風,只以浮萍一味亦妙。如此熱洗三五次,其斑即除。此藥微末,其功甚大,不可小看。(**按**:方後列"普濟方",當衍。方用"防風",《綱目》誤作"防己"。)

⑨ 聖惠方:**《證類》卷9"水萍"** 《陳藏器本草》云……小萍子是溝渠間者。末傅面䵟。(**按**:《聖惠方》無此方。此陳藏器方也。)

⑩ 十便良方:**《十便良方》卷9"大風疾"** 上真散:治患癩,大風疾。(《雞峰方》)。右用浮萍草,三月采,不拘多少,净淘三五次,窨三五日,焙乾,爲細末,不得見日。食前空心二錢,温酒調。十服病退。忌豬、雞、蒜。既服此藥,須常持諸救苦救難觀世音菩薩聖號。/**《普濟方》卷110"大風癩病"** 驅烏丸:治大風癩疾,皮肉頑麻不仁。或風疹腫癢,浸淫惡瘡。以七月十五日取紫背浮萍,日乾爲末,半斤,入好消風散五兩,入水數盌煎熬,頻頻服之。更浸湯洗之,除根。(**按**:所引"又方",《十便良方》無此方。今另溯得其源。)

已傷者十服見效。《危氏得效方》①。**弩肉攀睛**。青萍少許,研爛,入片腦少許,貼眼上,效。《危氏得效方》②。**毒腫初起**。水中萍子草擣傅之。《肘後方》③。**發背初起**,腫焮赤熱。浮萍擣,和雞子清貼之。《聖惠方》④。**楊梅瘡癬**。水萍煎汁,浸洗半日。數日一作。《集簡方》。**燒烟去蚊**。五月取浮萍陰乾用之。《孫真人方》⑤。

蘋《吴普本草》⑥

【釋名】芣菜《拾遺》⑦、四葉菜《巵言》⑧、田字草。【時珍曰】蘋本作薲。《左傳》⑨蘋蘩藴藻之菜,可薦於鬼神,可羞於王公。則薲有"賓之"之義,故字從賓。其草四葉相合,中折十字,故俗呼爲四葉菜、田字草、破銅錢,皆象形也。諸家本草皆以蘋註水萍,蓋由蘋、萍二字,音相近也。按韻書,蘋在真韻,蒲真切;萍在庚韻,薄經切。切脚不同,爲物亦異。今依《吴普本草》别出於此。

【集解】【普⑩曰】水萍一名水廉,生池澤水上。葉圓小,一莖一葉,根入水底,五月花白。三月采,日乾之。【弘景⑪曰】水中大萍,五月有花白色,非溝渠所生之萍。乃楚王渡江所得,即斯實也。【恭⑫曰】萍有三種。大者名蘋,中者名荇,葉皆相似而圓。其小者,即水上浮萍也。【藏器⑬曰】蘋葉圓,闊寸許。葉下有一點如水沫。一名芣菜。曝乾可入藥用。小萍是溝渠間者。【禹

---

① 危氏得效方:**《得效方》卷16"通治"** 浮萍散:治班瘡入眼,大人小兒皆可用之。浮萍(陰乾,爲末),右每服二錢,以生羊子肝半箇,入盞内以杖子刺碎,没水半合,絞取肝汁調下,食後。不甚者一服差,已傷目者,十服見效。

② 危氏得效方:**《得效方》卷16"熱證"** 治風熱上冲,胬肉攀睛:右用青萍少許,研爛,入片腦子少許,貼眼上,頓效。

③ 肘後方:**《肘後方》卷5"治癰疽妒乳諸毒腫方第三十六"** 葛氏:卒毒腫起急痛方……又方:取水中萍子草熟擣,以敷上。

④ 聖惠方:**《聖惠方》卷62"治發背貼熁諸方"** 治發背初得,毒腫焮熱赤痛,方:右取浮萍草和雞子清,爛擣,濕裹之一宿,明旦傅後散方。

⑤ 孫真人方:**《證類》卷9"水萍"** 《孫真人食忌》:五月取浮萍陰乾,燒煙去蚊子……

⑥ 吴普本草:**《初學記》卷27"草部"** 華白(《吴氏本草》曰:水萍,一名水廉。生池澤水上,葉圓小,一莖一葉,根入水,五月華白。三月採,日乾之。)(**按**:《御覽》卷1000"萍"亦録此文。時珍以《吴普本草》爲"蘋"之出典,乃取其實而非取其名。)

⑦ 拾遺:**《拾遺》見《證類》卷9"水萍"** ……一名芣菜……

⑧ 巵言:**《升菴集》卷80"葵"** ……一名四葉菜……

⑨ 左傳:**《春秋左傳注疏》卷3** ……蘋蘩薀藻之菜……可薦於鬼神,可羞於王公……

⑩ 普:見本頁注⑤。

⑪ 弘景:**《集注》見《證類》卷9"水萍"** 陶隱居云:此是水中大萍爾,非今浮萍子。《藥録》云:五月有花,白色。即非今溝渠所生者。楚王渡江所得,非斯實也。

⑫ 恭:**《唐本草》見《證類》卷9"水萍"** 《唐本》注云:水萍者有三種,大者名蘋。水中又有荇菜,亦相似,而葉圓。水上小浮萍,主火瘡。

⑬ 藏器:**《拾遺》見《證類》卷9"水萍"** 《陳藏器本草》云:水萍有三種,大者曰蘋,葉圓,闊寸許,葉下有一點如水沫,一名芣菜。暴乾……小萍子是溝渠間者……

錫①曰】按《爾雅》云：萍，蓱也。其大者曰蘋。又《詩》云：于以采蘋，于澗之濱。陸機注云：其粗大者謂之蘋，小者爲萍。季春始生。可糁蒸爲茹，又可以苦酒淹之按酒。今醫家少用此蘋，惟用小萍耳。【時珍曰】蘋乃四葉菜也。葉浮水面，根連水底。其莖細於蓴、莕。其葉大如指頂，面青背紫，有細紋，頗似馬蹄决明之葉，四葉合成，中折十字。夏秋開小白花，故稱白蘋。其葉攢簇如萍，故《爾雅》謂大者爲蘋也。《吕氏春秋》②云：菜之美者，有崑崙之蘋，即此。《韓詩外傳》③謂：浮者爲藻④，沉者爲蘋。臞仙謂：白花者爲蘋，黄花者爲莕，即金蓮也。蘇恭謂：大者爲蘋，小者爲莕。楊慎《巵言》⑤謂：四葉菜爲莕。陶弘景謂楚王所得者爲蘋。皆無一定之言。蓋未深加體審，惟據紙上猜度而已。時珍一一采視，頗得其真云。其葉徑一二寸，有一缺而形圓如馬蹄者，蓴也。似蓴而稍尖長者，莕也。其花並有黄白二色。葉徑四五寸如小荷葉而黄花，結實如小角黍者，萍蓬草也。楚王所得萍實，乃此萍之實也。四葉合成一葉，如田字形者，蘋也。如此分别，自然明白。又項氏⑥言：白蘋生水中，青蘋生陸地。按今之田字草，有水陸二種。陸生者多在稻田沮洳之處，其葉四片合一，與白蘋一様。但莖生地上，高三四寸，不可食。方士取以煆硫結砂煮汞，謂之水田翁。項氏所謂青蘋，蓋即此也。或以青蘋爲水草，誤矣。

【氣味】甘，寒，滑，無毒。【主治】暴熱，下水氣，利小便。吴普⑦。擣塗熱瘡。擣汁飲，治蛇傷毒入腹内。曝乾，栝樓等分爲末，人乳和丸服，止消渴。藏器⑧。食之已勞。《山海經》⑨。

萍蓬草《拾遺》⑩

【釋名】水粟《綱目》、水栗子。【時珍曰】陳藏器《拾遺》萍蓬草，即今水粟也。其子如粟，如蓬子也，俗呼水粟包。又云水栗子，言其根味也。或作水笠。

---

① 禹錫：**《嘉祐》見《證類》卷9"水萍"** 《爾雅》云：蘋，蓱。其大者蘋。注：水中浮蓱，江東謂之薸，陸機《毛詩義疏》云：其粗大者謂之蘋，小者曰蓱。季春始生，可糁蒸爲茹，又可苦酒淹以就酒。

② 吕氏春秋：**《吕氏春秋》卷14"本味"** ……菜之美者，崑崙之蘋。

③ 韓詩外傳：**《爾雅翼》卷5"萍"** ……《韓詩》説：沉者曰蘋，浮者曰薸。

④ 藻：（**按**：此與《經典釋文》卷五《采蘋》引《韓詩》、《一切經音義》卷七十五引《韓詩》同。然《爾雅翼》卷六"蘋"、《詩考》《補遺》等引《韓詩》作"薸"。後世或考"薸"字義長。

⑤ 巵言：**《升菴集》卷80"葵"** ……鳧葵，荇也，一名四葉菜……

⑥ 項氏：**《詩緝》卷2"草蟲"** 于以采蘋（……項氏曰：柳惲所謂"汀州采白蘋"者，水生而似萍者也。宋玉所謂起於"青萍之末"者，陸生而似莎者也。）

⑦ 吴普：**《御覽》卷1000"萍"** 《本草經》曰：水萍，一名水華。味辛寒。生池澤水上。療暴熱，〔身〕癢。下水氣。勝酒。長鬚髮。久服輕身。（**按**：此非《吴氏本草》，誤注出處。）

⑧ 藏器：**《拾遺》見《證類》卷9"水萍"** ……暴乾，與栝摟等分，以人乳爲丸，主消渴。擣絞取汁飲，主蛇咬毒入腹，亦可傅熱瘡……

⑨ 山海經：**《山海經》卷2"西山經"** 西南四百里，曰昆侖之邱……有草焉，名曰蕡草，音頻。其狀如葵，其味如葱，食之已勞。

⑩ 拾遺：**《拾遺》見《拾遺》見《證類》卷6"四十六種陳藏器餘・萍蓬草根"** 味甘，無毒。主補虚，益氣力，久食不飢，厚腸胃。生南方池澤。大如荇，花黄，未開前如算袋，根如藕，饑年當穀也。

【集解】【藏器①曰】萍蓬草生南方池澤。葉大似荇。花亦黄，未開時狀如箄袋。其根如藕，飢年可以當穀。【時珍曰】水粟三月出水。莖大如指，葉似荇葉而大，徑四五寸，初生如荷葉。六七月開黄花，結實狀如角黍，長二寸許，内有細子一包，如罌粟。澤農采之，洗擦去皮，蒸曝，舂取米，作粥飯食之。其根大如栗，亦如雞頭子根，儉年人亦食之，作藕香，味如栗子。昔楚王渡江得萍實，大如斗，赤如日，食之甜如蜜者，蓋此類也。若水萍，安得有實耶？三四月采莖葉取汁，煮硫黄能拒火。又段公路《北户録》②有睡蓮，亦此類也。其葉如荇而大。其花布葉數重，當夏晝開花，夜縮入水，晝復出也。

子。【氣味】甘，澀，平，無毒。【主治】助脾厚腸，令人不饑。時珍。

根。【氣味】甘，寒，無毒。【主治】煮食，補虚，益氣力。久食不饑，厚腸胃。藏器③。

莕菜《唐本草》④

【釋名】鳧葵《唐本》⑤、水葵《馬融傳》⑥、水鏡草《土宿本草》⑦、靨子菜《野菜譜》⑧、金蓮子、接余。【時珍曰】按《爾雅》⑨云：莕，接余也。其葉苻。則鳧葵當作苻葵，古文通用耳。或云，鳧喜食之，故稱鳧葵，亦通。其性滑如葵，其葉頗似杏，故曰葵，曰莕。《詩經》作荇，俗呼荇絲菜。池人謂之莕公鬚，淮人謂之靨子菜，江東謂之金蓮子。許氏《説文》謂之孌，音戀。《楚詞》謂之屏風，云"紫莖屏風文緑波"，是矣。

【集解】【恭⑩曰】鳧葵即莕菜也。生水中。【頌⑪曰】處處池澤有之。葉似蓴而莖澀，根甚長，花黄色。郭璞註《爾雅》云：叢生水中。葉圓在莖端，長短隨水深淺。江東人食之。陸機《詩疏》

---

① 藏器：見1612頁注⑩。

② 北户録：**《北户録》卷3"睡蓮"** 睡蓮葉如荇而大，沉於水面上，有異浮根蔆耳。其花布葉數重，不房而蕊，凡五種色。當夏晝開，夜縮入水底，晝而復出於水面也……

③ 藏器：見1612頁注⑧。

④ 唐本草：**《唐本草》見《證類》卷9"鳧葵"** 味甘，冷，無毒。主消渴，去熱淋，利小便。生水中，即莕菜也。一名接余。

⑤ 唐本：見上注。

⑥ 馬融傳：**《後漢書》卷60上"馬融列傳"** ……鳧葵……（李賢注……《爾雅》曰：茆，鳧葵。葉團似蓴，生水中，今俗名水葵……）

⑦ 土宿本草：（**按**：未見該書存世，待考。）

⑧ 野菜譜：**《野菜譜》** 眼子菜（**按**："眼"、"靨"音近，時珍誤"眼"作"靨"。）

⑨ 爾雅：**《爾雅·釋草》** 莕，接余，其葉苻。

⑩ 恭：見本頁注③。

⑪ 頌：**《圖經》見《證類》卷9"鳧葵"** 鳧葵，即莕菜也。舊不著所出州土，云生水中，今處處池澤皆有之。葉似蓴，莖澀，根甚長，花黄色，水中極繁盛。謹按《爾雅》：莕，謂之接余，其葉謂之苻。郭璞以爲叢生水中，葉圓在莖端，長短隨水深淺。江東人食之。《詩·周南》所謂參差荇菜是也。陸機云：白莖，葉紫赤色，正圓，徑寸餘，浮在水上、根在水底，大如釵股，上青下白，鬻其白莖以苦酒浸，脆美，可以按酒。今人不食，醫方亦鮮用。

云：荇莖白，而葉紫赤色，正圓，徑寸餘，浮在水上。根在水底，大如釵股，上青下白，可以按酒。用苦酒浸其白莖，肥美。今人不食，醫方亦鮮用之。【時珍曰】莕與蓴，一類二種也。並根連水底，葉浮水上。其葉似馬蹄而圓者，蓴也；葉似蓴而微尖長者，莕也。夏月俱開黄花，亦有白花者。結實大如棠梨，中有細子。按寧獻王《庚辛玉册》①云：凫葵，黄花者是莕菜，白花者是白蘋，即水鏡草。一種泡子名水鼈。雖有數種，其用一也。其莖、葉、根、花，並可伏硫，煮砂，制礬。此以花色分别蘋、莕，似亦未穩。詳見"蘋"下。

【正誤】【恭②曰】凫葵，南人名豬蓴，堪食，"有名未用"條中載也。【志③曰】凫葵即莕菜，葉似蓴，根極長。江南人多食之。今云是豬蓴，誤矣。今以春夏細長肥滑者爲絲蓴，至冬粗短者爲豬蓴，亦呼爲龜蓴，與凫葵殊不相似也。而"有名未用"類即無凫葵、豬蓴之名，蓋後人删去也。【時珍曰】杨慎《巵言》④以四葉菜爲莕者，亦非也。四葉菜乃蘋也。

【氣味】甘，冷，無毒。【主治】消渴，去熱淋，利小便。《唐本》⑤。擣汁服，療寒熱。《開寶》⑥。擣傅諸腫毒，火丹游腫。時珍。

【附方】新四。一切癰疽及瘡癤。用莕絲菜或根，馬蹄草莖或子，即蓴也，各取半碗，同苧麻根五寸去皮，以石器搗爛，傅毒四圍。春、夏、秋日换四五次，冬换二三次，换時以虀水洗之，甚效。《保生餘録》⑦。穀道生瘡。荇葉搗爛，綿裹納之下部，日三次。《范汪方》⑧。毒蛇螫傷，牙入肉中，痛不可堪者。勿令人知，私以荇葉覆其上穿，以物包之，一時折牙自出也。《肘後方》⑨。點眼去瞖。莕絲菜根一錢半，搗爛，即葉如馬蹄開黄花者，川練子十五個，膽礬七分，石决明五

---

① 庚辛玉册：（**按**：未見該書存世，待考。）

② 恭：**《唐本草》見《證類》卷 9"凫葵"**　《唐本》注云：南人名豬蓴，堪食。"有名未用"條中載也。

③ 志：**《開寶》見《證類》卷 9"凫葵"**　今按《别本》注云：即荇菜也，生水中。葉似蓴，莖澀，根極長。江南人多食。云是豬蓴，全爲誤也。豬蓴與絲蓴並一種，以春夏細長肥滑爲絲蓴，至冬短爲豬蓴，亦呼爲龜蓴。此與凫葵殊不相似也。南人擣汁服之，療寒熱也。/**《嘉祐》見《證類》卷 9"凫葵"**　今據《唐本》注云：有名未用條中載也。而尋有名未用條中，即無凫葵，豬蓴蓋經《開寶詳定》已删去也。

④ 巵言：**《升菴集》卷 80"葵"**　……凫葵，荇也，一名四葉……

⑤ 唐本：見 1613 頁注③。

⑥ 開寶：見本頁注③。

⑦ 保生餘録：**《保生餘録》卷下"外科·治癰疽方"**　水草兩種。一名荇絲菜。隨水長，春夏秋長青，用時去葉，用荇絲或根，冬天於水底摸取。一名馬（啼）〔蹄〕草，有根浮水，綿成片生。風吹不動，七月開花，八九月結子如青棗兒樣。春夏秋用莖二葉，冬用子，就於根左右尋取。右水草兩種，治癰癤瘡同用。發用時取苧麻根去皮，同擂極勸，不要犯鐵，不問手背脚背、腦背脊背，或癰或癤，皆治。只敷瘡四圍，留瘡口，春夏秋日换四五次，冬换二三次，且如瘡似茶鍾大者一次。要擂碎的草小半碗，約用苧麻根四五寸，去皮，同擂，换一次，用薤水洗一次。如内癢時，用口吮出膿血，再要新綿展浄膿血。五六個頭者亦不妨。近日有人將馬啼〔蹄〕草一味，帶葉連根，搗爛敷，未成膿癤及腫毒，隨得平安。

⑧ 范汪方：**《外臺》卷 3"䘌瘡方八首"**　范汪……又療穀道中瘡方：以水中荇葉細搗，綿裹内下部，日三。

⑨ 肘後方：**《肘後方》卷 7"治蛇瘡敗蛇骨刺人入口繞身諸方第五十四"**　蛇螫人，牙折入肉中，痛不可堪方……又方：先密取荇葉，當其上穿，勿令人見，以再覆瘡口上，一時著葉當上穿，穿即折牙出也。

錢，皂莢一兩，海螵蛸二錢，各爲末，同菜根以水一鍾浸二宿，去滓。一日點數次，七日見效也。孫氏《集效方》①。

蓴《别録》②下品

【釋名】茆卯、柳二音、水葵《詩疏》③、露葵《綱目》、馬蹄草。【時珍曰】蓴字本作蒓，從純。純乃絲名，其莖似之故也。《齊民要術》④云：蒓性純而易生。種以淺深爲候，水深則莖肥而葉少，水淺則莖瘦而葉多。其性逐水而滑，故謂之蒓菜，并得葵名。顔之推《家訓》⑤云：蔡朗父諱純，改蒓爲露葵。北人不知，以緑葵爲之。《詩》云"薄采其茆"，即蒓也。或諱其名，謂之錦帶。

【集解】【保昇⑥曰】蓴葉似鳧葵，浮在水上。采莖堪噉。花黄白色，子紫色。三月至八月，莖細如釵股，黄赤色，短長隨水深淺，名爲絲蓴，味甜體軟。九月至十月漸粗硬。十一月萌在泥中，粗短，名瑰蓴，味苦體澀。人惟取汁作羹，猶勝雜菜。【時珍曰】蓴生南方湖澤中，惟吴、越人善食之。葉如荇菜而差圓，形似馬蹄。其莖紫色，大如筯，柔滑可羹。夏月開黄花。結實青紫色，大如棠梨，中有細子。春夏嫩莖未葉者名稚蓴，稚者小也。葉稍舒長者名絲蓴，其莖如絲也。至秋老則名葵蓴，或作豬蓴，言可飼豬也。又訛爲瑰蓴、龜蓴焉。餘見"鳧葵"下。

【氣味】甘，寒，無毒。【藏器⑦曰】蓴雖水草，而性熱擁。【詵⑧曰】蓴雖冷補，熱食及多食亦擁氣不下，甚損人胃及齒，令人顔色惡，損毛髮。和醋食，令人骨痿。【李（廷）〔鵬〕飛⑨曰】多食性滑發痔。七月有蟲着上，食之令人霍亂。【主治】消渴熱痺。《别録》⑩。和鯽魚作羹食，下氣止嘔。多食壓丹石。補大小腸虚氣，不宜過多。孟詵⑪。治熱疸，

---

① 集效方：**《萬應方》卷4"眼科"** 點眼藥：川楝子（十五個）、膽礬（七分）、石决明（五錢）、皂角（一兩）、海瓢硝（二錢）、杏絲菜根（錢半，搗爛，塘内有葉，如馬蹄，開黄花即是），右各爲末，水一鍾，浸二宿，去渣。一日點數次，七日去雲瘴翳膜，神光見效。用雞毛稍夫點之。

② 别録：**《别録》見《證類》卷20"蓴"** 味甘，寒，無毒。主消渴熱痺。

③ 詩疏：**《毛詩草木鳥獸蟲魚疏》卷上"言采其茆"** ……江南人謂之蓴菜，或謂之水葵……

④ 齊民要術：**《齊民要術》卷6"養魚第六十一"** 種蓴法……以深淺爲候，水深則莖肥葉少，水淺則葉多而莖瘦。蓴性易生，一種永得。

⑤ 家訓：**《顔氏家訓》卷3"勉學篇第八"** ……梁世有蔡朗父諱純，既不涉學，遂呼蓴爲露葵……

⑥ 保昇：**《蜀本草》見《證類》卷29"蓴"** 《蜀本》：《圖經》云：生水中，葉似鳧葵，浮水上，採莖堪噉，花黄白，子紫色。三月至八月，莖細如釵股，黄赤色，短長隨水深淺，而名爲絲蓴。九月、十月漸粗硬，十一月萌在泥中，粗短，名瑰蓴，體苦澀，惟取汁味爾。

⑦ 藏器：**《拾遺》見《證類》卷29"蓴"** 陳藏器云：蓴雖水草，性熱擁。

⑧ 詵：**《食療》見《證類》卷29"蓴"** 孟詵云：蓴菜，和鯽魚作羹，下氣止嘔。多食發痔。雖冷而補，熱食之，亦擁氣不下。甚損人胃及齒，不可多食，令人顔色惡。又，不宜和醋食之，令人骨痿。少食補大小腸虚氣，久食損毛髮。

⑨ 李鵬飛：**《延壽書》卷3"菜蔬"** 蓴菜，多食性滑發痔，引疫氣，上有水銀故也。七月蠟蟲著上，令霍亂，勿食之。

⑩ 别録：見本頁注②。

⑪ 孟詵：見本頁注⑧。

厚腸胃，安下焦，逐水，解百藥毒并蠱氣。大明①。

【發明】【弘景②曰】蓴性冷而補，下氣。雜鱧魚作羹食亦逐水而性滑，服食家不可多用。【恭③曰】蓴久食大宜人。合鮒魚作羹食，主胃弱不下食者，至效。又宜老人，應入上品。故張翰臨秋風，思吴中之鱸魚蓴羹也。【藏器④曰】蓴體滑，常食發氣，令關節急，嗜睡。《脚氣論》中令人食之，此誤極深也。温病後脾弱不能磨化，食者多死。予所居近湖，湖中有蓴、藕。年中疫甚，飢人取蓴食之，雖病瘥者亦死。至秋大旱，人多血痢，湖中水竭，掘藕食之，闔境無他。蓴、藕之功，於斯見矣。

【附方】新三。一切癰疽。馬蹄草即蓴菜，春夏用莖，冬月用子，就於根側尋取，搗爛傅之。未成即消，已成即毒散。用菜亦可。《保生餘録》⑤。頭上惡瘡。以黄泥包豆豉煨熟，取出爲末，以蓴菜油調傅之。《保幼大全》⑥。數種疔瘡。馬蹄草又名缺盆草、大青葉、臭紫草各等分，擂爛，以酒一碗浸之，去滓温服，三服立愈。《經驗良方》⑦。

水藻《綱目》

【釋名】【時珍曰】藻乃水草之有文者，潔净如澡浴，故謂之藻。

【集解】【頌⑧曰】藻生水中，處處有之。《周南詩》云：于以采藻，于沼于沚，于彼行潦，是也。

---

① 大明：**《日華子》見《證類》卷29“蓴”**　絲蓴，治熱疸，厚腸胃，安下焦，補大小腸虚氣，逐水，解百藥毒并蠱氣。

② 弘景：**《集注》見《證類》卷29“蓴”**　陶隱居云：蓴性寒，又云：冷，補，下氣，雜鱧魚作羹，亦逐水而性滑，服食家不可多噉。

③ 恭：**《唐本草》見《證類》卷29“蓴”**　《唐本》注云：蓴，久食大宜人。合鮒魚爲羹食之，主胃氣弱不下食者，至效。又宜老人，此應在上品中……/**《證類》卷29“蓴”**　《晉書》：張翰每臨秋風，思鱸魚蓴羹，以下氣。

④ 藏器：**《拾遺》見《證類》卷29“蓴”**　《陳藏器本草》云：按此物，温病起食者多死，爲體滑脾，不能磨，常食發氣，令關節急，嗜睡。若稱上品，主脚氣，《脚氣論》中令人食之，此誤極深也。常所居近湖，湖中有蓴及藕，年中大疫，既飢，人取蓴食之，疫病差者亦死。至秋大旱，人多血痢，湖中水竭，掘藕食之，闔境無他。蓴、藕之功，於斯見矣。

⑤ 保生餘録：**《保生餘録》卷下“外科・治癰疽方”**　水草兩種。一名荇絲菜……一名馬(啼)〔蹄〕草……春夏秋用莖二葉，冬用子，就於根左右尋取。右水草兩種，治癰瘤瘡同用……近日有人將馬啼〔蹄〕草一味，帶葉連根，搗爛敷，未成膿癤及腫毒，隨得平安。

⑥ 保幼大全：**《小兒衛生總微方》卷18“頭瘡”**　治頭上惡瘡，以黄泥裹豆豉，煨熟放冷，取豉研末，以純菜油調傅上。

⑦ 經驗良方：**《普濟方》卷273“諸疔瘡”**　治數種疔瘡方：用大青葉(是處山内有，冬間無，類枇杷葉)，又取臭紫草及馬蹄草各等分，擂爛，酒一碗浸藥，濾去滓，燙温酒服，三服立愈。春夏取葉草擂作餅，乾如用，再擂，酒温服。(**按**：未見《經驗良方》有此方，另溯其源。)

⑧ 頌：**《圖經》見《證類》卷9“海藻”**　……凡水中皆有藻。《周南詩》云：“于以採藻，於沼於沚”是也。陸機云：藻，水草，生水底。有二種：一種葉如雞蘇，莖如筯，長四五尺。一種莖如釵股，葉如蓬蒿，謂之聚藻，扶風人謂之藻聚，爲發聲也。二藻皆可食，熟挼其腥氣，米麪糝蒸爲茹，甚佳美。荆、揚人饑荒，以當穀食……

陸機註云：藻生水底，有二種。一種葉如雞蘇，莖如筯，長四五尺。一種葉如蓬蒿，莖如釵股，謂之聚藻。二藻皆可食，熟挼去腥氣，米麪糝蒸爲茹，甚滑美。荆、揚人飢荒以當穀食。【藏器①曰】馬藻生水中，如馬齒相連。【時珍曰】藻有二種，水中甚多。水藻，葉長二三寸，兩兩對生，即馬藻也。聚藻，葉細如絲及魚鰓狀，節節連生，即水藴也，俗名鰓草，又名牛尾藴是矣。《爾雅》②云：莙，牛藻也。郭璞注云：細葉蓬茸，如絲可愛，一節長數寸，長者二三十節，即藴也。二藻皆可食，入藥以馬藻爲勝。《左傳》③云"蘋蘩藴藻"之菜，即此。

【氣味】甘，大寒，滑，無毒。【主治】去暴熱熱痢，止渴，擣汁服之。小兒赤白遊瘮，火焱熱瘡，擣爛封之。藏器④。

【發明】【思邈⑤曰】凡天下極冷，無過藻菜。但有患熱毒腫并丹毒者，取渠中藻菜，切擣傅之，厚三分，乾即易，其效無比。

海藻《本經》⑥中品

【釋名】薚音單，出《爾雅》⑦，《别録》⑧作藫、落首《本經》⑨、海蘿《爾雅注》⑩。

【集解】【《别録》⑪曰】海藻生東海池澤，七月七日采，暴乾。【弘景⑫曰】生海島上，黑色如亂髮而大少許，葉大都似藻葉。【藏器⑬曰】此有二種。馬尾藻生淺水中，如短馬尾細，黑色，用之當

---

① 藏器：**《拾遺》見《證類》卷9"海藻"**　陳藏器云：馬藻，大寒……生水上，如馬齒相連。

② 爾雅：**《爾雅·釋草》(郭注)**　莙，牛藻。(似藻，葉大，江東呼爲馬藻。)/**《顔氏家訓》卷6"書證篇第十七"**　……荅曰：按《説文》云：莙，牛藻也，讀若威音，隱塢瑰反。即陸璣所謂聚藻，葉如蓬者也。郭璞注：三蒼亦云藴，藻之類也，細葉蓬茸生。然今水中有此物，一節長數寸，細茸如絲，圓繞可愛，長者二三十節，猶呼爲莙……

③ 左傳：**《春秋左傳注疏》卷3**　……蘋蘩蕰藻之菜。(蘋，大蓱也。蘩，皤蒿。蕰藻，聚藻也。)

④ 藏器：**《拾遺》見《證類》卷9"海藻"**　陳藏器云：馬藻，大寒，擣傅小兒赤白遊瘮，火焱熱瘡。擣絞汁服，去暴熱，熱痢，止渴……

⑤ 思邈：**《千金方》卷22"丹毒第四"**　治丹毒單用藥方……又方：凡天下極冷，無過藻菜最冷。但有患熱毒腫並丹等，取渠中藻菜細切，熟擣敷丹右，厚三，乾易之。

⑥ 本經：**《本經》《别録》(《藥對》)見《證類》卷9"海藻"**　味苦、鹹，寒，無毒。主癭瘤氣，頸下核，破散結氣，癰腫，癥瘕堅氣，腹中上下鳴，下十二水腫。療皮間積聚，暴癀，留氣熱結，利小便。一名落首，一名藫。生東海池澤。七月七日採，暴乾。(反甘草。)

⑦ 爾雅：**《爾雅·釋草》(郭注)**　薚，海藻。(藥草也，一名海羅，如亂髮。生海中。)

⑧ 别録：見本頁注⑥。

⑨ 本經：見本頁注⑥白字。

⑩ 爾雅注：見本頁注⑦。

⑪ 别録：見本頁注⑥。

⑫ 弘景：**《集注》見《證類》卷9"海藻"**　陶隱居云：生海島上，黑色如亂髮而大少許，葉大都似藻葉……

⑬ 藏器：**《拾遺》見《證類》卷9"海藻"**　《陳藏器本草》云：此物有馬尾者，大而有葉者。《本經》及注，海藻功狀不分。馬尾藻，生淺水，如短馬尾，細黑色，用之當浸去鹹。大葉藻，生深海中及新羅，葉如水藻而大。《本經》云"主結氣癭瘤"是也。《爾雅》云：綸，似綸組，似組，正爲二藻也。海人取大葉藻，正在深海底，以繩繫腰，没水下，刈得，旋繫繩上。五月已後，當有大魚傷人，不可取也。

浸去鹹味。大葉藻生深海中及新羅國,葉如水藻而大。海人以繩繫腰没水取之。五月以後有大魚傷人,不可取也。《爾雅》云,綸似綸,組似組,東海有之。正爲二藻也。【頌①曰】此即水藻生於海中者,今登、萊諸州有之。陶隱居引《爾雅》綸、組註昆布,謂昆布似組,青苔、紫菜似綸。而陳藏器以綸、組爲二藻。陶説似近之。【時珍曰】海藻近海諸地采取,亦作海菜,乃立名目,貨之四方云。

【修治】【斅②曰】凡使須用生烏豆,并紫背天葵,三件同蒸伏時,日乾用。【時珍曰】近人但洗净鹹味,焙乾用。

【氣味】苦、鹹,寒,無毒。【權③曰】鹹,有小毒。【之才④曰】反甘草。【時珍曰】按東垣 李氏治瘰癧馬刀散腫潰堅湯,海藻、甘草兩用之。蓋以堅積之病,非平和之藥所能取捷,必令反奪以成其功也。【主治】癭瘤結氣,散頸下硬核痛,癰腫,癥瘕堅氣,腹中上下雷鳴,下十二水腫。《本經》⑤。療皮間積聚,暴㿗,瘤氣,結熱,利小便。《别録》⑥。辟百邪鬼魅,治氣急心下滿,疝氣下墜,疼痛卵腫,去腹中幽幽作聲。甄權⑦。治奔豚氣脚氣,水氣浮腫,宿食不消,五膈痰壅。李珣⑧。

【發明】【元素⑨曰】海藻氣味俱厚,純陰,沉也。治癭瘤馬刀諸瘡,堅而不潰者。《經》云:鹹能軟堅。營氣不從,外爲浮腫。隨各引經藥治之,腫無不消。【成無己⑩曰】鹹味涌泄。故海藻之鹹,以泄水氣也。【詵⑪曰】海藻起男子陰,消男子㿗疾,宜常食之。南方人多食,北方人效之,倍生諸疾,更不宜矣。【時珍曰】海藻鹹能潤下,寒能泄熱引水,故能消癭瘤、結核、陰㿗之堅聚,而除浮腫、脚氣、留飲、痰氣之濕熱,使邪氣自小便出也。

---

① 頌:**《圖經》見《證類》卷 9"海藻"** 海藻,生東海池澤,今出登、萊諸州海中……陶隱居云:《爾雅》所謂綸,似綸,組,似組,東海有之。而今青苔、紫菜皆似綸,昆布亦似組,恐即是此也。而陳藏器乃謂綸、組,正謂此二藻也。謹按《本經》海藻,一名藫。而《爾雅》謂藫爲石衣,又謂薚(徒南切)名海藻(與藻同),是海藻自有此二名,而注釋皆以爲藥草,謂綸、組乃别草。若然,隱居所云,似近之藏器之説,亦未可的據……

② 斅:**《炮炙論》見《證類》卷 9"海藻"** 雷公:凡使,先須用烏豆并紫背天葵和海藻,三件同蒸一伏時,候日乾用之。

③ 權:**《藥性論》見《證類》卷 9"海藻"** 海藻,臣,味鹹,有小毒……

④ 之才:**古本《藥對》**見 1617 頁注⑥括號中七情文。

⑤ 本經:見 1617 頁注⑥白字。

⑥ 别録:見 1617 頁注⑥。

⑦ 甄權:**《藥性論》見《證類》卷 9"海藻"** ……主辟百邪鬼魅,治氣疾急滿,療疝氣下墜疼痛,核腫,去腹中雷鳴幽幽作聲。

⑧ 李珣:**《海藥》見《證類》卷 9"海藻"** 主宿食不消,五鬲痰壅,水氣浮腫,脚氣,賁豚氣,並良。

⑨ 元素:**《本草發揮》卷 2"海藻"** 潔古云:海藻苦鹹,寒,陰也。治癭瘤馬刀,諸瘡堅而不潰者。《内經》云:鹹能軟堅。營氣不從,外爲浮腫,隨各引經之藥治之,無腫不消。亦泄水氣。

⑩ 成無己:**《註解傷寒論》卷 7"辨陰陽易差後勞復病證并治法第十四"** 牡蠣澤瀉散方(……鹹味涌泄,牡蠣、澤瀉、海藻之鹹以泄水氣。)

⑪ 詵:**《食療》見《證類》卷 9"海藻"** 孟詵云:海藻,主起男子陰氣,常食之,消男子㿗疾。南方人多食之,傳於北人,北人食之倍生諸病,更不宜矣。

【附方】舊二,新二。海藻酒。治癭氣。用海藻一斤,絹袋盛之,以清酒二升浸之,春夏二日,秋冬三日。每服兩合,日三。酒盡再作。其滓曝乾爲末。每服方寸匕,日三服。不過兩劑即瘥。《范汪方》①。癭氣初起。海藻一兩,黄連二兩,爲末。時時舐嚥。先斷一切厚味。丹溪方②。項下瘰癧,如梅李狀。宜連服前方海藻酒消之。《肘後方》③。蛇盤瘰癧,頭項交接者。海藻菜以蕎麪炒過,白殭蠶炒,等分爲末,以白梅泡湯和丸梧子大。每服六十丸,米飲下,必泄出毒氣。《危氏得效方》④。

海藴 温、緼、醖三音○《拾遺》⑤【校正】自草部移入此。

【釋名】【時珍曰】緼,亂絲也。其葉似之,故名。

【氣味】鹹,寒,無毒。【主治】癭瘤結氣在喉間,下水。藏器⑥。主水陰。蘇頌⑦。

海帶 宋《嘉祐》⑧

【集解】【禹錫⑨曰】海帶出東海水中石上,似海藻而粗,柔韌而長。今登州人乾之以束器物。醫家用以下水,勝於海藻、昆布。

【氣味】鹹,寒,無毒。【主治】催生,治婦人病,及療風下水。《嘉祐》⑩。

---

① 范汪方:**《圖經》見《證類》卷 9"海藻"** ……范汪:治腹中留飲,有海藻丸。又有癭酒方:用海藻一斤,絹袋盛,以清酒二升浸,春夏二日,秋冬三日, 一服兩合,日三。酒盡更合,飲之如前,滓暴乾,末,服方寸匕,日三,不過兩劑,皆差……

② 丹溪方:**《丹溪心法》卷 4"癭氣八十一"** 癭氣先須斷厚味。入方:海藻(一兩)、黄連(二兩,一云黄柏,又云黄藥),右爲末,以少許置掌中,時時舐之,津咽下。如消三分之二,止後服。

③ 肘後方:**《外臺》卷 23"瘰癧結核方四首"** 《肘後》療頸下生瘡,瘰癧如梅李,宜使消之方:海藻一斤,洗,右一味以酒三升,漬數日,稍稍飲之。(**按**:今本《肘後方》無此方。)

④ 危氏得效方:**《得效方》卷 19"瘰癧"** 海菜圓:治癧生於頭項上交接,名蛇盤癧者,宜早治之。海藻菜(蕎麥炒,去殼)、白僵蠶(炒斷絲),右爲末,取白梅肉泡湯爲圓梧桐子大,每服六七十圓,臨卧米飲送下,其毒當自大便泄去。忌豆心、雞羊、酒麪。日五六服。

⑤ 拾遺:**《拾遺》見《證類》卷 8"二十二種陳藏器餘·海藴"** 味鹹,寒,無毒。主癭瘤結氣在喉間,下水。生大海中,細葉如馬尾,似海藻而短也。

⑥ 藏器:見上注。

⑦ 蘇頌:**《圖經》見《證類》卷 9"海藻"** ……又有一種馬尾藻,生淺水中,狀如短馬尾,細黑色。此主水癃,下水用之……

⑧ 嘉祐:**《嘉祐》見《證類》卷 9"海帶"** 催生,治婦人及療風。亦可作下水藥。出東海水中石上,比海藻更粗,柔韌而長,今登州人乾之以苴束器物。

⑨ 禹錫:見上注。/**《圖經》見《證類》卷 9"海帶"** ……東海又有一種海帶,似海藻而粗且長,登州人取乾之,柔韌可以系束物。醫家用下水,速於海藻、昆布之類……

⑩ 嘉祐:見本頁注⑧。

治水病瘻瘤，功同海藻。時珍。

昆布《别録》①中品

【釋名】綸布。【時珍曰】按《吴普本草》②，綸布一名昆布，則《爾雅》③所謂"綸似綸"，東海有之者，即昆布也。綸，音關，青絲綬也，訛而爲昆耳。陶弘景以"綸"爲青苔、紫菜輩，謂"組"爲昆布。陳藏器又謂"綸"、"組"是二種藻。不同如此。

【集解】【《别録》④曰】昆布生東海。【弘景⑤曰】今惟出高麗。繩把索之如卷麻，作黄黑色，柔韌可食。《爾雅》云：綸似綸，組似組，東海有之。今青苔、紫菜皆似綸，而昆布亦似組，恐即是也。【藏器⑥曰】昆布生南海，葉如手大，似薄葦，紫赤色。其細葉者，海藻也。【珣⑦曰】其草順流而生。出新羅者葉細，黄黑色。胡人搓之爲索，陰乾，從舶上來中國。【時珍曰】昆布生登、萊者，搓如繩索之狀。出閩、浙者，大葉似菜。蓋海中諸菜性味相近，主療一致。雖稍有不同，亦無大異也。

【修治】【斅⑧曰】凡使昆布，每一斤，用甑箅大小十箇，同剉細，以東流水煮之，從巳至亥，待鹹味去，乃晒焙用。

【氣味】鹹，寒，滑，無毒。【普⑨曰】酸、鹹，寒，無毒。【權⑩曰】温，有小毒。【主治】十二種水腫，瘿瘤聚結氣，瘻瘡。《别録》⑪。破積聚。思邈⑫。治陰㿗腫，含之嚥汁。藏器⑬。利水道，去面腫，治惡瘡鼠瘻。甄權⑭。

---

① 别録：**《别録》見《證類》卷9"昆布"** 味鹹，寒，無毒。主十二種水腫，瘿瘤聚結氣，瘻瘡。生東海。

② 吴普本草：**《御覽》卷992"綸布"** 《本草經》曰：綸布，一名昆布……（**按**：誤注出處。）

③ 爾雅：**《爾雅·釋草》** 綸似綸，組似組，東海有之。

④ 别録：見本頁注①。

⑤ 弘景：**《集注》見《證類》卷9"昆布"** 陶隱居云：今惟出高麗，繩把索之如卷麻，作黄黑色，柔韌可食。《爾雅》云：綸似綸，組似組，東海有之。今青苔、紫菜皆似綸，此昆布亦似組，恐即是也……

⑥ 藏器：**《拾遺》見《證類》卷9"昆布"** ……生南海。葉如手大，如薄葦，紫色。

⑦ 珣：**《海藥》見《證類》卷9"昆布"** 謹按《異志》：生東海水中，其草順流而生。新羅者黄黑色，葉細，胡人採得，搓之爲索，陰乾，舶上來中國……

⑧ 斅：**《炮炙論》見《證類》卷9"昆布"** 雷公云：凡使，先弊甑箄同煮，去鹹味，焙，細剉用。每修事一斤，用甑箄大小十個，同昆布細剉，二味各一處，下東流水，從巳煮至亥，水旋添，勿令少。

⑨ 普：**《御覽》卷992"綸布"** 《本草經》……味酸，寒，無毒……（**按**：此非出《吴普本草》。）

⑩ 權：**《藥性論》見《證類》卷9"昆布"** 昆布，臣，有小毒……

⑪ 别録：見本頁注①。

⑫ 思邈：**《千金方》卷26"菜蔬第三"** 昆布……下十二水腫，瘿瘤結氣，瘻瘡，破積聚。

⑬ 藏器：**《拾遺》見《證類》卷9"昆布"** 《陳藏器本草》云：昆布，主陰㿗，含之咽汁……

⑭ 甄權：**《藥性論》見《證類》卷9"昆布"** ……利水道，去面腫，治惡瘡，鼠瘻。

【發明】【杲①曰】鹹能軟堅，故癭堅如石者非此不除，此海藻同功。【詵②曰】昆布下氣，久服瘦人，無此疾者不可食。海島之人愛食之，爲無好菜，只食此物，服久相習，病亦不生，遂傳説其功於北人。北人食之皆生病，是水土不宜耳。凡是海中菜，皆損人，不可多食。

【附方】舊四。**昆布臛**。治膀胱結氣，急宜下氣。用高麗昆布一斤，白米泔浸一宿，洗去鹹味。以水一斛，煮熟劈細。入葱白一握，寸斷之。更煮極爛，乃下鹽、酢、糝、薑、橘、椒末調和食之。仍宜食粱米、粳米飯。極能下氣。無所忌。海藻亦可依此法作之。《廣濟方》③。**癭氣結核**，瘰癧腫硬。以昆布一兩，洗去鹹，晒乾爲散。每以一錢綿裹，好醋中浸過，含之嚥汁，味盡再易之。《聖惠方》④。**項下五癭**。方同上⑤。**項下卒腫**，其囊漸大，欲成癭者。昆布、海藻等分，爲末，蜜丸杏核大。時時含之，嚥汁。《外臺》⑥。

越王餘算《海藥》⑦

【釋名、集解】【珣⑧曰】越王餘算生南海水中，如竹算子，長尺許。劉敬叔《異苑》云：昔晉安越王渡南海，將黑角白骨作算籌，其有餘者，棄於水中而生此。故葉白者似骨，黑者似角，遂以名之。相傳可食。

【附録】沙箸。【時珍曰】按劉恂《嶺表録異》⑨有沙箸，似是餘算之類，今附於此。云海岸

---

① 杲：**《本草發揮》卷2"昆布"** 東垣云：味大鹹。治瘡之堅硬者，鹹能軟堅也。（**按**：上文與時珍所引不盡相同，然未尋得更爲貼近之文。）

② 詵：**《食療》見《證類》卷9"昆布"** 下氣，久服瘦人。無此疾者，不可食。海島之人愛食，爲無好菜，只食此物。服久，病亦不生。遂傳説其功於北人，北人食之，病皆生，是水土不宜爾。又云：紫菜，下熱氣，多食脹人。若熱氣塞咽喉，煮汁飲之。此是海中之物，味猶有毒性。凡是海中菜，所以有損人矣。

③ 廣濟方：**《圖經》見《證類》卷9"海藻"** ……《廣濟》療氣，膀胱急妨，宜下氣昆布臛法：高麗昆布一斤，白米泔浸一宿，洗去鹹味，以水一斗，煮令向熱，擘長三寸，闊四五分，仍取葱白一握，二寸切斷，擘之，更煮，令昆布極爛，仍下鹽、酢、豉、糝調和，一依臛法，不得令鹹、酸。以生薑、橘皮、椒末等調和，宜食粱米、粳米飯。海藻亦依此法，極下氣，大效。無所忌。

④ 聖惠方：**《聖惠方》卷35"治癭氣諸方"** 治癭氣結核，瘰癧腫硬……又方：昆布（一兩，洗去鹹味），右件藥擣羅爲散，每用一錢，以綿裹，於好醋中浸過，含咽津，覺藥味盡，即再含之。

⑤ 方同上：**《千金翼》卷20"癭病第七"** 治五癭方……又方：昆布二兩，右一味切如指大，酢漬含咽，汁盡，愈。（**按**："方同上"，可解作用上方。然今溯得專治五癭之近似方。）

⑥ 外臺：**《外臺》卷23"鼠瘻及瘰癧方一十一首"** 文仲療瘰癧方……又方：昆布（四分）、海藻（四分），右二味各洗去鹹，擣末，蜜和丸如杏核許大，含之，日三度良差。

⑦ 海藥：**《拾遺》見《證類》卷7"一十種陳藏器餘・越王餘筭"** 味鹹，平，無毒。主下水，破結氣。生南海水中，如竹筭子，長尺許。《異苑》曰：晉安有越王餘筭，葉白者似骨，黑者似角。云是越王行海作籌有餘，棄水中而生。（**按**：據本卷分目録及《證類》當出《拾遺》。誤注出《海藥》。）

⑧ 珣：（**按**：誤注出處，當出"藏器"。見上注。）

⑨ 嶺表録異：**《嶺表録異》卷下** 沙箸：生於海岸沙中。春吐苗，其心若骨，白而且勁，可爲酒籌。凡欲采者，輕步向前，及手急捘之。不然，聞行聲遽縮入沙中，掘尋之，終不可得也。

沙中生沙箸,春吐苗,其心若骨,白而且勁,可爲酒籌。凡欲采者,須輕步向前拔之。不然,聞行聲遽縮入沙中,不可得也。

【氣味】鹹,温,無毒。【主治】水腫,浮氣結聚,宿滯不消,腹中虚鳴,並煮服之。李珣①。

石帆《日華》②

【集解】【弘景③曰】石帆狀如柏,水松狀如松。【藏器④曰】石帆生海底,高尺餘。根如漆色,至稍上漸軟,作交羅紋。【大明⑤曰】石帆紫色,梗大者如筯,見風漸硬,色如漆,人以飾作珊瑚裝。【頌⑥曰】左思《吴都賦》:草則石帆、水松。劉淵林註云:石帆生海嶼石上,草類也。無葉,高尺許,其花離樓相貫連。若死則浮水中,人於海邊得之,稀有見其生者。

【氣味】甜、鹹,平,無毒。【主治】石淋。弘景⑦。煮汁服,主婦人血結月閉。藏器⑧。

水松⑨《綱目》

【集解】【弘景⑩曰】水松狀如松。【頌⑪曰】出南海及交趾,生海水中。

【氣味】甘、鹹,寒,無毒。【主治】溪毒。弘景⑫。水腫,催生。藏器⑬。

---

① 李珣:**《海藥》見《證類》卷7"越王餘筭"** ……味鹹,温。主水腫浮氣,結聚宿滯不消,腹中虚鳴,並宜煮服之。

② 日華:**《日華子》見《證類》卷9"海藻"** 石帆,平,無毒。紫色,梗大者如筯,見風漸硬,色如漆。多人飾作珊瑚裝。

③ 弘景:**《集注》見《證類》卷9"海藻"** 陶隱居云……又有石帆,狀如柏,療石淋。又有水松,狀如松,療溪毒。

④ 藏器:**《拾遺》見《證類》卷九"海藻"** 陳藏器……又云:石帆,高尺餘,根如漆,上漸軟,作交羅文,生海底。煮汁服,主婦人血結,月閉,石淋……

⑤ 大明:見本頁注②。

⑥ 頌:**《圖經》見《證類》卷9"海藻"** ……《吴都賦》所謂草則石帆、水松。劉淵林注云:石帆生海嶼石上,草類也。無葉,高尺許,其華離樓相貫連,死則浮水中,人於海邊得之,稀有見其生者……

⑦ 弘景:見本頁注③。

⑧ 藏器:見本頁注④。

⑨ 水松:(**按**:此藥金陵諸本分目録有,正文唯中研院本有補版,闕兩個半字;製錦堂本亦有補版,闕4字,其餘諸本皆缺頁。江西本有此條,缺3字。)

⑩ 弘景:見本頁注③。(**按**:此段下"□□□食",不見於"陶隱居云"。中研院本補版所闕兩個半字,其中半字指所闕首字上部尚有一半,類似"丰"或"在"之上半。劉衡如揣測此4字或爲"丰茸可食"。)

⑪ 頌:**《圖經》見《證類》卷9"海藻"** ……水松,藥草,生水中,出南海交趾是也……

⑫ 弘景:見本頁注③。

⑬ 藏器:**《拾遺》見《證類》卷9"海藻"** 陳藏器云:水松,葉如松,丰茸,食之,主水腫,亦生海底。

本草綱目草部目録第二十卷

草之九　石草類一十九種

石斛《本經》　骨碎補《開寶》　石韋《本經》　金星草《嘉祐》

石長生《本經》○紅茂草附　石莧《圖經》○石垂附　景天《本經》

佛甲草《圖經》　虎耳草《綱目》　石胡荽《四聲》

螺厴草《拾遺》○即鏡面草　酢漿草《唐本》○酸草、三葉附

地錦《嘉祐》○即血見愁○金瘡小草附　離鬲草《拾遺》　仙人草《拾遺》

仙人掌草《圖經》　崖椶《圖經》○半天回、野蘭、雞翁藤附　紫背金盤《圖經》

白龍鬚《綱目》

右附方舊十，新四十七。

本草綱目草部第二十卷

草之九　石草類一十九種

石斛《本經》①上品

【釋名】石蓫《别録》②、金釵《綱目》、禁生《本經》、林蘭同③、杜蘭《别録》。【時珍曰】石斛名義未詳。其莖狀如金釵之股，故古有金釵石斛之稱。今蜀人栽之，呼爲金釵花。盛弘之《荆州記》④云，耒陽 龍石山多石斛，精好如金釵，是矣。林蘭、杜蘭，與木部木蘭同名，恐誤。

【集解】【《别録》⑤曰】石斛生六安山谷水旁石上。七月、八月采莖，陰乾。【弘景⑥曰】今用石斛出始興。生石上，細實，以桑灰湯沃之，色如金，形如蚱蜢髀者佳。近道亦有，次于宣城者。其生櫟木上者，名木斛。其莖至虚，長大而色淺。不入丸散，惟可爲酒漬煮之用。俗方最以補虚，療脚膝。【恭⑦曰】今荆襄及漢中、江左又有二種。一種似大麥，累累相連，頭生一葉而性冷，名麥斛。一種莖大如雀髀，葉在莖頭，名雀髀斛。其他斛如竹，而節間生葉也。作乾石斛法：以酒洗蒸暴成，不用灰湯。或言生者漬酒，勝于乾者。【頌⑧曰】今荆州、光州、壽州、廬州、江州、温州、台州亦有之，以

---

① 本經：**《本經》《别録》(《藥對》)見《證類》卷6"石斛"**　味甘，平，無毒。主傷中，除痺，下氣，補五藏，虚勞羸瘦，强陰。益精，補内絶不足，平胃氣，長肌肉，逐皮膚邪熱疿氣，脚膝疼冷痺弱。久服厚腸胃，輕身延年，定志除驚。一名林蘭，一名禁生，一名杜蘭，一名石蓫。生六安山谷水傍石上。七月、八月採莖，陰乾。(陸英爲之使，惡凝水石、巴豆，畏殭蠶、雷丸。)

② 别録：見上注。(**按**："釋名"項下"别録"同此。下"禁生"誤注出《本經》，當作"别録"。)

③ 同：見上注白字。

④ 荆州記：**《御覽》卷992"石斛"**　盛宏之《荆州記》曰：隋郡永陽縣有龍石山，山上多石斛，精好如金環也。

⑤ 别録：見本頁注①。

⑥ 弘景：**《集注》見《證類》卷6"石斛"**　陶隱居云：今用石斛，出始興。生石上，細實，桑灰湯沃之，色如金，形似蚱蜢髀者爲佳。近道亦有。次宣城間生櫟樹上者，名木斛。其莖形長大而色淺。六安屬廬江，今始安亦出木斛，至虚長，不及丸散，惟可爲酒漬、煮湯用爾。俗方最以補虚，療脚膝。

⑦ 恭：**《唐本草》見《證類》卷6"石斛"**　《唐本》注云：作乾石斛，先以酒洗，挼蒸炙成，不用灰湯。今荆襄及漢中、江左又有二種：一者似大麥，累累相連，頭生一葉而性冷。一種大如雀髀，名雀髀斛，生酒漬服，乃言勝乾者。亦如麥斛，葉在莖端，其餘斛如竹，節間生葉也。

⑧ 頌：**《圖經》見《證類》卷6"石斛"**　石斛，生六安山谷水傍石上，今荆、湖、川、廣州郡及温、台州亦有之，以廣南者爲佳。多在山谷中。五月生苗，莖似竹節，節節間出碎葉。七月開花，十月結實。其根細長，黄色……惟生石上者勝……

廣南者爲佳。多在山谷中。五月生苗，莖似小竹節，節間出碎葉。七月開花，十月結實。其根細長，黄色。惟生石上者爲勝。【宗奭[①]曰】石斛細若小草，長三四寸，柔韌，折之如肉而實。今人多以木斛混之，亦不能明。木斛中虚如禾草，長尺餘，但色深黄光澤耳。【時珍曰】石斛叢生石上。其根糾結甚繁，乾則白軟。其莖葉生皆青色，乾則黄色。開紅花。節上自生根鬚。人亦折下，以砂石栽之，或以物盛挂屋下，頻澆以水，經年不死，俗稱爲千年潤。石斛短而中實，木斛長而中虚，甚易分别。處處有之，以蜀中者爲勝。

【修治】【斅[②]曰】凡使，去根頭，用酒浸一宿，暴乾，以酥拌蒸之，從巳至酉，徐徐焙乾，用入補藥乃效。

【氣味】甘，平，無毒。【普[③]曰】神農：甘，平。扁鵲：酸。李當之：寒。【時珍曰】甘、淡、微鹹。【之才[④]曰】陸英爲之使。惡凝水石、巴豆。畏雷丸、僵蠶。【主治】傷中，除痺下氣，補五臟虚勞羸瘦，强陰益精。久服厚腸胃。《本經》[⑤]。補内絶不足，平胃氣，長肌肉，逐皮膚邪熱痱氣，脚膝疼冷痺弱，定志除驚。輕身延年。《别録》[⑥]。益氣除熱，治男子腰脚軟弱，健陽，逐皮肌風痺，骨中久冷，補腎益力。權[⑦]。壯筋骨，煖水臟，益智清氣。《日華》[⑧]。治發熱自汗，癰疽排膿内塞。時珍。

【發明】【斅[⑨]曰】石斛鎖涎，澀丈夫元氣。酒浸酥蒸，服滿一鎰，永不骨痛也。【宗奭[⑩]曰】石斛治胃中虚熱有功。【時珍曰】石斛氣平，味甘、淡、微鹹，陰中之陽，降也。乃足太陰脾、足少陰右腎之藥。深師[⑪]云：囊濕精少，小便餘瀝者，宜加之。一法：每以二錢入生薑一片，水煎代茶飲，甚清肺補脾也。

【附方】新二。睫毛倒入。川石斛、川芎藭等分，爲末。口内含水，隨左右嗜鼻，日二次。

---

① 宗奭：**《衍義》卷 7“石斛”**　細若小草，長三四寸，柔韌，折之如肉而實。今人多以木斛渾行，醫工亦不能明辨。世又謂之金釵石斛，蓋後人取象而言之。然甚不經。將木斛折之，中虚如禾草，長尺餘，但色深黄光澤而已。

② 斅：**《炮炙論》見《證類》卷 6“石斛”**　雷公云：凡使，先去頭土了，用酒浸一宿，漉出於日中曝乾，却用酥蒸，從巳至酉，却徐徐焙乾用。石斛鎖涎，澀丈夫元氣。如斯修事，服滿一鎰，永無骨痛。

③ 普：**《御覽》卷 992“石斛”**　《吴氏本草》曰：石斛，神農：甘，平。扁鵲：酸。季氏：寒。

④ 之才：**古本《藥對》**見 1624 頁注①括號中七情文。

⑤ 本經：見 1624 頁注①白字。

⑥ 别録：見 1624 頁注①。

⑦ 權：**《藥性論》見《證類》卷 6“石斛”**　石斛，君。益氣除熱，主治男子腰肢軟弱，健陽，逐皮肌風痺，骨中久冷虚損，補腎積精，腰痛，養腎氣，益力。

⑧ 日華：**《日華子》見《證類》卷 6“石斛”**　治虚損劣弱，壯筋骨，暖水藏，輕身益智，平胃氣，逐虚邪。

⑨ 斅：見本頁注②。

⑩ 宗奭：**《衍義》卷 7“石斛”**　真石斛，治胃中虚熱有功。

⑪ 深師：**《外臺》卷 16“虚勞夢泄精方一十首”**　深師……又棘刺丸：療虚勞諸氣不足，數夢，或精自泄方……陰囊下濕，精少，小便餘瀝，加石斛，以意增之……

《袖珍方》①。飛蟲入耳：石斛數條，去根如筒子，一邊紝入耳中，四畔以蠟封閉，用火燒石斛，盡則止。熏右耳，則蟲從左出。未出更作。《聖濟》②。

骨碎補宋《開寶》③

【釋名】猴薑《拾遺》④、胡猻薑志⑤、石毛薑《日華》⑥、石菴蕳。【藏器⑦曰】骨碎補本名猴薑。開元皇帝以其主傷折，補骨碎，故命此名。或作骨碎布，訛矣。江西人呼爲胡孫薑，象形也。【時珍曰】菴蕳主折傷破血。此物功同，故有菴蕳之名。

【集解】【志⑧曰】骨碎補生江南。根寄樹石上，有毛。葉如菴蕳。【藏器⑨曰】嶺南虔、吉州亦有之。葉似石韋而一根，餘葉生于木。【大明⑩曰】是樹上寄生草，根似薑而細長。【頌⑪曰】今淮、浙、陝西、夔路州郡皆有之。生木或石上。多在背陰處，引根成條，上有黄赤毛及短葉附之。又抽大葉成枝，葉面青緑色，有青黄點，背青白色，有赤紫點。春生葉，至冬乾黄。無花實。采根入藥。【宗奭⑫曰】此苗不似薑，亦不似菴蕳。每一大葉兩旁，小葉叉牙，兩兩相對，葉長有尖瓣也。【時珍曰】其根扁長，略似薑形。其葉有椏缺，頗似貫衆葉。謂葉如菴蕳者殊謬，如石韋者亦差。

根【修治】【斅⑬曰】凡采得，用銅刀刮去黄赤毛，細切，蜜拌潤，甑蒸一日，晒乾用。急用只焙乾，不蒸亦得也。

---

① 袖珍方：**《袖珍方》卷3"眼目"**　治倒睫散（秘方）：石斛、貫芎，右等爲末極細，口含水，鼻内嗃，依左右。

② 聖濟：**《聖濟總録》卷115"百蟲入耳"**　治飛蟲入耳方：右以石斛數條，去根如筒子，紝一邊耳竅中，四畔以蠟閉塞，以火燒石斛盡則止，熏右耳，蟲即從左耳出，熏左從右出，未出再作。

③ 開寶：**《開寶》見《證類》卷11"骨碎補"**　味苦，温，無毒。主破血止血，補傷折。生江南。根著樹石上，有毛。葉如菴蕳。江西人呼爲胡孫薑。一名石菴蕳，一名骨碎布。

④ 拾遺：**《拾遺》見《證類》卷11"骨碎補"**　……本名猴薑……

⑤ 志：見本頁注③。

⑥ 日華：**《日華子》見《證類》卷11"骨碎補"**　猴薑，平……

⑦ 藏器：**《拾遺》見《證類》卷11"骨碎補"**　……本名猴薑。開元皇帝以其主傷折，補骨碎，故作此名耳。

⑧ 志：見本頁注③。

⑨ 藏器：**《拾遺》見《證類》卷11"骨碎補"**　陳藏器云：骨碎補，似石韋而一根，餘葉生於木。嶺南虔吉亦有……

⑩ 大明：**《日華子》見《證類》卷11"骨碎補"**……是樹上寄生草苗，似薑細長。

⑪ 頌：**《圖經》見《證類》卷11"骨碎補"**　骨碎補，生江南，今淮、浙、陝西、夔路州郡亦有之。根生大木或石上，多在背陰處，引根成條，上有黄毛及短葉附之。又有大葉成枝，面青緑色，有黄點，背青白色，有赤紫點。春生葉，至冬乾黄，無花實，惟根入藥。採無時，削去毛用之……

⑫ 宗奭：**《衍義》卷12"骨碎補"**　苗不似薑，薑苗如葦梢。此物苗，每一大葉兩邊，小葉槎牙，兩相對，葉長有尖瓣。餘如《經》。

⑬ 斅：**《炮炙論》見《證類》卷11"骨碎補"**　雷公云：凡使，採得後，先用銅刀刮去上黄赤毛盡，便細切，用蜜拌令潤，架柳甑蒸一日後出，暴乾用……

【氣味】苦,温,無毒。【大明①曰】平。【主治】破血止血,補傷折。《開寶》②。主骨中毒氣,風血疼痛,五勞六極,足手不收,上熱下冷。權③。惡疾,蝕爛肉,殺蟲。大明④。研末,豬腎夾煨,空心食,治耳鳴,及腎虚久泄,牙疼。時珍。

【發明】【頌⑤曰】骨碎補入婦人血氣藥。蜀人治閃折筋骨傷損,取根擣篩,煮黄米粥和裹傷處,有效。【時珍曰】骨碎補足少陰藥也。故能入骨,治牙,及久泄痢。昔有魏剌史子久泄,諸醫不效,垂殆。予用此藥末入猪腎中煨熟與食,頓住。蓋腎主大小便,久泄屬腎虚,不可專從脾胃也。《雷公炮炙論》⑥用此方治耳鳴,耳亦腎之竅也。案戴原禮《症治要訣》⑦云:痢后下虚,不善調養,或遠行,或房勞,或外感,致兩足痿軟,或痛或痺,遂成痢風。宜用獨活寄生湯吞虎骨四斤丸,仍以骨碎補三分之一,同研取汁,酒解服之。外用杜牛膝、杉木節、萆薢、白芷、南星煎湯,頻頻熏洗。此亦從腎虚骨痿而治也。

【附方】舊二,新三。虚氣攻牙,齒痛血出,或痒痛。骨碎補二兩,銅刀細剉,瓦鍋慢火炒黑,爲末。如常揩齒,良久吐之,嚥下亦可。劉松石云:此法出《靈苑方》⑧,不獨治牙痛,極能堅骨固牙,益精髓,去骨中毒氣疼痛。牙動將落者,數擦立住,再不復動,經用有神。風蟲牙痛。骨碎補、乳香等分,爲末糊丸,塞孔中。名金針丸。《聖濟總録》⑨。耳鳴耳閉。骨碎補削作細條,火炮,乘熱塞之。蘇氏《圖經》⑩。病後髮落。胡孫薑、野薔薇嫩枝煎汁,刷之。腸風失血。胡孫薑燒存性五錢,酒或米飲服。《仁存方》⑪。

---

① 大明:見1626頁注⑥。

② 開寶:見1626頁注③。

③ 權:**《藥性論》見《證類》卷11“骨碎補”** 骨碎補,使。能主骨中毒氣,風血疼痛,五勞六極,口手不收,上熱下冷,悉能主之。

④ 大明:**《日華子》見《證類》卷11“骨碎補”** ……治惡瘡,蝕爛肉,殺蟲……

⑤ 頌:**《圖經》見《證類》卷11“骨碎補”** ……本名胡孫薑。唐明皇以其主折傷有奇效,故作此名。蜀人治閃折筋骨傷損,取根擣篩,煮黄米粥,和之裹傷處良。又用治耳聾,削作細條,火炮,乘熱塞耳。亦入婦人血氣藥用。又名石毛薑。

⑥ 雷公炮炙論:**《炮炙論》見《證類》卷11“骨碎補”** ……炮豬腎空心喫治耳鳴……

⑦ 證治要訣:**《證治要訣》卷8“大小腑門·痢”** 痢後風,因痢後下虚,不善調將,或多行,或房勞,或感外邪,致兩脚酸軟,若痛若痹,遂成風痢,獨活寄生湯吞虎骨四斤丸。或用大防風湯,或多以生樟即骨碎補,俗呼爲胡孫薑,三分之一,同研取汁,酒解服,外以杜仲、牛膝、杉木節、白芷、南星、萆薢煎湯薰洗。(**按**:該方“杜仲、牛膝”被誤引作“杜牛膝”。)

⑧ 靈苑方:**《證類》卷11“骨碎補”** 《靈苑方》:治虚氣攻牙,齒痛血出,牙齦癢痛。骨碎補二兩,細剉炒令黑色,杵末。依常盥漱後揩齒根下,良久吐之,臨卧用後睡。點之無妨。

⑨ 聖濟總録:**《聖濟總録》卷120“蟲蝕牙齒”** 治牙疼蛀蚛,風虚上攻,連腦疼痛,乳香散方:乳香(一分)、補骨脂(炒,半兩),右二味搗研爲散,每取少許揩疼處,有蛀眼,則用軟飯和藥作梃子,塞蛀孔中,其痛立止。

⑩ 圖經:**《圖經》見《證類》卷11“骨碎補”** ……又用治耳聾,削作細條,火炮,乘熱塞耳……

⑪ 仁存方:**《普濟方》卷38“臟毒下血”** 猢孫散(出《仁存方》):治腸風失血。用猢孫薑不拘多少,去毛,炒,用酒煎,去滓,空心服。一方燒存性,碾爲末,米飲調下。

石韋《本經》①中品

【釋名】石韀音蔗、石皮《別録》②、石蘭。【弘景③曰】蔓延石上,生葉如皮,故名石韋。【時珍曰】柔皮曰韋,韀亦皮也。

【集解】【《別録》④曰】石韋生華陰山谷石上,不聞水聲及人聲者良。二月采葉,陰乾。【弘景⑤曰】處處有之。出建平者,葉長大而厚。【恭⑥曰】此物叢生石旁陰處,亦不作蔓。其生古瓦屋上者名瓦韋,療淋亦好。【頌⑦曰】今晉、絳、滁、海、福州、江寧皆有之。叢生石上,葉如柳,背有毛而斑點如皮。福州别有一種石皮,三月有毛,采葉作浴湯,治風。【時珍曰】多生陰厓險罅處。其葉長者近尺,闊寸餘,柔韌如皮,背有黄毛。亦有金星者,名金星草,並凌冬不凋。又一種如杏葉者,亦生石上,其性相同。

【修治】【《別録》⑧曰】凡用去黄毛。毛射人肺,令人欬,不可療。【大明⑨曰】入藥去梗,須微炙用。一法:以羊脂炒乾用。

【氣味】苦,平,無毒。【《別録》⑩曰】甘。【權⑪曰】微寒。【之才⑫曰】滑石、杏仁、射干爲之使。得菖蒲良。制丹砂、礬石。

【主治】勞熱邪氣,五癃閉不通,利小便水道。《本經》⑬。止煩下氣,通膀

---

① 本經:**《本經》《別録》(《藥對》)見《證類》卷 8“石韋”** 味苦、甘,平,無毒。主勞熱邪氣,五癃閉不通,利小便水道。止煩下氣,通膀胱滿,補五勞,安五藏,去惡風,益精氣。一名石韀,一名石皮。用之去黄毛,毛射人肺,令人欬,不可療。生華陰山谷石上,不聞水及人聲者良。二月採葉,陰乾。(滑石、〔臣禹錫等謹按《蜀本》作絡石〕杏人爲之使,得昌蒲良。)

② 別録:見上注。

③ 弘景:**《集注》見《證類》卷 8“石韋”** 陶隱居云:蔓延石上,生葉如皮,故名石韋。今處處有。以不聞水聲、人聲者爲佳。出建平者,葉長大而厚。

④ 別録:見本頁注①。

⑤ 弘景:見本頁注③。

⑥ 恭:**《唐本草》見《證類》卷 8“石韋”** 《唐本》注云:此物叢生石傍陰處,不蔓延生。生古瓦屋上,名瓦韋,用療淋亦好也。

⑦ 頌:**《圖經》見《證類》卷 8“石韋”** 石韋,生華陰山谷石上,今晉、絳、滁、海、福州、江寧府皆有之。叢生石上,葉如柳,背有毛而斑點如皮,故以名……而福州自有一種石皮,三月有花,其月採葉,煎浴湯,主風……

⑧ 別録:見本頁注①。

⑨ 大明:**《日華子》見《證類》卷 8“石韋”** 治淋瀝,遺溺。入藥須微炙。/**《和劑局方·諸品藥石炮製總論·草部》** 石葦(以粗布拭去黄毛,用羊脂炒乾用。)

⑩ 別録:見本頁注①。

⑪ 權:**《藥性論》見《證類》卷 8“石韋”** 石韋,使,微寒……

⑫ 之才:**古本《藥對》**見本頁注①括號中七情文。(**按**:“制丹砂、礬石”未能溯得其源。射干爲使見“七情表”,注出《唐本》。)

⑬ 本經:見本頁注①白字。

胱滿，補五勞，安五臟，去惡風，益精氣。别録①。治淋瀝遺溺。《日華》②。炒末，冷酒調服，治發背。頌③。主崩漏金瘡，清肺氣。時珍。

【附方】新五。小便淋痛。石韋、滑石等分，爲末。每飲服刀圭，最駃。《聖惠》④。小便轉脬。石韋去毛、車前子各二錢半，水二琖，煎一琖，食前服。《指迷方》⑤。崩中漏下。石韋爲末。每服三錢，温酒服，甚效。便前有血。石皮爲末。茄子枝煎湯下二錢。《普濟方》⑥。氣熱欬嗽。石韋、檳榔等分，爲末。薑湯服二錢。《聖濟録》⑦。

金星草宋《嘉祐》⑧

【釋名】金釧草《圖經》⑨、鳳尾草《綱目》、七星草。【時珍曰】即石韋之有金星者。《圖經》⑩重出七星草，併入。

【集解】【禹錫⑪曰】金星草，西南州郡多有之，以戎州者爲上。喜生背陰石上淨處，及竹箐中少日色處，或生大木下，及背陰古瓦屋上。初出深緑色，葉長一二尺，至深冬背生黄星點子，兩兩

---

① 别録：見 1628 頁注①。

② 日華：見 1628 頁注⑨。

③ 頌：**《圖經》見《證類》卷 8"石韋"** ……南中醫人炒末，冷酒調服，療發背，皆甚效……

④ 聖惠：**《聖惠方》卷 58"治石淋諸方"** 治石淋水道澀痛，頻下砂石……又方：石韋（一兩，去毛）、滑石（二兩），右件藥搗細羅爲散，食前粥飲調下二錢。

⑤ 指迷方：**《指迷方》卷 4"小便"** 論曰：小腸爲受盛之府，傳導水液，若始覺小便微澀赤黄，漸漸不通，小腹膨脝，由心經藴熱，傳於小腸，小腸熱，則滲於脬中，脬辟而系轉，診心脉大而牢，用蒴葉散，或石韋湯主之。石韋湯：石韋（去毛，剉）、車前子（剉，車前葉亦可，等分），右濃煮汁飲之……

⑥ 普濟方：**《普濟方》卷 38"臟毒下血"** 治糞前有血，令人面色黄萎（出《肘後方》）：用石榴皮杵末，茄子枝煎湯下。（**按**：今本《肘後方》無此方。據《證類》卷 23"安石榴"附方引同方出"孫真人"，《綱目》誤將"石榴皮"引作"石皮"。）

⑦ 聖濟録：**《聖濟總録》卷 65"咳嗽"** 治咳嗽，石韋散方：石韋（去毛）、檳榔（剉，等分），右二味搗羅爲細散，生薑湯調下二錢匕。

⑧ 嘉祐：**《嘉祐》見《證類》卷 11"金星草"** 味苦，寒，無毒。主癰疽瘡毒，大解硫黄及丹石毒，發背癰腫結核。用葉和根，酒煎服之。先服石藥悉下，又可作末冷水服，及塗發背瘡腫上，殊效。根碎之浸油塗頭，大生毛髮。西南州郡多有之，而以戎州者爲上。喜生陰中石上淨處及竹箐中不見日處，或大木下，或古屋上。此草惟單生一葉，色青，長一二尺。至冬大寒，葉背生黄星點子，兩行相對如金色，因得金星之名。其根盤屈如竹根而細，折之有筋，如豬馬騣。陵冬不凋，無花、實。五月和根採之，風乾用。

⑨ 圖經：**《圖經》見《證類》卷 11"金星草"** ……又名金釧草……

⑩ 圖經：**《圖經》見《證類》卷 30"外木蔓類・七星草"** 生江州山谷石上。味微酸，葉如柳而長，作藤蔓，延長二三尺。其葉堅硬，背上有黄點如七星。採無時，入烏鬚髮藥用之。

⑪ 禹錫：見本頁注⑧。

相對，色如金，因得金星之名。無花實，凌冬不凋。其根盤屈如竹根而細，折之有筋，如猪馬鬉。五月和根采之，風乾用。【頌①曰】七星草生江州山谷石上。葉如柳而長，作蔓延，長二三尺。其葉堅硬，背上有黄點如七星。采無時。

【氣味】苦，寒，無毒。【頌②曰】微酸。【崔昉③曰】制三黄、砂、汞、礬石。

【主治】發背癰瘡，結核。解流黄丹石毒，連根半斤，酒五升，銀器煎服，先服石藥悉下。亦可作末，冷水服方寸匕。塗瘡腫殊效。根浸油塗頭，大生毛髮。《嘉祐》④。烏髭髮。頌⑤。解熱，通五淋，凉血。時珍。

【發明】【頌⑥曰】但是瘡毒，皆可服之。然性至冷，服后下利，須補治乃平復。老年不可輒服。【宗奭⑦曰】丹石毒發于背及一切癰腫。以其根葉二錢半，酒一大盞，煎服，取下黑汁。不惟下所服石藥，兼毒去瘡愈也。如不飲酒，則爲末，以新汲水服，以知爲度。【時珍曰】此藥大抵治金石發毒者。若憂鬱氣血凝滯而發毒者，非所宜也。

【附方】舊一，新二。五毒發背。金星草和根淨洗，慢火焙乾。每四兩入生甘草一錢，擣末，分作四服。每服用酒一升，煎二三沸，更以温酒三二升相和，入缾器内封固，時時飲之。忌生冷油肥毒物。《經驗方》⑧。熱毒下血。金星草、陳乾薑各三兩，爲末。每服一錢，新汲水下。《本事方》⑨。脚膝爛瘡。金星草背上星，刮下傅之，即乾。《集簡方》。

石長生《本經》⑩下品

【釋名】丹草本經⑪、丹沙草。【時珍曰】四時不凋，故曰長生。

---

① 頌：見 1629 頁注⑩。
② 頌：見 1629 頁注⑩。
③ 崔昉：（**按**：《外丹本草》未見原書，待考。）
④ 嘉祐：見 1629 頁注⑧。
⑤ 頌：見 1629 頁注⑩。
⑥ 頌：**《圖經》見《證類》卷 11"金星草"** ……但是瘡毒皆可服之。然性至冷，服後下利，須補治乃平復。老年不可輒服。
⑦ 宗奭：**《衍義》卷 12"金星草"** 丹石毒發於背，及一切癰腫，每以根葉一分，用酒一大盞，煎汁服。不惟下所服石藥，兼毒去瘡愈。如不欲酒，將末一二錢，新汲水調服，以知爲度。
⑧ 經驗方：**《證類》卷 11"金星草"** 《經驗方》：治五毒發背。金星草和根净洗，慢火焙乾，秤四兩，入生甘草一錢，擣末分作四服。每服用酒一升已來，煎三二沸後，更以冷酒三二升相和，入瓶器内封却，時時飲服。忌生冷、油膩、毒物。
⑨ 本事方：**《本事方後集》卷 9"治諸腸風酒痢等疾"** 治腸風……又方：金星草（三兩）、乾薑（三兩），右爲細末，每服一錢，新汲水調下，空心。
⑩ 本經：**《本經》《别録》見《證類》卷 11"石長生"**味鹹、苦，微寒，有毒。主寒熱，惡瘡，大熱，辟鬼氣不祥，下三蟲。一名丹草。生咸陽山谷。
⑪ 本經：見上注白字。

【集解】【《别録》[1]曰】石長生，生咸陽山谷。【弘景[2]曰】俗中時有采者，方藥不復用。近道亦有，是細細草葉，花紫色。南中多生石巖下，葉似蕨而細如龍須草，黑如光漆，高尺餘，不與餘草雜也。【恭[3]曰】苗高尺許，五六月采莖葉用。今市人用齡筋草爲之，葉似青葙，莖細勁紫色，今太常用者是也。【時珍曰】宋祁《益部方物記》[4]：長生草生山陰蕨地，修莖茸葉，色似檜而澤，經冬不凋。

【氣味】鹹，微寒，有毒。【普[5]曰】神農：苦。雷公：辛。桐君：甘。【權[6]曰】酸，有小毒。【主治】寒熱，惡瘡大熱，辟鬼氣不祥。《本經》[7]。下三蟲。《别録》[8]。治疥癬，逐諸風，治百邪魅。權[9]。

【附録】紅茂草《圖經》[10]。【頌[11]曰】味苦，大凉，無毒。主癰疽瘡腫。焙研爲末，冷水調貼。一名地没藥，一名長生草。生施州，四季枝葉繁，故有長生之名。春采根葉。【時珍曰】案《庚辛玉册》[12]云：通泉草，一名長生草，多生古道丘壟荒蕪之地。葉似地丁，中心抽一莖，開黄白花如雪，又似麥飯，摘下經年不藁。根入地至泉，故名通泉。俗呼秃瘡花。此草有長生之名，不知與石長生及紅茂草亦一類否？故並附之。

石莧宋《圖經》[13]

【集解】【頌[14]曰】生筠州，多附河岸沙石上。春生苗，莖青，高一尺以來，葉如水柳而短。八九月土人采之。

---

① 别録：見前頁注⑩。

② 弘景：**《集注》見《證類》卷11"石長生"** 陶隱居云：俗中雖時有採者，方藥亦不復用。近道亦有，是細細草葉，花紫色爾。南中多生石巖下，葉似蕨，而細如龍鬚草大，黑如光漆，高尺餘，不與餘草雜也。

③ 恭：**《唐本草》見《證類》卷11"石長生"** 《唐本》注云：今市人用齡（音零）筋草爲之，葉似青葙，莖細勁紫色，今太常用者是也。

④ 益部方物記：**《益部方物略記》** 色與柏類，苒苒其莖，冬不甚黄，故謂長生。右長生草（山陰蕨地多有之。修莖茸葉，色似檜柏而澤，經冬不凋損，故號長生。）

⑤ 普：**《御覧》卷991"丹草"** 《吴氏本草》曰：石長生，神農：苦。雷公：辛。一經：甘。生咸陽，或同陽。

⑥ 權：**《藥性論》見《證類》卷11"石長生"** ……味酸，有小毒……

⑦ 本經：見1630頁注⑩白字。

⑧ 别録：見1630頁注⑩。

⑨ 權：**《藥性論》見《證類》卷11"石長生"** ……治疥癬，逐諸風，治百邪鬼魅。

⑩ 圖經：**《圖經》見《證類》卷30"外草類・紅茂草"** 生施州。又名地没藥，又名長生草，四季枝葉繁盛，故有長生之名。大凉，味苦。春採根、葉，焙乾，擣羅爲末，冷水調，貼癰疽瘡腫。

⑪ 頌：見上注。

⑫ 庚辛玉册：（**按**：未見該書存世，待考。）

⑬ 圖經：**《圖經》見《證類》卷30"外草類・石莧"** 生筠州，多附河岸沙石上生。味辛、苦，有小毒。春生苗葉，莖青，高一尺已來。葉如水柳而短。八月、九月採，彼土人與甘草同服，治齁鮯及吐風涎。

⑭ 頌：見上注。

【氣味】辛，苦，有小毒。【主治】同甘草煎服，主鮈鮐，又吐風涎。頌①。

【附録】石垂。【頌②曰】生福州山中。三月花，四月采子，生擣爲末，丸服，治蠱毒。

景天《本經》③上品

【釋名】慎火《本經》④、戒火同、救火《别録》⑤、據火同、護火《綱目》、辟火同、火母《别録》。【弘景⑥曰】衆藥之名，景天爲麗。人皆盆盛養于屋上，云可辟火，故曰慎火。方用亦希。

【集解】【《别録》⑦曰】景天生太山川谷。四月四日、七月七日采，陰乾。【頌⑧曰】今南北皆有之。人家種于中庭，或盆置屋上。春生苗，葉似馬齒莧而大，作層而上，莖極脆弱。夏中開紅紫碎花，秋後枯死。亦有宿根者。苗、葉、花並可用。【宗奭⑨曰】極易種，折枝置土中，澆溉旬日便生也。【時珍曰】景天，人多栽于石山上。二月生苗，脆莖，微帶赤黄色，高一二尺，折之有汁。葉淡緑色，光澤柔厚，狀似長匙頭及胡豆葉而不尖。夏開小白花，結實如連翹而小，中有黑子如粟粒。其葉味微甘苦，煠熟水淘可食。

【正誤】【弘景⑩曰】廣州城外有一樹，大三四圍，名慎火樹。【志⑪曰】嶺表人言並無此説。蓋録書者篡入謬言，非陶氏語也。

【氣味】苦，平，無毒。【《别録》⑫曰】酸。【大明⑬曰】寒，有小毒。可煅朱砂。

---

① 頌：見前頁注⑬。

② 頌：**《圖經》見《證類》卷30“外草類・石垂”**　生福州山中。三月有花，四月採子，焙乾。生擣羅，蜜丸。彼人用治蠱毒，甚佳。

③ 本經：**《本經》《别録》見《證類》卷7“景天”**　味苦、酸，平，無毒。主大熱火瘡，身熱煩，邪惡氣，諸蠱毒，痂疕，寒熱風痺，諸不足。花：主女人漏下赤白，輕身明目。久服通神不老。一名戒火，一名火母，一名救火，一名據火，一名慎火。生太山川谷。四月四日、七月七日採，陰乾。

④ 本經：見上注白字。（**按**：“釋名”項下“戒火”同此。）

⑤ 别録：見上注。（**按**：“釋名”項下“據火、辟火、火母”皆同此。）

⑥ 弘景：**《集注》見《證類》卷7“景天”**　陶隱居云：今人皆盆盛養之於屋上，云以辟火……方用亦稀。其花入服食。衆藥之名，此最爲麗。

⑦ 别録：見本頁注③。

⑧ 頌：**《圖經》見《證類》卷7“景天”**　景天，生泰山山谷，今南北皆有之，人家多種於中庭，或以盆盎植於屋上，云以辟火，謂之慎火草。春生苗，葉惟馬齒而大，作層而上，莖極脆弱。夏中開紅紫碎花，秋後枯死。亦有宿根者。四月四日、七月七日採其花并苗葉，陰乾……

⑨ 宗奭：**《衍義》卷8“景天”**　……然極易種，但折生枝置土中，頻頻澆溉，旬日便下根……

⑩ 弘景：**《集注》見《證類》卷7“景天”**……廣州城外有一樹，云大三四圍，呼爲慎火樹……

⑪ 志：**《開寶》見《證類》卷7“景天”**　今按皇朝收復嶺表，得廣州醫官問其事，曾無慎火成樹者，蓋陶之誤爾。

⑫ 别録：見本頁注③。

⑬ 大明：**《日華子》見《證類》卷7“景天”**　景天，冷……/**《藥性論》見《證類》卷7“景天”**　景天，君，有小毒……（**按**：“可煅朱砂”未能溯得其源。）

【主治】大熱火瘡，身熱煩，邪惡氣。《本經》①。諸蠱毒，痂疕，寒熱風痺，諸不足。《别録》②。療金瘡止血。煎水浴小兒，去煩熱驚氣。弘景③。風疹惡痒，小兒丹毒及發熱。權④。熱狂赤眼，頭痛，寒熱遊風，女人帶下。《日華》⑤。

花。【主治】女人漏下赤白。輕身明目。《本經》⑥。

【附方】舊五，新二。驚風煩熱。慎火草煎水浴之。《普濟方》⑦。

小兒中風。汗出中風，一日頭項腰熱，二日手足不屈。用慎火草乾者半兩，麻黄、丹參、白术各二錢半，爲末。每服半錢，漿水調服。三四歲服一錢。《聖濟録》⑧。

嬰孺風疹在皮膚不出，及瘡毒。取慎火苗葉五大兩，和鹽三大兩，同研絞汁。以熱手摩塗，日再上之。《圖經》⑨。

熱毒丹瘡。《千金》⑩用慎火草擣汁拭之。日夜拭一二十徧。一方：入苦酒擣泥塗之。○《楊氏産乳》⑪治烟火丹毒，從兩股兩脇起，赤如火。景天草、真珠末一兩，擣如泥。塗之，乾則易。漆瘡作痒。挼慎火草塗之。《外臺》⑫。

眼生花瞖，澀痛難開。景天擣汁，日點三五次。《聖惠》⑬。

産後陰脱。慎火草一斤陰乾，酒五升，煮汁一升，分四服。《子母秘録》⑭。

---

① 本經：見1632頁注③白字。

② 别録：見1632頁注③。

③ 弘景：**《集注》見《證類》卷7"景天"** ……葉，可療金瘡止血，以洗浴小兒，去煩熱，驚氣……

④ 權：**《藥性論》見《證類》卷7"景天"** ……能治風疹惡癢，主小兒丹毒及治發熱驚疾。花能明目。

⑤ 日華：**《日華子》見《證類》卷7"景天"** ……治心煩熱狂，赤眼，頭痛，寒熱，遊風丹腫，女人帶下。

⑥ 本經：見1632頁注③白字。

⑦ 普濟方：**《普濟方》卷385"煩熱"** 治小兒煩熱驚風：以慎火草（即景天草）水煎，洗浴。

⑧ 聖濟録：**《聖濟總録》卷174"小兒中風"** 治小兒汗出中風，一日之時，兒頭頸腰背熱，二日即腹熱，手足不屈。宜服慎火草散方：慎火草（乾者，半兩，景天草是也）、丹參、麻黄（去根節，先煎，掠去沫，焙）、白术（各一分），右四味搗羅爲散，一二歲兒每服半錢匕，漿水調服，三四歲兒服一錢匕，日三服，量兒大小加減。

⑨ 圖經：**《圖經》見《證類》卷7"景天"** ……攻治瘡毒及嬰孺風癰在皮膚不出者，生取苗、葉五大兩，和鹽三大兩，同研，絞取汁，以熱手摩塗之，日再。但是熱毒丹瘡，皆可如此用之。

⑩ 千金：**《千金方》卷5"癰疽瘰癧第八"** 治小兒丹毒方：搗慎火草，絞取汁塗之良。/**《證類》卷七"景天"** 《楊氏産乳》……又方：療蟄火丹從頭起，慎火草搗和苦酒塗之……

⑪ 楊氏産乳：**《證類》卷七"景天"** 《楊氏産乳》：療煙火丹發，從背起或兩脅及兩足，赤如火。景天草、真珠末一兩，搗和如泥，塗之。

⑫ 外臺：**《外臺》卷29"漆瘡方二十七首"** 《肘後》療卒得漆瘡方……又方：挼慎火草，若雞腸草以塗之。漆姑草亦佳。

⑬ 聖惠：**《聖惠方》卷33"治眼生花翳諸方"** 治眼生花翳，澀痛……又方：景天草搗絞取汁，日三五度點之。

⑭ 子母秘録：**《證類》卷7"景天"** 《子母秘録》：治産後陰下脱：慎火草一斤，陰乾，酒五升，煮取汁，分温四服。

佛甲草宋《圖經》①

【集解】【頌②曰】佛甲草生筠州。多附石向陽而生，似馬齒莧而細小且長，有花黄色，不結實，四季皆有。【時珍曰】二月生苗成叢，高四五寸，脆莖細葉，柔澤如馬齒莧，尖長而小。夏開黄花，經霜則枯。人多栽于石山瓦墻上，呼爲佛指甲。《救荒本草》③言高一二尺，葉甚大者，乃景天，非此也。

【氣味】甘，寒，微毒。【主治】湯火灼瘡，研貼之。頌④。

虎耳草《綱目》

【釋名】石荷葉見下。

【集解】【時珍曰】虎耳生陰濕處，人亦栽于石山上。莖高五六寸，有細毛，一莖一葉，如荷蓋狀。人呼爲石荷葉，葉大如錢，狀似初生小葵葉及虎之耳形。夏開小花，淡紅色。

【氣味】微苦、辛，寒，有小毒。【獨孤滔⑤曰】汁煮砂子。

【主治】瘟疫，擂酒服。生用吐利人，熟用則止吐利。又治聤耳，擣汁滴之。痔瘡腫痛者，陰乾，燒烟桶中熏之。時珍。

石胡荽《四聲本草》⑥【校正】自菜部移入此。

【釋名】天胡荽《綱目》、野園荽同、鵝不食草《食性》⑦、雞腸草詳見下名。

【集解】【時珍曰】石胡荽生石縫及陰濕處小草也。高二三寸，冬月生苗，細莖小葉，形狀宛如嫩胡荽。其氣辛熏不堪食，鵝亦不食之。夏開細花，黄色，結細子。極易繁衍，僻地則鋪滿也。案孫思邈《千金方》⑧云：一種小草，生近水渠中濕處，狀類胡荽，名天胡荽，亦名雞腸草。即此草也。與繁縷之雞腸名同物異。

【氣味】辛，寒，無毒。【時珍曰】辛，温。汁制砒石、雄黄。

---

① 圖經:**《圖經》見《證類》卷30“外草類・佛甲草”** 生筠州。味甘，寒，微毒。爛研如膏，以貼湯火瘡毒。多附石向陽而生，有似馬齒莧，細小而長，有花，黄色。不結實，四季皆有，採無時，彼土人多用。

② 頌:見上注。

③ 救荒本草:**《救荒》卷上之後“佛指甲”** ……科苗高一二尺……葉甚大……

④ 頌:見本頁注①。

⑤ 孤獨滔:**《丹房鑑源》卷下“諸草汁篇第二十”** 虎耳草(煮砂子。)

⑥ 四聲本草:**《嘉祐》見《證類》卷27“石胡荽”** 寒，無毒。通鼻氣，利九竅，吐風痰。不任食，亦去瞖，熟挼内鼻中，瞖自落。俗名鵝不食草。(以上五種新補，見孟詵、陳藏器、蕭炳、陳士良、日華子。)

⑦ 食性:見上注。

⑧ 千金方:**《千金方》卷26“食治・菜蔬第三”** 蘩蔞……别有一種，近水渠中温濕處，冬生，其狀類胡荽，亦名雞腸菜。可以療痔病。一名天胡荽。

【主治】通鼻氣，利九竅，吐風痰。炳①。去目瞖，挼塞鼻中，瞖膜自落。藏器。療痔病。詵②。解毒，明目，散目赤腫雲瞖，耳聾，頭痛腦酸，治痰瘧齁鮯，鼻窒不通，塞鼻瘜自落，又散瘡腫。時珍。

【發明】【時珍曰】鵝不食草，氣温而升，味辛而散，陽也，能通于天。頭與肺皆天也。故能上達頭腦，而治頂痛目病，通鼻氣而落瘜肉。内達肺經而治齁鮯痰瘧，散瘡腫。其除瞖之功尤顯神妙。人謂《陳藏器本草》惟務廣博，鄙俚之言也。若此藥之類，表出殊功，可謂務博已乎？案倪维德《原機啓微集》③云：治目瞖嗃鼻碧雲散，用鵝不食草解毒爲君，青黛去熱爲佐，川芎之辛破留除邪爲使，升透之藥也。大抵如開鍋蓋法，常欲邪毒不閉，令有出路。然力小而鋭，宜常嗃以聚其力。凡目中諸病，皆可用之。生挼更神。王璽《集要》④詩云：赤眼之餘瞖忽生，草中鵝不食爲名。塞于鼻内頻頻换，三日之間復舊明。

【附方】新七。寒痰齁喘。野園荽研汁，和酒服，即住。《集簡方》。

嗃鼻去瞖。碧雲散：治目赤腫脹，羞明昏暗，隱澀疼痛，眵淚風痒，鼻塞，頭痛腦酸，外瞖扳睛諸病。鵝不食草晒乾二錢，青黛、川芎各一錢，爲細末。噙水一口，每以米許嗃入鼻内，淚出爲度。一方去青黛。倪氏《啓微集》⑤。

貼目取瞖。鵝不食草擣汁熬膏一兩，爐甘石火煅童便淬三次三錢，上等瓷器末一錢半，熊膽二錢，硇砂少許，爲極細末，和作膏。貼在瞖上，一夜取下。用黄連、黄檗煎湯洗淨，看如有，再貼。孫天仁《集效方》⑥。

塞耳治瞖詩。見“發明”。

牙疼嗃鼻。鵝不食草綿裹懷乾爲末。含水一口，隨左右嗃之。亦可挼塞。《聖濟録》⑦。

---

① 炳：見1634頁注⑥。

② 詵：（**按**：未能溯得其源，恐系時珍自添。）

③ 原機啓微集：**《原機啓微集》卷下“附方”**　嗃鼻碧雲散……右方以鵝不食草解毒爲君，青黛去熱爲佐，川芎大辛，除邪破留爲使，升透之藥也。大抵如開鍋蓋法，常欲使邪毒不閉，令有出路。然力少而鋭，嗃之隨效，宜常嗃以聚其力。諸目病俱可用。

④ 集要：**《醫林集要》卷11“眼目門”**　一方：治赤眼後暴翳。歌曰：眼赤之餘翳忽生，草中鵝不食爲名。塞於耳内頻頻换，三日之間復舊明。

⑤ 啓微集：**《原機啓微集》卷下“附方”**　嗃鼻碧雲散：治腫脹紅赤，昏暗羞明，（癮）〔隱〕澀疼痛，風癢鼻塞，頭痛腦酸，外翳攀睛，眵淚稠粘。鵝不食草（二錢）、青黛、川芎（各一錢），爲細末，先噙水滿口，每用如米許嗃入鼻内，以淚出爲度，不拘時候……

⑥ 集效方：**《萬應方》卷4“眼科”**　眼目翳瘼連皮取下方：用鵝不食草（搗汁熬膏，一兩）、盧甘石（三錢，火燒紅，入童便，燒三次，入三次）、磁器末（錢半，篩過）、熊膽（二錢）、硇砂（少許），共和成膏，貼在翳上，一夜取下，用黄連、黄柏煎湯洗净，看如有，左右再貼，即愈。

⑦ 聖濟録：**《普濟方》卷68“蟲蝕牙齒”**　治風蚛牙疼。亦治暴赤眼，并頭目昏痛。用鵝不食草，不拘多少，紙裹焙乾，碾爲細末。先滿含水一口，然後搐鼻，隨病左右搐之。若不含水，恐藥搐入咽喉……（**按**：《聖濟總録》無此方，另溯其源。）

一切腫毒。野園荽一把，穿山甲燒存性七分，當歸尾三錢，擂爛，入酒一盌，絞汁服。以渣傅之。《集簡方》。

濕毒脛瘡。磚縫中生出野園荽，夏月采取，晒收爲末。每以五錢，汞粉五分，桐油調作隔紙膏，周圍縫定。以茶洗淨，縛上膏藥，黄水出，五六日愈。此吴竹卿方也。《簡便方》①。

脾寒瘧疾。石胡荽一把，杵汁半盌，入酒半盌，和服，甚效。《集簡方》。

痔瘡腫痛。石胡荽擣，貼之。同上。

螺靨草《拾遺》②

【釋名】鏡面草。【時珍曰】皆象形也。

【集解】【藏器③曰】蔓生石上，葉狀似螺靨，微帶赤色而光如鏡，背有少毛，小草也。

【氣味】辛。【主治】癰腫風疹，脚氣腫，擣爛傅之。亦煮湯洗腫處。藏器④。治小便出血，吐血衄血，齲齒痛。時珍。

【發明】【時珍曰】案陳日華《經驗方》⑤云：年二十六，忽病小便后出鮮血數點而不疼，如是一月，飲酒則甚。市醫张康以草藥汁一器，入少蜜少進，兩服而愈。求其方，乃鏡面草也。

【附方】新七。吐血衄血。鏡面草水洗，擂酒服。朱氏《集驗方》⑥。

牙齒蟲痛。《乾坤生意》⑦用鏡面草不拘多少，以水缸下泥同擣成膏，入香油二三點，研匀。貼于疼處腮上。○《楊氏家藏方》⑧用鏡面草半握，入麻油二點，鹽半捻，挼碎。左疼塞右耳，

① 簡便方：**《奇效單方》卷上“十二瘡瘍”** 治濕毒臁瘡，用磚縫中生出荽菜，與芫荽葉相似，夏天採，洗浄曬乾，爲末，每服五錢，用輕粉五分，桐油調作隔紙膏，周圍線縫密，先以苦茶洗浄，縛上膏藥，項有黄水出，五六日愈。（**按**：時珍云“此吴竹卿方也”，原書無，不明來源。）

② 拾遺：**《拾遺》見《證類》卷10“二十五種陳藏器餘·螺黶草”** 主癰腫風瘮，脚氣腫，搗傅之。亦煮湯洗腫處。藤生石上，似螺黶，微有赤色，背有少毛。

③ 藏器：見上注。

④ 藏器：見上注。

⑤ 經驗方：**《普濟方》卷215“小便出血”** ……《經驗方》陳氏云：余在章貢時，年二十六，忽小便後出鮮血數點，不勝驚駭，却全不疼，如是一月。若不飲酒則血少，終不能止。有鄉兵告以市醫張康者，嘗療此疾，遂呼之來。以一器清汁，云是草藥，添少蜜解以水，兩服而愈。既厚酧之，遂詢其藥名，乃鏡面草，一名螺曆草藥，其色青翠，所在石階縫中多有之……

⑥ 集驗方：**《朱氏集驗方》卷7“失血”** 獨勝散：治鼻衄。（廣西計議何清之方。）鏡面草，又名螺靨草，水洗擂爛，入酒，濾去滓，取汁服。

⑦ 乾坤生意：**《乾坤生意》卷下“咽喉口齒”** 治牙痛……一方：用鏡面草不拘多少，以水架下泥同搗成膏，加香油二三點研匀，點於疼牙腮上。

⑧ 楊氏家藏方：**《普濟方》卷68“蟲蝕牙齒”** 又方：治蛀牙（徐克安云：余家乳婢若此三日不食，亟研碎用之，數蟲浮水面，痛止而食）：用鏡面草，一名螺厭面草，生於石縫者佳，每用半握，滴麻油二點，入鹽半撚，挪碎，如左牙疼納右耳，右牙疼納左耳，就行用泥作餅，貼成耳門，悶其藥氣，仍側卧，泥耳一兩時，方去泥，取草擲于水碗中，其蟲三色浮水面，久者黑，其次褐色，新（轉下頁注）

右疼塞左耳。以薄泥餅貼耳門閉其氣，仍仄卧。泥耳一二時，去泥取草放水中，看有蟲浮出，久者黑，次者褐，新者白。須于午前用之。徐克安一乳婢，苦此不能食，用之，出數蟲而安。

小兒頭瘡。鏡面草日乾爲末，和輕粉、麻油傅之，立效。《楊氏家藏方》①。

手指腫毒。又指惡瘡，消毒止痛。鏡面草擣爛，傅之。《壽域神方》②。

蛇纏惡瘡。鏡面草入鹽杵爛，傅之妙。解鼠莽毒。鏡面草自然汁、清油各一盃和服，即下毒三五次。以肉粥補之，不可遲。張杲《醫説》③。

酢漿草《唐本草》④【校正】併入《圖經⑤·赤孫施》。

【釋名】酸漿《圖經》⑥、三葉酸《綱目》、三角酸《綱目》、酸母《綱目》、醋母蘇恭⑦、酸箕李當之⑧、鳩酸蘇恭、雀兒酸《綱目》、雀林草《綱目》、小酸茅蘇恭、赤孫施《圖經》⑨。【時珍曰】此小草三葉酸也，其味如醋。與燈籠草之酸漿，名同物異。《唐慎微本草》以此草之方收入彼下，誤矣。閩人鄭樵《通志》⑩言"福人謂之孫施"，則蘇頌《圖經》赤孫施生福州，葉如浮萍者，即此也。孫施亦酸箕之訛耳，今併爲一。

【集解】【恭⑪曰】酢漿生道旁陰濕處，叢生。莖頭有三葉，葉如細萍。四月、五月采，陰乾。

(接上頁注)者白。須是午後牙正疼時用之甚佳。(**按**:《楊氏家藏方》無此方，另溯其源。)

① 楊氏家藏方:**《普濟方》卷68"蟲蝕牙齒"** 又方:治蛀牙……一方:焙此草(鏡面草)，爲末，和麻油、輕粉傅頭瘡，立愈。(**按**:《楊氏家藏方》無此方，另溯其源。)

② 壽域神方:**《延壽神方》卷4"手瘡部"** 治蛇頭瘡，惡指，又指消毒止痛，用鏡面草擂爛，和敷患處，立效。

③ 醫説:**《仙傳外科》卷10"救解諸毒傷寒雜病一切等證"** 解鼠莽毒……鏡面草一味，擂自然汁小酒一盞許，清油對停攪匀，服之，即下毒物三五次，以肉粥補，不可遲。(**按**:《醫説》無此方，另溯其源。)

④ 唐本草:**《唐本草》見《證類》卷11"酢漿草"** 味酸，寒，無毒。主惡瘡瘑瘻。擣傅之。殺諸小蟲。生道傍。

⑤ 圖經:**《圖經》見《證類》卷30"外草類·赤孫施"** 生福州。葉如浮萍草。治婦人血結不通。四時常有。採無時。每用一手搦，净洗，細研，暖酒調服之。

⑥ 圖經:**《圖經》見《證類》卷11"酢漿草"** 酢漿草，俗呼爲酸漿……

⑦ 蘇恭:**《唐本草》見《證類》卷11"酢漿草"** ……一名醋母草，一名鳩酸草。/**《開寶》見《證類》卷11"酢漿草"** ……俗爲小酸茅(**按**:"釋名"項下"蘇恭"同此。)

⑧ 李當之:**《集注》見《證類》卷30"有名未用·酸草"** 陶隱居云:李云是今酸箕……

⑨ 圖經:見本頁注⑤。

⑩ 通志:**《通志·昆蟲草木略·草類》** 酢漿草，曰醋母草，曰鳩酸草，曰小酸茅。南人曰孫施。去銅鍮垢。

⑪ 恭:**《唐本草》見《證類》卷11"酢漿草"** 《唐本》注云:葉如細萍，叢生，莖頭有三葉……/**《開寶》見《證類》卷11"酢漿草"** 今按《别本》注云:生陰濕處……食之解熱渴。四月、五月採，陰乾。

【保昇①曰】葉似水萍，兩葉並大葉同枝，黄花黑實。【頌②曰】南中下濕地及人家園圃中多有之，北地亦或有生者。初生嫩時，小兒喜食之。南人用揩𨪐石器，令白如銀。【時珍曰】苗高一二寸，叢生布地，極易繁衍。一枝三葉，一葉兩片，至晚自合帖，整整如一。四月開小黄花，結小角，長一二分，内有細子。冬亦不凋。方士采制砂、汞、硇、礬、砒石。

【氣味】酸，寒，無毒。【主治】殺諸小蟲。惡瘡瘑瘻，搗傅之。食之解熱渴。《唐本》③。主小便諸淋，赤白帶下。同地錢、地龍，治沙石淋。煎湯洗痔痛、脱肛甚效。搗塗湯火蛇蠍傷。時珍。**赤孫施**：治婦人血結，用一搦洗，細研，煖酒服之。蘇頌④。

【附方】舊一，新七。小便血淋。酸草搗汁，煎五苓散服之。俗名醋啾啾是也。王璆《百一選方》⑤。諸淋赤痛。三葉酸漿草洗，研取自然汁一合，酒一合和勻。空心温服，立通。沈存中《靈苑方》⑥。二便不通。酸草一大把，車前草一握，搗汁，入砂糖一錢，調服一盞。不通再服。《摘玄方》⑦。赤白帶下。三葉酸草，陰乾爲末。空心温酒服三錢匕。《千金方》⑧。痔瘡出血。雀林草一大握，水二升，煮一升服。日三次，見效。《外臺秘要》⑨。癬瘡作痒。雀兒草即酸母草，擦之，數次愈。《永類方》⑩。蛇虺螫傷。酸草搗傅。《崔氏方》⑪。牙齒腫痛。酸漿草一把洗淨，川椒四十九粒去目，同搗爛，絹片裹定如筯大，切成豆粒大。每以一塊塞痛處，即

---

① 保昇：**《蜀本草》見《證類》卷11“酢漿草”** 《蜀本》：《圖經》云：葉似水萍，兩葉並大葉同枝端，黄色實黑……

② 頌：**《圖經》見《證類》卷11“酢漿草”** ……今南中下濕地及人家園圃中多有之，北地亦或有生者……初生嫩時，小兒多食之。南人用揩鍮石器。令白如銀。

③ 唐本：見1637頁注④。

④ 蘇頌：見1637頁注⑤。

⑤ 百一選方：**《百一選方》卷15“第二十三門”** 治血淋，孫盈仲傳：以酸草煎五苓散。酸草俗名醋啾啾，爐火家謂之田字草。

⑥ 靈苑方：**《證類》卷8“酸漿”** 《靈苑方》：治卒患諸淋，遺瀝不止，小便赤澀，疼痛。三葉酸漿草，人家園林亭檻中，著地開黄花，味酸者是。取嫩者浄洗，研絞自然汁一合，酒一合，攪湯暖，令空心服之，立通。

⑦ 摘玄方：**《丹溪摘玄》卷7“小便不通門”** 治大小便不通……又方：酸漿草大把，車前子草一大握，二件擂取汁，入砂糖一錢，右内調大鐘，先吃半鐘，不通(在)〔再〕吃半鐘，立效。

⑧ 千金方：**《證類本草》卷8“酸漿”** 《千金方》：治婦人赤白帶下：三葉酸草，陰乾爲末，空心酒下三錢匕。（**按**：今本《千金方》無此方。）

⑨ 外臺秘要：**《外臺》卷26“諸痔方二十八首”** 崔氏療痔方：雀林草一大握，粗切，右一味以水二大升，煮取一升，頓服盡。三日重作一劑，無不差者。

⑩ 永類方：**《永類鈐方》卷7“疥癬”** 治癬……又：穀樹取葉漿擦破口，復用雀兒草又(名酸漿草)，揩擦二次可。

⑪ 崔氏方：**《外臺》卷40“蛇螫方六首”** 崔氏療被蛇螫驗方……又方：取醋草熟擣，以敷螫處，仍將膩幞頭裹之，數易。其醋草似初生短嫩新鮮苗是。

止。《節齋醫論》①。

【附録】**酸草**。【《别録②・有名未用》曰】主輕身延年。生名山醴泉上陰厓。莖有五葉青澤,根赤黄。可以消玉。一名醜草。【弘景③曰】李當之云是今酸箕草,布地生者,處處有之。然恐非也。**三葉**。【《别録④・有名未用》曰】味辛。主寒熱,蛇蜂螫人。生田中,莖小黑白,高三尺,根黑。三月采,陰乾。一名三石,一名當田,一名赴魚。

地錦宋《嘉祐》⑤【校正】併入《有名未用・别録⑥・地朕》。

【釋名】地朕吴普⑦、地噤《拾遺》⑧、夜光吴普、承夜吴普、草血竭《綱目》、血見愁《綱目》、血風草《綱目》、馬蝗草《綱目》、雀兒卧單《綱目》、醬瓣草《玉册》⑨、猢猻頭草。【《别録》⑩曰】地朕,三月采之。【藏器⑪曰】地朕,一名地錦,一名地噤。蔓延着地,葉光凈,露下有光。【時珍曰】赤莖布地,故曰地錦。專治血病,故俗稱爲血竭、血見愁。馬蝗、雀兒喜聚之,故有馬蝗、雀單之名。醬瓣、猢猻頭,象花葉形也。

【集解】【禹錫⑫曰】地錦草生近道田野,出滁州者尤良。莖葉細弱,蔓延于地。莖赤,葉青紫色,夏中茂盛。六月開紅花,結細實。取苗子用之。絡石註有地錦,是藤蔓之類,與此同名異物。【時珍曰】田野寺院及階砌間皆有之小草也。就地而生,赤莖黄花黑實,狀如蒺藜之朵,斷莖有汁。方士秋月采,煮雌雄、丹砂、硫黄。

---

① 節齋醫論:(**按**:已檢索王綸(節齋)《明醫雜著》《本草集要》,未見此方。)

② 别録:**《别録》見《證類》卷 30"有名未用・酸草"** 主輕身延年。生名山醴泉上陰居。莖有五葉,青澤,根赤黄。可以消玉。一名醜草。

③ 弘景:**《集注》見《證類》卷 30"有名未用・酸草"** 陶隱居云:李云是今酸箕,布地生者,今處處有,然恐非也。

④ 别録:**《别録》見《證類》卷 30"有名未用・三葉"** 味辛。主寒熱,蛇、蜂螫人。一名起莫。臣禹錫等謹按《蜀本》(一名赴魚。)一名三石,一名當田。生田中。莖小,黑白,高三尺,根黑。三月採,陰乾。

⑤ 嘉祐:**《嘉祐》見《證類》卷 11"地錦草"** 味辛,無毒。主通流血脉,亦可用治氣。生近道田野,出滁州者尤良。莖葉細弱,蔓延於地。莖赤,葉青紫色,夏中茂盛。六月開紅花,結細實。取苗、子用之。絡石注有地錦,是藤蔓之類,雖與此名同,而其類全别。

⑥ 别録:**《别録》見《證類》卷 30"有名未用・地朕"** 味苦,平,無毒。主心氣,女子陰疝,血結。一名承夜,一名夜光。三月採。

⑦ 吴普:見上注。(**按**:存有《吴氏本草》佚文諸書均未能溯得其源。"釋名"項下"吴普"皆出《别録》。)

⑧ 拾遺:**《拾遺》見《證類》卷 30"有名未用・地朕"** 陳藏器云:地朕,一名地錦,一名地噤……

⑨ 玉册:(**按**:未見該書存世,待考。)

⑩ 别録:見本頁注⑥。

⑪ 藏器:**《拾遺》見《證類》卷 30"有名未用・地朕"** 陳藏器云:地朕,一名地錦,一名地噤。葉光凈,露下有光,蔓生,節節著地。

⑫ 禹錫:見本頁注⑤。

【氣味】辛，平，無毒。【《别録》[1]曰】地朕：苦，平，無毒。【主治】**地朕：**主心氣，女子陰疝血結。《别録》[2]。**地錦：**通流血脉，亦可治氣。《嘉祐》[3]。主癰腫惡瘡，金刃撲損出血，血痢下血崩中，能散血止血，利小便。時珍。

【附方】舊一，新十一。臟毒赤白。地錦草洗，暴乾爲末。米飲服一錢，立止。《經驗方》[4]。血痢不止。地錦草晒研。每服二錢，空心米飲下。《乾坤生意》[5]。大腸瀉血。血見愁少許，薑汁和搗，米飲服之。戴原禮《證治要訣》[6]。婦人血崩。草血竭嫩者蒸熟，以油、鹽、薑淹食之，飲酒一二盃送下。或陰乾爲末，薑酒調服一二錢，一服即止。生于磚縫井砌間，少在地上也。危亦林《得效方》[7]。小便血淋。血風草，井水擂服，三度即愈。劉長春《經驗方》[8]。金瘡出血。不止。血見愁草研爛塗之。《危氏得效方》[9]。惡瘡見血。方同上。瘡瘍刺骨。草血竭搗罨之，自出。《本草權度》[10]。癰腫背瘡。血見愁一兩，酸漿草半兩焙，當歸二錢半焙，乳香、没藥各一錢二分半，爲末。每服七錢，熱酒調下。如有生者，擂酒熱服，以渣傅之亦效。血見愁惟雄瘡用之，雌瘡不作。楊清叟《外科方》[11]。風瘡疥癩。血見愁草同滿江紅草搗末，傅之。《乾坤秘韞》[12]。趾間雞眼，割破出血。以血見愁草搗傅之，妙。《乾坤秘韞》[13]。脾勞黄疸。如聖丸：用草血竭、羊羶草、桔梗、蒼术各一兩，甘草五錢，爲末。先以陳醋二盌入鍋，下皂礬四兩，煎熬良久，下藥末，再入白麪不拘多少，和成一塊，丸如小豆大。每服三五十丸，空腹醋湯下，一日二

---

① 别録：見 1639 頁注⑥。
② 别録：見 1639 頁注⑥。
③ 嘉祐：見 1639 頁注⑤。
④ 經驗方：**《證類》卷 11“地錦草”** 經驗方：治藏毒赤白，地錦草採得後洗，暴乾，爲末，米飲下一錢，立效。
⑤ 乾坤生意：**《乾坤生意》卷上“瀉痢”** 治血痢：用地錦草不以多少，曬乾，爲細末，每服二錢，空心。米飲調下。
⑥ 證治要訣：**《證治要訣》卷 8“大小腑門・瀉血”** ……或因飲酒過多，及啖糟藏炙煿，引血入大腸，故瀉鮮血……大瀉不止者，四物湯加黄連、槐花，仍取血見愁草少許，生薑搗取汁，和米飲服……
⑦ 得效方：**《得效方》卷 15“崩漏”** 又方：治積年血崩，一服而愈。右以草血竭嫩者蒸，油鹽薑淹吃，小酒咽下。或收爲末，薑酒調服。血竭草生於磚縫井頭，少在地上。
⑧ 經驗方：(**按**：查《秘傳經驗方》，未能溯得其源。)
⑨ 危氏得效方：**《得效方》卷 18“傅藥”** 黄丹散：治金瘡，並一且惡瘡……又方：胡孫頭草，黄花，子如蒺藜骨錛者，村人謂之草血竭，以其能止血也。用其子爛研，或爛嚼，傅傷處，血立止。
⑩ 本草權度：**《本草權度》卷下“瘡瘍”** 出剩骨：血竭草罨之，自出。
⑪ 外科方：**《仙傳外科》卷 9“背瘡”** 血見愁(一兩)、酸漿草(半兩)、當歸(二錢半)、乳香(一錢二分半)、没藥(一錢二分半)，右焙乾，爲末，每服七錢重，熱酒調服。如有生藥，可用擂酒熱服。留滓，以敷瘡上。
⑫ 乾坤秘韞：(**按**：《乾坤秘韞》無此方，未能溯得其源。)
⑬ 乾坤秘韞：**《乾坤秘韞・足》** 雞眼藥……一方：用血見愁敷之，亦妙。

服。數日面色復舊也。《乾坤秘韞》①。

【附録】金瘡小草《拾遺》②。【藏器③曰】味甘,平,無毒。主金瘡,止血長肌,斷鼻中衄血,取葉挼傅。亦煮汁服,斷血瘀及卒下血。又預和石灰杵爲丸,日乾,臨時刮傅之。生江南村落田野間下濕地,高一二寸許,如薺而葉短。春夏間有淺紫花,長一粳米許。

離鬲草《拾遺》④

【集解】【藏器⑤曰】生人家階庭濕處,高三二寸,苗葉似羃䍥⑥。江東有之,北土無也。

【氣味】辛,寒,有小毒。【主治】瘰癧丹毒,小兒無辜寒熱,大腹痞滿,痰飲膈上熱。生研汁服一合,當吐出宿物。去瘧爲上。藏器⑦。

仙人草《拾遺》⑧

【集解】【藏器⑨曰】生階庭間,高二三寸,葉細有雁齒,似離鬲草。北地不生。

【氣味】缺。【主治】小兒酢瘡,頭小而硬者,煮湯浴,并擣傅。丹毒入腹者必危,可飲冷藥,及用此洗之。又挼汁滴目,明目去瞖。藏器⑩。

仙人掌草宋《圖經》⑪

【集解】【頌⑫曰】生合州、筠州,多于石上貼壁而生。如人掌形,故以名之。葉細而長,春

---

① 乾坤秘韞:(**按**:《乾坤秘韞》無此方,未能溯得其源。)

② 拾遺:**《拾遺》見《證類》卷10"二十五種陳藏器餘·金瘡小草"** 味甘,平,無毒。主金瘡,止血長肌,斷鼻中衄血。取葉挼碎傅之。又預知石灰杵爲丸,日乾,臨時刮傅。亦煮服,斷血瘀及卒下血。生江南落田野間下濕地,高一二寸許,如薺葉短,春夏間有淺紫花,長一粳米也。

③ 藏器:見上注。

④ 拾遺:**《拾遺》見《證類》卷8"二十二種陳藏器餘·離鬲草"** 味辛,寒,有小毒。主瘰癧丹毒,小兒無辜寒熱,大腹痞滿,痰飲膈上熱。生研絞汁服一合,當吐出胸膈間宿物。生人家階庭濕處,高三二寸,苗葉似羃䍥。去瘧爲上。江東有之,北土無。

⑤ 藏器:見上注。

⑥ 羃䍥:原作"幕罨"。今據《證類》卷八《離鬲草》改。

⑦ 藏器:見上注。

⑧ 拾遺:**《拾遺》見《證類》卷6"四十六種陳藏器餘·仙人草"** 主小兒酢瘡。煮湯浴,亦搗傅之。酢瘡,頭小,大硬。小者,此瘡或有不因藥而自差者。當丹毒入腹必危,可預飲冷藥以防之,兼用此草洗瘡。亦明目,去膚瞖,挼汁滴目中。生階庭間。高二三寸,葉細有雁齒,似離鬲草,北地不生也。

⑨ 藏器:見上注。

⑩ 藏器:見上注。

⑪ 圖經:**《圖經》見《證類》卷30"外草類·仙人掌草"** 生台州、筠州。味微苦而澀,無毒。多於石壁上貼壁而生,如人掌,故以名之。葉細而長,春生,至冬猶青,無時採。彼土人與甘草浸酒服,治腸痔瀉血。不入衆使。

⑫ 頌:見上注。

生,至冬猶有。四時采之。

【氣味】苦、濇,寒,無毒。【主治】腸痔瀉血,與甘草浸酒服。蘇頌①。焙末油調,摻小兒白秃瘡。時珍。

崖椶宋《圖經》②

【集解】【頌③曰】生施州石崖上。苗高一尺以來,其狀如椶,四季有葉無花。土人采根去粗皮,入藥。

【氣味】甘、辛,温,無毒。【主治】婦人血氣,并五勞七傷。以根同半天回、雞翁藤、野蘭根四味,洗焙爲末。每服二錢,温酒下。丈夫無所忌,婦人忌雞、魚、濕麪。蘇頌④。

【附録】**雞翁藤**。【頌⑤曰】生施州。蔓延大木上,有葉無花。味辛,性温,無毒。采無時。

半天回。【頌⑥曰】生施州。春生苗,高二尺以來,赤斑色,至冬苗枯。土人夏月采根,味苦、濇,性温,無毒。

野蘭根。【頌⑦曰】生施州。叢生,高二尺以來,四時有葉無花。其根味微苦,性温,無毒。采無時。方並見上。

紫背金盤宋《圖經》⑧

【集解】【頌⑨曰】生施州。苗高一尺以來,葉背紫,無花。土人采根用。【時珍曰】湖湘水石處皆有之,名金盤藤。似醋筒草而葉小,背微紫。軟莖引蔓似黄絲,搓之即斷,無汁可見。方士用以

---

① 蘇頌:見前頁注⑪。

② 圖經:**《圖經》見《證類》卷30"外木蔓類·崖椶"** 生施州石崖上。味甘、辛,性温,無毒。苗高一尺已來,四季有葉,無花。彼土醫人採根與半天回、雞翁藤、野蘭根等四味,浄洗焙乾,去粗皮,等分擣羅,温酒調服二錢匕。療婦人血氣并五勞七傷。婦人服,忌雞、魚、濕麪。丈夫服無所忌。

③ 頌:見上注。

④ 蘇頌:見上注。

⑤ 頌:**《圖經》見《證類》卷30"外木蔓類·雞翁藤"** 出施州。其苗蔓延大木,有葉無花。味辛,性温,無毒。採無時……

⑥ 頌:**《圖經》見《證類》卷30"外草類·半天回"** 生施州。春生苗,高二尺已來,赤斑色,至冬苗葉皆枯。其根味苦、澀,性温,無毒。土人夏月採之……

⑦ 頌:**《圖經》見《證類》卷30"外草類·野蘭根"** 出施州。叢生,高二尺已來,四時有葉,無花。其根味微苦,性温,無毒。採無時……/見248頁注⑩圖經。

⑧ 圖經:**《圖經》見《證類》卷30"外草類·紫背金盤草"** 生施州。苗高一尺已來,葉背紫,無花。根味辛、澀,性熱,無毒。採無時。土人單用此物,洗浄,去粗皮,焙乾,擣羅,温酒調服半錢匕,治婦人血氣。能消胎氣,孕婦不可服。忌雞、魚、濕麪、羊血。

⑨ 頌:見上注。

制汞。他處少有。○醋筒草：葉似木芙蓉而偏，莖空而脆，味酸，開白花。廣人以鹽醋淹食之。

【氣味】辛、濇，熱，無毒。【主治】婦人血氣痛，洗焙研末，酒服半錢。孕婦勿服，能消胎氣。忌雞、魚、羊血、濕麪。蘇頌①。

白龍鬚《綱目》

【集解】【時珍曰】劉松石《保壽堂方》②云：白龍鬚生近水旁有石處，寄生搜風樹節，乃樹之餘精也。細如椶絲，直起無枝葉，最難得真者。一種萬纏草，生于白線樹根，細絲相類，但有枝莖，梢粗爲異。誤用不效。愚案：所云二樹名皆隱語，無從攷證。

【氣味】缺。平，無毒。【主治】男子婦人風濕腰腿疼痛，左癱右瘓，口目喎斜，及產後氣血流散，脛骨痛，頭目昏暗，腰腿痛不可忍，並宜之。惟虛勞癱痿不可服。研末，每服一錢，氣弱者七分，無灰酒下。密室隨左右貼牀卧，待汗出自乾，勿多蓋被，三日勿下牀見風。一方：得疾淺者，用末三錢，瓷瓶煮酒一壺。每日先服桔梗湯少頃，飲酒二盞。早一服，晚一服。《保壽堂方》③。

【發明】【時珍曰】《保壽方》④云：成化十二年，盧玄真道士六十七歲，六月偶得癱瘓，服白花

---

① 蘇頌：見前頁注⑧。

② 保壽堂方：《保壽堂方》卷 1"白龍鬚經驗方" ……但白龍鬚生人不知所産所生之處，有等萬纏草根，生於白線樹根，其細絲相類，但有枝莖，且稍粗。採者不認真實，一概充用，故不效也。此藥極難得，十無九真。真藥無苗，近水傍，有亂石處，寄生搜風樹根下。其藥乃樹之餘精也。細如鬃絲，無枝莖，條條直生是也。無水無石不産。古人傳方，云若得白龍鬚一斤，如得黄金數斗，勿得輕易。宜珍藏之。白龍鬚一名天濟化龍鬚，一名地生潛龍鬚，一名活人老龍鬚，此四名俱不開於草本。

③ 保壽堂方：《保壽堂方》卷 1"白龍鬚經驗方" 此藥性平無毒。專治男子婦人風濕腰腿疼痛，動止艱難，左癱右瘓，口眼喎斜，半身不遂，不拘遠年近日，及婦人產後氣血流散脛骨，頭目皆暗，腰腿疼痛不可忍者，一切並皆治之。惟癆症癱瘓不應。白龍鬚，每服氣壯者一錢，氣弱者七分，所爲細末，無灰好酒調下。將卧房床帳封固。不許通風。如病在左，就將左邊身挨床睡，如病在右，就將右邊身挨床睡。汗出待自乾，不許多蓋被褥，三日不許下床見風，違者如故。一方用前藥三錢，放磁盆内，入酒鍋中，燒酒一壺。病者每日先服桔梗湯一小白鍾，少頃，次服藥酒二小白鍾。早一服，臨睡一服，此酒可治未深之疾……

④ 保壽方：《保壽堂方》卷 1"白龍鬚經驗方" ……又方，男子婦人，老少年遠，左癱右瘓，口眼喎斜，半身不遂，初服如前法，出汗，三日之後，食後日服龍鬚一分，好酒下。隔一日服二分，又隔一日服三分，又隔一日服四分，又隔一日服五分。以五分爲止。如隔一日，從頭照前次第服之，周而復始。至月餘，其病漸覺愈矣。隔日服白龍鬚者，所爲年久瘓老氣微，謂之升陽降氣，調髓蒸骨，追風逐邪，排血安神。全忌房事、羊、魚、雞肉、并蒜、韭、寒冷之物。又不可過飲酒，多米粥，少麵食。/又方，婦人產後血氣流散脛骨，或腰腿手足腫痛者，先服當歸湯（見婦人良方），日進二服，爲之通脛。次日服白龍鬚七分，酒調下，汗出待乾即愈。/又方，男子婦人風濕腰腿疼痛，麻（目）〔木〕，動止艱難者，先服滲濕湯加小續命湯，作一服，不汗爲之氣通，次日服白龍鬚如前方。老少加減，汗出即愈。/成化十二年六月二十日，傳者盧玄真道士，喫緊爲人而不求人（轉下頁注）

蛇丸，牙齒盡落。三年扶病入山，得此方，服百日，復舊，壽至百歲乃卒。凡男婦風濕腰腿痛，先服小續命湯及滲濕湯后，乃服此。凡女人產后腰腿腫痛，先服四物湯二服，次日服此。若癱瘓年久，痰老氣微者，服前藥出汗，三日之后，則日服龍鬚末一分，好酒下。隔一日服二分，又隔一日服三分，又隔一日服四分，又隔一日服五分。又隔一日，復從一分起，如前法，周而復始。至月餘，其病漸愈。謂之升陽降氣，調髓蒸骨，追風逐邪，排血安神。忌房事、魚、鵝、雞、羊、韭、蒜、蝦、蟹，及寒冷動風之物。又不可過飲酒及麪食，只宜米粥蔬菜。

【附方】新一。諸風癱瘓，筋骨不收。用白龍鬚根皮一兩，鬧羊花即老虎花七分，好燒酒三斤，封固，煮一炷香，埋土中一夜。能飲者三盃，不能飲者一盃，卧時服。服至三五盃見效。但知痛者可治。《坦仙皆效方》①。

(接上頁注)財。多學廣事，積方捨藥，療病無不效驗。六十七歲，偶得癱瘓，收得此方，積無龍鬚，修服白花蛇丸，牙齒盡落，病未痊痾。三年之間，撞扶入山，尋鑁白龍鬚，得之不多，依方服之，服之百日，身體復舊如初，至九十二歲，生小牙四齒，壽至百有九歲。一日忽言，我今百歲有九無疾，俄然坐笑而。(**按**：時珍所引，顛倒原書次序，省略甚多，今依原文順序列舉其文。)

① 坦仙皆效方：**《皆效方》** 換骨散：治諸風癱瘓，筋骨痿弱，神效。白龍鬚根皮(一兩)、鬧羊花(七分，即老虎花)，用好燒酒三斤，封固，煮一炷香盡，埋地一夜。飲酒者小盃，晚間三盃。不會飲者，一盃。三五盃見效。此酒治三人，但知疼痛者可治。

本草綱目草部目録第二十一卷

草之十　苔類一十六種

陟釐《别録》　乾苔《食療》　井中苔《别録》　船底苔《食療》
石蕊《拾遺》　地衣《日華》○即仰天皮　垣衣《别録》
屋遊《别録》　昨葉何草《唐本》○即瓦松○紫衣附　烏韭《本經》○百蕊草附
土馬騣《嘉祐》　卷柏《本經》○地柏、含生草附　玉柏《别録》
石松《拾遺》　桑花《日華》○艾納附　馬勃《别録》

右附方舊三，新三十三。

草之十一　雜草九種，有名未用一百五十三種

雜草：《拾遺》四種，《嘉祐》二種，《綱目》三種。

百草　百草花　井口邊草　樹孔中草　産死婦人冢上草
燕蓐草　雞窠草　豬窠草　牛齝草

《神農本經》　屈草　别羈

《名醫别録》　離婁草　神護草　黄護草　雀醫草
木甘草　益決草　九熟草　兑草　異草
灌草　茈草　莘草　英草　封華
䕸華　節華　讓實　羊實　桑莖實
可聚實　滿陰實　馬顛　馬逢　兔棗
鹿良　雞涅　犀洛　雀梅　燕齒
土齒　金莖　白背　青雌　白辛
赤舉　赤涅　赤赫　黄秫　黄辯
紫給　紫藍　糞藍　巴朱　柒紫
文石　路石　曠石　敗石　石劇
石芸　竹付　秘惡　盧精　唐夷
知杖　河煎　區余　王明　師系

并苦	索干	良達	弋共	船虹
姑活	白女腸	白扇根	黄白支	父陛根
疥拍腹	五母麻	五色符	救赦人者	常吏之生
載	慶	腂	芥	
《本草拾遺》	鴆鳥漿	七仙草①	吉祥草	雞脚草
兔肝草	斷罐草	千金鑩	土落草	倚待草
藥王草	筋子根	廅藥	無風獨摇草	
《海藥本草》	宜南草			
《開寳本草》	陀得花			
《圖經外類》	建水草	百藥祖	催風使	刺虎
石逍遥	黄寮郎	黄花了	百兩金	地茄子
田母草	田麻	芥心草	苦芥子	布里草
茆質汗	胡堇草	小兒群	獨脚仙	撮石合草
露筋草				
《本草綱目》	九龍草	荔枝草	水銀草	透骨草
蛇眼草	鵝項草	蛇魚草	九里香草	白延草
環腸草	劄耳草	銅鼓草	蠶繭草	野芕草
纖霞草	牛脂芳	鴨脚青	天仙蓮	雙頭蓮
豬藍子	天芥菜	佛掌花	郭公刺	籩箕柴
碎米柴	羊屎柴	山枇杷柴	三角風	葉下紅
滿江紅	隔山消	石見穿	醒醉草	墓頭回
羊茅	阿只兒	阿息兒	奴哥撒兒	

① 七仙草:正文脱此條目。此藥見《證類》卷六"七仙草"。

本草綱目草部第二十一卷

草之十　苔類一十六種

陟釐《别録》①中品

【釋名】側梨恭②、水苔《開寶》③、石髮同、石衣《廣雅》④、水衣《説文》⑤、水綿《綱目》、藫音覃。【恭⑥曰】《藥對》云:河中側梨。側梨、陟釐,聲相近也。王子年《拾遺記》:晉武帝賜張華側理紙,乃水苔爲之,後人訛陟釐爲側理耳。此乃水中粗苔,作紙青緑色,名苔紙,青澀。《范東陽方》云:水中石上生者,如毛,緑色。石髮之名以此。【時珍曰】郭璞⑦曰:藫,水草也。一名石髮。江東食之。案石髮有二:生水中者爲陟釐,生陸地者爲烏韭。

【集解】【《别録》⑧曰】陟釐生江南池澤。【弘景⑨曰】此即南人用作紙者,惟合斷下藥用之。【志⑩曰】此即石髮也。色類苔而粗澀爲異。水苔性冷,浮水中。陟釐性温,生水中石上。【宗奭⑪

---

① 别録:**《别録》見《證類》卷 9"陟釐"** 味甘,大温,無毒。主心腹大寒,温中消穀,强胃氣,止洩痢。生江南池澤。

② 恭:**《唐本草》見《證類》卷 9"陟釐"** ……側梨、陟釐,聲相近也……

③ 開寶:**《開寶》見《證類》卷 9"陟釐"** 今按《别本》注云:此即石髮也……且水苔性冷……(**按**:"釋名"項下"石髮"同此。)

④ 廣雅:**《廣雅》卷 10"釋草"** 石髮,石衣也。

⑤ 説文:**《説文·艸部》** 菭:水衣。從艸治聲。

⑥ 恭:**《唐本草》見《證類》卷 9"陟釐"** 《唐本》注云:此物乃水中苔,今取以爲紙,名苔紙,青黄色,體澀。《小品方》云:水中粗苔也。《范東陽方》云:水中石上生,如毛,緑色者。《藥對》云:河中側梨。側梨、陟釐,聲相近也。王子年《拾遺》云:張華撰《博物志》上晉武帝嫌繁,命削之,賜華側理紙萬張。子年云:陟釐,紙也,此紙以水苔爲之,溪人語訛,謂之側理也。

⑦ 郭璞:**《爾雅·釋草》(郭注)** 藫,石衣。(水苔也,一名石髮,江東食之。)

⑧ 别録:見本頁注①。

⑨ 弘景:**《集注》見《證類》卷 9"陟釐"** 陶隱居云:此即南人用作紙者,方家惟合斷下藥用之。

⑩ 志:**《開寶》見《證類》卷 9"陟釐"** 今按《别本》注云:此即石髮也。色類似苔,而粗澀爲異。且水苔性冷,陟釐甘温,明其陟釐與苔全異。池澤中石上名陟釐,浮水中者名苔爾。

⑪ 宗奭:**《衍義》卷 10"陟釐"** 今人事治爲苔脯,堪啖,京城市中甚多……/ /**《圖經》見《證類》卷 9"海藻"** ……青苔,可以作脯食之,皆利人……(**按**:此條糅入《圖經》文字。)

曰】陟釐，今人乾之，治爲苔脯，堪啗。青苔亦可作脯食，皆利人。汴京市中甚多。【頌①曰】石髮乾之作菜，以齏臛啗之尤美。苔之類有井中苔、垣衣、昔邪、屋遊，大抵主療略同。陸龜蒙《苔賦》云：高有瓦松，卑有澤葵。散巖竇者曰石髮，補空田者曰垣衣。在屋曰昔邪，在藥曰陟釐。是矣。澤葵，鳧葵也。雖異類而皆感瓦石之氣而生，故推類而云耳。【時珍曰】陟釐有水中石上生者，蒙茸如髮。有水污無石而自生者，纏牽如絲綿之狀，俗名水綿。其性味皆同。《述異記》②言：苔錢謂之澤葵，與鳧葵同名異物。蘇氏指爲鳧葵者，誤矣。《苔賦》所述，猶未詳盡。蓋苔衣之類有五：在水曰陟釐，在石曰石濡，在瓦曰屋遊，在墻曰垣衣，在地曰地衣。其蒙翠而長數寸者亦有五：在石曰烏韭，在屋曰瓦松，在墻曰土馬騣，在山曰卷柏，在水曰藫也。

【氣味】甘，大温，無毒。

【主治】心腹大寒，温中消穀，强胃氣，止洩痢。《别録》③。擣汁服，治天行病心悶。《日華》④。作脯食，止渴疾，禁食鹽。宗奭⑤。擣塗丹毒赤遊。時珍。

乾苔《食療》⑥

【集解】【藏器⑦曰】乾苔，海族之流也。【時珍曰】此海苔也。彼人乾之爲脯。海水鹹，故與陟釐不同。張華《博物志》⑧云：石髮生海中者，長尺餘，大小如韭葉，以肉雜蒸食極美。張勃《吴録》⑨云：江蘺生海水中，正青似亂髮，乃海苔之類也。蘇恭以此爲水苔者不同。水苔不甚鹹。

---

① 頌：**《圖經》見《證類》卷 9“海藻”**　……石髮，今人亦乾之作菜，以虀臛噉之尤美……苔之類，又有井中苔，生廢井中，并井藍，皆主熱毒。又，上有垣衣條云：生古垣牆陰。蘇恭云：即古牆北陰青苔衣也。生石上者名昔邪，屋上生者名屋遊，大抵主療略同。陸龜蒙《苔賦》云：高有瓦松，卑有澤葵，散巖竇者曰石髮，補空田者曰垣衣，在屋曰昔邪，在藥曰陟釐是也。瓦松，生古瓦屋上，若松子作層。澤葵，鳧葵也。雖曰異類，而皆感瓦石而生，故陸推類而云耳。今人罕復用之，故但附見於此……

② 述異記：**《述異記》卷下**　苔爲之澤葵，又名重錢，亦呼爲宣蘚。南人呼爲姤草。

③ 别録：見 1647 頁注①。

④ 日華：**《嘉祐》見《證類》卷 9“船底苔”**　……又水中細苔，主天行病，心悶，擣絞汁服。（新補，見孟詵、陳藏器、日華子。）

⑤ 宗奭：**《衍義》卷 10“陟厘”**　……然治渴疾，仍須禁食鹽……

⑥ 食療：**《嘉祐》見《證類》卷 9“乾苔”**　味鹹，寒。（一云温。）主痔，殺蟲及霍亂嘔吐不止，煮汁服之。又心腹煩悶者，冷水研如泥，飲之即止。又發諸瘡疥，下一切丹石，殺諸藥毒。不可多食，令人痿黄少血色。殺木蠹蟲，内木孔中。但是海族之流，皆下丹石。（新補，見孟詵、陳藏器、日華子。）

⑦ 藏器：見上注。

⑧ 博物志：**《御覽》卷 1000“苔”**　《異物志》曰：石髮，海草，在海中石上叢生，長尺餘，大小如韭，葉似席莞，而株莖無枝。以肉雜而蒸之，味極美，食之近不知足。（**按**：《博物志》無此文。）

⑨ 吴録：**《説郛》弖 104《楚辭芳草譜・江離》**　張勃又云：江離出臨海縣海水中，正青似亂髮……

【氣味】鹹，寒，無毒。【大明①曰】温。【弘景②曰】柔苔寒，乾苔熱。【詵③曰】苔脯食多，發瘡疥，令人痿黄少血色。【瑞④曰】有飲嗽人不可食。【主治】癭瘤結氣。弘景⑤。治痔殺蟲，及霍亂嘔吐不止，煮汁服。孟詵⑥。心腹煩悶者，冷水研如泥，飲之即止。藏器⑦。下一切丹石，殺諸藥毒。納木孔中，殺蠹。《日華》⑧。消茶積。瑞⑨。燒末吹鼻，止衄血。湯浸擣傅手背腫痛。時珍。

【發明】【時珍曰】洪氏《夷堅志》⑩云：河南一寺僧盡患癭疾。有洛陽僧共寮，每食取苔脯同飧。經數月，僧項贅皆消。乃知海物皆能除是疾也。

井中苔及萍藍《别録》⑪中品

【集解】【弘景⑫曰】廢井中多生苔、萍，及磚土間多生雜草菜。藍既解毒，在井中者尤佳，非别一物也。

【氣味】甘，大寒，無毒。【主治】漆瘡熱瘡水腫。井中藍：殺野葛、巴豆諸毒。《别録》⑬。療湯火傷灼瘡。弘景⑭。

船底苔《食療》⑮

【氣味】甘，冷，無毒。

---

① 大明：見1648頁注⑥。
② 弘景：**《集注》見《證類》卷9"昆布"** ……乾苔性熱，柔苔甚冷也。
③ 詵：見1648頁注⑥。
④ 瑞：**《日用本草》卷8"苔脯"** 痰飲、嗽，忌食。
⑤ 弘景：**《集注》見《證類》卷9"昆布"** ……凡海中菜，皆療癭瘤結氣。青苔、紫菜輩亦然……
⑥ 孟詵：見1648頁注⑥。
⑦ 藏器：見1648頁注⑥。
⑧ 日華：見1648頁注⑥。
⑨ 瑞：**《日用本草》卷8"苔脯"** 多食可消茶積。
⑩ 夷堅志：**《醫説》卷6"井錫鎮癭"** ……華亭有一老僧，昔行脚河南管下，寺僧僮僕無一不病癭。時有洛僧共寮，每食取攜行苔脯同飧。經數月，僧項贅盡消，若未嘗病。寺僧訝嘆，乃知海岸鹹物能愈是疾。（《癸志》。）
⑪ 别録：**《别録》見《證類》卷9"井中苔及萍"** 大寒。主漆瘡，熱瘡，水腫。井中藍，殺野葛、巴豆諸毒。
⑫ 弘景：**《集注》見《證類》卷9"井中苔及萍"** 陶隱居云：廢井中多生苔、萍，及塼土間生雜草、菜藍，既解毒，在井中者彌佳，不應復别是一種。名井中藍，井底泥至冷，亦療湯火灼瘡……
⑬ 别録：見本頁注⑪。
⑭ 弘景：見本頁注⑫。
⑮ 食療：**《嘉祐》見《證類》卷9"船底苔"** 冷，無毒。治鼻洪吐血，淋疾，以炙甘草并豉汁，濃煎湯旋呷。又主五淋，取一團鴨子大，煮服之。又水中細苔，主天行病，心悶，擣絞汁服。（新補，見孟詵、陳藏器、日華子。）

【主治】鼻洪、吐血、淋疾,同炙甘草、豉汁濃煎湯呷之。孟詵①。解天行熱病伏熱,頭目不清,神志昏塞,及諸大毒。以五兩,和酥餅末一兩半,麪糊丸梧子大。每温酒下五十丸。時珍。

【發明】【時珍曰】案方賢《奇效方》②云:水之精氣漬船板木中,累見風日,久則變爲青色。蓋因太陽晒之,中感陰陽之氣。故服之能分陰陽,去邪熱,調臟腑。物之氣味所宜也。

【附方】舊二。小便五淋。船底苔一團,雞子大,水煮飲。陳藏器③。

乳石發動,小便淋瀝,心神悶亂。船底青苔半雞子大,煎汁温服,日三四次。《聖惠方》④。

石蕊《拾遺》⑤【校正】併入《有名未用·別録⑥·石濡》。

【釋名】石濡《別録》⑦、石芥同、雲茶《綱目》、蒙頂茶。【時珍曰】其狀如花蕊,其味如茶,故名。石芥乃茶字之誤。

【集解】【藏器⑧曰】石蕊生太山石上,如花蕊,爲丸散服之。今時無復有比也。王隱《晉書》:庾褒入林慮山,食木實,餌石蕊,遂得長年。即此也。又曰:石濡生石之陰,如屋遊、垣衣之類,得雨即展,故名石濡。早春青翠,端開四葉。山人名石芥。【時珍曰】《別録》石濡具其功用,不言形狀。陳藏器言是屋遊之類,復出石蕊一條,功同石濡。蓋不知其即一物也。此物惟諸高山石上者爲良。今人謂之蒙頂茶,生兖州 蒙山石上,乃煙霧熏染,日久結成,蓋苔衣類也。彼人春初刮取曝乾餽人,謂之雲茶。其狀白色輕薄如花蕊,其氣香如蕈,其味甘濇如茗。不可煎飲,止宜咀嚼及浸湯啜,清凉有味。庾褒入山餌此,以代茗而已。長年之道,未必盡緣此物也。

【氣味】甘,温,無毒。【時珍曰】甘、濇,凉。【主治】石濡:明目益精氣。令人不饑渴,輕身延年。《別録》⑨。石蕊:主長年不飢。藏器⑩。生津潤咽,解熱

---

① 孟詵:見前頁注⑮。

② 奇效方:**《奇效良方》卷48"積熱通治方"** 海仙丸:治諸伏熱,頭目不清,神志昏塞,解諸大毒。以取水之精,漬於船板木中,累見風日,久則日炙,變爲青色,以取太陽之氣,而曬曝中有陰陽之氣,結而不散,聚而成青。服之分陰陽,去邪熱,調臟腑。……此聖人取其物類相感故也。此船板青,與上同意。

③ 陳藏器:**《拾遺》見《證類》卷9"船底苔"** 陳藏器云:主五淋。取一鴨卵大塊,水煮服之。

④ 聖惠方:**《聖惠方》卷38"治乳石發動小便淋澀諸方"** 治乳石發動,小便淋澀不通,心神悶亂,方:船底青苔(如半雞子大),右以水一大盞煎至五分,去滓温服,日三四服。

⑤ 拾遺:**《拾遺》見《證類》卷6"四十六種陳藏器餘·石蘂"** 主長年不飢。生太山石上,如花蘂。爲丸散服之。今時無復有。王隱《晉書》曰:庾褒入林慮山,食木實,餌石蘂,得長年也。

⑥ 別録:**《別録》見《證類》卷30"有名未用·石濡"** 主明目,益精氣,令人不飢渴,輕身長年。一名石芥。

⑦ 別録:見上注。(**按**:"釋名"項下"石芥"同此。)

⑧ 藏器:見本頁注⑤。/**《拾遺》見《證類》卷30"有名未用·石濡"** 陳藏器云:生石之陰,如屋遊、垣衣之類,得雨即展,故名石濡。早春青翠,端開四葉,山人名石芥……

⑨ 別録:見本頁注⑥。

⑩ 藏器:見本頁注⑤。

化痰。時珍。

地衣草《日華》①【校正】併入《拾遺②・土部・仰天皮》。

【釋名】仰天皮《拾遺》③、掬天皮《綱目》。

【集解】【大明④曰】此乃陰濕地被日晒起苔蘚也。【藏器⑤曰】即濕地上苔衣如草狀者耳。

【氣味】苦,冷,微毒。【藏器⑥曰】平,無毒。【主治】卒心痛,中惡,以人垢膩爲丸,服七粒。又主馬反花瘡,生油調傅。大明⑦。明目。藏器⑧。研末,新汲水服之,治中暑。時珍。

【附録】新三。身面丹腫如蛇狀者。以雨滴階上苔痕,水化塗蛇頭上,即愈。《危氏得效方》⑨。雀目夜昏。七月七日、九月九日取地衣草,陰乾爲末。酒服方寸匕,日三服,一月愈。《崔知悌方》⑩。陰上粟瘡。取停水濕處乾卷皮,爲末。傅之,神效。《外臺秘要》⑪。

垣衣《别録》⑫中品

【釋名】垣嬴《别録》⑬、天韭《别録》、鼠韭《别録》、昔邪《别録》。

---

① 日華:《日華》見《證類》卷9"垣衣" ……又云:地衣,冷,微毒……此是陰濕地被日曬起苔蘚是也……

② 拾遺:**《拾遺》見《證類》卷4"四十種陳藏器餘・仰天皮"** 無毒。主卒心痛、中惡,取人膏和作丸,服之一七丸。人膏者,人垢汗也,揩取。仰天皮者,是中庭内停污水後,乾地皮也,取卷起者。一名掬天皮。亦主人、馬反花瘡,和油塗之佳。

③ 拾遺:見上注。

④ 大明:見本頁注①。

⑤ 藏器:**《拾遺》見《證類》卷6"四十六種陳藏器餘・地衣草"** 味苦,平,無毒。主明目。《崔知悌方》云:服之令人目明。地上衣如草,生濕處是。

⑥ 藏器:見上注。

⑦ 大明:**《日華》見《證類》卷9"垣衣"** ……治卒心痛,中惡。以人垢膩爲丸,服七粒……並生油調,傅馬反花瘡良。

⑧ 藏器:見本頁注⑤。

⑨ 危氏得效方:**《得效方》卷10"怪疾"** 身上及頭面肉上浮腫如蛇狀者,用雨滴堦磚上苔痕一錢,水化開,塗蛇頭,立消。

⑩ 崔知悌方:**《外臺》卷21"雀盲方四首"** 崔氏療雀目方:七月七日,九月九日,取地衣草,浄洗陰乾,末之,酒和服方寸匕,日三服,一月即愈。

⑪ 外臺秘要:**《外臺》卷26"陰邊粟瘡方五首"** 《必效》療陰瘡,陰邊如粟粒生瘡及濕癢方,又方:取停水處乾卷地皮,末敷之,神效。

⑫ 别録:**《别録》見《證類》卷9"垣衣"** 味酸,無毒。主黄疸心煩,欬逆血氣,暴熱在腸胃,金瘡内塞。久服補中益氣,長肌好顏色。一名昔邪,一名烏韭,一名垣嬴,一名天韭,一名鼠韭。生古垣牆陰,或屋上。三月三日採,陰乾。

⑬ 别録:見上注。(**按**:"釋名"項下"别録"皆同此。)

【集解】【《别録》[①]曰】垣衣生古垣墻陰或屋上。三月三日采,陰乾。【恭[②]曰】此即古墻北陰青苔衣也。其生石上者名昔邪,一名烏韭。生屋上者名屋遊,形並相似,爲療略同。江南少墻,故陶弘景云"方不復用,俗中少見"也。【時珍曰】此乃磚墻城垣上苔衣也。生屋瓦上者即爲屋遊。

【氣味】酸,冷,無毒。【主治】黄疸心煩,欬逆血氣,暴熱在腸胃,暴風口噤,金瘡内塞,酒漬服之。久服補中益氣,長肌肉,好顔色。《别録》[③]。擣汁服,止衄血。燒灰油和,傅湯火傷。時珍。

屋遊《别録》[④]下品

【釋名】瓦衣《綱目》、瓦苔《嘉祐》[⑤]、瓦蘚《綱目》、博邪。

【集解】【《别録》[⑥]曰】屋遊生屋上陰處。八月、九月采。【弘景[⑦]曰】此古瓦屋上苔衣也。剥取用之。【時珍曰】其長數寸者,即爲瓦松也。

【氣味】甘,寒,無毒。【主治】浮熱在皮膚,往來寒熱,利小腸膀胱氣。《别録》[⑧]。止消渴。之才[⑨]。小兒癇熱,時氣煩悶。《開寶》[⑩]。煎水入鹽漱口,治熱毒牙齦宣露。研末,新汲水調服二錢,止鼻衄。時珍。

【發明】【時珍曰】《别録》主治之證,與《本經·烏韭》文相同。蓋一類,性氣不甚遼遠也。

【附方】新一。犬咬。舊屋瓦上刮下青苔屑,按之即止。《經驗方》[⑪]。

昨葉何草《唐本草》[⑫]

【釋名】瓦松《唐本》[⑬]、瓦花《綱目》、向天草《綱目》。赤者名鐵脚婆羅門草

---

① 别録:見前頁注⑫。

② 恭:**《唐本草》見《證類》卷9"垣衣"** 《唐本》注云:此即古牆北陰青苔衣也。其生石上者名昔邪,一名烏韭。江南少牆,陶故云少見……

③ 别録:見1651頁注⑫。

④ 别録:**《别録》見《證類》卷11"屋遊"** 味甘,寒。主浮熱在皮膚,往來寒熱,利小腸膀胱氣。生屋上陰處。八月、九月採。

⑤ 嘉祐:**《嘉祐》見《證類》卷9"土馬騣"** ……在屋則謂之屋遊、瓦苔……

⑥ 别録:見本頁注④。

⑦ 弘景:**《集注》見《證類》卷11"屋遊"** 陶隱居云:此瓦屋上青苔衣,剥取煮服之。

⑧ 别録:見本頁注④。

⑨ 之才:(**按**:《證類》無此文,疑誤引。)

⑩ 開寶:**《開寶》見《證類》卷11"屋遊"** 今按《别本》注云:無毒。主小兒癇熱時氣,煩悶止渴。

⑪ 經驗方:(**按**:未能溯得其源。)

⑫ 唐本草:**《唐本草》見《證類》卷11"昨葉何草"** 味酸,平,無毒。主口中乾痛,水穀血痢,止血。生上黨屋上,如蓬初生,一名瓦松。夏採日乾。

⑬ 唐本:見上注。

《綱目》、天王鐵塔草。【時珍曰】其名殊不可解。【頌①曰】瓦松如松子作層,故名。

【集解】【恭②曰】昨葉何草生上黨屋上,如蓬。初生高尺餘,遠望如松栽。【志③曰】處處有之。生年久瓦屋上。六月、七月采苗,日乾。

【氣味】酸,平,無毒。【時珍曰】按《庚辛玉册》④云:向天草即瓦松,陰草也。生屋瓦上及深山石縫中。莖如漆,圓鋭,葉背有白毛。有大毒。燒灰淋汁沐髮,髮即落。誤入目,令人瞽。擣汁能結草砂,伏雌、雄、砂、汞、白礬。其説與本草無毒及生眉髮之説相反,不可不知。【主治】口中乾痛,水穀血痢,止血。《唐本》⑤。生眉髮膏爲要藥。馬志⑥。行女子經絡。蘇頌⑦。大腸下血,燒灰,水服一錢。又塗諸瘡不斂。時珍。

【附方】舊一,新九。小便沙淋。瓦松即屋上無根草,煎濃湯乘熱熏洗小腹,約兩時即通。《經驗良方》⑧。通經破血。舊屋陰處瓦花活者五兩熬膏,當歸鬚、乾漆一兩燒煙盡,當門子二錢,爲末,棗肉和丸梧子大。每服七十丸,紅花湯下。《摘玄方》⑨。染烏髭髮。乾瓦松一斤半,生麻油二斤,同煎令焦,爲末。另以生麻油浸塗,甚妙。《聖濟録》⑩。頭風白屑。瓦松暴乾,燒灰淋汁熱洗,不過六七次。《聖惠方》⑪。牙齦腫痛。瓦花、白礬等分,水煎。漱之立效。《摘玄方》⑫。唇裂生瘡。瓦花、生薑,入鹽少許,搗塗。《摘玄方》⑬。湯火灼傷。瓦松、生柏葉同搗傅。乾者爲末。《醫方摘要》⑭。灸瘡不斂。瓦松陰乾爲末。先以槐枝、葱白湯洗,後糁之,

---

① 頌:**《圖經》見《證類》卷 9"海藻"** ……瓦松,生古瓦屋上,若松子作層。

② 恭:**《唐本草》見《證類》卷 11"昨葉何草"** 《唐本》注云:葉似蓬,高尺餘。遠望如松栽,生年久瓦屋上。

③ 志:**《開寶》見《證類》卷 11"昨葉何草"** 今按《别本》注云:今處處有,皆入藥用。生眉髮膏爲要爾。/見本頁注②。(**按**:此條摻入《唐本草》之説。)

④ 庚辛玉册:(**按**:未見該書存世,待考。)

⑤ 唐本:見 1652 頁注⑫。

⑥ 馬志:見本頁注③。

⑦ 蘇頌:**《圖經》見《證類》卷 9"海藻"** ……瓦松,即下條昨葉何草也……今醫家或用作女子行經絡藥……

⑧ 經驗良方:**《普濟方》卷 215"沙石淋"** 靈苗湯(出《經驗良方》):治沙淋。以瓦松(即屋上無根種草是也),擣細,濃煎湯,乘熱熏洗小腹,約兩時辰即通。

⑨ 摘玄方:(**按**:查《丹溪摘玄》無此方,未能溯得其源。)

⑩ 聖濟録:**《聖惠方》卷 41"染髭髮及换白變黑諸方"** 染髭鬢令黑,永不白……又方:生麻油(二升)、乾瓦松(一斤半),右於油中煎瓦松令焦,即取出細研爲散,却别入生麻油内浸之,塗髭髮甚妙。(**按**:《聖濟總録》無此方,另溯其源。)

⑪ 聖惠方:**《聖惠方》卷 41"治頭風白屑諸方"** 治白屑立效方……又方:右用瓦松曝乾,燒作灰,淋取汁,熱暖洗頭,不過五七度差。

⑫ 摘玄方:(**按**:查《丹溪摘玄》無此方,未能溯得其源。)

⑬ 摘玄方:(**按**:查《丹溪摘玄》無此方,未能溯得其源。)

⑭ 醫方摘要:**《醫方摘要》卷 12"湯火瘡"** 一方:用瓦松、生柏葉搗爛敷。曬乾,爲末摻之。

立效。《濟生秘覽》①。惡瘡不斂。方同上。風狗咬傷。瓦松、雄黄研貼,即不發。《生生編》②。

【附録】紫衣《拾遺》③。【藏器④曰】味苦,無毒。主黄疸,暴熱目黄,沉重,下水癊,亦止熱痢,煮服之。作灰淋汁,沐頭長髮。此古木錦花也,石瓦皆有之,堪染褐。

烏韭《本經》⑤下品【校正】移入有名未用《别録⑥·鬼麗》。

【釋名】石髮《唐本》⑦、石衣《日華》⑧、石苔《唐本》、石花《綱目》、石馬騣《綱目》、鬼麗與麗同。【弘景⑨曰】垣衣亦名烏韭而爲療異,非此種類也。【時珍曰】《别録》主療之證與垣衣相同,則其爲一類,通名烏韭,亦無害也。但石髮與陟釐同名,則有水陸之性,稍有不同耳。

【集解】【《别録》⑩曰】烏韭生山谷石上。又曰:鬼麗生石上。挼之日乾,爲沐。【恭⑪曰】石苔也,又名石髮。生巖石之陰不見日處,與卷柏相類。【藏器⑫曰】生大石及木間陰處,青翠茸茸者,似苔而非苔也。【大明⑬曰】此即石衣也。長者可四五寸。

【氣味】甘,寒,無毒。【大明⑭曰】冷,有毒。垣衣爲之使。【主治】皮膚往來寒熱,利小腸膀胱氣。《本經》⑮。療黄疸,金瘡内塞,補中益氣。《别録》⑯。燒灰沐頭,長髮令黑。大明⑰。

---

① 濟生秘覽:(**按**:書佚,無可溯源。)

② 生生編:(**按**:僅見《綱目》引録。)

③ 拾遺:**《拾遺》見《證類》卷13"四十五種陳藏器餘·紫衣"** 味苦,無毒。主黄疸,暴熱目黄,沉重,下水癊,亦止熱痢。煮服之。作灰淋取汁,沐頭長髮,此古木錦花也。石瓦皆有之。堪染褐,下水。《廣濟方》云:長髮也。

④ 藏器:見上注。

⑤ 本經:《本經》《别録》見《證類》卷11"烏韭"味甘,寒,無毒。主皮膚往來寒熱,利小腸膀胱氣。療黄疸,金瘡内塞,補中益氣,好顏色。生山谷石上。

⑥ 别録:**《别録》見《證類》卷30"鬼麗"** 生石上。挼之日柔,爲沐。

⑦ 唐本:**《唐本草》見《證類》卷11"烏韭"** ……亦曰石苔,又名石髮……(**按**:"釋名"項下"唐本"同此。)

⑧ 日華:**《日華子》見《證類》卷11"烏韭"** 石衣……

⑨ 弘景:**《集注》見《證類》卷11"烏韭"** 陶隱居云:垣衣亦名烏韭,而爲療異,非是此種類也。

⑩ 别録:見本頁注⑤。/見本頁注⑥。

⑪ 恭:**《唐本草》見《證類》卷11"烏韭"**《唐本》注云:此物即石衣也,亦曰石苔,又名石髮。生巖石陰不見日處,與卷柏相類也。

⑫ 藏器:**《拾遺》見《證類》卷11"烏韭"** ……生大石及木間陰處,青翠茸茸者,似苔而非苔也。

⑬ 大明:**《日華子》見《證類》卷11"烏韭"** 石衣,澀,冷,有毒。垣衣爲使,燒灰沐頭長髮。此即是陰濕處山石上苔,長者可四五寸,又名烏韭。

⑭ 大明:見上注。

⑮ 本經:見本頁注⑤白字。

⑯ 别録:見本頁注⑤。

⑰ 大明:見本頁注⑬。

【附方】新三。腰脚風冷。石花浸酒，飲之。《聖惠方》①。婦人血崩。石花、細茶焙爲末，舊漆碟燒存性，各一匙。以盌盛酒，放鍋内煮一滚，乃入藥末，露一宿。侵晨連藥再煮一滚，温服。董炳《避水方》②。湯火傷灼。石苔焙研，傅之。《海上方》③。

【附録】百蕊草宋《圖經》④。【頌⑤曰】生河中府、秦州、劍州。根黄白色，形如瓦松，莖葉俱青，有如松葉，無花。三月生苗，四月長及五六寸許。四時采根，晒用。下乳汁，順血脉，調氣甚佳。【時珍曰】烏韭是瓦松之生于石上者。百蕊草是瓦松之生于地下者也。

土馬騣宋《嘉祐》⑥

【集解】【禹錫⑦曰】所在背陰古墻垣上有之，歲多雨則茂盛。或以爲垣衣，非也。垣衣生垣墻之側。此生垣墻之上，比垣衣更長，故謂之馬騣，苔之類也。【時珍曰】垣衣乃磚墻上苔衣也，此乃土墻上烏韭也。

【氣味】甘、酸，寒，無毒。【主治】骨熱敗煩，熱毒壅衄鼻。《嘉祐》⑧。沐髮令長黑，通大小便。時珍。

【附方】新五。九竅出血。墻頭苔挼塞之。《海上方》⑨。鼻衄不止。寸金散：用墻上土馬騣二錢半，石州黄藥子五錢，爲末。新水服二錢，再服立止。《衛生寶鑑》⑩。二便不通。土馬騣水淘净，瓦煿過，切。每服二錢，水一盞，煎服。《普濟方》⑪。耳上濕瘡。土馬騣、井中苔

---

① 聖惠方：**《普濟方》卷187“腰脚冷痹附論”** 治腰脚風冷：以石花漬酒服。（**按**：《聖惠方》無此方。另溯其源。）

② 避水方：（**按**：書佚，無可溯源。）

③ 海上方：（**按**：未能溯得其源。）

④ 圖經：**《圖經》見《證類》卷30“外草類・百乳草”** 生河中府、秦州、劍州。根黄白色。形如瓦松，莖葉俱青，有如松葉，無花。三月生苗，四月長及五六寸許。四時採其根，曬乾用。下乳，亦通順血脉，調氣甚佳。亦謂之百蘂草。

⑤ 頌：見上注。

⑥ 嘉祐：**《嘉祐》見《證類》卷9“土馬騣”** 治骨熱敗煩，熱毒壅，衄鼻。所在背陰古牆垣上有之，歲多雨則茂盛。世人或便以爲垣衣，非也。垣衣生垣牆之側，此物生垣牆之上，比垣衣更長，大抵苔之類也。以其所附不同，故立名與主療亦異。在屋則謂之屋遊、瓦苔。在牆垣則謂之垣衣、土馬騣。在地則謂之地衣。在井則謂之井苔。在水中石上則謂之陟釐。土馬騣，近世常用，而諸書未著，故附新定條焉。

⑦ 禹錫：見上注。

⑧ 嘉祐：見上注。

⑨ 海上方：（**按**：未能溯得其源。）

⑩ 衛生寶鑑：**《衛生寶鑑》卷10“鼻中諸病並方”** 寸金散：治鼻衄不止。甘草（生）、土馬騌（牆上有者是，各一兩）、黄藥子（半兩），右爲末，每服二錢，新汲水調下。未止再服，立止。

⑪ 普濟方：**《普濟方》卷39“大小便不通”** 土馬騣湯：治大小便不通。右用土馬騣不拘多少，以水淘净，用新磚煅過，爲粗末，每服二錢，水一盞，煎至七分，去滓温服。

等分，爲末。燈盞内油和塗之。《聖濟録》①。少年髪白。土馬騣、石馬騣、五倍子、半夏各一兩，生薑二兩，胡桃十箇，膽礬半兩爲末，搗作一塊。每以絹袋盛一彈子，用熱酒入少許，浸汁洗髪。一月神效。《聖濟録》②。

卷柏《本經》③上品

【釋名】萬歲《别録》④、長生不死草《綱目》、豹足吴普⑤、求股《别録》⑥、交時《别録》。【時珍曰】卷柏、豹足，象形也。萬歲、長生，言其耐久也。

【集解】【《别録》⑦曰】卷柏生常山山谷石間。五月、七月采，陰乾。【弘景⑧曰】今出近道。叢生石土上，細葉似柏，屈藏如雞足，青黄色。用之去下近沙石處。【禹錫⑨曰】出建康。《范子計然》曰：出三辅。【頌⑩曰】今關陝及沂、兗諸州亦有之。宿根紫色多鬚。春生苗，似柏葉而細，拳攣如雞足，高三五寸。無花、子，多生石上。

【修治】【時珍曰】凡用，以鹽水煮半日，再以井水煮半日，晒乾焙用。

【氣味】辛，平，無毒。【《别録》⑪曰】甘，温。【普⑫曰】神農：辛，平。桐君、雷公：甘，微寒。【主治】五臟邪氣，女子陰中寒熱痛，癥瘕血閉，絶子。久服輕身和顔色。《本經》⑬。止欬逆，治脱肛，散淋結，頭中風眩，痿蹙。强陰益精，令人好

---

① 聖濟録：**《聖濟總録》卷115"耳内生瘡"** 治耳瘡，土馬鬃塗方：土馬鬃、井中苔（等分），右二味搗研爲末，以燈盞内油，調塗之。

② 聖濟録：**《宣明論方》卷15"瘡疹總論"** 膽礬丸，治男子年少而鬢髪斑白：土馬鬃（燒存性）、胡桃（十個）、真膽礬（半兩）、川五倍子（一兩），右爲末，和作一塊，絹袋子盛，如彈子大，熱酒、水各少許浸下藥汁，淋洗頭髪一月，神效。（**按**：《聖濟總録》無此方，另溯其源。）

③ 本經：**《本經》《别録》見《證類》卷6"卷柏"** 味辛、甘，温、平、微寒，無毒。主五藏邪氣，女子陰中寒熱痛，癥瘕，血閉，絶子，止欬逆，治脱肛，散淋結，頭中風眩，痿蹷，强陰益精。久服輕身，和顔色，令人好容體。一名萬歲，一名豹足，一名求股，一名交時。生常山山谷石間。五月、七月採，陰乾。

④ 别録：見上注白字。（**按**：此爲《本經》名，非出《别録》。）

⑤ 吴普：**《御覽》卷989"卷柏"** 《吴氏本草》曰：卷柏，一名豹足……

⑥ 别録：見本頁注③。（**按**："釋名"項下"别録"同此。）

⑦ 别録：見本頁注③。

⑧ 弘景：**《集注》見《證類》卷6"卷柏"** 陶隱居云：今出近道。叢生石土上，細葉似柏，卷屈狀如雞足，青黄色。用之，去下近石有沙土處。

⑨ 禹錫：**《嘉祐》見《證類》卷6"卷柏"** 范子云：卷柏出三輔。

⑩ 頌：**《圖經》見《證類》卷6"卷柏"** 卷柏，生常山山谷間，今關、陝、沂、兗諸州亦有之。宿根紫色多鬚。春生苗，似柏葉而細碎，拳攣如雞足，青黄色，高三五寸。無花、子，多生石上。五月、七月採，陰乾。去下近石有沙土處，用之。

⑪ 别録：見本頁注③。

⑫ 普：**《證類》卷6"卷柏"** 吴氏云：卷柏，神農：辛，平。桐君、雷公：甘。

⑬ 本經：見本頁注③白字。

容顔。《别録》①。通月經,治尸疰鬼疰腹痛,百邪鬼魅啼泣。甄權②。鎮心,除面皯頭風,暖水臟。生用破血,炙用止血。大明③。

【附方】新二。大腸下血。卷柏、側柏、棕櫚等分,燒存性爲末。每服三錢,酒下。亦可飯丸服。《仁存方》④。遠年下血。卷柏、地榆焙,等分。每用一兩,水一盌,煎數十沸,通口服。《百一選方》⑤。

【附録】地柏宋《圖經》⑥。【頌⑦曰】主臟毒下血。與黄芪等分爲末,米飲每服二錢。蜀人甚神此方。其草生蜀中山谷,河中府亦有之。根黄,狀如絲,莖細,上有黄點子,無花葉。三月生,長四五寸許。四月采,暴乾用。蜀中九月采,市多貨之。【時珍曰】此亦卷柏之生於地上者耳。含生草《拾遺》⑧。【藏器⑨曰】生靺鞨國。葉如卷柏而大。性平,無毒。主婦人難産,含之嚥汁,即生。

玉柏《别録⑩・有名未用》

【釋名】玉遂《别録》⑪。【藏器⑫曰】舊作玉伯,乃傳寫之誤。

【集解】【《别録》⑬曰】生石上,如松,高五六寸,紫花。用莖葉。【時珍曰】此即石松之小者也。人皆采置盆中養,數年不死,呼爲千年柏、萬年松。

---

① 别録:見1656頁注③。
② 甄權:**《藥性論》見《證類》卷6"卷柏"** 卷柏,君。能治月經不通,尸疰鬼疰,腹痛,去百邪鬼魅。
③ 大明:**《日華子》見《證類》卷6"卷柏"** 鎮心治邪,啼泣,除面皯,頭風,暖水藏。生用破血,炙用止血。
④ 仁存方:**《普濟方》卷37"腸風下血"** 三神金烏散(出《仁存方》):治大便下血。卷柏、側柏、棕櫚(各等分),右燒灰存性,爲末,每服三錢,用酒調下,空心服。一法:研飯丸梧桐子大,每服一百粒,米飲下。
⑤ 百一選方:**《百一選方》卷14"第二十二門"** 治下血遠年不差,地榆湯:地榆(洗,焙乾,剉)、卷柏(不去根,净洗),右等分,每用一兩,水一盌,以砂瓶子煮數十沸,通口服,不拘時候。
⑥ 圖經:**《圖經》見《證類》卷30"外草類・地柏"** 生蜀中山谷,河中府亦有之。根黄,狀如絲,莖細,上有黄點子。無花。葉三月生,長四五寸許。四月採,暴乾用。蜀中九月藥市,多有貨之。主臟毒下血,神速。其方與黄耆等分,末之,米飲服二錢。蜀人甚神此方,誠有效也。
⑦ 頌:見上注。
⑧ 拾遺:**《拾遺》見《證類》卷9"一十種陳藏器餘・含生草"** 主婦人難産,口中含之,立産。亦咽其汁。葉如卷柏而大。生靺羯國。其葉,煮之不熱,無毒。
⑨ 藏器:見上注。
⑩ 别録:**《别録》見《證類》卷30"有名未用・玉伯"** 味酸,温,無毒。主輕身,益氣,止渴。一名玉遂。生石上,如松,高五六寸,紫花,用莖葉。
⑪ 别録:見上注。
⑫ 藏器:**《拾遺》見《證類》卷30"有名未用・玉伯"** ……伯應是柏字,傳寫有誤。
⑬ 别録:見本頁注⑩。

【氣味】酸，温，無毒。【主治】輕身，益氣，止渴。《别録》①。

石松《拾遺》②

【集解】【藏器③曰】生天台山石上。似松，高一二尺。山人取根莖用。【時珍曰】此即玉柏之長者也。名山皆有之。

【氣味】苦、辛，温，無毒。【主治】久患風痺，脚膝疼冷，皮膚不仁，氣力衰弱。久服去風血風瘙，好顔色，變白不老。浸酒飲，良。藏器④。

桑花《日華》⑤

【釋名】桑蘚《綱目》、桑錢。

【集解】【大明⑥曰】生桑樹上白蘚，如地錢花樣。刀刮取炒用。不是桑椹花也。

【氣味】苦，暖，無毒。【主治】健脾濇腸，止鼻洪吐血，腸風，崩中帶下。大明⑦。治熱欬。時珍。

【附方】新一。大便後血。桑樹上白蘚花，水煎服，或末服。亦止吐血。《聖惠方》⑧。

【附録】**艾納**。【時珍曰】艾納生老松樹上緑苔衣也。一名松衣。和合諸香燒之，烟清而聚不散。别有艾納香，與此不同。又嶺南海島中，檳榔木上有苔，如松之艾納。單爇極臭，用合泥香，則能發香，如甲香也。《霏雪録》⑨云：金華山中多樹衣，僧家以爲蔬，味極美。

---

① 别録：見1657頁注⑩。

② 拾遺：**《拾遺》見《證類》卷12"二十六種陳藏器餘·石松"** 味苦、辛，温，無毒。主人久患風痺，脚膝疼冷，皮膚不仁，氣力衰弱。久服好顔色，變白不老。浸酒良。生天台山石上。如松，高一二尺也。

③ 藏器：見上注。

④ 藏器：見上注。

⑤ 日華：**《嘉祐》見《證類》卷13"桑花"** 暖，無毒。健脾澀腸，止鼻洪，吐血，腸風，崩中帶下。此不是桑椹花，即是桑樹上白癬，如地錢花樣，刀削取，入藥微炒使。（新補，見日華子。）

⑥ 大明：見上注。

⑦ 大明：見上注。

⑧ 聖惠方：**《普濟方》卷38"腸毒下血"** 治糞後鮮紅……又方：用桑樹上白鮮花煎服。爲末調下亦可。並止吐血。（**按**：《聖惠方》無此方，另溯其源。）

⑨ 霏雪録：**《禪月集》卷23"山居詩二十四首·又"** 自休自已自安排，常願居山事偶諧。僧採樹衣臨絶壑（金華山出樹衣，僧多採爲蔬菜，味極美也）……（**按**：查《霏雪録》無此文。《禪月集》作者唐·釋貫休，見《四庫》。《綱目》未出此書目，録以備參。）

馬勃《别録》①下品

【釋名】馬疕音屁、馬㿉㿉音庀、灰菰《綱目》、牛屎菰。

【集解】【《别録》②曰】馬勃生園中久腐處。【弘景③曰】俗呼馬㿉勃是也。紫色虚軟,狀如狗肺,彈之粉出。【宗奭④曰】生濕地及腐木上,夏秋采之。有大如斗者,小亦如升杓。韓退之所謂牛溲、馬勃,俱收並畜者,是也。

【修治】【時珍曰】凡用以生布張開,將馬勃於上摩擦,下以盤承,取末用。

【氣味】辛,平,無毒。【主治】惡瘡馬疥。《别録》⑤。傅諸瘡甚良。弘景⑥。去膜,以蜜拌揉,少以水調呷,治喉痹咽疼。宗奭⑦。清肺散血,解熱毒。時珍。

【發明】【時珍曰】馬勃輕虚,上焦肺經藥也。故能清肺熱欬嗽、喉痹、衄血、失音諸病。李東垣治大頭病,咽喉不利,普濟消毒飲亦用之。

【附方】新九。咽喉腫痛,嚥物不得。馬勃一分,蛇退皮一條燒末。綿裹一錢,含嚥立瘥。《聖惠方》⑧。走馬喉痹。馬屁勃即灰菰、焰消各一兩,爲末。每吹一字,吐涎血即愈。《經驗良方》⑨。聲失不出。馬㿉勃、馬牙硝等分,研末,沙糖和丸芡子大,噙之。《摘玄方》⑩。久嗽不止。馬勃爲末,蜜丸梧子大。每服二十丸,白湯下,即愈。《普濟方》⑪。魚骨鯁咽。馬勃末,蜜丸彈子大。噙嚥。《聖濟録》⑫。積熱吐血。馬屁包爲末,砂糖丸如彈子大。每服半

---

① 别録:**《别録》見《證類》卷11“馬勃”** 味辛,平,無毒。主惡瘡,馬疥。一名馬庀。生園中久腐處。

② 别録:見上注。

③ 弘景:**《集注》見《證類》卷11“馬勃”** 陶隱居云:俗人呼爲馬㿉勃。紫色虚軟,狀如狗肺,彈之粉出。傅諸瘡,用之甚良。

④ 宗奭:**《衍義》卷12“馬勃”** 此唐韓退之所謂牛溲、馬勃,俱收並蓄者也。有大如斗者,小亦如升杓。

⑤ 别録:見本頁注①。

⑥ 弘景:見本頁注③。

⑦ 宗奭:**《衍義》卷12“馬勃”** 去膜,以蜜揉拌,少以水調,呷,治喉閉咽痛。

⑧ 聖惠方:**《聖惠方》卷35“治咽喉腫痛諸方”** 治咽喉腫痛,咽物不得,方:蛇蜕皮)一條,燒令煙盡)、馬勃(一分),右件藥細研爲散,以綿裹一錢,含咽津。

⑨ 經驗良方:**《普濟方》卷60“喉痹”** 治急喉閉(出《經驗良方》):馬屁勃(即灰菰)、焰硝(各一兩),右爲末,每用一字許,吹入喉内,吐涎血出,立愈。

⑩ 摘玄方:**《丹溪摘玄》卷7“咳嗽門”** 治聲不出:馬屁勃、馬牙硝、砂糖,右丸芡實大,新水漱口,噙化一丸,即出。一方無砂糖,有百藥煎。

⑪ 普濟方:**《普濟方》卷159“久嗽”** 馬屁勃丸:治久嗽。右用馬屁勃不以多少,爲細末,煉蜜爲丸如梧桐子大,每服二十丸,煎湯送下即愈。

⑫ 聖濟方:**《普濟方》卷64“骨鯁”** 治咽喉魚骨鯁刺:右馬屁勃,不以多少,爲末,蜜和丸彈子大,噙化咽津。(**按**:《聖濟總録》無此方,另溯其源。)

丸,冷水化下。《袖珍方》①。**妊娠吐衄**不止。馬勃末,濃米飲服半錢。《聖惠方》②。**斑瘡入眼**:馬屁勃、蛇皮各五錢,皂角子十四箇,爲末,入罐内,鹽泥固濟,燒存性,研。每温酒服一錢。閻孝忠《集效方》③。**臁瘡不斂**。葱鹽湯洗净拭乾,以馬屁勃末傅之,即愈。仇遠《稗史》④。

草之十一　雜草九種　有名未用一百五十三種

【時珍曰】諸草尾瑣或無從考證,不可附屬,并《本經》及《别録·有名未用》諸草難遺者,通彙於此以備考。

雜草

百草《拾遺》⑤。【藏器曰】五月五日采一百種草,陰乾燒灰,和石灰爲團,煅研,傅金瘡止血,亦傅犬咬。又燒灰和井華水作團,煅白,以釅醋和作餅,腋下夾之,乾即易,當抽一身盡痛悶,瘡出即止,以小便洗之,不過三度愈。【時珍曰】按《千金方》⑥治洞注下痢,以五月五日百草灰吹入下部。又治瘰癧已破,五月五日采一切雜草,煮汁洗之。

百草花《拾遺》⑦。【藏器⑧曰】主治百病,長生神仙,亦煮汁釀酒服。按《異類》云:鳳剛者,漁陽人。常采百花水漬,泥封埋百日,煎爲丸。卒死者,納口中即活也。剛服藥百餘歲,入地肺山。

---

① 袖珍方:**《袖珍方》卷3"諸血"**　治吐血(秘方):馬屁包,右爲末,砂糖丸如彈子大,每服半丸,冷水下。

② 聖惠方:**《普濟方》卷344"諸血"**　必勝散:治妊娠吐血衄血,亦治吐血不止。用馬勃以生布擦,爲末,濃米飲調下。(**按**:《聖惠方》無此方。誤注出處。)

③ 集效方:**《小兒衛生總微論》卷8"瘡疹論"**　蛇蜕散:治瘡疹入眼,翳膜侵睛成珠子。馬勃(一兩)、皂莢子(十四個)、蛇蜕皮(全者一條),右入一小罐子内,泥封,燒不得出煙,燒存性,研爲末,温水調下,食後。

④ 稗史:**《説郛》卷21《稗史·志疾》**　……臁瘡者,葱鹽洗令乾净,以馬勃末傅之,亦愈。其法:用生麻布一方,將馬勃于上往來磨擦,下承其末,用之。

⑤ 拾遺:**《拾遺》見《證類》卷10"二十五種陳藏器餘·百草灰"**　主腋臭及金瘡。五月五日採。露取之一百種,陰乾,燒作灰,以井華水爲團,重燒令白,以釅醋和爲餅,腋下挾之,乾即易。當抽一身痛悶,瘡出即止。以水、小便洗之,不過三兩度。又主金瘡,止血生肌,取灰和石灰爲團,燒令白,刮傅瘡上。

⑥ 千金方:**《千金方》卷15"小兒痢第十"**　治少小洞注下痢方……又方:五月五日百草末,吹下部。/**《千金方》卷23"九漏第一"**　治瘰癧方……又方:五月五日取一切種種雜草,煮取汁洗之。

⑦ 拾遺:**《拾遺》見《證類》卷6"四十六種陳藏器餘·百草花"**　主百病,長生神仙,亦煮花汁釀酒服之。《異類》云:鳳剛者,漁陽人也,常採百花,水漬,封泥埋之百日,煎爲丸。卒死者,内口中即活。胡剛服藥,百餘歲,入地肺山。《列仙傳》云:堯時赤松子服之,得仙。

⑧ 藏器:見上注。

井口邊草《拾遺》①。【藏器②曰】小兒夜啼,私着席下,勿令母知。【思邈③曰】五月五日取井中倒生草,燒研水服,勿令知,即惡酒不飲,或飲亦不醉也。

樹孔中草《綱目》。【時珍曰】主小兒腹痛夜啼,暗着户上即止。出《聖惠方》④。

産死婦人塚上草《拾遺》⑤。【藏器⑥曰】小兒醋瘡。取之勿回顧,作湯浴之,不過三度瘥。

燕蓐草宋《嘉祐》⑦。【藏器⑧曰】即燕窠中草也,無毒。主眠中遺尿,燒黑研末,水進方寸匕。亦止噦啘。【時珍曰】《千金方》⑨治丈夫婦人無故尿血。用胡燕窠中草,燒末,酒服半錢匕。《聖惠方》⑩:消渴飲水。燕窠中草燒灰一兩,牡蠣煅二兩,白羊肺一具,切晒研末。每新汲水調下三錢。又一切瘡痕不滅,用燕蓐草燒灰、鷹屎白等分,人乳和塗,日三五次。又浸淫瘡出黄水,燒灰傅之。

鷄窠草宋《嘉祐》⑪。【大明⑫曰】小兒夜啼,安席下,勿令母知。【藏器⑬曰】小兒白禿瘡,和白頭翁花燒灰,臘月豬脂和傅之。瘡先以醋泔洗净。【時珍曰】《千金方》⑭治産後遺尿,燒末,酒服一錢。又《不自秘方》⑮治天絲入目,燒灰淋汁,洗之。

---

① 拾遺:**《拾遺》見《證類》卷10"二十五種陳藏器餘·井口邊草"** 主小兒夜啼,著母卧席下,勿令母知。

② 藏器:見上注。

③ 思邈:**《千金方》卷25"卒死第一"** 飲酒令人不醉方……又方:五月五日取井中倒生草枝,陰乾,末,酒服之。

④ 聖惠方:**《聖惠方》卷82"治小兒夜啼諸方"** 治小兒腹痛夜啼……又方:右取樹孔中草著户上,立止。

⑤ 拾遺:**《拾遺》見《證類》卷10"二十五種陳藏器餘·産死婦人塚上草"** 主小兒醋瘡,取之勿回顧,作浴湯洗之,不遇三度,佳。

⑥ 藏器:見上注。

⑦ 嘉祐:**《嘉祐》見《證類》卷11"鷰蓐草"** 無毒。主眠中遺溺不覺。燒令黑,研水,進方寸匕。亦主噦氣。此鷰窠中草也。(新補,見陳藏器、日華子。)

⑧ 藏器:見上注。

⑨ 千金方:**《證類》卷11"鷰蓐草"** 《千金方》:治婦人無故尿血,胡鷰窠中草燒末,用酒服半錢。亦治丈夫。(**按**:今本《千金方》卷2"小便病方"此方"治婦人遺尿不知出時"。)

⑩ 聖惠方:**《聖惠方》卷五十三"治痟渴諸方"** 治痟渴吃水漸多,小便澀少,皮膚乾燥,心神煩熱……又方:白羊肺(一具,切片,曝乾)、牡蠣(二兩,燒爲粉)、胡燕窠中草(燒灰,一兩),右件藥搗細羅爲散,每於食後以新汲水調下二錢。/**《聖惠方》卷四十"滅瘢痕諸方"** 治一切瘡差後,赤黑瘢痕不滅,時復癢不止。又方:鷹糞白、燕窠中草(燒灰,等分),右件藥都研爲末,以人乳汁和塗於瘢上,日三四度,夜卧時准前塗之,旦以漿水洗,自然肉平如故。

⑪ 嘉祐:**《嘉祐》見《證類》卷11"雞窠中草"** 主小兒白禿瘡,和白頭翁花燒灰,臘月豬脂傅之。瘡先以酸泔洗,然後塗之。又主小兒夜啼,安席下,勿令母知。(新補,見陳藏器、日華子。)

⑫ 大明:見上注。

⑬ 藏器:見上注。

⑭ 千金方:**《千金方》卷2"小便病方"** 治婦人遺尿不知出時方……又方:胡鷰窠中草燒末,酒服半錢匕。亦治丈夫。

⑮ 不自秘方:(**按**:未見原書,待考。)

豬窠草。【大明①曰】小兒夜啼,密安席下,勿令母知。

牛齡草。見獸部"牛"下。

《神農本經》已下"有名未用"

屈草。【《本經》②曰】味苦,微寒,無毒。主胸脇下痛,邪氣,腸間寒熱,陰痺。久服輕身益氣耐老。【《别録③》曰】生漢中川澤。五月采。

别羇。【《本經》④曰】味苦,微温,無毒。主風寒濕痺,身重,四肢疼酸,寒邪歷節痛。【《别録》⑤曰】一名别枝。生藍田川谷。二月、八月采。【弘景⑥曰】方家時有用處,今亦絶矣。

《名醫别録》 七十八種

離樓草。【《别録》⑦曰】味鹹,平,無毒。主益氣力,多子,輕身長年。生常山。七月、八月采實。

神護草。【《别録》⑧曰】生常山北。八月采。可使獨守,叱咄人,寇盗不敢入門。【時珍曰】《物類志》⑨謂之護門草,一名靈草。彼人以置門上,人衣過,草必叱之。王筠詩云:霜被守宫槐,風驚護門草。即此也。而不著其形狀,惜哉。

黄護草。【《别録》⑩曰】無毒。主痺,益氣,令人嗜食。生隴西。

雀醫草。【《别録》⑪曰】味苦,無毒。主輕身益氣,洗爛瘡,療風水。一名白氣。春生,秋花白,冬實黑。

---

① 大明:《日華子》見《證類》卷18"豚卵" ……窠内有草,治小兒夜啼,安席下,勿令母知。

② 本經:《本經》見《證類》卷30"有名未用・唐本退二十種・屈草" 味苦,微寒,無毒。主胸脅下痛,邪氣,腸間寒熱,陰痺。久服輕身益氣,耐老。生漢中川澤,五月採。

③ 别録:見上注。

④ 本經:《本經》見《證類》卷30"有名未用・唐本退二十種・别羇" 味苦,微温,無毒。主風寒濕痺,身重,四肢疼酸,寒邪歷節痛。一名别枝,一名别騎,一名鼈羇。生藍田川谷。二月、八月採。

⑤ 别録:見上注。

⑥ 弘景:《集注》見《證類》卷30"有名未用・唐本退二十種・别羇" 陶隱居云:方家時有用處,今俗亦絶爾。

⑦ 别録:《别録》見《證類》卷30"有名未用・離樓草" 味鹹,平,無毒。主益氣力,多子,輕身長年。生常山,七月、八月採實。

⑧ 别録:《别録》見《證類》卷30"有名未用・神護草" 可使獨守,叱咄人,寇盗不敢入門。生常山北,八月採。

⑨ 物類志:《丹鉛總録》卷4"花木類" 護門草:王筠寓直詩:霜被守宫槐,風驚護門草。《物類志》曰:護門草出常山,取置户下,或有過其門者,草必叱之。一名百靈草。

⑩ 别録:《别録》見《證類》卷30"有名未用・黄護草" 無毒。主痺,益氣,令人嗜食。生隴西。

⑪ 别録:《别録》見《證類》卷30"有名未用・雀醫草" 味苦,無毒。主輕身益氣,洗浴爛瘡,療風水。一名白氣。春生,秋花白,冬實黑。

木甘草。【《别録》①曰】主療癰腫盛熱，煮洗之。生木間，三月生，大葉如蛇狀，四四相值。但折枝種之便生。五月花白，實核赤。三月三日采之。

益决草。【《别録》②曰】味辛，温，無毒。主欬逆肺傷。生山陰。根如細辛。

九熟草。【《别録》③曰】味甘，温，無毒。主出汗，止洩，療悶。一名烏粟，一名雀粟。生人家庭中，葉如棗，一歲九熟。七月采。

兑草。【《别録》④曰】味酸，平，無毒。主輕身益氣長年。冬生蔓草木上，葉黄有毛。

異草。【《别録》⑤曰】味甘，無毒。主痿痺寒熱，去黑子。生籬木上，葉如葵，莖旁有角，汁白。

灌草。【《别録》⑥曰】一名鼠肝。葉滑青白。主癰腫。

莣草。【《别録》⑦曰】味辛，無毒。主傷金瘡。○莣，音起。

莘草。【《别録》⑧曰】味甘，無毒。主盛傷痺腫。生山澤，如蒲黄，葉如芥。

英草華。【《别録》⑨曰】味辛，平，無毒。主痺氣，强陰，療女勞疸，解煩，堅筋骨。療風頭，可作沐藥。生蔓木上。一名鹿英。九月采，陰乾。

封華。【《别録》⑩曰】味甘，有毒。主疥瘡，養肌，去惡肉。夏至日采。

腆華音腆。【《别録》⑪曰】味甘，無毒。主上氣，解煩，堅筋骨。

節華。【《别録》⑫曰】味苦，無毒。主傷中，痿痺，溢腫。皮：主脾中客熱氣。一名山節，一名

---

① 别録：**《别録》見《證類》卷 30“有名未用・木甘草”** 主療癰腫盛熱，煮洗之。生木間，三月生，大葉如蛇狀，四四相值，但折枝種之便生。五月花白，實核赤。三月三日採。

② 别録：**《别録》見《證類》卷 30“有名未用・益决草”** 味辛，温，無毒。主欬逆肺傷。生山陰，根如細辛。

③ 别録：**《别録》見《證類》卷 30“有名未用・九熟草”** 味甘，温，無毒。主出汗，止洩，療悶。一名烏粟，一名雀粟。生人家庭中，葉如棗。一歲九熟，七月採。

④ 别録：**《别録》見《證類》卷 30“有名未用・兑草”** 味酸，平，無毒。主輕身益氣，長年。生蔓草木上，葉黄有毛，冬生。

⑤ 别録：**《别録》見《證類》卷 30“有名未用・異草”** 味甘，無毒。主痿痺寒熱，去黑子。生籬木上，葉如葵，莖傍有角，汁白。

⑥ 别録：**《别録》見《證類》卷 30“有名未用・灌草”** 葉主癰腫。一名鼠肝，葉滑，青白。

⑦ 别録：**《别録》見《證類》卷 30“有名未用・莣草”** 味辛，無毒。主傷金瘡。

⑧ 别録：**《别録》見《證類》卷 30“有名未用・莘草”** 味甘，無毒。主盛傷痺腫。生山澤，如蒲黄，葉如芥。

⑨ 别録：**《别録》見《證類》卷 30“有名未用・英草華”** 味辛，平，無毒。主痺氣，强陰，療面勞疸，解煩，堅筋骨，療風頭。可作沐藥。生蔓木上。一名鹿英。九月採，陰乾。

⑩ 别録：**《别録》見《證類》卷 30“有名未用・封華”** 味甘，有毒。主疥瘡，養肌，去惡肉。夏至日採。

⑪ 别録：**《别録》見《證類》卷 30“有名未用・腆華”** 味苦，無毒。主上氣，解煩，堅筋骨。

⑫ 别録：**《别録》見《證類》卷 30“有名未用・節華”** 味苦，無毒。主傷中痿痺，溢腫。皮，主脾中客熱氣。一名山節，一名達節，一名通漆。十月採，暴乾。

達節,一名通漆。十月采,暴乾。

讓實。【《别録》①曰】味酸。主喉痺,止洩痢。十月采,陰乾。

羊實。【《别録》②曰】味苦,寒。主頭秃惡瘡,疥瘙痂瘑。生蜀郡。

桑莖實。【《别録》③曰】味酸,温,無毒。主乳孕餘病,輕身益氣。一名草王。葉如荏,方莖大葉。生園中。十月采。

可聚實。【《别録》④曰】味甘,温,無毒。主輕身益氣,明目。一名長壽。生山野道中,穗如麥,葉如艾。五月采。

滿陰實。【《别録》⑤曰】味酸,平,無毒。主益氣,除熱止渴,利小便,長年。生深山及園中,莖如芥,葉小,實如櫻桃,七月成。【普⑥曰】蔓如瓜。

馬顛。【《别録》⑦曰】味甘,有毒。療浮腫。不可多食。

馬逢。【《别録》⑧曰】味辛,無毒。主癬蟲。

兔棗。【《别録》⑨曰】味酸,無毒。主輕身益氣。生丹陽陵地,高尺許,實如棗。

鹿良。【《别録》⑩曰】味鹹,臭。主小兒驚癇、賁豚、瘛瘲,大人痓。五月采。

雞涅。【《别録》⑪曰】味甘,平,無毒。主明目,目中寒風,諸不足,水腫邪氣,補中,止洩痢,療女子白沃。一名陰洛。生雞山,采無時。

犀洛。【《别録》⑫曰】味甘,無毒。主癃疾。一名星洛,一名泥洛。

---

① 别録:**《别録》見《證類》卷30"有名未用・讓實"** 味酸,主喉痺,止洩痢。十月採,陰乾。

② 别録:**《别録》見《證類》卷30"有名未用・羊實"** 味苦,寒。主頭秃惡瘡,疥瘙痂瘑。生蜀郡。

③ 别録:**《别録》見《證類》卷30"有名未用・桑莖實"** 味酸,温,無毒。主字乳餘疾,輕身益氣。一名草王。葉如荏,方莖大葉。生園中,十月採。

④ 别録:**《别録》見《證類》卷30"有名未用・可聚實"** 味甘,温,無毒。主輕身益氣,明目。一名長壽。生山野道中。穗如麥,葉如艾,五月採。

⑤ 别録:**《别録》見《證類》卷30"有名未用・滿陰實"** 味酸,平,無毒。主益氣,除熱止渴,利小便,輕身長年。生深山谷及園中,莖如芥,葉小,實如櫻桃,七月成。

⑥ 普:**《御覽》卷993"蒲陰實"** 《吴氏本草》曰:蒲陰實生平谷或圃中,延蔓如瓜,實如桃。七月採。止温延年。

⑦ 别録:**《别録》見《證類》卷30"有名未用・馬顛"** 味甘,有毒。療浮腫。不可多食。

⑧ 别録:**《别録》見《證類》卷30"有名未用・馬逢"** 味辛,無毒。主癬蟲。

⑨ 别録:**《别録》見《證類》卷30"有名未用・菟棗"** 味酸,無毒。主輕身益氣。生丹陽陵地,高尺許,實如棗。

⑩ 别録:**《别録》見《證類》卷30"有名未用・鹿良"** 味鹹,臭。主小兒驚癇,賁豚,瘛瘲,大人痓。五月採。

⑪ 别録:**《别録》見《證類》卷30"有名未用・雞涅"** 味甘,平,無毒。主明目。目中寒風,諸不足,水腫,邪氣,補中,止洩痢,療女子白沃。一名陰洛。生雞山,採無時。

⑫ 别録:**《别録》見《證類》卷30"有名未用・犀洛"** 味甘,無毒。主癃。一名星洛,一名泥洛。

雀梅。【《别録》①曰】味酸，寒，有毒。主蝕惡瘡。一名千雀。生海水石谷間。【弘景曰】葉與實俱如麥李。

燕齒。【《别録》②曰】主小兒癇，寒熱。五月五日采。

土齒。【《别録》③曰】味甘，平，無毒。主輕身益氣長年。生山陵地中，狀如馬牙。

金莖。【《别録》④曰】味苦，平，無毒。主金瘡内漏。一名葉金草。生澤中高處。

白背。【《别録》⑤曰】味苦，平，無毒。主寒熱，洗惡瘡疥。生山陵，根似紫葳，葉如燕盧。采無時。

青雌。【《别録》⑥曰】味苦。主惡瘡秃敗瘡火氣，殺三蟲。一名蟲損，一名孟推。生方山山谷。

白辛。【《别録》⑦曰】味辛，有毒。主寒熱。一名脱尾，一名羊草。生楚山，三月采根，白而香。

赤舉。【《别録》⑧曰】味甘，無毒。主腹痛。一名羊飴，一名陵渴。生山陰。二月花鋭蔓草上，五月實黑中有核。三月三日采葉，陰乾。

赤涅。【《别録》⑨曰】味甘，無毒。主疰，崩中，止血益氣。生蜀郡山石陰地濕處，采無時。

赤赫。【《别録》⑩曰】味苦，寒，有毒。主痂瘍惡敗瘡，除三蟲邪氣。生益州川谷，二月、八月采。

---

① 别録：**《别録》見《證類》卷30"有名未用·雀梅"** 味酸，寒，有毒。主蝕惡瘡，一名千雀。生海水石谷間。

② 别録：**《别録》見《證類》卷30"有名未用·燕齒"** 主小兒癇，寒熱。五月五日採。

③ 别録：**《别録》見《證類》卷30"有名未用·土齒"** 味甘，平，無毒。主輕身，益氣長年。生山陵地中，狀如馬牙。

④ 别録：**《别録》見《證類》卷30"有名未用·金莖"** 味苦，平，無毒。主金瘡，内漏。一名葉金草。生澤中高處。

⑤ 别録：**《别録》見《證類》卷30"有名未用·白背"** 味苦，平，無毒。主寒熱，洗浴疥，惡瘡。生山陵。根似紫葳，葉如燕盧，採無時。

⑥ 别録：**《别録》見《證類》卷30"有名未用·青雌"** 味苦。主惡瘡，秃敗瘡火氣，殺三蟲。一名蟲損，一名孟推。生方山山谷。

⑦ 别録：**《别録》見《證類》卷30"有名未用·白辛"** 味辛，有毒。主寒熱。一名脱尾，一名羊草。生楚山。三月採根，白而香。

⑧ 别録：**《别録》見《證類》卷30"有名未用·赤舉"** 味甘，無毒。主腹痛。一名羊飴，一名陵渴。生山陰，二月花兑（音鋭）蔓草上，五月實黑，中有核。三月三日採葉，陰乾。

⑨ 别録：**《别録》見《證類》卷30"有名未用·赤涅"** 味甘，無毒。主疰，崩中止血，益氣。生蜀郡山石陰地濕處。採無時。

⑩ 别録：**《别録》見《證類》卷30"有名未用·唐本退二十種·赤赫"** 味苦，寒，有毒。主痂瘍，惡敗瘡，除三蟲，邪氣。生益州川谷。二月、八月採。

黄秫。【《别録》①曰】味苦，無毒。主心煩，止汗出。生如桐根。

黄辯。【《别録》②曰】味甘，平，無毒。主心腹疝瘕，口瘡，臍傷。一名經辯。

紫給。【别録③曰】味鹹。主毒風頭，洩注。一名野葵。生高陵下地。三月三日采根，根如烏頭。

紫藍。【《别録》④曰】味鹹，無毒。主食肉得毒，能消除之。

糞藍。【《别録》⑤曰】味苦。主身痒瘡、白禿、漆瘡，洗之。生房陵。

巴朱。【《别録》⑥曰】味甘，無毒。主寒，止血、帶下。生雒陽。

柒紫。【《别録》⑦曰】味苦。主小腹痛，利小腹，破積聚，長肌肉。久服輕身長年。生冤句，二月、七月采。

文石。【《别録》⑧曰】味甘。主寒熱心煩。一名黍石。生東郡山澤中水下，五色，有汁潤澤。

路石。【《别録》⑨曰】味甘、酸，無毒。主心腹，止汗生肌，酒痂，益氣耐寒，實骨髓。一名陵石。生草石上，天雨獨乾，日出獨濡。花黄，莖赤黑。三歲一實，赤如麻子。五月、十月采莖葉，陰乾。

曠石。【《别録》⑩曰】味甘，平，無毒。主益氣養神，除熱止渴。生江南，如石草。

敗石。【《别録》⑪曰】味苦，無毒。主渴、痺。

石劇。【《别録》⑫曰】味甘，無毒。止渴，消中。

石芸。【《别録》⑬曰】味甘，無毒。主目痛淋露，寒熱溢血。一名螫烈，一名顧啄。三月、五

---

① 别録：**《别録》見《證類》卷30"有名未用·黄秫"** 味苦，無毒。主心煩，止汗出。生如桐根。
② **《别録》見《證類》卷30"有名未用·黄辯"** 味甘，平，無毒。主心腹疝瘕，口瘡，臍傷。一名經辯。
③ 别録：**《别録》見《證類》卷30"有名未用·紫給"** 味鹹。主毒風頭洩注。一名野葵。生高陵下地。三月三日採根，根如烏頭。
④ 别録：**《别録》見《證類》卷30"有名未用·紫藍"** 味鹹，無毒。主食肉得毒，能消除之。
⑤ 别録：**《别録》見《證類》卷30"有名未用·糞藍"** 味苦。主身癢瘡，白禿，漆瘡，洗之。生房陵。
⑥ 别録：**《别録》見《證類》卷30"有名未用·巴朱"** 味甘，無毒。主寒，止血，帶下。生雒陽。
⑦ 别録：**《别録》見《證類》卷30"有名未用·柒紫"** 味苦。主小腹痛，利小腹，破積聚，長肌肉。久服輕身長年。生冤句，二月、七月採。
⑧ 别録：**《别録》見《證類》卷30"有名未用·文石"** 味甘。主寒熱心煩。一名黍石。生東郡山澤中水下。五色，有汁潤澤。
⑨ 别録：**《别録》見《證類》卷30"有名未用·路石"** 味甘、酸，無毒。主心腹，止汗，生肌，酒痂，益氣耐寒，實骨髓。一名陵石。生草石上，天雨獨乾，日出獨濡。花黄，莖赤黑。三歲一實，赤如麻子。五月、十月採莖葉，陰乾。
⑩ 别録：**《别録》見《證類》卷30"有名未用·曠石"** 味甘，平，無毒。主益氣養神，除熱止渴。生江南，如石草。
⑪ 别録：**《别録》見《證類》卷30"有名未用·敗石"** 味苦，無毒。主渴、痺。
⑫ 别録：**《别録》見《證類》卷30"有名未用·石劇"** 味甘，無毒。主渴，消中。
⑬ 别録：**《别録》見《證類》卷30"有名未用·石芸"** 味甘，無毒。主目痛，淋露寒熱，溢血。一名螫烈，一名顧啄。三月、五月採莖葉，陰乾。

月采莖葉，陰乾。

竹付。【《别録》①曰】味甘，無毒。止痛除血。

秘惡。【《别録》②曰】味酸，無毒。主療肝邪氣。一名杜逢。

盧精。【《别録》③曰】味平。治蠱毒。生益州。

唐夷。【《别録》④曰】味苦，無毒。主療踒折。

知杖。【《别録》⑤曰】味甘，無毒。療疝。

河煎。【《别録》⑥曰】味酸。主結氣癰在喉頸者。生海中。八月、九月采。

區余。【《别録》⑦曰】味辛，無毒。主心腹熱癃。

王明。【《别録》⑧曰】味苦。主身熱邪氣。小兒身熱，以浴之。生山谷。一名王草。

師系。【《别録》⑨曰】味甘，無毒。主癰腫惡瘡，煮洗之。一名臣堯，一名巨骨，一名鬼芭。生平澤，八月采。

并苦。【《别録》⑩曰】主欬逆上氣，益肺氣，安五臓。一名蜮熏，一名玉荆。三月采，陰乾。蜮，音或。

索干。【《别録》⑪曰】味苦，無毒。主易耳。一名馬耳。

良達。【《别録》⑫曰】主齒痛，止渴輕身。生山陰，莖蔓延，大如葵，子滑小。

弋共。【《别録》⑬曰】味苦，寒，無毒。主驚氣傷寒，腹痛羸瘦，皮中有邪氣，手足寒無色。生益州山谷。惡萆蘚。

---

① 别録：**《别録》見《證類》卷30"有名未用・竹付"** 味甘，無毒。主止痛，除血。

② 别録：**《别録》見《證類》卷30"有名未用・秘惡"** 味酸，無毒。主療肝邪氣。一名杜逢。

③ 别録：（**按**：未能溯得其源。）

④ 别録：**《别録》見《證類》卷30"有名未用・唐夷"** 味苦，無毒。主療踒折。

⑤ 别録：**《别録》見《證類》卷30"有名未用・知杖"** 味甘，無毒。療疝。

⑥ 别録：**《别録》見《證類》卷30"有名未用・河煎"** 味酸。主結氣，癰在喉頸者。生海中。八月、九月採。

⑦ 别録：**《别録》見《證類》卷30"有名未用・區余"** 味辛，無毒。主心腹熱瘙。（**《蜀本》**作癃。）

⑧ 别録：**《别録》見《證類》卷30"有名未用・王明"** 味苦。主身熱邪氣。小兒身熱，以浴之。生山谷。一名王草。

⑨ 别録：**《别録》見《證類》卷30"有名未用・師系"** 味甘，無毒。主癰腫惡瘡，煮洗之。一名臣堯，一名臣骨，一名鬼芭。生平澤。八月採。

⑩ 别録：**《别録》見《證類》卷30"有名未用・并苦"** 主欬逆上氣，益肺氣，安五藏。一名蜮（音或）薰，一名玉荆。三月採，陰乾。

⑪ 别録：**《别録》見《證類》卷30"有名未用・索干"** 味苦，無毒。主易耳。一名馬耳。

⑫ 别録：**《别録》見《證類》卷30"有名未用・良達"** 主齒痛，止渴，輕身。生山陰，莖蔓延，大如葵，子滑小。

⑬ 别録：**《别録》見《證類》卷30"有名未用・唐本退二十種・弋共"** 味苦，寒，無毒。主驚氣，傷寒，腹痛羸瘦，皮中有邪氣，手足寒無色。生益州山谷。（惡玉札、萆蘚。）

船虹。【《别録》①曰】味酸,無毒。主下氣,止煩滿。可作浴湯。藥色黄,生蜀郡,立秋取。

姑活。【《别録》②曰】味甘,温,無毒。主大風邪氣,濕痺寒痛。久服,輕身益氣耐老。一名冬葵子。生河東。【弘景③曰】藥無用者,乃有固活丸,即是野葛之名。冬葵亦非菜之冬葵子也。【恭④曰】《别本》一名雞精。

白女腸。【《别録》⑤曰】味辛,温,無毒。主洩痢腸澼,療心痛,破疝瘕。生深山谷,葉如藍,實赤。赤女腸亦同。

白扇根。【《别録》⑥曰】味苦,寒,無毒。主瘧,皮膚寒熱,出汗。令人變。

黄白支。【《别録》⑦曰】生山陵,三月、四月采根,暴乾。

父陛根。【《别録》⑧曰】味辛,有毒。以熨癰腫膚脹。一名膏魚,一名梓藻。

疥拍腹。【《别録》⑨曰】味辛,温,無毒。主輕身療痺。五月采,陰乾。

五母麻。【《别録》⑩曰】味苦,有毒。主痿痺不便,下痢。一名鹿麻,一名歸澤麻,一名天麻,一名若草。生田野,五月采。【時珍曰】茺蔚之白花者,亦名天麻草。

五色符。【《别録》⑪曰】味苦,微温。主欬逆,五臟邪氣,調中益氣,明目殺蟲。青符、白符、赤符、黑符、黄符,各隨色補其臟。白符一名女木,生巴郡山谷。

救赦人者。【《别録》⑫曰】味甘,有毒。主疝痺,通氣,諸不足。生人家宫室。五月、十月采,

---

① 别録:**《别録》見《證類》卷30"有名未用·唐本退二十種·船虹"** 味酸,無毒。主下氣,止煩滿。可作浴湯藥,色黄。生蜀郡,立秋取。

② 别録:**《本經》見《證類》卷30"有名未用·唐本退二十種·姑活"** 味甘,温,無毒。主大風邪氣,濕痺寒痛。久服輕身,益壽耐老。一名冬葵子。生河東。(**按**:非出《别録》,乃見《本經》。)

③ 弘景:**《集注》見《證類》卷30"有名未用·唐本退二十種·姑活"** 陶隱居云:方藥亦無用此者,乃有固活丸,取是野葛一名爾。此又名冬葵子,非葵菜之冬葵子,療體乖異。

④ 恭:**《唐本草》見《證類》卷30"有名未用·唐本退二十種·姑活"** 《唐本》注云:《别録》一名雞精也。

⑤ 别録:**《别録》見《證類》卷30"有名未用·白女腸"** 味辛,温,無毒。主洩痢腸澼,療心痛,破疝瘕。生深山谷中,葉如藍,實赤。赤女腸亦同。

⑥ 别録:**《别録》見《證類》卷30"有名未用·白扇根"** 味苦,寒,無毒。主瘧,皮膚寒熱,出汗,令人變。

⑦ 别録:**《别録》見《證類》卷30"有名未用·黄白支"** 生山陵。三月、四月採根,暴乾。

⑧ 别録:**《别録》見《證類》卷30"有名未用·父陛根"** 味辛,有毒。以熨癰腫,膚脹。一名膏魚,一名梓藻。

⑨ 别録:**《别録》見《證類》卷30"有名未用·疥拍腹"** 味辛,温,無毒。主輕身,療痺。五月採,陰乾。

⑩ 别録:**《别録》見《證類》卷30"有名未用·五母麻"** 味苦,有毒。主痿痺不便,下痢。一名鹿麻,一名歸澤麻,一名天麻,一名若一草。(臣禹錫等謹按《蜀本》無一字。)生田野。五月採。

⑪ 别録:**《别録》見《證類》卷30"有名未用·唐本退二十種·五色符"** 味苦,微温。主欬逆,五藏邪氣,調中益氣,明目,殺蝨。青符、白符、赤符、黑符、黄符,各隨色補其藏。白符一名女木。生巴郡山谷。

⑫ 别録:**《别録》見《證類》卷30"有名未用·救赦人者"** 味甘,有毒。主疝痺,通氣,諸不足。生人家宫室。五月、十月採,暴乾。

暴乾。

常吏之生《蜀本》①"吏"作"更"。【《别録》②曰】味苦,平,無毒。主明目。實有刺,大如稻米。

載。【《别録》③曰】味酸,無毒。主諸惡氣。

慶。【《别録》④曰】味苦,無毒。主欬嗽。

腂音户瓦切。【《别録》⑤曰】味甘,無毒。主益氣延年。生山谷中,白順理,十月采。

芥。【《别録》⑥曰】味苦,寒,無毒。主消渴,止血,婦人疾,除痺。一名梨。葉如大青。

《本草拾遺》 一十三種

鴆鳥漿。【藏器⑦曰】生江南林木下。高一二尺,葉陰紫色,冬不凋,有赤子如珠。味甘,温,無毒。能解諸毒,故名。山人浸酒服,主風血羸老。【頌⑧曰】鴆鳥威生信州山野中。春生青葉,九月有花如蓬蒿菜,花淡黄色,不結實。療癧腫瘤毒。采無時⑨。

吉祥草。【藏器⑩曰】生西國,胡人將來也。味甘,温,無毒。主明目强記,補心力。【時珍曰】今人種一種草,葉如漳蘭,四時青翠,夏開紫花成穗,易繁,亦名吉祥草,非此吉祥也。

雞脚草。【藏器⑪曰】生澤畔。赤莖對葉,如百合苗。味苦,平,無毒。主赤白久痢成痔。

兔肝草。【藏器⑫曰】初生細葉軟似兔肝。一名雞肝。味甘,平,無毒。主金瘡,止血生肉,

---

① 蜀本:**《嘉祐》見《證類》卷30"有名未用·常吏之生"** (《蜀本》云:常更之生。)

② 别録:**《别録》見《證類》卷30"有名未用·常吏之生"** 味苦,平,無毒。主明目。實有刺,大如稻米。

③ 别録:**《别録》見《證類》卷30"有名未用·載"** 味酸,無毒。主諸惡氣。

④ 别録:**《别録》見《證類》卷30"有名未用·慶"** 味苦,無毒。主欬嗽。

⑤ 别録:**《别録》見《證類》卷30"有名未用·腂"** 味甘,無毒。主益氣延年。生山谷中,白順理。十月採。

⑥ 别録:**《别録》見《證類》卷30"有名未用·芥"** 味苦,寒,無毒。主消渴,止血,婦人疾,除痺。一名梨。葉如大青。

⑦ 藏器:**《拾遺》見《證類》卷13"四十五種陳藏器餘·鴆鳥漿"** 味甘,温,無毒。主風血羸老。山人浸酒,用解諸毒,故曰鴆鳥漿。生江南林木下。高一二尺,葉陰紫色,冬不凋,有赤子如珠。

⑧ 頌:**《圖經》見《證類》卷30"外草類·鴆鳥威"** 生信州山野中。春生青葉,至九月而有花,如蓬蒿菜花,淡黄色,不結實。療癧瘤腫毒。採無時。

⑨ 時:(**按**:據本卷分目録,此下當脱"七仙草"一藥。**《拾遺》見《證類》卷6"四十六種陳藏器餘·七仙草"** 主杖瘡,擣枝葉傅之。生山足,葉尖細長。)

⑩ 藏器:**《拾遺》見《證類》卷6"四十六種陳藏器餘·吉祥草"** 味甘,温,無毒。主明目,强記,補心力。生西國,胡人將來也。

⑪ 藏器:**《拾遺》見《證類》卷6"四十六種陳藏器餘·雞脚草"** 味苦,平,無毒。主赤白久痢成痔。生澤畔。赤莖對葉,如百合苗。

⑫ 藏器:**《拾遺》見《證類》卷9"一十種陳藏器餘·兔肝草"** 味甘,平,無毒。主金瘡,止血生肉,解丹石發熱。初生細軟,似兔肝。一名雞肝,與蘩蔞同名。

解丹石發熱。

斷罐草。【藏器①曰】主丁瘡。合白牙堇菜、半夏、地骨皮、青苔、蜂窠、小兒髮、緋帛等分，五月五日燒灰。每湯服一錢，拔根也。○堇，音畜，羊蹄根也。

千金䥶。【藏器②曰】生江南。高二三尺。主蛇蠍蟲咬毒。搗傅瘡上，生肌止痛。

土落草。【藏器③曰】生嶺南山谷。葉細長。味甘，温，無毒。主腹冷氣痛痃癖。酒煎服，亦搗汁温服。

倚待草。【藏器④曰】生桂州 如安山谷。葉圓，高二三尺。八月采。味甘，温，無毒。主血氣虚勞，腰膝疼弱，風緩羸瘦，無顔色，絶傷無子，婦人老血。浸酒服。逐病極速，故名倚待。

藥王草。【藏器⑤曰】苗莖青色，葉摘之有乳汁。味甘，平，無毒。解一切毒，止鼻衄吐血，祛煩躁。

筋子根。【藏器⑥曰】生四明山。苗高尺餘，葉圓厚光潤，冬不凋，根大如指。亦名根子。味苦，温，無毒。主心腹痛，不問冷熱遠近，惡鬼氣注刺痛，霍亂，蠱毒，暴下血。酒飲磨服。【頌⑦曰】根子生威州山中。味苦、辛，温。主心中結塊，久積氣攻臍下痛。

盧藥。【藏器⑧曰】生胡國。似乾茅，黄赤色。味鹹，温，無毒。主折傷内損血瘀，生膚止痛，治五臟，除邪氣，補虚損，産後血病。水煮服之，亦搗傅傷處。【時珍曰】《外臺秘要》⑨治墮馬内損，

---

① 藏器：**《拾遺》見《證類》卷 10“二十五種陳藏器餘・斷罐草”** 主丁瘡。合白牙堇（羊啼菜也）菜、青苔、半夏、地骨皮、蜂窠、小兒髮、緋帛並等分作灰，五月五日和諸藥末服一錢匕，(下)〔丁〕根出也。

② 藏器：**《拾遺》見《證類》卷 10“二十五種陳藏器餘・千金䥶草”** 主蛇蠍蟲咬等毒。取草搗傅瘡上，生肌止痛。生江南，高二三尺也。

③ 藏器：**《拾遺》見《證類》卷 8“二十二種陳藏器餘・土落草”** 味甘，温，無毒。主腹冷疼氣痃癖。作煎酒，亦擣絞汁，温服。葉細長，生嶺南山谷，土人服之。

④ 藏器：**《拾遺》見《證類》卷 6“四十六種陳藏器餘・倚待草”** 味甘，温，無毒。主血氣虚勞，腰膝疼弱，風緩羸瘦，無顔色，絶傷無子，婦人老血。浸酒服之。逐病拯疾，故名倚待。生桂州如安山谷。葉圓，高二三尺，八月採取。

⑤ 藏器：**《拾遺》見《證類》卷 6“四十六種陳藏器餘・藥王”** 味甘，平，無毒。解一切毒，止鼻衄，吐血，祛煩躁。苗莖青色，葉摘之有乳汁，搗汁飲驗。

⑥ 藏器：**《拾遺》見《證類》卷 8“二十二種陳藏器餘・筋子根”** 味苦，温，無毒。主心腹痛，不問冷熱遠近，惡鬼氣注刺痛，霍亂，蠱毒，暴下血，腹冷不調。酒飲磨服。生四明山。苗高尺餘，葉圓厚光潤，冬不凋，根大如指，亦名根子。

⑦ 頌：**《圖經》見《證類》卷 30“外草類・根子”** 生威州山中。味苦、辛，温。主心中結塊，久積氣攻臍下。根入藥用。採無時。其苗、葉、花實並不入藥。

⑧ 藏器：**《拾遺》見《證類》卷 8“二十二種陳藏器餘・盧藥”** 味鹹，温，無毒。主折傷内損血瘀，生膚止痛，主産後血病，治五藏，除邪氣，補虚損，乳及水煮服之，亦擣碎傅傷折處。生胡國，似乾茅，黄赤色。

⑨ 外臺秘要：**《外臺》卷 29“墜落車馬方六首”** 《近效》療墮馬内損方：取闌藥一小兩，擣爲末，牛乳一盞，煎五六沸，和服……

取盧藥末一兩,牛乳一琖,煎服。

無風獨摇草《拾遺》①。【珣②曰】生大秦国及嶺南。五月五日采。諸山野亦往往有之。頭若彈子,尾若鳥尾,兩片開合,見人自動,故曰獨摇。性温,平,無毒。主頭面遊風,遍身癢,煮汁淋洗。【藏器③曰】帶之令夫婦相愛。【時珍曰】羌活、天麻、鬼臼、薇銜四者,皆名無風獨摇草,而物不同也。段成式《酉陽雜俎》④言:雅州出舞草。三葉,如决明,一葉在莖端,兩葉居莖之半相對。人近之歌謳及抵掌,則葉動如舞。按此即虞美人草,亦無風獨摇之類也。又按《山海經》⑤云:姑媱之山,帝女死焉,化爲䔄。其葉相重,花黄,實如兔絲,服之媚人。郭璞注云:一名荒夫草。此説與陳藏器佩之相愛之語相似,豈即一物與?

唐《海藥本草》 一種

宜南草。【珣⑥曰】生廣南山谷。有莢長二尺許,内有薄片似紙,大小如蟬翼。主邪。小男女以緋絹袋盛,佩之臂上,辟惡止驚。此草生南方,故名。與萱草之宜男不同。

宋《開寶本草》 一種

陀得花。【志⑦曰】味甘,温,無毒。主一切風血,浸酒服。生西國,胡人將來。胡人采此花以釀酒,呼爲三勒漿。

宋《圖經·外類》 二十種

建水草。【頌⑧曰】生福州。枝葉似桑,四時常有。土人取葉焙乾研末,温酒服,治走注風痛。

---

① 拾遺:**《拾遺》見《證類》卷6“四十六種陳藏器餘·無風獨摇草”** 帶之令夫婦相愛。生嶺南。頭如彈子,尾若鳥尾,兩片開合,見人自動,故曰獨摇草。

② 珣:**《海藥》見《證類》卷6“四十六種陳藏器餘·無風獨摇草”** 《廣志》云生嶺南。又云生大秦國。性温、平、無毒。主頭面遊風,遍身癢。煮汁淋蘸。《陶朱術》云:五月五日採,諸山野往往亦有之。

③ 藏器:見本頁注①。

④ 酉陽雜俎:**《酉陽雜俎》卷19“草篇”** 舞草出雅州。獨莖三葉,葉如决明,一葉在莖端,兩葉居莖之半,相對。人或近之歌,及抵掌謳曲,必動葉如舞也。

⑤ 山海經:**《山海經》卷5“中山經”** 又東二百里曰姑媱之山,帝女死焉,其名曰女尸,化爲䔄草,其葉胥成(言葉相重也,瑤與䔄并音遥……),其華黄,其實如菟邱,(菟邱,菟絲也,見《爾雅》……)服之媚于人。(爲人所愛也。傳曰:人服媚之如是。一名荒夫草。)

⑥ 珣:**《海藥》見《證類》卷10“三種海藥餘·宜南草”** 謹按《廣州記》云:生廣南山谷。有莢長二尺寸許,内有薄片似紙,大小如蟬翼,主邪。小男女以緋絹袋盛一片,佩之臂上,辟惡止驚。此草生南方,故作南北字。今人多以男女字,非也。宜男草者,即萱草是。

⑦ 志:**《開寶》見《證類》卷9“陀得花”** 味甘,温,無毒。主一切風血。浸酒服,生西國,胡人將來。胡人採此花以釀酒,呼爲三勒漿。

⑧ 頌:**《圖經》見《證類》卷30“外草類·建水草”** 生福州。其枝葉似桑,四時常有。彼土人取其葉,焙乾碾末,暖酒服。治走疰風。

百藥祖。【頌①曰】生天台山中。冬夏常青。土人采葉，治風有效。

催風使。【頌②曰】生天台山中。冬夏常青。土人采葉，治風有效。【時珍曰】五加皮亦名催風使。

刺虎。【頌③曰】生睦州。凌冬不凋。采根、葉、枝入藥。味甘。主一切腫痛風疾。剉焙爲末，酒服一錢。【時珍曰】《壽域方》④：治丹瘤，用虎刺，即壽星草，擣汁塗之。又伏牛花，一名隔虎刺。

石逍遥。【頌⑤曰】生常州。冬夏常有，無花實。味苦，微寒，無毒。主癱痪諸風，手足不遂。爲末，煉蜜丸梧子大。酒服二十丸，日二服，百日瘥。久服，益氣輕身。初服時微有頭痛，無害。

黄寮郎。【頌⑥曰】生天台山中。冬夏常青。土人采根，治風有效。【時珍曰】按《醫學正傳》⑦云：黄寮郎俗名倒摘刺，治喉痛。用根擂汁，入少酒，滴之即愈。又《醫學集成》⑧云：牙痛者，取倒摘刺刀上燒之，取煙煤，綿蘸塞痛處，即止。

黄花了。【頌⑨曰】生信州。春生青葉，三月開花，似辣菜花，黄色，秋中結實，采無時。治咽喉口齒病效。

百兩金。【頌⑩曰】生戎州、河中府、雲安軍。苗高二三尺，有幹如木，凌冬不凋。葉似荔枝，初生背面俱青，秋後背紫面青。初秋開花，青碧色。結實如豆大，生青熟赤。無時采根，去心用。味苦，性平，無毒。治壅熱，咽喉腫痛，含一寸嚥汁。其河中出者，根赤如蔓菁，莖細青色，四月開碎

---

① 頌：**《圖經》見《證類》卷30“外草類・百藥祖”** 生天台山中。苗葉冬夏常青。彼土人冬採其葉入藥。治風有效。

② 頌：**《圖經》見《證類》卷30“外草類・催風使”** 生天台山中。苗葉冬夏常青。彼土人秋採其葉入藥用，治風有效。

③ 頌：**《圖經》見《證類》卷30“外草類・刺虎”** 生睦州。味甘。其葉凌冬不凋。採無時。彼土人以其根、葉、枝幹細剉，焙乾，擣羅爲末。暖酒調服一錢匕，理一切腫痛風疾。

④ 壽域方：**《延壽神方》卷4“丹瘤部”** 治丹瘤，一方：用壽星草，亦名虎刺，連根葉擣汁，倒掃於患處，極妙。

⑤ 頌：**《圖經》見《證類》卷30“外草類・石逍遙草”** 生常州。味苦，微寒，無毒。療癱緩諸風，手足不遂。其草冬夏常有，無花實。生亦不多，採無時。俗用擣爲末，煉蜜丸如梧子大，酒服三十粒，日三服，百日差。久服益血輕身。初服微有頭疼，無害。

⑥ 頌：**《圖經》見《證類》卷30“外草類・黄寮郎”** 生天台山中。苗葉冬夏常青。彼土人採其根入藥。治風有效。

⑦ 醫學正傳：**《醫學正傳》卷5“喉痺”** 治喉瘡并痛者……又方：黄撩郎根（俗名倒摘刺），入好酒少許，研汁，滴入喉中愈。

⑧ 醫學集成：**《醫學集成》卷8“牙病六十七”** 一方：倒摘刺取刀煙，綿蘸塞痛處，即止。

⑨ 頌：**《圖經》見《證類》卷30“外草類・黄花了”** 生信州。春生青葉，至三月而有花，似辣菜花，黄色。至秋中結實。採無時。療咽喉口齒。

⑩ 頌：**《圖經》見《證類》卷30“外草類・百兩金”** 生戎州、雲安軍、河中府。味苦，性平，無毒。葉似荔枝，初生背面俱青，結花實後，背紫面青，苗高二三尺，有幹如木，凌冬不凋。初秋開花，青碧色，結實如豆大，生青熟赤。根入藥，採無時。用之搥去心，治壅熱，咽喉腫痛，含一寸許，咽津。河中出者，根赤色如蔓青，莖細，青色。四月開碎黄花，似星宿花，五月採根，長及一寸，曬乾用，治風涎。

黄花，似星宿花。五月采根，長及一寸，晒乾用，治風涎。

地茄子。【頌①曰】生商州。三月開花結子，五六月采，陰乾。味微辛，温，有小毒。主中風，痰涎麻痹，下熱毒氣，破堅積，利膈，消癰腫瘡瘍，散血墮胎。

田母草。【頌②曰】生臨江軍，無花實。三月采根。性凉，主煩熱及小兒風熱，尤效。

田麻。【頌③曰】生信州田野及溝澗旁。春夏生青葉，七八月中生小莢。冬月采葉，治癰癤腫毒。

芥心草。【頌④曰】生淄州。引蔓白色，根黄色。四月采苗葉，搗末，治瘡疥甚效。

苦芥子。【頌⑤曰】生秦州。苗長一尺餘，莖青，葉如柳，開白花似榆莢。其子黑色，味苦，大寒，無毒。明目，治血風煩躁。

布里草。【頌⑥曰】生南恩州原野中。莖高三四尺，葉似李而大，至夏不花而實，食之瀉人。采根皮焙爲末。味苦，寒，有小毒。治瘡疥，殺蟲。

茆質汗。【頌⑦曰】生信州。葉青花白。七月采根。治風腫，行血，有效。

胡堇草。【頌⑧曰】生密州 東武山田中，科葉似小堇菜。花紫色，似翹軺花。一枝七葉，花出兩三莖。春采苗。味辛，滑，無毒。主五臟營衛肌肉皮膚中瘀血，止痛散血。搗汁，塗金瘡。凡打撲損傷筋骨，惡癰腫，用同松枝、乳香、亂髮灰、花桑柴炭同搗，丸彈子大。每酒服一丸，其痛立止。

小兒群。【頌⑨曰】生施州。叢高一尺以來，春夏生苗葉，無花，冬枯。其根味辛，性凉，無

---

① 頌：《圖經》見《證類》卷30**“外草類·地茄子”** 生商州。味微辛，温，有小毒。主中風痰涎麻痺，下熱毒氣，破堅積，利膈，消癰腫瘡瘍，散血墮胎。三月開花結實，五月、六月採，陰乾用。

② 頌：《圖經》見《證類》卷30**“外草類·田母草”** 生臨江軍。性凉，無花實。二月採根用。主煩熱及小兒風熱，用之尤效。

③ 頌：《圖經》見《證類》卷30**“外草類·田麻”** 生信州田野及溝澗傍。春夏生青葉，七月、八月中生小莢子。冬三月採葉，療癰癤腫毒。

④ 頌：《圖經》見《證類》卷30**“外木蔓類·芥心草”** 生淄州。初生似臘謨草，引蔓白色，根黄色。四月採苗葉，彼土人擣末，治瘡疥甚效。

⑤ 頌：《圖經》見《證類》卷30**“外草類·苦芥子”** 生秦州。苗長一尺已來，枝莖青色，葉如柳，開白花，似榆莢。其子黑色，味苦，大寒，無毒。明眼目，治血風煩躁。

⑥ 頌：《圖經》見《證類》卷30**“外草類·布里草”** 生南恩州原野中。味苦，寒，有小毒。治皮膚瘡疥。莖高三四尺，葉似李而大，至夏不花而實，食之令人瀉。不拘時採根，割取皮，焙乾爲末，油和塗瘡疥，殺蟲。

⑦ 頌：《圖經》見《證類》卷30**“外草類·茆質汗”** 生信州。葉青花白，七月採。彼土人以治風腫，行血有效。

⑧ 頌：《圖經》見《證類》卷30**“外草類·胡堇草”** 生密州東武山田中。味辛，滑，無毒。主五臟榮衛，肌肉皮膚中瘀血，止疼痛，散血。絞汁塗金瘡。科葉似小堇菜。花紫色，似翹軺花。一科七葉，花出三兩莖。春採苗。使時搗篩。與松脂、乳香、花桑柴炭、亂髮灰同熬，如彈丸大。如有打撲損筋骨折傷，及惡癰癤腫破，以熱酒摩一彈丸服之，其疼痛立止。

⑨ 頌：《圖經》見《證類》卷30**“外草類·小兒群”** 生施州。叢高一尺已來，春夏生苗葉，無花，至冬而枯。其根味辛，性凉，無毒。採無時，彼土人取此并左纏草二味，洗浄焙乾，等分擣羅爲末，每服一錢，温酒調下，療淋疾，無忌。左纏草乃旋草根也。

毒。同左纏草即旋花根焙乾，等分爲末，每酒服一錢，治淋疾，無忌。

獨脚仙。【頌①曰】生福州，山林旁陰泉處多有之。春生苗，葉圓，上青下紫，脚長三四寸，秋冬葉落。夏連根葉采，焙爲末，酒煎半錢服，治婦人血塊。

撮石合草。【頌②曰】生眉州平田中。莖高二尺以來，葉似穀葉。十二月萌芽，二月有花，不結實。其苗味甘，無毒。療金瘡。

露筋草。【頌③曰】生施州。株高三尺以來，春生苗，隨即開花，結子碧緑色，四時不凋。其根味辛、濇，性凉，無毒。主蜘蛛、蜈蚣傷。焙研，以白礬水調貼之。

《本草綱目》 三十八種

九龍草。【時珍曰】生平澤。生紅子，狀如楊梅。其苗解諸毒，治喉痛，搗汁灌之。折傷骨筋者，搗罨患處。蛇虺傷者，搗汁，入雄黄二錢服，其痛立止。又楊清叟《外科》④云：喉風重舌，牙關緊閉者，取九龍草，一名金釵草，單枝上者爲妙。只用根，不用皮，打碎，綿裹筯上，擦牙關即開。乃插深喉中，取出痰涎。乃以火炙熱，帶鹽點之，即愈。

荔枝草。【時珍曰】《衛生易簡方》⑤治蛇咬犬傷及破傷風，取草一握，約三兩，以酒二盌，煎一盌，服，取汗出效。

水銀草。【時珍曰】《衛生易簡方》⑥治眼昏，每服三錢，入木賊少許，水一琖，煎八分服。

透骨草。【時珍曰】治筋骨一切風濕，疼痛攣縮，寒濕脚風。孫氏《集效方》⑦治癘風，遍身

---

① 頌：**《圖經》見《證類》卷30外草類・獨脚仙”** 生福州。山林傍陰泉處多有之。春生苗，至秋冬而葉落。其葉圓，上青下紫，其脚長三四寸，夏採根、葉，連梗焙乾爲末，治婦人血塊，酒煎半錢服之。

② 頌：**《圖經》見《證類》卷30“外草類・撮石合草”** 生眉州平田中。苗莖高二尺以來，葉似穀葉。十二月萌芽生苗，二月有花，不結實。其苗味甘，無毒。二月採之。彼土人用療金瘡，甚佳。

③ 頌：**《圖經》見《證類》卷30“外草類・露筋草”** 生施州。株高三尺已來，春生苗，隨即開花結子，四時不凋。其子碧緑色，味辛、澀，性凉，無毒。不拘時採其根，洗浄焙乾，擣羅爲末。用白礬水調，貼蜘蛛并蜈蚣咬傷瘡。

④ 外科：**《仙傳外科》卷7“經驗治咽喉方法”** 治牙關緊閉者，取九龍川，名金釵草，單枝上爲妙，只用根，不用皮，打碎，用綿子裹著，縛在箸頭上，以去五六次牙關上，牙關即開。以喉中五六次，痰涎即出。後用火炙鹽爲末，綿子帶鹽去潤之，即愈……

⑤ 衛生易簡方：**《衛生易簡方》卷10“蛇蟲傷”** 治蛇、犬咬及破傷風：荔枝草一握，約三兩，以好酒二碗，煎至一碗，服即睡，出汗。汗不止，以温白粥補之。

⑥ 衛生易簡方：**《衛生易簡方》卷7“眼目”** 治眼目昏暗：用水銀草，每服三錢，入木賊少許，水一盞，煎八分，去滓，通口服，不拘時。

⑦ 集效方：**《萬應方》卷3“大麻風論”** 薰蒸洗藥方：左黄、大黄(各五錢)，右爲細末，加蒼耳草、透骨草、苦參、擲擲煎湯，鍋用草蓆四圍，不令泄氣，患人在内坐定，湯氣蒸汗如出水。若湯冷，燒紅磚三五塊，擲於湯内，淋洗。(**按**：“左黄”當爲“厷(雄)黄”之誤，時珍徑改爲雄黄。“擲擲”恐爲“躑躅”之誤，時珍删除之。)

瘡癬，用透骨草、苦參、大黄、雄黄各五錢，研末煎湯，于密室中席圍，先熏至汗出如雨，淋洗之。《普濟方》[①]治反胃吐食，透骨草、獨科蒼耳、生牡蠣各一錢，薑三片，水煎服。楊誠《經驗方》[②]治一切腫毒初起，用透骨草、漏蘆、防風、地榆等分，煎湯，綿蘸乘熱不住盪之。二三日即消。

蛇眼草。【時珍曰】生古井及年久陰下處。形如淡竹葉，背後皆是紅圈，如蛇眼狀。唐瑶《經驗方》[③]：治蛇咬。搗爛，傅患處。

鵝項草。【時珍曰】臞仙《壽域方》[④]治咽喉生瘡，取花，同白芷、椒根皮研末，吹瘡口，即效。

蛇魚草。【時珍曰】戴原禮《證治要訣》[⑤]云：治金瘡血出不止，搗傅之。

九里香草。【時珍曰】傅滋《醫學集成》[⑥]治肚癰，搗碎，浸酒服。

白筵草。【時珍曰】香草也，蟲最畏之。孫真人《千金方》[⑦]治諸蟲瘡疥癩，取根葉煎水，隔日一洗。

環腸草。【時珍曰】張子和《儒門事親》[⑧]方治蠱脹，晒乾煎水，日服，以小便利爲度。

劄耳草。【時珍曰】王執中《資生經》[⑨]治氣聾方中用之。

耳環草[⑩]。【時珍曰】危亦林《得效方》[⑪]治五痔，挼軟納患處，即效。一名碧蟬兒花。

銅鼓草。【時珍曰】范成大《虞衡志》[⑫]云：出廣西。其實如瓜。治瘍毒。

蠶繭草。【時珍曰】《摘玄方》[⑬]治腫脹，用半斤，同冬瓜皮半斤，紫蘇根葉半斤，生薑皮三

---

① 普濟方：**《普濟方》卷 36“胃反”** 治翻胃吐食：孤科蒼耳、生牡蠣、透骨草（各等分），右㕮咀，每服三錢，水一盞半，煎七分，去滓温服，即用菓壓之。

② 經驗方：（**按**：書佚，無可溯源。）

③ 經驗方：（**按**：書佚，無可溯源。）

④ 壽域方：**《延壽神方》卷 2“咽喉部”** 咽喉閉塞，一方：用鵝項草花、白芷根上皮、花椒樹根皮，洗净，陰乾，爲末，將瘡口刺破，用蘆管吹瘡口上，即效。

⑤ 證治要訣：**《證治要訣》卷 11“瘡毒門・攧撲”** 刀傷血不止……其有血出不止，勢難遏者，用龍骨、乳香等分研末，窒患處，蛇魚草搗塞尤妙，非特可治刀傷，撲血不止亦可。

⑥ 醫學集成：**《醫學集成》卷 10“腸癰百十八”** 肚癰，九里香草搗碎，酒浸，取汁服之。

⑦ 千金方：**《千金方》卷 18“九蟲第七”** ……其蟲兇惡，人之極患也。常以白筵草沐浴佳，根葉皆可用，既是香草，且是屍蟲所畏也。

⑧ 儒門事親：**《儒門事親》卷 15“水腫黄疸第十五”** 治蠱氣：取環腸草，不以多少，曝乾，水煎，利小便爲度。

⑨ 資生經：**《資生經》卷 6“耳痛”** 耳聾有用氣得者，氣快則通……鄉人用劄耳草取汁滴，用新羅白草煮粥食亦驗云。

⑩ 耳環草：（**按**：本卷分目録無此名。該藥即卷 16 鴨跖草，乃重出於此。）

⑪ 得效方：**《得效方》卷 7“諸痔”** 敷法：治五痔痛癢……又方：耳環草（一名碧蟬兒花），手挪軟，納患處即愈。

⑫ 虞衡志：**《桂海虞衡志・志草木》** 銅皷草，其實如爪。療瘡瘍毒。

⑬ 摘玄方：**《丹溪摘玄》卷 16“水腫門”** 單脹，洗法：冬瓜皮（半斤）、蠶繭草（半斤）、紫蘇根葉（半斤）、老生薑皮（六兩），右四味煎滚湯熏，待通手浸遍身，挪洗良久，就覆被取汗出，三次照前洗，小便清長，自然脹退。頭上氈帽蓋之。

兩,煎湯熏洗,暖卧取汗。洗三次,小便清長,自然脹退。

野芗草。【時珍曰】《摘玄方》①治痞滿,用五斤,以一半安烏盆内,置雞子十箇在草上,以草一半蓋之,米醋浸二宿,雞子殼軟,乃取于飯上蒸熟頓食之,塊漸消也,《經驗》。

纖霞草。【時珍曰】陳巽《經驗方》②:元臟虚冷,氣攻臍腹痛。用硇砂一兩,生烏頭去皮二兩,纖霞草二兩爲末。以小沙罐固濟,慢火燒赤,以此草拌硇入内,不蓋口,頂火一秤煅之。爐冷取出,同烏頭末,蒸餅丸梧子大。每服三丸,醋湯下。

牛脂芳。【時珍曰】《經驗良方》③治七孔出血,爲粗末,每服一勺,瓦器煎服。以紗合頭項,并紮小指根。

鴨脚青。【時珍曰】《普濟方》④治疔瘡如連珠者,同蕉蘇研爛,糖水拌,刷之。

天仙蓮。【時珍曰】《衛生易簡方》⑤治惡毒瘡瘺,搗葉,傅之。

雙頭蓮。【時珍曰】一名催生草。主婦人産難,左手把之即生。又主腫脹,利小便⑥。《衛生易簡方》⑦治大人小兒牙疳,搗爛,貼之。

豬藍子。【時珍曰】《衛生易簡方》⑧治耳内有膿,名通耳。用子爲末,筒吹入,不過二三次愈。

天芥菜。【時珍曰】生平野,小葉如芥狀,味苦。一名雞痾粘。主蛇傷,同金沸草,入鹽搗傅之。王璽《醫林集要》⑨治腋下生腫毒,以鹽、醋同搗,傅之,散腫止痛,膿已成者亦安。亦治一切

---

① 摘玄方:**《丹溪摘玄》卷 10"積聚門"**　痞塊:野茅草五握,以烏盆一個,將茅草一握攙於盆底,裝雞子十個在茅草上,再以茅草一握蓋了,以米醋浸没雞子,經二宿,其雞子殼皆軟,於饑,甑上蒸熟,將雞子一頓食之,塊漸無。經驗。

② 陳巽經驗方:**《證類》卷 5"硇砂"**　陳巽:治元藏虚冷,氣攻臍腹疼痛。硇砂一兩,川烏頭生,去皮臍,杵爲末,取二兩,硇砂生研,用纖霞草末二兩,與硇砂同研匀,用一小砂罐子,不固濟,慢火燒通赤熱,將拌了者硇砂入罐子内,不蓋口,加頂火一秤,候火盡爐寒取出研,與烏頭末同研匀,湯浸蒸餅丸如桐子大。每服三丸,熱木香湯、醋湯任下。

③ 經驗良方:**《普濟方》卷 190"九竅四肢指歧間出血"**　治七孔出血(出《經效良方》):右牛脂又名牛蔙芳,切爲粗末,每服一勺水瓦器煎,不用鐵器,去滓連服,以紗帛蓋頭頂上,仍將稈心紮小指根,男左女右。

④ 普濟方:**《普濟方》卷 274"諸疔瘡"**　治疔瘡方……連珠者,用鴨脚青、蕪蘇研,糖水拌,刷之……(**按**:"蕪蘇",《證類》卷 28"蘇"載《圖經》之"魚蘇",或即此藥。)

⑤ 衛生易簡方:**《衛生易簡方》卷 9"瘡瘺"**　治惡毒瘡癬:用天仙蓮葉搗敷之。(**按**:《易簡方》之方乃摘取《履巉巖本草》卷下"仙天蓮"。)

⑥ 利小便:**《衛生易簡方》卷 11"難産"**　治難産……又方:用雙頭蓮(即催生草),臨産時左手把之,隨即生下。(**按**:原無出處,今溯得其源。此方原見《履巉巖本草》卷中"雙頭蓮"。)

⑦ 衛生易簡方:**《衛生易簡方》卷 7"牙齒"**　治大小人牙疳……又方:用雙頭蓮(即催生草)爛搗,貼之。(**按**:此方原見《履巉巖本草》卷中"雙頭蓮"。)

⑧ 衛生易簡方:**《衛生易簡方》卷 7"耳疾"**　治耳内有膿,名通耳:用豬藍子爲末,吹耳内,不過二三次愈。

⑨ 醫林集要:**《醫林類證集要》卷 13"通治"**　腋生夾肞:用天芥菜,名雞屙粘,同鹽醋擣爛,敷上,散腫止痛。若膿成,敷之即安。

腫毒。

佛掌花。【時珍曰】《普濟方》[1]治疔瘡如櫻桃者，用根，同生薑、蜜研汁服之。外以天茄葉貼之。

郭公刺。【時珍曰】一名光骨刺。取葉搗細，油調，傅天泡瘡。虞摶《醫學正傳》[2]治哮喘，取根剉，水煎服，即止。

籩箕柴。【時珍曰】生山中。王永輔《惠济方》[3]治癧瘡，取皮煎湯服。須臾痒不可忍，以手爬破，出毒氣即愈。

碎米柴。【時珍曰】主癰疽發背。取葉，入傅藥用。

羊屎柴。【時珍曰】一名牛屎柴。生山野，葉類鶴虱，四月開白花，亦有紅花者。結子如羊屎狀，名鐵草子。根可毒魚。夏用苗葉，冬用根。主癰疽發背，搗爛傅之，能合瘡口，散膿血。乾者爲末，漿水調傅。又治下血如傾水，取生根一斤，生白酒二斗，煮一斗，空心隨量飲。

山枇杷柴。【時珍曰】危亦林《得效方》[4]治湯火傷，取皮焙，研末，蜜調傅之。

三角風。【時珍曰】一名三角尖。取石上者尤良。主風濕流注疼痛及癰疽腫毒。

葉下紅。【時珍曰】主飛絲入目，腫痛。同鹽少許，絹包滴汁入目。仍以塞鼻，左塞右，右塞左。

滿江紅。【時珍曰】主癰疽，入膏用。

隔山消。【時珍曰】出太和山。白色。主腹脹積滯。孫天仁《集效方》[5]治氣膈噎食轉食，用隔山消二兩，雞肫皮一兩，牛膽南星、朱砂各一兩，急性子二錢，爲末，煉蜜丸小豆大。每服一錢，淡薑湯下。

石見穿。【時珍曰】主骨痛，大風癰腫。

醒醉草[6]。【時珍曰】《天寶遺事》[7]：玄宗于興慶池邊植之。叢生，葉紫而心殷。醉客摘草

---

① 普濟方：**《普濟方》卷 274"諸疔瘡"**　治疔瘡方：櫻桃者，用佛掌花根、蜜、薑三件研汁服，用天茄藥系瘡口上。

② 醫學正傳：**《醫學正傳》卷 2"哮喘"**　祖傳經驗秘方，治遠年喘急……又方：用郭公莓刺根煎服，即止而不發。

③ 惠濟方：**王永輔《袖珍方》卷 5"外科・瘡瘍"**　一方治癧瘡，用壁虎（焙乾）爲末，酒調下。仍用山中俗名籩箕柴，取皮煎湯服，須臾痒不可忍，用手爬破，出毒即愈。

④ 得效方：**《得效方》卷 19"湯火瘡"**　治湯火瘡……近效方：山枇杷柴取皮，焙乾爲末，生蜜、雞子清調傅。

⑤ 集效方：**《萬應方》卷 3"諸氣湯藥"**　硃砂丸：治氣膈噎食轉食之症。雞肫皮（一兩）、硃砂、南星牛貼者（一兩）、急性子（二分）、隔山硝（二兩），右爲細末，煉蜜爲丸如小豆大，每服一錢，淡薑湯送下。

⑥ 醒醉草：（**按**：原作"醉醒草"。分目録同。今據《開元天寶遺事》卷 2"醒醉草"乙正。）

⑦ 天寶遺事：**《開元天寶遺事》卷 2"醒醉草"**　興慶池南岸有草數叢，葉紫而心殷。有一人醉，過於草傍，不覺失於酒態。後有醉者，摘草嗅之，立然醒悟，故目爲醒醉草。

嗅之，立醒，故名。

墓頭回。【時珍曰】董炳《集驗方》①治崩中，赤白帶下，用一把，酒、水各半盞，童尿半盞，新紅花一捻，煎七分，卧時温服。日近者一服，久則三服，愈，其效如神。一僧用此治蔡大尹内人，有效。

羊茅。【時珍曰】羊喜食之，故名。《普濟方》②治喉痺腫痛，擣汁，嚥之。

阿只兒③。【時珍曰】劉郁《西域記》④云：出西域。狀如苦參。主打撲傷損，婦人損胎。用豆許嚥之，自消。又治馬鼠瘡。

阿息兒。【時珍曰】《西域記》⑤云：出西域。狀如地骨皮。治婦人産後衣不下，又治金瘡膿不出。嚼爛塗之，即出。

奴哥撒兒。【時珍曰】《西域記》⑥云：出西域。狀如桔梗。治金瘡及腸與筋斷者。嚼爛傅之，自續也。

① 集驗方：（**按**：書佚，無可溯源。）

② 普濟方：**《普濟方》卷 61"喉痹"**　又方（出《海上方》）：治喉痹。用羊茅，牛食者，取汁服之，立效。

③ 阿只兒：（**按**：原作"阿兒只"。分目録同。今據《西使記》改。）

④ 西域記：**《西使記》**　滿地産藥十數種，皆中國所無。藥物療疾甚效。曰阿只兒，狀如苦參。治馬鼠瘡，婦人損胎，及打撲内損，用豆許嚥之自消。

⑤ 西域記：**《西使記》**　曰阿息兒，狀如地骨皮。治婦人産後衣不下，又治金瘡膿不出，嚼碎傅瘡上即出。

⑥ 西域記：**《西使記》**　曰奴哥撒兒，形似桔梗。治金瘡及腸與筋斷者，嚼碎傅之，自續。

（R-0037.01）

ISBN 978-7-5088-5573-8

9 787508 855738 >

定價：360.00 圓

科学出版社中医药出版分社

联系电话：010-64019031 010-64037449

E-mail:med-prof@mail.sciencep.com